2023年

国家医疗服务与质量安全报告

国家卫生健康委员会 编

科学技术文献出版社
SCIENTIFIC AND TECHNICAL DOCUMENTATION PRESS
·北京·

图书在版编目（CIP）数据

2023年国家医疗服务与质量安全报告 / 国家卫生健康委员会编. --北京：科学技术文献出版社，2024. 8. -- ISBN 978-7-5235-1632-4

Ⅰ. R197.1

中国国家版本馆 CIP 数据核字第 2024C5F452 号

2023年国家医疗服务与质量安全报告

策划编辑：孔荣华　胡　丹　　责任编辑：胡　丹　　责任校对：王瑞瑞　　责任出版：张志平

出 版 者　科学技术文献出版社
地　　址　北京市复兴路15号　邮编 100038
编 务 部　（010）58882938，58882087（传真）
发 行 部　（010）58882868，58882870（传真）
邮 购 部　（010）58882873
官方网址　www.stdp.com.cn
发 行 者　科学技术文献出版社发行　全国各地新华书店经销
印 刷 者　北京时尚印佳彩色印刷有限公司
版　　次　2024 年 8 月第 1 版　2024 年 8 月第 1 次印刷
开　　本　889 × 1194　1/16
字　　数　1447千
印　　张　51
书　　号　ISBN 978-7-5235-1632-4
审 图 号　GS京（2024）0765号
定　　价　368.00元

编写工作组

主　　编： 焦雅辉

主　　审： 邢若齐　李大川

副 主 编： 马旭东　高嗣法　贺云龙

编写专家组：（按姓氏笔画排序）

姓名	单位
么莉	国家卫生健康委医院管理研究所
门韵	西安交通大学第一附属医院
马洁	东南大学附属第二医院
马洁	国家卫生健康委临床检验中心
马恒	广东药科大学附属第一医院
马骁	中日友好医院
马莉	中国医学科学院北京协和医院
马爽	中国医学科学院北京协和医院
马宗奎	武汉大学人民医院
王平	北京大学第一医院
王庆	天津医科大学总医院
王辰	中国医学科学院北京协和医学院 中国医学科学院呼吸病学研究院
王凯	国家卫生健康委医院管理研究所
王怡	中国医学科学院北京协和医院
王森	中国医学科学院阜外医院
王立园	河北医科大学第一医院
王仲言	天津医科大学第二医院
王红燕	中国医学科学院北京协和医院
王李昂	郑州大学第五附属医院
王丽静	天津市第三中心医院
王宋超	嘉兴市第二医院
王拥军	首都医科大学附属北京天坛医院
王治国	国家卫生健康委临床检验中心
王洛伟	海军军医大学第一附属医院
王晓军	中国医学科学院北京协和医院
王海波	国家卫生健康委人体组织器官移植与医疗大数据中心
王海澎	东南大学附属中大医院
牛琛	天津市第三中心医院
仇叶龙	首都医科大学宣武医院
尹畅	国家卫生健康委医院管理研究所
甘兰霞	标普医学信息研究中心
龙笑	中国医学科学院北京协和医院
帅飞燕	标普医学信息研究中心
史赢	国家卫生健康委人体组织器官移植与医疗大数据中心
付佳慧	国家卫生健康委医院管理研究所
朱华栋	中国医学科学院北京协和医院
乔杰	北京大学第三医院
庄昱	北京大学第三医院
刘畅	河北大学附属医院
刘洋	中国医学科学院北京协和医院
刘盛	中国医学科学院阜外医院
刘鹏	安庆市立医院
刘兆平	北京大学第一医院
刘志浩	北京大学第一医院
刘金婷	天津市医疗服务评价和指导中心
刘京宇	北京大学第三医院
刘笑玎	中国医学科学院北京协和医院
刘倩楠	国家卫生健康委医院管理研究所
刘继海	中国医学科学院北京协和医院
齐玉梅	天津市第三中心医院
安磊	国家卫生健康委医院管理研究所
许明璐	国家卫生健康委医院管理研究所
孙汉	南昌大学第一附属医院
孙昊	中国医学科学院北京协和医院
孙辉	国家卫生健康委医院管理研究所
孙佳璐	国家卫生健康委医院管理研究所
孙雪峰	中国人民解放军总医院第一医学中心
纪和雨	上海交通大学医学院附属瑞金医院
苏龙翔	中国医学科学院北京协和医院
杜雨轩	国家卫生健康委临床检验中心
李成	福建医科大学附属协和医院
李巍	重庆市卫生健康委员会
李小杉	无锡市人民医院
李子孝	首都医科大学附属北京天坛医院
李天佐	首都医科大学附属北京世纪坛医院
李西英	国家卫生健康委医院管理研究所
李兆申	海军军医大学第一附属医院
李红樱	四川省医学科学院四川省人民医院
李晓鹤	深圳市第三人民医院
李燕明	北京医院
李燕玲	标普医学信息研究中心

姓名	单位
杨　明	厦门大学附属第一医院
杨　毅	东南大学附属中大医院
杨　蕾	国家卫生健康委医院管理研究所
杨从山	东南大学附属中大医院
杨文静	中国医学科学院肿瘤医院
杨延砚	北京大学第三医院
吴天晨	北京大学第三医院
吴恺悦	湖州市中心医院
何湘湘	国家卫生健康委医院管理研究所
辛　磊	海军军医大学第一附属医院
张　伟	北京大学口腔医院
张　旭	中国人民解放军总医院第三医学中心
张　澍	中国医学科学院阜外医院
张天宇	中国人民解放军总医院第三医学中心
张达颖	南昌大学一附院
张抒扬	中国医学科学院北京协和医院
张海琼	中国医学科学院北京协和医院
张鸿祺	首都医科大学宣武医院
张超黎	西安交通大学第二附属医院
陈　吟	北京市卫生健康大数据与政策研究中心（北京市医院管理研究所）
陈　钢	中日友好医院
陈　熙	国家卫生健康委医院管理研究所
陈香美	中国人民解放军总医院第一医学中心
陈俊丽	浙江大学医学院附属第一医院
陈莉萍	中国人民解放军总医院第三医学中心
陈晓倩	复旦大学附属中山医院
陈斯鹏	中国医学科学院阜外医院
陈静瑜	无锡市人民医院
武莎斐	中国医学科学院北京协和医院
林　箐	北京大学第一医院
尚文涵	国家卫生健康委医院管理研究所
尚尔嵩	国家卫生健康委人体组织器官移植与医疗大数据中心
金　晔	中国医学科学院北京协和医院
金子兵	首都医科大学附属北京同仁医院
金征宇	中国医学科学院北京协和医院
周　末	中国科学技术大学附属第一医院（安徽省立医院）
周　翔	中国医学科学院北京协和医院
周成诚	中国医学科学院肿瘤医院
周谋望	北京大学第三医院
周婧雅	中国医学科学院北京协和医院
庞　成	中国医学科学院北京协和医院
郑　哲	中国医学科学院阜外医院
郑树森	浙江大学医学院附属第一医院
郑惟中	标普医学信息研究中心
居　阳	北京医院
赵小云	全国合理用药监测网
赵扬玉	北京大学第三医院
赵成松	首都医科大学附属北京儿童医院
赵国光	首都医科大学宣武医院
赵颖波	国家卫生健康委医院管理研究所
郝峻巍	首都医科大学宣武医院
胡　茵	全国合理用药监测网
胡文爽	北京大学第三医院
胡春晓	无锡市人民医院
胡靖琛	武汉大学人民医院
侯冷晨	上海申康发展研究中心
施文大	扬州大学附属医院
施祖东	北京大学口腔医院
姜玉新	中国医学科学院北京协和医院
索继江	中国人民解放军总医院第一医学中心
贾　旺	首都医科大学附属北京天坛医院
倪　鑫	首都医科大学附属北京儿童医院
徐　骁	浙江大学医学院
徐　笑	国家卫生健康委医院管理研究所
高学成	中日友好医院
郭传瑸	北京大学口腔医院
郭清芳	中国医学科学院阜外医院
郭默宁	北京市卫生健康大数据与政策研究中心（北京市医院管理研究所）
接　英	首都医科大学附属北京同仁医院
黄宇光	中国医学科学院北京协和医院
黄国英	复旦大学附属儿科医院
黄俊杰	蚌埠医学院附属第一医院
盛伟琪	复旦大学附属肿瘤医院
阎　雪	河北医科大学第二医院
梁智勇	中国医学科学院北京协和医院
葛嘉欢	无锡市第二人民医院
董　书	北京大学第三医院
董　睿	陕西省人民医院
蒋荣猛	首都医科大学附属北京地坛医院
景红丽	中国医学科学院北京协和医院
傅亚婕	全国合理用药监测网
温乃杰	中国医学科学院阜外医院
谢　静	中国医学科学院北京协和医院
谢涌泉	中国医学科学院阜外医院
楼正渊	浙江大学医学院附属第二医院
睢胜勇	扬州大学附属医院
赫　捷	中国医学科学院肿瘤医院
蔡广研	中国人民解放军总医院第一医学中心
翟晓文	复旦大学附属儿科医院
熊　伟	石河子大学医学院第一附属医院
熊东林	华中科技大学协和深圳医院
樊碧发	中日友好医院
潘　炜	中国医学科学院北京协和医院
潘湘斌	中国医学科学院阜外医院
薛华丹	中国医学科学院北京协和医院
霍　力	中国医学科学院北京协和医院
霍　勇	北京大学第一医院
魏文斌	首都医科大学附属北京同仁医院
籍　璇	吉林大学第一医院

前　言

2023 年全国卫生健康系统深入领会、坚决贯彻习近平总书记关于卫生健康工作重要论述精神，坚持“两个确立”，做到“两个维护”，紧紧围绕《“健康中国 2030”规划纲要》总体目标，将高质量发展作为首要任务，坚持政策措施步调一致性、重大战略措施连续性、具体策略措施灵活性和服务体系建设方向性，戮力同心推进卫生健康事业系统升级、全面进步。

为深入推进健康中国建设，进一步深化医药卫生体制改革，全面提升医疗质量安全水平，建设中国特色优质高效的医疗卫生服务体系，保障人民群众健康权益，国家卫生健康委连续 9 年编制《国家医疗服务与质量安全报告》（以下简称《报告》），以推动数据要素有效应用为目的，通过客观数据反映我国医疗服务与质量安全的基本情况，充分实现数据要素价值。《报告》数据采集基于具有良好代表性的全国监测和调查数据，采取多中心、系统评估的统计学方法，对我国二级以上医疗机构医疗服务能力和质量安全情况进行分析，涵盖我国医疗服务资源和服务量总体情况、机构、专业、病种、技术等不同维度医疗质量管理与控制情况，医疗质量安全（不良）事件发生情况、DRG 绩效评价等内容，全面展现了当前我国医疗服务和质量安全的形势与现状，为进一步提升医疗质量与患者安全科学化、精细化管理水平提供了坚实的数据基础和循证依据。针对历年来《报告》中反映出的我国医疗质量安全的薄弱环节和共性问题，进行数据分析，并将分析结果作为卫生健康行政部门管理政策制定的依据。

2023 年《报告》延续 2022 年《报告》结构，重点对综合医院和各专科医院的医疗质量情况进行分析，纳入各专业报告中反映全国共性或突出问题的部分指标，在此基础上围绕行业内关注的医疗质量相关问题进行专题分析。各专业详细质量报告由相关专业国家质控中心独立分析并在行业内反馈。

在《报告》数据填报过程中，得到了各级卫生健康行政部门、各级各专业质控中心和各医疗机构的大力支持和积极配合。《报告》编写工作得到了国家卫生健康委医院管理研究所、各专业国家质控中心、国家卫生健康委人体组织器官移植与医疗大数据中心及诸多专家们的大力支持。在此，向积极报送医疗质量数据的医疗机构和参与《报告》数据分析、撰写、审校、编辑工作的各位专家、学者和全体工作人员表示衷心的感谢！由于编者水平有限，加之时间紧张，偏颇之处在所难免，书中不足和错误之处敬请广大读者批评指正！

国家卫生健康委医政司

2023 年 12 月

编者说明

医疗质量安全管理是医疗卫生事业管理的重要组成部分。为更好地帮助各级卫生健康行政部门和各级各类医疗机构全面了解我国医疗服务和医疗质量安全现状，提高医疗质量安全管理科学化和精细化水平，为政策制定和管理实践工作提供循证依据，实现医疗服务和质量安全持续改进，在2015—2022年《国家医疗服务与质量安全报告》编写工作的基础上，我司组织编写了《2023年国家医疗服务与质量安全报告》（以下简称《报告》）。

一、《报告》数据范围和来源

《报告》重点围绕我国内地二级及以上公立和民营综合医院、专科医院及妇幼保健院医疗服务与医疗质量安全情况进行分析，主要截取2022年1月1日至2022年12月31日的相关数据。数据主要来源：

（一）《报告》调查数据。全国31个省（自治区、直辖市，不含港、澳、台地区）及新疆生产建设兵团（以下简称兵团）进行数据填报，数据调查范围为全部二级及以上综合医院、专科医院及妇幼保健院，经数据质量校验，最终纳入8085家抽样医疗机构（含公立和民营综合医院，妇幼保健院，肿瘤、儿童、精神、妇产/妇儿、口腔 、心血管/心脑血管、传染病及其他专科医院）网络直报的相关医疗服务数据，合计143 242 347人次住院患者信息（表1）。

表1　2022年全国各类医疗机构样本数量及构成

医疗机构	调查医院（家）	调查住院患者数量（人次）
公立综合医院	4847	122 142 070
民营综合医院	177	901 665
肿瘤专科医院	111	3 751 583
儿童专科医院	57	1 558 192
妇产专科医院/妇儿专科医院/妇幼保健院	1341	8 860 234
心血管/心脑血管专科医院	37	540 853
传染病专科医院	149	1 343 891
精神专科医院	842	2 187 046
其他专科医院	524	1 956 813
合计	8085	143 242 347

（二）国家医疗质量管理与控制信息网（National Clinical Improvement System，NCIS）和全国医院质量监测系统（Hospital Quality Monitoring System，HQMS）共收集了2017年与2020—2022年2921家三级医院、8456家二级医院、1348家未定级民营医院的961 321 578例住院患者病案首页数据，其中，连续上报数据的三级医院为2538家，二级医院为5715家，未定级民营医院为867家，合计754 416 744例患者病案首页数据。

（三）国家卫生健康委管理的国家单病种质量管理与控制平台、医疗质量安全不良事件报告与学习平台等相关数据。

（四）全国合理用药监测网、各专业国家质控中心质控数据平台等相关数据。

（五）《中国卫生健康统计年鉴》《中国卫生健康统计提要》和官方网站公布的相关数据信息。

《报告》中，可从病案首页数据提取的指标部分，均使用病案首页数据进行分析，为确保年度指标间的可比性，除2017年以全部上报医院数据结果为基线外，2020—2022年比较时则采用了连续上报医院数据，相关数据来源和范围时限均在各章节进行了说明，每年度由于医院所有制类型和级别存在调整，故上述病案首页采集医院类型数量与各章节数据来源有所差异。

二、《报告》主要内容

《报告》分为5个部分，分别为医疗服务资源与服务能力数据分析、医疗质量管理与控制数据分析、医疗安全基本情况分析、基于DRG的医疗服务绩效评价及医疗质量专题。

具体内容主要为：

（一）医疗服务资源与服务能力数据分析。主要包括2022年我国医疗机构服务能力、收治患者病种/手术结构和住院患者异地就医流动情况等相关分析。

（二）医疗质量管理与控制数据分析。从医疗机构、临床专科（含实验室管理）、药事管理和临床药学、重点病种等层面，围绕国家卫生健康委历年来发布的相关医疗质量控制指标进行纵向、横向比较和立体分析。

（三）医疗安全基本情况分析。围绕减少临床诊疗行为导致的相关疾病、115个ICD低风险病种疾病和减少对患者的伤害3个方面，对医疗机构的医疗安全情况进行分析。

（四）基于DRG的医疗服务绩效评价。采用“DRG的医疗服务绩效评价”的工具，围绕住院服务“能力”“效率”“医疗安全”3个维度，对2021年与2022年全国及各省（自治区、直辖市）医疗服务进行绩效评价，同时对呼吸内科等14个临床专科进行服务绩效评价。

（五）医疗质量专题。本部分共3章，分别针对住院患者围手术期预防感染、静脉血栓栓塞症预防和微创手术质量安全情况进行分析和讨论。

三、有关说明

（一）本年度《报告》中涉及的疾病分类编码采用《疾病分类与代码国家临床版2.0》，简称ICD-10。手术分类编码采用《手术操作分类代码国家临床版3.0》，简称ICD-9-CM-3，为最大限度保持一致性，均采用了四位码。

（二）本年度大部分《报告》内容数据使用HQMS、NCIS中采集的2017—2022年病案首页数据，由于部分医疗机构补传了既往病案首页数据，本年度相关指标均采用最新数据重新计算，因而数据分析结果与以往年度《国家医疗服务与质量安全报告》中相关结果可能存在不一致的情况，如有差异，请以本年度报告为参考。

（三）分析方法和计量单位

1.利用Excel、SPSS等统计软件，按照不同医院等级（三级、二级、未定级）或所有制关系（公立、民营）维度，对《报告》调查数据进行基本描述性和（或）相关性分析等。

2.《报告》中采用的箱线图（Boxplot）也称箱须图（Box-whisker Plot），是利用数据中的6个统计量：5%分位数、25%分位数、中位数、均值、75%分位数与95%分位数来描述数据。可以粗略地看出数据是否具有对称性、分布的离散程度等信息。其中，25%分位数（Q1），又称“下四分位数”，等于该样本中所有数值由小到大排列后第25%的数字；75%分位数（Q3），又称“上四分位数”，等于该样本中所有数值由小到大排列后第75%的数字。25%分位数与75%四分位数的差距又称四分位间距（interquartile range，IQR）。

（四）《报告》中所有涉及金额的数据计量单位均为人民币（¥）。

目　录

第一部分

医疗服务资源与服务能力分析

一、医疗服务资源配置情况[①]

（一）医师总体分布情况

截至2022年底，我国每千人口执业（助理）医师数达3.15人，较2021年的3.04人增加0.11人。从全国分布来看，2022年每千人口执业（助理）医师数前3位的依次为北京、天津和浙江。各省（自治区、直辖市）每千人口执业（助理）医师数相较于2021年均有所提升，提升幅度最大的是安徽和河南，分别提升了7.80%和6.31%。2022年达到《医疗机构设置规划指导原则（2021—2025年）》中“到2025年每千人口执业（助理）医师数3.2人”目标的省（自治区、直辖市）有11个，分别为北京（5.26人）、天津（3.86人）、浙江（3.75人）、吉林（3.69人）、内蒙古（3.58人）、河北（3.54人）、上海（3.48人）、山东（3.44人）、江苏（3.28人）、山西（3.26人）和河南（3.20人）（图1-1-1-1）。

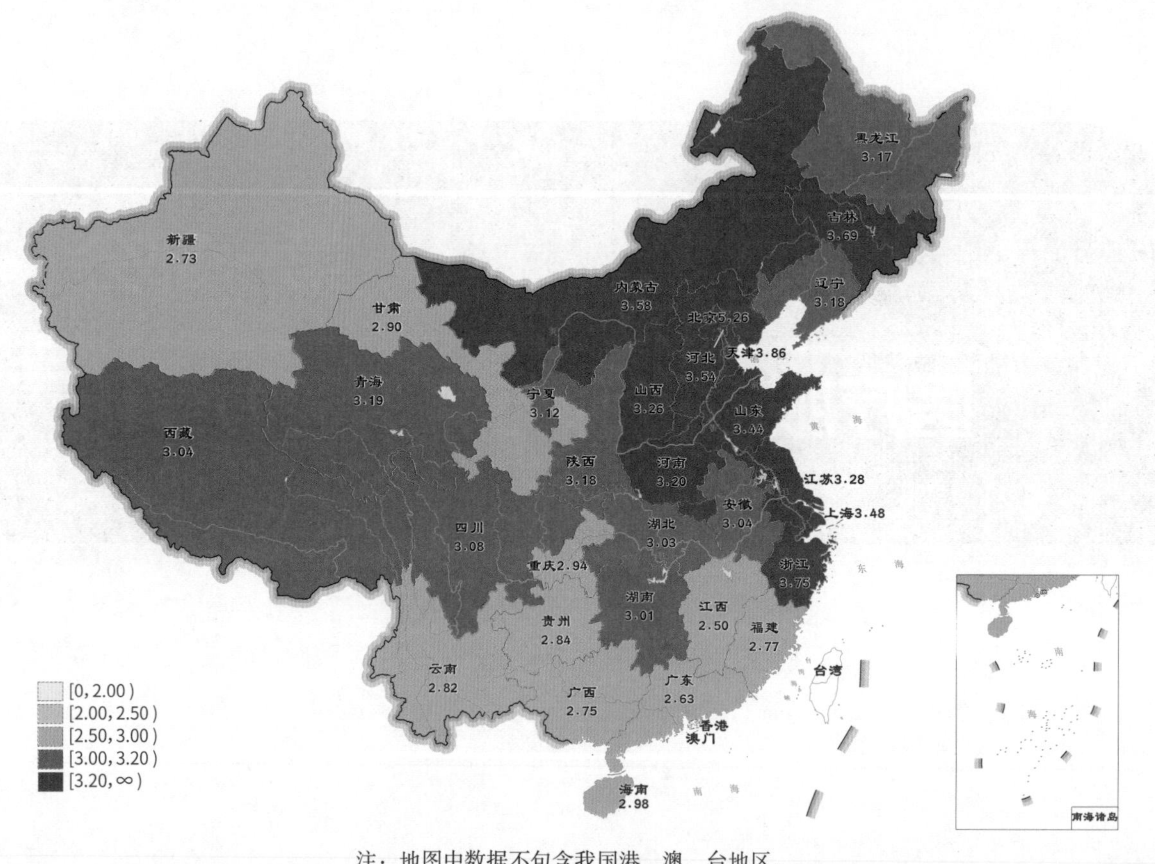

注：地图中数据不包含我国港、澳、台地区。

图1-1-1-1　2022年各省（自治区、直辖市）每千人口执业（助理）医师数分布（人）

（二）护士总体分布情况

截至2022年底，我国每千人口注册护士数为3.71人，较2021年的3.56人增加了0.15人。从全国分布来看，2022年每千人口注册护士数前3位的依次是北京、上海和吉林。各省（自治区、直辖市）每千人口注册护士数相较于2021年均有所提升，提升幅度最大的是安徽和河南，分别提升了9.73%和8.13%。其中，达到《医疗机构设置规划指导原则（2021—2025年）》中“到2025年每千人口注册护士数3.8人”目标的省（自治区、直辖市）有14个，分别为北京（5.77人）、上海（4.30人）、吉林（4.20人）、陕西（4.12人）、浙江（4.06人）、云南（4.05人）、宁夏（3.86人）、海南（3.83人）、广西（3.82

① 本部分医师、护士及医疗机构数据来源于《2023中国卫生健康统计年鉴》。

人）、贵州（3.82 人）、内蒙古（3.81 人）、山东（3.81 人）、四川（3.80 人）和甘肃（3.80 人）。此外，仅西藏（2.23 人）仍未达到《全国医疗卫生服务体系规划纲要（2015—2020 年）》中“到 2020 年每千常住人口注册护士数 3.14 人”的要求（图 1-1-1-2）。

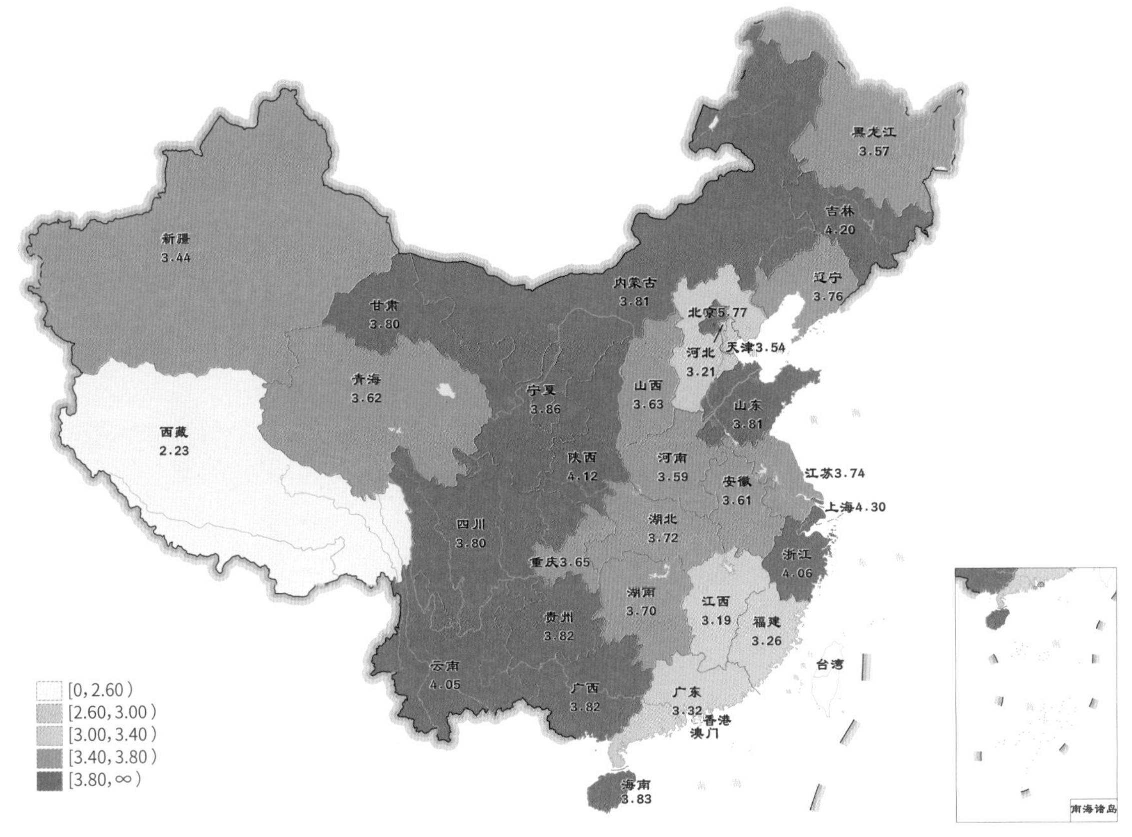

注：地图中数据不包含我国港、澳、台地区。

图 1-1-1-2　2022 年各省（自治区、直辖市）每千人口注册护士数分布（人）

（三）医疗卫生机构床位数总体分布情况

截至 2022 年底，我国每千人口医疗卫生机构床位数为 6.92 张，较 2021 年的 6.70 张增加了 0.22 张。其中，达到《医疗机构设置规划指导原则（2021—2025 年）》中“到 2025 年每千人口医疗卫生机构床位数 7.40 ~ 7.50 张”要求的省（自治区、直辖市）有 10 个，分别为黑龙江（8.43 张）、湖南（8.24 张）、四川（8.17 张）、贵州（8.03 张）、重庆（7.81 张）、辽宁（7.77 张）、湖北（7.71 张）、河南（7.62 张）、甘肃（7.58 张）和吉林（7.55 张）；7 个省（自治区、直辖市）仍未达到《全国医疗卫生服务体系规划纲要（2015—2020 年）》中“到 2020 年每千常住人口医疗卫生机构床位数 6 张”的要求，分别为海南（5.96 张）、浙江（5.80 张）、宁夏（5.74 张）、福建（5.55 张）、西藏（5.49 张）、天津（5.03 张）和广东（4.81 张）（图 1-1-1-3）。

就变化幅度而言，2022 年我国绝大部分省（自治区、直辖市）的每千人口医疗卫生机构床位数较 2021 年有所增加，仅山西（-0.30%）、海南（-1.00%）和新疆（-3.48%）略有下降。其中，增幅最明显的为安徽（7.89%）、河北（7.20%）和广西（6.95%）（图 1-1-1-4）。

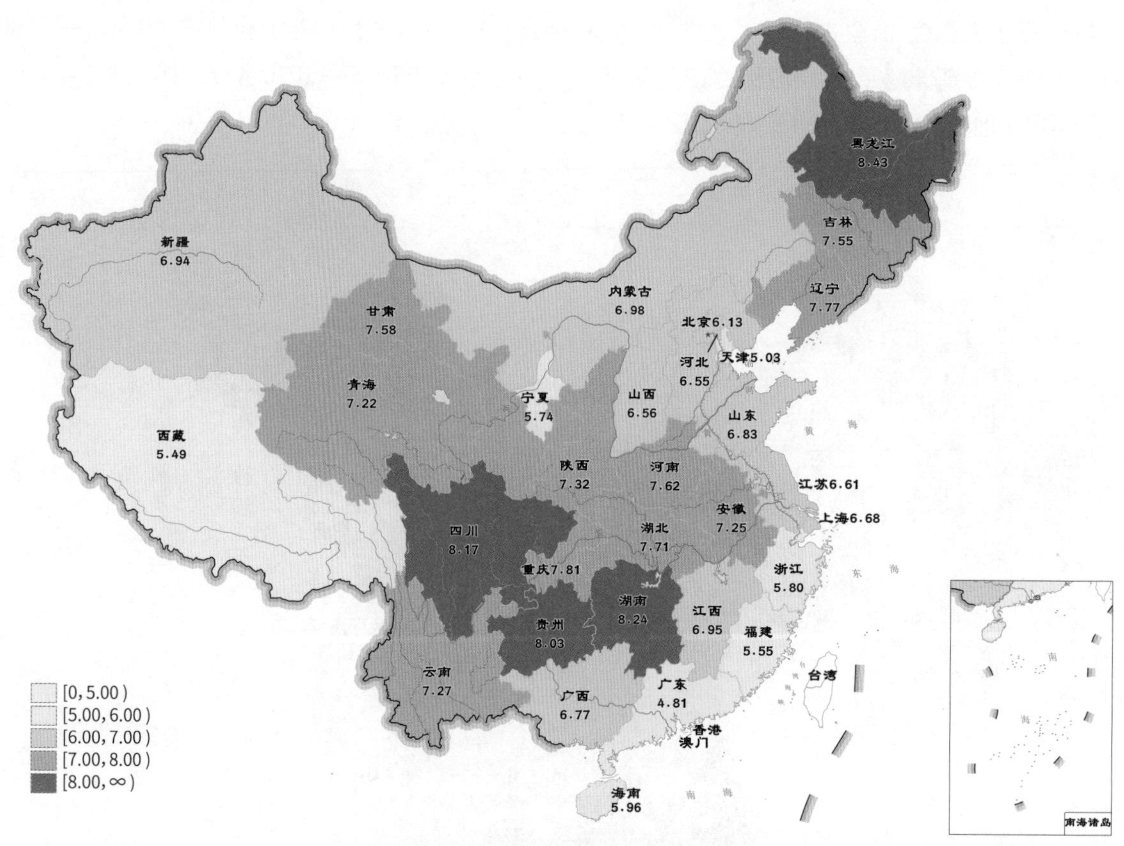

注：地图中数据不包含我国港、澳、台地区。

图 1-1-1-3　2022 年各省（自治区、直辖市）每千人口医疗卫生机构床位数分布（张）

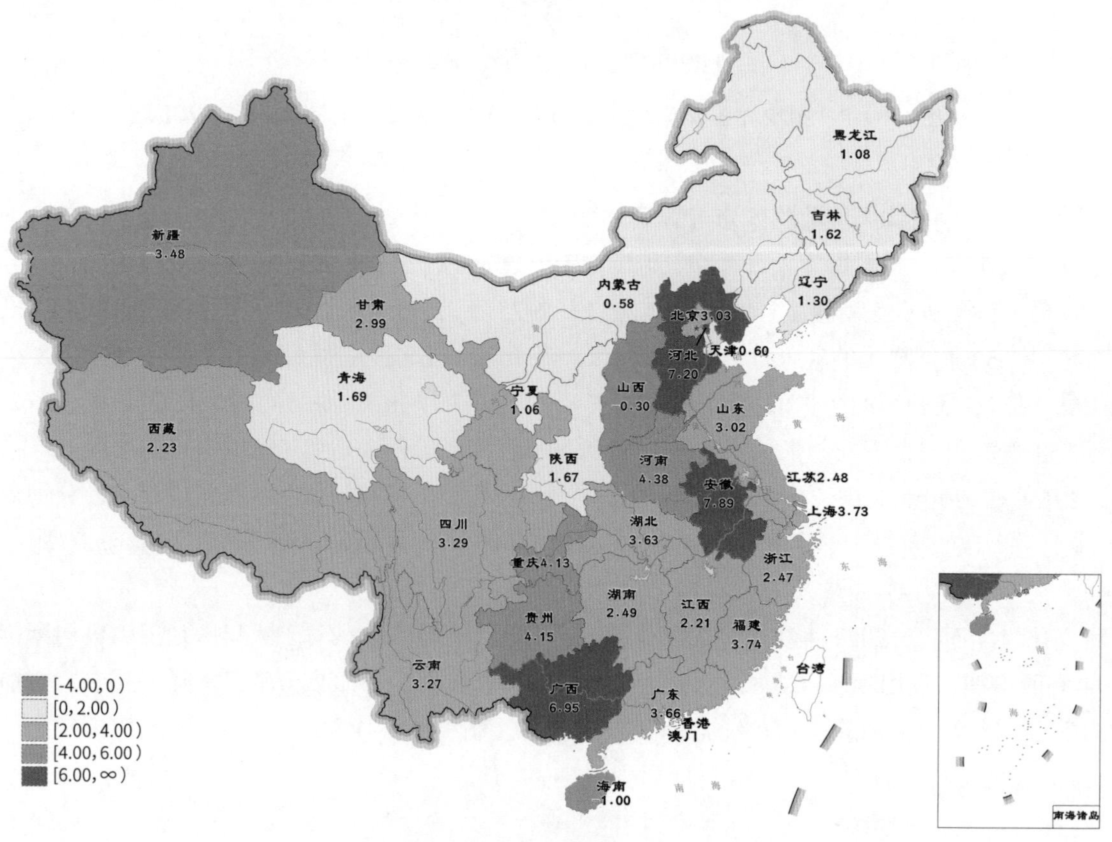

注：地图中数据不包含我国港、澳、台地区。

图 1-1-1-4　2022 年较 2021 年各省（自治区、直辖市）每千人口医疗卫生机构床位数增幅（%）

1. 实际开放床位数 ①

（1）全国各类别医院平均实际开放床位数

全国各类别医院平均实际开放床位数如图 1-1-1-5 所示。

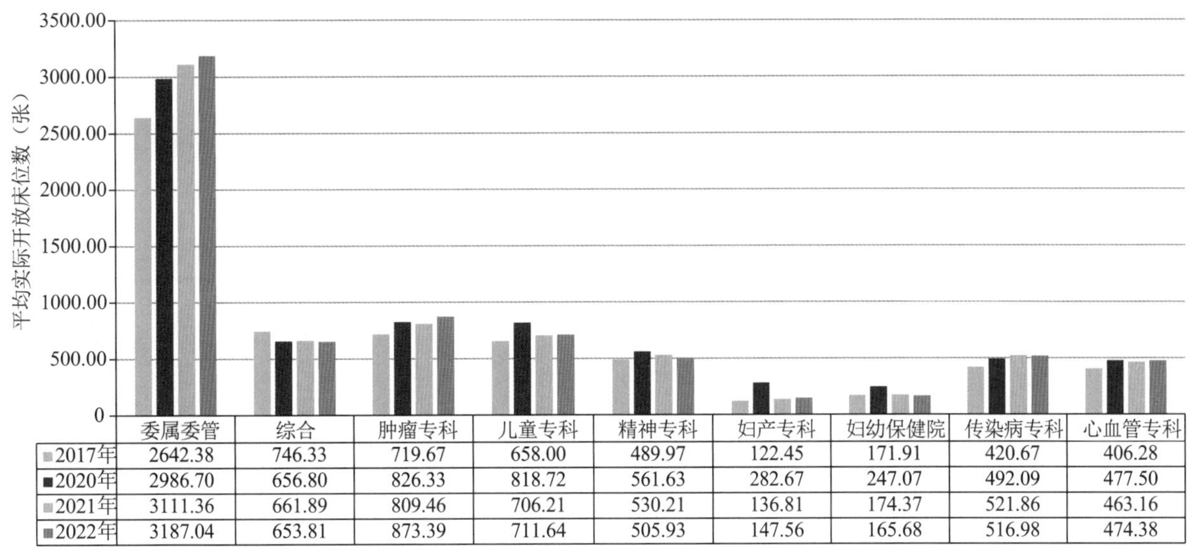

	委属委管	综合	肿瘤专科	儿童专科	精神专科	妇产专科	妇幼保健院	传染病专科	心血管专科
2017年	2642.38	746.33	719.67	658.00	489.97	122.45	171.91	420.67	406.28
2020年	2986.70	656.80	826.33	818.72	561.63	282.67	247.07	492.09	477.50
2021年	3111.36	661.89	809.46	706.21	530.21	136.81	174.37	521.86	463.16
2022年	3187.04	653.81	873.39	711.64	505.93	147.56	165.68	516.98	474.38

注：本部分委属委管类别仅包含委属委管综合医院。

图 1-1-1-5　2017 年及 2020—2022 年全国各类别医院平均实际开放床位数

（2）全国各级综合医院平均实际开放床位数

1）全国情况

2020—2022 年综合医院平均实际开放床位数，委属委管医院呈逐年上升趋势，三级公立、二级公立及三级民营医院逐年下降，二级民营医院近 3 年总体较 2017 年有所下降（图 1-1-1-6）。

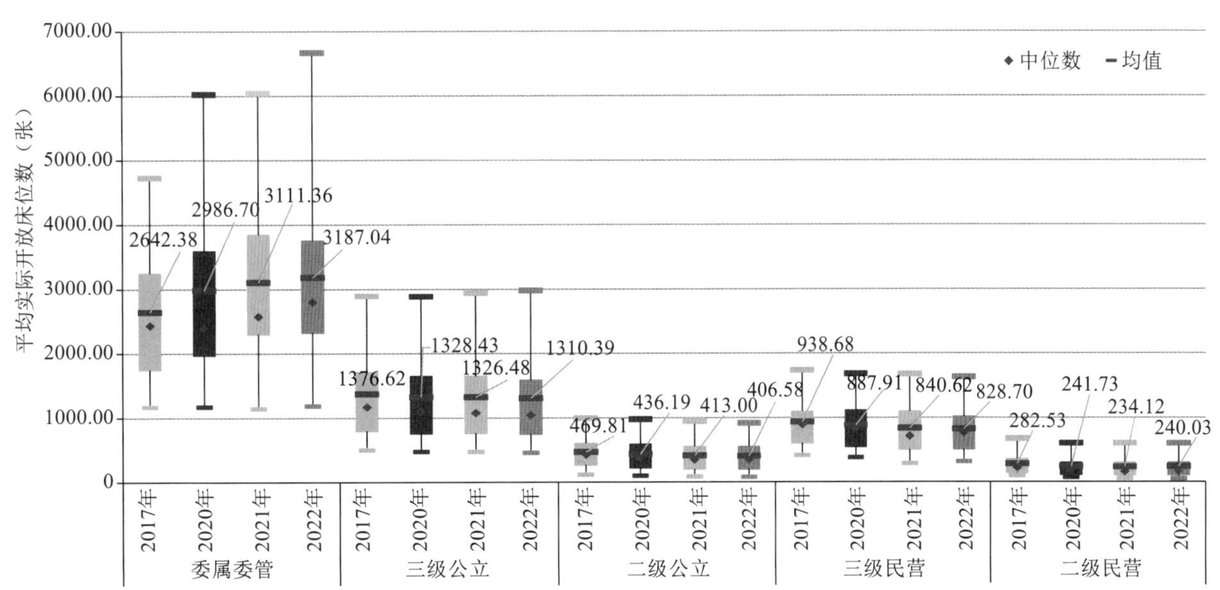

图 1-1-1-6　2017 年及 2020—2022 年全国各级综合医院平均实际开放床位数

① 本部分数据来源于 2023 年度全国医疗质量抽样调查数据。

2）各省（自治区、直辖市）情况

2022 年平均实际开放床位数最多的前 3 位省（自治区、直辖市），三级公立医院层面为河南、山东和湖北（图 1-1-1-7）；二级公立医院层面为河南、湖北和山东（图 1-1-1-8）；三级民营医院层面为河南、陕西和江苏（图 1-1-1-9）；二级民营医院层面为河南、湖北和浙江（图 1-1-1-10）。

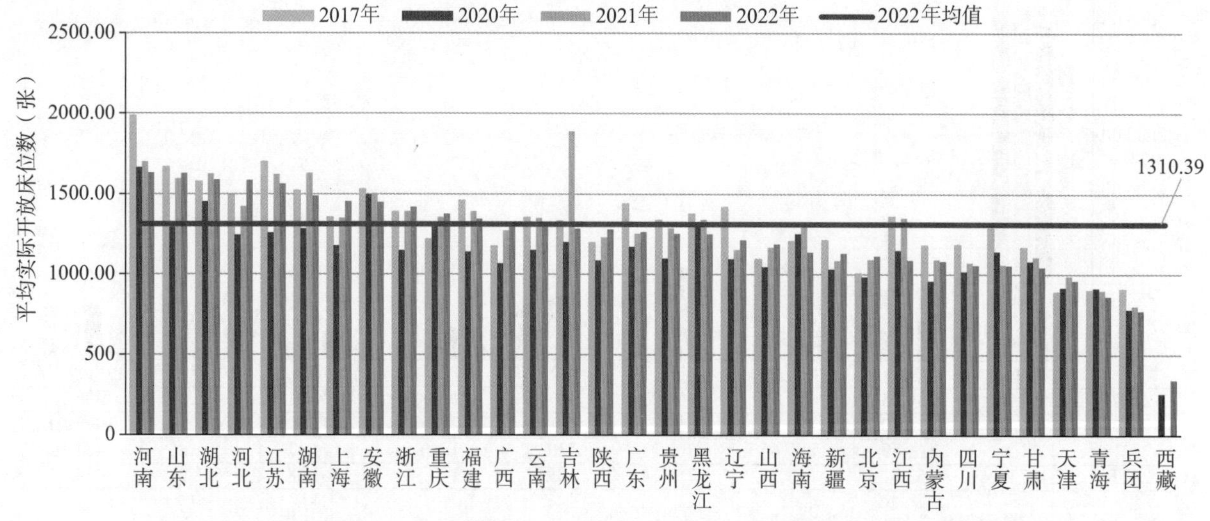

图 1-1-1-7　2017 年及 2020—2022 年各省（自治区、直辖市）三级公立医院平均实际开放床位数

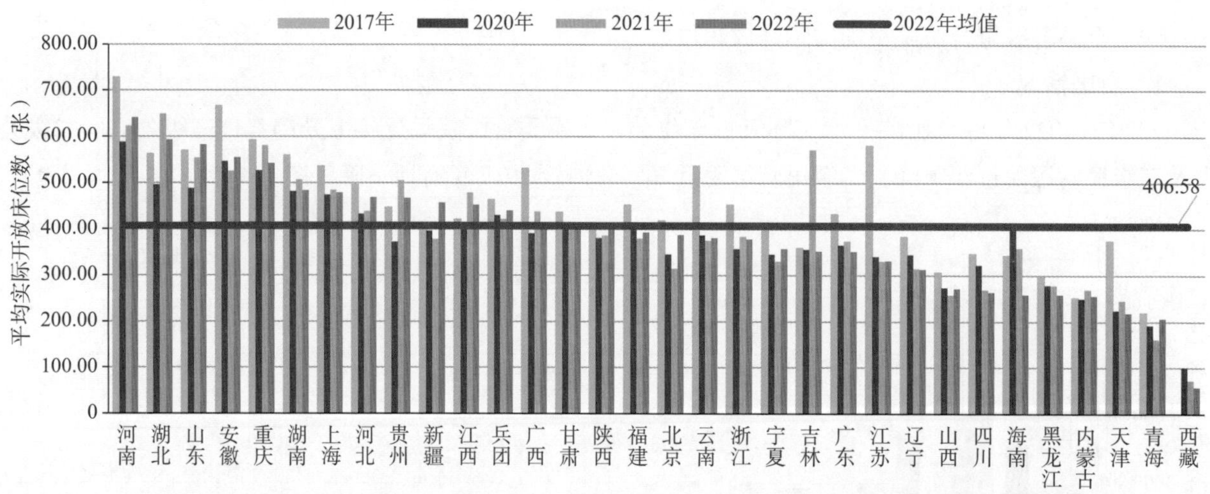

图 1-1-1-8　2017 年及 2020—2022 年各省（自治区、直辖市）二级公立医院平均实际开放床位数

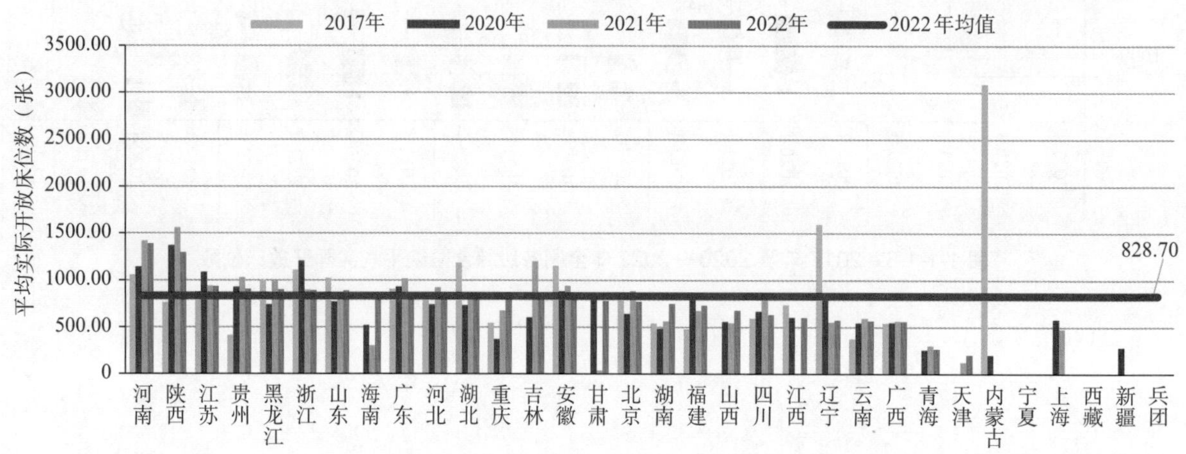

图 1-1-1-9　2017 年及 2020—2022 年各省（自治区、直辖市）三级民营医院平均实际开放床位数

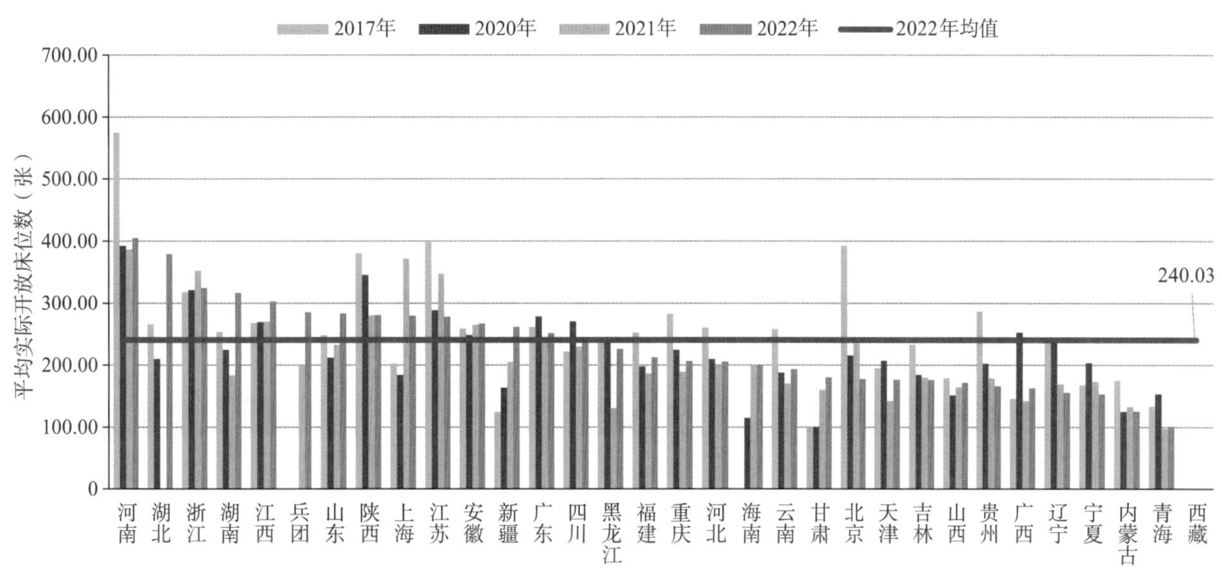

图 1-1-1-10　2017 年及 2020—2022 年各省（自治区、直辖市）二级民营医院平均实际开放床位数

（3）专科医院平均实际开放床位

1）肿瘤专科医院

2020—2022 年肿瘤专科医院平均实际开放床位数分别为 826.33、809.46 和 873.39 张，均高于 2017 年的 719.67 张。2022 年平均实际开放床位数较 2021 年增加 63.93 张，较 2020 年增加 47.06 张（图 1–1–1–11）。

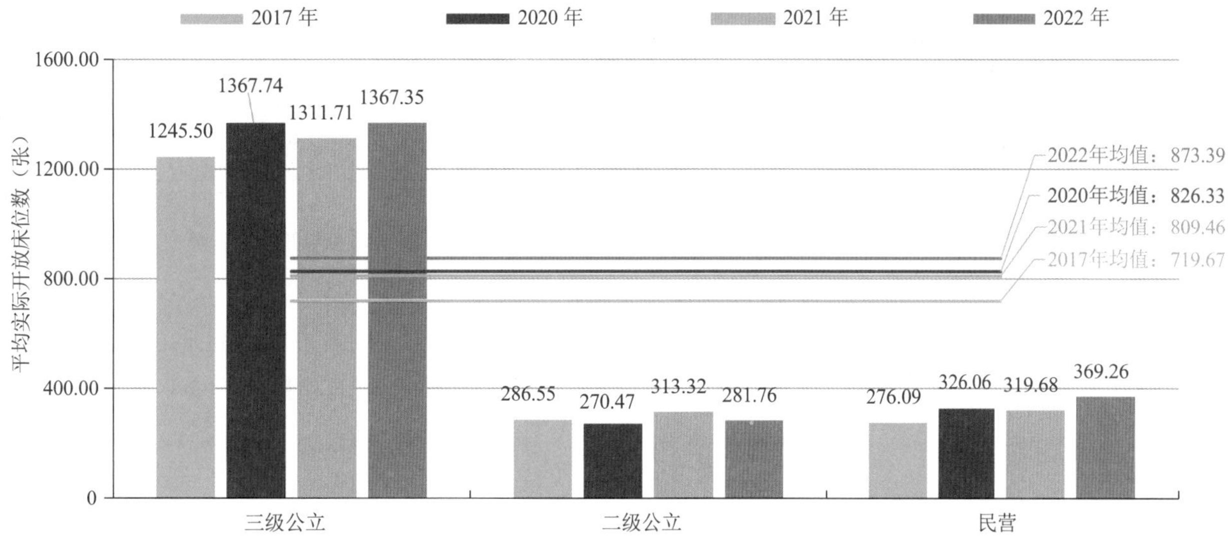

图 1-1-1-11　2017 年及 2020—2022 年全国各级肿瘤专科医院平均实际开放床位数

2）儿童专科医院

2020—2022 年儿童专科医院平均实际开放床位数分别为 818.72、706.21 和 711.64 张，均高于 2017 年的 658.00 张（图 1–1–1–12）。

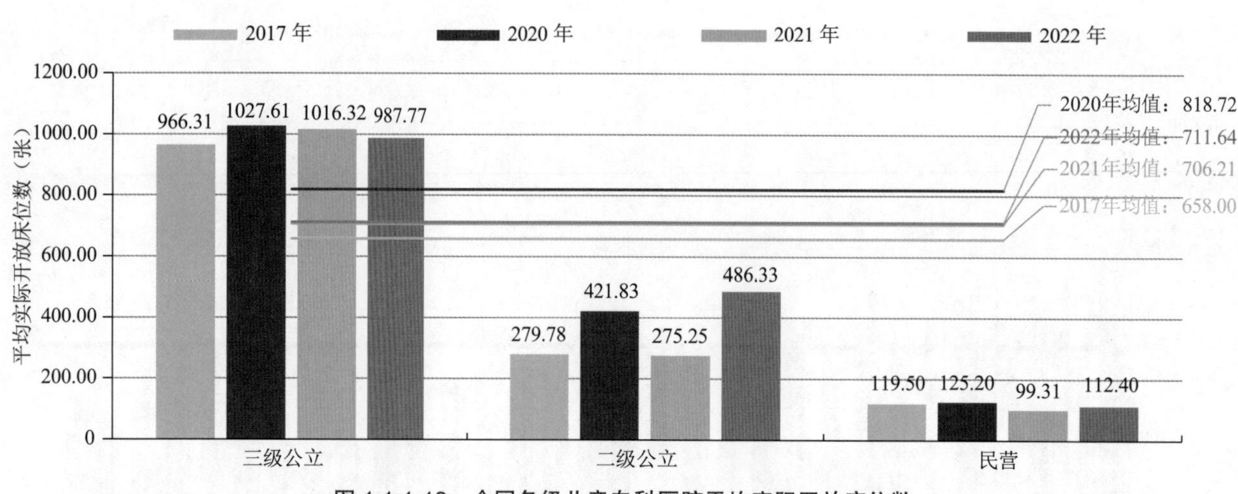

图 1-1-1-12　全国各级儿童专科医院平均实际开放床位数

3）精神专科医院

2020—2022 年精神专科医院平均实际开放床位数分别为 561.63、530.21 和 505.93 张，均高于 2017 年的 489.97 张。其中，民营医院近 3 年的平均实际开放床位数呈逐年下降趋势（图 1–1–1–13）。

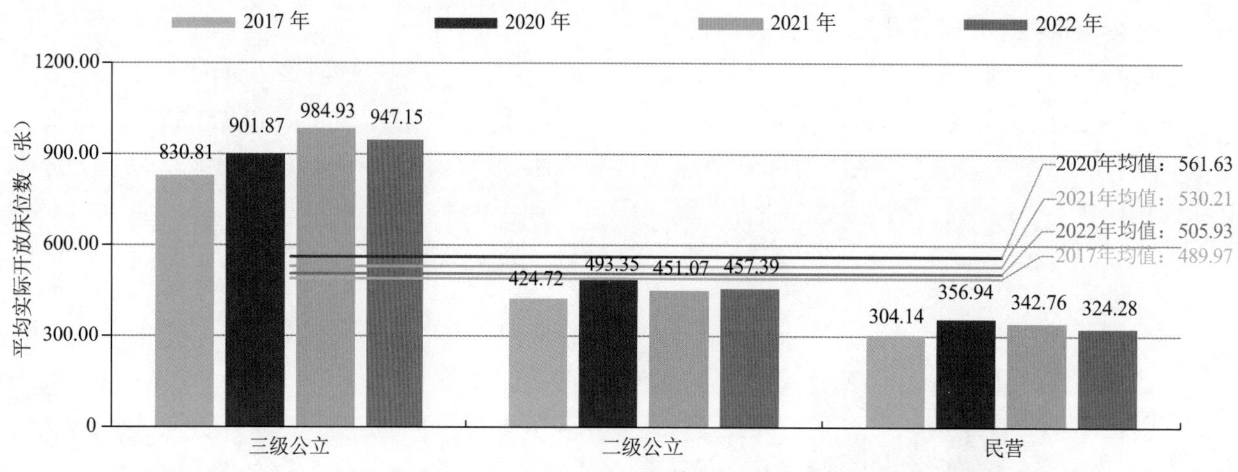

图 1-1-1-13　2017 年及 2020—2022 年全国各级精神专科医院平均实际开放床位数

4）妇产专科医院

2020—2022 年妇产专科医院平均实际开放床位数分别为 282.67、136.81 和 147.56 张，均高于 2017 年的 122.45 张。其中，三级公立医院近 3 年平均实际开放床位数呈逐年上升趋势（图 1–1–1–14）。

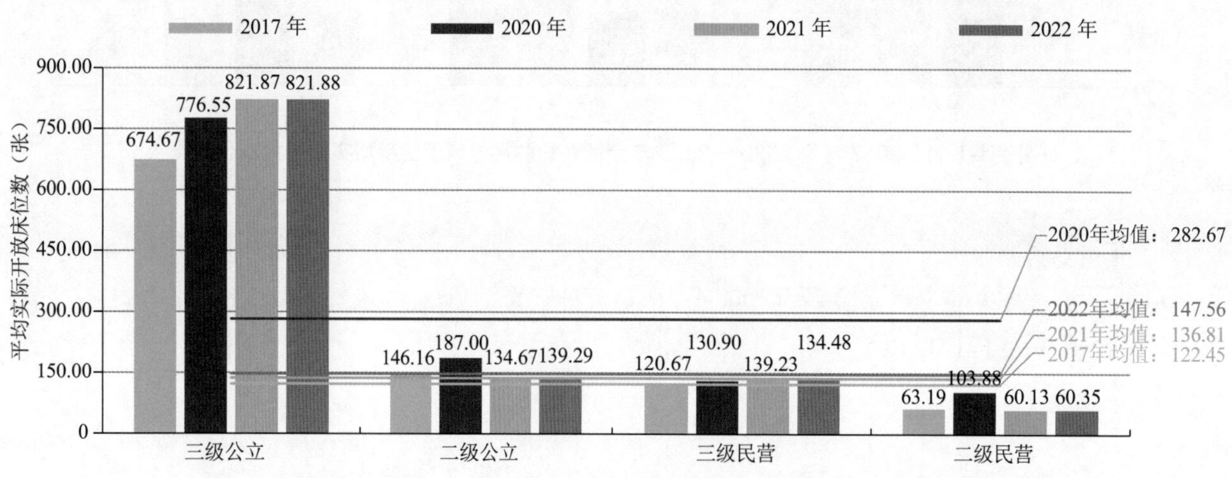

图 1-1-1-14　2017 年及 2020—2022 年全国各级妇产专科医院平均实际开放床位数

5）妇幼保健院

2020—2022 年妇幼保健院平均实际开放床位数分别为 247.07、174.37 和 165.68 张，呈持续下降趋势。其中，2022 年的二级公立和三级公立医院平均实际开放床位数比 2017 年分别少 7.40 张和 6.09 张（图 1–1–1–15）。

6）传染病专科医院

2020—2022 年传染病专科医院平均实际开放床位数分别为 492.09、521.86 和 516.98 张，均超过 2017 年的 420.67 张。其中，二级公立医院近 3 年的平均实际开放床位数呈稳步上升趋势，三级公立医院总体上升，但 2022 年度略有下降（图 1–1–1–16）。

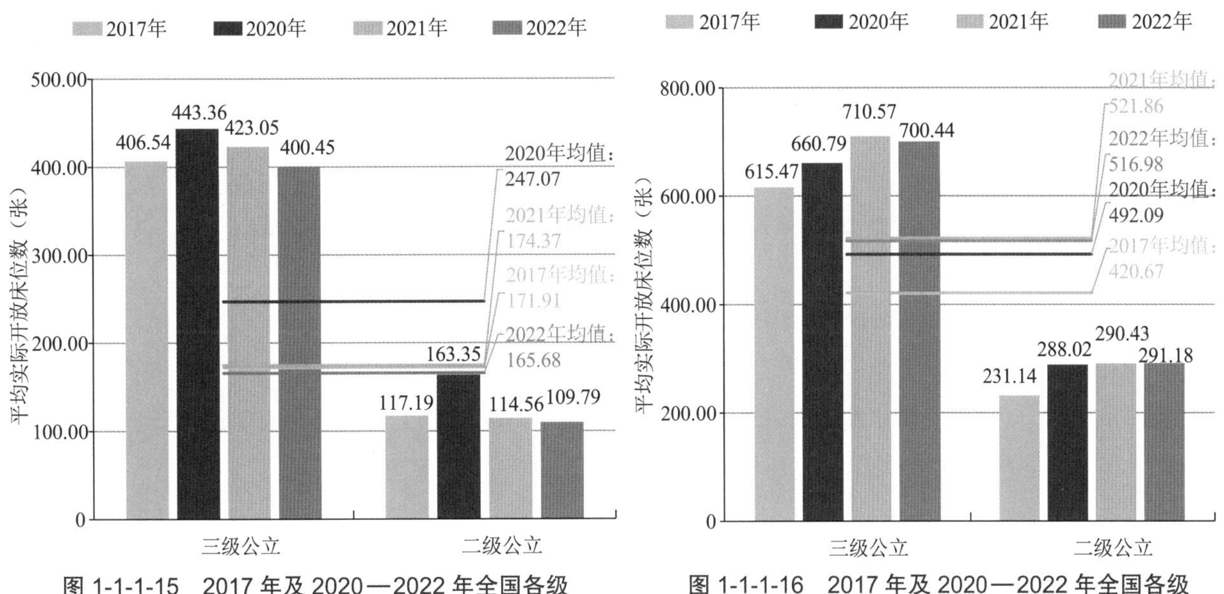

图 1-1-1-15 2017 年及 2020—2022 年全国各级妇幼保健院平均实际开放床位数

图 1-1-1-16 2017 年及 2020—2022 年全国各级传染病专科医院平均实际开放床位数

7）心血管专科医院

2020—2022 年心血管专科医院平均实际开放床位数分别为 477.50、463.16 和 474.38 张，均高于 2017 年的 406.28 张。其中，三级公立医院近 3 年的平均实际开放床位数呈上升趋势，且增幅较大，二级民营医院平均实际开放床位数持续下降（图 1–1–1–17）。

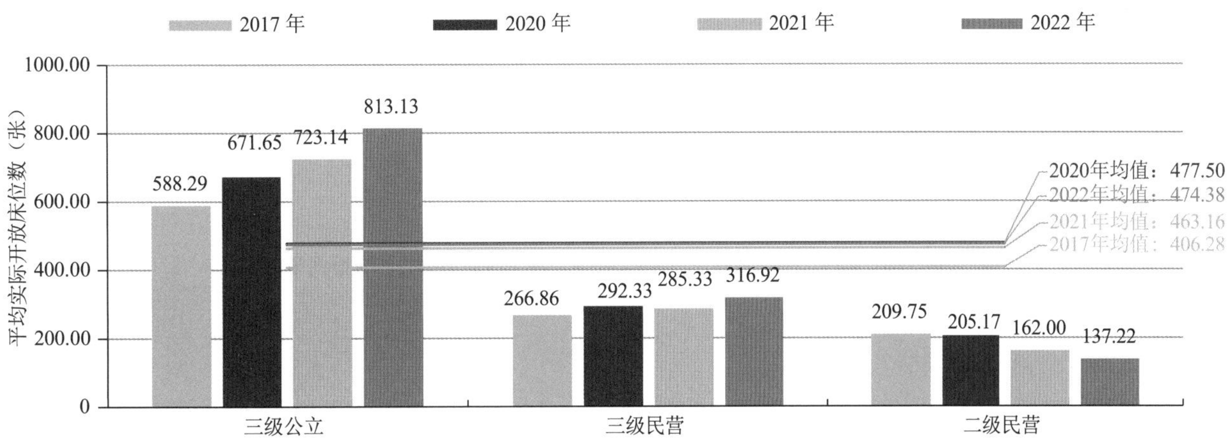

图 1-1-1-17 2017 年及 2020—2022 年全国各级心血管专科医院实际开放床位数

2. 重症床位数

（1）全国各类别医院平均重症床位数

全国各类别医院平均重症床位数如图 1-1-1-18 所示。

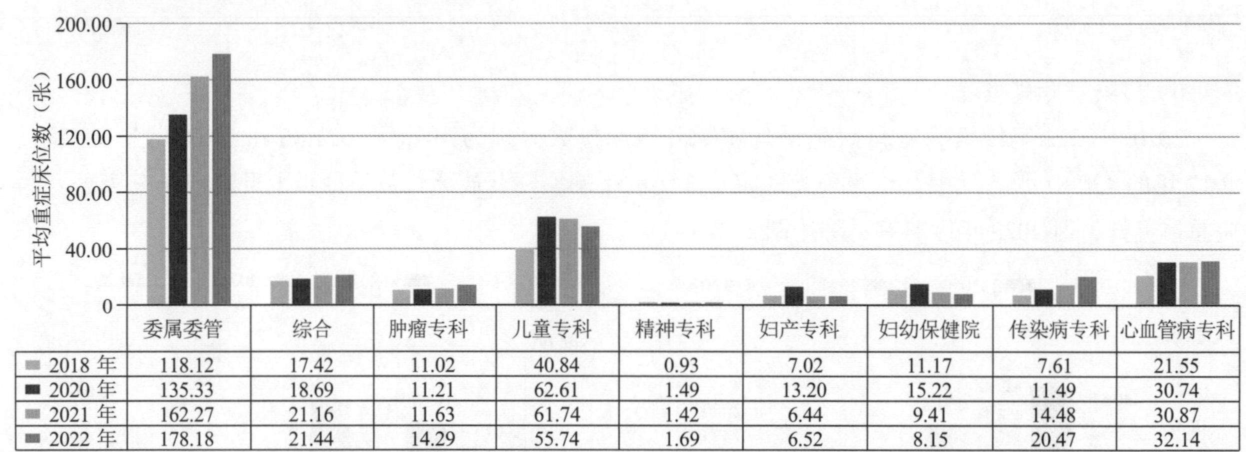

	委属委管	综合	肿瘤专科	儿童专科	精神专科	妇产专科	妇幼保健院	传染病专科	心血管病专科
2018 年	118.12	17.42	11.02	40.84	0.93	7.02	11.17	7.61	21.55
2020 年	135.33	18.69	11.21	62.61	1.49	13.20	15.22	11.49	30.74
2021 年	162.27	21.16	11.63	61.74	1.42	6.44	9.41	14.48	30.87
2022 年	178.18	21.44	14.29	55.74	1.69	6.52	8.15	20.47	32.14

图 1-1-1-18　2018 年及 2020—2022 年全国各类别医院平均重症床位数

（2）全国各级综合医院平均重症床位数

1）全国情况

2020—2022 年综合医院平均重症床位数，委属委管、三级公立及二级公立医院逐年增加，三级民营及二级民营医院略有波动（图 1-1-1-19）。

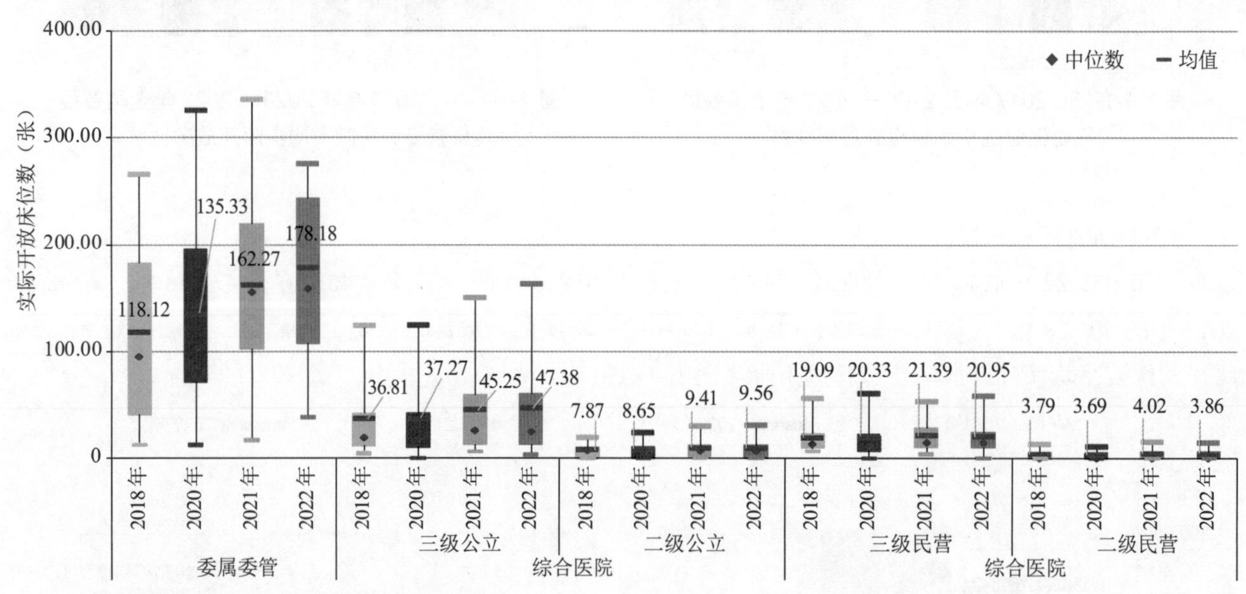

注：本部分委属委管类别仅包含委属委管综合医院。

图 1-1-1-19　2018 年及 2020—2022 年全国各级综合医院平均重症床位数

2）各省（自治区、直辖市）情况

2022 年平均重症床位数最多的前 3 位省（自治区、直辖市），三级公立医院层面为河南（76.52 张）、山东（72.49 张）和海南（66.85 张）（图 1-1-1-20）；二级公立医院层面为河南（19.34 张）、山东（15.98 张）和上海（13.03 张）（图 1-1-1-21）。

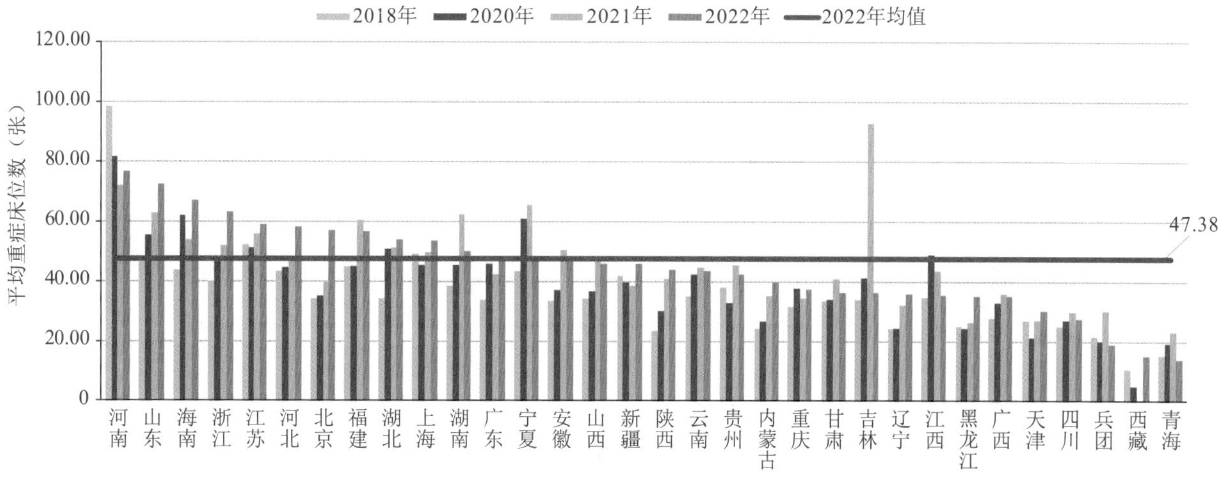

图 1-1-1-20　2018 年及 2020—2022 年各省（自治区、直辖市）三级公立医院平均重症床位数

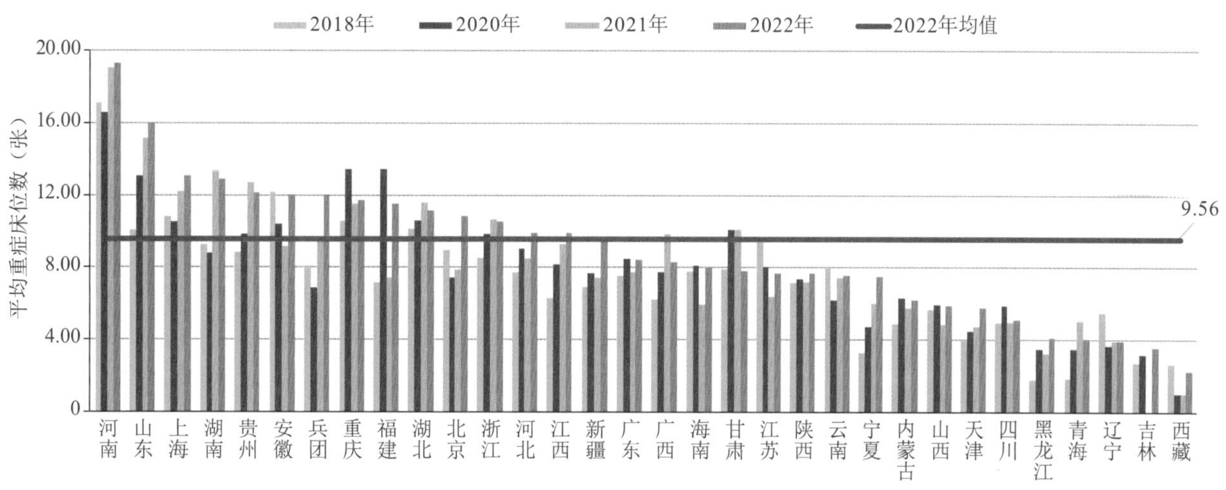

图 1-1-1-21　2018 年及 2020—2022 年各省（自治区、直辖市）二级公立医院平均重症床位数

（3）专科医院平均重症床位数

1）肿瘤专科医院

2020—2022 年肿瘤专科医院平均重症床位数分别为 11.21、11.63 和 14.29 张，呈逐年上升趋势。其中，2022 年平均重症床位数较 2021 年增加 2.66 张，较 2020 年增加 3.08 张（图 1-1-1-22）。

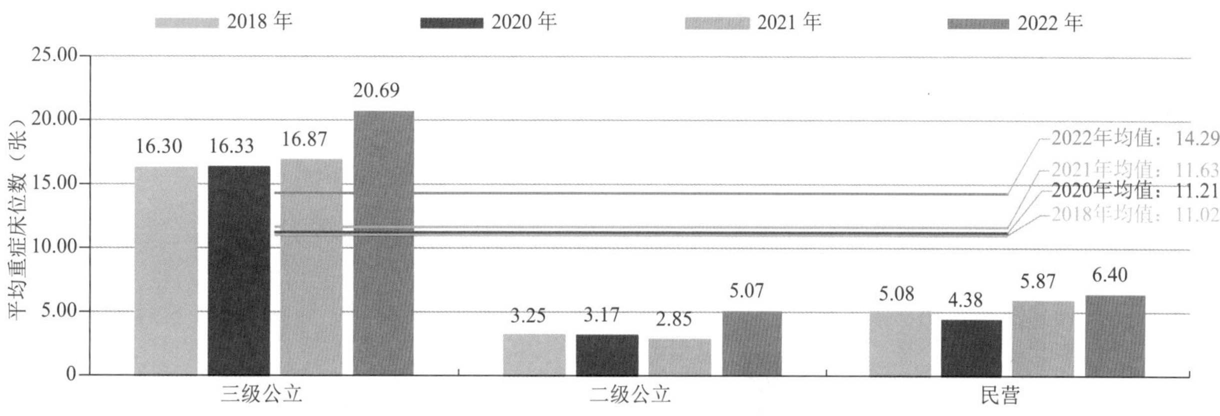

图 1-1-1-22　2018 年及 2020—2022 年全国各级肿瘤专科医院平均重症床位数

2）儿童专科医院

2020—2022 年儿童专科医院平均重症床位数分别为 62.61、61.74 和 55.74 张，2022 年虽较 2018 年有较大增长，但与 2021 年相比有所下降（图 1-1-1-23）。

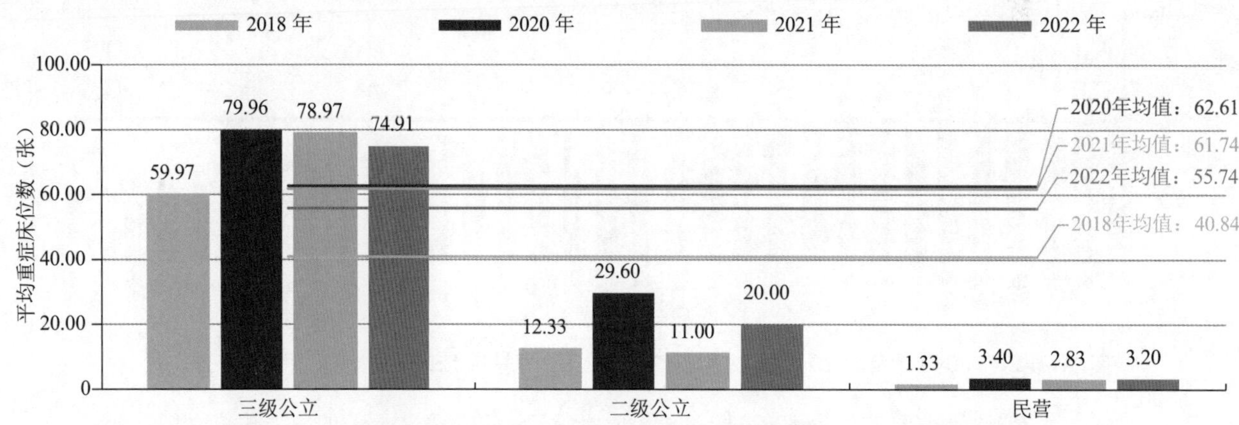

图 1-1-1-23　2018 年及 2020—2022 年全国各级儿童专科医院平均重症床位数

3）精神专科医院

2020—2022 年精神专科医院平均重症床位数分别为 1.49、1.42 和 1.69 张，呈波动上升趋势（图 1-1-1-24）。

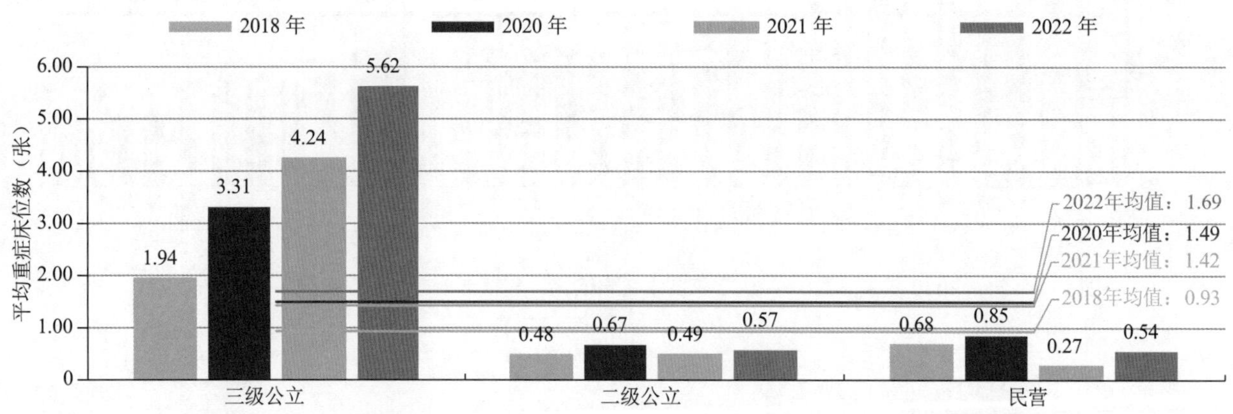

图 1-1-1-24　2018 年及 2020—2022 年全国各级精神专科医院平均重症床位数

4）妇产专科医院

2020 年公立妇产专科医院平均重症床位数较 2018 年明显增加，但在 2021 年回落。三级公立医院除 2020 年外的年度平均重症床位数较为稳定，为 40 ～ 45 张；二级公立、三级民营及二级民营医院平均重症床位数明显少于三级公立医院，且近 3 年呈持续下降趋势（图 1-1-1-25）。

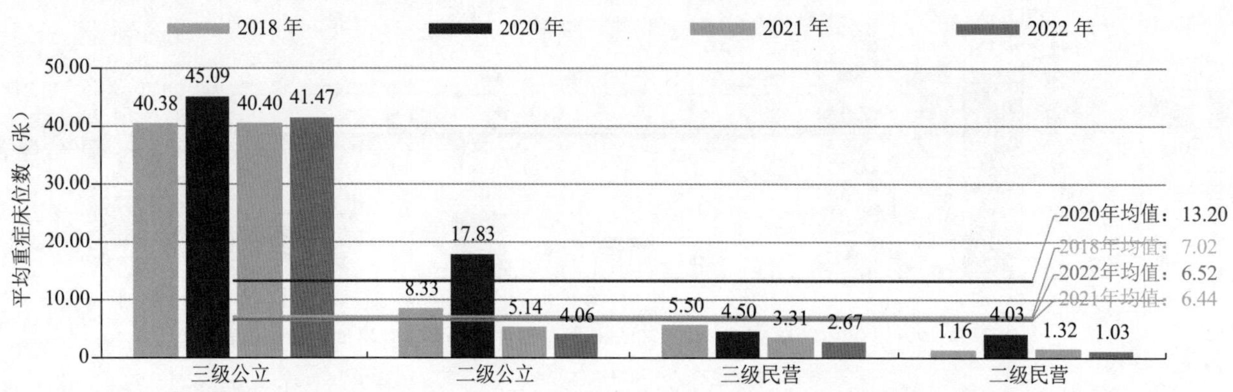

图 1-1-1-25　2018 年及 2020—2022 年全国各级妇产专科医院平均重症床位数

5）妇幼保健院

妇幼保健院平均重症床位数在 2020 年有所增加，但在 2021 年回落（图 1–1–1–26）。

6）传染病专科医院

2020—2022 年传染病专科医院平均重症床位数分别为 11.49、14.48 和 20.47 张，呈逐年上升趋势，均高于 2018 年的 7.61 张。二级、三级公立医院平均重症床位数近 3 年均保持增长趋势，且三级公立医院增幅较大（图 1–1–1–27）。

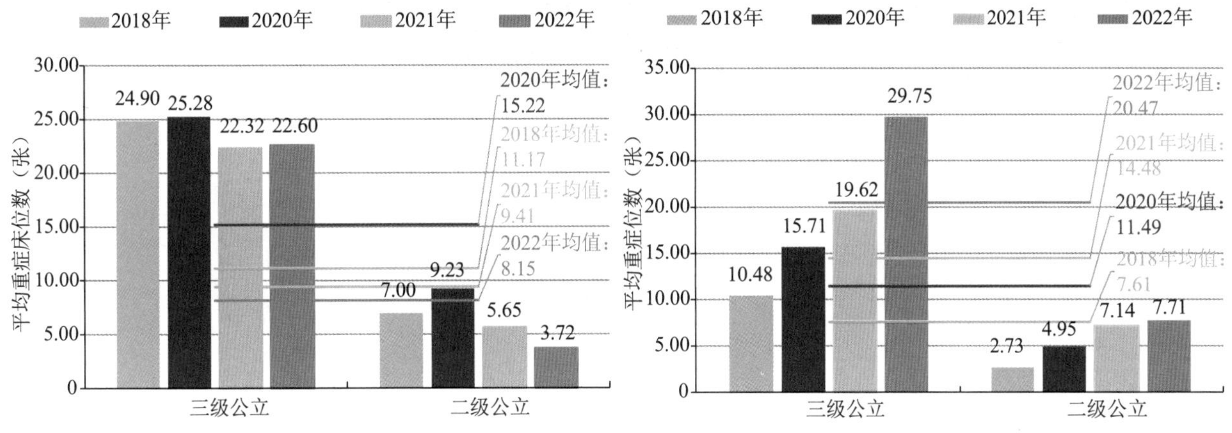

图 1-1-1-26　2018 年及 2020—2022 年全国各级妇幼保健院平均重症床位数

图 1-1-1-27　2018 年及 2020—2022 年全国各级传染病专科医院平均重症床位数

7）心血管专科医院

2020—2022 年心血管专科医院平均重症床位数呈逐年上升趋势，其中，三级公立医院增幅较为明显（图 1–1–1–28）。

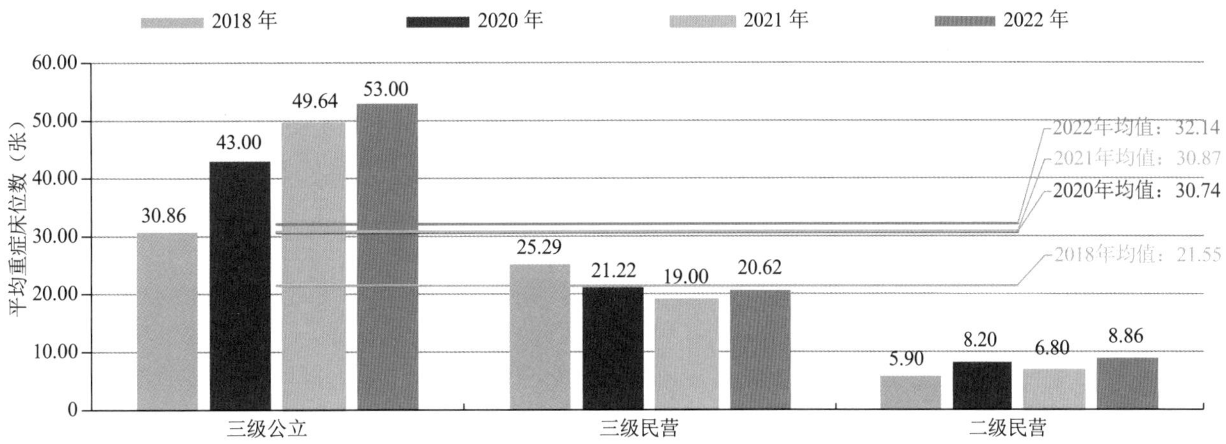

图 1-1-1-28　2018 年及 2020—2022 年全国各级心血管专科医院重症床位数

二、全国二级和三级医院服务量分析

本部分数据来自 HQMS 系统，对 2017 年及 2020—2022 年数据进行分析，其中 2017 年采用全样本数据作为基线，2020—2022 年为连续样本数据，具体纳入分析医院构成情况见表 1-1-1-1。

表 1-1-1-1　2017 年及 2020—2022 年纳入分析医院构成情况

医院类型	年份	三级医院（家）		二级医院（家）		未定级医院（家）	合计
		公立	民营	公立	民营	民营	（家）
综合医院	2017	1419	40	2481	235	12	4187
	2020	1388	122	2987	766	422	5685
	2021	1483	122	2894	764	421	5684
	2022	1535	123	2827	766	421	5672
专科医院	2017	627	17	501	69	6	1220
	2020	668	174	758	1175	443	3218
	2021	667	174	758	1175	455	3229
	2022	690	174	750	1172	445	3231
合计	2017	2046	57	2982	304	18	5407
	2020	2056	296	3745	1941	865	8903
	2021	2150	296	3652	1939	876	8913
	2022	2225	297	3577	1938	866	8903

2020—2022 年全国综合医院月均出院人次数呈上升趋势（2020 年：2093 人次；2022 年：2293 人次），其中，二级、三级民营综合医院呈持续上升趋势，二级公立综合医院呈持续下降趋势；与 2017 年相比，委属委管及三级公立综合医院月均出院人次数总体呈上升趋势，二级公立及二级、三级民营综合医院有所下降（图 1-1-1-29）。

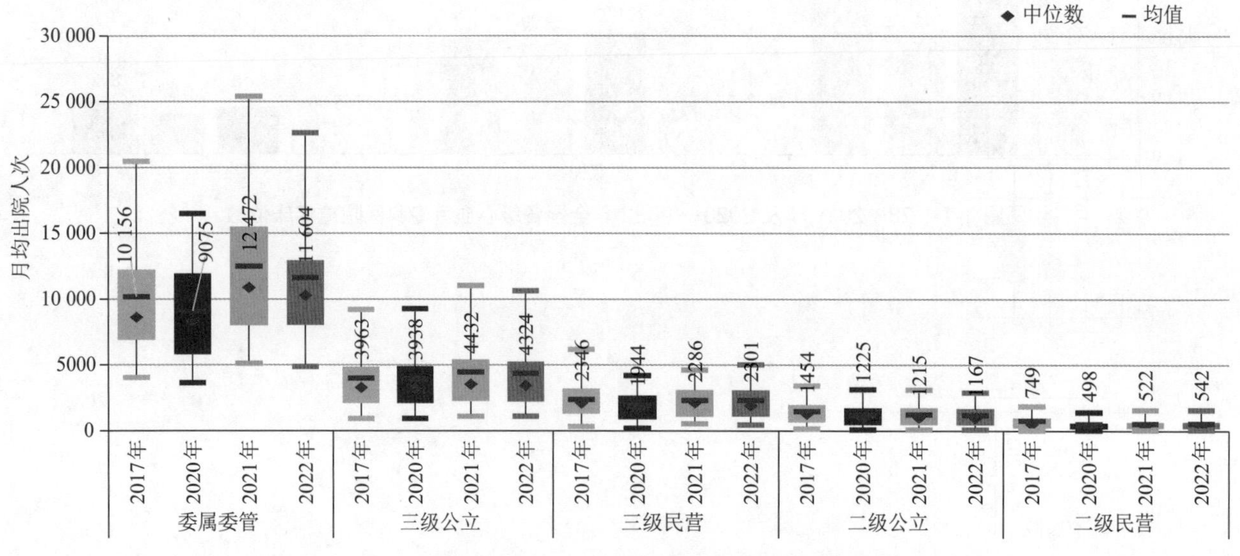

图 1-1-1-29　2017 年及 2020—2022 年全国各级综合医院月均出院人次

各级专科医院月均出院人次数差异较大。2020—2022 年全国专科医院月均出院人次数呈上升趋势（2020 年：880 人次；2022 年：961 人次），其中，二级、三级公立及二级、三级民营专科医院总体均呈上升趋势；与 2017 年相比，三级公立专科医院月均出院人次数总体呈上升趋势，二级公立及二级、三级民营专科医院有所下降（图 1-1-1-30）。

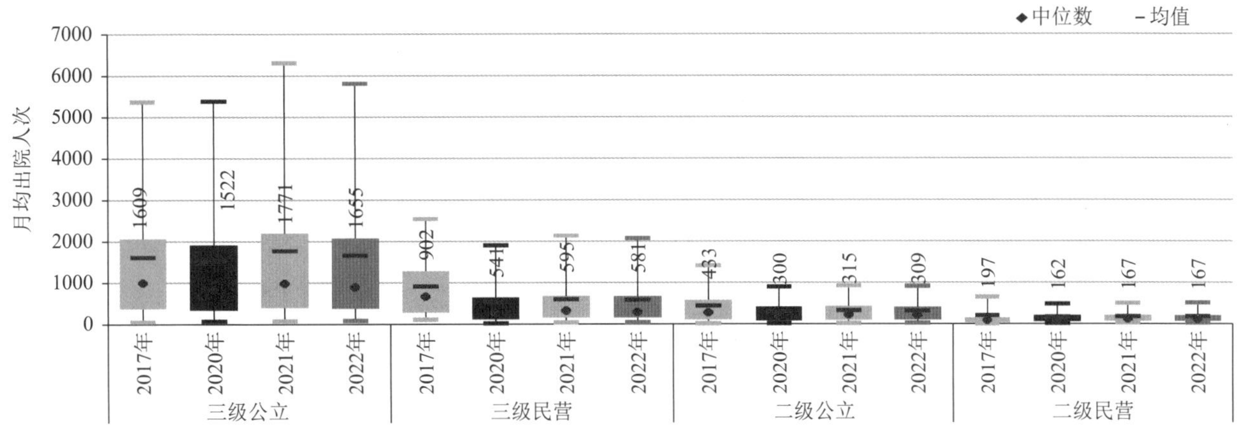

图 1-1-1-30 2017 年及 2020—2022 年全国各级专科医院月均出院人次

三、全国二级和三级医院服务能力分析

医院住院患者主要疾病诊断和手术 / 操作的种类，即医院为患者提供诊疗服务所涉及病种和手术的种类数，可作为评价医院服务能力宽度的一个指标。为保证纳入数据的有效性和准确性，对全国二级、三级综合医院与部分专科医院的服务能力数据分析中，主要统计出院患者住院病历首页主要诊断（第一诊断）ICD-10 编码亚目数及主要手术 / 操作 ICD-9-CM-3 四位码数。

（一）主要诊断 ICD-10 编码亚目种类数

2017 年及 2020—2022 年收治患者的主要诊断 ICD-10 编码亚目种类数均值，全国三级公立综合医院从 1684 种增至 1846 种，增加 162 种；全国三级公立专科医院中，最高的为儿童专科医院（1378 种），其次为肿瘤专科医院（965 种），精神专科医院最低（224 种）。2022 年除精神专科医院外，各类专科医院均值较 2017 年均有所上升；妇产专科医院、妇幼保健院、肿瘤专科医院均值较 2021 年有所上升，精神专科医院、传染病专科医院、儿童专科医院、心血管专科医院均值较 2021 年有所下降（图 1-1-1-31）。

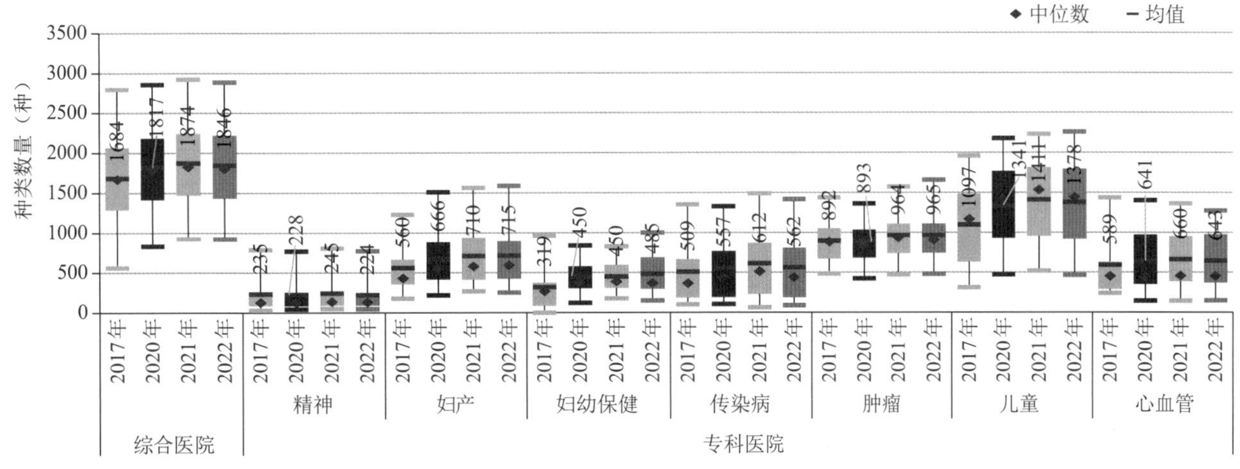

图 1-1-1-31 2017 年及 2020—2022 年全国三级公立医院主要诊断 ICD-10 编码亚目种类数量

2017 年及 2020—2022 年收治患者的主要诊断 ICD-10 编码亚目种类数均值，全国三级民营综合医院从 1034 种增至 1373 种，增加 339 种；全国三级民营专科医院中，最高的为肿瘤专科医院（957 种），其次为心血管专科医院（359 种），精神专科医院最低（158 种）。2022 年除精神专科医院外，各类专科医院均值较 2017 年均有所上升；妇产、心血管及儿童专科医院均值较 2021 年有所上升，精神及肿瘤专科医院均值较 2021 年有所下降（图 1-1-1-32）。

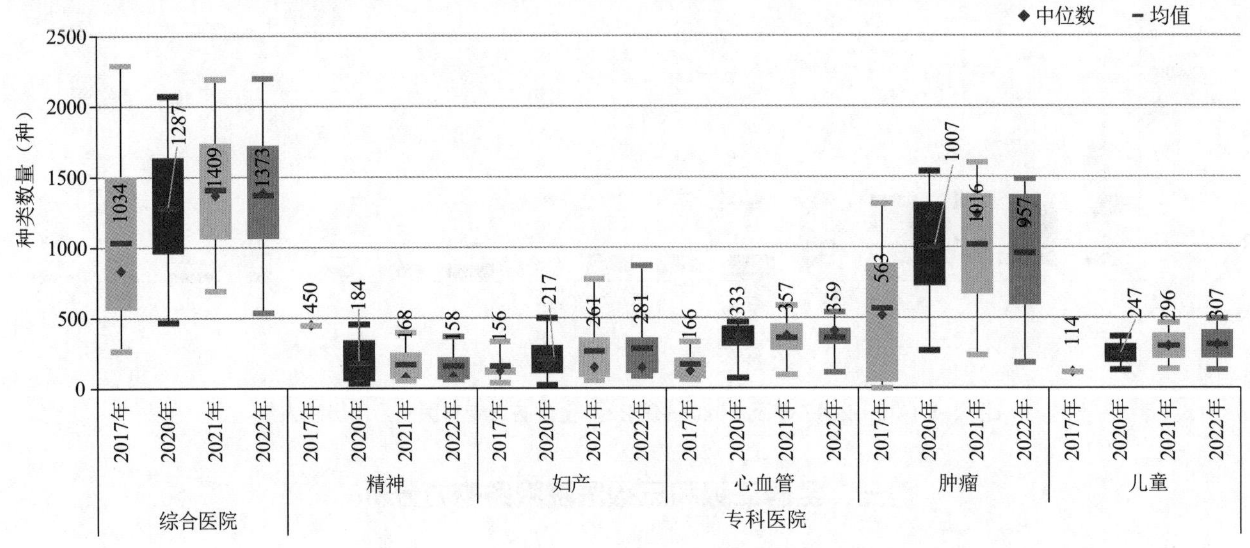

图 1-1-1-32　2017 年及 2020—2022 年全国三级民营医院主要诊断 ICD-10 编码亚目种类数量

2017 年及 2020—2022 年收治患者的主要诊断 ICD-10 编码亚目种类数均值，全国二级公立综合医院从 875 种降至 867 种，减少 8 种；全国二级公立专科医院，最高的为肿瘤专科医院（519 种），其次为儿童专科医院（472 种），精神专科医院最低（90 种）。2022 年除传染病专科医院外，各类专科医院均值较 2017 年均有上升；精神、妇产及儿童专科医院均值较 2021 年有所上升，妇幼保健院、传染病及肿瘤专科医院均值较 2021 年有所下降（图 1-1-1-33）。

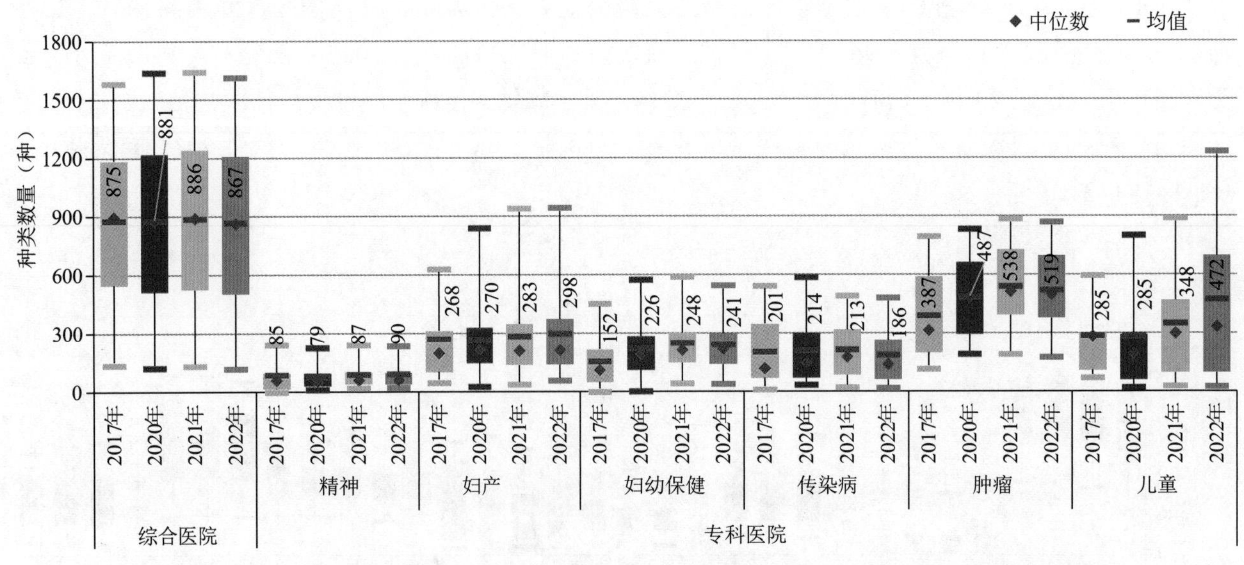

图 1-1-1-33　2017 年及 2020—2022 年全国二级公立医院主要诊断 ICD-10 编码亚目种类数量

2017 年及 2020—2022 年收治患者的主要诊断 ICD-10 编码亚目种类数均值，全国二级民营综合医院从 394 种上升至 501 种，增加 107 种；全国二级民营专科医院中，最高的为肿瘤专科医院（262 种），其次为妇产专科医院（125 种），精神专科医院最低（31 种）。2022 年各类专科医院均值较 2017 年均有所上升，较 2021 年均有所下降（图 1-1-1-34）。

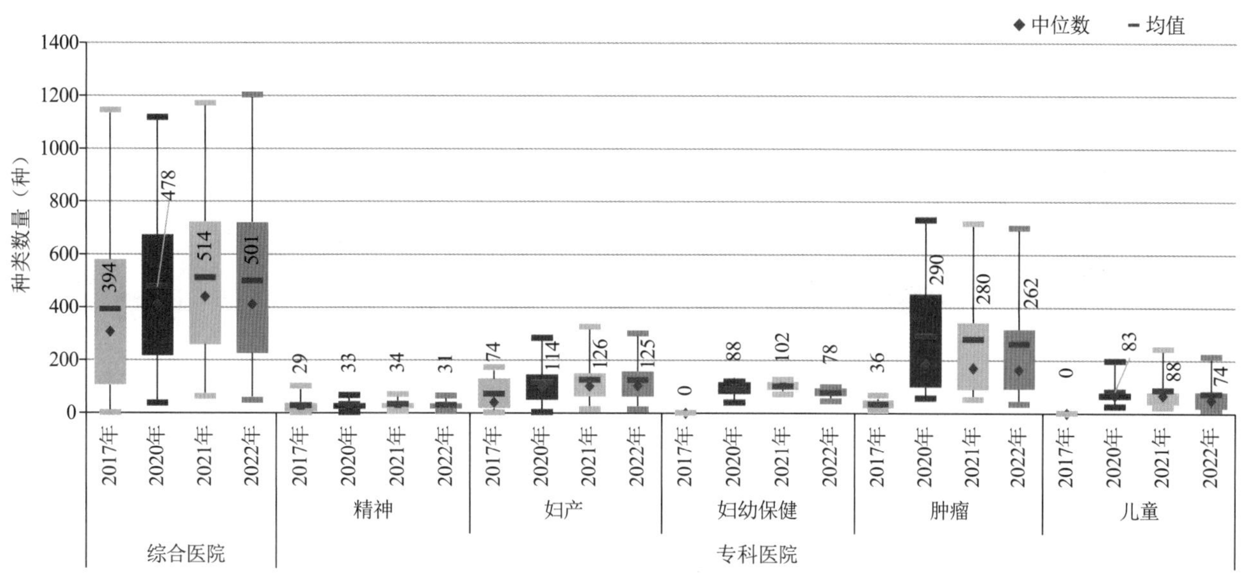

图 1-1-1-34 2017 年及 2020—2022 年全国二级民营医院主要诊断 ICD-10 编码亚目种类数量

（二）主要手术 ICD-9-CM-3 四位码种类数

2017 年及 2020—2022 年收治患者的主要手术 ICD-9-CM-3 四位码种类数均值，全国三级公立综合医院从 571 种增至 787 种，增加 216 种；全国三级公立专科医院中，最高为儿童专科医院（549 种），其次为肿瘤专科医院（539 种），精神专科医院最低（42 种）。2022 年各类专科医院均值较 2017 年均有所上升，妇产专科医院、妇幼保健院、肿瘤专科医院、心血管专科医院均值较 2021 年有所上升，精神专科医院、传染病专科医院、儿童专科医院均值较 2021 年有所下降（图 1-1-1-35）。

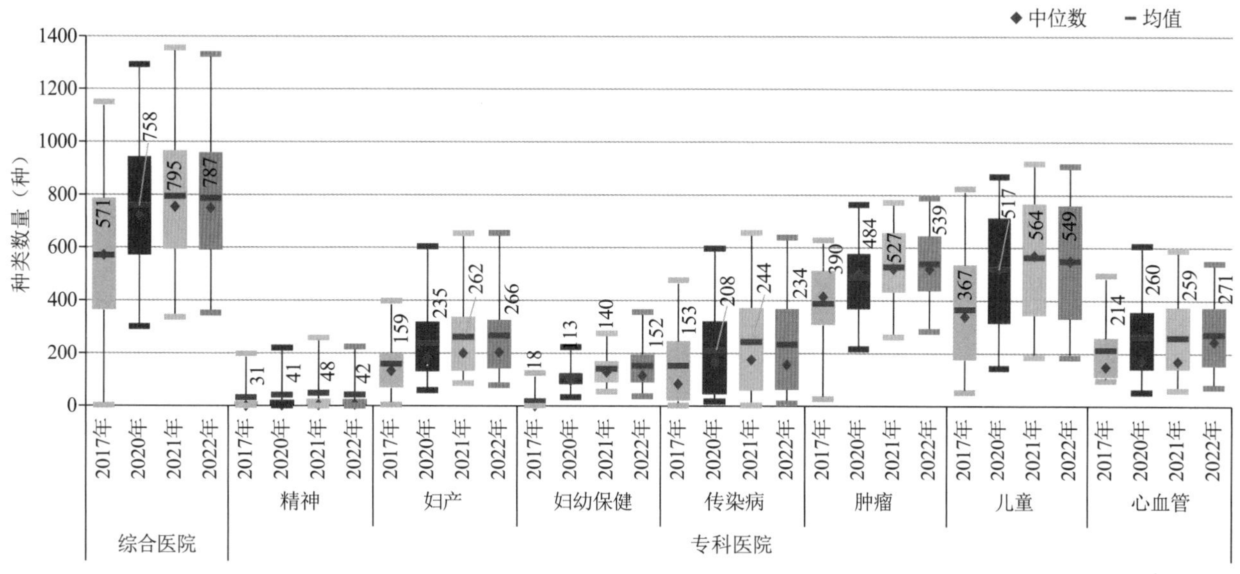

图 1-1-1-35 2017 年及 2020—2022 年全国三级公立医院主要手术 ICD-9-CM-3 四位码种类数量

2017 年及 2020—2022 年收治患者的主要手术 ICD-9-CM-3 四位码种类数均值，全国二级公立综合医院从 208 种增至 302 种，增加 94 种；全国二级公立专科医院中，最高为肿瘤专科医院（228 种），其次为儿童专科医院（161 种），传染病专科医院最低（50 种）。2022 年各类专科医院均值较 2017 年均有所上升；除传染病专科医院外，各类专科医院均值较 2021 年均有所上升（图 1-1-1-36）。

注：因全样本中缺少 2017 年全国二级、三级民营主要手术 ICD-9-CM-3 四位码种类相关数据，故民营医院主要手术四位码种类暂不分析。

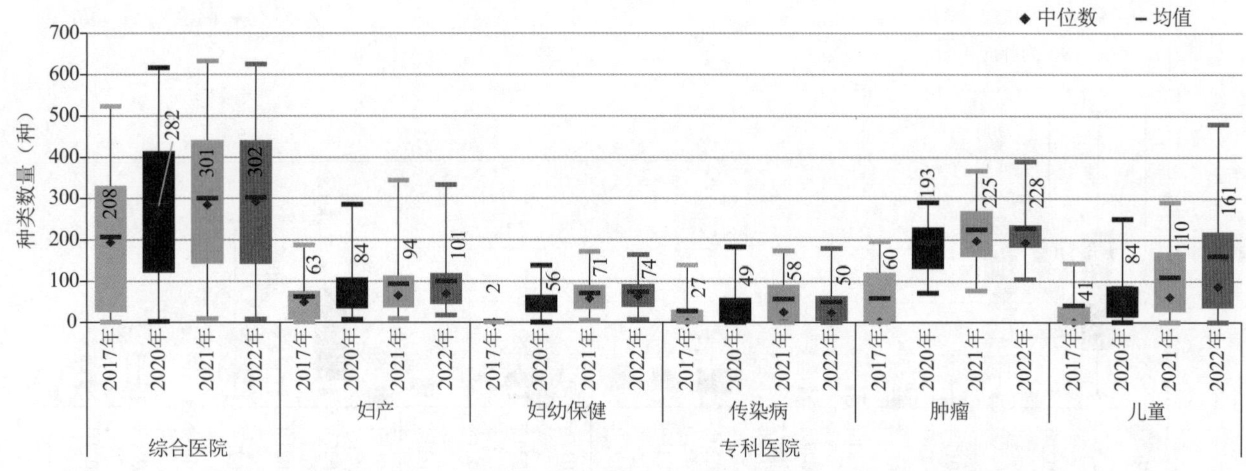

图 1-1-1-36　2017 年及 2020—2022 年全国二级公立医院主要手术 ICD-9-CM-3 四位码种类数量

四、综合医院住院患者疾病与手术 / 操作分析

（一）全国二级和三级公立综合医院住院患者主要诊断疾病谱排名前 20 位变化情况

2017 年及 2022 年全国三级公立综合医院住院患者主要诊断疾病谱第 1 位的病种排名未发生变化，仍然是"为肿瘤化学治疗疗程"。排名上升较大的病种："肾积脓"从 2017 年的第 226 位上升至 2022 年第 20 位，"大脑动脉未特指的闭塞或狭窄引起的脑梗死"从 2017 年第 225 位上升至 2022 年第 18 位，"姑息性医疗"从 2017 年第 51 位上升至 2022 年第 8 位，"未特指的心力衰竭"从 2017 年第 46 位上升至 2022 年第 9 位，"肾终末期疾病"从 2017 年第 38 位上升至 2022 年第 16 位，"结肠息肉"从 2017 年第 33 位上升至 2022 年第 13 位，"放射治疗疗程"从 2017 年第 28 位上升至 2022 年第 14 位，"未特指的细菌性肺炎"从 2017 年第 24 位上升至 2022 年第 7 位，"其他特指的医疗照顾"从 2017 年第 14 位上升至 2022 年第 2 位，"不稳定型心绞痛"从 2017 年第 6 位上升至 2022 年第 4 位（图 1-1-1-37）。

2017 年及 2020—2022 年全国三级公立综合医院住院患者主要诊断疾病谱前 10 位病种排名下降幅度较大的是"肺的其他疾患"，排名从 2017 年第 10 位下降至 2022 年第 21 位；"特发性（原发性）高血压"，排名从 2017 年第 5 位下降至 2022 年第 15 位（图 1-1-1-38）。

2017 年及 2022 年全国二级公立综合医院住院患者主要诊断疾病谱第 1 位的病种排名未发生变化，仍然是"未特指的脑梗死"。排名上升较大的病种："其他特指的医疗照顾"从 2017 年的第 229 位上升至 2022 年第 19 位，"未特指的细菌性肺炎"从 2017 年第 39 位上升至 2022 年第 7 位，"不稳定型心绞痛"从 2017 年第 37 位上升至 2022 年第 10 位，"未特指的心力衰竭"从 2017 年第 33 位上升至 2022 年第 8 位，"其他脑梗死"从 2017 年第 25 位上升至 2022 年第 13 位，"为肿瘤化学治疗疗程"从 2017 年第 20 位上升至 2022 年第 4 位（图 1-1-1-39 ）。

2017 年及 2020—2022 年全国二级公立综合医院住院患者主要诊断疾病谱前 10 位病种排名下降幅度较大的是"头位顺产"，排名从 2017 年第 5 位下降至 2022 年第 26 位（图 1-1-1-40）。

值得注意的是，大量未特指的疾病诊断排名上升，说明规范性诊断、编码需进一步关注。各医疗机构应高度重视病案首页疾病诊断填写和编码质量，严格按照《国家卫生健康委办公厅关于印发病案管理质量控制指标（2021 年版）的通知》要求，持续提高主要诊断填写正确率和主要诊断编码正确率。

2017年
2022年
1 5.25% 为肿瘤化学治疗疗程（Z51.1）
2 2.86% 未特指的脑梗死（I63.9）
3 2.17% 动脉硬化性心脏病（I25.1）
4 1.91% 未特指的支气管肺炎（J18.0）
5 1.39% 特发（性原发性）高血压（I10.X）
6 1.31% 不稳定型心绞痛（I20.0）
7 1.20% 未特指的慢性阻塞性肺病伴有急性加重（J44.1）
8 1.17% 未特指的肺炎（J18.9）
9 1.17% 椎基底动脉综合征（G45.0）
14 0.82% 其他特指的医疗照顾（Z51.8）
22 0.54% 胆囊结石伴有其他胆囊炎（K80.1）
24 0.52% 未特指的细菌性肺炎（J15.9）
26 0.52% 涉及骨折板和其他内固定装置的随诊医疗（Z47.0）
28 0.49% 放射治疗疗程（Z51.0）
33 0.43% 结肠息肉（K63.5）
38 0.41% 肾终末期疾病（N18.0）
46 0.36% 未特指的心力衰竭（I50.9）
51 0.34% 姑息性医疗（Z51.5）
225 0.08% 大脑动脉未特指的闭塞或狭窄引起的脑梗死（I63.5）
226 0.08% 肾积脓（N13.6）
为肿瘤化学治疗疗程（Z51.1） 6.92% 1
其他特指的医疗照顾（Z51.8） 3.50% 2
未特指的脑梗死（I63.9） 1.93% 3
不稳定型心绞痛（I20.0） 1.92% 4
动脉硬化性心脏病（I25.1） 1.19% 5
未特指的支气管肺炎（J18.0） 1.13% 6
未特指的细菌性肺炎（J15.9） 0.97% 7
姑息性医疗（Z51.5） 0.84% 8
未特指的心力衰竭（I50.9） 0.84% 9
椎基底动脉综合征（G45.0） 0.83% 10
未特指的慢性阻塞性肺病伴有急性加重（J44.1） 0.77% 11
未特指的肺炎（J18.9） 0.75% 12
结肠息肉（K63.5） 0.73% 13
放射治疗疗程（Z51.0） 0.71% 14
特发性（原发性）高血压（I10.X） 0.70% 15
肾终末期疾病（N18.0） 0.69% 16
涉及骨折板和其他内固定装置的随诊医疗（Z47.0） 0.67% 17
大脑动脉未特指的闭塞或狭窄引起的脑梗死（I63.5） 0.66% 18
胆囊结石伴有其他胆囊炎（K80.1） 0.62% 19
肾积脓（N13.6） 0.60% 20

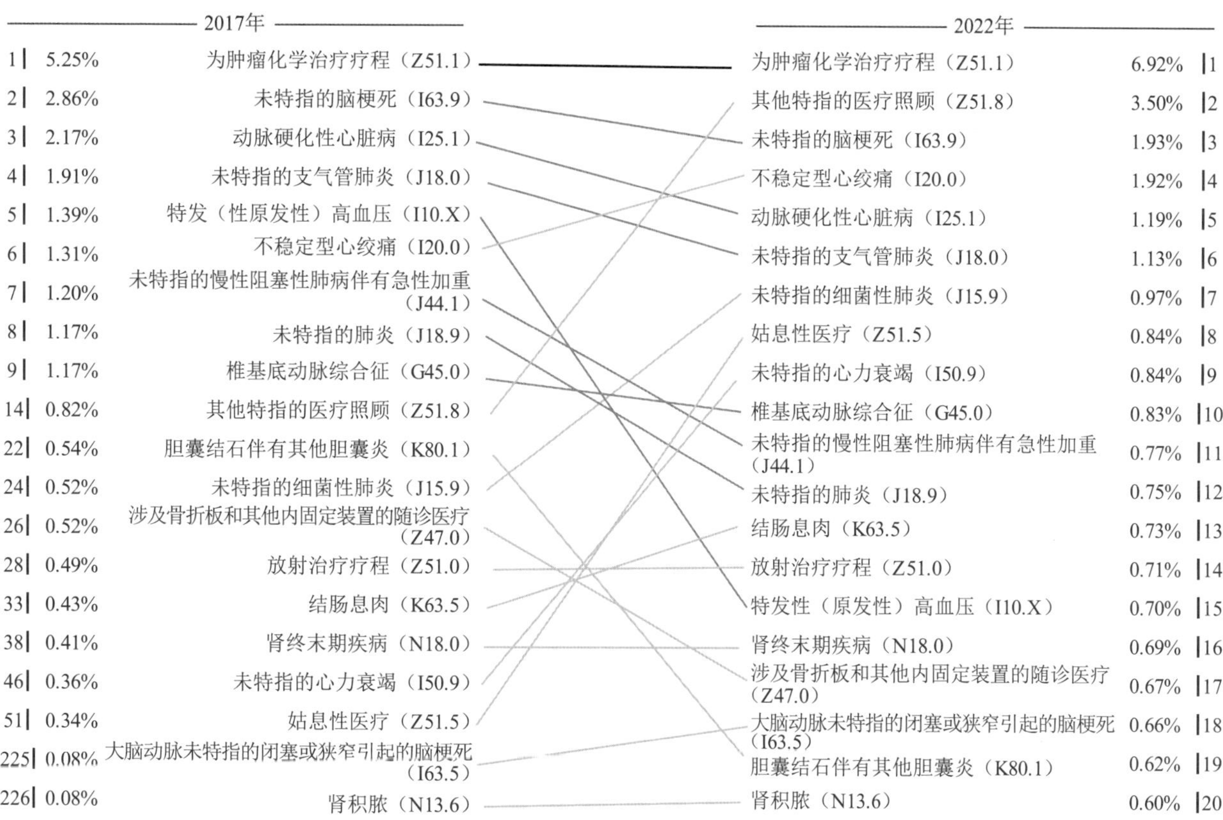

图 1-1-1-37　2017 年及 2022 年全国三级公立综合医院住院患者主要诊断疾病谱排名前 20 位变化情况

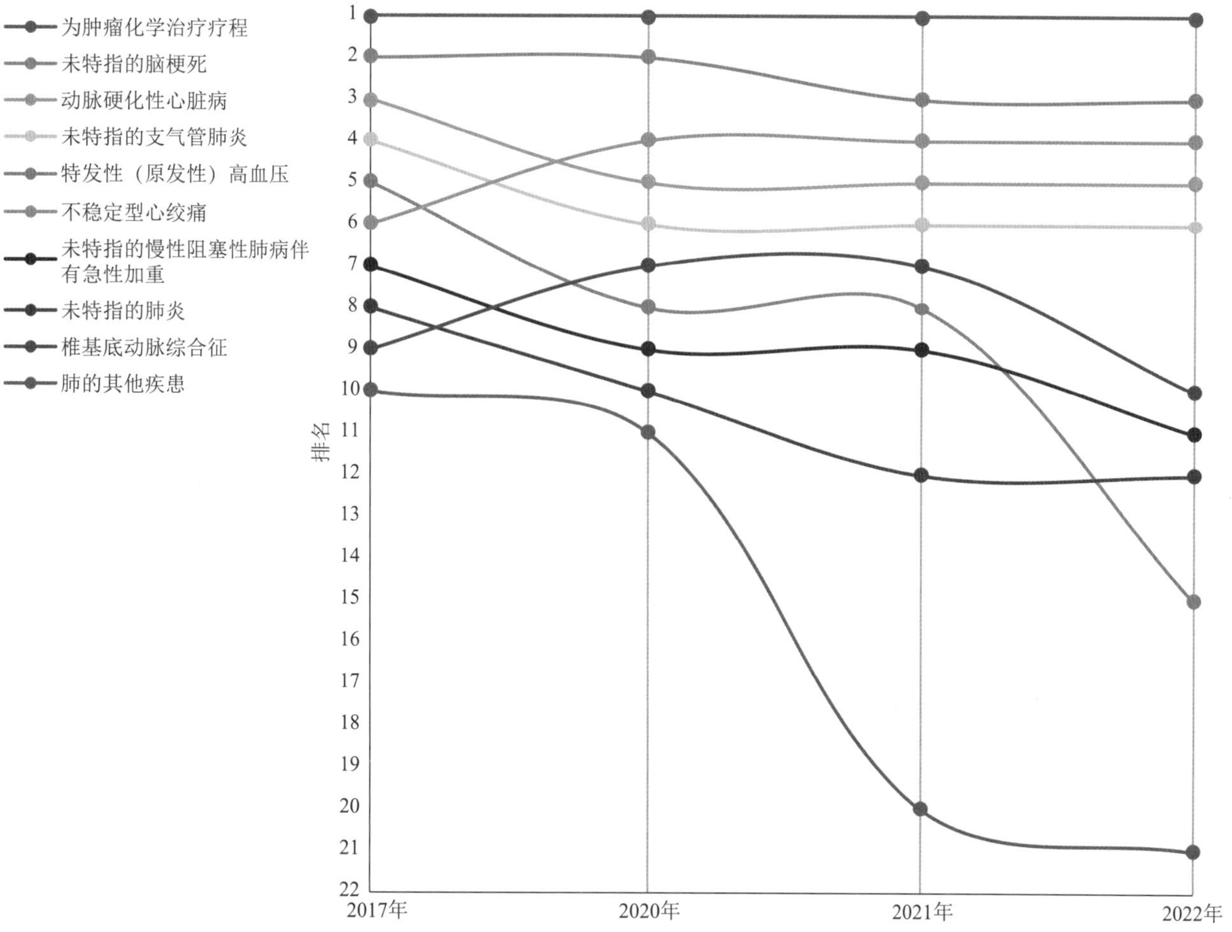

为肿瘤化学治疗疗程
未特指的脑梗死
动脉硬化性心脏病
未特指的支气管肺炎
特发性（原发性）高血压
不稳定型心绞痛
未特指的慢性阻塞性肺病伴有急性加重
未特指的肺炎
椎基底动脉综合征
肺的其他疾患
排名
1
2
3
4
5
6
7
8
9
10
11
12
13
14
15
16
17
18
19
20
21
22
2017年
2020年
2021年
2022年

图 1-1-1-38　2017 年及 2020—2022 年全国三级公立综合医院住院患者主要诊断疾病谱排名前 10 位变化情况

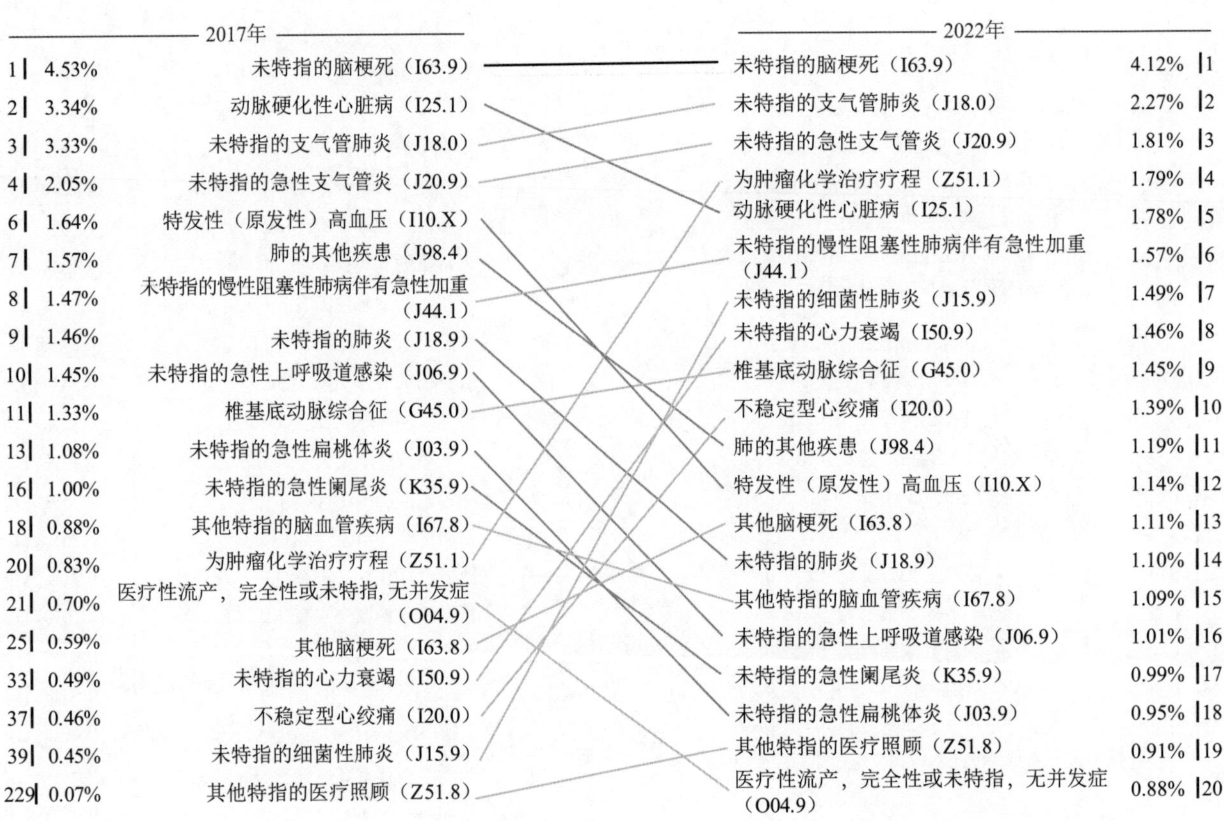

图 1-1-1-39　2017 年及 2022 年全国二级公立综合医院住院患者主要诊断疾病谱排名前 20 位变化情况

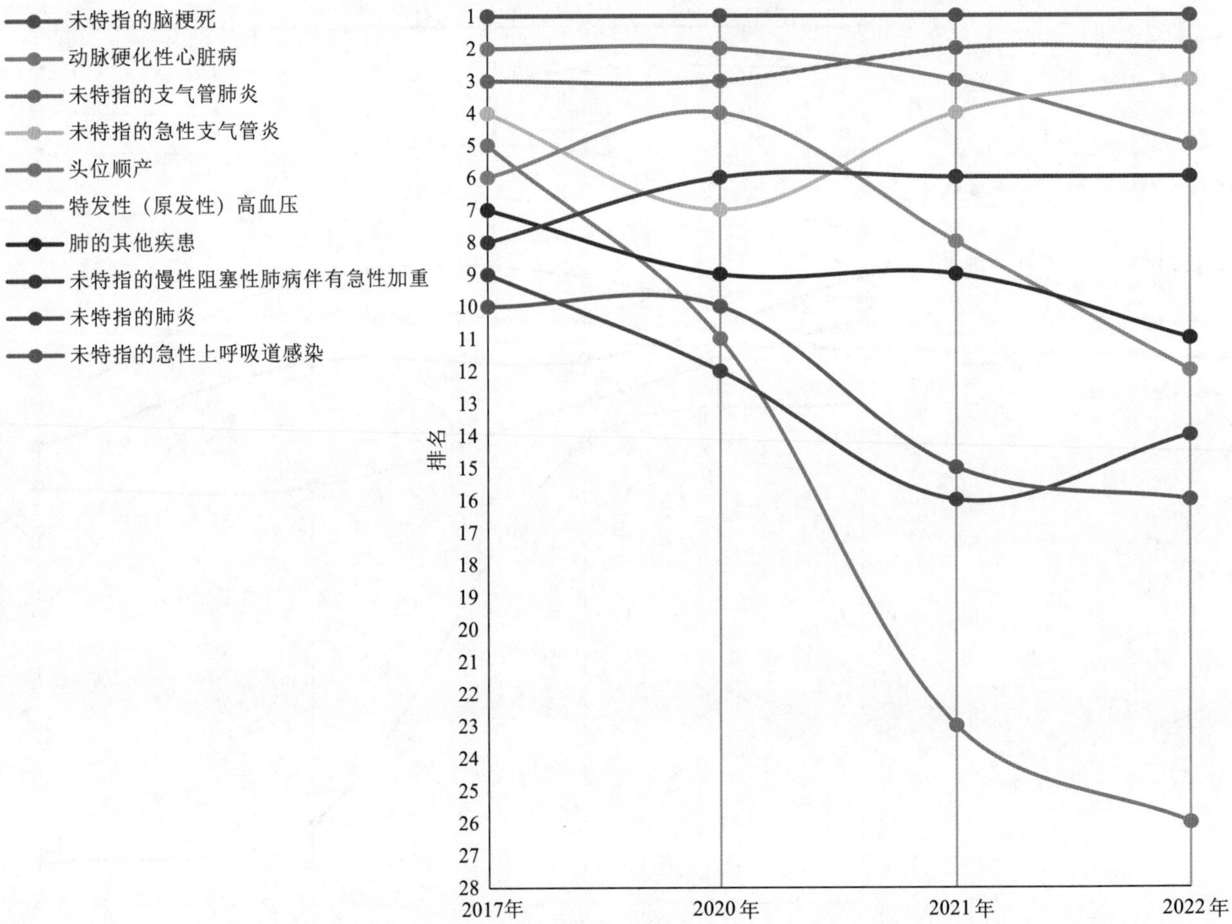

未特指的脑梗死
动脉硬化性心脏病
未特指的支气管肺炎
未特指的急性支气管炎
头位顺产
特发性（原发性）高血压
肺的其他疾患
未特指的慢性阻塞性肺病伴有急性加重
未特指的肺炎
未特指的急性上呼吸道感染

排名

2017年 2020年 2021年 2022年

图 1-1-1-40　2017 年及 2020—2022 年全国二级公立综合医院住院患者主要诊断疾病谱排名前 10 位变化情况

（二）全国二级和三级公立综合医院住院患者手术谱排名前 20 位变化情况

2017 年及 2022 年全国三级公立综合医院住院患者手术谱排名前 2 位的术种未发生变化，分别是“低位子宫下段剖宫产”“腹腔镜下胆囊切除术”。排名上升较大的术种：“经皮冠状动脉腔内血管成形术［PTCA］”从 2017 年第 104 位上升至 2022 年第 17 位，“其他血管的其他血管内修补术”从 2017 年第 42 位上升至 2022 年第 15 位，“单侧甲状腺叶切除术”从 2017 年第 24 位上升至 2022 年第 11 位，“经尿道输尿管和肾盂梗阻去除”从 2017 年第 12 位上升至 2022 年第 8 位，“子宫病损的其他切除术或破坏术”从 2017 年第 9 位上升至 2022 年第 6 位，“药物洗脱冠状动脉支架置入”从 2017 年第 8 位上升至 2022 年第 4 位，“白内障晶状体乳化和抽吸”从 2017 年第 6 位上升至 2022 年第 3 位（图 1-1-1-41）。

2017 年及 2020—2022 年全国三级公立综合医院住院患者手术谱前 10 位术种排名下降幅度较大的是“外阴切开术”，排名从 2017 年第 4 位下降至 2022 年第 16 位（图 1-1-1-42）。

2017 年及 2022 年全国二级公立综合医院住院患者手术谱第 1 位、第 2 位和第 14 位的术种未发生变化，仍然是“低位子宫下段剖宫产”“其他近期产科裂伤修补术”“其他骨骨折开放性复位术伴内固定”。排名上升较大的术种：“药物洗脱冠状动脉支架置入”从 2017 年第 76 位上升至 2022 年第 13 位，“胫骨和腓骨置入装置去除”从 2017 年第 30 位上升至 2022 年第 15 位，“子宫病损的其他切除术或破坏术”从 2017 年第 19 位上升至 2022 年第 8 位，“胫骨和腓骨骨折开放性复位术伴内固定”从 2017 年第 16 位上升至 2022 年第 11 位，“经尿道输尿管和肾盂梗阻去除”从 2017 年第 12 位上升至 2022 年第 6 位，“白内障晶状体乳化和抽吸”从 2017 年第 9 位上升至 2022 年第 4 位，“腹腔镜下阑尾切除术”从 2017 年第 8 位上升至 2022 年第 3 位（图 1-1-1-43）。

2017 年及 2020—2022 年全国二级公立综合医院住院患者手术谱前 10 位术种排名下降幅度较大的是“其他阑尾切除术”，排名从 2017 年第 4 位下降至 2022 年第 28 位；“外阴或会阴裂伤缝合术”，排名从 2017 年第 7 位下降至 2022 年第 17 位（图 1-1-1-44）。

2017年
2022年
1 9.79% 低位子宫下段剖宫产（74.1X）
2 3.02% 腹腔镜下胆囊切除术（51.23）
3 2.88% 其他近期产科裂伤修补术（75.69）
4 2.64% 外阴切开术（73.6X）
5 2.26% 乳房病损局部切除术（85.21）
6 2.19% 白内障晶状体乳化和抽吸（13.41）
7 2.06% 眼内人工晶状体置入伴白内障摘出术，一期（13.71）
8 1.78% 药物洗脱冠状动脉支架置入（36.07）
9 1.70% 子宫病损的其他切除术或破坏术（68.29）
10 1.54% 腹腔镜下阑尾切除术（47.01）
11 1.53% 皮肤和皮下组织的病损或组织其他局部切除术或破坏术（86.3X）
12 1.32% 经尿道输尿管和肾盂梗阻去除（56.0X）
13 1.05% 喉病损或组织的其他切除术或破坏术（30.09）
15 0.87% 胫骨和腓骨骨折开放性复位术伴内固定（79.36）
16 0.83% 腹腔镜经腹全子宫切除术（68.41）
20 0.74% 非-药物洗脱冠状动脉支架置入（36.06）
21 0.73% 其他骨骨折开放性复位术伴内固定（79.39）
24 0.71% 单侧甲状腺叶切除术（06.2X）
42 0.43% 其他血管的其他血管内修补术（39.79）
104 0.18% 经皮冠状动脉腔内血管成形术[PTCA]（00.66）
低位子宫下段剖宫产（74.1X） 5.52% 1
腹腔镜下胆囊切除术（51.23） 3.11% 2
白内障晶状体乳化和抽吸（13.41） 2.88% 3
药物洗脱冠状动脉支架置入（36.07） 2.84% 4
其他近期产科裂伤修补术（75.69） 2.80% 5
子宫病损的其他切除术或破坏术（68.29） 2.51% 6
乳房病损局部切除术（85.21） 2.30% 7
经尿道输尿管和肾盂梗阻去除（56.0X） 2.16% 8
腹腔镜下阑尾切除术（47.01） 2.02% 9
眼内人工晶状体置入伴白内障摘出术，一期（13.71） 1.49% 10
单侧甲状腺叶切除术（06.2X） 1.38% 11
皮肤和皮下组织的病损或组织其他局部切除术或破坏术（86.3X） 1.32% 12
腹腔镜经腹全子宫切除术（68.41） 1.07% 13
胫骨和腓骨骨折开放性复位术伴内固定（79.36） 1.04% 14
其他血管的其他血管内修补术（39.79） 1.01% 15
外阴切开术（73.6X） 1.00% 16
经皮冠状动脉腔内血管成形术[PTCA]（00.66） 0.92% 17
非-药物洗脱冠状动脉支架置入（36.06） 0.88% 18
喉病损或组织的其他切除术或破坏术（30.09） 0.81% 19
其他骨骨折开放性复位术伴内固定（79.39） 0.81% 20

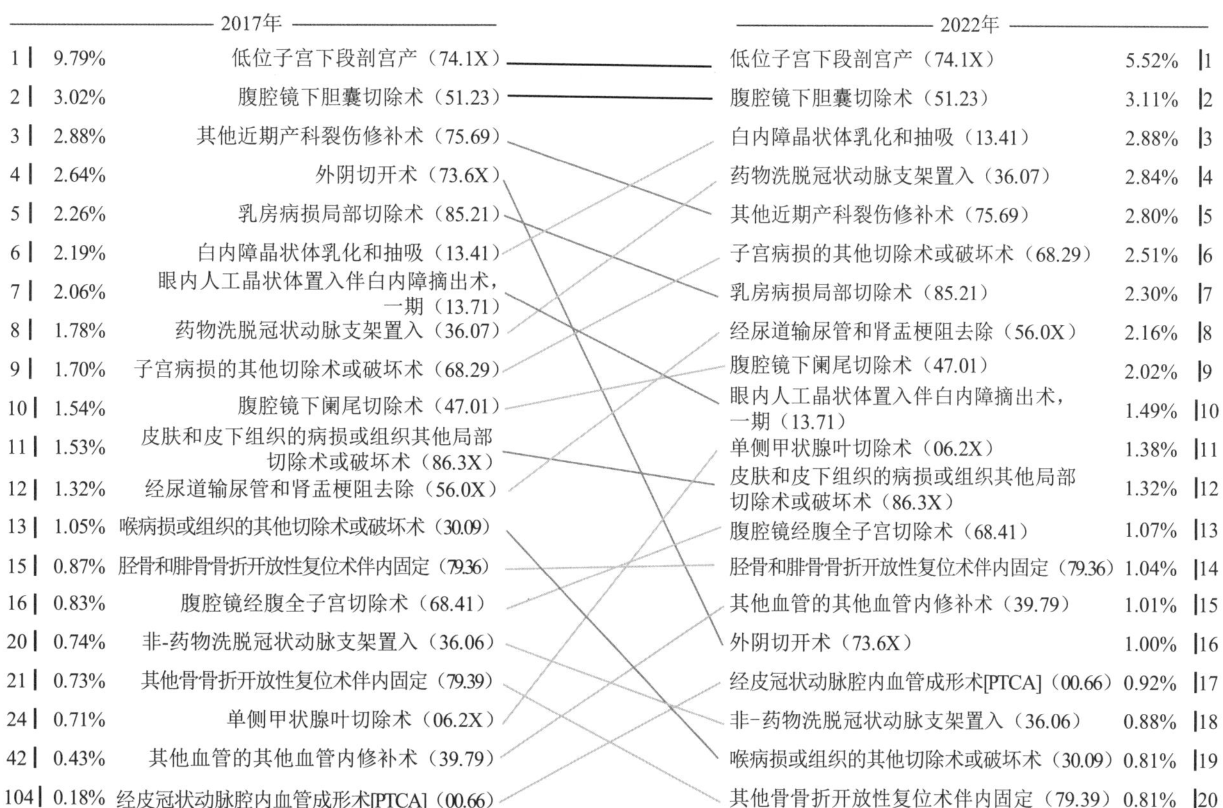

图 1-1-1-41　2017 年及 2022 年全国三级公立综合医院住院患者手术谱排名前 20 位变化情况

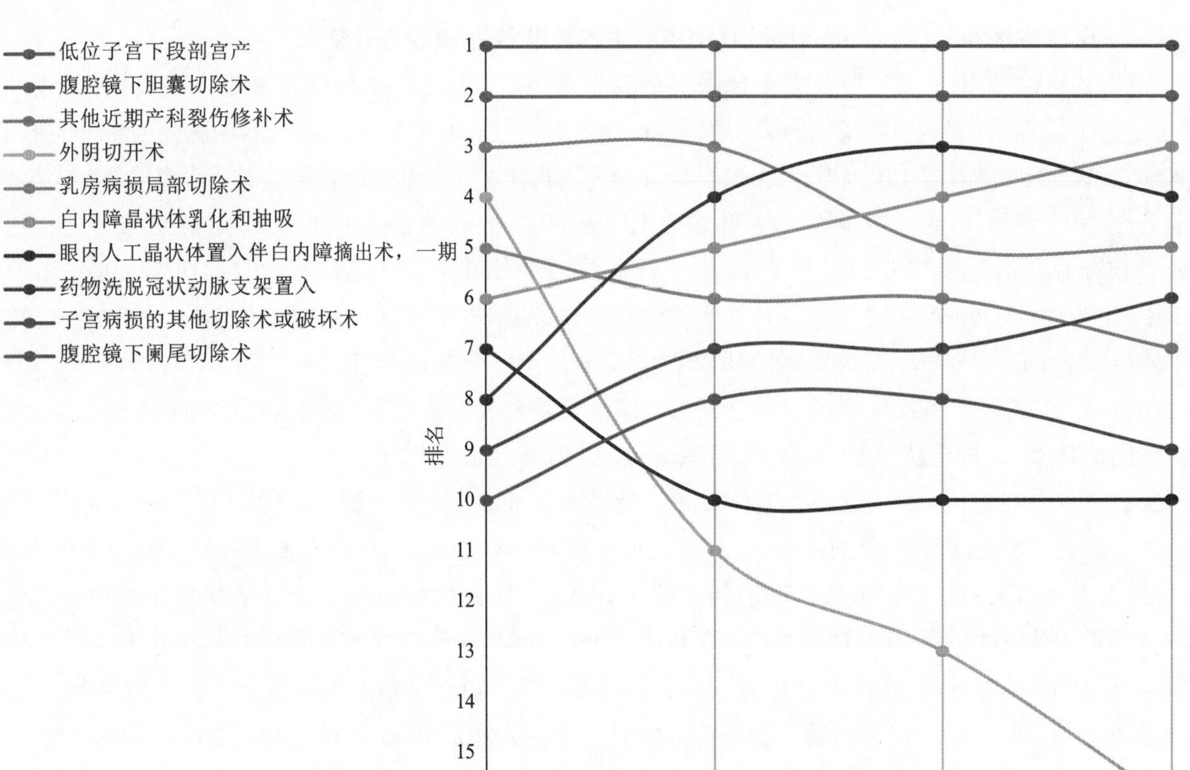

图 1-1-1-42　2017 年及 2020—2022 年全国三级公立综合医院住院患者手术谱排名前 10 位变化情况

2017年排名	2017年占比	2017年	2022年	2022年占比	2022年排名
1	18.83%	低位子宫下段剖宫产（74.1X）	低位子宫下段剖宫产（74.1X）	10.00%	1
2	4.31%	其他近期产科裂伤修补术（75.69）	其他近期产科裂伤修补术（75.69）	4.57%	2
3	4.01%	外阴切开术（73.6X）	腹腔镜下阑尾切除术（47.01）	4.09%	3
5	2.71%	腹腔镜下胆囊切除术（51.23）	白内障晶状体乳化和抽吸（13.41）	3.37%	4
6	2.40%	眼内人工晶状体置入伴白内障摘出术，一期（13.71）	腹腔镜下胆囊切除术（51.23）	3.08%	5
7	2.15%	外阴或会阴裂伤缝合术（71.71）	经尿道输尿管和肾盂梗阻去除（56.0X）	2.67%	6
8	1.99%	腹腔镜下阑尾切除术（47.01）	外阴切开术（73.6X）	1.95%	7
9	1.96%	白内障晶状体乳化和抽吸（13.41）	子宫病损的其他切除术或破坏术（68.29）	1.85%	8
10	1.63%	皮肤和皮下组织的病损或组织其他局部切除术或破坏术（86.3X）	皮肤和皮下组织的病损或组织其他局部切除术或破坏术（86.3X）	1.78%	9
12	1.13%	经尿道输尿管和肾盂梗阻去除（56.0X）	眼内人工晶状体置入伴白内障摘出术，一期（13.71）	1.64%	10
13	1.08%	包皮环切术（64.0X）	胫骨和腓骨骨折开放性复位术伴内固定（79.36）	1.63%	11
14	1.03%	其他骨骨折开放性复位术伴内固定（79.39）	包皮环切术（64.0X）	1.44%	12
15	1.01%	其他部位的皮肤和皮下组织闭合术（86.59）	药物洗脱冠状动脉支架置入（36.07）	1.42%	13
16	1.01%	胫骨和腓骨骨折开放性复位术伴内固定（79.36）	其他骨骨折开放性复位术伴内固定（79.39）	1.39%	14
18	0.97%	痔切除术（49.46）	胫骨和腓骨置入装置去除（78.67）	1.08%	15
19	0.81%	子宫病损的其他切除术或破坏术（68.29）	其他部位的皮肤和皮下组织闭合术（86.59）	1.04%	16
21	0.79%	乳房病损局部切除术（85.21）	外阴或会阴裂伤缝合术（71.71）	0.97%	17
25	0.68%	其他经尿道前列腺切除术（60.29）	其他经尿道前列腺切除术（60.29）	0.92%	18
30	0.59%	胫骨和腓骨置入装置去除（78.67）	乳房病损局部切除术（85.21）	0.89%	19
76	0.23%	药物洗脱冠状动脉支架置入（36.07）	痔切除术（49.46）	0.87%	20

图 1-1-1-43　2017 年及 2022 年全国二级公立综合医院住院患者手术谱排名前 20 位变化情况

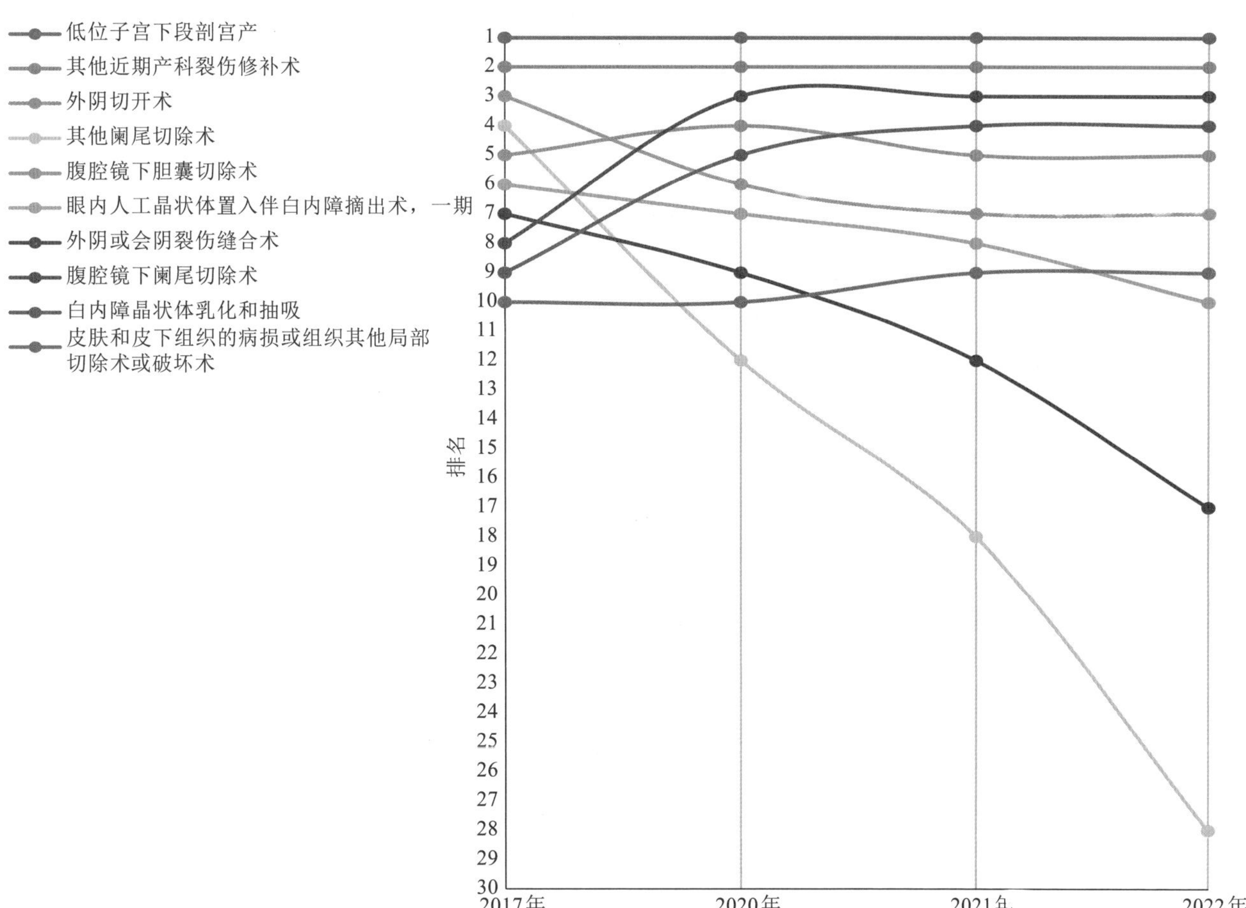

图 1-1-1-44　2017 年及 2020—2022 年全国二级公立综合医院住院患者手术谱排名前 10 位变化情况

（三）全国二级和三级公立综合医院住院患者诊断性操作谱排名前 20 位变化情况

2017 年及 2022 年全国三级公立综合医院住院患者诊断性操作谱第 1 位、第 2 位、第 6 位和第 11 位的诊断性操作种类未发生变化，仍然是“单根导管的冠状动脉造影术”“其他胃镜检查”“结肠镜检查”“大脑和脑干的磁共振成像”。排名上升较大的：“心电监测”从 2017 年第 33 位上升至 2022 年第 18 位，“小肠其他内镜检查”从 2017 年第 31 位上升至 2022 年第 10 位，“闭合性［内镜的］支气管活组织检查”从 2017 年第 27 位上升至 2022 年第 3 位，“骨髓其他诊断性操作”从 2017 年第 26 位上升至 2022 年第 5 位，“闭合性［内镜的］胃活组织检查”从 2017 年第 12 位上升至 2022 年第 7 位，“脑动脉造影术”从 2017 年第 7 位上升至 2022 年第 4 位（图 1-1-1-45）。

2017 年及 2020—2022 年全国三级公立综合医院住院患者诊断性操作谱前 10 位中排名下降幅度较大的是“光导纤维支气管镜检查”“其他和未特指的冠状动脉造影术”，排名分别从 2017 年第 10 位和第 4 位下降至 2022 年第 33 位和第 24 位（图 1-1-1-46）。

2017 年及 2022 年全国二级公立综合医院住院患者诊断性操作谱中，第 1 位和第 3 位诊断性操作种类未发生变化，仍然是“其他胃镜检查”“胸部计算机轴向断层照相术”。排名上升较大的种类：“食管胃十二指肠镜检查［EGD］伴活组织检查”从 2017 年第 57 位上升至 2022 年第 19 位，“闭合性［内镜的］支气管活组织检查”从 2017 年第 44 位上升至 2022 年第 6 位，“全身动脉血气测量”从 2017 年第 41 位上升至 2022 年第 15 位，“小肠其他内镜检查”从 2017 年第 28 位上升至 2022 年第 12 位，“脑动脉造影术”从 2017 年第 25 位上升至 2022 年第 11 位，“心电监测”从 2017 年第 18 位上升至 2022 年第 7 位，“闭合性［内镜的］胃活组织检查”从 2017 年第 14 位上升至 2022 年第 5 位，“结肠镜检查”从 2017 年第 13 位上升至 2022 年第 4 位，“单根导管的冠状动脉造影术”从 2017 年第 4 位上升至 2022 年第 2 位（图 1-1-1-47）。

2017年及2020—2022年全国二级公立综合医院住院患者诊断性操作前10位中排名下降幅度较大的“其他扩张和刮宫术”“子宫镜检查”“心脏诊断性超声”，排名分别从2017年第5位、第9位和第10位下降至2022年第13位、第14位和第16位（图1-1-1-48）。

2017年排名	2017年占比	2017年	2022年	2022年占比	2022年排名
1	12.20%	单根导管的冠状动脉造影术（88.55）	单根导管的冠状动脉造影术（88.55）	13.10%	1
2	10.32%	其他胃镜检查（44.13）	其他胃镜检查（44.13）	11.12%	2
3	7.54%	骨髓活组织检查（41.31）	闭合性[内镜的]支气管活组织检查（33.24）	5.73%	3
5	4.52%	脊髓放液（03.31）	脑动脉造影术（88.41）	4.54%	4
6	3.45%	结肠镜检查（45.23）	骨髓其他诊断性操作（41.38）	3.95%	5
7	3.36%	脑动脉造影术（88.41）	结肠镜检查（45.23）	3.90%	6
8	3.25%	胸部计算机轴向断层照相术（87.41）	闭合性[内镜的]胃活组织检查（44.14）	3.69%	7
9	2.75%	用两根导管的冠状动脉造影术（88.56）	脊髓放液（03.31）	3.47%	8
11	2.34%	大脑和脑干的磁共振成像（88.91）	胸部计算机轴向断层照相术（87.41）	2.65%	9
12	2.17%	闭合性[内镜的]胃活组织检查（44.14）	小肠其他内镜检查（45.13）	2.48%	10
13	2.00%	心电图（89.52）	大脑和脑干的磁共振成像（88.91）	2.42%	11
18	1.58%	闭合性[经皮][针吸]肾活组织检查（55.23）	用两根导管的冠状动脉造影术（88.56）	2.27%	12
19	1.31%	头部计算机轴向断层照相术（87.03）	闭合性[经皮][针吸]肺活组织检查（33.26）	1.81%	13
23	1.04%	闭合性[经皮][针吸]肺活组织检查（33.26）	骨髓活组织检查（41.31）	1.79%	14
26	0.80%	骨髓其他诊断性操作（41.38）	闭合性[经皮][针吸]肾活组织检查（55.23）	1.38%	15
27	0.80%	闭合性[内镜的]支气管活组织检查（33.24）	心电图（89.52）	1.34%	16
31	0.70%	小肠其他内镜检查（45.13）	头部计算机轴向断层照相术（87.03）	1.34%	17
32	0.63%	其他支气管镜检查（33.23）	心电监测（89.54）	1.28%	18
33	0.58%	心电监测（89.54）	其他支气管镜检查（33.23）	1.26%	19
0	-	食管胃十二指肠镜检查[EGD]伴活组织检查（45.16）	食管胃十二指肠镜检查[EGD]伴活组织检查（45.16）	1.24%	20

图1-1-1-45 2017年及2022年全国三级公立综合医院住院患者诊断性操作谱排名前20位变化情况

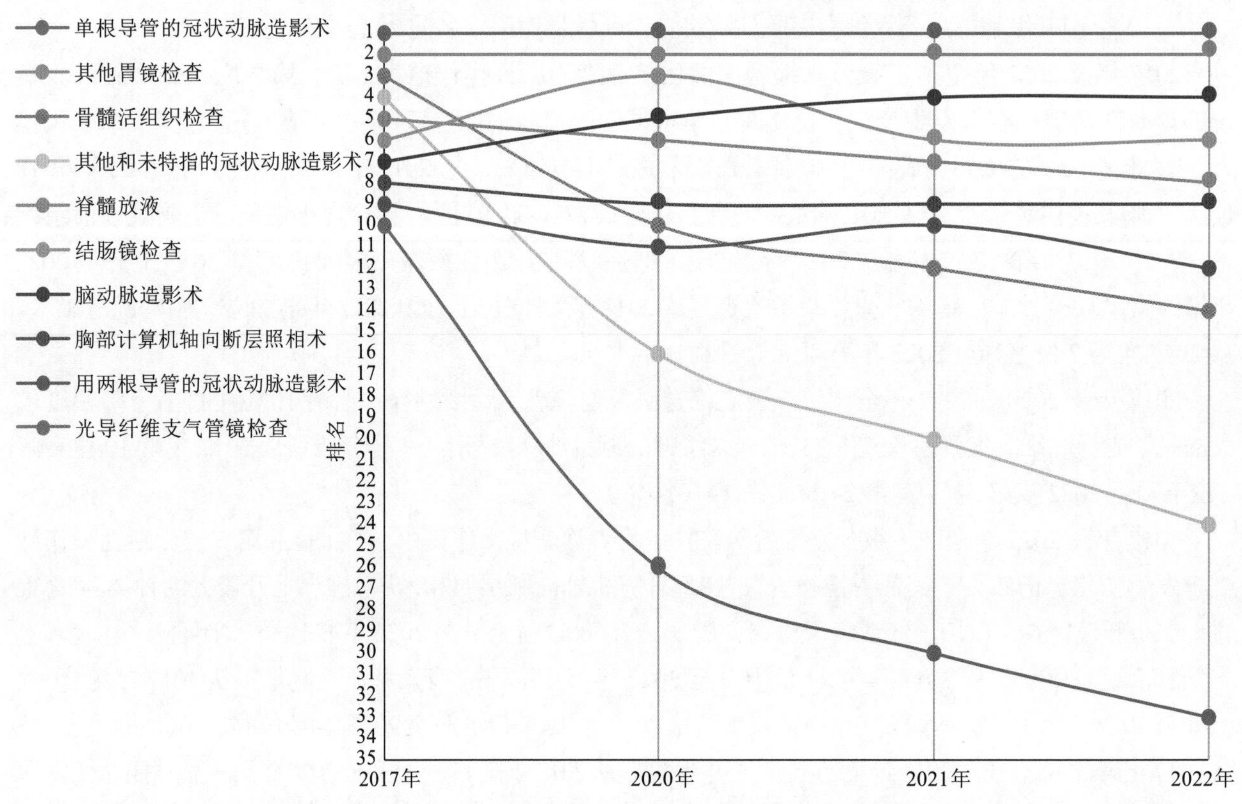

图1-1-1-46 2017年及2020—2022年全国三级公立综合医院住院患者诊断性操作谱排名前10位变化情况

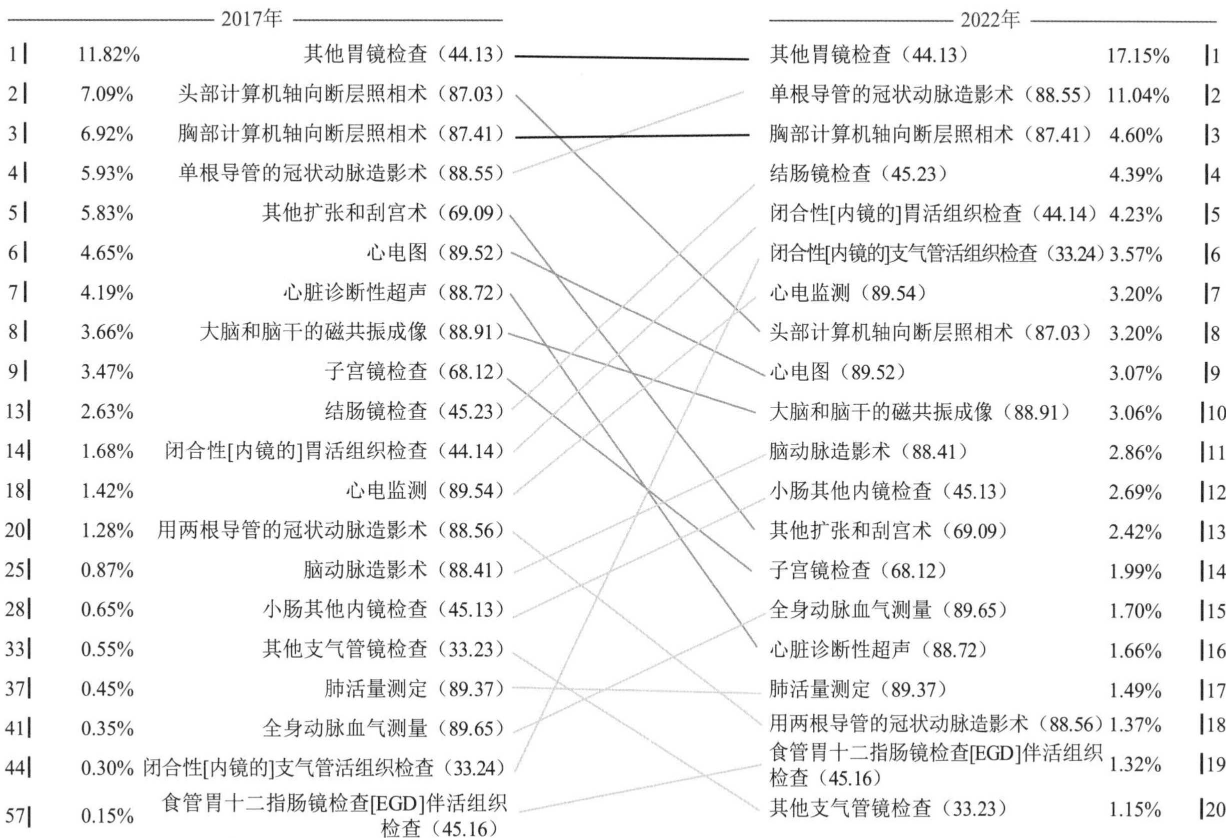

图 1-1-1-47　2017 年及 2022 年全国二级公立综合医院住院患者诊断性操作谱排名前 20 位变化情况

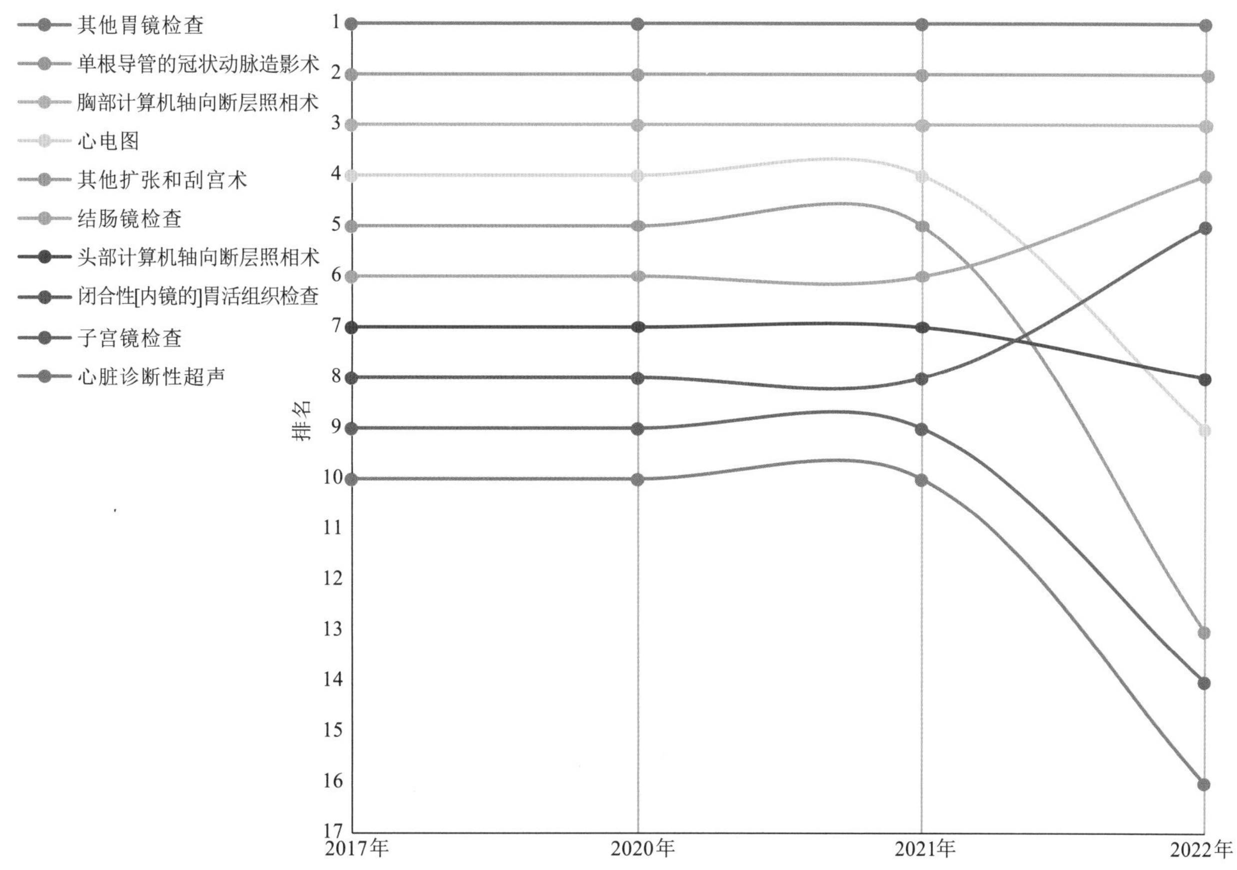

图 1-1-1-48　2017 年及 2020—2022 年全国二级公立综合医院住院患者诊断性操作谱排名前 10 位变化情况

（四）全国二级和三级公立综合医院住院患者治疗性操作谱排名前 20 位变化情况

2017 年及 2022 年全国三级公立综合医院住院患者治疗性操作谱第 1 位治疗性操作种类未发生变化，仍然是“注射或输注癌瘤化学治疗药物”。排名上升较大的病种：“针刺”从 2017 年第 49 位上升至 2022 年第 10 位，“光子远距离放射疗法”从 2017 年第 46 位上升至 2022 年第 7 位，“注射或输注作为一种抗肿瘤药的生物治疗调节［BRM］”从 2017 年第 43 位上升至 2022 年第 2 位，“玻璃体其他手术”从 2017 年第 18 位上升至 2022 年第 5 位，“血液透析”从 2017 年第 14 位上升至 2022 年第 6 位，“内镜下大肠其他病损或组织破坏术”从 2017 年第 9 位上升至 2022 年第 3 位（图 1-1-1-49）。

2017 年及 2020—2022 年全国三级公立综合医院住院患者治疗性操作前 10 位排名下降幅度较大的是“内镜下壶腹和胆管扩张术”“分娩或流产后的扩张和刮宫术”“抽吸刮宫术，用于终止妊娠”，排名分别从 2017 年的第 2 位、第 10 位和第 8 位降至第 213 位、第 32 位和第 23 位（图 1-1-1-50）。

2017 年及 2022 年全国二级公立综合医院住院患者治疗性操作谱排名变化较大，其中排名上升较大的种类：“贴敷治疗”从 2017 年第 270 位上升至 2022 年第 14 位，“注射或输注作为一种抗肿瘤药的生物治疗调节［BRM］”从 2017 年第 110 位上升至 2022 年第 5 位，“内镜下大肠其他病损或组织破坏术”从 2017 年第 40 位上升至 2022 年第 7 位，“其他热疗法”从 2017 年第 32 位上升至 2022 年第 6 位，“针刺”从 2017 年第 24 位上升至 2022 年第 2 位，“注射或输注癌瘤化学治疗药物”从 2017 年第 21 位上升至 2022 年第 1 位（图 1-1-1-51）。

2017 年及 2020—2022 年全国二级公立综合医院住院患者治疗性操作前 10 位排名下降幅度较大的是“扩张和刮宫术，用于终止妊娠”“伤口、感染或烧伤的非切除性清创术”“静脉其他穿刺”，排名分别从 2017 年的第 4 位、第 5 位和第 9 位下降至 2022 年第 35 位、第 30 位和第 35 位（图 1-1-1-52）。

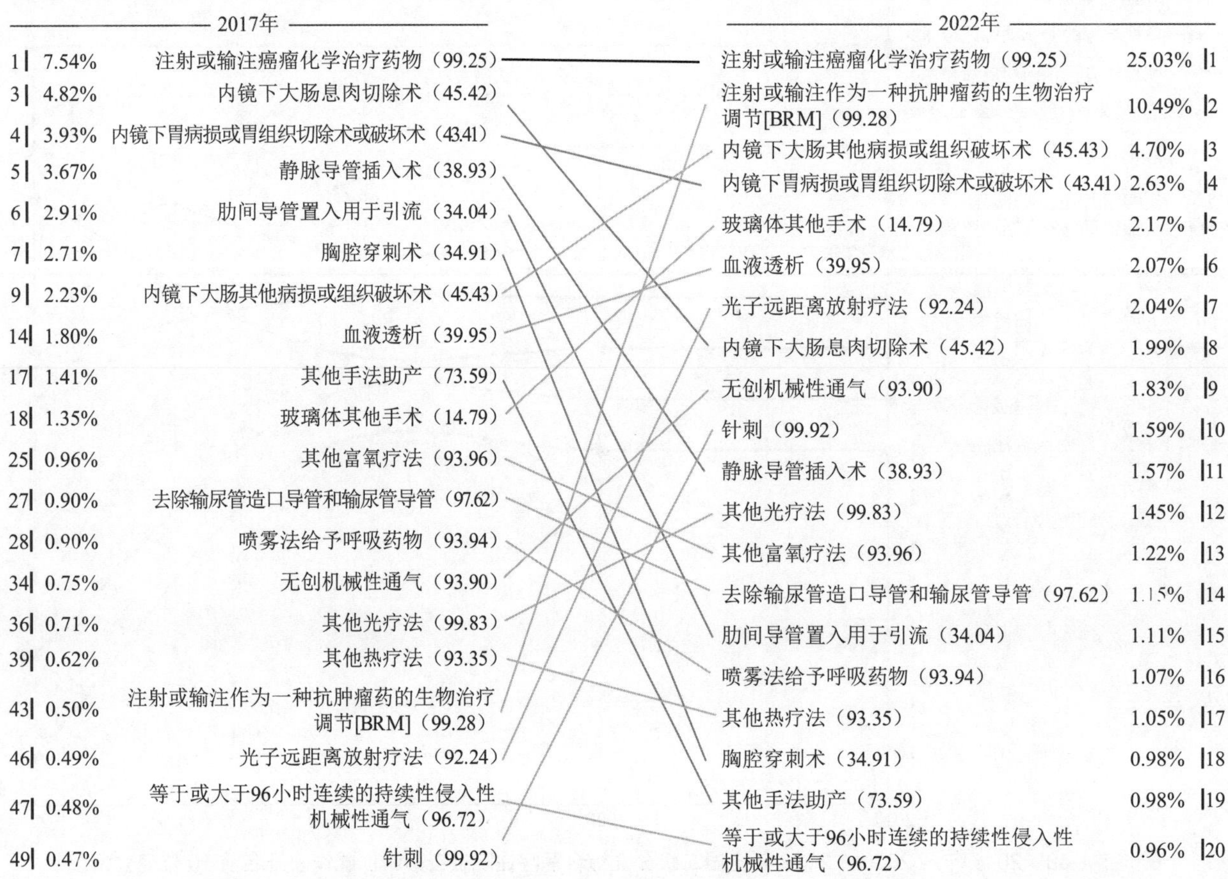

图 1-1-1-49　2017 年及 2022 年全国三级公立综合医院住院患者治疗性操作谱排名前 20 位变化情况

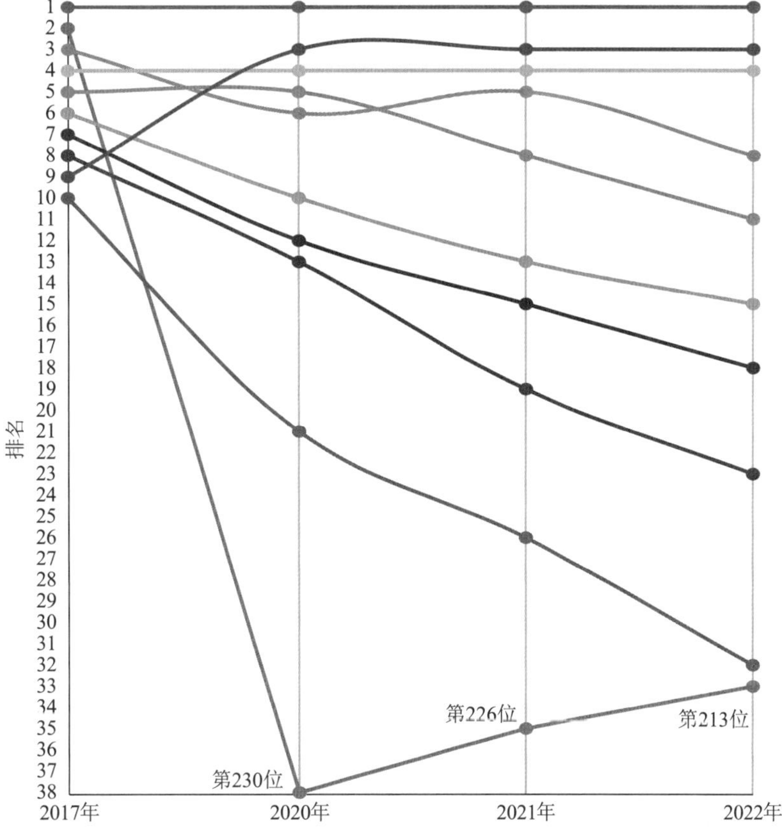

图 1-1-1-50 2017 年及 2020—2022 年全国三级公立综合医院住院患者治疗性操作谱排名前 10 位变化情况

2017年

排名	占比	操作
1	6.83%	其他各类操作（99.99）
2	6.11%	分娩或流产后的扩张和刮宫术（69.02）
3	4.42%	抽吸刮宫术，用于终止妊娠（69.51）
6	3.66%	其他手法助产（73.59）
7	3.17%	肋间导管置入用于引流（34.04）
8	2.72%	其他富氧疗法（93.96）
10	2.24%	喷雾法给予呼吸药物（93.94）
11	2.07%	内镜下大肠息肉切除术（45.42）
17	1.67%	血液透析（39.95）
20	1.58%	内镜下胃病损或胃组织切除术或破坏术（43.41）
21	1.48%	注射或输注癌瘤化学治疗药物（99.25）
24	1.41%	针刺（99.92）
26	1.32%	去除输尿管造口导管和输尿管导管（97.62）
28	1.13%	其他光疗法（99.83）
32	0.92%	其他热疗法（93.35）
40	0.61%	内镜下大肠其他病损或组织破坏术（45.43）
42	0.55%	其他物理治疗（93.39）
47	0.39%	无创机械性通气（93.90）
110	0.08%	注射或输注作为一种抗肿瘤药的生物治疗调节[BRM]（99.28）
270	0.01%	贴敷治疗（17.95）

2022年

操作	占比	排名
注射或输注癌瘤化学治疗药物（99.25）	7.94%	1
针刺（99.92）	5.16%	2
喷雾法给予呼吸药物（93.94）	4.27%	3
其他富氧疗法（93.96）	3.71%	4
注射或输注作为一种抗肿瘤药的生物治疗调节[BRM]（99.28）	3.42%	5
其他热疗法（93.35）	3.11%	6
内镜下大肠其他病损或组织破坏术（45.43）	2.97%	7
抽吸刮宫术，用于终止妊娠（69.51）	2.53%	8
血液透析（39.95）	2.32%	9
内镜下大肠息肉切除术（45.42）	2.31%	10
内镜下胃病损或胃组织切除术或破坏术（43.41）	2.27%	11
其他手法助产（73.59）	2.23%	12
其他物理治疗（93.39）	2.21%	13
贴敷治疗（17.95）	2.06%	14
分娩或流产后的扩张和刮宫术（69.02）	1.98%	15
其他各类操作（99.99）	1.94%	16
其他光疗法（99.83）	1.90%	17
去除输尿管造口导管和输尿管导管（97.62）	1.80%	18
无创机械性通气（93.90）	1.74%	19
肋间导管置入用于引流（34.04）	1.54%	20

图 1-1-1-51 2017 年及 2022 年全国二级公立综合医院住院患者治疗性操作谱排名前 20 位变化情况

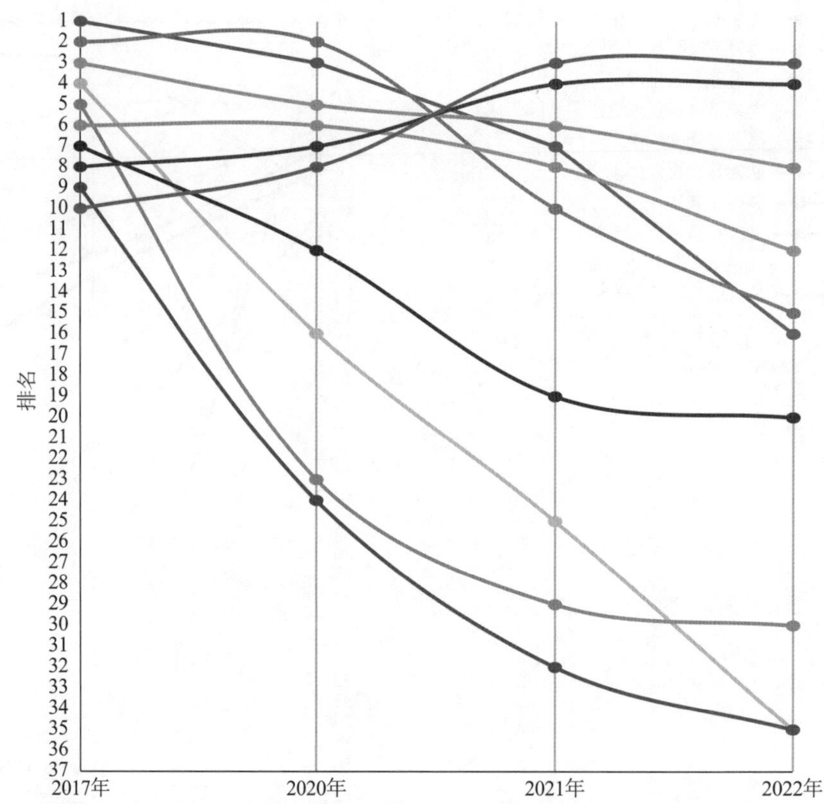

图 1-1-1-52 2017 年及 2020—2022 年全国二级公立综合医院住院患者治疗性操作谱排名前 10 位变化情况

（五）各省（自治区、直辖市）二级和三级公立综合医院住院患者死亡疾病谱

分别统计全国二级和三级公立综合医院 2022 年住院患者死亡率前 20 位的疾病在各省（自治区、直辖市）死亡疾病谱中的排名（表 1-1-1-2、表 1-1-1-3）。

表 1-1-1-2 2022 年各省（自治区、直辖市）三级公立综合医院住院患者死亡疾病谱

排名	三级公立综合医院死亡疾病谱前20位	北京	天津	河北	山西	内蒙古	辽宁	吉林	黑龙江	上海	江苏	浙江	安徽	福建	江西	山东	河南	湖北	湖南	广东	广西	海南	重庆	四川	贵州	云南	西藏	陕西	甘肃	青海	宁夏	新疆
1	未特指的肺炎(J18.9)	2	1	1	1	1	1	1	1	1	2	1	1	1	1	1	1	1	1	1	1	1	1	1	1	1	1	1	1	1	1	1
2	未特指的脓毒病(A41.9)	5	7	17	3	8	17	10	26	2	14	3	14	4	4	7	5	2	2	2	2	2	2	2	3	2	7	2	11	6	2	2
3	未特指的脑梗死(I63.9)	6	2	5	4	3	3	2	2	5	9	13	8	12	10	4	9	7	9	13	7	3	5	6	9	4	12	3	7	4	3	4
4	未特指的心力衰竭(I50.9)	4	3	4	7	11	6	12	3	8	10	12	6	8	5	5	3	6	6	3	5	5	7	8	18	3	4	4	5	8	15	6
5	未特指的支气管或肺恶性肿瘤(C34.9)	45	5	9	5	4	5	6	6	4	8	4	3	18	6	2	6	4	7	6	6	4	3	5	8	8	183	6	9	2	10	5
6	姑息性医疗(Z51.5)	1	15	2	18	2	2	5	11	23	50	10	9	2	48	41	21	10	5	47	15	69	4	120	6	17	22	8	37	28	23	49
7	肺的其他疾患(J98.4)	8	9	3	19	5	19	29	19	3	1	2	2	5	3	8	7	8	28	12	16	11	6	14	23	40	34	9	20	3	12	3
8	未特指的细菌性肺炎(J15.9)	3	6	11	9	7	9	13	17	6	56	11	21	39	40	19	13	13	32	21	3	15	20	3	4	26	27	20	15	16	4	7
9	急性心内膜下心肌梗死(I21.4)	7	4	7	10	14	4	3	7	13	15	25	38	15	17	3	11	9	13	8	18	8	15	18	21	7	140	14	31	54	7	9
10	未特指的呼吸衰竭(J96.9)	11	14	6	14	20	7	15	5	7	6	8	4	11	14	14	2	3	4	42	36	29	8	31	11	32	30	10	10	20	32	38
11	颅内损伤伴有延长的昏迷(S06.7)	23	12	14	2	12	25	24	12	47	7	5	5	3	2	11	8	5	3	7	10	7	9	7	2	6	2	5	3	9	9	19
12	未特指的胃肠出血(K92.2)	22	8	12	13	6	8	4	4	9	17	18	10	20	16	15	12	20	19	19	11	14	10	12	12	11	10	11	19	7	13	15
13	大脑半球的脑内出血, 皮质下(I61.0)	14	13	15	11	9	11	8	9	20	16	19	17	16	22	20	18	19	21	17	9	6	13	15	7	10	6	7	12	10	21	10
14	前壁急性透壁性心肌硬死(I21.0)	9	11	8	8	10	12	9	8	22	13	28	43	31	20	9	15	22	10	14	14	12	19	29	17	9	16	13	22	26	8	11
15	未特指的急性心肌梗死(I21.9)	28	10	10	12	17	15	46	14	24	11	15	12	14	18	6	10	12	14	24	26	19	25	20	29	30	37	25	27	25	16	21
16	肾终末期疾病(N18.0)	17	19	20	22	23	16	7	23	14	12	22	18	22	9	27	20	18	16	11	8	22	18	9	10	23	128	12	67	12	24	29
17	未特指的肝恶性肿瘤(C22.9)	104	30	41	30	16	22	16	22	17	28	9	16	21	8	10	17	11	29	9	4	16	14	11	26	22	384	18	16	14	19	12
18	未特指的心脏停搏(I46.9)	65	41	18	23	28	40	42	18	49	5	7	7	6	32	44	4	14	8	43	13	9	28	26	22	25	11	38	4	24	40	35
19	创伤性硬膜下出血(S06.5)	21	16	13	15	30	38	36	42	26	3	6	22	9	13	17	34	21	18	16	24	25	16	17	24	21	163	21	35	21	46	27
20	慢性阻塞性肺病伴有急性下呼吸道感染(J44.0)	18	43	26	53	25	72	41	57	34	85	16	54	29	11	63	45	27	12	10	19	18	11	4	14	5	189	40	26	11	18	13

表 1-1-1-3　2022 年各省（自治区、直辖市）二级公立综合医院住院患者死亡疾病谱

排名	二级公立综合医院死亡疾病谱前20位	北京	天津	河北	山西	内蒙古	辽宁	吉林	黑龙江	上海	江苏	浙江	安徽	福建	江西	山东	河南	湖北	湖南	广东	广西	海南	重庆	四川	贵州	云南	西藏	陕西	甘肃	青海	宁夏	新疆
1	未特指的肺炎(J18.9)	3	2	1	1	3	3	4	4	1	2	1	9	2	3	1	3	1	8	1	1	1	1	1	1	1	6	2	6	11	7	1
2	未特指的心力衰竭(I50.9)	4	3	2	2	4	4	9	2	7	7	8	4	7	5	3	5	4	5	2	2	4	9	7	7	2	44	3	3	2	8	4
3	未特指的脑梗死(I63.9)	6	4	5	4	2	1	1	1	5	8	9	2	20	6	4	7	5	10	5	8	7	7	4	13	6	27	7	8	8	15	5
4	姑息性医疗(Z51.5)	1	1	7	3	1	2	2	7	12	1	12	6	1	29	13	13	17	3	12	6	53	2	51	9	20	204	1	41	93	670	9
5	未特指的支气管或肺恶性肿瘤(C34.9)	60	6	9	6	6	5	5	8	3	13	2	7	9	10	2	12	3	12	4	10	15	3	3	16	9	33	8	12	16	12	19
6	肺的其他疾患(J98.4)	5	16	4	8	8	12	11	9	2	3	3	5	12	1	10	8	19	32	6	22	9	4	15	15	38	574	9	37	15	26	14
7	未特指的呼吸衰竭(J96.9)	14	5	6	5	9	13	16	10	21	9	7	1	4	11	6	2	6	4	26	7	5	8	11	8	11	3	12	5	4	16	8
8	未特指的心脏停搏(I46.9)	129	11	3	13	17	49	29	29	60	5	20	8	5	14	9	1	8	1	32	12	2	16	14	3	8	702	10	1	3	3	10
9	颅内损伤伴有延长的昏迷(S06.7)	59	15	8	7	20	17	23	20	89	10	14	3	3	4	5	4	2	7	10	5	16	12	13	4	5	89	4	4	18	4	17
10	未特指的胃肠出血(K92.2)	10	14	11	18	5	9	6	5	17	16	16	12	14	9	11	14	10	16	13	9	19	11	9	6	7	653	11	14	6	11	11
11	未特指的细菌性肺炎(J15.9)	2	9	10	9	7	6	39	65	4	30	17	23	22	8	22	21	14	30	14	11	31	17	6	12	37	48	16	39	54	2	6
12	被描述为心脏性猝死(I46.1)	13	17	15	12	21	35	73	120	23	17	31	11	11	13	21	6	13	2	18	18	18	10	10	2	4	14	6	2	1	1	2
13	动脉硬化性心脏病(I25.1)	130	7	16	51	22	11	3	3	6	20	22	19	29	28	37	11	24	6	23	30	8	14	12	10	30	15	22	23	9	88	24
14	未特指的脓毒病(A41.9)	8	8	29	11	32	71	70	134	8	33	10	26	8	26	26	18	7	9	7	3	6	6	8	5	3	9	15	17	103	21	7
15	未特指的慢性阻塞性肺病伴有急性加重(J44.1)	21	114	20	16	10	22	46	44	9	12	6	10	32	7	14	22	18	14	24	26	14	5	5	19	10	1135	5	10	52	5	3
16	未特指的急性心肌梗死(I21.9)	9	24	12	14	14	7	27	11	47	14	26	14	21	22	7	10	16	13	19	17	22	18	16	29	21	189	26	27	13	38	21
17	未特指的肝恶性肿瘤(C22.9)	258	22	38	34	16	19	10	15	14	19	4	25	17	17	16	35	11	17	8	4	12	13	17	40	17	1439	25	24	29	1298	41
18	大脑半球的脑内出血，皮质下(I61.0)	37	31	21	21	12	21	15	13	46	46	19	15	19	16	19	26	15	33	16	13	24	22	27	32	13	517	14	11	37	1684	15
19	未特指的脑内出血(I61.9)	12	12	24	23	11	8	7	6	45	47	40	18	66	62	30	16	38	25	61	42	35	40	19	47	14	237	17	13	17	48	13
20	急性心内膜下心肌梗死(I21.4)	7	27	13	17	26	14	18	53	22	25	43	41	36	48	8	28	12	24	28	33	30	21	58	43	16	-	19	32	33	19	18

2017 年及 2022 年全国三级公立综合医院住院患者死亡疾病谱见图 1-1-1-53。第 3 位病种无变化，仍然是“未特指的脑梗死”。排名上升较大的病种：“颅内损伤伴有延长的昏迷”从 2017 年第 42 位上升至 2022 年第 11 位，“慢性阻塞性肺病伴有急性下呼吸道感染”从 2017 年第 36 位上升至 2022 年第 20 位，“急性心内膜下心肌梗死”从 2017 年第 21 位上升至 2022 年第 9 位，“未特指的脓毒病”从 2017 年第 19 位上升至 2022 年第 2 位，“未特指的心力衰竭”从 2017 年第 16 位上升至 2022 年第 4 位，“姑息性医疗”从 2017 年第 13 位上升至 2022 年第 6 位。

2017 年及 2020—2022 年全国三级公立综合医院住院患者死亡疾病谱前 10 位病种排名下降幅度较大的病种是“未特指的脑内出血”“动脉硬化性心脏病”，排名分别从 2017 年的第 5 位和第 6 位，下降至 2022 年的第 31 位和第 33 位（图 1-1-1-54）。

2017 年及 2022 年全国二级公立综合医院住院患者死亡疾病谱第 7 位无变化，仍然是“未特指的呼吸衰竭”。2022 年前 3 位病种分别为“未特指的肺炎”“未特指的心力衰竭”和“未特指的脑梗死”。排名上升较大的病种：“急性心内膜下心肌梗死”从 2017 年第 48 位上升至 2022 年第 20 位，“未特指的脓毒病”从 2017 年第 38 位上升至 2022 年第 14 位，“未特指的细菌性肺炎”从 2017 年第 33 位上升至 2022 年第 11 位，“颅内损伤伴有延长的昏迷”从 2017 年第 24 位上升至 2022 年第 9 位，“姑息性医疗”从 2017 年第 18 位上升至 2022 年第 4 位，“未特指的心力衰竭”从 2017 年第 15 位上升至 2022 年第 2 位，“未特指的肺炎”从 2017 年第 6 位上升至 2022 年第 1 位（图 1-1-1-55）。

2017 年及 2020—2022 年全国二级公立综合医院住院患者死亡疾病谱前 10 位病种排名下降幅度较大的病种是“未特指的脑内出血”“未特指的肝恶性肿瘤”。“未特指的脑内出血”排名从 2017 年第 5 位下降至 2022 年第 19 位，“未特指的肝恶性肿瘤”排名从 2017 年第 8 位下降至 2022 年第 17 位（图 1-1-1-56）。

2017年

排名	占比	疾病
1	5.12%	未特指的支气管或肺恶性肿瘤（C34.9）
2	4.05%	未特指的肺炎（J18.9）
3	3.83%	未特指的脑梗死（I63.9）
4	3.07%	肺的其他疾患（J98.4）
7	2.19%	未特指的肝恶性肿瘤（C22.9）
9	1.89%	未特指的呼吸衰竭（J96.9）
10	1.77%	未特指的急性心肌梗死（I21.9）
11	1.62%	未特指的胃肠出血（K92.2）
13	1.40%	姑息性医疗（Z51.5）
14	1.39%	未特指的心脏停搏（I46.9）
16	1.21%	未特指的心力衰竭（I50.9）
18	1.12%	未特指的细菌性肺炎（J15.9）
19	1.10%	未特指的脓毒病（A41.9）
20	1.02%	前壁急性透壁性心肌硬死（I21.0）
21	1.02%	急性心内膜下心肌梗死（I21.4）
22	0.96%	大脑半球的脑内出血，皮质下（I61.0）
29	0.83%	创伤性硬膜下出血（S06.5）
34	0.66%	肾终末期疾病（N18.0）
36	0.65%	慢性阻塞性肺病伴有急性下呼吸道感染（J44.0）
42	0.51%	颅内损伤伴有延长的昏迷（S06.7）

2022年

疾病	占比	排名
未特指的肺炎（J18.9）	7.89%	1
未特指的脓毒病（A41.9）	3.36%	2
未特指的脑梗死（I63.9）	3.00%	3
未特指的心力衰竭（I50.9）	2.85%	4
未特指的支气管或肺恶性肿瘤（C34.9）	2.81%	5
姑息性医疗（Z51.5）	2.52%	6
肺的其他疾患（J98.4）	2.05%	7
未特指的细菌性肺炎（J15.9）	2.05%	8
急性心内膜下心肌梗死（I21.4）	2.03%	9
未特指的呼吸衰竭（J96.9）	2.02%	10
颅内损伤伴有延长的昏迷（S06.7）	1.97%	11
未特指的胃肠出血（K92.2）	1.70%	12
大脑半球的脑内出血，皮质下（I61.0）	1.45%	13
前壁急性透壁性心肌硬死（I21.0）	1.38%	14
未特指的急性心肌梗死（I21.9）	1.32%	15
肾终末期疾病（N18.0）	1.31%	16
未特指的肝恶性肿瘤（C22.9）	1.31%	17
未特指的心脏停搏（I46.9）	1.19%	18
创伤性硬膜下出血（S06.5）	1.09%	19
慢性阻塞性肺病伴有急性下呼吸道感染（J44.0）	1.05%	20

图 1-1-1-53　2017 年及 2022 年全国三级公立综合医院住院患者死亡疾病谱排名前 20 位变化情况

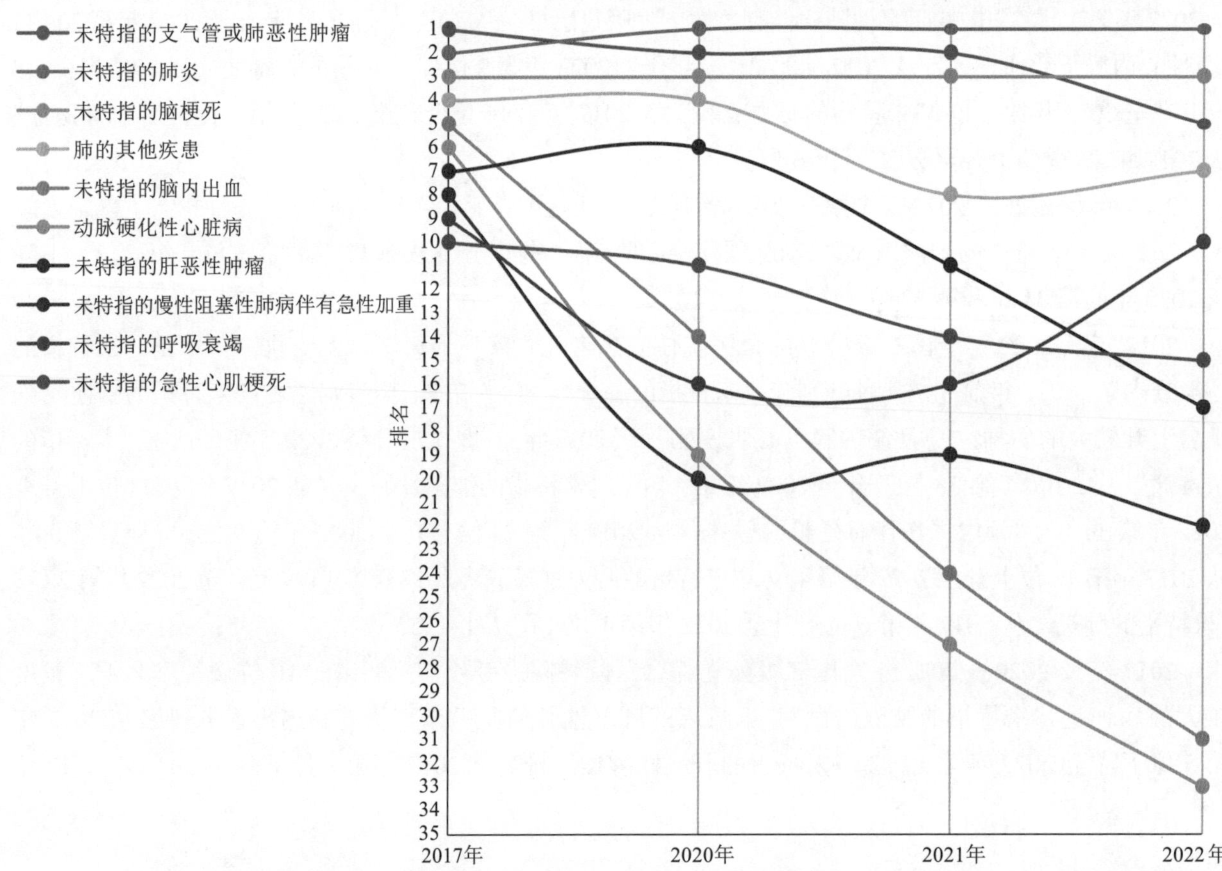

图 1-1-1-54　2017 年及 2020—2022 年全国三级公立综合医院住院患者死亡疾病谱排名前 10 位变化情况

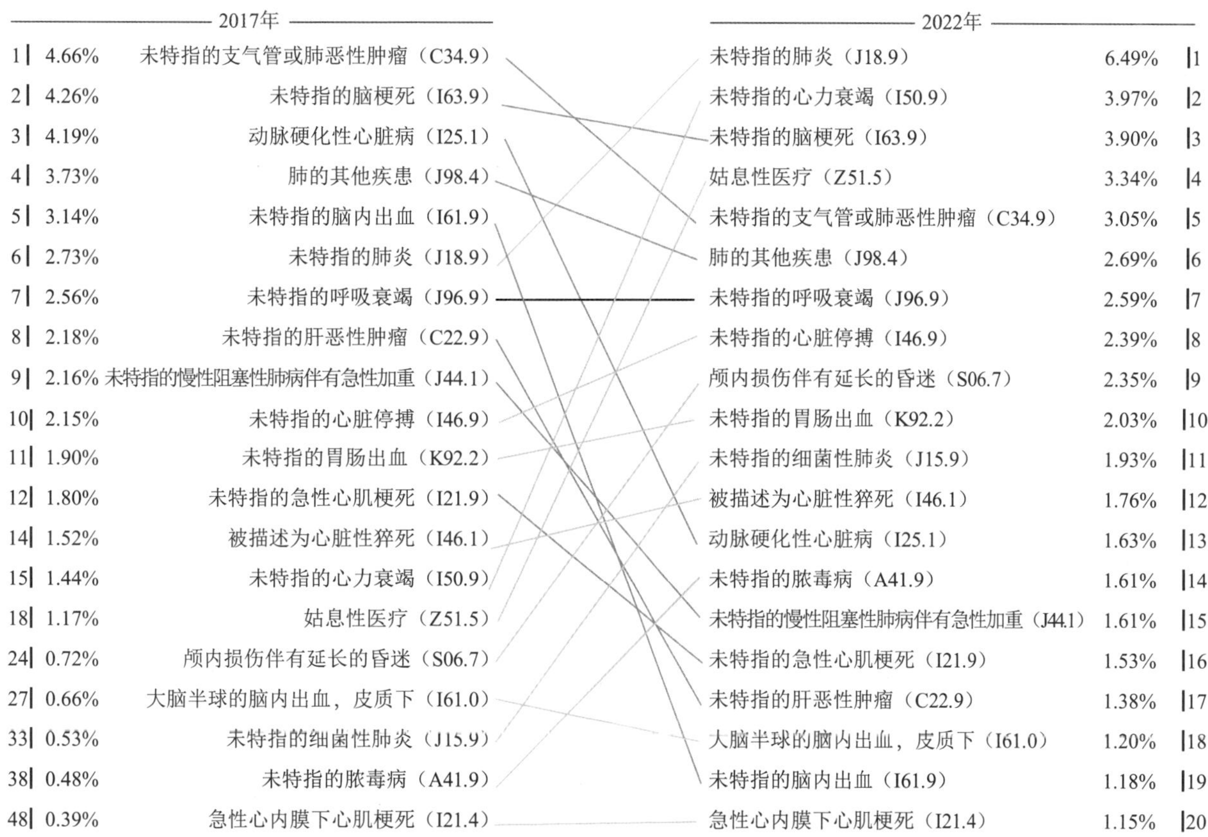

图 1-1-1-55 2017 年及 2022 年全国二级公立综合医院住院患者死亡疾病谱排名前 20 位变化情况

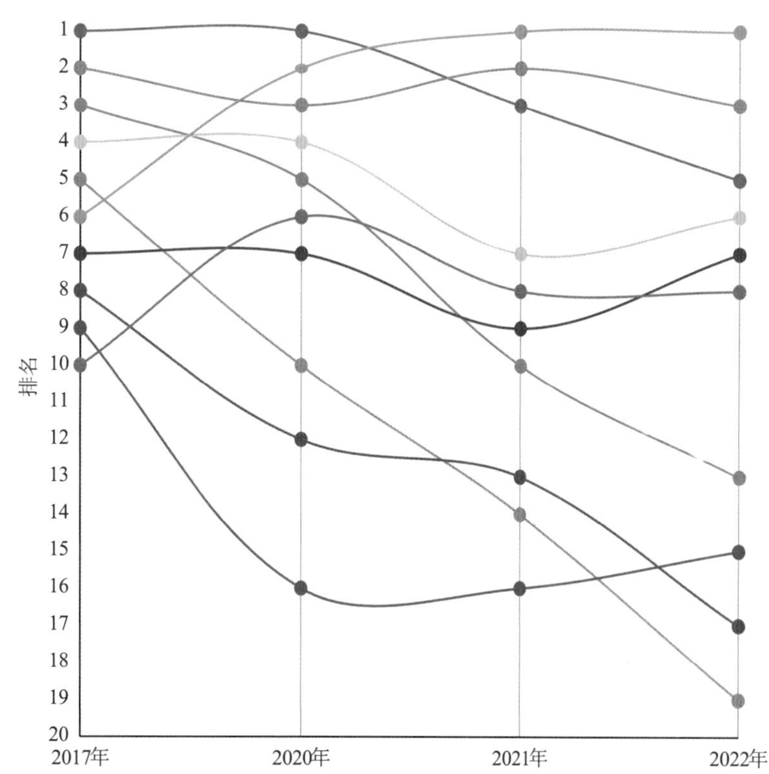

图 1-1-1-56 2017 年及 2020—2022 年全国二级公立综合医院住院患者死亡疾病谱排名前 10 位变化情况

（六）各省（自治区、直辖市）二级和三级公立综合医院住院患者死亡手术谱

分别统计全国二级和三级公立综合医院 2022 年住院患者死亡率前 20 位的手术在各省（自治区、直辖市）死亡疾病谱中的排名（表 1-1-1-4、表 1-1-1-5）。

表 1-1-1-4　2022 年各省（自治区、直辖市）三级公立综合医院住院患者死亡手术谱

排名	三级公立综合医院死亡手术谱前 20位	北京	天津	河北	山西	内蒙古	辽宁	吉林	黑龙江	上海	江苏	浙江	安徽	福建	江西	山东	河南	湖北	湖南	广东	广西	海南	重庆	四川	贵州	云南	西藏	陕西	甘肃	青海	宁夏	新疆
1	脑的其他切开术(01.39)	1	1	1	1	1	1	1	1	1	1	1	1	1	1	1	1	1	1	1	1	2	1	1	1	1	1	1	1	2	1	1
2	其他颅骨切开术(01.24)	7	2	2	3	2	2	2	2	2	2	6	2	2	2	2	2	2	3	5	5	1	6	2	2	3	2	2	2	1	4	2
3	药物洗脱冠状动脉支架置入 (36.07)	2	3	4	4	3	3	3	3	4	3	3	4	3	3	3	5	3	2	2	2	3	2	4	3	2	7	4	3	6	2	3
4	脑膜切开术(01.31)	3	6	3	2	4	6	10	20	15	6	2	3	4	4	4	6	7	4	3	4	10	3	3	4	5	9	6	9	3	8	6
5	头和颈部血管梗阻的血管内去除术 (39.74)	4	13	8	7	6	4	6	4	3	8	5	5	5	6	6	3	4	8	4	3	4	5	5	5	6	31	5	6	10	6	5
6	经皮冠状动脉腔内血管成形术[PTCA](00.66)	5	4	5	5	5	5	5	5	5	4	7	7	7	5	5	4	6	5	7	8	7	4	6	6	4	26	3	7	5	5	4
7	其他血管的其他血管内修补术 (39.79)	9	10	7	8	7	9	17	17	7	5	4	8	6	7	7	7	5	6	6	6	5	7	7	9	7	29	8	4	11	10	12
8	非-药物洗脱冠状动脉支架置入 (36.06)	29	7	11	6	8	7	7	6	6	9	13	6	26	9	10	8	13	7	16	14	6	13	8	8	13	3	7	5	8	7	10
9	头和颈部血管内修补或闭合 (39.72)	14	17	9	22	11	8	15	9	8	11	10	10	8	10	11	10	8	15	9	9	13	12	20	7	10	5	12	8	9	75	9
10	大脑病损或组织的其他切除术或破坏术(01.59)	13	11	6	12	16	18	11	19	10	10	11	15	10	13	9	12	15	11	10	12	23	17	9	10	11	6	17	12	12	9	13
11	胸部血管部分切除术伴置换术 (38.45)	12	8	10	21	39	37	9	12	13	12	9	18	14	8	8	16	14	9	8	10	14	16	17	17	12	-	10	10	83	3	7
12	小肠其他部分切除术 (45.62)	10	20	13	9	9	12	12	18	9	15	12	11	16	11	12	9	12	17	12	13	12	10	11	13	9	8	13	17	7	94	11
13	伤口、感染或烧伤的切除性清创术 (86.22)	11	12	24	13	38	13	18	14	51	29	18	13	11	18	14	15	26	10	11	7	8	8	12	18	30	198	14	109	27	12	15
14	钳夹动脉瘤(39.51)	42	76	19	10	12	15	21	7	21	16	20	21	9	12	16	11	17	14	21	22	19	14	10	28	15	17	15	38	23	18	8
15	胃溃疡部位的缝合术(44.41)	15	49	26	14	14	10	23	24	12	36	17	17	17	24	29	21	25	23	15	21	45	33	15	12	8	754	28	26	19	1094	16
16	开腹探查术(54.11)	113	23	16	36	17	23	20	8	24	18	30	9	15	20	35	17	9	20	28	53	16	20	32	11	17	532	22	11	4	14	18
17	全脾切除术(41.5X)	45	9	20	19	21	27	61	30	45	7	8	14	12	14	28	22	16	16	26	31	850	34	16	16	19	30	20	14	25	24	32
18	髋关节部分置换(81.52)	25	22	30	34	27	11	27	15	30	28	42	16	30	19	30	14	18	12	17	19	88	25	25	20	36	805	9	13	17	73	17
19	脑室外引流[EVD]装置置入或置换(02.21)	32	5	12	44	23	21	13	13	16	20	16	29	35	54	18	42	10	30	18	23	18	9	44	203	48	181	18	82	16	39	96
20	股骨骨折闭合性复位术伴内固定 (79.15)	8	92	15	25	10	17	36	22	14	17	46	12	19	15	25	29	20	25	27	50	25	31	19	33	34	312	26	62	21	62	26

表 1-1-1-5　2022 年各省（自治区、直辖市）二级公立综合医院住院患者死亡手术谱

排名	二级公立综合医院死亡手术谱前20位	北京	天津	河北	山西	内蒙古	辽宁	吉林	黑龙江	上海	江苏	浙江	安徽	福建	江西	山东	河南	湖北	湖南	广东	广西	海南	重庆	四川	贵州	云南	西藏	陕西	甘肃	青海	宁夏	新疆
1	其他颅骨切开术(01.24)	690	7	1	2	2	2	1	1	4	1	3	1	1	1	2	1	1	1	3	2	1	1	1	1	1	108	1	1	1	2	1
2	脑的其他切开术(01.39)	1	4	2	1	1	1	2	2	2	4	1	2	3	3	1	2	2	4	1	1	2	2	2	2	2	264	2	2	2	1	2
3	脑膜切开术(01.31)	2	1	3	3	3	7	16	6	8	2	2	3	2	9	3	7	3	10	2	3	4	3	4	7	17	24	3	3	296	20	7
4	药物洗脱冠状动脉支架置入(36.07)	3	205	4	5	8	3	3	3	1	12	5	8	4	7	4	4	5	3	4	4	13	5	10	9	3	-	4	11	-	4	3
5	经皮冠状动脉腔内血管成形术[PTCA](00.66)	7	158	6	4	4	9	4	7	7	17	6	4	45	13	5	3	8	5	6	6	795	4	15	6	8	-	7	24	240	635	4
6	其他部位的皮肤和皮下组织闭合术(86.59)	22	679	5	9	7	4	14	4	172	15	39	5	11	18	6	6	4	2	8	9	17	13	5	11	13	114	5	1680	171	3	30
7	伤口、感染或烧伤的切除性清创术(86.22)	4	659	7	11	210	20	390	58	10	1499	19	64	6	30	10	15	6	8	5	5	8	8	3	4	20	221	8	36	215	13	32
8	头和颈部血管梗阻的血管内去除术(39.74)	6	-	10	34	5	5	115	968	3	23	8	6	8	32	7	8	14	1256	7	14	-	7	40	25	1984	-	21	582	-	-	17
9	非-药物洗脱冠状动脉支架置入(36.06)	13	3	8	13	10	10	19	5	5	6	15	10	18	64	8	5	24	6	12	29	526	17	135	23	19	-	9	8	140	665	6
10	髋关节部分置换(81.52)	40	2	14	6	41	13	21	9	13	13	26	13	22	6	16	9	11	12	13	12	5	11	7	78	15	-	6	28	732	8	58
11	股骨骨折闭合性复位术伴内固定(79.15)	5	222	9	12	12	14	10	10	11	9	10	9	51	2	15	35	57	28	10	61	700	42	20	16	6	149	16	870	228	219	268
12	其他血管的其他血管内修补术(39.79)	9	373	17	8	516	76	8	648	17	5	4	18	44	50	9	19	10	30	15	7	-	9	913	14	37	-	12	39	-	614	56
13	开腹探查术(54.11)	623	6	20	7	6	11	11	8	25	7	13	14	12	67	19	11	9	9	22	20	3	6	9	3	12	1	13	4	7	16	5
14	全脾切除术(41.5X)	781	154	11	19	13	17	1499	17	29	3	7	7	68	21	13	13	12	7	18	17	358	10	14	10	10	148	10	7	654	649	10
15	股骨骨折开放性复位术伴内固定(79.35)	17	218	12	10	1449	19	24	14	12	10	99	12	29	8	23	10	21	1095	14	13	15	15	8	86	4	350	19	6	697	105	8
16	胃溃疡部位的缝合术(44.41)	486	379	13	27	9	6	55	37	90	19	28	11	5	31	20	54	15	17	11	8	7	14	16	5	9	124	30	12	210	772	13
17	小肠其他部分切除术(45.62)	1229	9	15	20	341	15	828	23	18	48	9	19	1006	44	18	17	23	14	20	11	97	20	6	1518	5	192	512	928	27	655	14
18	脑室外引流[EVD]装置置入或置换(02.21)	985	11	16	55	11	8	5	1280	9	44	12	16	48	45	12	30	7	33	136	60	226	110	41	672	1264	-	25	292	-	410	1510
19	胫骨和腓骨骨折开放性复位术伴内固定(79.36)	734	493	58	355	50	89	20	1001	85	1040	24	26	1390	4	33	148	89	44	30	28	780	86	343	50	45	168	11	272	209	757	31
20	大脑病损或组织的其他切除术或破坏术(01.59)	29	321	24	16	100	70	37	72	104	41	38	30	14	51	11	40	16	70	16	23	893	114	55	63	174	-	20	253	714	242	1259

2017 年及 2022 年全国三级公立综合医院住院患者死亡手术谱第 1 位和第 2 位术种未变化，分别为“脑的其他切开术”“其他颅骨切开术”。排名上升较大的术种：“脑室外引流［EVD］装置置入或置换”从 2017 年第 110 位上升至 2022 年第 19 位，“头和颈部血管梗阻的血管内去除术”从 2017 年第 29 位上升至 2022 年第 5 位，“胃溃疡部位的缝合术”从 2017 年第 26 位上升至 2022 年第 15 位，“经皮冠状动脉腔内血管成形术［PTCA］”从 2017 年第 10 位上升至 2022 年第 6 位，“其他血管的其他血管内修补术”从 2017 年第 9 位上升至 2022 年第 7 位，“药物洗脱冠状动脉支架置入”从 2017 年第 4 位上升至 2022 年第 3 位（图 1-1-1-57）。

2017 年及 2020—2022 年全国三级公立综合医院住院患者死亡手术谱前 10 位病种排名下降幅度较大的是“开腹探查术”“伤口、感染或烧伤的切除性清创术”“大脑病损或组织的其他切除术或破坏术”。“开腹探查术”排名从 2017 年第 5 位下降至 2022 年第 16 位，“伤口、感染或烧伤的切除性清创术”排名从 2017 年第 7 位下降至 2022 年第 13 位，“大脑病损或组织的其他切除术或破坏术”排名从 2017 年第 8 位下降至 2022 年第 10 位（图 1-1-1-58）。

2017年排名	2017年占比	2017年术种	2022年术种	2022年占比	2022年排名
1	19.01%	脑的其他切开术（01.39）	脑的其他切开术（01.39）	17.13%	1
2	11.18%	其他颅骨切开术（01.24）	其他颅骨切开术（01.24）	9.23%	2
3	5.93%	脑膜切开术（01.31）	药物洗脱冠状动脉支架置入（36.07）	6.97%	3
4	4.18%	药物洗脱冠状动脉支架置入（36.07）	脑膜切开术（01.31）	4.60%	4
5	3.09%	开腹探查术（54.11）	头和颈部血管梗阻的血管内去除术（39.74）	4.31%	5
6	1.88%	非-药物洗脱冠状动脉支架置入（36.06）	经皮冠状动脉腔内血管成形术[PTCA]（00.66）	3.83%	6
7	1.35%	伤口、感染或烧伤的切除性清创术（86.22）	其他血管的其他血管内修补术（39.79）	2.75%	7
8	1.29%	大脑病损或组织的其他切除术或破坏术（01.59）	非-药物洗脱冠状动脉支架置入（36.06）	2.11%	8
9	1.26%	其他血管的其他血管内修补术（39.79）	头和颈部血管内修补或闭合（39.72）	1.69%	9
10	1.12%	经皮冠状动脉腔内血管成形术[PTCA]（00.66）	大脑病损或组织的其他切除术或破坏术（01.59）	1.51%	10
11	1.01%	钳夹动脉瘤（39.51）	胸部血管部分切除术伴置换术（38.45）	1.51%	11
12	1.00%	头和颈部血管内修补或闭合（39.72）	小肠其他部分切除术（45.62）	1.40%	12
13	0.96%	胸部血管部分切除术伴置换术（38.45）	伤口、感染或烧伤的切除性清创术（86.22）	1.13%	13
14	0.86%	小肠其他部分切除术（45.62）	钳夹动脉瘤（39.51）	1.04%	14
15	0.83%	全脾切除术（41.5X）	胃溃疡部位的缝合术（44.41）	0.86%	15
16	0.83%	髋关节部分置换（81.52）	开腹探查术（54.11）	0.86%	16
19	0.58%	股骨骨折闭合性复位术伴内固定（79.15）	全脾切除术（41.5X）	0.86%	17
26	0.46%	胃溃疡部位的缝合术（44.41）	髋关节部分置换（81.52）	0.79%	18
29	0.43%	头和颈部血管梗阻的血管内去除术（39.74）	脑室外引流[EVD]装置置入或置换（02.21）	0.77%	19
110	0.13%	脑室外引流[EVD]装置置入或置换（02.21）	股骨骨折闭合性复位术伴内固定（79.15）	0.75%	20

图 1-1-1-57　2017 年及 2022 年全国三级公立综合医院住院患者死亡手术谱排名前 20 位变化情况

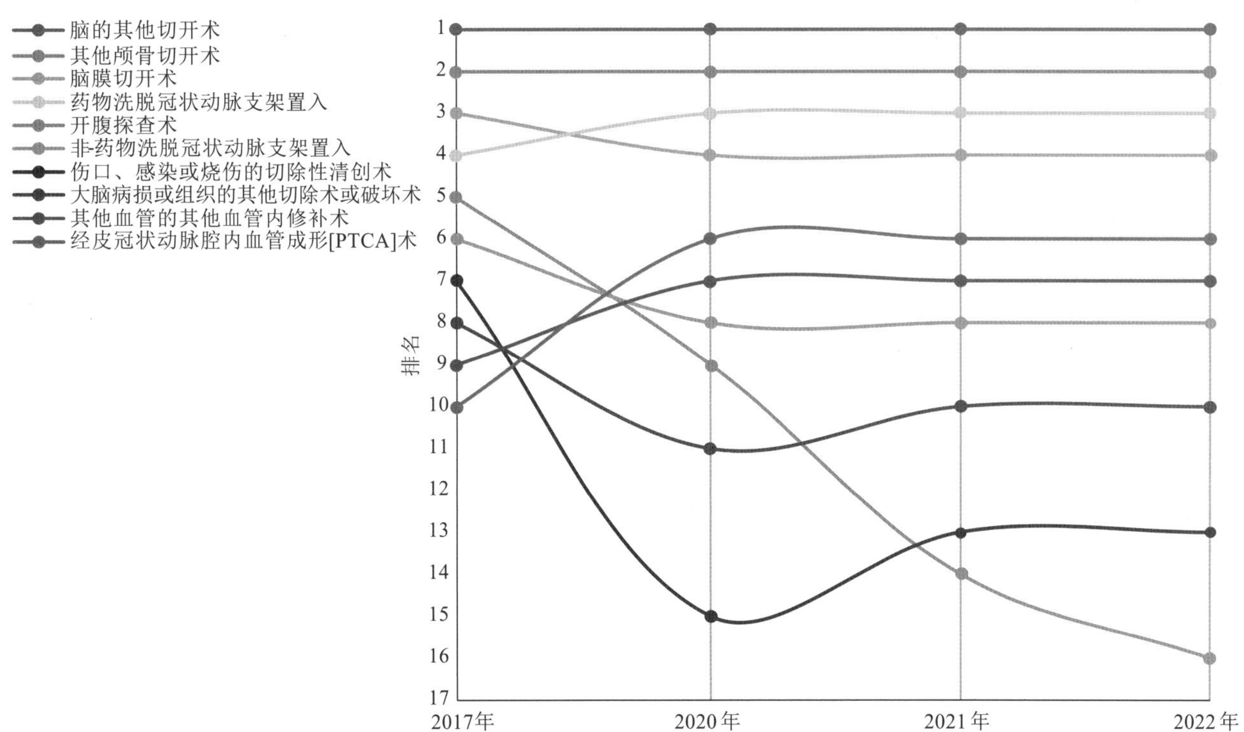

图 1-1-1-58　2017 年及 2020—2022 年全国三级公立综合医院住院患者死亡手术谱排名前 10 位变化情况

2017 年及 2022 年全国二级公立综合医院住院患者死亡手术谱前 3 位术种未发生变化，分别为“其他颅骨切开术”“脑的其他切开术”“脑膜切开术”。排名上升较大的术种：“头和颈部血管梗阻的血管内去除术”从 2017 年第 459 位上升至 2022 年第 8 位，“胫骨和腓骨骨折开放性复位术伴内固定”从 2017 年第 80 位上升至 2022 年第 19 位，“脑室外引流［EVD］装置置入或置换”从 2017 年第 78 位上升至 2022 年第 18 位，“经皮冠状动脉腔内血管成形术［PTCA］”从 2017 年第 27 位上升至 2022 年第 5 位，“药物洗脱冠状动脉支架置入”从 2017 年第 13 位上升至 2022 年第 4 位（图 1-1-1-59）。

2017年及2020—2022年全国二级公立综合医院住院患者死亡手术谱前10位病种排名下降幅度较大的是“低位子宫下段剖宫产”。“低位子宫下段剖宫产”排名从2017年第8位下降至2022年第28位，“双侧输卵管其他破坏术或闭合”排名在2017年为第7位，但在2020—2022年连续报送样本中没有该主要手术的死亡病例（图1-1-1-60）。

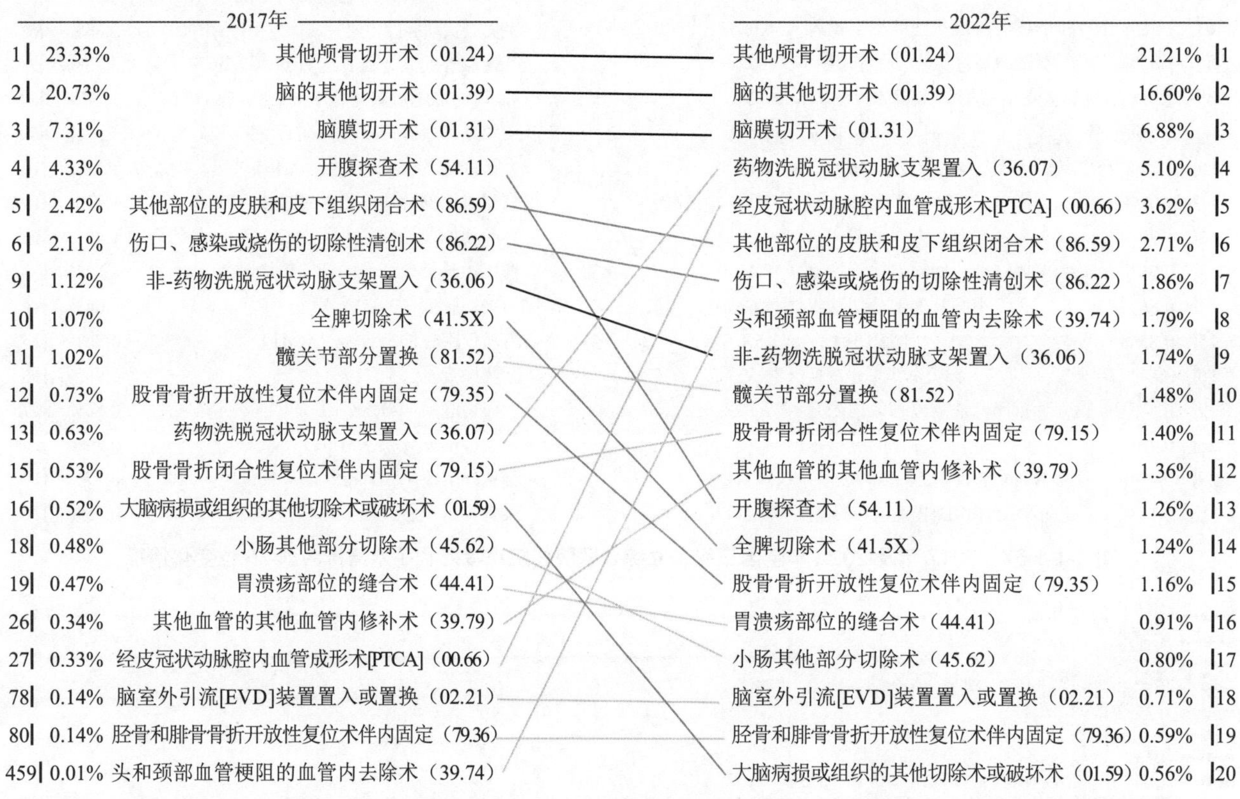

图1-1-1-59　2017年及2022年全国二级公立综合医院住院患者死亡手术谱排名前20位变化情况

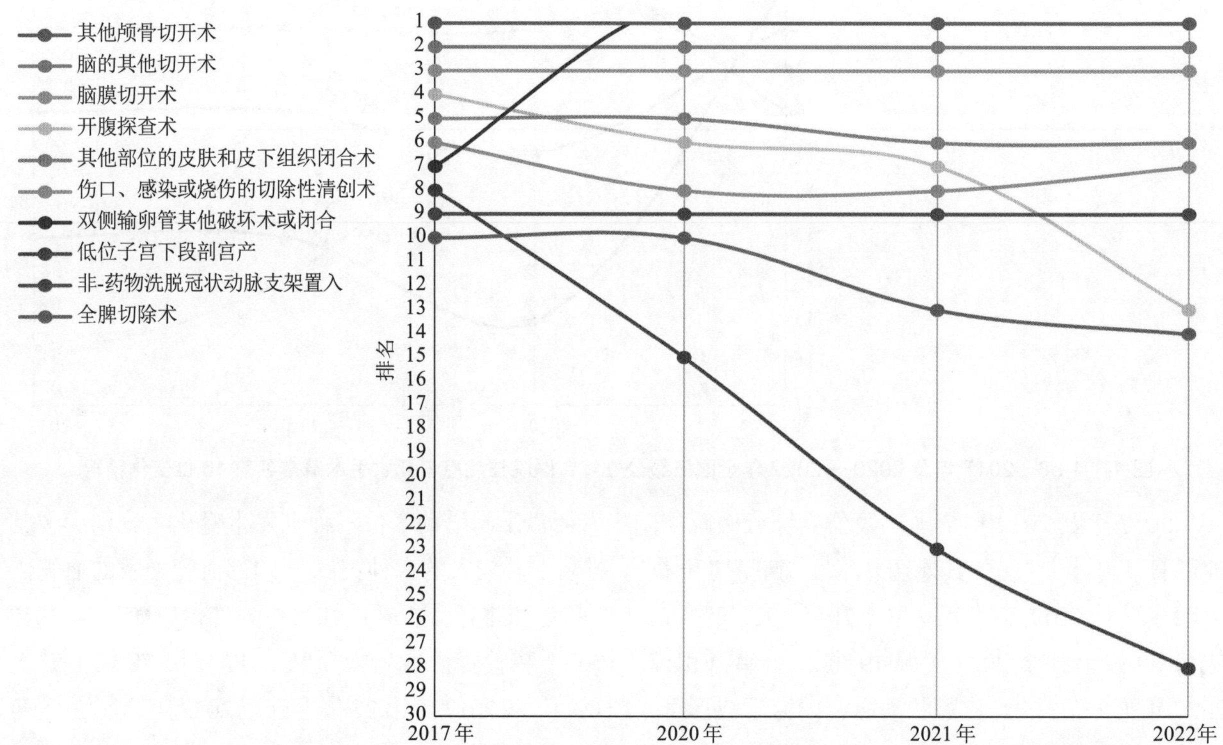

图1-1-1-60　2017年及2020—2022年全国二级公立综合医院住院患者死亡手术谱排名前10位变化情况

五、二级和三级医院区域医疗服务分析

本部分内容基于 HQMS、NCIS 及民营医院系统上传的病案首页数据，对 2017 年及 2020—2022 年上报的全部医院数据进行分析和比较。

2022 年我国 10 894 家医院共收治了 5 369 896 例省外就医的出院患者，占全国出院患者的 3.55%。2020—2022 年我国出院人次总体呈上升趋势，均高于 2017 年；省外就医人次数 2021 年最高，2020 年最低。2022 年纳入分析的 10 894 家医院中，含三级医院 2669 家（其中综合医院 1711 家，专科医院 958 家），合计 4 541 849 例省外就医人次；含二级医院 6949 家（其中综合医院 4131 家，专科医院 2818 家），合计 753 340 例省外就医人次（表 1-1-1-6）。本部分内容在下文中对于不同级别医院进行比较分析时，不对未定级民营医院进行单独分析；进行二级和三级医院分析时，不再区分综合医院和专科医院。

表 1-1-1-6　2017 年及 2020—2022 年纳入分析的数据情况

医院类型			2017 年（基线数据）	2020 年	2021 年	2022 年	趋势
三级公立	综合	医院数（家）	1419	1401	1499	1555	
		出院人次	65 529 974	65 312 571	78 712 685	79 609 120	
		省外就医人次	3 356 024	2 911 638	3 524 140	3 142 303	
	专科	医院数（家）	627	698	704	728	
		出院人次	11 457 763	12 281 926	14 252 133	13 749 618	
		省外就医人次	1 222 408	1 288 623	1 453 254	1 194 412	
三级民营	综合	医院数（家）	40	128	144	156	
		出院人次	976 568	2 798 440	3 379 828	3 416 916	
		省外就医人次	29 609	110 000	135 231	1 16 759	
	专科	医院数（家）	17	181	204	230	
		出院人次	160 496	1 070 384	1 281 776	1 291 011	
		省外就医人次	11 764	71 285	87 439	88 375	
二级公立	综合	医院数（家）	2481	3147	3083	3052	
		出院人次	40 773 477	43 601 083	42 328 938	39 408 802	
		省外就医人次	709 260	615 421	594 611	494 268	
	专科	医院数（家）	501	912	1008	1069	
		出院人次	2 259 412	3 134 395	3 470 482	3 544 102	
		省外就医人次	46 636	59 112	64 825	58 959	

续表

医院类型			2017 年（基线数据）	2020 年	2021 年	2022 年	趋势
二级民营	综合	医院数（家）	235	875	958	1079	
		出院人次	1 753 645	4 682 462	5 333 351	5 644 162	
		省外就医人次	45 790	105 326	106 594	112 357	
	专科	医院数（家）	69	1282	1500	1749	
		出院人次	112 496	2 138 132	2 568 309	2 572 944	
		省外就医人次	10 985	79 500	94 010	87 756	
未定级民营	综合	医院数（家）	12	439	538	624	
		出院人次	51 476	820 470	988 337	1 094 785	
		省外就医人次	3813	27 961	38 944	34 983	
	专科	医院数（家）	6	460	563	652	
		出院人次	6438	564 449	712 143	744 306	
		省外就医人次	229	30 957	43 981	39 724	
合计		医院数（家）	5407	9523	10 201	10 894	
		出院人次	123 081 745	136 404 312	153 027 982	151 075 766	
		省外就医人次	5 436 518	5 299 823	6 143 029	5 369 896	

（一）全国省外就医患者地域分布特点

对全部上报的医疗机构进行分析，2022 年本市就医的患者比例最高（88.19%），省外就医患者比例最低（3.37%）；2017 年省外就医患者比例最高（3.98%）；2021 年本省异市就医患者比例最高（8.95%）（图 1-1-1-61）。

注：省外就医的定义：患者离开常住地省（自治区、直辖市），在国内其他省份（不含港澳台地区）医院发生的住院诊疗行为。

常住地的判定方法：根据住院患者病案首页基本信息进行甄别，对于患者工作单位及地址、工作单位电话、工作单位邮编，现住址、现住址电话（手机号码）、现住址邮编等信息项中，逐一判断甄别出患者常住地。

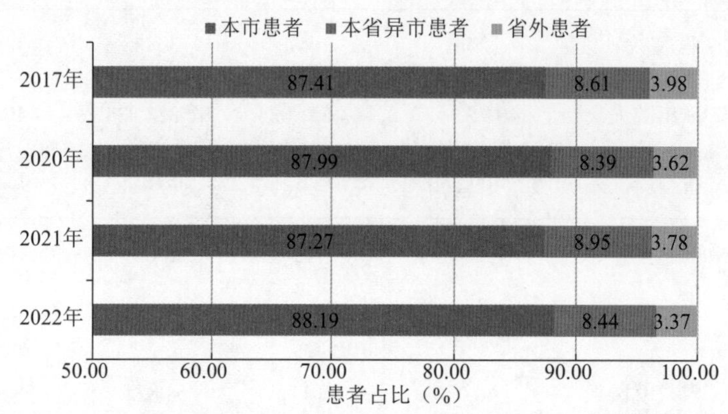

图 1-1-1-61　2017 年及 2020—2022 年全部上报医疗机构患者就医情况

1. 各省（自治区、直辖市）二级和三级医院患者流动基本情况

2022 年流入各省（自治区、直辖市）三级医院的省外就医患者数量占纳入分析的全国三级医院收治的省外就医患者总数的比例，最高的 5 位是上海（17.00%）、北京（12.80%）、江苏（9.23%）、浙江（8.13%）和广东（7.61%），总占比为 54.77%，与 2021 年（56.51%）和 2017 年（56.82%）前 5 位总占比相比，分别下降了 1.74 和 2.05 个百分点（图 1–1–1–62）。

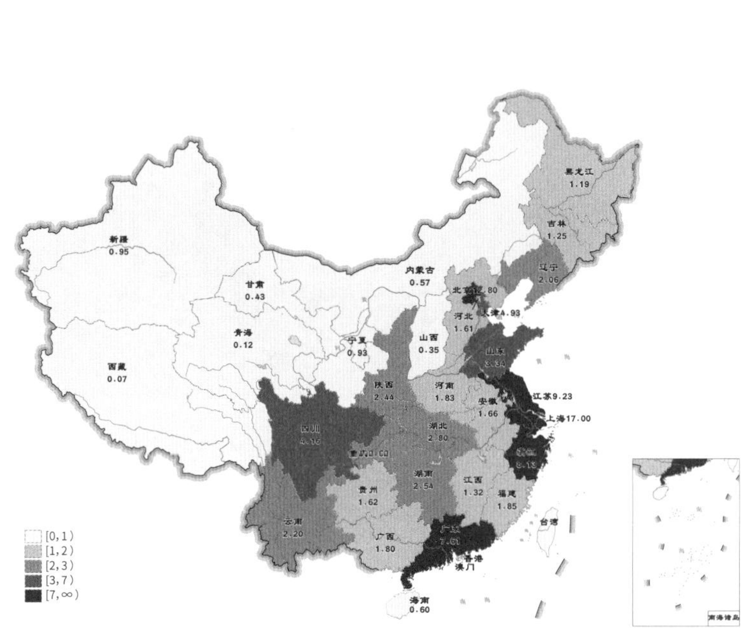

省（自治区、直辖市）	2022 年例数（占比 /%）	2021 年例数（占比 /%）	2020 年例数（占比 /%）	2017 年例数（占比 /%）
上海	772 044（17.00）	1 061 491（20.41）	981 569（22.4）	887 255（19.21）
北京	581 312（12.80）	718 856（13.82）	465 310（10.62）	788 501（17.07）
江苏	419 293（9.23）	445 477（8.57）	376 244（8.59）	363 248（7.86）
浙江	369 471（8.13）	350 568（6.74）	267 656（6.11）	251 873（5.45）
广东	345 720（7.61）	362 244（6.97）	322 780（7.37）	333 991（7.23）
天津	223 706（4.93）	253 529（4.88）	195 513（4.46）	170 264（3.69）
四川	188 857（4.16）	201 234（3.87）	172 946（3.95）	201 847（4.37）
山东	151 889（3.34）	171 223（3.29）	221 340（5.05）	141 706（3.07）
湖北	127 073（2.80）	133 795（2.57）	78 015（1.78）	142 238（3.08）
重庆	118 898（2.62）	124 698（2.40）	98 335（2.24）	82 319（1.78）
湖南	115 333（2.54）	112 193（2.16）	97 204（2.22）	84 072（1.82）
陕西	110 786（2.44）	137 322（2.64）	118 083（2.70）	94 860（2.05）
云南	99 932（2.20）	111 895（2.15）	96 537（2.20）	79 911（1.73）
辽宁	93 766（2.06）	90 382（1.74）	73 703（1.68）	136 152（2.95）
福建	83 860（1.85）	86 423（1.66）	77 226（1.76）	60 309（1.31）
河南	83 065（1.83）	103 433（1.99）	84 679（1.93）	71 143（1.54）
广西	81 600（1.80）	90 247（1.74）	83 913（1.92）	89 363（1.93）
安徽	75 342（1.66）	71 003（1.37）	50 421（1.15）	52 507（1.14）
贵州	73 504（1.62）	75 570（1.45）	74 148（1.69）	41 110（0.89）
河北	73 081（1.61）	82 161（1.58）	93 192（2.13）	63 766（1.38）
江西	59 965（1.32）	67 143（1.29）	59 382（1.36）	86 838（1.88）
吉林	56 810（1.25）	75 907（1.46）	55 455（1.27）	76 358（1.65）
黑龙江	54 172（1.19）	53 809（1.03）	37 414（0.85）	122 431（2.65）
新疆	43 004（0.95）	55 647（1.07）	49 536（1.13）	50 956（1.10）
宁夏	42 168（0.93）	45 909（0.88）	43 109（0.98）	37 774（0.82）
海南	27 055（0.60）	32 932（0.63）	28 768（0.66）	23 862（0.52）
内蒙古	25 848（0.57）	28 896（0.56）	28 412（0.65）	32 029（0.69）
甘肃	19 379（0.43）	23 388（0.45）	18 643（0.43）	19 708（0.43）
山西	15 932（0.35）	19 823（0.38）	18 238（0.42）	17 353（0.38）
青海	5593（0.12）	8360（0.16）	9266（0.21）	12 587（0.27）
西藏	3391（0.07）	4506（0.09）	4509（0.10）	3474（0.08）
合计	4 541 849（100）	5 200 064（100）	4 381 546（100）	4 619 805（100）

图 1-1-1-62　2022 年三级医院省外就医患者流入地分布（%）（按 2022 年数据降序排列，下同）

2022 年流入各省（自治区、直辖市）二级医院的省外就医患者数量占纳入分析的全国二级医院收治的省外就医患者总数的比例，最高的 5 位是上海（7.53%）、河北（7.10%）、浙江（6.98%）、北京（6.20%）和广东（6.16%），总占比为 33.98%，与 2021 年（34.47%）和 2017 年（42.13%）前 5 位总占比相比，分别下降了 0.49 和 8.15 个百分点（图 1–1–1–63）。

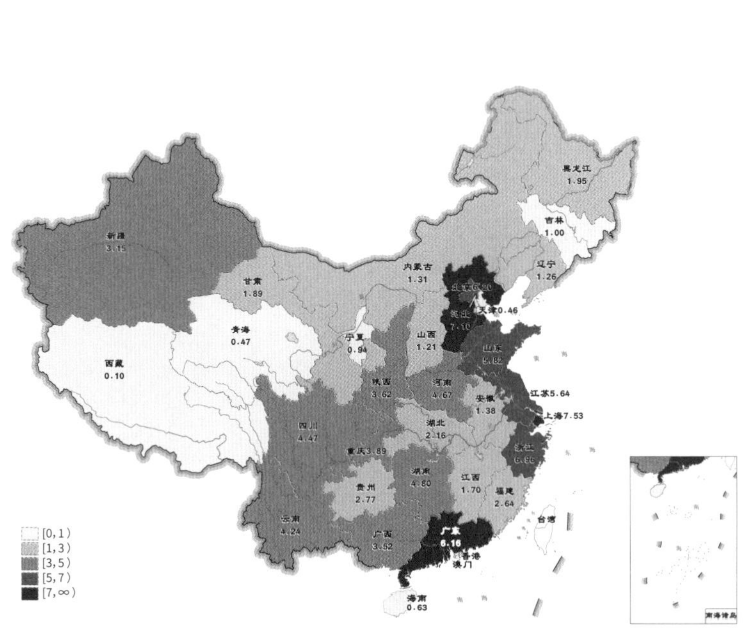

省（自治区、直辖市）	2022 年例数（占比 /%）	2021 年例数（占比 /%）	2020 年例数（占比 /%）	2017 年例数（占比 /%）
上海	56 696（7.53）	70 156（8.16）	61 656（7.17）	80 937（9.96）
河北	53 498（7.10）	51 258（5.96）	68 524（7.97）	37 435（4.61）
浙江	52 606（6.98）	57 647（6.70）	52 173（6.07）	45 456（5.59）
北京	46 736（6.20）	63 199（7.35）	42 172（4.91）	28 581（3.52）
广东	46 417（6.16）	48 018（5.58）	42 282（4.92）	29 418（3.62）
山东	43 859（5.82）	54 189（6.30）	50 868（5.92）	91 071（11.21）
江苏	42 479（5.64）	40 309（4.69）	42 453（4.94）	21 916（2.70）
湖南	36 141（4.80）	39 949（4.65）	38 334（4.46）	30 054（3.70）
河南	35 158（4.67）	44 908（5.22）	42 151（4.90）	41 594（5.12）
四川	33 665（4.47）	34 271（3.98）	33 925（3.95）	14 389（1.77）
云南	31 928（4.24）	30 512（3.55）	39 623（4.61）	65 844（8.10）
重庆	29 292（3.89）	42 027（4.89）	39 367（4.58）	54 686（6.73）
陕西	27 242（3.62）	30 541（3.55）	28 676（3.34）	22 677（2.79）
广西	26 537（3.52）	29 161（3.39）	35 380（4.12）	49 860（6.14）
新疆	23 726（3.15）	28 452（3.31）	28 184（3.28）	29 135（3.59）
贵州	20 845（2.77）	33 578（3.90）	33 250（3.87）	21 521（2.65）
福建	19 918（2.64）	21 667（2.52）	22 477（2.62）	17 017（2.09）
湖北	16 286（2.16）	17 934（2.09）	14 455（1.68）	19 866（2.44）
黑龙江	14 676（1.95）	13 892（1.62）	13 559（1.58）	5810（0.71）
甘肃	14 204（1.89）	16 076（1.87）	19 269（2.24）	18 531（2.28）
安徽	13 078（1.74）	15 623（1.82）	24 021（2.80）	17 115（2.11）
江西	12 827（1.70）	15 878（1.85）	19 263（2.24）	20 189（2.48）
内蒙古	9863（1.31）	11 505（1.34）	12 408（1.44）	12 006（1.48）
辽宁	9468（1.26）	9810（1.14）	9752（1.13）	6543（0.81）
山西	9121（1.21）	11 256（1.31）	14 632（1.70）	7696（0.95）
吉林	7519（1.00）	7484（0.87）	7815（0.91）	5566（0.68）
宁夏	7102（0.94）	7971（0.93）	7919（0.92）	8600（1.06）
海南	4736（0.63）	3007（0.35）	3760（0.44）	2230（0.27）
青海	3534（0.47）	4672（0.54）	4886（0.57）	1173（0.14）
天津	3465（0.46）	4453（0.52）	5649（0.66）	5439（0.67）
西藏	718（0.1）	637（0.07）	476（0.06）	316（0.04）
合计	753 340（100）	860 040（100）	859 359（100）	812 671（100）

图 1-1-1-63　2022 年二级医院省外就医患者流入地分布（%）

省外就医住院患者主要来自周边省份。2022 年三级医院患者流入最多的 5 个省（自治区、直辖市）为上海、北京、江苏、浙江和广东（图 1-1-1-64）。其中，上海三级医院收治的住院患者中，31.36% 为非上海常住居民，省外就医住院患者主要来自江苏、安徽和浙江，共占 20.60%；北京三级医院收治的住院患者中，25.35% 为非北京常住居民，省外就医住院患者主要来自河北、内蒙古和山东，共占 13.47%；江苏、浙江、广东三级医院收治的省外住院患者，占该地区收治的住院患者总人次的比例，分别为 5.74%、6.00%、3.93%，其省外就医住院患者主要来自周边省份。尽管江苏、浙江、广东是住院患者省外就医的集中地区，但这 3 个地区三级医院收治的住院患者中，本省常住居民仍占本省收治的住院患者总人次的 93% 以上。

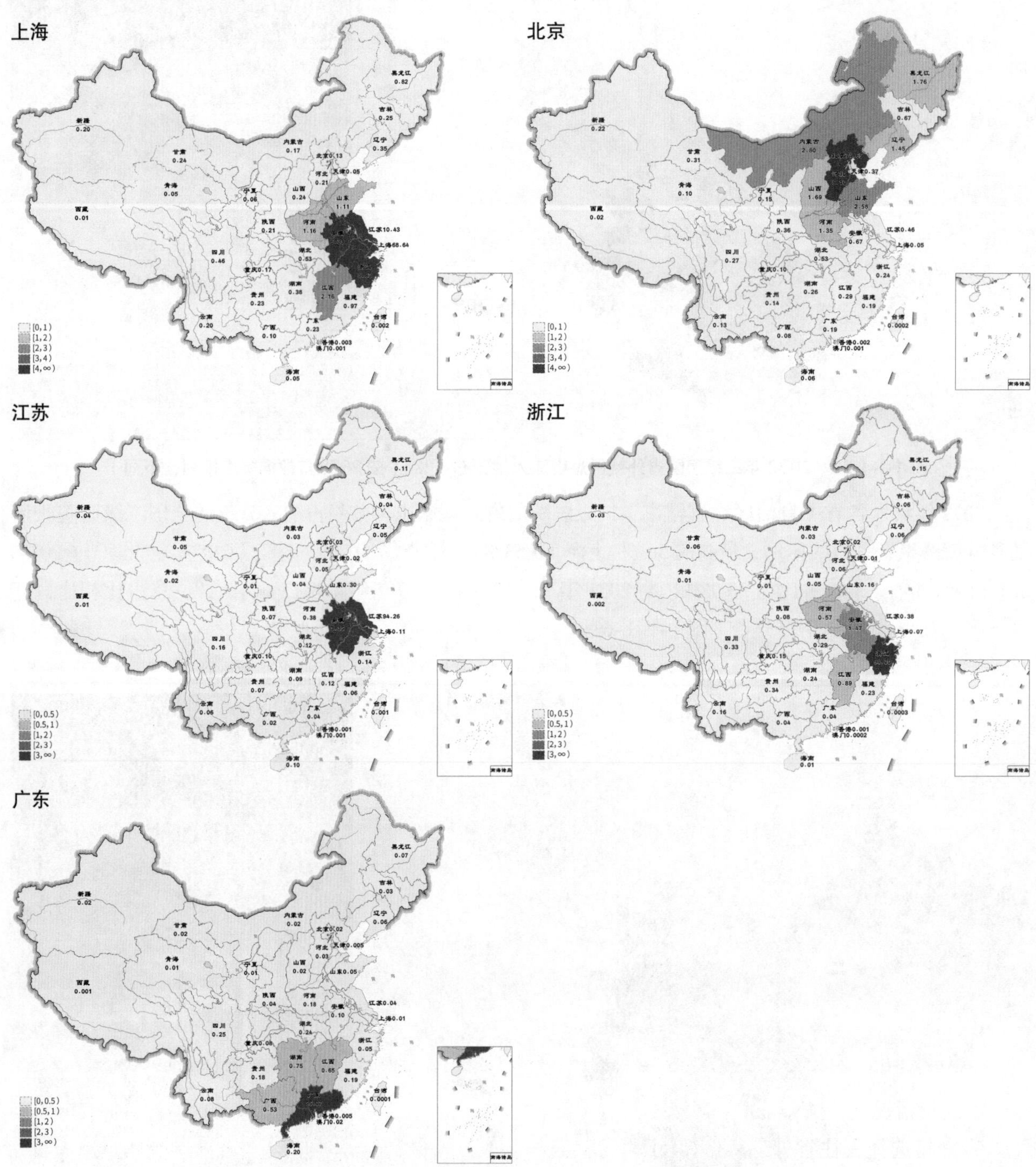

图 1-1-1-64　2022 年三级医院患者流入最多的 5 个省（自治区、直辖市）收治患者常住地分布（%）

2022 年二级医院患者流入最多的 5 个省（自治区、直辖市）为上海、河北、浙江、北京和广东（图 1-1-1-65），其中北京及上海收治省外患者比例明显高于其他省（自治区、直辖市），北京省外就医住院患者主要来自河北、内蒙古和山东，占北京收治患者的 7.32%；上海省外就医住院患者主要来自江苏、安徽和浙江，总占上海二级医院收治患者的 6.70%。总体看，二级医院就医患者仍以本地患者为主，除上海和北京外，2021 年其他 3 省本地就医患者占比均超过 97%。

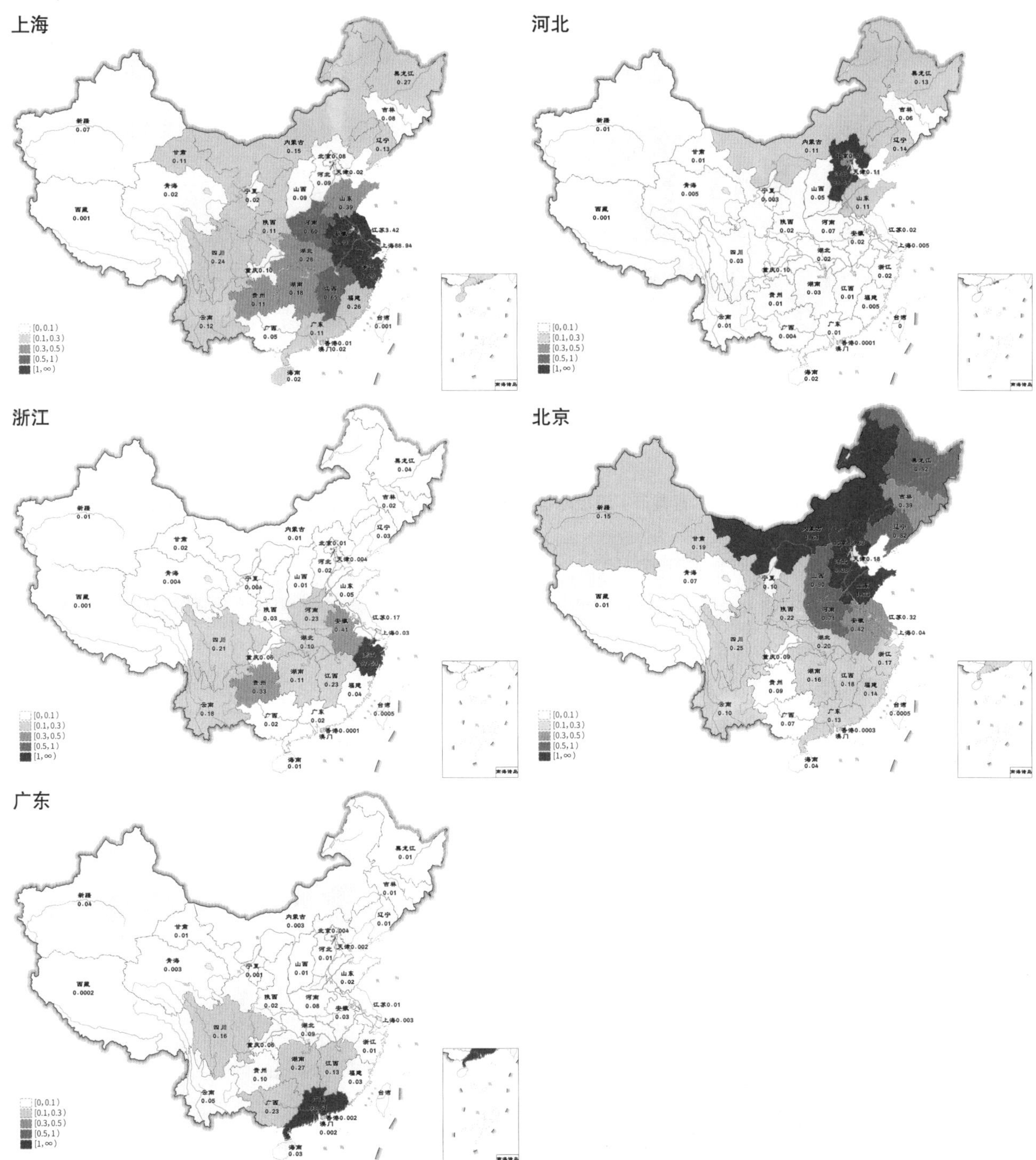

图 1-1-1-65　2022 年二级医院患者流入最多的 5 个省（自治区、直辖市）收治省外患者常住地分布（%）

2. 流出情况

2022 年选择去往省外三级医院就医的省外就医患者中，流出最多的前 5 位省（自治区、直辖市）是安徽、河北、江苏、河南和江西，分别占纳入分析的省外就医患者的 12.27%、8.02%、7.63%、5.99%

和 5.49%，占全国三级医院收治省外就医患者的 39.39%，与 2021 年（39.75%）和 2017 年（40.29%）流出前 5 位总占比相比，分别降低了 0.36 和 0.90 个百分点（图 1–1–1–66）。

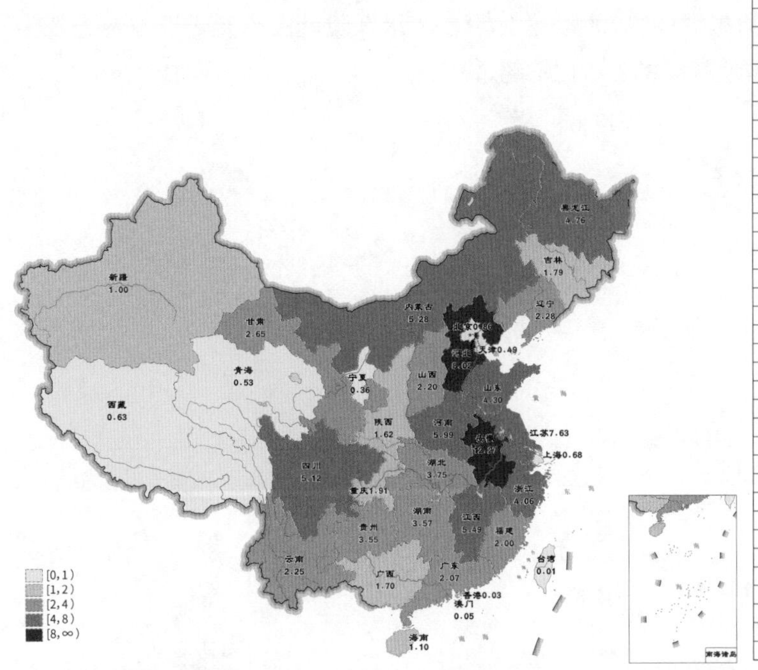

省（自治区、直辖市）	2022 年 例数（占比 /%）	2021 年 例数（占比 /%）	2020 年 例数（占比 /%）	2017 年 例数（占比 /%）
安徽	557 146（12.27）	631 173（12.14）	536 975（12.26）	575 348（12.45）
河北	364 359（8.02）	441 734（8.49）	326 504（7.45）	358 393（7.76）
江苏	346 379（7.63）	430 065（8.27）	392 604（8.96）	374 756（8.11）
河南	272 179（5.99）	296 164（5.70）	224 913（5.13）	293 767（6.36）
江西	249 159（5.49）	264 497（5.09）	230 559（5.26）	212 860（4.61）
内蒙古	239 652（5.28）	267 777（5.15）	194 901（4.45）	227 070（4.92）
四川	232 366（5.12）	251 121（4.83）	208 418（4.76）	198 929（4.31）
黑龙江	215 998（4.76）	232 887（4.48）	178 926（4.08）	155 247（3.36）
山东	195 095（4.30）	224 527（4.32）	169 959（3.88）	205 226（4.44）
浙江	184 365（4.06）	254 431（4.89）	238 147（5.44）	259 193（5.61）
湖北	170 165（3.75）	183 953（3.54）	161 058（3.68）	126 615（2.74）
湖南	161 967（3.57）	179 698（3.46）	167 052（3.81）	168 551（3.65）
贵州	161 155（3.55）	180 996（3.48）	155 460（3.55）	150 825（3.26）
甘肃	120 236（2.65）	141 343（2.72）	117 964（2.69）	100 960（2.19）
辽宁	103 776（2.28）	120 650（2.32）	89 666（2.05）	200 537（4.34）
云南	102 049（2.25）	111 385（2.14）	100 497（2.29）	106 075（2.30）
山西	100 042（2.20）	124 841（2.40）	96 162（2.19）	110 369（2.39）
广东	93 852（2.07）	102 662（1.97）	90 708（2.07）	114 160（2.47）
福建	90 897（2.00）	124 282（2.39）	179 735（4.10）	91 731（1.99）
重庆	87 959（1.94）	95 440（1.84）	81 072（1.85）	83 153（1.80）
吉林	81 295（1.79）	87 883（1.69）	65 947（1.51）	69 098（1.50）
广西	77 158（1.70）	82 909（1.59）	66 688（1.52）	67 122（1.45）
陕西	73 536（1.62）	79 644（1.53）	66 218（1.51）	75 859（1.64）
海南	49 849（1.10）	52 003（1.00）	41 563（0.95）	35 543（0.77）
新疆	45 550（1.00）	52 924（1.02）	37 562（0.86）	35 682（0.77）
北京	39 097（0.86）	41 007（0.79）	37 753（0.86）	86 754（1.88）
上海	31 096（0.68）	30 986（0.60）	34 431（0.79）	40 345（0.87）
西藏	28 803（0.63）	32 761（0.63）	27 106（0.62）	30 434（0.66）
青海	24 274（0.53）	27 575（0.53）	22 621（0.52）	21 015（0.45）
天津	22 452（0.49）	30 705（0.59）	23 951（0.55）	25 982（0.56）
宁夏	16 161（0.36）	18 174（0.35）	13 705（0.31）	13 944（0.30）
澳门	2225（0.05）	2258（0.04）	1282（0.03）	1043（0.02）
香港	1246（0.03）	1187（0.02）	1056（0.02）	2316（0.05）
台湾	311（0.01）	422（0.01）	383（0.01）	903（0.02）
合计	4 541 849（100）	5 200 064（100）	4 381 546（100）	4 619 805（100）

图 1-1-1-66　2022 年各省（自治区、直辖市）流出患者三级医院就医分布（%）（按 2022 年数据降序排列，下同）

2022 年选择去往省外二级医院就医的省外就医患者中，流出最多的前 5 位省（自治区、直辖市）是四川、安徽、河南、贵州和江苏，分别占纳入分析的省外就医患者的 8.30%、7.06%、6.13%、5.49% 和 5.15%，占全国二级医院收治省外就医患者的 32.12%，与 2021 年（32.83%）和 2017 年（34.60%）流出前 5 位总占比相比，分别减少了 0.71、2.48 个百分点（图 1–1–1–67）。

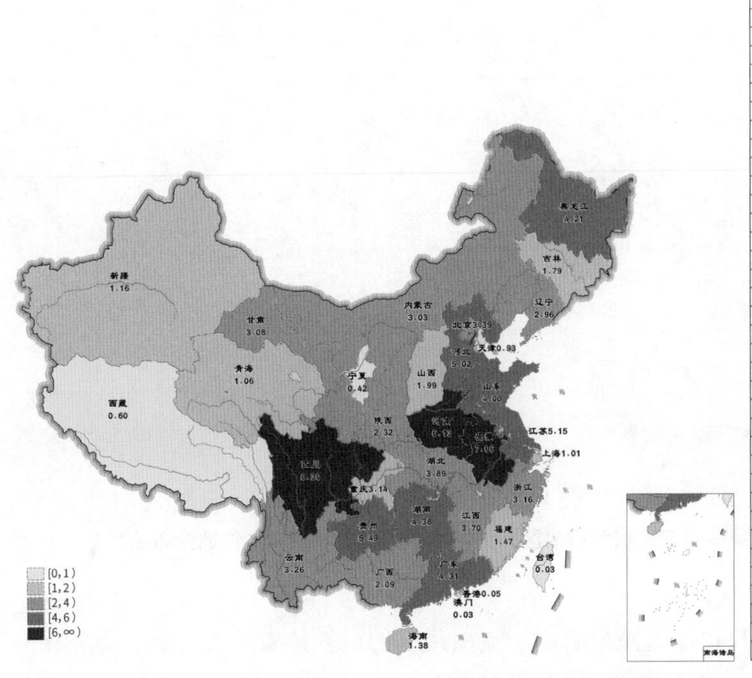

省（自治区、直辖市）	2022 年 例数（占比 /%）	2021 年 例数（占比 /%）	2020 年 例数（占比 /%）	2017 年 例数（占比 /%）
四川	62 499（8.30）	77 866（9.05）	81 073（9.43）	84 365（10.38）
安徽	53 154（7.06）	59 824（6.96）	57 482（6.69）	49 134（6.05）
河南	46 208（6.13）	51 396（5.98）	49 083（5.71）	41 863（5.15）
贵州	41 346（5.49）	43 395（5.05）	41 668（4.85）	38 567（4.75）
江苏	38 803（5.15）	47 438（5.52）	49 418（5.75）	45 304（5.57）
河北	37 817（5.02）	45 814（5.33）	37 485（4.36）	31 156（3.83）
湖南	32 968（4.38）	39 319（4.57）	40 245（4.68）	40 005（4.92）
广东	32 441（4.31）	35 864（4.17）	37 599（4.38）	47 759（5.88）
黑龙江	31 702（4.21）	36 339（4.23）	35 572（4.14）	23 806（2.93）
山东	30 161（4.00）	37 965（4.41）	38 627（4.49）	28 397（3.49）
湖北	29 326（3.89）	33 098（3.85）	33 616（3.91）	25 386（3.12）
江西	27 907（3.70）	29 923（3.48）	27 645（3.22）	23 792（2.93）
北京	25 524（3.39）	13 831（1.61）	31 533（3.67）	15 706（1.93）
云南	24 566（3.26）	25 988（3.02）	23 711（2.76）	16 427（2.02）
浙江	23 803（3.16）	28 016（3.26）	29 496（3.43）	39 003（4.8）
重庆	23 633（3.14）	27 228（3.17）	27 264（3.17）	19 334（2.38）
甘肃	23 224（3.08）	26 768（3.11）	24 994（2.91）	18 998（2.34）
内蒙古	22 843（3.03）	26 628（3.10）	22 646（2.64）	54 647（6.72）
辽宁	22 278（2.96）	28 507（3.31）	23 133（2.69）	18 808（2.31）
陕西	17 455（2.32）	19 642（2.28）	21 675（2.52）	17 024（2.09）
广西	15 754（2.09）	18 224（2.12）	22 926（2.67）	43 869（5.40）
山西	15 004（1.99）	18 695（2.17）	17 222（2.00）	12 286（1.51）
吉林	13 488（1.79）	14 696（1.71）	13 714（1.6）	10 507（1.29）
福建	11 069（1.47）	13 780（1.60）	13 619（1.58）	14 288（1.76）
海南	10 374（1.38）	11 025（1.28）	11 825（1.38）	10 415（1.28）
新疆	8755（1.16）	9954（1.16）	9168（1.07）	8070（0.99）
青海	8015（1.06）	9292（1.08）	7550（0.88）	6823（0.84）
上海	7605（1.01）	8410（0.98）	9710（1.13）	11 756（1.45）
天津	7031（0.93）	9888（1.15）	9281（1.08）	7438（0.92）
西藏	4512（0.60）	6726（0.78）	6066（0.71）	3727（0.46）
宁夏	3165（0.42）	3572（0.42）	3590（0.42）	3436（0.42）
香港	401（0.05）	456（0.05）	494（0.06）	420（0.05）
澳门	258（0.03）	284（0.03）	110（0.01）	46（0.01）
台湾	251（0.03）	189（0.02）	119（0.01）	109（0.01）
合计	753 340（100）	860 040（100）	859 359（100）	812 671（100）

图 1-1-1-67　2022 年各省（自治区、直辖市）流出患者二级医院就医分布（%）

选择去往省外三级医院就医的患者总体呈下降趋势，去往省外三级医院就医患者比例最高的为西藏，2022 年去往省外三级医院就医患者比例为 24.26%。2022 年去往省外三级医院就医患者比例排名第 2 和第 3 位的分别为内蒙古（15.75%）和河北（12.18%）。以河北为例，2022 年 87.82% 的河北省常住居民选择留在本省三级医院就医，12.18% 的选择去往邻近的省外三级医院就医，省外三级医院就医比例较 2021 年的 14.08% 下降了 1.90 个百分点，较 2017 年的 11.94% 上升了 0.24 个百分点（图 1-1-1-68）。

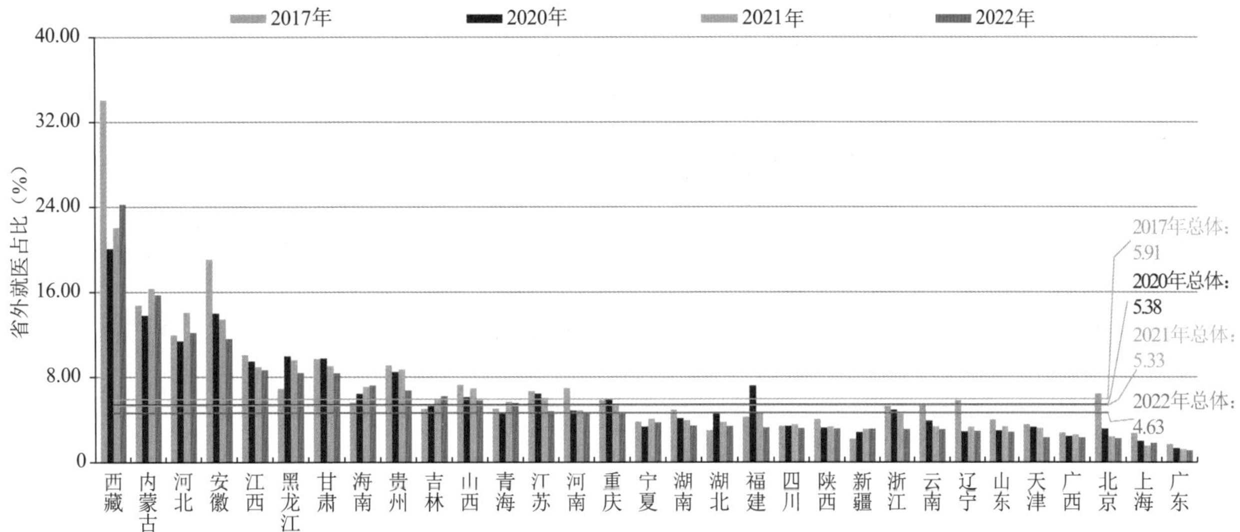

图 1-1-1-68　2017 年及 2020—2022 年各省（自治区、直辖市）三级医院省外就医患者占本省患者的比例

选择去往省外二级医院就医的患者总体呈下降趋势，以北京为例，2022 年 91.60% 的北京常住居民选择留在北京本地二级医院就医，8.40% 的北京常住居民选择北京市外二级医院就医，该比例较前几年上涨幅度较大，较 2021 年（4.15%）上升了 4.20 个百分点，较 2017 年（3.88%）上升了 4.52 个百分点（图 1-1-1-69）。

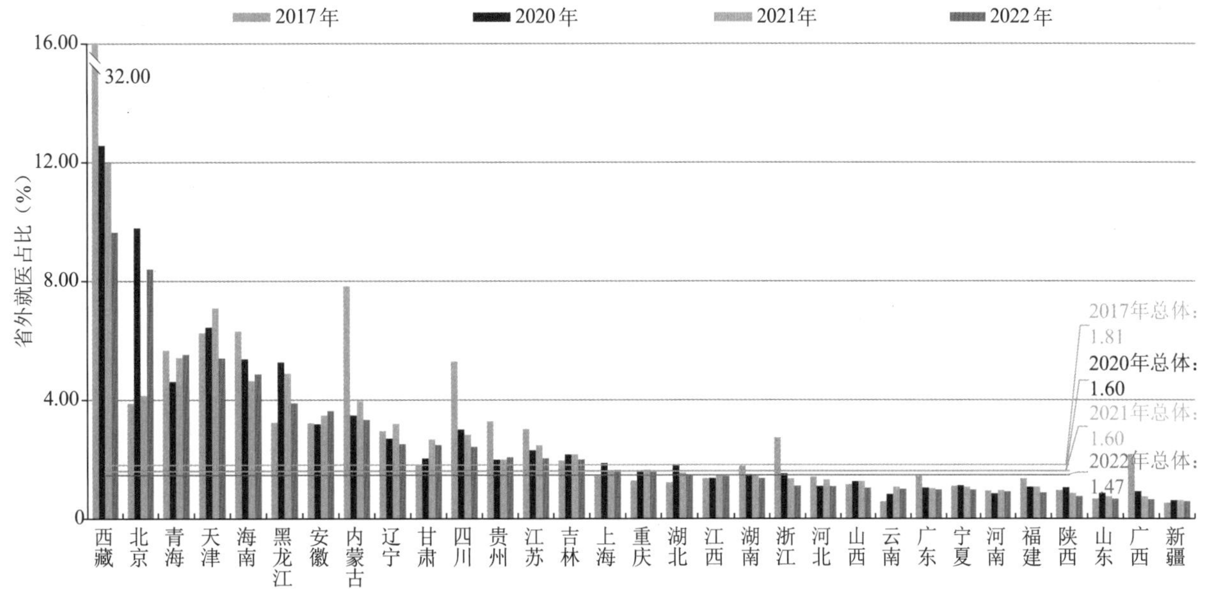

图 1-1-1-69　2017 年及 2020—2022 年各省（自治区、直辖市）二级医院省外就医患者占本省患者的比例

2022 年各省（自治区、直辖市）常住居民选择省外三级医院就医的去向省（自治区、直辖市）分布（行方向查看）见图 1-1-1-70，以安徽为例，安徽常住居民选择省外三级医院就医的主要去向为江苏、上海和浙江，分别占安徽常住居民选择省外三级医院就医总数的 44.0%、23.6% 和 16.2%。

归属＼就医	北京	天津	河北	山西	内蒙古	辽宁	吉林	黑龙江	上海	江苏	浙江	安徽	福建	江西	山东	河南	湖北	湖南	广东	广西	海南	重庆	四川	贵州	云南	西藏	陕西	甘肃	青海	宁夏	新疆	合计
北京	0	4.7	14.4	1.4	2.4	6.5	2.9	3.3	8.2	5.4	2.9	3.9	0.9	1.6	7.3	4.3	4.2	3.4	4.2	0.9	2.2	1.4	6.1	1.0	1.7	0.0	2.5	0.5	0.1	0.4	1.2	100
天津	37.7	0	14.2	0.9	1.4	2.6	0.9	1.9	6.0	4.9	2.2	2.6	0.8	1.4	5.2	4.0	1.6	1.4	1.9	0.5	0.8	0.6	2.6	0.6	0.8	0.0	0.9	0.4	0.1	0.2	0.7	100
河北	51.0	25.3	0	0.8	0.8	0.8	0.3	0.4	1.4	1.1	1.0	0.5	0.3	0.3	8.3	2.7	0.6	0.5	0.8	0.2	0.3	0.2	0.9	0.1	0.4	0.0	0.6	0.2	0.0	0.1	0.3	100
山西	38.6	6.4	3.3	0	2.6	0.7	0.2	0.3	5.9	3.3	2.8	0.6	0.6	0.4	3.0	11.1	1.1	1.0	1.8	0.4	0.6	0.5	2.1	0.2	0.6	0.0	10.5	0.3	0.1	0.4	0.5	100
内蒙古	26.8	8.0	4.6	0.9	0	14.0	11.7	12.7	1.8	0.8	0.9	0.2	0.2	0.1	2.1	0.6	0.5	0.3	0.6	0.2	0.3	0.1	0.5	0.1	0.2	0.0	1.8	0.7	0.0	9.2	0.1	100
辽宁	32.0	8.6	4.8	0.4	5.7	0	8.9	3.6	8.3	3.5	3.5	0.8	0.8	0.5	5.2	1.2	1.1	1.0	2.9	0.8	1.1	0.4	1.9	0.3	1.0	0.0	0.9	0.2	0.0	0.2	0.4	100
吉林	19.0	7.8	4.1	0.3	1.7	15.5	0	7.2	7.6	4.0	4.3	0.9	1.0	0.6	10.8	1.3	1.0	1.1	2.8	0.9	1.9	0.4	1.7	1.0	1.2	0.0	1.0	0.2	0.0	0.1	0.5	100
黑龙江	18.7	14.7	4.0	0.2	1.2	10.8	5.0	0	9.3	3.6	4.2	0.8	0.9	0.4	12.8	1.7	0.8	0.8	2.7	0.9	2.0	0.3	1.5	0.2	1.0	0.0	0.7	0.1	0.0	0.1	0.4	100
上海	3.4	0.8	1.2	0.3	0.4	2.5	0.7	1.1	0	26.9	13.6	17.1	1.2	2.9	4.3	2.4	2.9	2.6	2.1	0.8	1.1	1.6	3.6	1.0	1.6	0.0	1.7	0.4	0.0	0.7	1.2	100
江苏	3.1	0.6	0.4	0.1	0.1	0.4	0.1	0.2	74.2	0	6.7	3.5	0.5	0.5	2.5	1.0	1.0	0.7	1.1	0.3	0.1	0.3	0.9	0.3	0.4	0.0	0.5	0.2	0.0	0.1	0.4	100
浙江	3.0	0.6	0.6	0.1	0.2	0.7	0.2	0.4	64.5	5.6	0	4.7	1.4	1.5	1.5	1.2	1.7	1.5	2.6	0.6	0.2	0.9	1.9	1.4	1.4	0.0	0.6	0.3	0.1	0.2	0.4	100
安徽	2.8	0.9	0.3	0.1	0.1	0.2	0.1	0.1	23.6	44.0	16.2	0	0.9	1.5	1.6	1.4	1.7	0.6	1.6	0.2	0.1	0.1	0.5	0.2	0.3	0.0	0.4	0.1	0.0	0.1	0.3	100
福建	4.7	1.4	1.3	0.3	0.2	0.6	0.3	0.3	26.3	4.7	15.5	1.6	0	3.2	2.6	1.4	3.0	2.9	18.1	2.1	0.6	1.0	2.4	1.4	2.4	0.0	1.1	0.2	0.1	0.1	0.4	100
江西	2.7	0.5	0.4	0.1	0.0	0.2	0.1	0.1	21.3	3.6	22.1	1.3	6.6	0	1.2	0.5	3.7	8.0	23.1	0.8	0.3	0.3	1.0	0.4	0.9	0.0	0.3	0.1	0.1	0.0	0.1	100
山东	30.3	12.0	2.9	0.4	0.4	1.7	0.7	1.4	14.0	11.3	5.2	1.5	0.9	0.7	0	4.5	1.4	1.0	2.3	1.1	0.3	0.5	1.5	0.4	0.8	0.0	1.3	0.3	0.1	0.2	1.0	100
河南	11.4	3.0	2.0	0.9	0.3	0.6	0.3	0.2	10.5	10.3	12.8	4.6	2.2	0.9	5.0	0	14.8	1.7	5.8	0.7	0.6	0.5	1.8	0.4	1.0	0.1	3.3	0.6	0.2	0.3	2.8	100
湖北	4.2	1.0	0.9	0.3	0.2	0.4	0.2	0.2	7.7	5.1	10.3	1.4	2.8	10.2	1.6	2.4	0	8.9	12.5	1.3	0.7	2.0	2.9	18.7	1.7	0.1	1.3	0.3	0.1	0.1	0.7	100
湖南	3.7	0.8	1.5	0.1	0.1	0.3	0.1	0.1	5.8	4.0	9.0	0.9	2.7	2.3	0.9	0.9	6.8	0	40.9	8.2	1.0	0.8	2.5	2.3	2.9	0.1	0.6	0.2	0.0	0.1	0.5	100
广东	4.7	1.1	1.6	0.2	0.3	1.6	0.6	0.9	6.0	3.1	3.7	2.8	3.6	5.3	1.8	2.7	6.0	17.0	0	20.9	2.2	2.0	5.2	2.1	2.7	0.0	1.3	0.3	0.1	0.2	0.5	100
广西	2.3	0.7	1.8	0.1	0.1	0.4	0.1	0.2	3.3	2.0	3.5	0.7	1.8	1.1	1.9	0.8	1.8	6.4	60.9	0	1.2	0.7	2.0	1.4	4.4	0.0	0.3	0.1	0.0	0.1	0.2	100
海南	2.6	0.4	1.3	0.3	0.6	1.7	0.5	3.0	2.3	13.9	1.5	8.6	0.9	1.4	6.3	4.2	2.3	3.1	35.4	1.5	0	1.0	1.5	0.9	0.9		0.7	0.9	0.5	1.4	0.4	100
重庆	2.7	0.6	0.9	0.3	0.2	0.4	0.1	0.1	4.8	3.6	10.2	0.9	5.0	0.9	1.0	1.0	6.4	3.9	8.1	1.2	0.8	0	32.8	4.7	5.8	0.2	1.0	0.3	0.1	0.2	1.8	100
四川	2.6	0.7	0.9	0.4	0.2	0.4	0.1	0.1	4.9	4.9	8.8	0.9	5.4	0.8	1.9	0.9	1.9	1.8	9.3	1.2	0.8	31.6	0	4.7	7.7	0.6	2.3	0.6	0.4	0.2	2.7	100
贵州	2.0	0.3	0.3	0.1	0.1	0.1	0.0	0.1	3.6	3.2	12.8	0.8	4.4	0.9	0.7	0.6	1.3	9.8	9.7	6.0	0.4	11.6	8.6	0	22.0	0.0	0.3	0.1	0.0	0.1	0.1	100
云南	2.8	0.7	0.4	0.1	0.1	0.2	0.1	0.2	4.9	4.6	9.8	1.4	2.6	0.8	1.5	1.0	1.5	2.6	6.7	13.2	0.3	3.4	33.4	6.3	0	0.1	0.4	0.3	0.1	0.1	0.4	100
西藏	1.8	0.2	0.2	0.1	0.3	0.2	0.1	0.4	0.8	1.4	0.5	1.5	0.0	0.1	0.7	2.0	0.5	0.6	0.4	0.1	0.1	1.9	74.7	0.2	7.4	0	0.9	0.8	1.5	0.1	0.3	100
陕西	11.1	2.2	2.0	1.5	3.7	0.6	0.2	0.3	7.1	7.3	6.4	1.5	1.8	0.8	3.4	4.1	11.6	1.9	4.3	0.7	0.7	1.6	7.4	0.7	1.6	0.2	0	2.4	0.4	8.9	3.7	100
甘肃	5.8	2.0	0.8	0.2	0.8	0.3	0.1	0.1	4.9	3.2	3.2	0.6	0.6	0.7	1.7	1.2	1.0	0.9	1.7	0.3	0.3	0.6	13.6	0.2	0.6	0.3	39.6	0	1.0	5.3	8.2	100
青海	9.7	1.7	1.2	0.3	0.3	1.4	0.2	0.1	4.9	4.5	3.2	1.0	0.8	0.5	4.3	5.1	1.8	1.8	2.6	0.6	0.6	1.4	22.2	0.3	1.0	1.1	15.2	10.2	0	0.4	1.4	100
宁夏	21.1	4.2	1.8	0.3	1.6	0.8	0.2	0.2	8.9	2.7	2.7	0.9	0.6	0.4	2.9	3.2	1.6	1.4	2.9	0.3	0.4	0.8	3.0	0.2	0.7	0.1	23.8	8.3	0.3	0	3.6	100
新疆	10.9	2.4	1.3	0.3	0.5	0.6	0.2	0.3	11.0	6.0	3.9	1.4	0.9	0.5	4.5	9.5	3.0	2.9	4.0	0.6	1.4	3.1	17.5	0.3	1.1	0.0	6.3	4.2	0.2	1.1	0	100
台湾	1.6	0.3	1.9	0.3		1.6		1.6	13.2	13.8	5.8	2.3	9.0	10.0	10.9	3.2	4.5	2.9	2.3	3.5	0.3	1.6	2.6	0.3	0.6		5.5			0.3		100
香港	3.5	0.7	3.0	0.2	0.7	0.6	1.0	0.4	6.8	7.5	6.3	0.5	4.0	0.8	9.6	2.5	4.7	2.3	33.7	3.3	0.5	2.6	3.5	0.6	0.6		0.3					100
澳门	0.8			0.0					0.7	3.8	0.4	0.1	0.9	0.1	2.5	0.1	1.2	0.1	88.3	0.4	0.1	0.1	0.2	0.0	0.0							100

图 1-1-1-70 2022 年各省（自治区、直辖市）常住居民选择省外三级医院就医的去向省份分布（%）

2022 年各省（自治区、直辖市）常住居民选择省外二级医院就医的去向省（自治区、直辖市）分布（行方向查看）见图 1–1–1–71，以四川为例，四川常住居民选择省外二级医院就医的常住居民主要去向为重庆、云南和广东，分别占四川常住居民选择省外二级医院就医总数的 22.5%、13.3% 和 8.3%。

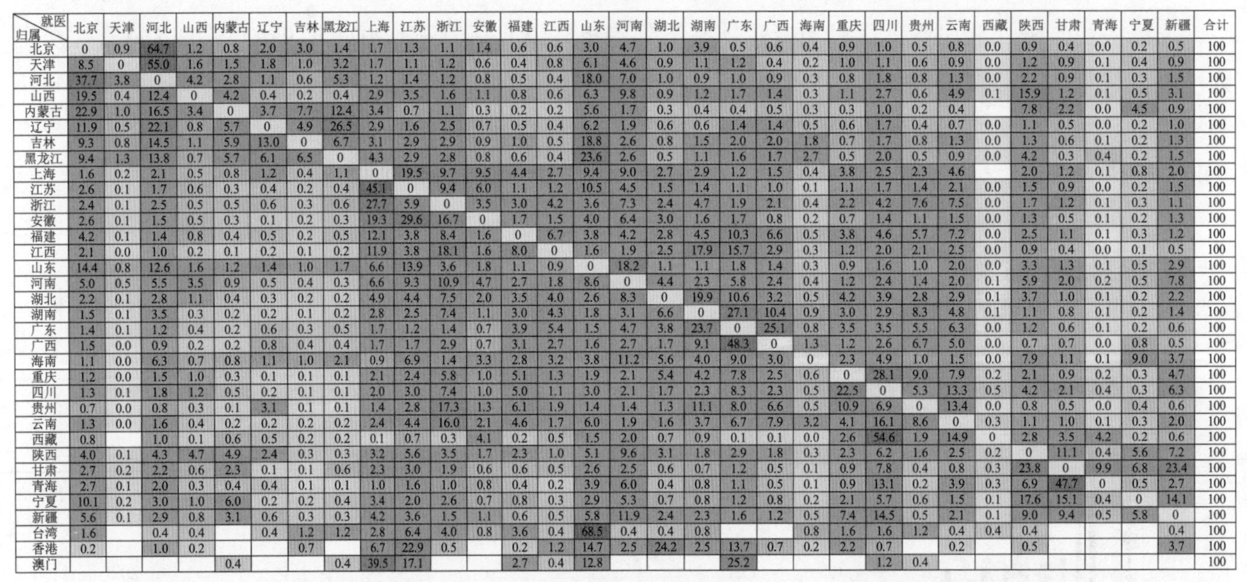

归属＼就医	北京	天津	河北	山西	内蒙古	辽宁	吉林	黑龙江	上海	江苏	浙江	安徽	福建	江西	山东	河南	湖北	湖南	广东	广西	海南	重庆	四川	贵州	云南	西藏	陕西	甘肃	青海	宁夏	新疆	合计
北京	0	0.9	64.7	1.2	0.8	2.0	3.0	1.4	1.7	1.3	1.1	1.4	0.6	0.6	3.0	4.7	1.0	3.9	0.5	0.6	0.4	0.9	1.0	0.5	0.8	0.0	0.9	0.4	0.0	0.2	0.5	100
天津	8.5	0	55.0	1.6	1.5	1.8	1.0	3.2	1.7	1.1	1.2	0.6	0.4	0.8	6.1	4.6	0.9	1.1	1.2	0.4	0.2	1.0	1.1	0.6	0.9	0.0	1.2	0.9	0.1	0.4	0.9	100
河北	37.7	3.8	0	4.2	2.8	1.1	0.6	5.3	1.2	1.4	1.2	0.8	0.5	0.4	18.0	7.0	1.0	0.9	1.0	0.9	0.3	0.8	1.8	0.8	1.3	0.0	2.2	0.9	0.1	0.3	1.5	100
山西	19.5	0.4	12.4	0	4.2	0.4	0.2	0.4	2.9	3.5	1.6	1.1	0.8	0.6	6.3	9.8	0.9	1.2	1.7	1.4	0.3	1.1	2.7	0.6	4.9	0.1	15.9	1.2	0.1	0.5	3.1	100
内蒙古	22.9	1.0	16.5	3.4	0	3.7	7.7	12.4	3.4	0.7	1.1	0.3	0.2	0.2	5.6	1.7	0.3	0.4	0.4	0.5	0.3	0.3	1.0	0.2	0.4		7.8	2.2	0.0	4.5	0.9	100
辽宁	11.9	0.5	22.1	0.8	5.7	0	4.9	26.5	2.9	1.6	2.5	0.7	0.5	0.4	6.2	1.9	0.6	0.6	1.4	1.4	0.5	0.6	1.7	0.4	0.7	0.0	1.1	0.5	0.0	0.2	1.0	100
吉林	9.3	0.8	14.5	1.1	5.9	13.0	0	6.7	3.1	2.9	2.9	0.9	1.0	0.5	18.8	2.6	0.8	1.5	2.0	2.0	1.8	0.7	1.7	0.8	1.3	0.0	1.3	0.6	0.1	0.2	1.3	100
黑龙江	9.4	1.3	13.8	0.7	5.7	6.1	6.5	0	4.3	2.9	2.8	0.8	0.6	0.4	23.6	2.6	0.5	1.1	1.6	1.7	2.7	0.5	2.0	0.5	0.9	0.0	4.2	0.3	0.4	0.2	1.5	100
上海	1.6	0.2	2.1	0.5	0.8	1.2	0.4	1.1	0	19.5	9.7	9.5	4.4	2.7	9.4	9.0	2.7	2.9	1.2	1.5	0.4	3.8	2.5	2.3	4.6		2.0	1.2	0.1	0.8	2.0	100
江苏	2.6	0.1	1.7	0.6	0.3	0.4	0.2	0.4	45.1	0	9.4	6.0	1.1	1.2	10.5	4.5	1.5	1.4	1.1	1.0	0.1	1.1	1.7	1.4	2.1	0.0	1.5	0.9	0.0	0.2	1.5	100
浙江	2.4	0.1	2.5	0.5	0.5	0.6	0.3	0.6	27.7	5.9	0	3.5	3.0	4.2	3.6	7.3	2.4	4.7	1.9	2.1	0.4	2.2	4.2	7.6	7.5	0.0	1.7	1.2	0.1	0.3	1.1	100
安徽	2.6	0.1	1.5	0.5	0.3	0.1	0.2	0.3	19.3	29.6	16.7	0	1.7	1.5	4.0	6.4	3.0	1.6	1.7	0.8	0.2	0.7	1.4	1.1	1.5	0.0	1.3	0.5	0.1	0.2	1.3	100
福建	4.2	0.1	1.4	0.8	0.4	0.5	0.2	0.5	12.1	3.8	8.4	1.6	0	6.7	3.8	4.2	2.8	4.5	10.3	6.6	0.5	3.8	4.6	5.7	7.2	0.0	2.5	1.1	0.1	0.3	1.2	100
江西	2.1	0.0	1.0	0.2	0.1	0.2	0.1	0.2	11.9	3.8	18.1	1.6	8.0	0	1.6	1.9	2.5	17.9	15.7	2.9	0.3	1.2	2.0	2.1	2.5	0.0	0.9	0.4	0.0	0.1	0.5	100
山东	14.4	0.8	12.6	1.6	1.2	1.4	1.0	1.7	6.6	13.9	3.6	1.8	1.1	0.9	0	18.2	1.1	1.1	1.8	1.4	0.3	0.9	1.6	1.0	2.0	0.0	3.3	1.3	0.1	0.5	2.9	100
河南	5.0	0.5	5.5	3.5	0.9	0.5	0.4	0.3	6.6	9.3	10.9	4.7	2.7	1.8	8.6	0	4.4	2.3	5.8	2.4	0.4	1.2	2.4	1.4	2.0	0.1	5.9	2.0	0.2	0.5	7.8	100
湖北	2.2	0.1	2.8	1.1	0.4	0.3	0.2	0.2	4.9	4.4	7.5	2.0	3.5	4.0	2.6	8.3	0	19.9	10.6	3.2	0.5	4.2	3.9	2.8	2.9	0.1	3.7	1.0	0.1	0.2	2.2	100
湖南	1.5	0.1	3.5	0.3	0.2	0.2	0.1	0.2	2.8	2.5	7.4	1.1	3.0	4.3	1.8	3.1	6.6	0	27.1	10.4	0.9	3.0	2.9	8.3	4.8	0.1	1.1	0.8	0.1	0.2	1.4	100
广东	1.4	0.1	1.2	0.4	0.2	0.6	0.3	0.5	1.7	1.2	1.4	0.7	3.9	5.4	1.5	4.7	3.8	23.7	0	25.1	0.8	3.5	3.5	5.5	6.3	0.0	1.2	0.6	0.1	0.2	0.6	100
广西	1.5	0.0	0.9	0.2	0.2	0.8	0.4	0.4	1.7	1.7	2.9	0.7	3.1	2.7	1.6	2.7	1.7	9.1	48.3	0	1.3	1.2	2.6	6.7	5.0	0.0	0.7	0.7	0.0	0.8	0.5	100
海南	1.1	0.0	6.3	0.7	0.8	1.1	1.0	2.1	0.9	6.9	1.4	3.3	2.8	3.2	3.8	11.2	5.6	4.0	9.0	3.0	0	2.3	4.9	1.0	1.5	0.0	7.9	1.1	0.1	9.0	3.7	100
重庆	1.2	0.0	1.5	1.0	0.3	0.1	0.1	0.1	2.1	2.4	5.8	1.0	5.1	1.3	1.9	2.1	5.4	4.2	7.8	2.5	0.6	0	28.1	9.0	7.9	0.2	2.1	0.9	0.2	0.3	4.7	100
四川	1.3	0.1	1.8	1.2	0.5	0.2	0.1	0.1	2.0	3.0	7.4	1.0	5.0	1.1	3.0	2.1	1.7	2.3	8.3	2.3	0.5	22.5	0	5.3	13.3	0.5	4.2	2.1	0.4	0.3	6.3	100
贵州	0.7	0.0	0.8	0.3	0.1	3.1	0.1	0.1	1.4	2.8	17.3	1.3	6.1	1.9	1.4	1.4	1.3	11.1	8.0	6.6	0.5	10.9	6.9	0	13.4	0.0	0.8	0.5	0.0	0.4	0.6	100
云南	1.3	0.0	1.6	0.4	0.2	0.2	0.2	0.2	2.4	4.4	16.0	2.1	4.6	1.7	6.0	1.9	1.6	3.7	6.7	7.9	3.2	4.1	16.1	8.6	0	0.3	1.1	1.0	0.1	0.3	2.0	100
西藏	0.8		1.0	0.1	0.6	0.5	0.2	0.2	0.1	0.7	0.3	4.1	0.2	0.5	1.5	2.0	0.7	0.9	0.1	0.1	0.0	2.6	54.6	1.9	14.9	0	2.8	3.5	4.2	0.2	0.6	100
陕西	4.0	0.1	4.3	4.7	4.9	2.4	0.3	0.3	3.2	5.6	3.5	1.7	2.3	1.0	5.1	9.6	3.1	1.8	2.9	1.8	0.3	2.3	6.2	1.6	2.5	0.2	0	11.1	0.4	5.6	7.2	100
甘肃	2.7	0.2	2.2	0.6	2.3	0.1	0.1	0.6	2.3	3.0	1.9	0.6	0.6	0.5	2.6	2.5	0.6	0.7	1.2	0.5	0.1	0.9	7.8	0.4	0.8	0.3	23.8	0	9.9	6.8	23.4	100
青海	2.7	0.1	2.0	0.3	0.4	0.4	0.1	0.1	1.0	1.6	1.0	0.8	0.4	0.2	3.9	6.0	0.4	0.8	1.1	0.5	0.1	0.9	13.1	0.2	3.9	0.3	6.9	47.7	0	0.5	2.7	100
宁夏	10.1	0.2	3.0	1.0	6.0	0.2	0.2	0.4	3.4	2.0	2.6	0.7	0.8	0.3	2.9	5.3	0.7	0.8	1.2	0.8	0.2	2.1	5.7	0.6	1.5	0.1	17.6	15.1	0.4	0	14.1	100
新疆	5.6	0.1	2.9	0.8	3.1	0.6	0.3	0.3	4.2	3.6	1.5	1.1	0.6	0.5	5.8	11.9	2.4	2.3	1.6	1.2	0.5	7.4	14.5	0.5	2.1	0.1	9.0	9.4	0.5	5.8	0	100
台湾	1.6		0.4	0.4		0.4	1.2	1.2	2.8	6.4	4.0	0.8	3.6	0.4	68.5	0.4	0.4	0.8			0.8	1.6	1.6	1.2	0.4	0.4	0.4				0.4	100
香港	0.2		1.0	0.2			0.7		6.7	22.9	0.5		0.2	1.2	14.7	2.5	24.2	2.5	13.7	0.7	0.2	2.2	0.7		0.2		0.5				3.7	100
澳门					0.4			0.4	39.5	17.1			2.7	0.4	12.8				25.2				1.2	0.4								100

图 1-1-1-71 2022 年各省（自治区、直辖市）常住居民选择省外二级医院就医的去向省份分布（%）

进一步分析我国三级医院各省常住居民就医情况，2022 年全国疾病不出省的住院患者占比为 95.37%，呈逐年上升的趋势；疾病不出市的平均占比为 83.88%，均高于前几年。其中，上海、北京、天津和重庆 4 个直辖市，本省 / 本市三级医院就医患者占比均超过 95%。本省三级医院就医患者中占比最低的是西藏（75.74%），本市就医患者占比超过 80% 的省（自治区、直辖市）有 18 个，宁夏、青海、海南和西藏的本市就医占比小于 70%（图 1–1–1–72、图 1–1–1–73）。

■2022年 ■2021年 ■2020年 ■2017年

本省患者占比（%）

	全国	广东	上海	北京	广西	天津	山东	辽宁	云南	浙江	新疆	陕西	四川	福建	湖北	湖南
2022年	95.37	98.90	98.19	97.77	97.69	97.68	97.18	97.10	96.93	96.91	96.87	96.85	96.81	96.75	96.62	96.58
2021年	94.67	98.79	98.45	97.60	97.41	96.80	96.65	96.69	96.66	95.50	96.89	96.66	96.46	95.44	96.24	96.08
2020年	94.62	98.70	98.02	96.88	97.58	96.72	97.05	97.15	96.12	95.10	97.20	96.79	96.62	92.83	95.47	95.88
2017年	94.09	98.33	97.29	93.59	97.25	96.48	96.03	94.24	94.64	94.80	97.83	95.99	96.62	95.78	97.03	95.10

	宁夏	重庆	河南	江苏	青海	山西	吉林	贵州	海南	甘肃	黑龙江	江西	安徽	河北	内蒙古	西藏
2022年	96.27	95.45	95.34	95.21	94.44	94.19	93.78	93.26	92.78	91.64	91.61	91.33	88.41	87.82	84.25	75.74
2021年	95.94	94.60	95.14	93.97	94.32	93.06	94.05	91.29	92.91	90.97	90.40	91.06	86.55	85.92	83.66	77.95
2020年	96.68	94.12	95.16	93.57	95.34	93.89	94.59	91.53	93.58	90.26	90.04	90.53	86.00	88.63	86.19	79.92
2017年	96.22	94.21	93.05	93.35	94.99	92.74	95.00	90.91	94.40	90.32	93.11	89.94	80.94	88.06	85.25	65.95

图 1-1-1-72　2017 年及 2020—2022 年各省（自治区、直辖市）三级医院疾病不出省情况

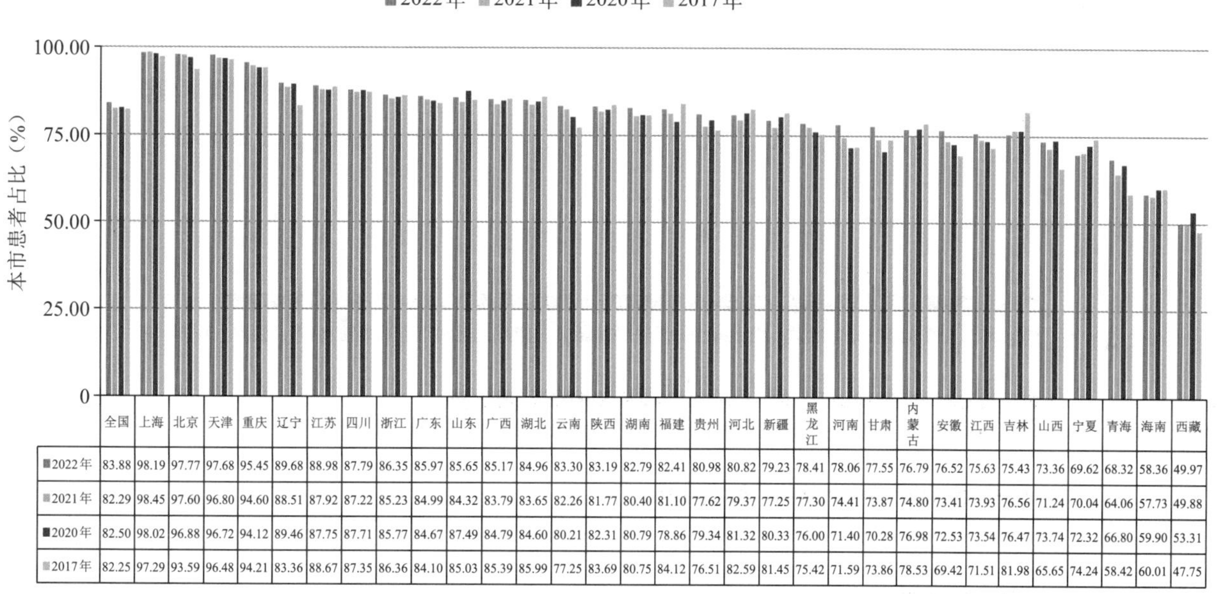

	全国	上海	北京	天津	重庆	辽宁	江苏	四川	浙江	广东	山东	广西	湖北	云南	陕西	湖南
2022年	83.88	98.19	97.77	97.68	95.45	89.68	88.98	87.79	86.35	85.97	85.65	85.17	84.96	83.30	83.19	82.79
2021年	82.29	98.45	97.60	96.80	94.60	88.51	87.92	87.22	85.23	84.99	84.32	83.79	83.65	82.26	81.77	80.40
2020年	82.50	98.02	96.88	96.72	94.12	89.46	87.75	87.71	85.77	84.67	87.49	84.79	84.60	80.21	82.31	80.79
2017年	82.25	97.29	93.59	96.48	94.21	83.36	88.67	87.35	86.36	84.10	85.03	85.39	85.99	77.25	83.69	80.75

	福建	贵州	河北	新疆	黑龙江	河南	甘肃	内蒙古	安徽	江西	吉林	山西	宁夏	青海	海南	西藏
2022年	82.41	80.98	80.82	79.23	78.41	78.06	77.55	76.79	76.52	75.63	75.43	73.36	69.62	68.32	58.36	49.97
2021年	81.10	77.62	79.37	77.25	77.30	74.41	73.87	74.80	73.41	73.93	76.56	71.24	70.04	64.06	57.73	49.88
2020年	78.86	79.34	81.32	80.33	76.00	71.40	70.28	76.98	72.53	73.54	76.47	73.74	72.32	66.80	59.90	53.31
2017年	84.12	76.51	82.59	81.45	75.42	71.59	73.86	78.53	69.42	71.51	81.98	65.65	74.24	58.42	60.01	47.75

图 1-1-1-73　2017 年及 2020—2022 年各省（自治区、直辖市）三级医院疾病不出市情况

（二）全国省外就医患者专业分布特点分析

1. 出院科室分布

2022 年三级医院省外就医患者中，按照出院科室统计，省外患者人次最多的前 5 个科室分别为外科（29.25%）、内科（23.17%）、肿瘤科（12.24%）、妇产科（8.51%）和儿科（5.02%），这 5 个科室共收治 3 916 866 例省外就医患者，占全部省外就医患者的 78.20%，与前 5 年省外就医前 5 位出院科室一致。三级医院外科、内科和肿瘤科收治的省外就医患者占比总体呈逐年上升的情况，妇产科和儿科则呈逐年下降的趋势（图 1-1-1-74）。

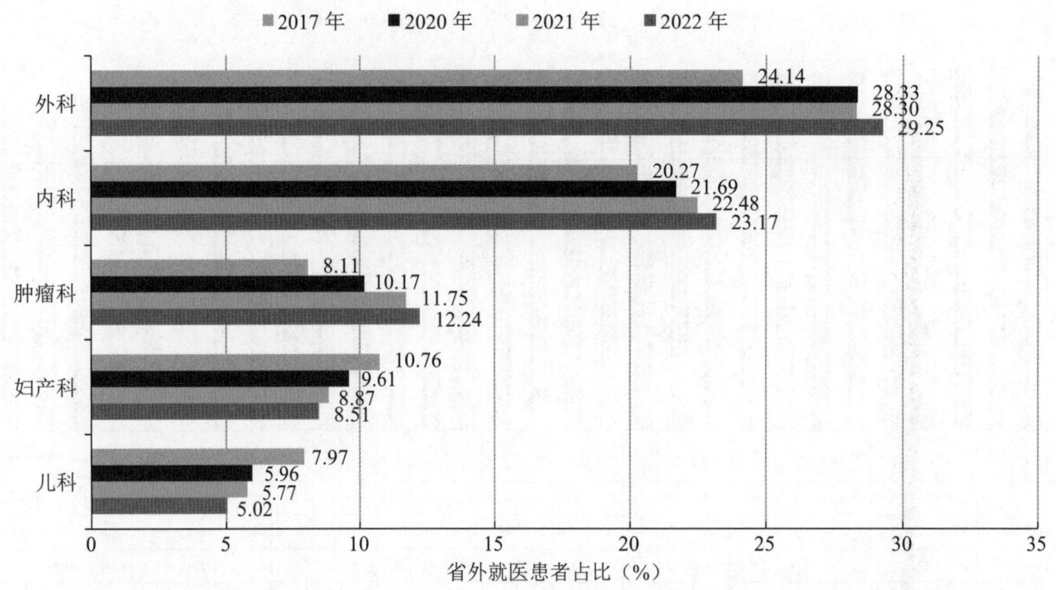

图 1-1-1-74　2017 年及 2020—2022 年三级医院省外就医患者最多的 5 个出院科室比例

2022 年二级医院省外就医患者中，按照出院科室统计，省外患者人次最多的前 5 个科室分别为外科（30.68%）、内科（24.22%）、妇产科（12.62%）、儿科（4.80%）和肿瘤科（4.74%），这 5 个科室共收治 444 247 例省外就医患者，占全部省外就医患者的 77.06%。与 2017 年相比，二级医院外科、内科和肿瘤科收治的省外就医患者占所有二级医院收治省外患者的比例均有所上升，内科和肿瘤科呈逐年上升；而妇产科和儿科均有所下降，分别下降了 5.86 个百分点和 3.72 个百分点（图 1–1–1–75）。

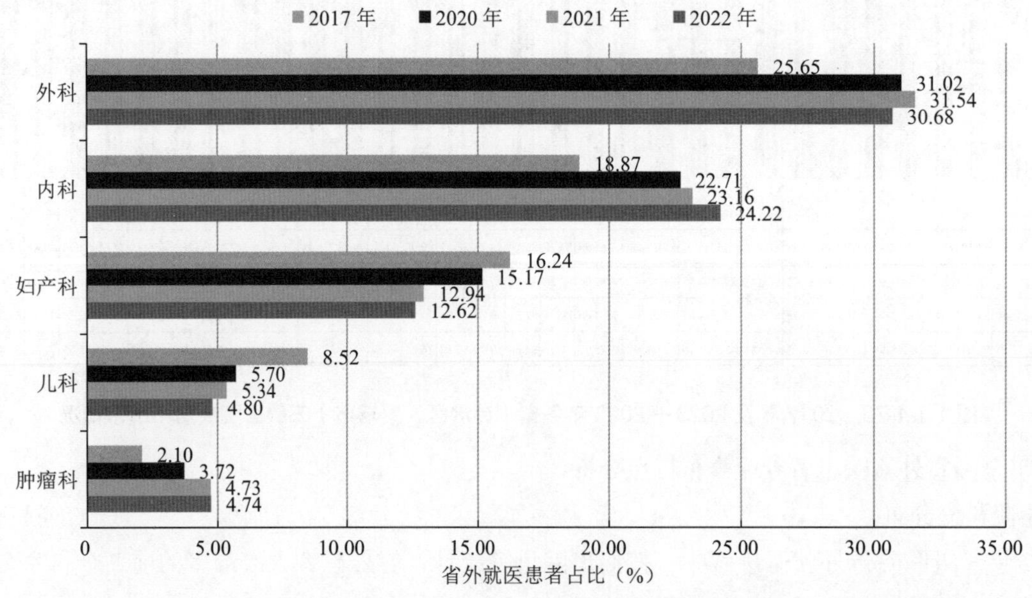

图 1-1-1-75　2017 年及 2020—2022 年二级医院省外就医患者最多的 5 个出院科室比例

对二级和三级医院出院科室（《医疗机构诊疗科目名录》四位码科室）进行统计，2022 年三级医院收治省外就医患者占比最多的科室前 3 位分别为肿瘤科（12.35%）、普通外科（8.64%）及骨科（6.42%）；二级医院收治省外就医患者占比最多的科室前 3 位分别是外科（11.71%）、内科（10.25%）及骨科（10.02%）（图 1–1–1–76、图 1–1–1–77）。

肿瘤科（以肿瘤科为主）：556 051例，12.35%
外科（以普通外科专业为主）：388 994例，8.64%
外科（以骨科专业为主）：289 257例，6.42%
内科（以心血管内科专业为主）：225 062例，5%
妇产科（以妇科专业为主）：185 570例，4.19%
眼科（以眼科为主）：179 672例，3.99%
内科（以神经内科专业为主）：155 731例，3.46%
外科（以外科为主）：142 343例，3.16%
内科（以消化内科专业为主）：138 972例，3.09%
内科（以血液内科专业为主）：137 777例，3.06%
外科（以神经外科专业为主）：136 172例，3.02%
外科（以泌尿外科专业为主）：136 115例，3.02%
妇产科（以产科专业为主）：135 449例，3.01%
内科（以呼吸内科专业为主）：130 769例，2.9%
外科（以胸外科专业为主）：97 854例，2.17%
耳鼻咽喉科（以耳鼻咽喉科为主）：85 293例，1.89%
内科（以内科为主）：83 616例，1.86%
儿科（以儿科为主）：70 982例，1.58%
内科（以肾病学专业为主）：59 762例，1.33%
内科（以内分泌专业为主）：56 021例，1.24%
1
2
3
4
5
6
7
8
9
10
11
12
13
14
16
16
17
18
19
……

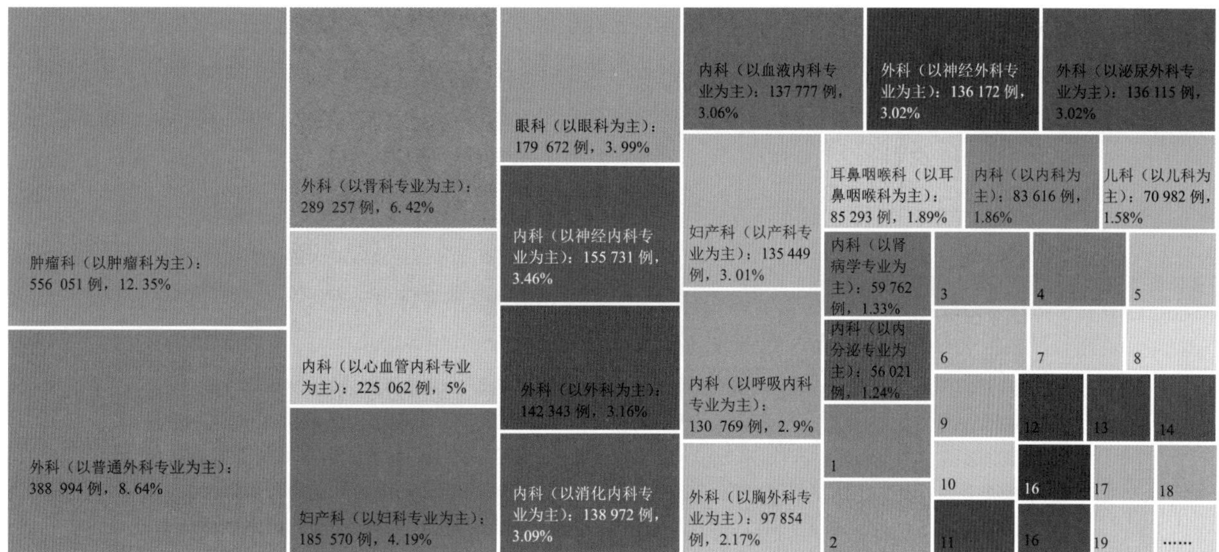

注：1. 医学影像科（以放射治疗专业为主）：52 614例，1.17%；2. 外科（以心脏大血管外科专业为主）：50 306例，1.12%；3. 全科医疗科（以全科医疗科为主）：47 162例，1.05%；4. 其他业务科室（以其他业务科室为主）：47 028例，1.04%；5. 妇产科（以妇产科为主）：42 672例，0.95%；6. 急诊医学科（以急诊医学科为主）：37 574例，0.83%；7. 外科（以外科_其他为主）：37 213例，0.83%；8. 传染科（以传染科为主）：36 134例，0.8%；9. 康复医学科（以康复医学科为主）：34 450例，0.76%；10. 内科（以免疫学专业为主）：30 946例，0.69%；11. 重症医学科（以重症医学科为主）：29 829例，0.66%；12. 儿科（以小儿血液病专业为主）：29 406例，0.65%；13. 儿科（以新生儿专业为主）：28 444例，0.63%；14. 精神科（以精神科为主）：28 225例，0.63%；15. 医学影像科（以介入放射学专业为主）：28 198例，0.63%；16. 中医科（以中医科为主）：24 130例，0.54%；17. 中医科（以肿瘤科专业为主）：24 106例，0.54%；18. 外科（以整形外科专业为主）：23 164例，0.51%；19. 内科（以老年病专业为主）：20 386例，0.45%。

图 1-1-1-76　2022年三级医院省外就医患者出院科室分布

外科（以外科为主）：85 895例，11.71%
内科（以内科为主）：75 207例，10.25%
外科（以骨科专业为主）：73 535例，10.02%
妇产科（以妇产科为主）：44 185例，6.02%
肿瘤科（以肿瘤科为主）：35 715例，4.87%
外科（以普通外科专业为主）：32 850例，4.48%
儿科（以儿科为主）：31 320例，4.27%
妇产科（以产科专业为主）：26 195例，3.57%
内科（以神经内科专业为主）：26 144例，3.56%
妇产科（以妇科专业为主）：23 480例，3.2%
内科（以心血管内科专业为主）：22 567例，3.08%
内科（以呼吸内科专业为主）：16 756例，2.28%
内科（以消化内科专业为主）：16 566例，2.26%
其他业务科室（以其他业务科室为主）：12 789例，2.23%
外科（以泌尿外科专业为主）：15 323例，2.09%
外科（以神经外科专业为主）：13 086例，1.78%
眼科（以眼科为主）：12 789例，1.74%
耳鼻咽喉科（以耳鼻咽喉科为主）：10 204例，1.39%
精神科（以精神科为主）：12 652例，1.72%
康复医学科（以康复医学科为主）：11 188例，1.52%
1
2
3
4
5
6
7
8
9
10
11
12
13
14
15
16
17
18
19
……

注：1. 全科医疗科（以全科医疗科为主）：9443例，1.29%；2. 内科（以血液内科专业为主）：7257例，0.99%；3. 内科（以内分泌专业为主）：6559例，0.89%；4. 中医科（以中医科为主）：5863例，0.8%；5. 外科（以胸外科专业为主）：5715例，0.78%；6. 耳鼻咽喉科（以耳鼻咽喉科_其他为主）：5671例，0.77%；7. 重症医学科（以重症医学科为主）：5489例，0.75%；8. 传染科（以传染科为主）：5376例，0.73%；9. 内科（以肾病学专业为主）：4966例，0.68%；10. 急诊医学科（以急诊医学科为主）：4608例，0.63%；11. 中医科（以妇产科专业为主）：4526例，0.62%；12. 中医科（以外科专业为主）：3487例，0.48%；13. 儿科（以新生儿专业为主）：3447例，0.47%；14. 中医科（以内科专业为主）：3234例，0.44%；15. 中医科（以骨伤科专业为主）：3145例，0.43%；16. 精神科（以精神病专业为主）：3001例，0.41%；17. 中医科（以儿科专业为主）：2800例，0.38%；18. 疼痛科（以疼痛科为主）：2699例，0.37%；19. 中西医结合科（以中西医结合科为主）：2576例，0.35%。

图 1-1-1-77　2022年二级医院省外就医患者出院科室分布

对 2022 年各省（自治区、直辖市）常住居民选择省外二级和三级医院就医的患者出院科室分布情况进行分析，三级医院中，安徽省外出就医的患者最多，为 557 146 人次，就医排名前 3 位的科室分别是外科（30.63%）、内科（22.01%）和肿瘤科（8.86%）；二级医院中，四川省外出就医的患者最多，为 62 499 人次，就医排名前 3 位的科室分别是外科（32.16%）、内科（21.78%）和妇产科（13.02%）（图 1-1-1-78、图 1-1-1-79）。

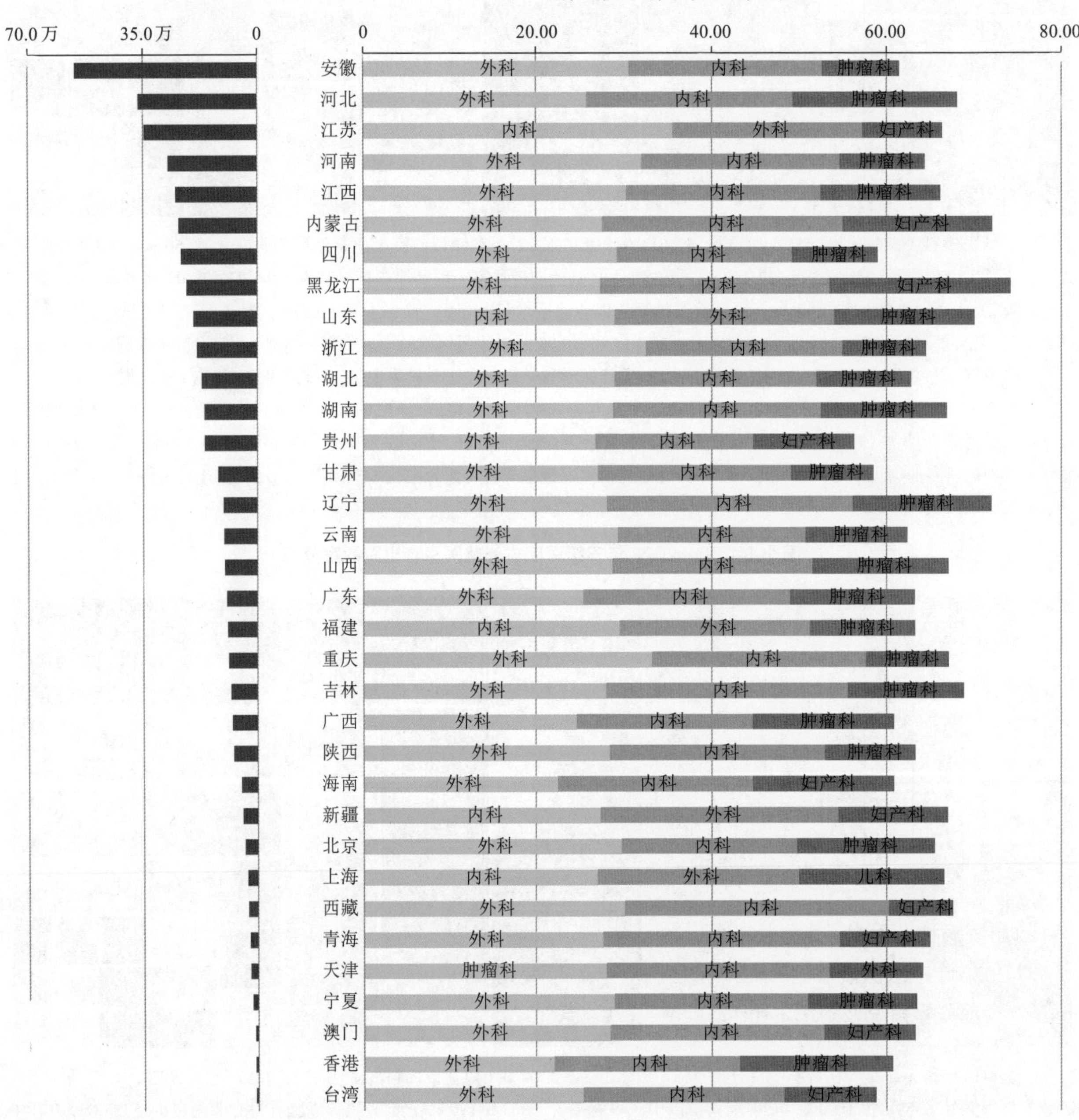

图 1-1-1-78　2022 年各省（自治区、直辖市）常住居民选择省外三级医院就医的患者出院科室分布

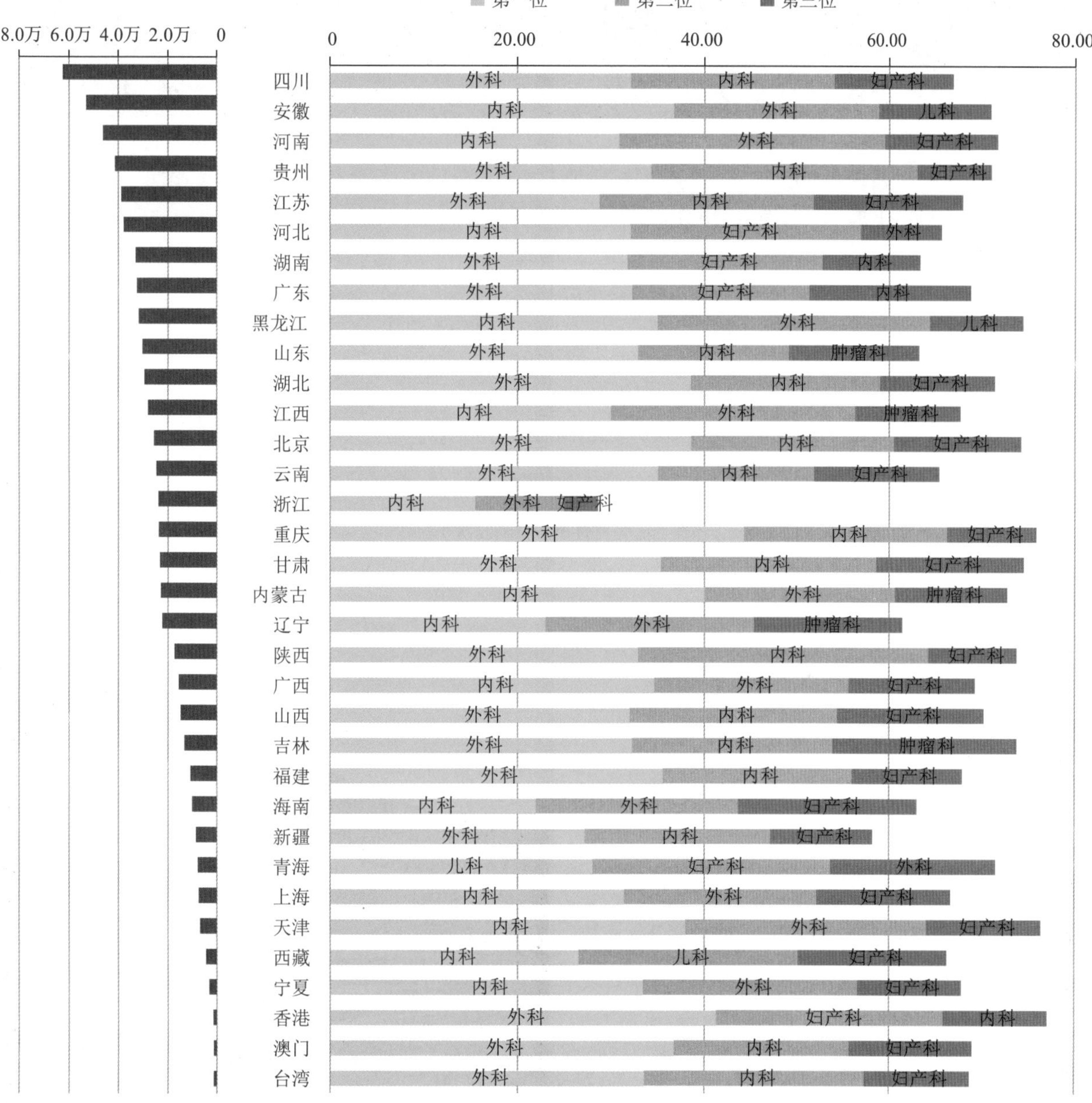

图 1-1-1-79　2022 年各省（自治区、直辖市）常住居民选择省外二级医院就医的患者出院科室分布

2. 出院病种、手术 / 操作分布

对 2022 年三级医院省外就医患者疾病主要诊断按 ICD-10 编码亚目进行归类，省外就医人次最多的前 10 位病种排序情况及对应的 2021 年主要诊断排序情况见表 1-1-1-7。“为肿瘤化学治疗疗程（Z51.1）”省外就医患者人次最高，占全部省外就医患者的 11.64%，低于 2021 年的 12.21%。

进一步分析 2022 年三级医院的“为肿瘤化学治疗疗程（Z51.1）”疾病省外就医人群的就医流向，主要来自江苏、安徽、河北、浙江等地区，主要去往上海、江苏、北京、天津等地区。人次最多的为从江苏去往上海（36 142 例）、安徽去往江苏（28 073 例）、河北去往北京（27 542 例）、河北去往天津（19 834 例），共占该疾病省外就医总人次的 21.19%。北京和上海三级医院收治的省外患者主要的疾病为“为肿瘤化学治疗疗程（Z51.1）”（图 1-1-1-80）。

表 1-1-1-7　2021 年与 2022 年三级医院省外就医人次最多的疾病（前 10 位）

2021 年				2022 年		
排序	该疾病省外就医患者占所有三级省外就医患者比例（%）	三级医院省外就医患者人次	疾病名称（主要诊断 ICD-10 亚目）	三级医院省外就医患者人次	该疾病省外就医患者占所有三级省外就医患者比例（%）	排序
1	12.21	634 603	为肿瘤化学治疗疗程（Z51.1）	526 712	11.64	1
2	4.94	256 749	其他特指的医疗照顾（Z51.8）	258 341	5.71	2
3	1.37	71 025	放射治疗疗程（Z51.0）	65 812	1.46	3
4	1.35	70 283	不稳定性心绞痛（I20.0）	63 102	1.40	4
5	1.16	60 123	未特指的脑梗死（I63.9）	46 912	1.04	5
6	0.96	49 856	甲状腺恶性肿瘤（C73.X）	41 644	0.92	6
9	0.72	37 500	涉及骨折板和其他内固定装置的随诊医疗（Z47.0）	36 076	0.80	7
7	0.82	42 678	动脉硬化性心脏病（I25.1）	35 942	0.79	8
8	0.75	38 986	上叶，支气管或肺的恶性肿瘤（C34.1）	34 088	0.75	9
10	0.64	33 233	乳房良性肿瘤（D24.X）	26 258	0.58	10

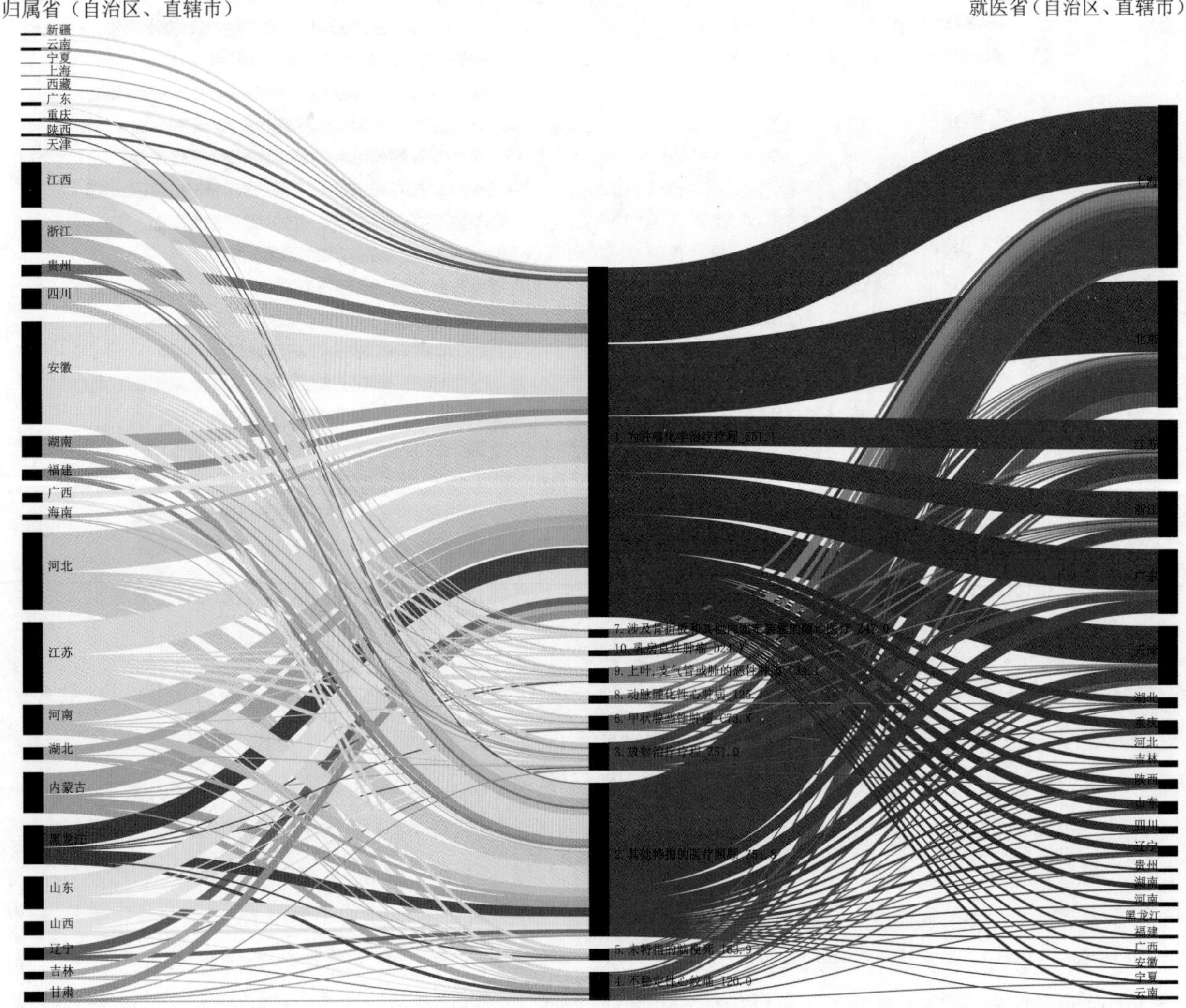

注：省外就医流向（A 地患者往 B 地就医）小于 500 人次的不显示。

图 1-1-1-80　2022 年三级医院省外就医人次最多的前 10 位疾病省外就医流向

对 2022 年二级医院省外就医患者疾病主要诊断按 ICD-10 编码亚目进行归类，省外就医人次最多的前10位病种排序情况及对应的2021年主要诊断排序情况见表 1-1-1-8。"为肿瘤化学治疗疗程（Z51.1）"居首位，与三级医院一致。其中，"未特指的急性支气管炎（J20.9）"由 2021 年的第 13 位上升至 2022 年的第 9 位。

表 1-1-1-8　2021 年与 2022 年二级医院省外就医人次最多的疾病（前 10 位）

2021 年			疾病名称（主要诊断 ICD-10 亚目）	2022 年		
排序	该疾病省外就医患者占所有二级省外就医患者比例（%）	二级医院省外就医患者人次		二级医院省外就医患者人次	该疾病省外就医患者占所有二级省外就医患者比例（%）	排序
1	4.15	35 596	为肿瘤化学治疗疗程（Z51.1）	31 982	4.27	1
2	2.67	22 922	未特指的脑梗死（I63.9）	21 582	2.88	2
4	1.70	14 568	医疗性流产，完全性或未特指，无并发症（O04.9）	12 316	1.64	3
3	1.76	15 110	其他特指的医疗照顾（Z51.8）	11 570	1.54	4
6	1.16	9921	涉及骨折板和其他内固定装置的随诊医疗（Z47.0）	10 226	1.37	5
7	1.13	9687	动脉硬化性心脏病（I25.1）	9226	1.23	6
5	1.40	12 010	未特指的支气管肺炎（J18.0）	8487	1.13	7
8	1.10	9418	未特指的急性阑尾炎（K35.9）	8035	1.07	8
13	0.83	7159	未特指的急性支气管炎（J20.9）	6772	0.90	9
10	0.94	8053	其他特指的椎间盘移位（M51.2）	6738	0.90	10

进一步分析 2022 年全部上报二级医院"为肿瘤化学治疗疗程（Z51.1）"疾病省外就医人群的就医流向，主要来自河北、内蒙古、江苏、山东、安徽等地区，主要去往北京、上海等地区。人次最多的为从河北去往北京（4999 例）、内蒙古去往北京（2337 例）、江苏去往上海（2088 例）、山东去往北京（1673 例）及安徽去往上海（1303 例），共占该疾病省外就医总人次的 54.18%（图 1-1-1-81）。

2022 年三级医院省外就医患者中，接受手术诊疗患者的主要手术编码按 ICD-9-CM-3 四位码进行归类，省外就医人次最多的前 10 位手术编码排序情况见表 1-1-1-9，2021 年和 2022 年前 2 位的手术排序一致，"低位子宫下段剖宫产（74.1X）"仍为首位；"其他血管的其他血管内修补术（39.79）"从 2021 年的第 6 位上升到 2022 年的第 3 位。

进一步分析 2022 年三级医院"低位子宫下段剖宫产（74.1X）"手术省外就医人群的就医流向，主要来自安徽、湖北、河北等地区，主要去往江苏、贵州、北京、上海等地区。人次最多的为从安徽去往江苏（2950 例）、湖北去往贵州（2010 例）、河北去往北京（1153 例）、安徽去往浙江（1021 例），共占该手术省外就医总人次的 12.30%。北京三级医院主要收治"药物洗脱冠状动脉支架置入（36.07）"，上海三级医院主要收治"其他血管的其他血管内修补术（39.79）"手术（图 1-1-1-82）。

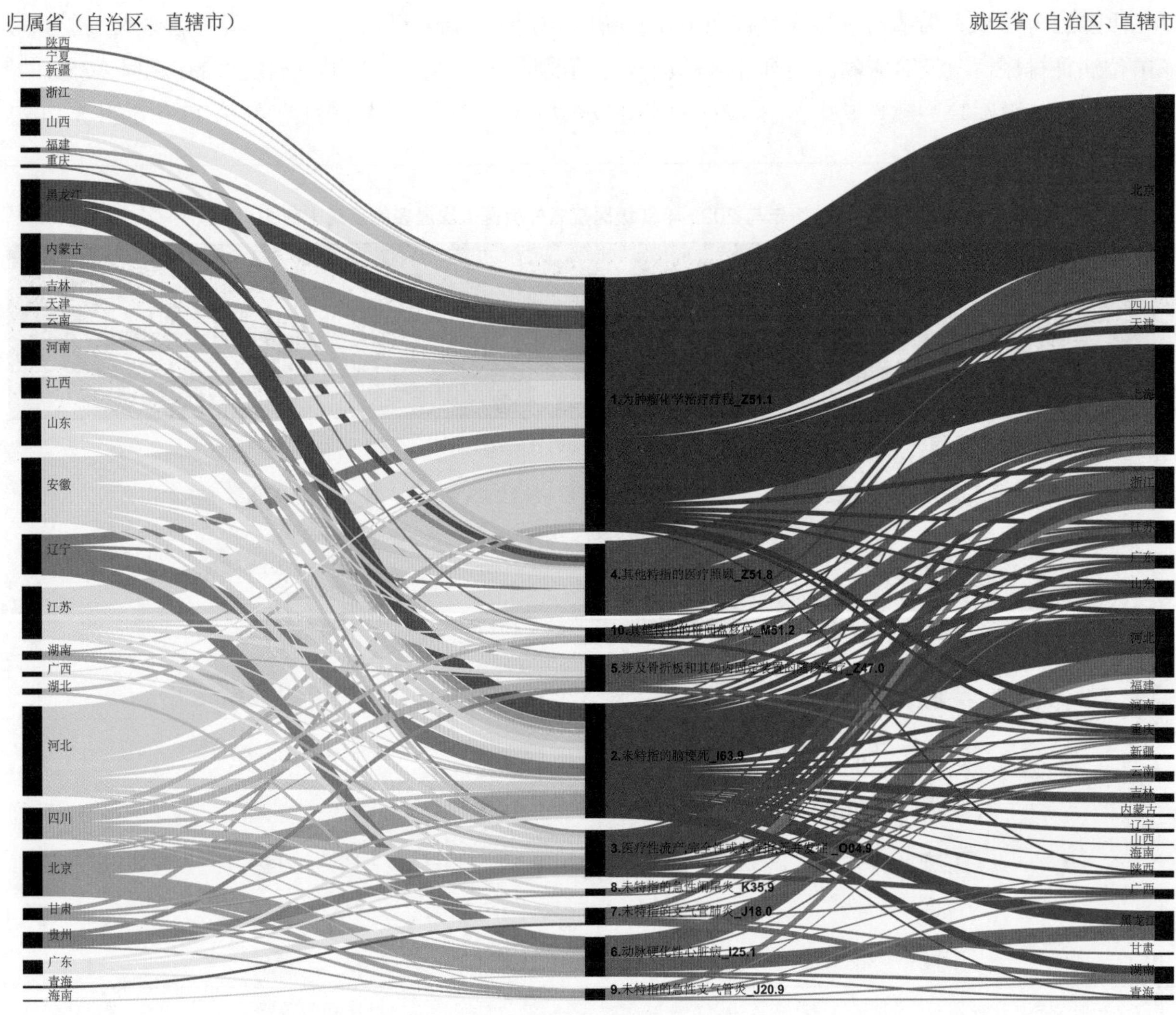

注：省外就医流向（A 地患者往 B 地就医）小于 100 人次的不显示。

图 1-1-1-81　2022 年二级医院省外就医人次最多的前 10 位疾病省外就医流向

表 1-1-1-9　2021 年与 2022 年三级医院收治省外就医人次最多的手术（前 10 顺位排序）

2021 年			手术名称 （主要手术 ICD-9-CM-3 四位码）	2022 年		
排序	该手术省外就医患者占所有三级省外就医患者比例（%）	三级医院省外就医患者人次		三级医院省外就医患者人次	该手术省外就医患者占所有三级省外就医患者比例（%）	排序
1	3.33	65 294	低位子宫下段剖宫产（74.1X）	58 011	3.40	1
2	2.68	52 642	药物洗脱冠状动脉支架置入（36.07）	46 389	2.72	2
6	1.69	33 180	其他血管的其他血管内修补术（39.79）	35 130	2.06	3
3	1.93	37 941	子宫病损的其他切除术或破坏术（68.29）	32 489	1.91	4
7	1.61	31 664	腹腔镜下胆囊切除术（51.23）	30 188	1.77	5
4	1.89	37 175	乳房病损局部切除术（85.21）	29 929	1.76	6
10	1.57	30 800	白内障晶状体乳化和抽吸（13.41）	29 473	1.73	7
5	1.72	33 721	单侧甲状腺叶切除术（06.2X）	28 933	1.70	8
9	1.60	31 357	其他近期产科裂伤修补术（75.69）	28 869	1.69	9
8	1.61	31 501	胸腔镜下肺叶切除术（32.41）	25 286	1.48	10

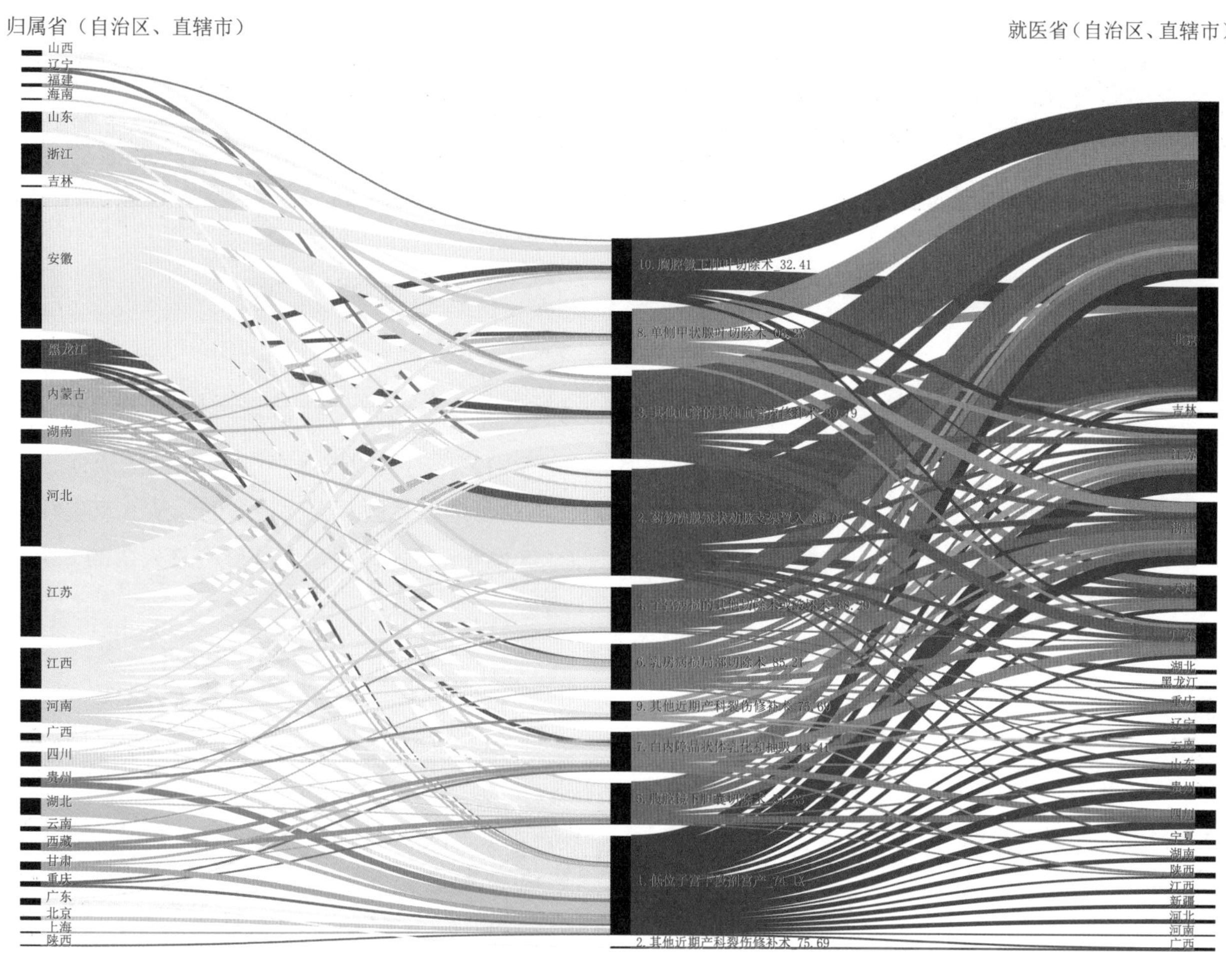

注：省外就医流向（A 地患者往 B 地就医）小于 300 人次的不显示。

图 1-1-1-82　2022 年三级医院省外就医人次最多的前 10 位手术省外就医流向

2022 年二级医院省外就医患者中，接受手术诊疗患者的主要手术编码按 ICD-9-CM-3 四位码进行归类，省外就医人次最多的前 10 位手术编码排序情况见表 1-1-1-10，2021 年和 2022 年二级医院收治的省外就医患者中前 3 位手术一致，其中“低位子宫下段剖宫产（74.1X）”占比最高，2022 年为 9.58%，略低于 2021 年。

表 1-1-1-10　2021 年与 2022 年二级医院收治省外就医人次最多的手术（前 10 顺位排序）

2021 年			手术名称（主要手术 ICD-9-CM-3 四位码）	2022 年		
排序	该手术省外就医患者占所有二级省外就医患者比例（%）	二级医院省外就医患者人次		二级医院省外就医患者人次	该手术省外就医患者占所有二级省外就医患者比例（%）	排序
1	9.75	22 789	低位子宫下段剖宫产（74.1X）	19 523	9.58	1
2	3.71	8666	其他近期产科裂伤修补术（75.69）	8927	4.38	2
3	3.06	7144	腹腔镜下阑尾切除术（47.01）	6549	3.21	3
6	2.04	4757	经尿道输尿管和肾盂梗阻去除（56.0X）	5163	2.53	4
5	2.21	5172	胫骨和腓骨骨折开放性复位术伴内固定（79.36）	4597	2.26	5
4	2.32	5424	外阴切开术（73.6X）	4162	2.04	6
7	1.88	4399	白内障晶状体乳化和抽吸（13.41）	4118	2.02	7

续表

2021 年			手术名称（主要手术 ICD-9-CM-3 四位码）	2022 年		
排序	该手术省外就医患者占所有二级省外就医患者比例（%）	二级医院省外就医患者人次		二级医院省外就医患者人次	该手术省外就医患者占所有二级省外就医患者比例（%）	排序
8	1.64	3843	腹腔镜下胆囊切除术（51.23）	3337	1.64	8
9	1.55	3622	其他骨骨折开放性复位术伴内固定（79.39）	3334	1.64	9
13	1.31	3069	子宫病损的其他切除术或破坏术（68.29）	3308	1.62	10

进一步分析 2022 年二级医院“低位子宫下段剖宫产（74.1X）”手术省外就医人群的就医流向，主要来自北京、河北、广东等地区，主要去往河北、山东、广西等地区就医。人次最多的为从北京去往河北（896 例）、河北去往山东（397 例）、广东去往广西（388 例），共占该手术省外就医总人次的 8.61%（图 1-1-1-83）。

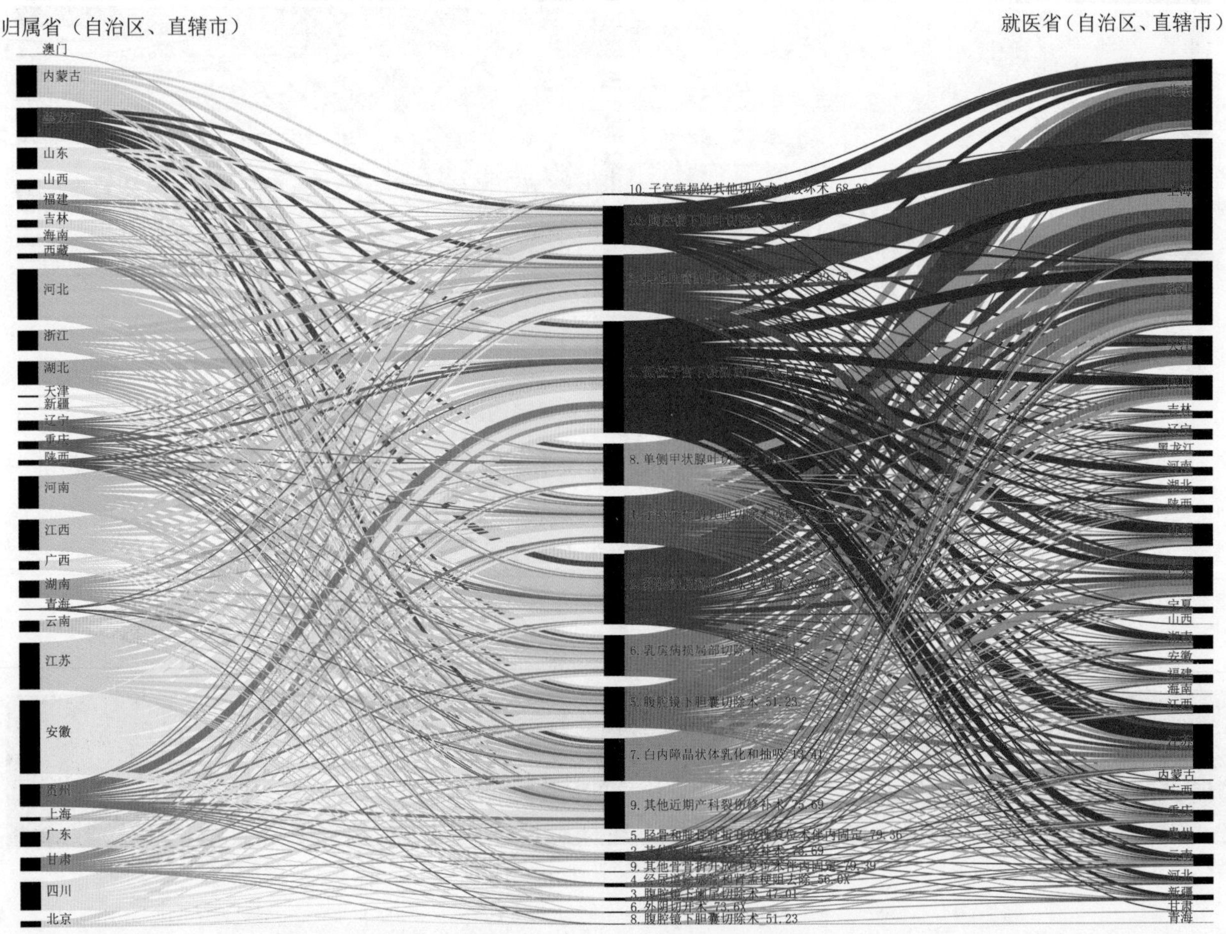

注：省外就医流向（A 地患者往 B 地就医）小于 50 人次的不显示。

图 1-1-1-83　2022 年二级医院省外就医人次最多的前 10 位手术省外就医流向

2022 年三级医院省外就医患者中，接受诊断性操作的患者主要诊断性操作编码按 ICD-9-CM-3 四位码进行归类，省外就医人次最多的前 10 位诊断性操作编码排序情况见表 1-1-1-11，2021 年和 2022 年排序第一的诊断性操作一致，为“单根导管的冠状动脉造影术（88.55）”，2022 年较 2021 年略有下降。

表 1-1-1-11　2021 年与 2022 年三级医院收治省外就医人次最多的诊断性操作（前 10 顺位排序）

2021 年				2022 年		
排序	该诊断性操作省外就医患者占所有三级省外就医患者比例（%）	三级医院省外就医患者人次	操作名称（主要诊断性操作 ICD-9-CM-3 四位码）	三级医院省外就医患者人次	该诊断性操作省外就医患者占所有三级省外就医患者比例（%）	排序
1	9.78	51 939	单根导管的冠状动脉造影术（88.55）	42 917	9.59	1
4	5.91	31 398	骨髓其他诊断性操作（41.38）	31 551	7.05	2
6	5.40	28 687	闭合性［内镜的］支气管活组织检查（33.24）	29 190	6.52	3
3	6.09	32 353	其他胃镜检查（44.13）	28 002	6.25	4
2	6.60	35 033	脊髓放液（3.31）	26 843	6.00	5
7	4.46	23 672	脑动脉造影术（88.41）	20 773	4.64	6
5	5.66	30 058	骨髓活组织检查（41.31）	19 500	4.36	7
8	2.98	15 820	闭合性［内镜的］胃活组织检查（44.14）	12 847	2.87	8
10	2.62	13 897	结肠镜检查（45.23）	12 813	2.86	9
9	2.68	14 222	闭合性［经皮］［针吸］肺活组织检查（33.26）	12 328	2.75	10

进一步分析 2022 年三级医院“单根导管的冠状动脉造影术（88.55）”诊断性操作省外就医人群的就医流向，主要来自河北、江苏、内蒙古等地区，主要去往北京、天津、上海等地区就医。人次最多的为从河北去往北京（3341 例）、河北去往天津（1672 例）、江苏去往上海（1312 例）、内蒙古去往北京（1269 例），共占该操作省外就医总人次的 17.69%。数据显示，北京市三级医院收治“单根导管的冠状动脉造影术（88.55）”居多，江苏省三级医院收治“骨髓其他诊断性操作（41.38）”居多（图 1-1-1-84）。

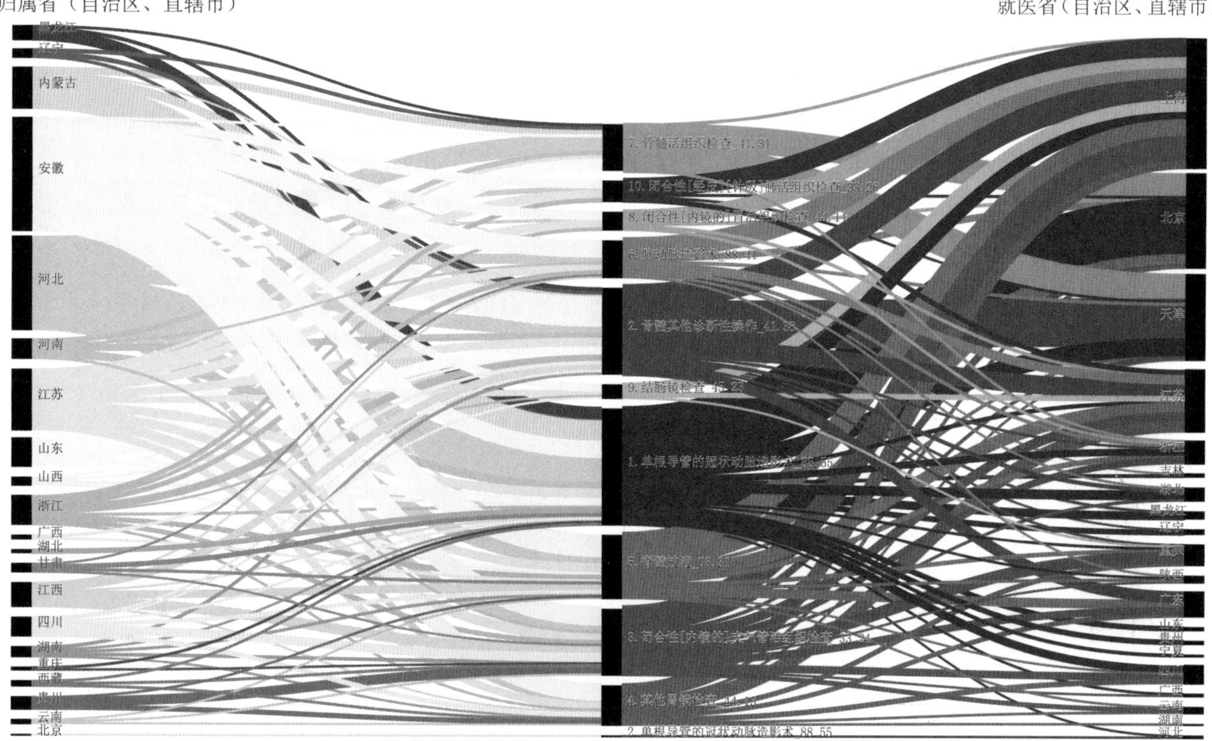

注：省外就医流向（A 地患者往 B 地就医）小于 300 人次的不显示。

图 1-1-1-84　2022 年三级医院省外就医人次最多的前 10 位诊断性操作省外就医流向

2022 年二级医院省外就医患者中，接受诊断性操作患者的主要诊断性操作编码按 ICD-9-CM-3 四位码进行归类，省外就医人次最多的前 10 位诊断性操作编码排序情况见表 1-1-1-12，2021 年和 2022 年前 2 位诊断性操作一致，“其他胃镜检查（44.13）”占比最高，2022 年为 12.65%。“闭合性［内镜的］支气管活组织检查（33.24）”由 2021 年的第 10 位上升至第 5 位，上涨 0.55 个百分点。

表 1-1-1-12　2021 年与 2022 年二级医院收治省外就医人次最多的诊断性操作（前 10 顺位排序）

2021 年			操作名称（主要诊断性操作 ICD-9-CM-3 四位码）	2022 年		
排序	该诊断性操作省外就医患者占所有二级省外就医患者比例（%）	二级医院省外就医患者人次		二级医院省外就医患者人次	该诊断性操作省外就医患者占所有二级省外就医患者比例（%）	排序
1	11.37	4749	其他胃镜检查（44.13）	4824	12.65	1
2	6.98	2918	单根导管的冠状动脉造影术（88.55）	2877	7.54	2
4	4.15	1732	胸部计算机轴向断层照相术（87.41）	1628	4.27	3
7	3.71	1552	闭合性［内镜的］胃活组织检查（44.14）	1454	3.81	4
10	3.14	1313	闭合性［内镜的］支气管活组织检查（33.24）	1409	3.69	5
9	3.36	1404	结肠镜检查（45.23）	1368	3.59	6
5	4.05	1693	子宫镜检查（68.12）	1279	3.35	7
8	3.45	1442	其他扩张和刮宫术（69.09）	1241	3.25	8
6	3.82	1598	心电图（89.52）	1204	3.16	9
11	2.95	1233	脑动脉造影术（88.41）	1185	3.11	10

进一步分析 2022 年二级医院“其他胃镜检查（44.13）”诊断性操作省外就医人群的就医流向，主要来自辽宁、贵州、北京等地区，主要去往黑龙江、湖南、河北等地区就医。人次最多的为从辽宁去往黑龙江（239 例）、贵州去往湖南（22 例）、北京去往河北（106 例），共占该操作省外就医总人次的 9.68%（图 1-1-1-85）。

2022 年三级医院省外就医患者中，接受治疗性操作患者的主要治疗性操作编码按 ICD-9-CM-3 四位码进行归类，省外就医人次最多的前 10 位治疗性操作编码排序情况见表 1-1-1-13，2021 年和 2022 年前 9 位占比分别为 37.63% 和 13.31%，其中“注射或输注作为一种抗肿瘤药的生物治疗调节［BRM］（99.28）”涨幅较大，较 2021 年上涨 1.92 个百分点。

进一步分析 2022 年三级医院“注射或输注癌瘤化学治疗药物（99.25）”治疗性操作省外就医人群的就医流向，主要来自江苏、安徽、河北等地区，主要去往上海、江苏、北京、天津等地区就医。人次最多的为从江苏去往上海（27 418 例）、安徽去往江苏（26 178 例）、河北去往北京（25 985 例）、河北去往天津（17 997 例），共占该操作省外就医总人次的 22.36%（图 1-1-1-86）。

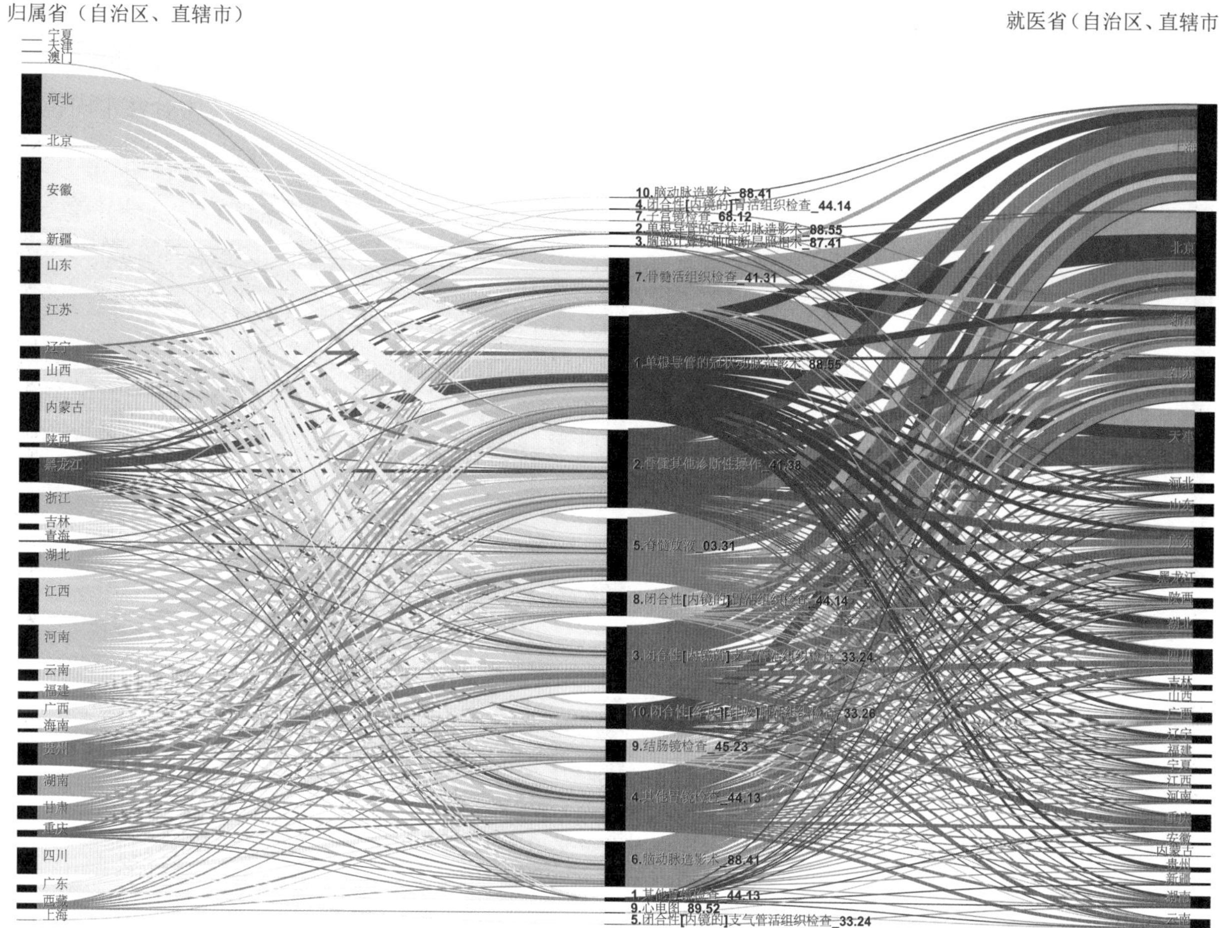

注：省外就医流向（A 地患者往 B 地就医）小于 50 人次的不显示。

图 1-1-1-85　2022 年二级医院省外就医人次最多的前 10 位诊断性操作省外就医流向

表 1-1-1-13　2021 年与 2022 年三级医院收治省外就医人次最多的治疗性操作（前 10 顺位排序）

2021 年			操作名称（主要治疗性操作 ICD-9-CM-3 四位码）	2022 年		
排序	该治疗性操作省外就医患者占所有三级省外就医患者比例（%）	三级医院省外就医患者人次		三级医院省外就医患者人次	该治疗性操作省外就医患者占所有三级省外就医患者比例（%）	排序
1	37.35	480 972	注射或输注癌瘤化学治疗药物（99.25）	436 346	35.59	1
2	13.05	168 029	注射或输注作为一种抗肿瘤药的生物治疗调节［BRM］（99.28）	183 481	14.97	2
3	2.77	35 659	光子远距离放射疗法（92.24）	37 191	3.03	3
4	2.10	27 094	内镜下大肠其他病损或组织破坏术（45.43）	28 127	2.29	4
5	1.92	24 719	玻璃体其他手术（14.79）	22 461	1.83	5
6	1.76	22 722	静脉导管插入术（38.93）	19 669	1.60	6
7	1.41	18 185	内镜下胃病损或胃组织切除术或破坏术（43.41）	16 176	1.32	7
8	1.38	17 763	椎管其他药物的注射（3.92）	14 574	1.19	8
9	1.16	14 961	抽吸刮宫术，用于终止妊娠（69.51）	12 749	1.04	9
12	0.83	10 682	完全可植入型血管通路装置的置入［VAD］（86.07）	12 181	0.99	10

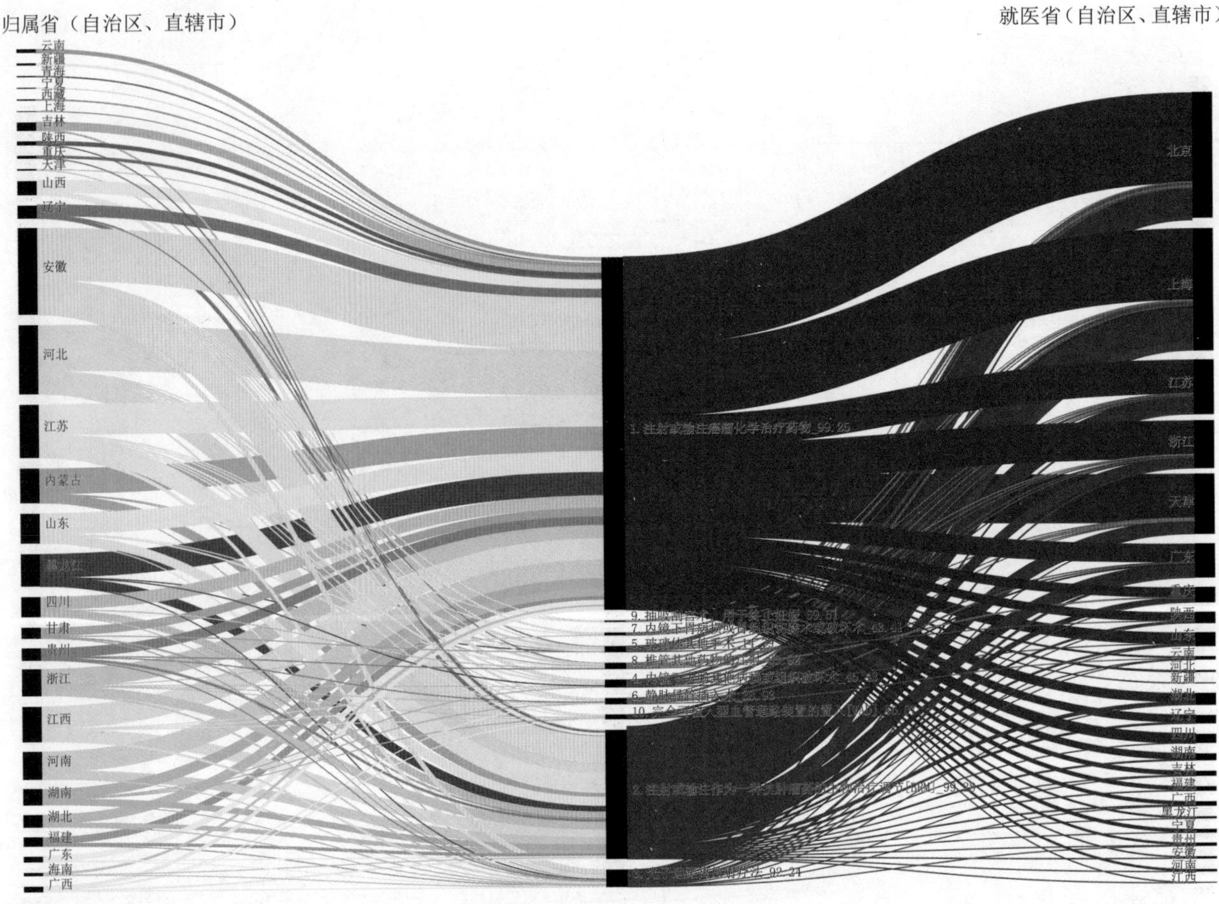

注：省外就医流向（A 地患者往 B 地就医）小于 300 人次的不显示。

图 1-1-1-86　2022 年三级医院省外就医人次最多的前 10 位治疗性操作省外就医流向

2022 年二级医院省外就医患者中，接受治疗性操作诊疗患者的主要操作编码按 ICD-9-CM-3 四位码进行归类，省外就医人次最多的前 10 位操作编码排序情况见表 1-1-1-14。2021 年和 2022 年前 4 位主要操作编码一致，其中，“注射或输注作为一种抗肿瘤药的生物治疗调节［BRM］（99.28）”占比较 2021 年降低了 2.19 个百分点；“其他热疗法（93.35）”从 2021 年的 18 位上升至 2022 年的第 9 位。

表 1-1-1-14　2021 年与 2022 年二级医院收治省外就医人次最多的治疗性操作（前 10 顺位排序）

2021 年			操作名称（主要治疗性操作 ICD-9-CM-3 四位码）	2022 年		
排序	该治疗性操作省外就医患者占所有二级省外就医患者比例（%）	二级医院省外就医患者人次		二级医院省外就医患者人次	该治疗性操作省外就医患者占所有二级省外就医患者比例（%）	排序
1	21.33	29 782	注射或输注癌瘤化学治疗药物（99.25）	28 196	21.20	1
2	8.10	11 310	注射或输注作为一种抗肿瘤药的生物治疗调节［BRM］（99.28）	7860	5.91	2
3	5.00	6976	抽吸刮宫术，用于终止妊娠（69.51）	5506	4.14	3
4	3.29	4598	分娩或流产后的扩张和刮宫术（69.02）	4019	3.02	4
6	2.13	2978	针刺（99.92）	3954	2.97	5
5	2.47	3450	其他手法助产（73.59）	2757	2.07	6
8	1.55	2166	其他富氧疗法（93.96）	2342	1.76	7

续表

2021 年				2022 年		
排序	该治疗性操作省外就医患者占所有二级省外就医患者比例（%）	二级医院省外就医患者人次	操作名称（主要治疗性操作 ICD-9-CM-3 四位码）	二级医院省外就医患者人次	该治疗性操作省外就医患者占所有二级省外就医患者比例（%）	排序
12	1.47	2053	肾、输尿管和（或）膀胱体外休克波碎石［ESWL］（98.51）	2294	1.72	8
18	1.36	1906	其他热疗法（93.35）	2217	1.67	9
15	1.40	1962	内镜下大肠其他病损或组织破坏术（45.43）	2168	1.63	10

进一步分析 2022 年二级医院“注射或输注癌瘤化学治疗药物（99.25）”治疗性操作省外就医人群的就医流向，主要来自河北、江苏、安徽等地区，主要去往北京、上海等地区就医；人次最多的为从河北去往北京（2274 例）、江苏去往上海（1921 例）、安徽去往上海（1315 例），共占该操作省外就医总人次的 31.52%（图 1-1-1-87）。

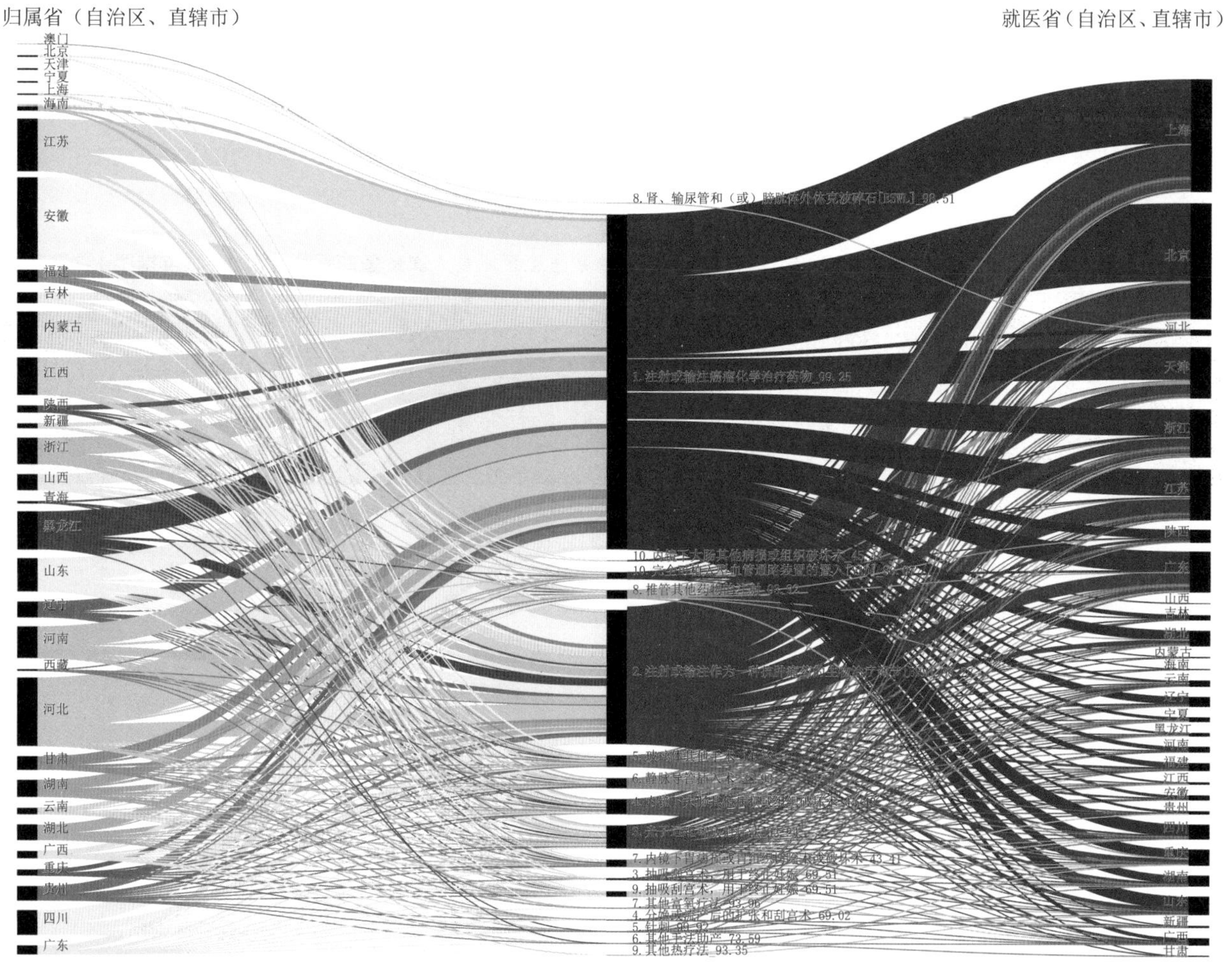

注：省外就医流向（A 地患者往 B 地就医）小于 50 人次的不显示。

图 1-1-1-87　2022 年二级医院省外就医人次最多的前 10 位治疗性操作省外就医流向

2022 年三级医院省外就医患者中，对患者死亡情况进行统计，按主要诊断 ICD-10 编码亚目进行归类，省外就医死亡人次最多的前 10 位疾病排序情况见表 1-1-1-15，2021 年和 2022 年前 5 位主要诊断死亡排序一致，“未特指的肺炎（J18.9）”的占比较 2021 年上升了 1.38 个百分点。

表 1-1-1-15 2021 年与 2022 年三级医院收治省外就医患者死亡人次最多的疾病（前 10 顺位排序）

2021 年				2022 年		
排序	该死亡疾病省外就医患者占所有三级省外就医患者比例（%）	三级医院省外就医患者人次	疾病（死亡）名称（主要诊断 ICD-10 亚目）	三级医院省外就医患者人次	该死亡疾病省外就医患者占所有三级省外就医患者比例（%）	排序
1	4.43	716	未特指的肺炎（J18.9）	966	5.81	1
2	4.20	679	颅内损伤伴有延长的昏迷（S06.7）	602	3.62	2
3	2.85	460	未特指的脓毒病（A41.9）	523	3.14	3
4	2.72	440	未特指的脑梗死（I63.9）	431	2.59	4
5	2.58	417	未特指的支气管或肺恶性肿瘤（C34.9）	400	2.40	5
7	2.04	329	脑干的脑内出血（I61.3）	394	2.37	6
6	2.43	392	姑息性医疗（Z51.5）	342	2.06	7
8	2.00	323	弥散性脑损伤（S06.2）	312	1.88	8
9	1.89	305	大脑半球的脑内出血，皮质下（I61.0）	297	1.79	9
10	1.77	286	创伤性硬膜下出血（S06.5）	281	1.69	10

2022 年二级医院省外就医患者中，对患者死亡情况进行统计，按主要诊断 ICD-10 编码亚目进行归类，省外就医死亡人次最多的前 10 位疾病排序情况见表 1-1-1-16，“颅内损伤伴有延长的昏迷（S06.7）”“未特指的肺炎（J18.9）”分别居前 2 位，“未特指的脓毒病（A41.9）”从 2021 年的 31 位上升至 2022 年的第 10 位。

表 1-1-1-16 2021 年与 2022 年二级医院收治省外就医患者死亡人次最多的疾病（前 10 顺位排序）

2021 年				2022 年		
排序	该死亡疾病省外就医患者占所有二级省外就医患者比例（%）	二级医院省外就医患者人次	疾病（死亡）名称（主要诊断 ICD-10 亚目）	二级医院省外就医患者人次	该死亡疾病省外就医患者占所有二级省外就医患者比例（%）	排序
2	3.99	126	颅内损伤伴有延长的昏迷（S06.7）	147	5.02	1
5	2.82	89	未特指的肺炎（J18.9）	115	3.93	2
1	5.25	166	未特指的支气管或肺恶性肿瘤（C34.9）	99	3.38	3
3	3.20	101	姑息性医疗（Z51.5）	83	2.83	4
4	2.94	93	未特指的脑梗死（I63.9）	80	2.73	5
6	2.69	85	未特指的心脏停搏（I46.9）	74	2.53	6
7	2.53	80	未特指的脑内出血（I61.9）	57	1.95	7
11	1.77	56	脑干的脑内出血（I61.3）	56	1.91	8
8	2.03	64	弥散性脑损伤（S06.2）	55	1.88	9
26	0.98	31	未特指的脓毒病（A41.9）	51	1.74	10

（三）全国省外就医患者医疗卫生服务成本分析

1. 总体情况

2022 年三级医院收治的省外就医患者中，住院总费用为 1025.97 亿元，占所有分析的三级医院出院患者住院总费用的 7.51%，三级医院省外就医每住院人次费用为 22 855.59 元，与本省就医的 13 624.27 元相比高出 9231.32 元，多支出 67.76%。三级医院总死亡率本省就医患者均高于省外就医患者；省外就医患者每住院人次费用高于本省就医患者，且呈逐年上升趋势。

2022 年二级医院收治的省外就医患者中，住院总费用为 76.28 亿元，占所有分析的二级医院出院患者住院总费用的 2.24%，二级医院省外就医每住院人次费用为 10 950.24 元，与本省就医的 7003.22 元相比高出 3947.02 元，多支出 56.36%；每住院人次费用均呈逐年上升趋势。本省就医患者平均住院日和全国总死亡率均高于省外就医患者（图 1-1-1-88）。

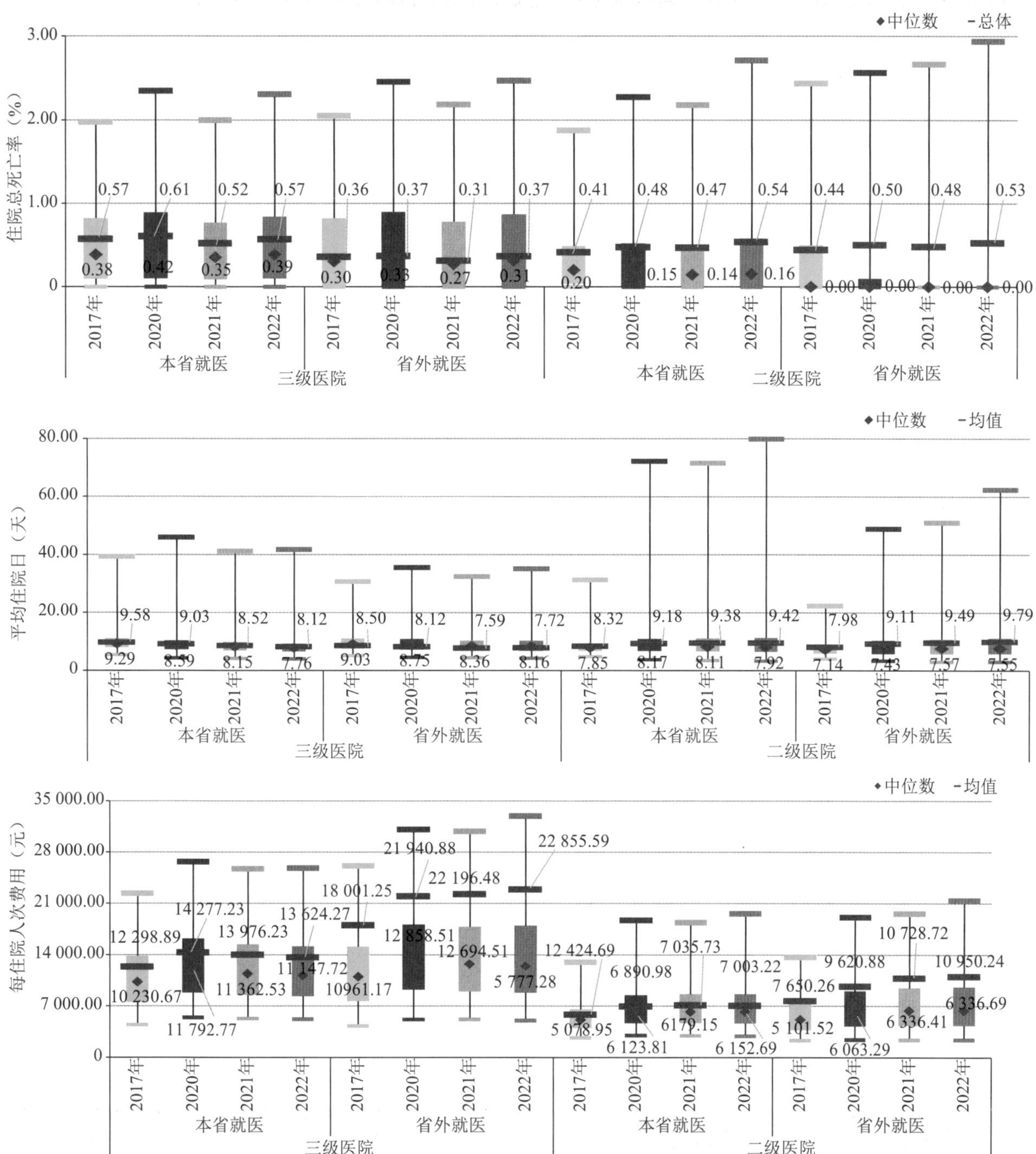

图 1-1-1-88　2017 年及 2020—2022 年全国二级和三级医院本省就医和省外就医的成本分析

对 2022 年省外就医人次排名前 5 位的省（自治区、直辖市）进行分析（表 1-1-1-17），三级医院中，安徽、河北、江苏、河南和江西省外就医患者的平均住院日和死亡率均低于本省就医患者，每住院人次费用均高于本省就医患者，与全国情况一致。二级医院中，全国情况来看，省外就医的每住院人次费用高于本省就医。

表 1-1-1-17　2022 年全国二级、三级医院本省就医和省外就医的成本分析（省外就医人次排名前 5 位）

	排序	省（自治区、直辖市）	平均住院日（天）		总死亡率（%）		每住院人次费用（元）	
			本省就医	省外就医	本省就医	省外就医	本省就医	省外就医
三级医院	全国		8.12	7.72	0.57	0.37	13 624.27	22 855.59
	1	安徽	8.12	7.18	0.59	0.17	10 648.70	22 400.02
	2	河北	8.92	7.55	0.62	0.28	17 421.97	27 806.10
	3	江苏	7.57	6.67	0.22	0.18	14 452.56	27 967.74
	4	河南	8.89	8.08	0.55	0.36	14 237.80	22 238.34
	5	江西	8.81	7.07	0.34	0.24	13 010.13	22 468.31
二级医院	全国		9.42	9.79	0.54	0.53	7003.22	10 950.24
	1	四川	13.37	9.10	0.74	0.44	6426.68	9111.50
	2	安徽	9.33	9.69	0.42	0.26	6014.05	13 963.33
	3	河南	8.85	9.64	0.37	0.45	6270.27	10 680.75
	4	贵州	8.80	9.68	0.18	0.21	4839.30	8516.93
	5	江苏	9.99	9.78	0.19	0.47	9317.03	15 775.47

* 注：绿色表示平均住院日相对较低，黄色表示总死亡率相对较低，蓝色表示每住院人次费用相对较低（下同）。

2. 重点病种、重点手术和重点肿瘤省外就医成本相关数据分析

（1）重点病种 / 手术省外就医患者医疗卫生服务成本分析

2022 年二级和三级综合医院收治的重点病种出院患者有 39 486 152 人次，其中 1 023 842 人次为省外就医，占重点病种总出院人次的 2.59%，其中三级综合医院省外就医人次占总省外就医比例为 83.75%，二级综合医院占比为 16.25%；2022 年二级和三级综合医院共收治重点手术出院患者有 16 744 337 人次，其中 710 026 人次为省外就医，占重点手术总出院人次的 4.24%；其中三级综合医院省外就医人次占总省外就医人次的比例为 89.24%，二级综合医院占比为 10.76%。

对 2022 年综合医院重点病种中省外就医人次排名前 5 位的病种进行分析（表 1-1-1-18），三级综合医院中，“脑出血和脑梗死”“下肢骨与关节损伤”本省就医平均住院日低于省外就医患者，二级综合医院中，除“肺炎（儿童）”外，其他病种本省就医平均住院日均低于省外就医患者；三级综合医院中，除“脑出血和脑梗死”外，其余病种本省就医总死亡率均高于省外就医患者，二级综合医院中，“下肢骨与关节损伤”本省就医总死亡率高于省外就医患者；二级和三级综合医院本省就医每住院人次费用均低于省外就医患者。

表 1-1-1-18　2022 年二级和三级综合医院重点病种省外就医人次排名前 5 位疾病成本分析

排序	医院级别	疾病名称	平均住院日（天）		总死亡率（%）		每住院人次费用（元）	
			本省就医	省外就医	本省就医	省外就医	本省就医	省外就医
1	三级	恶性肿瘤化学治疗（住院）	6.08	5.43	0.09	0.07	10 639.73	14 724.41
2		脑出血和脑梗死	10.87	11.31	1.44	1.80	20 311.42	28 902.21
3		下肢骨与关节损伤	14.33	14.39	0.74	0.50	29 769.41	40 537.76
4		糖尿病伴慢性并发症	8.58	7.82	0.06	0.05	8549.55	10 297.85
5		心力衰竭	8.56	8.19	2.22	2.09	12 806.62	17 388.69

续表

排序	医院级别	疾病名称	平均住院日（天）		总死亡率（%）		每住院人次费用（元）	
			本省就医	省外就医	本省就医	省外就医	本省就医	省外就医
1	二级	脑出血和脑梗死	9.87	10.13	0.78	1.21	8851.08	12 378.29
2		下肢骨与关节损伤	14.05	15.28	0.59	0.47	15 300.26	18 826.95
3		恶性肿瘤化学治疗（住院）	6.35	8.33	0.14	0.22	6905.48	17 598.97
4		心力衰竭	8.34	8.42	1.67	2.23	7178.49	8564.41
5		肺炎（儿童）	6.67	6.59	0.01	0.05	2691.35	2968.29

对 2022 年综合医院重点手术中省外就医人次排名前 5 位的手术进行分析（表 1-1-1-19），三级综合医院中，除“血管外科相关手术”外，重点手术本省就医平均住院日均高于省外就医患者；除“白内障手术”外，省外就医总死亡率均低于本省就医患者；二级综合医院中，除“疝修补术”外，其余手术本省就医平均住院日均低于省外就医患者，除“骨折、关节切开复位内固定术”外，其他手术本省就医总死亡率均低于省外就医患者；二级和三级综合医院本省就医每住院人次费用均低于省外就医患者。

表 1-1-1-19　2022 年二级和三级综合医院重点手术省外就医人次排名前 5 位手术成本分析

排序	医院级别	手术名称	平均住院日（天）		总死亡率（%）		每住院人次费用（元）	
			本省就医	省外就医	本省就医	省外就医	本省就医	省外就医
1	三级	血管外科相关手术	11.56	12.28	0.91	0.82	58 753.80	81 272.92
2		骨折、关节切开复位内固定术	15.11	14.97	0.10	0.06	35 423.03	46 656.23
3		经皮冠状动脉介入治疗（PCI）	7.49	6.24	0.79	0.56	34 069.27	38 238.82
4		颅、脑手术	21.78	19.40	4.62	2.47	81 741.68	91 091.97
5		白内障手术	3.25	3.15	0.00	0.00	8384.48	10 744.47
1	二级	阴道分娩	3.73	4.00	0.01	0.01	3283.87	3729.60
2		骨折、关节切开复位内固定术	15.69	17.36	0.09	0.03	19 841.60	25 589.35
3		剖宫产	6.02	6.23	0.01	0.01	6318.09	6855.18
4		血管外科相关手术	10.43	12.23	0.48	0.50	24 203.71	37 378.69
5		疝修补术	6.52	6.00	0.06	0.09	8011.12	9097.84

（2）重点肿瘤省外就医患者医疗卫生服务成本分析

2022 年二级和三级综合医院收治的重点肿瘤（手术治疗）出院患者有 1 859 590 人次，其中 132 105 人次为省外就医，占重点肿瘤（手术治疗）总出院人次的 7.10%，其中三级综合医院省外就医人次占总省外就医人次的比例为 97.05%，二级综合医院占比为 2.95%；重点肿瘤（非手术治疗）出院人次为 9 796 559 人次，其中 410 707 人次为省外就医，占重点肿瘤（非手术治疗）总出院人次的 4.19%，其中三级综合医院省外就医人次占总省外就医人次的比例为 95.56%，二级综合医院占比为 4.44%。

对 2022 年综合医院重点肿瘤（手术治疗）中省外就医人次排名前 5 位的肿瘤进行分析（表 1-1-1-20），

20)，三级综合医院中，省外就医患者平均住院日均低于本省就医患者，除“原发性甲状腺癌”外，其余病种省外就医总死亡率低于本省就医患者；二级综合医院中，“原发性甲状腺癌”“原发性结直肠癌”本省就医总死亡率低于省外就医患者，除“原发性乳腺癌”外，本省就医患者平均住院日高于省外就医患者；二级和三级综合医院本省就医每住院人次费用均低于省外就医患者，二级综合医院尤为明显。

表 1-1-1-20　2022 年二级和三级综合医院恶性肿瘤（手术治疗）省外就医人次排名前 5 位肿瘤成本分析

排序	医院级别	肿瘤名称	平均住院日（天）		总死亡率（%）		每住院人次费用（元）	
			本省就医	省外就医	本省就医	省外就医	本省就医	省外就医
1	三级	原发性甲状腺癌	7.05	5.90	0.00	0.00	20 480.96	22 571.88
2		原发性肺癌	11.30	9.40	0.08	0.05	54 681.12	64 932.66
3		原发性结直肠癌	17.90	15.27	0.42	0.13	58 884.84	68 571.99
4		原发性乳腺癌	11.47	9.23	0.01	0	23 534.32	25 292.90
5		原发性胃癌	18.46	16.37	0.41	0.12	66 664.63	76 159.70
1	二级	原发性甲状腺癌	8.55	6.89	0.01	0.07	14 391.34	21 308.59
2		原发性肺癌	14.69	13.52	0.16	0	41 481.58	67 007.01
3		原发性结直肠癌	20.58	19.93	0.42	0.80	37 874.76	54 194.83
4		原发性乳腺癌	15.18	16.76	0.02	0	16 006.17	27 245.50
5		原发性胃癌	21.84	20.49	0.46	0	45 316.46	59 391.99

对 2022 年综合医院重点肿瘤（非手术治疗）中省外就医人次排名前 5 位的肿瘤进行分析（表 1-1-1-21)，三级综合医院中，本省就医平均住院日均高于省外就医患者，二级综合医院本省就医平均住院日均明显低于省外就医患者；三级综合医院省外就医患者总死亡率均低于本省就医患者，二级综合医院本省就医总死亡率均低于省外就医患者；二级和三级综合医院中本省就医患者每住院人次费用均低于省外就医患者。

表 1-1-1-21　2022 年二级和三级综合医院恶性肿瘤（非手术治疗）省外就医人次排名前 5 位肿瘤成本分析

排序	医院级别	肿瘤名称	平均住院日（天）		总死亡率（%）		每住院人次费用（元）	
			本省就医	省外就医	本省就医	省外就医	本省就医	省外就医
1	三级	原发性肺癌	6.62	5.36	0.49	0.25	10 995.98	13 897.20
2		原发性乳腺癌	4.14	3.30	0.08	0.04	8483.11	10 404.15
3		原发性结直肠癌	4.88	4.14	0.26	0.14	9250.27	12 446.92
4		原发性胃癌	5.55	4.22	0.41	0.24	8537.47	11 006.69
5		原发性肝癌	6.38	5.59	0.61	0.23	14 075.01	20 055.81
1	二级	原发性乳腺癌	4.69	4.88	0.24	0.27	6298.69	11 899.76
2		原发性肺癌	7.83	8.37	1.14	1.83	8288.88	13 189.43
3		原发性结直肠癌	5.87	6.50	0.68	0.74	6858.82	11 102.17
4		原发性胃癌	7.01	7.01	0.86	1.23	6567.77	11 104.21
5		淋巴瘤	7.54	18.05	0.95	1.58	9668.68	54 146.14

第二部分

医疗质量管理与控制数据分析

第一章
医院医疗质量管理与控制

第一节 住院死亡类指标分析

本部分数据来源于HQMS的病案首页数据，选取2020—2022年连续上报的医院数据纳入分析，并与2017年全样本基线数据进行对比。2022年剔除出院患者为空及数据质量不合格的医院后，共有8903家医院相关数据纳入最终分析，其中，综合医院5672家，精神专科医院731家，妇产专科医院330家，妇幼保健院220家，传染病专科医院119家，肿瘤专科医院99家，儿童专科医院62家，心血管专科医院34家（表2-1-1-1）。在未定级民营医院中仅对综合医院进行分析。

表2-1-1-1 2022年纳入住院死亡类指标分析的医院情况

医院类型	公立医院（家）		民营医院（家）			合计（家）
	三级	二级	三级	二级	未定级	
综合医院	1535	2827	123	766	421	5672
精神专科医院	162	288	6	232	43	731
妇产专科医院	111	50	14	131	24	330
妇幼保健院	41	174	–	3	2	220
传染病专科医院	65	54	–	–	–	119
肿瘤专科医院	52	17	7	19	4	99
儿童专科医院	40	8	2	10	2	62
心血管专科医院	15	–	10	7	2	34
其他专科医院	204	159	135	770	368	1636
合计	2225	3577	297	1938	866	8903

一、全国各类别医院患者住院相关死亡率

1. 患者住院总死亡率

2022年全国综合医院患者住院总死亡率为0.60%，较2017年和2021年均有所上升。2022年各级各类综合医院患者住院总死亡率较2021年均有所上升，其中未定级民营和三级民营综合医院患者住院总死亡率相对较高，分别为1.24%和0.85%（图2-1-1-1）。2022年专科医院中，二级肿瘤专科医院患者住院总死亡率为0.92%，较2017年和2021年均有所下降（图2-1-1-2）；儿童及妇产专科医院和妇幼保健院患者住院总死亡率相较其他类型专科医院较低，其中，二级儿童专科医院2022年患者住院总死亡率相对较高，为0.17%；其他专科医院患者住院总死亡率呈现上升趋势（图2-1-1-3）。

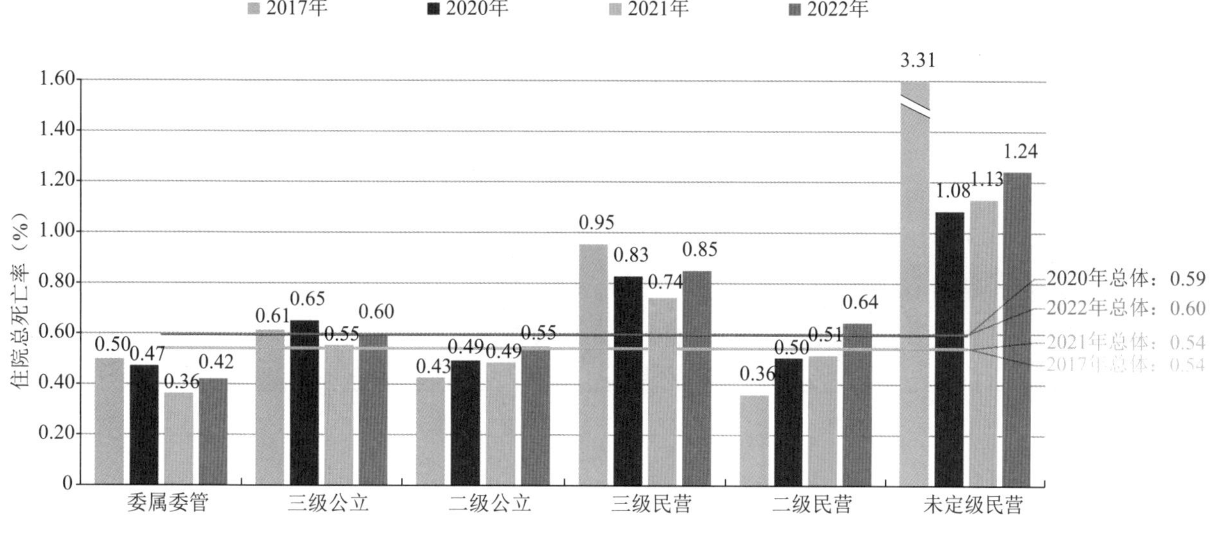

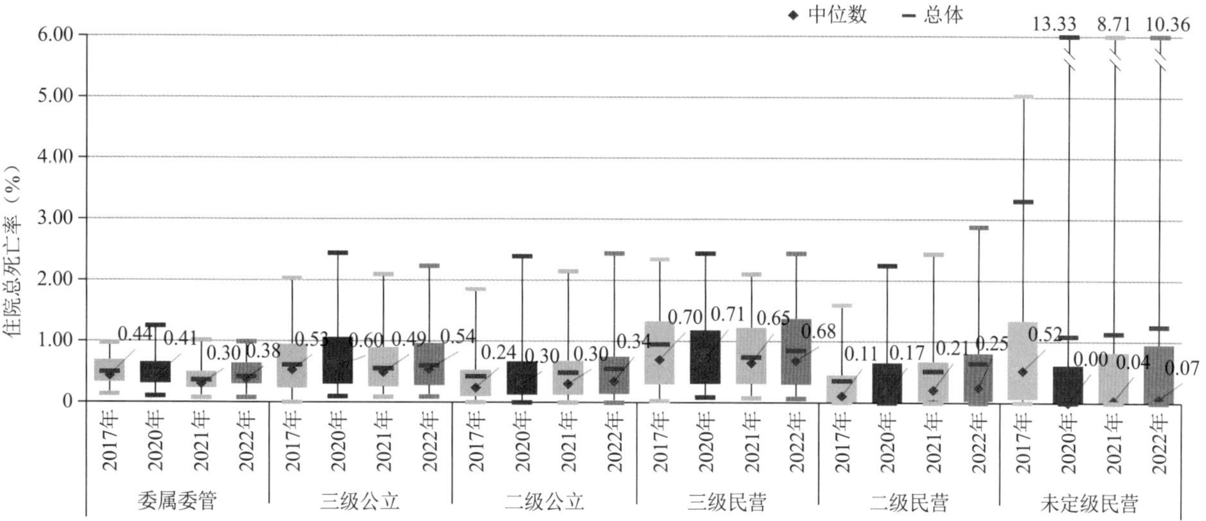

注：三级公立数据中包含委属委管医院，本节同。

图 2-1-1-1　2017 年及 2020—2022 年全国综合医院患者住院总死亡率

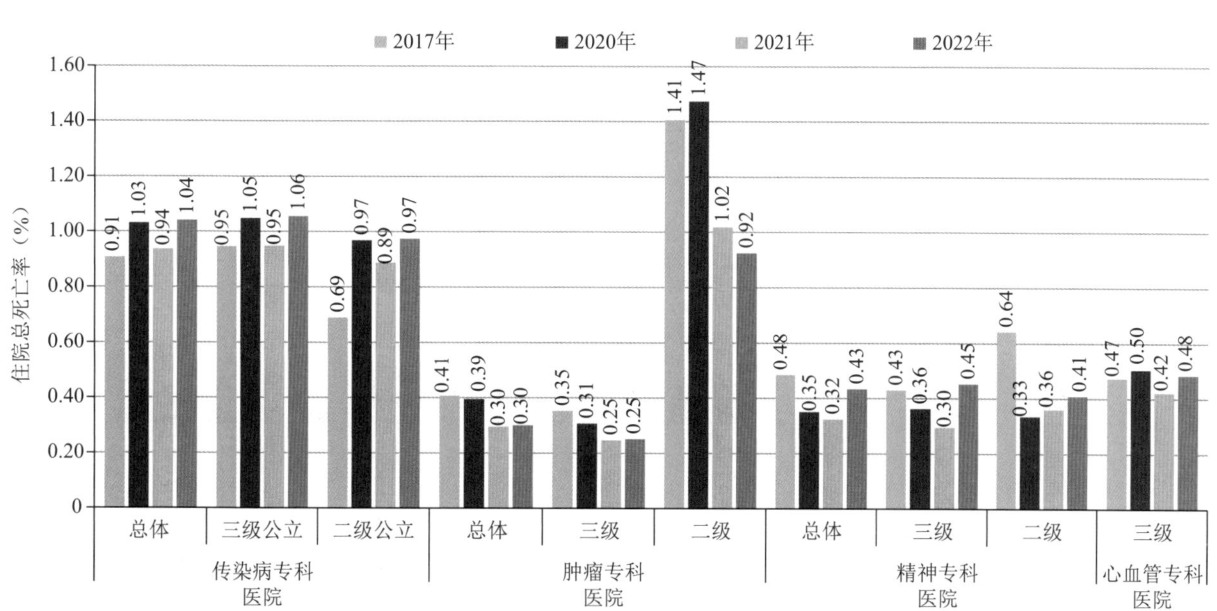

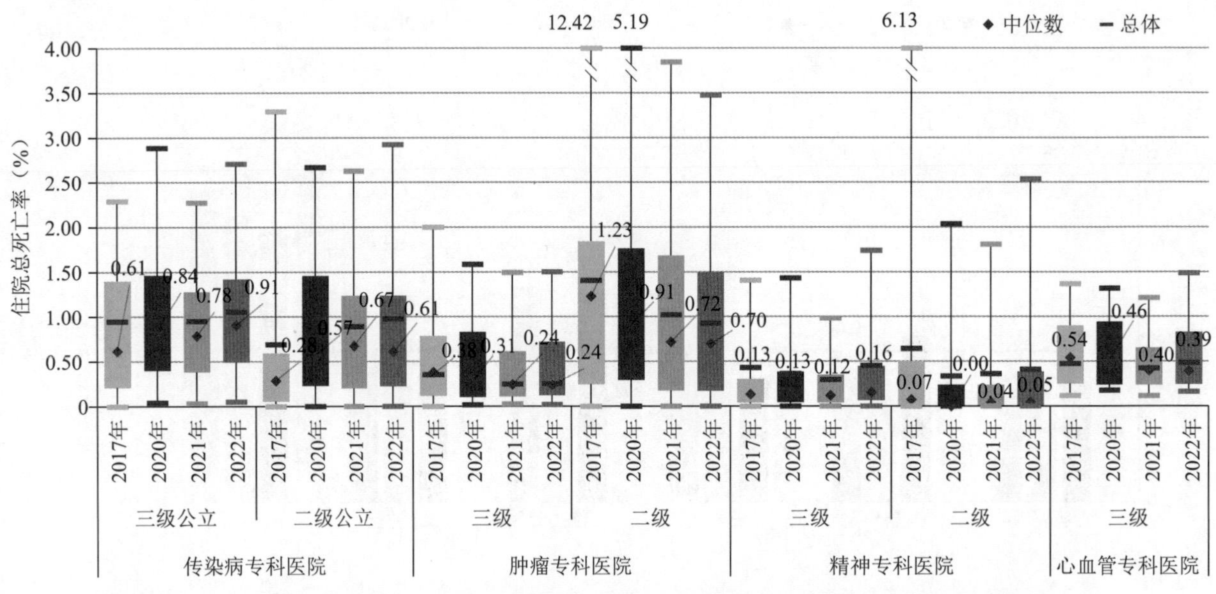

图 2-1-1-2　2017 年及 2020—2022 年传染病、肿瘤、精神及心血管专科医院患者住院总死亡率

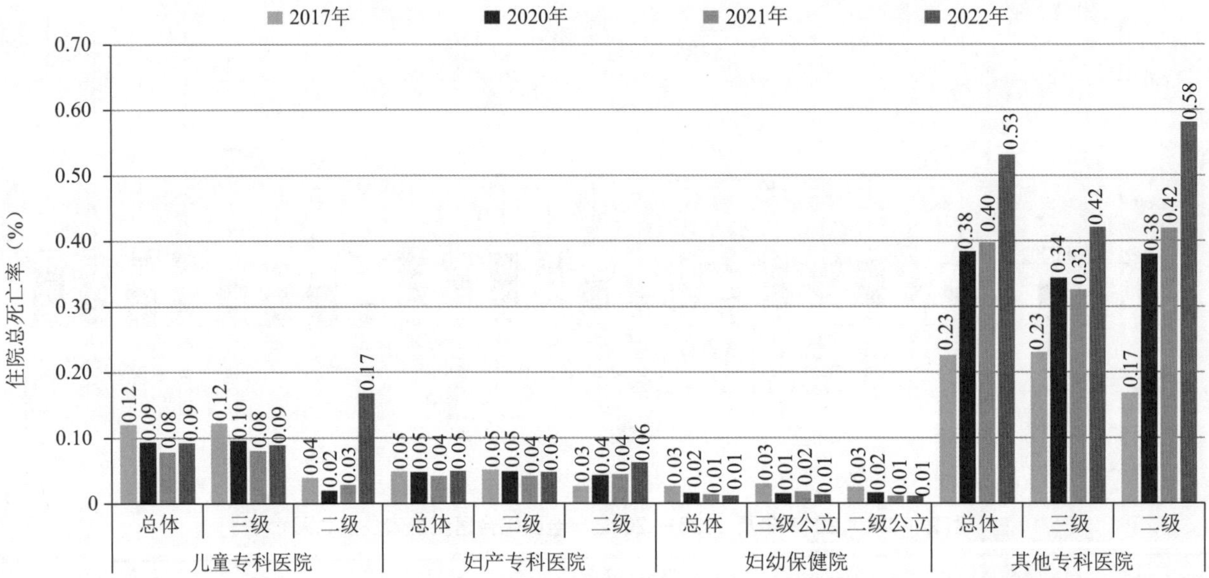

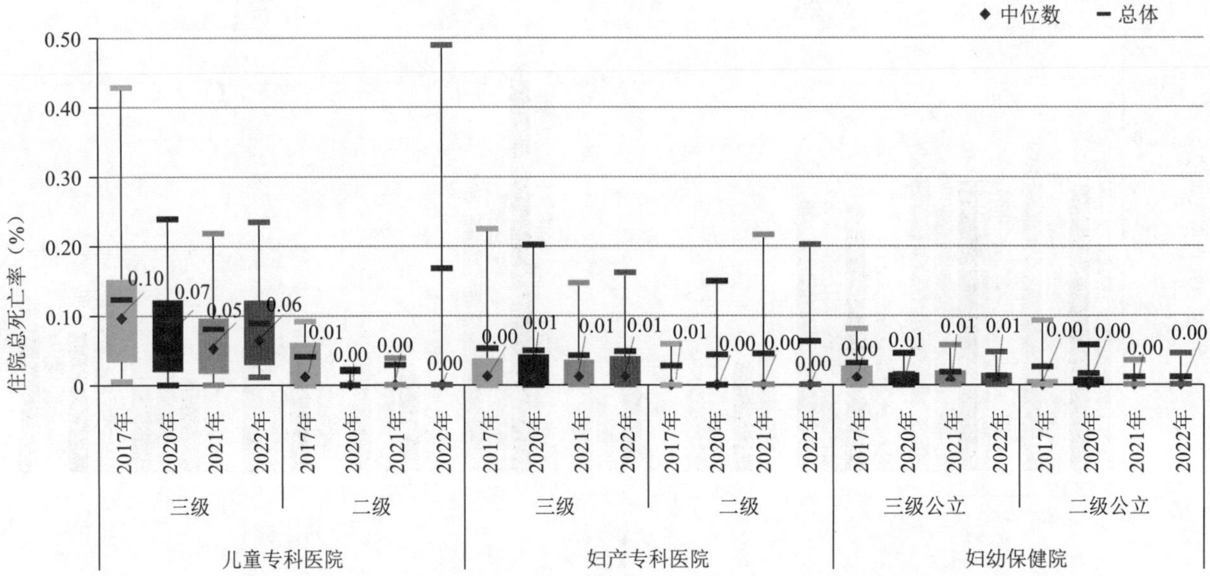

图 2-1-1-3　2017 年及 2020—2022 年儿童专科医院、妇产专科医院及妇幼保健院患者住院总死亡率

2. 新生儿患者住院死亡率

2022 年全国综合医院新生儿患者住院总死亡率为 0.13%，较 2017 年和 2021 年均有所下降。与 2017 年相比，2020—2022 年委属委管和三级公立综合医院新生儿患者住院死亡率逐年下降（图 2-1-1-4）。2022 年三级儿童专科医院新生儿患者住院死亡率相对较高，为 0.43%（图 2-1-1-5）。

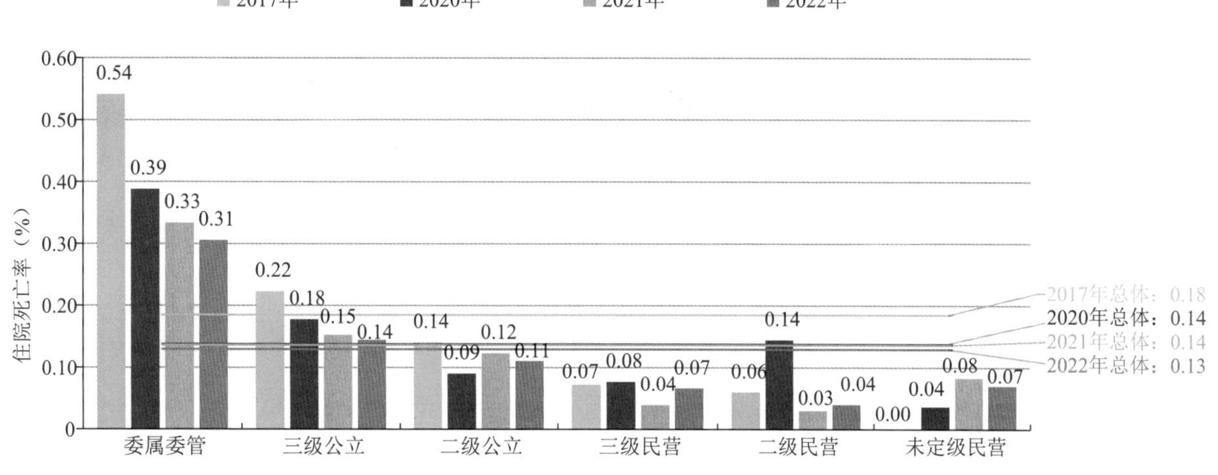

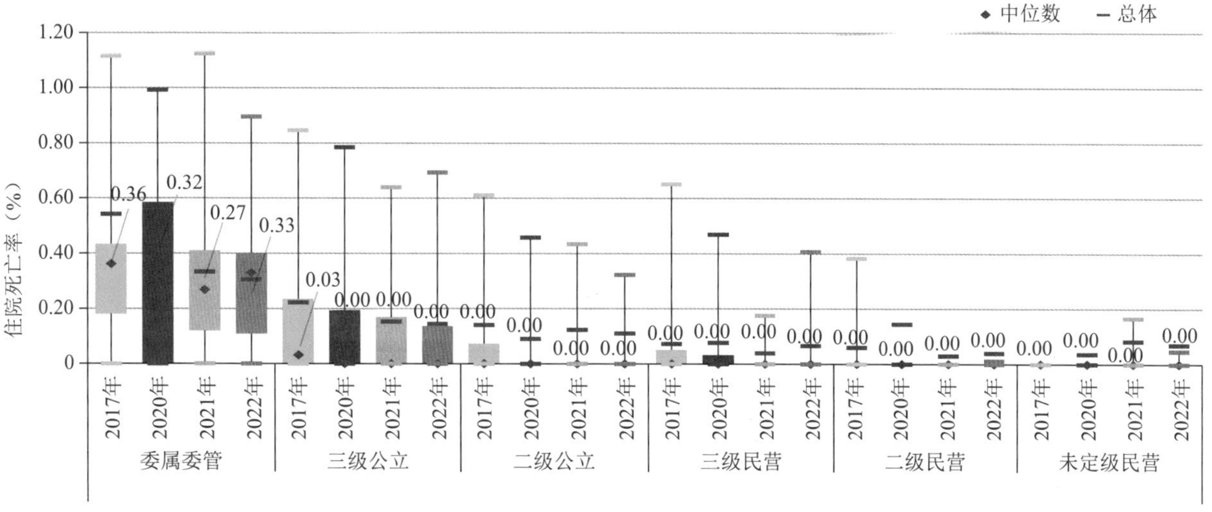

图 2-1-1-4 2017 年及 2020—2022 年全国综合医院新生儿患者住院死亡率

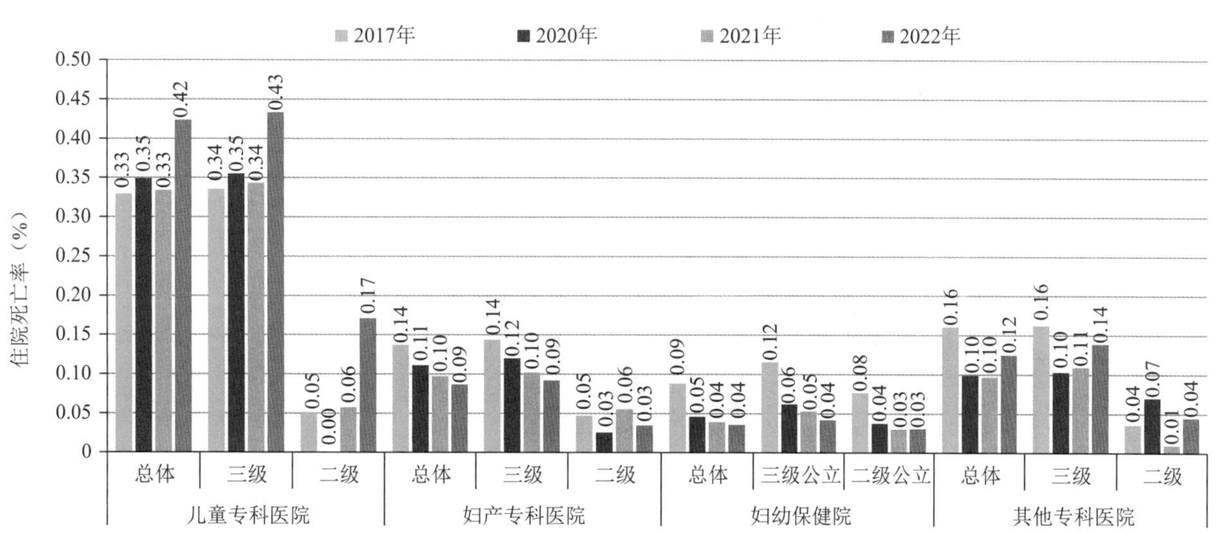

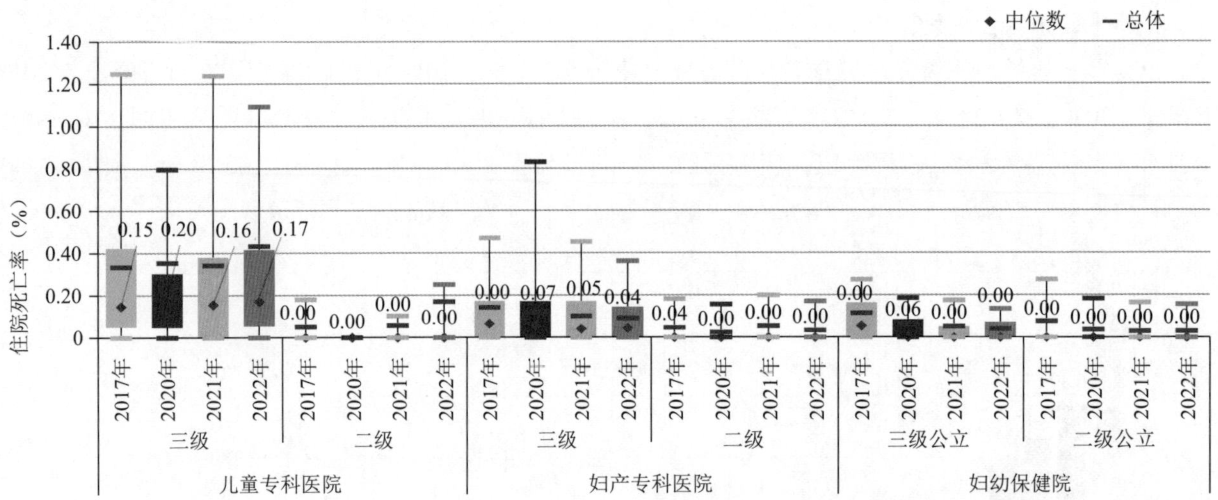

图 2-1-1-5 2017 年及 2020—2022 年儿童专科医院、妇产专科医院及妇幼保健院新生儿患者住院死亡率

3. 手术患者住院死亡率

2022 年全国综合医院手术患者住院死亡率为 0.24%，较 2017 年和 2021 年均上升。在综合医院中，三级民营手术患者住院死亡率相对较高，2022 年为 0.29%（图 2–1–1–6）。在传染病、肿瘤及心血管专科医院中，三级公立传染病专科医院手术患者住院死亡率相对较高，2022 年为 0.39%（图 2–1–1–7）；在儿童专科医院、妇产专科医院及妇幼保健院中，三级儿童专科医院手术患者住院死亡率相对较高，2022 年较 2017 年下降并与 2021 年基本持平，2022 年为 0.07%（图 2–1–1–8）。

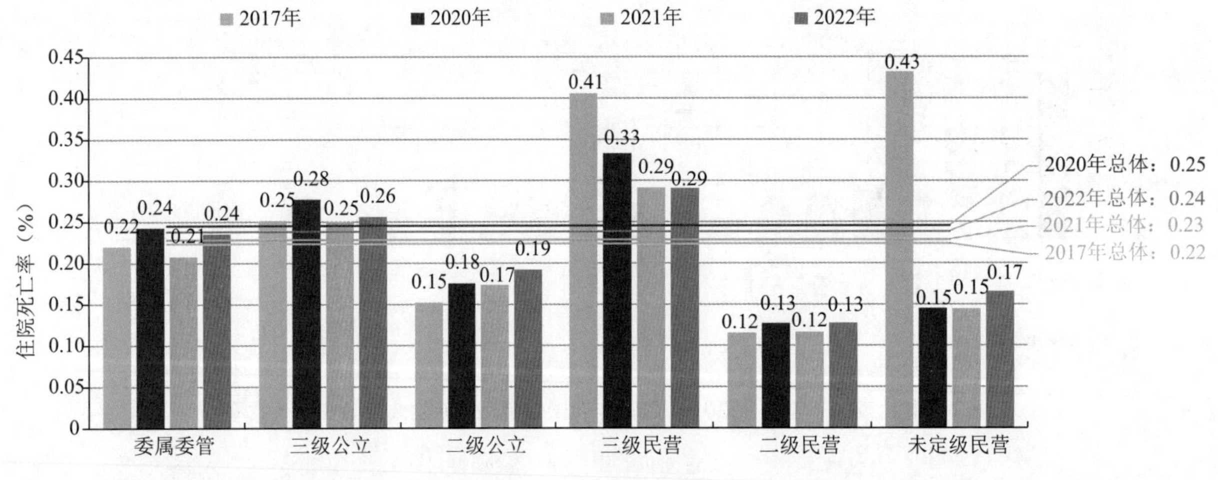

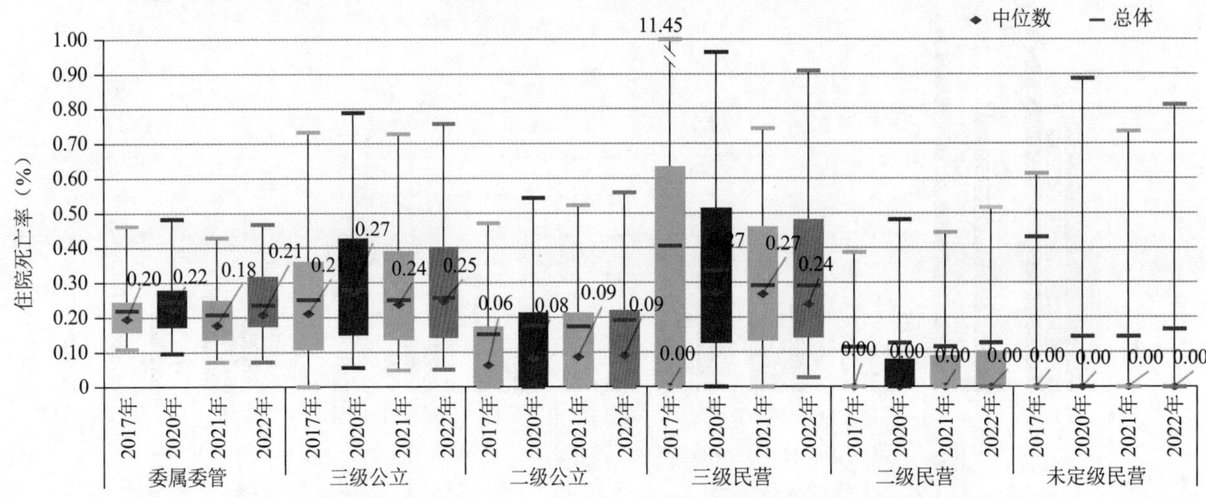

图 2-1-1-6 2017 年及 2020—2022 年全国综合医院手术患者住院死亡率

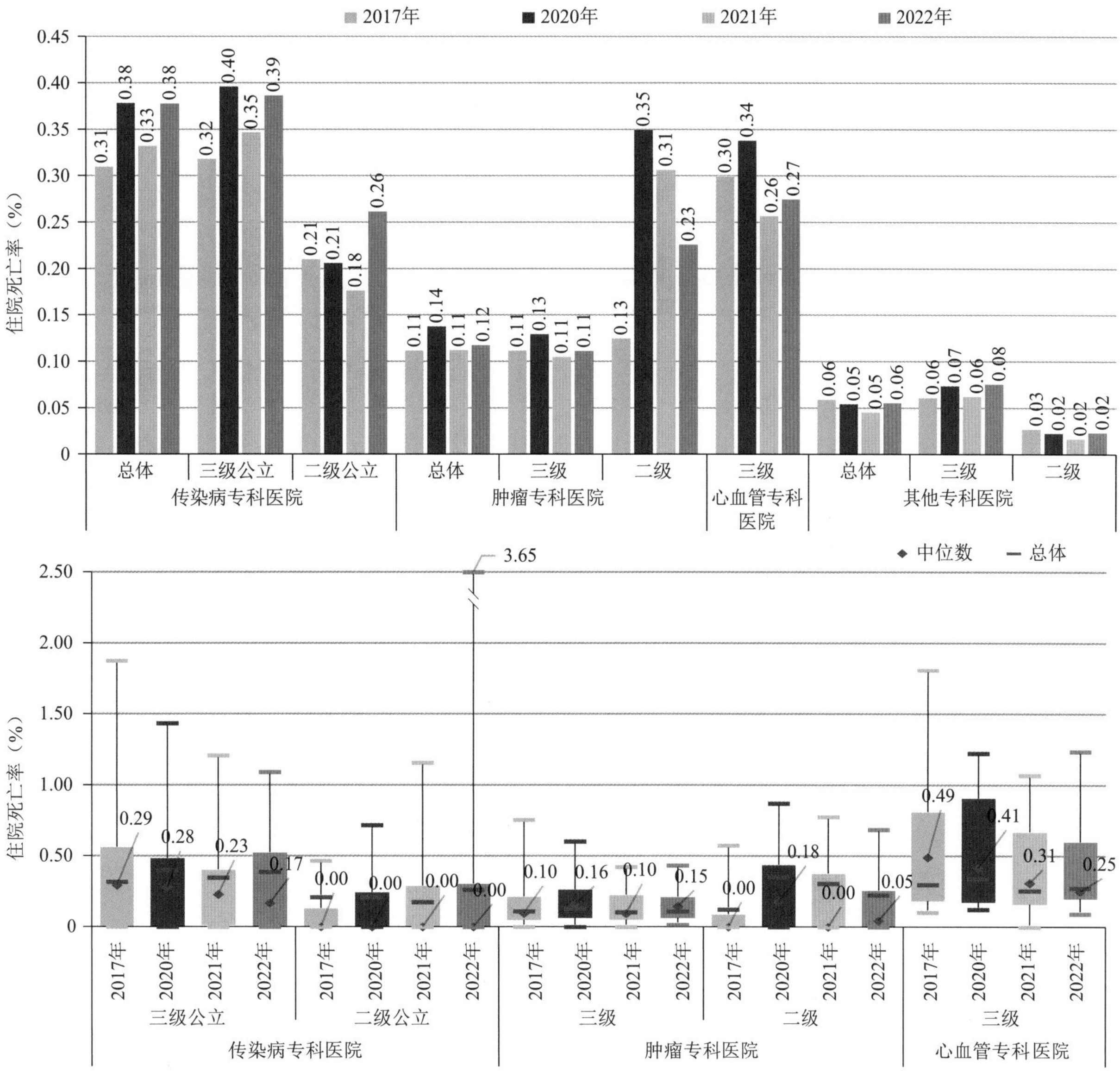

图 2-1-1-7　2017 年及 2020—2022 年传染病、肿瘤及心血管专科医院手术患者住院死亡率

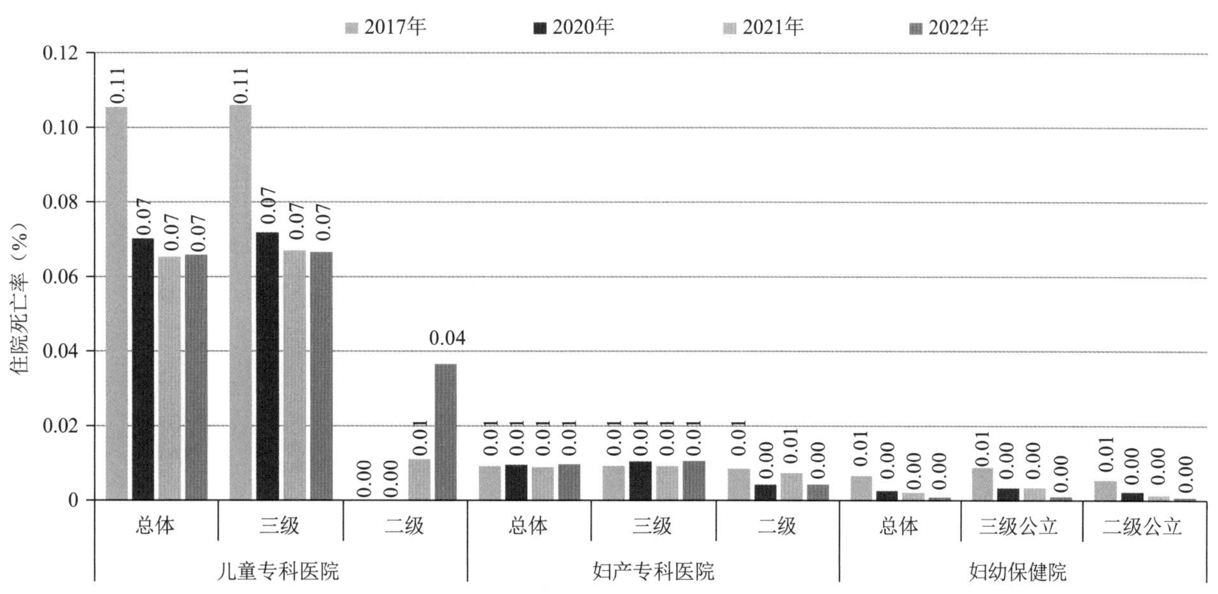

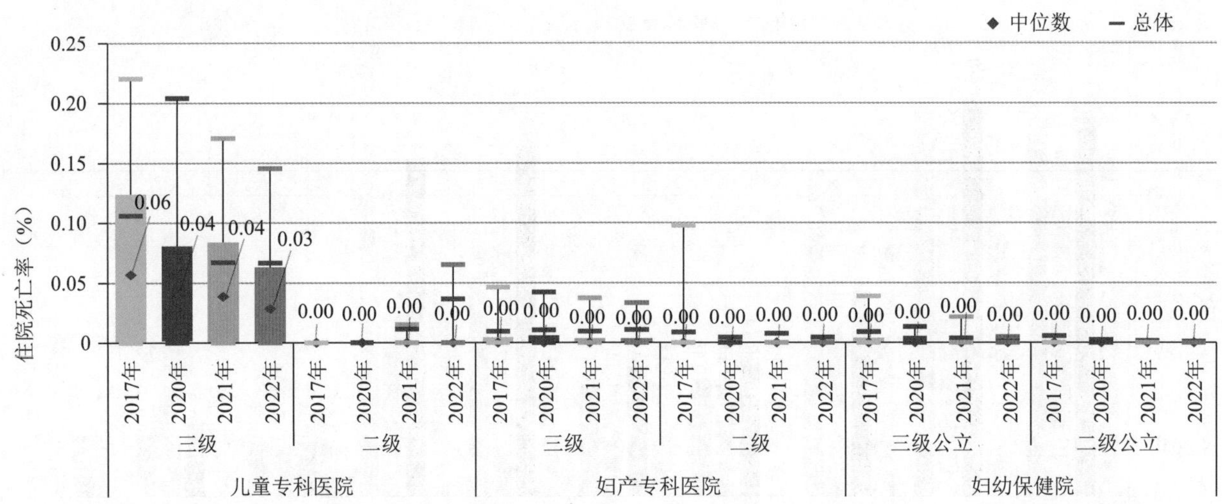

图 2-1-1-8 2017 年及 2020—2022 年儿童专科医院、妇产专科医院及妇幼保健院手术患者住院死亡率

（1）手术患者手术当日住院死亡率

2017 年及 2020—2022 年全国综合医院手术患者手术当日住院死亡率呈波动上升的趋势，2022 年为 0.30‰。二级公立综合医院手术患者手术当日住院死亡率逐年上升，2022 年为 0.32‰（图 2-1-1-9）；三级心血管专科医院手术患者手术当日住院死亡率较高，2022 年为 0.48‰（图 2-1-1-10）；2022 年二级儿童医院手术患者手术当日住院死亡率为 0.12‰，较 2017 年上升明显（图 2-1-1-11）。

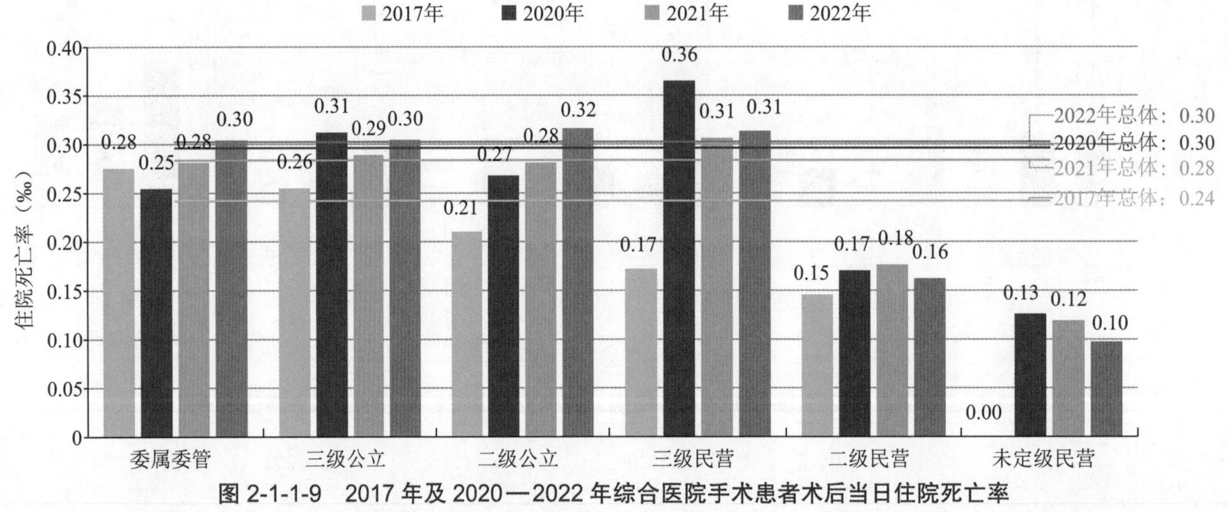

图 2-1-1-9 2017 年及 2020—2022 年综合医院手术患者术后当日住院死亡率

图 2-1-1-10 2017 年及 2020—2022 年传染病、肿瘤、精神及心血管专科医院手术患者术后当日住院死亡率

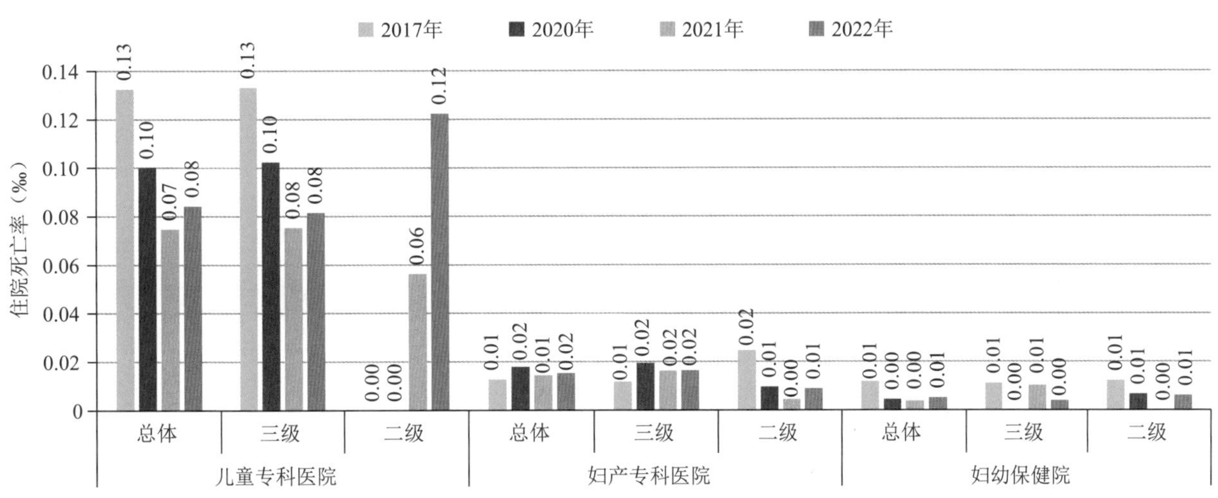

图 2-1-1-11　2017 年及 2020—2022 年儿童专科医院、妇产专科医院及妇幼保健院手术患者术后当日住院死亡率

（2）手术患者术后 24 小时住院死亡率

2022 年全国综合医院手术患者术后 24 小时住院死亡率为 0.65‰，较 2017 年和 2021 年上升。三级民营医院手术患者术后 24 小时住院死亡率相对较高，为 0.69‰（图 2-1-1-12）；二级精神专科医院手术患者术后 24 小时住院死亡率呈逐年上升的趋势，为 0.49‰（图 2-1-1-13）；妇产专科医院、妇幼保健院患者术后 24 小时住院死亡率整体处于较低水平（图 2-1-1-14）。

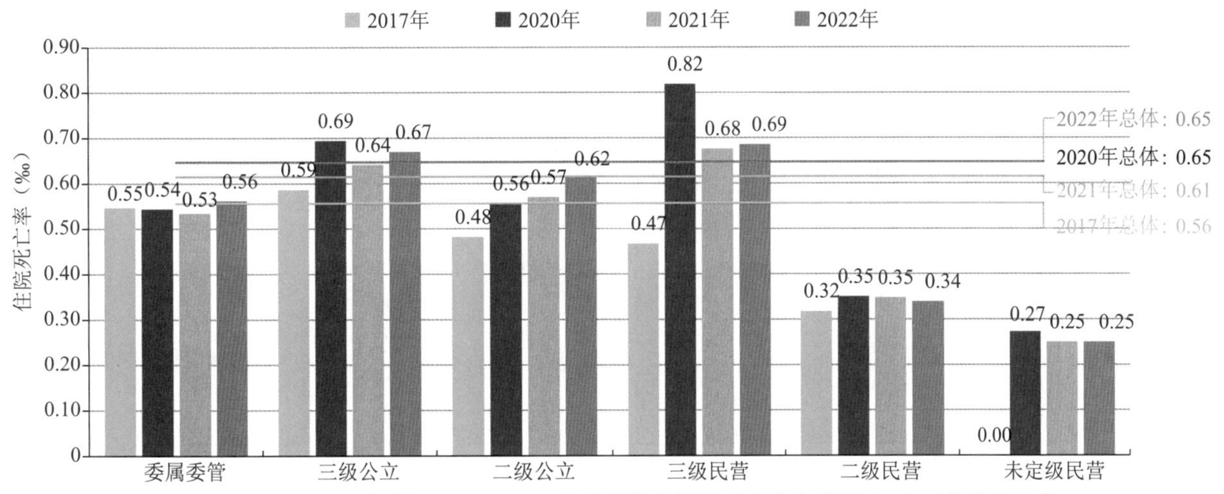

图 2-1-1-12　2017 年及 2020—2022 年全国综合医院手术患者术后 24 小时住院死亡率

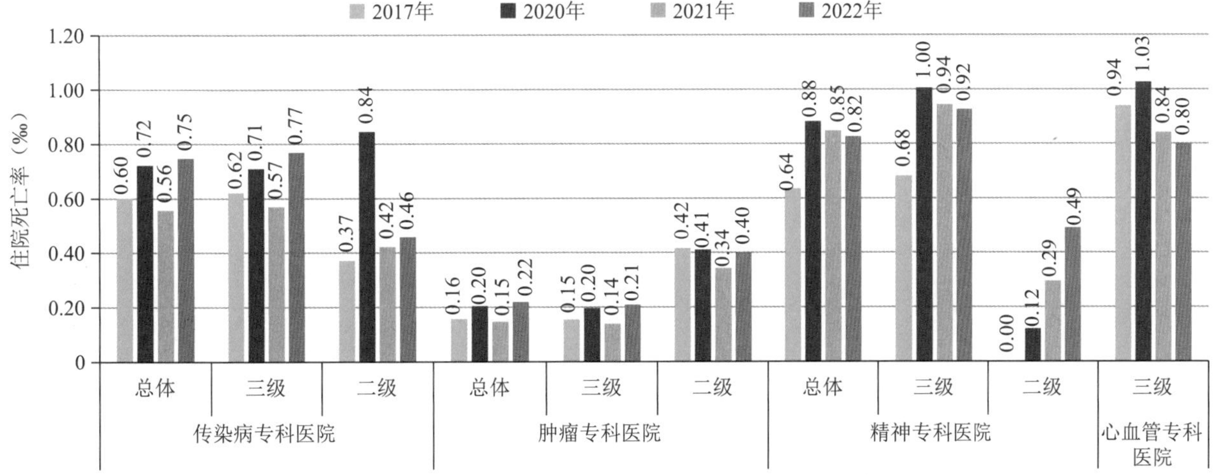

图 2-1-1-13　2017 年及 2020—2022 年传染病、肿瘤、精神及心血管专科医院手术患者术后 24 小时住院死亡率

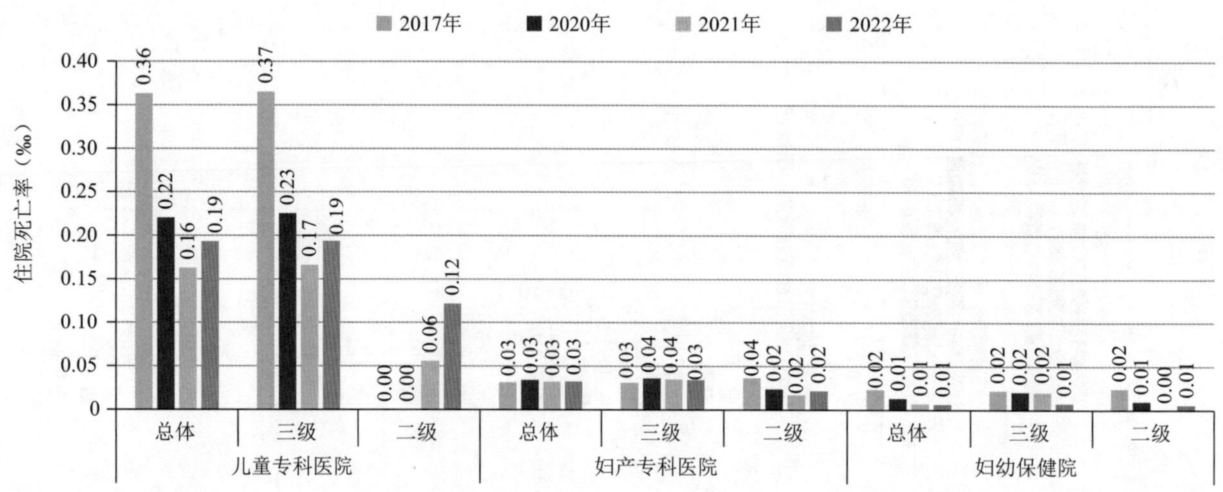

图 2-1-1-14　2017 年及 2020—2022 年儿童专科医院、妇产专科医院及妇幼保健院手术患者术后 24 小时住院死亡率

（3）手术患者术后 48 小时住院死亡率

2022 年全国综合医院手术患者术后 48 小时住院死亡率为 0.85‰，高于 2017 和 2021 年。三级民营综合医院手术患者术后 48 小时住院死亡率相对较高，为 0.91‰（图 2-1-1-15）；三级精神专科医院手术患者术后 48 小时住院死亡率相对较高，为 1.34‰（图 2-1-1-16）；妇产专科医院、妇幼保健院手术患者术后 48 小时住院死亡率整体处于较低水平（图 2-1-1-17）。

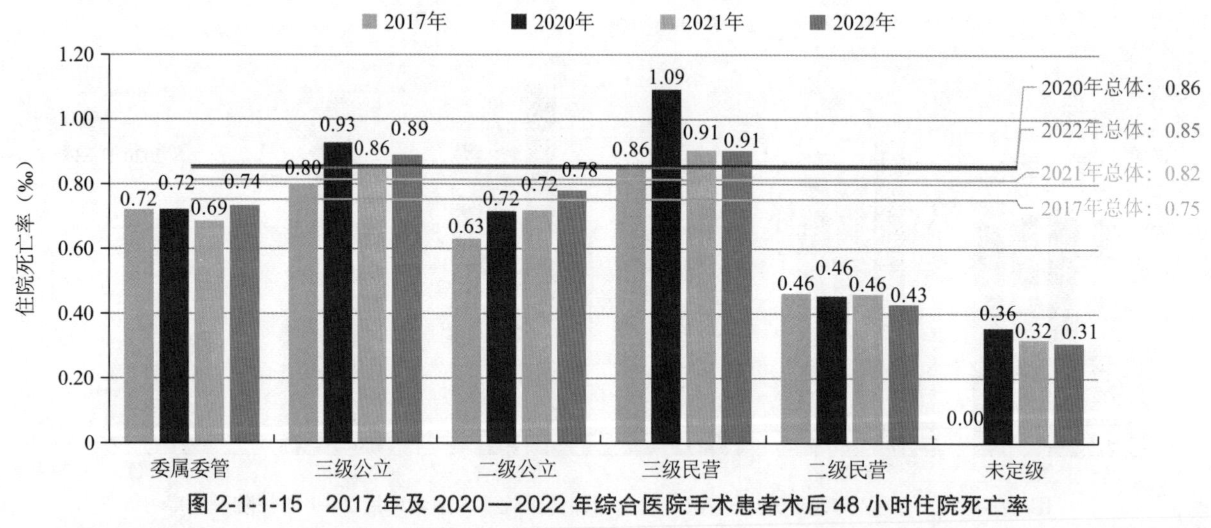

图 2-1-1-15　2017 年及 2020—2022 年综合医院手术患者术后 48 小时住院死亡率

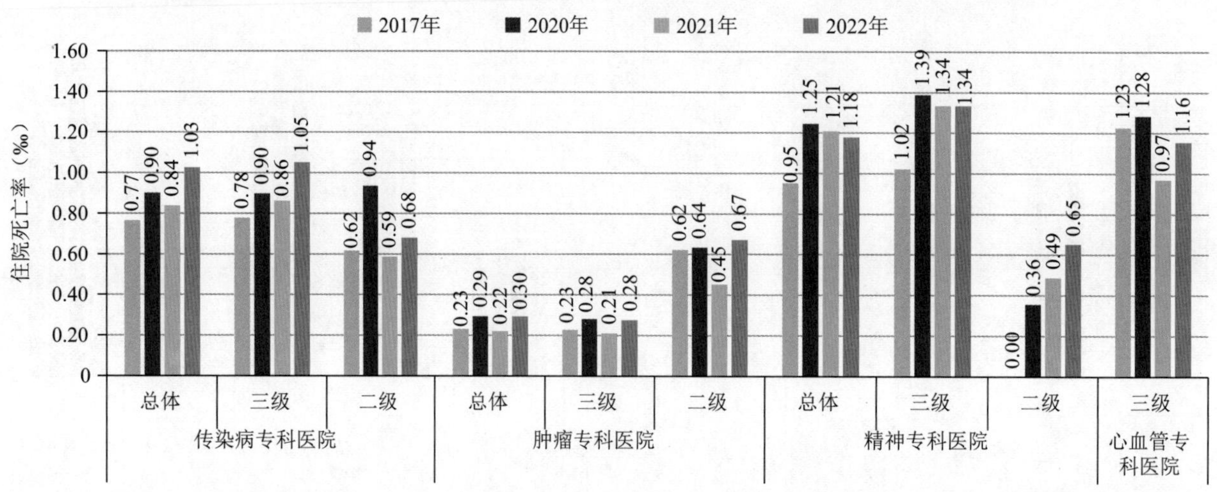

图 2-1-1-16　2017 年及 2020—2022 年传染病、肿瘤、精神及心血管专科医院手术患者术后 48 小时住院死亡率

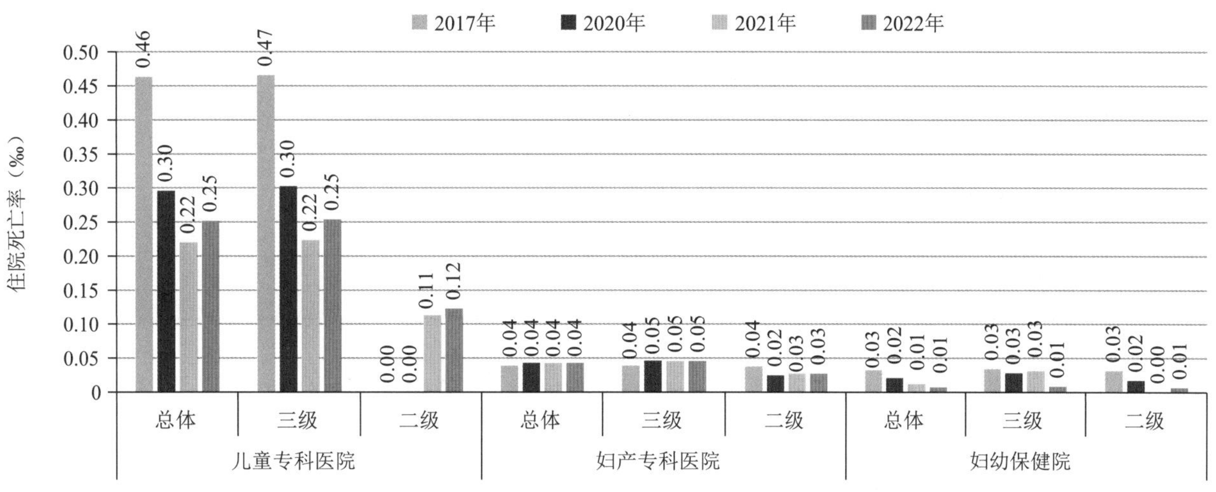

图 2-1-1-17　2017 年及 2020—2022 年儿童专科医院、妇产专科医院及妇幼保健院手术患者术后 48 小时住院死亡率

二、各省（自治区、直辖市）综合医院患者住院相关死亡率

1. 患者住院总死亡率

2017 年及 2020—2022 年三级公立综合医院患者住院总死亡率分别为 0.61%、0.65%、0.55%、0.60%，2022 年较 2021 年有所上升。2022 年三级公立综合医院患者住院总死亡率排名前 3 位的省（自治区、直辖市）是辽宁（1.68%）、吉林（1.56%）和兵团（1.49%）（图 2-1-1-18）。

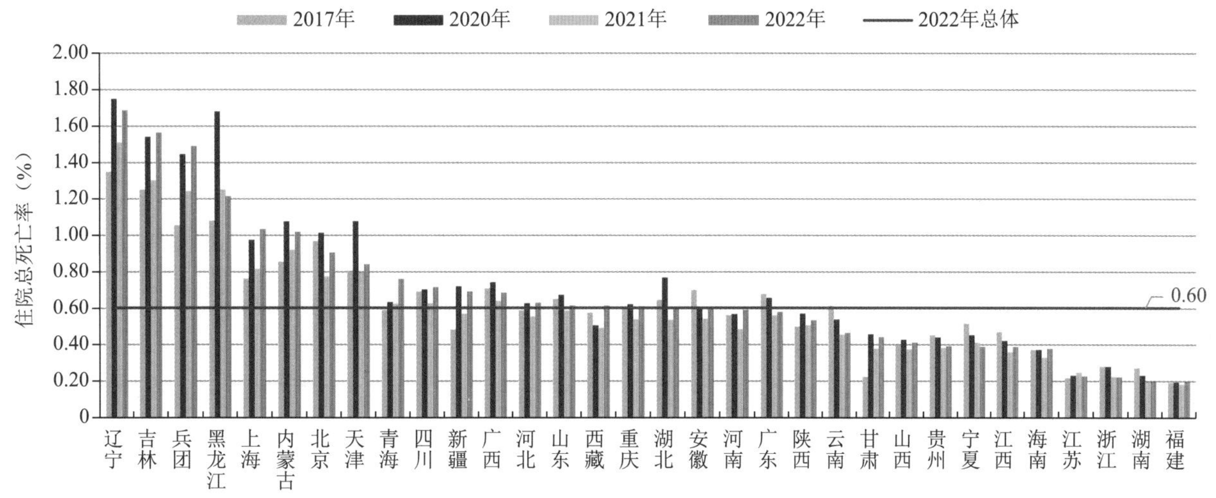

注：此类图中各省（自治区、直辖市）三级公立综合医院数据中包含当地委属委管医院，本节同。

图 2-1-1-18　2017 年及 2020—2022 年各省（自治区、直辖市）三级公立综合医院患者住院总死亡率

2017 年及 2020—2022 年二级公立综合医院患者住院总死亡率分别为 0.43%、0.49%、0.49%、0.55%，2022 年较 2021 年有所上升。2022 年二级公立综合医院患者住院总死亡率排名前 3 位的省（自治区、直辖市）是北京（2.18%）、上海（2.12%）和吉林（1.73%）（图 2-1-1-19）。

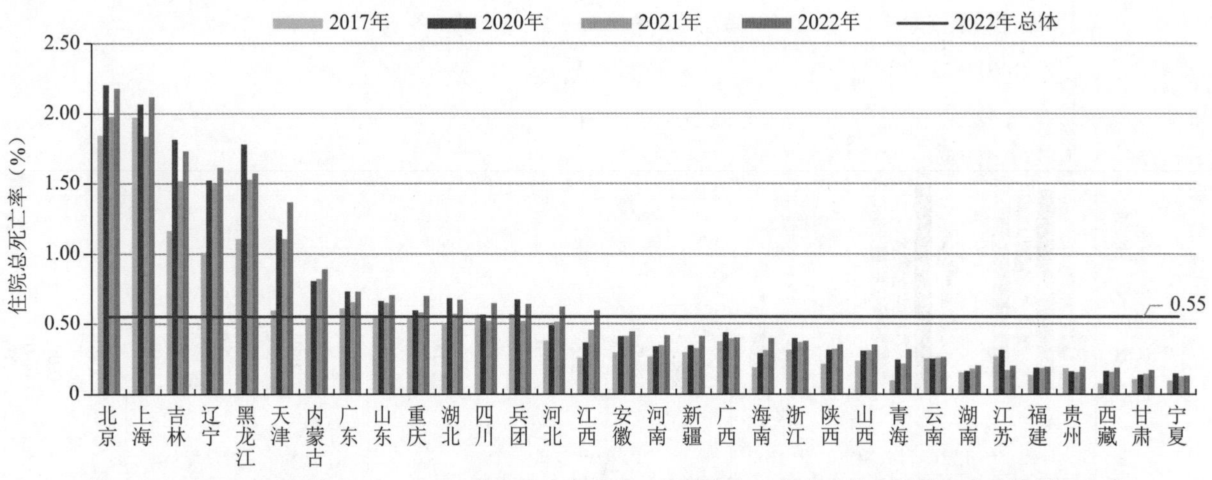

图 2-1-1-19　2017 年及 2020—2022 年各省（自治区、直辖市）二级公立综合医院患者住院总死亡率

2. 新生儿患者住院死亡率

2017 年及 2020—2022 年三级公立综合医院新生儿患者住院死亡率总体呈下降趋势，分别为 0.22%、0.18%、0.15%、0.14%。2022 年三级公立综合医院新生儿患者住院死亡率排名前 3 位的省（自治区、直辖市）是西藏（1.78%）、新疆（0.38%）和兵团（0.36%）（图 2-1-1-20）。

2017 年及 2020—2022 年二级公立综合医院新生儿患者住院死亡率分别为 0.14%、0.09%、0.12%、0.11%，2022 年二级公立综合医院新生儿患者住院死亡率排名前 3 位的省（自治区、直辖市）是黑龙江（3.45%）、辽宁（2.55%）和西藏（1.27%）（图 2-1-1-21）。

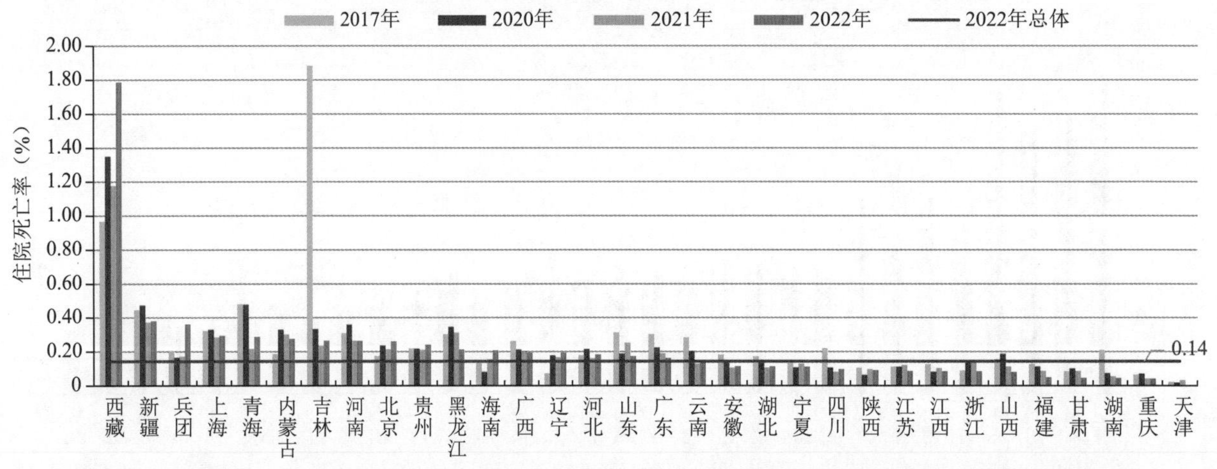

图 2-1-1-20　2017 年及 2020—2022 年各省（自治区、直辖市）三级公立综合医院新生儿患者住院死亡率

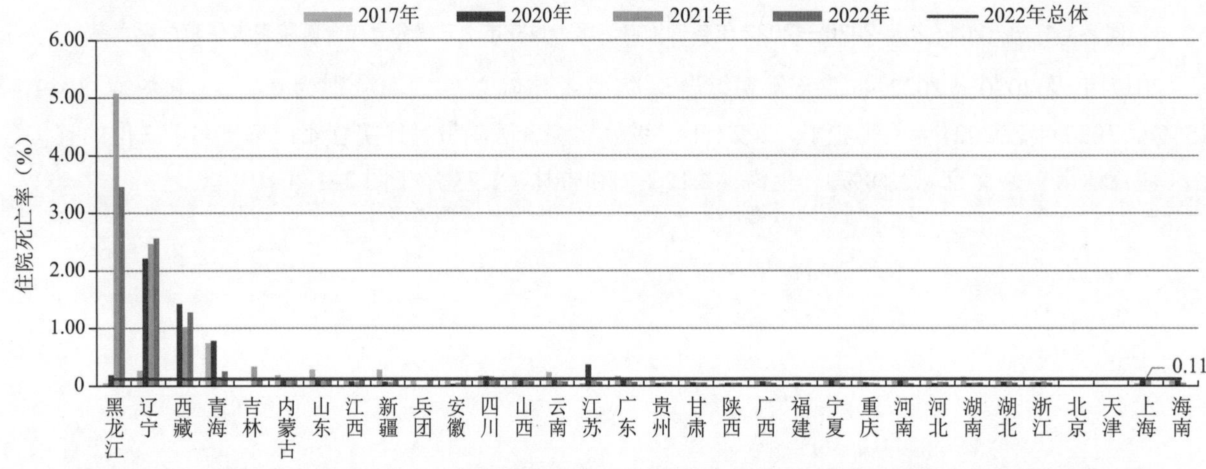

图 2-1-1-21　2017 年及 2020—2022 年各省（自治区、直辖市）二级公立综合医院新生儿患者住院死亡率

3. 手术患者住院死亡率

2017 年及 2020—2022 年三级公立综合医院手术患者住院死亡率分别为 0.25%、0.28%、0.25%、0.26%。2022 年三级公立综合医院手术患者住院死亡率排名前 3 位的省（自治区、直辖市）是兵团（0.56%）、吉林（0.52%）和辽宁（0.50%）（图 2–1–1–22）。

2017 年及 2020—2022 年二级公立综合医院手术患者住院死亡率分别为 0.15%、0.18%、0.17%、0.19%，2022 年较 2021 年上升。2022 年二级公立综合医院手术患者住院死亡率排名前 3 位的省（自治区、直辖市）是辽宁（0.40%）、黑龙江（0.37%）和上海（0.35%）（图 2–1–1–23）。

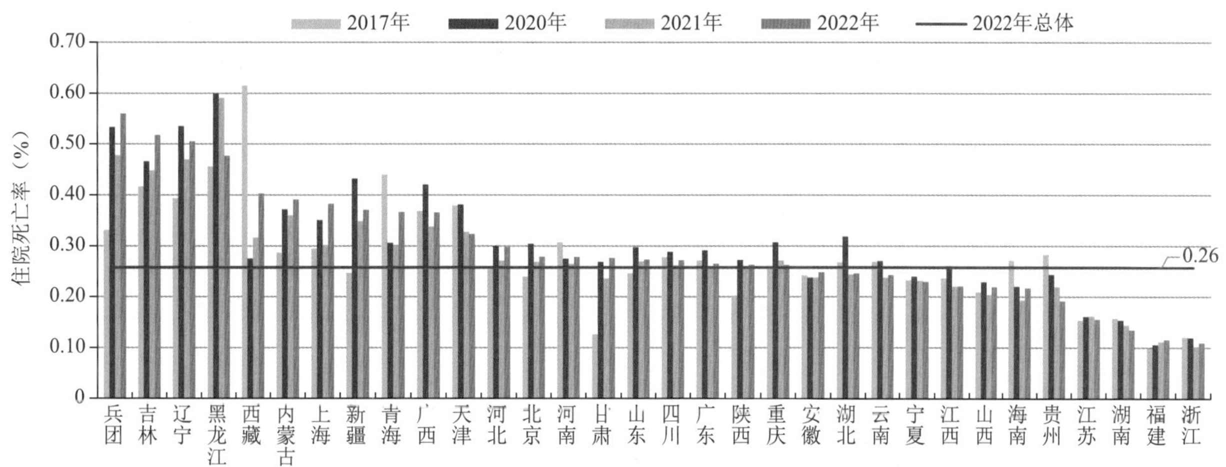

图 2-1-1-22　2017 年及 2020—2022 年各省（自治区、直辖市）三级公立综合医院手术患者住院死亡率

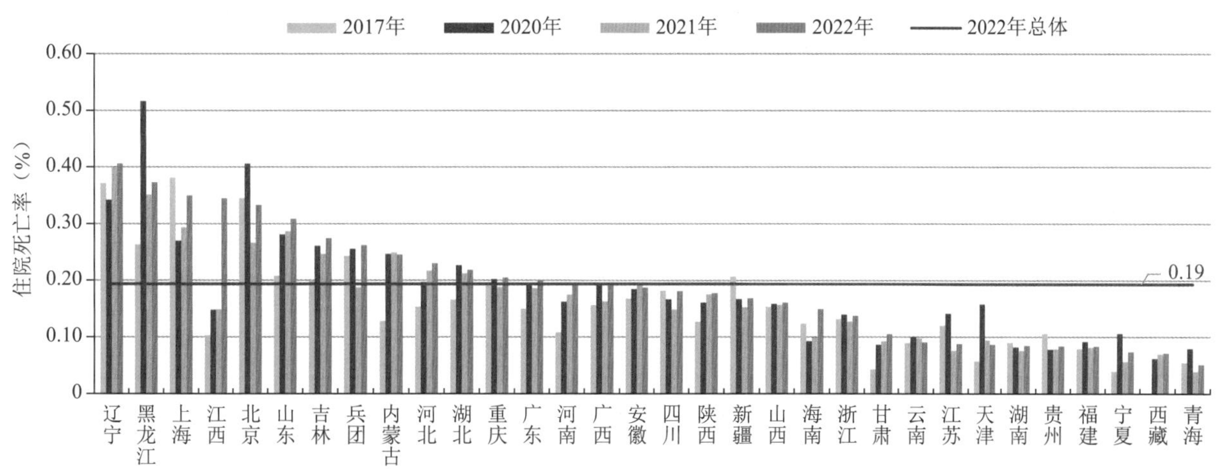

图 2-1-1-23　2017 年及 2020—2022 年各省（自治区、直辖市）二级公立综合医院手术患者住院死亡率

（1）手术患者手术当日住院死亡率

2017 年及 2020—2022 年三级公立综合医院手术患者当日住院死亡率分别为 0.26‰、0.31‰、0.29‰、0.30‰。2022 年三级公立综合医院手术患者当日住院死亡率排名前 3 位的省（自治区、直辖市）是吉林（1.08‰）、黑龙江（0.73‰）和辽宁（0.62‰）（图 2–1–1–24）。

2017 年及 2020—2022 年二级公立综合医院手术患者当日住院死亡率分别为 0.21‰、0.27‰、0.28‰、0.32‰；2022 年二级公立综合医院手术患者当日住院死亡率排名前 3 位的省（自治区、直辖市）是黑龙江（0.71‰）、吉林（0.66‰）和山东（0.56‰）和（图 2–1–1–25）。

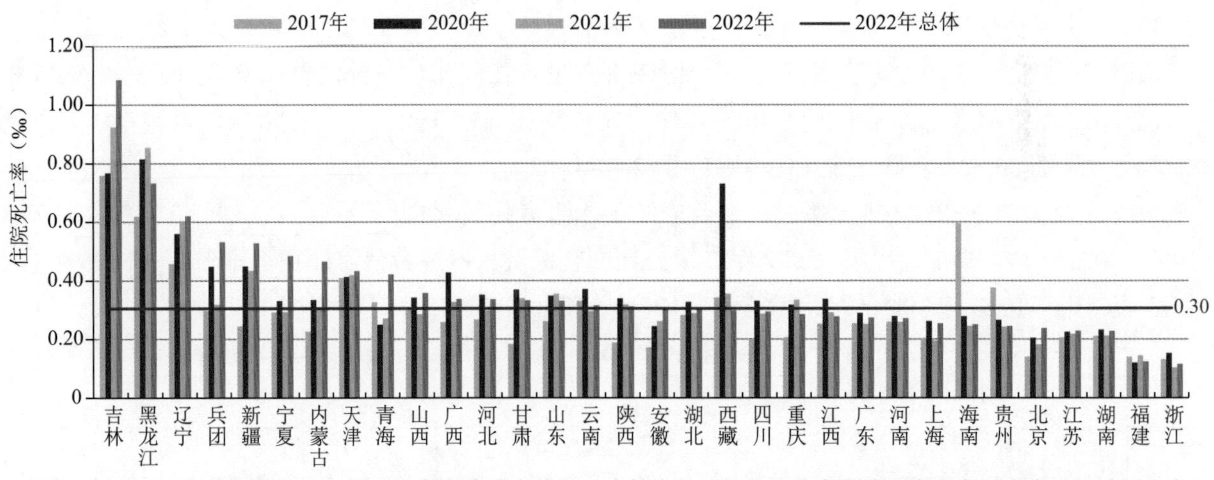

图 2-1-1-24　2017 年及 2020—2022 年各省（自治区、直辖市）三级公立综合医院手术患者手术当日住院死亡率

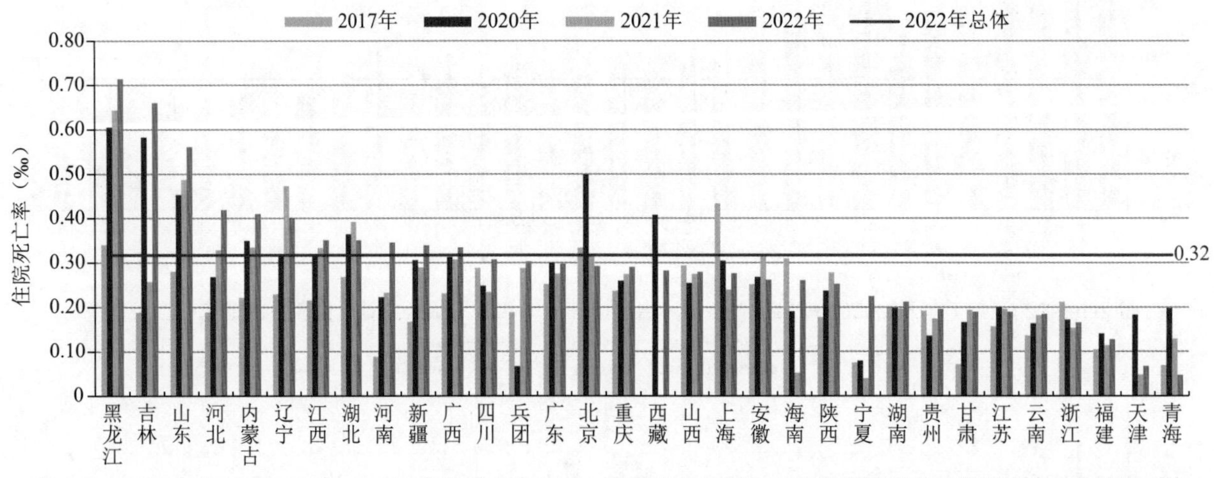

图 2-1-1-25　2017 年及 2020—2022 年各省（自治区、直辖市）二级公立综合医院手术患者手术当日住院死亡率

（2）手术患者术后 24 小时住院死亡率

2017 年及 2020—2022 年三级公立综合医院手术患者术后 24 小时住院死亡率分别为 0.59‰、0.69‰、0.64‰、0.67‰。2022 年三级公立综合医院手术患者术后 24 小时住院死亡率排名前 3 位的省（自治区、直辖市）是吉林（1.85‰）、黑龙江（1.61‰）和辽宁（1.37‰）（图 2-1-1-26）。

2017 年及 2020—2022 年二级公立综合医院手术患者术后 24 小时住院死亡率分别为 0.48‰、0.56‰、0.57‰、0.62‰。2022 年二级公立综合医院手术患者术后 24 小时住院死亡率排名前 3 位的省（自治区、直辖市）是黑龙江（1.47‰）、吉林（1.27‰）和山东（1.02‰）（图 2-1-1-27）。

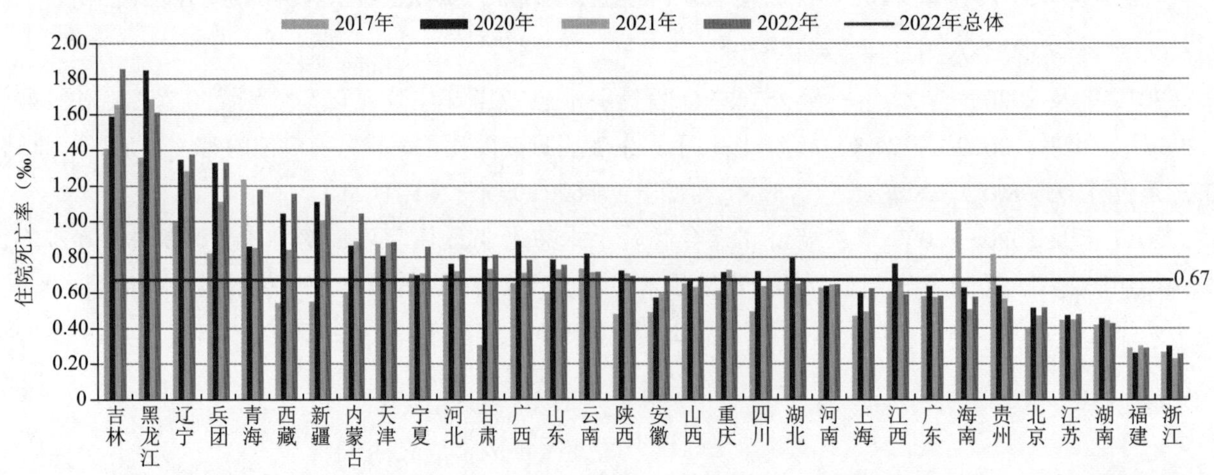

图 2-1-1-26　2017 年及 2020—2022 年各省（自治区、直辖市）三级公立综合医院手术患者手术 24 小时住院死亡率

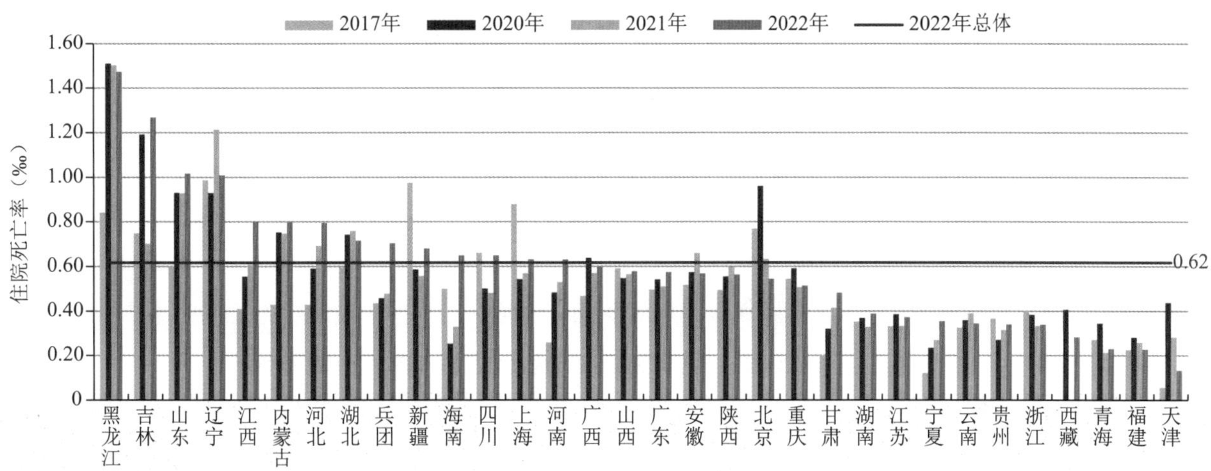

图 2-1-1-27　2017 年及 2020—2022 年各省（自治区、直辖市）二级公立综合医院手术患者手术 24 小时住院死亡率

（3）手术患者术后 48 小时住院死亡率

2017 年及 2020—2022 年三级公立综合医院手术患者术后 48 小时住院死亡率分别为 0.80‰、0.93‰、0.86‰、0.89‰。2022 年三级公立综合医院手术患者术后 48 小时住院死亡率排名前 3 位的省（自治区、直辖市）是吉林（2.39‰）、黑龙江（2.14‰）和辽宁（1.89‰）（图 2-1-1-28）。

2017 年及 2020—2022 年二级公立综合医院手术患者术后 48 小时住院死亡率分别为 0.63‰、0.72‰、0.72‰、0.78‰。2022 年二级公立综合医院手术患者术后 48 小时住院死亡率排名前 3 位的省（自治区、直辖市）是黑龙江（1.90‰）、吉林（1.48‰）和辽宁（1.40‰）（图 2-1-1-29）。

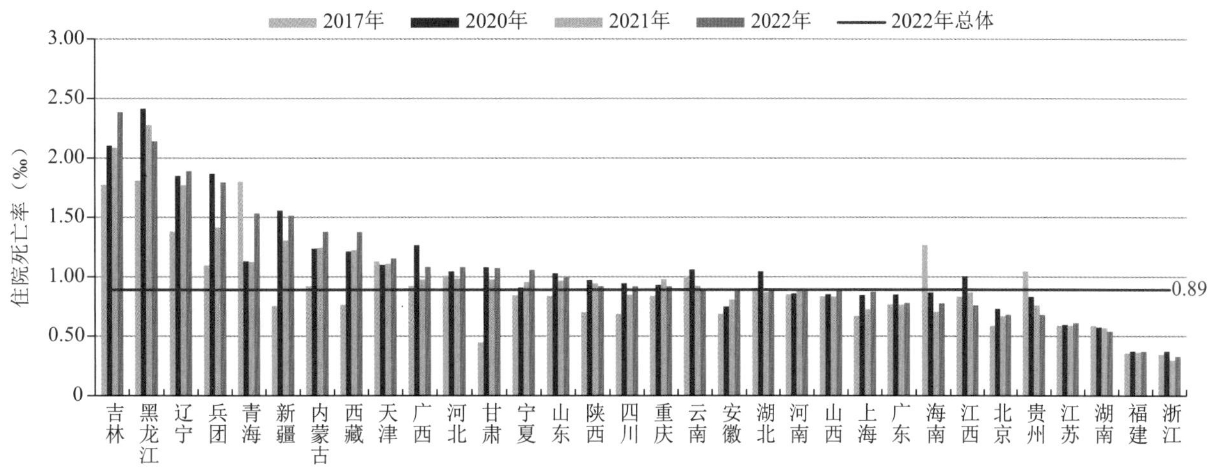

图 2-1-1-28　2017 年及 2020—2022 年各省（自治区、直辖市）三级公立综合医院手术患者手术 48 小时住院死亡率

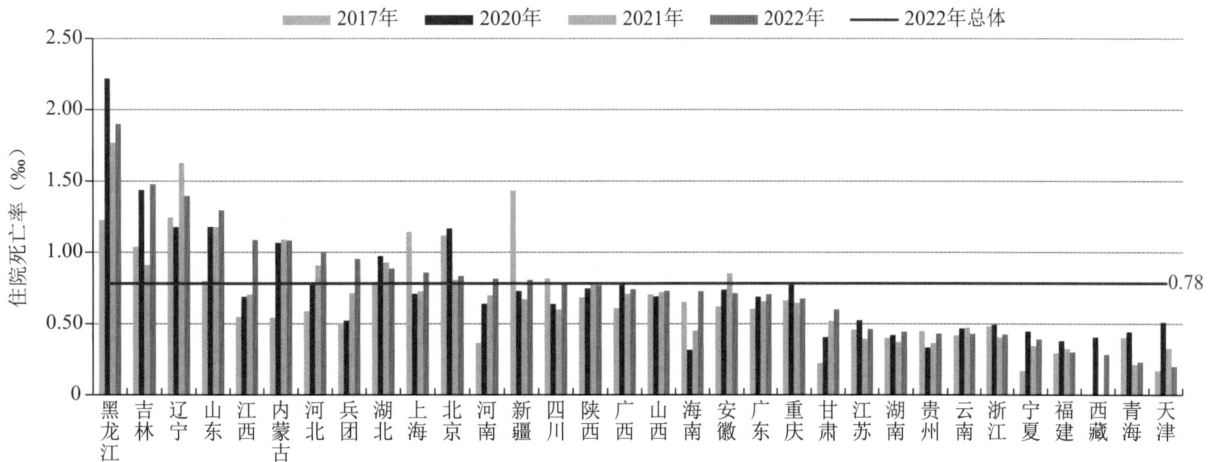

图 2-1-1-29　2017 年及 2020—2022 年各省（自治区、直辖市）二级公立综合医院手术患者手术 48 小时住院死亡率

第二节 重返类指标分析

一、非预期再住院情况分析

（一）数据来源

本部分报告来源于 HQMS 的病案首页数据，选取 2020—2022 年连续上报的医院数据纳入分析，并与 2017 年全样本基线数据进行对比。剔除出院患者为空及数据质量不合格的医院后，2022 年共有 8903 家医院相关数据纳入最终分析，各类别医院数量分布情况见表 2-1-2-1。

表 2-1-2-1　2022 年非预期再住院指标纳入分析的医院数量分布情况

医院类别	公立医院（家）		民营医院（家）			合计（家）
	三级	二级	三级	二级	未定级	
综合医院	1535	2827	123	766	421	5672
精神专科医院	162	288	6	232	43	731
妇产专科医院	111	50	14	131	24	330
妇幼保健院	41	174	–	3	2	220
传染病专科医院	65	54	–	–	–	119
肿瘤专科医院	52	17	7	19	4	99
儿童专科医院	40	8	2	10	2	62
心血管专科医院	15	–	10	7	2	34
其他专科医院	204	159	135	770	368	1636
合计	2225	3577	297	1938	866	8903

（二）全国各级各类医院非预期再住院率相关指标

1. 综合医院非预期再住院率相关指标

与 2017 年相比，2020—2022 年全国综合医院住院患者出院 0 ～ 31 天非预期再住院率总体呈下降趋势，2022 年最低（2.15%）。三级公立综合医院（包括委属委管综合医院，本节余同）和三级民营综合医院住院患者出院 0 ～ 31 天非预期再住院率总体呈下降趋势，未定级民营综合医院住院患者出院 0 ～ 31 天非预期再住院率偏高（图 2-1-2-1）。

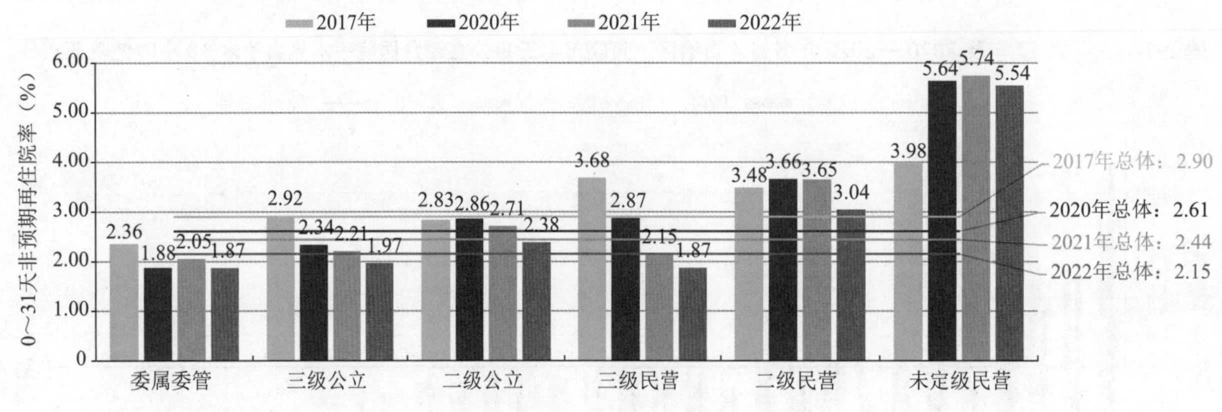

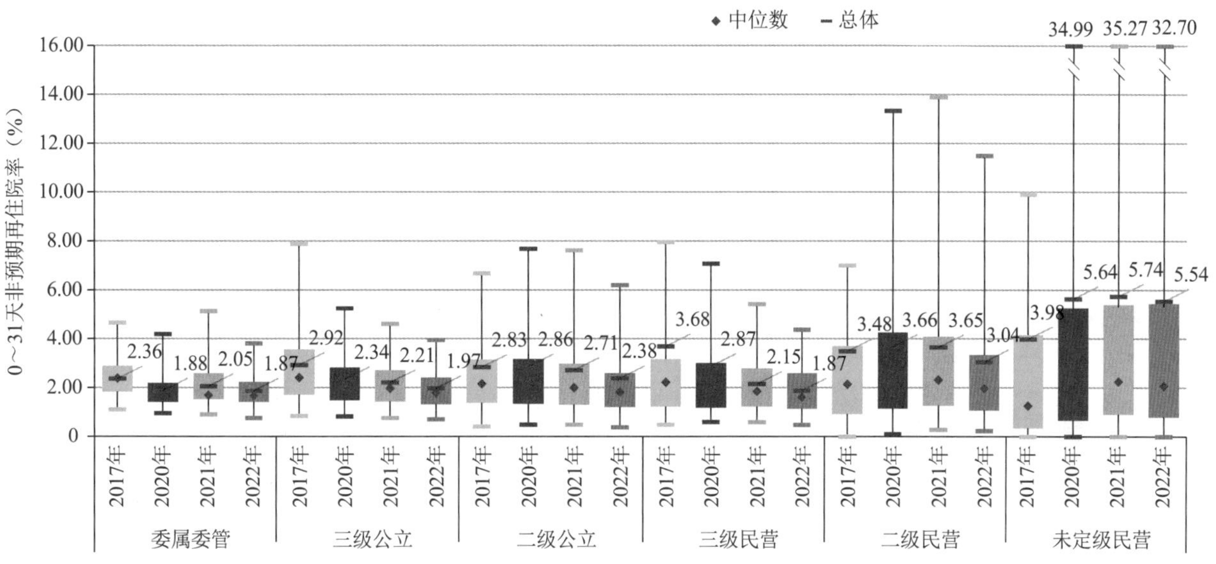

图 2-1-2-1　2017 年及 2020—2022 年全国各级综合医院住院患者出院 0 ～ 31 天非预期再住院率

与 2017 年相比，2020—2022 年全国综合医院住院患者出院当天非预期再住院率总体呈下降趋势，2022 年最低（0.26%）。三级公立和三级民营综合医院住院患者出院当天非预期再住院率总体呈下降趋势，未定级民营综合医院住院患者出院当天非预期再住院率偏高（图 2–1–2–2）。

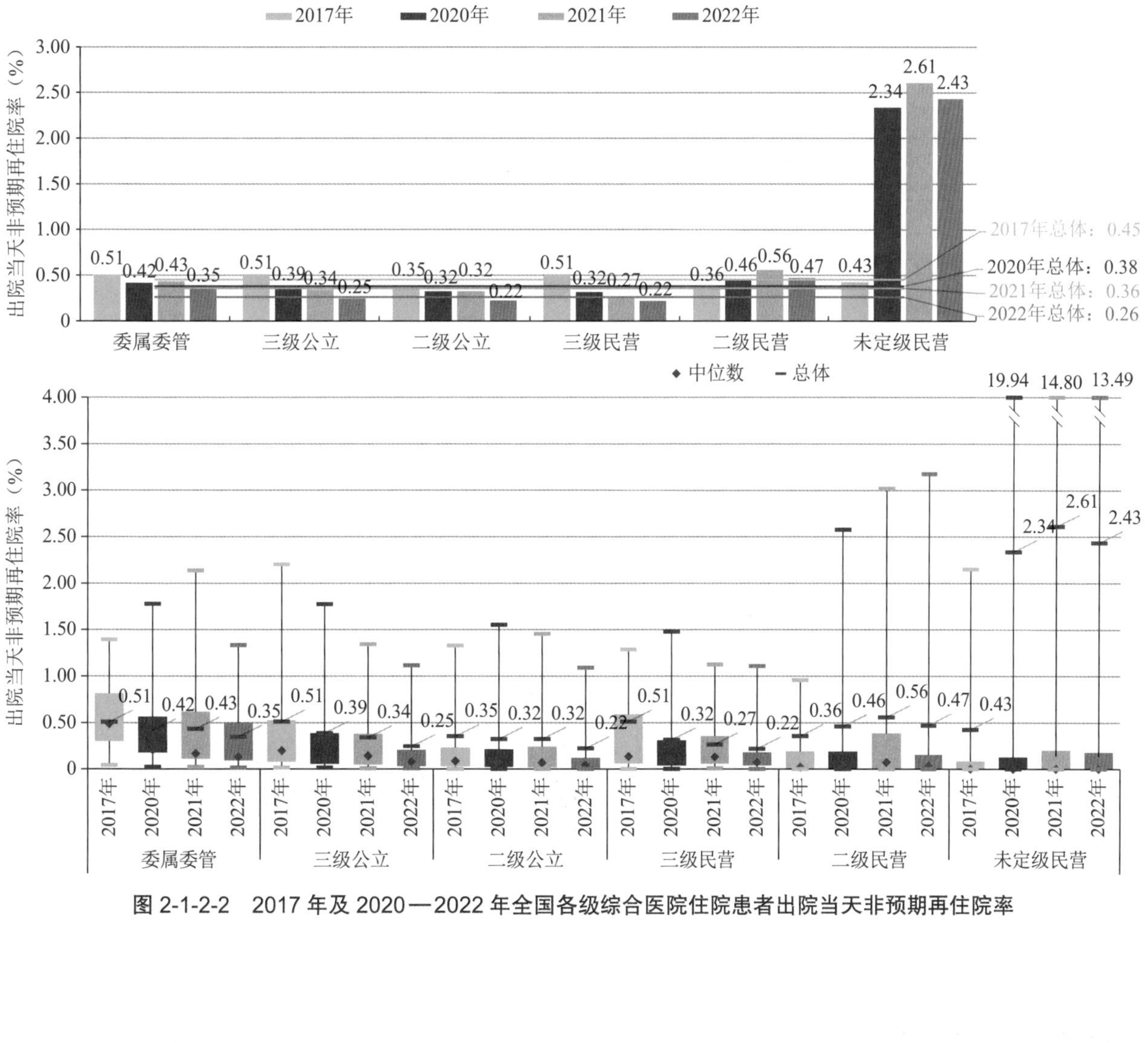

2017年 2020年 2021年 2022年

出院当天非预期再住院率（%）

2017年总体：0.45
2020年总体：0.38
2021年总体：0.36
2022年总体：0.26

委属委管 三级公立 二级公立 三级民营 二级民营 未定级民营

◆ 中位数 – 总体

出院当天非预期再住院率（%）

委属委管 三级公立 二级公立 三级民营 二级民营 未定级民营

图 2-1-2-2　2017 年及 2020—2022 年全国各级综合医院住院患者出院当天非预期再住院率

与 2017 年相比，2020—2022 年全国综合医院住院患者出院 2 ～ 15 天非预期再住院率总体呈下降趋势，2022 年最低（1.01%）。三级公立和三级民营综合医院住院患者出院 2 ～ 15 天非预期再住院率总体呈下降趋势（图 2-1-2-3）。

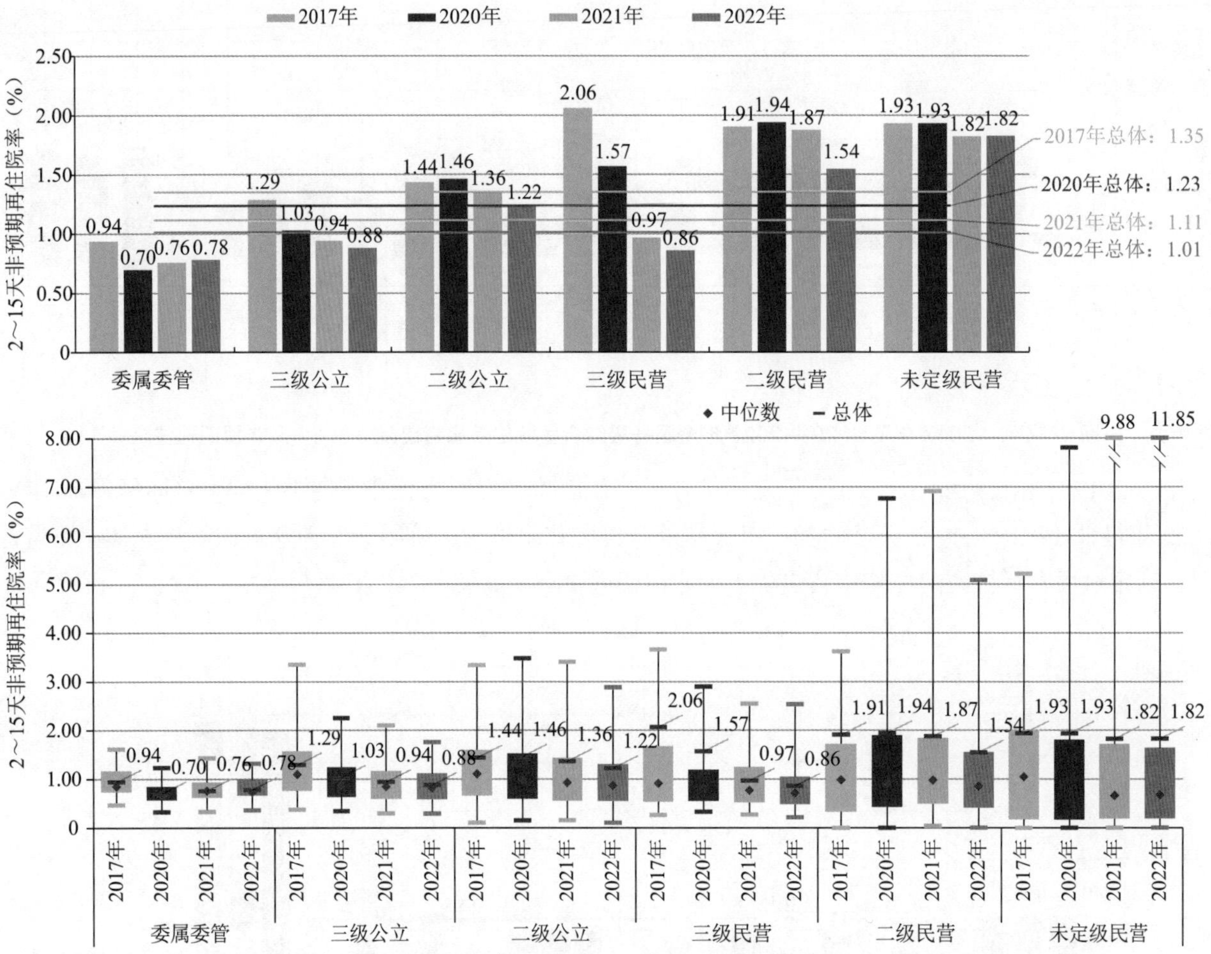

图 2-1-2-3　2017 年及 2020—2022 年全国各级综合医院住院患者出院 2 ～ 15 天非预期再住院率

与 2017 年相比，2020—2022 年全国综合医院住院患者出院 16 ～ 31 天非预期再住院率总体呈下降趋势，2022 年最低（0.88%）。三级民营和未定级民营综合医院住院患者出院 16 ～ 31 天非预期再住院率总体呈下降趋势（图 2-1-2-4）。

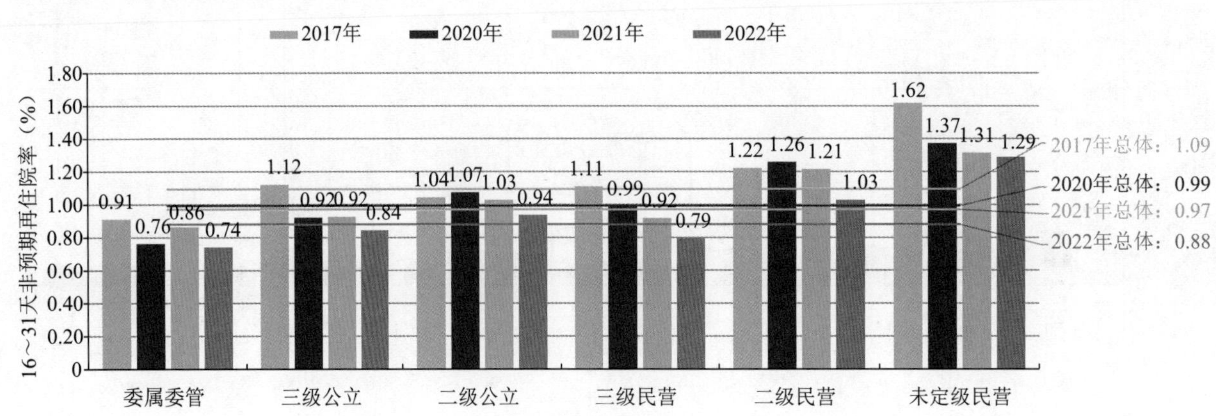

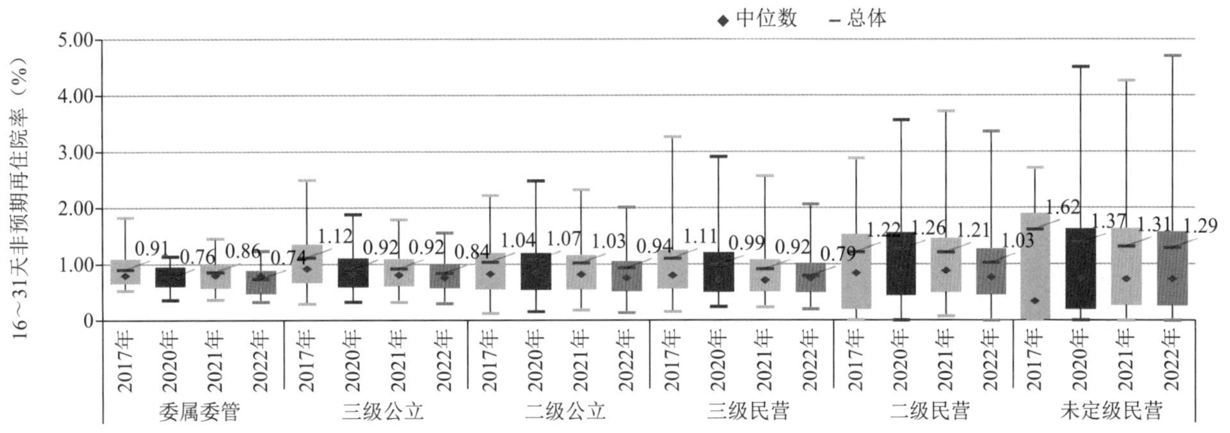

图 2-1-2-4　2017 年及 2020—2022 年全国各级综合医院住院患者出院 16 ～ 31 天非预期再住院率

2017 年及 2020—2022 年委属委管、三级公立、二级公立、三级民营、二级民营及未定级民营综合医院住院患者出院当天、出院 2 ～ 15 天及出院 16 ～ 31 天非预期再住院率构成如图 2-1-2-5 所示。

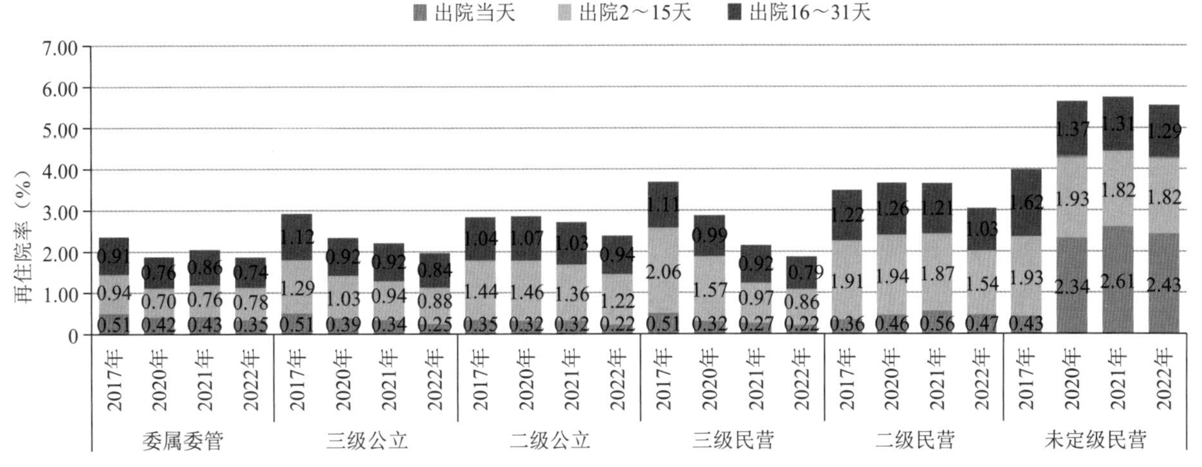

图 2-1-2-5　2017 年及 2020—2022 年全国各级综合医院住院患者出院 0 ～ 31 天非预期再住院率构成

2. 专科医院非预期再住院率相关指标

2020—2022 年专科医院住院患者出院 0 ～ 31 天非预期再住院率总体呈下降趋势，2022 年最低（4.04%）。与 2017 年相比，肿瘤、儿童及心血管专科医院住院患者出院 0 ～ 31 天非预期再住院率总体呈下降趋势。精神、传染病及其他专科医院住院患者出院 0 ～ 31 天非预期再住院率偏高（图 2-1-2-6）。

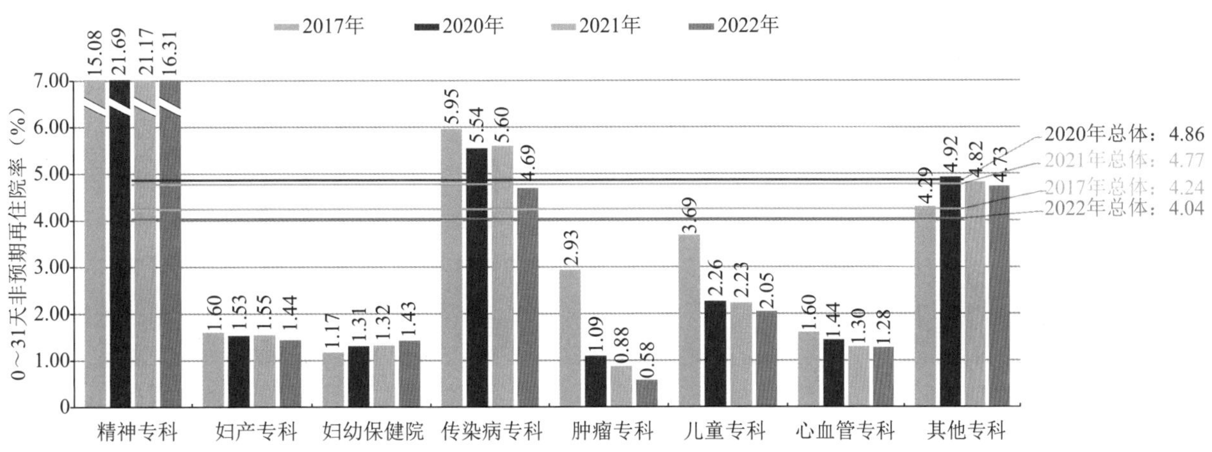

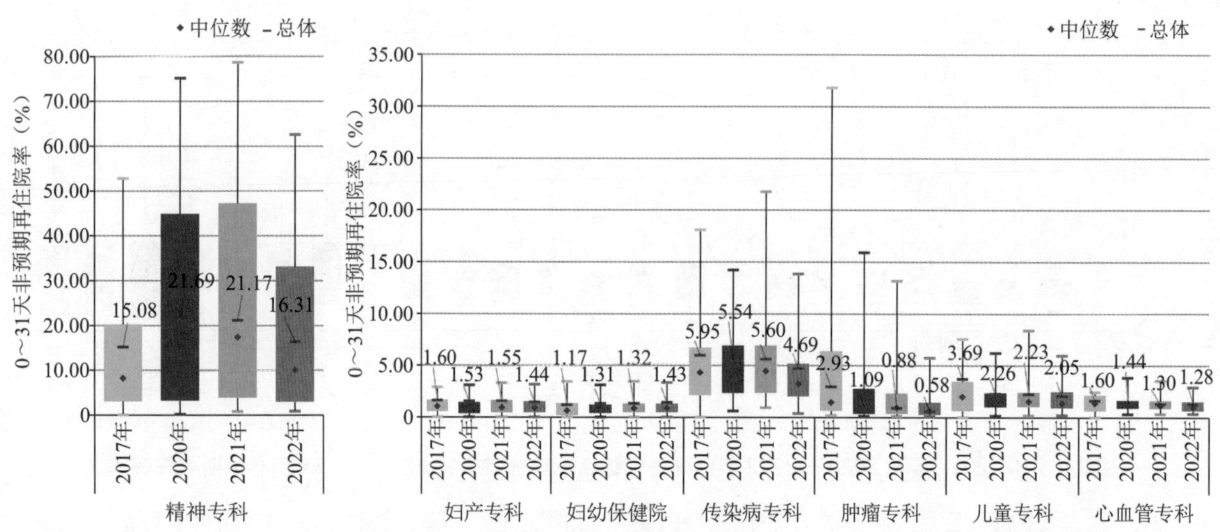

图 2-1-2-6　2017 年及 2020—2022 年全国各类专科医院住院患者出院 0～31 天非预期再住院率

2022 年专科医院住院患者出院当天非预期再住院率为 1.14%，低于 2020 年（1.37%）和 2021 年（1.44%），高于 2017 年（0.90%）。与 2017 年相比，2020—2022 年妇产、肿瘤及儿童专科医院住院患者出院当天非预期再住院率均下降。精神、传染病及其他专科医院住院患者出院当天非预期再住院率偏高（图 2-1-2-7）。

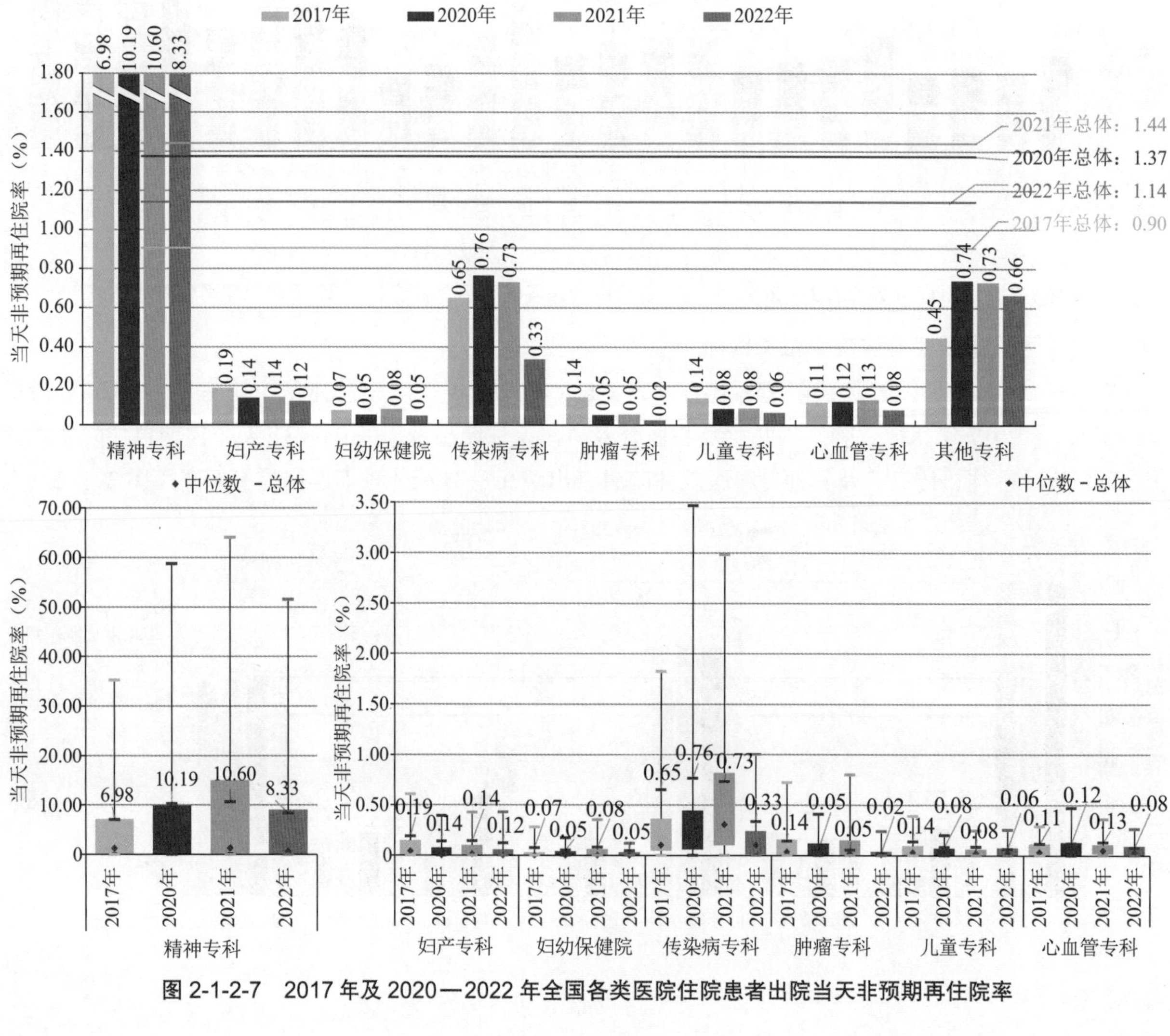

图 2-1-2-7　2017 年及 2020—2022 年全国各类医院住院患者出院当天非预期再住院率

2020—2022 年专科医院住院患者出院 2 ～ 15 天非预期再住院率总体呈下降趋势，2022 年最低（1.83%）。与 2017 年相比，妇产、肿瘤及儿童专科医院住院患者出院 2 ～ 15 天非预期再住院率总体呈下降趋势。精神、传染病及其他专科医院住院患者出院 2 ～ 15 天非预期再住院率偏高（图 2-1-2-8）。

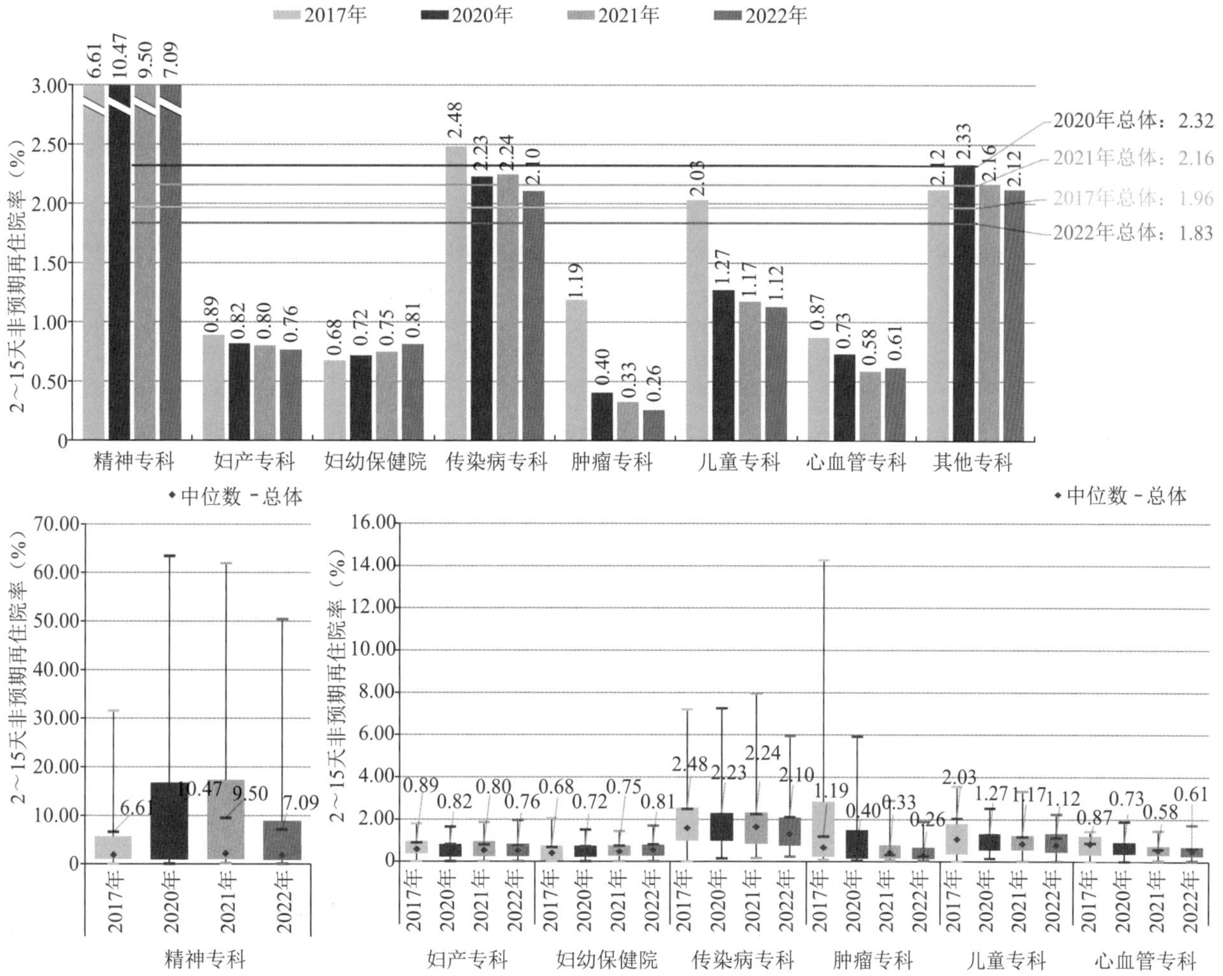

图 2-1-2-8　2017 年及 2020—2022 年全国各类专科医院住院患者出院 2 ～ 15 天非预期再住院率

2022 年专科医院住院患者出院 16 ～ 31 天非预期再住院率为 1.06%，为历年最低。与 2017 年相比，肿瘤专科医院住院患者出院 16 ～ 31 天非预期再住院率总体呈下降趋势。传染病专科医院、其他专科医院住院患者出院 16 ～ 31 天非预期再住院率偏高（图 2-1-2-9）。

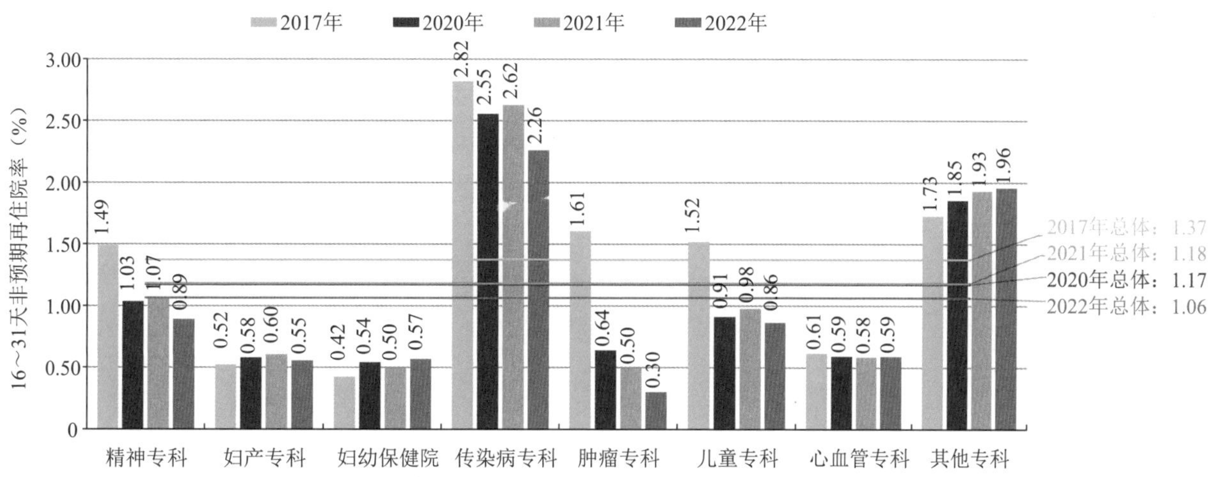

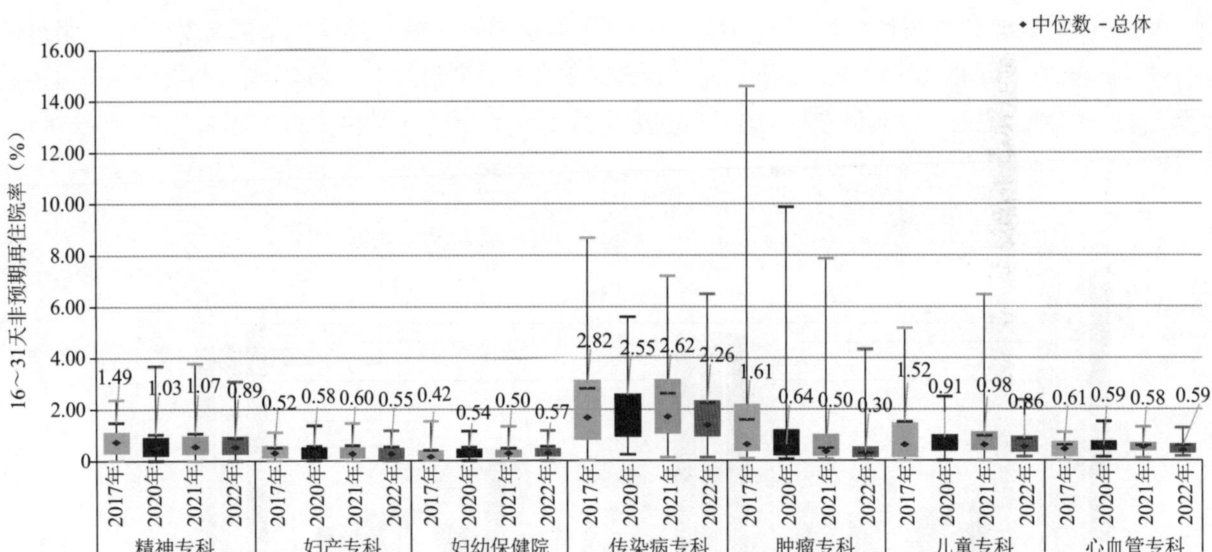

图 2-1-2-9　2017 年及 2020—2022 年全国各类专科医院住院患者出院 16 ～ 31 天非预期再住院率

2017 年及 2020—2022 年精神、妇产、传染病、肿瘤、儿童、心血管专科医院及妇幼保健院住院患者出院当天、出院 2 ～ 15 天及出院 16 ～ 31 天非预期再住院率构成如图 2-1-2-10 所示。

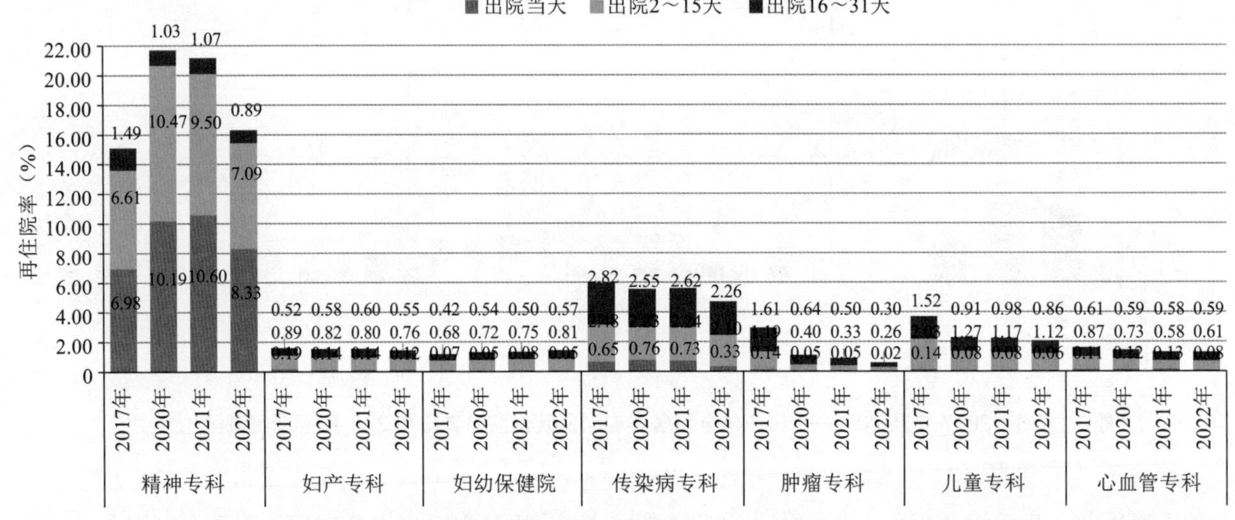

图 2-1-2-10　2017 年及 2020—2022 年全国各类专科医院住院患者出院 0 ～ 31 天非预期再住院率构成

（三）各省（自治区、直辖市）各级医院非预期再住院率相关指标

2022 年三级公立医院住院患者出院 0 ～ 31 天非预期再住院率总体为 1.97%，排名前 3 位的省（自治区、直辖市）是北京、天津、上海（图 2-1-2-11）；二级公立医院住院患者出院 0 ～ 31 天非预期再住院率总体为 2.38%，排名前 3 位的省（自治区、直辖市）是上海、海南、北京（图 2-1-2-12）；三级民营医院住院患者出院 0 ～ 31 天非预期再住院率总体为 1.87%，排名前 3 位的省（自治区、直辖市）是海南、山西、江西（图 2-1-2-13）；二级民营医院住院患者出院 0 ～ 31 天非预期再住院率总体为 3.04%，排名前 3 位的省（自治区、直辖市）是北京、上海、福建（图 2-1-2-14）。图表按 2022 年各省（自治区、直辖市）0 ～ 31 天非预期再住院率从高到低排序。

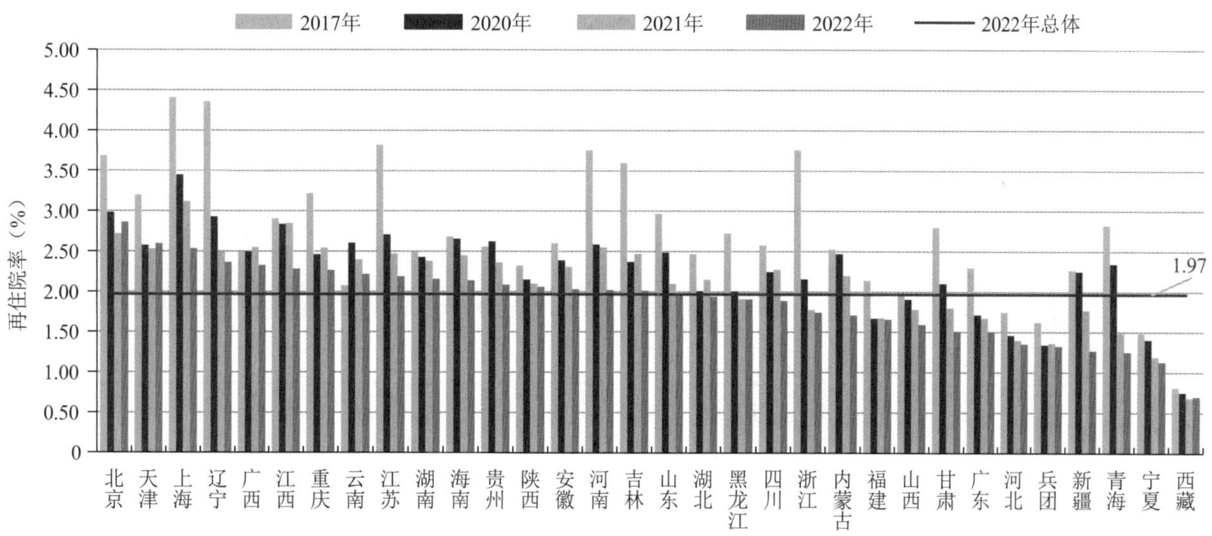

图 2-1-2-11　2017 年及 2020—2022 年各省（自治区、直辖市）三级公立医院住院患者出院 0～31 天非预期再住院率

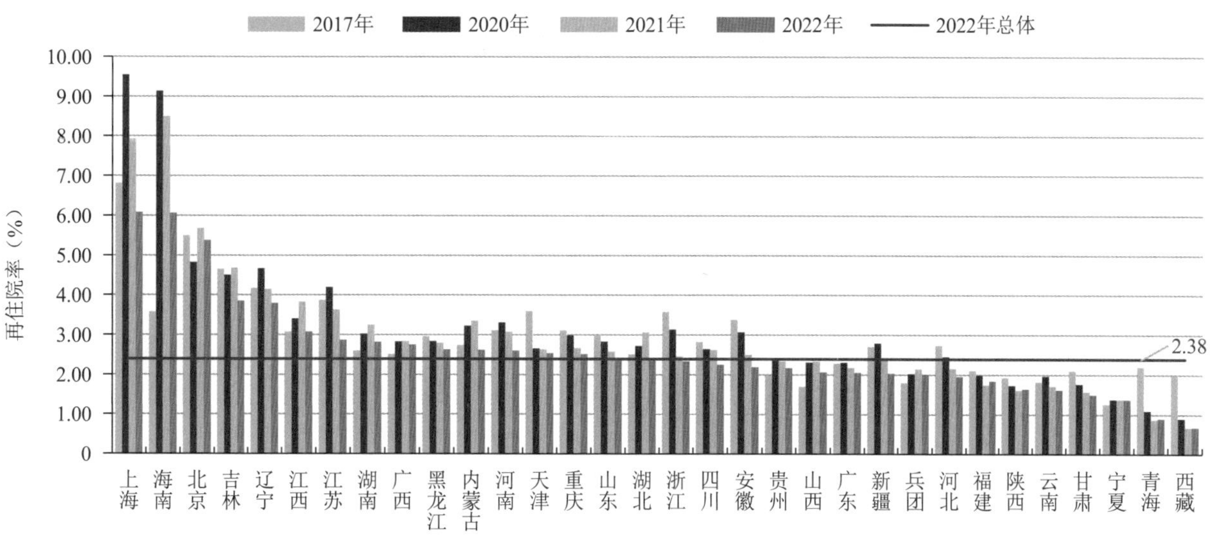

图 2-1-2-12　2017 年及 2020—2022 年各省（自治区、直辖市）二级公立医院住院患者出院 0～31 天非预期再住院率

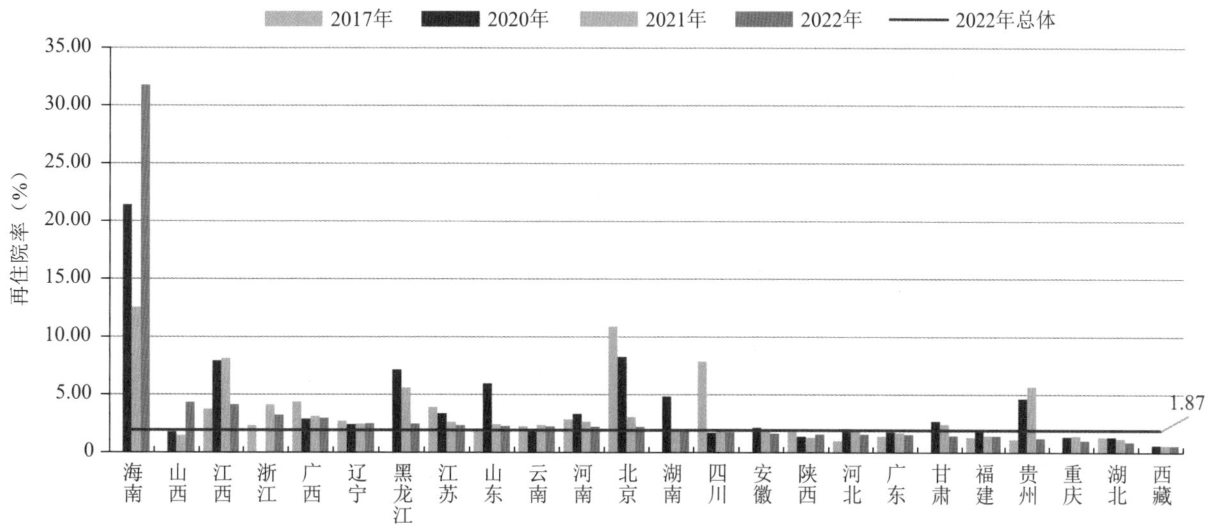

图 2-1-2-13　2017 年及 2020—2022 年各省（自治区、直辖市）三级民营医院住院患者出院 0～31 天非预期再住院率

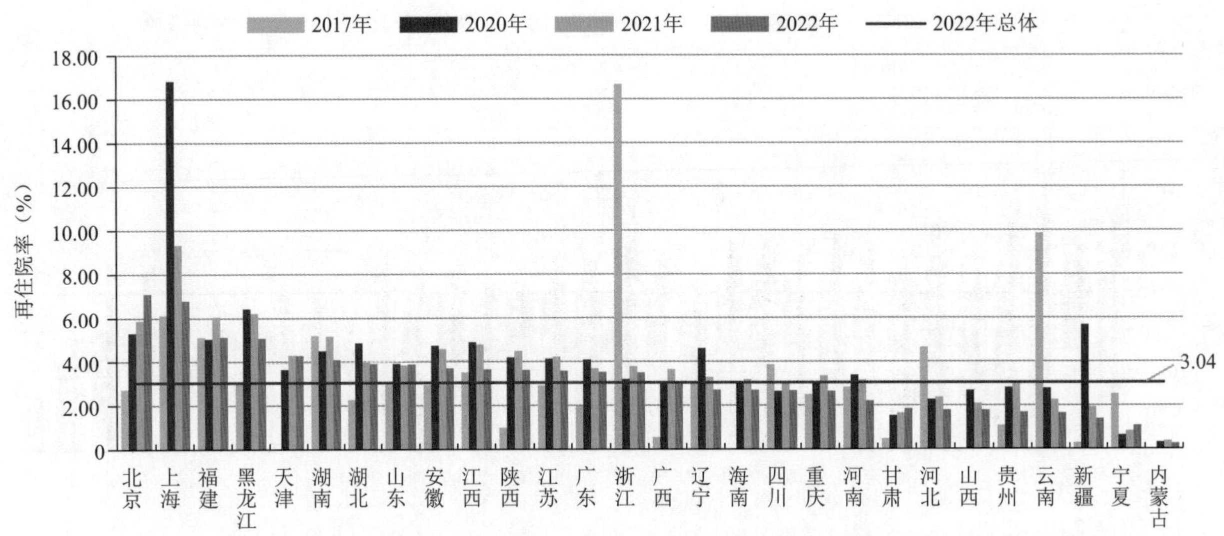

图 2-1-2-14 2017 年及 2020—2022 年各省（自治区、直辖市）二级民营医院住院患者出院 0～31 天非预期再住院率

二、非计划重返手术室再手术分析

非计划重返手术室再手术率是反映手术质量安全的重要指标之一。发生非计划重返手术室再手术的原因可能包括术前评估不足、手术设计缺陷、手术操作失误或患者术后管理不到位等。针对降低非计划重返手术室再手术率而开展的质量控制及改进措施将有助于提高医院整体医疗质量安全水平。

1. 2017—2019 年及 2021—2022 年医院非计划重返手术室再手术率

本部分使用 NCIS 收集的医院非计划重返手术室再手术相关数据。因 2020 年数据指标项存在调整，历史数据回顾仅涵盖了 2017—2019 年及 2021—2022 年数据，暂不包括 2020 年数据。5 年间，全国医院报送了非计划重返手术室再手术患者 468 969 人次，各年度非计划重返手术室再手术率总体分别为 2.11‰、2.17‰、1.99‰、1.86‰和 1.55‰。其中，三级公立医院逐年下降，二级公立医院 2022 年较以往下降明显（图 2-1-2-15）。

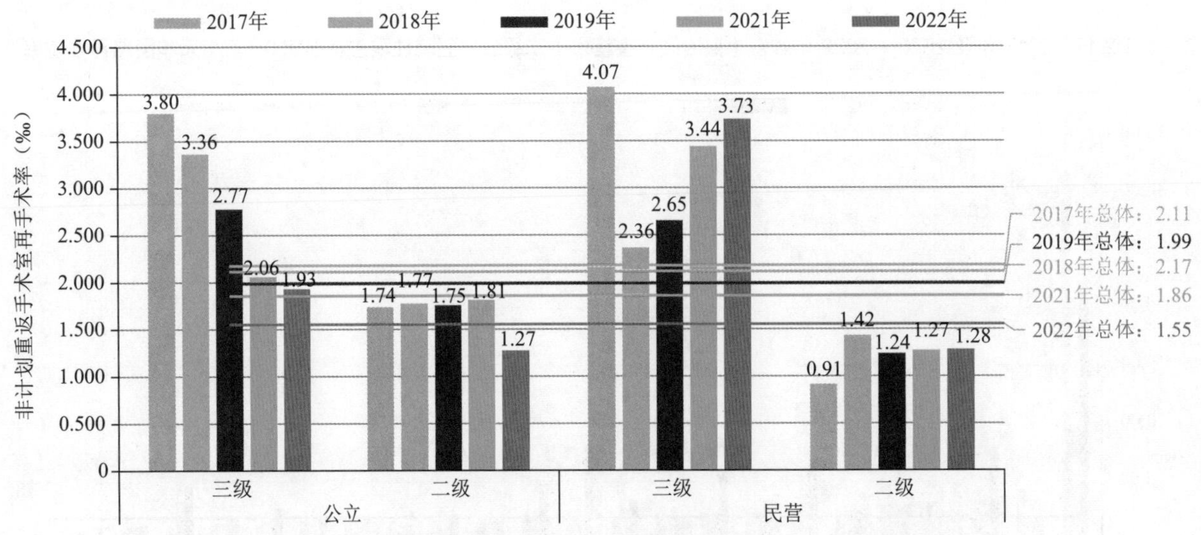

图 2-1-2-15 2017—2019 年及 2021—2022 年全国各级各类医院非计划重返手术室再手术率

5 年间，48 小时内非计划重返手术室再手术率总体分别为 0.66‰、0.62‰、0.69‰、0.46‰和 0.36‰，其中，三级公立医院总体呈逐年下降趋势（图 2-1-2-16）。

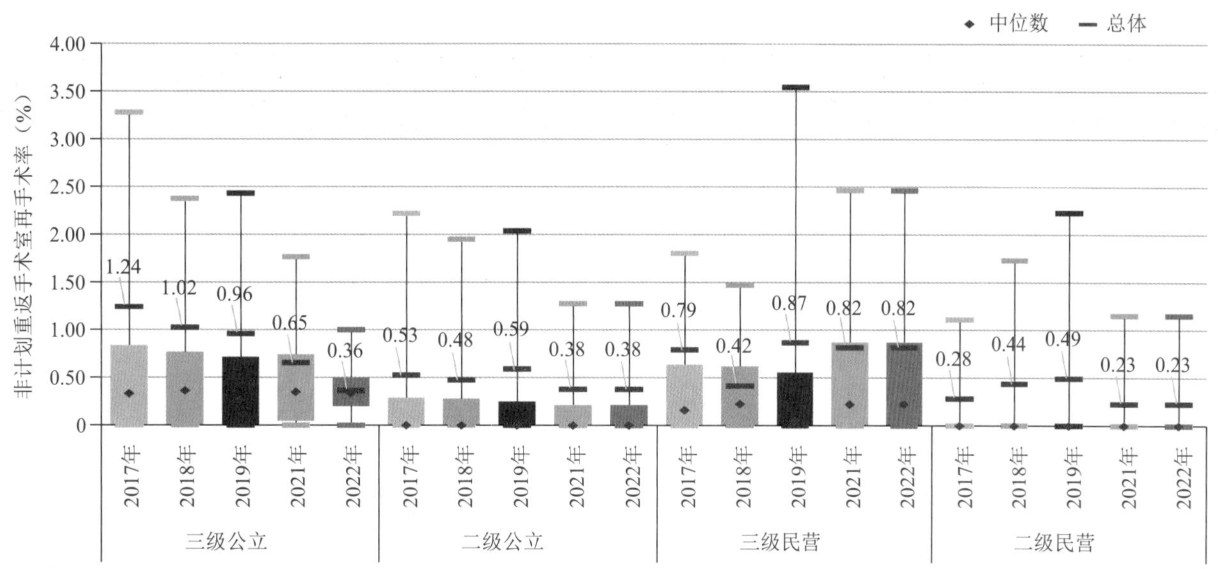

图 2-1-2-16　2017—2019 年及 2021—2022 年全国各级各类医院 48 小时内非计划重返手术室再手术率

从省级维度来看，吉林、西藏、兵团等的非计划重返手术室再手术率波动较大，浙江、河南、甘肃呈逐年下降趋势（图 2-1-2-17）。

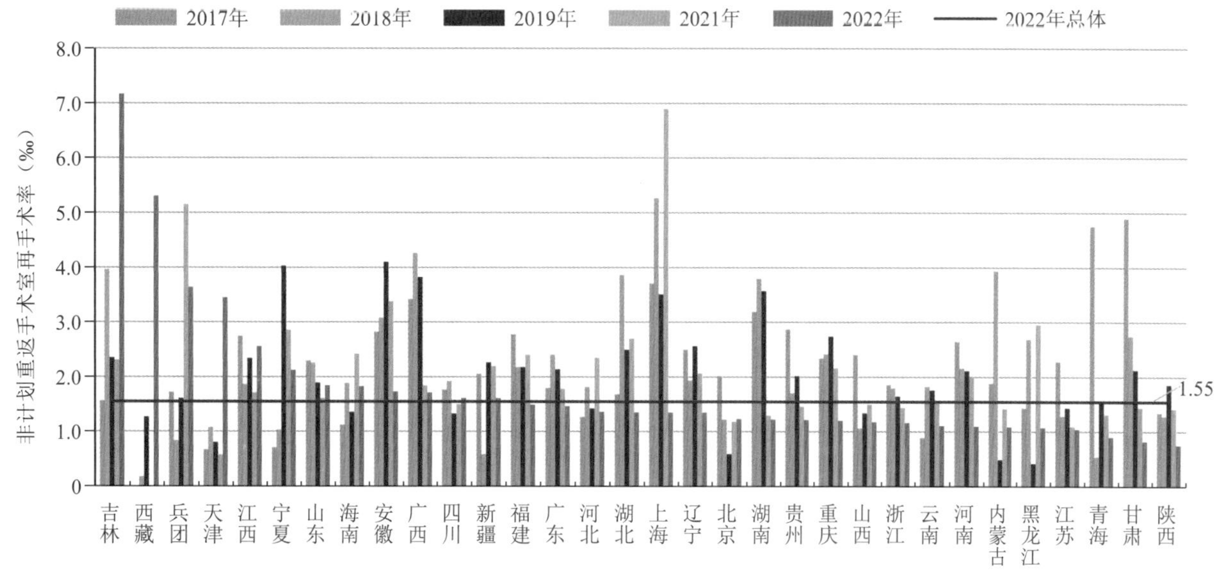

注：基于 2022 年水平倒序排列。

图 2-1-2-17　2017—2019 年及 2021—2022 年各省（自治区、直辖市）医院非计划重返手术室再手术率

2. 2022 年非计划重返手术室再手术情况及管理分析

全国共有 5643 家医院报告了 2022 年非计划重返手术室再手术相关信息，共涉及患者 75 361 人次。其中，三级公立、二级公立、三级民营和二级民营医院非计划重返手术室再手术率分别为 1.93‰、1.27‰、3.73‰和 1.28‰；公立医院报告的非计划重返手术室再手术人数总量及均数都高于同级别民营医院。三级公立医院 48 小时内重返占比高于二级公立医院（表 2-1-2-2）。

表 2-1-2-2　2022 年各级各类医院中非计划重返手术室再手术情况

分类	医院数（家）	非计划重返手术室再手术人数（人次）	医院平均报送例数（例）	非计划重返手术室再手术率（‰）	48 小时内重返占比（%）
三级公立	1794	59 932	33.41	1.93	36.35
二级公立	2974	10 955	3.68	1.27	35.22
三级民营	157	2999	19.10	3.73	37.16
二级民营	718	1475	2.05	1.28	32.98
全国	5643	75 361	13.35	1.55	35.74

从省级维度来看，吉林、西藏的非计划重返手术室再手术率明显高于全国其他省（自治区、直辖市），48 小时内重返占比存在一定差异（表 2-1-2-3）。

表 2-1-2-3　2022 年各省（自治区、直辖市）非计划重返手术室再手术情况

省（自治区、直辖市）	医院数（家）	非计划重返手术室再手术人数（人次）	非计划重返手术室再手术率（‰）	48 小时内重返占比（%）
吉林	117	4710	7.17	31.53
西藏	30	43	5.30	50.00
兵团	17	281	3.64	24.50
天津	65	816	3.45	44.50
江西	211	2948	2.56	34.50
宁夏	52	2010	2.12	34.65
山东	344	4176	1.84	38.70
海南	32	306	1.83	38.73
安徽	134	3342	1.73	38.87
广西	218	3337	1.71	33.63
四川	437	4606	1.61	31.26
新疆	129	827	1.61	33.70
福建	133	2902	1.49	35.84
广东	404	7973	1.47	33.81
河北	341	2588	1.36	41.20
湖北	145	2818	1.35	34.30
上海	77	2179	1.35	40.26
辽宁	170	1558	1.35	30.92
北京	75	1880	1.24	38.29
湖南	151	4095	1.23	36.31
贵州	196	2186	1.22	32.21

续表

省（自治区、直辖市）	医院数（家）	非计划重返手术室再手术人数（人次）	非计划重返手术室再手术率（‰）	48小时内重返占比（%）
重庆	160	1933	1.21	28.70
山西	233	923	1.18	38.40
浙江	254	4301	1.17	39.70
云南	312	2038	1.11	32.92
河南	340	3076	1.10	38.82
内蒙古	151	1171	1.09	32.45
黑龙江	129	556	1.07	34.01
江苏	243	3545	1.04	41.93
青海	39	175	0.90	31.92
甘肃	101	646	0.82	37.84
陕西	203	1416	0.75	34.06
全国	5643	75 361	1.55	35.74

注：按非计划重返手术室再手术率降序排列。

3. 时间及费用成本

2497家医院填报了较高质量的时间及费用成本信息。数据显示，非计划重返手术室再手术患者的平均住院日为25.83天，较2021年的23.21天同比上升11.3%，平均住院费用为73 517.20元，较2021年的70 984.05元上升3.57%。其中三级公立医院平均住院日为25.43天，平均住院费用为80 874.26元，二级公立医院平均住院日为30.84天，平均住院费用近4万元（表2-1-2-4、表2-1-2-5）。

表2-1-2-4　2022年各级各类医院非计划重返手术室再手术患者的时间、费用成本

分类	数据有效医院数（家）	非计划重返手术室再手术人数（人次）	平均住院日（天）	平均住院费用（元）
三级公立	1324	45 200	25.43	80 874.26
二级公立	950	8032	30.84	39 956.11
三级民营	95	2105	21.20	69 447.56
二级民营	128	1211	15.42	28 587.69
全国	2497	56 548	25.83	73 517.20

表2-1-2-5　2022年各省（自治区、直辖市）医院非计划重返手术室再手术患者的时间、费用成本

省（自治区、直辖市）	数据有效医院数（家）	非计划重返手术室再手术人数（人次）	平均住院日（天）	平均住院费用（元）
广东	243	6246	25.50	89 933.62
四川	237	4066	20.28	62 487.82

续表

省（自治区、直辖市）	数据有效医院数（家）	非计划重返手术室再手术人数（人次）	平均住院日（天）	平均住院费用（元）
湖南	56	3721	21.62	71 647.49
广西	113	3198	23.20	74 113.56
浙江	177	3195	23.06	71 283.35
山东	163	3192	83.63	70 206.42
江苏	133	3135	24.52	82 705.91
安徽	70	3115	17.04	95 038.15
福建	74	2594	26.41	85 689.47
湖北	96	2566	25.67	86 191.74
江西	87	2278	22.14	56 416.36
河南	125	2248	15.07	34 979.72
河北	106	1931	25.14	69 081.03
重庆	84	1892	21.18	66 864.56
云南	131	1753	24.06	47 452.78
贵州	71	1481	20.53	62 957.73
吉林	26	1322	15.75	60 561.93
辽宁	48	1165	25.26	81 833.93
北京	27	1153	21.45	110 981.42
上海	34	1049	20.68	86 245.51
陕西	80	884	25.40	77 457.24
新疆	56	746	25.44	87 616.40
山西	73	654	26.56	64 729.34
天津	25	654	17.95	64 539.74
甘肃	38	545	17.54	35 785.86
黑龙江	19	424	24.13	93 146.70
内蒙古	43	395	20.80	49 527.44
宁夏	18	322	18.77	51 723.50
海南	17	262	23.60	76 112.56
兵团	12	245	15.59	43 932.80
青海	14	116	20.88	48 207.13
西藏	1	1	48.00	11 092.20
全国	2497	56 548	25.83	73 517.20

4. 将降低非计划重返手术室再手术率纳入绩效管理及实践

在纳入截面分析的5643家医院中，86.87%的医院已将降低非计划重返手术室再手术率纳入绩效管理，明显高于2021年的55.27%。其中，三级公立医院的占比已达到95.99%，三级民营医院的占比为91.08%。在管理实践方面，4.41%的医院实现了全信息化手段监测和提取非计划重返手术室再手术相关信息，53.93%的医院完全依赖人工搜集、记录、整理和分析信息，另有40.47%的医院依靠信息化提取与人工统计相结合开展工作（表2-1-2-6、表2-1-2-7）。

表2-1-2-6 2022年各级各类医院将非计划重返手术室再手术纳入绩效考核情况

分类	医院数（家）	纳入绩效考核医院数（家）	未纳入绩效考核医院数（家）	未填报医院数（家）	纳入占比（%）
三级公立	1794	1722	70	2	95.99
二级公立	2974	2514	458	2	84.53
三级民营	157	143	14	0	91.08
二级民营	718	523	194	1	72.84
全国	5643	4902	736	5	86.87

表2-1-2-7 2022年各级各类医院非计划重返手术室再手术监测方法统计

分类	全信息化提取		信息化提取与人工统计相结合		人工统计		其他	
	医院数（家）	占比（%）	医院数（家）	占比（%）	医院数（家）	占比（%）	医院数（家）	占比（%）
三级公立	86	4.79	1043	58.14	650	36.23	15	0.84
二级公立	131	4.40	1008	33.89	1804	60.66	31	1.04
三级民营	13	8.28	71	45.22	71	45.22	2	1.27
二级民营	19	2.65	162	22.56	518	72.14	19	2.65
全国	249	4.41	2284	40.47	3043	53.93	67	1.19

第三节　重点病种相关指标分析

本部分数据来源于 HQMS 病案首页信息，选取 2020—2022 年连续上报的医院数据纳入分析，并与 2017 年全样本基线数据进行对比。经数据清洗，纳入重点病种分析的医院分布情况见表 2-1-3-1。2022 年二级和三级综合医院重点病种出院患者人次数为 3871.08 万，专科医院共计人次数为 374.19 万，其中委属委管医院为 101.99 万。2022 年重点病种患者总人次数相较于 2021 年有所上升。

表 2-1-3-1　2017 年及 2020—2022 年各级各类医院纳入分析的重点病种样本量情况

医院类型	2017 年		2020 年		2021 年		2022 年	
	医院数（家）	出院人次	医院数（家）	出院人次	医院数（家）	出院人次	医院数（家）	出院人次
二级综合	2672	11 718 546	3726	13 700 989	3641	14 087 762	3572	13 635 052
三级综合	1453	18 705 241	1510	20 227 660	1604	24 500 543	1658	25 075 732
传染病专科	95	209 479	116	160 146	114	175 067	116	139 525
儿童专科	52	546 391	58	368 317	58	462 052	60	415 271
妇产 / 妇幼专科	401	1 498 495	523	1 486 085	524	1 589 251	541	1 644 184
结核病专科	14	74 199	19	81 638	20	90 688	19	71 988
精神专科	297	564 351	726	1 054 329	729	1 263 914	731	1 223 323
口腔专科	58	12 971	67	11 773	67	15 684	66	15 857
心血管专科	20	148 657	33	180 694	34	236 136	34	231 731
委属委管	34	909 555	39	826 331	39	1 114 079	39	1 019 924
合计	5062	33 478 330	6778	37 271 631	6791	42 421 097	6797	42 452 663

注：委属委管医院的样本情况已经包含在三级综合和专科的数据中，故合计未纳入。

2022 年纳入分析的医院中，综合医院根据出院人次重点分析 5 个病种；各专科医院根据上报医院的数量及其出院人次数等原因，重点分析精神专科医院、妇产 / 妇幼专科医院、儿童专科医院和心血管专科医院的 6 个病种，具体病种如下。

1. 综合医院

（1）脑出血和脑梗死（主要诊断 ICD-10 编码：I60、I61、I62、I63）。

（2）恶性肿瘤化学治疗（主要诊断或其他诊断 ICD-10 编码：Z51.1）。

（3）肺炎（儿童）（主要诊断 ICD-10 编码：J10.0、J11.0、J12-J16、J18，且患者年龄大于 28 天，小于 18 岁）。

（4）下肢骨与关节损伤（主要诊断或其他诊断 ICD-10 编码：S72、S73、S78、S82、S83、S88、S92、S93、S98，以及 S71.800x011、S71.800x012、S71.800x021、S71.800x022、S81.800x011、S81.800x021、S91.300x811、S91.300x812、S91.300x813、S91.300x821、S91.300x822、S91.300x823）。

（5）糖尿病伴慢性并发症（主要诊断 ICD-10 编码：E10-E14，伴有亚目编码 .2-.8）。

2. 专科医院

（1）精神专科医院：精神分裂症（主要诊断 ICD-10 编码：F20）。

（2）妇产 / 妇幼专科医院：异位妊娠（主要诊断 ICD-10 编码：O00）。

（3）儿童专科医院：癫痫（主要诊断 ICD-10 编码：G40-G41）；脓毒血症（主要诊断 ICD-10 编码：A02.1、A20.700、A21.700x002、A22.7、A24.100x002、A26.7、A28.001、A32.7，A39.2 ～ A39.4，A40、A41、A42.700、A54.800x001、B00.701、B37.7、P36、T80.200x003、T80.201、T81.400x006、T81.411、T88.000x002、T88.000x003）。

（4）心血管专科医院：心力衰竭（①主要诊断或第一其他诊断 ICD-10 编码：I50；②主要诊断 ICD-10 编码：I11.0、I13.0、I13.2、N18.800x020）；急性心肌梗死（主要诊断 ICD-10 编码：I21 ～ I22）。

一、综合医院重点病种相关指标分析

（一）20 个重点病种住院患者总体情况

《报告》持续对 20 个重点病种（其中糖尿病伴并发症分为糖尿病伴慢性并发症和糖尿病伴急性并发症）的相关质量指标进行分析。2022 年综合医院重点病种出院患者中，恶性肿瘤化疗患者出院人次最多（767.76 万），且呈逐年上升的趋势；脑出血和脑梗死患者出院人次位列第 2（712.09 万），较 2021 年有所减少（图 2-1-3-1、表 2-1-3-2）。

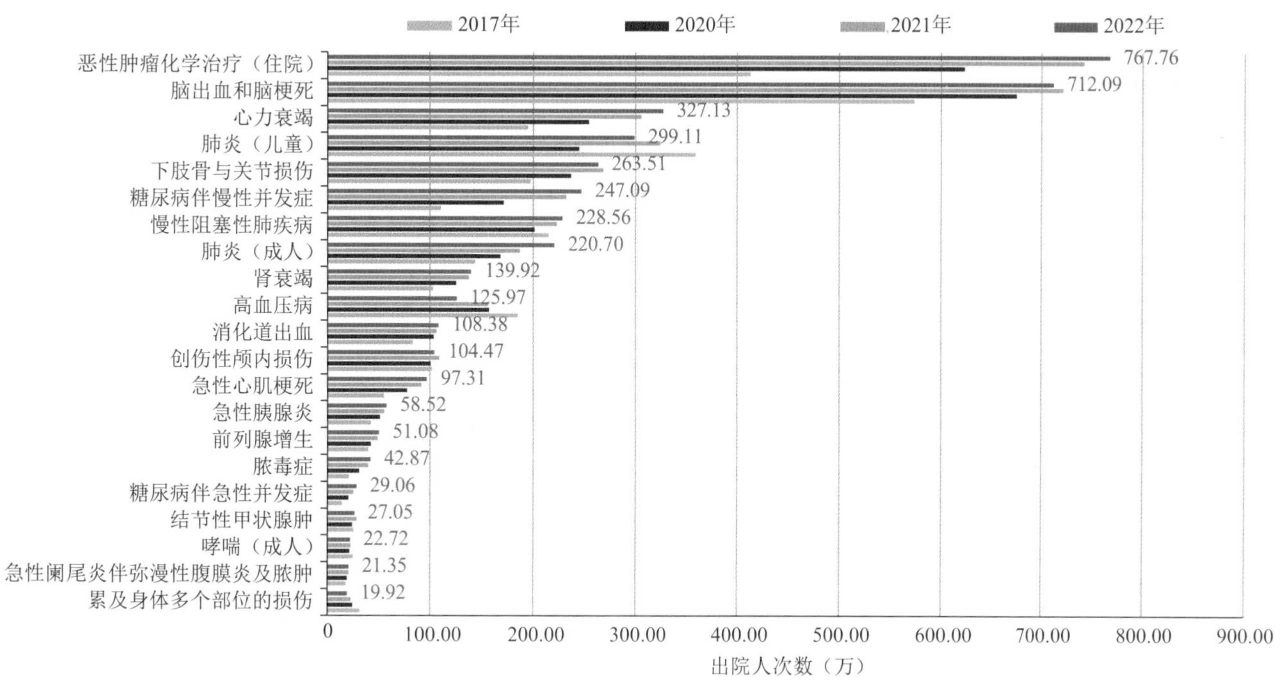

图 2-1-3-1 2017 年及 2020—2022 年综合医院 20 个重点病种出院人次情况

表 2-1-3-2　2017 年及 2020—2022 年二级、三级综合医院 20 个重点病种住院患者相关质量指标情况

病种	分类 / 指标	三级综合 2017 年	三级综合 2020 年	三级综合 2021 年	三级综合 2022 年	二级综合 2017 年	二级综合 2020 年	二级综合 2021 年	二级综合 2022 年	三级综合	二级综合
恶性肿瘤化学治疗（住院）	例数	3 757 112	5 534 153	6 625 205	6 786 540	375 698	681 350	782 211	873 379		
	住院死亡率（%）	0.08	0.08	0.08	0.09	0.17	0.15	0.13	0.14		
	平均住院日（天）	7.79	6.80	6.33	6.03	8.10	7.33	6.93	6.34		
	每住院人次费用（元）	11 859.73	12 106.13	11 563.50	10 845.58	7948.11	7823.56	7823.71	7246.40		
	0～31 天非预期再住院率（%）	0.14	0.08	0.07	0.06	0.28	0.22	0.15	0.16		
脑出血和脑梗死	例数	3 050 769	3 282 319	3 822 050	3 905 173	2 680 305	3 409 181	3 340 814	3 167 488		
	住院死亡率（%）	1.50	1.69	1.45	1.45	0.75	0.78	0.74	0.79		
	平均住院日（天）	12.92	12.17	11.47	10.84	10.95	10.45	10.23	9.82		
	每住院人次费用（元）	18 337.83	21 321.87	20 923.87	20 638.03	8455.54	9134.21	9382.38	9433.69		
	0～31 天非预期再住院率（%）	2.98	1.90	1.67	1.28	2.63	2.19	2.06	1.67		
心力衰竭	例数	1 046 206	1 277 038	1 664 107	1 790 790	902 695	1 249 420	1 374 426	1 458 250		
	住院死亡率（%）	1.82	2.09	1.87	2.21	1.09	1.33	1.39	1.66		
	平均住院日（天）	9.36	9.13	8.73	8.52	8.54	8.57	8.47	8.28		
	每住院人次费用（元）	12 435.17	14 341.07	12 973.34	12 926.59	6089.69	7327.77	7382.13	7476.78		
	0～31 天非预期再住院率（%）	5.04	4.98	4.83	4.61	5.47	5.45	5.37	5.13		
肺炎（儿童）	例数	1 781 294	1 091 056	1 611 262	1 569 790	1 810 121	1 347 676	1 613 251	1 410 491		
	住院死亡率（%）	0.04	0.04	0.03	0.02	0.03	0.02	0.01	0.01		
	平均住院日（天）	7.12	6.75	6.82	6.72	6.61	6.48	6.70	6.64		
	每住院人次费用（元）	4280.57	4357.28	4292.52	4091.81	2608.95	2901.19	2926.98	2802.69		
	0～31 天非预期再住院率（%）	2.10	1.92	1.92	1.77	2.44	2.32	2.29	2.05		

续表

分类		三级综合				二级综合				三级综合	二级综合
病种	指标	2017 年	2020 年	2021 年	2022 年	2017 年	2020 年	2021 年	2022 年		
下肢骨与关节损伤	例数	1 143 045	1 283 393	1 555 913	1 572 696	834 844	1066 063	1 105 482	1 041 952		
	住院死亡率（%）	0.70	0.76	0.71	0.73	0.48	0.53	0.52	0.58		
	平均住院日（天）	17.38	15.61	14.91	14.29	15.50	14.66	14.47	14.02		
	每住院人次费用（元）	30 226.42	33 070.32	33 261.24	30 399.72	15 875.01	17 381.17	1809.27	16 133.07		
	0 ～ 31 天非预期再住院率（%）	1.27	1.05	1.07	0.93	1.06	1.02	1.05	0.92		
糖尿病伴慢性并发症	例数	855 348	1 181 303	1 627 711	1 707 860	251 359	527 914	686 968	754 711		
	住院死亡率（%）	0.12	0.09	0.07	0.05	0.18	0.11	0.09	0.09		
	平均住院日（天）	11.07	9.85	9.13	8.54	10.19	9.45	9.03	8.59		
	每住院人次费用（元）	10 275.38	9757.49	9213.18	8622.31	6885.15	6524.20	6300.28	5882.13		
	0 ～ 31 天非预期再住院率（%）	2.24	2.11	2.11	1.91	2.35	1.82	1.66	1.50		
慢性阻塞性肺疾病	例数	1 113 856	922 542	1 114 162	1 175 740	1 037 493	1 071 272	1 090 607	1 084 405		
	住院死亡率（%）	1.07	1.02	0.84	0.88	0.58	0.55	0.55	0.66		
	平均住院日（天）	10.95	10.52	10.03	9.53	9.61	9.57	9.49	9.16		
	每住院人次费用（元）	12 340.18	12 407.55	11 450.44	10 558.67	7156.82	7552.97	7511.12	7190.85		
	0 ～ 31 天非预期再住院率（%）	7.08	6.35	6.05	5.30	7.04	7.40	7.45	6.65		
肺炎（成人）	例数	853 140	885 079	1 063 997	1 263 417	584 774	786 366	793 833	928 706		
	住院死亡率（%）	2.79	4.19	3.97	4.79	1.13	1.90	2.12	2.81		
	平均住院日（天）	11.01	11.42	11.18	10.47	9.41	9.59	9.76	9.24		
	每住院人次费用（元）	15 208.14	19 515.69	19 602.89	18 349.20	7110.59	8769.82	9318.03	9001.37		
	0 ～ 31 天非预期再住院率（%）	2.56	2.73	2.75	2.29	1.91	2.24	2.40	2.02		

续表

分类		三级综合				二级综合				三级综合	二级综合
病种	指标	2017 年	2020 年	2021 年	2022 年	2017 年	2020 年	2021 年	2022 年		
肾衰竭	例数	752 254	855 176	996 336	1 031 648	280 143	395 641	378 230	361 046		
	住院死亡率（%）	1.09	1.12	1.03	1.21	0.93	0.90	0.97	1.24		
	平均住院日（天）	15.00	12.90	11.46	11.03	17.93	17.06	15.27	13.63		
	每住院人次费用（元）	15 267.46	16 018.96	15 242.55	14 973.20	8728.83	9358.57	9293.40	9133.86		
	0～31 天非预期再住院率（%）	14.56	11.58	9.69	8.36	27.25	22.05	19.20	14.68		
高血压病	例数	1 069 380	767 242	848 730	705 804	783 209	789 430	702 328	542 774		
	住院死亡率（%）	0.15	0.16	0.10	0.10	0.11	0.09	0.08	0.09		
	平均住院日（天）	9.03	8.06	7.48	7.02	8.44	7.90	7.61	7.38		
	每住院人次费用（元）	8421.54	7777.69	7437.34	7151.76	4990.23	4839.75	4888.65	4811.74		
	0～31 天非预期再住院率（%）	2.48	2.07	1.66	1.35	2.42	2.20	1.95	1.62		
消化道出血	例数	502 628	595 213	651 092	681 009	339 535	438 864	408 468	399 075		
	住院死亡率（%）	1.82	1.98	1.89	1.92	1.19	1.36	1.43	1.55		
	平均住院日（天）	8.79	8.52	8.29	7.98	7.51	7.51	7.40	7.13		
	每住院人次费用（元）	13 535.96	15 347.80	15 278.98	14 621.14	6866.36	7627.33	7687.68	7361.03		
	0～31 天非预期再住院率（%）	3.24	3.34	3.46	3.25	3.27	3.37	3.37	3.06		
创伤性颅内损伤	例数	536 511	516 521	599 941	595 298	486 812	488 963	487 447	445 685		
	住院死亡率（%）	3.71	4.31	4.17	4.13	2.08	2.43	2.51	2.59		
	平均住院日（天）	16.24	15.69	15.07	14.42	11.97	11.99	11.96	11.65		
	每住院人次费用（元）	25 736.24	28 680.51	28 792.70	27 810.64	11 148.98	12 331.55	12 710.58	12 572.50		
	0～31 天非预期再住院率（%）	0.77	0.70	0.80	0.64	0.59	0.62	0.63	0.58		

续表

分类		三级综合				二级综合				三级综合	二级综合
病种	指标	2017 年	2020 年	2021 年	2022 年	2017 年	2020 年	2021 年	2022 年		
急性心肌梗死	例数	436 485	584 059	689 980	719 214	123 109	199 809	229 727	252 832		
	住院死亡率（%）	4.40	4.11	3.80	3.97	5.03	4.57	4.49	4.49		
	平均住院日（天）	9.26	8.56	8.26	7.91	8.10	7.55	7.39	7.20		
	每住院人次费用（元）	35 430.75	36 740.44	28 183.72	26 637.43	15 674.61	21 169.11	17 157.30	16 917.80		
	0 ～ 31 天非预期再住院率（%）	1.70	1.25	1.24	1.09	1.39	1.09	1.16	1.01		
急性胰腺炎	例数	275 445	310 392	351 839	374 075	155 621	207 457	207 775	209 193		
	住院死亡率（%）	0.44	0.49	0.41	0.42	0.27	0.25	0.22	0.23		
	平均住院日（天）	10.54	9.84	9.28	8.92	8.53	8.11	7.85	7.60		
	每住院人次费用（元）	18 753.49	18 374.59	17 045.03	16 082.61	8314.62	8045.89	7642.37	7182.33		
	0 ～ 31 天非预期再住院率（%）	2.84	2.69	2.60	2.38	3.13	3.03	2.98	2.75		
前列腺增生	例数	260 059	262 173	328 797	345 519	145 208	164 579	165 061	162 703		
	住院死亡率（%）	0.03	0.01	0.02	0.01	0.04	0.04	0.03	0.03		
	平均住院日（天）	11.34	10.53	10.04	9.58	10.29	9.98	9.91	9.60		
	每住院人次费用（元）	13 785.71	14 821.52	14 615.35	14 230.42	8581.78	9360.66	9575.30	9369.90		
	0 ～ 31 天非预期再住院率（%）	2.26	2.02	2.22	2.17	2.32	2.18	2.10	1.97		
脓毒症	例数	153 172	219 653	295 926	318 278	63 458	94 619	107 413	109 522		
	住院死亡率（%）	3.41	4.82	5.00	6.31	1.59	2.62	3.05	4.08		
	平均住院日（天）	9.83	10.67	10.38	10.56	7.05	7.91	8.14	8.29		
	每住院人次费用（元）	16 767.29	22 631.04	23 037.61	24 898.02	6130.77	9029.51	9939.78	10 774.17		
	0 ～ 31 天非预期再住院率（%）	1.53	1.47	1.49	1.37	1.61	1.33	1.17	1.21		

续表

分类		三级综合				二级综合				三级综合	二级综合
病种	指标	2017 年	2020 年	2021 年	2022 年	2017 年	2020 年	2021 年	2022 年		
糖尿病伴急性并发症	例数	98 012	130 500	164 790	181 973	48 736	79 386	93 811	107 902		
	住院死亡率（%）	1.19	1.08	0.84	0.97	1.36	1.15	1.11	1.35		
	平均住院日（天）	9.95	9.42	8.98	8.46	8.64	8.37	8.18	7.77		
	每住院人次费用（元）	10 459.48	10 310.75	9849.02	9402.02	6967.70	7235.19	6978.24	6606.05		
	0～31 天非预期再住院率（%）	1.18	1.01	1.08	1.02	1.32	1.41	1.49	1.42		
结节性甲状腺肿	例数	210 735	191 944	235 319	221 185	50 406	55 172	54 810	48 380		
	住院死亡率（%）	0.01	0.00	0.00	0.00	0.01	0.02	0.00	0.00		
	平均住院日（天）	7.77	6.51	5.98	5.48	7.95	7.57	7.16	6.70		
	每住院人次费用（元）	13 561.35	14 274.51	14 174.18	13 848.50	9293.25	10 181.85	10 372.03	10 046.20		
	0～31 天非预期再住院率（%）	0.39	0.32	0.39	0.40	0.25	0.23	0.21	0.28		
哮喘（成人）	例数	156 390	118 299	135 877	134 806	100 947	101 107	95 273	90 636		
	住院死亡率（%）	0.22	0.16	0.12	0.14	0.19	0.13	0.12	0.16		
	平均住院日（天）	8.56	7.91	7.50	7.24	7.88	7.62	7.56	7.31		
	每住院人次费用（元）	8553.00	8266.01	7926.73	7543.96	5427.21	5453.79	5498.71	5204.87		
	0～31 天非预期再住院率（%）	2.56	2.84	3.51	2.89	3.97	3.72	3.53	3.15		
急性阑尾炎伴弥漫性腹膜炎及脓肿	例数	101 204	111 144	128 715	131 873	86 019	85 041	83 859	81 207		
	住院死亡率（%）	0.09	0.06	0.05	0.04	0.03	0.03	0.03	0.02		
	平均住院日（天）	8.51	8.34	8.10	7.91	8.11	8.31	8.16	8.01		
	每住院人次费用（元）	12 393.22	14 012.27	13 985.89	13 446.03	7308.18	9000.30	9100.56	8935.33		
	0～31 天非预期再住院率（%）	0.47	0.40	0.43	0.41	0.57	0.52	0.49	0.43		
累及身体多个部位的损伤	例数	144 493	96 181	99 058	86 237	179 510	153 561	134 335	112 148		
	住院死亡率（%）	1.45	1.59	1.36	1.07	0.41	0.45	0.39	0.29		
	平均住院日（天）	13.71	13.16	12.35	11.60	8.81	8.72	8.54	8.16		
	每住院人次费用（元）	21 762.62	25 860.96	23 450.02	21 364.56	5063.22	5788.46	5649.72	5354.63		
	0～31 天非预期再住院率（%）	0.47	0.31	0.30	0.31	0.23	0.18	0.20	0.24		

2017 年及 2020—2022 年综合医院 20 个重点病种患者出院人次占总出院人次比例见图 2-1-3-2，其中，二级、三级公立医院和二级、三级民营医院重点病种患者出院人次占总出院人次比例均呈逐年上升趋势。

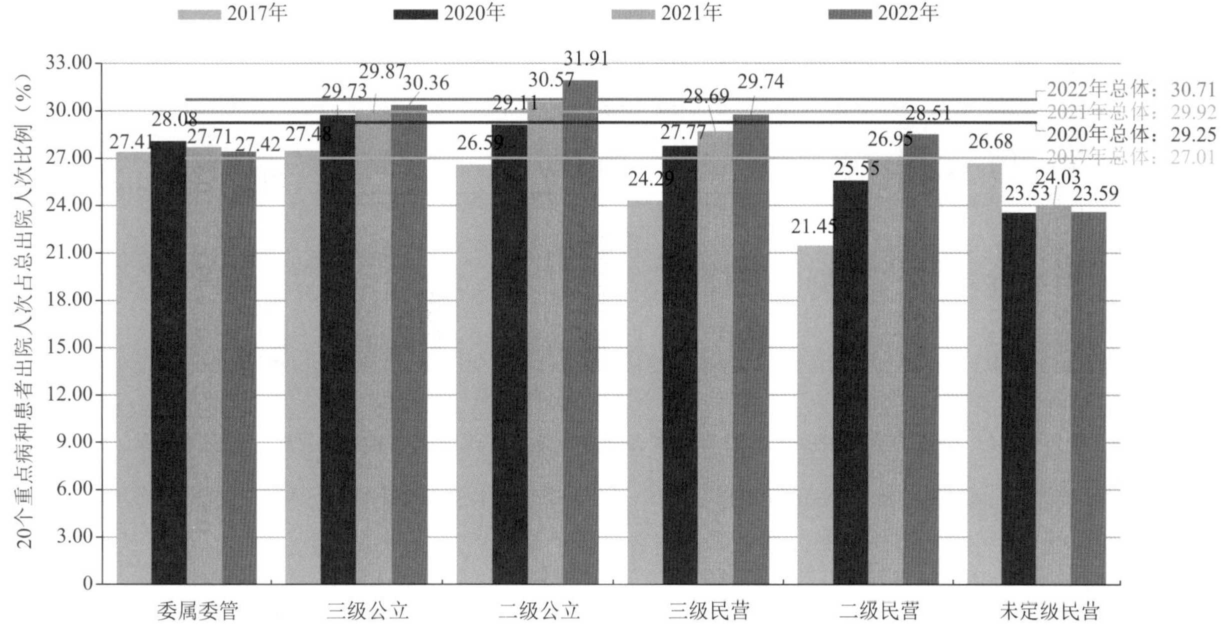

图 2-1-3-2　2017 年及 2020—2022 年综合医院 20 个重点病种患者出院人次占总出院人次比例

2017 年及 2020—2022 年综合医院 20 个重点病种患者出院人次占年末每万人口比例呈逐年上升趋势，具体情况如图 2-1-3-3。

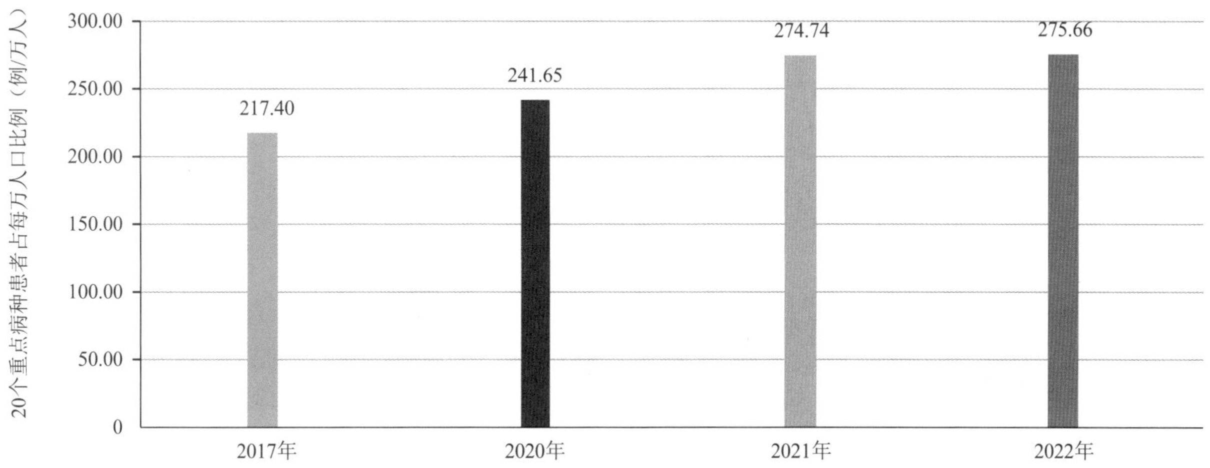

图 2-1-3-3　2017 年及 2020—2022 年综合医院 20 个重点病种患者出院人次占年末每万人口比例

（二）监测病种相关质量指标情况

1. 脑出血和脑梗死

综合医院，主要诊断 ICD-10 编码：I60-I63。

（1）全国情况

2022 年全国综合医院脑出血和脑梗死患者住院死亡率为 1.16%，较 2017 和 2021 年上升。2022 年各级各类综合医院脑出血和脑梗死患者住院死亡率较 2021 年均有所上升或持平，其中，委属委管综合医院最高（2.11%），二级民营综合医院最低（0.68%）（图 2-1-3-4）。

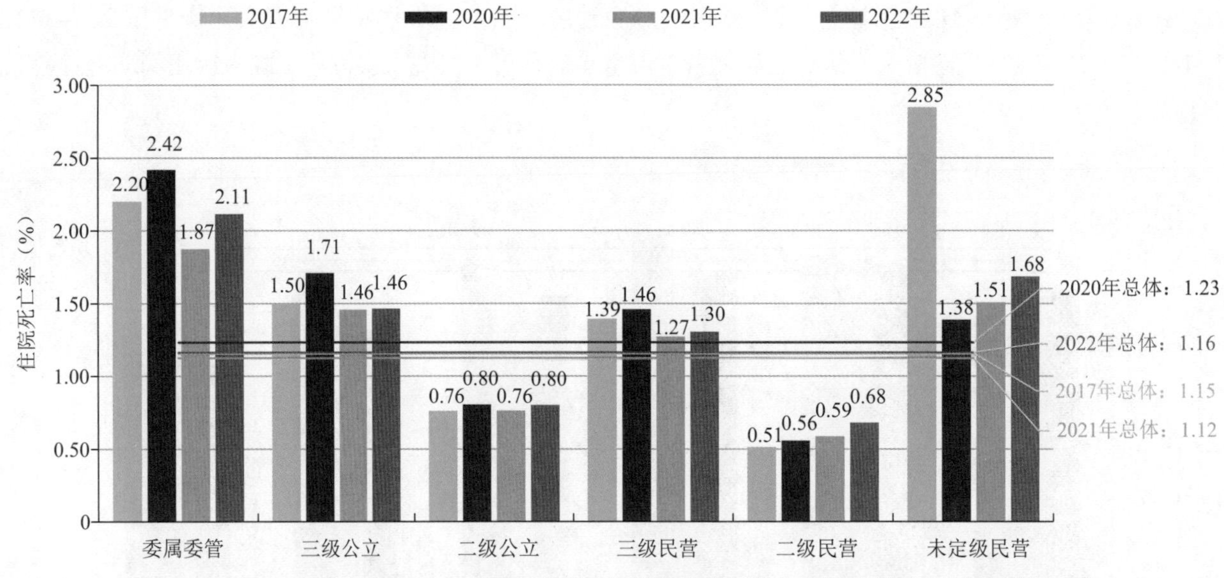

图 2-1-3-4 2017 年及 2020—2022 年全国各级各类综合医院脑出血和脑梗死患者住院死亡率

2022 年全国综合医院脑出血和脑梗死患者 0 ～ 31 天非预期再住院率为 1.50%，较 2017 年有所下降，且 2020—2022 年呈逐年下降趋势。2022 年各级各类综合医院脑出血和脑梗死患者 0 ～ 31 天非预期再住院率与 2021 年相比均有所下降，其中，未定级民营综合医院最高（7.94%），三级公立综合医院最低（1.28%）（图 2-1-3-5）。

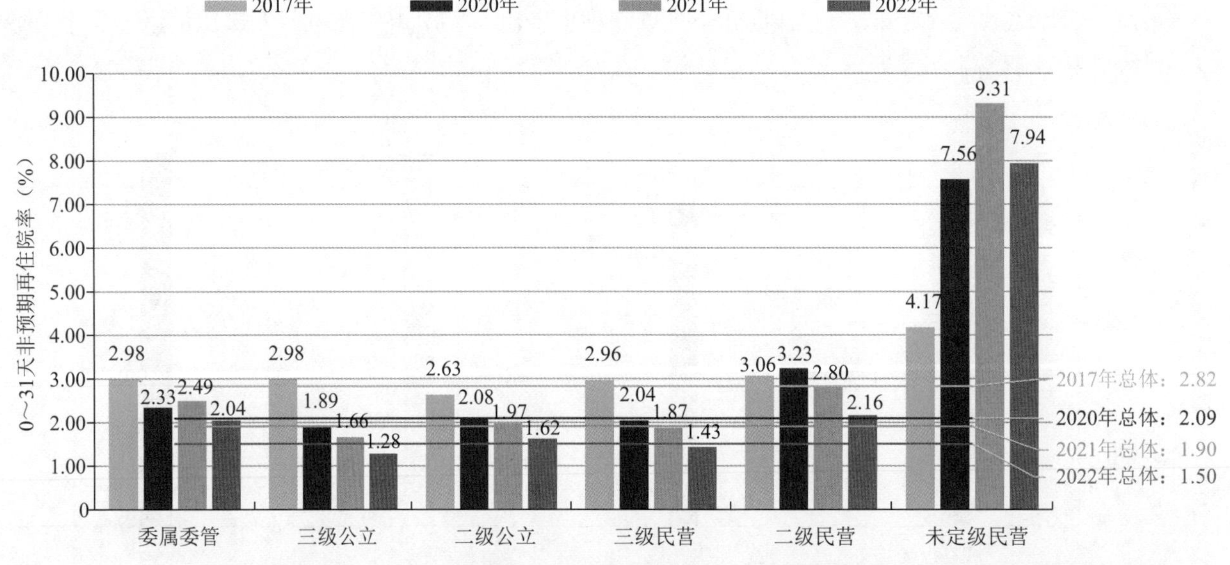

图 2-1-3-5 2017 年及 2020—2022 年全国各级各类综合医院脑出血和脑梗死患者 0 ～ 31 天非预期再住院率

2022 年全国综合医院脑出血和脑梗死患者平均住院日为 10.50 天，较 2017 年有所下降，且 2020—2022 年呈逐年下降趋势。2022 年除未定级民营综合医院外，其他各级各类综合医院脑出血和脑梗死患者平均住院日与 2021 年相比均有所下降，未定级民营综合医院最高（26.98 天），二级公立综合医院最低（9.77 天）（图 2-1-3-6）。

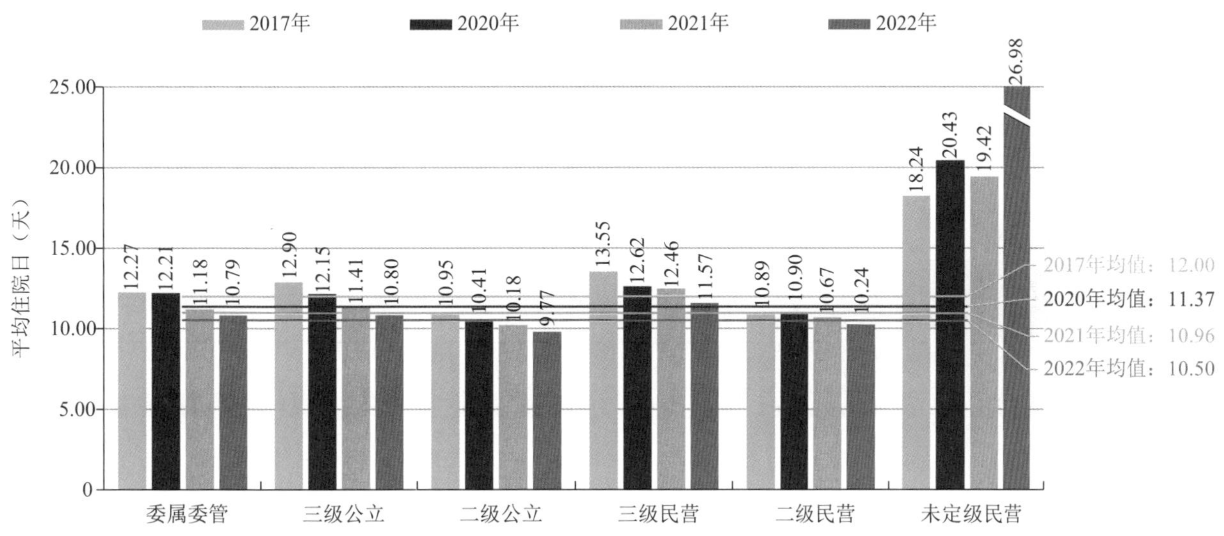

图 2-1-3-6　2017 年及 2020—2022 年全国各级各类综合医院脑出血和脑梗死患者平均住院日

2022 年全国综合医院脑出血和脑梗死患者每住院人次费用为 15 757.74 元，较 2017 年上升，且 2020—2022 年呈逐年上升趋势。2022 年委属委管、三级公立、三级民营及二级民营综合医院脑出血和脑梗死患者每住院人次费用与 2021 年相比均有所下降，二级公立及未定级民营综合医院与 2021 年相比有所上升，其中，委属委管综合医院最高（35 265.25 元），二级民营综合医院最低（9052.40 元）（图 2-1-3-7）。

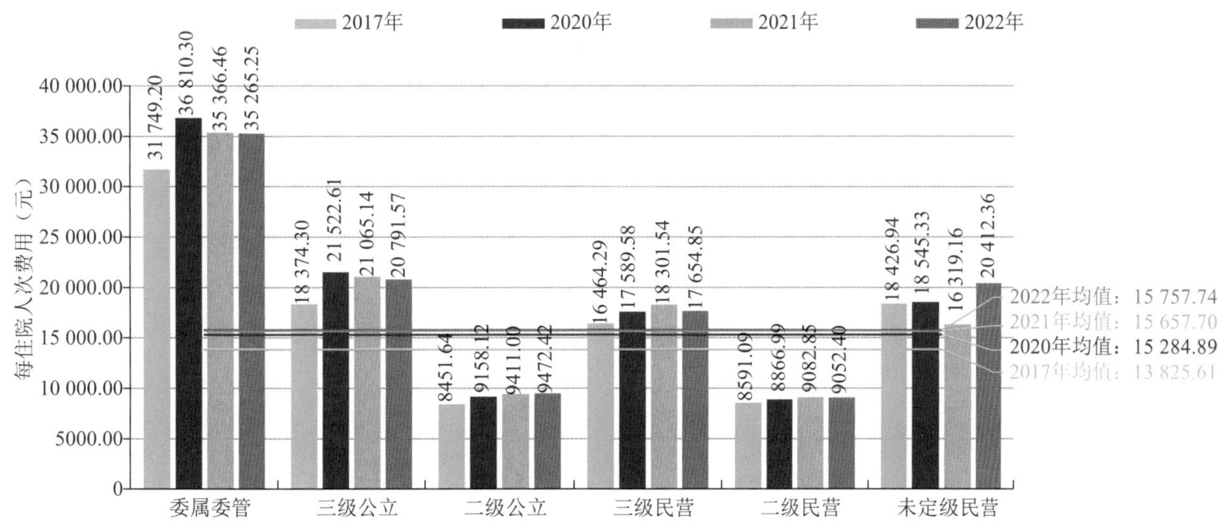

图 2-1-3-7　2017 年及 2020—2022 年全国各级各类综合医院脑出血和脑梗死患者每住院人次费用

（2）各省（自治区、直辖市）情况

1）住院死亡率

分析各省（自治区、直辖市）的脑出血和脑梗死患者住院死亡率，2022 年二级公立综合医院总体为 0.80%，其中，最高的为上海（2.14%），最低的为宁夏（0.13%）（图 2-1-3-8）；2022 年三级公立综合医院总体为 1.46%，其中，最高的为兵团（4.81%），最低的为湖南（0.41%）（图 2-1-3-9）。

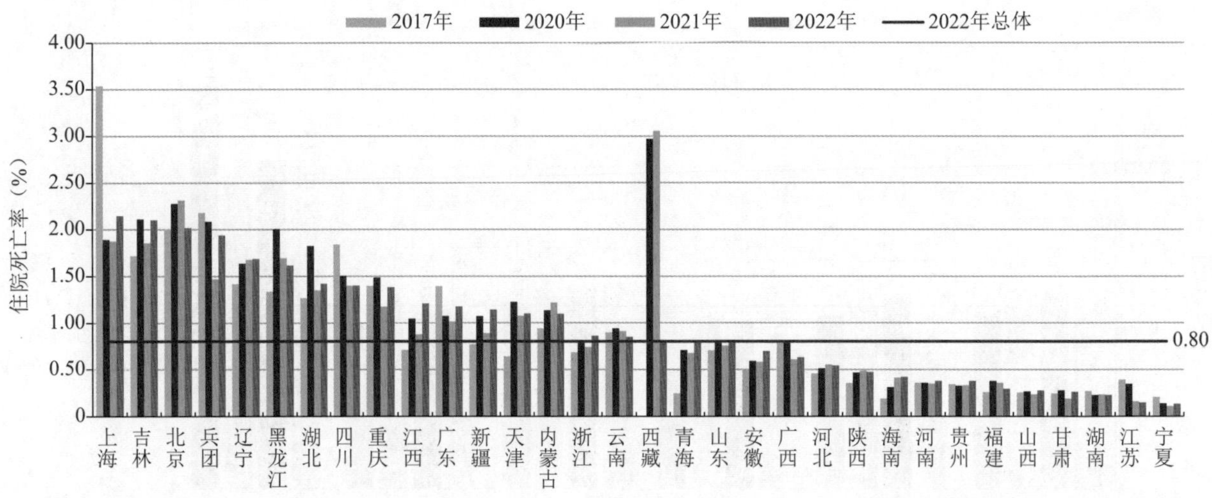

图 2-1-3-8　2017 年及 2020—2022 年各省（自治区、直辖市）二级公立综合医院脑出血和脑梗死患者住院死亡率

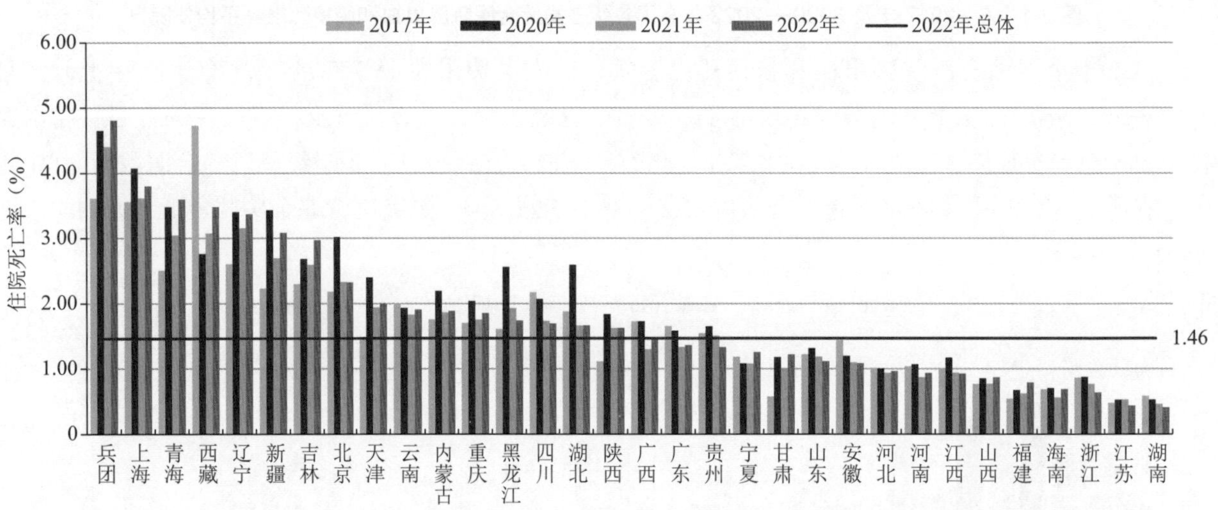

图 2-1-3-9　2017 年及 2020—2022 年各省（自治区、直辖市）三级公立综合医院脑出血和脑梗死患者住院死亡率

2）0 ～ 31 天非预期再住院率

分析各省（自治区、直辖市）的脑出血和脑梗死患者 0 ～ 31 天非预期再住院率，2022 年二级公立综合医院总体为 1.62%，其中，最高的为北京（8.63%），最低的为兵团（0.25%）（图 2–1–3–10）；2022 年三级公立综合医院总体为 1.28%，其中，最高的为北京（3.03%），最低的为西藏（0.31%）（图 2–1–3–11）。

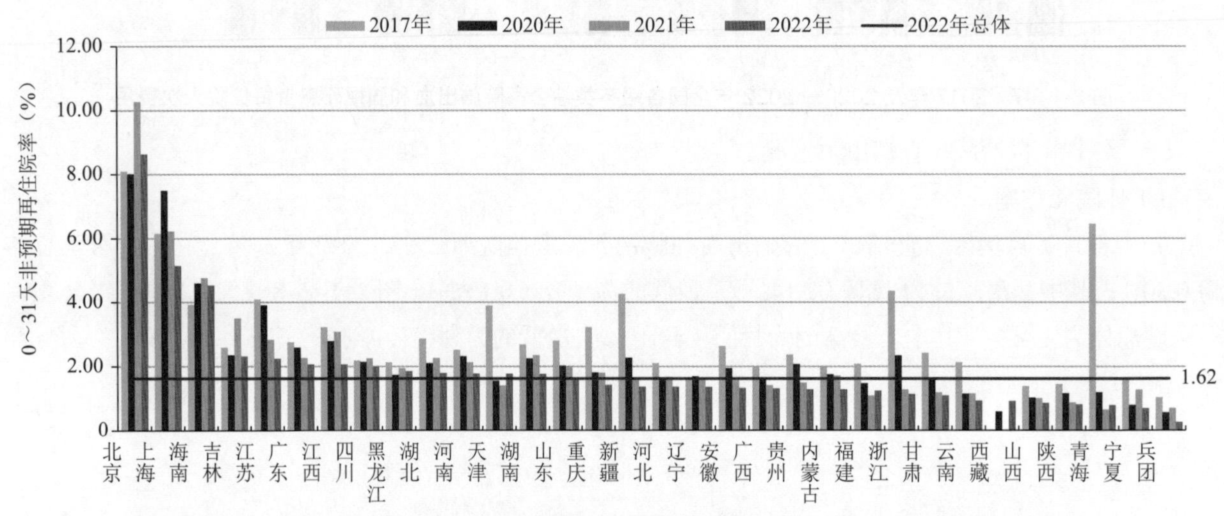

图 2-1-3-10　2017 年及 2020—2022 年各省（自治区、直辖市）二级公立综合医院脑出血和脑梗死患者 0 ～ 31 天非预期再住院率

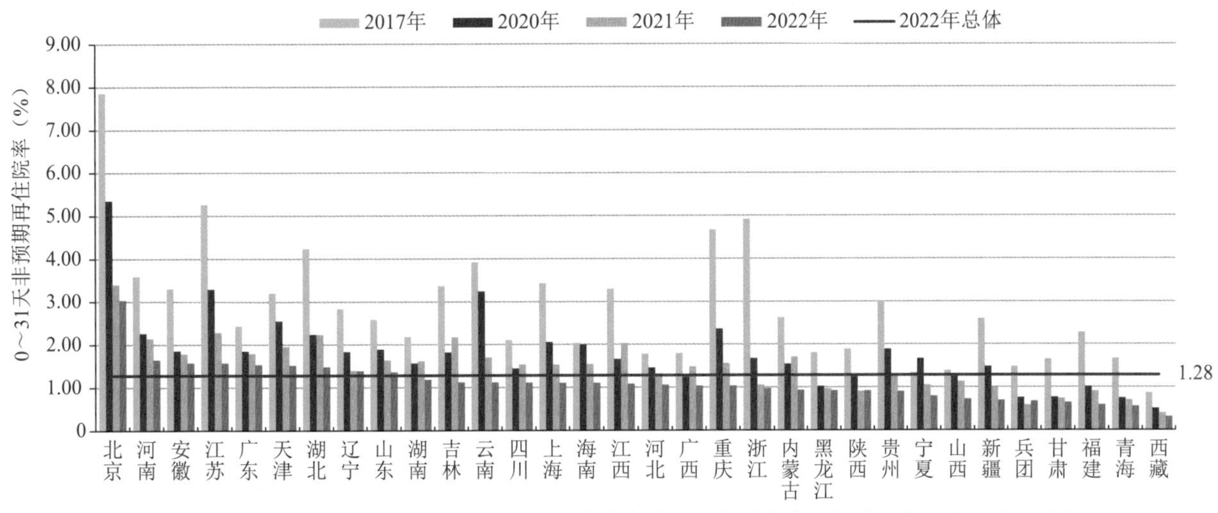

图 2-1-3-11　2017 年及 2020—2022 年各省（自治区、直辖市）三级公立综合医院脑出血和脑梗死患者 0 ～ 31 天非预期再住院率

3）平均住院日

分析各省（自治区、直辖市）的脑出血和脑梗死患者平均住院日，2022 年二级公立综合医院均值为 9.77 天，其中，最高的为上海（13.78 天），最低的为广西（8.00 天）（图 2–1–3–12）；2022 年三级公立综合医院均值为 10.80 天，其中，最高的为西藏（14.79 天），最低的为黑龙江（9.06 天）（图 2–1–3–13）。

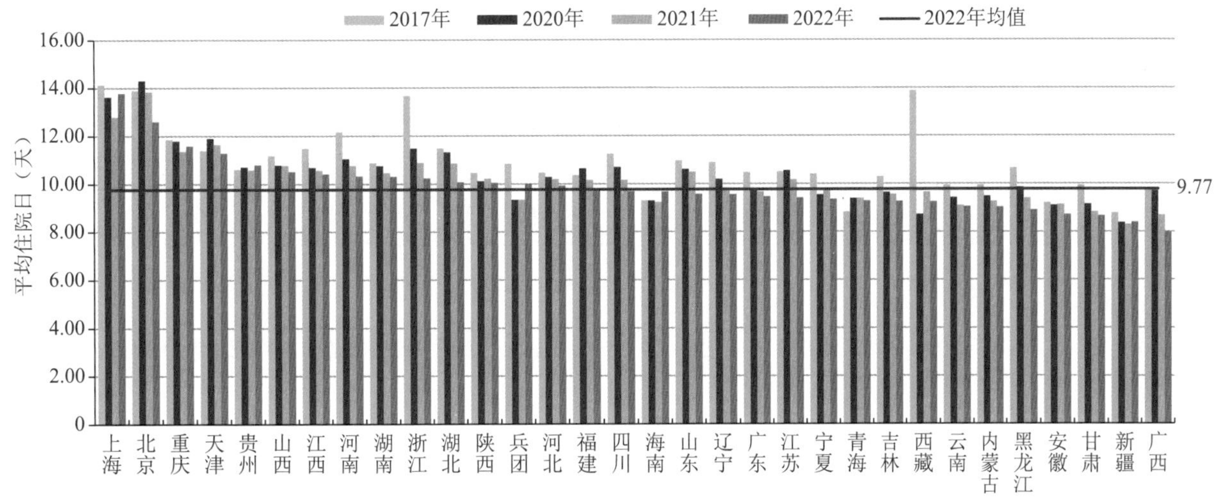

图 2-1-3-12　2017 年及 2020—2022 年各省（自治区、直辖市）二级公立综合医院脑出血和脑梗死患者平均住院日

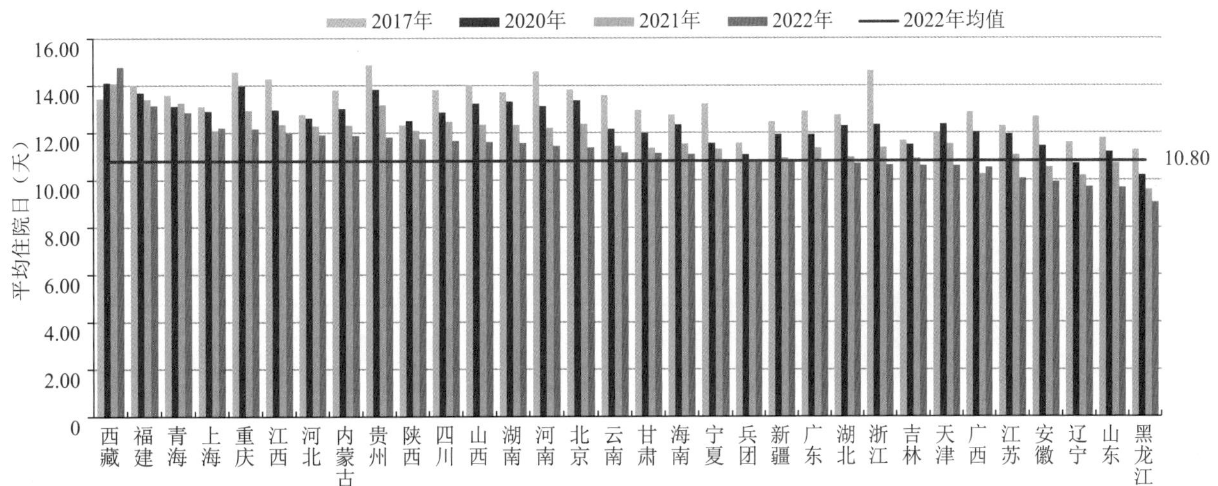

图 2-1-3-13　2017 年及 2020—2022 年各省（自治区、直辖市）三级公立综合医院脑出血和脑梗死患者平均住院日

4）每住院人次费用

分析各省（自治区、直辖市）的脑出血和脑梗死患者每住院人次费用，2022 年二级公立综合医院均值为 9472.42 元，其中，最高的为北京（24 168.63 元），最低的为宁夏（5691.97 元）（图 2-1-3-14）；2022 年三级公立综合医院均值为 20 791.57 元，其中，最高的为上海（38 024.30 元），最低的为黑龙江（12 884.67 元）（图 2-1-3-15）。

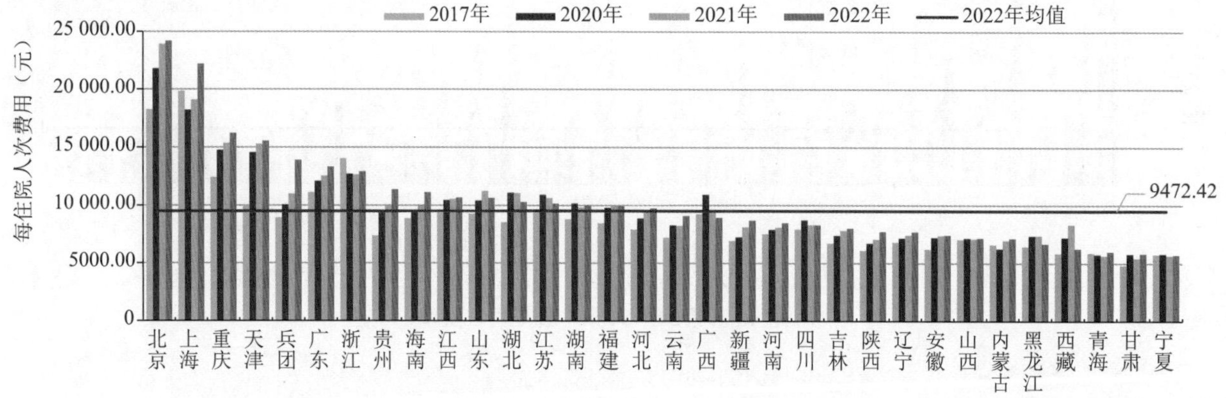

图 2-1-3-14 2017 年及 2020—2022 年各省（自治区、直辖市）二级公立综合医院脑出血和脑梗死患者每住院人次费用

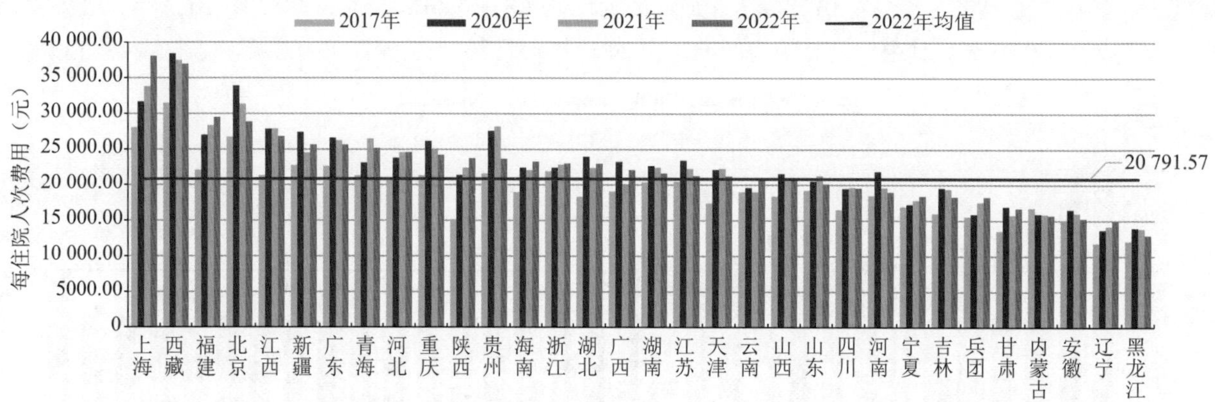

图 2-1-3-15 2017 年及 2020—2022 年各省（自治区、直辖市）三级公立综合医院脑出血和脑梗死患者每住院人次费用

（3）各省（自治区、直辖市）收治情况

分析各省（自治区、直辖市）的脑出血和脑梗死患者出院人次占总出院人次的比例，2022 年全国总体为 5.62%，11 省高于总体水平，其中，最高的为黑龙江（15.49%）（图 2-1-3-16）。脑出血和脑梗死患者出院人次与每万人口之比，2022 年全国总体为 50.44 例 / 万人，10 省高于总体水平，其中，最高的为黑龙江（138.58 例 / 万人）（图 2-1-3-17）。

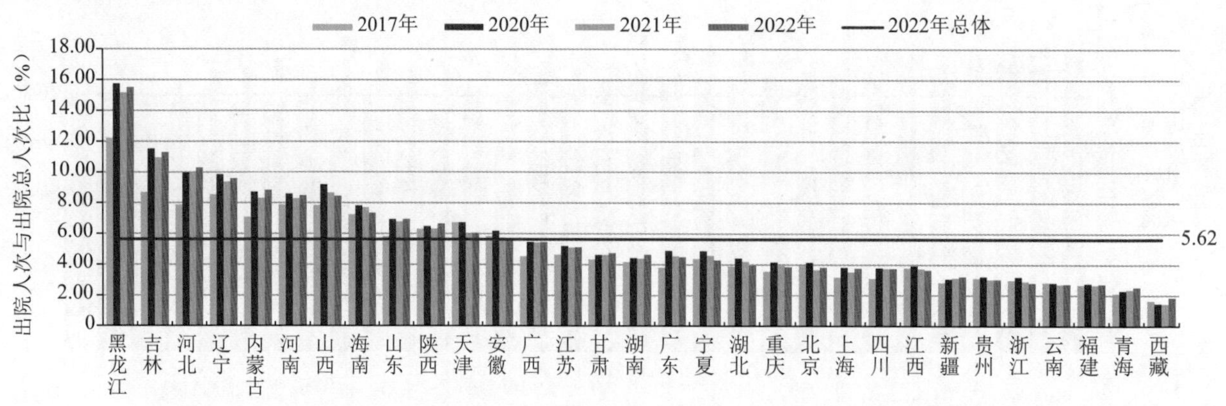

图 2-1-3-16 2017 年及 2020—2022 年各省（自治区、直辖市）综合医院脑出血和脑梗死患者出院人次占总出院人次的比例

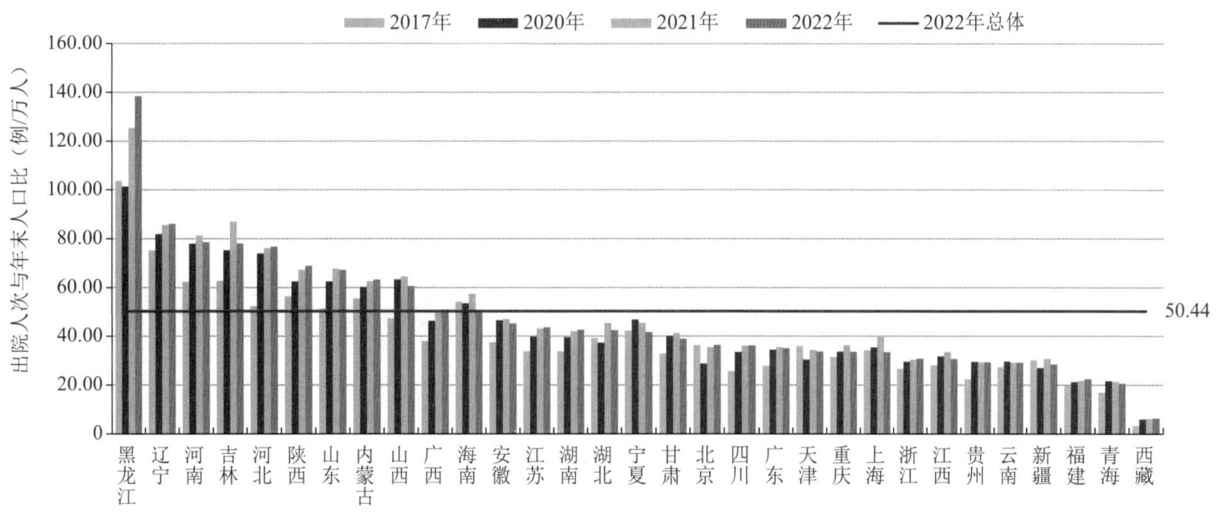

图 2-1-3-17　2017 年及 2020—2022 年各省（自治区、直辖市）综合医院脑出血和脑梗死患者出院人次与每万人口之比

2. 恶性肿瘤化学治疗（住院）

综合医院，主要诊断或其他诊断 ICD-10 编码：Z51.1。

（1）全国情况

2022 年全国综合医院恶性肿瘤化学治疗患者住院死亡率为 0.094%，与 2017 年和 2021 年相比稍有上升。2022 年委属委管、三级公立、三级民营综合医院恶性肿瘤化学治疗患者住院死亡率与 2021 年相比基本持平，二级公立及未定级民营综合医院恶性肿瘤化学治疗患者住院死亡率与 2021 年相比有所上升，二级民营综合医院恶性肿瘤化学治疗患者住院死亡率与 2021 年相比有所下降，其中，未定级民营综合医院最高（0.30%），委属委管综合医院最低（0.05%）（图 2-1-3-18）。

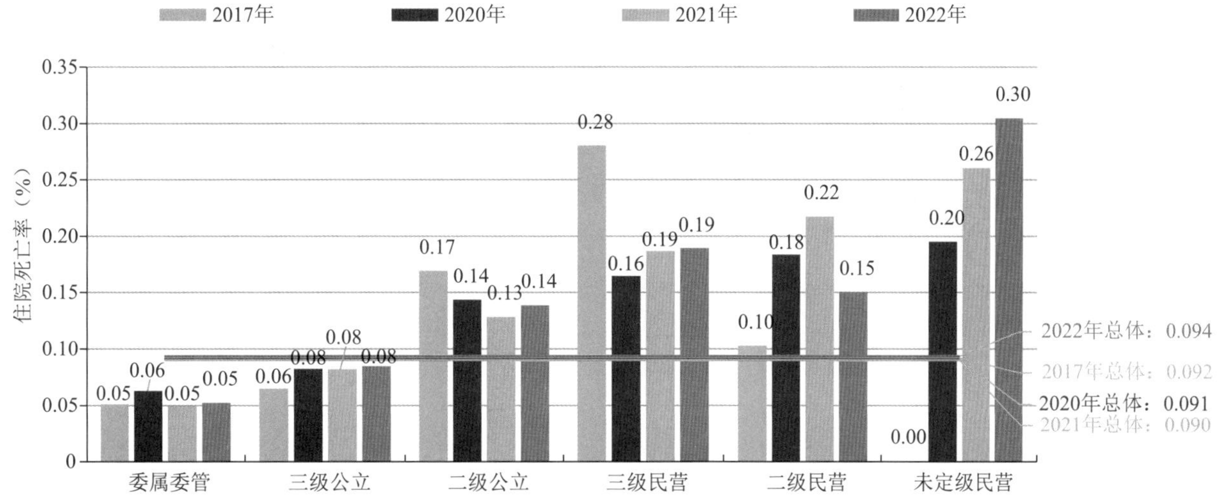

图 2-1-3-18　2017 年及 2020—2022 年全国各级各类综合医院恶性肿瘤化学治疗患者住院死亡率

2022 年全国综合医院恶性肿瘤化学治疗患者 0 ~ 31 天非预期再住院率为 0.07%，与 2017 年相比有所下降，且 2020—2022 年呈逐年下降趋势。2022 年委属委管、三级公立及未定级民营综合医院恶性肿瘤化学治疗患者 0 ~ 31 天非预期再住院率与 2021 年相比有所下降，三级民营综合医院恶性肿瘤化学治疗患者 0 ~ 31 天非预期再住院率与 2021 年相比有所上升，二级公立及二级民营综合医院恶性肿瘤化学治疗患者 0 ~ 31 天非预期再住院率与 2021 年相比基本持平，其中，二级民营综合医院最高（0.19%），委属委管综合医院最低（0.04%）（图 2-1-3-19）。

2017年
2020年
2021年
2022年
0～31天非预期再住院率（%）
0.40
0.30
0.20
0.10
0
0.05
0.04
0.05
0.04
0.14
0.08
0.07
0.05
0.28
0.21
0.15
0.15
0.11
0.11
0.07
0.08
0.23
0.36
0.19
0.19
0.22
0.20
0.13
2017年总体：0.15
2020年总体：0.09
2021年总体：0.08
2022年总体：0.07
委属委管
三级公立
二级公立
三级民营
二级民营
未定级民营

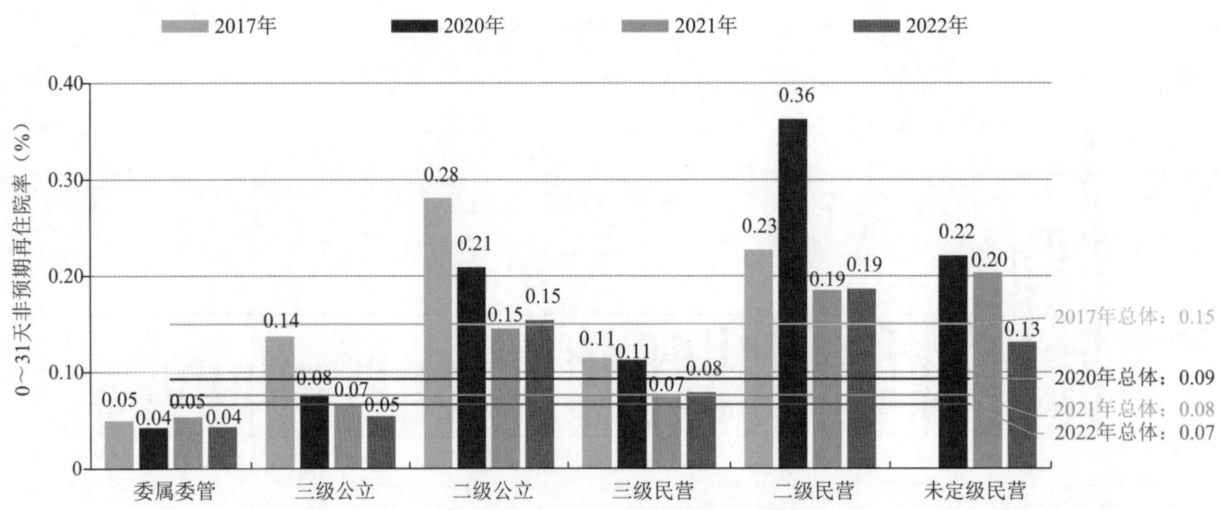

图 2-1-3-19　2017 年及 2020—2022 年全国各级各类综合医院恶性肿瘤化学治疗患者 0 ～ 31 天非预期再住院率

2022 年全国综合医院恶性肿瘤化学治疗患者平均住院日为 6.07 天，与 2017 年相比有所下降，且 2020—2022 年呈逐年下降趋势。2022 年各级各类综合医院恶性肿瘤化学治疗患者平均住院日与 2021 年相比均有所下降，其中，三级民营综合医院最高（7.80 天），委属委管综合医院最低（4.70 天）（图 2-1-3-20）。

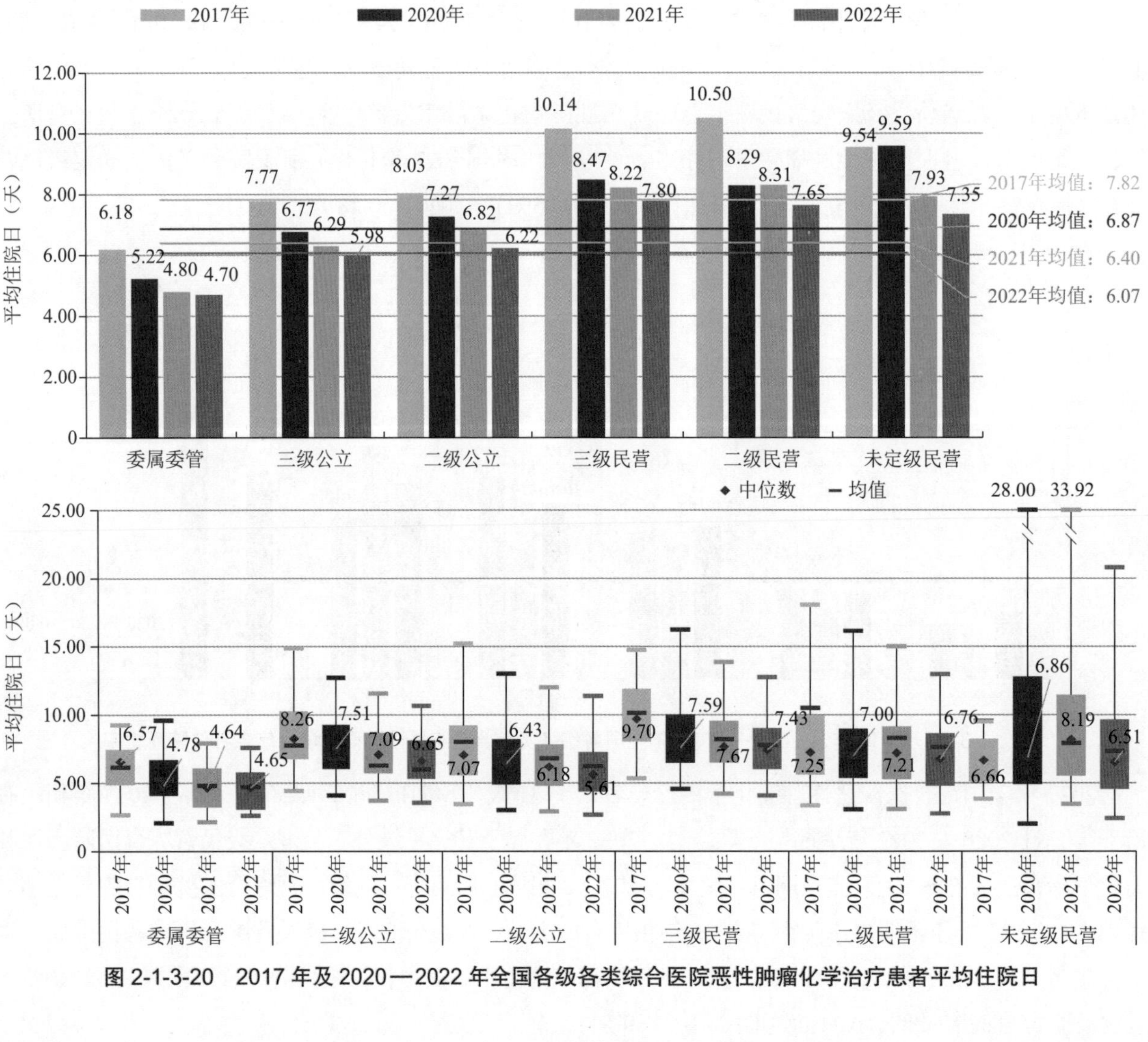

2017年
2020年
2021年
2022年
平均住院日（天）
12.00
10.00
8.00
6.00
4.00
2.00
0
6.18
5.22
4.80
4.70
7.77
6.77
6.29
5.98
8.03
7.27
6.82
6.22
10.14
8.47
8.22
7.80
10.50
8.29
8.31
7.65
9.54
9.59
7.93
7.35
2017年均值：7.82
2020年均值：6.87
2021年均值：6.40
2022年均值：6.07
委属委管
三级公立
二级公立
三级民营
二级民营
未定级民营
中位数
均值
平均住院日（天）
25.00
20.00
15.00
10.00
5.00
0
28.00
33.92
6.57
4.78
4.64
4.65
8.26
7.51
7.09
6.65
7.07
6.43
6.18
5.61
9.70
7.59
7.67
7.43
7.25
7.00
7.21
6.76
6.66
6.86
8.19
6.51
2017年
2020年
2021年
2022年
委属委管
三级公立
二级公立
三级民营
二级民营
未定级民营

图 2-1-3-20　2017 年及 2020—2022 年全国各级各类综合医院恶性肿瘤化学治疗患者平均住院日

2022年全国综合医院恶性肿瘤化学治疗患者每住院人次费用为10 449.32元，与2017年相比有所下降，且2020—2022年呈逐年下降趋势。2022年除未定级民营综合医院外，其他各级各类综合医院恶性肿瘤化学治疗患者每住院人次费用与2021年相比均有所下降，委属委管综合医院最高（13 914.14元），二级公立综合医院最低（7032.12元）（图2-1-3-21）。

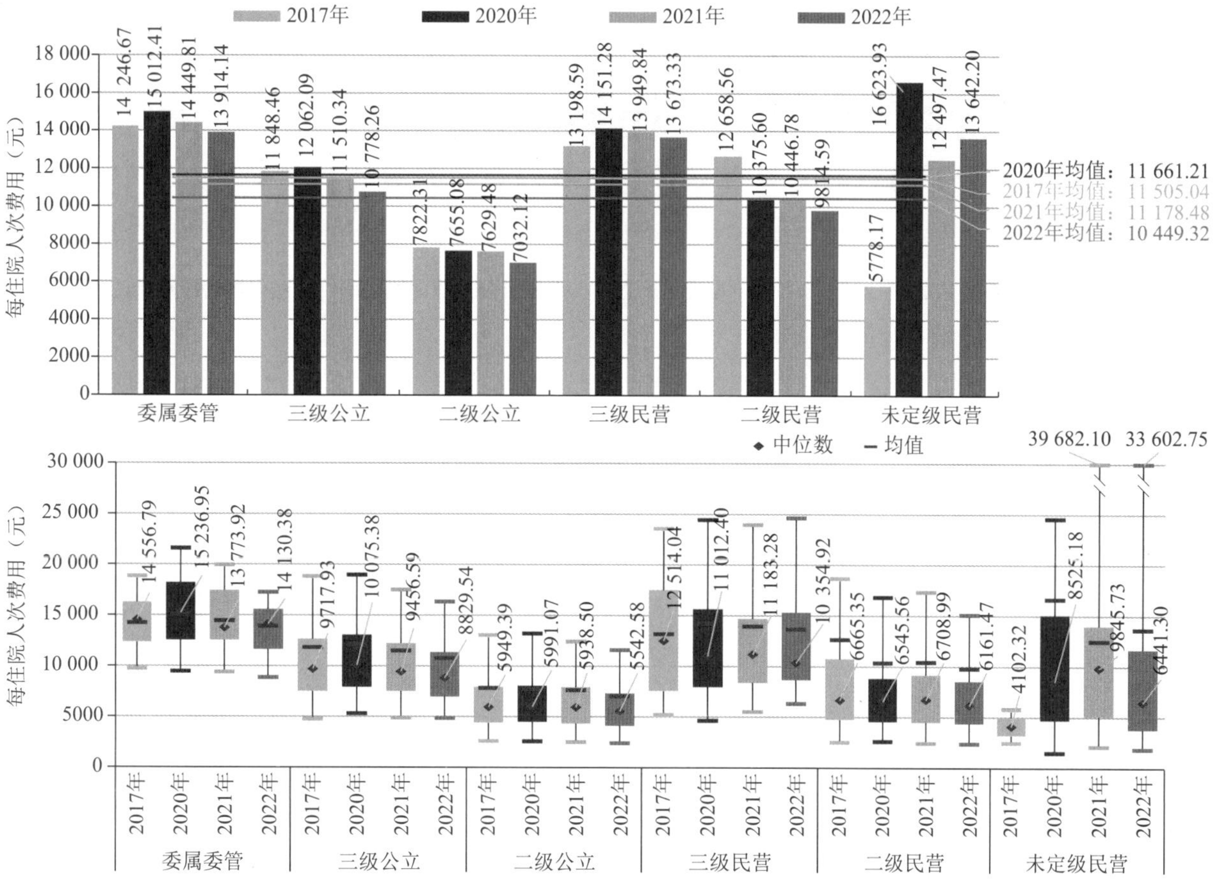

图2-1-3-21　2017年及2020—2022年全国各级各类综合医院恶性肿瘤化学治疗患者每住院人次费用

（2）各省（自治区、直辖市）情况

1）住院死亡率

分析各省（自治区、直辖市）的恶性肿瘤化学治疗患者住院死亡率，2022年二级公立综合医院总体为0.14%，其中，最高的为广东（0.52%）（图2-1-3-22）；2022年三级公立综合医院总体为0.08%，其中，最高的为青海（0.32%），最低的为江苏（0.02%）（图2-1-3-23）。

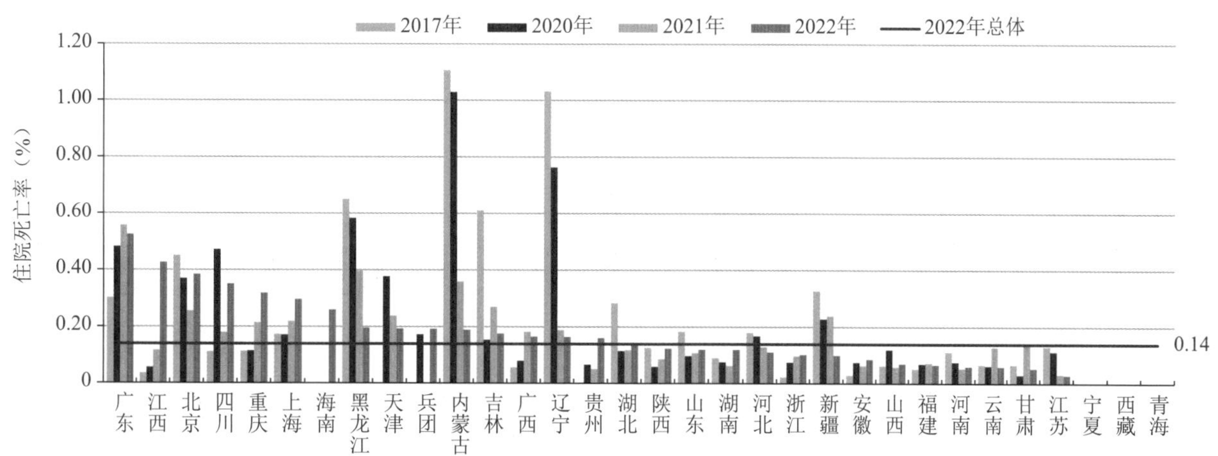

图2-1-3-22　2017年及2020—2022年各省（自治区、直辖市）二级公立综合医院恶性肿瘤化学治疗患者住院死亡率

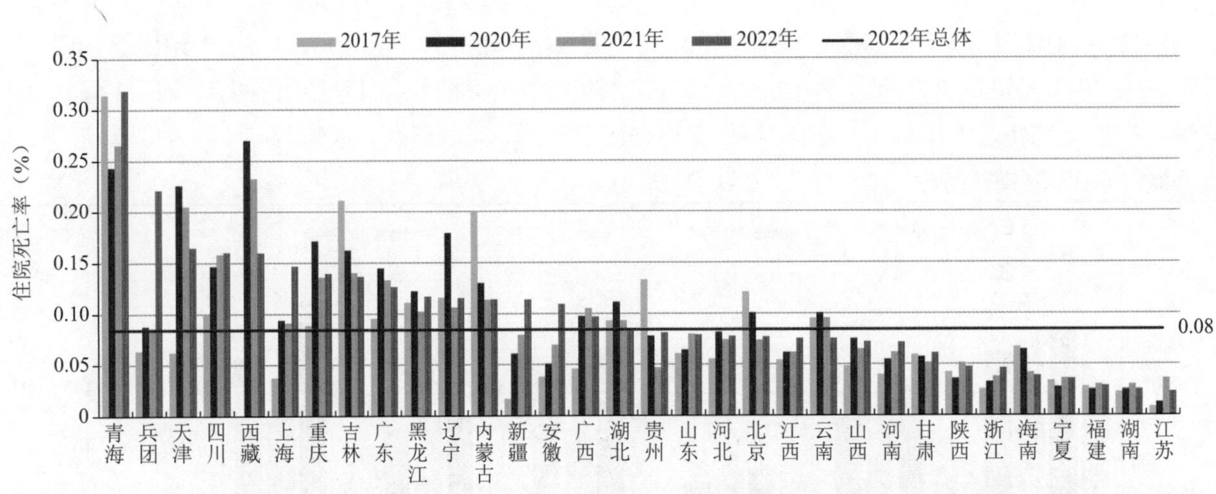

图 2-1-3-23　2017 年及 2020—2022 年各省（自治区、直辖市）三级公立综合医院恶性肿瘤化学治疗患者住院死亡率

2）0 ～ 31 天非预期再住院率

分析各省（自治区、直辖市）的恶性肿瘤化学治疗患者 0 ～ 31 天非预期再住院率，2022 年二级公立综合医院总体为 0.15%，其中，最高的为海南（0.58%）（图 2-1-3-24）；2022 年三级公立综合医院总体为 0.05%，其中，最高的为云南（0.20%）（图 2-1-3-25）。

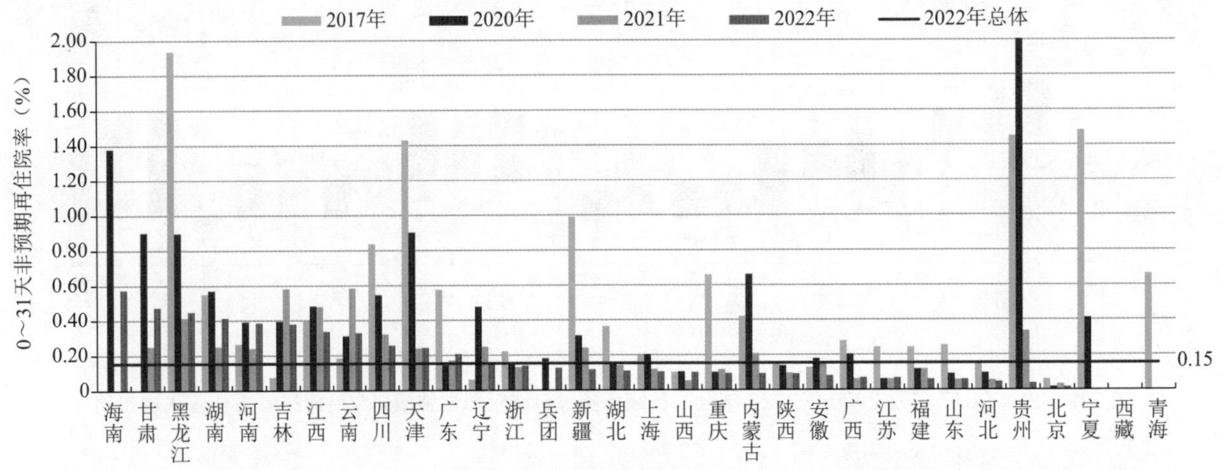

图 2-1-3-24　2017 年及 2020—2022 年各省（自治区、直辖市）二级公立综合医院恶性肿瘤化学治疗患者 0 ～ 31 天非预期再住院率

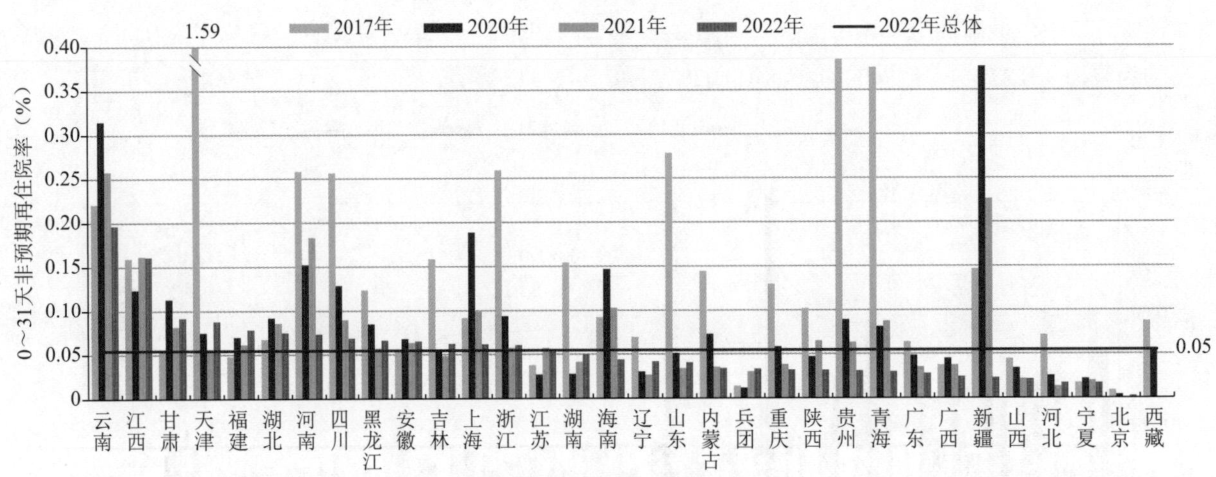

图 2-1-3-25　2017 年及 2020—2022 年各省（自治区、直辖市）三级公立综合医院恶性肿瘤化学治疗患者 0 ～ 31 天非预期再住院率

3）平均住院日

分析各省（自治区、直辖市）的恶性肿瘤化学治疗患者平均住院日，2022 年二级公立综合医院均值为 6.22 天，其中，最高的为山西（8.09 天），最低的为西藏（3.50 天）（图 2–1–3–26）；2022 年三级公立综合医院均值为 5.98 天，其中，最高的为青海（9.42 天），最低的为北京（3.90 天）（图 2–1–3–27）。

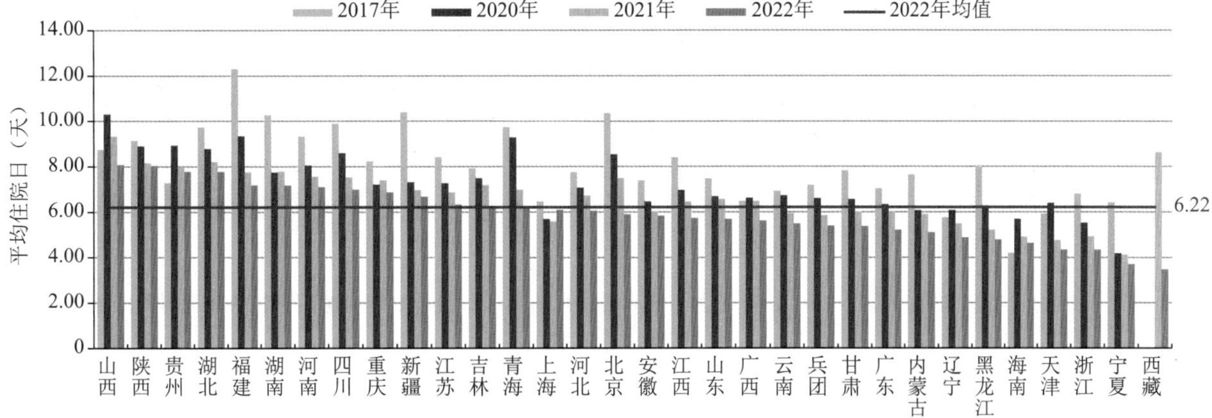

图 2-1-3-26　2017 年及 2020—2022 年各省（自治区、直辖市）二级公立综合医院恶性肿瘤化学治疗患者平均住院日

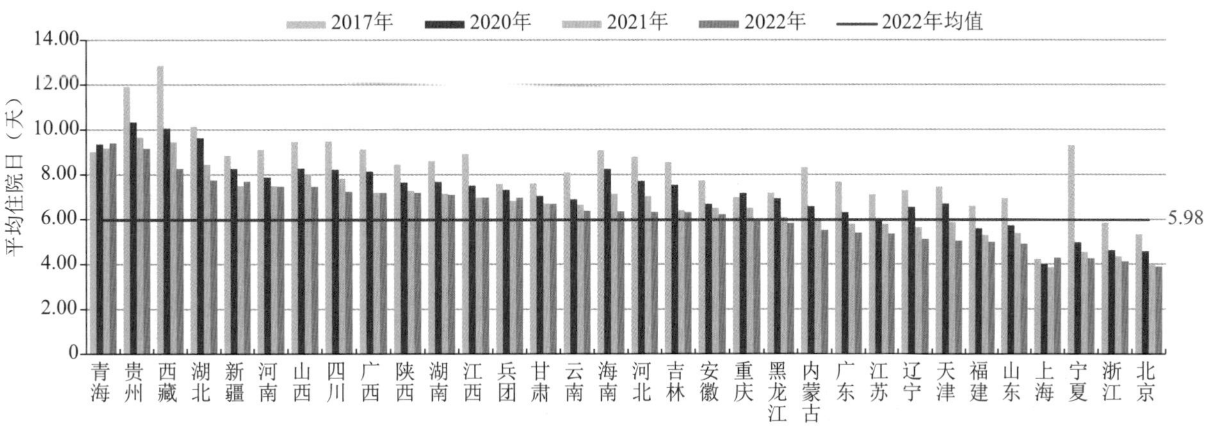

图 2-1-3-27　2017 年及 2020—2022 年各省（自治区、直辖市）三级公立综合医院恶性肿瘤化学治疗患者平均住院日

4）每住院人次费用

分析各省（自治区、直辖市）的恶性肿瘤化学治疗患者每住院人次费用，2022 年二级公立综合医院均值为 7032.12 元，其中，最高的为天津（15 522.23 元），最低的为西藏（3018.83 元）（图 2–1–3–28）；2022 年三级公立综合医院均值为 10 778.26 元，其中，最高的为上海（15 803.65 元），最低的为兵团（7775.49 元）（图 2–1–3–29）。

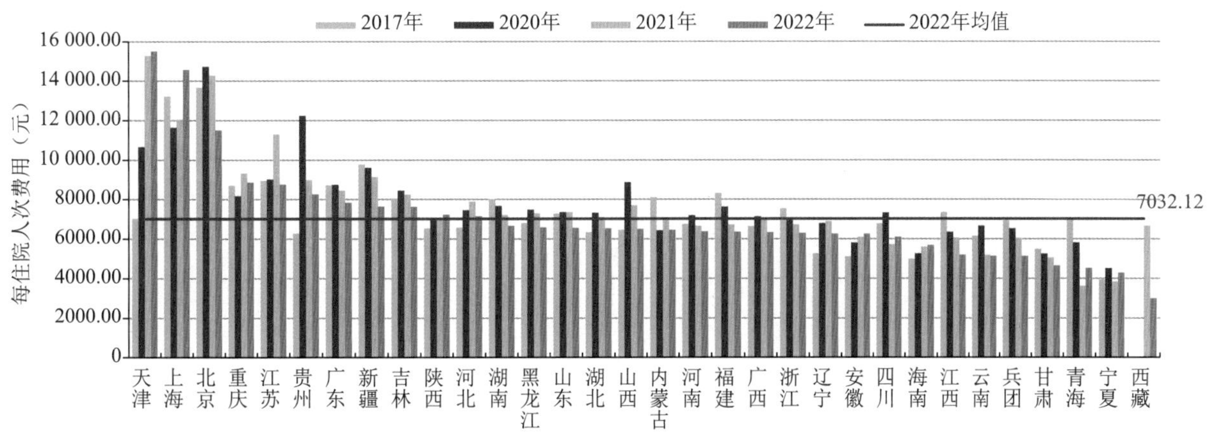

图 2-1-3-28　2017 年及 2020—2022 年各省（自治区、直辖市）二级公立综合医院恶性肿瘤化学治疗患者每住院人次费用

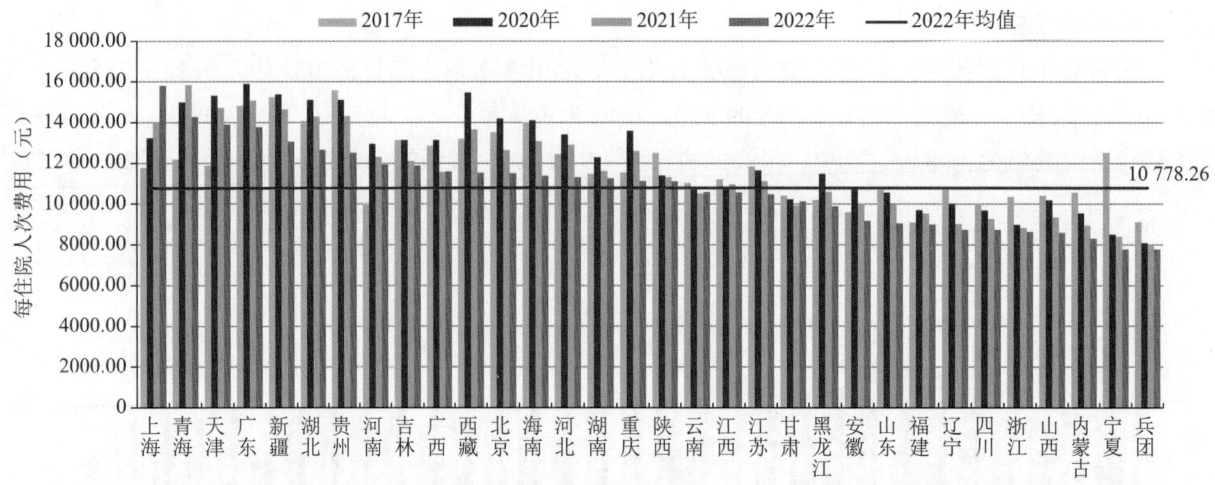

图 2-1-3-29　2017 年及 2020—2022 年各省（自治区、直辖市）三级公立综合医院恶性肿瘤化学治疗患者每住院人次费用

（3）各省（自治区、直辖市）收治情况

分析各省（自治区、直辖市）的恶性肿瘤化学治疗患者出院人次占总出院人次的比例，2022 年全国总体为 5.23%，14 省高于总体水平，其中，最高的为江苏（7.89%）（图 2–1–3–30）。恶性肿瘤化学治疗患者出院人次与每万人口之比，2022 年全国总体为 54.38 例 / 万人，10 省高于总体水平，其中，最高的为北京（83.61 例 / 万人）（图 2–1–3–31）。

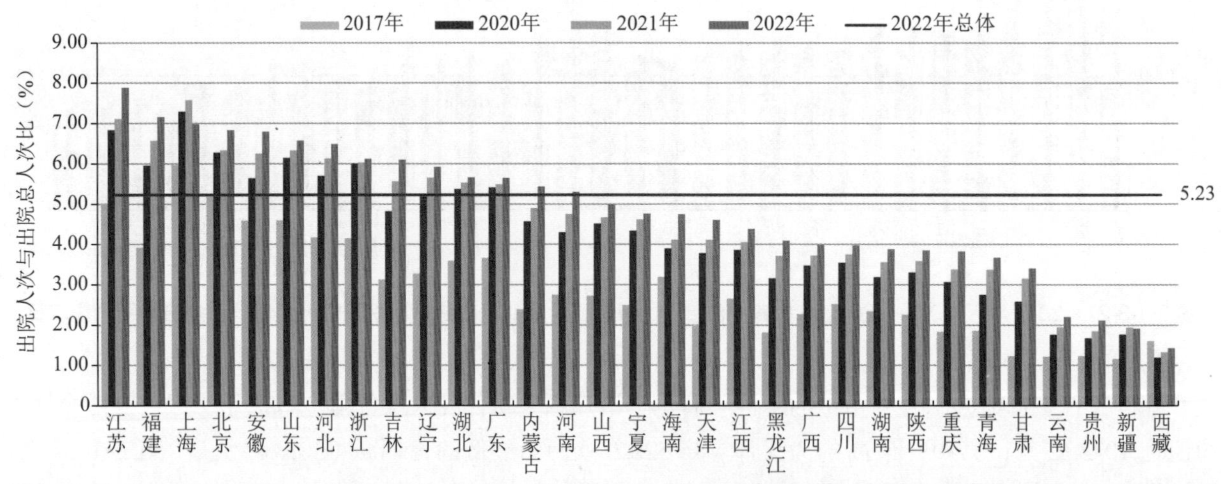

图 2-1-3-30　2017 年及 2020—2022 年各省（自治区、直辖市）综合医院恶性肿瘤化学治疗患者出院人次占总出院人次的比例

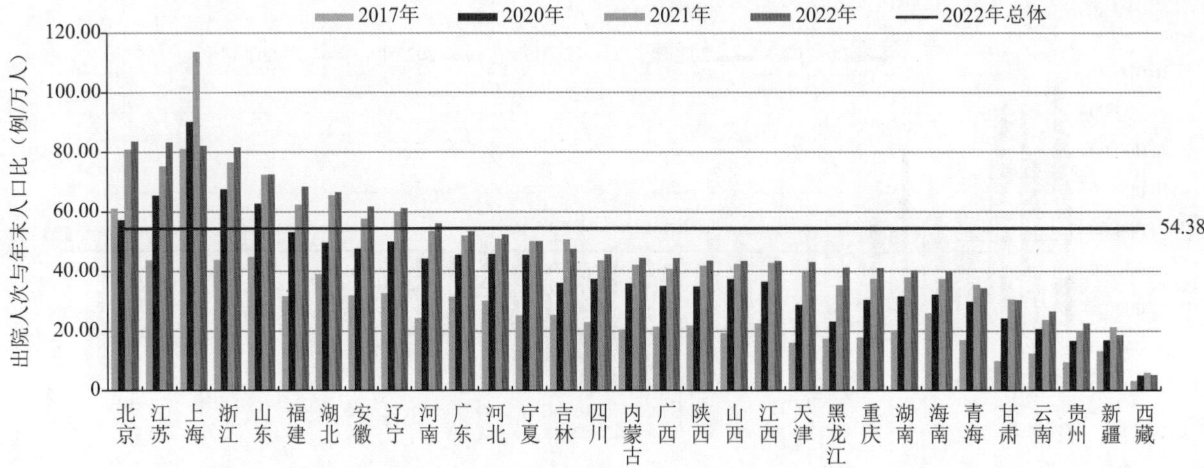

图 2-1-3-31　2017 年及 2020—2022 年各省（自治区、直辖市）综合医院恶性肿瘤化学治疗患者出院人次与每万人口之比

3. 肺炎（儿童）

综合医院，主要诊断 ICD-10 编码：J10.0、J11.0、J12–J16、J18，且患者年龄大于 28 天，小于 18 岁。

（1）全国情况

2022 年全国综合医院肺炎（儿童）患者住院死亡率为 0.019%，与 2017 年相比有所下降，与 2021 年相比有所上升。2022 年除三级公立综合医院外，其他各级各类综合医院肺炎（儿童）患者住院死亡率与 2021 年相比均有所上升，委属委管综合医院最高（0.15%），未定级民营综合医院最低（0.009%）（图 2–1–3–32）。

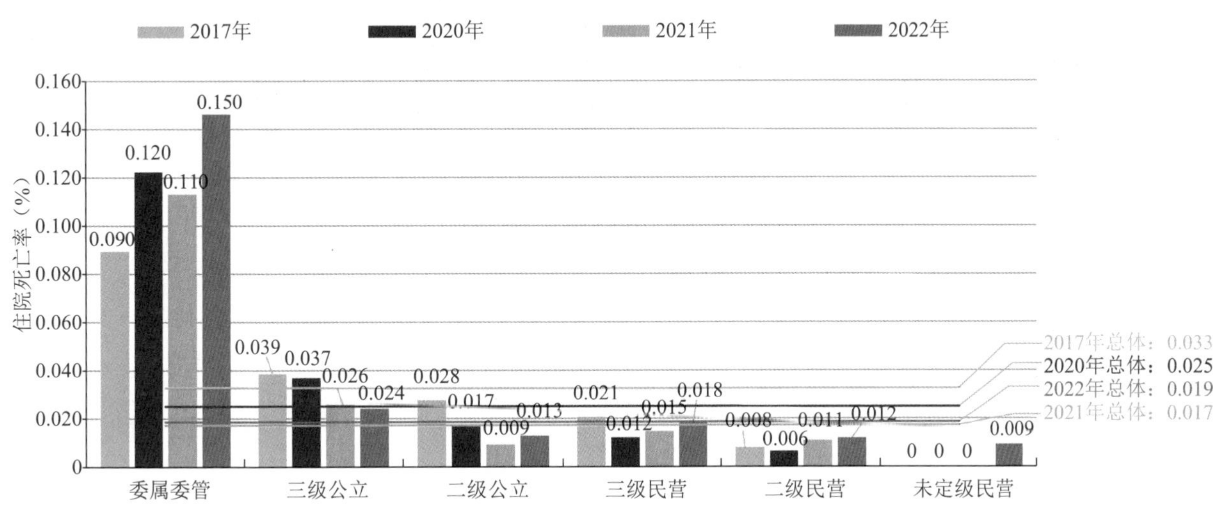

图 2-1-3-32　2017 年及 2020—2022 年全国各级各类综合医院肺炎（儿童）患者住院死亡率

2022 年全国综合医院肺炎（儿童）患者 0 ～ 31 天非预期再住院率为 1.90%，与 2017 年相比有所下降，且 2020—2022 年呈逐年下降趋势。2022 年各级各类综合医院肺炎（儿童）患者 0 ～ 31 天非预期再住院率与 2021 年相比均有所下降，其中，二级民营综合医院最高（2.25%），委属委管综合医院最低（1.18%）（图 2–1–3–33）。

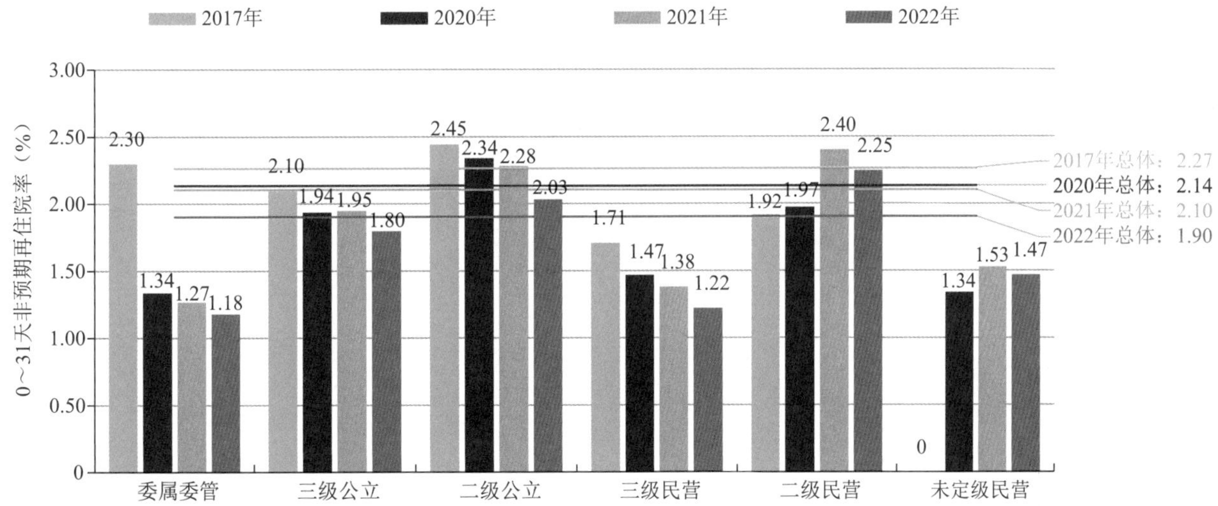

图 2-1-3-33　2017 年及 2020—2022 年全国各级各类综合医院肺炎（儿童）患者 0 ～ 31 天非预期再住院率

2022年全国综合医院肺炎（儿童）患者平均住院日为6.68天，与2017年和2021年相比均有所下降。2022 年各级各类综合医院肺炎（儿童）患者平均住院日与 2021 年相比均有所下降，其中委属委管综合医院最高（7.25 天），未定级民营综合医院最低（6.48 天）（图 2–1–3–34）。

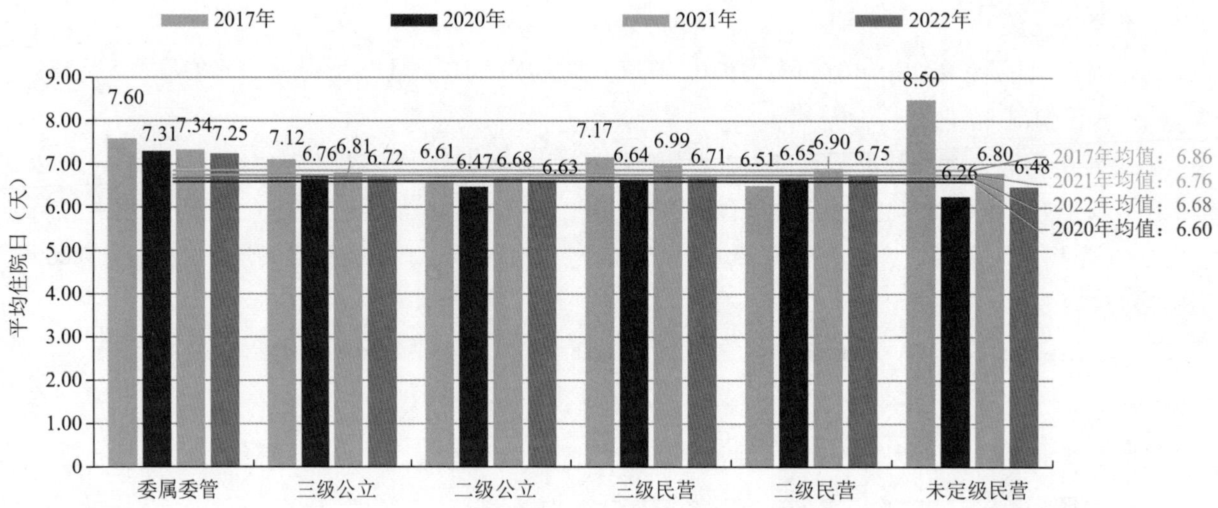

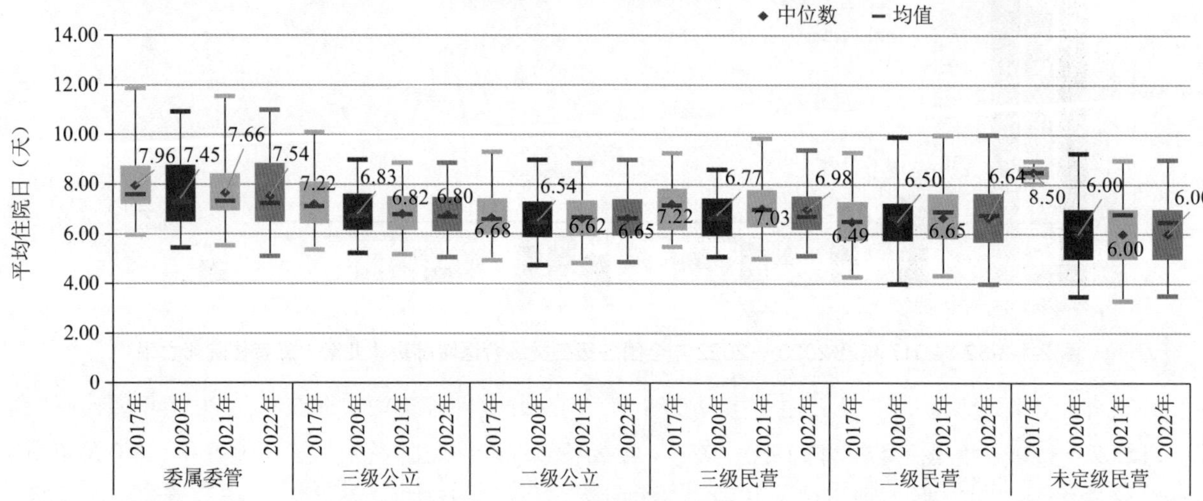

图 2-1-3-34　2017 年及 2020—2022 年全国各级各类综合医院肺炎（儿童）患者平均住院日

2022 年全国综合医院肺炎（儿童）患者每住院人次费用均值为 3493.49 元，与 2017 年相比有所上升，与 2021 年相比有所下降。2022 年委属委管、三级民营和未定级民营综合医院肺炎（儿童）患者每住院人次费用与 2021 年相比有所上升，三级公立、二级公立和二级民营综合医院肺炎（儿童）患者每住院人次费用与 2021 年相比有所下降，其中，委属委管综合医院最高（10 048.87 元），二级公立综合医院最低（2789.35 元）（图 2-1-3-35）。

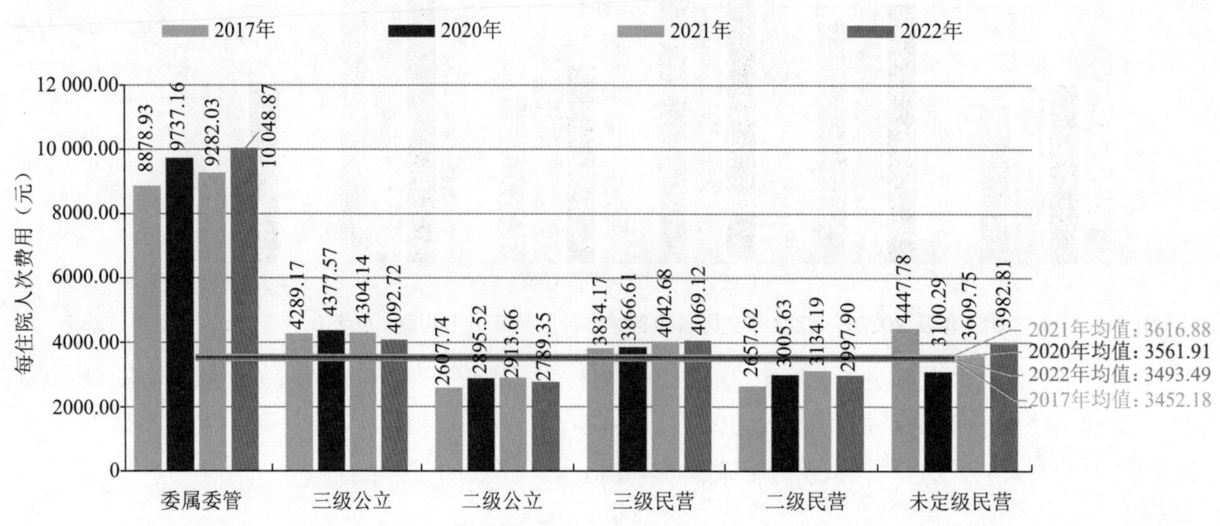

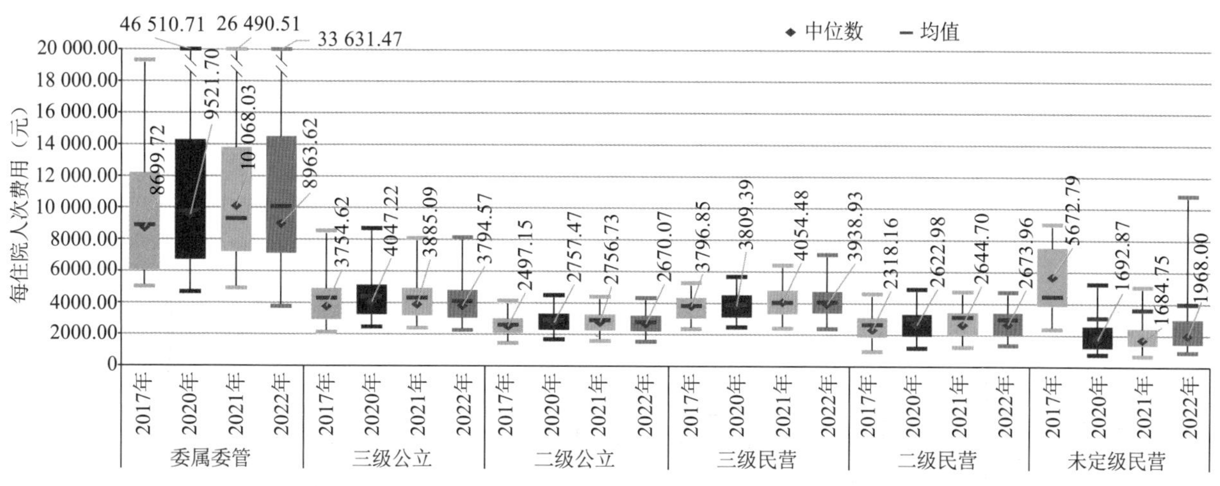

图 2-1-3-35　2017 年及 2020—2022 年全国各级各类综合医院肺炎（儿童）患者每住院人次费用

（2）各省（自治区、直辖市）情况

1）住院死亡率

分析各省（自治区、直辖市）的肺炎（儿童）患者住院死亡率，2022 年二级公立综合医院总体为 0.013%，其中，最高的为北京（0.74%）（图 2-1-3-36）；2022 年三级公立综合医院总体为 0.02%，其中，最高的为西藏（0.20%）（图 2-1-3-37）。

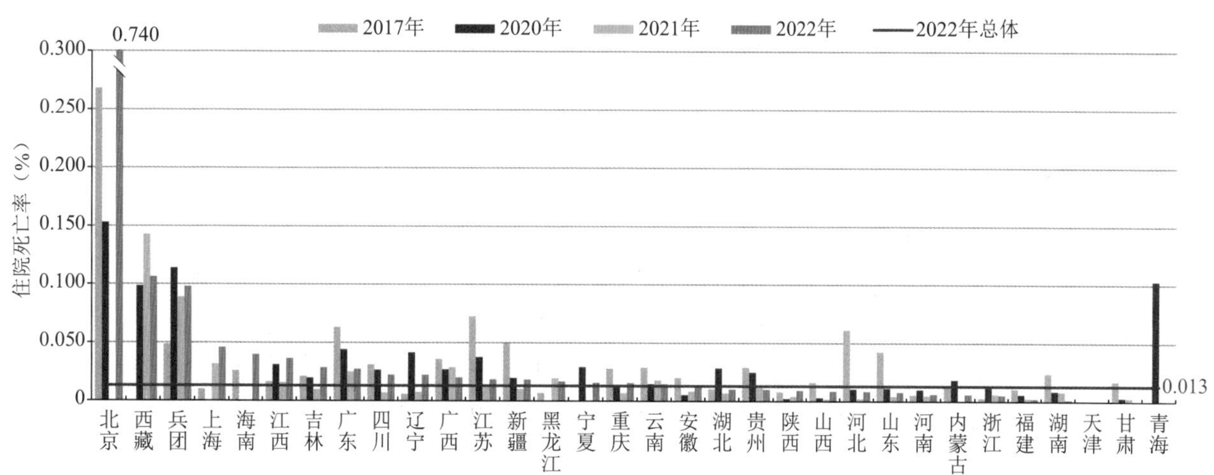

图 2-1-3-36　2017 年及 2020—2022 年各省（自治区、直辖市）二级公立综合医院肺炎（儿童）患者住院死亡率

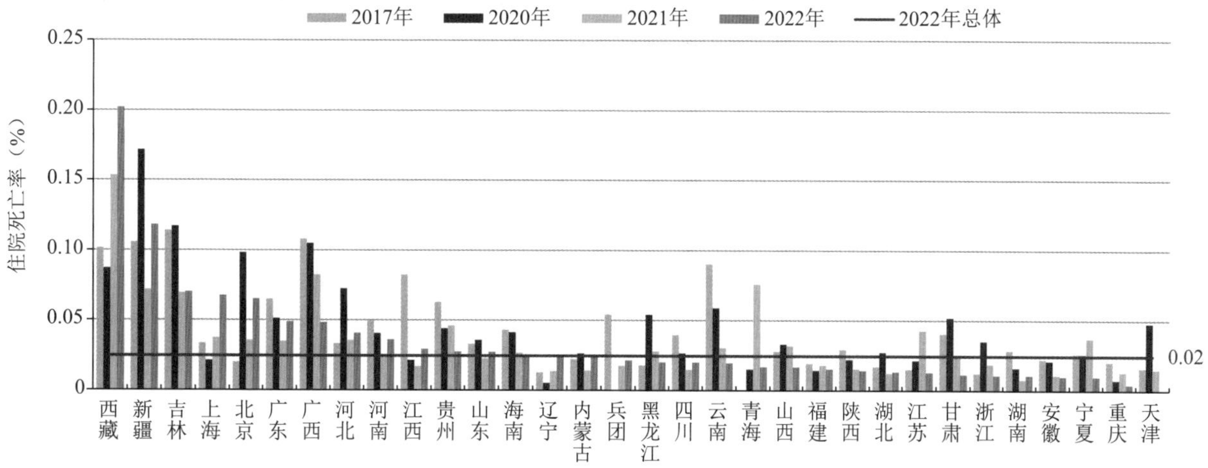

图 2-1-3-37　2017 年及 2020—2022 年各省（自治区、直辖市）三级公立综合医院肺炎（儿童）患者住院死亡率

2）0～31天非预期再住院率

分析各省（自治区、直辖市）的肺炎（儿童）患者0～31天非预期再住院率，2022年二级公立综合医院总体为2.03%，其中，最高的为贵州（3.74%）（图2-1-3-38）；2022年三级公立综合医院总体为1.80%，其中，最高的为广西（3.25%），最低的为天津（0.53%）（图2-1-3-39）。

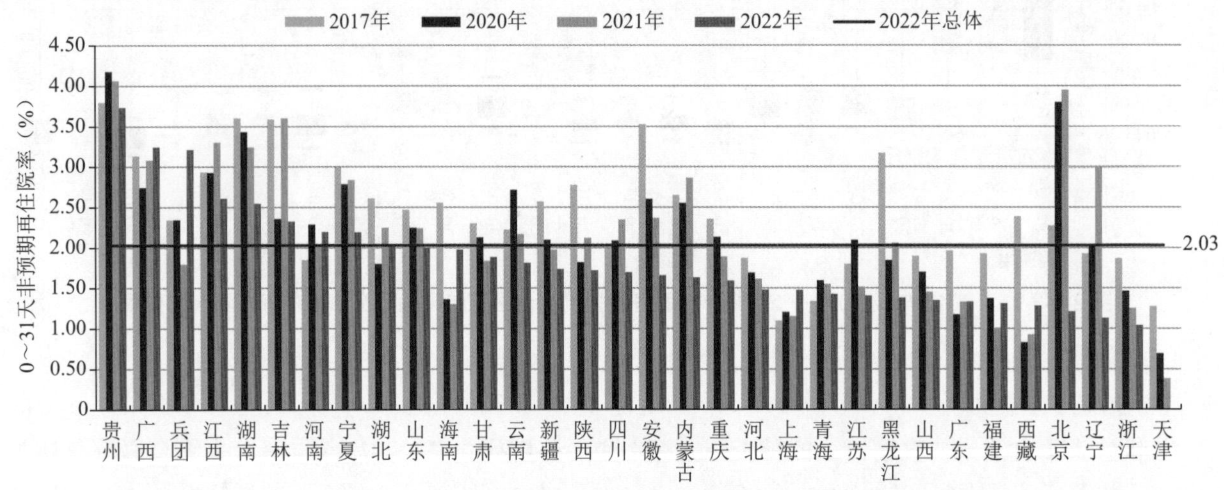

图2-1-3-38 2017年及2020—2022年各省（自治区、直辖市）二级公立综合医院肺炎（儿童）患者0～31天非预期再住院率

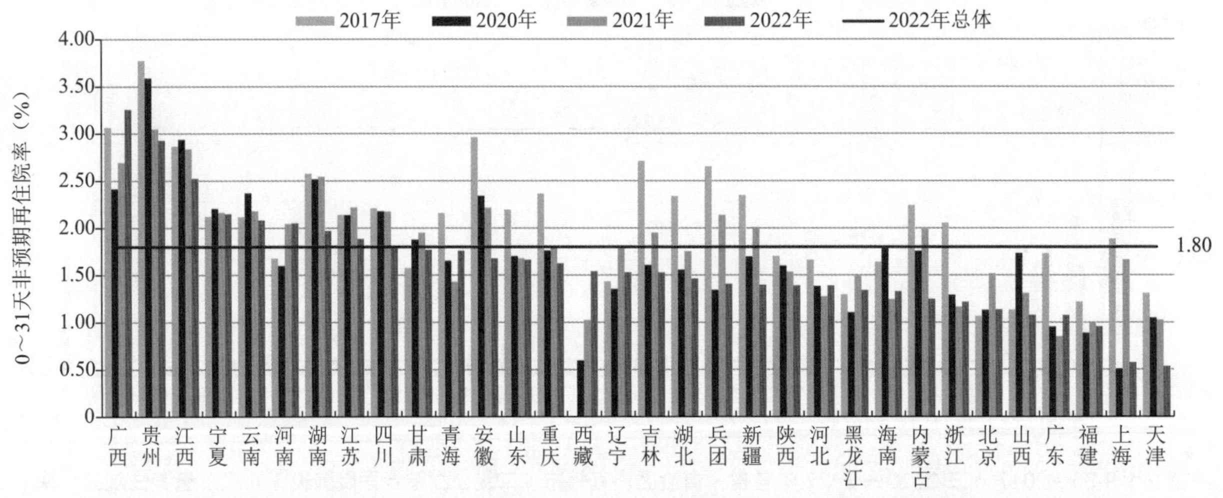

图2-1-3-39 2017年及2020—2022年各省（自治区、直辖市）三级公立综合医院肺炎（儿童）患者0～31天非预期再住院率

3）平均住院日

分析各省（自治区、直辖市）的肺炎（儿童）患者平均住院日，2022年二级公立综合医院均值为6.63天，其中，最高的为黑龙江（7.91天），最低的为广东（5.51天）（图2-1-3-40）；2022年三级公立综合医院均值为6.72天，其中，最高的为西藏（8.46天），最低的为浙江（5.70天）（图2-1-3-41）。

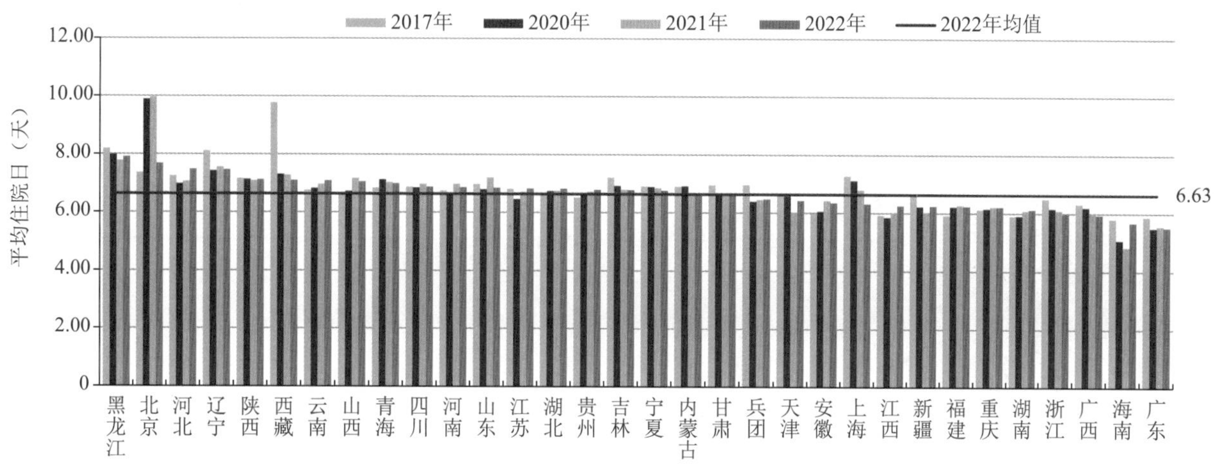

图 2-1-3-40 2017 年及 2020—2022 年各省（自治区、直辖市）二级公立综合医院肺炎（儿童）患者平均住院日

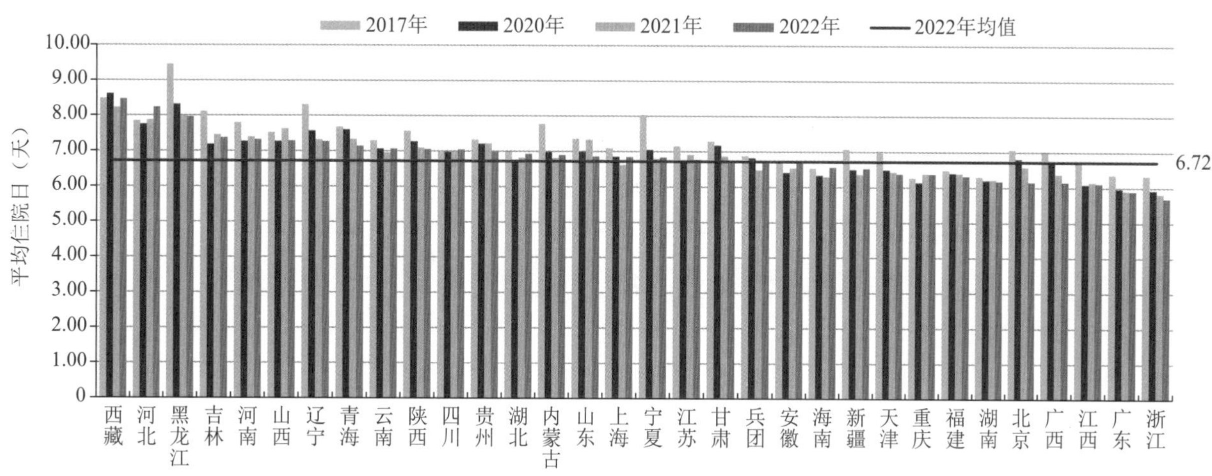

图 2-1-3-41 2017 年及 2020—2022 年各省（自治区、直辖市）三级公立综合医院肺炎（儿童）患者平均住院日

4）每住院人次费用

分析各省（自治区、直辖市）的肺炎（儿童）患者每住院人次费用，2022 年二级公立综合医院均值为 2789.35 元，其中，最高的为北京（7853.12 元），最低的为贵州（2239.17 元）（图 2–1–3–42）；2022 年三级公立综合医院均值为 4092.72 元，其中，最高的为上海（8039.45 元），最低的为宁夏（2887.30 元）（图 2–1–3–43）。

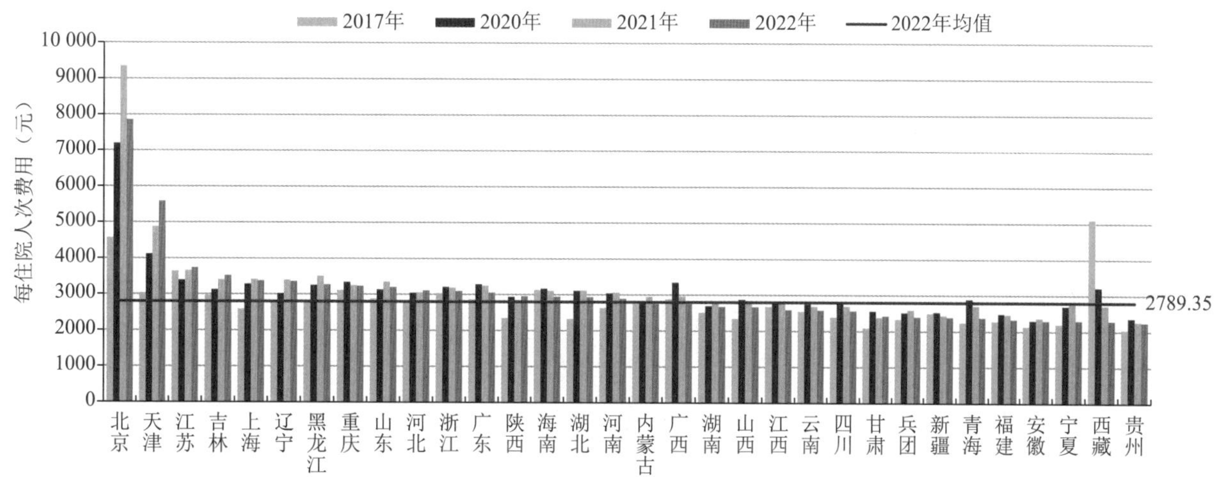

图 2-1-3-42 2017 年及 2020—2022 年各省（自治区、直辖市）二级公立综合医院肺炎（儿童）患者每住院人次费用

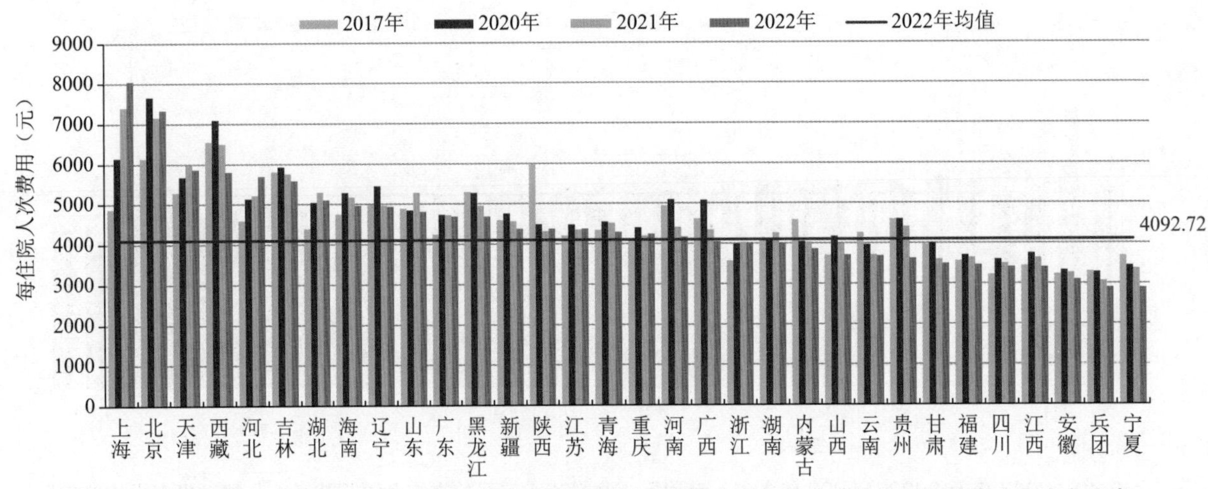

图 2-1-3-43　2017 年及 2020—2022 年各省（自治区、直辖市）三级公立综合医院肺炎（儿童）患者每住院人次费用

（3）各省（自治区、直辖市）收治情况

分析各省（自治区、直辖市）的肺炎（儿童）患者出院人次占总出院人次的比例，2022 年全国总体为 2.36%，14 省高于总体水平，其中，最高的为贵州（4.64%）（图 2-1-3-44）。肺炎（儿童）患者出院人次与每万人口之比，2022 年全国总体为 21.19 例 / 万人，14 省高于总体水平，其中，最高的为贵州（45.24 例 / 万人）（图 2-1-3-45）。

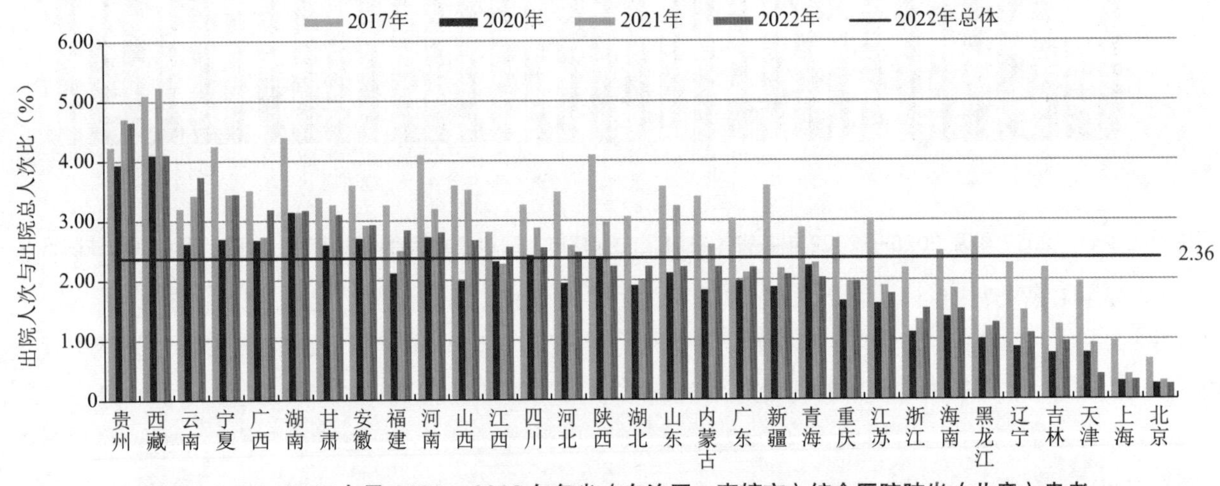

图 2-1-3-44　2017 年及 2020—2022 年各省（自治区、直辖市）综合医院肺炎（儿童）患者出院人次占总出院人次的比例

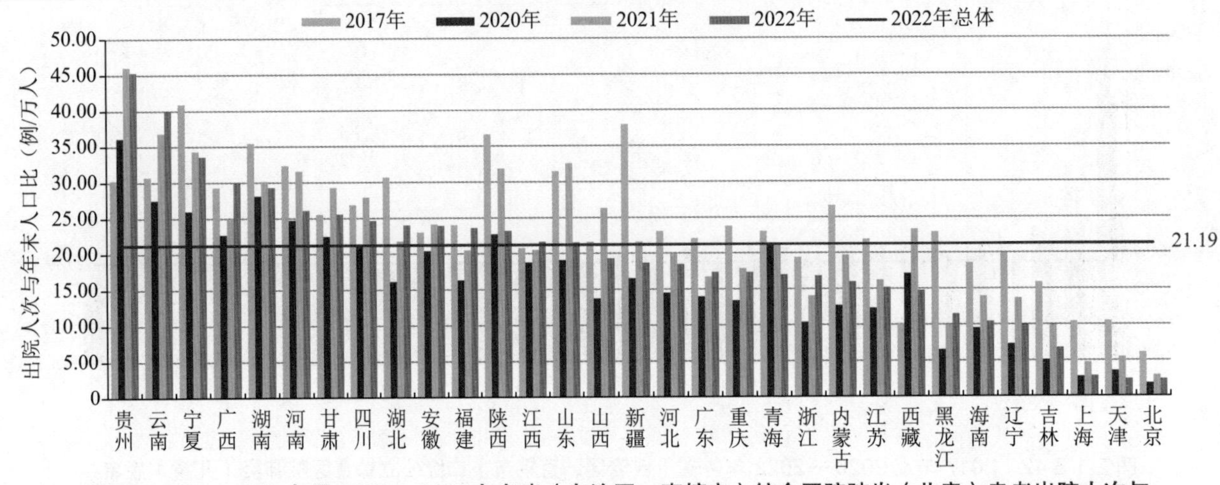

图 2-1-3-45　2017 年及 2020—2022 年各省（自治区、直辖市）综合医院肺炎（儿童）患者出院人次与每万人口之比

4. 下肢骨与关节损伤

综合医院，主要诊断或其他诊断 ICD-10 编码：S72、S73、S78、S82、S83、S88、S92、S93、S98，以及 S71.800x011、S71.800x012、S71.800x021、S71.800x022、S81.800x011、S81.800x021、S91.300x811、S91.300x812、S91.300x813、S91.300x821、S91.300x822、S91.300x823。

（1）全国情况

2022 年全国综合医院下肢骨与关节损伤患者住院死亡率为 0.68%，与 2017 年、2020 年和 2021 年相比有所上升。2022 年各级各类综合医院下肢骨与关节损伤患者住院死亡率与 2021 年相比均有所上升，其中，未定级民营综合医院最高（1.89%），二级民营综合医院最低（0.53%）（图 2-1-3-46）。

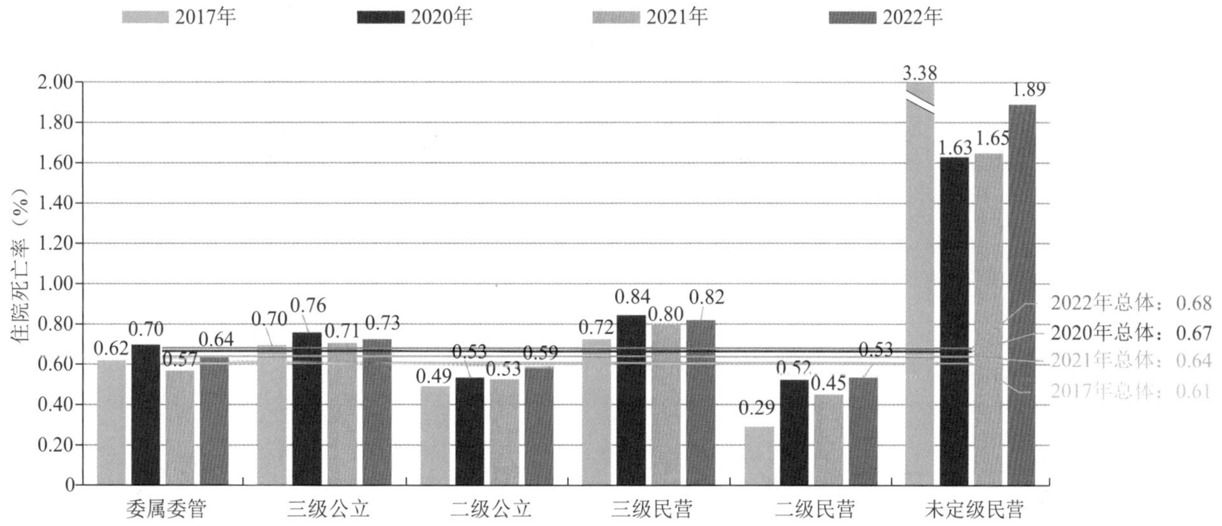

图 2-1-3-46　2017 年及 2020—2022 年全国各级各类综合医院下肢骨与关节损伤患者住院死亡率

2022 年全国综合医院下肢骨与关节损伤患者 0 ～ 31 天非预期再住院率为 0.95%，与 2017 年、2020 年和 2021 年相比有所下降。2022 年除三级民营综合医院外，各级各类综合医院下肢骨与关节损伤患者 0 ～ 31 天非预期再住院率与 2021 年相比均有所下降，未定级民营综合医院最高（4.17%），三级民营综合医院最低（0.84%）（图 2-1-3-47）。

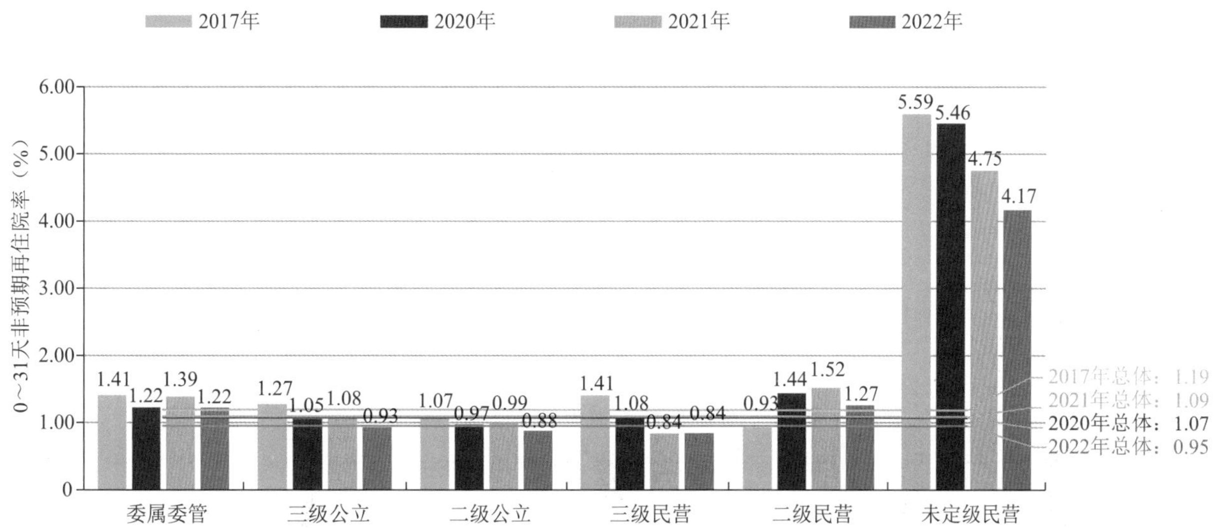

图 2-1-3-47　2017 年及 2020—2022 年全国各级各类综合医院下肢骨与关节损伤患者 0 ～ 31 天非预期再住院率

2022 年全国综合医院下肢骨与关节损伤患者平均住院日为 14.29 天，与 2017 年相比有所下降，且 2020—2022 年呈逐年下降趋势。2022 年除未定级民营综合医院外，各级各类综合医院下肢骨与关节损伤患者平均住院日与2021年相比均有所下降，未定级民营综合医院最高（27.44天），委属委管综合医院最低（10.40天）（图2-1-3-48）。

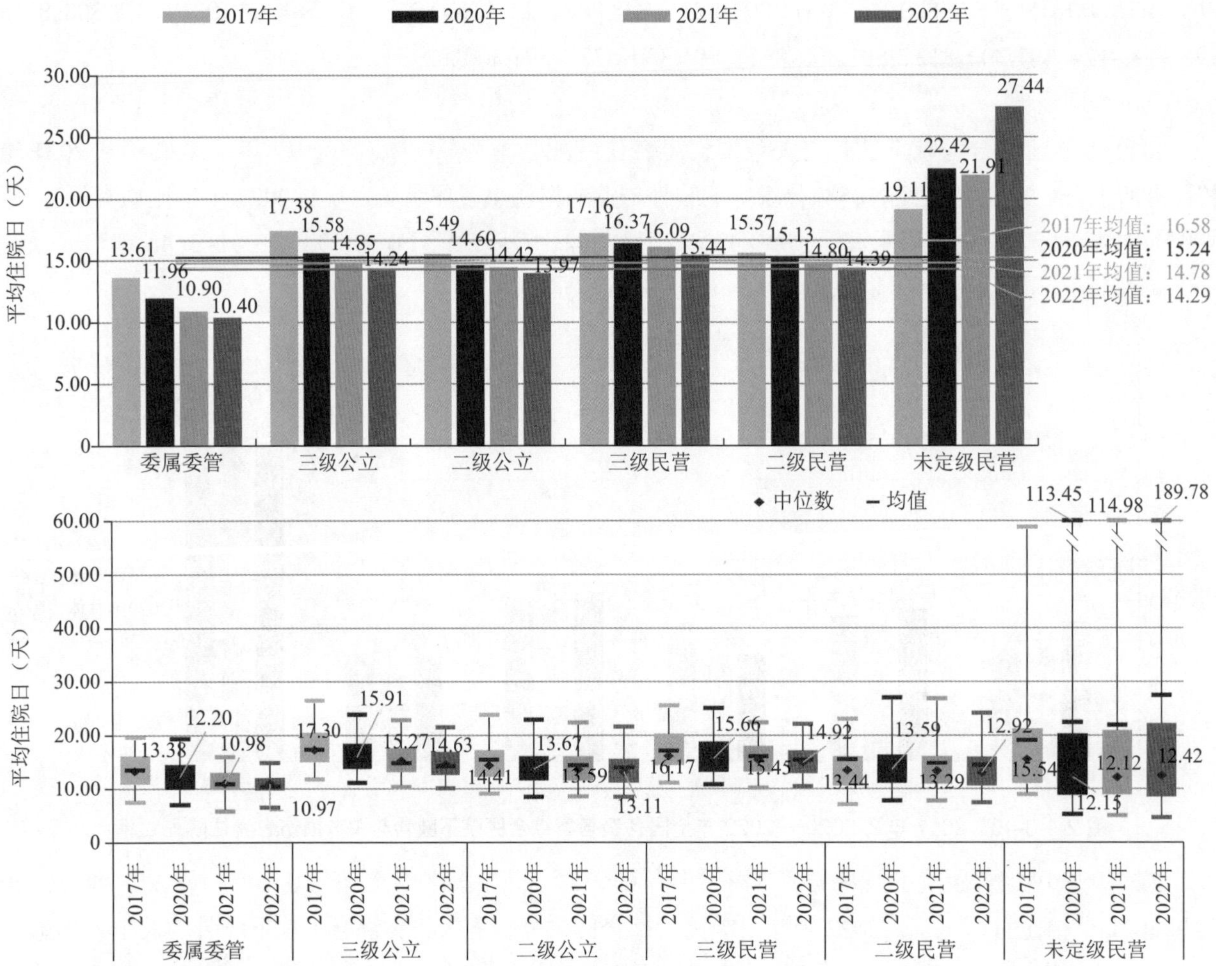

2017年 2020年 2021年 2022年

平均住院日（天）

30.00 25.00 20.00 15.00 10.00 5.00 0

委属委管 13.61 11.96 10.90 10.40
三级公立 17.38 15.58 14.85 14.24
二级公立 15.49 14.60 14.42 13.97
三级民营 17.16 16.37 16.09 15.44
二级民营 15.57 15.13 14.80 14.39
未定级民营 19.11 22.42 21.91 27.44

2017年均值：16.58
2020年均值：15.24
2021年均值：14.78
2022年均值：14.29

◆ 中位数 — 均值

平均住院日（天）

60.00 50.00 40.00 30.00 20.00 10.00 0

委属委管 2017年 2020年 2021年 2022年：13.38 12.20 10.98 10.97
三级公立 2017年 2020年 2021年 2022年：17.30 15.91 15.27 14.63
二级公立 2017年 2020年 2021年 2022年：14.41 13.67 13.59 13.11
三级民营 2017年 2020年 2021年 2022年：16.17 15.66 15.45 14.92
二级民营 2017年 2020年 2021年 2022年：13.44 13.59 13.29 12.92
未定级民营 2017年 2020年 2021年 2022年：15.54 12.15 12.12 12.42；113.45 114.98 189.78

图2-1-3-48　2017年及2020—2022年全国各级各类综合医院下肢骨与关节损伤患者平均住院日

2022年全国综合医院下肢骨与关节损伤患者每住院人次费用为24 839.35元，与2017年相比有所上升，与2021年相比有所下降。2022年除未定级民营综合医院外，各级各类综合医院下肢骨与关节损伤患者每住院人次费用与2021年相比均有所下降，委属委管综合医院最高（50 815.23元），二级公立综合医院最低（15 986.25元）（图2-1-3-49）。

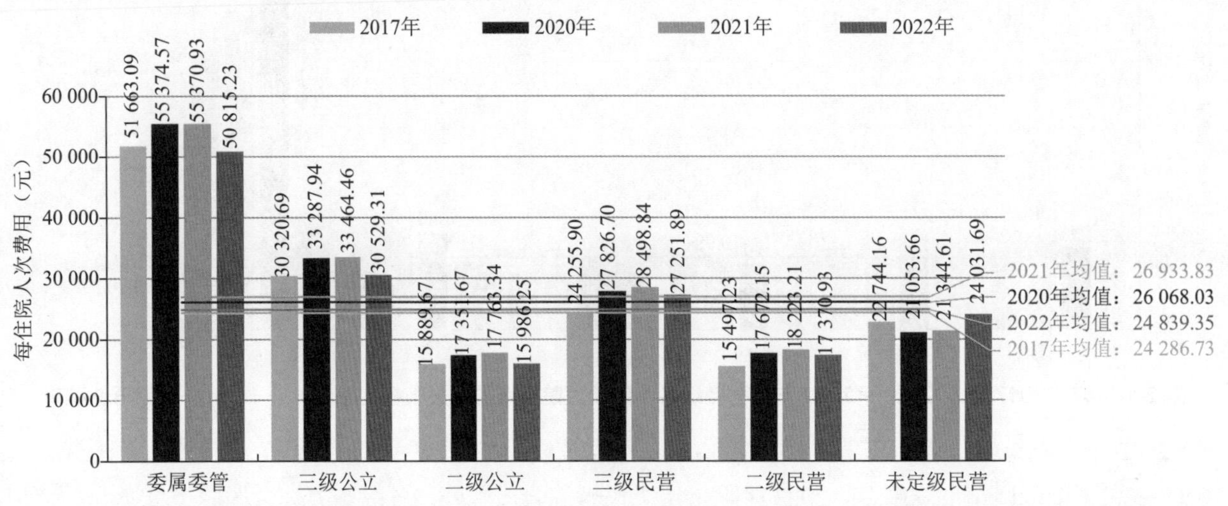

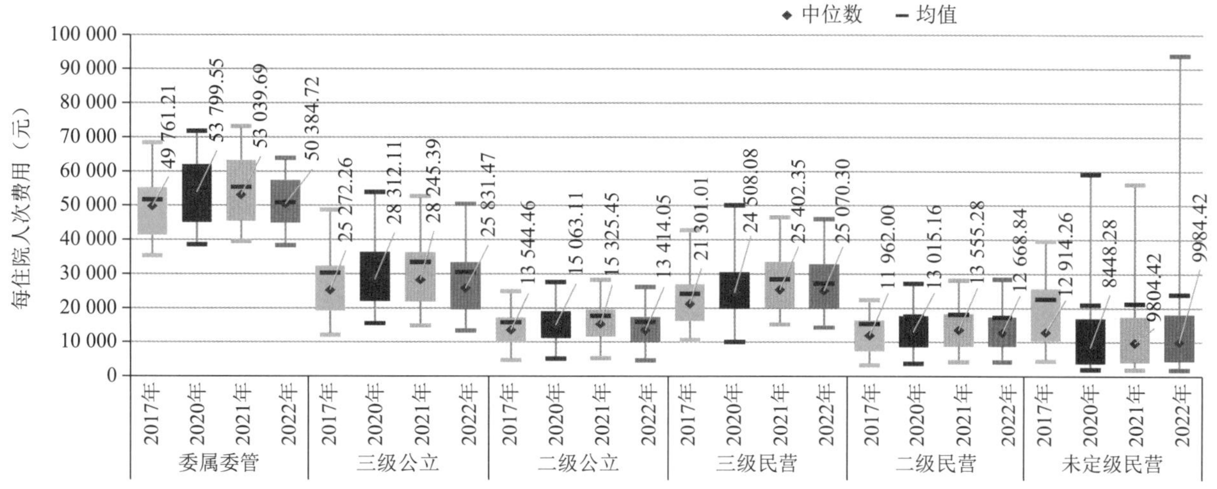

图 2-1-3-49　2017 年及 2020—2022 年全国各级各类综合医院下肢骨与关节损伤患者每住院人次费用

（2）各省（自治区、直辖市）情况

1）住院死亡率

分析各省（自治区、直辖市）的下肢骨与关节损伤患者住院死亡率，2022 年二级公立综合医院总体为 0.59%，其中，最高的为北京（2.30%），最低的为宁夏（0.18%）（图 2-1-3-50）；2022 年三级公立综合医院总体为 0.73%，其中，最高的为兵团（1.47%），最低的为福建（0.28%）（图 2-1-3-51）。

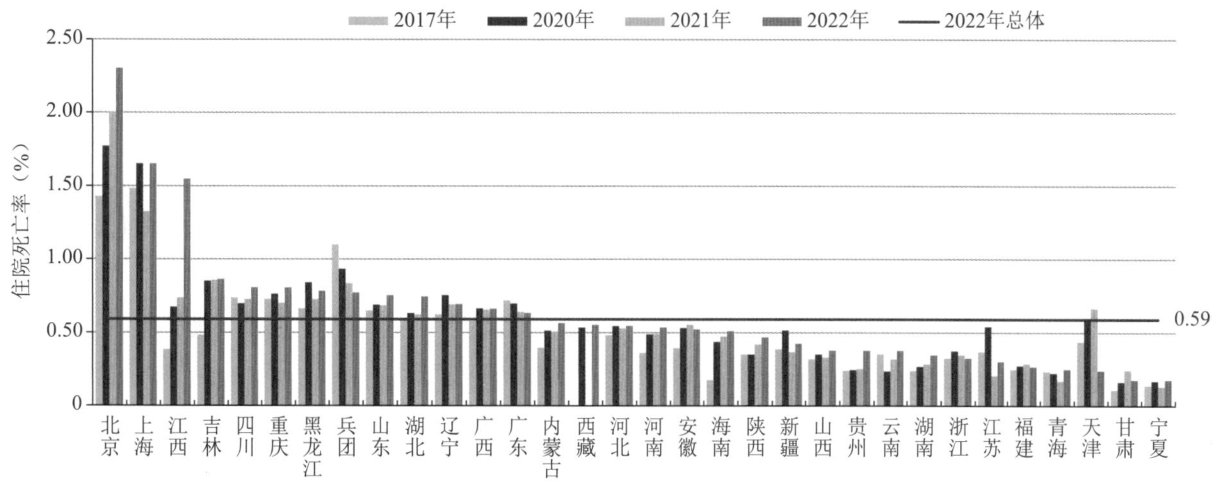

图 2-1-3-50　2017 年及 2020—2022 年各省（自治区、直辖市）二级公立综合医院下肢骨与关节损伤患者住院死亡率

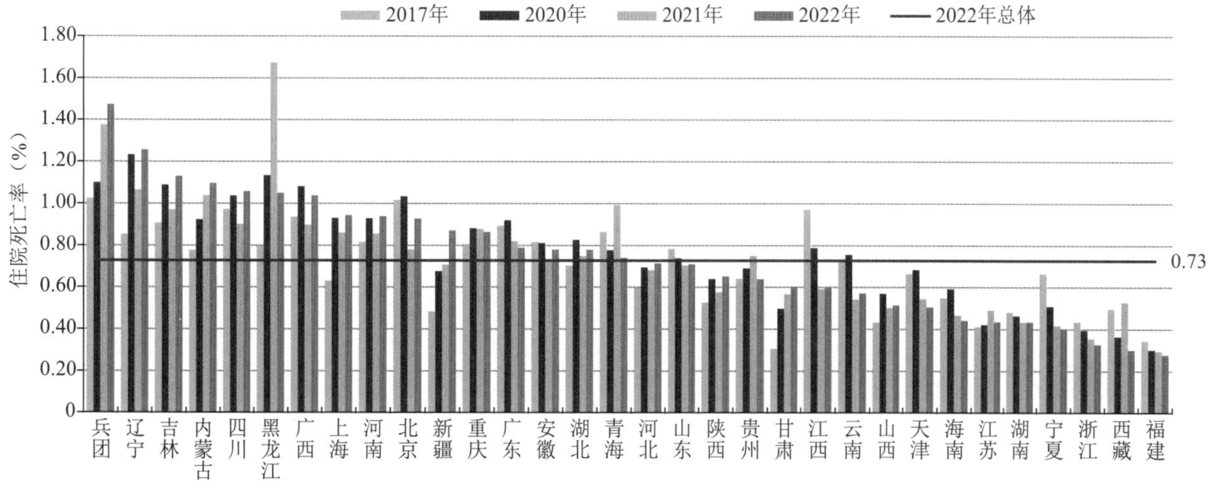

图 2-1-3-51　2017 年及 2020—2022 年各省（自治区、直辖市）三级公立综合医院下肢骨与关节损伤患者住院死亡率

2）0 ～ 31 天非预期再住院率

分析各省（自治区、直辖市）的下肢骨与关节损伤患者 0 ～ 31 天非预期再住院率，2022 年二级公立综合医院总体为 0.88%，其中，最高的为上海（4.59%），最低的为青海（0.19%）（图 2-1-3-52）；2022 年三级公立综合医院总体为 0.93%，其中，最高的为云南（1.84%）（图 2-1-3-53）。

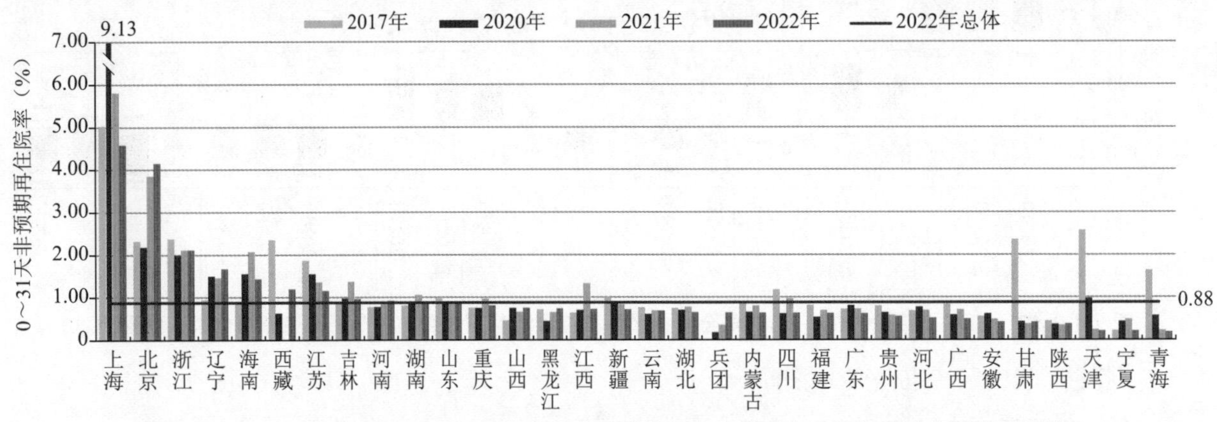

图 2-1-3-52　2017 年及 2020—2022 年各省（自治区、直辖市）二级公立综合医院下肢骨与关节损伤患者 0 ～ 31 天非预期再住院率

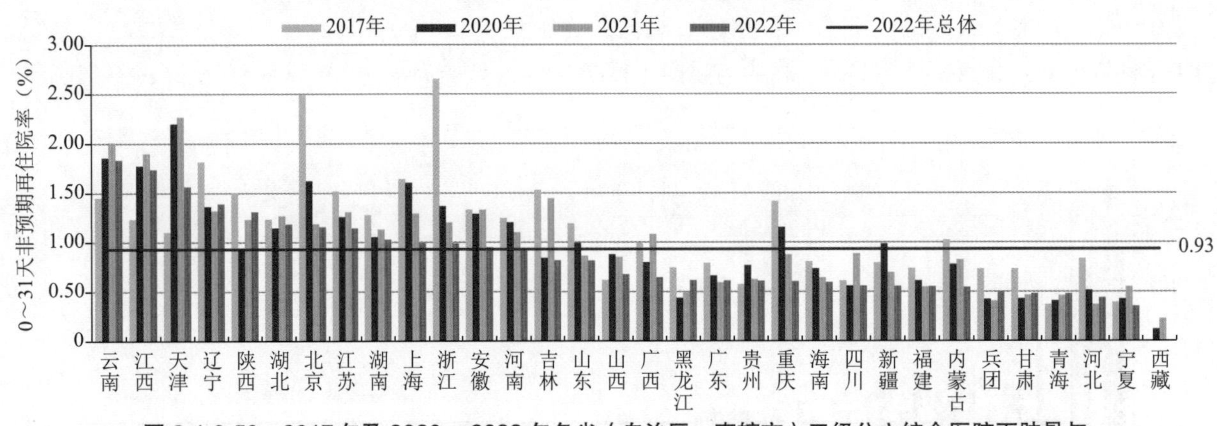

图 2-1-3-53　2017 年及 2020—2022 年各省（自治区、直辖市）三级公立综合医院下肢骨与关节损伤患者 0 ～ 31 天非预期再住院率

3）平均住院日

分析各省（自治区、直辖市）的下肢骨与关节损伤患者平均住院日，2022 年二级公立综合医院均值为 13.97 天，其中，最高的为辽宁（18.48 天），最低的为宁夏（10.35 天）（图 2-1-3-54）；2022 年三级公立综合医院均值为 14.24 天，其中，最高的为辽宁（19.11 天），最低的为上海（9.95 天）（图 2-1-3-55）。

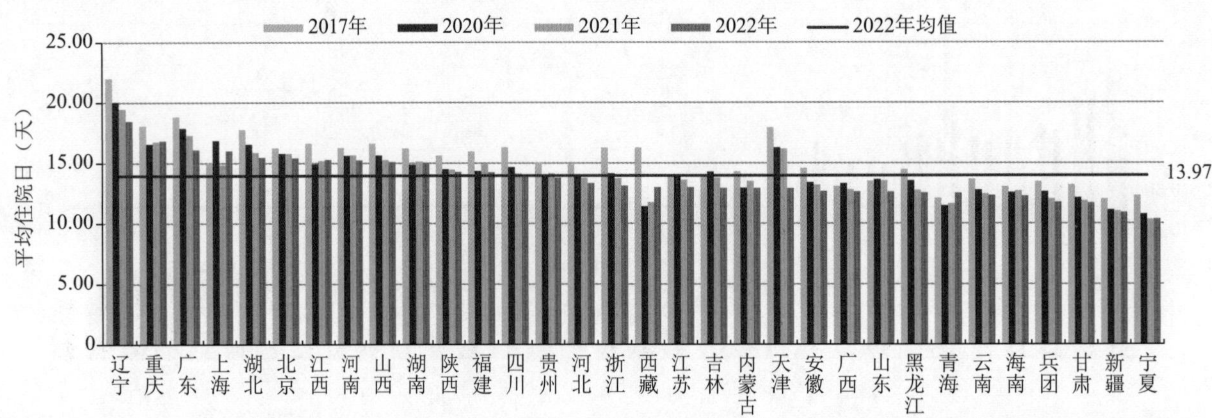

图 2-1-3-54　2017 年及 2020—2022 年各省（自治区、直辖市）二级公立综合医院下肢骨与关节损伤患者平均住院日

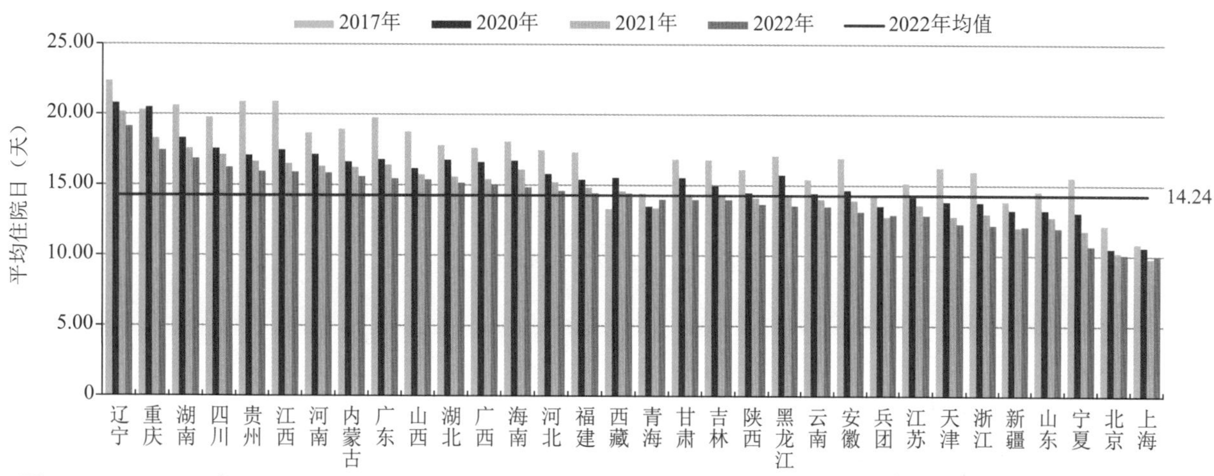

图 2-1-3-55　2017 年及 2020—2022 年各省（自治区、直辖市）三级公立综合医院下肢骨与关节损伤患者平均住院日

4）每住院人次费用

分析各省（自治区、直辖市）的下肢骨与关节损伤患者每住院人次费用，2022 年二级公立综合医院均值为 15 986.25 元，其中，最高的为上海（43 757.60 元），最低的为青海（10 004.48 元）（图 2-1-3-56）；2022 年三级公立综合医院均值为 30 529.31 元，其中，最高的为上海（57 668.98 元），最低的为云南（19 796.48 元）（图 2-1-3-57）。

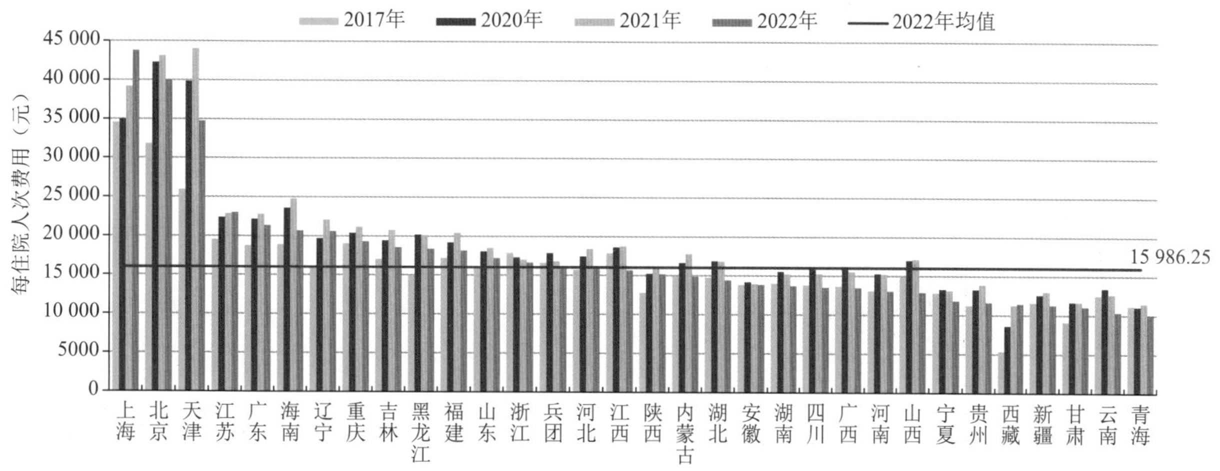

图 2-1-3-56　2017 年及 2020—2022 年各省（自治区、直辖市）二级公立综合医院下肢骨与关节损伤患者每住院人次费用

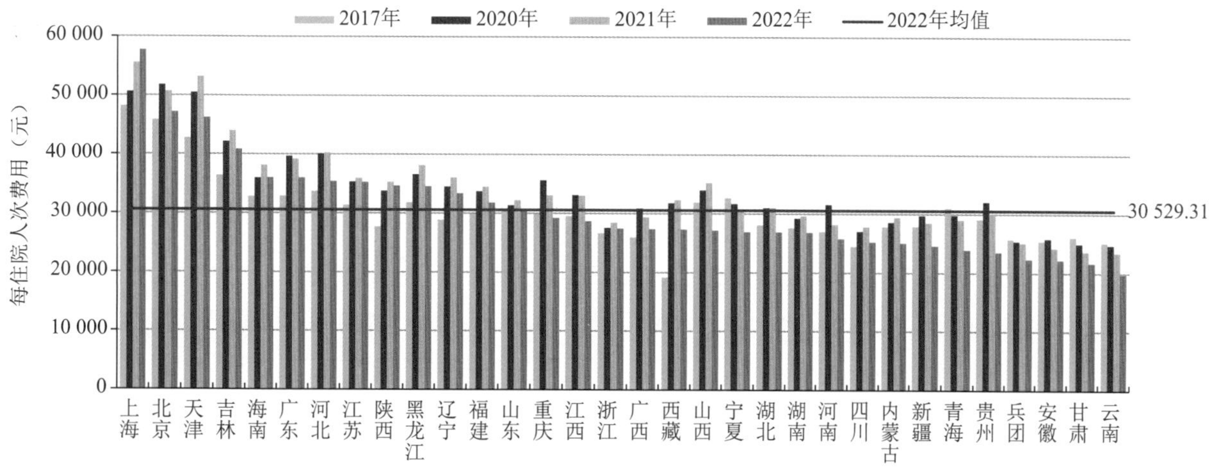

图 2-1-3-57　2017 年及 2020—2022 年各省（自治区、直辖市）三级公立综合医院下肢骨与关节损伤患者每住院人次费用

（3）各省（自治区、直辖市）收治情况

分析各省（自治区、直辖市）的下肢骨与关节损伤患者出院人次占总出院人次的比例，2022 年全国总体为 2.08%，14 省高于总体水平，其中，最高的为天津（3.02%）（图 2-1-3-58）。下肢骨与关节损伤患者出院人次与每万人口之比，2022 年全国总体为 18.67 例 / 万人，14 省高于总体水平，其中，最高的为浙江（27.08 例 / 万人）（图 2-1-3-59）。

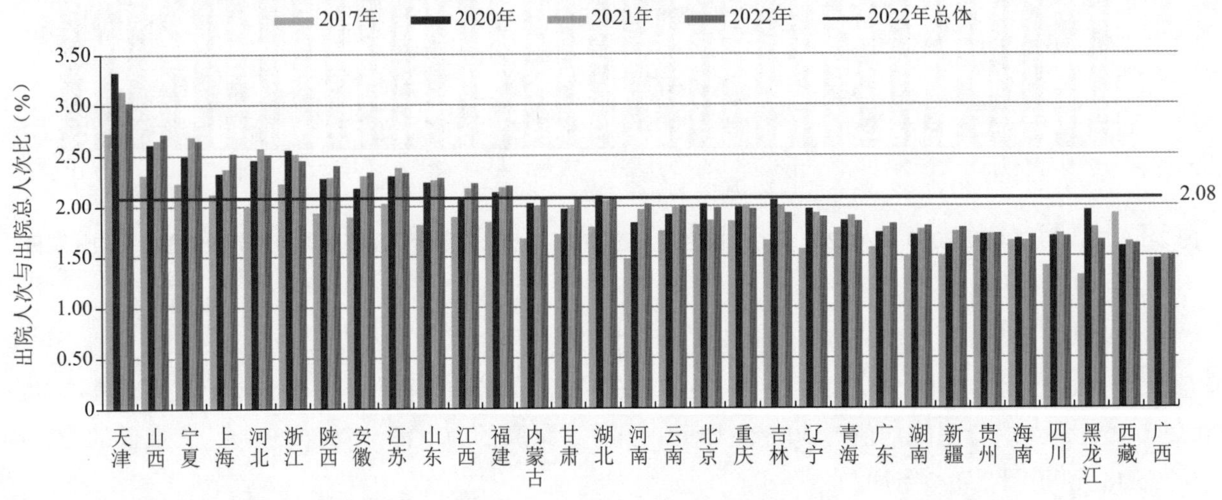

图 2-1-3-58　2017 年及 2020—2022 年各省（自治区、直辖市）综合医院下肢骨与关节损伤患者出院人次占总出院人次的比例

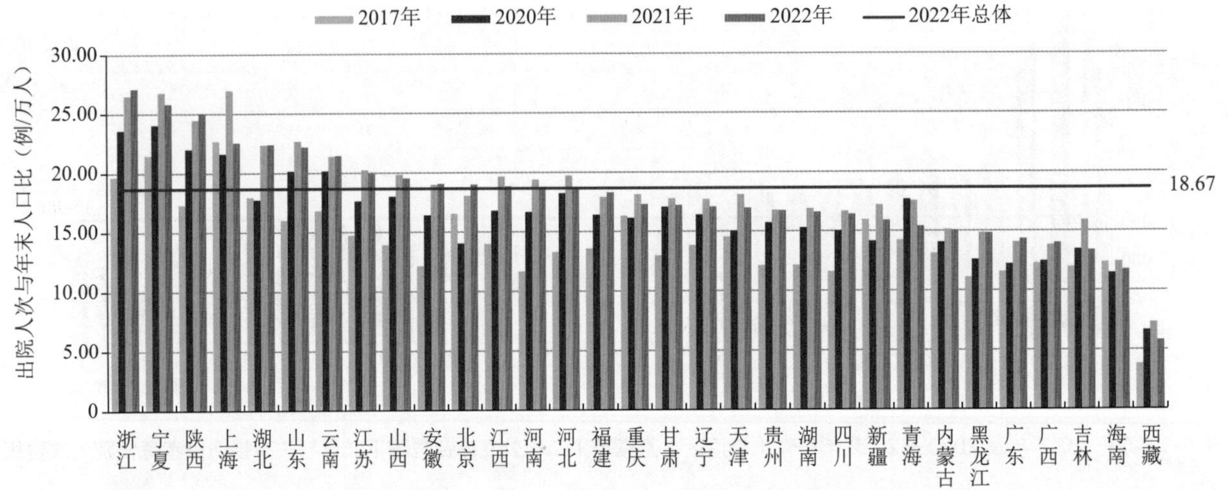

图 2-1-3-59　2017 年及 2020—2022 年各省（自治区、直辖市）综合医院下肢骨与关节损伤患者出院人次与每万人口之比

5. 糖尿病伴慢性并发症

综合医院，主要诊断 ICD-10 编码：E10-E14，伴有亚目编码：.2-.8。

（1）全国情况

2022 年全国综合医院糖尿病伴慢性并发症患者住院死亡率为 0.07%，与 2017 年相比有所下降，且 2020—2022 年呈逐年下降趋势。2022 年三级公立及二级公立综合医院糖尿病伴慢性并发症患者住院死亡率与 2021 年相比有所下降，三级民营及未定级民营综合医院糖尿病伴慢性并发症患者住院死亡率与 2021 年相比有所上升，委属委管及二级民营综合医院糖尿病伴慢性并发症患者住院死亡率与 2021 年相比基本持平，其中，未定级民营综合医院最高（0.78%），三级公立综合医院最低（0.05%）（图 2-1-3-60）。

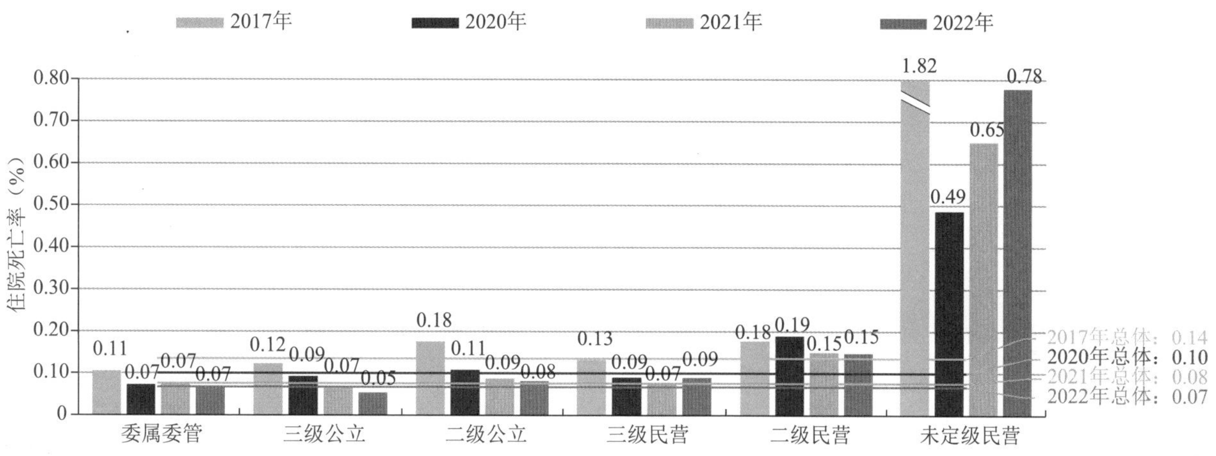

图 2-1-3-60　2017 年及 2020—2022 年全国各级各类综合医院糖尿病伴慢性并发症患者住院死亡率

2022 年全国综合医院糖尿病伴慢性并发症患者 0 ～ 31 天非预期再住院率为 1.80%，与 2017 年相比有所下降，且 2020—2022 年呈逐年下降趋势。2022 年除委属委管综合医院外，各级各类综合医院糖尿病伴慢性并发症患者 0 ～ 31 天非预期再住院率与 2021 年相比均有所下降，未定级民营综合医院最高（4.43%），三级民营综合医院最低（1.41%）（图 2-1-3-61）。

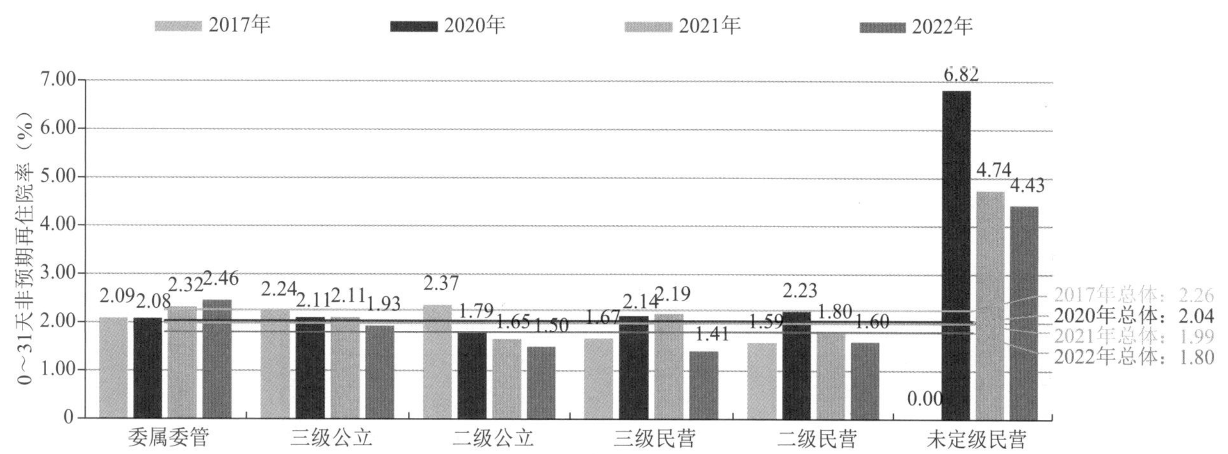

图 2-1-3-61　2017 年及 2020—2022 年全国各级各类综合医院糖尿病伴慢性并发症患者 0 ～ 31 天非预期再住院率

2022 年全国综合医院糖尿病伴慢性并发症患者平均住院日为 8.58 天，与 2017 年相比有所下降，且 2020—2022 年呈逐年下降趋势。2022 年除未定级民营综合医院外，各级各类综合医院糖尿病伴慢性并发症患者平均住院日与 2021 年相比均有所下降，未定级民营综合医院最高（15.40 天），委属委管综合医院最低（8.17 天）（图 2-1-3-62）。

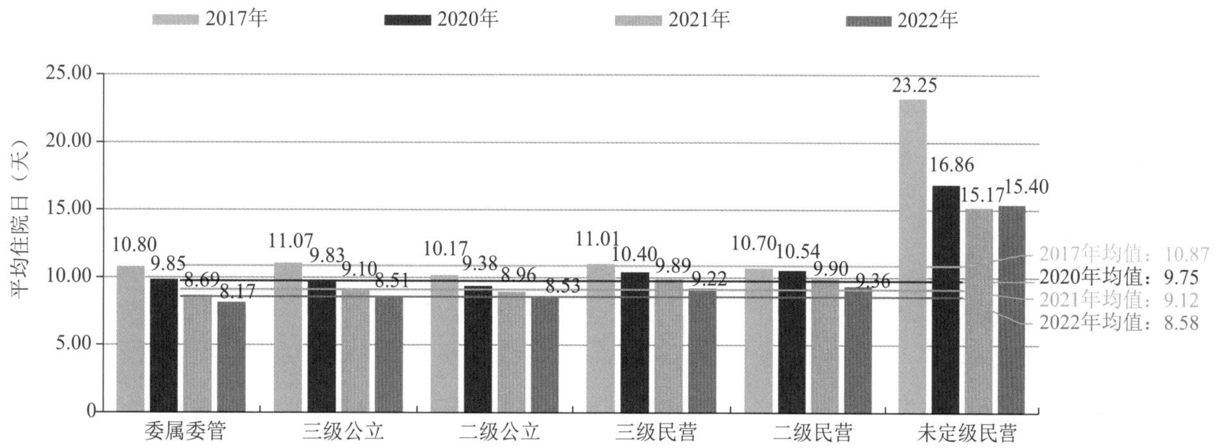

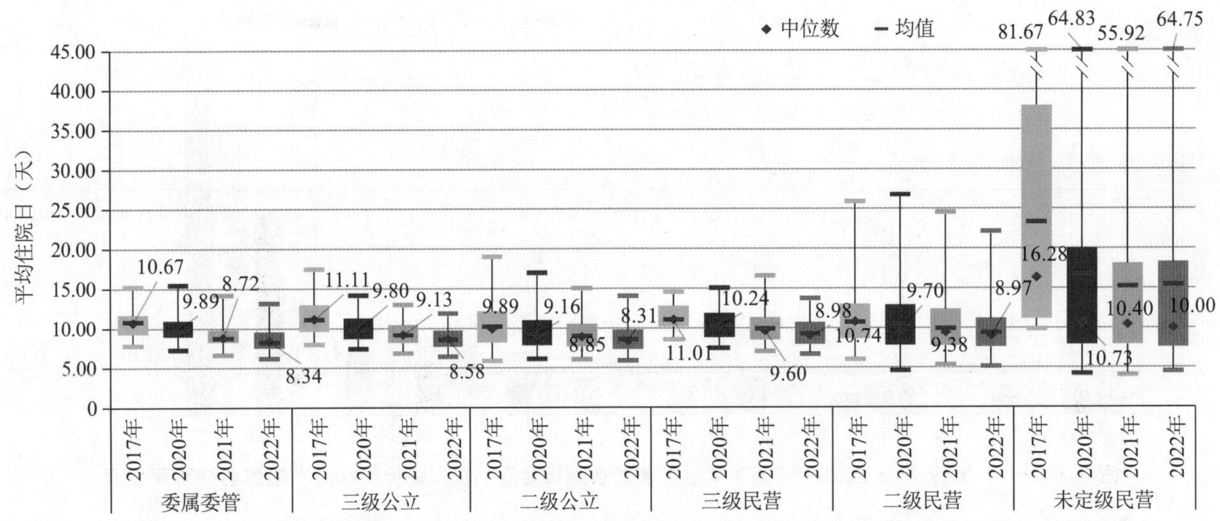

图 2-1-3-62　2017 年及 2020—2022 年全国各级各类综合医院糖尿病伴慢性并发症患者平均住院日

2022 年全国综合医院糖尿病伴慢性并发症患者每住院人次费用均值为 7808.39 元，与 2017 年相比有所下降，且 2020—2022 年呈逐年下降趋势。2022 年除未定级民营综合医院外，各级各类综合医院糖尿病伴慢性并发症患者每住院人次费用与 2021 年相比均有所下降，委属委管综合医院最高（12 606.57 元），二级公立综合医院最低（5842.77 元）（图 2-1-3-63）。

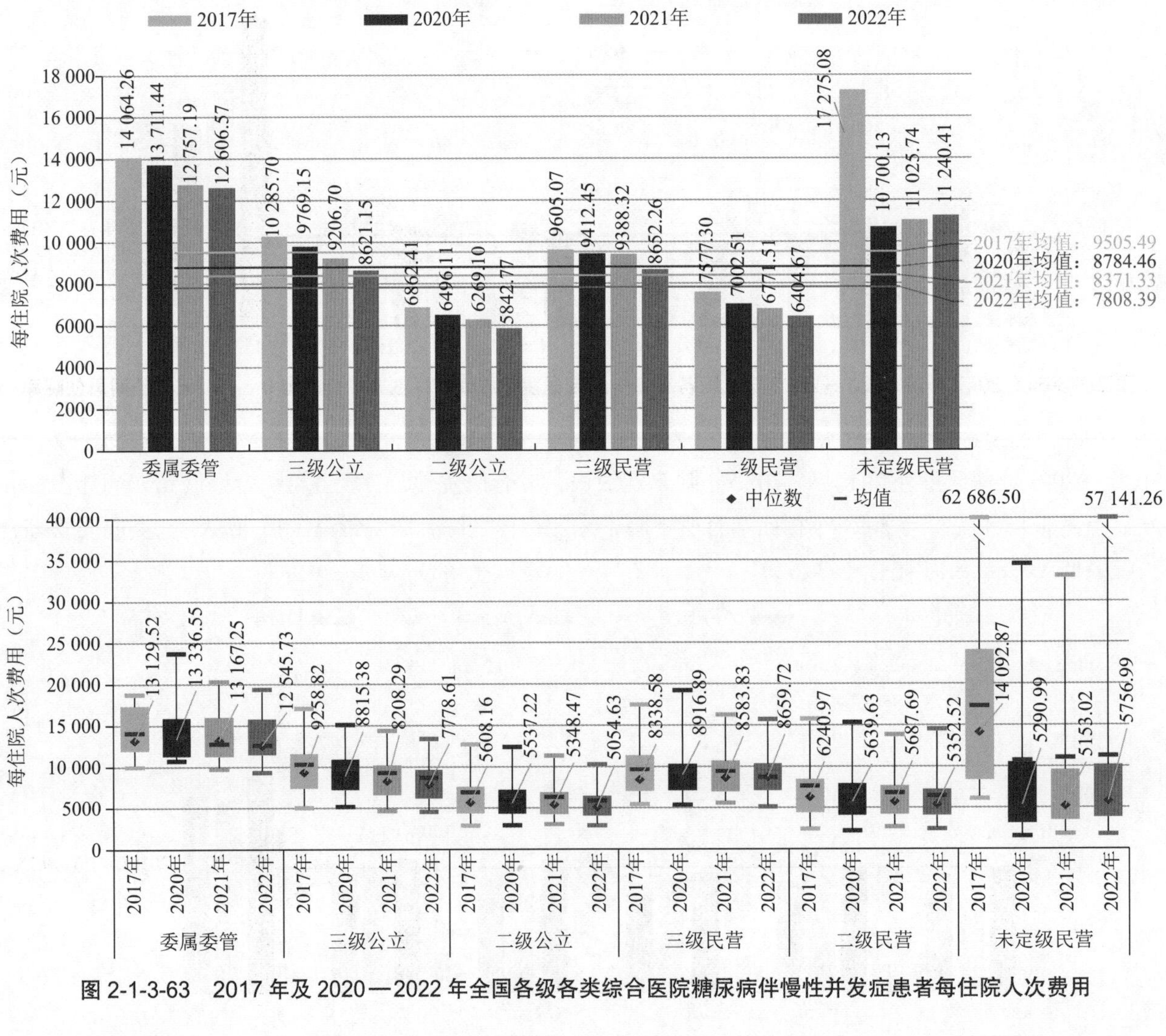

图 2-1-3-63　2017 年及 2020—2022 年全国各级各类综合医院糖尿病伴慢性并发症患者每住院人次费用

（2）各省（自治区、直辖市）情况

1）住院死亡率

分析各省（自治区、直辖市）的糖尿病伴慢性并发症患者住院死亡率，2022 年二级公立综合医院总体为 0.08%，其中，最高的为西藏（2.94%）（图 2-1-3-64）；2022 年三级公立综合医院总体为 0.05%，其中，最高的为吉林（0.20%），最低的为内蒙古（0.01%）（图 2-1-3-65）。

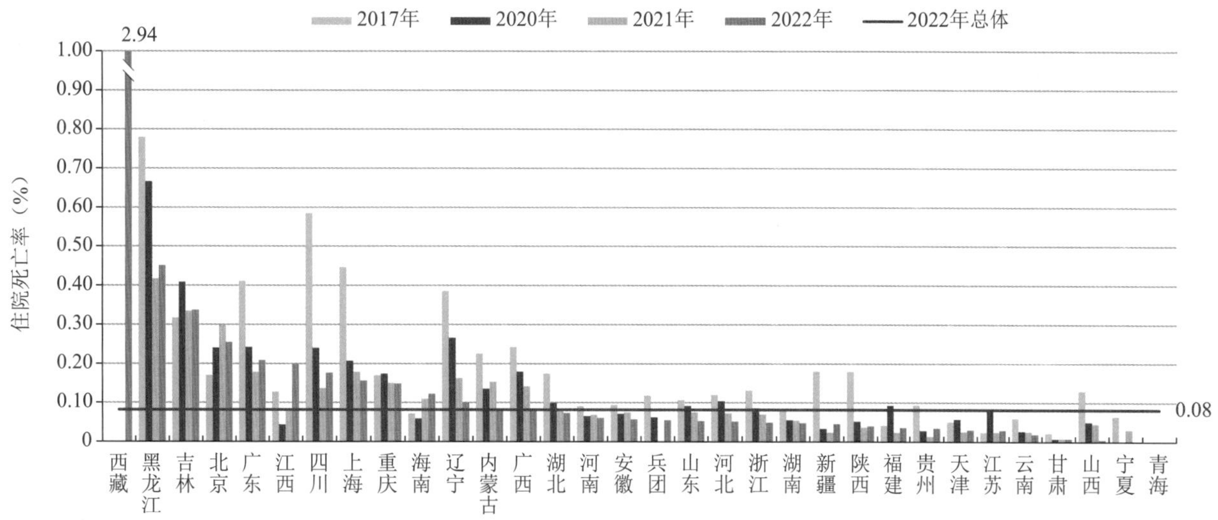

图 2-1-3-64　2017 年及 2020—2022 年各省（自治区、直辖市）二级公立综合医院糖尿病伴慢性并发症患者住院死亡率

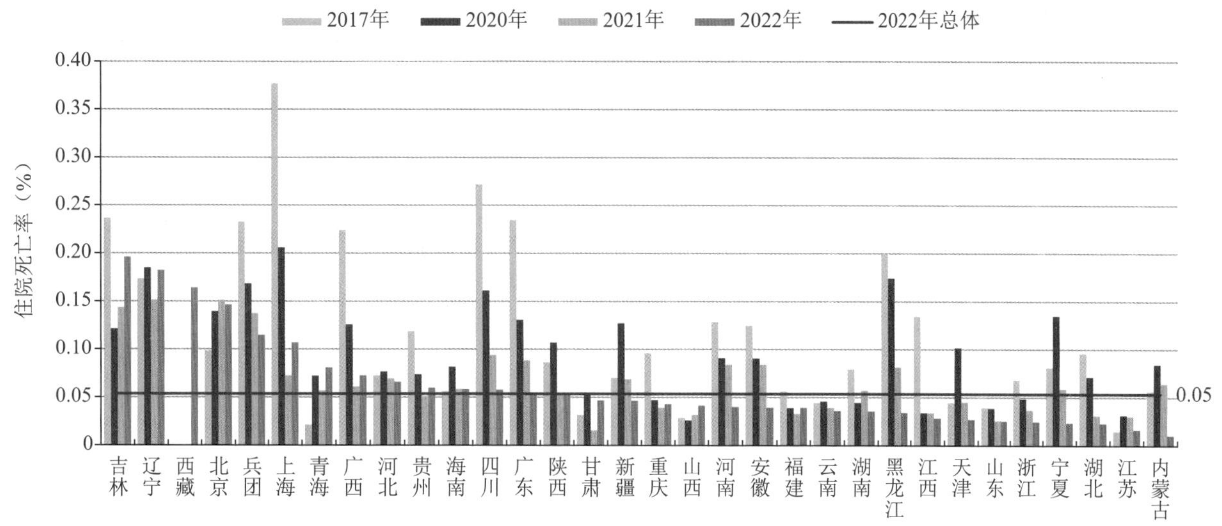

图 2-1-3-65　2017 年及 2020—2022 年各省（自治区、直辖市）三级公立综合医院糖尿病伴慢性并发症患者住院死亡率

2）0 ～ 31 天非预期再住院率

分析各省（自治区、直辖市）的糖尿病伴慢性并发症患者 0 ～ 31 天非预期再住院率，2022 年二级公立综合医院总体为 1.50%，其中，最高的为广东（4.27%）（图 2-1-3-66）；2022 年三级公立综合医院总体为 1.93%，其中，最高的为北京（6.07%），最低的为天津（0.54%）（图 2-1-3-67）。

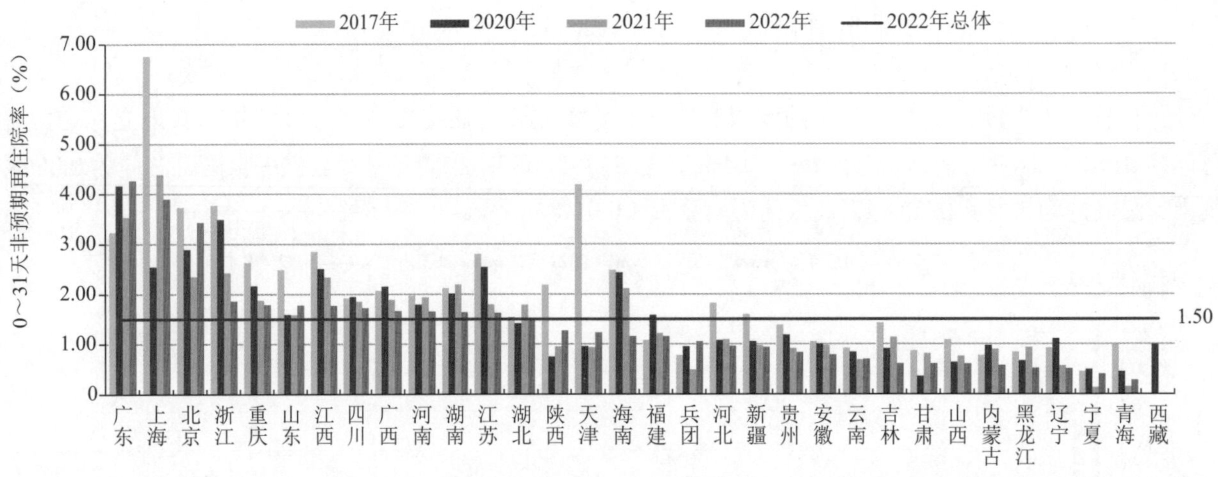

图 2-1-3-66　2017 年及 2020—2022 年各省（自治区、直辖市）二级公立综合医院糖尿病伴慢性并发症患者 0 ～ 31 天非预期再住院率

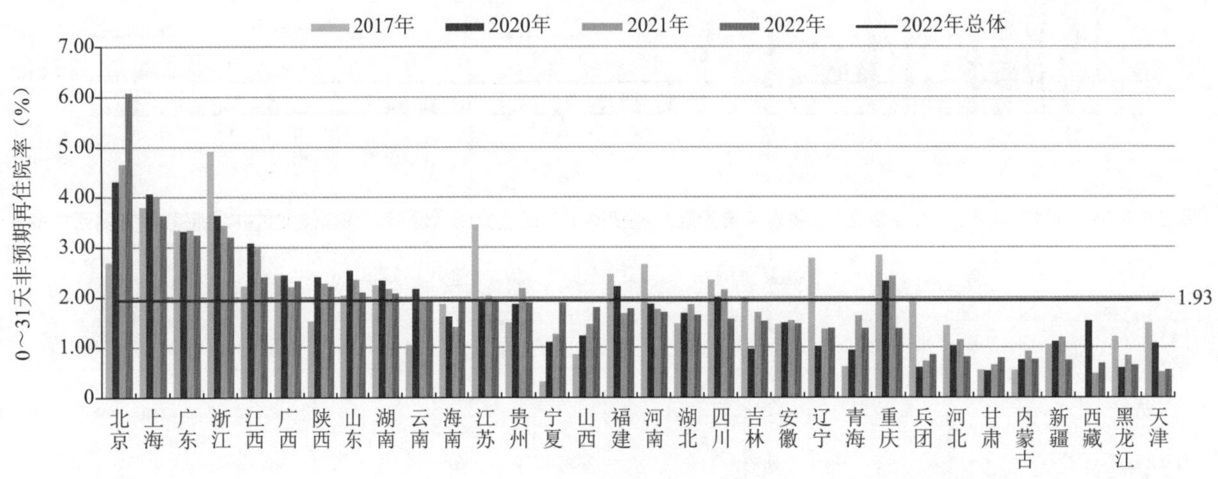

图 2-1-3-67　2017 年及 2020—2022 年各省（自治区、直辖市）三级公立综合医院糖尿病伴慢性并发症患者 0 ～ 31 天非预期再住院率

3）平均住院日

分析各省（自治区、直辖市）的糖尿病伴慢性并发症患者平均住院日，2022 年二级公立综合医院均值为 8.53 天，其中，最高的为北京（10.74 天），最低的为西藏（5.68 天）（图 2-1-3-68）；2022 年三级公立综合医院均值为 8.51 天，其中，最高的为西藏（10.89 天），最低的为浙江（6.80 天）（图 2-1-3-69）。

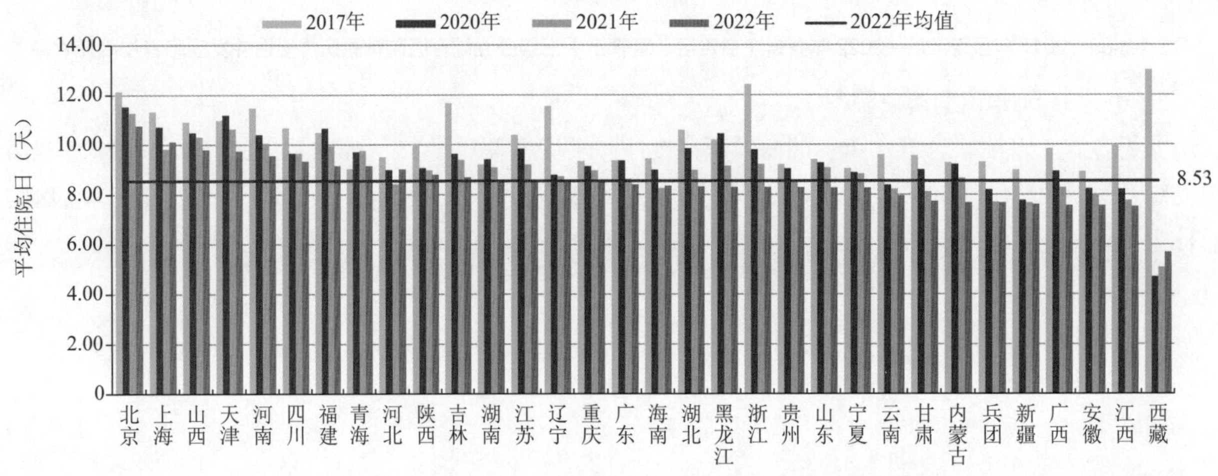

图 2-1-3-68　2017 年及 2020—2022 年各省（自治区、直辖市）二级公立综合医院糖尿病伴慢性并发症患者平均住院日

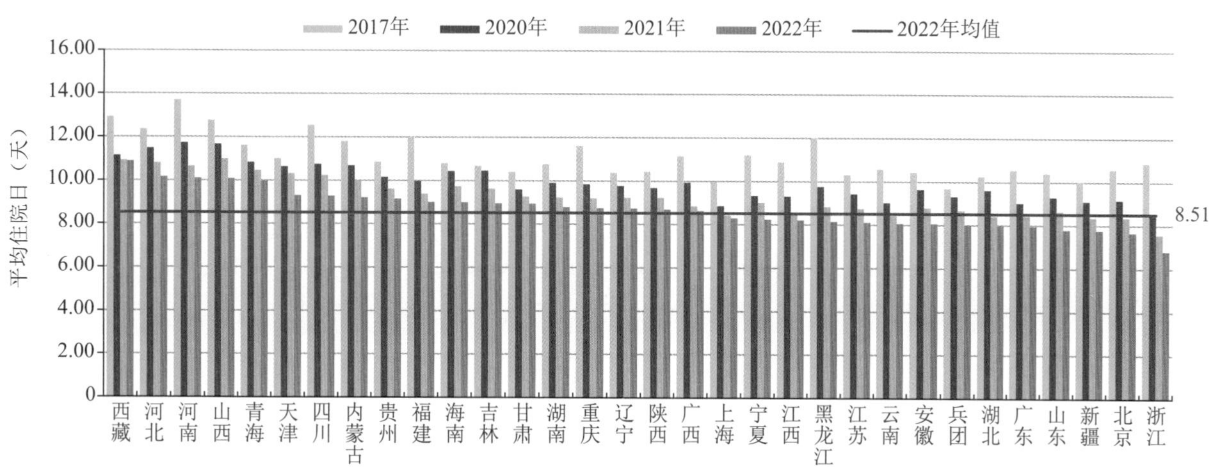

图 2-1-3-69　2017 年及 2020—2022 年各省（自治区、直辖市）三级公立综合医院糖尿病伴慢性并发症患者平均住院日

4）每住院人次费用

分析各省（自治区、直辖市）的糖尿病伴慢性并发症患者每住院人次费用，2022 年二级公立综合医院均值为 5842.77 元，其中，最高的为上海（14 663.70 元），最低的为甘肃（3946.23 元）（图 2-1-3-70）；2022 年三级公立综合医院均值为 8621.15 元，其中，最高的为上海（15 487.64 元），最低的为甘肃（6297.80 元）（图 2-1-3-71）。

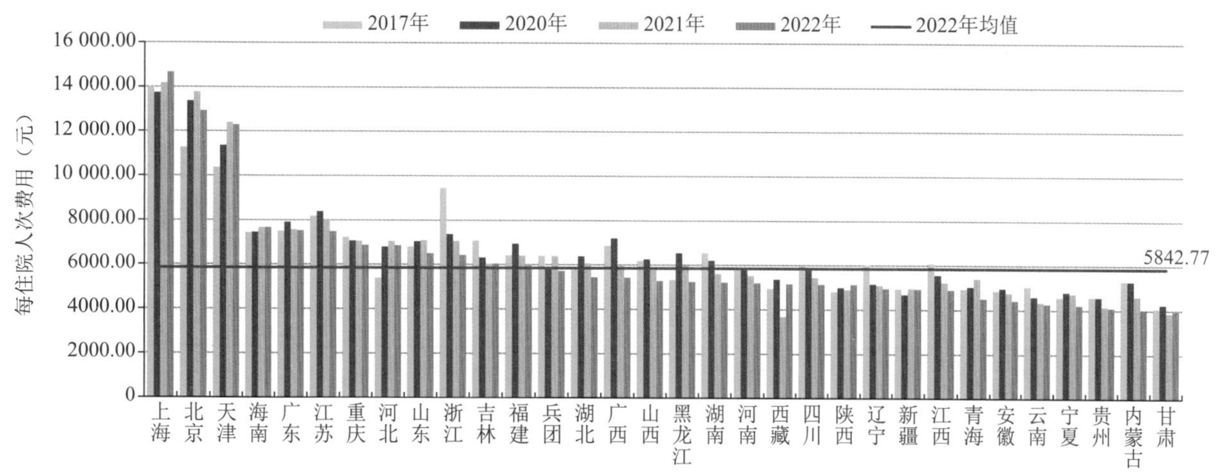

图 2-1-3-70　2017 年及 2020—2022 年各省（自治区、直辖市）二级公立综合医院糖尿病伴慢性并发症患者每住院人次费用

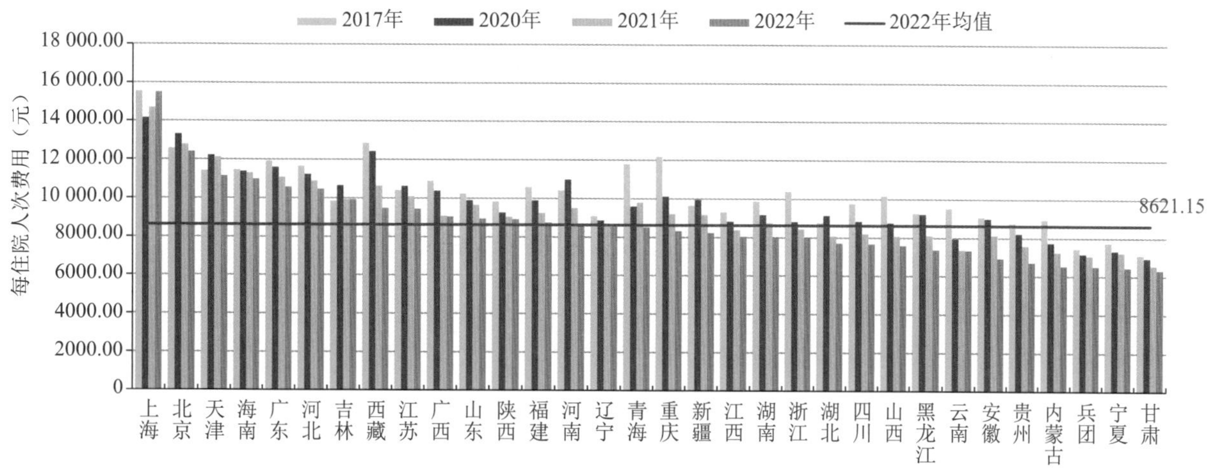

图 2-1-3-71　2017 年及 2020—2022 年各省（自治区、直辖市）三级公立综合医院糖尿病伴慢性并发症患者每住院人次费用

（3）各省（自治区、直辖市）收治情况

分析各省（自治区、直辖市）的糖尿病伴慢性并发症患者出院人次占总出院人次的比例，2022 年全国总体为 1.95%，16 省高于总体水平，其中，最高的为天津（3.43%）（图 2–1–3–72）。糖尿病伴慢性并发症患者出院人次与每万人口之比，2022 年全国总体为 17.50 例 / 万人，16 省高于总体水平，其中，最高的为陕西（27.35 例 / 万人）（图 2–1–3–73）。

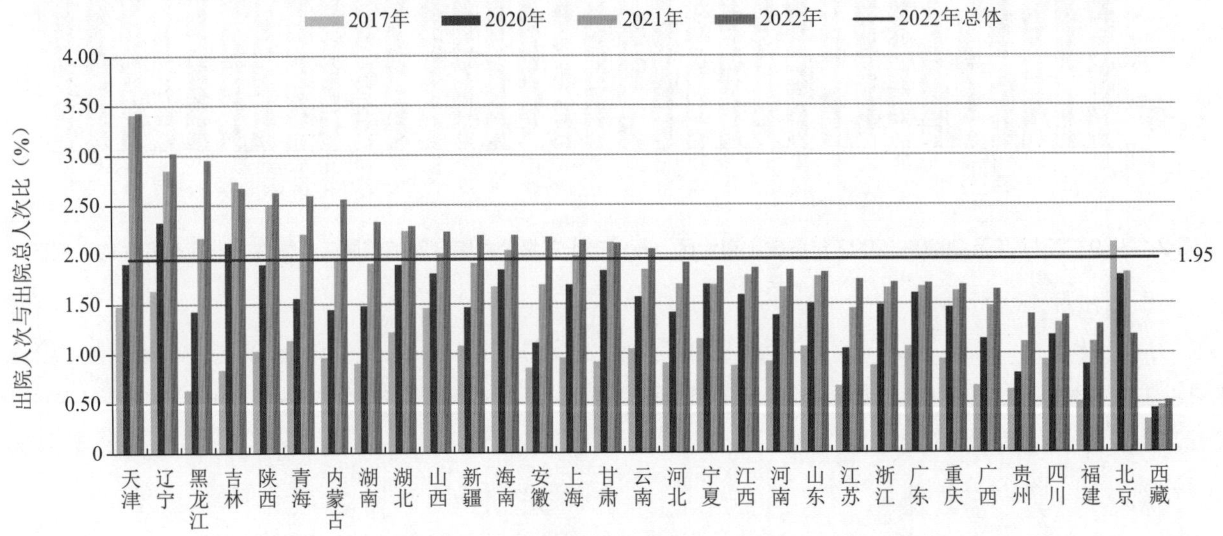

图 2-1-3-72　2017 年及 2020—2022 年各省（自治区、直辖市）综合医院糖尿病伴慢性并发症患者出院人次占总出院人次的比例

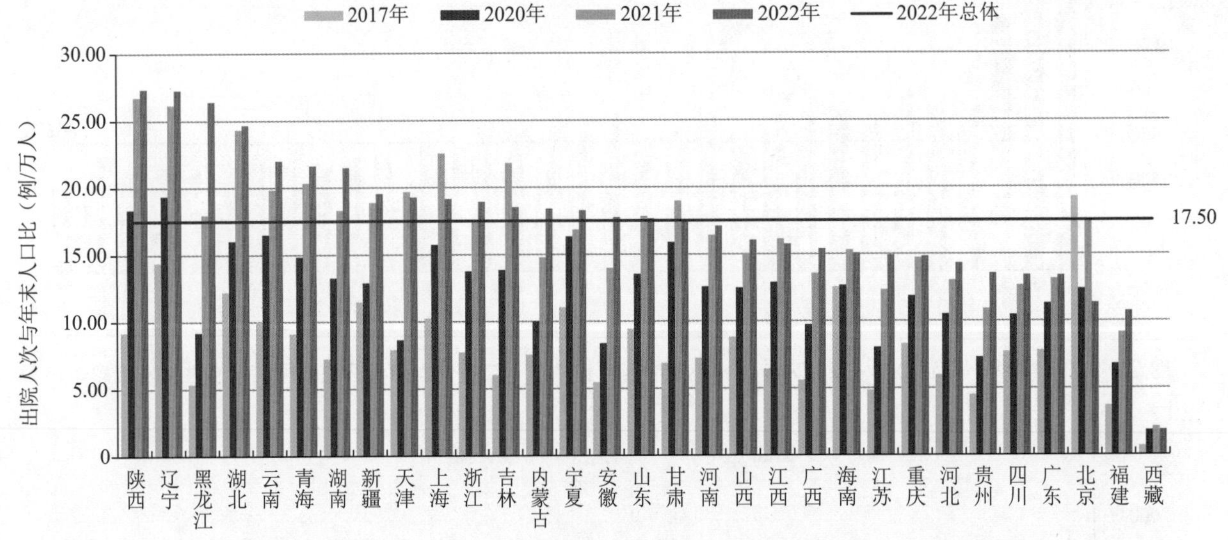

图 2-1-3-73　2017 年及 2020—2022 年各省（自治区、直辖市）综合医院糖尿病伴慢性并发症患者出院人次与每万人口之比

二、专科医院重点病种相关指标分析

1. 精神分裂症

精神专科医院，主要诊断 ICD–10 编码：F20。

（1）全国情况

2022 年全国精神专科医院精神分裂症患者住院死亡率为 0.10%，与 2017 年相比有所下降，与 2021

年相比有所上升。2022 年各级各类精神专科医院精神分裂症患者住院死亡率与 2021 年相比均有所上升，其中，二级公立精神专科医院最高（0.12%），三级公立精神专科医院最低（0.08%）（图 2-1-3-74）。

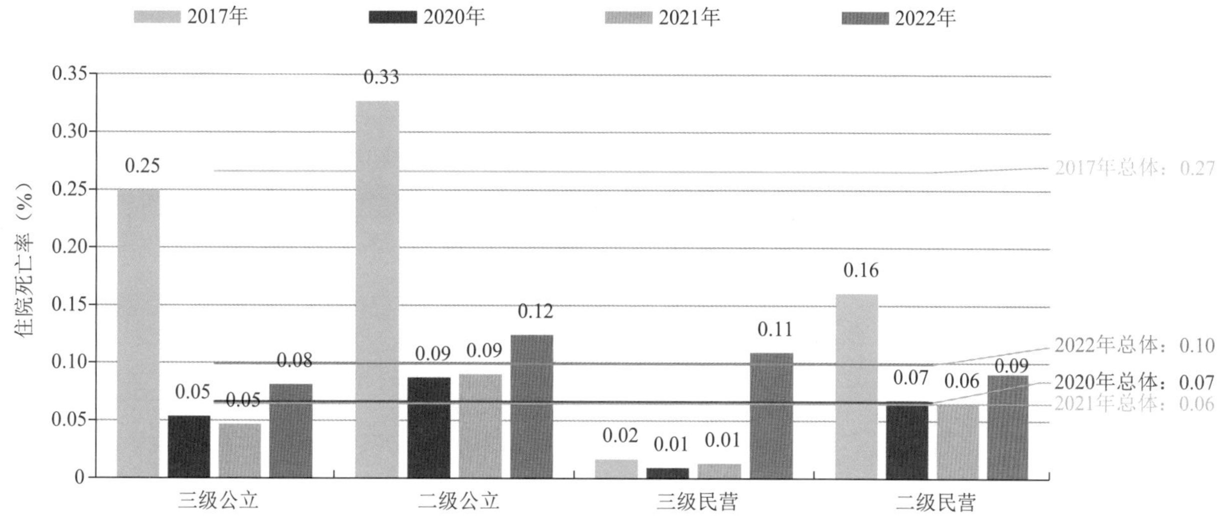

图 2-1-3-74　2017 年及 2020—2022 年全国各级各类精神专科医院精神分裂症患者住院死亡率

2022 年全国精神专科医院精神分裂症患者 0 ～ 31 天非预期再住院率为 23.66%，与 2017 年相比有所下降，且 2020—2022 年呈逐年下降趋势。2022 年各级各类精神专科医院精神分裂症患者 0 ～ 31 天非预期再住院率与 2021 年相比均有所下降，其中，二级民营精神专科医院最高（32.73%），三级公立精神专科医院最低（17.62%）（图 2-1-3-75）。

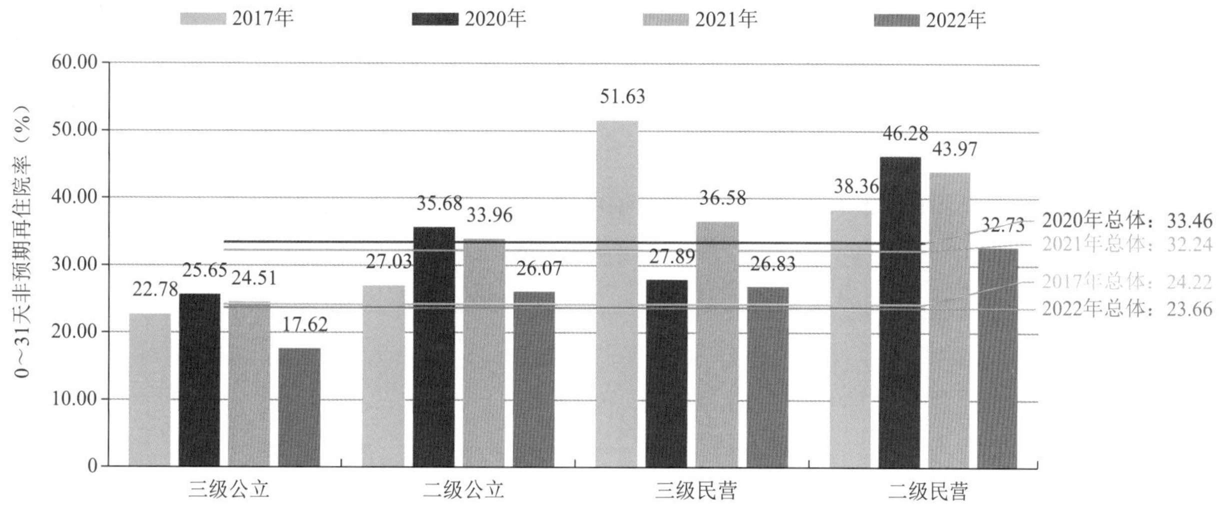

图 2-1-3-75　2017 年及 2020—2022 年全国各级精神专科医院精神分裂症患者 0 ～ 31 天非预期再住院率

2022 年全国精神专科医院精神分裂症患者平均住院日为 83.23 天，与 2017 年和 2021 年相比均有所上升。2022 年三级公立、三级民营精神专科医院精神分裂症患者平均住院日与 2021 年相比有所下降，二级民营和二级公立精神专科医院精神分裂症患者平均住院日与 2021 年相比有所上升，其中，二级公立精神专科医院最高（96.06 天），三级民营精神专科医院最低（64.74 天）（图 2-1-3-76）。

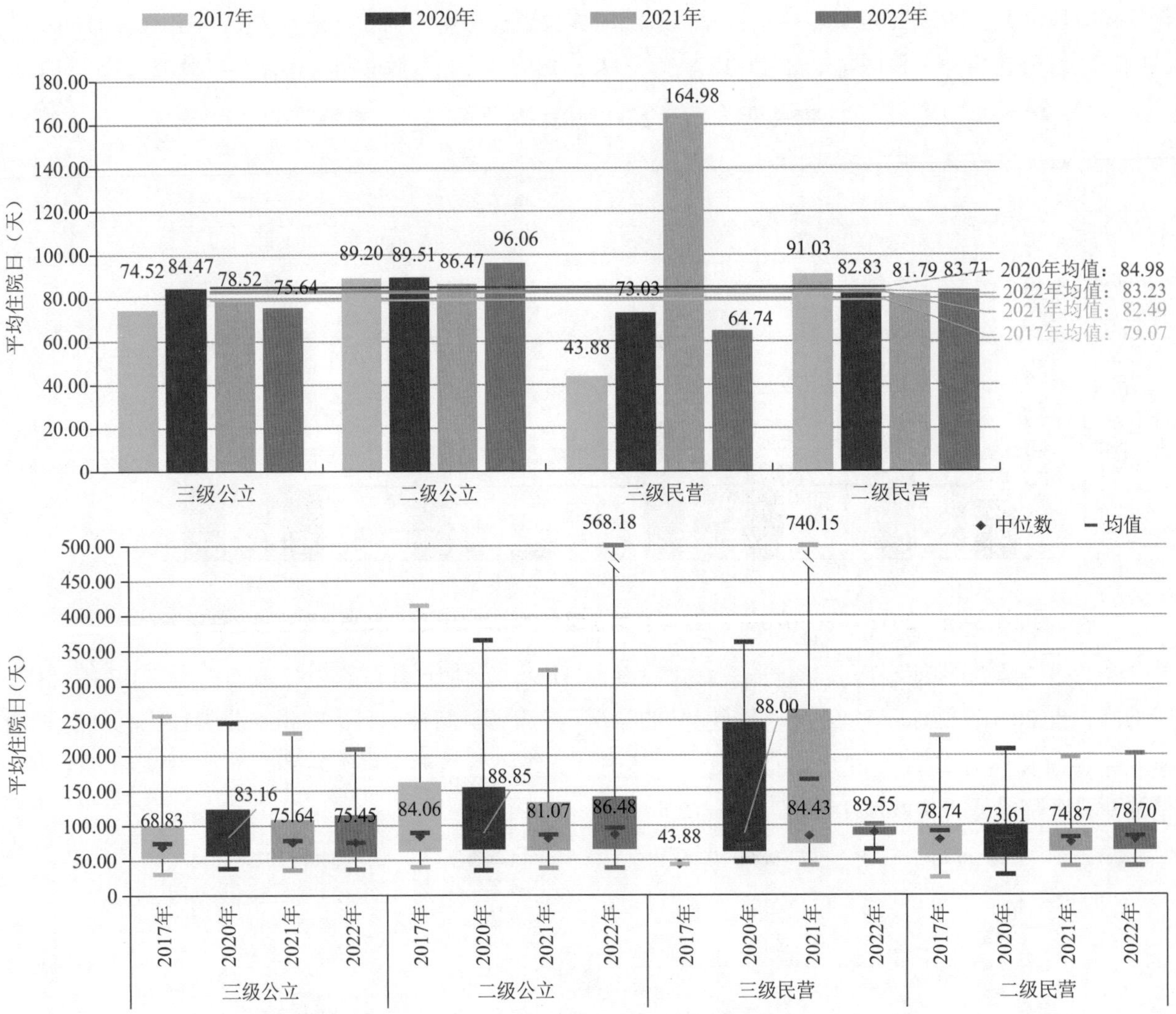

2017年 2020年 2021年 2022年

平均住院日（天）

180.00
160.00
140.00
120.00
100.00
80.00
60.00
40.00
20.00
0

74.52 84.47 78.52 75.64
89.20 89.51 86.47 96.06
43.88 73.03 164.98 64.74
91.03 82.83 81.79 83.71

2020年均值：84.98
2022年均值：83.23
2021年均值：82.49
2017年均值：79.07

三级公立 二级公立 三级民营 二级民营

◆ 中位数 — 均值

平均住院日(天)

500.00
450.00
400.00
350.00
300.00
250.00
200.00
150.00
100.00
50.00
0

68.83 83.16 75.64 75.45
84.06 88.85 81.07 86.48 568.18
43.88 88.00 84.43 740.15 89.55
78.74 73.61 74.87 78.70

2017年 2020年 2021年 2022年 2017年 2020年 2021年 2022年 2017年 2020年 2021年 2022年 2017年 2020年 2021年 2022年

三级公立 二级公立 三级民营 二级民营

图 2-1-3-76　2017 年及 2020—2022 年全国各级各类精神专科医院精神分裂症患者平均住院日

2022 年全国精神专科医院精神分裂症患者每住院人次费用为 21 129.89 元，与 2017 年和 2021 年相比均有所上升。2022 年除三级民营精神专科医院外，各级各类精神专科医院精神分裂症患者每住院人次费用与 2021 年相比均有所上升，三级公立精神专科医院最高（23 472.01 元），二级民营精神专科医院最低（14 898.41 元）（图 2-1-3-77）。

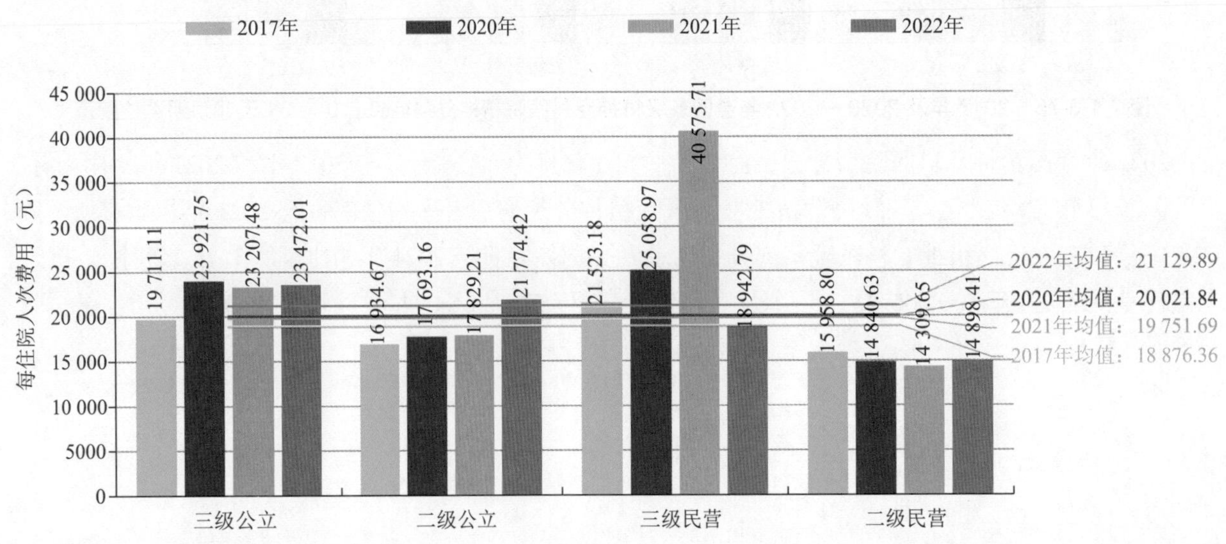

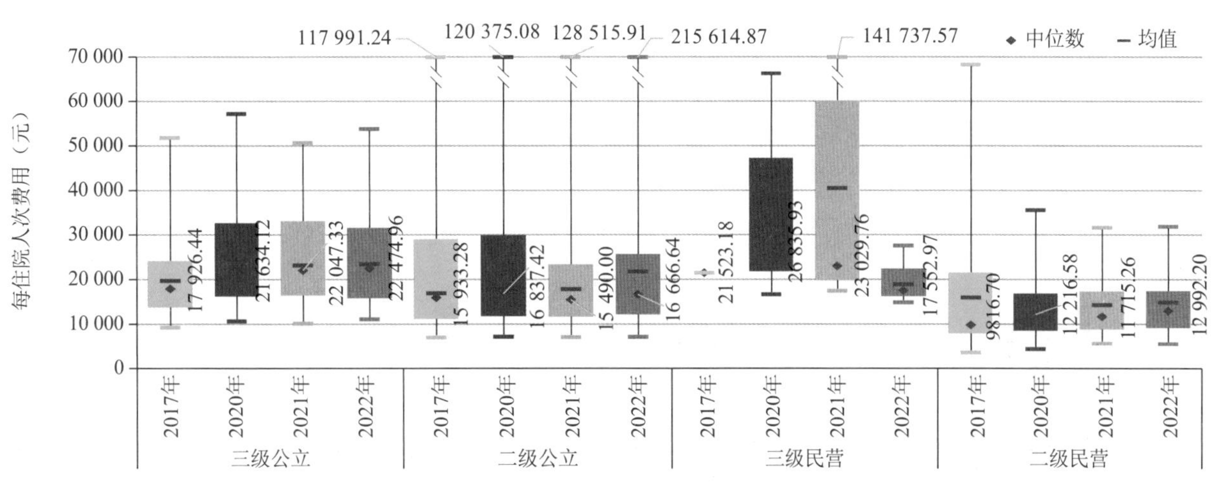

图 2-1-3-77 2017 年及 2020—2022 年全国各级各类精神专科医院精神分裂症患者每住院人次费用

（2）各省（自治区、直辖市）情况

1）住院死亡率

分析各省（自治区、直辖市）的精神分裂症患者住院死亡率，2022 年二级公立精神专科医院总体为 0.12%，其中，最高的为北京（2.83%）（图 2-1-3-78）；2022 年三级公立精神专科医院总体为 0.08%，其中，最高的为上海（2.79%）（图 2-1-3-79）。

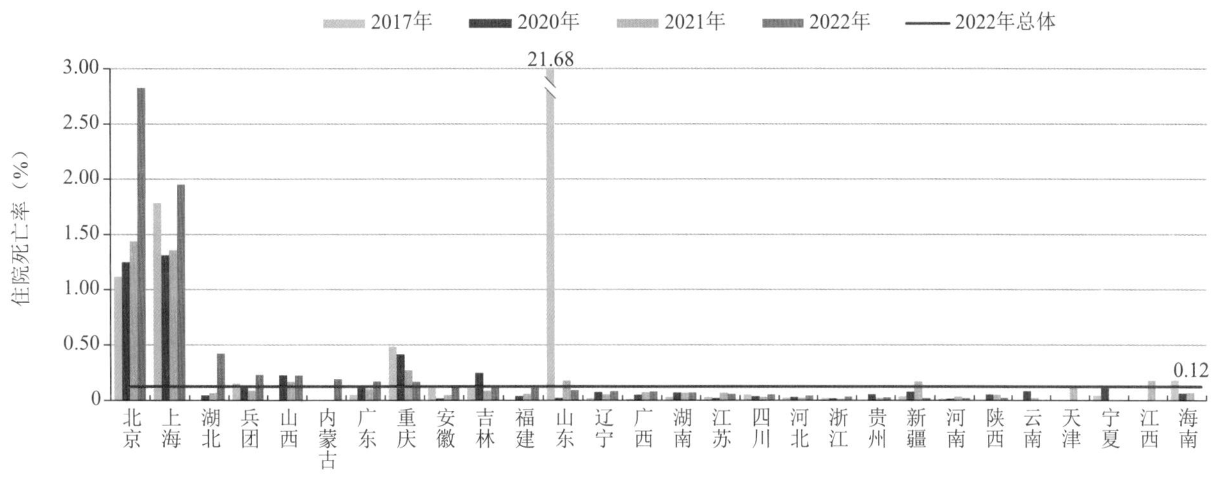

注：部分省（自治区、直辖市）2022 年无该病种相关数据，故图中不予展示，下同。

图 2-1-3-78 2017 年及 2020—2022 年各省（自治区、直辖市）二级公立精神专科医院精神分裂症患者住院死亡率

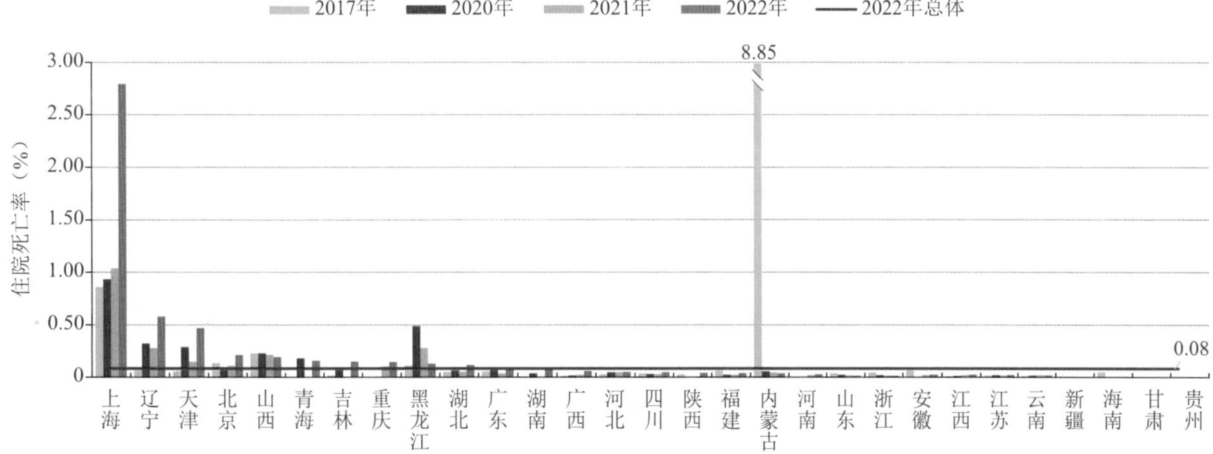

图 2-1-3-79 2017 年及 2020—2022 年各省（自治区、直辖市）三级公立精神专科医院精神分裂症患者住院死亡率

2）0～31天非预期再住院率

分析各省（自治区、直辖市）的精神分裂症患者0～31天非预期再住院率，2022年二级公立精神专科医院总体为26.07%，其中，最高的为新疆（49.50%），最低的为北京（2.05%）（图2-1-3-80）；2022年三级公立精神专科医院总体为17.62%，其中，最高的为内蒙古（39.18%）（图2-1-3-81）。

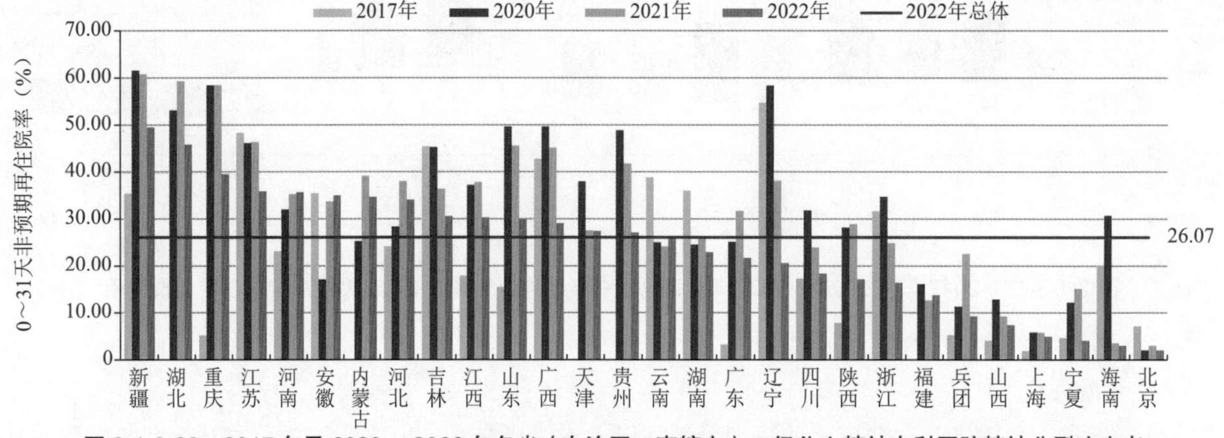

图2-1-3-80 2017年及2020—2022年各省（自治区、直辖市）二级公立精神专科医院精神分裂症患者0～31天非预期再住院率

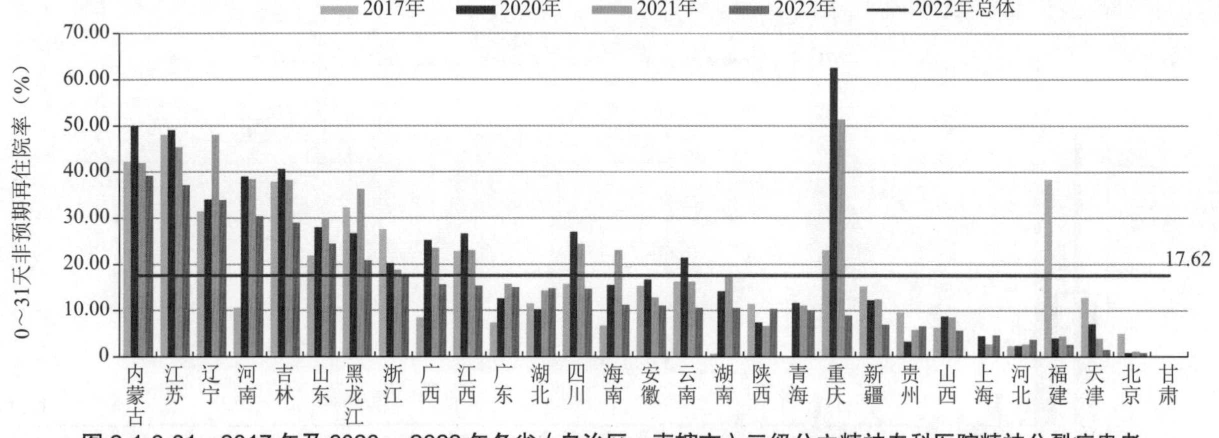

图2-1-3-81 2017年及2020—2022年各省（自治区、直辖市）三级公立精神专科医院精神分裂症患者0～31天非预期再住院率

3）平均住院日

分析各省（自治区、直辖市）的精神分裂症患者平均住院日，2022年二级公立精神专科医院均值为96.06天，其中，最高的为上海（821.12天），最低的为浙江（47.24天）（图2-1-3-82）；2022年三级公立精神专科医院均值为75.64天，其中，最高的为上海（209.01天），最低的为贵州（36.16天）（图2-1-3-83）。

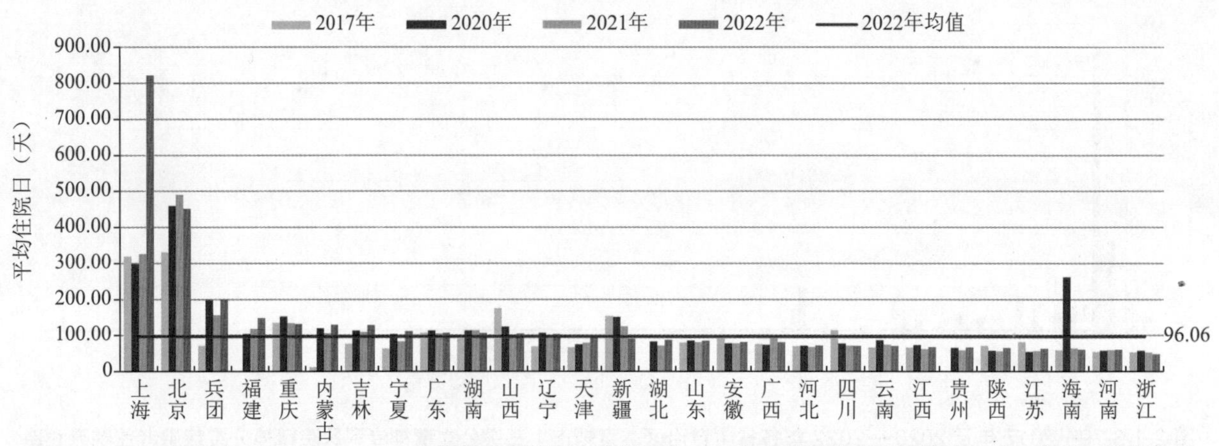

图2-1-3-82 2017年及2020—2022年各省（自治区、直辖市）二级公立精神专科医院精神分裂症患者平均住院日

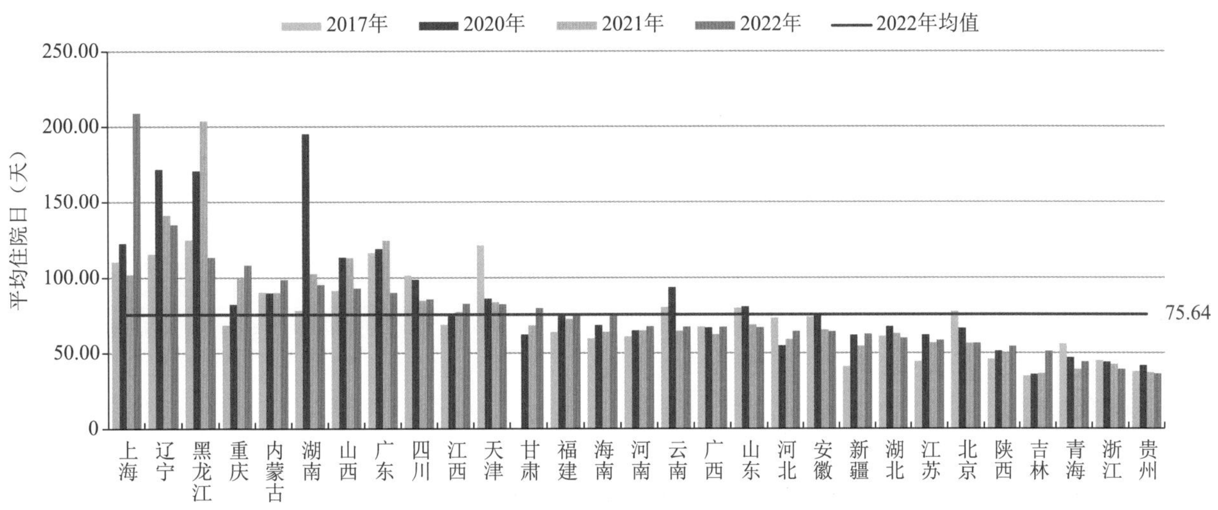

图 2-1-3-83　2017 年及 2020—2022 年各省（自治区、直辖市）三级公立精神专科医院精神分裂症患者平均住院日

4）每住院人次费用

分析各省（自治区、直辖市）的精神分裂症患者每住院人次费用，2022 年二级公立精神专科医院均值为 21 774.42 元，其中，最高的为上海（268 491.02 元），最低的为海南（9367.86 元）（图 2–1–3–84）；2022 年三级公立精神专科医院均值为 23 472.01 元，其中，最高的为上海（107 773.80 元），最低的为吉林（13 842.29 元）（图 2–1–3–85）。

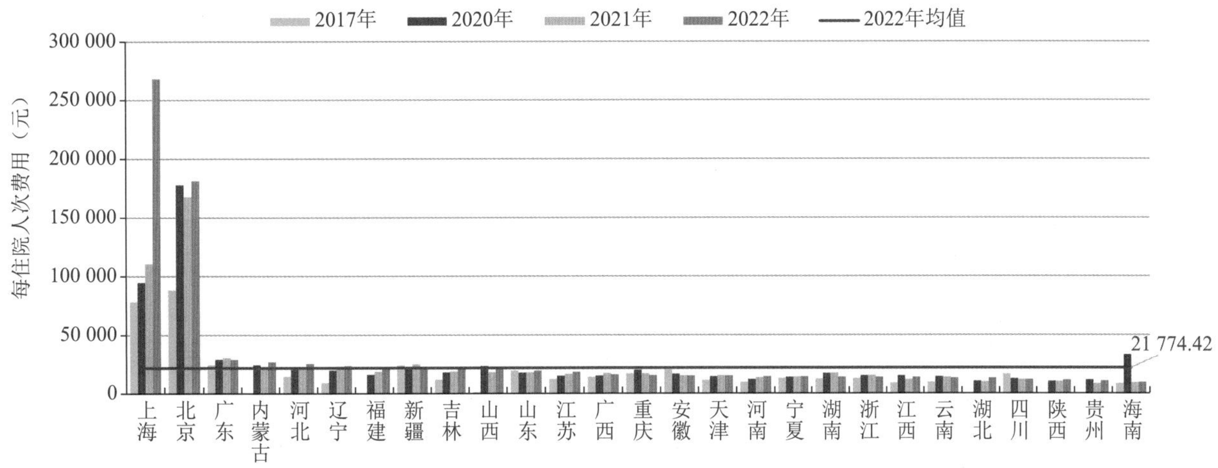

图 2-1-3-84　2017 年及 2020—2022 年各省（自治区、直辖市）二级公立精神专科医院精神分裂症患者每住院人次费用

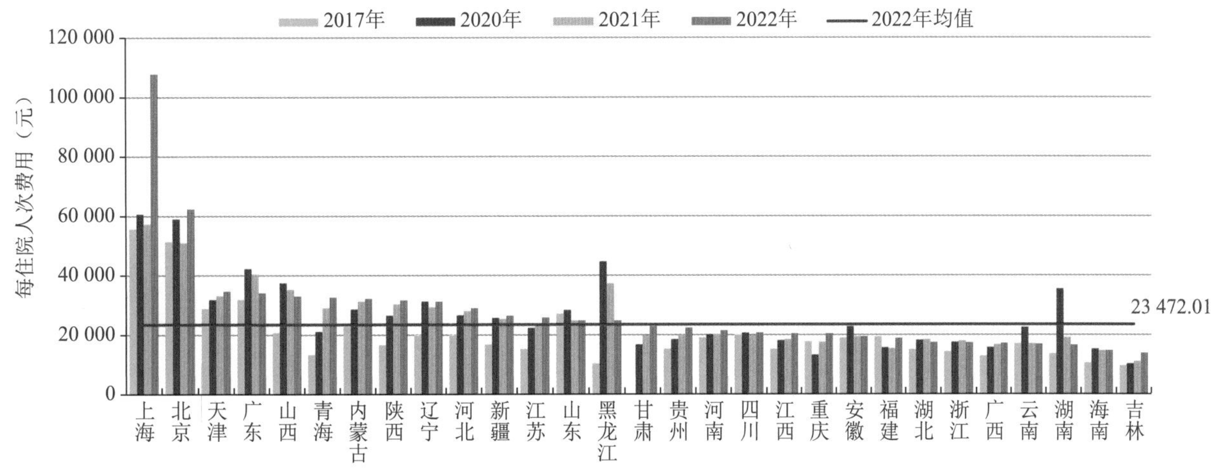

图 2-1-3-85　2017 年及 2020—2022 年各省（自治区、直辖市）三级公立精神专科医院精神分裂症患者每住院人次费用

（3）各省（自治区、直辖市）收治情况

分析各省（自治区、直辖市）的精神分裂症患者出院人次占总出院人次的比例，2022 年全国总体为 44.79%，17 省高于总体水平，其中，最高的为海南（76.12%）（图 2-1-3-86）。精神分裂症患者出院人次与每万人口之比，2022 年全国总体为 6.70 例 / 万人，11 省高于总体水平，其中最高的为四川（18.62 例 / 万人）（图 2-1-3-87）。

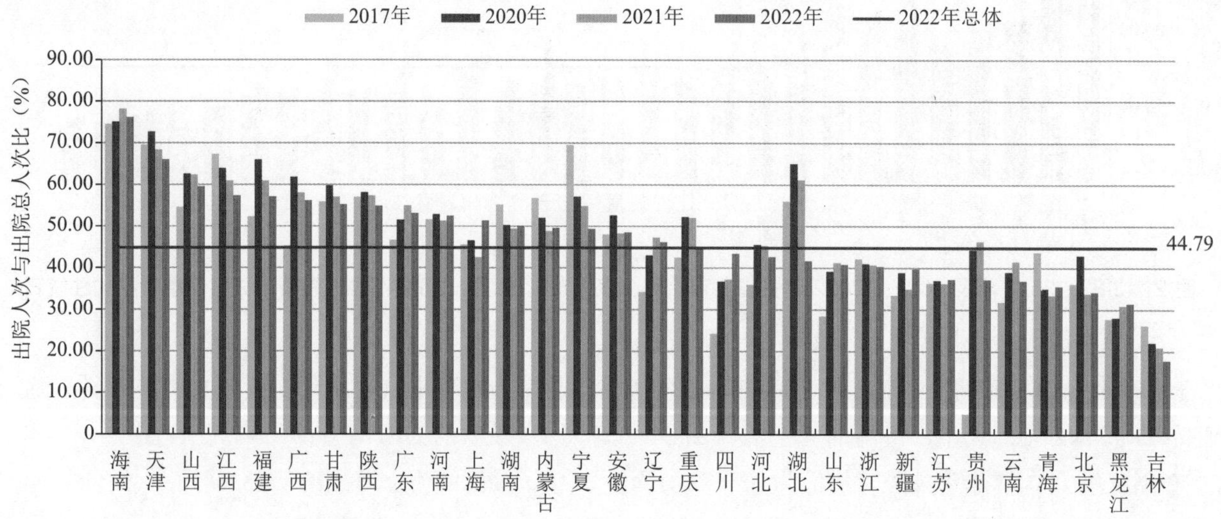

图 2-1-3-86　2017 年及 2020—2022 年各省（自治区、直辖市）精神病院精神分裂症患者出院人次占总出院人次的比例

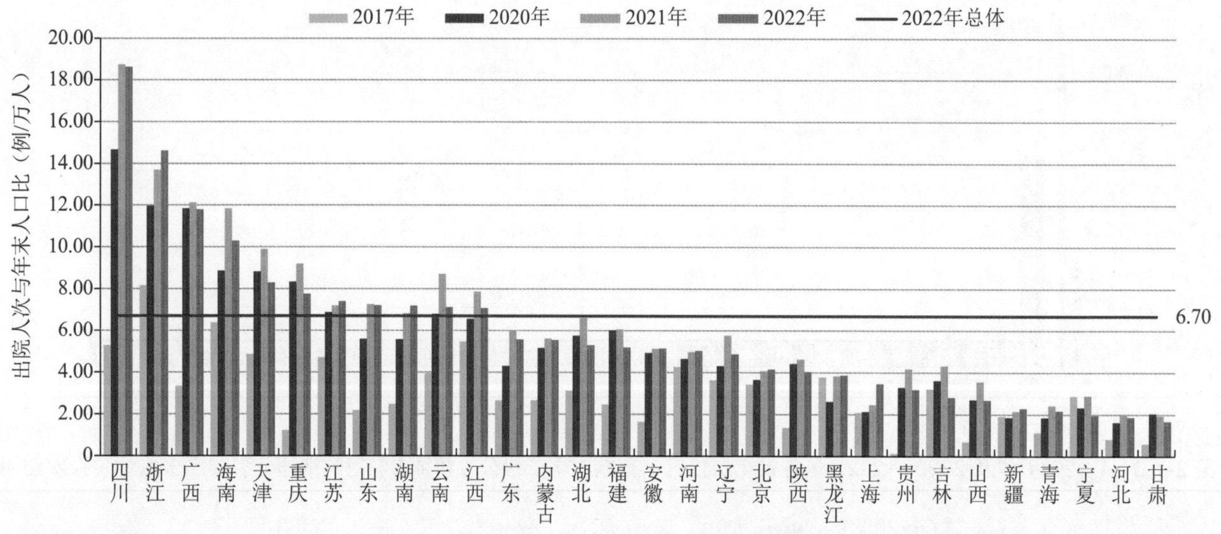

图 2-1-3-87　2017 年及 2020—2022 年各省（自治区、直辖市）精神病院精神分裂症患者出院人次与每万人口之比

2. 癫痫

儿童专科医院，主要诊断 ICD-10 编码：G40-G41。

（1）全国情况

2022 年全国儿童专科医院癫痫患者住院死亡率为 0.025%，与 2017 年和 2021 年相比均有所上升。2022 年二级、三级公立儿童专科医院癫痫患者住院死亡率与 2021 年相比均有所上升，二级公立儿童专科医院最高（0.16%）（图 2-1-3-88）。

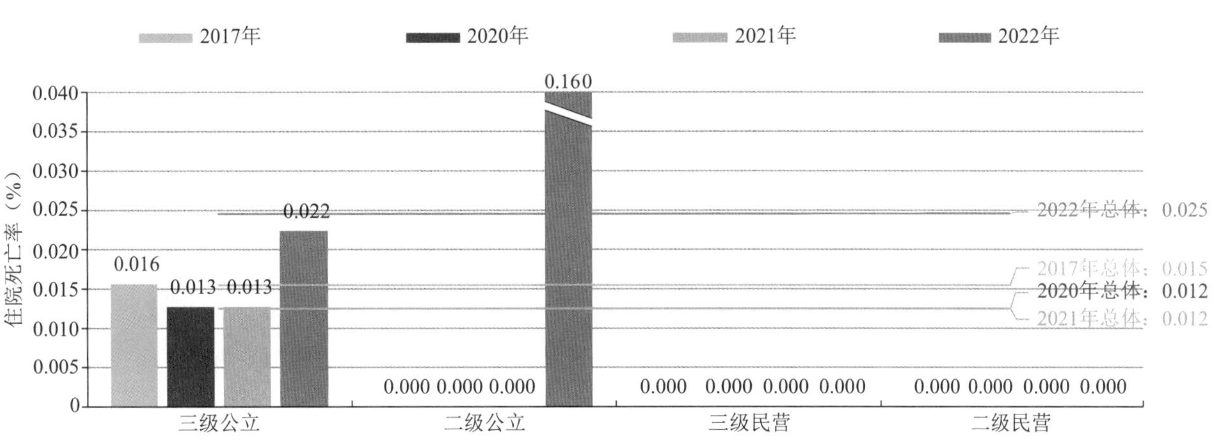

图 2-1-3-88　2017 年及 2020—2022 年全国各级各类儿童专科医院癫痫患者住院死亡率

2022 年全国儿童专科医院癫痫患者 0 ～ 31 天非预期再住院率为 3.01%，与 2017 年相比有所下降，与 2021 年相比有所上升。2022 年二级公立儿童专科医院癫痫患者 0 ～ 31 天非预期再住院率与 2021 年相比有所下降，三级公立、二级民营儿童专科医院癫痫患者 0 ～ 31 天非预期再住院率与 2021 年相比有所上升，二级民营儿童专科医院最高（4.17%）（图 2-1-3-89）。

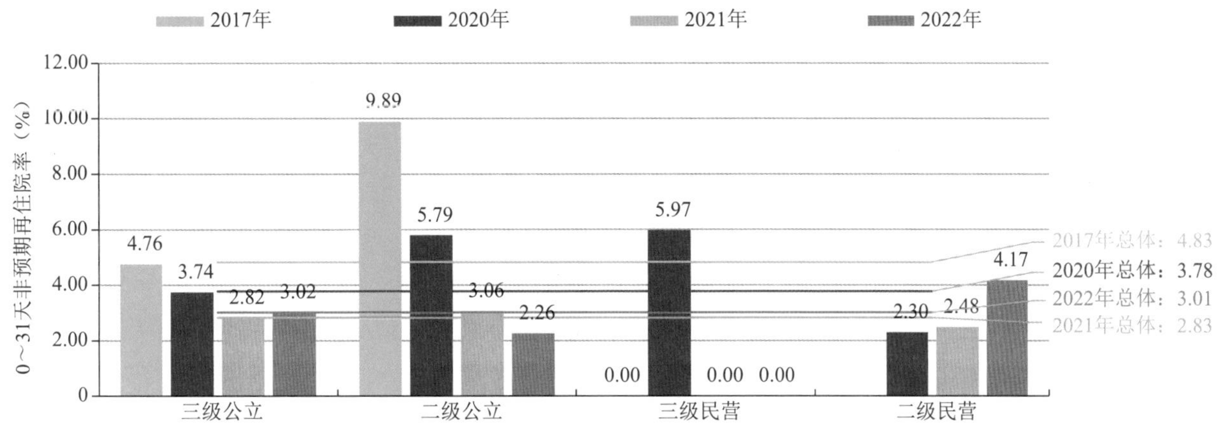

图 2-1-3-89　2017 年及 2020—2022 年全国各级各类儿童专科医院癫痫患者 0 ～ 31 天非预期再住院率

2022 年全国儿童专科医院癫痫患者平均住院日为 5.22 天，与 2017 年相比有所上升，但 2020—2022 年呈逐年下降趋势。2022 年各级各类儿童专科医院癫痫患者平均住院日与 2021 年相比均有所下降，其中，二级民营儿童专科医院最高（6.76 天），三级民营儿童专科医院最低（2.31 天）（图 2-1-3-90）。

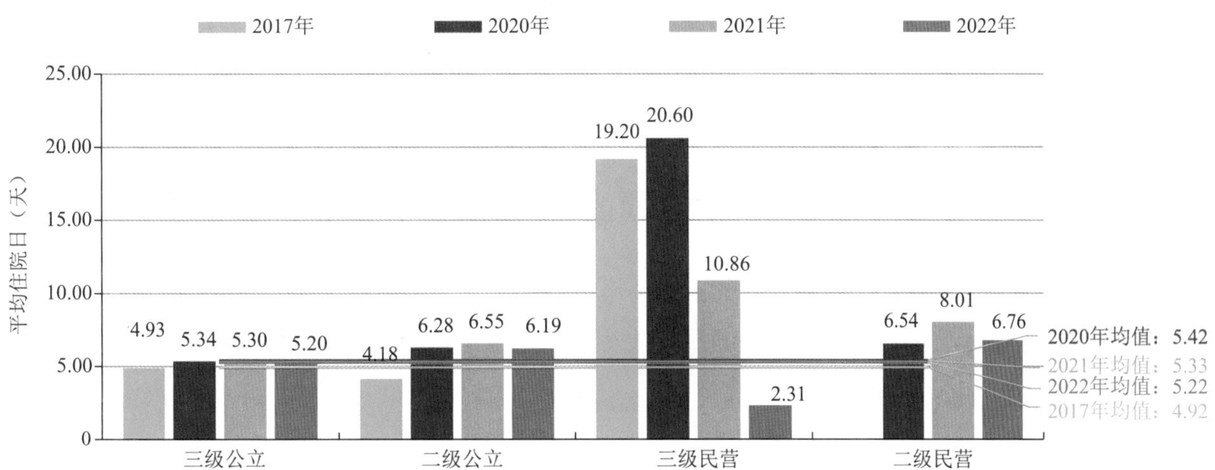

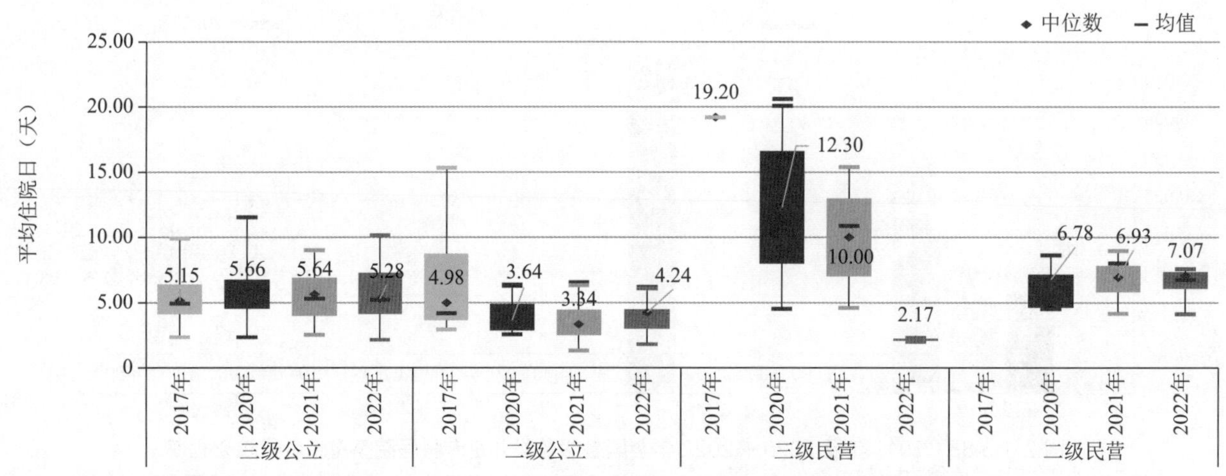

图 2-1-3-90　2017 年及 2020—2022 年全国各级各类儿童专科医院癫痫患者平均住院日

2022 年全国儿童专科医院癫痫患者每住院人次费用为 7647.38 元，与 2017 年相比有所上升，且 2020—2022 年呈逐年上升趋势。2022 年三级和二级公立儿童专科医院癫痫患者每住院人次费用与 2021 年相比有所上升，三级和二级民营儿童专科医院癫痫患者每住院人次费用与 2021 年相比有所下降，其中，二级民营儿童专科医院最高（19 031.42 元），三级民营儿童专科医院最低（5397.43 元）（图 2-1-3-91）。

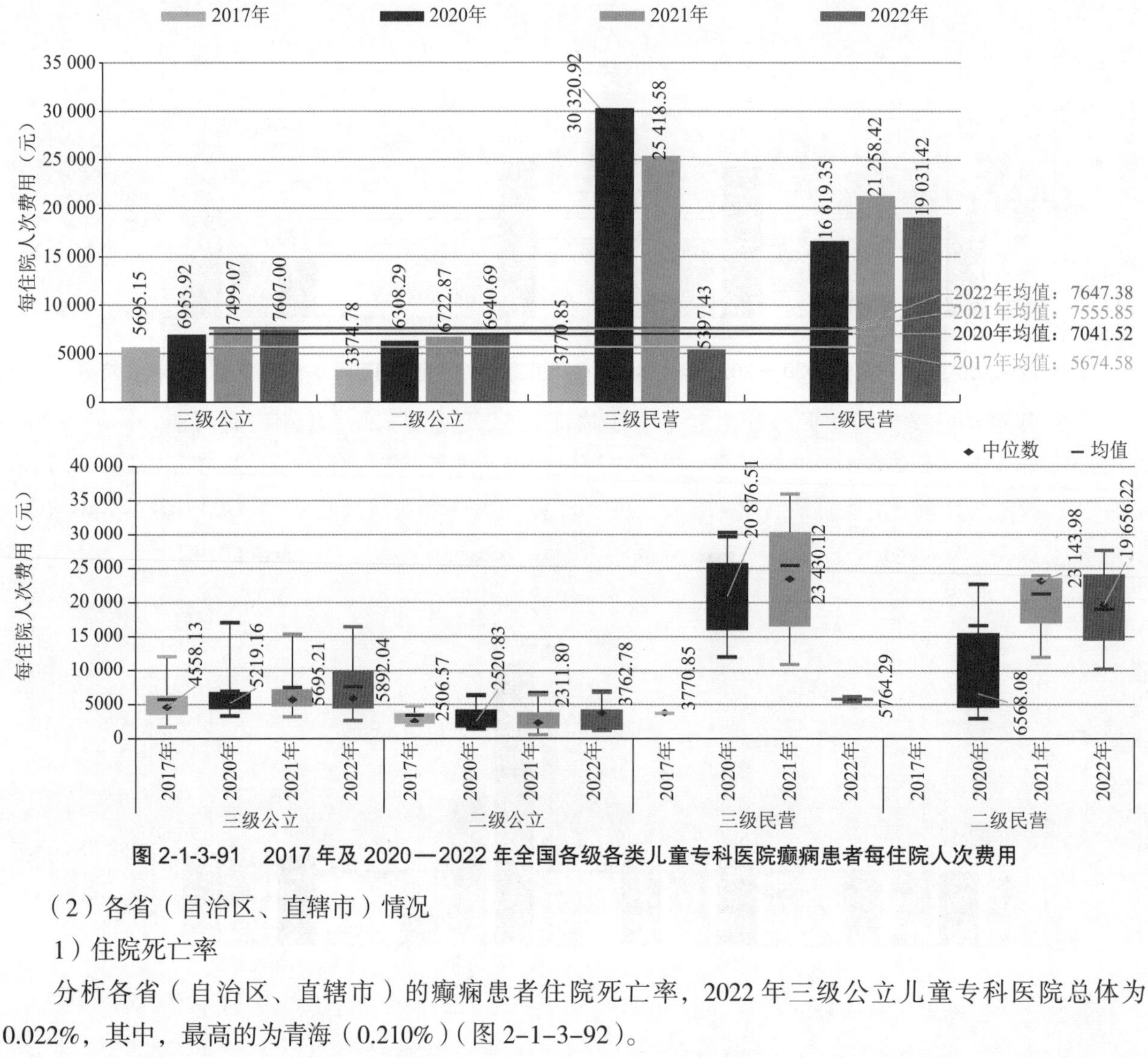

图 2-1-3-91　2017 年及 2020—2022 年全国各级各类儿童专科医院癫痫患者每住院人次费用

（2）各省（自治区、直辖市）情况

1）住院死亡率

分析各省（自治区、直辖市）的癫痫患者住院死亡率，2022 年三级公立儿童专科医院总体为 0.022%，其中，最高的为青海（0.210%）（图 2-1-3-92）。

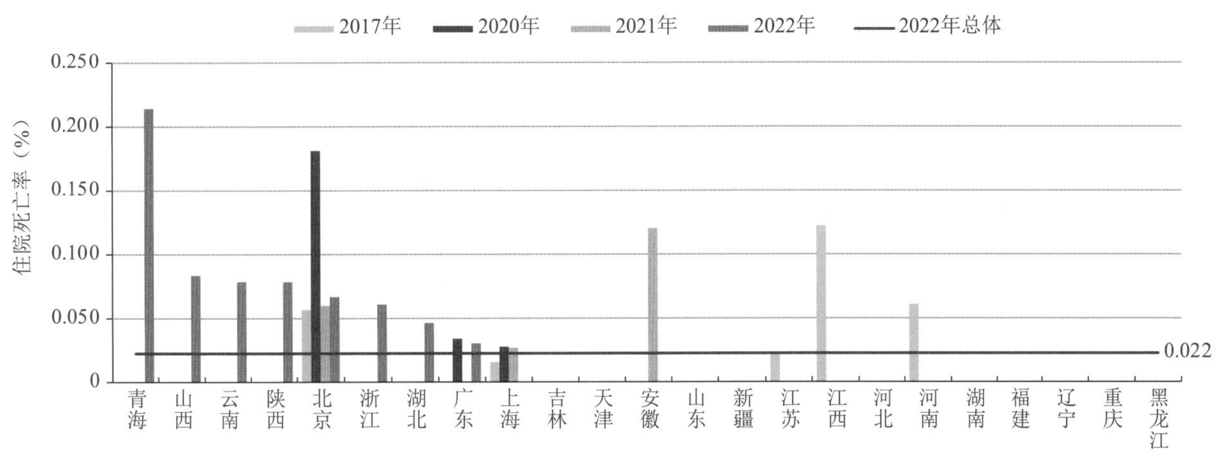

图 2-1-3-92　2017 年及 2020—2022 年各省（自治区、直辖市）三级公立儿童专科医院癫痫患者住院死亡率

2）0 ~ 31 天非预期再住院率

分析各省（自治区、直辖市）的癫痫患者 0 ~ 31 天非预期再住院率，2022 年三级公立儿童专科医院总体为 3.02%，其中，最高的为江西（5.92%）（图 2-1-3-93）。

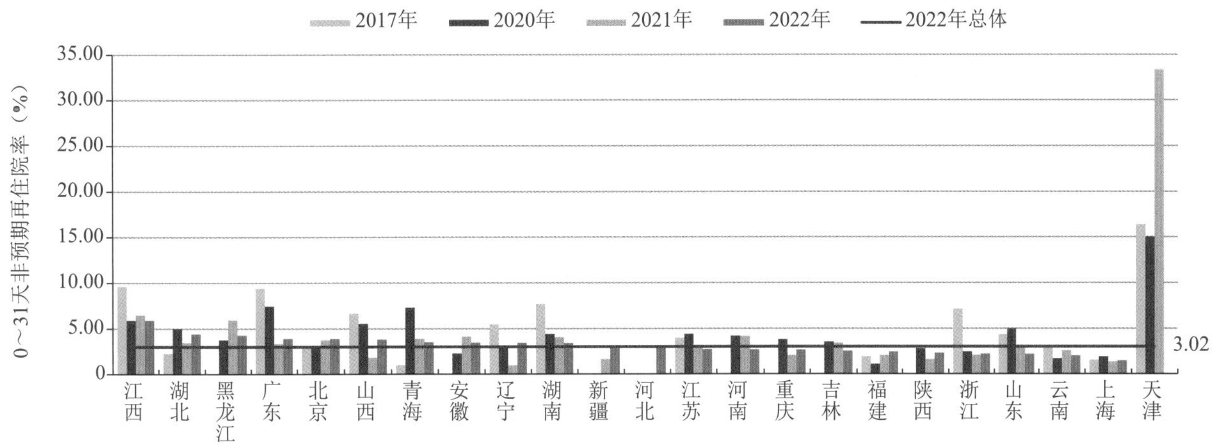

图 2-1-3-93　2017 年及 2020—2022 年各省（自治区、直辖市）三级公立儿童专科医院癫痫患者 0 ~ 31 天非预期再住院率

3）平均住院日

分析各省（自治区、直辖市）的癫痫患者平均住院日，2022 年三级公立儿童专科医院均值为 5.20 天，其中，最高的为陕西（9.20 天），最低的为上海（2.70 天）（图 2-1-3-94）。

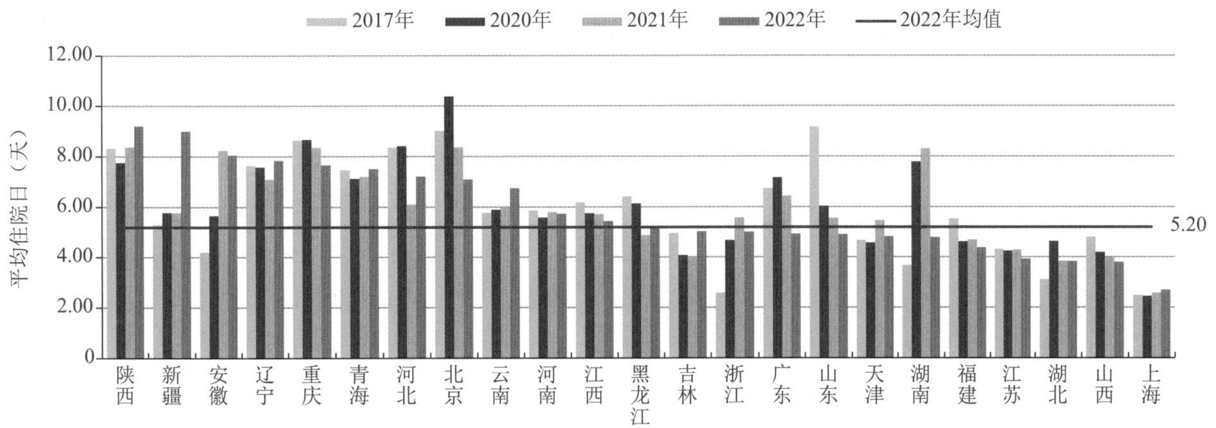

图 2-1-3-94　2017 年及 2020—2022 年各省（自治区、直辖市）三级公立儿童专科医院癫痫患者平均住院日

4）每住院人次费用

分析各省（自治区、直辖市）的癫痫患者每住院人次费用，2022 年三级公立儿童专科医院均值为 7607.00 元，其中，最高的为北京（21 626.75 元），最低的为山西（3270.28 元）（图 2–1–3–95）。

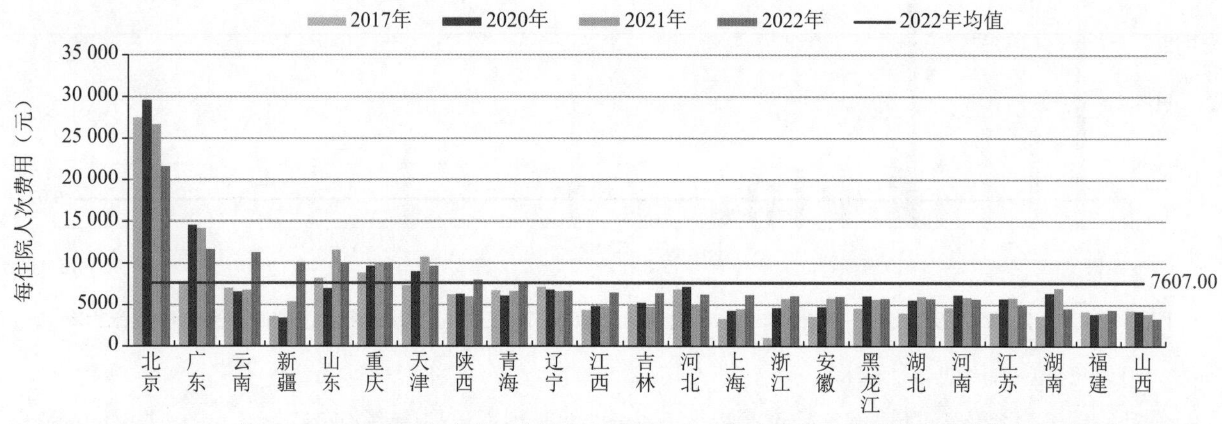

图 2-1-3-95　2017 年及 2020—2022 年各省（自治区、直辖市）三级公立儿童专科医院癫痫患者每住院人次费用

（3）各省（自治区、直辖市）收治情况

分析各省（自治区、直辖市）的癫痫患者出院人次占总出院人次的比例，2022 年全国总体为 1.99%，9 省高于总体水平，其中，最高的为上海（4.13%）（图 2–1–3–96）。癫痫患者出院人次与每万人口之比，2022 年全国总体为 0.26 例 / 万人，13 省高于总体水平，其中，最高的为上海（1.69 例 / 万人）（图 2–1–3–97）。

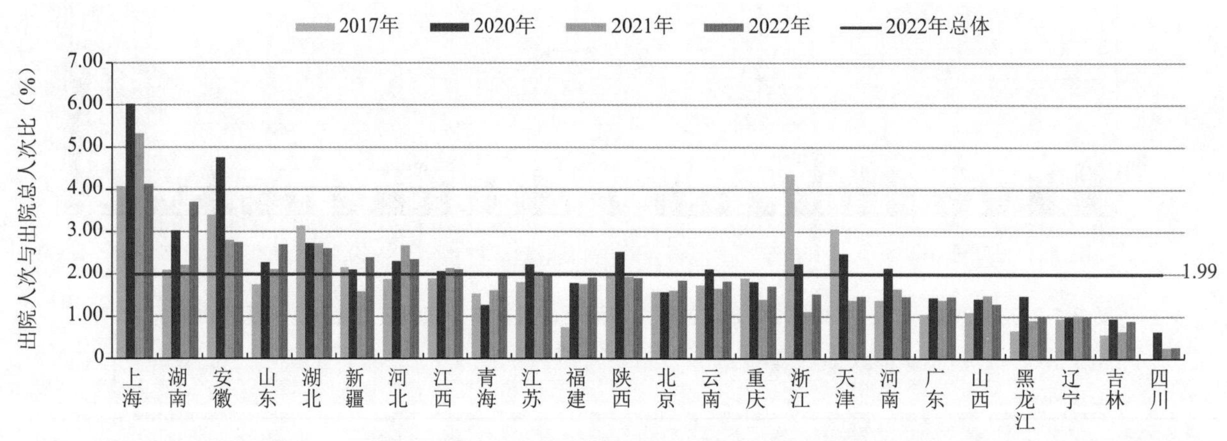

图 2-1-3-96　2017 年及 2020—2022 年各省（自治区、直辖市）儿童专科医院癫痫患者出院人次占总出院人次的比例

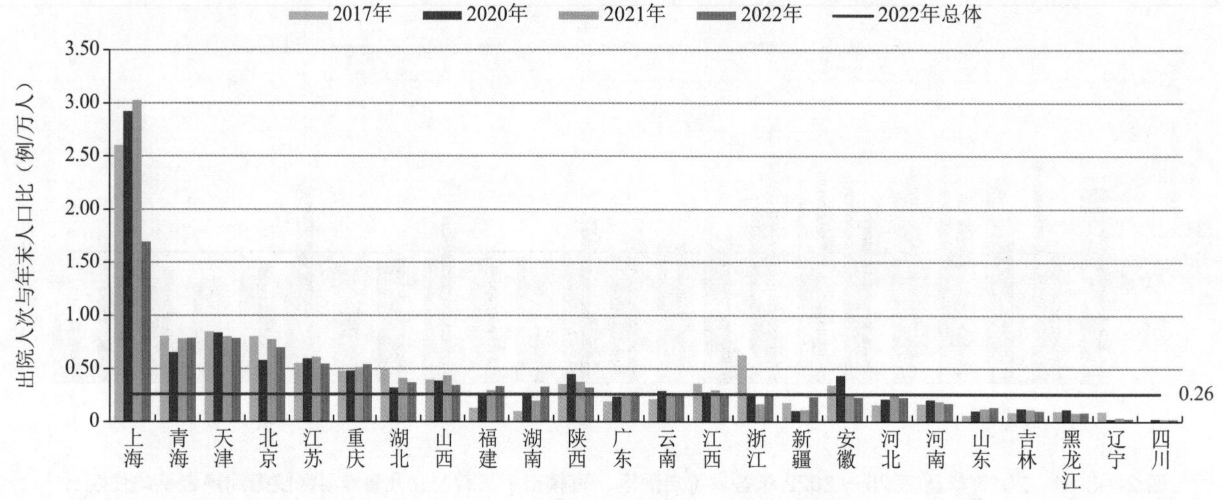

图 2-1-3-97　2017 年及 2020—2022 年各省（自治区、直辖市）儿童专科医院癫痫患者出院人次与每万人口之比

3. 脓毒血症

儿童专科医院，主要诊断 ICD-10 编码：A02.1、A20.700、A21.700x002、A22.7、A24.100x002、A26.7、A28.001、A32.7、A39.2-A39.4、A40、A41、A42.700、A54.800x001、B00.701、B37.7、P36、T80.200x003、T80.201、T81.400x006、T81.411、T88.000x002、T88.000x003。

（1）全国情况

2022 年全国儿童专科医院脓毒血症患者住院死亡率为 0.44%，与 2017 年相比有所下降，且 2020—2022 年呈逐年下降趋势。2022 年三级公立儿童专科医院脓毒血症患者住院死亡率与 2021 年相比基本持平，二级公立儿童专科医院脓毒血症患者住院死亡率与 2021 年相比有所下降，其中，二级公立儿童专科医院最高（0.65%）（图 2-1-3-98）。

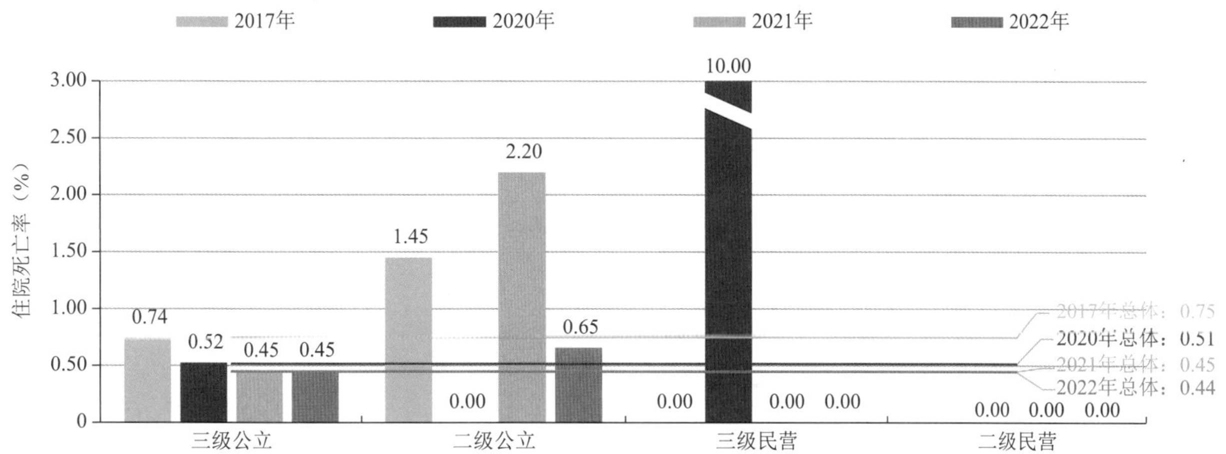

图 2-1-3-98　2017 年及 2020—2022 年全国各级各类儿童专科医院脓毒血症患者住院死亡率

2022 年全国儿童专科医院脓毒血症患者 0 ～ 31 天非预期再住院率为 0.90%，与 2017 年和 2021 年相比有所下降，且 2020—2022 年呈逐年下降趋势；2022 年三级公立、二级民营儿童专科医院脓毒血症患者 0 ～ 31 天非预期再住院率与 2021 年相比有所下降，二级公立儿童专科医院脓毒血症患者 0 ～ 31 天非预期再住院率与 2021 年相比有所上升，且为各级各类儿童专科医院中最高（1.74%）（图 2-1-3-99）。

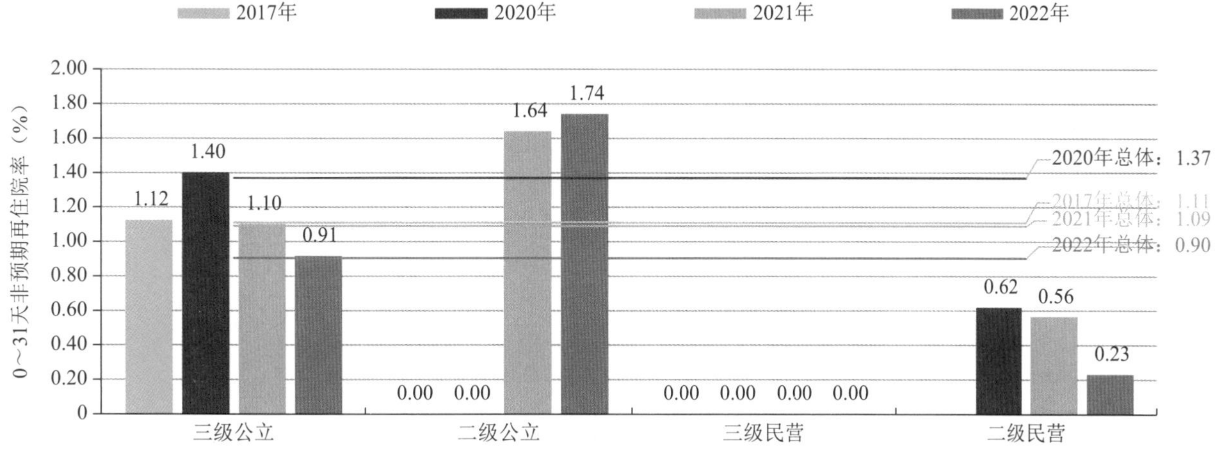

图 2-1-3-99　2017 年及 2020—2022 年全国各级各类儿童专科医院脓毒血症患者 0 ～ 31 天非预期再住院率

2022 年全国儿童专科医院脓毒血症患者平均住院日为 8.34 天，与 2017 年和 2021 年相比有所上升。2022 年二级公立、三级民营儿童专科医院脓毒血症患者平均住院日与 2021 年相比有所下降，三级公立和二级民营儿童专科医院脓毒血症患者平均住院日与 2021 年相比有所上升，其中，三级公立儿童专科医院最高（8.42 天），二级民营儿童专科医院最低（4.80 天）（图 2-1-3-100）。

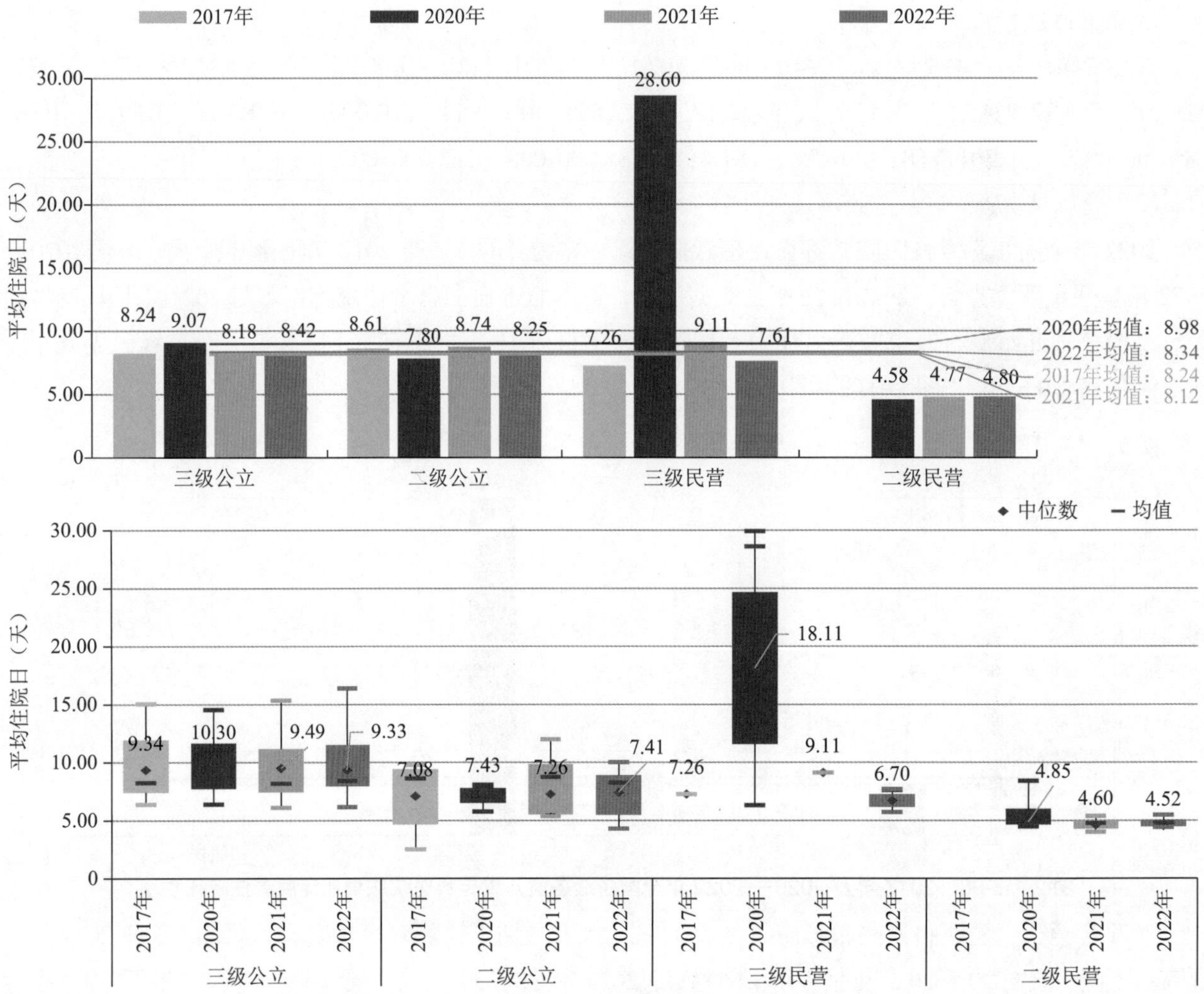

图 2-1-3-100　2017 年及 2020—2022 年全国各级各类儿童专科医院脓毒血症患者平均住院日

2022 年全国儿童专科医院脓毒血症患者每住院人次费用为 13 872.30 元，与 2017 年和 2021 年相比有所上升。2022 年二级公立、三级民营儿童专科医院脓毒血症患者每住院人次费用与 2021 年相比有所下降，三级公立和二级民营儿童专科医院脓毒血症患者每住院人次费用与 2021 年相比有所上升，其中，三级民营儿童专科医院最高（19 912.00 元），二级民营儿童专科医院最低（3752.44 元）（图 2-1-3-101）。

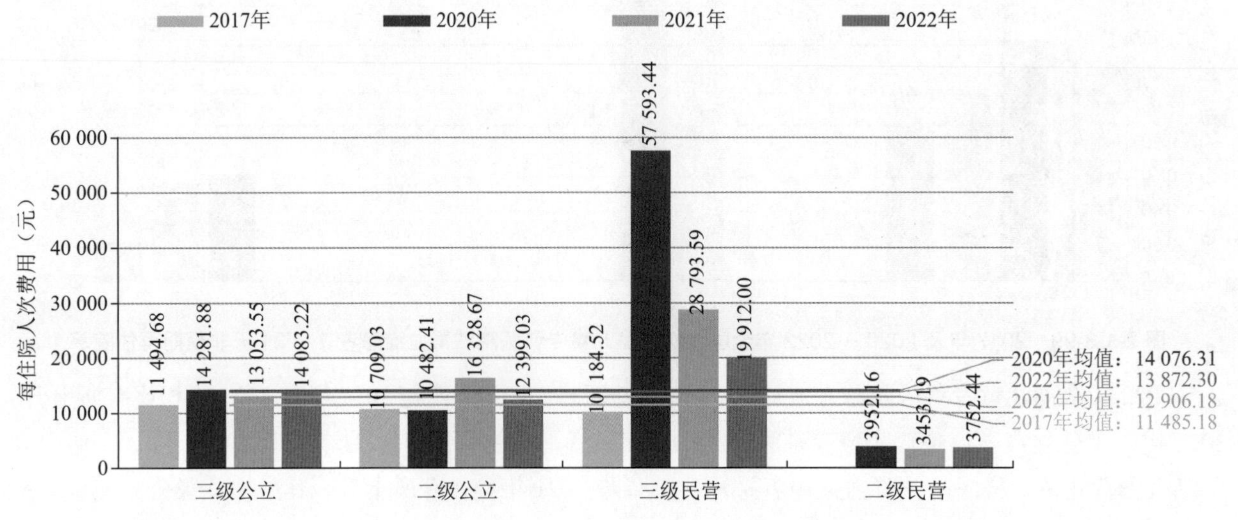

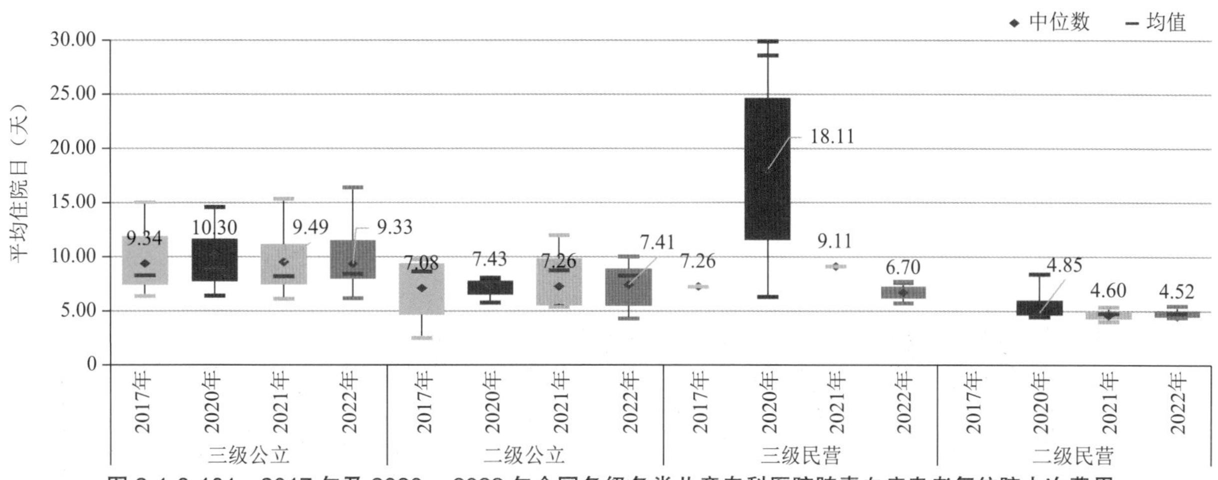

图 2-1-3-101　2017 年及 2020—2022 年全国各级各类儿童专科医院脓毒血症患者每住院人次费用

（2）各省（自治区、直辖市）情况

1）住院死亡率

分析各省（自治区、直辖市）的脓毒血症患者住院死亡率，2022 年三级公立儿童专科医院总体为 0.45%，其中，最高的为青海（5.12%）（图 2-1-3-102）。

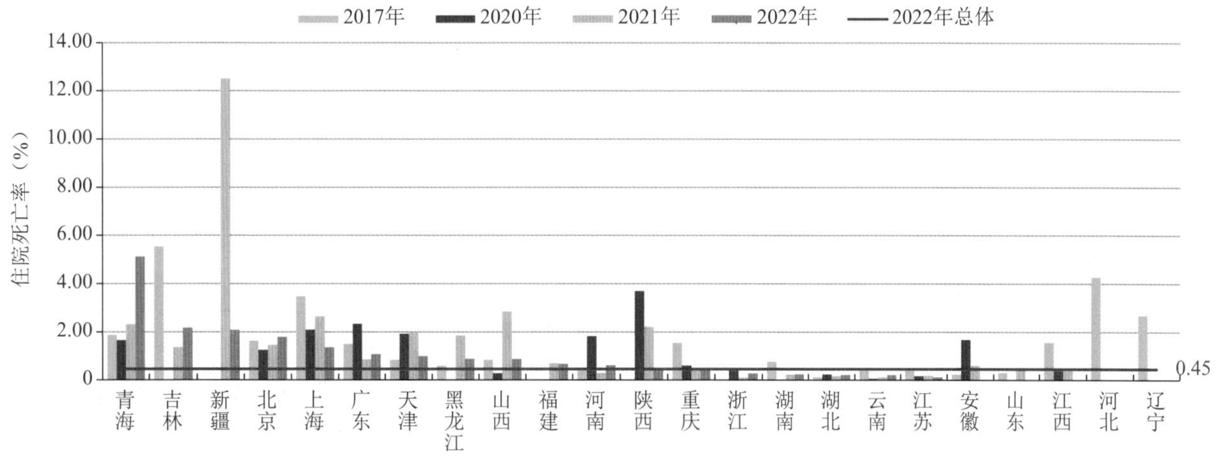

注：因二级公立医院各省（自治区、直辖市）数量较少，本部分不作描述。下同。

图 2-1-3-102　2017 年及 2020—2022 年各省（自治区、直辖市）三级公立儿童专科医院脓毒血症患者住院死亡率

2）0 ～ 31 天非预期再住院率

分析各省（自治区、直辖市）的脓毒血症患者 0 ～ 31 天非预期再住院率，2022 年三级公立儿童专科医院总体为 0.91%，其中，最高的为黑龙江（2.17%）（图 2-1-3-103）。

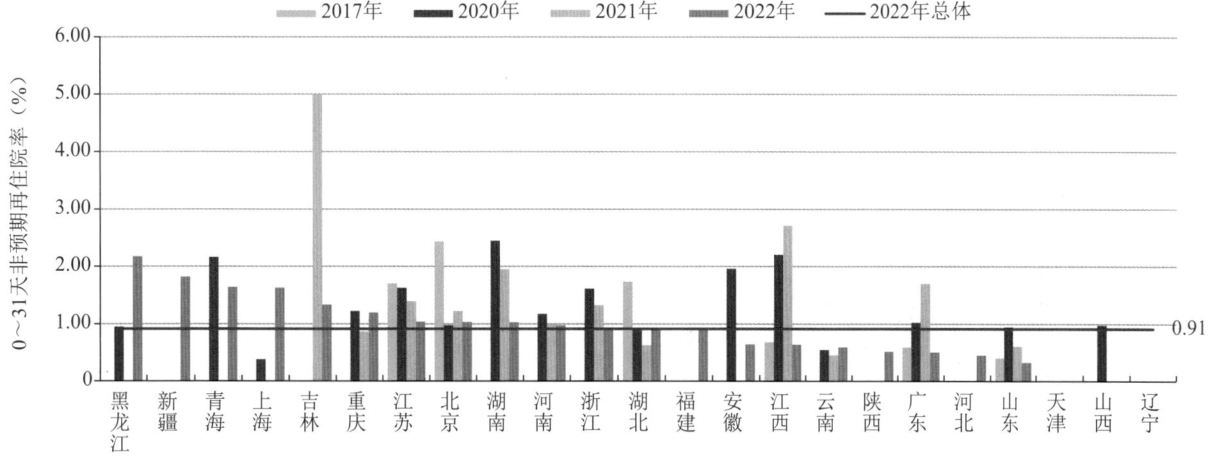

图 2-1-3-103　2017 年及 2020—2022 年各省（自治区、直辖市）三级公立儿童专科医院脓毒血症患者 0 ～ 31 天非预期再住院率

3）平均住院日

分析各省（自治区、直辖市）的脓毒血症患者平均住院日，2022年三级公立儿童专科医院均值为8.42天，其中，最高的为新疆（17.72天），最低的为安徽（7.06天）（图2-1-3-104）。

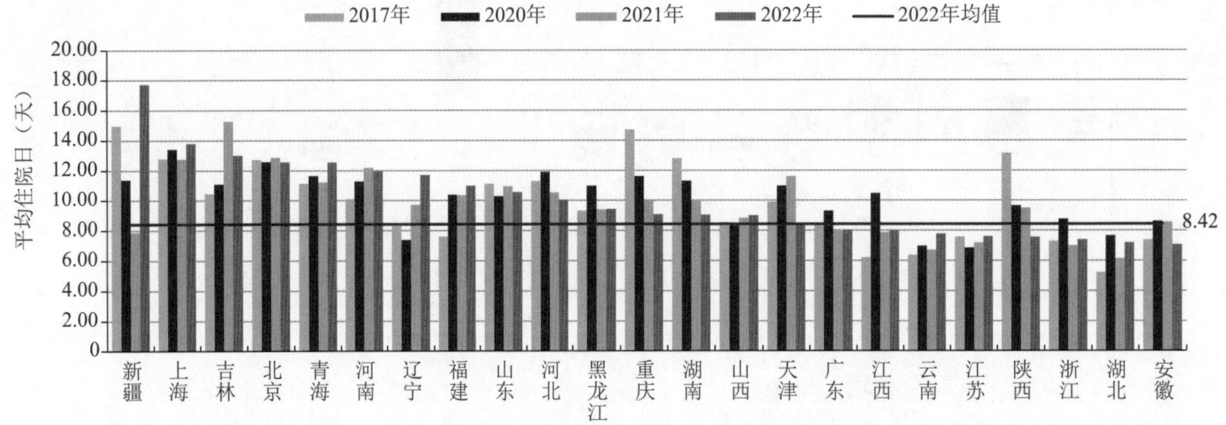

图2-1-3-104 2017年及2020—2022年各省（自治区、直辖市）三级公立儿童专科医院脓毒血症患者平均住院日

4）每住院人次费用

分析各省（自治区、直辖市）的脓毒血症患者每住院人次费用，2022年三级公立儿童专科医院均值为14 083.22元，其中，最高的为上海（39 568.66元），最低的为安徽（8478.26元）（图2-1-3-105）。

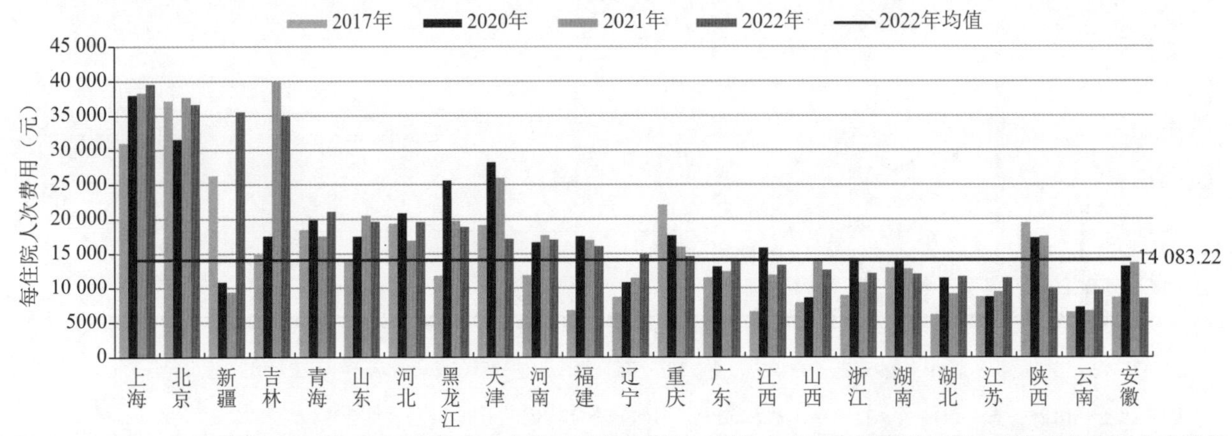

图2-1-3-105 2017年及2020—2022年各省（自治区、直辖市）三级公立儿童专科医院脓毒血症患者每住院人次费用

（3）各省（自治区、直辖市）收治情况

分析各省（自治区、直辖市）的脓毒血症患者出院人次占总出院人次的比例，2022年全国总体为1.17%，8省高于总体水平，其中，最高的为浙江（3.78%）（图2-1-3-106）。脓毒血症患者出院人次与每万人口之比，2022年全国总体为0.15例/万人，9省高于总体水平，其中，最高的为重庆（0.78例/万人）（图2-1-3-107）。

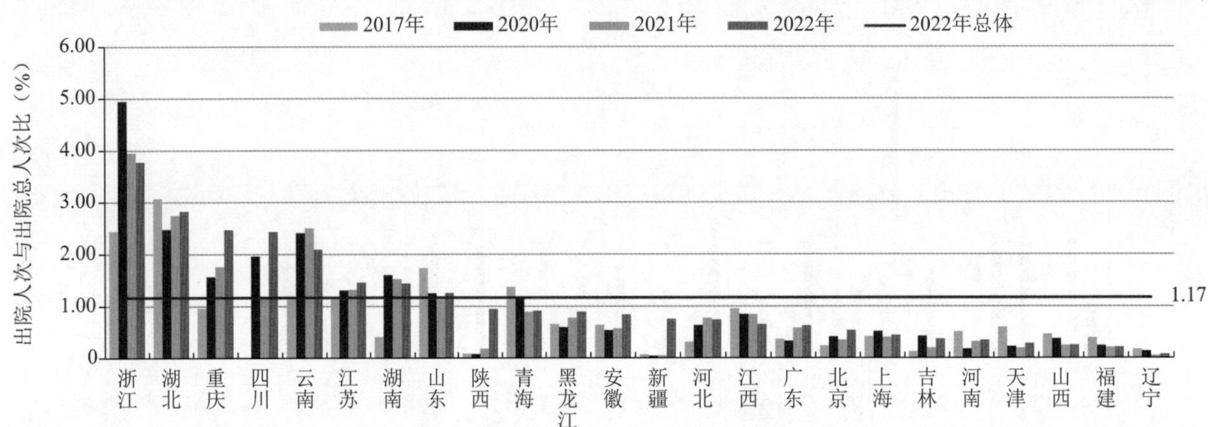

图2-1-3-106 2017年及2020—2022年各省（自治区、直辖市）儿童专科医院脓毒血症患者出院人次占总出院人次的比例

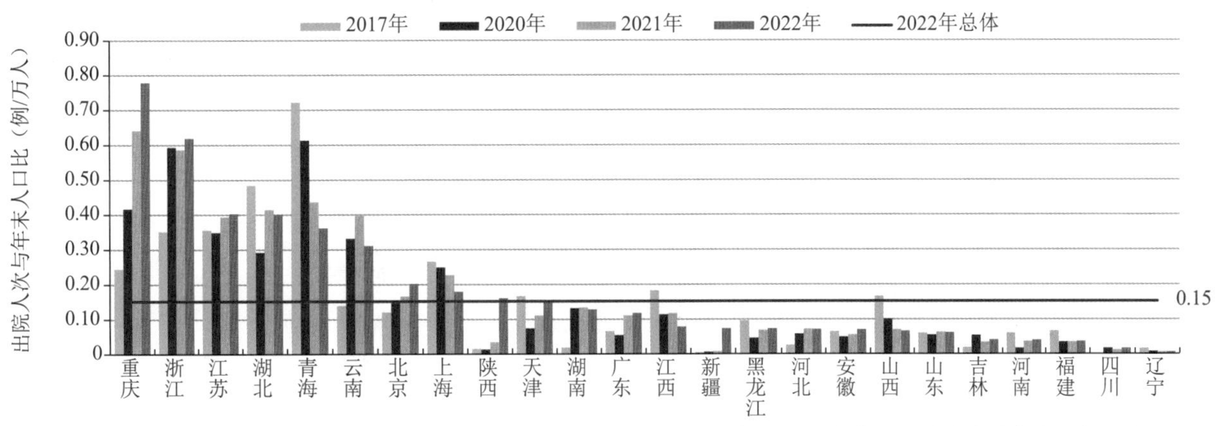

图 2-1-3-107 2017 年及 2020—2022 年各省（自治区、直辖市）儿童专科医院脓毒血症患者出院人次与每万人口之比

4. 心力衰竭

心血管专科医院，①主要诊断或第一其他诊断 ICD-10 编码为 I50；②主要诊断 ICD-10 编码为 I11.0、I13.0、I13.2、N18.800x020。

因纳入分析的数据中无二级公立的心血管专科医院，故后面不进行相关的数据展示。

（1）全国情况

2022 年全国心血管专科医院心力衰竭患者住院死亡率为 1.27%，与 2017 年和 2021 年相比有所上升。2022 年各级各类心血管专科医院心力衰竭患者住院死亡率与 2021 年相比均有所上升，其中，三级民营心血管专科医院最高（1.50%），二级民营心血管专科医院最低（1.09%）（图 2-1-3-108）。

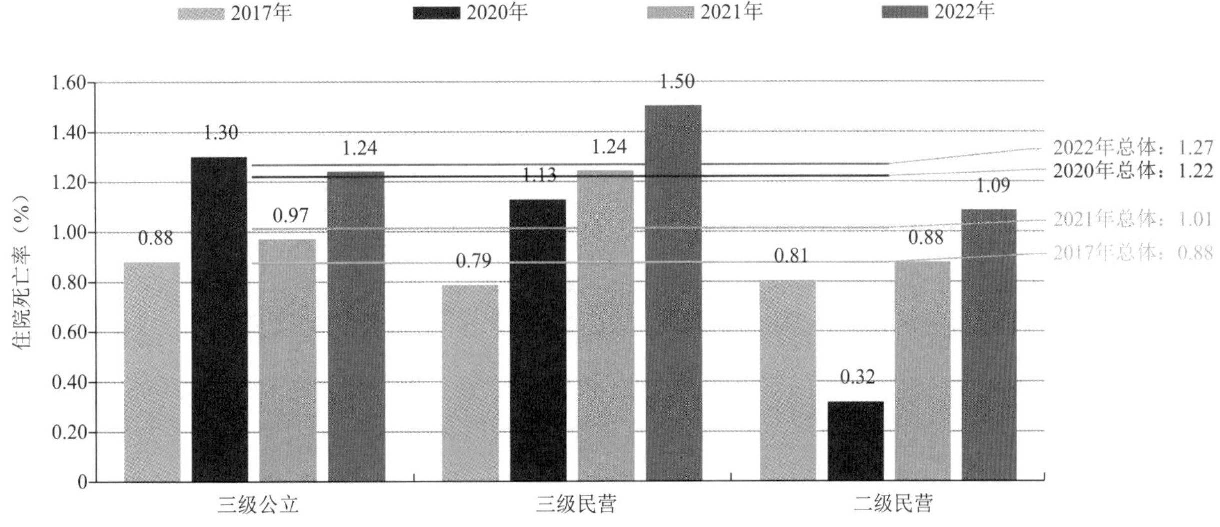

图 2-1-3-108 2017 年及 2020—2022 年全国各级各类心血管专科医院心力衰竭患者住院死亡率

2022 年全国心血管专科医院心力衰竭患者 0 ～ 31 天非预期再住院率为 2.93%，与 2017 年和 2021 年相比均有所上升。2022 年三级民营心血管专科医院心力衰竭患者 0 ～ 31 天非预期再住院率与 2021 年相比有所下降，三级公立和二级民营心血管专科医院心力衰竭患者 0 ～ 31 天非预期再住院率与 2021 年相比有所上升，其中，三级公立心血管专科医院最高（3.20%），三级民营心血管专科医院最低（1.73%）（图 2-1-3-109）。

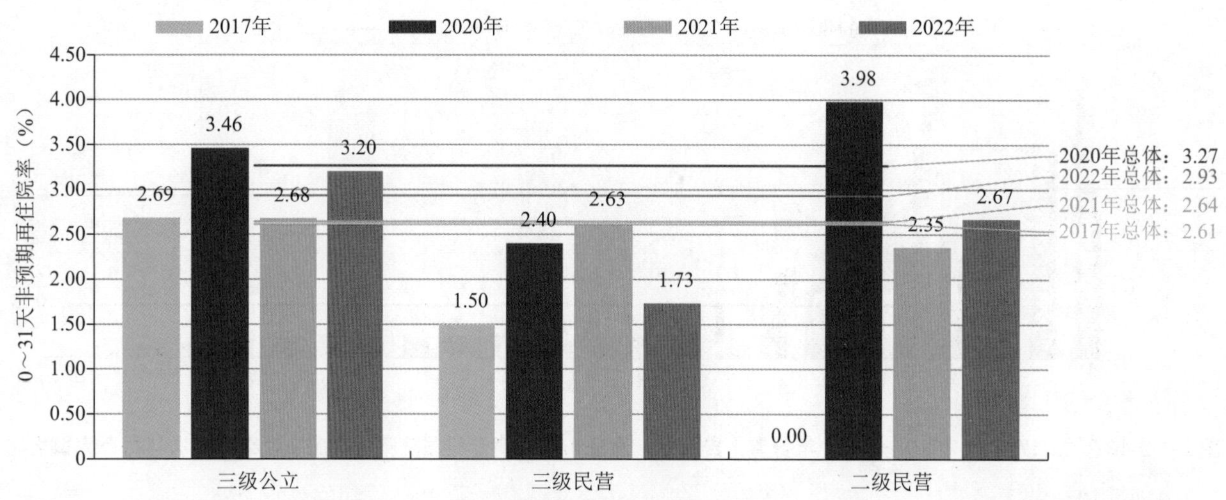

图 2-1-3-109　2017 年及 2020—2022 年全国各级各类心血管专科医院心力衰竭患者 0 ～ 31 天非预期再住院率

2022 年全国心血管专科医院心力衰竭患者平均住院日为 8.06 天，与 2017 年相比有所下降，且 2020—2022 年呈逐年下降趋势。2022 年各级各类心血管专科医院心力衰竭患者平均住院日与 2021 年相比均有所下降，其中，三级公立心血管专科医院最高（8.35 天），三级民营心血管专科医院最低（6.73 天）（图 2-1-3-110）。

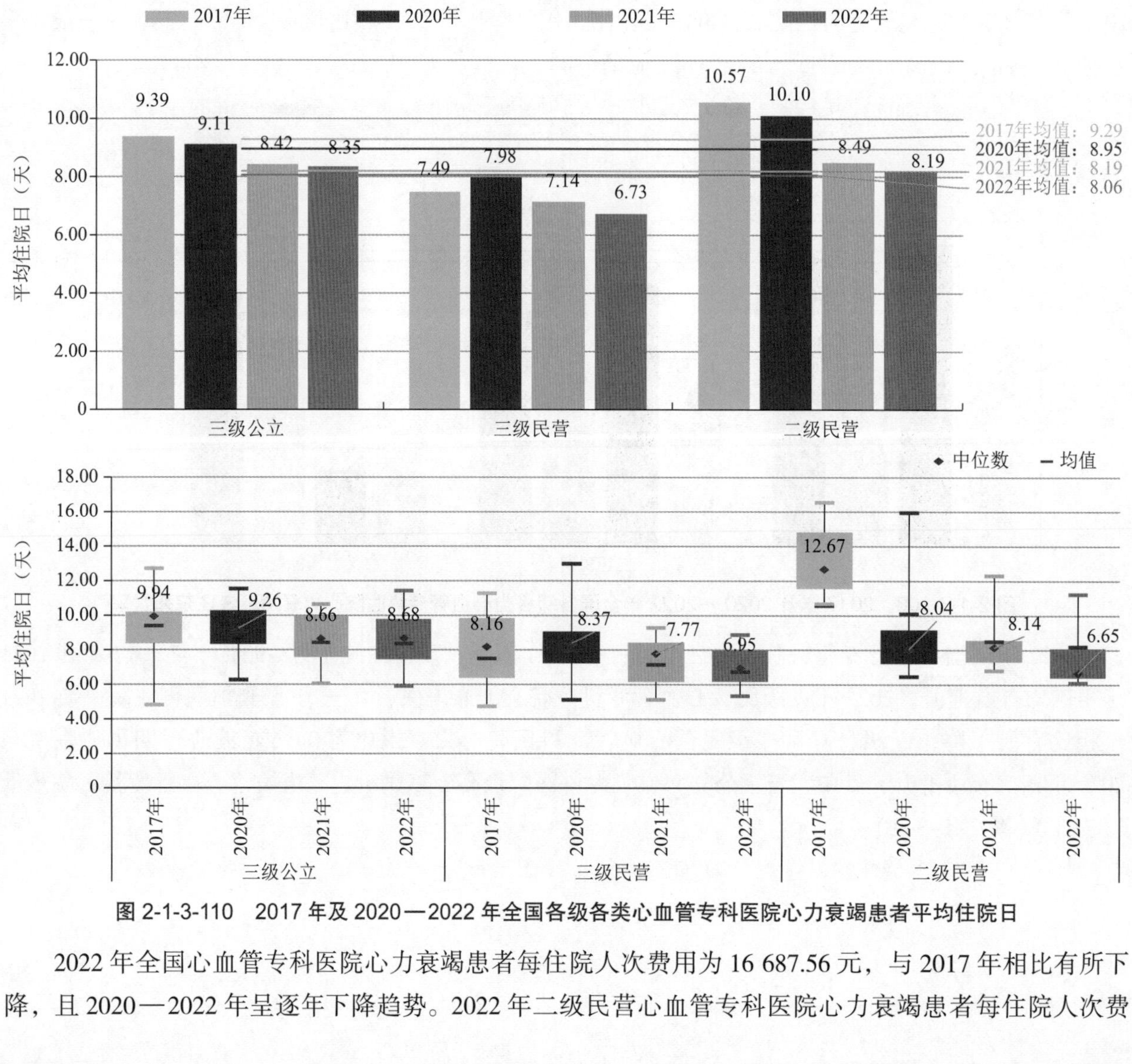

图 2-1-3-110　2017 年及 2020—2022 年全国各级各类心血管专科医院心力衰竭患者平均住院日

2022 年全国心血管专科医院心力衰竭患者每住院人次费用为 16 687.56 元，与 2017 年相比有所下降，且 2020—2022 年呈逐年下降趋势。2022 年二级民营心血管专科医院心力衰竭患者每住院人次费用与 2021 年相比有所上升，三级公立、三级民营心血管专科医院心力衰竭患者每住院人次费用与 2021 年相比有所下降，其中，三级公立心血管专科医院最高（17 593.10 元），二级民营心血管专科医院最低（10 519.19 元）（图 2-1-3-111）。

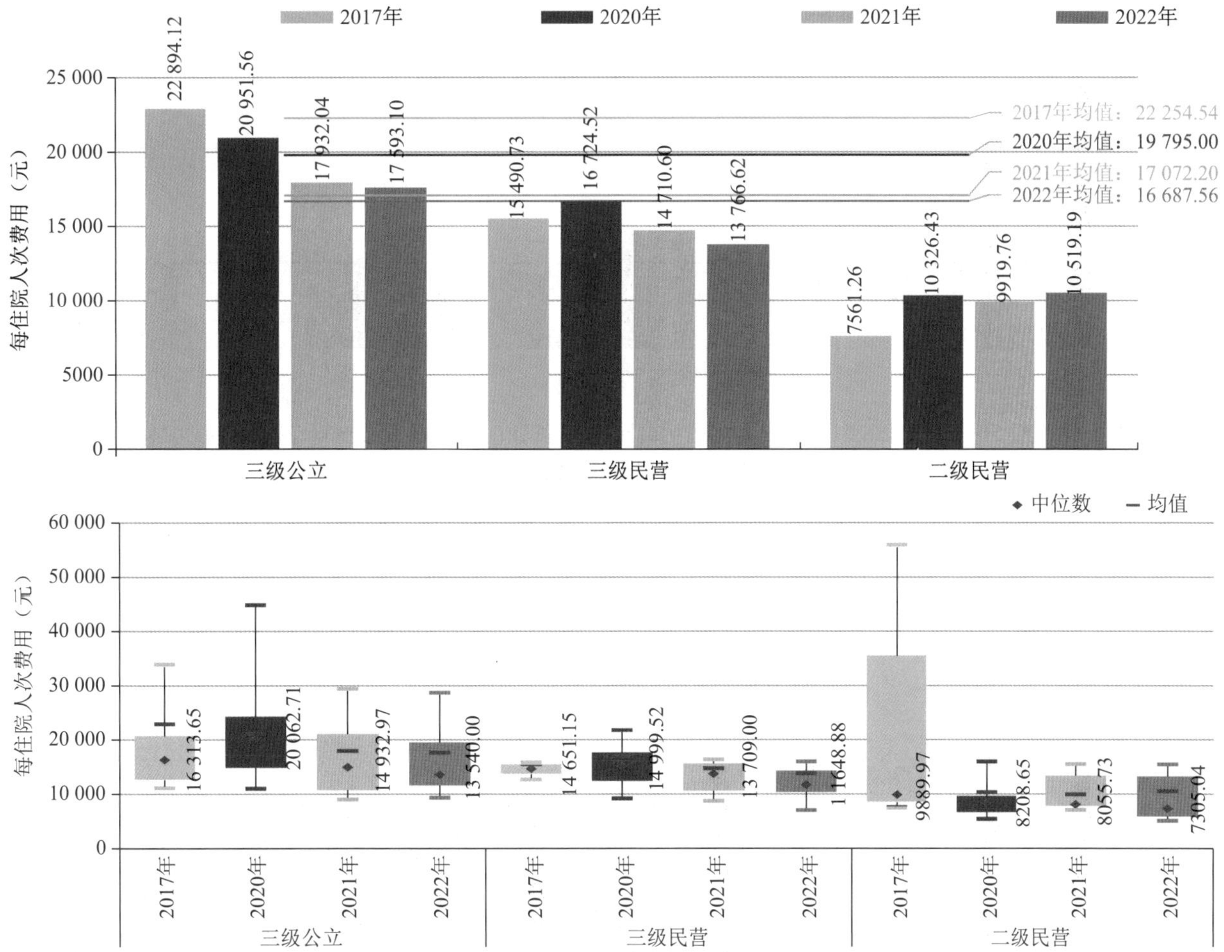

2017年
2020年
2021年
2022年
每住院人次费用（元）
25 000
20 000
15 000
10 000
5000
0
22 894.12
20 951.56
17 932.04
17 593.10
15 490.73
16 724.52
14 710.60
13 766.62
7561.26
10 326.43
9919.76
10 519.19
2017年均值：22 254.54
2020年均值：19 795.00
2021年均值：17 072.20
2022年均值：16 687.56
三级公立
三级民营
二级民营
中位数
均值
60 000
50 000
40 000
30 000
20 000
10 000
0
16 313.65
20 062.71
14 932.97
13 540.00
14 651.15
14 999.52
13 709.00
11 648.88
9889.97
8208.65
8055.73
7305.04
2017年
2020年
2021年
2022年
三级公立
三级民营
二级民营
图 2-1-3-111　2017 年及 2020—2022 年全国各级各类心血管专科医院心力衰竭患者每住院人次费用

（2）各省（自治区、直辖市）情况

1）住院死亡率

分析各省（自治区、直辖市）的心力衰竭患者住院死亡率，2022 年三级公立心血管专科医院总体为 1.24%，其中，最高的为广西（3.72%），最低的是天津为（0.10%）（图 2-1-3-112）。

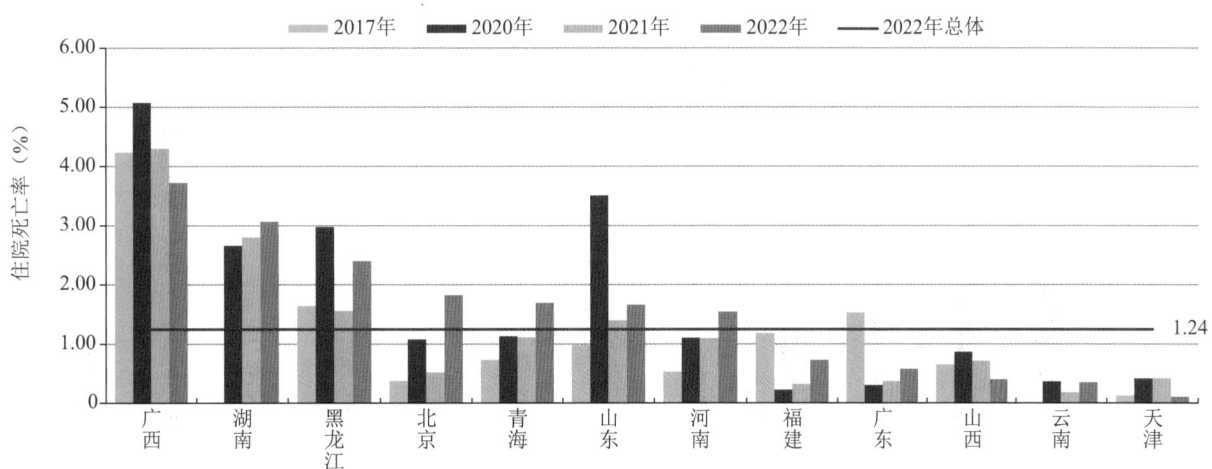

2017年
2020年
2021年
2022年
2022年总体
住院死亡率（%）
6.00
5.00
4.00
3.00
2.00
1.00
0
1.24
广西
湖南
黑龙江
北京
青海
山东
河南
福建
广东
山西
云南
天津
图 2-1-3-112　2017 年及 2020—2022 年各省（自治区、直辖市）三级公立心血管专科医院心力衰竭患者住院死亡率

2）0～31天非预期再住院率

分析各省（自治区、直辖市）的心力衰竭患者0～31天非预期再住院率，2022年三级公立心血管专科医院总体为3.20%，其中，最高的为湖南（10.72%），最低的为青海（1.46%）（图2-1-3-113）。

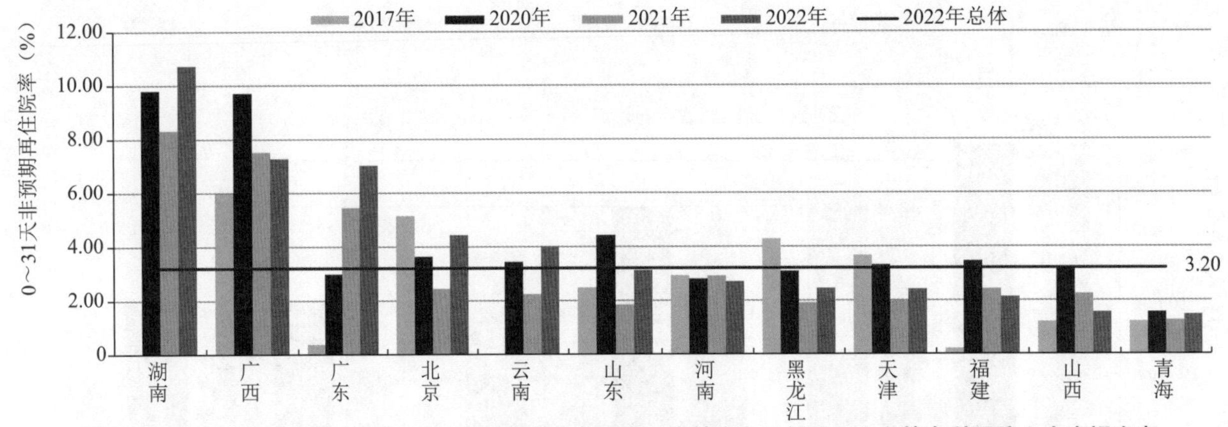

图2-1-3-113　2017年及2020—2022年各省（自治区、直辖市）三级公立心血管专科医院心力衰竭患者0～31天非预期再住院率

3）平均住院日

分析各省（自治区、直辖市）的心力衰竭患者平均住院日，2022年三级公立心血管专科医院均值为8.35天，其中，最高的为湖南（12.10天），最低的为天津（4.66天）（图2-1-3-114）。

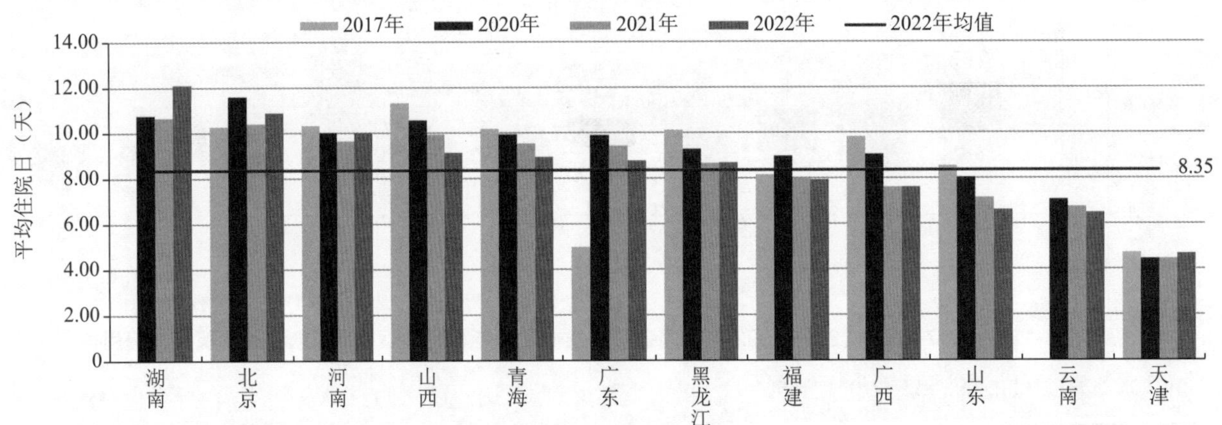

图2-1-3-114　2017年及2020—2022年各省（自治区、直辖市）三级公立心血管专科医院心力衰竭患者平均住院日

4）每住院人次费用

分析各省（自治区、直辖市）的心力衰竭患者每住院人次费用，2022年三级公立心血管专科医院均值为17 593.10元，其中，最高的为北京（36 970.94元），最低的为山东（11 130.82元）（图2-1-3-115）。

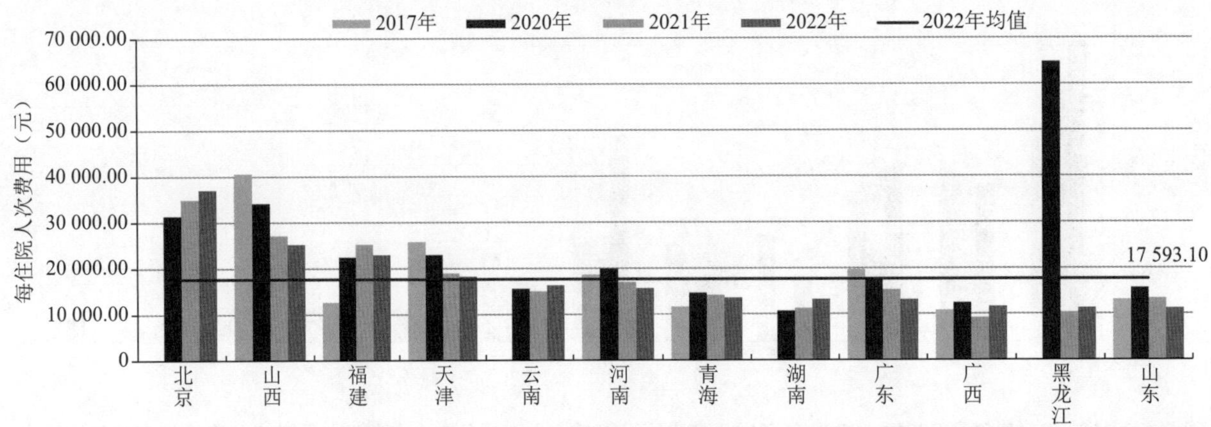

图2-1-3-115　2017年及2020—2022年各省（自治区、直辖市）三级公立心血管专科医院心力衰竭患者每住院人次费用

（3）各省（自治区、直辖市）收治情况

分析各省（自治区、直辖市）的心力衰竭患者出院人次占总出院人次的比例，2022 年全国总体为 5.99%，12 省高于总体水平，其中，最高的为青海（17.77%）（图 2-1-3-116）。心力衰竭患者出院人次与每万人口之比，2022 年全国总体为 0.20 例 / 万人，11 省高于总体水平，其中，最高的为青海（5.47 例 / 万人）（图 2-1-3-117）。

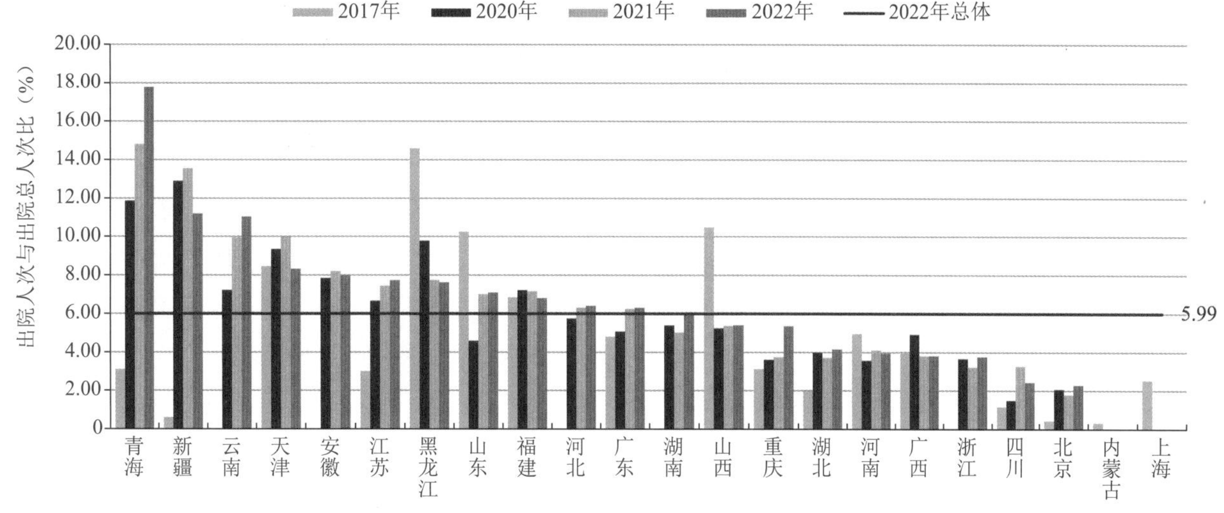

图 2-1-3-116　2017 年及 2020—2022 年各省（自治区、直辖市）心血管专科医院心力衰竭患者出院人次占总出院人次的比例

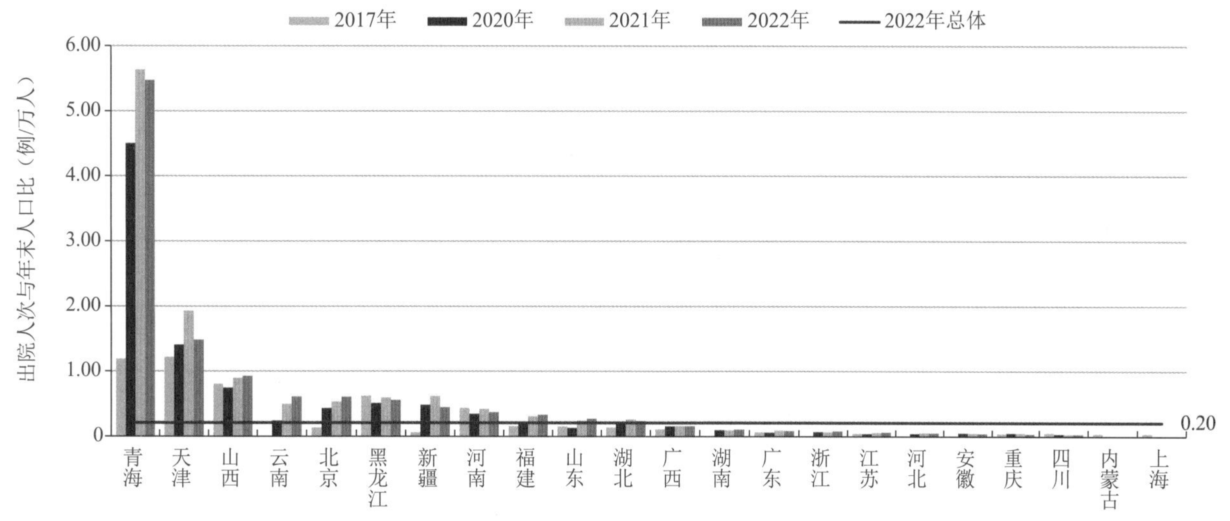

图 2-1-3-117　2017 年及 2020—2022 年各省（自治区、直辖市）心血管专科医院心力衰竭患者出院人次与每万人口之比

5. 急性心肌梗死

心血管专科医院，主要诊断 ICD-10 编码：I21-I22。

因纳入分析的数据中无二级公立的心血管专科医院，故后面不进行相关的数据展示。

（1）全国情况

2022 年全国心血管专科医院急性心肌梗死患者住院死亡率为 1.24%，与 2017 年相比有所下降，与 2021 年相比有所上升。2022 年三级民营心血管专科医院急性心肌梗死患者住院死亡率与 2021 年相比有所下降，三级公立和二级民营心血管专科医院急性心肌梗死患者住院死亡率与 2021 年相比有所上升，其中，三级民营心血管专科医院最高（1.54%），二级民营心血管专科医院最低（0.45%）（图 2-1-3-118）。

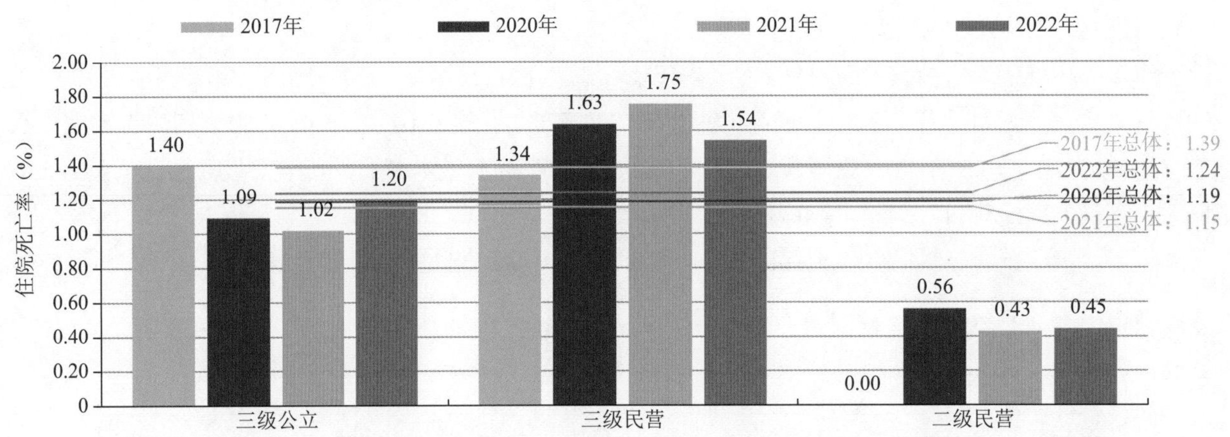

图 2-1-3-118　2017 年及 2020—2022 年全国各级各类心血管专科医院急性心肌梗死患者住院死亡率

2022 年全国心血管专科医院急性心肌梗死患者 0 ～ 31 天非预期再住院率为 0.97%，与 2017 年相比有所下降，与 2021 年相比有所上升。2022 年三级民营和二级民营心血管专科医院急性心肌梗死患者 0 ～ 31 天非预期再住院率与 2021 年相比有所下降，三级公立心血管专科医院急性心肌梗死患者 0 ～ 31 天非预期再住院率与 2021 年相比有所上升，其中，二级民营心血管专科医院最高（2.23%），三级民营心血管专科医院最低（0.31%）（图 2–1–3–119）。

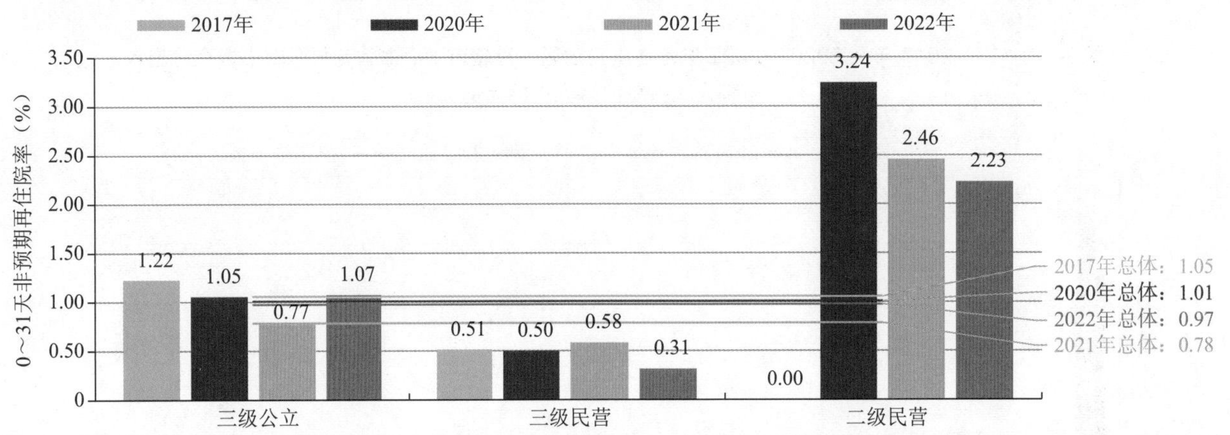

图 2-1-3-119　2017 年及 2020—2022 年全国各级各类心血管专科医院急性心肌梗死患者 0 ～ 31 天非预期再住院率

2022 年全国心血管专科医院急性心肌梗死患者平均住院日为 7.91 天，与 2017 年相比有所下降，且 2020—2022 年呈逐年下降趋势。2022 年各级各类心血管专科医院急性心肌梗死患者平均住院日与 2021 年相比均有所下降，其中，三级公立心血管专科医院最高（8.26 天），三级民营心血管专科医院最低（6.44 天）（图 2–1–3–120）。

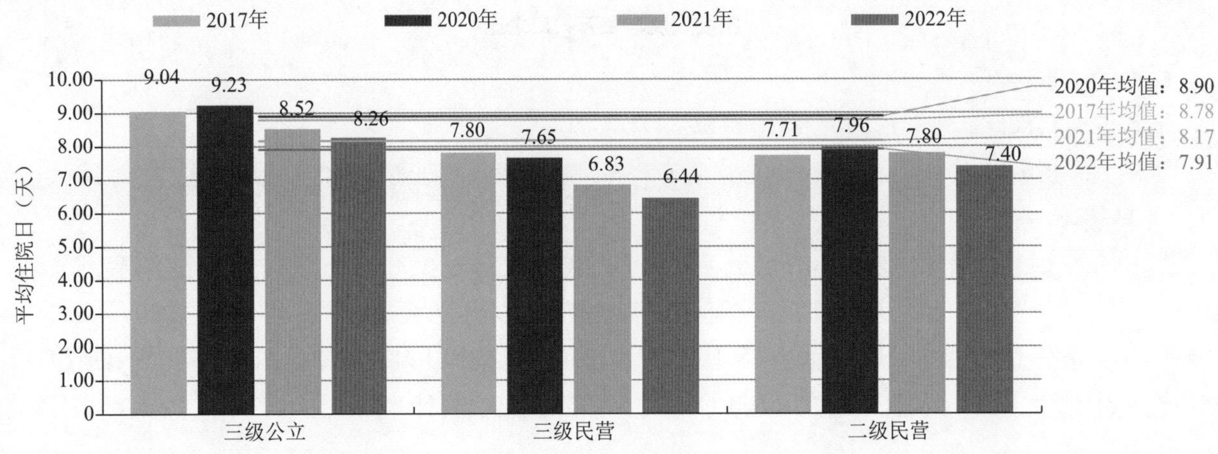

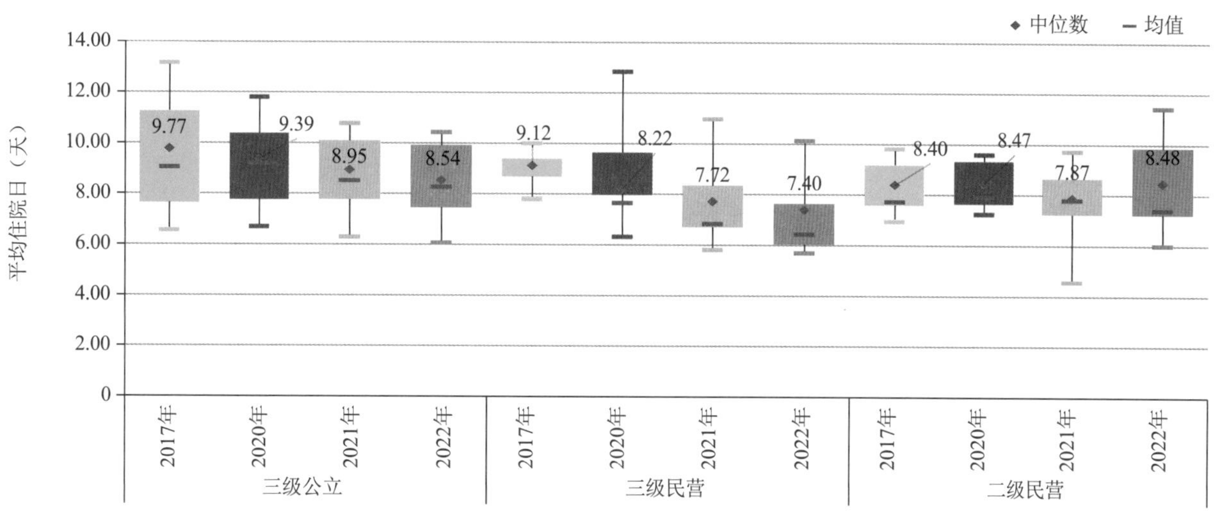

图 2-1-3-120　2017 年及 2020—2022 年全国各级各类心血管专科医院急性心肌梗死患者平均住院日

2022 年全国心血管专科医院急性心肌梗死患者每住院人次费用为 36 347.70 元，与 2017 年相比有所下降，且 2020—2022 年呈逐年下降趋势。2022 年各级各类心血管专科医院急性心肌梗死患者每住院人次费用与 2021 年相比均有所下降，其中，三级公立心血管专科医院最高（37 434.27 元），二级民营心血管专科医院最低（21 139.48 元）（图 2-1-3-121）。

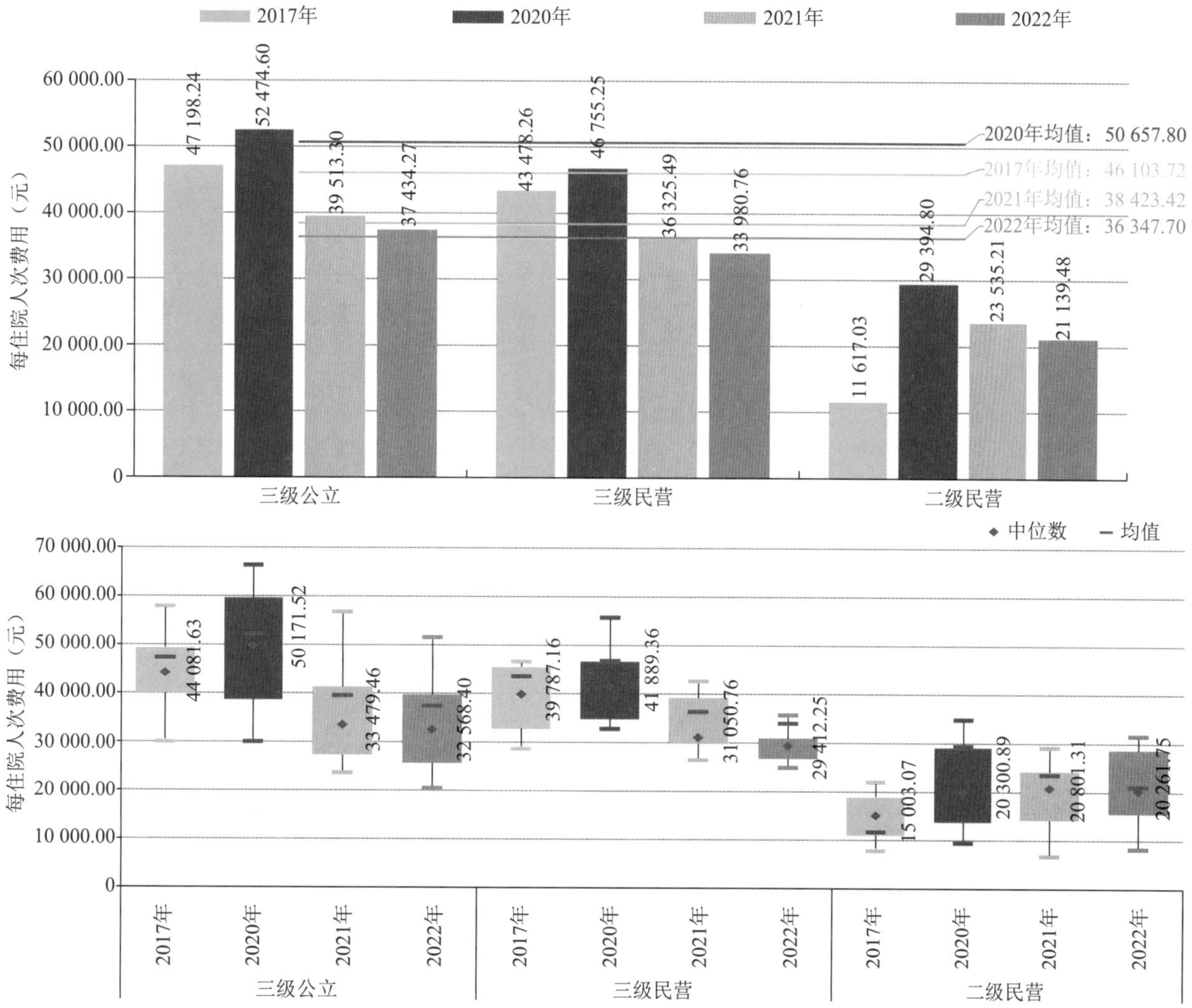

2017年　2020年　2021年　2022年

每住院人次费用（元）

60 000.00
50 000.00
40 000.00
30 000.00
20 000.00
10 000.00
0

三级公立：47 198.24　52 474.60　39 513.30　37 434.27

三级民营：43 478.26　46 755.25　36 325.49　33 980.76

二级民营：11 617.03　29 394.80　23 535.21　21 139.48

2020年均值：50 657.80

2017年均值：46 103.72

2021年均值：38 423.42

2022年均值：36 347.70

中位数　均值

每住院人次费用（元）

70 000.00
60 000.00
50 000.00
40 000.00
30 000.00
20 000.00
10 000.00
0

三级公立：44 081.63　50 171.52　33 479.46　32 568.40

三级民营：39 787.16　41 889.36　31 050.76　29 412.25

二级民营：15 003.07　20 300.89　20 801.31　20 261.75

2017年　2020年　2021年　2022年

三级公立　三级民营　二级民营

图 2-1-3-121　2017 年及 2020—2022 年全国各级各类心血管专科医院急性心肌梗死患者每住院人次费用

（2）各省（自治区、直辖市）情况

1）住院死亡率

分析各省（自治区、直辖市）的急性心肌梗死患者住院死亡率，2022 年三级公立心血管专科医院总体为 1.20%，其中，最高的为湖南（7.5%），最低的为天津（0.15%）（图 2-1-3-122）。

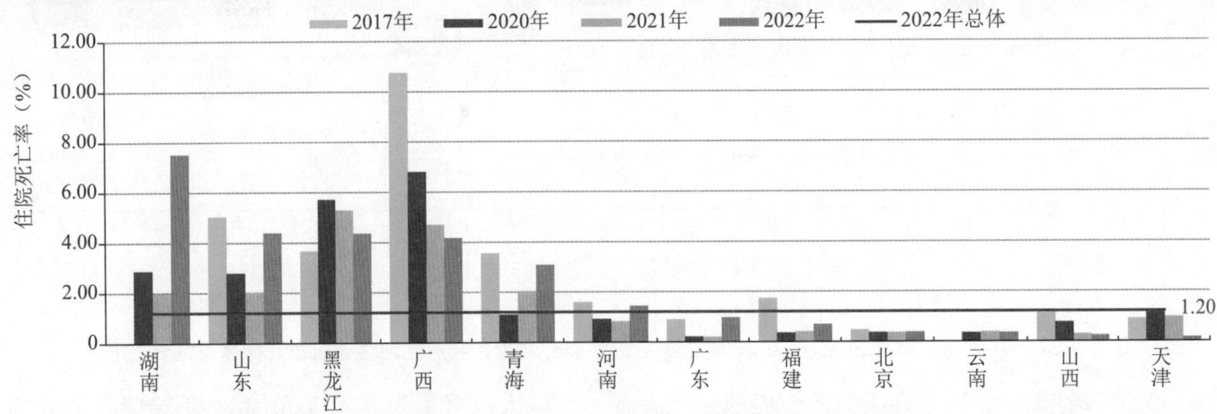

图 2-1-3-122　2017 年及 2020—2022 年各省（自治区、直辖市）三级公立心血管专科医院急性心肌梗死患者住院死亡率

2）0 ～ 31 天非预期再住院率

分析各省（自治区、直辖市）的急性心肌梗死患者 0 ～ 31 天非预期再住院率，2022 年三级公立心血管专科医院总体为 1.07%，其中，最高的为山东（2.56%）（图 2-1-3-123）。

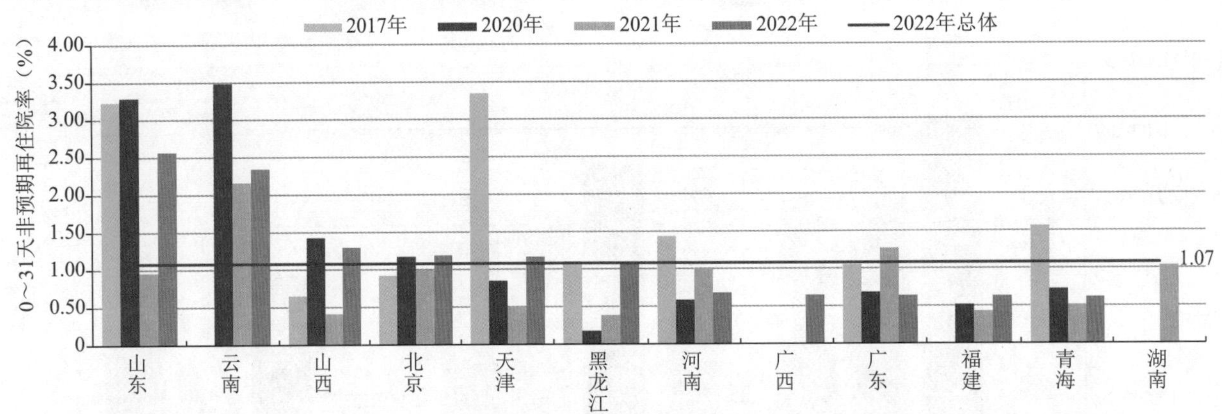

图 2-1-3-123　2017 年及 2020—2022 年各省（自治区、直辖市）三级公立心血管专科医院急性心肌梗死患者 0 ～ 31 天非预期再住院率

3）平均住院日

分析各省（自治区、直辖市）的急性心肌梗死患者平均住院日，2022 年三级公立心血管专科医院均值为 8.26 天，其中，最高的为广东（10.62 天），最低的为北京（5.68 天）（图 2-1-3-124）。

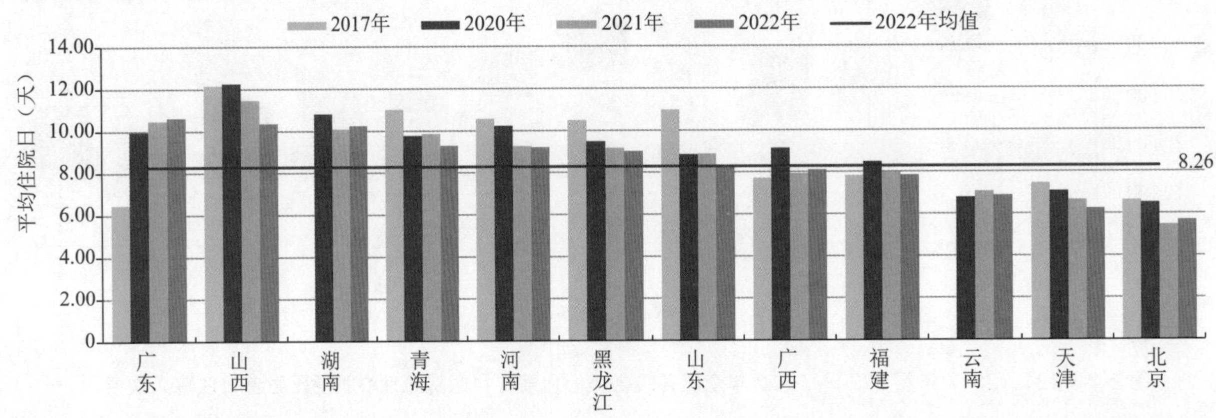

图 2-1-3-124　2017 年及 2020—2022 年各省（自治区、直辖市）三级公立心血管专科医院急性心肌梗死患者平均住院日

4）每住院人次费用

分析各省（自治区、直辖市）的急性心肌梗死患者每住院人次费用，2022 年三级公立心血管专科医院均值为 37 434.27 元，其中，最高的为河南（51 261.96 元），最低的为青海（24 680.90 元）（图 2-1-3-125）。

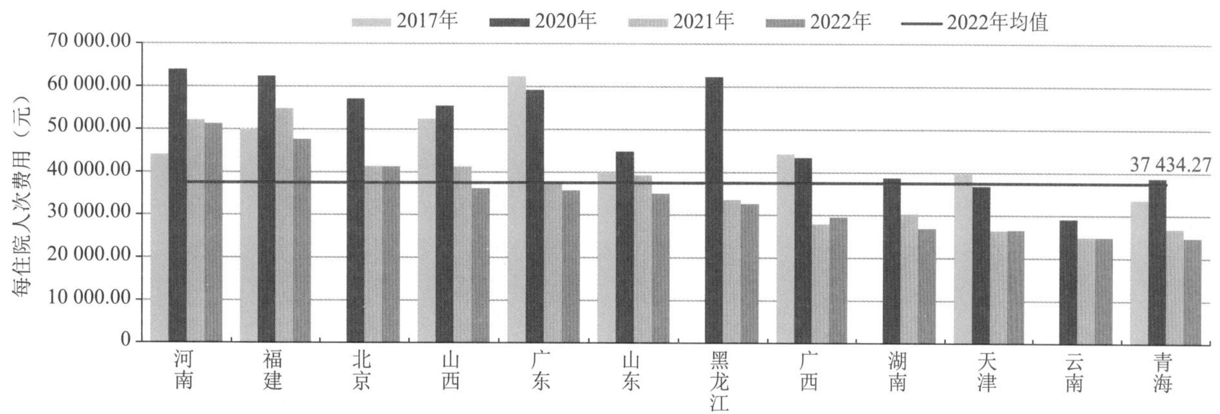

图 2-1-3-125　2017 年及 2020—2022 年各省（自治区、直辖市）三级公立心血管专科医院急性心肌梗死患者每住院人次费用

（3）各省（自治区、直辖市）收治情况

分析各省（自治区、直辖市）的急性心肌梗死患者出院人次占总出院人次的比例，2022 年全国总体为 4.52%，9 省高于总体水平，其中，最高的为河北（9.15%）（图 2-1-3-126）。急性心肌梗死患者出院人次与每万人口之比，2022 年全国总体为 0.15 例 / 万人，10 省高于总体水平，其中，最高的为青海（2.34 例 / 万人）（图 2-1-3-127）。

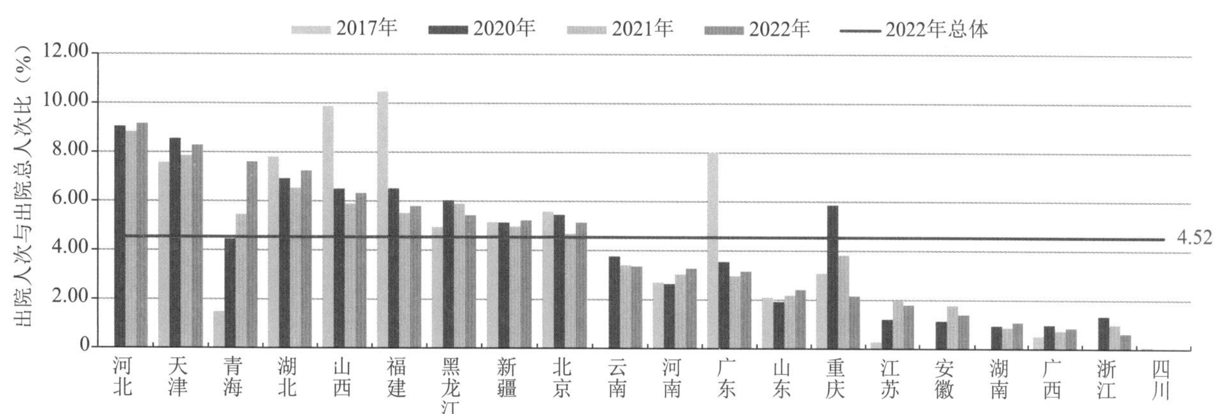

图 2-1-3-126　2017 年及 2020—2022 年各省（自治区、直辖市）心血管专科医院急性心肌梗死患者出院人次占总出院人次的比例

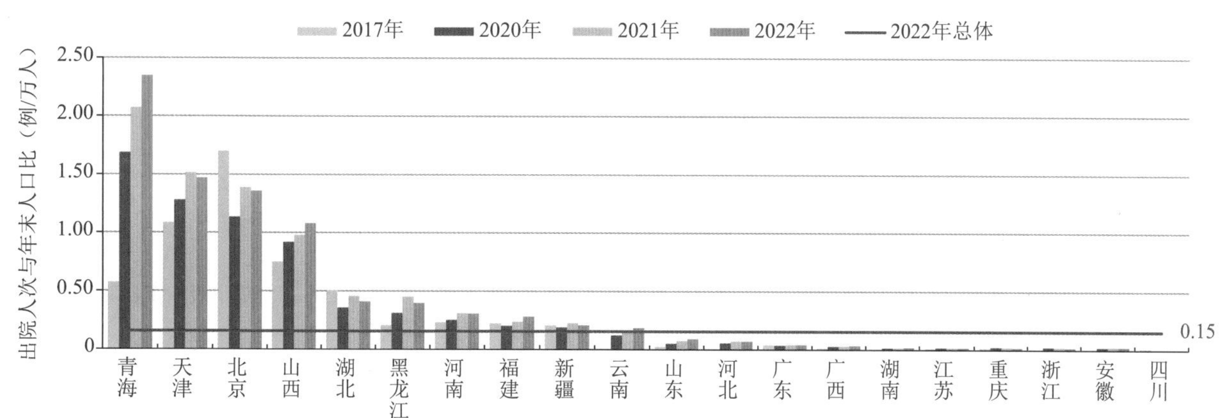

图 2-1-3-127　2017 年及 2020—2022 年各省（自治区、直辖市）心血管专科医院急性心肌梗死患者出院人次与每万人口之比

6. 异位妊娠

妇产专科医院 / 妇幼保健院，主要诊断 ICD-10 编码：O00。

因纳入分析的数据中无三级民营妇幼保健院，故后面不进行相关的数据展示。

（1）全国情况

2022 年全国妇产专科医院异位妊娠患者住院死亡率为 0，与 2017 年（0.007%）与 2021 年（0.005%）相比均有所下降；2022 年和 2021 年全国妇幼保健院异位妊娠患者住院死亡率均为 0，与 2017 年（0.004%）相比均下降。

2022 年全国妇产专科医院异位妊娠患者 0 ～ 31 天非预期再住院率为 0.87%，与 2017 年相比有所上升，且 2020—2022 年呈逐年上升趋势。2022 年各级各类妇产专科医院异位妊娠患者 0 ～ 31 天非预期再住院率与 2021 年相比均有所上升，其中，三级民营妇产专科医院最高（1.04%），二级民营妇产专科医院最低（0.56%）（图 2-1-3-128）。

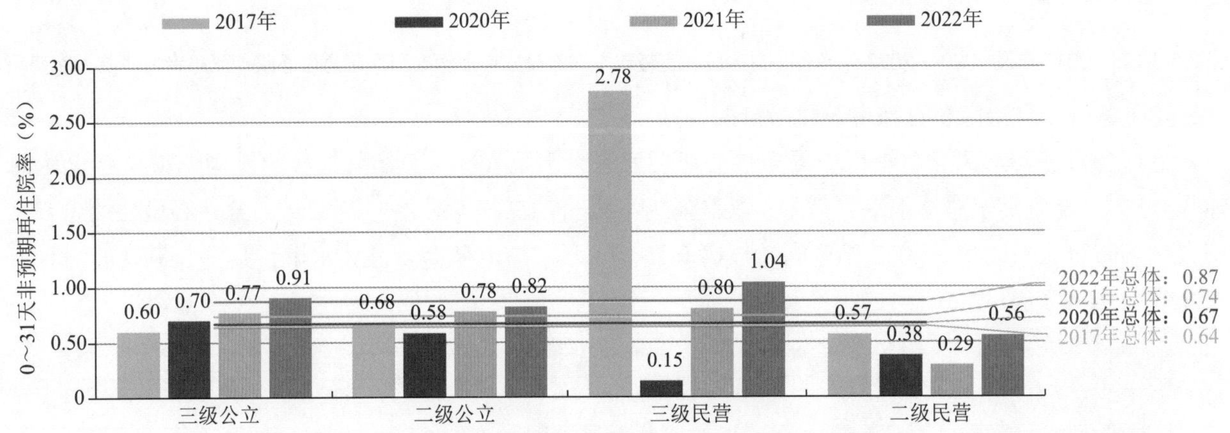

图 2-1-3-128　2017 年及 2020—2022 年全国各级各类妇产专科医院异位妊娠患者 0 ～ 31 天非预期再住院率

2022 年全国妇幼保健院异位妊娠患者 0 ～ 31 天非预期再住院率为 0.39%，与 2017 年相比有所下降，与 2021 年相比有所上升。2022 年各级各类妇幼保健院异位妊娠患者 0 ～ 31 天非预期再住院率与 2021 年相比均有所上升，其中，二级民营妇幼保健院最高（5.26%），三级公立妇幼保健院最低（0.31%）（图 2-1-3-129）。

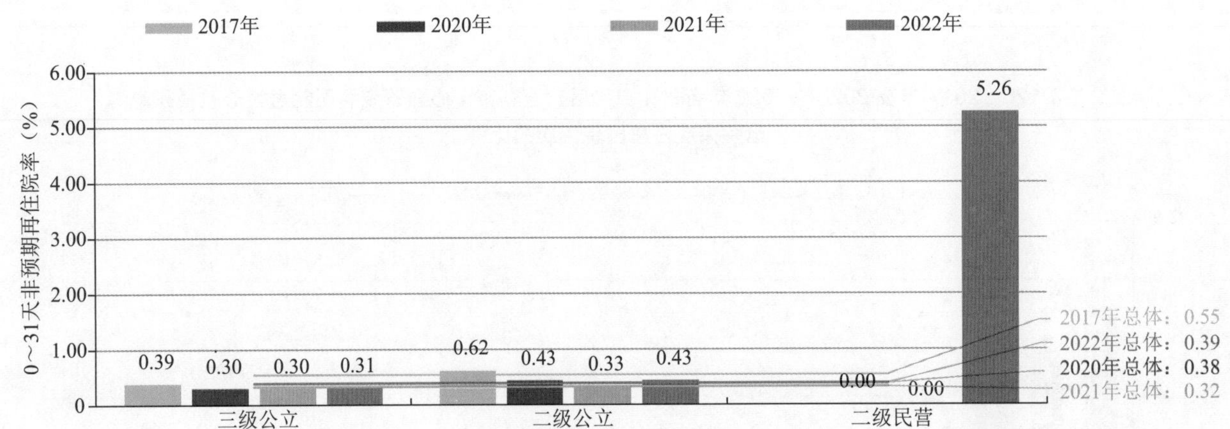

图 2-1-3-129　2017 年及 2020—2022 年全国各级各类妇幼保健院异位妊娠患者 0 ～ 31 天非预期再住院率

2022 年全国妇产专科医院异位妊娠患者平均住院日为 5.45 天，与 2017 年相比有所下降，且 2020—2022 年呈逐年下降趋势。2022 年各级各类妇产专科医院异位妊娠患者平均住院日与 2021 年相比均有所下降，其中，二级公立妇产专科医院最高（5.73 天），三级民营妇产专科医院最低（4.36 天）（图 2-1-3-130）。

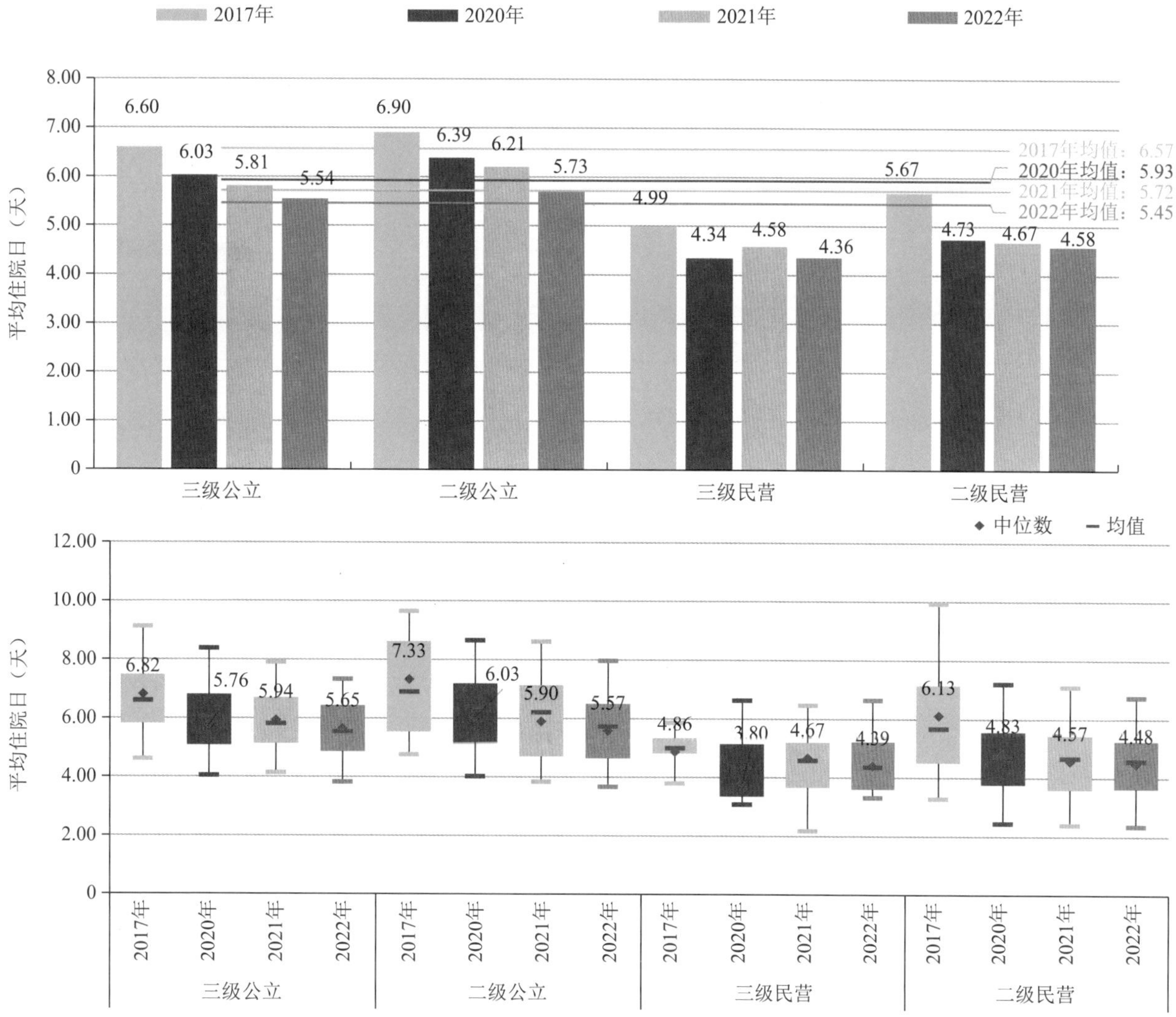

图 2-1-3-130 2017 年及 2020—2022 年全国各级各类妇产专科医院异位妊娠患者平均住院日

2022 年全国妇幼保健院异位妊娠患者平均住院日为 5.27 天，与 2017 年和 2021 年相比均有所下降。2022 年各级各类妇幼保健院异位妊娠患者平均住院日与 2021 年相比均有所下降，其中，二级公立妇幼保健院最高（5.27 天），二级民营妇幼保健院最低（3.64 天）（图 2-1-3-131）。

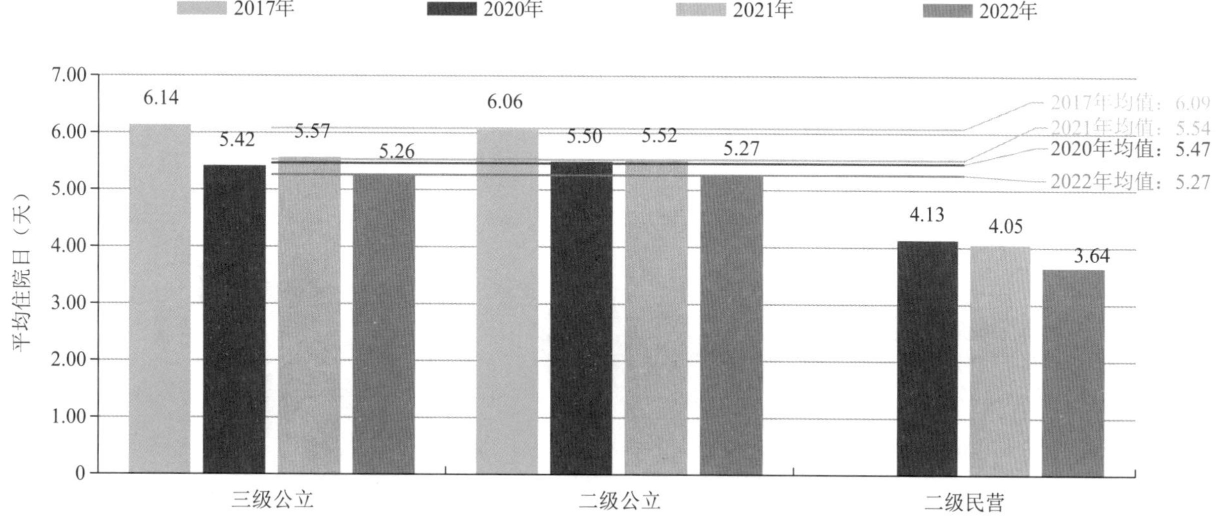

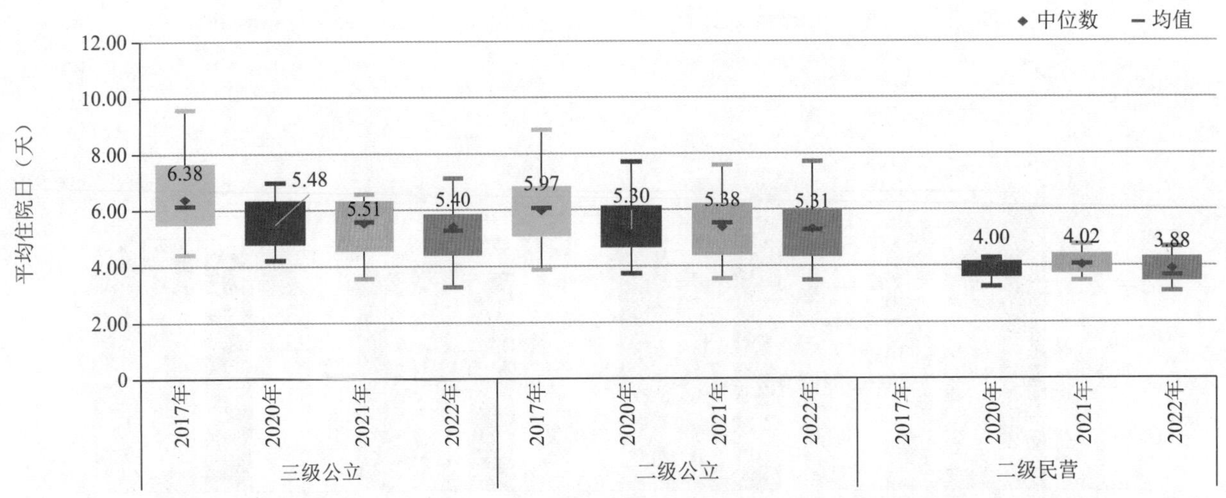

图 2-1-3-131　2017 年及 2020—2022 年全国各级各类妇幼保健院异位妊娠患者平均住院日

2022 年全国妇产专科医院异位妊娠患者每住院人次费用为 8322.68 元，与 2017 年相比有所上升，但 2020—2022 年呈逐年下降趋势。2022 年三级公立和二级公立妇产专科医院异位妊娠患者每住院人次费用与 2021 年相比有所下降，三级民营和二级民营妇产专科医院异位妊娠患者每住院人次费用与 2021 年相比有所上升，其中，三级民营妇产专科医院最高（12 211.87 元），二级公立妇产专科医院最低（6701.73 元）（图 2–1–3–132）。

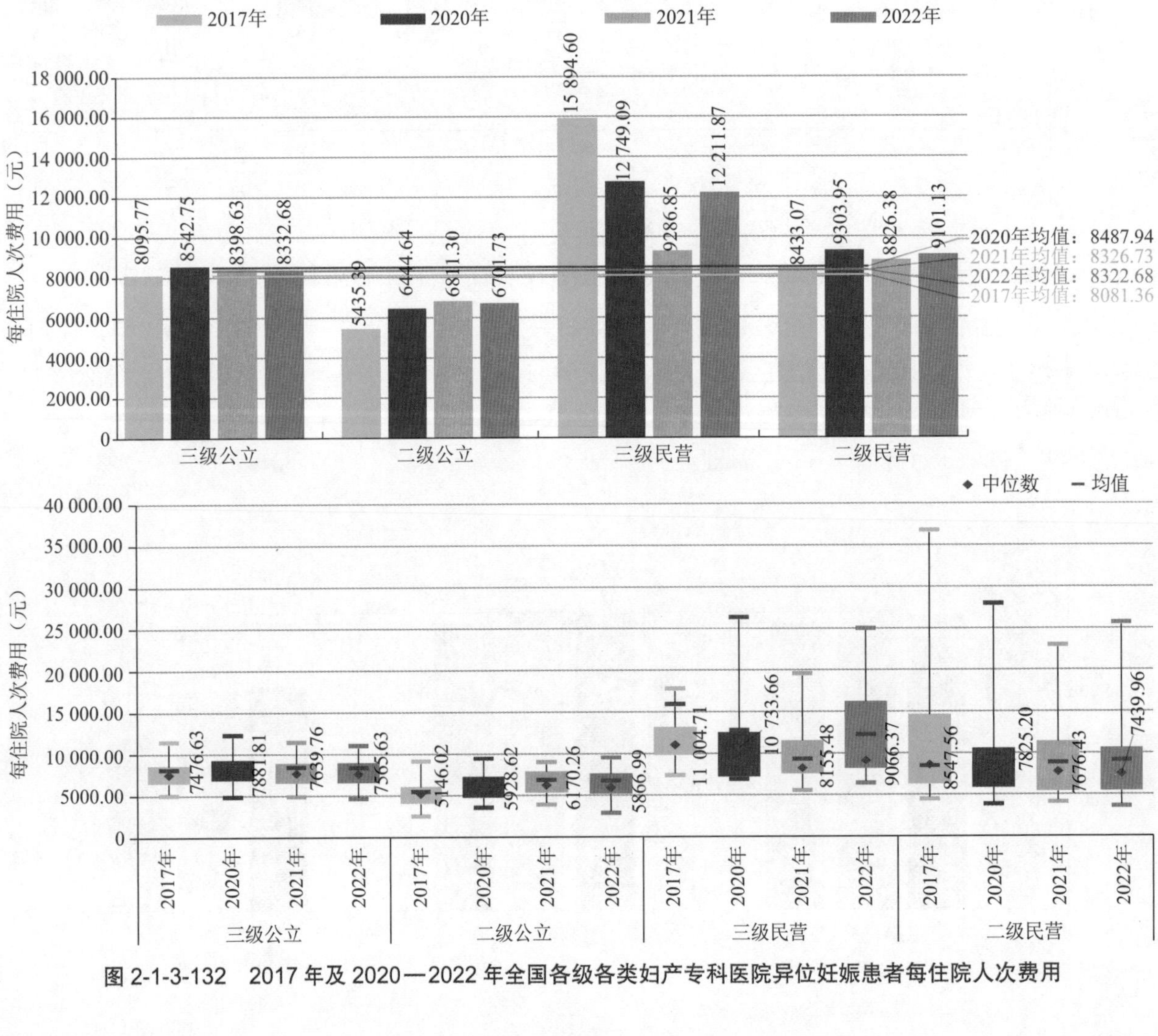

图 2-1-3-132　2017 年及 2020—2022 年全国各级各类妇产专科医院异位妊娠患者每住院人次费用

2022 年全国妇幼保健院异位妊娠患者每住院人次费用为 6957.60 元，与 2017 年相比有所上升，但 2020—2022 年呈逐年下降趋势。2022 年二级公立妇幼保健院异位妊娠患者每住院人次费用与 2021 年相比有所下降，三级公立、二级民营妇幼保健院异位妊娠患者每住院人次费用与 2021 年相比有所上升，其中，二级民营妇幼保健院最高（11 287.87 元），二级公立妇幼保健院最低（6214.17 元）（图 2-1-3-133）。

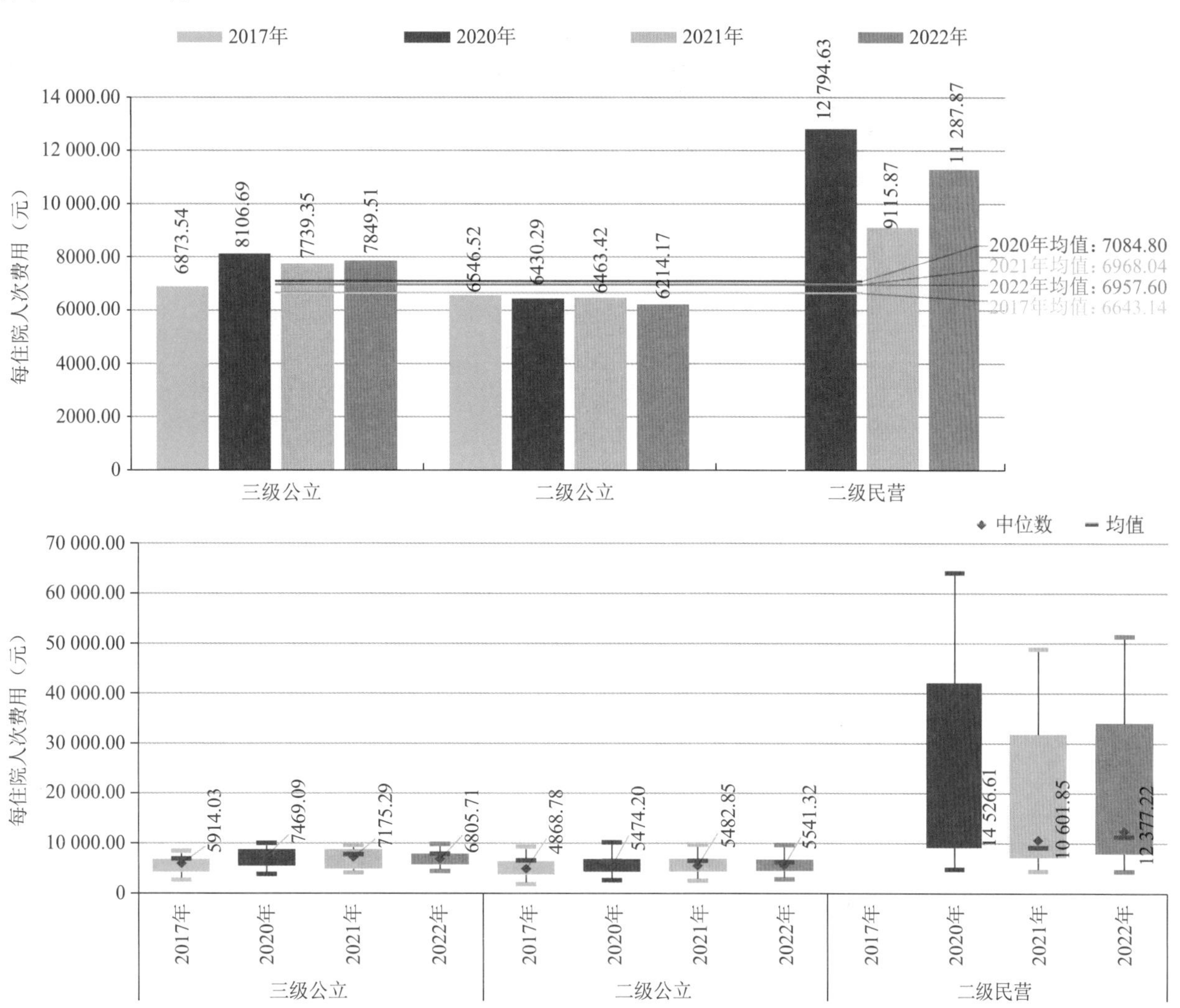

图 2-1-3-133　2017 年及 2020—2022 年全国各级各类妇幼保健院异位妊娠患者每住院人次费用

（2）各省（自治区、直辖市）情况

1）住院死亡率

因 2022 年全国公立医院该病种整体住院死亡率为 0，故不展开分析。

2）0 ～ 31 天非预期再住院率

分析各省（自治区、直辖市）的异位妊娠患者 0 ～ 31 天非预期再住院率，2022 年二级公立妇产专科医院总体为 0.82%，其中最高的为江西（1.68%）（图 2-1-3-134）；2022 年三级公立妇产专科医院总体为 0.91%，其中，最高的为上海（3.82%）（图 2-1-3-135）；2022 年二级公立妇幼保健院总体为 0.43%，其中，最高的为吉林（2.34%）（图 2-1-3-136）；2022 年三级公立妇幼保健院总体为 0.31%，其中，最高的为湖北（0.96%）（图 2-1-3-137）。

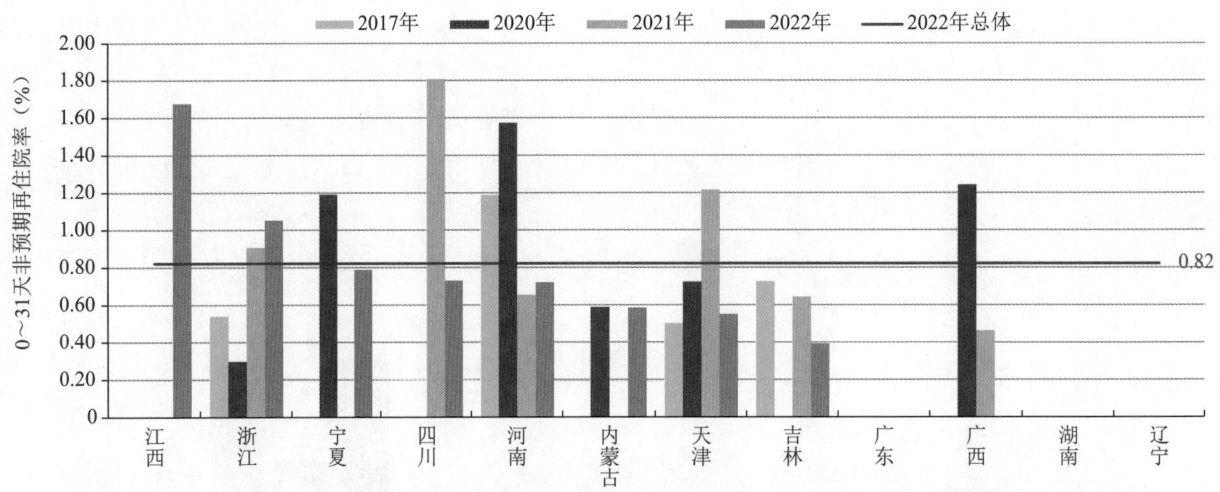

图 2-1-3-134　2017 年及 2020—2022 年各省（自治区、直辖市）二级公立妇产专科医院异位妊娠患者 0～31 天非预期再住院率

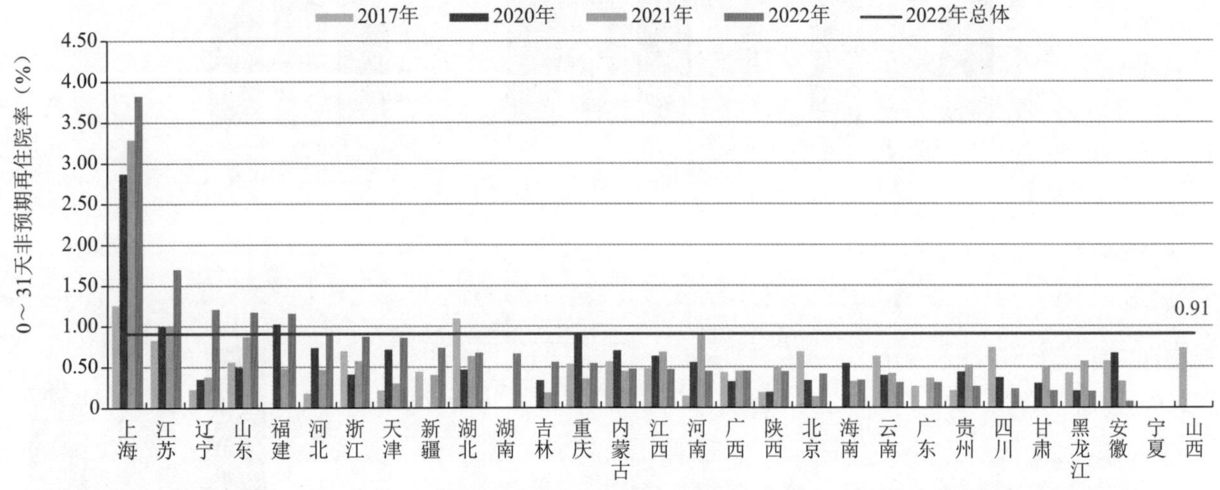

图 2-1-3-135　2017 年及 2020—2022 年各省（自治区、直辖市）三级公立妇产专科医院异位妊娠患者 0～31 天非预期再住院率

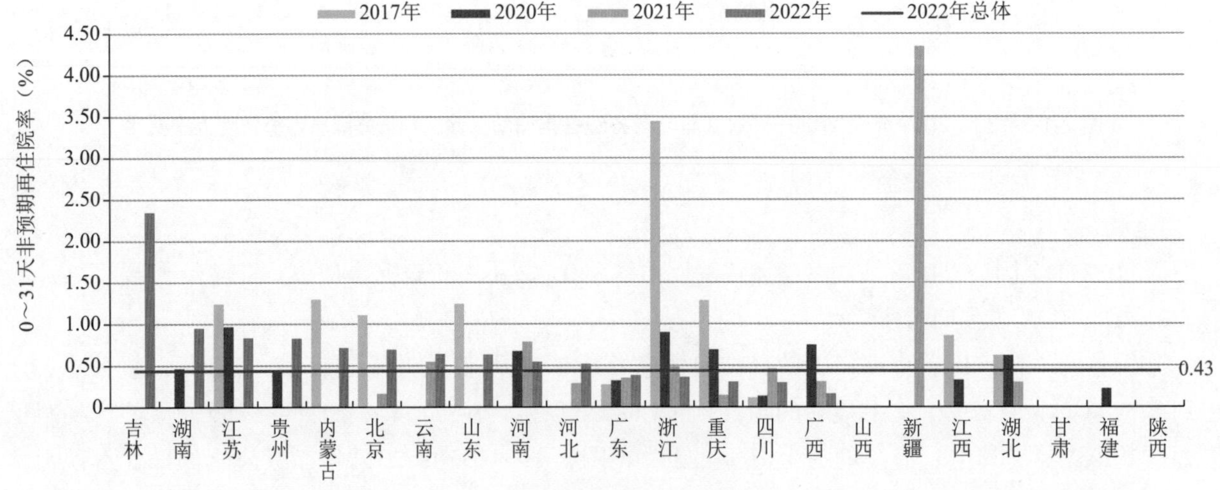

图 2-1-3-136　2017 年及 2020—2022 年各省（自治区、直辖市）二级公立妇幼保健院异位妊娠患者 0～31 天非预期再住院率

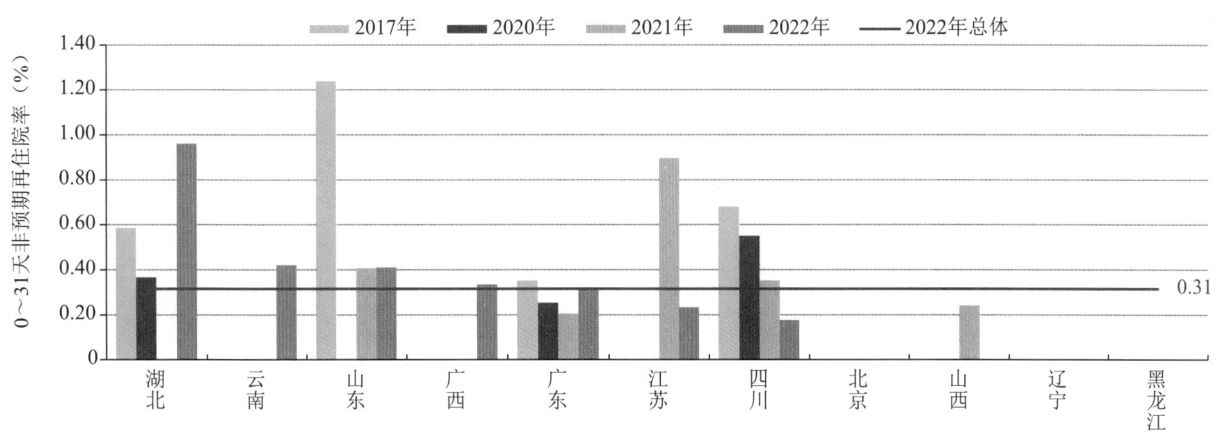

图 2-1-3-137 2017 年及 2020—2022 年各省（自治区、直辖市）三级公立妇幼保健院异位妊娠患者 0～31 天非预期再住院率

3）平均住院日

分析各省（自治区、直辖市）的异位妊娠患者平均住院日，2022 年二级公立妇产专科医院均值为 5.73 天，其中，最高的为广东（6.69 天），最低的为四川（4.21 天）（图 2-1-3-138）；2022 年三级公立妇产专科医院均值为 5.54 天，其中，最高的为福建（7.77 天），最低的为天津（3.93 天）（图 2-1-3-139）；2022 年二级公立妇幼保健院均值为 5.27 天，其中，最高的为新疆（7.83 天），最低的为内蒙古（3.66 天）（图 2-1-3-140）；2022 年三级公立妇幼保健院均值为 5.26 天，其中，最高的为江苏（8.48 天），最低的为黑龙江（2.84 天）（图 2-1-3-141）。

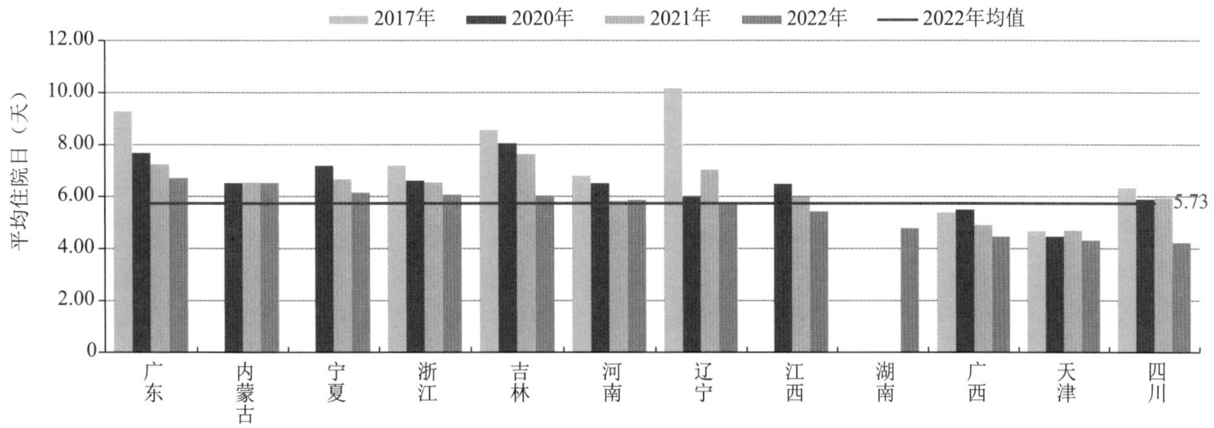

图 2-1-3-138 2017 年及 2020—2022 年各省（自治区、直辖市）二级公立妇产专科医院异位妊娠患者平均住院日

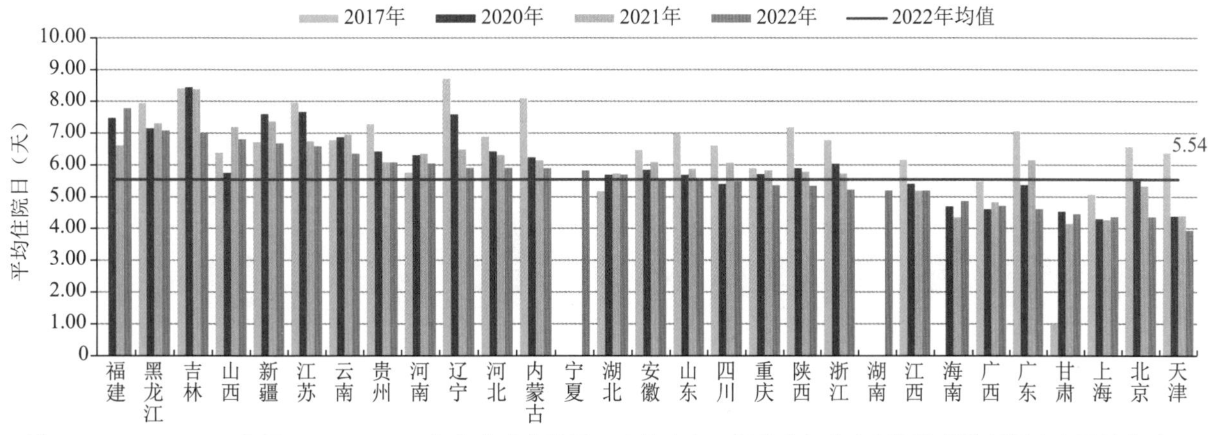

图 2-1-3-139 2017 年及 2020—2022 年各省（自治区、直辖市）三级公立妇产专科医院异位妊娠患者平均住院日

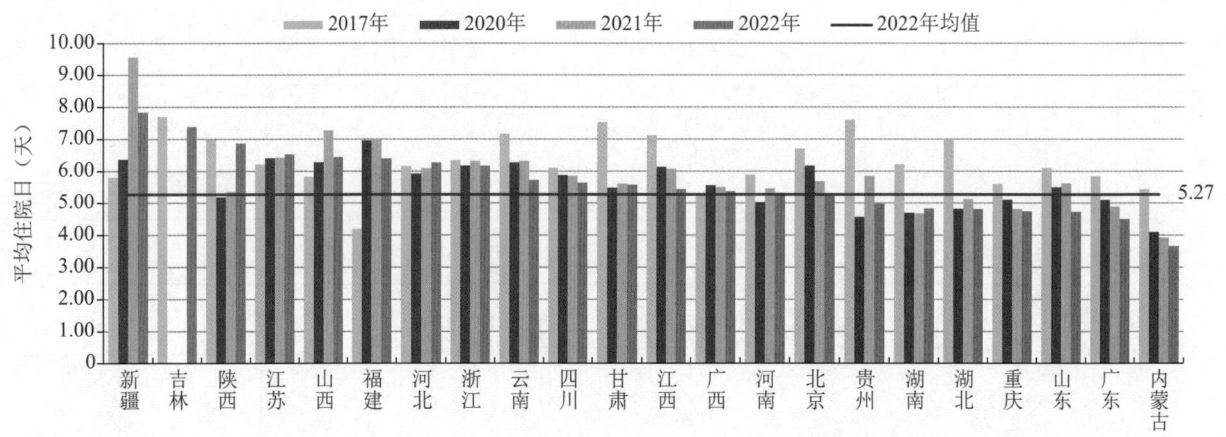

图 2-1-3-140　2017 年及 2020—2022 年各省（自治区、直辖市）二级公立妇幼保健院异位妊娠患者平均住院日

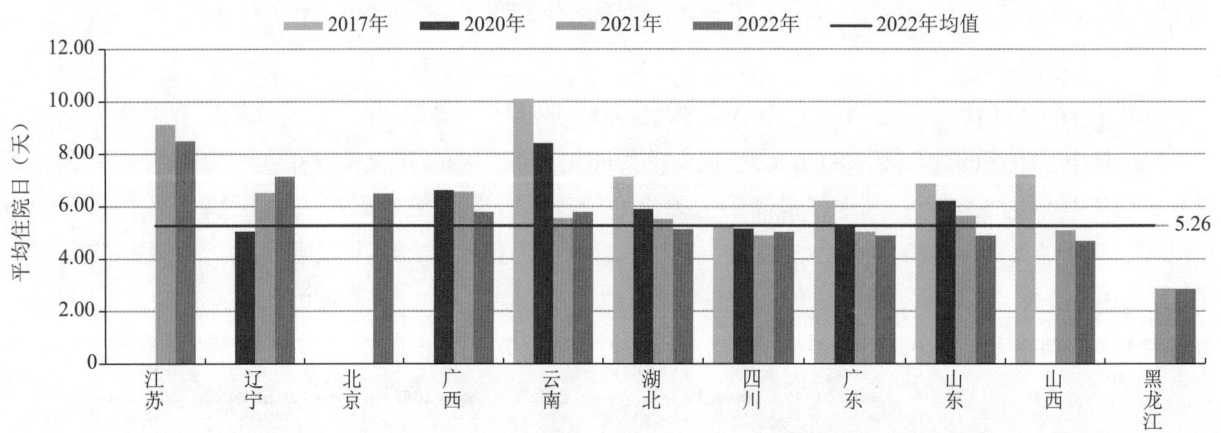

图 2-1-3-141　2017 年及 2020—2022 年各省（自治区、直辖市）三级公立妇幼保健院异位妊娠患者平均住院日

4）每住院人次费用

分析各省（自治区、直辖市）的异位妊娠患者每住院人次费用，2022 年二级公立妇产专科医院均值为 6701.73 元，其中，最高的为天津（8932.16 元），最低的为河南（5465.64 元）（图 2-1-3-142）；2022 年三级公立妇产专科医院均值为 8332.68 元，其中，最高的为湖北（10 941.70 元），最低的为宁夏（4530.31 元）（图 2-1-3-143）；2022 年二级公立妇幼保健院均值为 6214.17 元，其中，最高的为广东（8679.51 元），最低的为云南（3743.22 元）（图 2-1-3-144）；2022 年三级公立妇幼保健院均值为 7849.51 元，其中，最高的为江苏（9634.91 元），最低的为云南（4411.80 元）（图 2-1-3-145）。

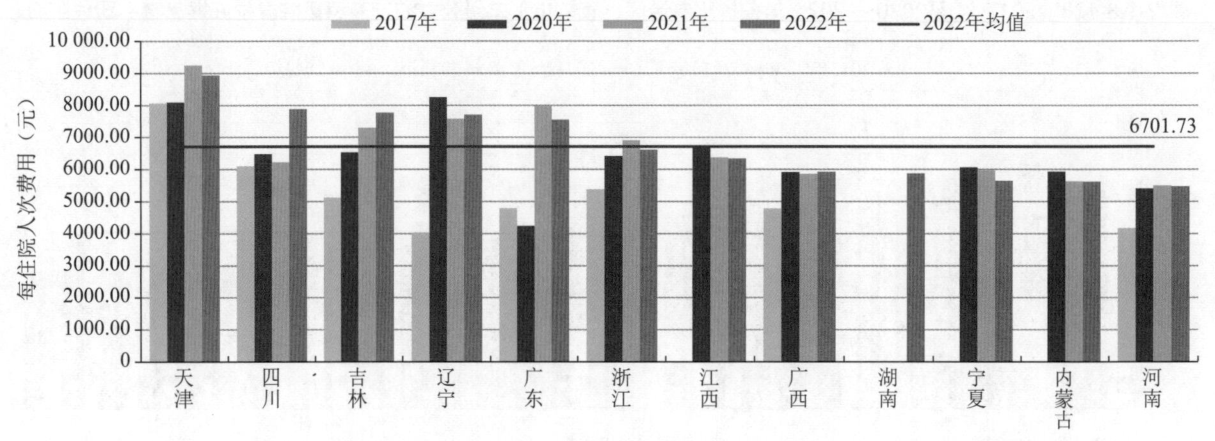

图 2-1-3-142　2017 年及 2020—2022 年各省（自治区、直辖市）二级公立妇产专科医院异位妊娠患者每住院人次费用

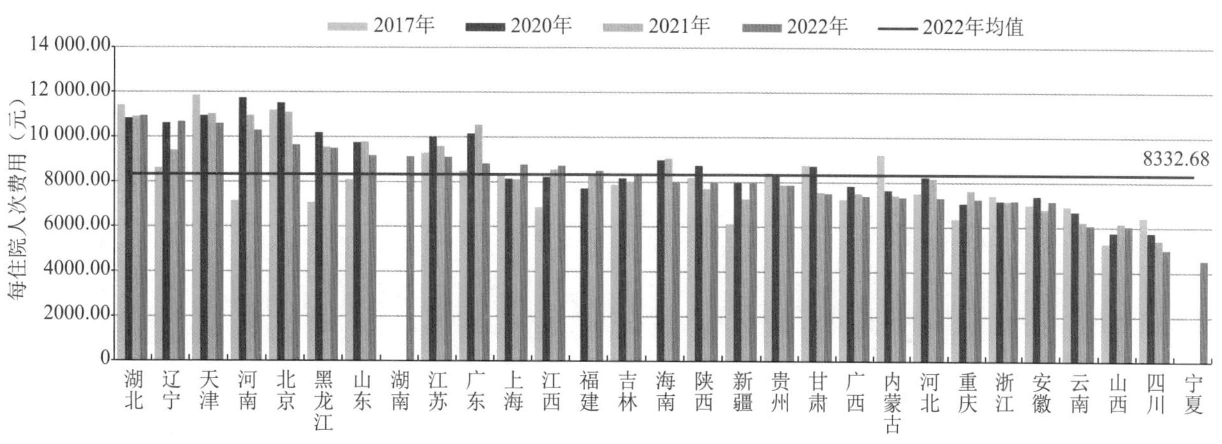

图 2-1-3-143　2017 年及 2020—2022 年各省（自治区、直辖市）三级公立妇产专科医院异位妊娠患者每住院人次费用

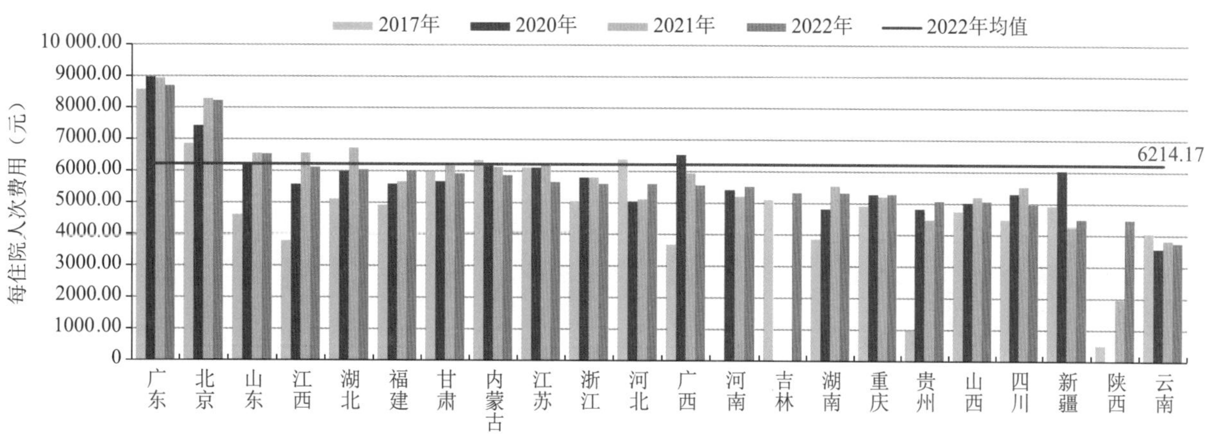

图 2-1-3-144　2017 年及 2020—2022 年各省（自治区、直辖市）二级公立妇幼保健院异位妊娠患者每住院人次费用

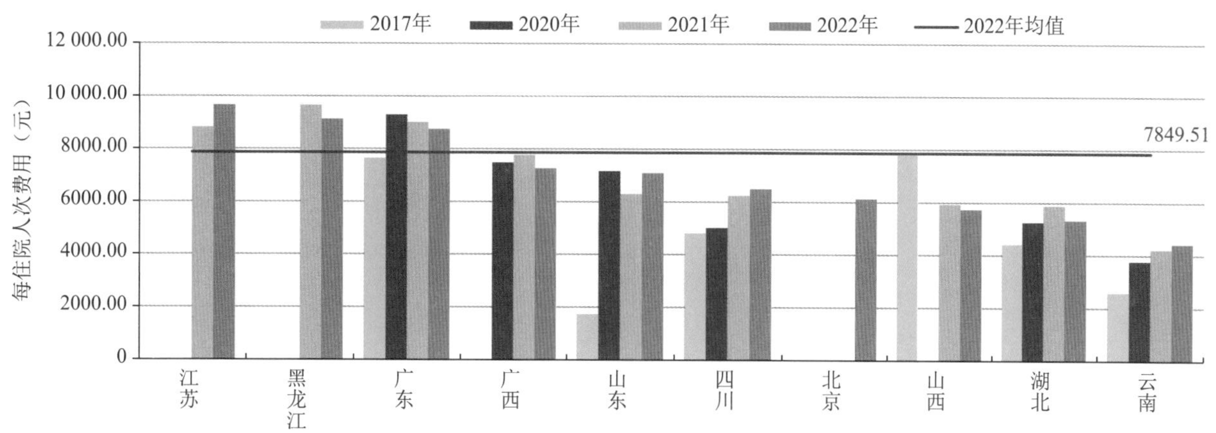

图 2-1-3-145　2017 年及 2020—2022 年各省（自治区、直辖市）三级公立妇幼保健院异位妊娠患者每住院人次费用

（3）各省（自治区、直辖市）收治情况

分析各省（自治区、直辖市）的异位妊娠患者出院人次占总出院人次的比例，2022 年全国总体为 1.73%，17 省高于总体水平，其中，最高的为天津（3.44%）（图 2–1–3–146）。异位妊娠患者出院人次与每万人口之比，2022 年全国总体为 0.63 例 / 万人，14 省高于总体水平，其中，最高的为宁夏（14.79 例 / 万人）（图 2–1–3–147）。

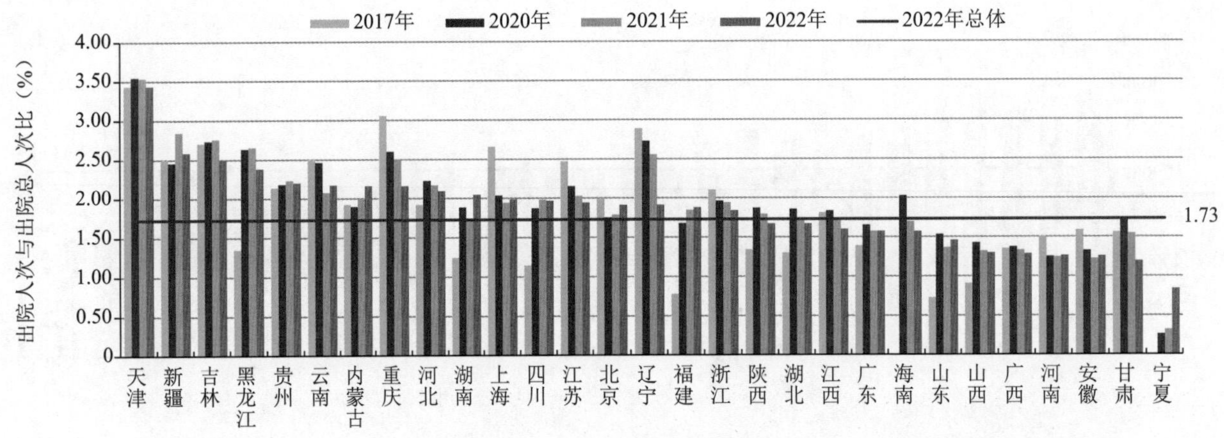

图 2-1-3-146　2017 年及 2020—2022 年各省（自治区、直辖市）妇产 / 妇幼医院异位妊娠患者出院人次占总出院人次的比例

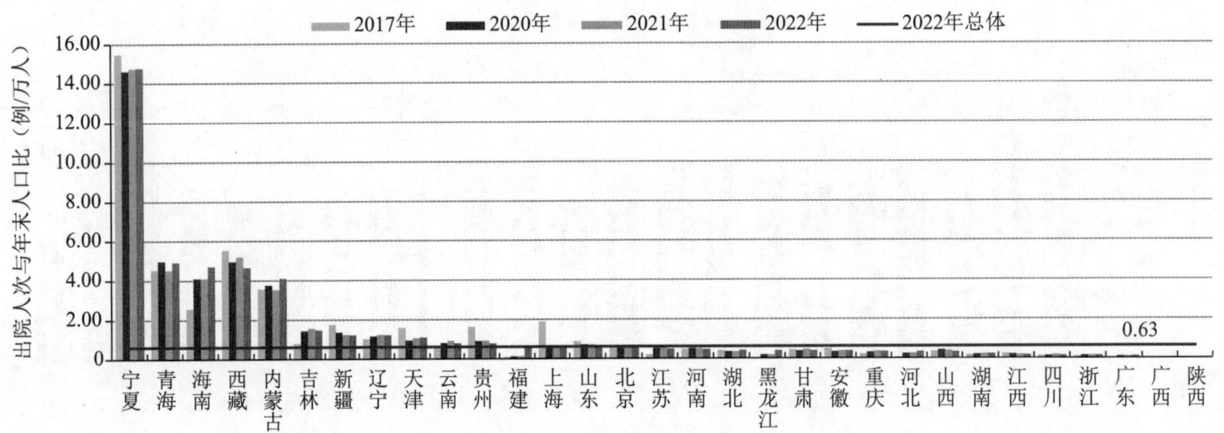

图 2-1-3-147　2017 年及 2020—2022 年各省（自治区、直辖市）妇产 / 妇幼医院异位妊娠患者出院人次与每万人口之比

第四节　重点手术相关指标分析

本部分数据来源于 HQMS 中上报的病案首页信息，经数据清洗，纳入分析的各类医院重点手术分布情况见表 2-1-4-1。2022 年二级和三级综合医院重点手术患者出院人次数为 1650.66 万，专科医院合计人次数为 164.80 万，其中，委属委管医院为 71.50 万。除传染病专科和儿童专科医院外，2022 年其他各级各类医院重点手术出院人次较 2017 年有所上升；三级综合、妇产 / 妇幼专科、精神专科和口腔专科医院 2022 年重点手术出院人次相较 2021 年也有所上升。

表 2-1-4-1　2017 年及 2020—2022 年各类医院重点手术样本量

医院类型	2017 年		2020 年		2021 年		2022 年	
	医院数（家）	出院人次	医院数（家）	出院人次	医院数（家）	出院人次	医院数（家）	出院人次
委属委管	25	560 708	25	568 943	25	766 792	25	715 036
二级综合	2556	3 763 482	3553	4 591 592	3507	4 541 059	3439	4 214 740
三级综合	1436	8 456 462	1506	10 131 144	1601	12 212 835	1651	12 291 882
传染病专科	60	20 156	71	15 448	71	16 102	72	12 754
儿童专科	50	134 955	54	131 687	54	148 143	57	131 388
妇产 / 妇幼专科	372	936 642	521	1 332 202	523	1 385 079	539	1 472 991
精神专科	54	12	132	64	173	131	204	204
口腔专科	42	7124	47	5009	47	6454	48	7412
心血管专科	18	19 541	26	18 905	26	25 594	25	23 217
合计	4588	13 338 374	5910	16 226 051	6002	18 335 397	6035	18 154 588

注：委属委管医院的样本情况已经包含在三级综合和专科医院的数据中，故合计未纳入。

此处仅展示综合医院 24 个重点手术的患者人次数、出院人次占总出院患者比和占常住地年末每万人口比例。由于专科医院上报的重点手术医院数量及出院人次远低于综合医院，故此处不具体描述其整体情况，专科医院的具体分析术种见下文。

2017 年及 2020—2022 年各类各级综合医院重点手术住院患者中，进行阴道分娩手术的患者人次最多，其次为剖宫产手术（图 2-1-4-1）。

2017 年及 2020—2022 年各级各类综合医院重点手术患者人次占总出院患者人次的比例变化不大。2022 年委属委管、三级公立和二级民营综合医院重点手术患者人次占总出院患者人次的比例较 2021 年有所增加，其余各级各类综合医院较 2021 年均有所下降，其中委属委管综合医院占比最高，其次是三级公立综合医院，具体情况见图 2-1-4-2。

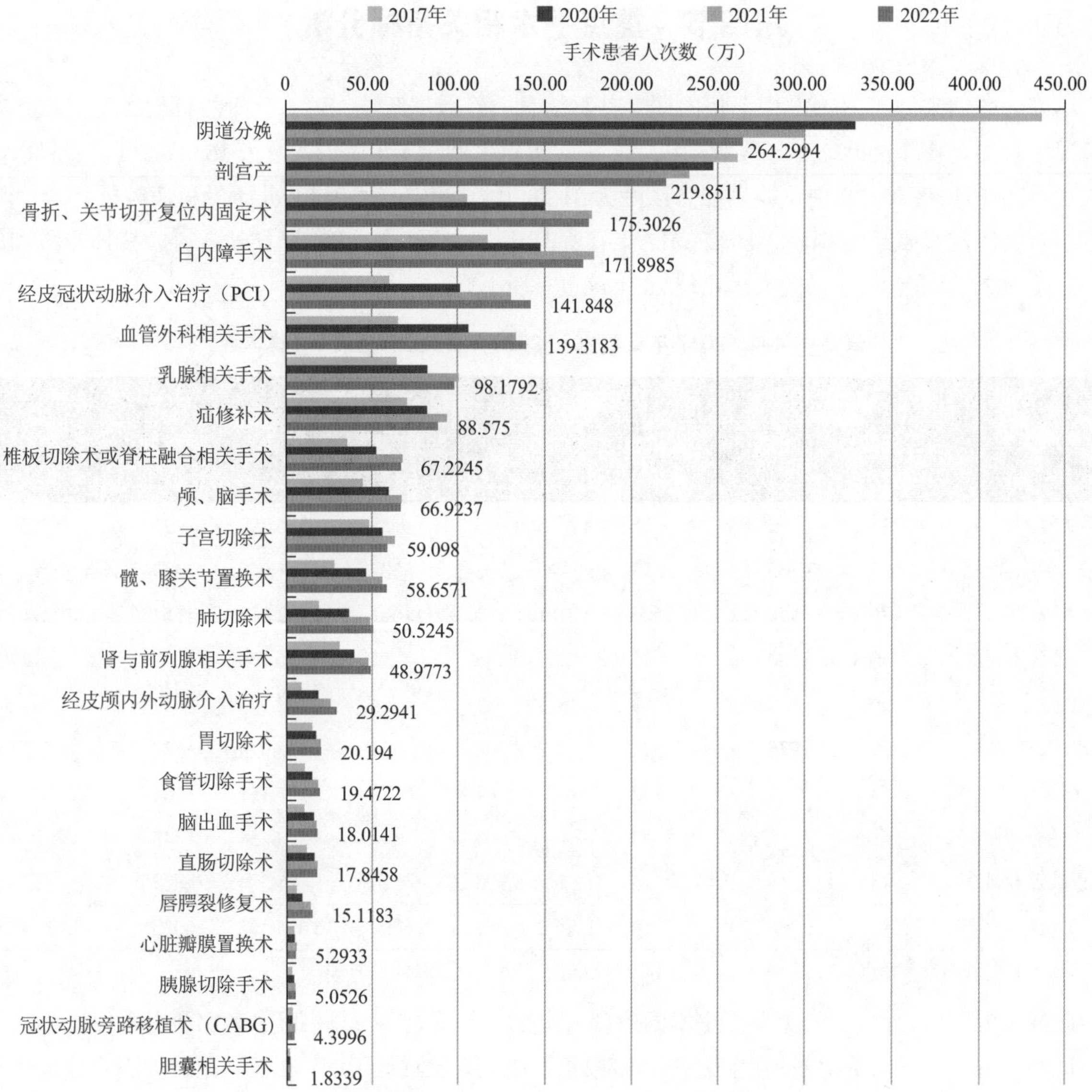

2017年
2020年
2021年
2022年
手术患者人次数（万）
0
50.00
100.00
150.00
200.00
250.00
300.00
350.00
400.00
450.00
阴道分娩
264.2994
剖宫产
219.8511
骨折、关节切开复位内固定术
175.3026
白内障手术
171.8985
经皮冠状动脉介入治疗（PCI）
141.848
血管外科相关手术
139.3183
乳腺相关手术
98.1792
疝修补术
88.575
椎板切除术或脊柱融合相关手术
67.2245
颅、脑手术
66.9237
子宫切除术
59.098
髋、膝关节置换术
58.6571
肺切除术
50.5245
肾与前列腺相关手术
48.9773
经皮颅内外动脉介入治疗
29.2941
胃切除术
20.194
食管切除手术
19.4722
脑出血手术
18.0141
直肠切除术
17.8458
唇腭裂修复术
15.1183
心脏瓣膜置换术
5.2933
胰腺切除手术
5.0526
冠状动脉旁路移植术（CABG）
4.3996
胆囊相关手术
1.8339

图 2-1-4-1　2017 年及 2020—2022 年全国综合医院重点手术患者人次数

2017年
2020年
2021年
2022年
重点手术患者人次占总出院患者人次比例（%）
25.00
20.00
15.00
10.00
5.00
0
16.95
19.55
19.36
19.49
10.68
12.64
12.71
12.81
8.30
9.25
9.25
9.22
1.47
8.63
8.70
8.54
1.45
5.38
5.71
6.07
2022年总体：11.24
2021年总体：11.11
2020年总体：10.90
2017年总体：9.59
委属委管
三级公立
二级公立
三级民营
二级民营

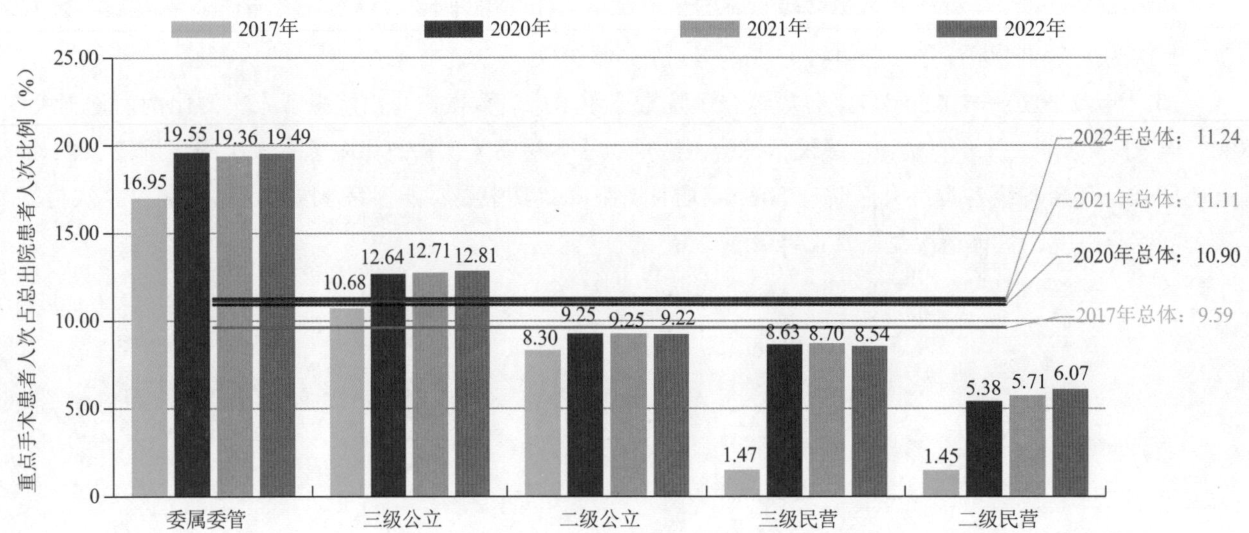

图 2-1-4-2　2017 年及 2020—2022 年全国各级各类综合医院重点手术患者人次占总出院患者人次的比例

2017 年及 2020—2021 年综合医院 24 个重点手术患者出院人次占年末每万人口比例呈逐年上升趋势，2022 年较 2021 年有所下降，具体情况见图 2-1-4-3。

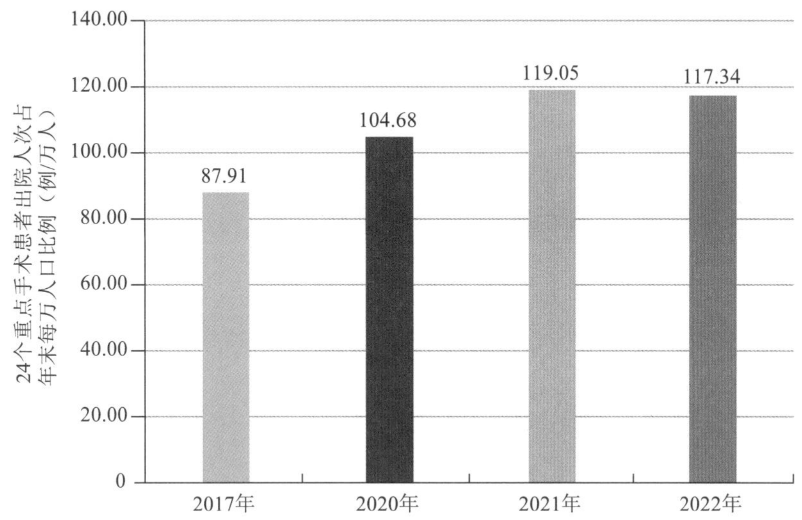

图 2-1-4-3 2017 年及 2020—2022 年综合医院 24 个重点手术患者出院人次占年末每万人口比例

2017 年及 2020—2022 年二级、三级综合医院收治患者例数最多的重点手术均为阴道分娩。2022 年三级综合医院重点手术中住院死亡率最高的为脑出血手术（6.37%），平均住院日最长的为胰腺切除手术（25.68 天），0 ～ 31 天非预期再住院率最高的为白内障手术（7.90%），每住院人次费用最高的为心脏瓣膜置换术（180 177.71 元）。2022 年二级综合医院住院死亡率最高的为颅脑手术（6.24%），平均住院日最长的为胰腺切除手术（27.00 天），0 ～ 31 天非预期再住院率最高的为白内障手术（6.24%），每住院人次费用最高的为心脏瓣膜置换术（161 932.15 元）。具体如表 2-1-4-2 所示。

2022 年纳入分析的医院中，根据上报医院数量及出院人次等因素，选取综合医院 5 个重点手术，以及心血管专科医院、妇产 / 妇幼专科医院和儿童专科医院 4 个重点手术进行分析。纳入的重点手术如下。

1. 综合医院

（1）阴道分娩（ICD-10 编码：Z37，且不包含 ICD-9-CM-3 编码：74.0-74.9）。

（2）剖宫产手术（ICD-9-CM-3 编码：74.0-74.2，74.4，74.9）。

（3）疝修补术（ICD-9-CM-3 编码：53.0-53.9，17.1，17.2）。

（4）髋、膝关节置换术（ICD-10 编码：00.70-00.78，00.80-00.87，81.51-81.55）。

（5）肺切除术（ICD-9-CM-3 编码：32.2-32.9）。

2. 专科医院

（1）心血管专科医院：体外循环和操作辅助心脏手术（ICD-9-CM-3 编码：39.61-39.66）。

（2）妇产 / 妇幼专科医院：阴道分娩（ICD-10 编码：Z37，且不包含 ICD-9-CM-3 编码：74.0-74.9），剖宫产手术（ICD-9-CM-3 编码：74.0-74.2，74.4-74.9）。

（3）儿童专科医院：疝修补术（ICD-9-CM-3 编码：53.0-53.9，17.1，17.2）。

受篇幅限制，下文选取综合医院 5 个重点手术、专科医院 4 个重点手术，共计 9 个重点手术住院患者的住院死亡率、0 ～ 31 天非预期再住院率、平均住院日、每住院人次费用等指标进行描述性分析，并通过各省（自治区、直辖市）开展重点手术人次数占该省（自治区、直辖市）全部出院患者的比例、总手术患者人次的比例、每万人口的比例展示各省（自治区、直辖市）开展重点手术的服务供给能力。

表 2-1-4-2　2017 年及 2020—2022 年各级综合医院重点手术相关质量指标

分类		三级综合				二级综合				三级综合	二级综合
手术	指标	2017 年	2020 年	2021 年	2022 年	2017 年	2020 年	2021 年	2022 年		
阴道分娩	例数	2 055 204	1 542 376	1 586 068	1 475 130	2 306 699	1 733 380	1 393 565	1 155 937		
	住院死亡率（%）	0.01	0.00	0.00	0.00	0.01	0.01	0.01	0.01		
	平均住院日（天）	3.94	3.88	3.94	3.90	3.54	3.62	3.69	3.71		
	0～31 天非预期再住院率（%）	0.06	0.04	0.03	0.02	0.16	0.08	0.05	0.04		
	每住院人次费用（元）	4624.60	5331.83	5511.93	5679.01	2887.48	3334.48	3415.94	3415.65		
剖宫产	例数	1 508 489	1 391 342	1 409 267	1 380 123	1 103 041	1 073 399	918 541	812 272		
	住院死亡率（%）	0.01	0.01	0.01	0.01	0.01	0.01	0.01	0.01		
	平均住院日（天）	6.17	6.10	6.09	5.95	6.07	6.01	6.04	5.98		
	0～31 天非预期再住院率（%）	0.02	0.01	0.02	0.01	0.03	0.03	0.02	0.01		
	每住院人次费用（元）	9336.80	10 235.70	10 187.76	10 017.32	5981.46	6614.22	6655.81	6553.79		
白内障手术	例数	825 514	970 394	1 255 795	1 245 713	346 737	488 258	514 193	461 112		
	住院死亡率（%）	0.00	0.00	0.00	0.00	0.01	0.01	0.00	0.01		
	平均住院日（天）	4.71	3.92	3.53	3.23	4.36	3.87	3.69	3.49		
	0～31 天非预期再住院率（%）	6.44	7.50	7.95	7.90	5.15	6.37	6.33	6.24		
	每住院人次费用（元）	9130.58	9535.05	8783.02	8489.99	5504.20	5830.17	5738.45	5652.70		
经皮冠状动脉介入治疗（PCI）	例数	557 428	859 513	1 113 191	1 187 763	44 985	152 444	193 445	228 962		
	住院死亡率（%）	0.65	0.79	0.74	0.77	0.64	0.78	0.83	0.82		
	平均住院日（天）	8.76	8.15	7.75	7.40	9.54	8.74	8.45	8.05		
	0～31 天非预期再住院率（%）	2.03	1.69	1.80	1.81	2.58	1.93	2.02	1.89		
	每住院人次费用（元）	53 060.87	51 616.75	36 794.91	34 362.62	47 616.80	43 513.27	30 005.96	27 337.40		
血管外科相关手术	例数	556 093	876 322	1 116 357	1 169 925	97 778	179 289	212 320	217 141		
	住院死亡率（%）	0.78	0.96	0.84	0.90	0.30	0.33	0.37	0.48		
	平均住院日（天）	13.65	12.87	12.06	11.57	11.00	11.07	10.79	10.44		
	0～31 天非预期再住院率（%）	2.34	1.97	1.86	1.69	1.64	1.73	1.64	1.60		
	每住院人次费用（元）	50 233.86	59 219.73	60 460.14	60 135.28	15 928.16	21 456.17	24 480.50	26 551.57		

续表

分类		三级综合				二级综合				三级综合	二级综合
手术	指标	2017 年	2020 年	2021 年	2022 年	2017 年	2020 年	2021 年	2022 年		
骨折、关节切开复位内固定术	例数	682 422	915 083	1 132 033	1 137 397	370 886	575 369	627 074	605 748		
	住院死亡率（%）	0.09	0.09	0.11	0.09	0.06	0.06	0.06	0.09		
	平均住院日（天）	18.62	16.39	15.61	15.07	18.16	16.66	16.27	15.70		
	0～31 天非预期再住院率（%）	0.16	0.15	0.19	0.14	0.18	0.12	0.17	0.11		
	每住院人次费用（元）	37 885.27	39 251.58	39 413.95	36 148.73	22 685.82	23 066.67	23 458.93	20 930.44		
乳腺相关手术	例数	565 089	701 595	877 297	865 152	80 893	121 600	127 041	114 847		
	住院死亡率（%）	0.02	0.00	0.00	0.01	0.01	0.00	0.01	0.01		
	平均住院日（天）	7.72	6.52	5.69	5.39	8.11	7.69	7.24	6.81		
	0～31 天非预期再住院率（%）	0.68	0.44	0.49	0.48	1.43	0.95	0.69	0.47		
	每住院人次费用（元）	11 898.25	12 880.36	12 467.28	12 244.92	7425.40	8480.93	8519.32	8324.77		
疝修补术	例数	429 021	477 555	588 452	574 729	276 102	343 259	346 513	308 056		
	住院死亡率（%）	0.09	0.09	0.08	0.10	0.05	0.05	0.05	0.06		
	平均住院日（天）	7.14	6.41	6.08	5.79	7.28	6.85	6.71	6.47		
	0～31 天非预期再住院率（%）	0.11	0.08	0.09	0.06	0.16	0.07	0.11	0.05		
	每住院人次费用（元）	11 958.91	13 862.22	14 025.07	14 153.41	6895.95	8023.65	8329.20	8387.47		
椎板切除术或脊柱融合相关手术	例数	309 759	435 798	572 791	574 261	45 189	86 114	104 669	94 792		
	住院死亡率（%）	0.12	0.10	0.09	0.10	0.08	0.08	0.05	0.09		
	平均住院日（天）	15.96	14.29	13.18	12.61	15.20	14.42	13.77	13.41		
	0～31 天非预期再住院率（%）	0.57	0.52	0.57	0.49	0.94	0.93	1.03	0.84		
	每住院人次费用（元）	54 810.25	56 638.95	56 187.35	55 025.61	28 783.44	30 233.51	30 269.36	31 073.40		
颅、脑手术	例数	353 199	468 458	546 934	545 878	91 046	129 582	126 625	122 562		
	住院死亡率（%）	4.60	4.65	4.33	4.35	6.07	6.11	6.24	6.24		
	平均住院日（天）	23.80	23.02	21.79	21.31	21.56	22.36	22.12	21.64		
	0～31 天非预期再住院率（%）	1.19	0.95	1.12	0.84	1.58	1.36	1.40	1.04		
	每住院人次费用（元）	71 553.91	80 699.35	81 616.94	82 088.15	44 170.52	50 162.78	52 559.74	52 227.71		

续表

分类		三级综合				二级综合				三级综合	二级综合
手术	指标	2017 年	2020 年	2021 年	2022 年	2017 年	2020 年	2021 年	2022 年		
肺切除术	例数	175 818	339 783	458 514	478 447	12 721	24 385	28 070	26 209		
	住院死亡率（%）	0.23	0.13	0.11	0.10	0.43	0.22	0.20	0.18		
	平均住院日（天）	16.16	13.24	11.78	11.02	16.23	16.34	15.08	14.27		
	0～31 天非预期再住院率（%）	0.77	0.33	0.30	0.24	2.42	1.24	0.77	0.38		
	每住院人次费用（元）	54 667.88	55 827.98	54 772.55	52 452.23	32 311.09	39 285.81	40 366.40	39 302.70		
子宫切除术	例数	362 763	419 731	497 353	473 785	117 682	140 507	137 233	116 263		
	住院死亡率（%）	0.04	0.03	0.02	0.03	0.06	0.05	0.04	0.04		
	平均住院日（天）	12.26	11.74	11.10	10.76	11.06	11.18	11.01	10.83		
	0～31 天非预期再住院率（%）	0.39	0.20	0.20	0.11	0.32	0.29	0.25	0.13		
	每住院人次费用（元）	21 778.40	24 736.13	24 531.51	24 458.39	11 148.13	13 545.51	13 845.63	14 041.89		
髋、膝关节置换术	例数	220 987	325 489	413 835	436 122	58 742	135 967	143 736	148 122		
	住院死亡率（%）	0.22	0.19	0.19	0.17	0.25	0.18	0.17	0.23		
	平均住院日（天）	16.35	14.01	12.97	12.52	19.05	16.69	16.03	15.48		
	0～31 天非预期再住院率（%）	0.44	0.48	0.52	0.44	0.48	0.47	0.59	0.59		
	每住院人次费用（元）	60 794.61	59 254.20	56 795.88	42 217.10	41 342.01	42 408.35	41 336.54	31 925.04		
肾与前列腺相关手术	例数	243 215	297 148	374 744	389 814	66 327	95 659	100 191	98 697		
	住院死亡率（%）	0.17	0.15	0.16	0.13	0.09	0.10	0.09	0.09		
	平均住院日（天）	15.46	13.89	13.01	12.47	14.34	13.40	13.10	12.62		
	0～31 天非预期再住院率（%）	0.46	0.34	0.38	0.27	0.64	0.55	0.50	0.31		
	每住院人次费用（元）	31 527.95	33 168.20	32 641.67	32 052.95	14 919.11	15 598.32	15 651.75	15 123.74		
经皮颅内外动脉介入治疗	例数	73 808	169 456	237 501	265 820	11 305	16 714	19 478	26 837		
	住院死亡率（%）	1.51	2.14	1.92	1.93	0.39	1.44	1.82	2.04		
	平均住院日（天）	15.64	15.10	14.32	13.91	10.52	14.78	15.86	14.96		
	0～31 天非预期再住院率（%）	1.21	0.97	0.99	0.83	1.59	1.47	1.03	1.03		
	每住院人次费用（元）	111 937.56	120 402.07	120 384.02	119 137.96	27 534.37	75 229.30	105 176.38	104 801.64		

续表

手术	指标	三级综合 2017年	三级综合 2020年	三级综合 2021年	三级综合 2022年	二级综合 2017年	二级综合 2020年	二级综合 2021年	二级综合 2022年	三级综合	二级综合
胃切除术	例数	128 171	150 778	178 325	183 256	20 620	21 965	21 181	18 394		
	住院死亡率（%）	0.48	0.65	0.57	0.58	0.44	0.64	0.67	0.72		
	平均住院日（天）	20.02	20.03	18.78	17.97	19.23	21.92	21.49	21.27		
	0～31天非预期再住院率（%）	1.21	0.37	0.40	0.20	3.55	2.48	1.53	0.60		
	每住院人次费用（元）	60 348.38	70 803.61	71 772.71	70 109.64	33 357.20	44 308.09	46 947.50	46 935.93		
食管切除术	例数	93 592	133 739	165 257	173 612	10 590	15 047	19 307	20 474		
	住院死亡率（%）	0.46	0.53	0.44	0.49	0.75	0.43	0.47	0.48		
	平均住院日（天）	15.65	13.83	12.38	11.68	15.30	15.51	13.19	11.29		
	0～31天非预期再住院率（%）	3.08	2.56	2.73	2.65	3.34	2.39	1.69	1.38		
	每住院人次费用（元）	41 652.17	40 548.90	36 954.16	34 717.44	24 039.93	29 280.33	25 080.62	20 966.77		
直肠切除术	例数	95 586	130 425	148 664	150 222	19 899	31 042	30 691	27 484		
	住院死亡率（%）	0.22	0.30	0.29	0.27	0.15	0.19	0.23	0.23		
	平均住院日（天）	19.18	18.05	17.20	16.66	15.72	15.86	15.88	15.69		
	0～31天非预期再住院率（%）	0.95	0.37	0.41	0.21	2.32	1.74	1.23	0.62		
	每住院人次费用（元）	51 101.67	55 413.80	55 009.13	54 020.62	22 383.00	25 424.27	26 845.45	26 487.02		
脑出血手术	例数	73 904	108 691	122 796	127 056	28 114	50 577	51 267	52 904		
	住院死亡率（%）	6.45	6.79	6.30	6.37	5.25	5.09	4.73	4.94		
	平均住院日（天）	25.65	25.67	24.67	23.88	22.62	23.34	22.62	22.17		
	0–31天非预期再住院率（%）	2.14	1.28	1.61	0.93	2.87	1.53	1.64	1.04		
	每住院人次费用（元）	78 262.19	87 942.93	88 347.28	86 896.38	49 057.16	54 601.17	54 343.23	53 359.18		
唇腭裂修复术	例数	48 458	72 356	115 721	125 026	8 368	18 207	23 500	25 968		
	住院死亡率（%）	0.09	0.13	0.08	0.10	0.26	0.19	0.24	0.18		
	平均住院日（天）	9.57	8.93	7.91	7.43	9.20	8.89	8.54	8.10		
	0～31天非预期再住院率（%）	0.34	0.19	0.16	0.13	0.15	0.31	0.19	0.11		
	每住院人次费用（元）	15 332.96	18 223.92	16 826.98	16 234.62	8050.32	9022.95	9425.37	9643.62		

续表

分类		三级综合				二级综合				三级综合	二级综合
手术	指标	2017 年	2020 年	2021 年	2022 年	2017 年	2020 年	2021 年	2022 年		
心脏瓣膜置换术	例数	41 108	44 886	56 365	52 686	190	149	196	187		
	住院死亡率（%）	1.75	1.93	1.82	1.91	4.21	3.36	4.59	1.07		
	平均住院日（天）	24.36	24.35	23.09	22.75	24.22	24.06	27.28	22.13		
	0～31 天非预期再住院率（%）	0.46	0.44	0.45	0.28	3.13	1.44	1.09	0.00		
	每住院人次费用（元）	134 197.42	163 651.95	171 908.69	180 177.71	158 987.36	108 086.53	137 899.64	161 932.15		
胰腺切除手术	例数	27 684	39 527	47 103	48 346	1288	2387	2426	2111		
	住院死亡率（%）	1.33	1.50	1.20	1.20	2.10	1.34	1.81	1.52		
	平均住院日（天）	28.12	27.62	26.26	25.68	28.16	28.93	28.73	27.00		
	0～31 天非预期再住院率（%）	1.23	0.81	0.83	0.60	2.06	1.66	1.00	1.20		
	每住院人次费用（元）	92 993.60	101 388.02	101 478.71	100 143.53	51 658.92	60 104.96	61 345.39	58 366.96		
冠状动脉旁路移植术（CABG）	例数	31 476	31 259	46 840	43 645	647	292	459	316		
	住院死亡率（%）	2.09	2.45	2.29	2.39	1.85	1.37	2.18	1.58		
	平均住院日（天）	24.09	24.38	23.32	23.14	13.76	17.32	21.29	20.74		
	0～31 天非预期再住院率（%）	0.78	0.58	0.51	0.50	1.36	2.36	2.05	1.33		
	每住院人次费用（元）	128 978.85	148 594.28	148 682.39	151 630.96	66 467.13	62 451.48	94 628.37	99 036.94		
胆囊相关手术	例数	10 197	13 030	15 717	14 626	4027	4879	4501	3492		
	住院死亡率（%）	1.02	1.37	1.31	1.69	0.37	0.41	0.44	0.77		
	平均住院日（天）	13.37	13.68	13.21	14.26	11.15	10.19	9.97	10.43		
	0～31 天非预期再住院率（%）	1.62	1.80	2.10	2.53	0.68	0.73	0.83	1.08		
	每住院人次费用（元）	33 625.14	41 502.79	42 680.30	48 460.92	15 172.88	17 325.76	17 725.25	20 353.82		

一、阴道分娩

ICD-10 编码：Z37，且不包含 ICD-9-CM-3 编码：74.0-74.9。

1. 全国情况

2022 年全国综合医院阴道分娩患者住院死亡率较 2020 年和 2021 年升高，为 0.0058%。2022 年三级公立、二级公立和二级民营综合医院阴道分娩患者住院死亡率与 2021 年相比有所增长，而三级民营综合医院 2017 年及 2020—2022 年持续下降，其中，二级公立综合医院最高（0.0104%）（图 2-1-4-4）。

注：为更好地展示数据效果，阴道分娩与剖宫产术的内容中，住院死亡率和 0～31 天非预期再住院率保留小数点后二至四位。

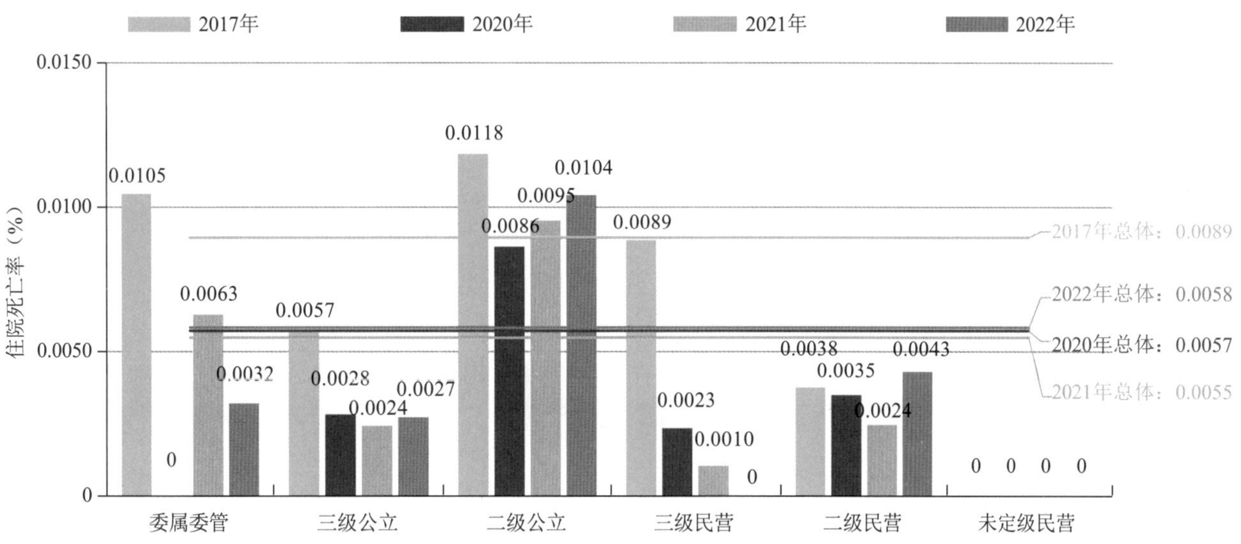

图 2-1-4-4　2017 年及 2020—2022 年全国各级各类综合医院阴道分娩患者住院死亡率

2017 年及 2020—2022 年全国综合医院阴道分娩患者 0～31 天非预期再住院率持续下降，2022 年为 0.03%。除未定级民营综合医院外，2022 年其他各级各类综合医院阴道分娩患者 0～31 天非预期再住院率较 2021 年均有所下降，其中二级公立综合医院最高（0.04%），委属委管综合医院最低（0.016%）（图 2-1-4-5）。

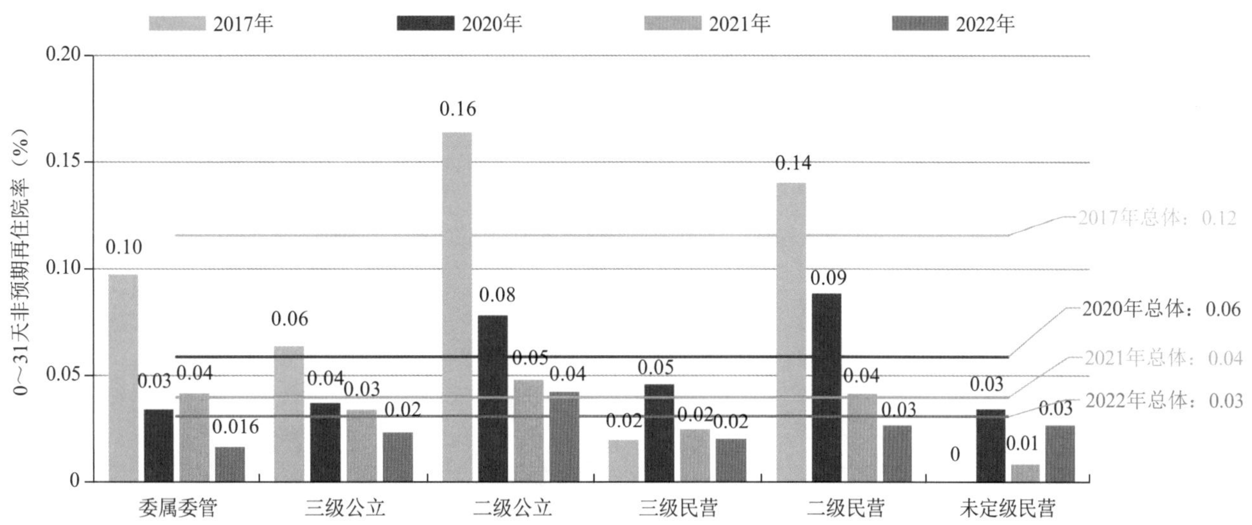

图 2-1-4-5　2017 年及 2020—2022 年全国各级各类综合医院阴道分娩患者 0～31 天非预期再住院率

2022 年全国综合医院阴道分娩患者平均住院日较 2021 年下降，为 3.81 天。2022 年除二级公立和未定级民营综合医院外，其他各级各类综合医院阴道分娩患者平均住院日与 2021 年相比均有所下降或持平，其中，三级民营综合医院最高（4.11 天），二级民营综合医院最低（3.68 天）（图 2-1-4-6）。

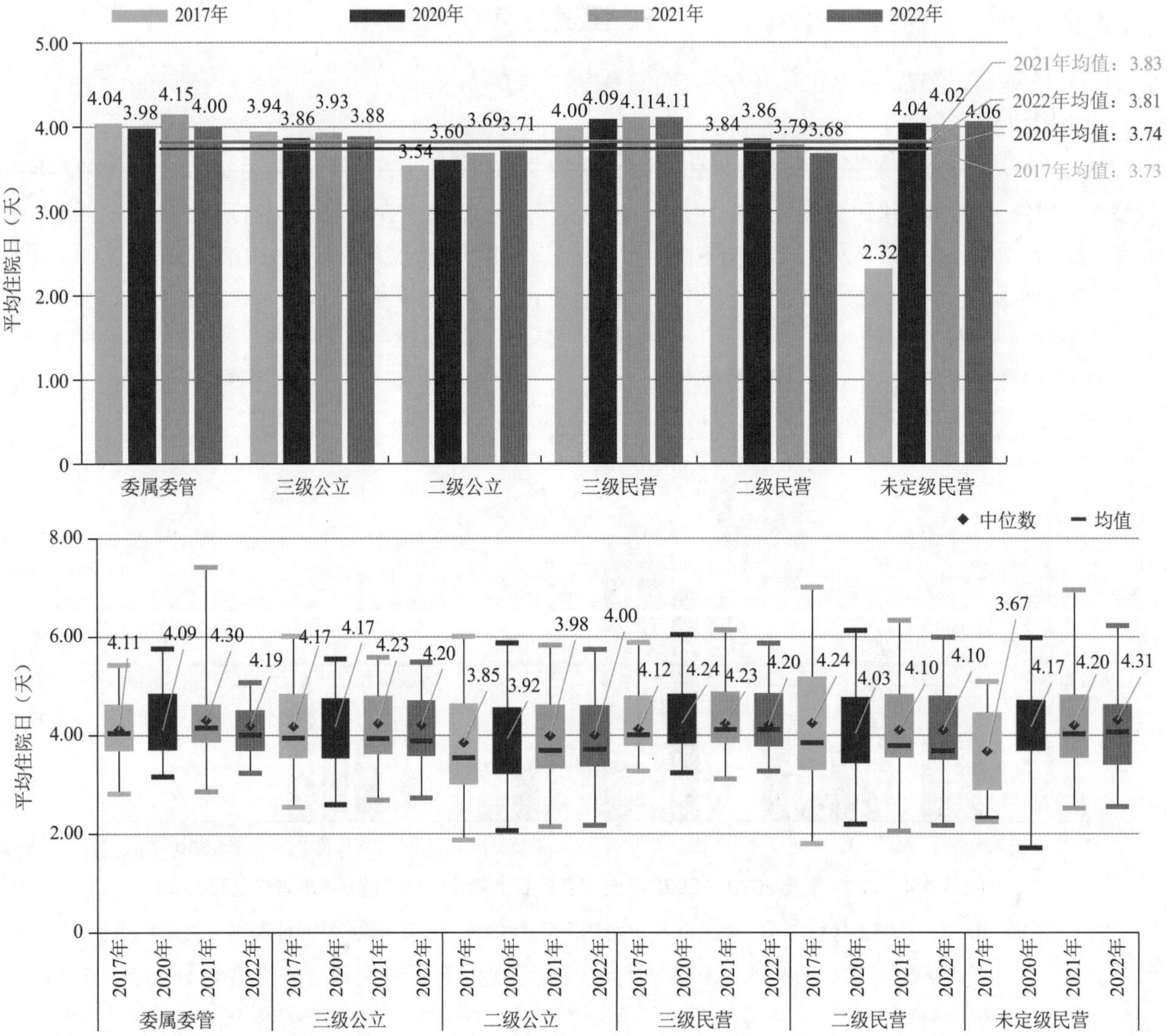

图 2-1-4-6　2017 年及 2020—2022 年全国各级各类综合医院阴道分娩患者平均住院日

2017 年及 2020—2022 年全国综合医院阴道分娩患者每住院人次费用持续增加，其中，2022 年为 4734.34 元。除二级民营综合医院外，2022 年其他各级各类综合医院阴道分娩患者每住院人次费用较 2021 年均有所增加，其中，未定级民营综合医院最高（11 284.39 元），二级公立综合医院最低（3383.98 元）（图 2–1–4–7）。

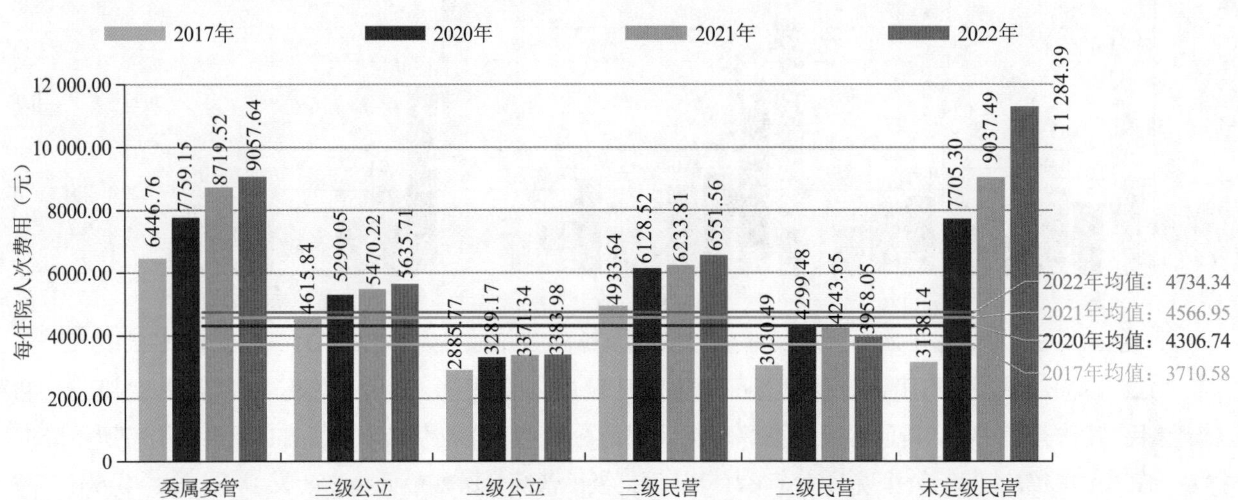

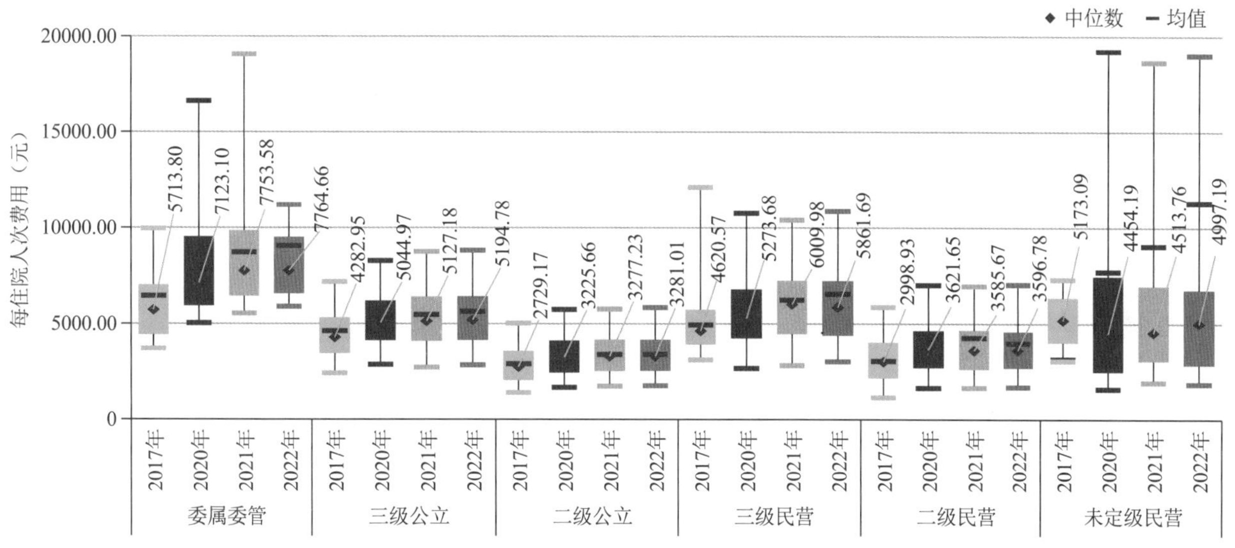

图 2-1-4-7　2017 年及 2020—2022 年全国各级各类综合医院阴道分娩患者每住院人次费用

2. 各省（自治区、直辖市）情况

（1）住院死亡率

分析各省（自治区、直辖市）的阴道分娩患者住院死亡率，2022 年三级公立综合医院阴道分娩患者住院死亡率为 0.0027%，16 省高于全国总体水平，最高的为吉林（0.0152%）（图 2-1-4-8）。2022 年二级公立综合医院阴道分娩患者住院死亡率均值为 0.0104%，10 省高于全国总体水平，最高的为吉林（0.0715%）（图 2-1-4-9）。

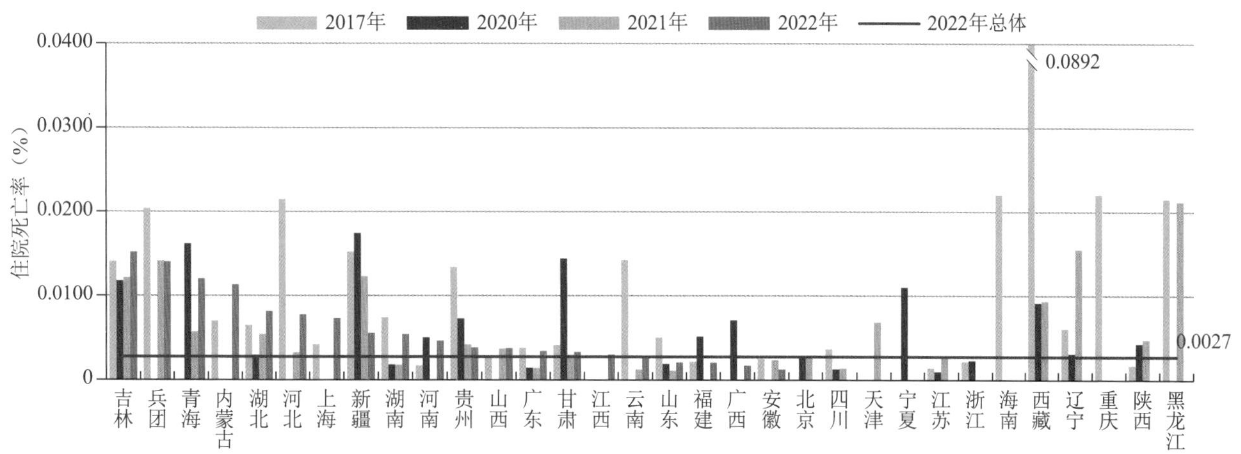

图 2-1-4-8　2017 年及 2020—2022 年各省（自治区、直辖市）三级公立综合医院阴道分娩患者住院死亡率

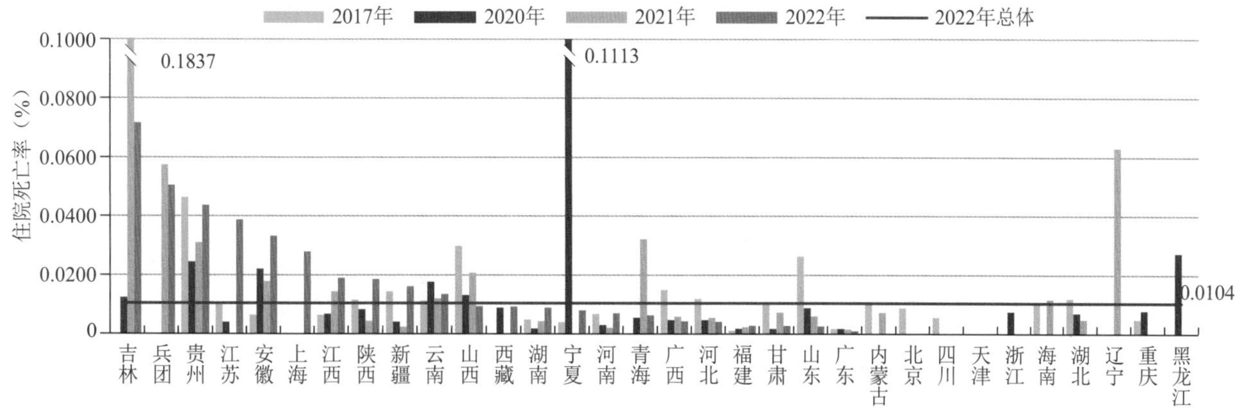

图 2-1-4-9　2017 年及 2020—2022 年各省（自治区、直辖市）二级公立综合医院阴道分娩患者住院死亡率

（2）0～31天非预期再住院率

分析各省（自治区、直辖市）的阴道分娩患者0～31天非预期再住院率，2022年三级公立综合医院阴道分娩患者0～31天非预期再住院率为0.02%，16省高于全国总体水平，最高的为新疆（0.08%）（图2-1-4-10）。2022年二级公立综合医院0～31天非预期再住院率为0.04%，7省高于全国总体水平，最高的为西藏（0.26%）（图2-1-4-11）。

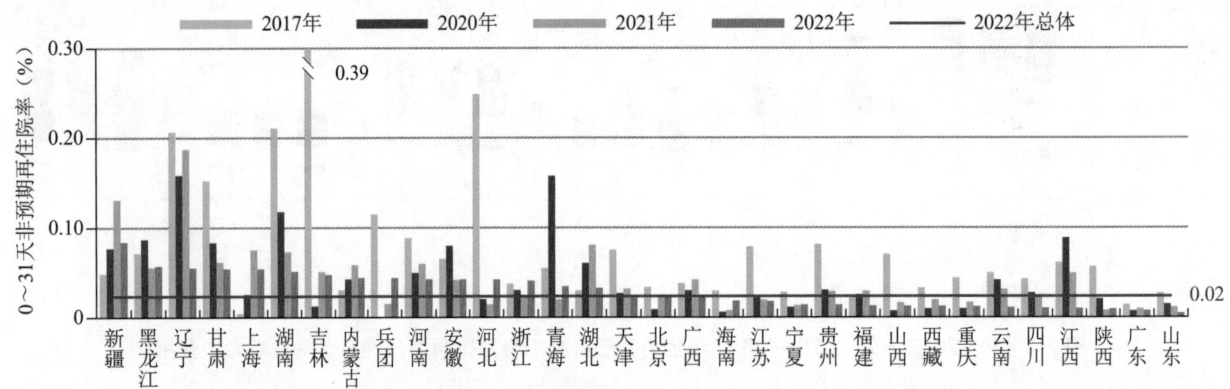

图2-1-4-10 2017年及2020—2022年各省（自治区、直辖市）三级公立综合医院阴道分娩患者0～31天非预期再住院率

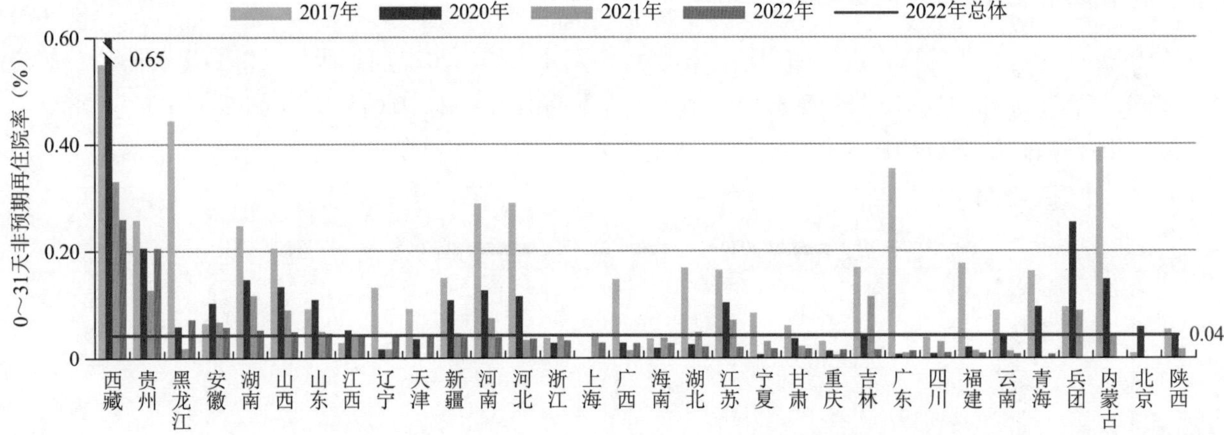

图2-1-4-11 2017年及2020—2022年各省（自治区、直辖市）二级公立综合医院阴道分娩患者0～31天非预期再住院率

（3）平均住院日

分析各省（自治区、直辖市）的阴道分娩患者平均住院日，2022年三级公立综合医院阴道分娩患者平均住院日均值为3.88天，20省高于全国平均水平，最高的为黑龙江（4.69天）（图2-1-4-12）。2022年二级公立综合医院阴道分娩患者平均住院日均值为3.71天，18省高于全国平均水平，最高的为上海（5.34天）（图2-1-4-13）。

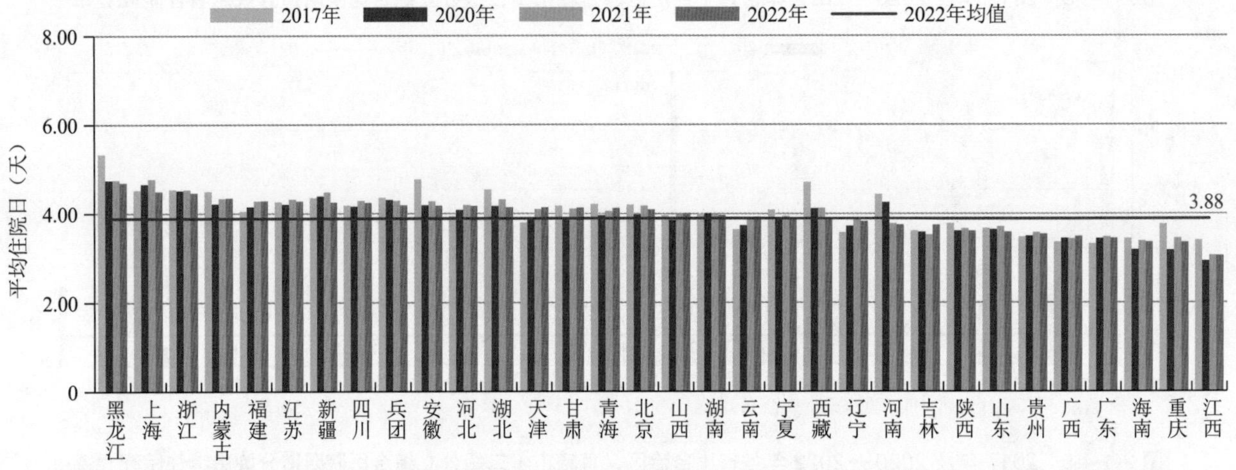

图2-1-4-12 2017年及2020—2022年各省（自治区、直辖市）三级公立综合医院阴道分娩患者平均住院日

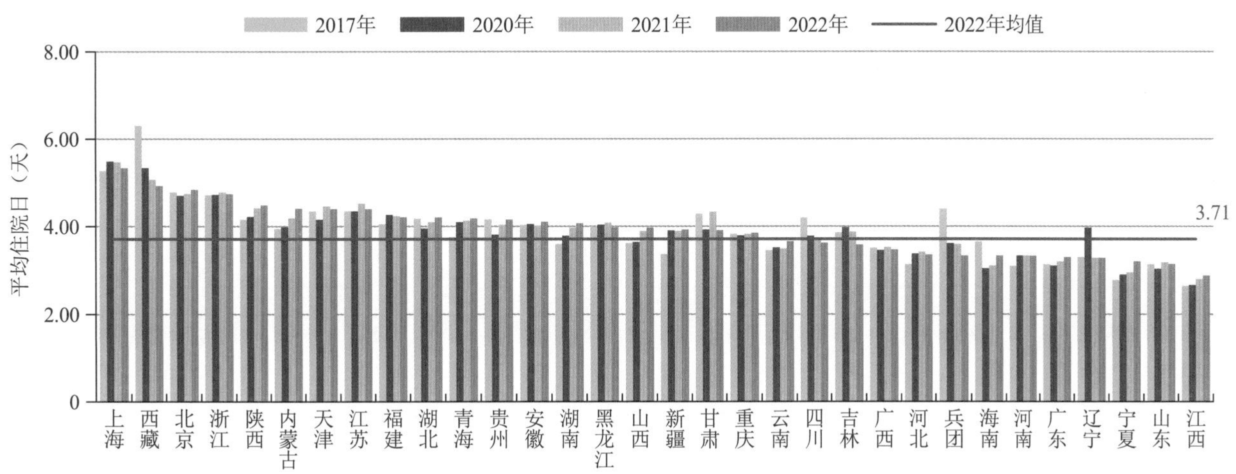

图 2-1-4-13 2017 年及 2020—2022 年各省（自治区、直辖市）二级公立综合医院阴道分娩患者平均住院日

（4）每住院人次费用

分析各省（自治区、直辖市）的阴道分娩患者每住院人次费用，2022 年三级公立综合医院阴道分娩患者每住院人次费用为 5635.71 元，13 省高于全国平均水平，最高的为上海（9523.82 元）（图 2–1–4–14）。2022 年二级公立综合医院阴道分娩患者每住院人次费用均值为 3383.98 元，18 省高于全国平均水平，最高的为天津（8214.13 元）（图 2–1–4–15）。

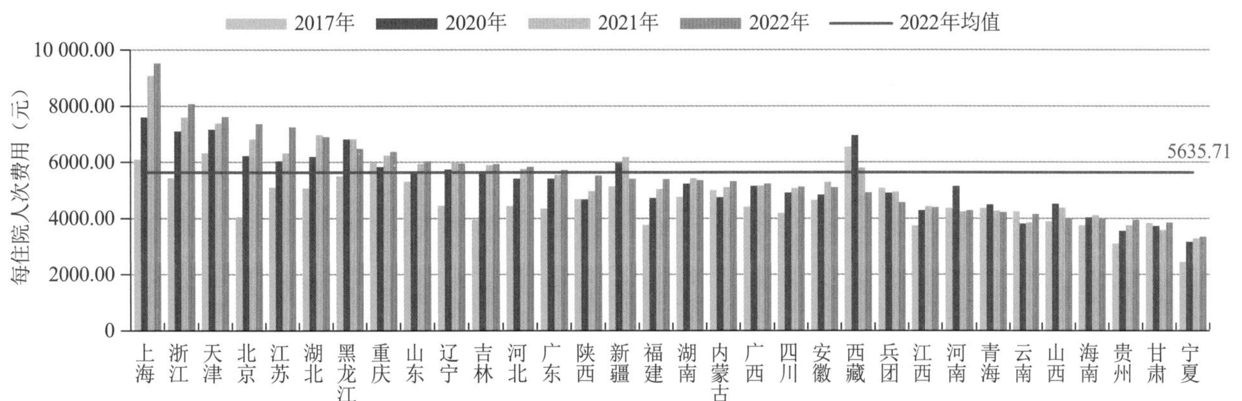

图 2-1-4-14 2017 年及 2020—2022 年各省（自治区、直辖市）三级公立综合医院阴道分娩患者每住院人次费用

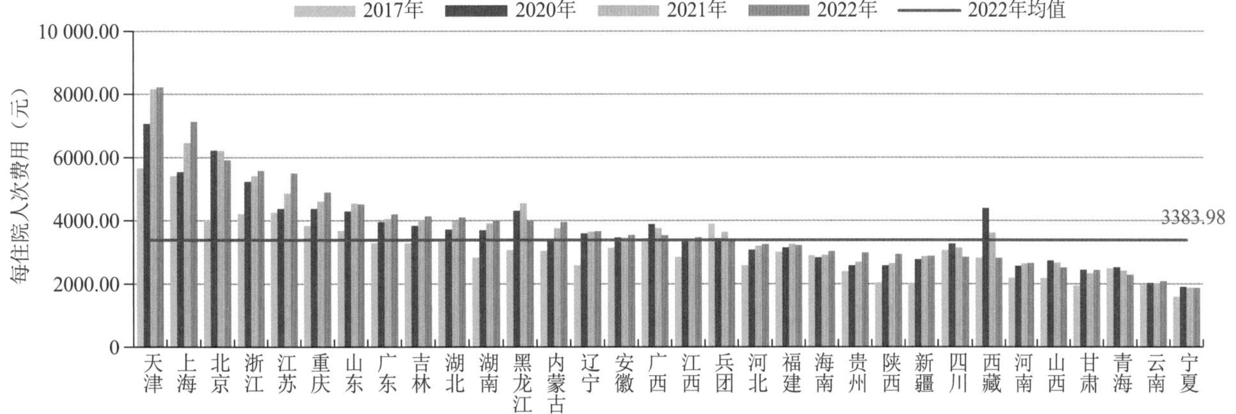

图 2-1-4-15 2017 年及 2020—2022 年各省（自治区、直辖市）二级公立综合医院阴道分娩患者每住院人次费用

3. 各省（自治区、直辖市）的服务开展情况

分析各省（自治区、直辖市）综合医院阴道分娩患者人次占总出院患者人次的比例，2022 年全国总体为 2.09%，15 省高于全国总体水平，最高的为西藏（16.03%）（图 2–1–4–16）。综合医院阴道分娩

患者人次占每万常住人口的比例，2022 年全国总体为 18.72 例 / 万人，14 省高于全国总体水平，最高的为西藏（57.39 例 / 万人）（图 2–1–4–17）。

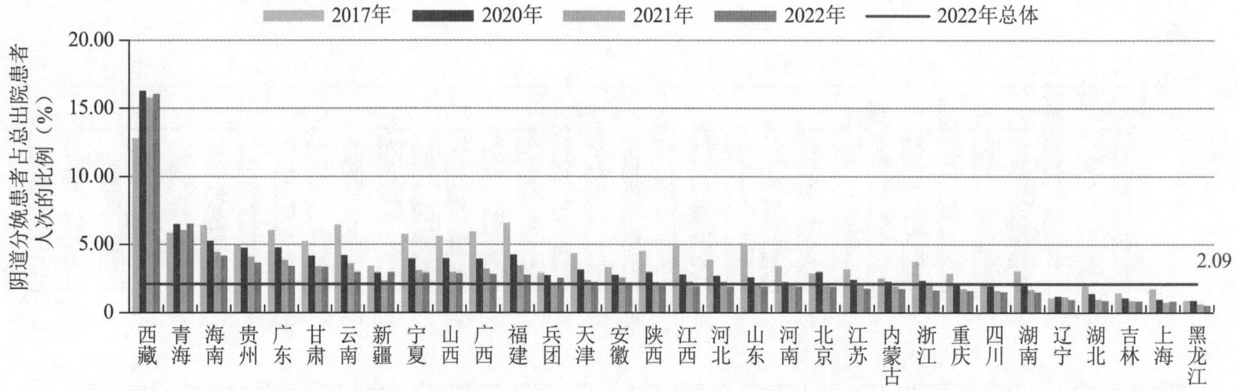

图 2-1-4-16　2017 年及 2020—2022 年各省（自治区、直辖市）综合医院阴道分娩患者人次占总出院患者人次的比例

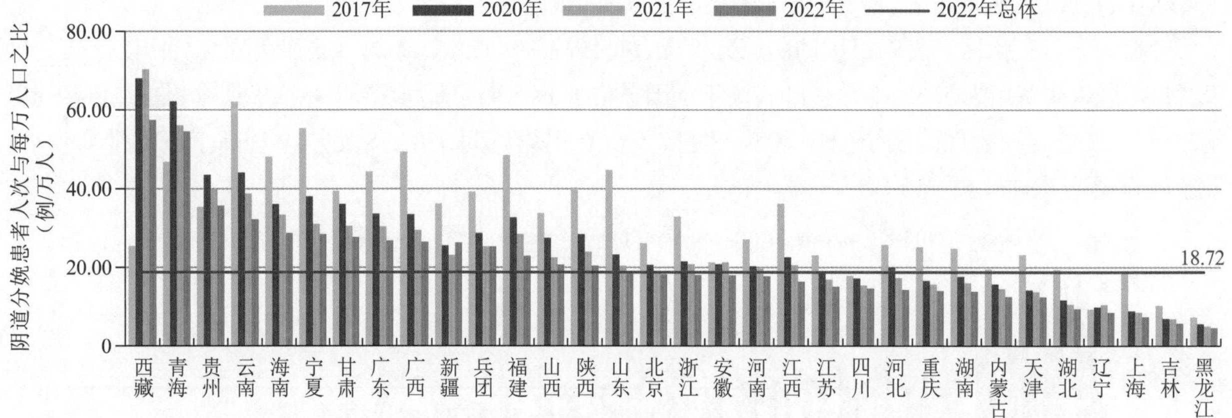

图 2-1-4-17　2017 年及 2020—2022 年各省（自治区、直辖市）综合医院阴道分娩患者人次与每万人口之比

二、剖宫产

ICD–9–CM–3 编码：74.0–74.2，74.4，74.9。

1. 全国情况

2022 年全国综合医院剖宫产术患者住院死亡率与 2021 年相比有所升高，为 0.0061%。2017 年及 2020—2022 年二级公立综合医院剖宫产术患者住院死亡率呈逐年下降趋势，在 2022 年各级各类综合医院中，委属委管最高（0.0101%）（图 2–1–4–18）。

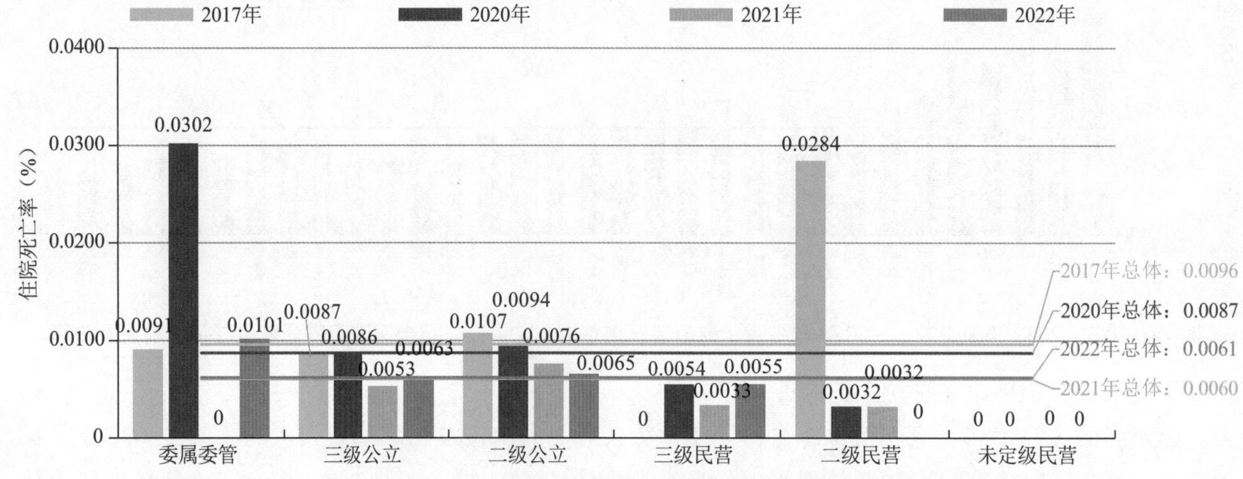

图 2-1-4-18　2017 年及 2020—2022 年全国各级各类综合医院剖宫产术患者住院死亡率

2017 年及 2020—2022 年全国综合医院剖宫产术患者 0 ～ 31 天非预期再住院率持续下降，其中，2022 年 0 ～ 31 天非预期再住院率为 0.01%。2022 年除委属委管和三级民营综合医院外，其他各级各类综合医院剖宫产术患者 0 ～ 31 天非预期再住院率与 2021 年相比均有所下降，其中，委属委管最高（0.065%），二级公立综合医院最低（0.006%）（图 2-1-4-19）。

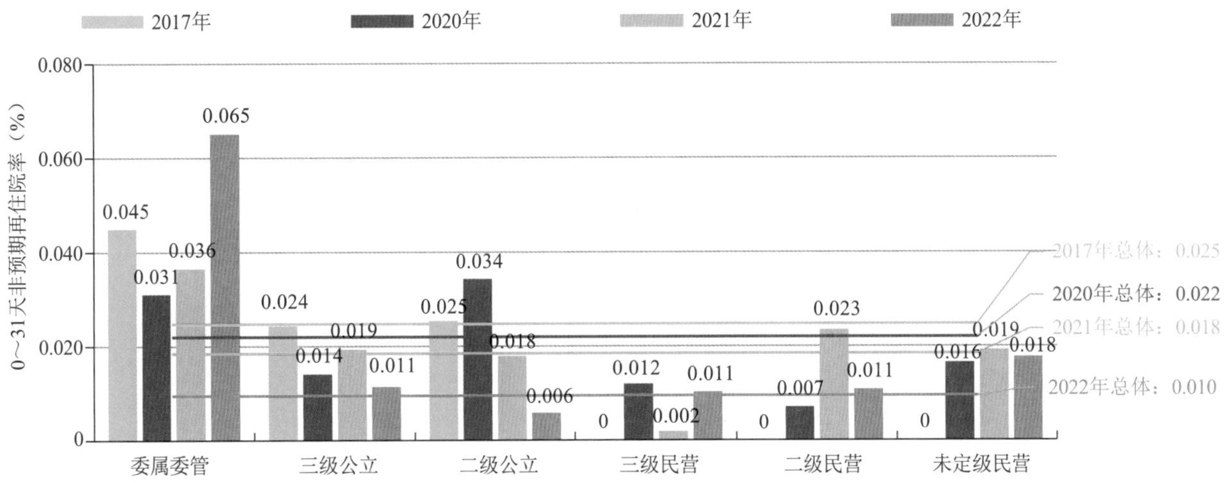

图 2-1-4-19　2017 年及 2020—2022 年全国各级各类综合医院剖宫产术患者 0 ～ 31 天非预期再住院率

2022 年全国综合医院剖宫产术患者平均住院日与 2017 年、2020 年和 2021 年相比均有所下降，为 5.96 天。2022 年各级各类综合医院剖宫产术患者平均住院日与 2021 年相比均有所下降，其中，三级民营和未定级民营综合医院最高（6.00 天），委属委管最低（5.75 天）（图 2-1-4-20）。

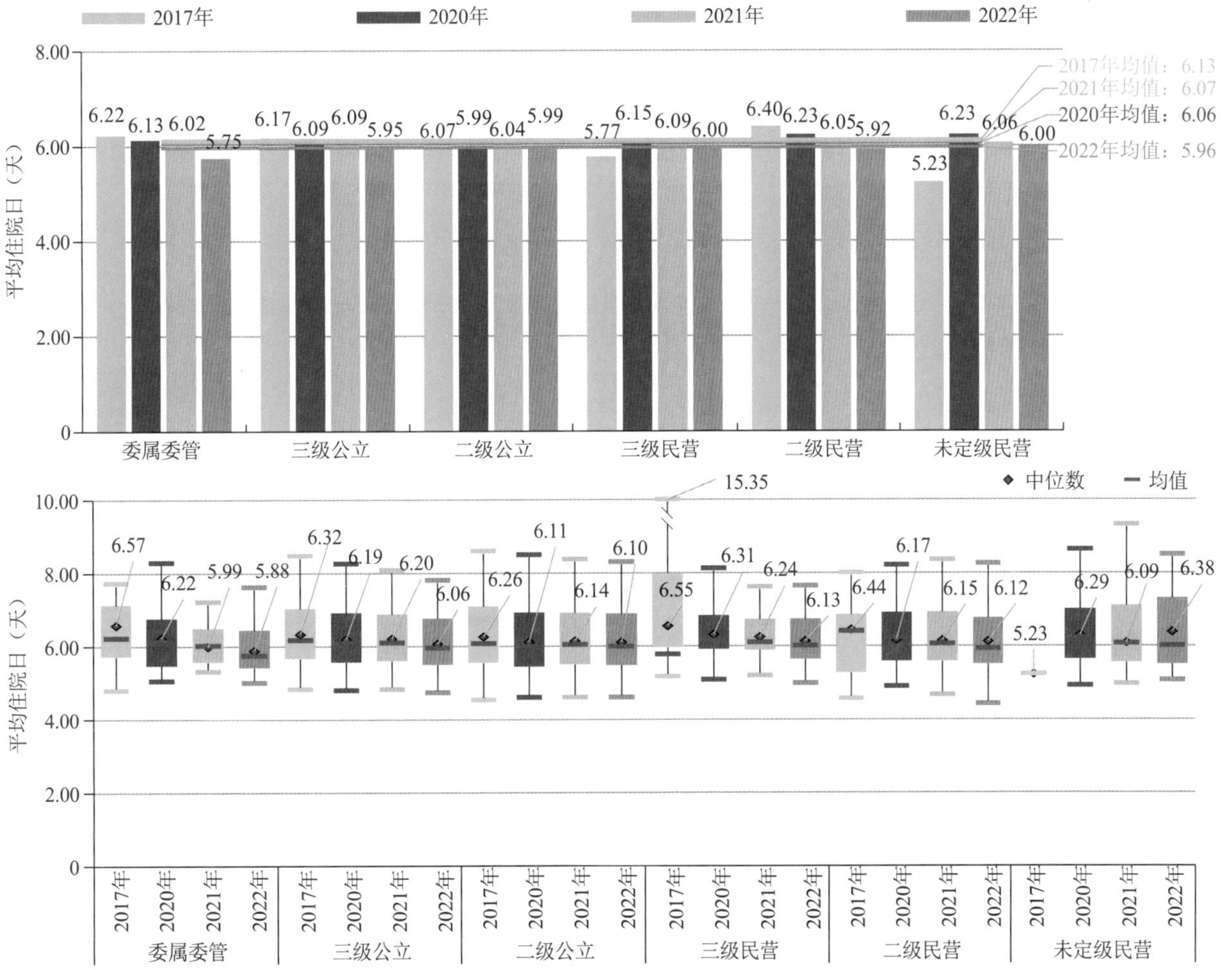

图 2-1-4-20　2017 年及 2020—2022 年全国各级各类综合医院剖宫产术患者平均住院日

2022 年全国综合医院剖宫产术患者每住院人次费用与 2021 年相比有所下降，为 8781.56 元。2017 年及 2020—2022 年未定级及三级民营医院剖宫产术患者每住院人次费用逐年增加，其他各级各类综合医院剖宫产术患者每住院人次费用 2022 年与 2021 年相比均有所减少，其中，未定级民营综合医院最高（16 325.53 元），二级公立综合医院最低（6531.69 元）（图 2-1-4-21）。

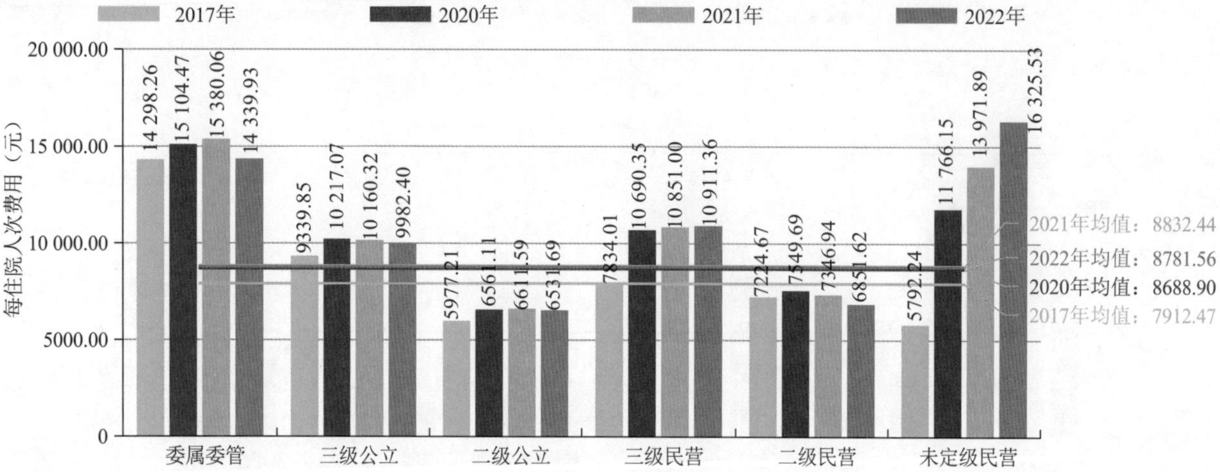

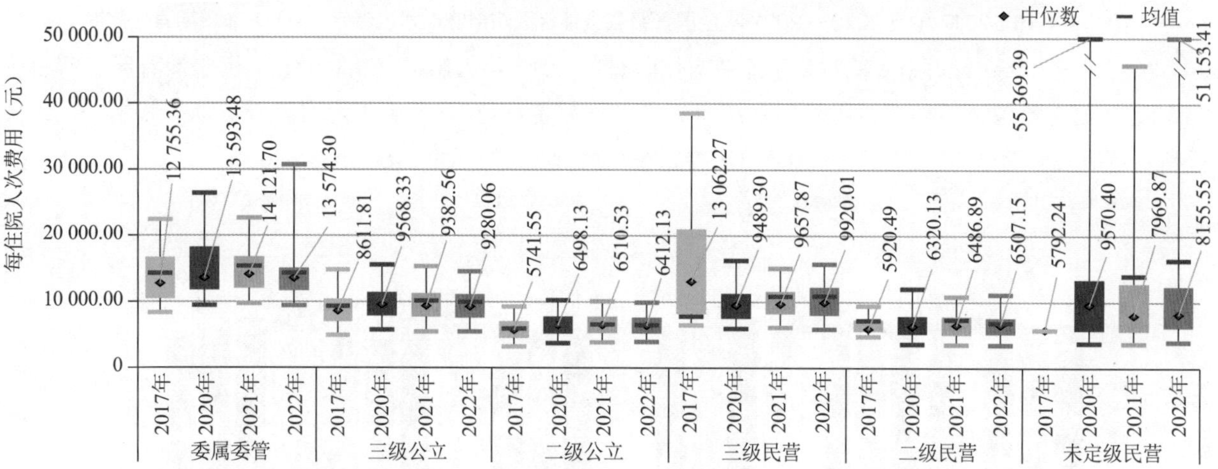

图 2-1-4-21　2017 年及 2020—2022 年全国各级各类综合医院剖宫产术患者每住院人次费用

2. 各省（自治区、直辖市）情况

（1）住院死亡率

分析各省（自治区、直辖市）的剖宫产术患者住院死亡率，2022 年三级公立综合医院剖宫产术患者住院死亡率为 0.0063%，15 省高于全国总体水平，最高的为西藏（0.0583%）（图 2-1-4-22）。2022 年二级公立综合医院剖宫产术患者住院死亡率为 0.0065%，10 省高于全国总体水平，最高的为江西（0.0488%）（图 2-1-4-23）。

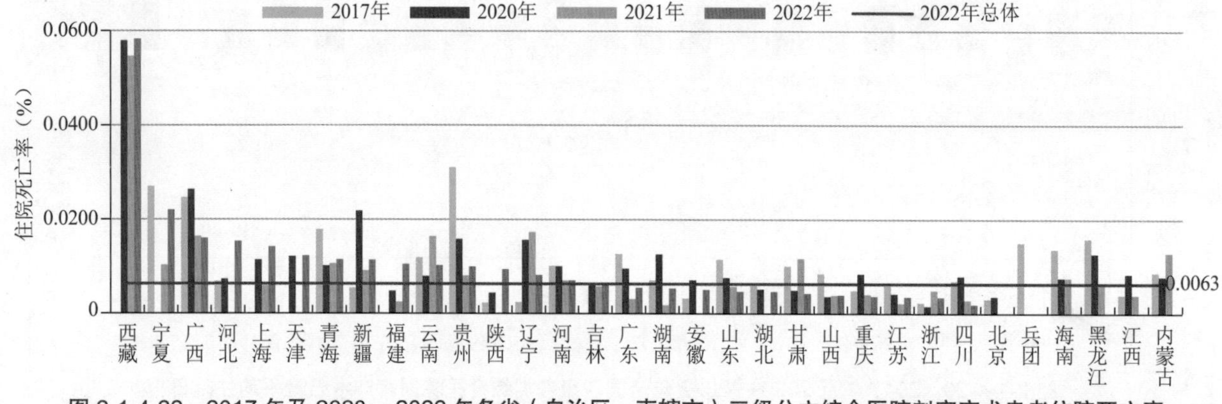

图 2-1-4-22　2017 年及 2020—2022 年各省（自治区、直辖市）三级公立综合医院剖宫产术患者住院死亡率

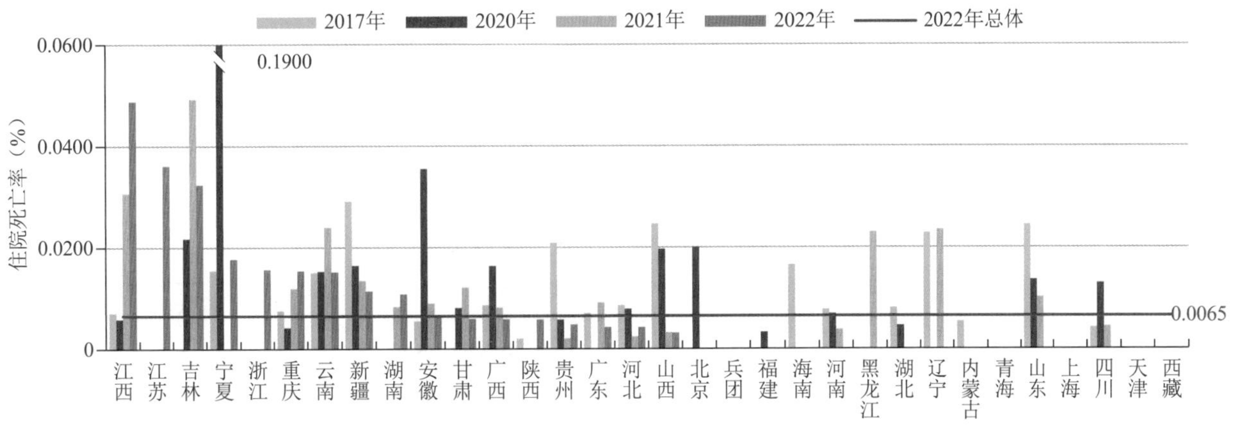

图 2-1-4-23　2017 年及 2020—2022 年各省（自治区、直辖市）二级公立综合医院剖宫产术患者住院死亡率

（2）0 ～ 31 天非预期再住院率

分析各省（自治区、直辖市）的剖宫产术患者 0 ～ 31 天非预期再住院率，2022 年三级公立综合医院剖宫产术患者 0 ～ 31 天非预期再住院率为 0.01%，9 省高于全国总体水平，最高的为吉林（0.17%）（图 2–1–4–24）。2022 年二级公立综合医院剖宫产术患者 0 ～ 31 天非预期再住院率为 0.01%，13 省高于全国总体水平，最高的为新疆（0.02%）（图 2–1–4–25）。

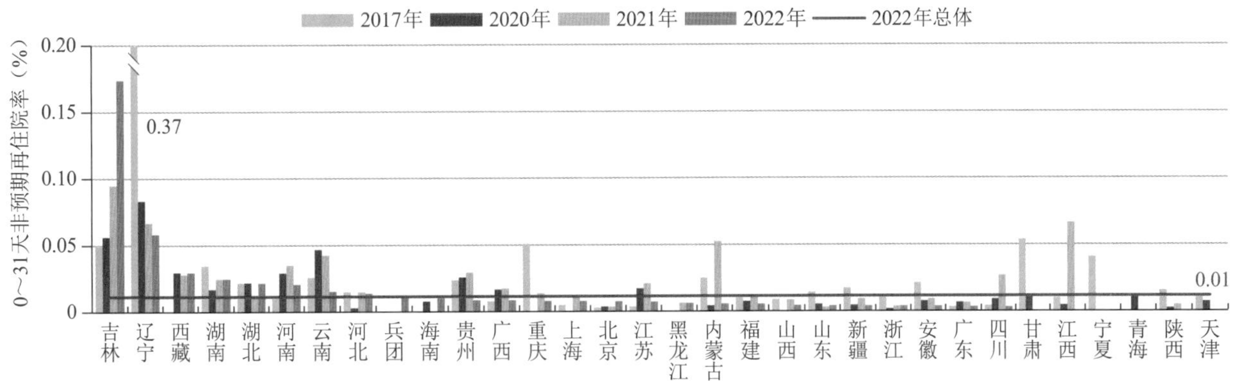

图 2-1-4-24　2017 年及 2020—2022 年各省（自治区、直辖市）三级公立综合医院剖宫产术患者 0 ～ 31 天非预期再住院率

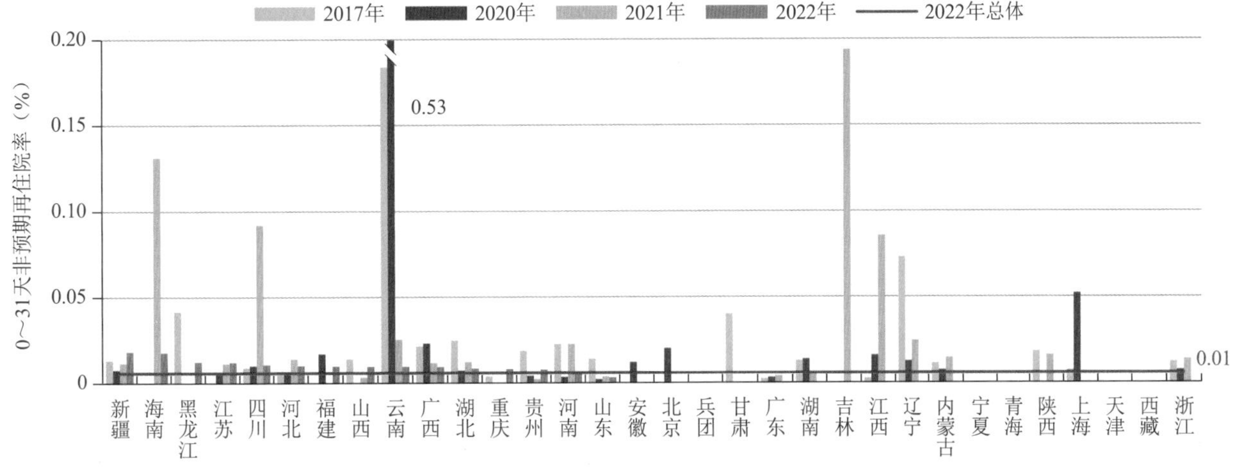

图 2-1-4-25　2017 年及 2020—2022 年各省（自治区、直辖市）二级公立综合医院剖宫产术患者 0 ～ 31 天非预期再住院率

（3）平均住院日

分析各省（自治区、直辖市）的剖宫产术患者平均住院日，2022 年三级公立综合医院剖宫产术患者平均住院日为 5.95 天，18 省高于或等于全国平均水平，最高的为西藏（8.02 天）（图 2–1–4–26）。

2022 年二级公立综合医院剖宫产术患者住院平均住院日均值为 5.99 天，17 省高于全国平均水平，最高的为西藏（8.84 天）（图 2-1-4-27）。

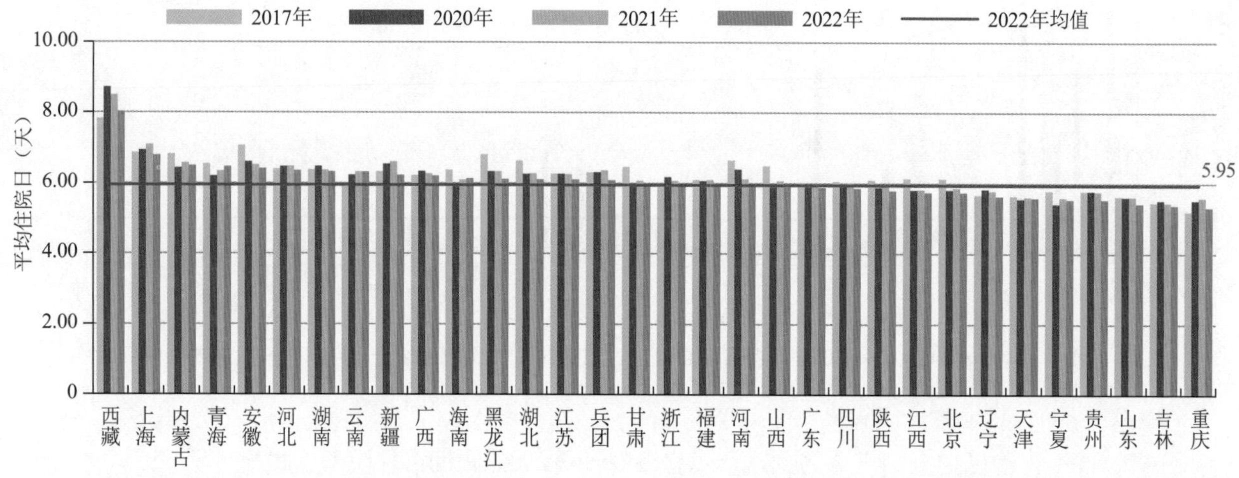

图 2-1-4-26　2017 年及 2020—2022 年各省（自治区、直辖市）三级公立综合医院剖宫产术患者平均住院日

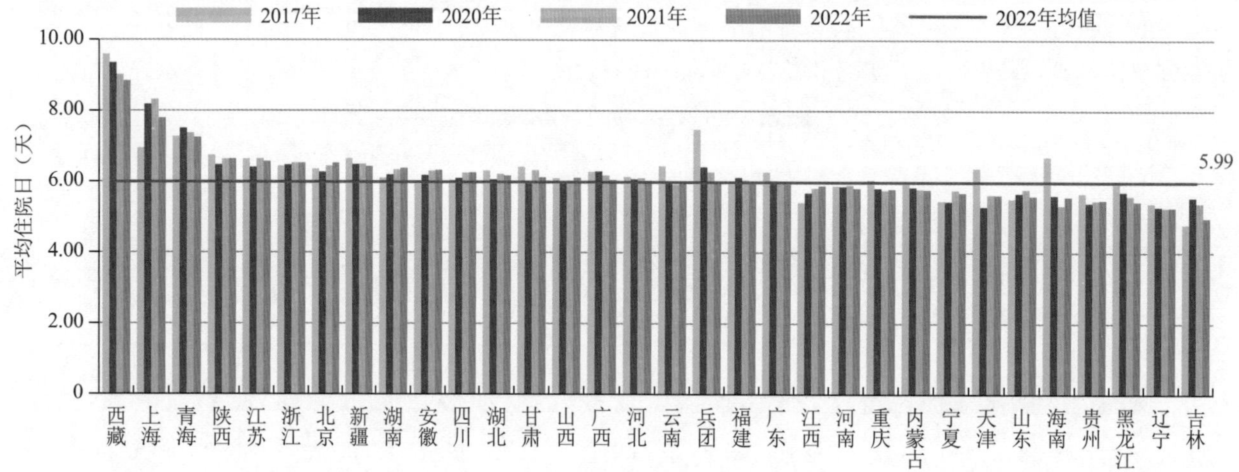

图 2-1-4-27　2017 年及 2020—2022 年各省（自治区、直辖市）二级公立综合医院剖宫产术患者平均住院日

（4）每住院人次费用

分析各省（自治区、直辖市）的剖宫产术患者每住院人次费用，2022 年三级公立综合医院每住院人次费用为 9982.40 元，15 省高于全国平均水平，最高的为上海（17 254.31 元）（图 2-1-4-28）。2022 年二级公立综合医院每住院人次费用均值为6531.69元，20省高于全国平均水平，最高的为天津（15 358.35元）（图 2-1-4-29）。

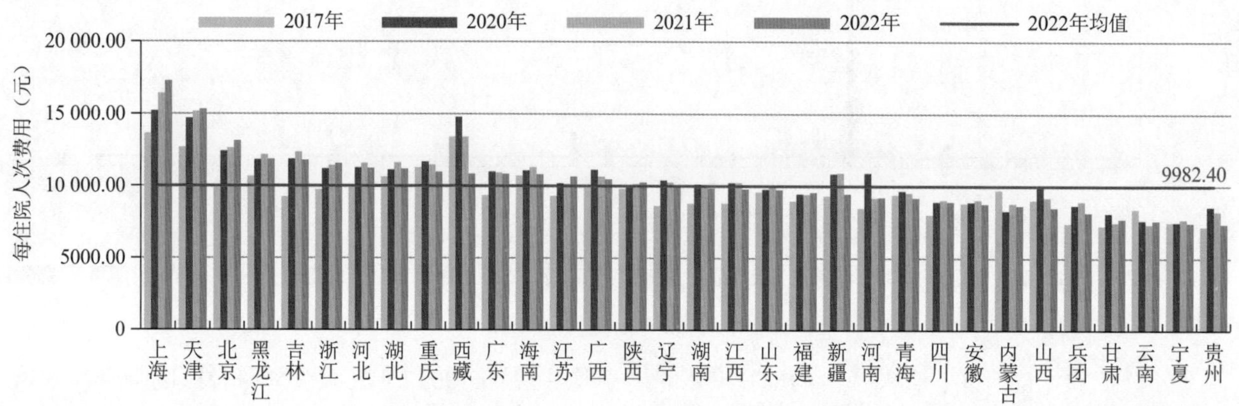

图 2-1-4-28　2017 年及 2020—2022 年各省（自治区、直辖市）三级公立综合医院剖宫产术患者每住院人次费用

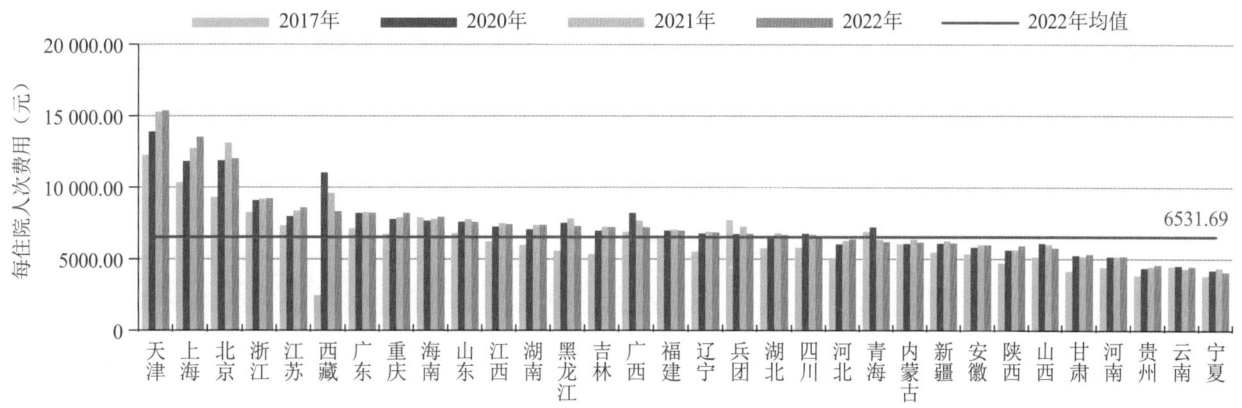

图 2-1-4-29　2017 年及 2020—2022 年各省（自治区、直辖市）二级公立综合医院剖宫产术患者每住院人次费用

3. 各省（自治区、直辖市）的服务开展情况

分析各省（自治区、直辖市）综合医院剖宫产术患者人次占总出院患者人次的比例，2022 年全国总体为 1.73%，17 省高于全国总体水平，最高的为西藏（3.80%）（图 2-1-4-30）。各省（自治区、直辖市）综合医院剖宫产术患者人次占总手术人次的比例，2022 年全国总体为 5.95%，15 省高于全国总体水平，最高的为西藏（13.00%）（图 2-1-4-31）。剖宫产术患者人次占每万常住人口的比例，2022 年全国总体为 15.57 例 / 万人，14 省高于全国总体水平，最高的为兵团（28.45 例 / 万人）（图 2-1-4-32）。

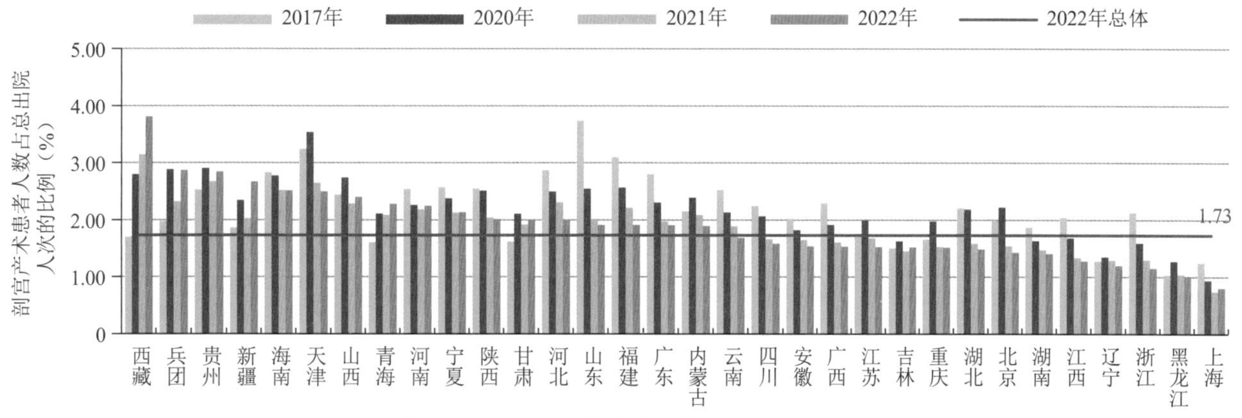

图 2-1-4-30　2017 年及 2020—2022 年各省（自治区、直辖市）综合医院剖宫产术患者人次占总出院患者人次的比例

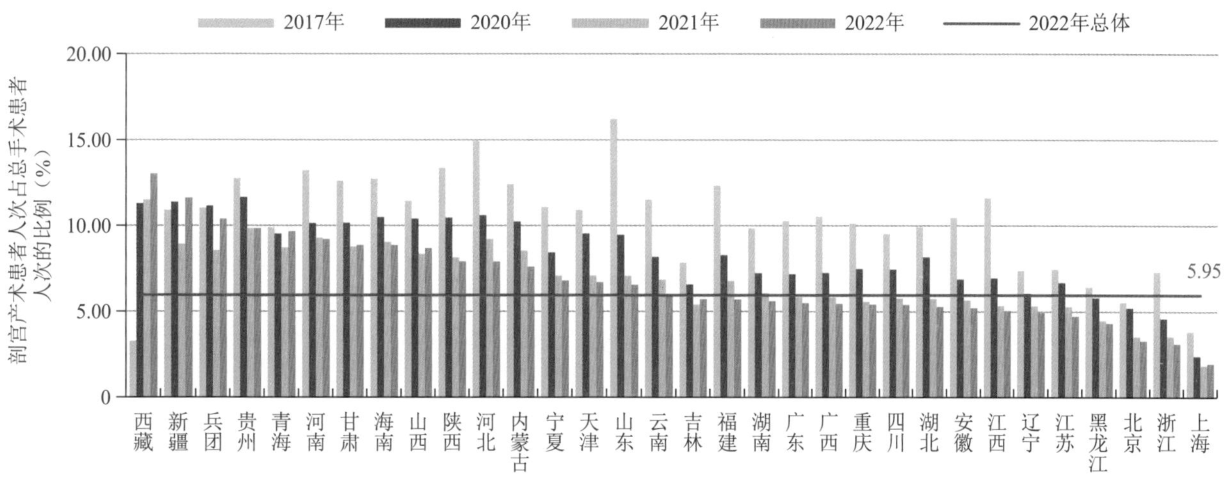

图 2-1-4-31　2017 年及 2020—2022 年各省（自治区、直辖市）综合医院剖宫产术患者人次占总手术患者人次的比例

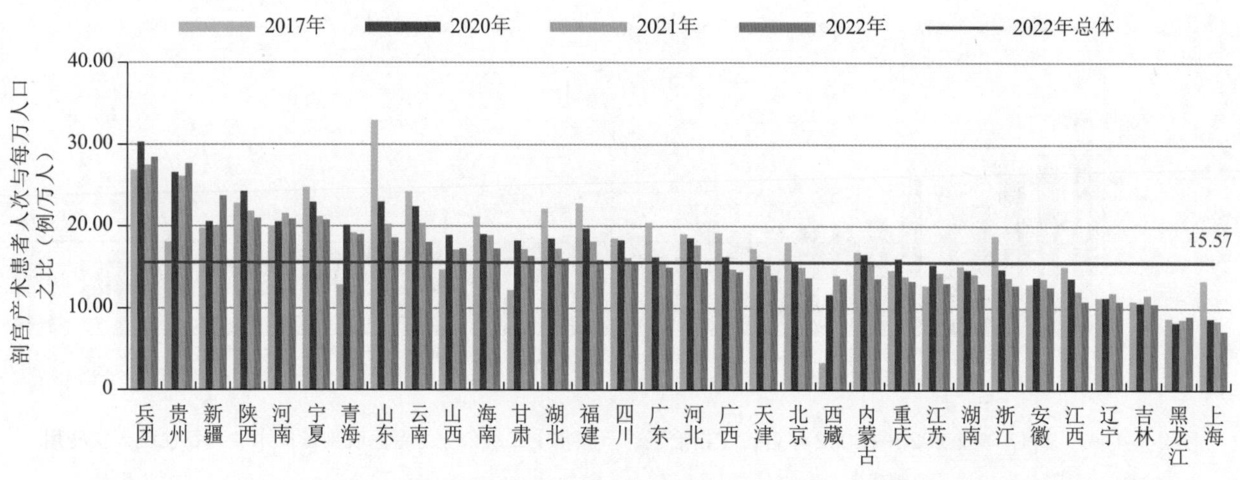

图 2-1-4-32　2017 年及 2020—2022 年各省（自治区、直辖市）综合医院剖宫产术患者人次与每万人口之比

三、肺切除术

ICD-9-CM-3 编码：32.2-32.9。

1. 全国情况

2022 年全国综合医院肺切除术患者住院死亡率为 0.11%，与 2017 年、2020 年及 2021 年相比均有所下降。2022 年三级和二级公立综合医院肺切除术患者住院死亡率与 2021 年相比均有所下降，委属委管、三级民营、二级民营和未定级民营综合医院与 2021 年相比均有所上升，其中，二级民营综合医院最高（0.28%），三级公立综合医院最低（0.10%）（图 2-1-4-33）。

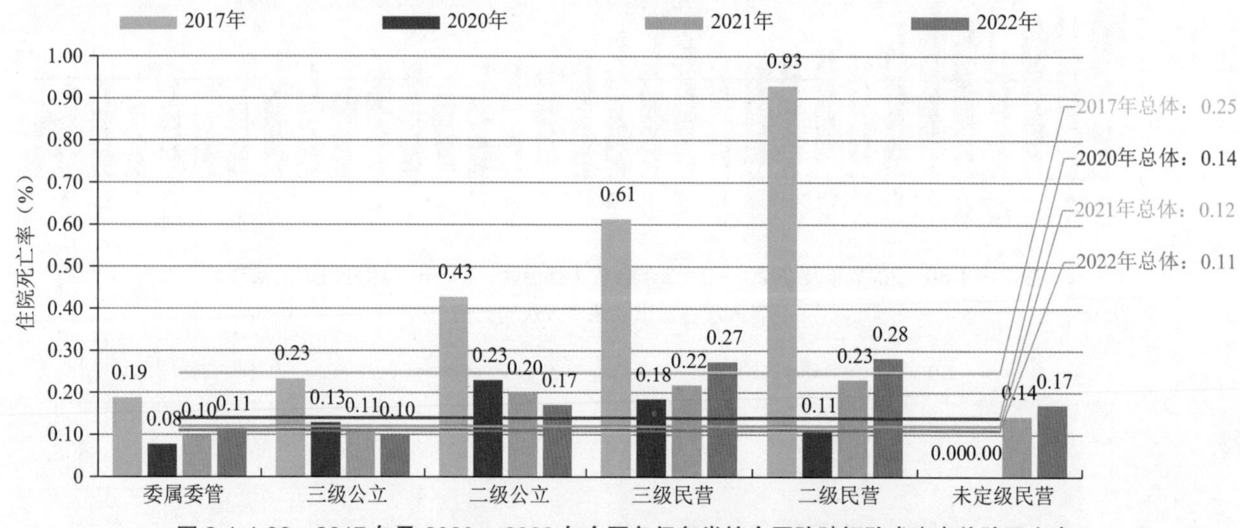

图 2-1-4-33　2017 年及 2020—2022 年全国各级各类综合医院肺切除术患者住院死亡率

2022 年全国综合医院肺切除术患者 0 ～ 31 天非预期再住院率为 0.24%，与 2017 年、2020 年及 2021 年相比均有所下降。2022 年除未定级民营综合医院外，其他各级各类综合医院肺切除术患者 0 ～ 31 天非预期再住院率与 2021 年相比均有所下降，其中，二级民营综合医院最高（0.73%），委属委管综合医院最低（0.16%）（图 2-1-4-34）。

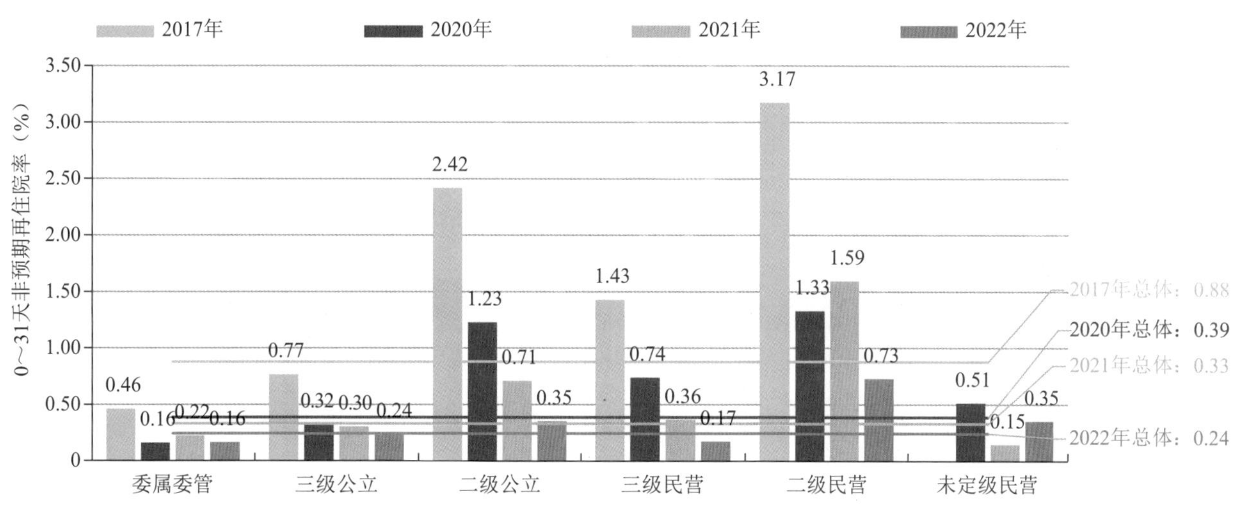

图 2-1-4-34　2017 年及 2020—2022 年全国各级各类综合医院肺切除术患者 0～31 天非预期再住院率

2022 年全国综合医院肺切除术患者平均住院日为 11.19 天，与 2017 年、2020 年及 2021 年相比均有所下降。2022 年除未定级民营综合医院外，其他各级各类综合医院肺切除术患者平均住院日与 2021 年相比均有所下降，其中，二级民营综合医院最高（14.72 天），委属委管综合医院最低（9.95 天）（图 2-1-4-35）。

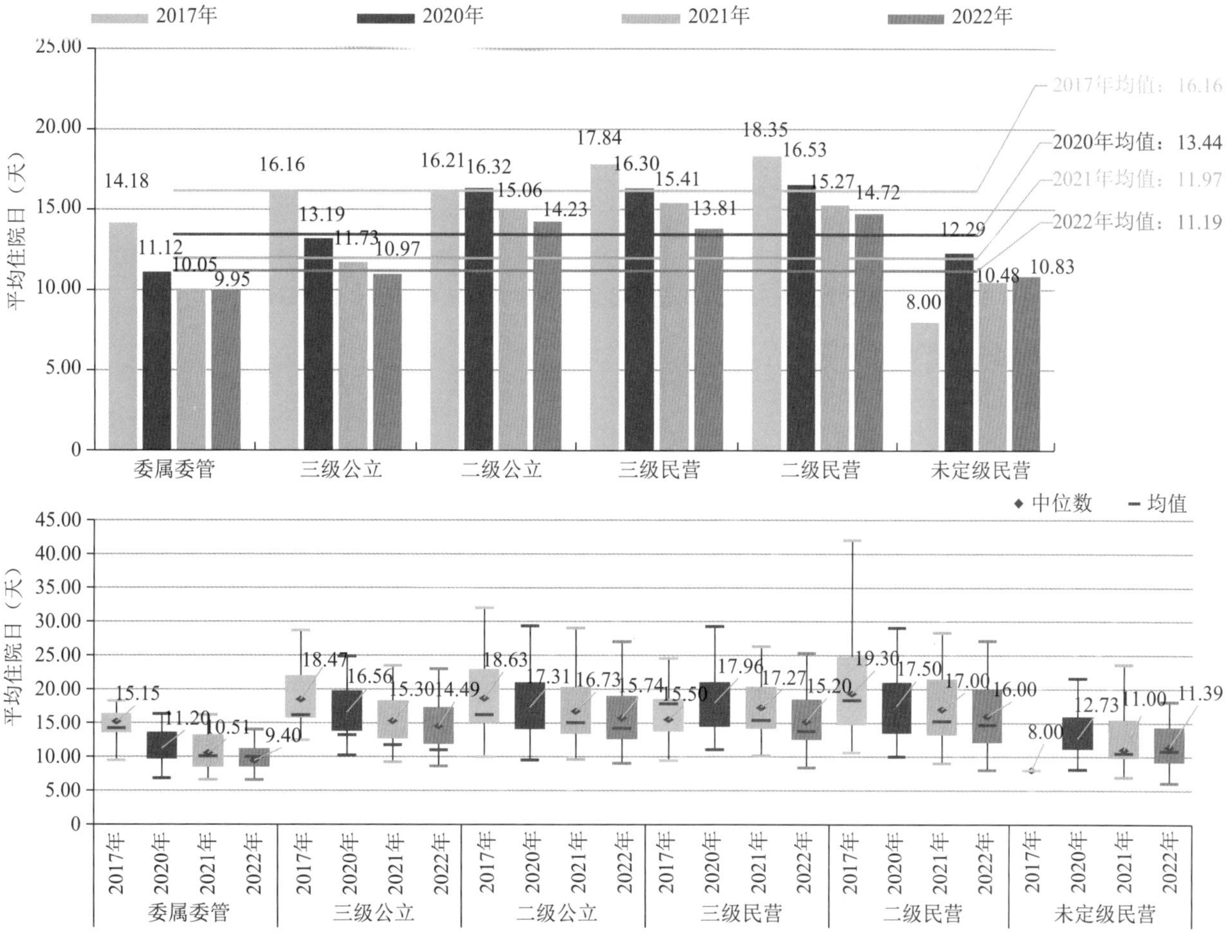

图 2-1-4-35　2017 年及 2020—2022 年全国各级各类综合医院肺切除术患者平均住院日

2022 年全国综合医院肺切除术患者每住院人次费用为 51 780.44 元，与 2017 年、2020 年及 2021 年相比均有所下降。2022 年二级民营、三级民营、未定级民营综合医院肺切除术患者每住院人次费用与 2021 年相比有所上升，其他各级各类综合医院与 2021 年相比均有所下降，其中，委属委管综合医院最高（65 886.15 元），二级民营综合医院最低（38 607.24 元）（图 2-1-4-36）。

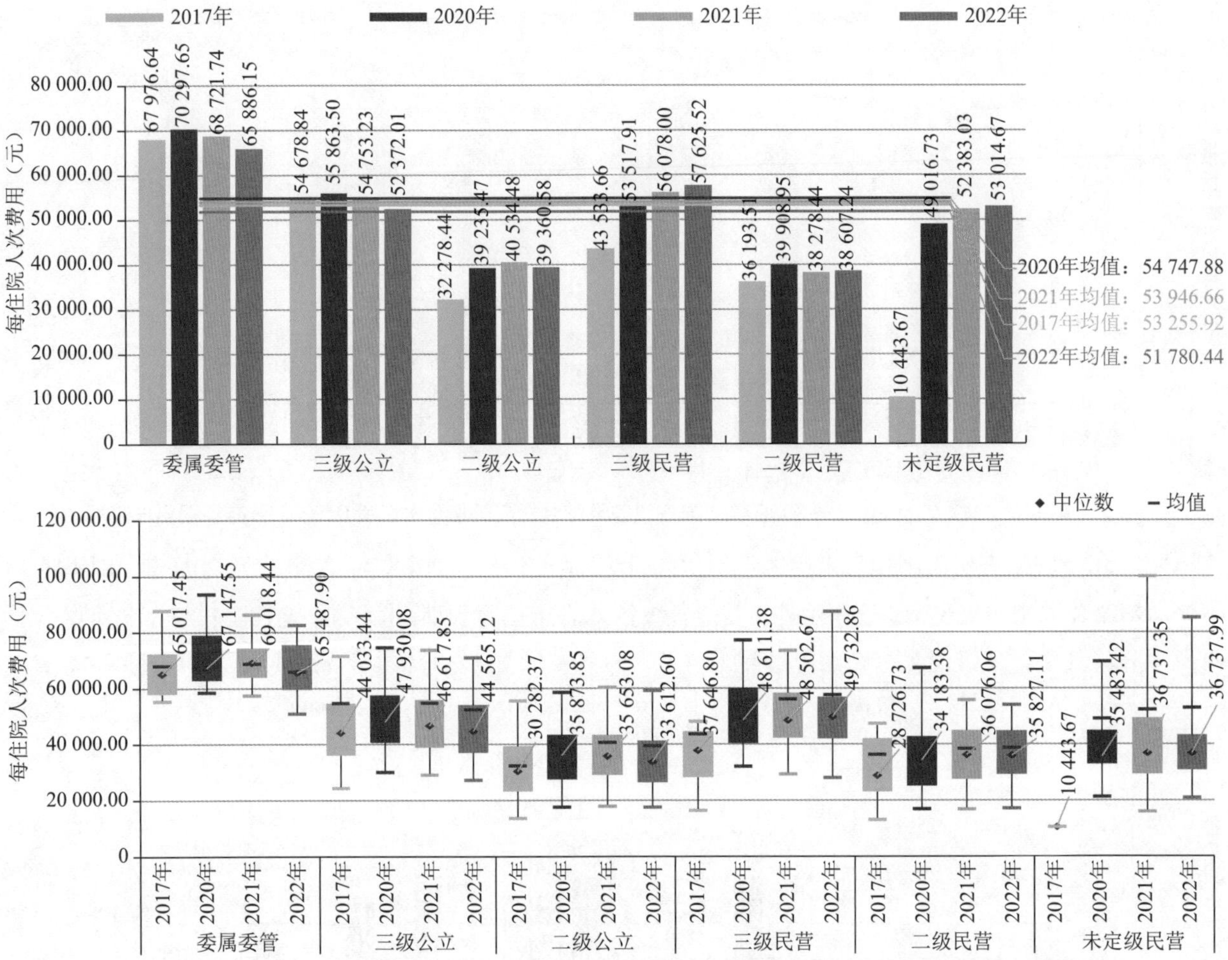

2017年 2020年 2021年 2022年

每住院人次费用（元）

	2017年	2020年	2021年	2022年
委属委管	67 976.64	70 297.65	68 721.74	65 886.15
三级公立	54 678.84	55 863.50	54 753.23	52 372.01
二级公立	32 278.44	39 235.47	40 534.48	39 360.58
三级民营	43 533.66	53 517.91	56 078.00	57 625.52
二级民营	36 193.51	39 908.95	38 278.44	38 607.24
未定级民营	10 443.67	49 016.73	52 383.03	53 014.67

2020年均值：54 747.88
2021年均值：53 946.66
2017年均值：53 255.92
2022年均值：51 780.44

◆ 中位数 — 均值

每住院人次费用（元）

	2017年	2020年	2021年	2022年
委属委管	65 017.45	67 147.55	69 018.44	65 487.90
三级公立	44 033.44	47 930.08	46 617.85	44 565.12
二级公立	30 282.37	35 873.85	35 653.08	33 612.60
三级民营	37 646.80	48 611.38	48 502.67	49 732.86
二级民营	28 726.73	34 183.38	36 076.06	35 827.11
未定级民营	10 443.67	35 483.42	36 737.35	36 737.99

图 2-1-4-36　2017 年及 2020—2022 年全国各级各类综合医院肺切除术患者每住院人次费用

2. 各省（自治区、直辖市）情况

（1）住院死亡率

分析各省（自治区、直辖市）的肺切除术患者住院死亡率，2022 年三级公立综合医院肺切除术患者住院死亡率总体为 0.10%，20 省高于全国总体水平，最高的为青海（1.33%）（图 2-1-4-37）。2022 年二级公立综合医院肺切除术患者住院死亡率总体为 0.17%，10 省高于全国总体水平，最高的为四川（0.86%）（图 2-1-4-38）。

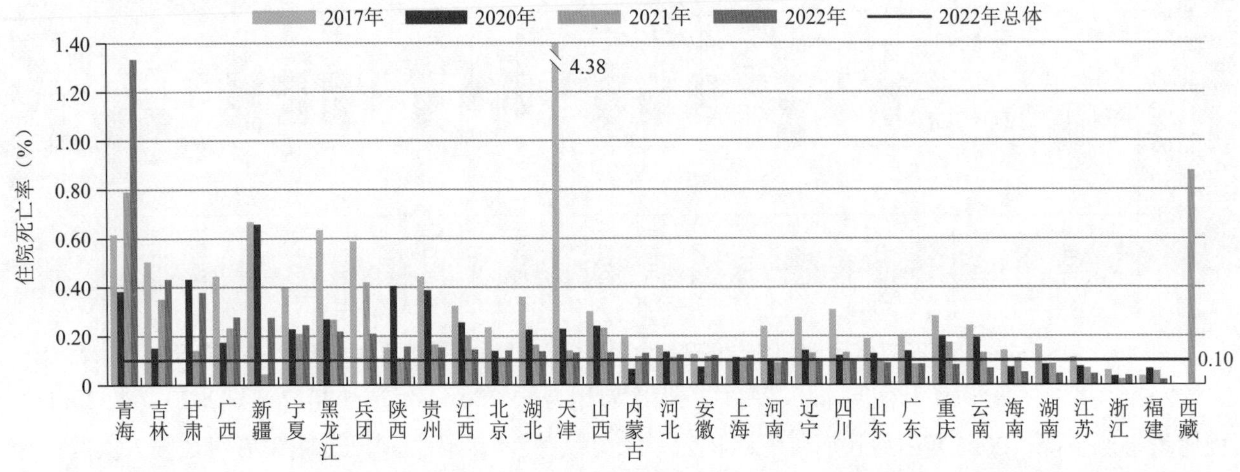

图 2-1-4-37　2017 年及 2020—2022 年各省（自治区、直辖市）三级公立综合医院肺切除术患者住院死亡率

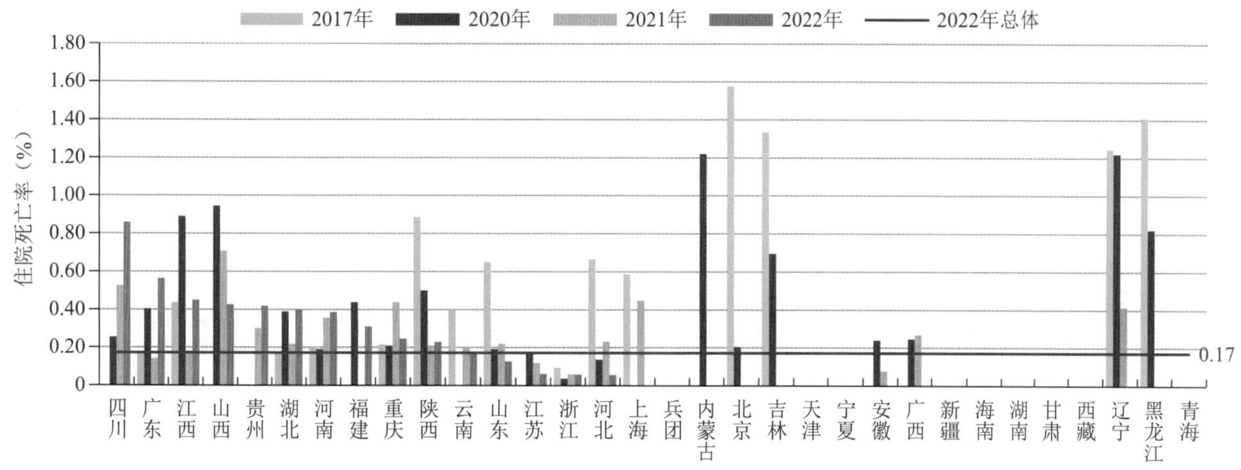

图 2-1-4-38 2017 年及 2020—2022 年各省（自治区、直辖市）二级公立综合医院肺切除术患者住院死亡率

（2）0 ～ 31 天非预期再住院率

分析各省（自治区、直辖市）的肺切除术患者 0 ～ 31 天非预期再住院率，2022 年三级公立综合医院肺切除术患者 0 ～ 31 天非预期再住院率总体为 0.24%，10 省高于全国总体水平，最高的为河南（1.87%）（图 2–1–4–39）。2022 年二级公立综合医院肺切除术患者 0 ～ 31 天非预期再住院率总体为 0.35%，9 省高于全国总体水平，最高的为新疆（2.13%）（图 2–1–4–40）。

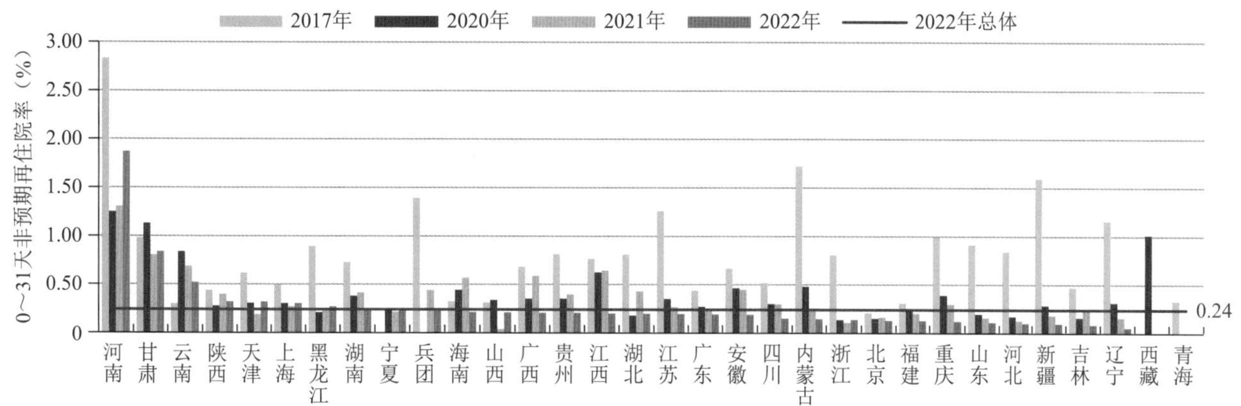

图 2-1-4-39 2017 年及 2020—2022 年各省（自治区、直辖市）三级公立综合医院肺切除术患者 0 ～ 31 天非预期再住院率

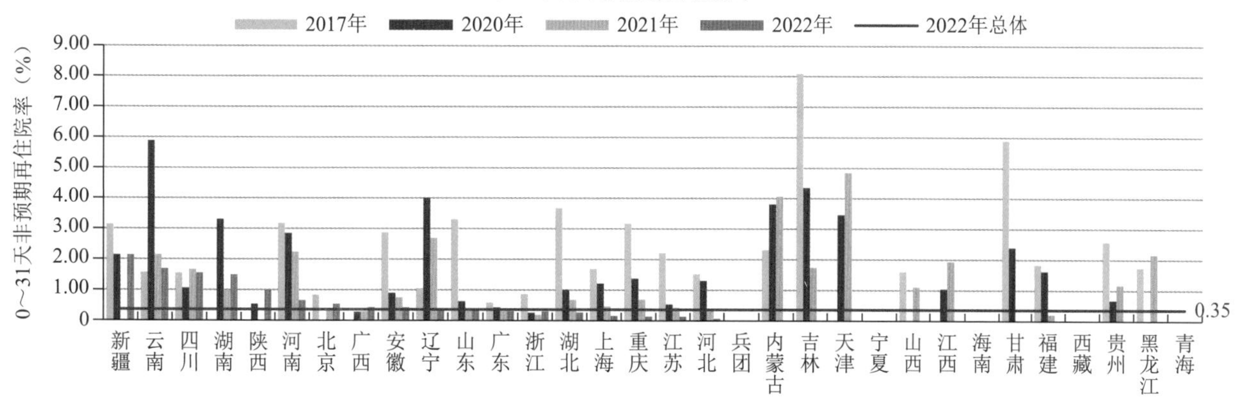

图 2-1-4-40 2017 年及 2020—2022 年各省（自治区、直辖市）二级公立综合医院肺切除术患者 0 ～ 31 天非预期再住院率

（3）平均住院日

分析各省（自治区、直辖市）的肺切除术患者平均住院日，2022 年三级公立综合医院平均住院日均值为 10.97 天，22 省高于全国平均水平，最高的为青海（18.29 天）（图 2–1–4–41）。2022 年二

级公立综合医院住院平均住院日均值为 14.23 天，21 省高于全国平均水平，最高的为西藏（36 天）（图 2–1–4–42）。

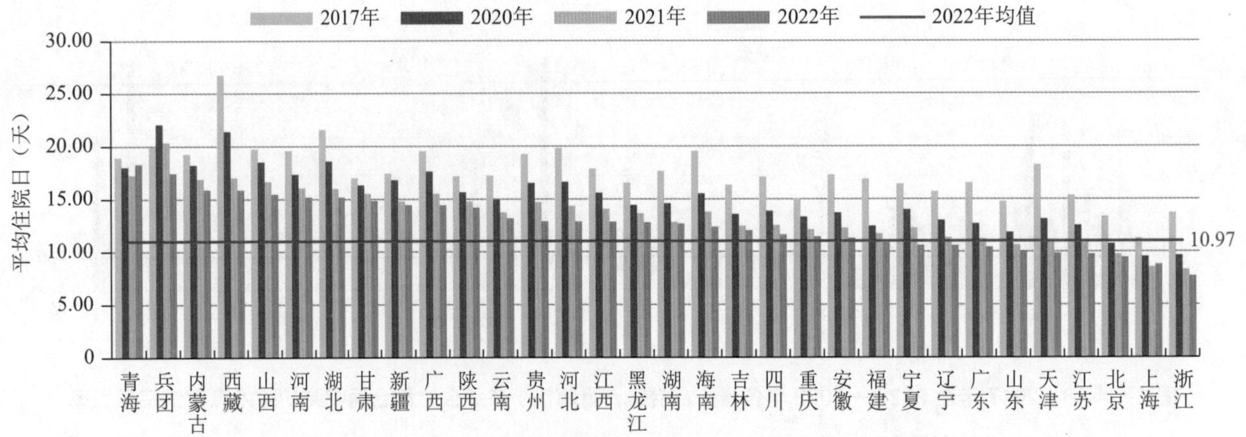

图 2-1-4-41　2017 年及 2020—2022 年各省（自治区、直辖市）三级公立综合医院肺切除术患者平均住院日

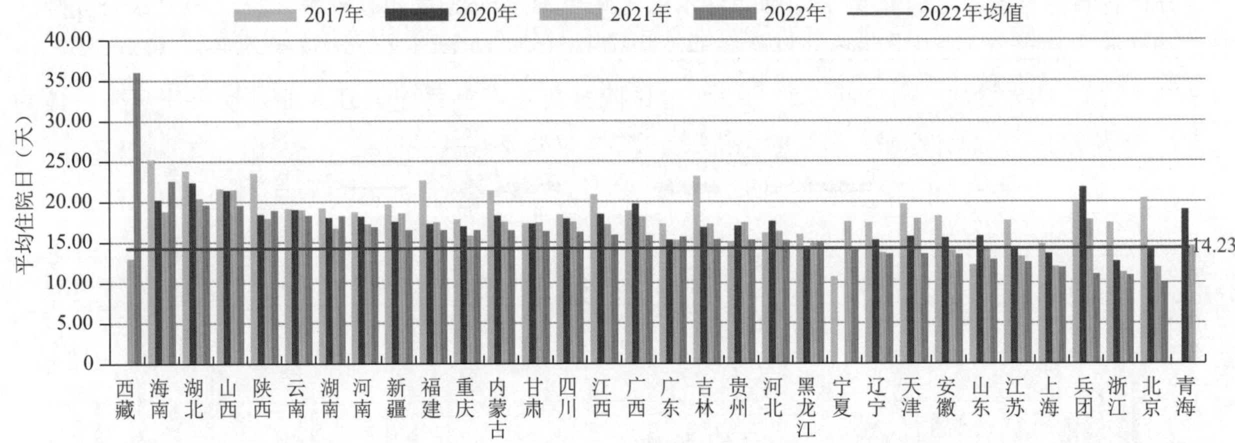

图 2-1-4-42　2017 年及 2020—2022 年各省（自治区、直辖市）二级公立综合医院肺切除术患者平均住院日

（4）每住院人次费用

分析各省（自治区、直辖市）的肺切除术患者每住院人次费用，2022 年三级公立综合医院肺切除术患者每住院人次费用为 52 372.01 元，16 省高于全国平均水平，最高的为北京（68 472.77 元）（图 2–1–4–43）。2022 年二级公立综合医院肺切除术患者每住院人次费用均值为 39 360.58 元，14 省高于全国平均水平，最高的为北京（78 734.47 元）（图 2–1–4–44）。

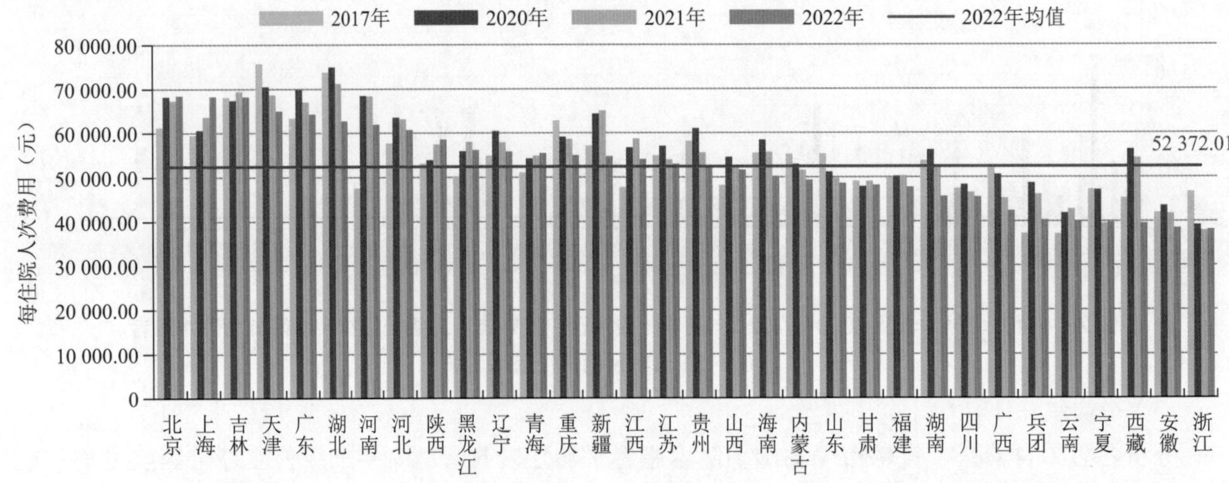

图 2-1-4-43　2017 年及 2020—2022 年各省（自治区、直辖市）三级公立综合医院肺切除术患者每住院人次费用

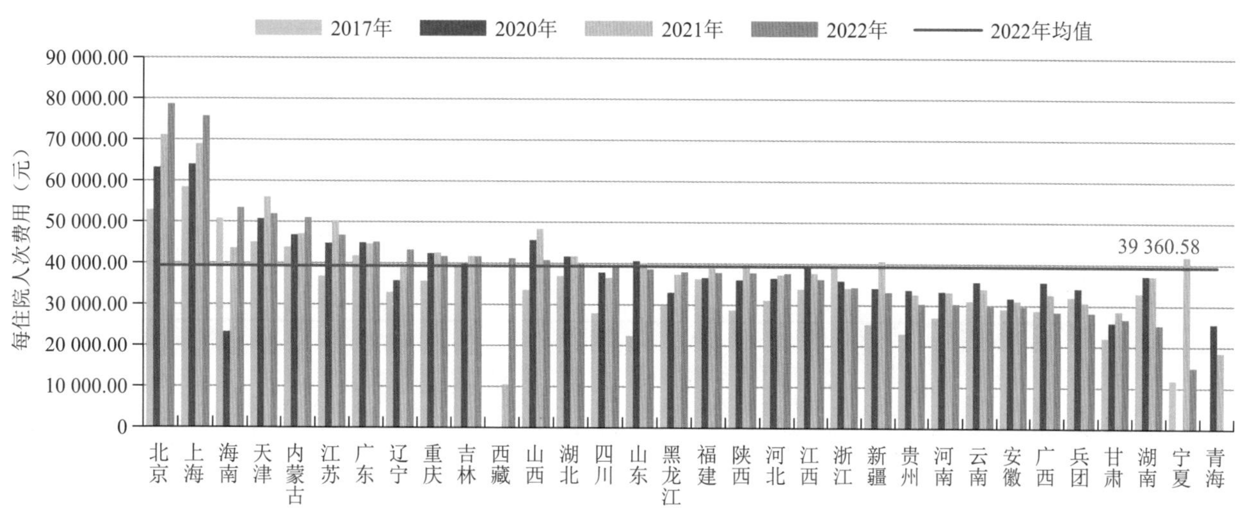

图 2-1-4-44　2017 年及 2020—2022 年各省（自治区、直辖市）二级公立综合医院肺切除术患者每住院人次费用

3. 各省（自治区、直辖市）的服务开展情况

分析各省（自治区、直辖市）肺切除术患者人次占总出院患者人次的比例，2022 年全国总体水平为 0.40%，11 省高于全国总体水平，最高的为北京（0.92%）（图 2–1–45）。肺切除术患者人次占总手术人次的比例，2022 年全国总体水平为 1.37%，11 省高于全国总体水平，最高的为浙江（2.45%）（图 2–1–4–46）。肺切除术患者人次占每万常住人口的比例，2022 年全国总体水平为 3.58 例 / 万人，9 省高于全国总体水平，最高的为浙江（10.11 例 / 万人）（图 2–1–4–47）。

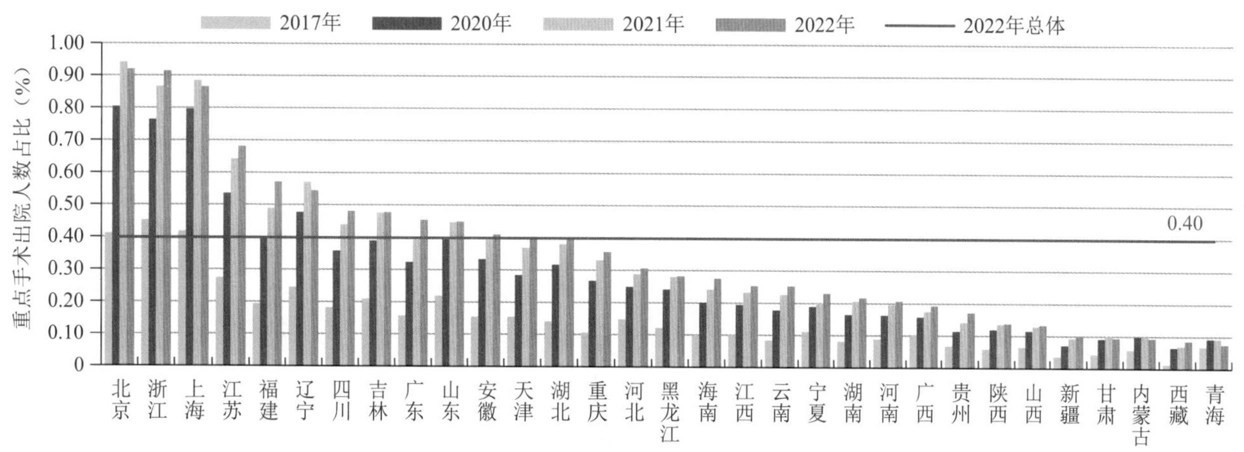

图 2-1-4-45　2017 年及 2020—2022 年各省（自治区、直辖市）肺切除术患者人次占总出院患者人次的比例

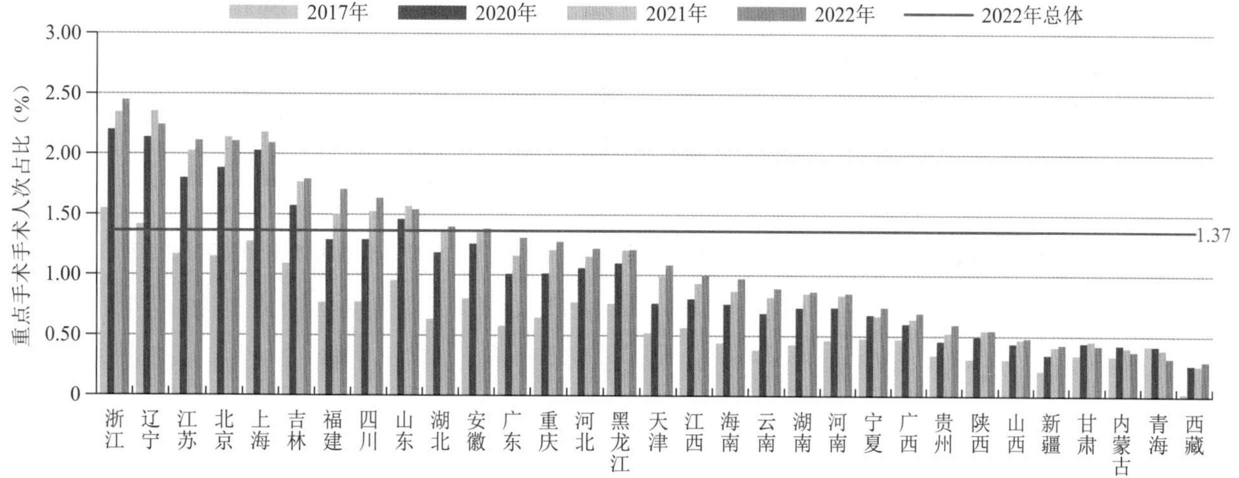

图 2-1-4-46　2017 年及 2020—2022 年各省（自治区、直辖市）肺切除术患者人次占总手术患者人次的比例

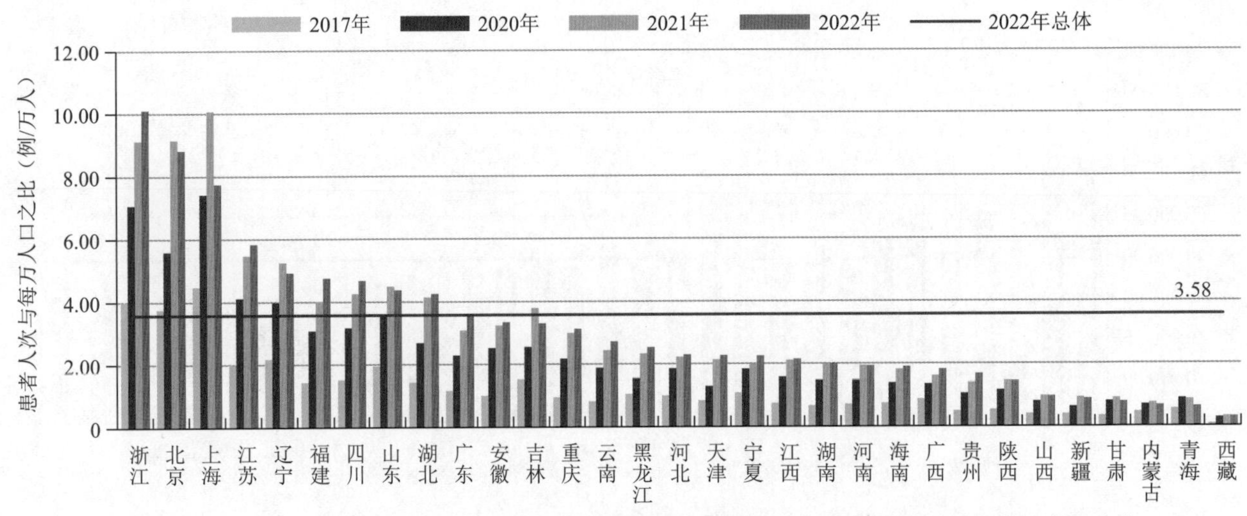

图 2-1-4-47　2017 年及 2020—2022 年各省（自治区、直辖市）肺切除术患者人次与每万人口之比

四、髋、膝关节置换术

ICD-10 编码：00.70-00.78，00.80-00.87，81.51-81.55。

1. 全国情况

2022 年全国综合医院髋、膝关节置换术患者住院死亡率为 0.18%，与 2017 年、2020 年及 2021 年相比均有所下降。2022 年委属委管和三级公立综合医院髋、膝关节置换术患者住院死亡率与 2021 年相比均有所下降，二级公立、三级民营和二级民营综合医院与 2021 年相比均有所上升，未定级民营综合医院与 2021 年相比持平，其中，二级公立综合医院最高（0.24%），委属委管综合医院最低（0.09%）（图 2-1-4-48）。

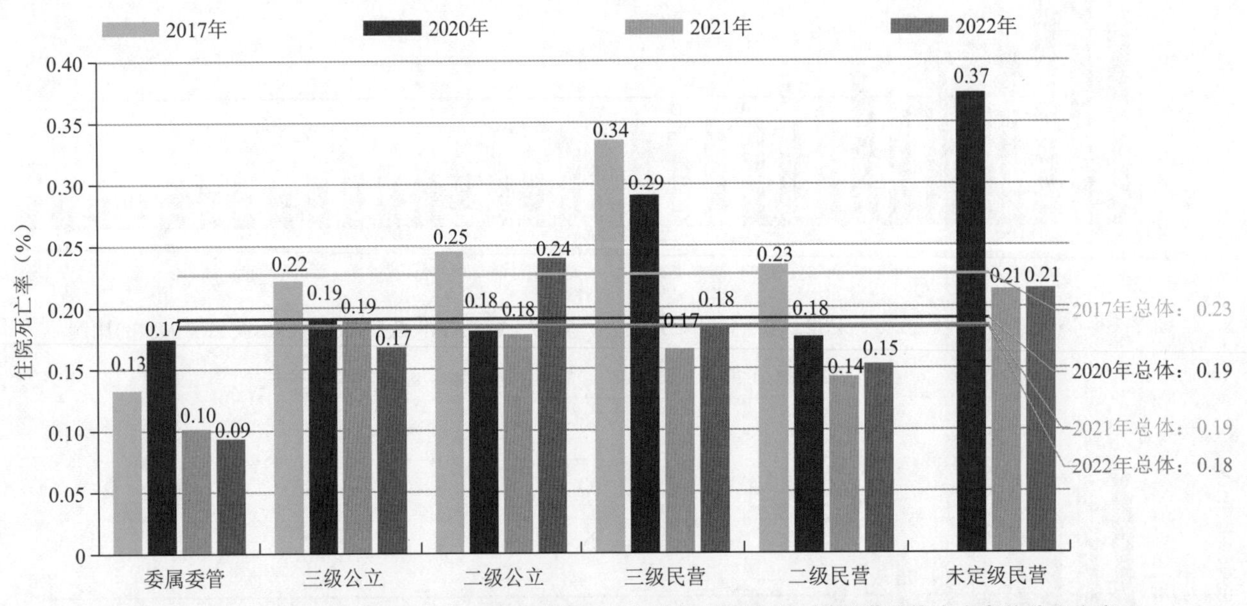

图 2-1-4-48　2017 年及 2020—2022 年全国各级各类综合医院髋、膝关节置换术患者住院死亡率

2022 年全国综合医院髋、膝关节置换术患者 0～31 天非预期再住院率为 0.48%，与 2017 年（0.45%）相比有所上升，与 2021 年（0.55%）相比有所下降。2022 年除二级公立综合医院外，其他各级各类综合医院髋、膝关节置换术患者 0～31 天非预期再住院率与 2021 年相比均有所下降，其中，未定级民营综合医院最高（1.87%），委属委管综合医院最低（0.25%）（图 2-1-4-49）。

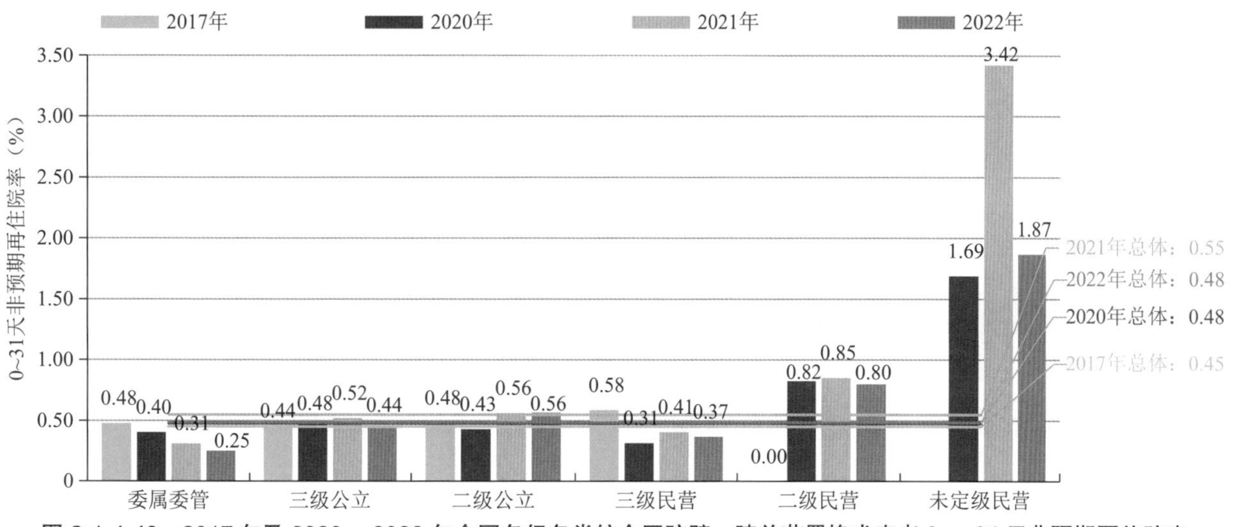

图 2-1-4-49　2017 年及 2020—2022 年全国各级各类综合医院髋、膝关节置换术患者 0 ～ 31 天非预期再住院率

2022 年全国综合医院髋、膝关节置换术患者平均住院日为 13.28 天，与 2017 年、2020 年及 2021 年相比均有所下降。2022 年各级各类综合医院髋、膝关节置换术患者平均住院日与 2021 年相比均有所下降，其中，二级民营综合医院最高（15.71 天），委属委管综合医院最低（9.94 天）（图 2–1–4–50）。

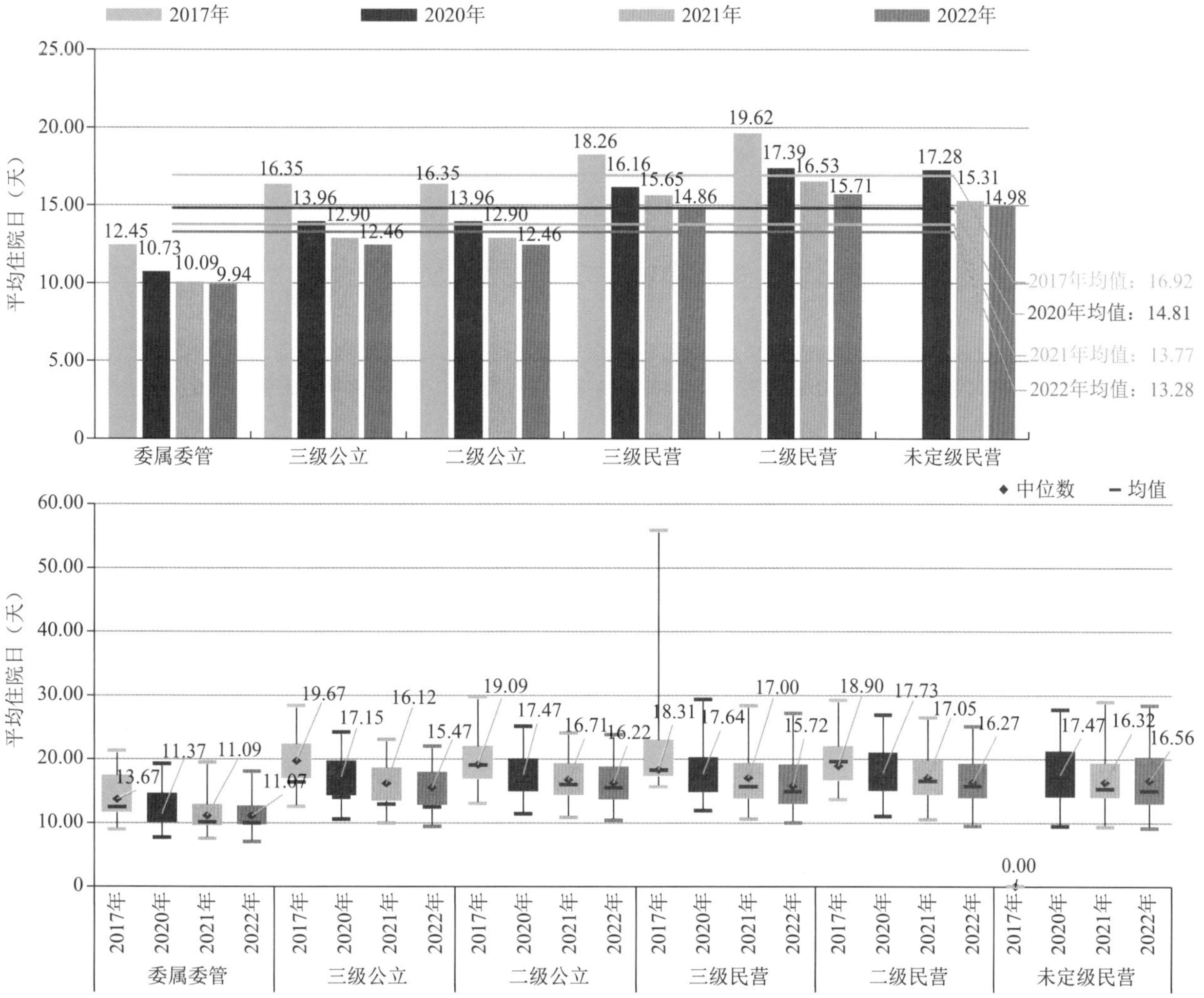

图 2-1-4-50　2017 年及 2020—2022 年全国各级各类综合医院髋、膝关节置换术患者平均住院日

2022 年全国综合医院髋、膝关节置换术患者每住院人次费用为 39 686.78 元，与 2017 年、2020 年及 2021 年相比均有所下降。2022 年各级各类综合医院髋、膝关节置换术患者每住院人次费用与

2021 年相比均有所下降，其中，委属委管综合医院最高（56 056.52 元），二级公立综合医院最低（31 276.12 元）（图 2-1-4-51）。

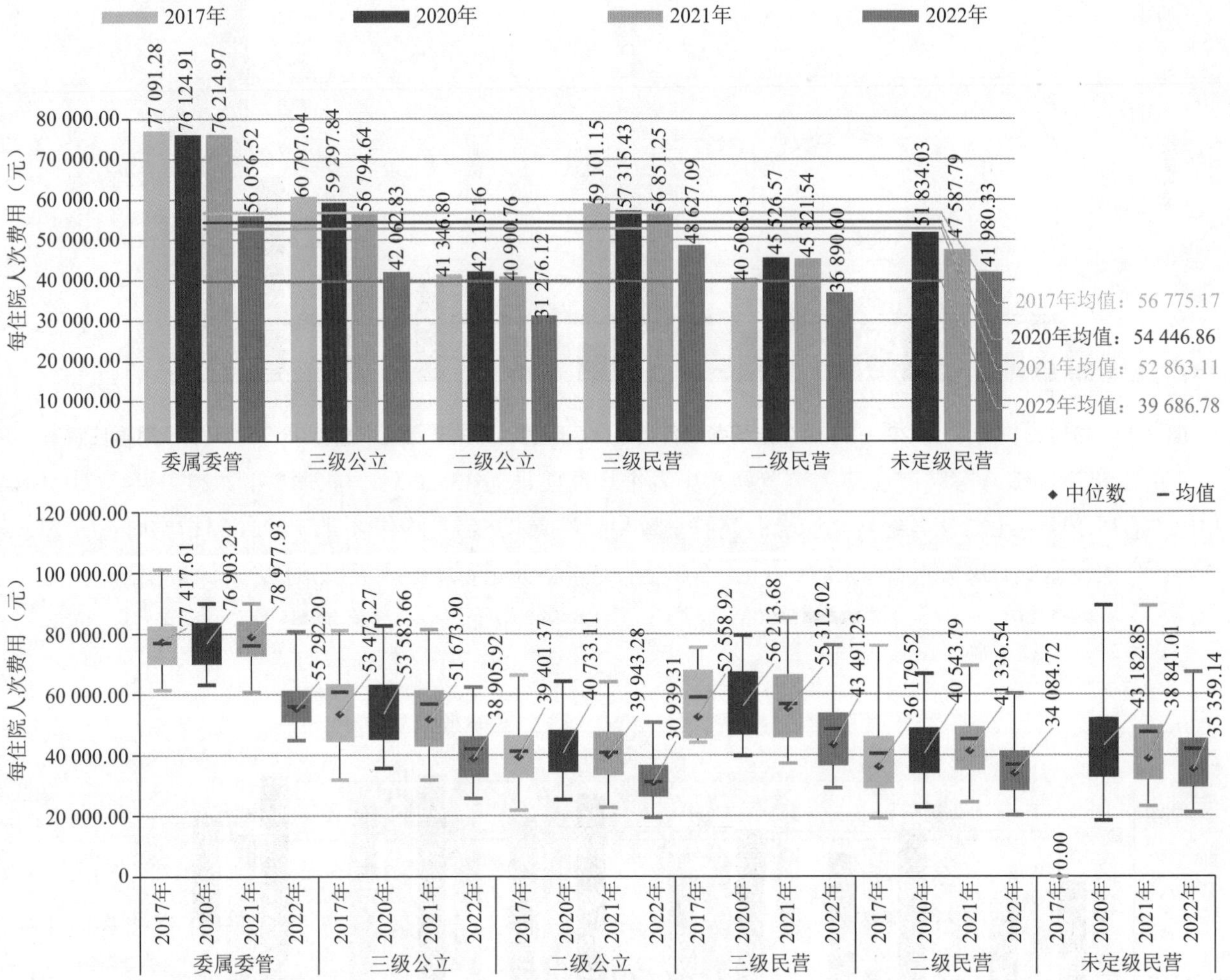

图 2-1-4-51　2017 年及 2020—2022 年全国各级各类综合医院髋、膝关节置换术患者每住院人次费用

2. 各省（自治区、直辖市）情况

（1）住院死亡率

分析各省（自治区、直辖市）的髋、膝关节置换术患者住院死亡率，2022 年三级公立综合医院髋、膝关节置换术患者住院死亡率总体为 0.17%，16 省高于全国总体水平，最高的为兵团（0.98%）（图 2-1-4-52）。2022 年二级公立综合医院髋、膝关节置换术患者住院死亡率总体为 0.24%，14 省高于全国总体水平，最高的为江西（1.71%）（图 2-1-4-53）。

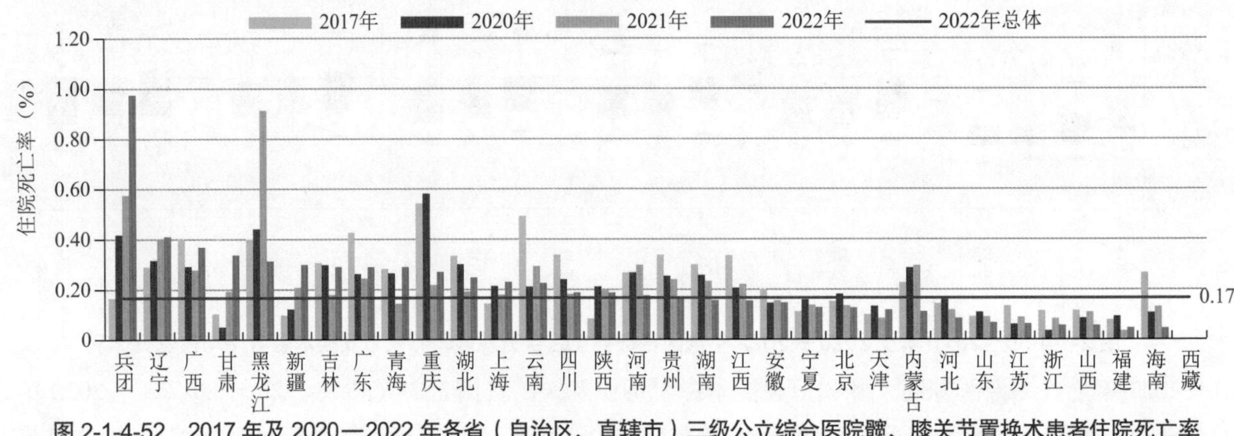

图 2-1-4-52　2017 年及 2020—2022 年各省（自治区、直辖市）三级公立综合医院髋、膝关节置换术患者住院死亡率

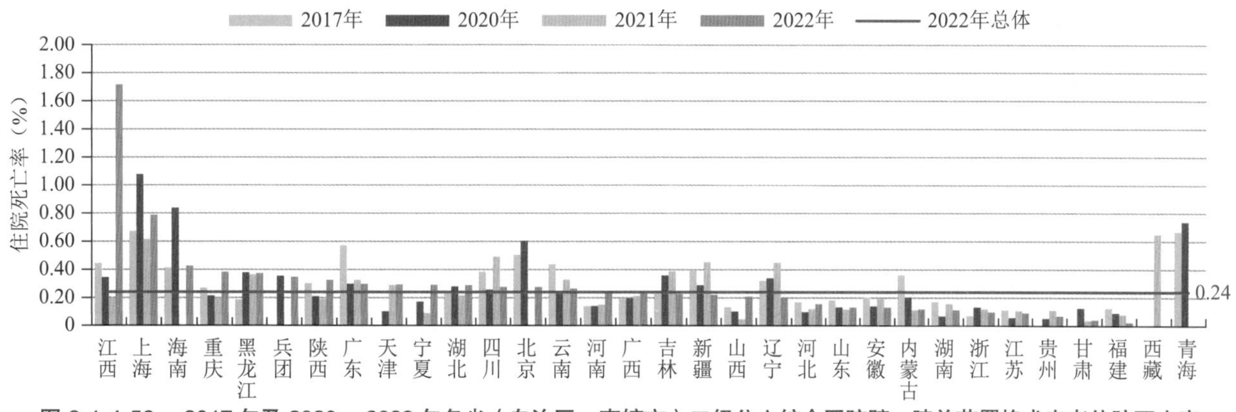

图 2-1-4-53　2017 年及 2020—2022 年各省（自治区、直辖市）二级公立综合医院髋、膝关节置换术患者住院死亡率

（2）0 ～ 31 天非预期再住院率

分析各省（自治区、直辖市）的髋、膝关节置换术患者 0 ～ 31 天非预期再住院率，2022 年三级公立综合医院髋、膝关节置换术患者 0 ～ 31 天非预期再住院率总体为 0.44%，12 省高于全国总体水平，最高的为山西（1.02%）（图 2-1-4-54）。2022 年二级公立综合医院髋、膝关节置换术患者住院 0 ～ 31 天非预期再住院率总体为 0.56%，9 省高于全国总体水平，最高的为甘肃（6.32%）（图 2-1-4-55）。

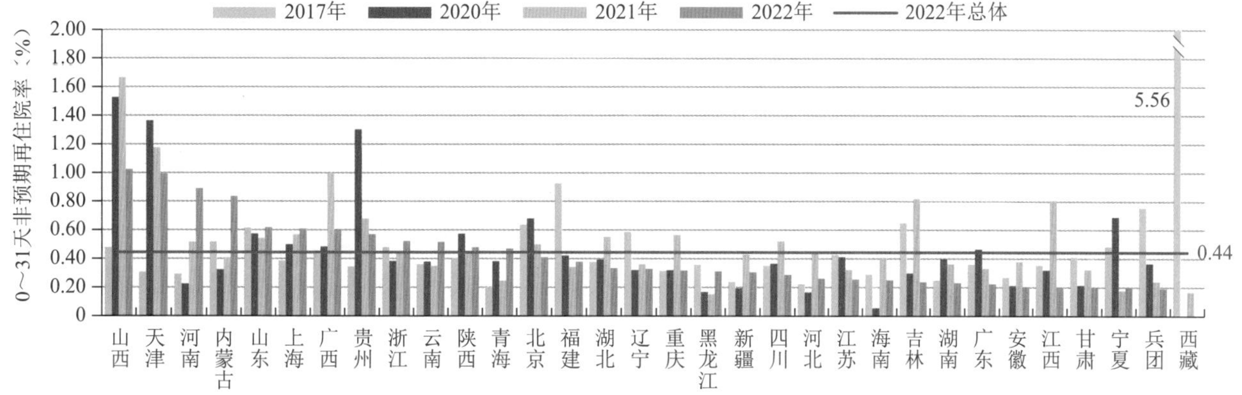

图 2-1-4-54　2017 年及 2020—2022 年各省（自治区、直辖市）三级公立综合医院髋、膝关节置换术患者 0 ～ 31 天非预期再住院率

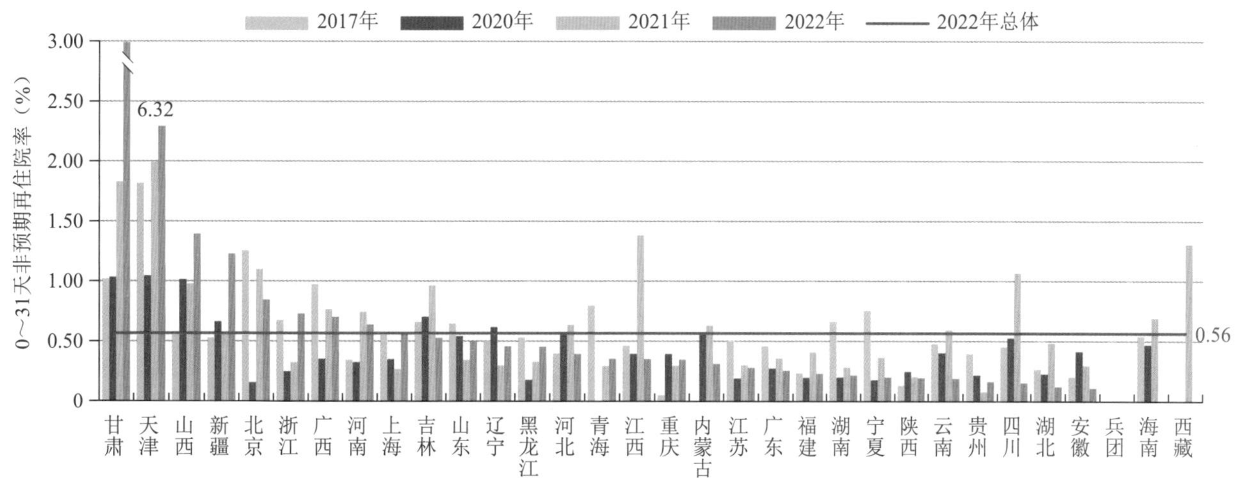

图 2-1-4-55　2017 年及 2020—2022 年各省（自治区、直辖市）二级公立综合医院髋、膝关节置换术患者 0 ～ 31 天非预期再住院率

（3）平均住院日

分析各省（自治区、直辖市）的髋、膝关节置换术患者平均住院日，2022 年三级公立综合医院髋、膝关节置换术患者平均住院日均值为 12.46 天，19 省高于全国平均水平，最高的为西藏（17.10 天）

（图 2-1-4-56）。2022 年二级公立综合医院髋、膝关节置换术患者住院平均住院日为 15.45 天，19 省高于全国平均水平，最高的为北京（20.01 天）（图 2-1-4-57）。

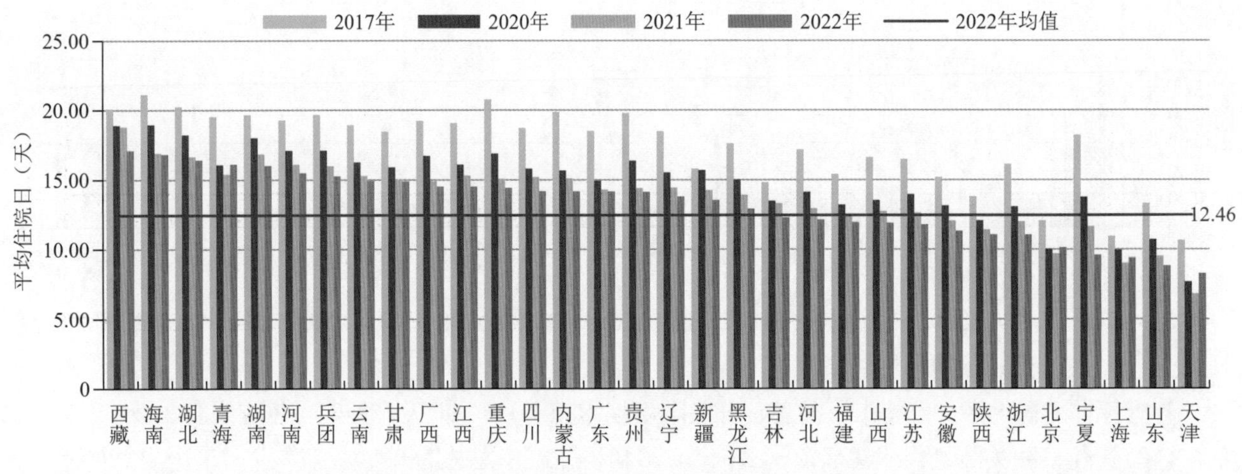

图 2-1-4-56　2017 年及 2020—2022 年各省（自治区、直辖市）三级公立综合医院髋、膝关节置换术患者平均住院日

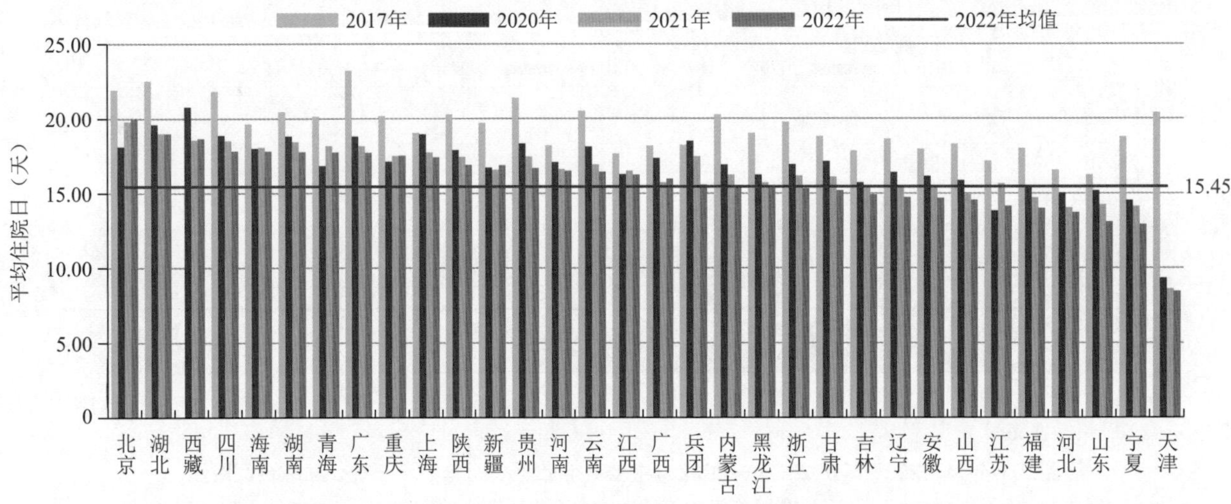

图 2-1-4-57　2017 年及 2020—2022 年各省（自治区、直辖市）二级公立综合医院髋、膝关节置换术患者平均住院日

（4）每住院人次费用

分析各省（自治区、直辖市）的髋、膝关节置换术患者每住院人次费用，2022 年三级公立综合医院髋、膝关节置换术患者每住院人次费用为 42 062.83 元，19 省高于全国平均水平，最高的为上海（62 579.11 元）（图 2-1-4-58）。2022 年二级公立综合医院髋、膝关节置换术患者每住院人次费用为 31 276.12 元，19 省高于全国平均水平，最高的为上海（69 819.16 元）（图 2-1-4-59）。

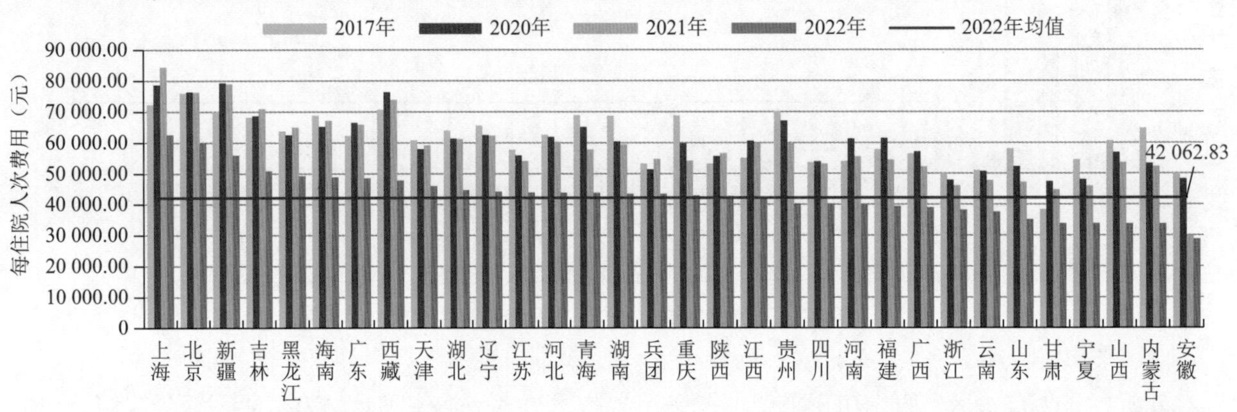

图 2-1-4-58　2017 年及 2020—2022 年各省（自治区、直辖市）三级公立综合医院髋、膝关节置换术患者每住院人次费用

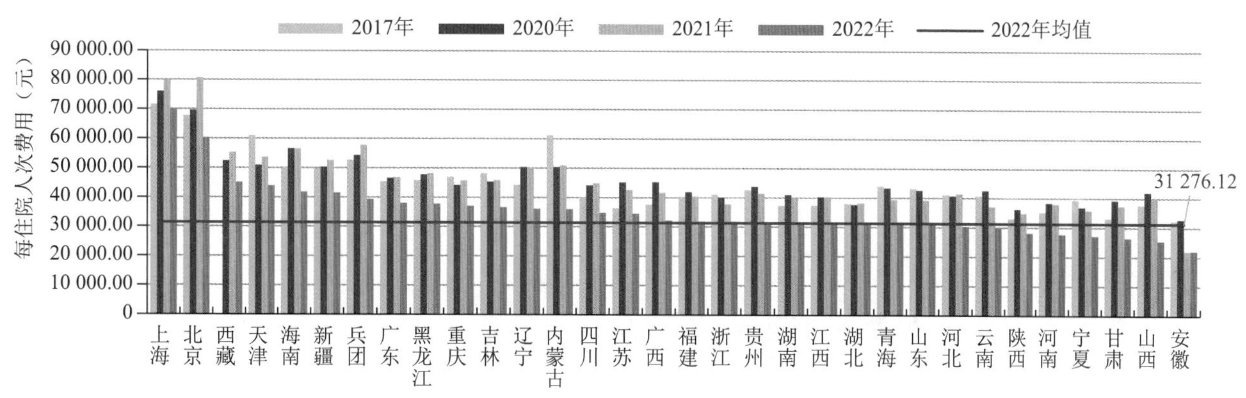

图 2-1-4-59　2017 年及 2020—2022 年各省（自治区、直辖市）二级公立综合医院髋、膝关节置换术患者每住院人次费用

3. 各省（自治区、直辖市）的服务开展情况

分析各省（自治区、直辖市）髋、膝关节置换术患者人次占总出院患者人次的比例，2022 年全国总体为 0.46%，13 省高于全国总体水平，最高的为天津（1.32%）（图 2-1-4-60）。髋、膝关节置换术患者人次占总手术患者人次的比例，2022 年全国总体为 1.59%，15 省高于全国总体水平，最高的为天津（3.55%）（图 2-1-4-61）。髋、膝关节置换术患者人次占每万常住人口的比例，2022 年全国总体为 4.15 例 / 万人，13 省高于全国总体水平，最高的为北京（8.83 例 / 万人）（图 2-1-4-62）。

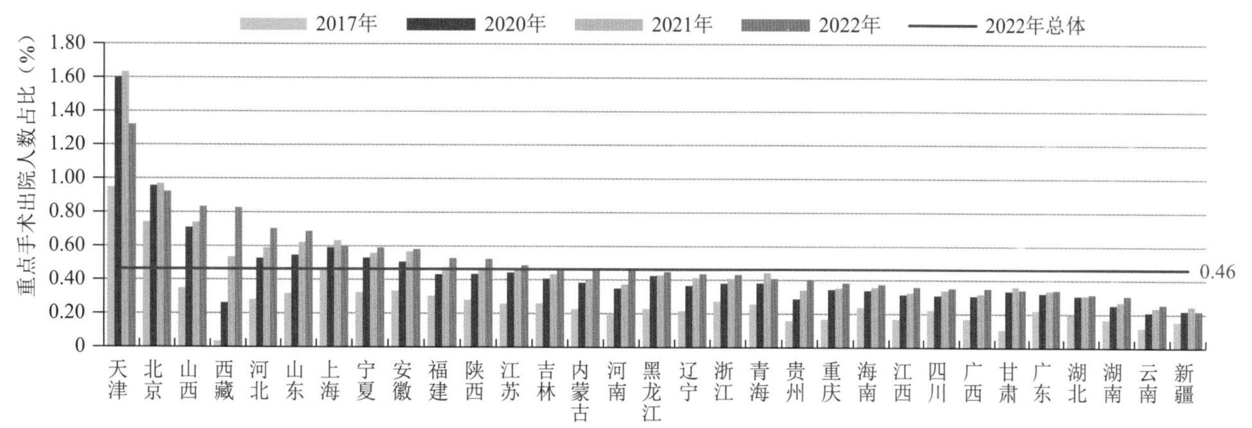

图 2-1-4-60　2017 年及 2020—2022 年各省（自治区、直辖市）髋、膝关节置换术患者人次占总出院患者人次的比例

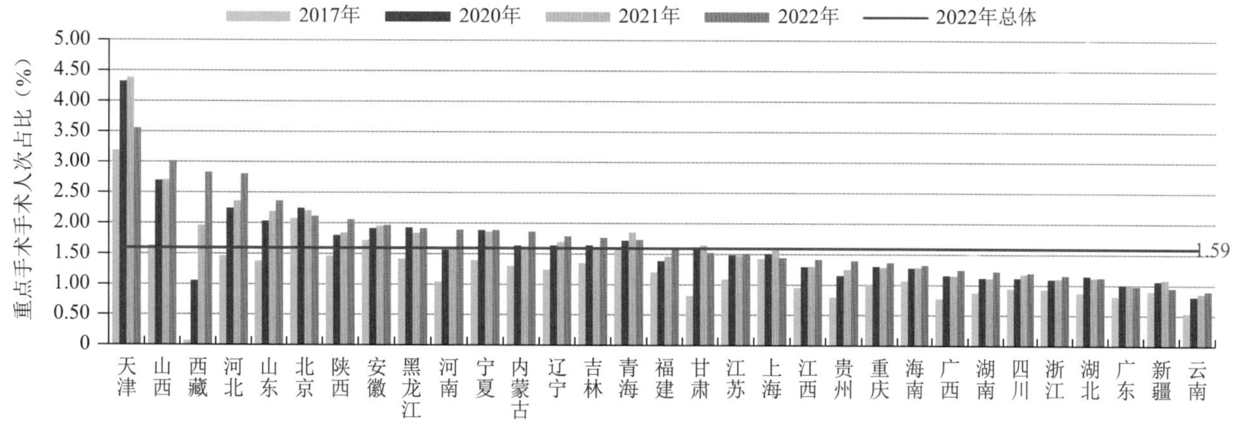

图 2-1-4-61　2017 年及 2020—2022 年各省（自治区、直辖市）髋、膝关节置换术患者人次占总手术患者人次的比例

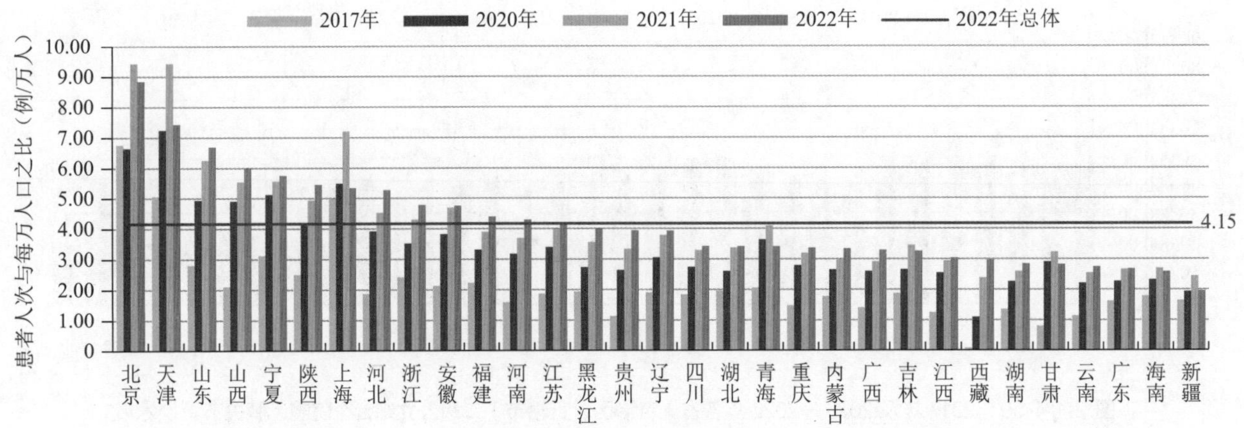

图 2-1-4-62　2017 年及 2020—2022 年各省（自治区、直辖市）髋、膝关节置换术患者人次与每万人口之比

五、疝修补术

ICD-9-CM-3 编码：53.0–53.9，17.1，17.2。

1. 全国情况

2022 年全国综合医院疝修补术患者住院死亡率为 0.08%，与 2017 年、2020 年及 2021 年相比均有所上升。2022 年三级民营综合医院疝修补术患者住院死亡率与 2021 年相比持平，其他各级各类综合医院与 2021 年相比均有所上升，其中，委属委管综合医院最高（0.14%），未定级民营综合医院最低（0.03%）（图 2-1-4-63）。

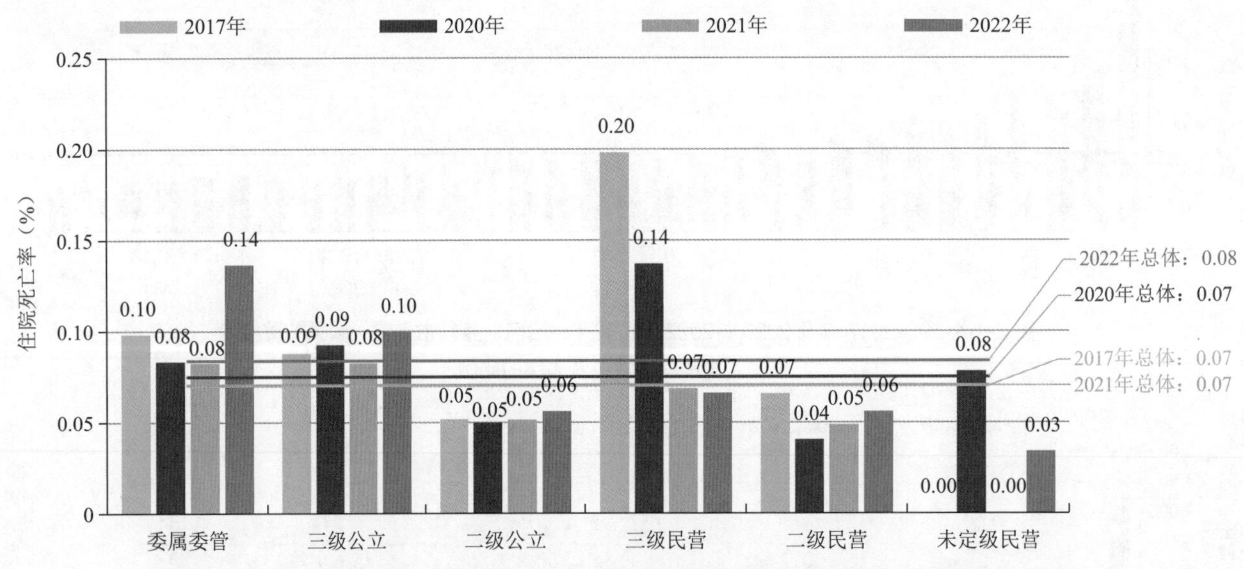

图 2-1-4-63　2017 年及 2020—2022 年全国各级各类综合医院疝修补术患者住院死亡率

2022 年全国综合医院疝修补术患者 0 ～ 31 天非预期再住院率总体为 0.06%，与 2017 年、2020 年及 2021 年相比均有所下降。2022 年未定级民营综合医院疝修补术患者 0 ～ 31 天非预期再住院率与 2021 年相比有所上升，其他各级各类综合医院与 2021 年相比均有所下降，其中，未定级民营综合医院最高（0.18%），二级公立综合医院最低（0.05%）（图 2-1-4-64）。

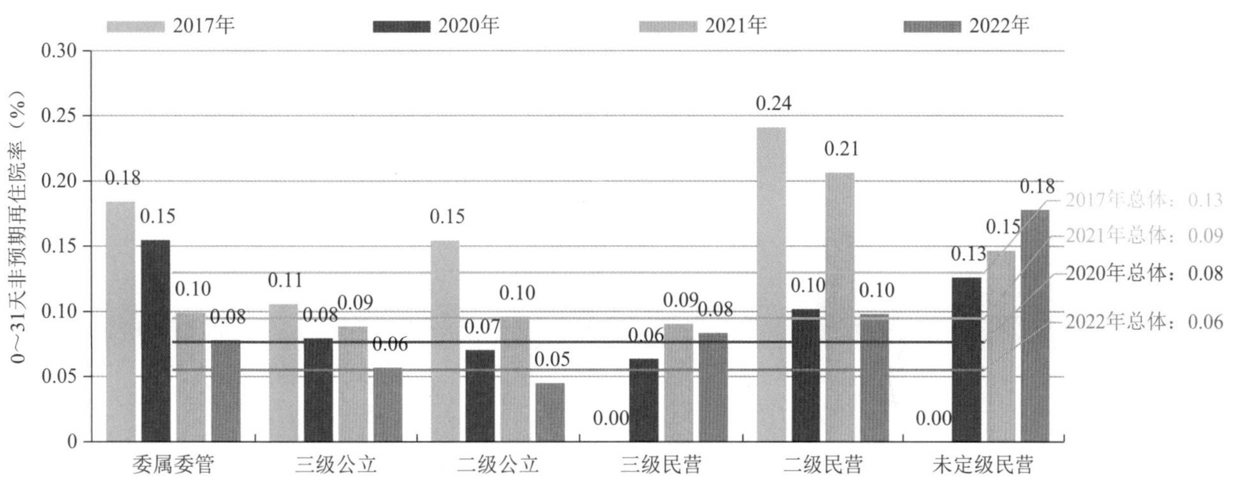

图 2-1-4-64　2017 年及 2020—2022 年全国各级各类综合医院疝修补术患者 0 ～ 31 天非预期再住院率

2022 年全国综合医院疝修补术患者平均住院日为 6.03 天，与 2017 年、2020 年及 2021 年相比均有所下降。2022 年委属委管综合医院疝修补术患者平均住院日与 2021 年相比有所上升，其他各级各类医院均有所下降，其中，未定级民营综合医院最高（6.84 天），委属委管综合医院最低（5.35 天）（图 2-1-4-65）。

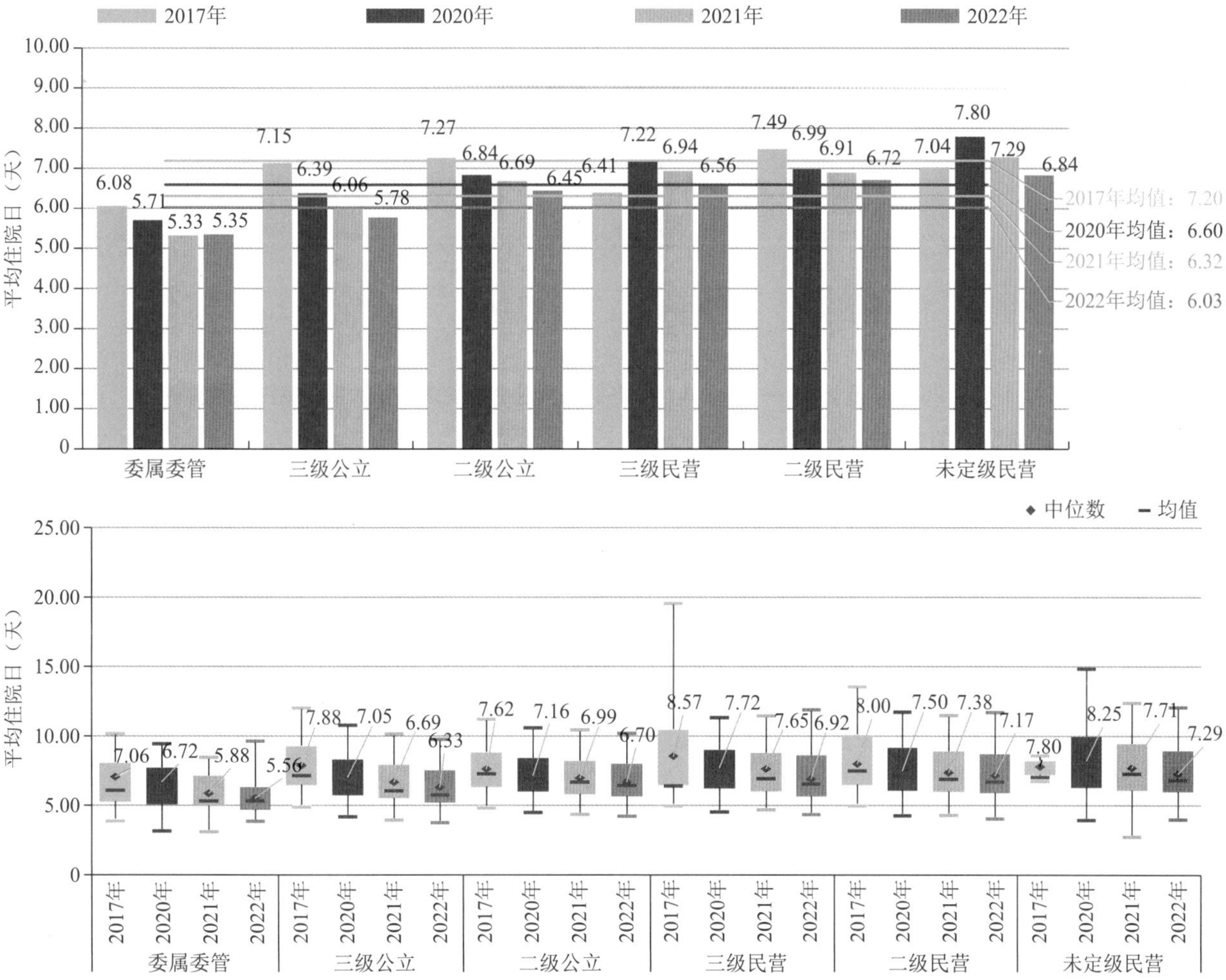

图 2-1-4-65　2017 年及 2020—2022 年全国各级各类综合医院疝修补术患者平均住院日

2022 年全国综合医院疝修补术患者每住院人次费用为 12 188.02 元，与 2017 年、2020 年及 2021 年相比均有所上升。2022 年各级各类综合医院疝修补术患者每住院人次费用与 2021 年相比均有所上升，其中，委属委管综合医院最高（22 482.49 元），二级民营综合医院最低（8288.45 元）（图 2-1-4-66）。

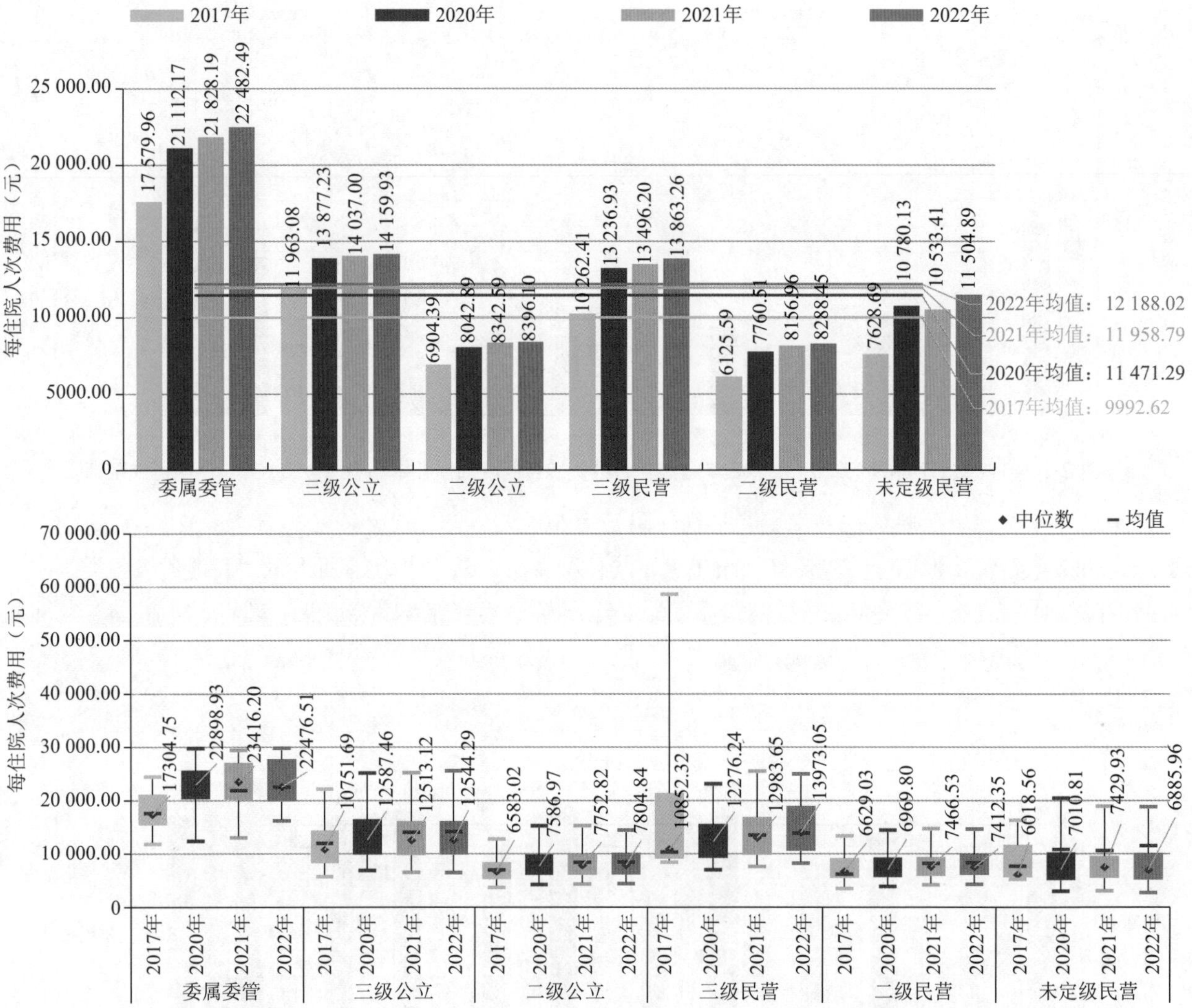

图 2-1-4-66　2017 年及 2020—2022 年全国各级各类综合医院疝修补术患者每住院人次费用

2. 各省（自治区、直辖市）情况

（1）住院死亡率

分析各省（自治区、直辖市）的疝修补术患者住院死亡率，2022 年三级公立综合医院疝修补术患者住院死亡率总体为 0.10%，15 省高于全国总体水平，最高的为青海（0.40%）（图 2-1-4-67）。2022 年二级公立综合医院疝修补术患者住院死亡率总体为 0.06%，9 省高于全国总体水平，最高的为北京（0.31%）（图 2-1-4-68）。

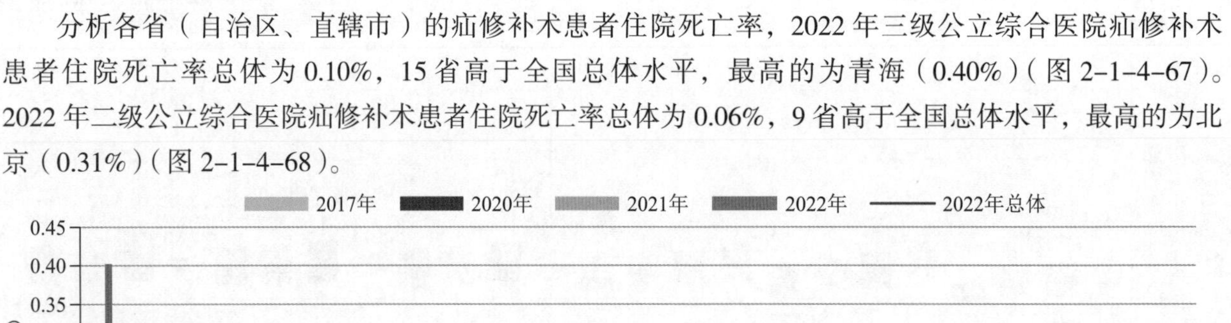

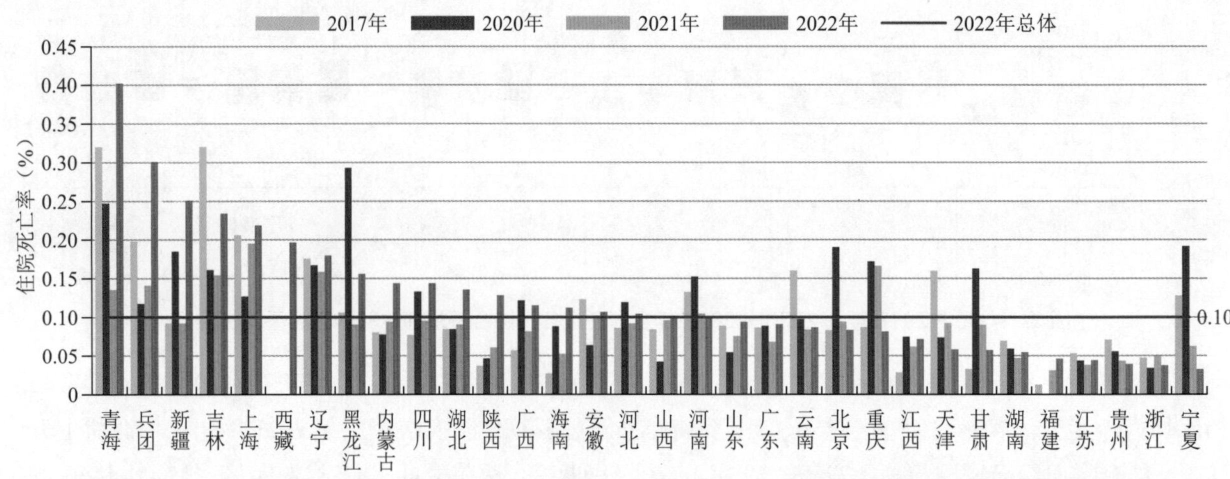

图 2-1-4-67　2017 年及 2020—2022 年各省（自治区、直辖市）三级公立综合医院疝修补术患者住院死亡率

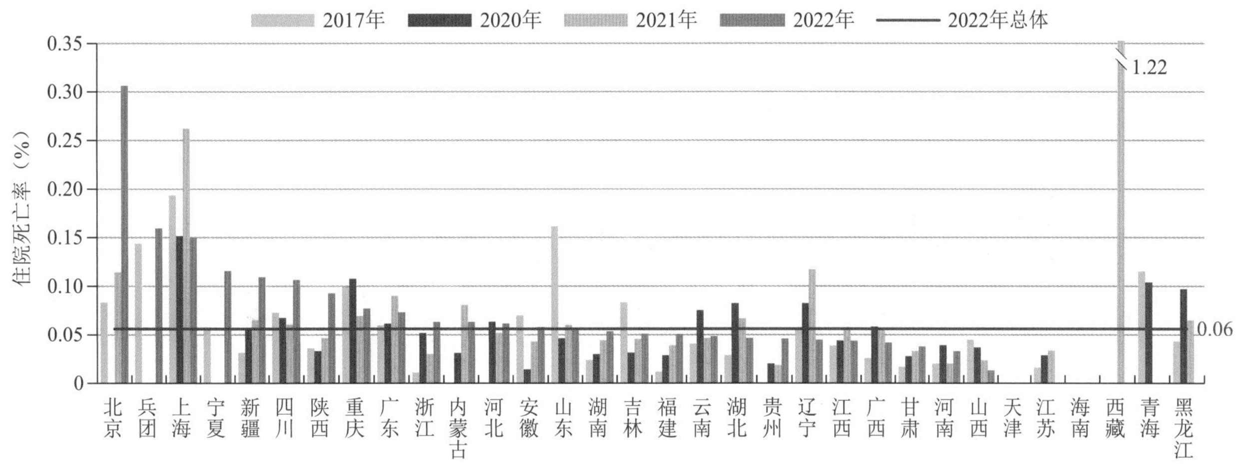

图 2-1-4-68　2017 年及 2020—2022 年各省（自治区、直辖市）二级公立综合医院疝修补术患者住院死亡率

（2）0 ～ 31 天非预期再住院率

分析各省（自治区、直辖市）的疝修补术患者 0 ～ 31 天非预期再住院率，2022 年三级公立综合医院疝修补术患者 0 ～ 31 天非预期再住院率总体为 0.06%，8 省高于全国总体水平，最高的为天津（0.14%）（图 2–1–4–69）。2022 年二级公立综合医院疝修补术患者 0 ～ 31 天非预期再住院率总体为 0.05%，12 省高于全国总体水平，最高的为天津（0.32%）（图 2–1–4–70）。

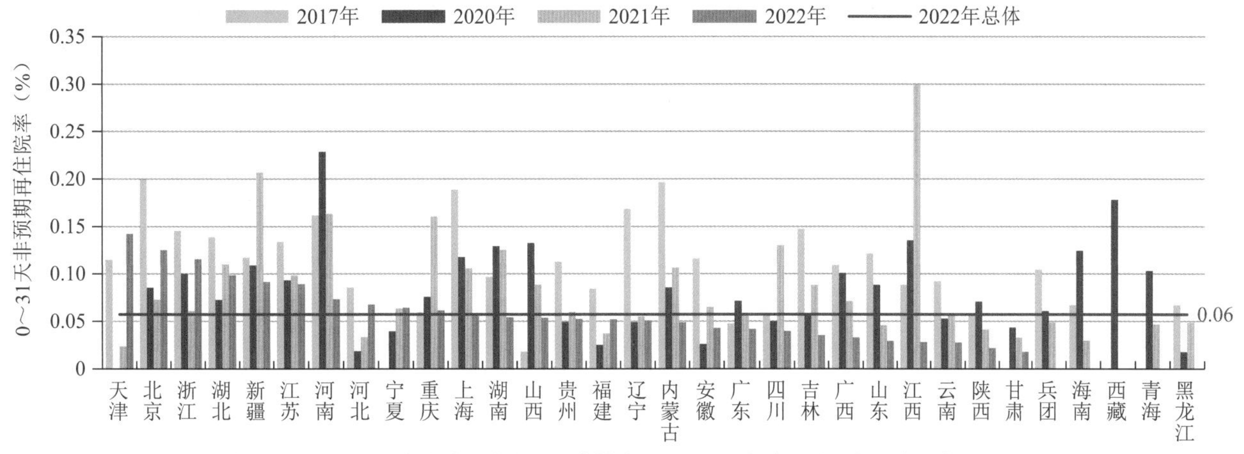

图 2-1-4-69　2017 年及 2020—2022 年各省（自治区、直辖市）三级公立综合医院疝修补术患者 0 ～ 31 天非预期再住院率

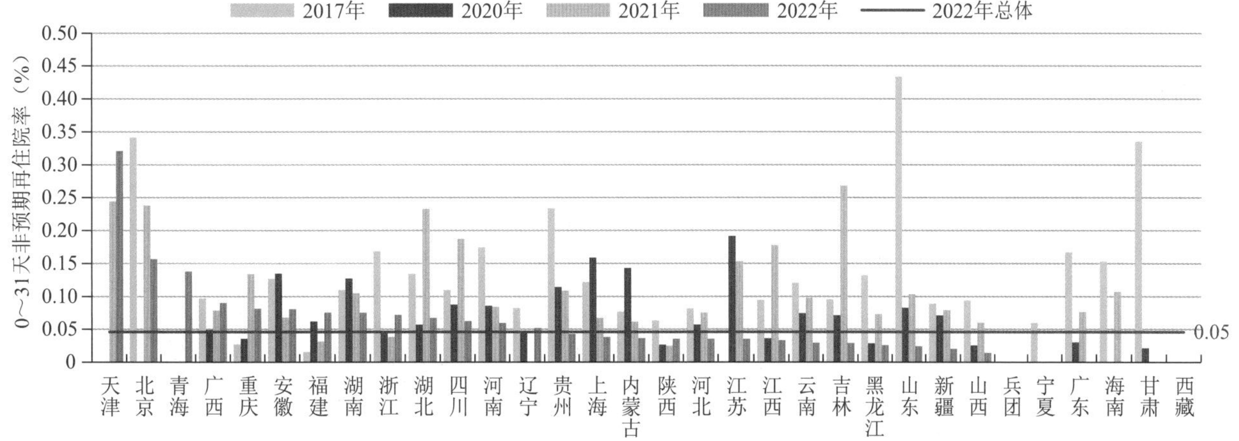

图 2-1-4-70　2017 年及 2020—2022 年各省（自治区、直辖市）二级公立综合医院疝修补术患者 0 ～ 31 天非预期再住院率

（3）平均住院日

分析各省（自治区、直辖市）的疝修补术患者平均住院日，2022 年三级公立综合医院疝修补术患者

平均住院日为5.78天，20省高于全国平均水平，最高的为青海（8.41天）（图2-1-4-71）。2022年二级公立综合医院疝修补术患者平均住院日为6.45天，16省高于全国平均水平，最高的为西藏（9.26天）（图2-1-4-72）。

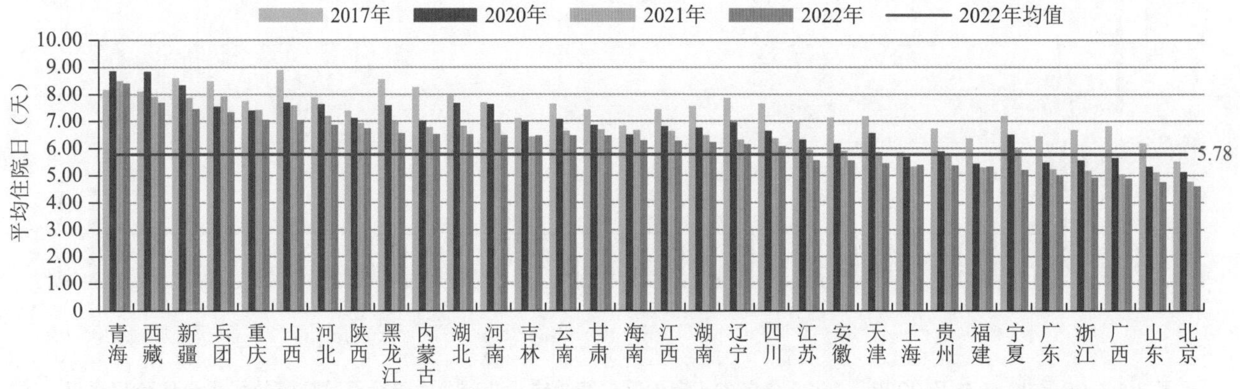

图2-1-4-71　2017年及2020—2022年各省（自治区、直辖市）三级公立综合医院疝修补术患者平均住院日

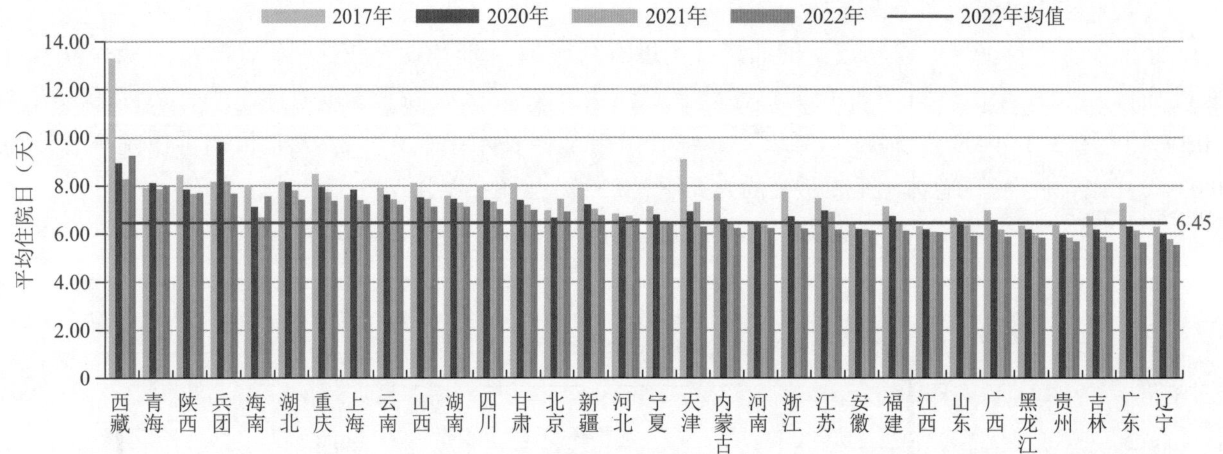

图2-1-4-72　2017年及2020—2022年各省（自治区、直辖市）二级公立综合医院疝修补术患者平均住院日

（4）每住院人次费用

分析各省（自治区、直辖市）的疝修补术患者每住院人次费用，2022年三级公立综合医院疝修补术患者每住院人次费用均值为14 159.93元，17省高于全国平均水平，最高的为上海（24 986.65元）（图2-1-4-73）。2022年二级公立综合医院疝修补术患者每住院人次费用为均值8396.01元，16省高于全国平均水平，最高的为上海（23 632.99元）（图2-1-4-74）。

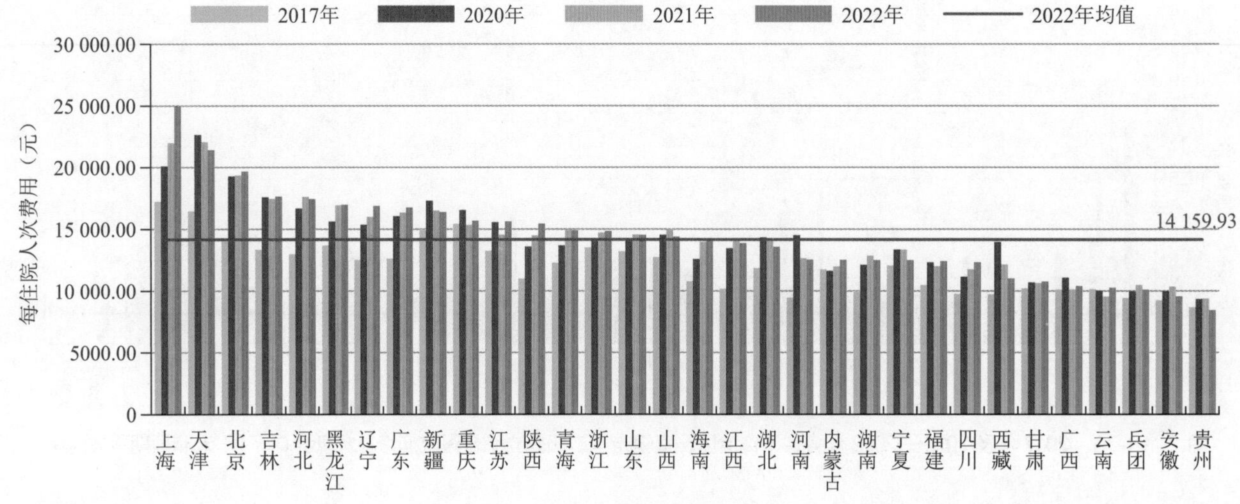

图2-1-4-73　2017年及2020—2022年各省（自治区、直辖市）三级公立综合医院疝修补术患者每住院人次费用

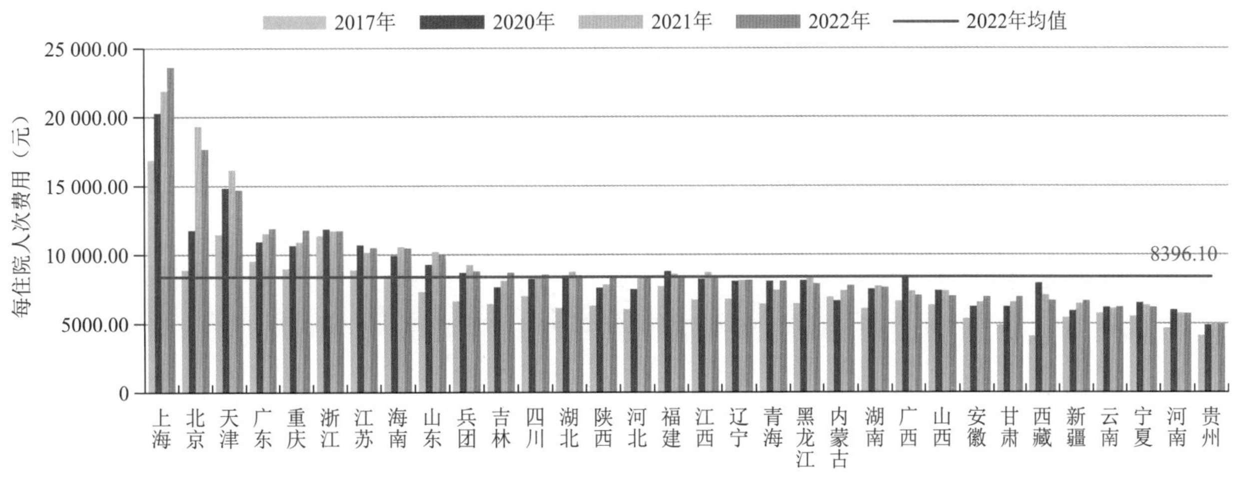

图 2-1-4-74 2017 年及 2020—2022 年各省（自治区、直辖市）二级公立综合医院疝修补术患者每住院人次费用

3. 各省（自治区、直辖市）的服务开展情况

分析各省（自治区、直辖市）疝修补术患者人次占总出院患者人次的比例，2022 年全国总体为 0.70%，13 省高于全国总体水平，最高的为福建（0.90%）（图 2-1-4-75）。疝修补术患者人次占总手术患者人次的比例，2022 年全国总体为 2.40%，13 省高于全国总体水平，最高的为江西（3.19%）（图 2-1-4-76）。疝修补术患者人次占每万常住人口的比例，2022 年全国总体为 6.27 例 / 万人，14 省高于全国总体水平，最高的为浙江（8.83 例 / 万人）（图 2-1-4-77）。

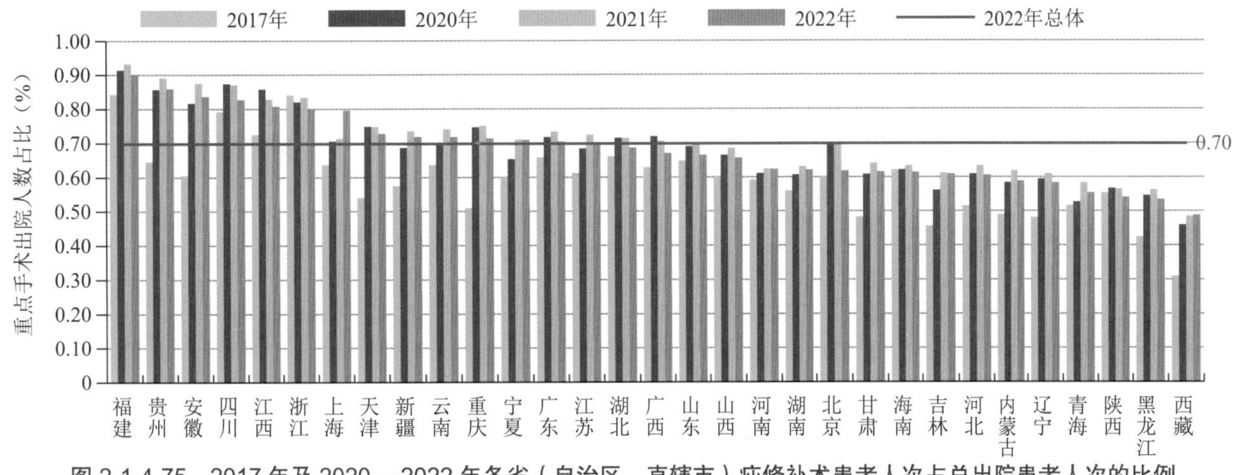

图 2-1-4-75 2017 年及 2020—2022 年各省（自治区、直辖市）疝修补术患者人次占总出院患者人次的比例

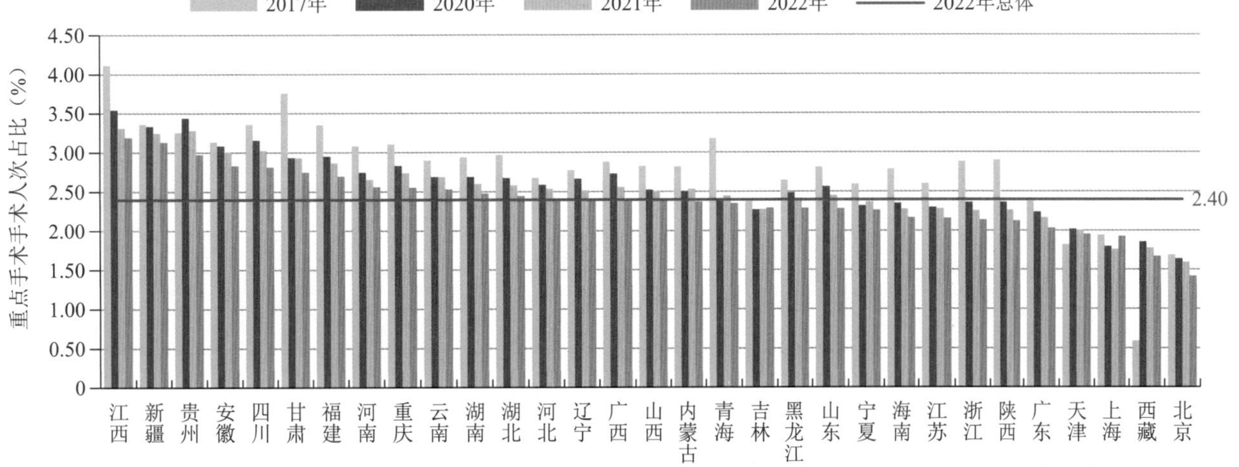

图 2-1-4-76 2017 年及 2020—2022 年各省（自治区、直辖市）疝修补术患者人次占总手术患者人次的比例

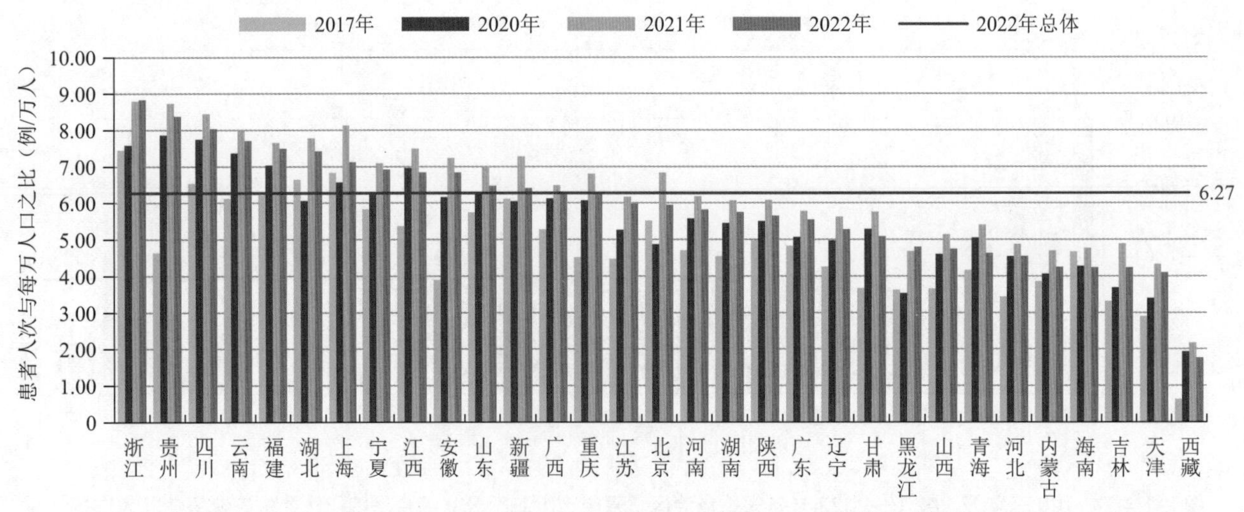

图 2-1-4-77　2017 年及 2020—2022 年各省（自治区、直辖市）疝修补术患者人次与每万人口之比

六、阴道分娩

妇产 / 妇幼专科医院，ICD-10 编码：Z37，且不包含编码 ICD-9-CM-3：74.0-74.9。

1. 全国情况

2022 年全国妇产 / 妇幼专科医院阴道分娩患者住院死亡率为 0.0007%，与 2017 年和 2020 年相比有所下降。2022 年三级公立妇产 / 妇幼专科医院阴道分娩患者住院死亡率与 2021 年相比有所上升，其中，二级公立妇产 / 妇幼专科医院最高（0.0015%）（图 2-1-4-78）。

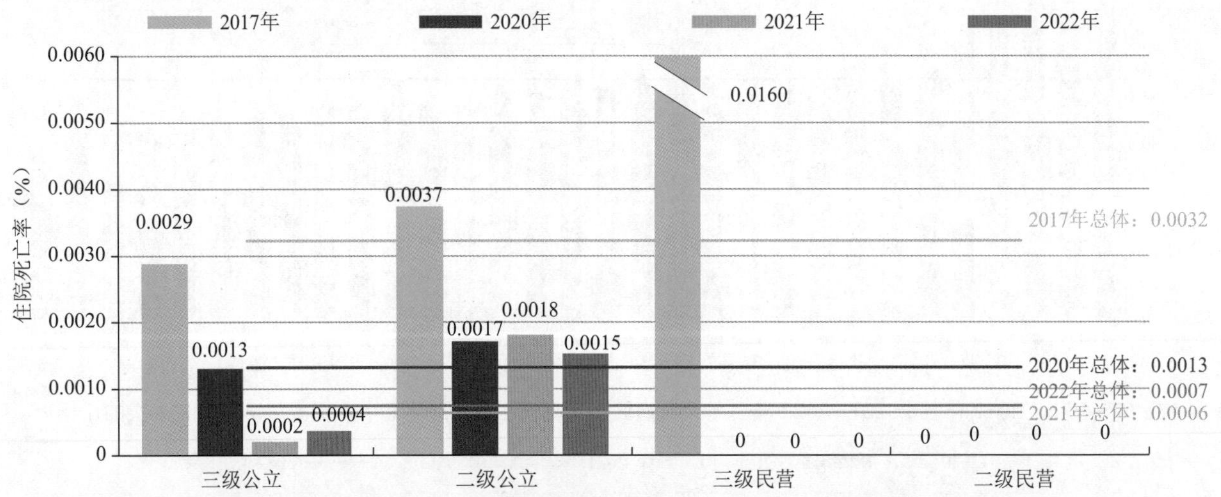

图 2-1-4-78　2017 年及 2020—2022 年全国各级各类妇产 / 妇幼专科医院阴道分娩患者住院死亡率

2022 年全国妇产 / 妇幼专科医院阴道分娩患者 0 ～ 31 天非预期再住院率为 0.060%，与 2017 年相比有所下降。2022 年除二级公立妇产 / 妇幼专科医院外，其余妇产 / 妇幼专科医院阴道分娩患者 0 ～ 31 天非预期再住院率与 2021 年相比均有所上升，其中，三级公立妇产 / 妇幼专科医院最高（0.068%），三级民营妇产 / 妇幼专科医院最低（0.019%）（图 2-1-4-79）。

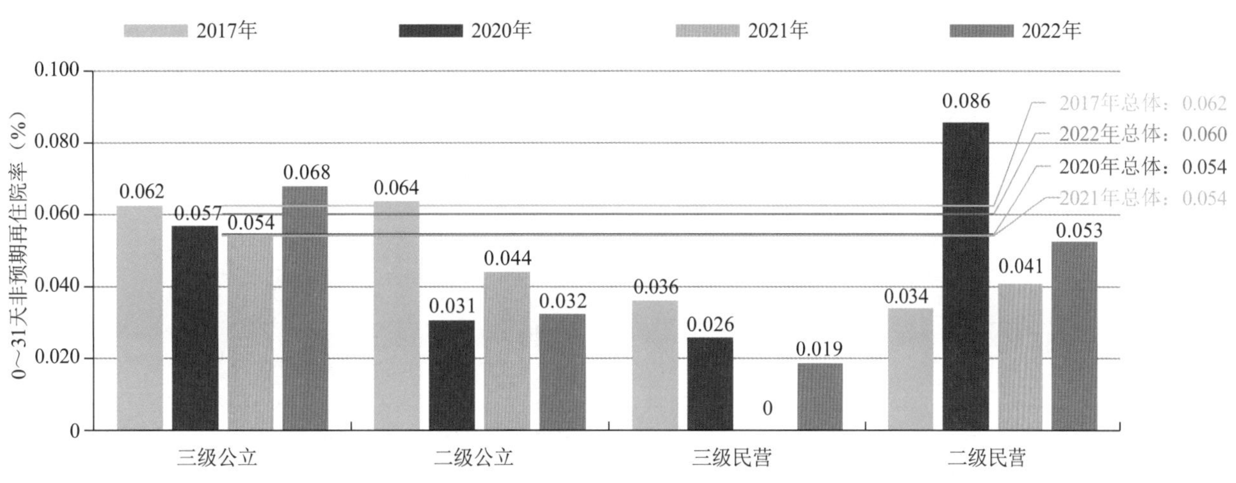

图 2-1-4-79　2017 年及 2020—2022 年全国各级各类妇产 / 妇幼专科医院阴道分娩患者 0 ～ 31 天非预期再住院率

2022 年全国妇产 / 妇幼专科医院阴道分娩患者平均住院日为 3.82 天，与 2017 年、2020 年和 2021 年相比有所下降。2017 年、2020 年和 2021 年三级民营妇产 / 妇幼专科医院阴道分娩患者平均住院日持续下降，2022 年各级各类妇产 / 妇幼专科医院中，三级公立妇产 / 妇幼专科医院阴道分娩患者平均住院日医院最高（3.88 天），二级公立最低（3.63 天）（图 2-1-4-80）。

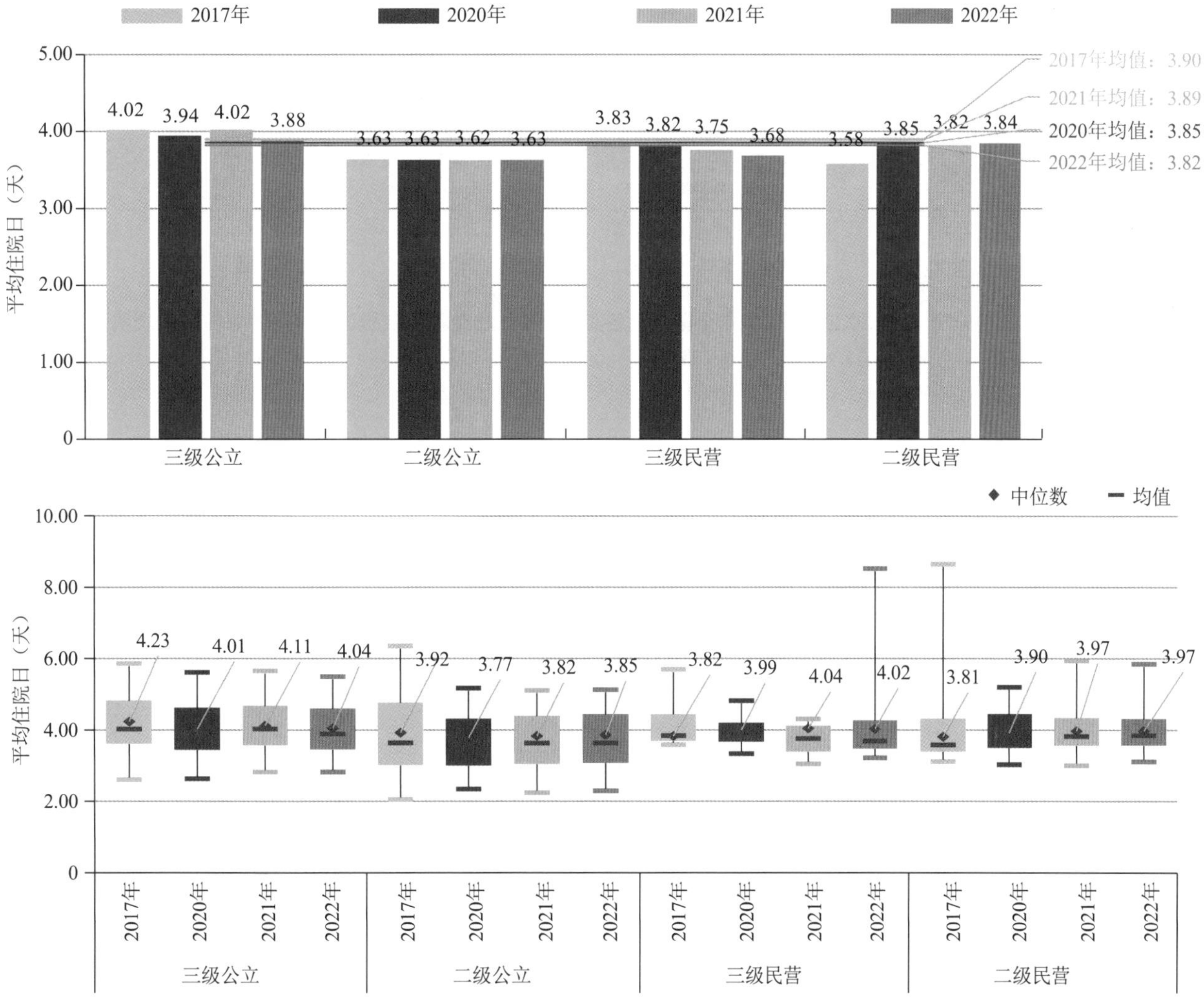

图 2-1-4-80　2017 年及 2020—2022 年全国各级各类妇产 / 妇幼专科医院阴道分娩患者平均住院日

2017 年及 2020—2022 年全国妇产 / 妇幼专科医院阴道分娩患者每住院人次费用逐年上升，2022 年为 7084.48 元。2022 年除二级公立妇产 / 妇幼专科医院外，其他各级各类妇产 / 妇幼专科医院阴道分娩患者每住院人次费用与 2021 年相比均有所上升，其中，二级民营妇产 / 妇幼专科医院最高（12 872.87 元），二级公立妇产 / 妇幼专科医院最低（4344.63 元）（图 2-1-4-81）。

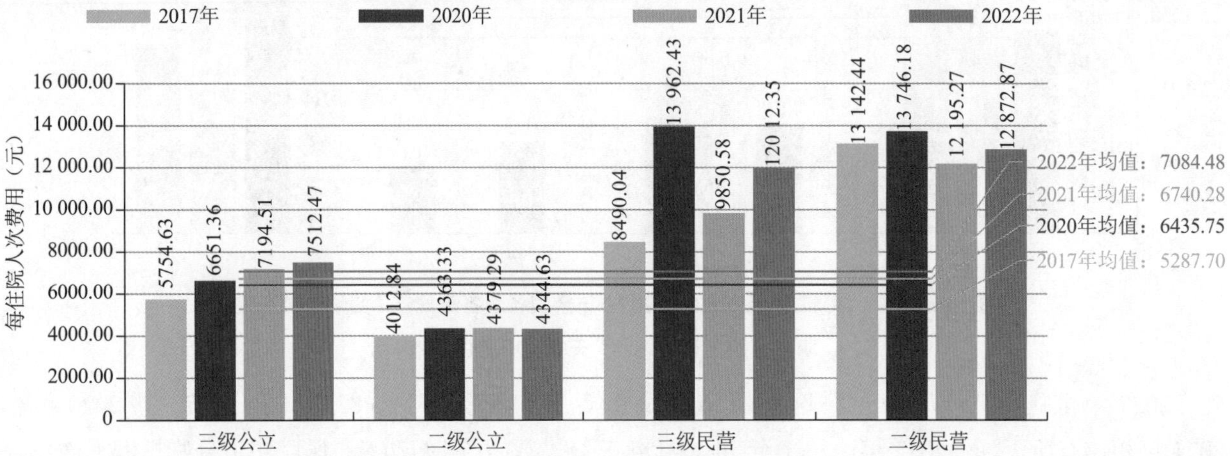

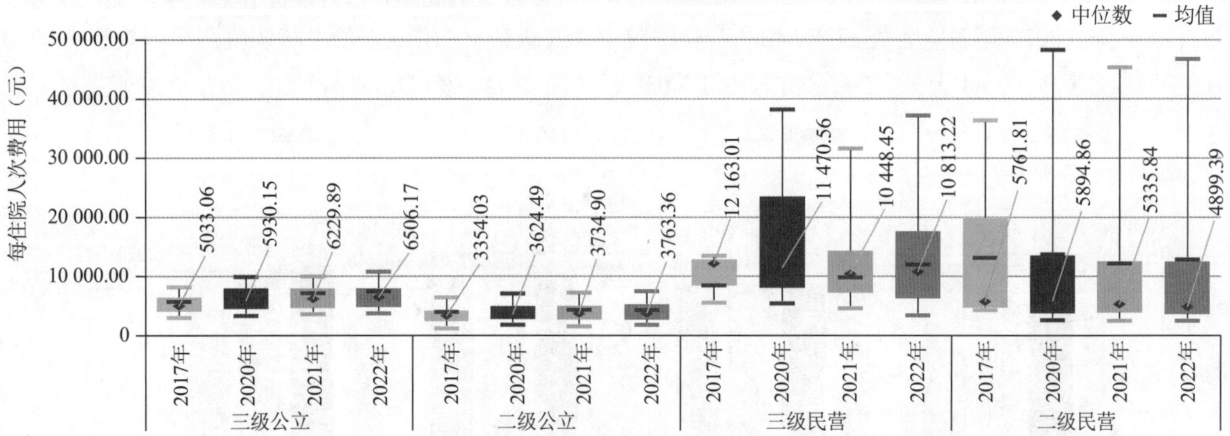

2017年 2020年 2021年 2022年

每住院人次费用（元）

16 000.00
14 000.00
12 000.00
10 000.00
8000.00
6000.00
4000.00
2000.00
0

三级公立：5754.63 6651.36 7194.51 7512.47
二级公立：4012.84 4363.33 4379.29 4344.63
三级民营：8490.04 13 962.43 9850.58 120 12.35
二级民营：13 142.44 13 746.18 12 195.27 12 872.87

2022年均值：7084.48
2021年均值：6740.28
2020年均值：6435.75
2017年均值：5287.70

◆ 中位数 — 均值

每住院人次费用（元）

50 000.00
40 000.00
30 000.00
20 000.00
10 000.00
0

三级公立：2017年 5033.06 2020年 5930.15 2021年 6229.89 2022年 6506.17
二级公立：2017年 3354.03 2020年 3624.49 2021年 3734.90 2022年 3763.36
三级民营：2017年 12 163.01 2020年 11 470.56 2021年 10 448.45 2022年 10 813.22
二级民营：2017年 5761.81 2020年 5894.86 2021年 5335.84 2022年 4899.39

图 2-1-4-81　2017 年及 2020—2022 年全国各级各类妇产 / 妇幼专科医院阴道分娩患者每住院人次费用

2. 各省（自治区、直辖市）情况

（1）住院死亡率

分析各省（自治区、直辖市）的阴道分娩患者住院死亡率，2022 年三级公立妇产 / 妇幼专科医院阴道分娩患者住院死亡率总体为 0.0004%，2 省高于全国总体水平，最高的为江西（0.003%）（图 2-1-4-82）。2022 年二级公立妇产 / 妇幼专科医院阴道分娩患者住院死亡率总体为 0.0015%，仅广西（0.017%）高于全国总体水平（图 2-1-4-83）。

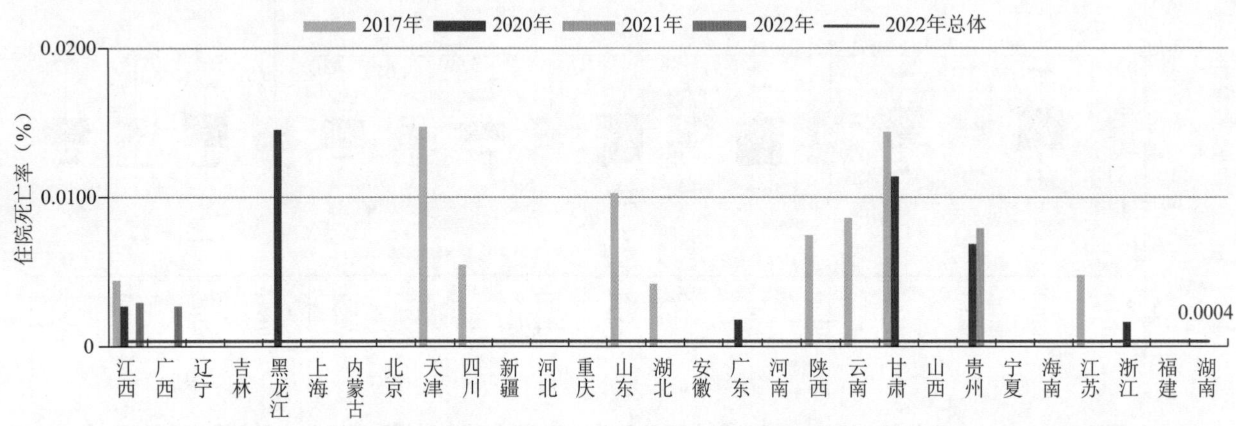

图 2-1-4-82　2017 年及 2020—2022 年各省（自治区、直辖市）三级公立妇产 / 妇幼专科医院阴道分娩患者住院死亡率

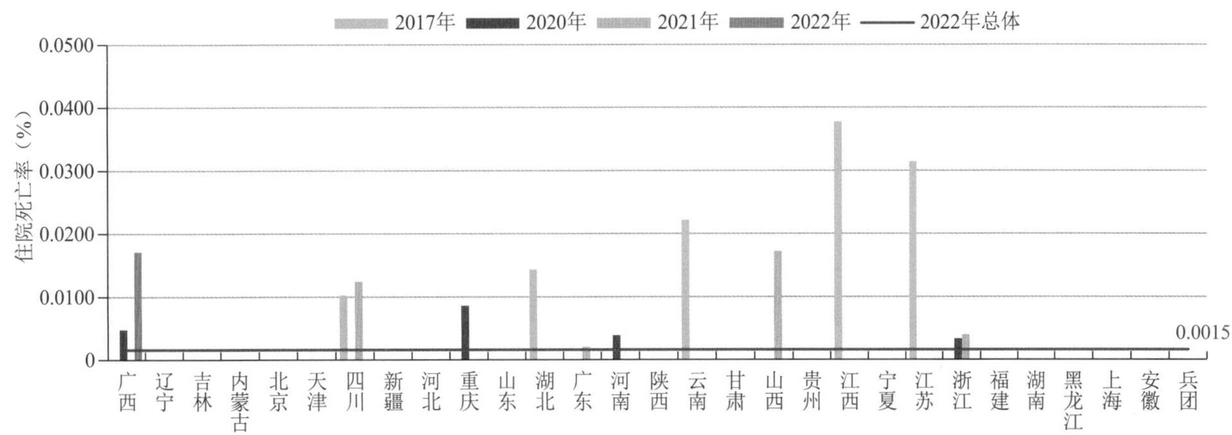

图 2-1-4-83　2017 年及 2020—2022 年各省（自治区、直辖市）二级公立妇产 / 妇幼专科医院阴道分娩患者住院死亡率

（2）0 ～ 31 天非预期再住院率

分析各省（自治区、直辖市）的阴道分娩患者 0 ～ 31 天非预期再住院率，2022 年三级公立妇产 / 妇幼专科医院阴道分娩患者 0 ～ 31 天非预期再住院率为 0.07%，3 省高于全国总体水平，最高的为广西（0.65%）（图 2-1-4-84）。2022 年二级公立妇产 / 妇幼专科医院阴道分娩患者 0 ～ 31 天非预期再住院率为 0.03%，7 省高于全国总体水平，最高的为吉林（0.09%）（图 2-1-4-85）。

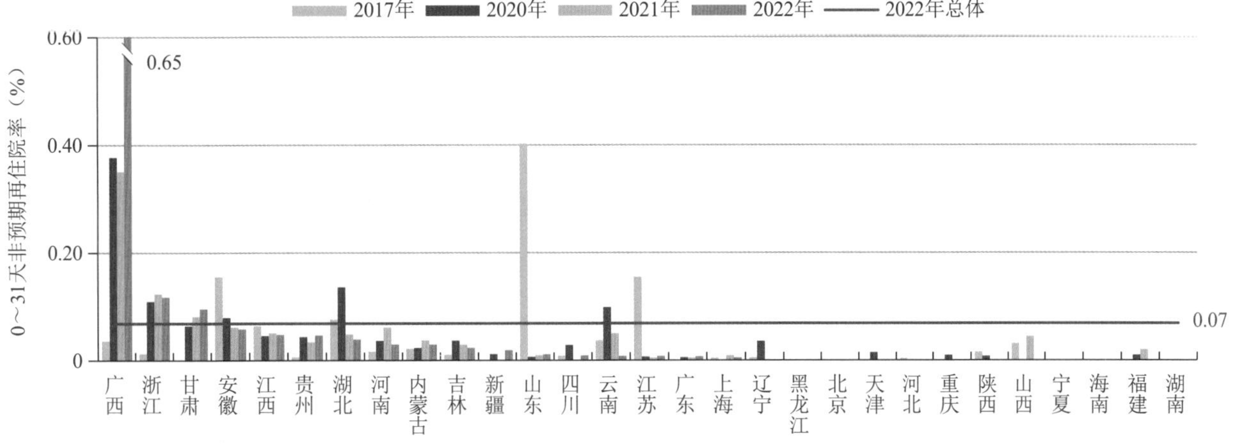

图 2-1-4-84　2017 年及 2020—2022 年各省（自治区、直辖市）三级公立妇产 / 妇幼专科医院阴道分娩患者 0 ～ 31 天非预期再住院率

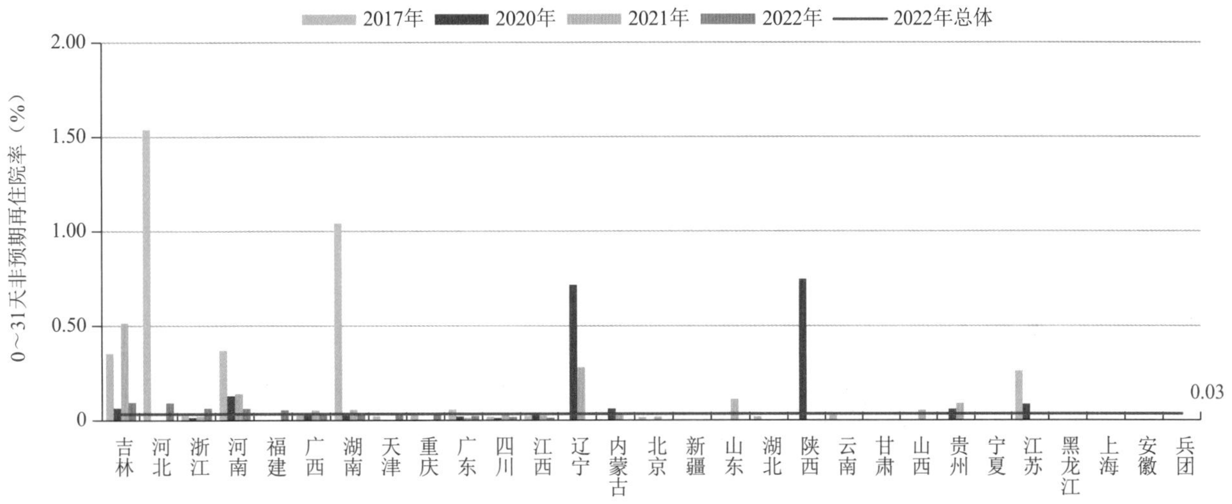

图 2-1-4-85　2017 年及 2020—2022 年各省（自治区、直辖市）二级公立妇产 / 妇幼专科医院阴道分娩患者 0 ～ 31 天非预期再住院率

（3）平均住院日

分析各省（自治区、直辖市）的阴道分娩患者平均住院日，2022 年三级公立妇产 / 妇幼专科医院阴道分娩患者平均住院日为 3.88 天，12 省高于全国平均水平，最高的为黑龙江（5.22 天）（图 2-1-4-86）。2022 年二级公立妇产 / 妇幼专科医院阴道分娩患者平均住院日为 3.63 天，17 省高于全国平均水平，最高的为浙江（4.67 天）（图 2-1-4-87）。

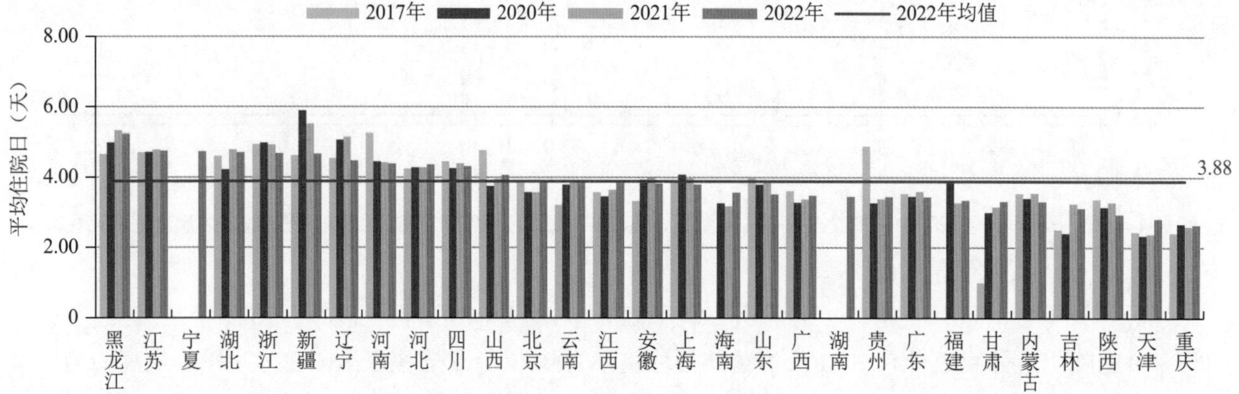

图 2-1-4-86　2017 年及 2020—2022 年各省（自治区、直辖市）三级公立妇产 / 妇幼专科医院阴道分娩患者平均住院日

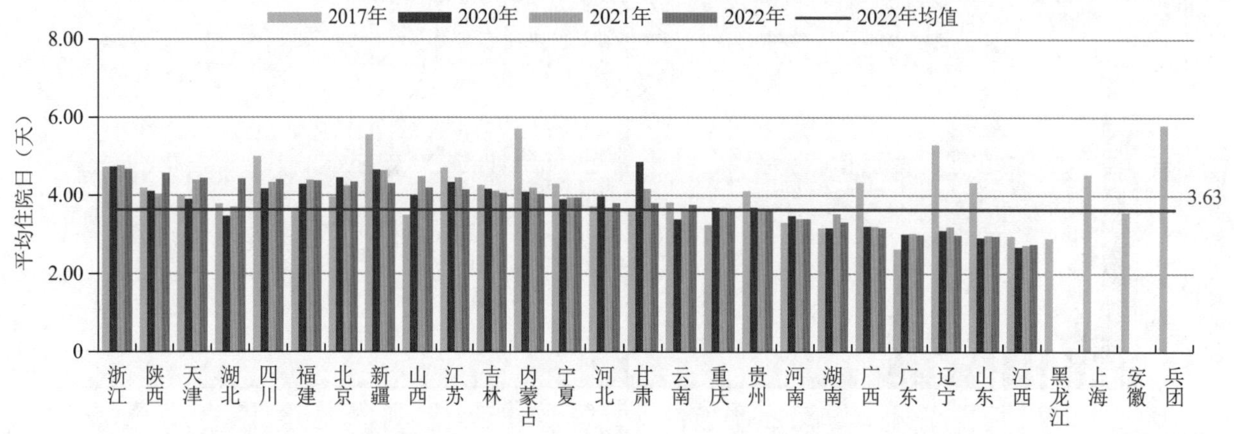

图 2-1-4-87　2017 年及 2020—2022 年各省（自治区、直辖市）二级公立妇产 / 妇幼专科医院阴道分娩患者平均住院日

（4）每住院人次费用

分析各省（自治区、直辖市）的阴道分娩患者每住院人次费用，2022 年三级公立妇产 / 妇幼专科医院阴道分娩患者每住院人次费用为 7512.47 元，11 省高于全国平均水平，最高的为上海（12 975.31 元）（图 2-1-4-88）。2022 年二级公立妇产 / 妇幼专科医院阴道分娩患者每住院人次费用为 4344.63 元，10 省高于全国平均水平，最高的为天津（8504.11 元）（图 2-1-4-89）。

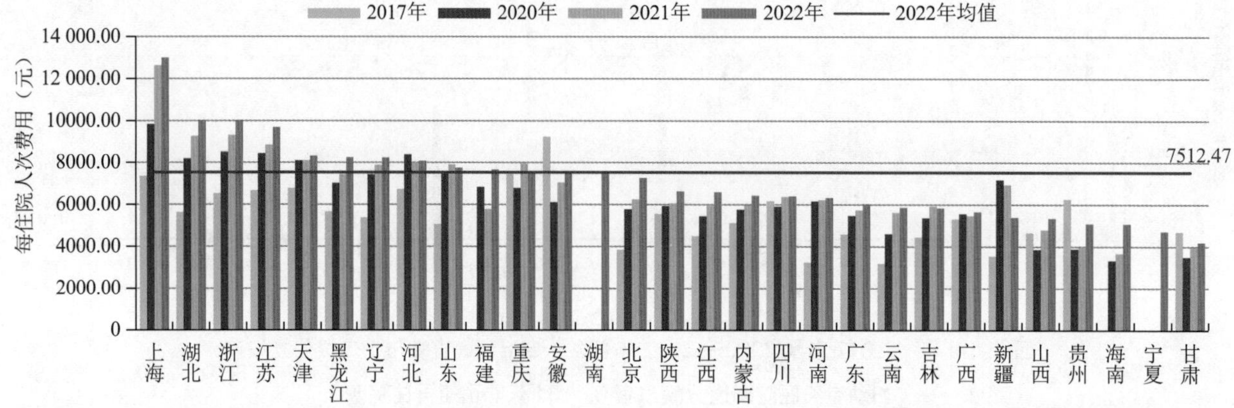

图 2-1-4-88　2017 年及 2020—2022 年各省（自治区、直辖市）三级公立妇产 / 妇幼专科医院阴道分娩患者每住院人次费用

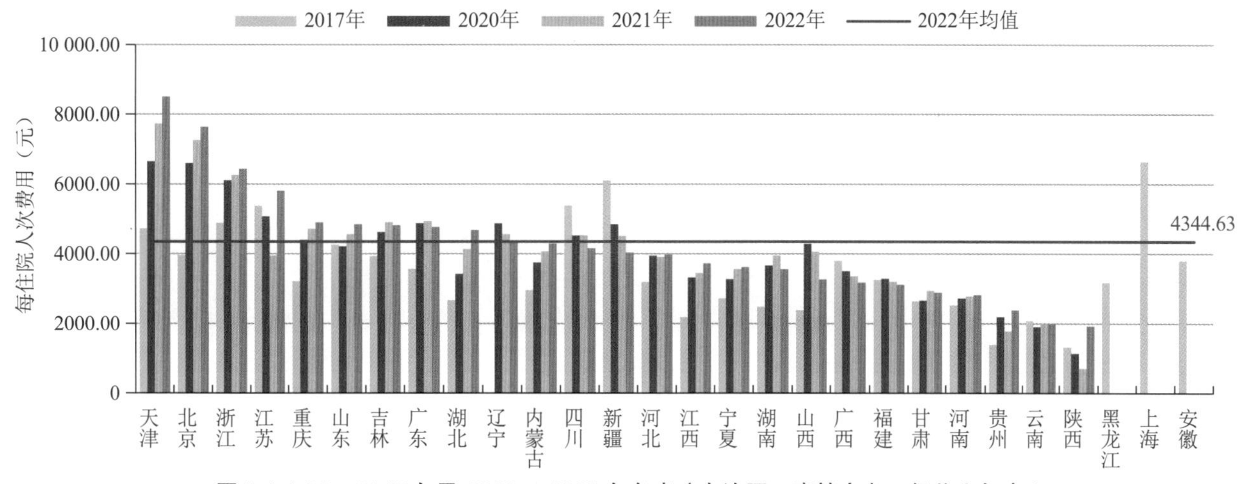

图 2-1-4-89　2017 年及 2020—2022 年各省（自治区、直辖市）二级公立妇产 / 妇幼专科医院阴道分娩患者每住院人次费用

3. 各省（自治区、直辖市）的服务开展情况

分析各省（自治区、直辖市）阴道分娩患者人次占总出院患者人次的比例，2022 年全国总体为 15.79%，16 省高于全国总体水平，最高的为河北（23.77%）（图 2-1-4-90）。阴道分娩患者人次占每万常住人口的比例，2022 年全国总体为 5.72 例 / 万人，14 省高于全国总体水平，最高的为海南（13.61 例 / 万人）（图 2-1-4-91）。

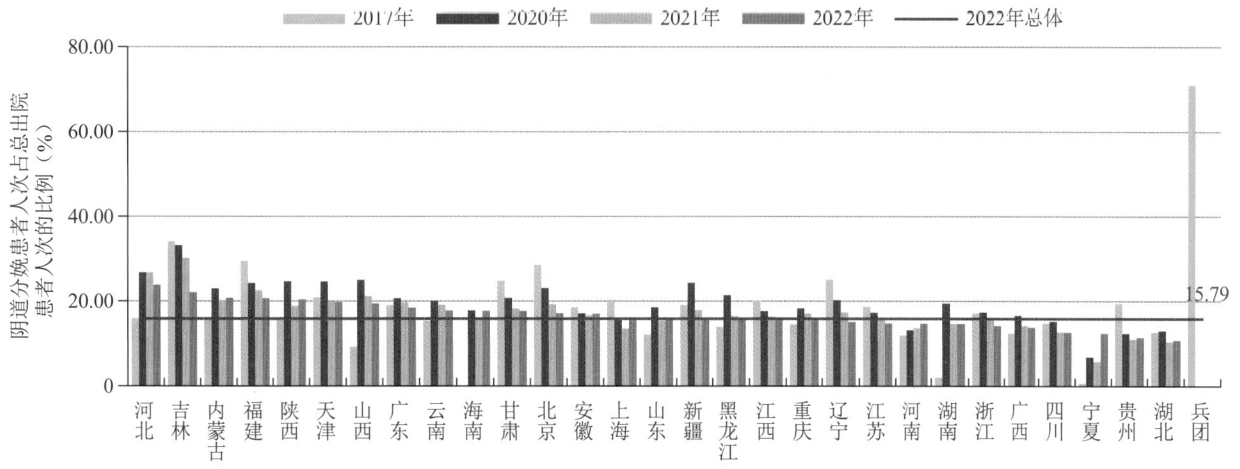

图 2-1-4-90　2017 年及 2020—2022 年各省（自治区、直辖市）妇产 / 妇幼专科医院阴道分娩患者人次占总出院患者人次的比例

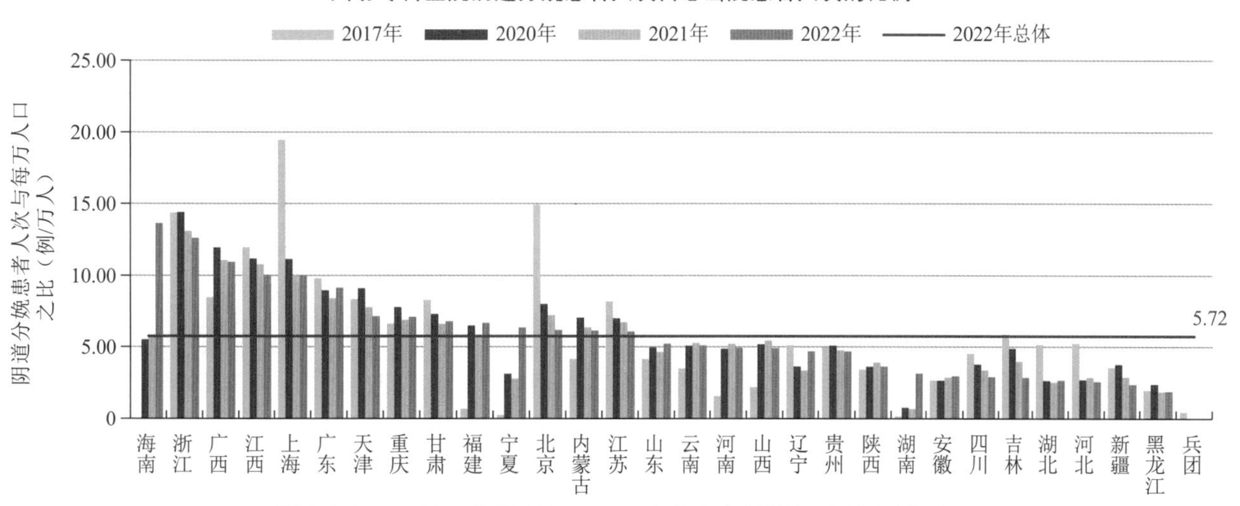

图 2-1-4-91　2017 年及 2020—2022 年各省（自治区、直辖市）妇产 / 妇幼专科医院阴道分娩患者人次与每万人口之比

七、剖宫产

妇产 / 妇幼专科医院，ICD-9-CM-3 编码：74.0-74.2，74.4-74.9。

1. 全国情况

2017 年及 2020—2022 年全国妇产 / 妇幼专科医院剖宫产术患者住院死亡率逐年下降，2022 年为 0.0007%。三级公立妇产 / 妇幼专科医院剖宫产术患者住院死亡率呈逐年下降趋势，其中，2022 年的住院死亡率在各级各类医院中最高，为 0.0009%（图 2-1-4-92）。

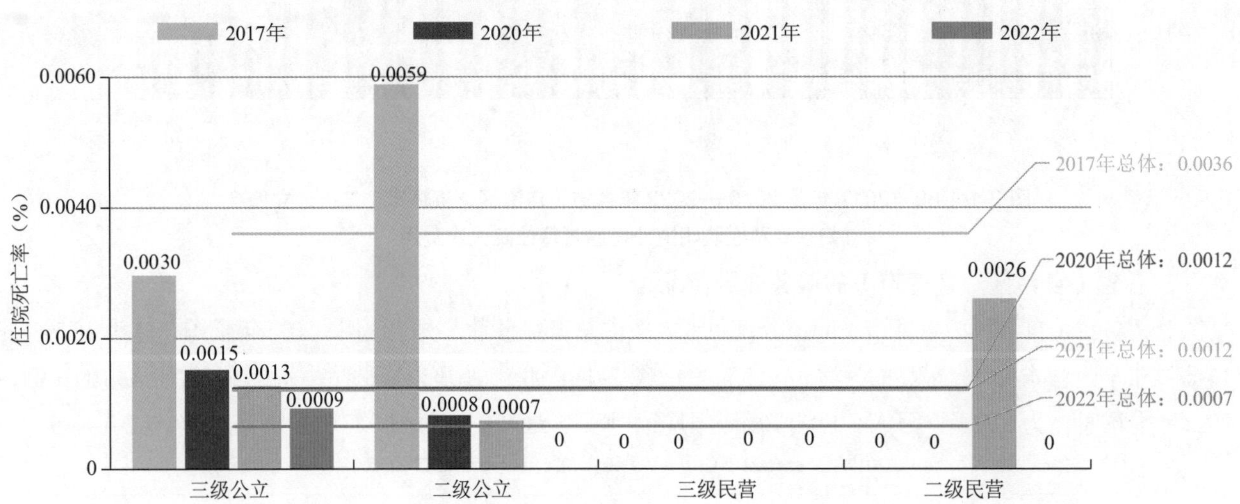

图 2-1-4-92 2017 年及 2020—2022 年全国各级各类妇产 / 妇幼专科医院剖宫产术患者住院死亡率

2022 年全国妇产 / 妇幼专科医院剖宫产术患者 0 ～ 31 天非预期再住院率为 0.011%，与 2017 年、2020 年和 2021 年相比均有所下降。2022 年三级和二级公立妇产 / 妇幼专科医院剖宫产术患者 0 ～ 31 天非预期再住院率较 2021 年有所下降，其中二级公立妇产 / 妇幼专科医院最高（0.012%）（图 2-1-4-93）。

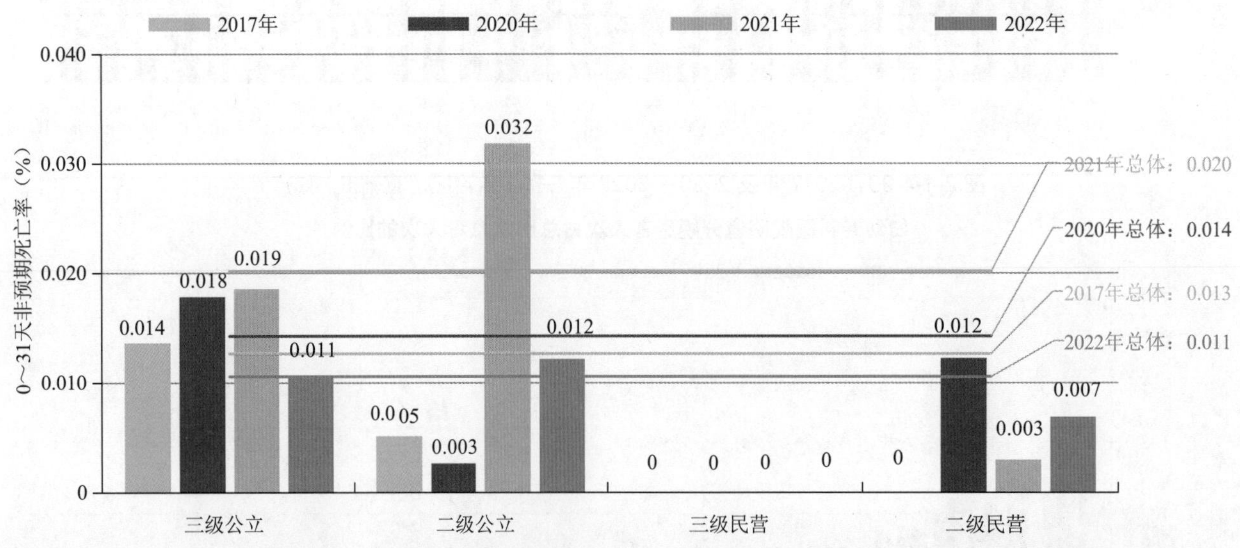

图 2-1-4-93 2017 年及 2020—2022 年全国各级各类妇产 / 妇幼专科医院剖宫产术患者 0 ～ 31 天非预期再住院率

2022 年全国妇产 / 妇幼专科医院剖宫产术患者平均住院日为 5.71 天，与 2017 年、2020 年和 2021 年相比均有所下降。其中，二级公立妇产 / 妇幼专科医院 2022 年剖宫产术患者平均住院日最高（5.78 天），三级民营妇产 / 妇幼专科医院最低（5.54 天）（图 2-1-4-94）。

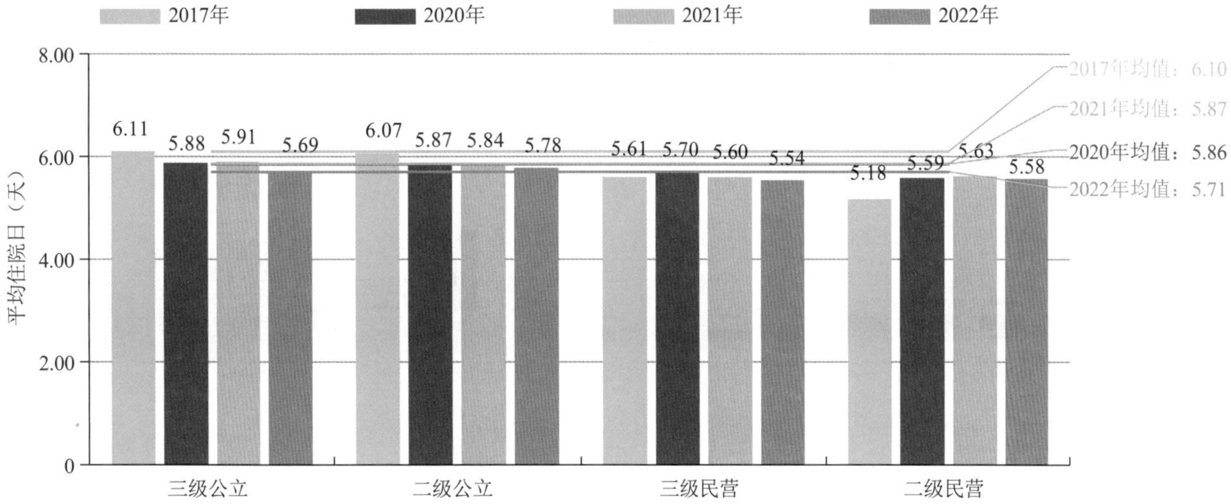

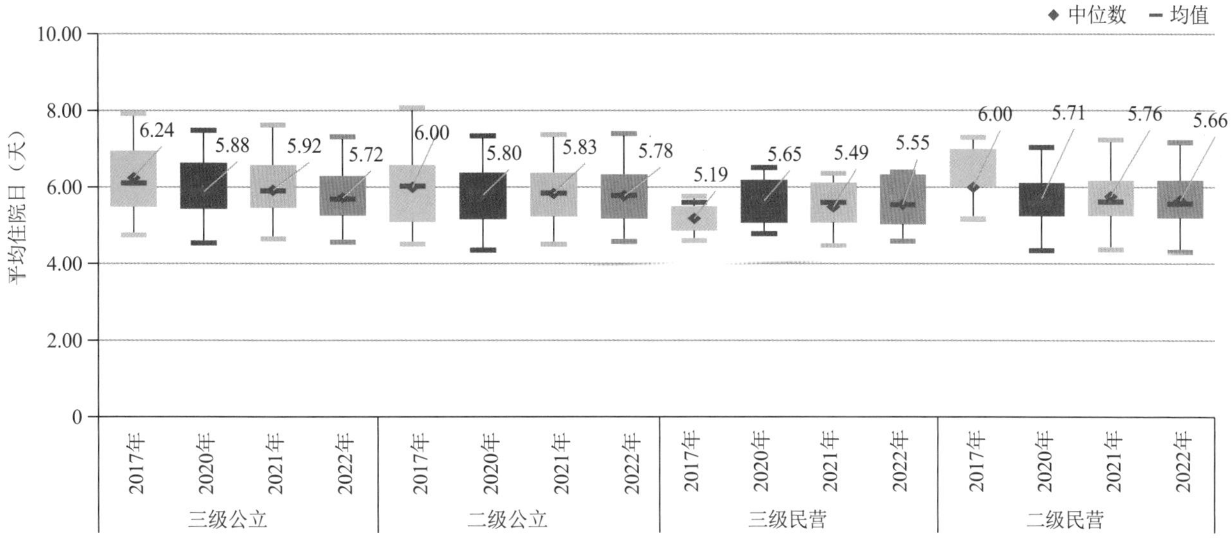

图 2-1-4-94　2017 年及 2020—2022 年全国各级各类妇产 / 妇幼专科医院剖宫产术患者平均住院日

2022 年全国妇产 / 妇幼专科医院剖宫产术患者每住院人次费用为 10 547.31 元，与 2017 年、2020 年和 2021 年相比均有所上升。2017 年及 2020—2022 年三级公立妇产 / 妇幼专科医院每住院人次费用逐年上升，2022 年除二级公立妇产 / 妇幼专科医院外，其他各级各类妇产 / 妇幼专科医院剖宫产术患者每住院人次费用与 2021 年相比均有所上升，其中，三级民营妇产 / 妇幼专科医院最高（16 093.13 元），二级公立妇产 / 妇幼专科医院最低（7277.16 元）（图 2-1-4-95）。

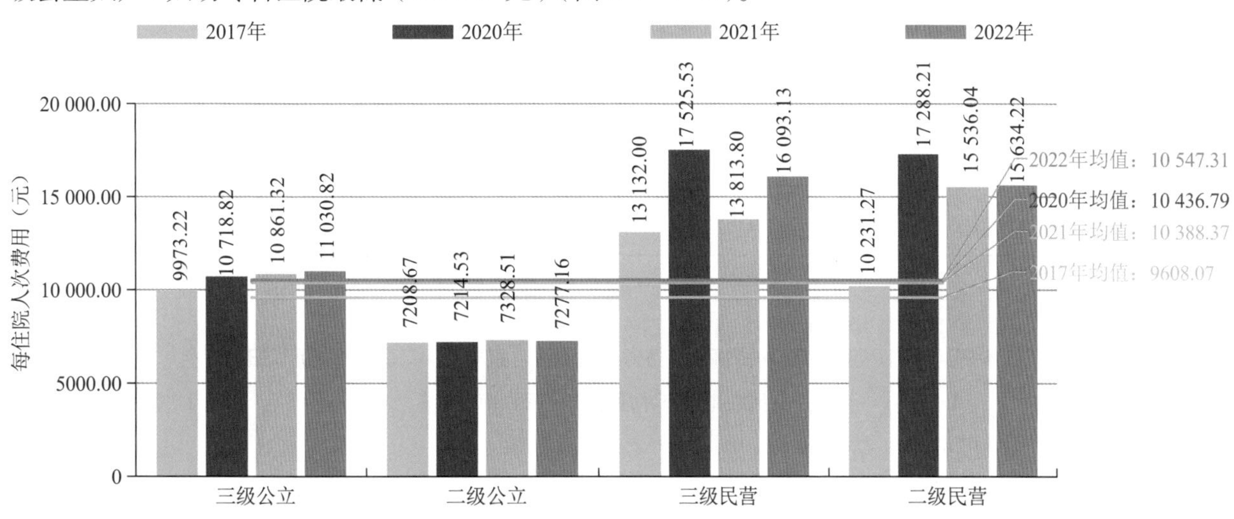

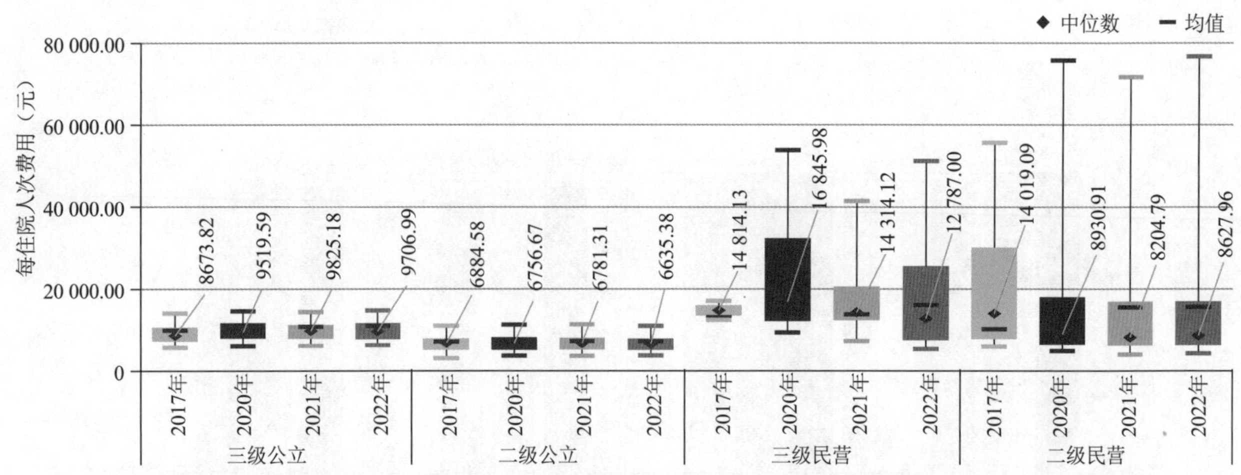

图 2-1-4-95　2017 年及 2020—2022 年全国各级各类妇产 / 妇幼专科医院剖宫产术患者每住院人次费用

2. 各省（自治区、直辖市）情况

（1）住院死亡率

分析各省（自治区、直辖市）的剖宫产术患者住院死亡率，2022 年三级公立妇产 / 妇幼专科医院剖宫产术患者住院死亡率为 0.0009%，4 省高于全国总体水平，最高的为内蒙古（0.0114%）（图 2-1-4-96）。2022 年二级公立妇产 / 妇幼专科医院剖宫产术患者住院死亡率总体为 0（图 2-1-4-97）。

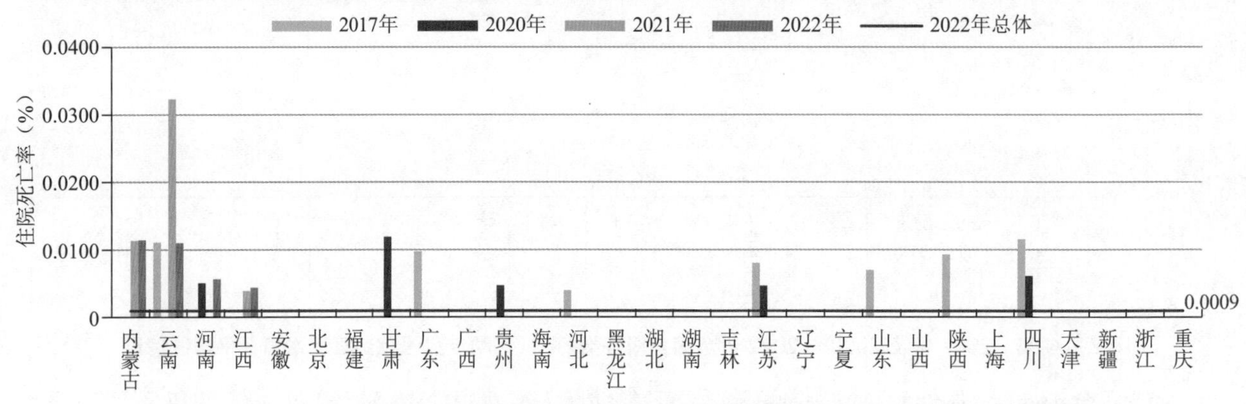

图 2-1-4-96　2017 年及 2020—2022 年各省（自治区、直辖市）三级公立妇产 / 妇幼专科医院剖宫产术患者住院死亡率

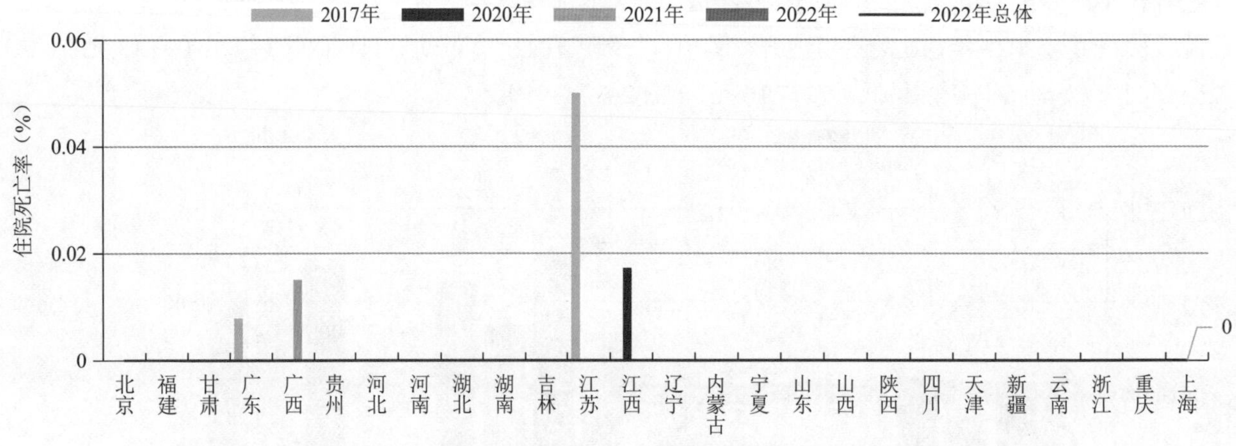

图 2-1-4-97　2017 年及 2020—2022 年各省（自治区、直辖市）二级公立妇产 / 妇幼专科医院剖宫产术患者住院死亡率

（2）0～31 天非预期再住院率

分析各省（自治区、直辖市）的剖宫产术患者 0～31 天非预期再住院率，2022 年三级公立妇产 /

妇幼专科医院剖宫产术患者 0 ～ 31 天非预期再住院率为 0.01%，5 省高于全国总体水平，最高的为湖北（0.14%）（图 2-1-4-98）。2022 年二级公立妇产 / 妇幼专科医院剖宫产术患者 0 ～ 31 天非预期再住院率为 0.01%，6 省高于全国总体水平，最高的为浙江（0.04%）（图 2-1-4-99）。

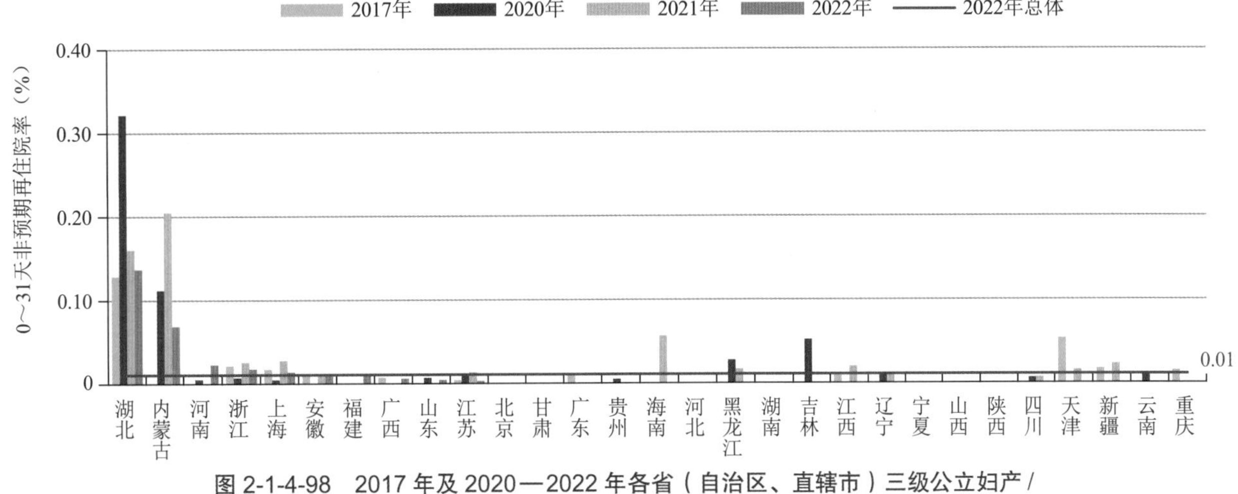

图 2-1-4-98　2017 年及 2020—2022 年各省（自治区、直辖市）三级公立妇产 / 妇幼专科医院剖宫产术患者 0 ～ 31 天非预期再住院率

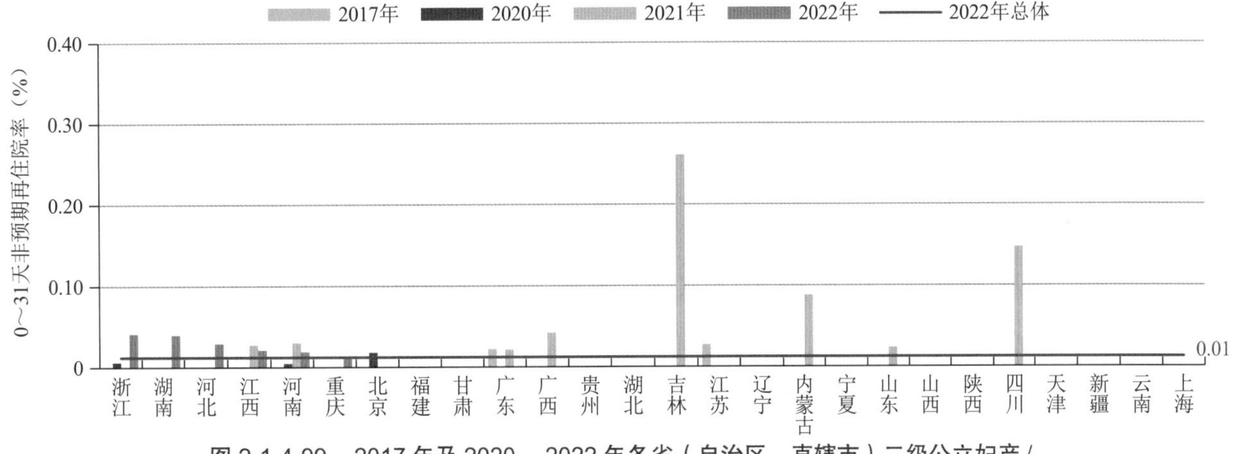

图 2-1-4-99　2017 年及 2020—2022 年各省（自治区、直辖市）二级公立妇产 / 妇幼专科医院剖宫产术患者 0 ～ 31 天非预期再住院率

（3）平均住院日

分析各省（自治区、直辖市）的剖宫产术患者平均住院日，2022 年三级公立妇产 / 妇幼专科医院剖宫产术患者平均住院日为 5.69 天，13 省高于或等于全国平均水平，最高的为黑龙江（6.60 天）（图 2-1-4-100）。2022 年二级公立妇产 / 妇幼专科医院剖宫产术患者平均住院日为 5.78 天，13 省高于全国平均水平，最高的为新疆（8.04 天）（图 2-1-4-101）。

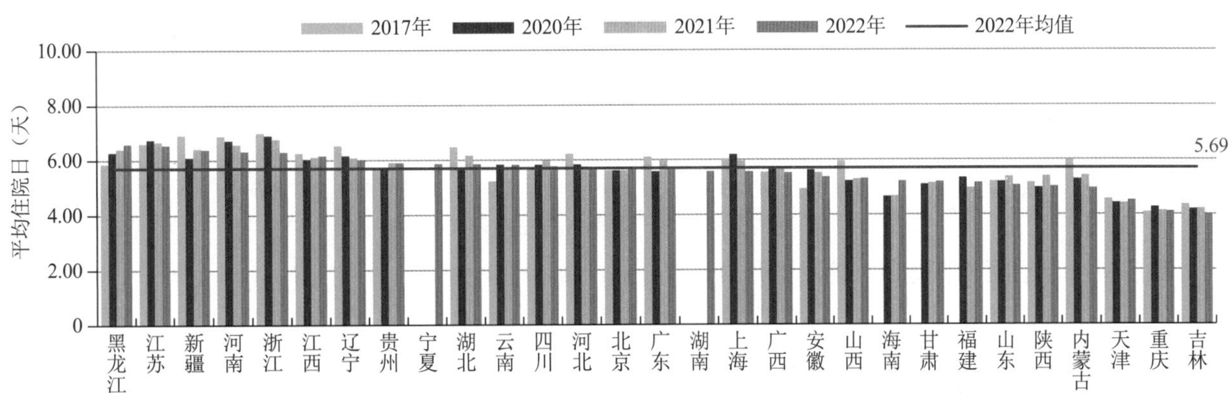

图 2-1-4-100　2017 年及 2020—2022 年各省（自治区、直辖市）三级公立妇产 / 妇幼专科医院剖宫产术患者平均住院日

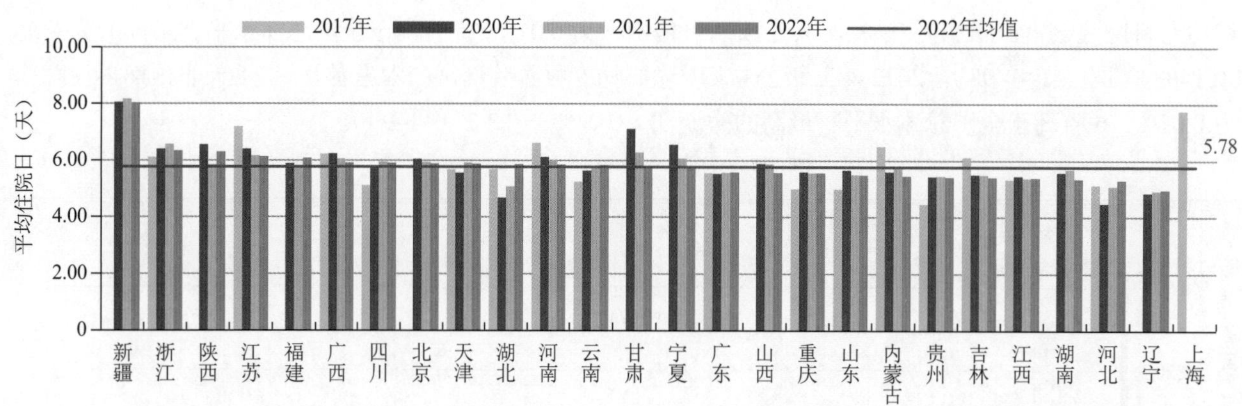

图 2-1-4-101 2017 年及 2020—2022 年各省（自治区、直辖市）二级公立妇产 / 妇幼专科医院剖宫产术患者平均住院日

（4）每住院人次费用

分析各省（自治区、直辖市）的剖宫产术患者每住院人次费用，2022 年三级公立妇产 / 妇幼专科医院剖宫产术患者每住院人次费用为 11 030.82 元，10 省高于全国平均水平，最高的为上海（17 380.92 元）（图 2-1-4-102）。2022 年二级公立妇产 / 妇幼专科医院剖宫产术患者每住院人次费用为 7277.16 元，5 省高于全国平均水平，最高的为天津（14 498.23 元）（图 2-1-4-103）。

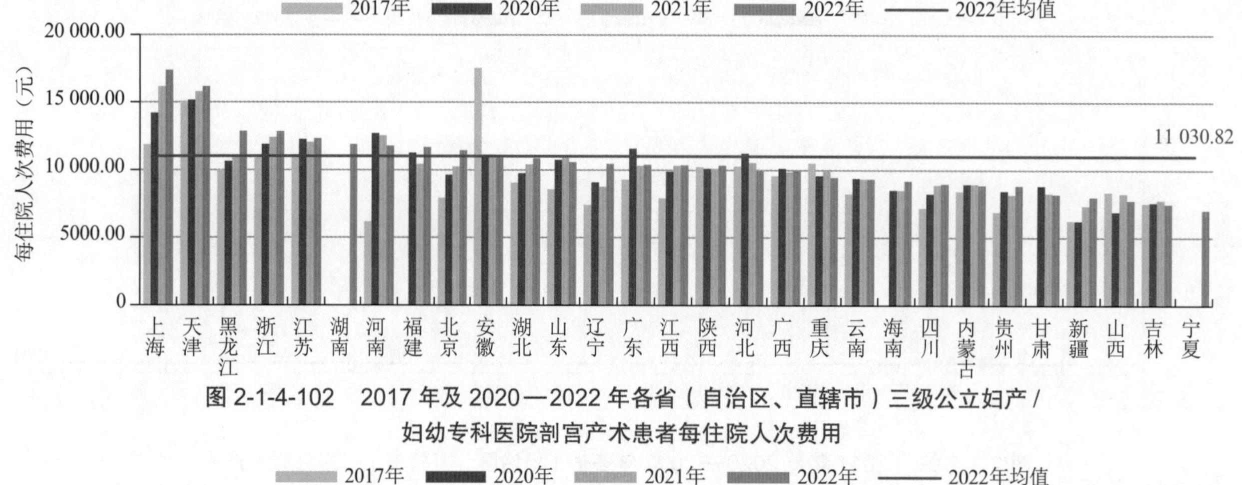

图 2-1-4-102 2017 年及 2020—2022 年各省（自治区、直辖市）三级公立妇产 / 妇幼专科医院剖宫产术患者每住院人次费用

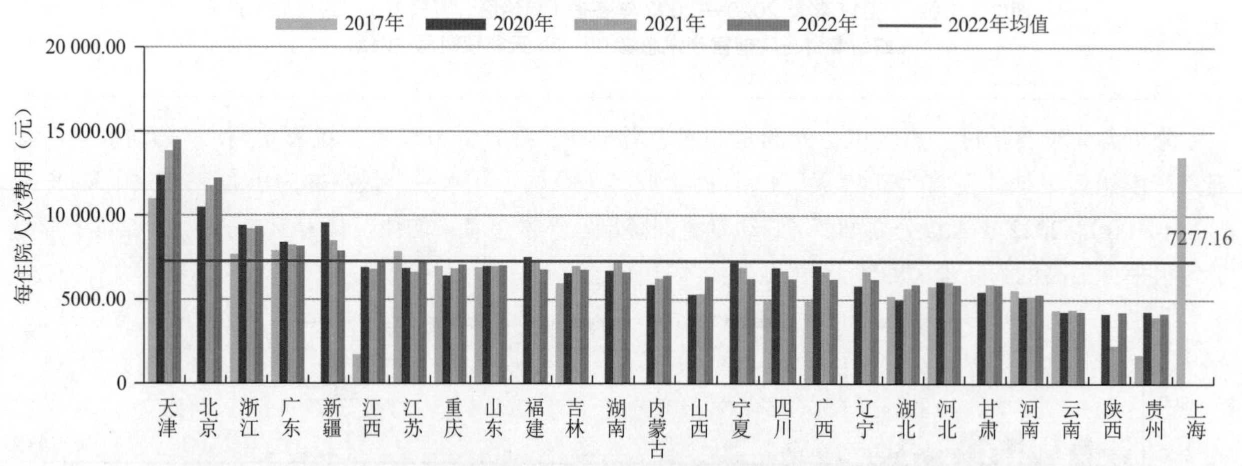

图 2-1-4-103 2017 年及 2020—2022 年各省（自治区、直辖市）二级公立妇产 / 妇幼专科医院剖宫产术患者每住院人次费用

3. 各省（自治区、直辖市）的服务开展情况

分析各省（自治区、直辖市）妇产 / 妇幼专科医院剖宫产术患者人次占总出院患者人次的比例，2022 年全国总体为 11.97%，18 省高于全国总体水平，最高的为吉林（35.16%）（图 2-1-4-104）。妇产 / 妇幼专科医院剖宫产术患者人次占总手术患者人次的比例，2022 年全国总体为 26.81%，16 省

高于全国总体水平，最高的为吉林（62.51%）（图 2–1–4–105）。妇产 / 妇幼专科医院剖宫产术患者人次占每万常住人口的比例，2022 年全国总体为 4.34 例 / 万人，19 省高于全国总体水平，最高的为吉林（10.54 例 / 万人）（图 2–1–4–106）。

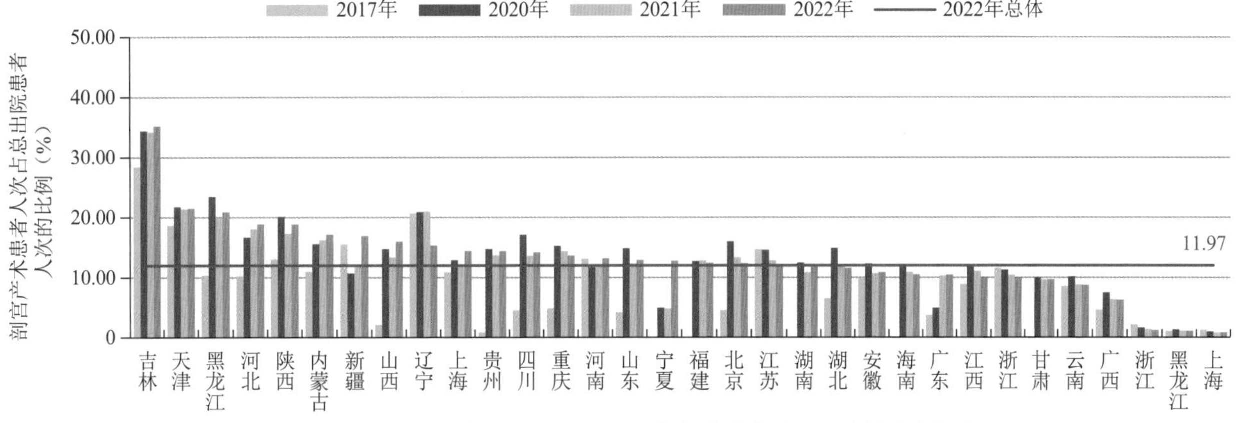

图 2-1-4-104　2017 年及 2020—2022 年各省（自治区、直辖市）妇产 / 妇幼专科医院剖宫产术患者人次占总出院患者人次的比例

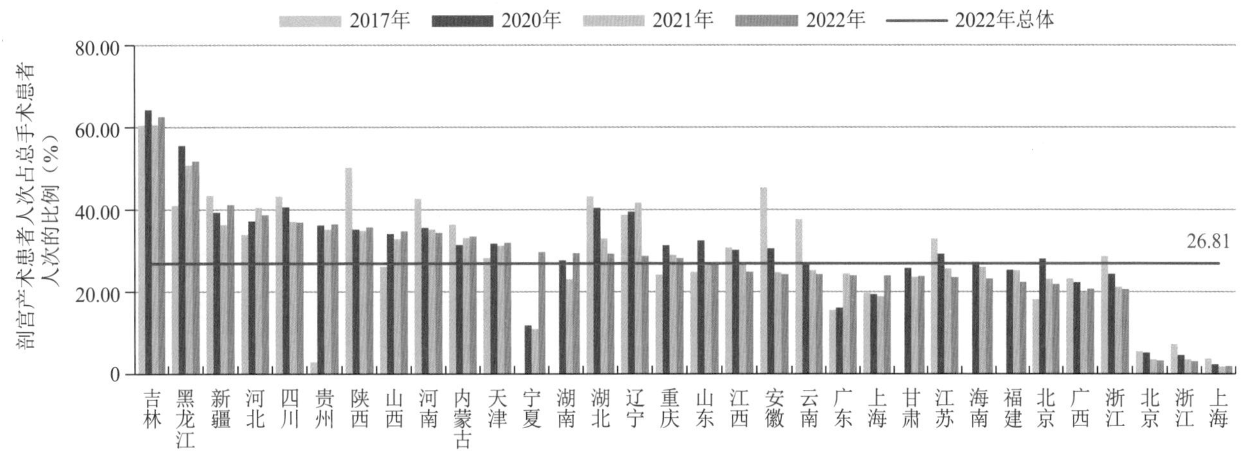

图 2-1-4-105　2017 年及 2020—2022 年各省（自治区、直辖市）妇产 / 妇幼专科医院剖宫产术患者人次占总手术患者人次的比例

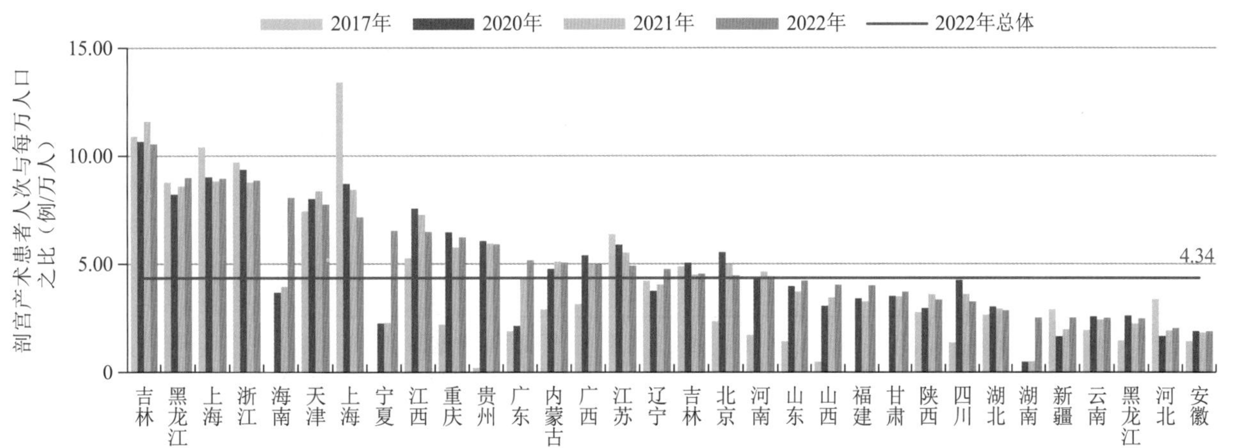

图 2-1-4-106　2017 年及 2020—2022 年各省（自治区、直辖市）妇产 / 妇幼专科医院剖宫产术患者人次与每万人口之比

八、疝修补术

儿童专科医院，ICD-9-CM-3 编码：53.0-53.9，17.1，17.2。

1. 全国情况

2022 年全国儿童专科医院疝修补术患者住院死亡率为 0.02%，与 2017 年（0.03%）相比有所下降，与 2020 年（0.01%）相比有所上升，与 2021 年（0.02%）持平。2022 年二级公立儿童专科医院疝修补术患者住院死亡率与 2021 年相比有所上升，三级公立儿童专科医院疝修补术患者住院死亡率与 2021 年相比有所下降，三级民营及二级民营儿童专科医院疝修补术患者住院死亡率与 2021 年持平，其中，二级公立儿童专科医院最高（0.09%）（图 2-1-4-107）。

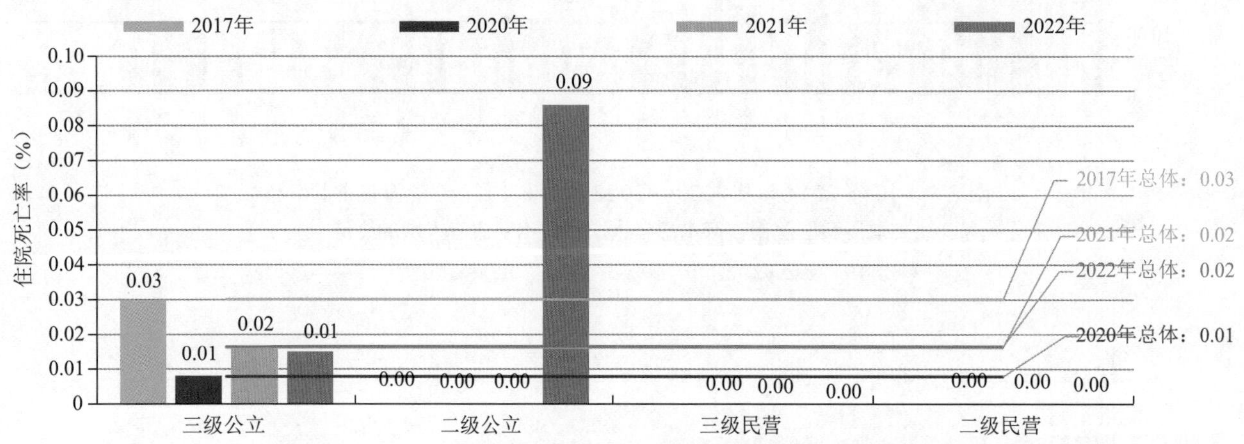

图 2-1-4-107　2017 年及 2020—2022 年全国各级各类儿童专科医院疝修补术患者住院死亡率

2022 年全国儿童专科医院疝修补术患者 0 ～ 31 天非预期再住院率为 0.01%，与 2017 年（0.01%）持平，与 2020 年及 2021 年（均为 0.03%）相比有所下降。2022 年二级公立及三级民营儿童专科医院疝修补术患者 0 ～ 31 天非预期再住院率与 2021 年相比均有所上升，三级公立儿童专科医院与 2021 年相比有所下降，二级民营儿童专科医院与 2021 年持平，其中，三级民营儿童专科医院最高（1.59%），二级民营儿童专科医院最低（0）（图 2-1-4-108）。

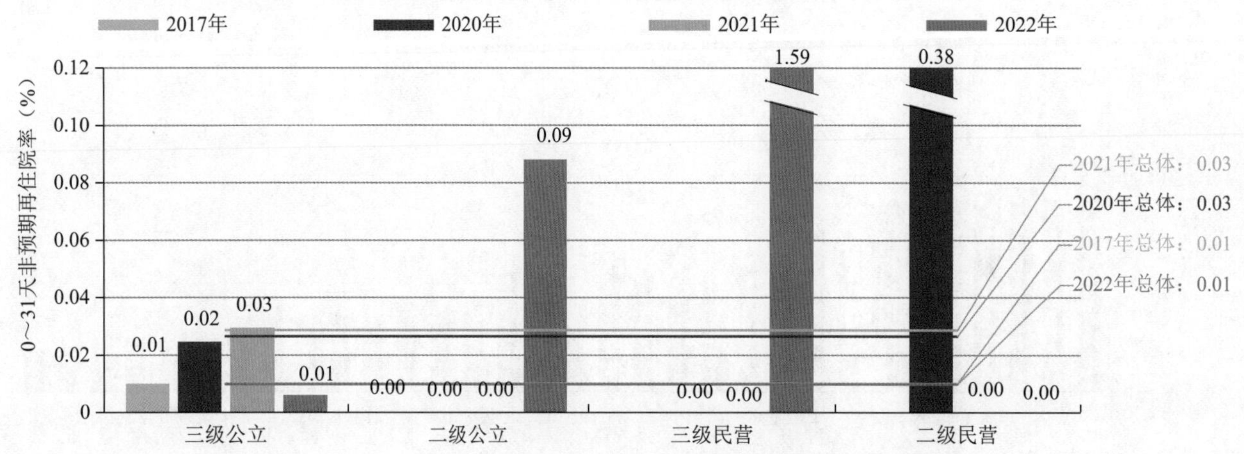

图 2-1-4-108　2017 年及 2020—2022 年全国各级各类儿童专科医院疝修补术患者 0 ～ 31 天非预期再住院率

2017 年及 2020—2022 年全国儿童专科医院疝修补术患者平均住院日呈下降趋势，2022 年均值为 2.32 天。2022 年各级各类儿童专科医院疝修补术患者平均住院日与 2021 年相比均有所下降，其中，二级公立儿童专科医院最高（3.21 天），二级民营儿童专科医院最低（1.41 天）（图 2-1-4-109）。

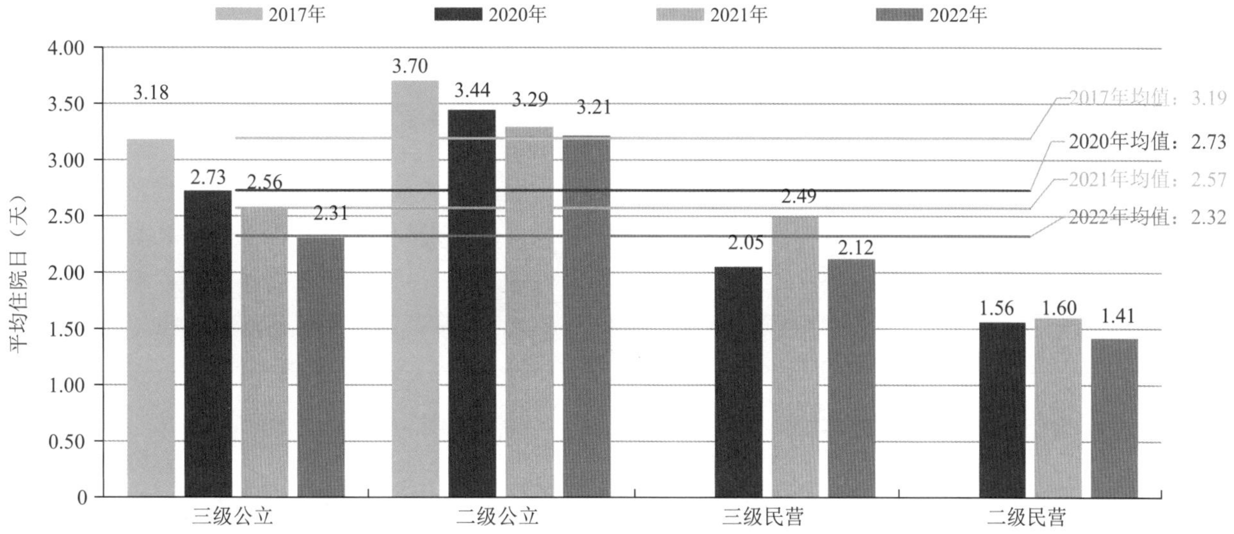

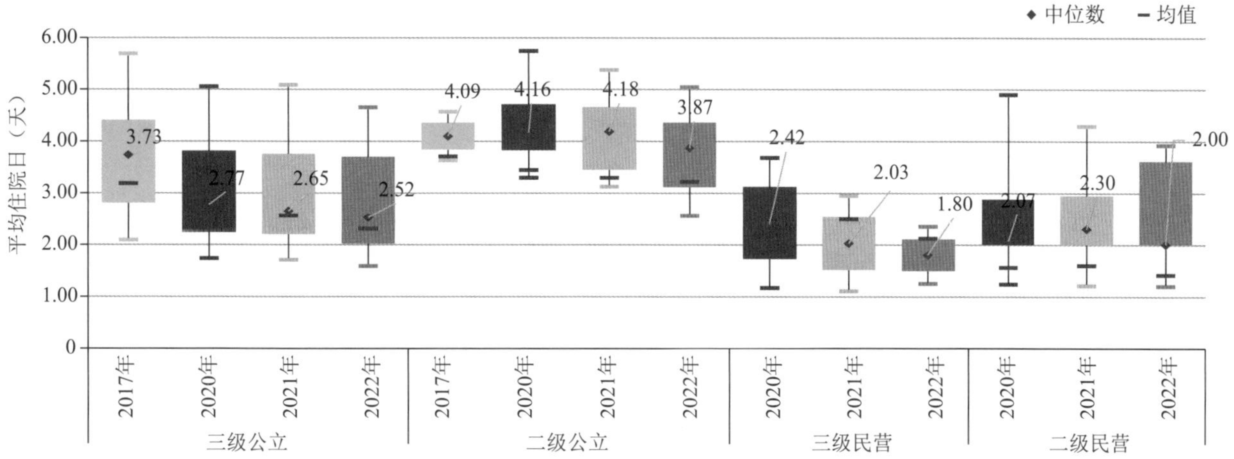

图 2-1-4-109　2017 年及 2020—2022 年全国各级各类儿童专科医院疝修补术患者平均住院日

2017 年及 2020—2022 年全国儿童专科医院疝修补术患者每住院人次费用均值呈上升趋势，2022 年均值为 9301.38 元。2022 年各级各类儿童专科医院患者每住院人次费用与 2021 年相比均有所上升，其中，二级民营儿童专科医院最高（13 099.35 元），二级公立儿童专科医院最低（7942.37 元）（图 2-1-4-110）。

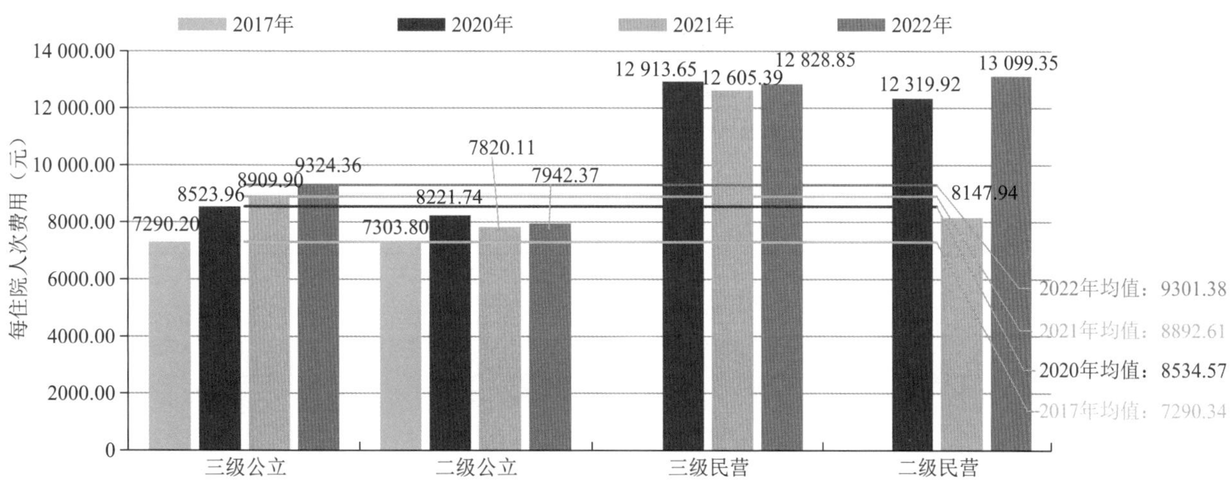

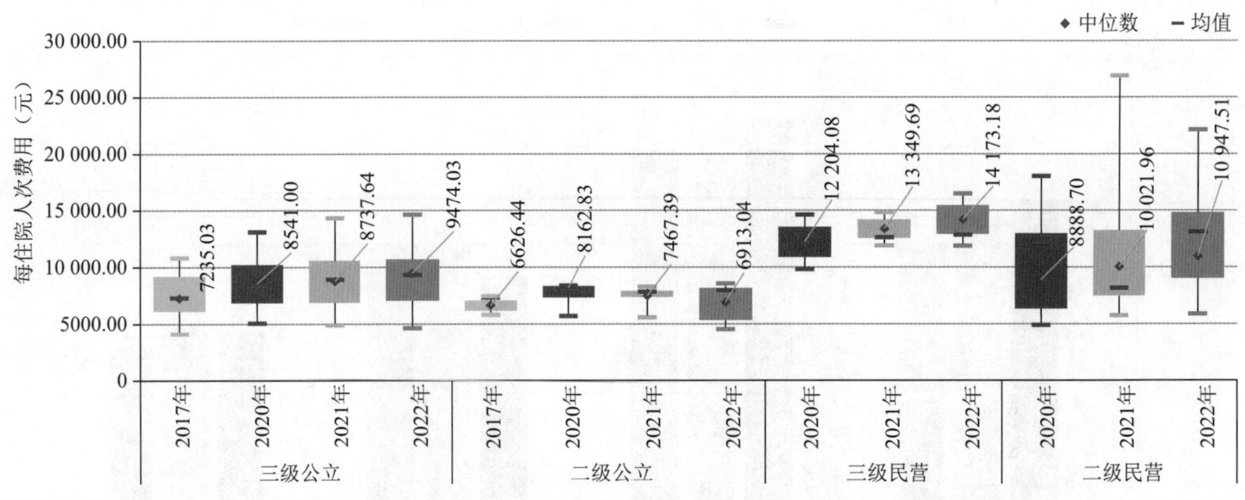

图 2-1-4-110　2017 年及 2020—2022 年全国各级各类儿童专科医院疝修补术患者每住院人次费用

2. 各省（自治区、直辖市）情况

（1）住院死亡率

分析各省（自治区、直辖市）的疝修补术患者住院死亡率，2022 年三级公立儿童专科医院疝修补术患者住院死亡率总体为 0.01%，3 省高于全国总体水平，最高的为广东和山东（均 0.09%）（图 2-1-4-111）。2022 年二级公立儿童专科医院疝修补术患者注意死亡率总体为 0.09%，1 省高于全国总体水平，最高的为河北（0.11%）（图 2-1-4-112）。

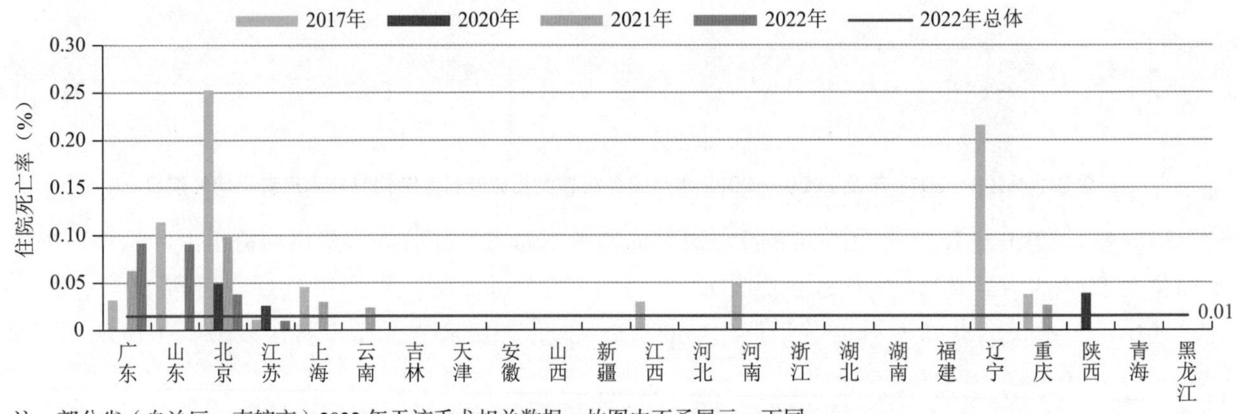

注：部分省（自治区、直辖市）2022 年无该手术相关数据，故图中不予展示，下同。

图 2-1-4-111　2017 年及 2020—2022 年各省（自治区、直辖市）三级公立儿童专科医院疝修补术患者住院死亡率

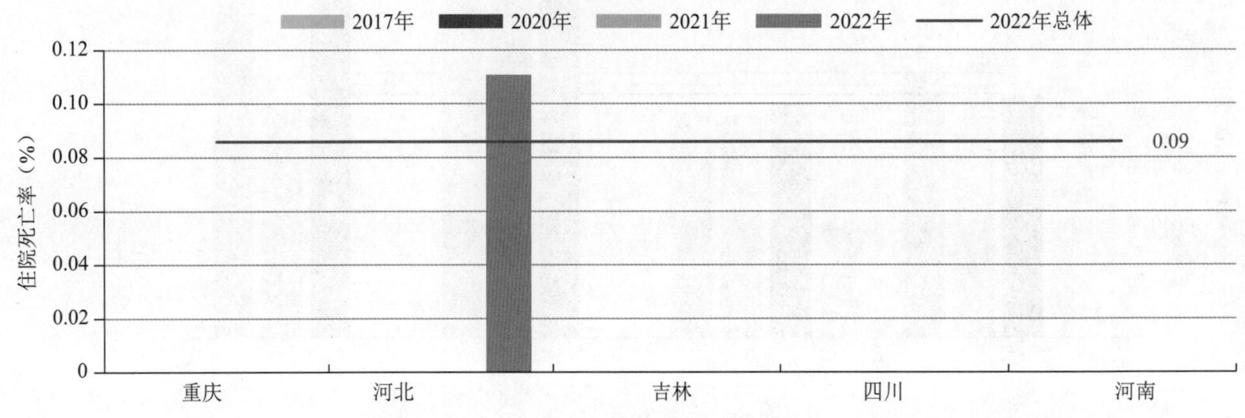

图 2-1-4-112　2017 年及 2020—2022 年各省（自治区、直辖市）二级公立儿童专科医院疝修补术患者住院死亡率

（2）0 ～ 31 天非预期再住院率

分析全国各省（自治区、直辖市）的疝修补术患者 0 ～ 31 天非预期再住院率，2022 年三级公立儿童专科医院疝修补术患者 0 ～ 31 天非预期再住院率总体为 0.01%，3 省高于全国总体水平，最高的为黑龙江（0.17%）（图 2-1-4-113）。2022 年二级公立儿童专科医院疝修补术患者 0 ～ 31 天非预期再住院率总体为 0.09%，1 省高于全国总体水平，最高的为河南（0.79%）（图 2-1-4-114）。

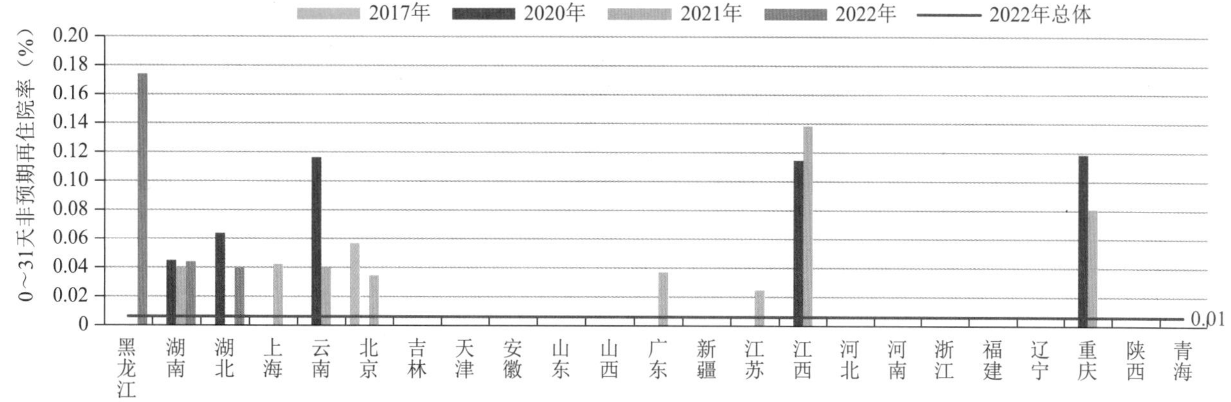

图 2-1-4-113　2017 年及 2020—2022 年各省（自治区、直辖市）三级公立儿童专科医院疝修补术患者 0 ～ 31 天非预期再住院率

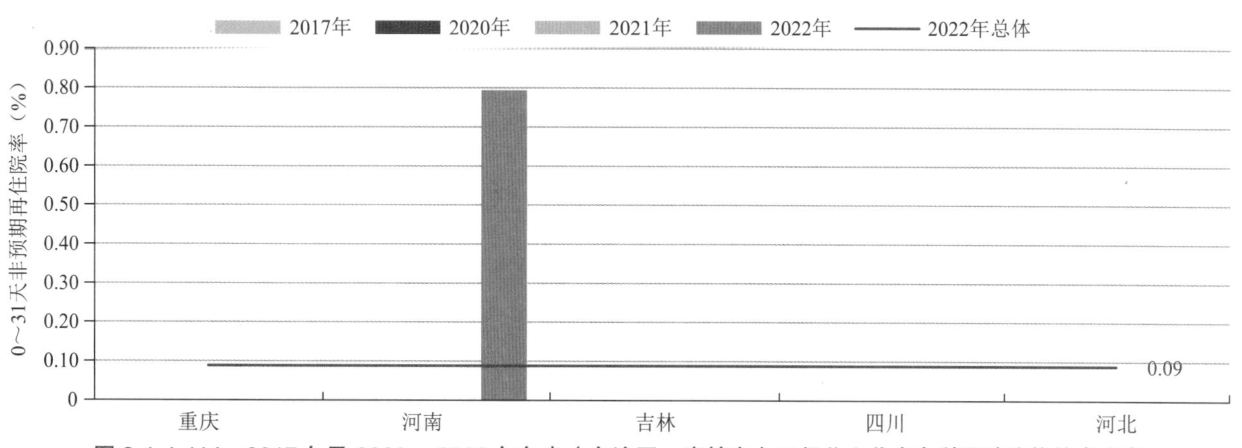

图 2-1-4-114　2017 年及 2020—2022 年各省（自治区、直辖市）二级公立儿童专科医院疝修补术患者 0 ～ 31 天非预期再住院率

（3）平均住院日

分析各省（自治区、直辖市）的疝修补术患者平均住院日，2022 年三级公立儿童专科医院疝修补术患者平均住院日为 2.31 天，15 省高于全国平均水平，最高的为天津（5 天）（图 2-1-4-115）。2022 年二级公立儿童专科医院疝修补术患者平均住院日均值为 3.21 天，3 省高于全国平均水平，最高的为四川（5.24 天）（图 2-1-4-116）。

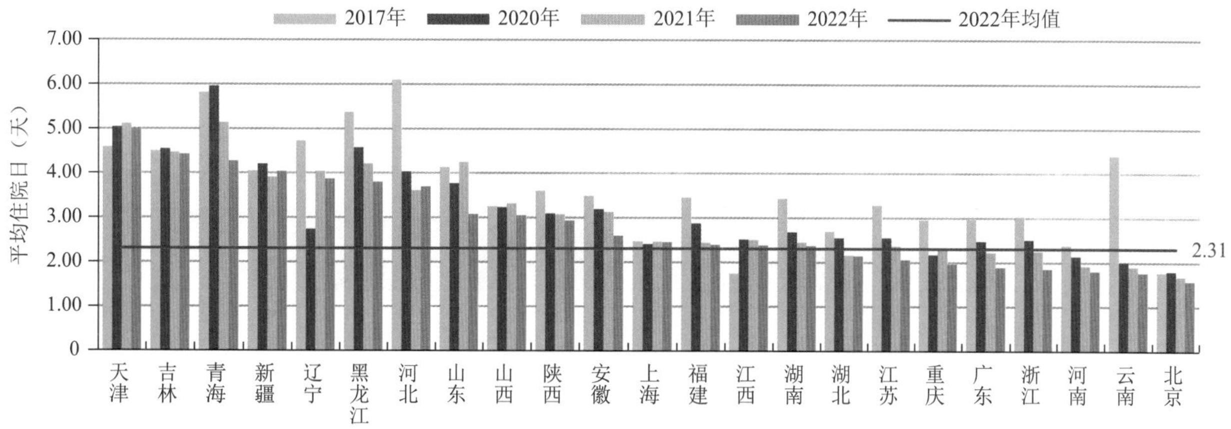

图 2-1-4-115　2017 年及 2020—2022 年各省（自治区、直辖市）三级公立儿童专科医院疝修补术患者平均住院日

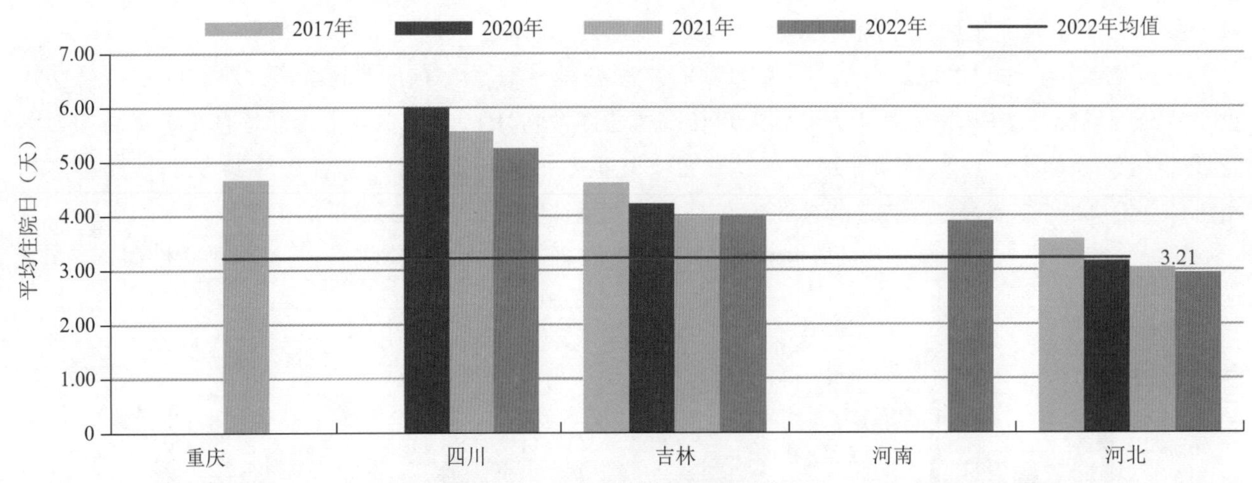

图 2-1-4-116　2017 年及 2020—2022 年各省（自治区、直辖市）二级公立儿童专科医院疝修补术患者平均住院日

（4）每住院人次费用

分析各省（自治区、直辖市）的疝修补术患者每住院人次费用，2022 年三级公立儿童专科医院疝修补术患者每住院人次费用为 9324.36 元，12 省高于全国平均水平，最高的为黑龙江（15 275.53 元）（图 2-1-4-117）。2022 年二级公立儿童专科医院疝修补术患者每住院人次费用均值为 7942.37 元，2 省高于全国平均水平，最高的为四川（8594.25 元）（图 2-1-4-118）。

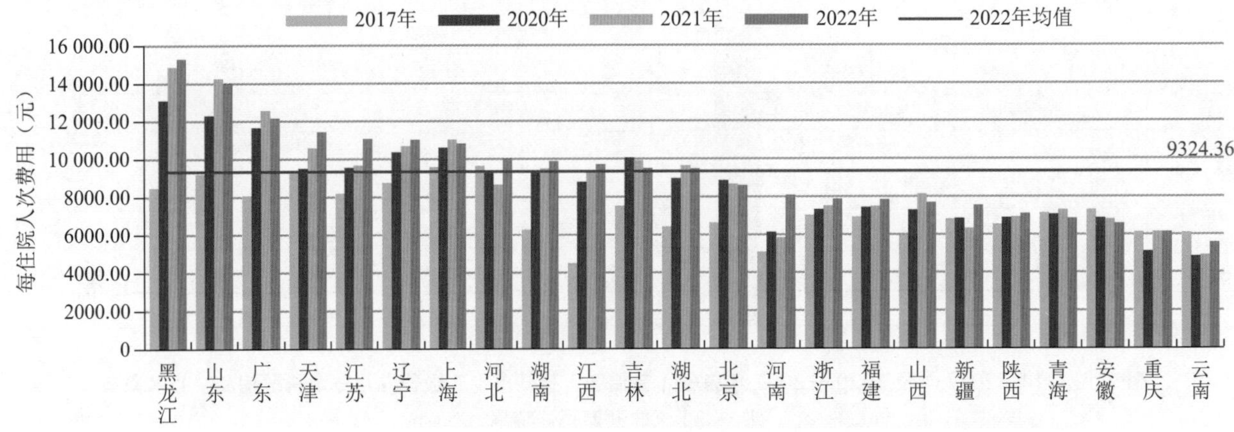

图 2-1-4-117　2017 年及 2020—2022 年各省（自治区、直辖市）三级公立儿童专科医院疝修补术患者每住院人次费用

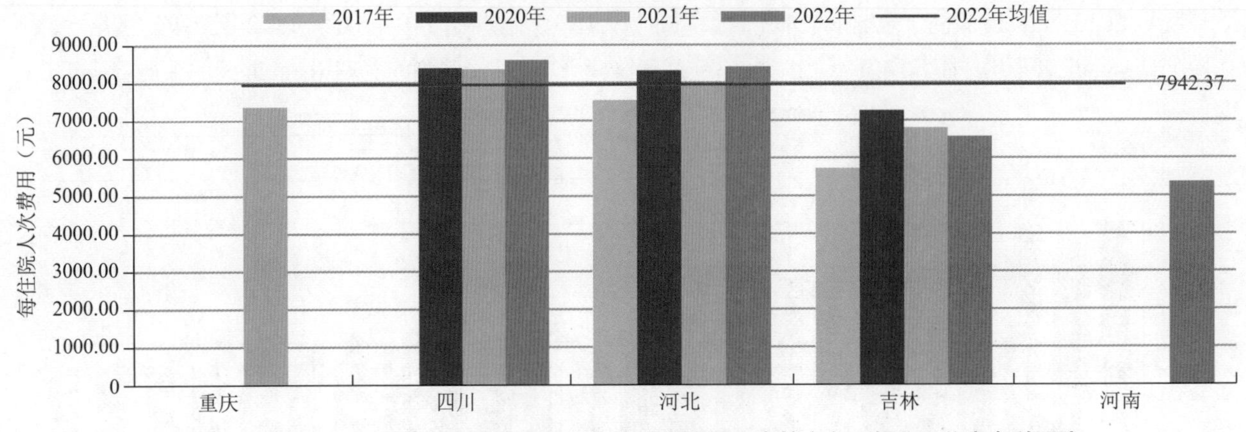

图 2-1-4-118　2017 年及 2020—2022 年各省（自治区、直辖市）二级公立儿童专科医院疝修补术患者每住院人次费用

3. 各省（自治区、直辖市）的服务开展情况

分析各省（自治区、直辖市）疝修补术患者人次占总出院患者人次的比例，2022 年全国总体为 2.98%，10 省高于全国总体水平，最高的为云南（5.04%）（图 2-1-4-119）。疝修补术患者人次占总手术人次的比例，2022 年全国总体为 9.24%，12 省高于全国总体水平，最高的为云南（17.77%）（图 2-1-4-120）。疝修补术患者人次占每万常住人口的比例，2022 年全国总体为 0.39 例 / 万人，14 省高于全国总体水平，最高的为北京（1.29 例 / 万人）（图 2-1-4-121）。

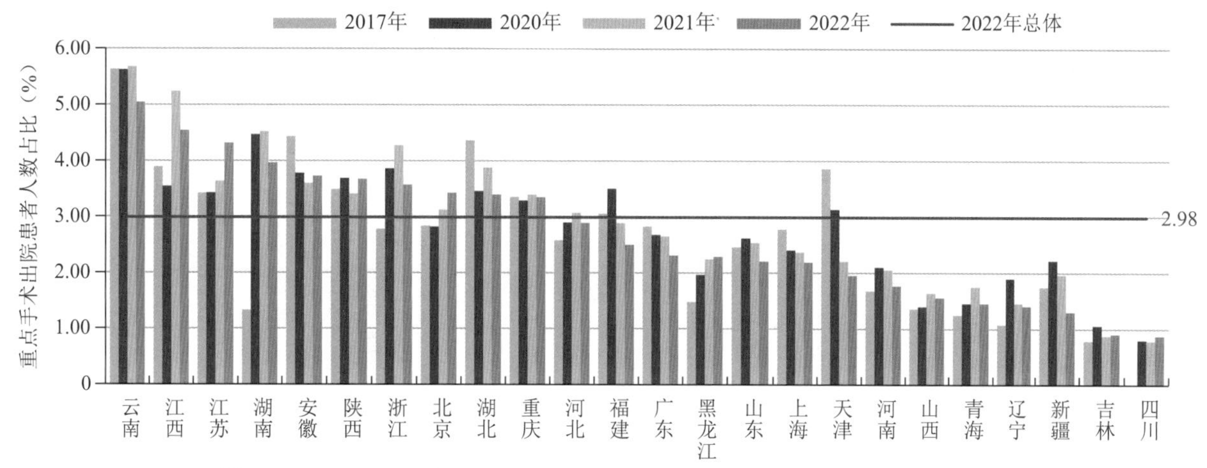

图 2-1-4-119　2017 年及 2020—2022 年各省（自治区、直辖市）疝修补术患者人次占总出院患者人次的比例

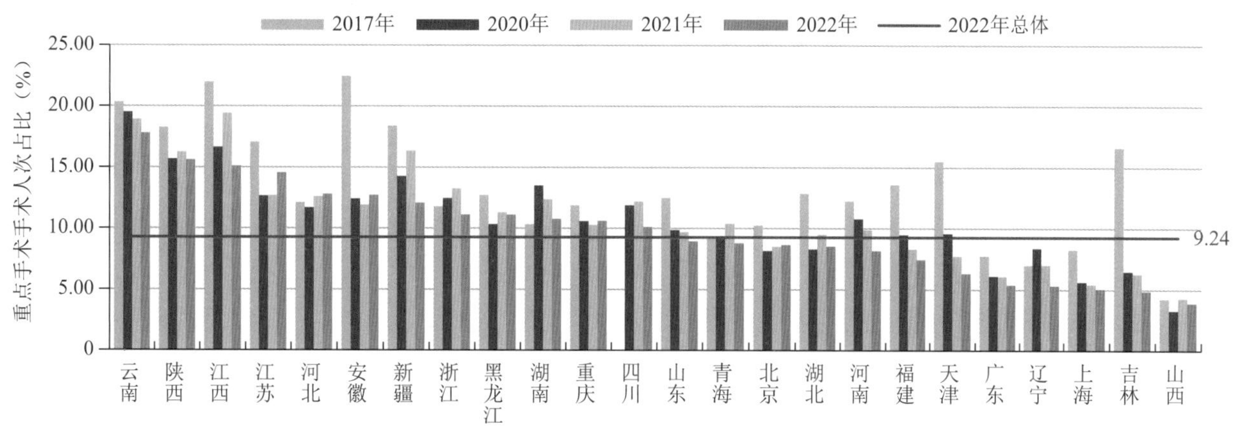

图 2-1-4-120　2017 年及 2020—2022 年各省（自治区、直辖市）疝修补术患者人次占总手术患者人次的比例

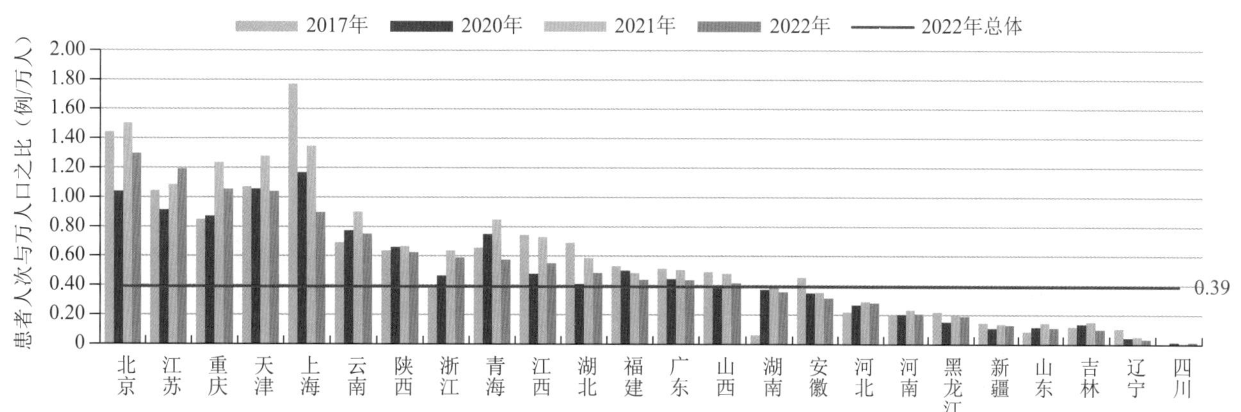

图 2-1-4-121　2017 年及 2020—2022 年各省（自治区、直辖市）疝修补术患者人次与每万人口之比

九、体外循环和操作辅助心脏手术

心血管专科医院，ICD-9-CM-3 编码：39.61-39.66。

因该手术在部分省份的二级公立无发生病例，导致缺失省份较多，故不描述二级公立的相关情况。

1. 全国情况

2022 年全国心血管专科医院体外循环和操作辅助心脏手术患者住院死亡率为 0.70%，与 2017 年及 2021 年（均为 0.58%）相比有所上升，与 2020 年（0.77%）相比有所下降。2022 年三级公立和三级民营心血管专科医院体外循环和操作辅助心脏手术患者住院死亡率与 2021 年相比均有所上升，二级民营心血管专科医院与 2021 年相比虽有所下降，但在各级各类心血管专科医院中最高（3.77%），三级公立心血管专科医院最低（0.58%）（图 2-1-4-122）。

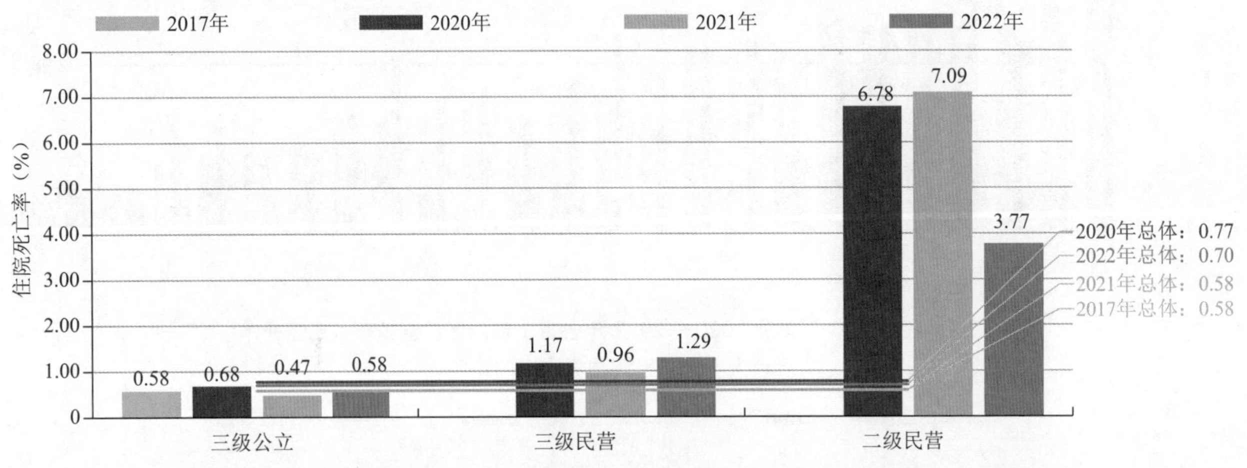

图 2-1-4-122 2017 年及 2020—2022 年全国各级各类心血管专科医院体外循环和操作辅助心脏手术患者住院死亡率

2022 年全国心血管专科医院体外循环和操作辅助心脏手术患者 0 ～ 31 天非预期再住院率均值为 0.13%，较 2017 年、2020 年及 2021 年均有所下降。2022 年三级公立和三级民营心血管专科医院体外循环和操作辅助心脏手术患者 0 ～ 31 天非预期再住院率与 2021 年相比均有所下降，二级民营心血管专科医院与 2021 年相比有所上升，且在各级各类心血管专科医院中最高（0.68%），三级民营心血管专科医院最低（0.06%）（图 2-1-4-123）。

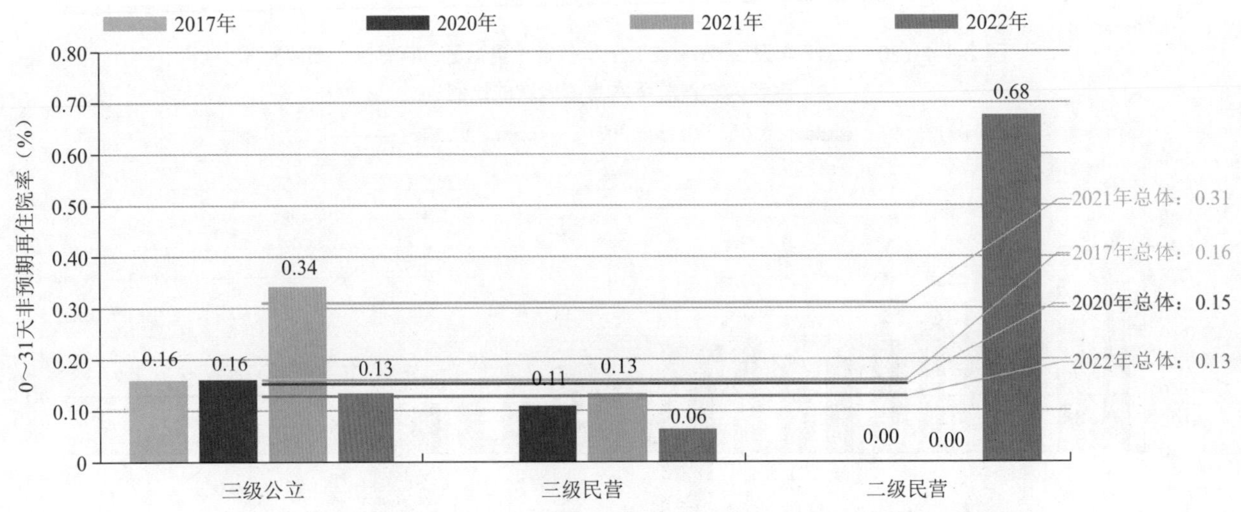

图 2-1-4-123 2017 年及 2020—2022 年全国各级各类心血管专科医院体外循环和操作辅助心脏手术患者 0 ～ 31 天非预期再住院率

2022 年全国心血管专科医院体外循环和操作辅助心脏手术患者平均住院日为 18.88 天，与 2017 年和

2021 年相比有所上升，与 2020 年相比有所下降。2022 年三级公立和三级民营心血管专科医院体外循环和操作辅助心脏手术患者平均住院日与 2021 年相比有所上升，二级民营心血管专科医院与 2021 年相比虽有所下降，但在各级各类心血管专科医院中最高（22.78 天），三级公立心血管专科医院最低（18.69 天）（图 2-1-4-124）。

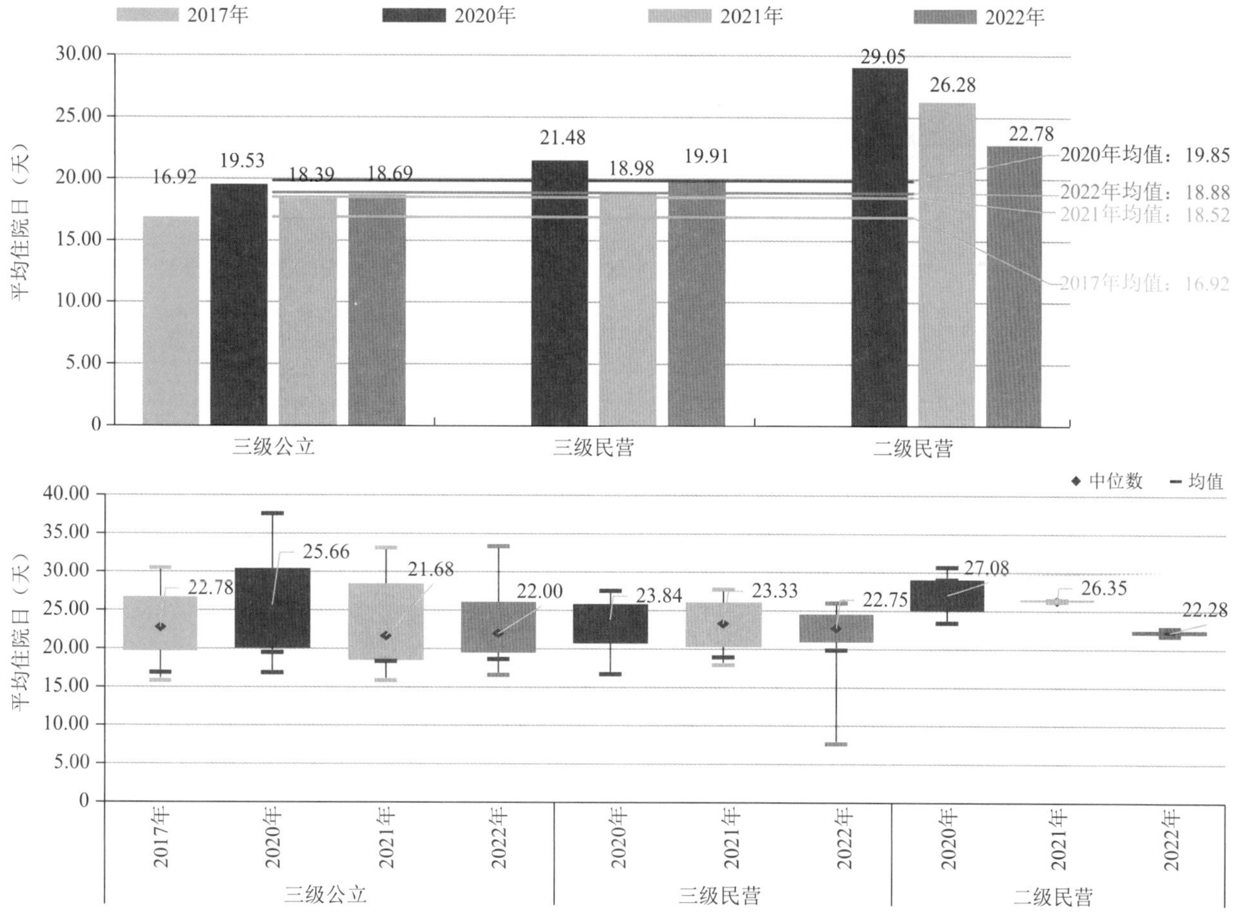

图 2-1-4-124　2017 年及 2020—2022 年全国各级各类心血管专科医院体外循环和操作辅助心脏手术患者平均住院日

2017 年及 2020—2022 年全国心血管专科医院体外循环和操作辅助心脏手术患者每住院人次费用逐年上升，2022 年为 138 060.88 元。2022 年三级公立和三级民营心血管专科医院体外循环和操作辅助心脏手术患者每住院人次费用与 2021 年相比有所上升，二级民营心血管专科医院与 2021 年相比虽有所下降，但在各级各类心血管专科医院中最高（175 064.52 元），三级公立心血管专科医院最低（136 140.68 元）（图 2-1-4-125）。

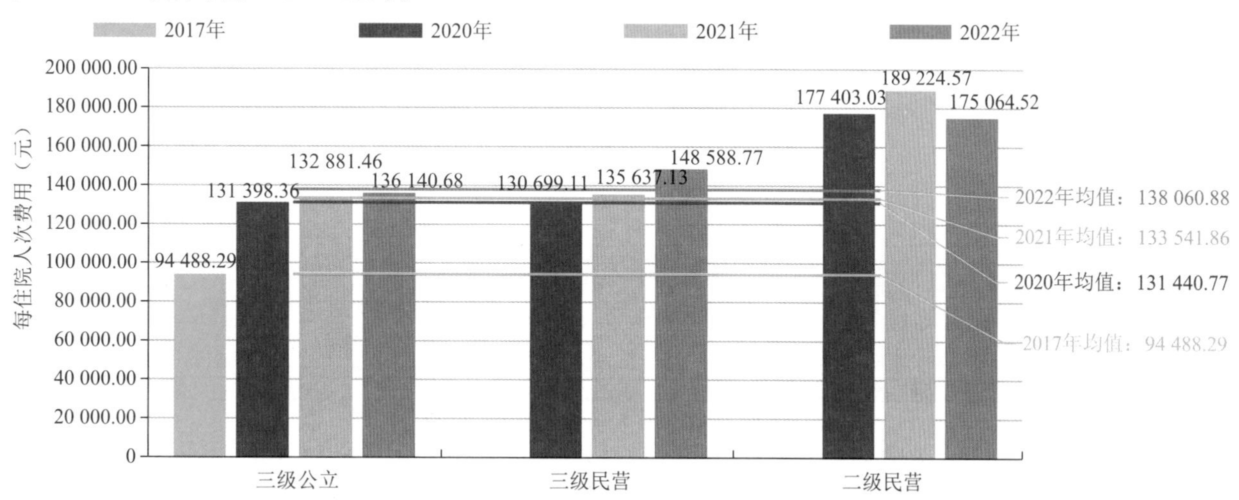

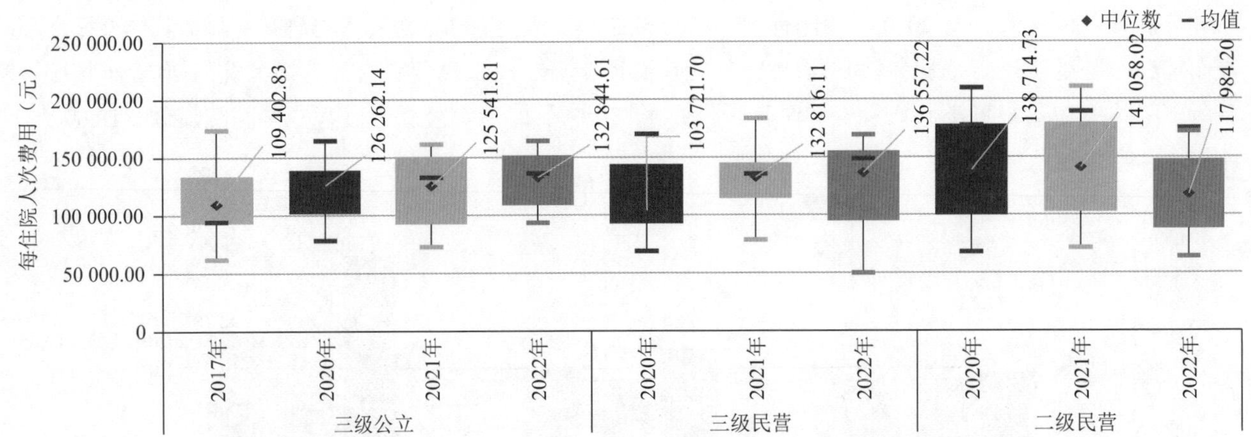

图 2-1-4-125　2017 年及 2020—2022 年全国各级各类心血管专科医院体外循环和操作辅助心脏手术患者每住院人次费用

2. 各省（自治区、直辖市）情况

（1）住院死亡率

分析各省（自治区、直辖市）的体外循环和操作辅助心脏手术患者住院死亡率，2022 年三级公立心血管专科医院体外循环和操作辅助心脏手术患者住院死亡率总体为 0.58%，6 省高于全国总体水平，最高的为青海（6.96%）（图 2-1-4-126）。

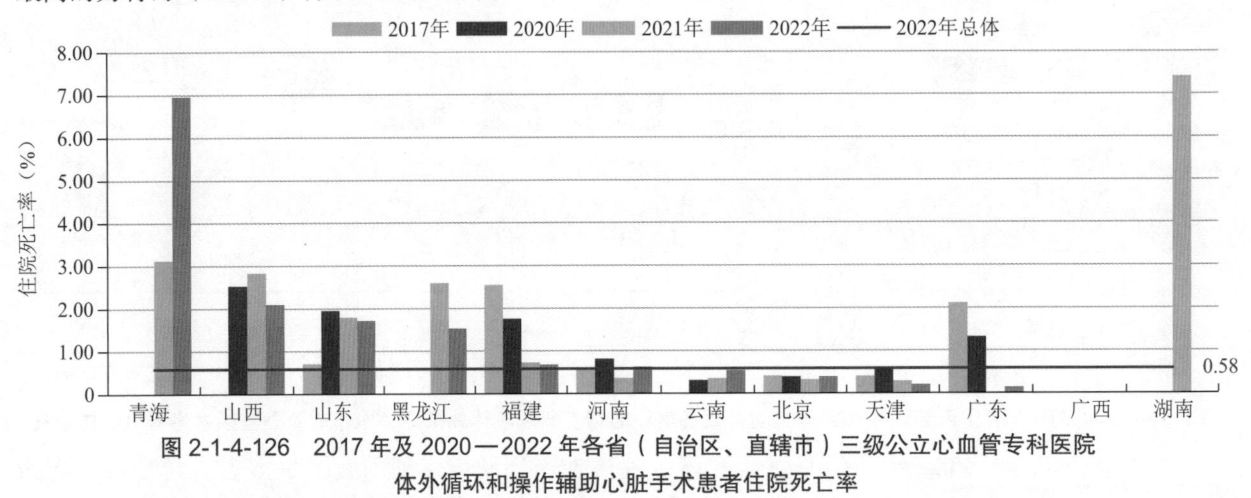

图 2-1-4-126　2017 年及 2020—2022 年各省（自治区、直辖市）三级公立心血管专科医院体外循环和操作辅助心脏手术患者住院死亡率

（2）0 ～ 31 天非预期再住院率

分析各省（自治区、直辖市）的体外循环和操作辅助心脏手术患者 0 ～ 31 天非预期再住院率，2022 年三级公立心血管专科医院体外循环和操作辅助心脏手术患者 0 ～ 31 天非预期再住院率总体为 0.14%，3 省高于全国总体水平，最高的为青海（0.47%）（图 2-1-4-127）。

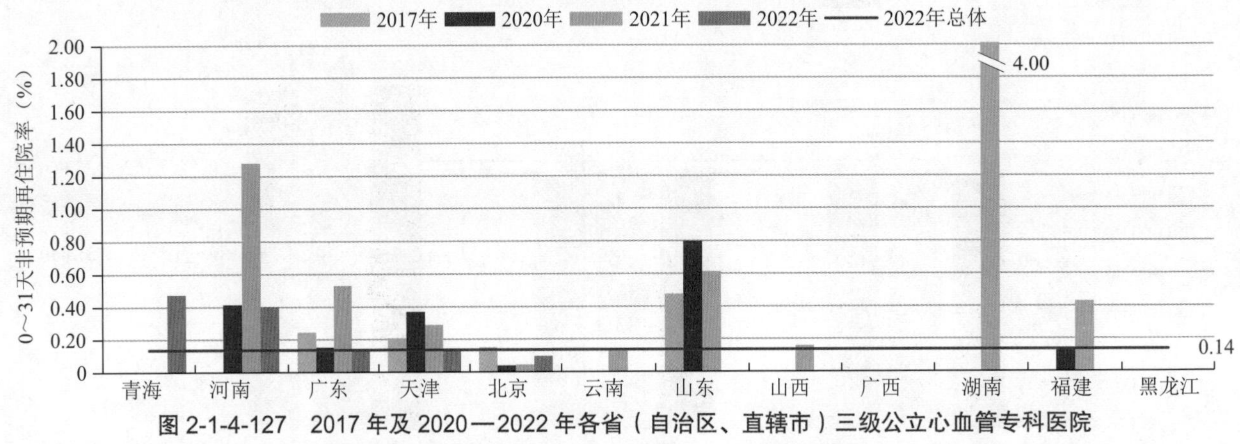

图 2-1-4-127　2017 年及 2020—2022 年各省（自治区、直辖市）三级公立心血管专科医院体外循环和操作辅助心脏手术患者 0 ～ 31 天非预期再住院率

（3）平均住院日

分析各省（自治区、直辖市）的体外循环和操作辅助心脏手术患者平均住院日，2022 年三级公立心血管专科医院体外循环和操作辅助心脏手术患者平均住院日均值为 18.69 天，9 省高于全国平均水平，最高的为黑龙江（38.60 天）（图 2-1-4-128）。

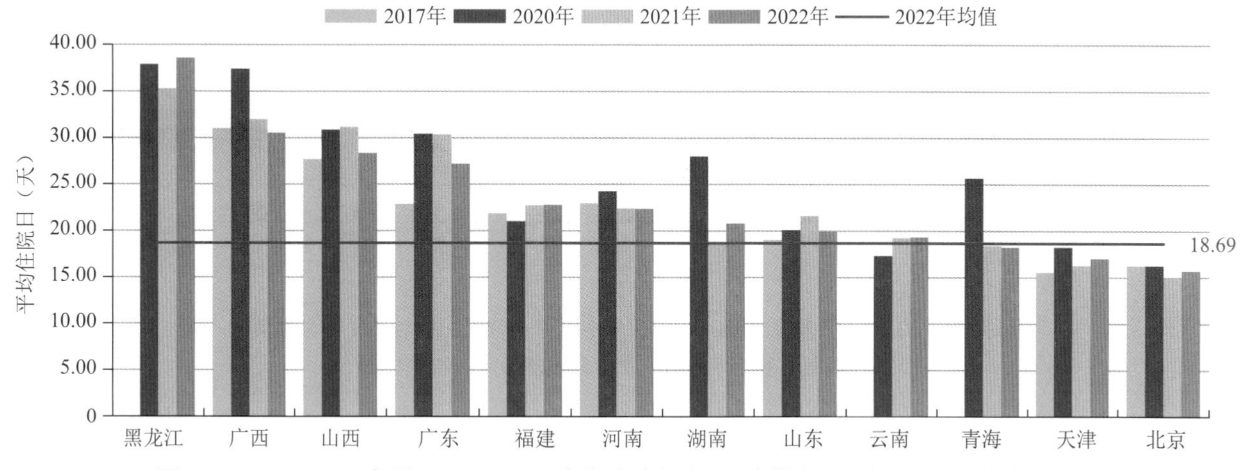

图 2-1-4-128　2017 年及 2020—2022 年各省（自治区、直辖市）三级公立心血管专科医院体外循环和操作辅助心脏手术患者平均住院日

（4）每住院人次费用

分析各省（自治区、直辖市）的体外循环和操作辅助心脏手术患者每住院人次费用，2022 年三级公立心血管专科医院体外循环和操作辅助心脏手术患者每住院人次费用为 136 140.68 元，6 省高于全国平均水平，最高的为福建（171 009.52 元）（图 2-1-4-129）。

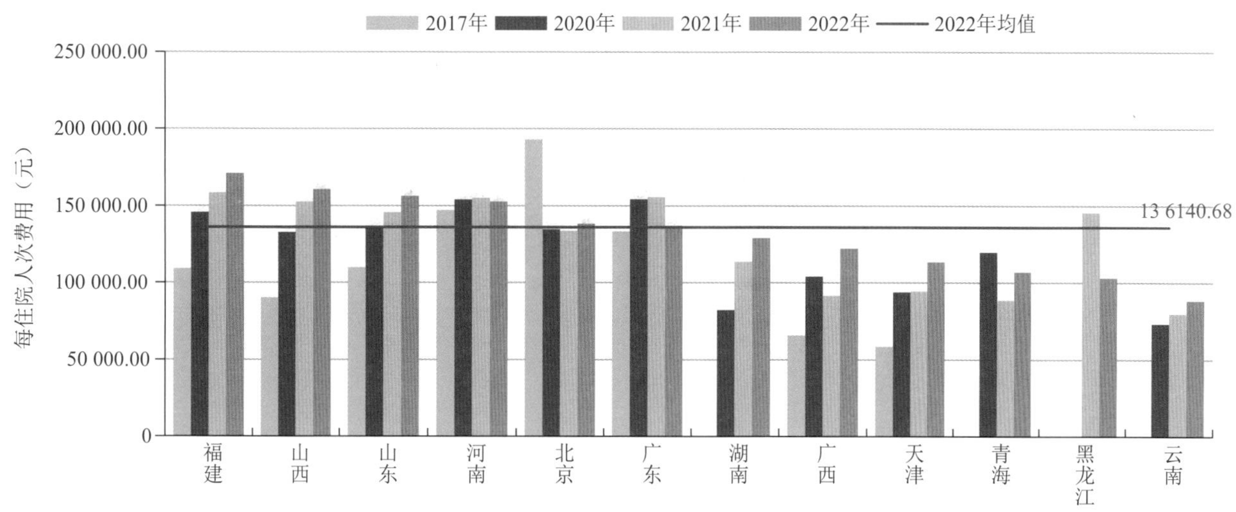

图 2-1-4-129　2017 年及 2020—2022 年各省（自治区、直辖市）三级公立心血管专科医院体外循环和操作辅助心脏手术患者每住院人次费用

3. 各省（自治区、直辖市）的服务开展情况

分析各省（自治区、直辖市）体外循环和操作辅助心脏手术患者人次占总出院患者人次的比例，2022 年全国总体为 5.00%，6 省高于全国总体水平，最高的为北京（18.70%）（图 2-1-4-130）。体外循环和操作辅助心脏手术患者人次占总手术患者人次的比例，2022 年全国总体为 14.93%，6 省高于全国总体水平，最高的为北京（30.40%）（图 2-1-4-131）。体外循环和操作辅助心脏手术患者人次占每万常住人口的比例，2022 年全国总体为 0.17 例 / 万人，7 省高于全国总体水平，最高的为北京（4.96 例 / 万人）（图 2-1-4-132）。

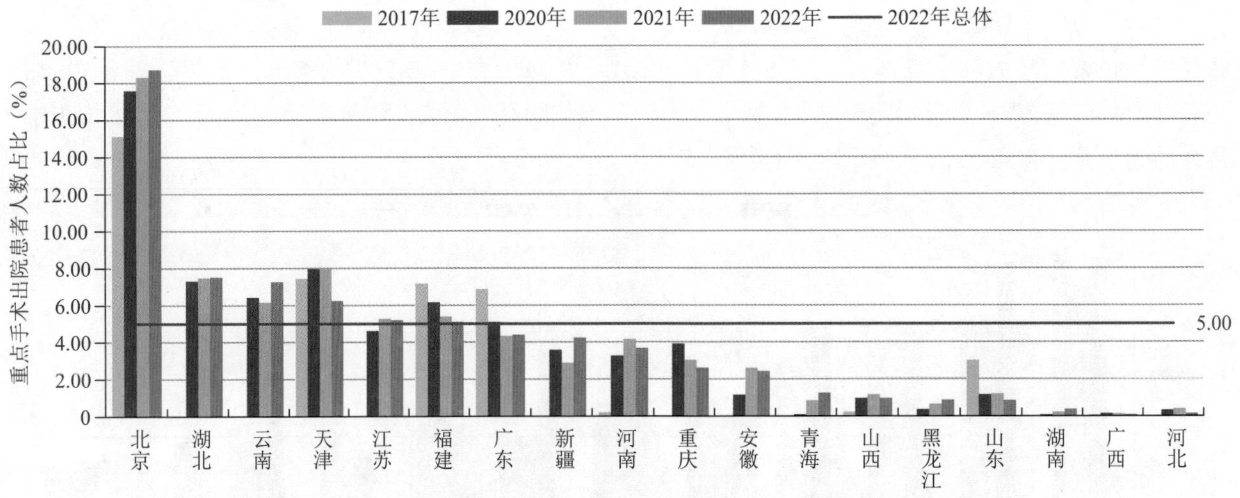

图 2-1-4-130 2017 年及 2020—2022 年各省（自治区、直辖市）体外循环和操作辅助心脏手术患者人次占总出院患者人次的比例

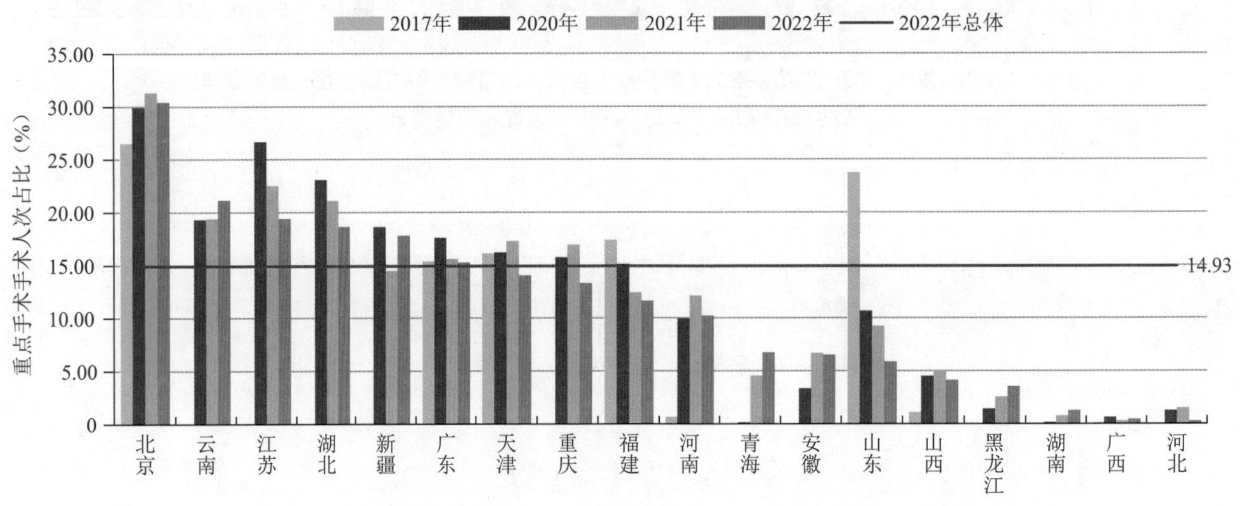

图 2-1-4-131 2017 年及 2020—2022 年各省（自治区、直辖市）体外循环和操作辅助心脏手术患者人次占总手术患者人次的比例

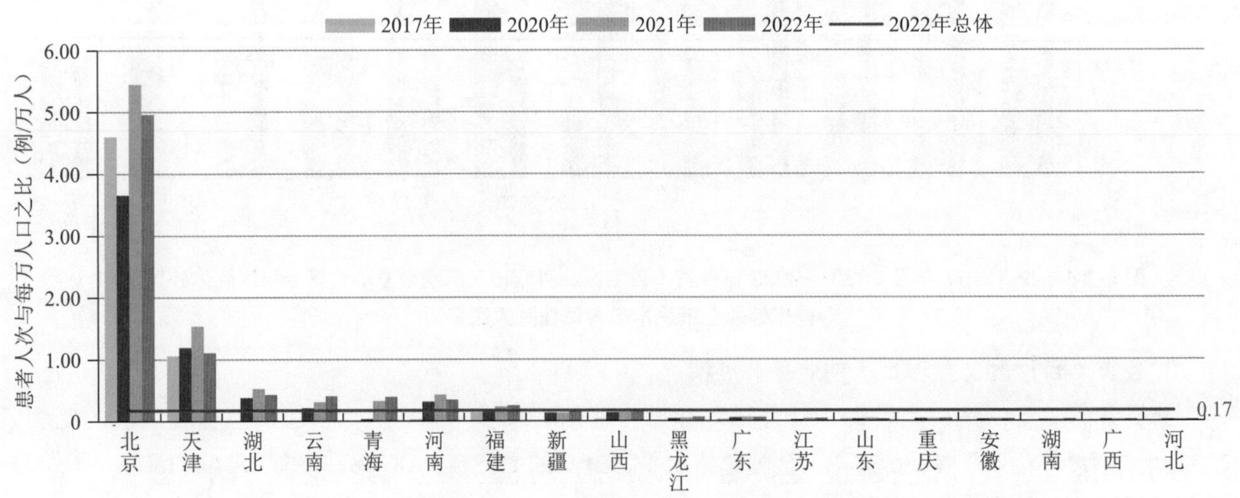

图 2-1-4-132 2017 年及 2020—2022 年各省（自治区、直辖市）体外循环和操作辅助心脏手术患者人次与每万人口之比

第五节 重点肿瘤（住院手术治疗 / 住院非手术治疗）相关指标分析

本部分数据来源于 HQMS 中 2017 年及 2020—2022 年的病案首页信息。经数据清洗，纳入分析的各类医院重点肿瘤分布情况见表 2-1-5-1。2020—2022 年全国收治重点肿瘤的各级各类医院数量不断上升，重点肿瘤患者出院人次持续增加。2022 年全国二级和三级综合医院重点肿瘤患者出院人次共计 1159.53 万，专科医院重点肿瘤患者出院数量共计 240.35 万，其中，委属委管医院 101.00 万。

表 2-1-5-1 2017 年及 2020—2022 年纳入分析的医院数量及重点肿瘤患者样本量情况

医院类型		2017 年		2020 年		2021 年		2022 年		合计
		医院数量（家）	出院人次（万）	医院数量（家）	出院人次（万）	医院数量（家）	出院人次（万）	医院数量（家）	出院人次（万）	出院人次（万）
委属委管 *		29	52.06	29	74.76	29	109.90	29	101.00	337.72
综合医院	三级公立	1377	323.29	1383	703.69	1479	927.59	1529	992.22	2946.79
	二级公立	1913	29.37	2422	76.81	2442	107.12	2460	129.95	343.24
	三级民营	37	2.76	118	16.08	119	22.92	121	25.76	67.51
	二级民营	120	0.93	437	5.03	496	8.06	526	11.60	25.62
未定级医院		7	0.01	100	2.16	121	2.79	142	3.39	8.35
专科医院 *		249	99.58	353	188.55	388	243.34	399	240.35	771.82
合计 *		3703	455.93	4813	992.32	5045	1311.82	5177	1403.27	4163.34

* 注：1. 委属委管医院包含综合和专科的委属委管医院，且三级公立综合医院及专科医院数据中包含委属委管医院数据，本节同。
2. 专科医院包含肿瘤专科医院、妇产专科医院及妇幼保健院，本节同。
3. 合计数据为综合医院、专科医院及少量未定级医院数据之和。

纳入分析的医院中，2022 年重点肿瘤患者共 1399.88 万人次，占全部出院人次数的 9.54%，根据 2022 年重点肿瘤患者出院人次数排序，排名前 5 位的重点肿瘤如下。

（1）原发性肺癌（主要诊断或其他诊断编码 ICD-10：C34）。

（2）原发性乳腺癌（主要诊断或其他诊断编码 ICD-10：C50）。

（3）原发性结直肠癌（主要诊断或其他诊断编码 ICD-10：C18，C19，C20）。

（4）原发性胃癌（主要诊断或其他诊断编码 ICD-10：C16）。

（5）原发性肝癌（主要诊断或其他诊断编码 ICD-10：C22）。

其中，住院手术治疗的前 5 位重点肿瘤为原发性甲状腺癌、原发性肺癌、原发性结直肠癌、原发性乳腺癌、原发性胃癌，住院非手术治疗的前 5 位重点肿瘤为原发性肺癌、原发性乳腺癌、原发性结直肠癌、原发性胃癌、原发性肝癌（图 2-1-5-1）。

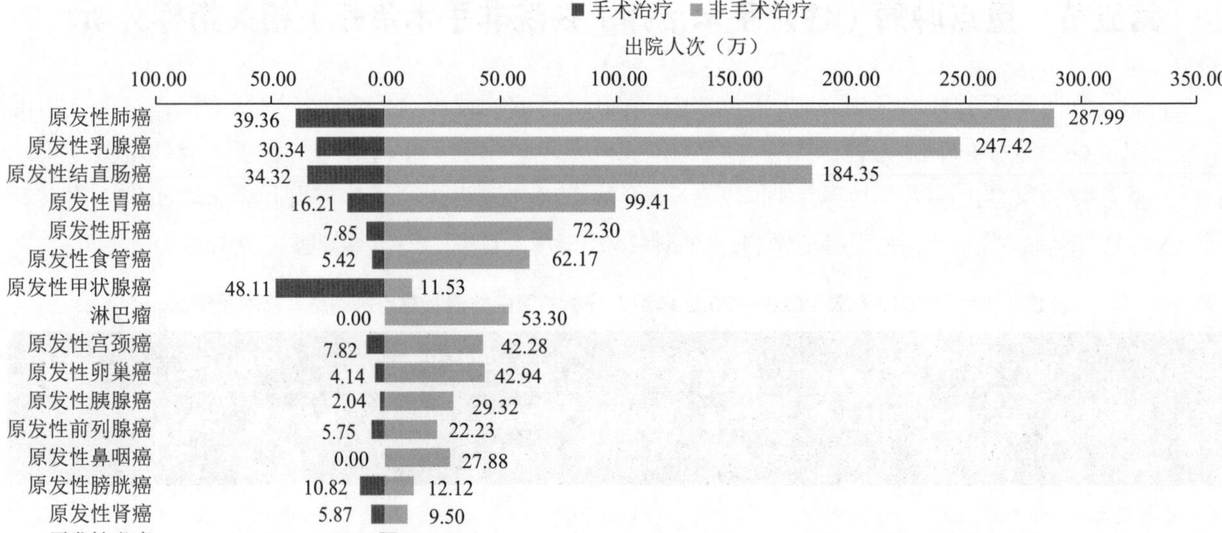

图 2-1-5-1　2022 年重点肿瘤患者出院人次（按 2022 年人次数降序）

2017 年及 2020—2022 年肿瘤患者中，原发性肺癌患者数量最多（图 2-1-5-2）。2017 年及 2020—2022 年在各类医院中，住院手术治疗重点肿瘤患者人次占总出院患者人次的比例中，委属委管医院占比最高，住院非手术治疗重点肿瘤患者人次占总出院患者人次的比例中，专科医院占比最高（图 2-1-5-3）。2017 年及 2020—2022 年各类医院的出院人次、平均住院日、住院死亡率及 0 ～ 31 天非预期再住院率情况如表 2-1-5-2 ～表 2-1-5-5 所示。

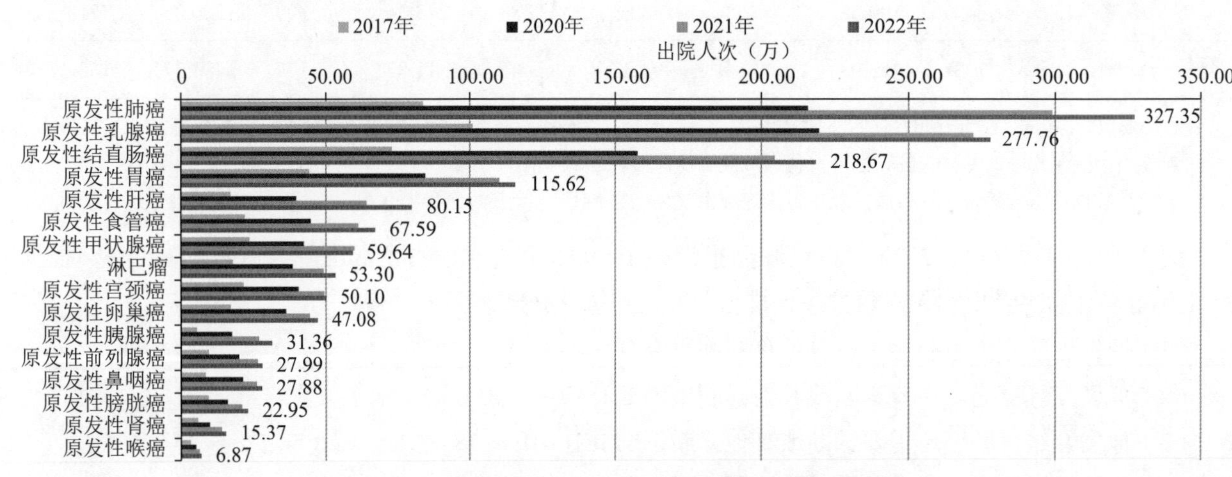

图 2-1-5-2　2017 年及 2020—2022 年重点肿瘤患者出院人次

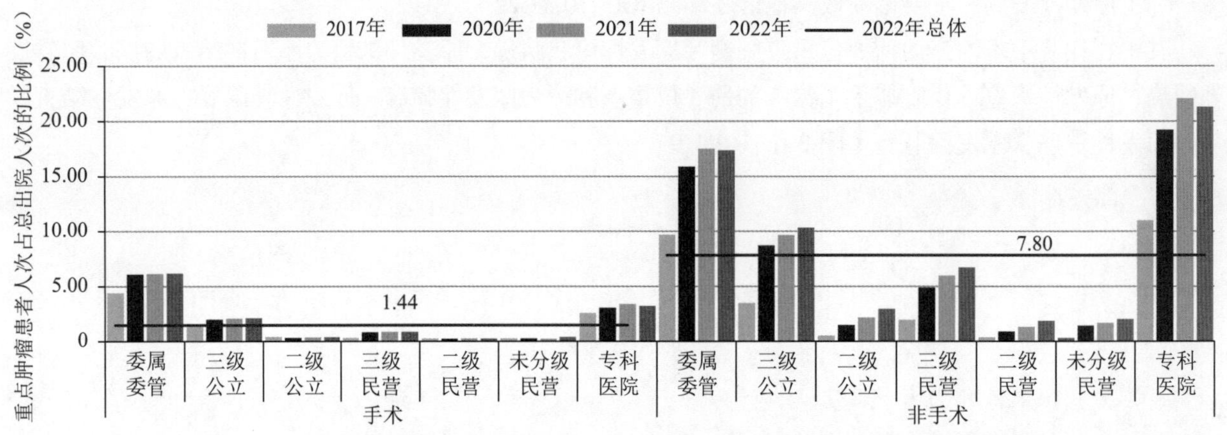

图 2-1-5-3　2017 年及 2020—2022 年各类医院重点肿瘤患者人次占总出院人次的比例

表 2-1-5-2 2017 年及 2020—2022 年二级和三级综合医院重点肿瘤患者（住院手术治疗）相关指标

重点肿瘤	指标	三级综合				二级综合				变化趋势	
		2017 年	2020 年	2021 年	2022 年	2017 年	2020 年	2021 年	2022 年	三级综合	二级综合
原发性肺癌	例数	93 910	214 941	296 681	313 079	3895	11 499	13 888	13 298		
	住院死亡率（%）	0.19	0.10	0.10	0.08	0.31	0.19	0.12	0.16		
	平均住院日（天）	17.19	13.36	11.80	11.03	21.10	17.19	15.63	14.56		
	每住院人次费用（元）	61 685.33	59 843.41	58 290.26	55 431.98	43 658.82	44 046.60	45 337.00	43 651.00		
原发性食管癌	例数	32 707	36 399	39 387	38 618	3824	5060	4552	3801		
	住院死亡率（%）	0.45	0.55	0.48	0.46	0.81	0.59	0.83	0.87		
	平均住院日（天）	24.69	23.99	22.68	21.94	24.97	25.96	25.78	24.69		
	每住院人次费用（元）	74 653.83	82 853.00	82 130.52	79 495.42	46 248.89	55 453.26	57 640.81	54 890.03		
原发性宫颈癌	例数	34 871	44 387	51 004	49 567	3061	4675	4757	4256		
	住院死亡率（%）	0.02	0.02	0.02	0.02	0.00	0.02	0.02	0.00		
	平均住院日（天）	16.74	15.34	14.25	13.76	17.27	16.37	16.17	15.83		
	每住院人次费用（元）	30 457.68	32 189.39	31 614.88	31 079.20	16 802.05	18 741.28	19 278.01	19 181.52		
原发性甲状腺癌	例数	147 319	261 487	377 703	375 980	10 755	22 985	30 502	27 355		
	住院死亡率（%）	0.01	0.01	0.00	0.00	0.02	0.009	0.000	0.015		
	平均住院日（天）	8.89	7.83	7.23	6.92	9.61	9.25	8.71	8.48		
	每住院人次费用（元）	20 472.57	21 602.17	21 457.76	20 724.06	14 494.63	14 908.41	15 487.61	15 338.21		
原发性前列腺癌	例数	17 492	29 618	43 745	48 119	2086	3379	4487	4551		
	住院死亡率（%）	0.02	0.04	0.05	0.04	0.05	0.06	0.02	0.04		
	平均住院日（天）	17.42	14.92	13.70	13.03	17.43	16.17	15.89	14.87		
	每住院人次费用（元）	41 071.01	43 850.25	44 965.06	44 381.98	19 933.62	20 897.29	21 596.15	20 320.13		

续表

重点肿瘤	指标	三级综合				二级综合				变化趋势	
		2017年	2020年	2021年	2022年	2017年	2020年	2021年	2022年	三级综合	二级综合
原发性肾癌	例数	30 507	40 073	48 682	48 820	1538	2416	2701	2399		
	住院死亡率（%）	0.07	0.08	0.04	0.07	0.00	0.12	0.04	0.21		
	平均住院日（天）	15.21	13.54	12.67	12.10	18.33	16.54	15.83	15.27		
	每住院人次费用（元）	38 503.28	40 617.19	41 824.24	41 940.99	23 622.35	24 393.31	24 884.43	24 211.41		
原发性膀胱癌	例数	52 335	70 447	81 957	85 417	6091	9711	11 093	11 026		
	住院死亡率（%）	0.10	0.10	0.11	0.11	0.10	0.08	0.17	0.08		
	平均住院日（天）	14.38	12.95	12.00	11.39	15.38	13.96	13.55	12.67		
	每住院人次费用（元）	27 536.16	28 100.49	27 193.87	26 099.38	17 664.10	17 737.94	17 930.66	16 360.57		
原发性卵巢癌	例数	16 627	23 732	26 615	27 426	1537	2408	2466	2492		
	住院死亡率（%）	0.07	0.09	0.06	0.07	0.13	0.08	0.04	0.16		
	平均住院日（天）	17.38	17.08	16.32	15.88	16.08	16.13	16.21	15.62		
	每住院人次费用（元）	36 726.59	43 358.96	43 543.80	43 401.38	18 672.95	21 727.30	23 173.39	23 248.16		
原发性胰腺癌	例数	8541	12 292	15 215	16 216	297	474	558	508		
	住院死亡率（%）	0.95	1.29	0.96	0.88	1.35	1.48	1.08	1.18		
	平均住院日（天）	27.19	26.61	25.57	24.82	30.46	30.81	30.11	27.74		
	每住院人次费用（元）	92 404.01	99 422.94	100 793.20	100 030.77	62 534.98	63 829.66	66 768.64	58 459.55		
原发性喉癌	例数	13 593	17 402	19 246	19 894	505	791	852	743		
	住院死亡率（%）	0.09	0.06	0.06	0.06	0.00	0.00	0.00	0.13		
	平均住院日（天）	18.83	17.40	15.54	14.73	16.00	15.43	14.19	12.93		
	每住院人次费用（元）	29 754.43	32 041.94	30 244.54	28 912.38	17 688.63	17 535.38	17 206.52	16 158.83		

续表

重点肿瘤	指标	三级综合				二级综合				变化趋势	
		2017 年	2020 年	2021 年	2022 年	2017 年	2020 年	2021 年	2022 年	三级综合	二级综合
原发性结直肠癌	例数	158 764	214 806	246 762	258 235	19 362	29 560	30 995	30 188		
	住院死亡率（%）	0.34	0.43	0.39	0.40	0.32	0.33	0.48	0.42		
	平均住院日（天）	20.82	19.23	18.35	17.68	23.25	22.05	21.29	20.54		
	每住院人次费用（元）	57 308.18	60 967.80	61 519.81	59 436.13	38 265.78	40 169.58	41 101.26	39 355.22		
原发性胃癌	例数	92 685	107 607	123 294	123 875	11 764	14 023	13 439	11 849		
	住院死亡率（%）	0.36	0.44	0.38	0.38	0.27	0.39	0.46	0.46		
	平均住院日（天）	20.81	19.84	18.88	18.22	22.63	22.86	22.32	21.84		
	每住院人次费用（元）	62 687.05	68 873.43	69 396.86	67 339.91	39 726.20	45 267.88	47 935.66	46 992.12		
原发性肝癌	例数	40 489	48 327	53 921	53 511	1131	1763	1801	1659		
	住院死亡率（%）	0.38	0.41	0.37	0.42	0.71	0.68	0.39	0.66		
	平均住院日（天）	18.39	17.57	16.80	16.42	21.91	21.54	20.34	19.64		
	每住院人次费用（元）	66 245.78	70 087.37	68 297.32	68 932.75	35 115.32	38 039.55	37 803.07	36 940.62		
原发性乳腺癌	例数	135 160	175 727	201 689	206 333	15 204	22 886	22 577	20 724		
	住院死亡率（%）	0.02	0.01	0.01	0.01	0.03	0.01	0.02	0.02		
	平均住院日（天）	15.02	12.85	11.85	11.25	17.68	16.34	15.98	15.14		
	每住院人次费用（元）	23 659.58	24 489.12	24 295.17	23 621.11	17 207.19	17 435.83	17 508.04	16 820.29		

表 2-1-5-3　2017 年及 2020—2022 年二级和三级综合医院重点肿瘤患者（住院非手术治疗）相关指标

重点肿瘤	指标	三级综合				二级综合				变化趋势	
		2017 年	2020 年	2021 年	2022 年	2017 年	2020 年	2021 年	2022 年	三级综合	二级综合
原发性肺癌	例数	484 818	1 297 030	1 790 889	1 961 643	53 203	166 555	252 878	325 643		
	住院死亡率（%）	0.61	0.44	0.42	0.46	1.46	1.05	1.02	1.09		
	平均住院日（天）	10.28	7.74	6.89	6.47	11.58	9.91	8.76	7.63		
	每住院人次费用（元）	14 327.42	12 918.81	11 894.41	10 965.32	10 402.39	10 280.11	9522.10	8280.01		
原发性食管癌	例数	112 612	258 256	366 492	407 558	17 461	45 492	67 163	83 505		
	住院死亡率（%）	0.38	0.31	0.32	0.33	0.64	0.72	0.77	0.75		
	平均住院日（天）	13.43	10.65	9.09	8.19	13.90	12.66	10.73	9.15		
	每住院人次费用（元）	16 615.70	14 665.22	12 718.26	11 571.27	10 924.29	10 899.58	9842.87	8569.74		
原发性宫颈癌	例数	97 828	208 712	260 480	267 829	5205	16 015	20 606	24 359		
	住院死亡率（%）	0.14	0.13	0.15	0.17	0.77	0.53	0.61	0.76		
	平均住院日（天）	13.08	11.57	10.38	9.78	13.81	12.29	10.78	9.69		
	每住院人次费用（元）	17 412.66	17 194.27	15 941.85	14 779.38	10 921.20	11 621.50	10 943.71	9364.30		
原发性甲状腺癌	例数	32 066	62 568	83 845	85 977	864	2908	4239	4833		
	住院死亡率（%）	0.11	0.10	0.10	0.12	1.50	0.83	0.50	0.93		
	平均住院日（天）	6.65	5.59	5.38	5.24	10.33	8.65	7.87	7.17		
	每住院人次费用（元）	13 318.73	14 839.25	14 623.93	14 283.91	9900.51	10 757.62	9860.77	9542.08		
原发性前列腺癌	例数	58 005	123 466	156 812	162 966	4065	15 763	24 065	27 901		
	住院死亡率（%）	0.31	0.25	0.27	0.32	1.13	0.55	0.51	0.79		
	平均住院日（天）	5.96	5.23	5.12	4.96	7.50	5.70	5.45	5.37		
	每住院人次费用（元）	9628.68	9478.50	9277.87	8955.86	8340.56	6808.13	6545.62	6227.04		

续表

重点肿瘤	指标	三级综合				二级综合				变化趋势	
		2017年	2020年	2021年	2022年	2017年	2020年	2021年	2022年	三级综合	二级综合
淋巴瘤	例数	124 208	282 342	359 639	393 827	7002	14 217	20 077	25 266		
	住院死亡率（%）	0.27	0.22	0.26	0.25	0.94	0.64	0.84	0.91		
	平均住院日（天）	9.71	7.76	7.08	6.64	10.59	9.24	8.43	7.35		
	每住院人次费用（元）	16 934.36	17 167.28	16 770.13	15 847.30	12 669.61	10 909.55	10 633.65	9612.21		
原发性肾癌	例数	13 042	34 310	55 578	66 035	1099	3652	6737	9393		
	住院死亡率（%）	1.05	0.73	0.66	0.59	3.00	1.94	1.68	1.64		
	平均住院日（天）	9.81	7.33	6.18	5.53	12.15	10.51	8.64	7.57		
	每住院人次费用（元）	12 445.13	11 342.74	10 208.29	9460.16	10 355.85	9825.37	8660.34	7648.52		
原发性膀胱癌	例数	19 430	50 898	76 909	88 700	2465	7582	11 889	15 284		
	住院死亡率（%）	0.81	0.44	0.41	0.42	1.95	0.99	1.00	0.98		
	平均住院日（天）	9.20	7.26	6.35	5.74	9.14	7.08	6.75	6.38		
	每住院人次费用（元）	11 180.57	9534.75	8632.85	8013.56	8214.23	6354.21	6114.83	5655.36		
原发性卵巢癌	例数	94 443	214 509	266 118	281 692	7690	23 642	30 182	38 847		
	住院死亡率（%）	0.25	0.19	0.21	0.23	0.57	0.59	0.66	0.59		
	平均住院日（天）	7.62	6.21	5.68	5.33	9.24	7.93	7.46	6.48		
	每住院人次费用（元）	10 591.90	9937.82	9288.57	8481.02	8070.78	7736.46	7646.81	6718.61		
原发性胰腺癌	例数	30 688	115 076	177 180	207 214	3109	11 252	20 635	29 072		
	住院死亡率（%）	1.75	0.84	0.76	0.79	4.44	2.56	2.47	2.37		
	平均住院日（天）	9.81	6.78	6.25	5.93	12.97	10.44	9.32	8.16		
	每住院人次费用（元）	14 836.55	11 057.78	10 258.16	9350.86	12 514.95	9751.61	8989.72	7853.03		

续表

重点肿瘤	指标	三级综合				二级综合				变化趋势	
		2017 年	2020 年	2021 年	2022 年	2017 年	2020 年	2021 年	2022 年	三级综合	二级综合
原发性喉癌	例数	10 736	21 750	28 426	32 522	910	2388	3302	4209		
	住院死亡率（%）	0.48	0.49	0.46	0.49	1.32	1.01	1.18	1.78		
	平均住院日（天）	17.75	14.58	12.53	11.13	15.76	14.61	13.25	11.42		
	每住院人次费用（元）	22 408.10	21 254.18	18 605.62	16 414.17	12 892.46	13 013.27	12 005.60	10 734.91		
原发性结直肠癌	例数	380 469	944 280	1 252 301	1 340 728	33 478	104 039	145 774	179 132		
	住院死亡率（%）	0.27	0.20	0.21	0.24	0.74	0.52	0.59	0.63		
	平均住院日（天）	6.72	5.38	5.02	4.78	7.71	6.80	6.26	5.73		
	每住院人次费用（元）	10 638.90	10 429.49	9841.45	9315.57	7898.44	7458.39	7275.15	6874.72		
原发性胃癌	例数	212 745	486 262	644 089	677 847	28 214	75 752	107 272	129 547		
	住院死亡率（%）	0.37	0.32	0.32	0.38	0.76	0.66	0.69	0.82		
	平均住院日（天）	7.38	6.06	5.67	5.41	8.77	8.12	7.61	6.89		
	每住院人次费用（元）	10 867.94	9661.85	9036.99	8580.75	8221.66	7397.61	7219.90	6612.85		
原发性鼻咽癌	例数	59 560	145 606	179 690	194 135	3443	7356	9663	11 833		
	住院死亡率（%）	0.12	0.10	0.12	0.12	0.55	0.64	0.72	0.85		
	平均住院日（天）	14.99	11.97	10.44	9.35	12.25	11.61	10.10	8.47		
	每住院人次费用（元）	21 355.04	19 354.90	17 178.47	15 372.87	11 434.96	11 180.78	9647.36	8054.03		
原发性肝癌	例数	81 037	229 517	406 072	512 398	7459	26 073	51 591	78 457		
	住院死亡率（%）	0.94	0.70	0.57	0.56	3.54	2.37	2.11	1.80		
	平均住院日（天）	10.03	7.94	6.81	6.27	11.90	10.35	8.75	7.37		
	每住院人次费用（元）	18 965.85	17 041.62	14 989.86	14 380.23	10 716.16	10 721.76	9373.59	8611.04		
原发性乳腺癌	例数	551 523	1 349 631	1 672 027	1 719 083	35 422	127 340	171 905	204 042		
	住院死亡率（%）	0.08	0.06	0.07	0.07	0.27	0.18	0.20	0.22		
	平均住院日（天）	6.03	4.58	4.25	4.05	7.21	5.54	5.05	4.59		
	每住院人次费用（元）	8544.04	8870.74	8891.89	8509.11	6539.72	6465.13	6652.83	6453.41		

表 2-1-5-4　2017 年及 2020—2022 年各类医院重点肿瘤患者住院死亡率

重点肿瘤名称	指标	重点肿瘤患者（非手术治疗）						重点肿瘤患者（手术治疗）					
		2017 年数值（%）	2020 年数值（%）	2021 年数值（%）	2022 年数值（%）	趋势	2022 年排名	2017 年数值（%）	2020 年数值（%）	2021 年数值（%）	2022 年数值（%）	趋势	2022 年排名
原发性胰腺癌	委属委管	0.88	0.21	0.13	0.18		1	0.39	0.54	0.47	0.44		2
	三级公立	1.55	0.73	0.65	0.68			0.80	1.09	0.83	0.78		
	二级公立	4.35	2.67	2.40	2.27			1.24	1.46	1.05	1.15		
	三级民营	5.32	2.18	1.82	1.73			0.00	2.24	0.92	0.47		
	二级民营	4.96	3.04	1.95	2.35			0.00	3.92	2.17	0.00		
原发性肝癌	委属委管	0.30	0.13	0.09	0.09		2	0.38	0.22	0.21	0.27		4
	三级公立	0.79	0.60	0.49	0.49			0.33	0.32	0.30	0.32		
	二级公立	3.39	2.38	2.07	1.73			0.58	0.72	0.37	0.56		
	三级民营	3.04	1.74	1.28	1.16			0.55	0.64	0.36	0.41		
	二级民营	4.60	2.10	1.99	1.62			0.00	0.52	0.46	0.49		
原发性肾癌	委属委管	0.35	0.44	0.21	0.16		3	0.01	0.05	0.05	0.04		10
	三级公立	0.88	0.63	0.54	0.50			0.07	0.07	0.04	0.06		
	二级公立	2.89	1.98	1.64	1.59			0.00	0.12	0.07	0.21		
	三级民营	2.08	1.38	0.97	1.14			0.00	0.00	0.27	0.00		
	二级民营	4.91	1.73	1.65	1.54			0.00	0.51	0.45	0.00		
原发性喉癌	委属委管	0.26	0.10	0.13	0.07		4	0.04	0.04	0.10	0.04		12
	三级公立	0.43	0.42	0.38	0.39			0.09	0.05	0.06	0.06		
	二级公立	1.23	1.05	1.13	1.69			0.00	0.00	0.00	0.13		
	三级民营	0.00	0.75	0.89	0.92			0.00	0.00	0.00	0.00		
	二级民营	0.96	0.83	0.73	1.41			0.00	0.00	0.00	0.00		

续表

重点肿瘤名称	指标	重点肿瘤患者（非手术治疗）						重点肿瘤患者（手术治疗）					
		2017 年数值（%）	2020 年数值（%）	2021 年数值（%）	2022 年数值（%）	趋势	2022 年排名	2017 年数值（%）	2020 年数值（%）	2021 年数值（%）	2022 年数值（%）	趋势	2022 年排名
原发性膀胱癌	委属委管	0.84	0.27	0.06	0.16		5	0.06	0.12	0.06	0.10		8
	三级公立	0.71	0.42	0.37	0.37			0.09	0.10	0.10	0.10		
	二级公立	1.92	0.98	0.97	0.93			0.11	0.08	0.17	0.09		
	三级民营	1.08	1.09	0.99	1.13			0.00	0.41	0.23	0.05		
	二级民营	5.73	1.27	1.13	1.86			0.38	0.00	0.00	0.18		
原发性肺癌	委属委管	0.33	0.20	0.15	0.13		6	0.17	0.06	0.05	0.06		6
	三级公立	0.52	0.37	0.34	0.37			0.19	0.10	0.09	0.08		
	二级公立	1.44	1.08	0.98	1.01			0.29	0.22	0.12	0.16		
	三级民营	1.38	0.97	0.84	0.94			0.56	0.23	0.22	0.26		
	二级民营	0.91	1.07	0.95	1.02			0.54	0.09	0.14	0.27		
原发性胃癌	委属委管	0.26	0.16	0.15	0.13		7	0.24	0.17	0.21	0.19		5
	三级公立	0.32	0.27	0.27	0.32			0.32	0.40	0.35	0.34		
	二级公立	0.76	0.67	0.67	0.77			0.28	0.38	0.47	0.44		
	三级民营	1.48	1.01	0.96	0.93			0.73	0.49	0.68	0.69		
	二级民营	0.58	1.00	1.03	0.83			0.21	0.65	0.10	0.41		
原发性前列腺癌	委属委管	0.20	0.15	0.13	0.13		8	0.07	0.05	0.03	0.05		9
	三级公立	0.29	0.23	0.25	0.30			0.03	0.04	0.05	0.04		
	二级公立	1.11	0.55	0.49	0.77			0.05	0.06	0.02	0.04		
	三级民营	0.51	0.50	0.58	0.61			0.00	0.21	0.16	0.15		
	二级民营	0.76	0.58	0.79	1.01			0.00	0.00	0.00	0.19		

续表

重点肿瘤名称	指标	重点肿瘤患者（非手术治疗）						重点肿瘤患者（手术治疗）					
		2017 年数值（%）	2020 年数值（%）	2021 年数值（%）	2022 年数值（%）	趋势	2022 年排名	2017 年数值（%）	2020 年数值（%）	2021 年数值（%）	2022 年数值（%）	趋势	2022 年排名
淋巴瘤	委属委管	0.25	0.20	0.19	0.19		9						
	三级公立	0.22	0.19	0.21	0.21								
	二级公立	0.95	0.63	0.75	0.83								
	三级民营	0.70	0.49	0.46	0.63								
	二级民营	0.44	1.11	0.88	0.91								
原发性甲状腺癌	委属委管	0.02	0.04	0.04	0.04		10	0.01	0.00	0.01	0.00		14
	三级公立	0.09	0.10	0.09	0.10			0.01	0.01	0.00	0.00		
	二级公立	1.47	0.79	0.48	0.90			0.02	0.01	0.00	0.01		
	三级民营	0.00	0.11	0.22	0.17			0.09	0.00	0.00	0.01		
	二级民营	0.00	1.03	0.12	1.06			0.00	0.00	0.00	0.00		
原发性食管癌	委属委管	0.19	0.11	0.08	0.06		11	0.45	0.46	0.24	0.34		1
	三级公立	0.32	0.27	0.26	0.25			0.40	0.49	0.43	0.40		
	二级公立	0.64	0.72	0.73	0.68			0.78	0.57	0.78	0.86		
	三级民营	1.37	0.69	0.64	0.72			2.62	1.25	0.53	0.47		
	二级民营	1.30	0.86	0.81	0.57			0.00	0.27	1.60	1.08		
原发性卵巢癌	委属委管	0.10	0.08	0.06	0.07		12	0.00	0.11	0.07	0.09		7
	三级公立	0.20	0.16	0.17	0.18			0.06	0.07	0.06	0.05		
	二级公立	0.54	0.60	0.63	0.55			0.12	0.08	0.04	0.15		
	三级民营	0.71	0.50	0.43	0.46			0.00	0.19	0.00	0.00		
	二级民营	2.41	1.15	1.01	0.87			0.00	0.00	0.36	0.34		

续表

重点肿瘤名称	指标	重点肿瘤患者（非手术治疗）						重点肿瘤患者（手术治疗）					
		2017 年数值（%）	2020 年数值（%）	2021 年数值（%）	2022 年数值（%）	趋势	2022 年排名	2017 年数值（%）	2020 年数值（%）	2021 年数值（%）	2022 年数值（%）	趋势	2022 年排名
原发性结直肠癌	委属委管	0.16	0.07	0.06	0.06		13	0.17	0.20	0.17	0.23		5
	三级公立	0.24	0.17	0.17	0.19			0.31	0.39	0.35	0.36		
	二级公立	0.75	0.52	0.56	0.58			0.33	0.33	0.47	0.40		
	三级民营	0.86	0.54	0.57	0.55			0.67	0.71	0.53	0.44		
	二级民营	0.61	0.57	0.59	0.71			0.39	0.21	0.35	0.45		
原发性宫颈癌	委属委管	0.07	0.04	0.05	0.03		14	0.01	0.01	0.02	0.00		11
	三级公立	0.10	0.09	0.10	0.12			0.01	0.01	0.02	0.01		
	二级公立	0.73	0.52	0.54	0.66			0.00	0.02	0.02	0.00		
	三级民营	0.31	0.39	0.37	0.36			0.23	0.00	0.08	0.00		
	二级民营	0.00	0.73	0.55	0.55			0.00	0.00	0.00	0.19		
原发性鼻咽癌	委属委管	0.04	0.04	0.03	0.03		15						
	三级公立	0.10	0.08	0.09	0.10								
	二级公立	0.55	0.61	0.65	0.74								
	三级民营	0.00	0.11	0.24	0.25								
	二级民营	0.00	0.58	0.94	0.43								
原发性乳腺癌	委属委管	0.04	0.03	0.02	0.02		16	0.03	0.01	0.00	0.00		13
	三级公立	0.07	0.05	0.06	0.06			0.02	0.01	0.01	0.01		
	二级公立	0.26	0.19	0.20	0.21			0.04	0.01	0.02	0.02		
	三级民营	0.14	0.17	0.18	0.20			0.00	0.03	0.02	0.02		
	二级民营	0.26	0.29	0.31	0.25			0.00	0.05	0.05	0.00		

注：1. 委属委管医院、三级医院、二级医院选取 2017 年数据为基线值。
2. 肿瘤按照 2022 年重点肿瘤患者（非手术治疗）住院死亡率从高到低排序。

表 2-1-5-5 2017 年及 2020—2022 年各类医院重点肿瘤患者 0 ～ 31 天非预期再住院率

重点肿瘤名称	机构类别	重点肿瘤患者（非手术治疗）						重点肿瘤患者（手术治疗）					
		2017 年数值（%）	2020 年数值（%）	2021 年数值（%）	2022 年数值（%）	趋势	2022 年排名	2017 年数值（%）	2020 年数值（%）	2021 年数值（%）	2022 年数值（%）	趋势	2022 年排名
原发性胰腺癌	委属委管	0.30	0.09	0.18	0.12		1	4.95	1.23	0.37	0.18		11
	三级公立	1.40	0.60	0.64	0.69			2.28	0.87	0.69	0.38		
	二级公立	7.44	4.62	4.46	4.04			4.17	2.05	1.88	1.45		
	三级民营	3.54	0.94	0.80	1.41			0.00	2.15	0.72	0.75		
	二级民营	1.82	1.94	2.45	3.19			0.00	2.08	2.70	0.00		
原发性肝癌	委属委管	0.27	0.37	0.47	0.40		2	2.27	1.82	1.14	0.82		5
	三级公立	1.58	0.95	0.95	0.78			4.45	2.10	1.56	1.09		
	二级公立	7.01	5.87	4.73	3.91			5.01	3.02	3.29	1.61		
	三级民营	1.66	1.26	1.26	1.48			10.67	2.77	3.04	1.47		
	二级民营	4.51	4.03	4.10	3.08			10.71	2.89	6.90	3.03		
原发性肾癌	委属委管	1.37	0.21	0.07	0.03		3	0.30	0.29	0.25	0.15		12
	三级公立	2.11	1.02	0.97	0.91			0.54	0.21	0.25	0.19		
	二级公立	7.95	4.91	3.76	3.66			2.11	0.43	0.38	0.52		
	三级民营	5.28	0.37	1.26	2.40			1.08	0.00	0.89	0.33		
	二级民营	2.94	2.87	2.51	2.17			5.71	1.05	4.43	2.05		
原发性胃癌	委属委管	0.25	0.09	0.11	0.10		4	0.56	0.40	0.40	0.28		9
	三级公立	0.66	0.32	0.38	0.42			1.22	0.47	0.52	0.33		
	二级公立	2.60	2.00	2.44	2.54			4.60	3.44	2.01	0.86		
	三级民营	1.15	0.51	0.79	1.35			2.32	0.98	0.74	0.63		
	二级民营	0.79	1.34	1.36	1.79			5.39	5.15	3.32	1.58		

续表

重点肿瘤名称	机构类别	重点肿瘤患者（非手术治疗）						重点肿瘤患者（手术治疗）					
		2017 年数值（%）	2020 年数值（%）	2021 年数值（%）	2022 年数值（%）	趋势	2022 年排名	2017 年数值（%）	2020 年数值（%）	2021 年数值（%）	2022 年数值（%）	趋势	2022 年排名
原发性前列腺癌	委属委管	0.53	0.22	0.68	0.22		5	1.25	0.46	0.45	0.34		8
	三级公立	1.64	0.62	0.72	0.68			1.33	0.74	0.58	0.39		
	二级公立	4.98	2.17	2.24	2.39			3.85	3.13	1.93	1.28		
	三级民营	1.54	1.95	0.94	0.86			2.47	2.04	1.37	0.16		
	二级民营	1.22	1.94	0.99	2.08			11.32	5.82	3.39	2.09		
原发性喉癌	委属委管	0.55	0.20	0.03	0.09		6	1.93	0.86	1.51	2.20		3
	三级公立	0.89	0.44	0.48	0.44			2.37	1.71	1.89	1.98		
	二级公立	3.13	3.02	3.41	2.52			4.02	2.00	3.00	1.30		
	三级民营	4.91	0.25	0.66	1.29			0.00	4.17	2.17	0.79		
	二级民营	6.78	0.67	2.48	1.75			0.00	4.21	0.00	3.85		
原发性肺癌	委属委管	0.30	0.13	0.11	0.15		7	0.54	0.15	0.18	0.11		13
	三级公立	1.03	0.42	0.45	0.45			0.86	0.27	0.24	0.18		
	二级公立	3.78	2.51	2.51	2.28			3.83	1.84	0.75	0.34		
	三级民营	2.02	0.65	0.58	0.73			3.94	0.91	0.27	0.14		
	二级民营	1.31	1.17	1.40	1.69			7.53	1.85	2.24	0.40		
原发性食管癌	委属委管	0.31	0.07	0.07	0.08		8	0.90	0.39	0.19	0.19		10
	三级公立	0.76	0.42	0.43	0.40			1.03	0.45	0.48	0.45		
	二级公立	2.97	2.37	2.18	2.09			4.19	2.89	1.82	0.94		
	三级民营	0.75	0.93	0.77	1.01			5.50	1.47	0.89	0.17		
	二级民营	3.26	1.69	1.37	1.53			9.68	8.67	3.75	1.29		

续表

重点肿瘤名称	机构类别	重点肿瘤患者（非手术治疗）						重点肿瘤患者（手术治疗）					
		2017 年数值（%）	2020 年数值（%）	2021 年数值（%）	2022 年数值（%）	趋势	2022 年排名	2017 年数值（%）	2020 年数值（%）	2021 年数值（%）	2022 年数值（%）	趋势	2022 年排名
原发性甲状腺癌	委属委管	0.04	0.02	0.00	0.07		9	0.13	0.13	0.14	0.10		14
	三级公立	0.23	0.14	0.18	0.16			0.39	0.12	0.12	0.07		
	二级公立	1.51	2.32	2.49	2.38			0.44	0.31	0.20	0.17		
	三级民营	0.00	0.14	0.22	0.30			0.19	0.10	0.06	0.06		
	二级民营	0.00	0.44	2.02	1.46			0.78	0.30	0.35	0.04		
原发性宫颈癌	委属委管	0.34	0.06	0.08	0.07		10	1.85	2.43	2.35	2.46		2
	三级公立	0.47	0.24	0.28	0.25			2.86	2.12	2.42	2.20		
	二级公立	2.35	1.52	1.67	2.00			6.20	3.69	2.95	2.37		
	三级民营	0.65	0.43	0.40	0.74			3.45	3.48	4.52	2.03		
	二级民营	0.62	0.52	1.14	1.16			4.62	4.53	6.34	3.62		
原发性膀胱癌	委属委管	0.95	0.31	0.16	0.08		11	2.95	3.91	3.59	2.89		1
	三级公立	1.16	0.54	0.49	0.42			2.48	2.34	2.41	2.25		
	二级公立	2.11	1.35	1.81	2.03			2.91	2.42	2.31	1.83		
	三级民营	4.12	0.69	1.20	0.57			3.05	1.83	2.50	2.22		
	二级民营	1.28	1.36	0.68	1.06			5.80	3.10	3.61	1.88		
淋巴瘤	委属委管	0.23	0.10	0.15	0.11		12						
	三级公立	0.56	0.29	0.31	0.26								
	二级公立	1.77	1.79	1.83	1.91								
	三级民营	0.70	0.30	0.39	0.41								
	二级民营	1.37	0.56	0.68	1.51								

续表

重点肿瘤名称	机构类别	重点肿瘤患者（非手术治疗）						重点肿瘤患者（手术治疗）					
		2017 年数值（%）	2020 年数值（%）	2021 年数值（%）	2022 年数值（%）	趋势	2022 年排名	2017 年数值（%）	2020 年数值（%）	2021 年数值（%）	2022 年数值（%）	趋势	2022 年排名
原发性鼻咽癌	委属委管	0.10	0.01	0.01	0.02		13						
	三级公立	0.34	0.15	0.19	0.17								
	二级公立	2.66	2.09	2.44	2.12								
	三级民营	0.17	0.15	0.33	0.23								
	二级民营	2.57	0.54	0.97	1.06								
原发性卵巢癌	委属委管	0.09	0.05	0.05	0.03		14	1.00	0.46	0.53	0.43		7
	三级公立	0.45	0.20	0.23	0.25			1.84	0.95	0.89	0.66		
	二级公立	1.93	1.53	1.60	1.50			4.92	3.07	2.25	1.62		
	三级民营	2.09	0.27	0.37	0.73			0.95	1.91	1.05	1.55		
	二级民营	0.61	1.28	1.11	1.09			7.69	3.76	3.95	1.50		
原发性结直肠癌	委属委管	0.23	0.10	0.08	0.05		15	0.76	0.48	0.64	0.49		6
	三级公立	0.48	0.19	0.20	0.21			1.31	0.62	0.75	0.59		
	二级公立	1.61	1.10	1.22	1.23			4.36	2.90	1.95	1.16		
	三级民营	0.55	0.39	0.38	0.50			3.02	1.71	1.21	0.74		
	二级民营	0.84	0.59	0.63	0.84			6.27	4.42	4.16	1.85		
原发性乳腺癌	委属委管	0.13	0.03	0.04	0.05		16	1.28	1.64	1.91	1.62		4
	三级公立	0.32	0.13	0.15	0.14			1.93	1.02	1.10	1.00		
	二级公立	0.87	0.51	0.62	0.61			8.24	3.61	2.61	1.58		
	三级民营	0.45	0.16	0.13	0.20			3.13	1.03	1.68	0.87		
	二级民营	0.48	0.25	0.33	0.46			5.29	6.47	5.29	3.61		

注：1. 委属委管医院、三级医院、二级医院选取 2017 年数据为基线值。
2. 肿瘤按照 2022 年重点肿瘤患者（非手术治疗）0 ～ 31 天非预期再住院率从高到低排序。

根据 2022 年的重点肿瘤出院患者人次数，结合历年的分析报告，选取原发性乳腺癌、原发性肝癌、原发性食管癌、淋巴瘤、原发性宫颈癌、原发性鼻咽癌、原发性肾癌 7 种重点肿瘤，分别从患者住院手术治疗与住院非手术治疗角度分析 2017 年及 2020—2022 年出院患者住院死亡率、0 ～ 31 天非预期再住院率、平均住院日及每住院人次费用的变化趋势。分析样本中大部分医院（＞ 75% 的医院样本）无住院死亡与 0 ～ 31 天非预期再住院病例，且其他发生住院死亡或非预期再住院的医院，例数较低，不宜使用箱线图展示其分布情况，故选用柱状图展示其变化情况，而平均住院日、每住院人次费用使用箱线图展示其分布情况。因样本中二级医院治疗肿瘤患者例数少，少有住院死亡或 0 ～ 31 天非预期再住院，故不进行分省统计。此外，各省（自治区、直辖市）情况分析中，肿瘤病种上报的医院数小于 5 家的数据不具有代表性，故不进行展示。

一、原发性乳腺癌

1. 全国情况

（1）原发性乳腺癌住院（手术治疗）患者相关指标

原发性乳腺癌住院（手术治疗）患者住院死亡率总体趋势平稳（0.01%），其中，三级民营综合医院最高（0.03%），二级与未定级民营综合医院最低（0）。0 ～ 31 天非预期再住院率总体呈下降趋势，2022 年为 1.06%，其中，二级民营综合医院最高（4.15%），专科医院最低（0.92%）。平均住院日总体呈下降趋势，2022 年为 11.68 天，其中，二级民营综合医院最高（15.16 天），委属委管综合医院最低（7.57 天）。每住院人次费用呈下降趋势，2022 年为 22 985.98 元，其中，未定级民营综合医院最高（31 164.94 元），二级民营综合医院最低（16 334.19 元）。详见图 2-1-5-4 ～图 2-1-5-7。

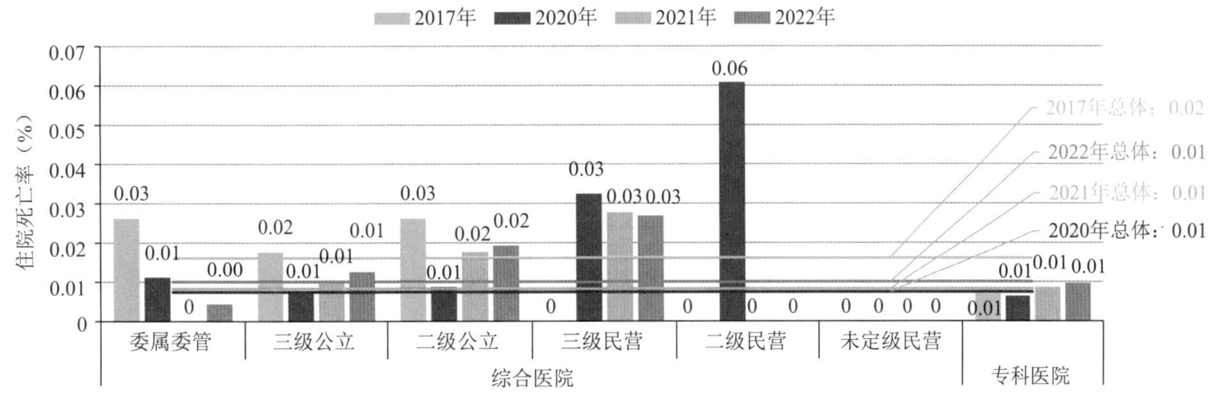

图 2-1-5-4　2017 年及 2020—2022 年全国各类医院原发性乳腺癌（手术治疗）患者住院死亡率

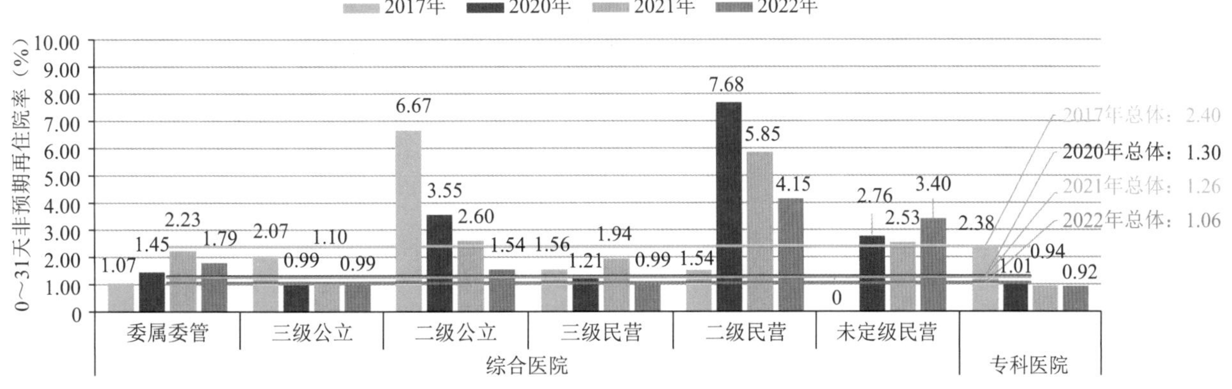

图 2-1-5-5　2017 年及 2020—2022 年全国各类医院原发性乳腺癌（手术治疗）患者 0 ～ 31 天非预期再住院率

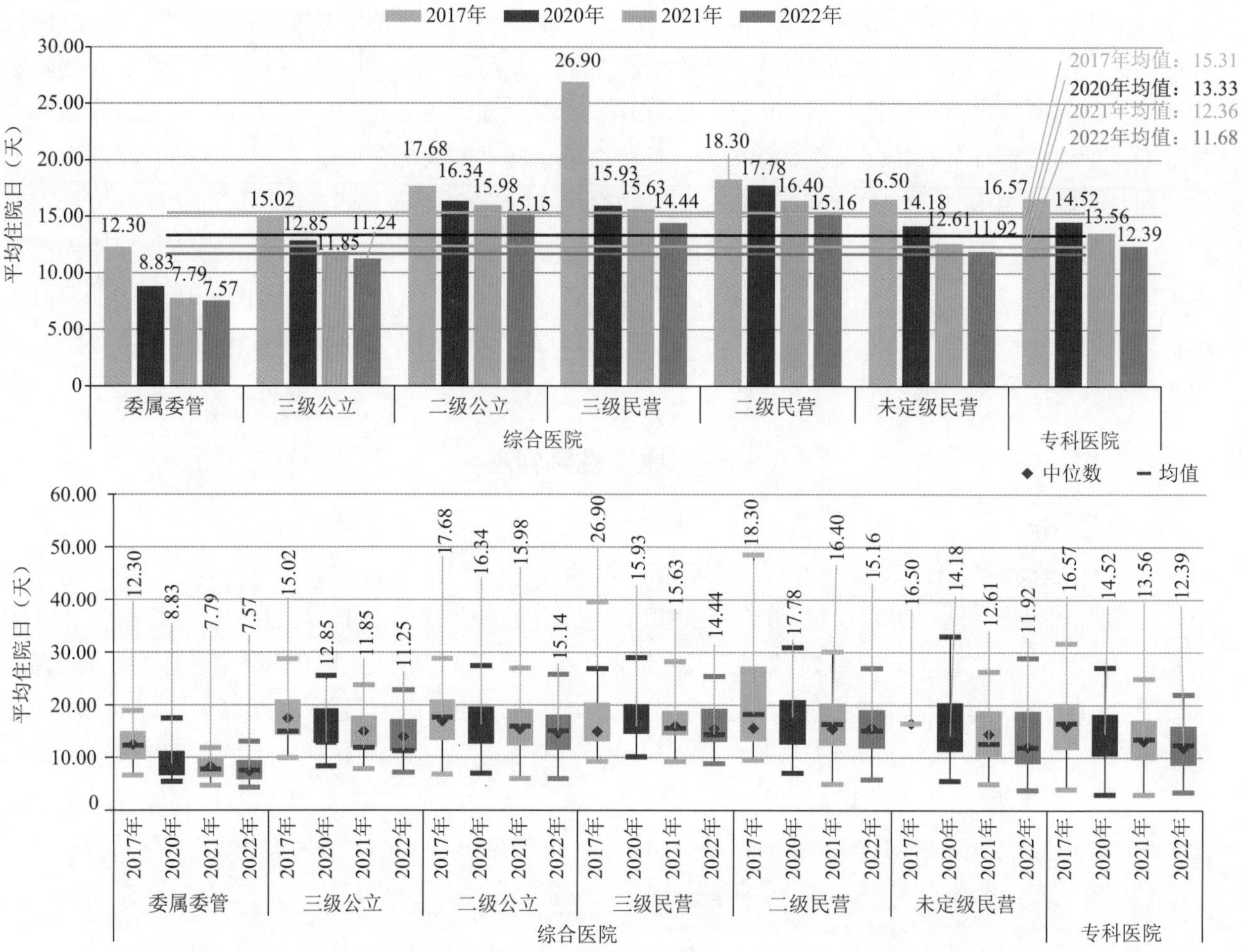

2017年 2020年 2021年 2022年

平均住院日（天）

30.00 25.00 20.00 15.00 10.00 5.00 0

2017年均值：15.31
2020年均值：13.33
2021年均值：12.36
2022年均值：11.68

委属委管 12.30 8.83 7.79 7.57
三级公立 15.02 12.85 11.85 11.24
二级公立 17.68 16.34 15.98 15.15
三级民营 26.90 15.93 15.63 14.44
二级民营 18.30 17.78 16.40 15.16
未定级民营 16.50 14.18 12.61 11.92
专科医院 16.57 14.52 13.56 12.39

综合医院 专科医院

◆ 中位数 — 均值

平均住院日（天）

60.00 50.00 40.00 30.00 20.00 10.00 0

委属委管 2017年 12.30 2020年 8.83 2021年 7.79 2022年 7.57
三级公立 2017年 15.02 2020年 12.85 2021年 11.85 2022年 11.25
二级公立 2017年 17.68 2020年 16.34 2021年 15.98 2022年 15.14
三级民营 2017年 26.90 2020年 15.93 2021年 15.63 2022年 14.44
二级民营 2017年 18.30 2020年 17.78 2021年 16.40 2022年 15.16
未定级民营 2017年 16.50 2020年 14.18 2021年 12.61 2022年 11.92
专科医院 2017年 16.57 2020年 14.52 2021年 13.56 2022年 12.39

综合医院 专科医院

图 2-1-5-6　2017 年及 2020—2022 年全国各类医院原发性乳腺癌（手术治疗）患者平均住院日

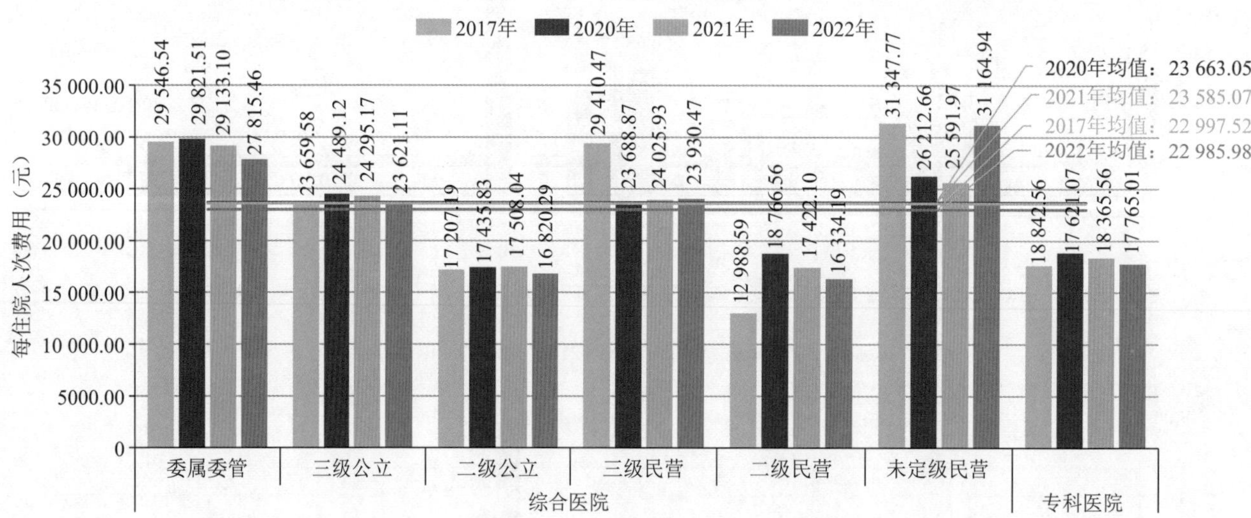

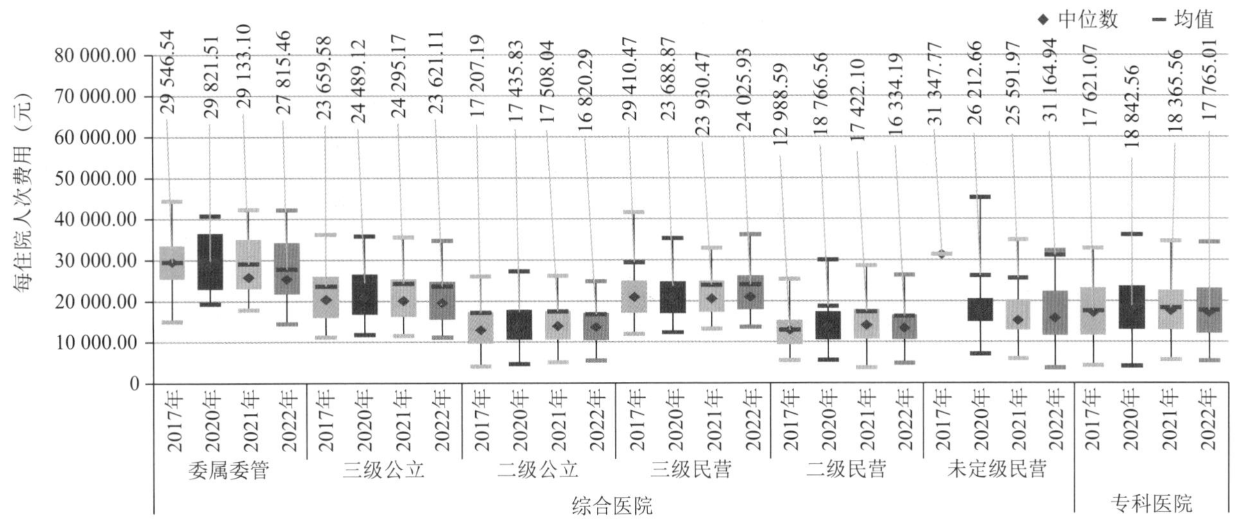

图 2-1-5-7　2017 年及 2020—2022 年全国各类医院原发性乳腺癌（手术治疗）患者每住院人次费用

（2）原发性乳腺癌（非手术治疗）患者相关指标

原发性乳腺癌（非手术治疗）患者住院死亡率总体呈上升趋势，2022 年为 0.08%，其中，未定级民营综合医院最高（0.70%），委属委管综合医院最低（0.02%）。0 ～ 31 天非预期再住院率总体呈下降趋势，2022 年为 0.19%，其中，二级民营综合医院最高（0.79%），委属委管综合医院最低（0.06%）。平均住院日总体呈下降趋势，2022 年为 4.23 天，其中，二级民营医院最高（5.80 天），委属委管综合医院最低（2.66 天）。每住院人次费用总体呈下降趋势，2022 年为 8856.99 元，其中，未定级民营综合医院最高（13 840.02 元），二级公立综合医院最低（6453.41 元）。详见图 2-1-5-8 ～图 2-1-5-11。

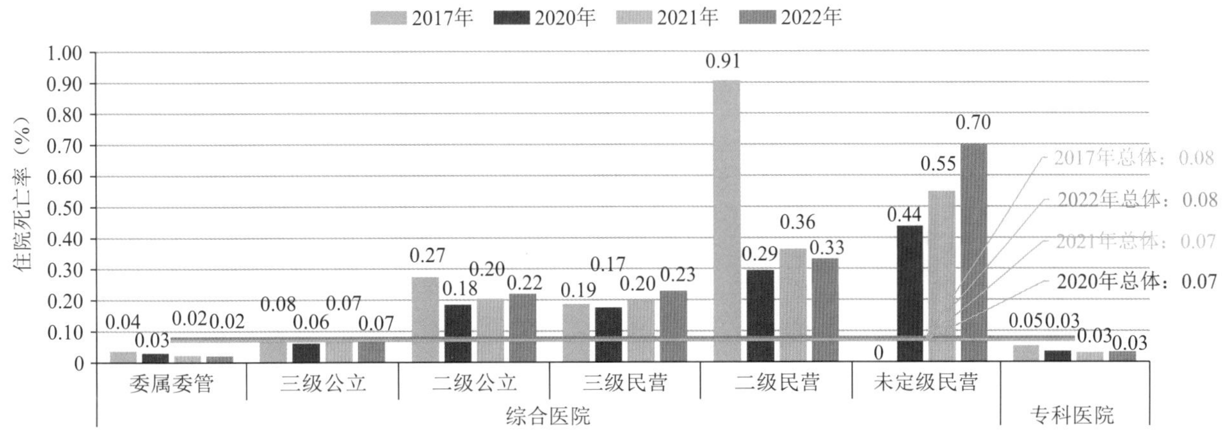

图 2-1-5-8　2017 年及 2020—2022 年全国各类医院原发性乳腺癌（非手术治疗）患者住院死亡率

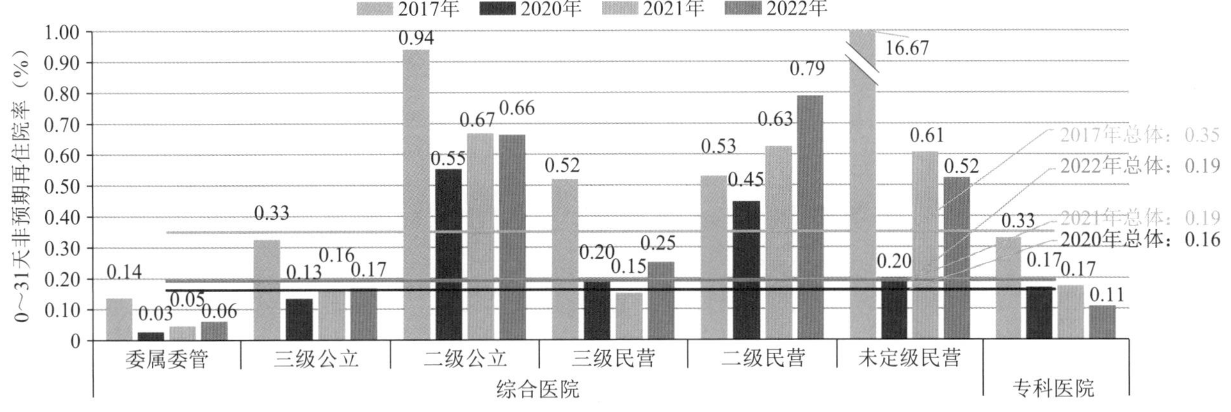

图 2-1-5-9　2017 年及 2020—2022 年全国各类医院原发性乳腺癌（非手术治疗）患者 0 ～ 31 天非预期再住院率

2017年
2020年
2021年
2022年
平均住院日（天）
2017年均值：6.34
2020年均值：4.78
2021年均值：4.45
2022年均值：4.23
4.12
2.95
2.72
2.66
6.03
4.58
4.25
4.05
7.21
5.54
5.05
4.59
7.80
5.90
5.81
5.49
8.87
6.13
6.49
5.80
10.00
8.07
6.66
5.58
6.98
5.34
4.97
4.82
委属委管
三级公立
二级公立
三级民营
二级民营
未定级民营
综合医院
专科医院
中位数
均值
14.20
7.19

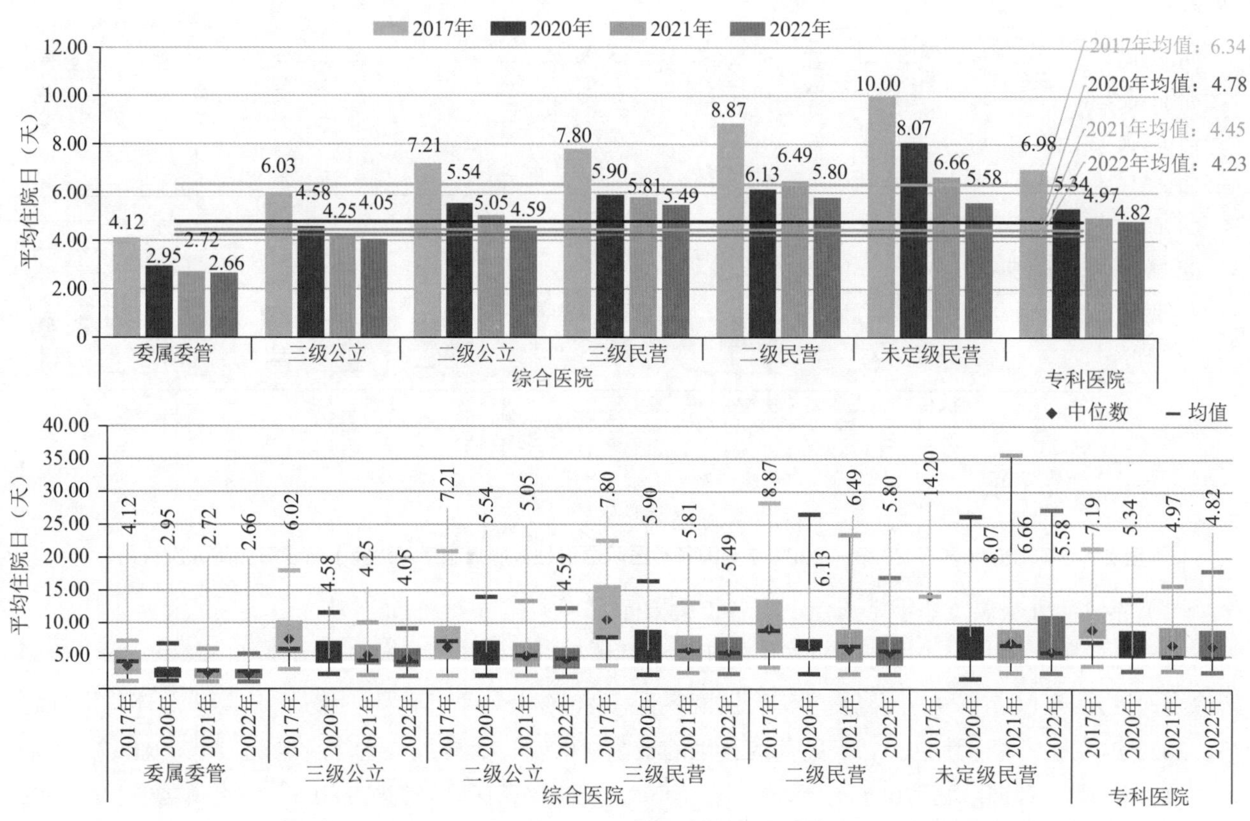

图 2-1-5-10　2017 年及 2020—2022 年全国各类医院原发性乳腺癌（非手术治疗）患者平均住院日

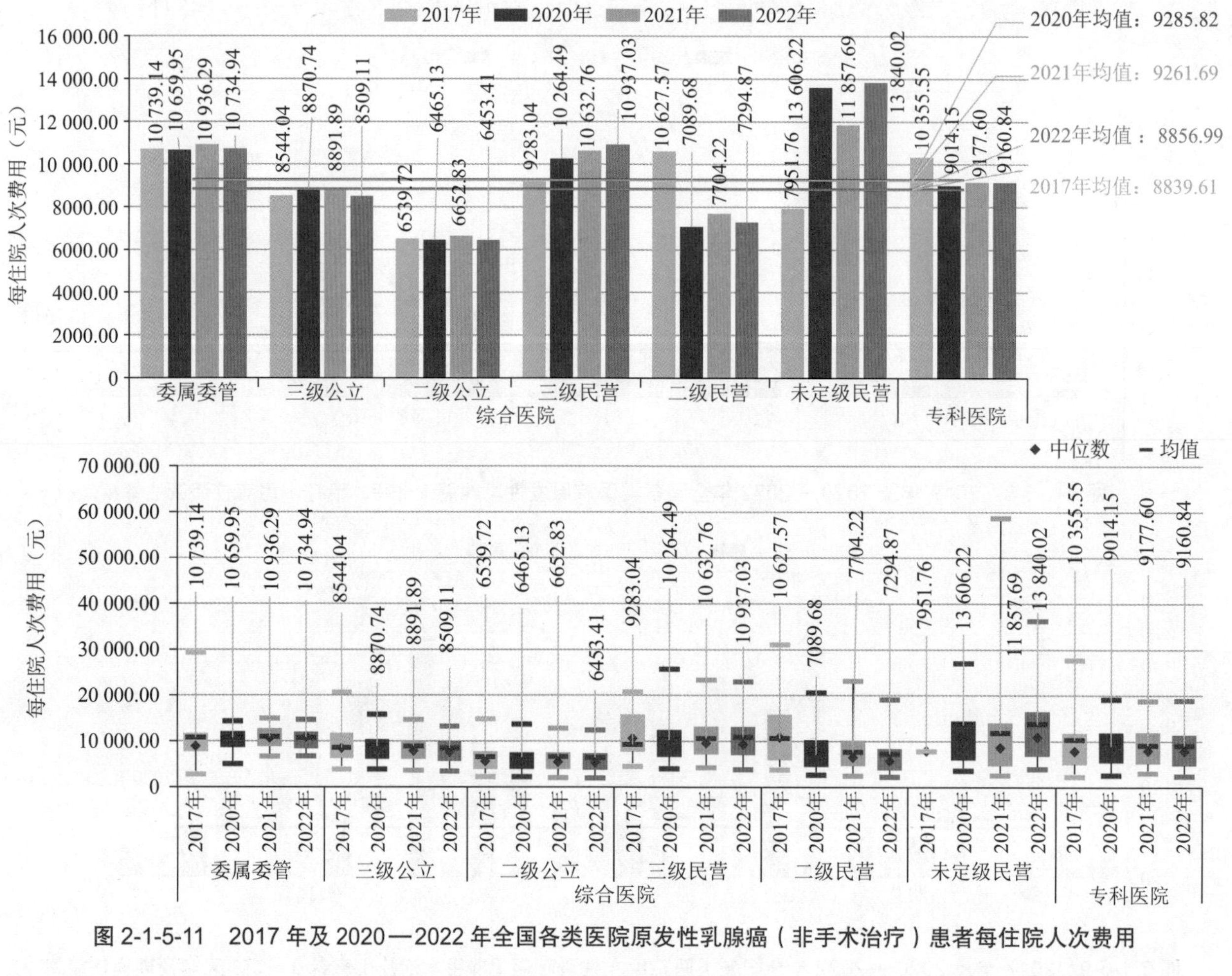

2017年
2020年
2021年
2022年
每住院人次费用（元）
2020年均值：9285.82
2021年均值：9261.69
2022年均值：8856.99
2017年均值：8839.61
10 739.14
10 659.95
10 936.29
10 734.94
8544.04
8870.74
8891.89
8509.11
6539.72
6465.13
6652.83
6453.41
9283.04
10 264.49
10 632.76
10 937.03
10 627.57
7089.68
7704.22
7294.87
7951.76
13 606.22
11 857.69
13 840.02
10 355.55
9014.15
9177.60
9160.84
委属委管
三级公立
二级公立
三级民营
二级民营
未定级民营
综合医院
专科医院
中位数
均值

图 2-1-5-11　2017 年及 2020—2022 年全国各类医院原发性乳腺癌（非手术治疗）患者每住院人次费用

2. 各省（自治区、直辖市）情况

（1）住院死亡率

1）总体情况

三级公立医院 2022 年原发性乳腺癌患者住院死亡率为 0.05%。二级公立医院为 0.19%。

2）住院手术治疗

三级公立医院 2022 年原发性乳腺癌（手术治疗）患者住院死亡率为 0.01%，各省（自治区、直辖市）2017 年及 2020—2022 年住院死亡率情况见图 2-1-5-12。二级公立医院为 0.02%。

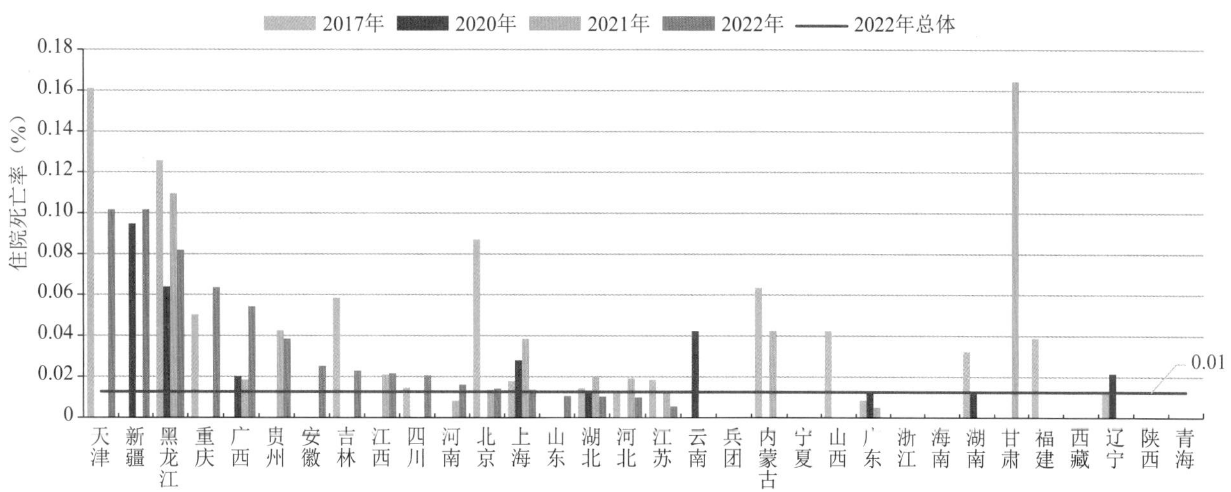

图 2-1-5-12 2017 年及 2020—2022 年各省（自治区、直辖市）三级公立医院原发性乳腺癌（手术治疗）患者住院死亡率

3）住院非手术治疗

三级公立医院原发性乳腺癌（非手术治疗）患者住院死亡率为 0.07%，各省（自治区、直辖市）2017 年及 2020—2022 年住院死亡率情况见图 2-1-5-13。二级公立医院为 0.22%。

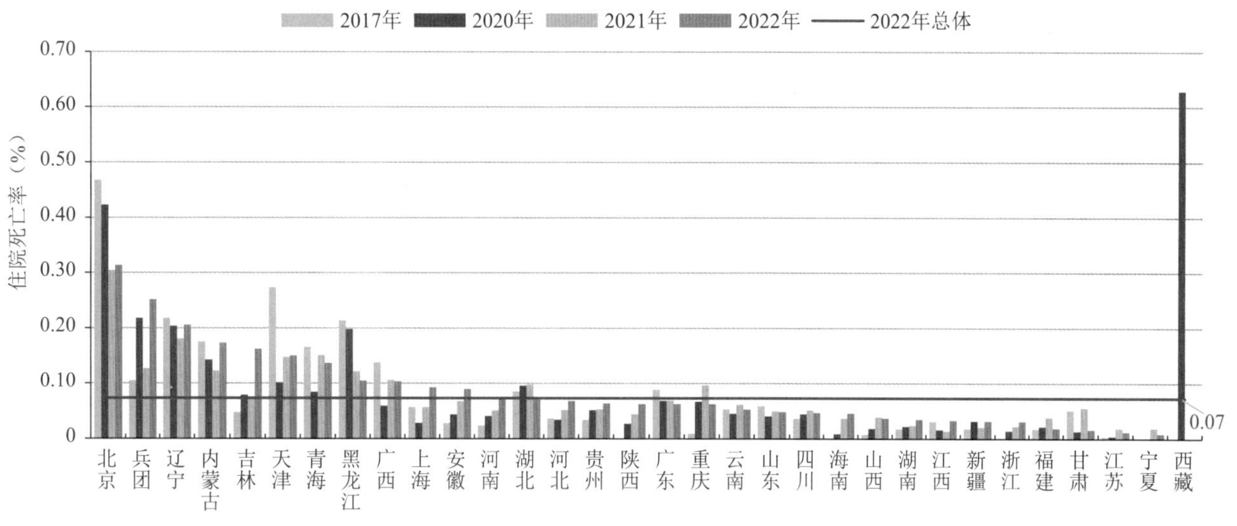

图 2-1-5-13 2017 年及 2020—2022 年各省（自治区、直辖市）三级公立医院原发性乳腺癌（非手术治疗）患者住院死亡率

（2）0 ～ 31 天非预期再住院率

1）总体情况

三级公立医院原发性乳腺癌患者出院 0 ～ 31 天非预期再住院率为 0.24%。二级公立医院为 0.69%。

2）住院手术治疗

三级公立医院原发性乳腺癌（手术治疗）患者出院 0 ～ 31 天非预期再住院率为 0.99%，各省（自治区、直辖市）2017 年及 2020—2022 年指标值见图 2-1-5-14。二级公立医院为 1.49%。

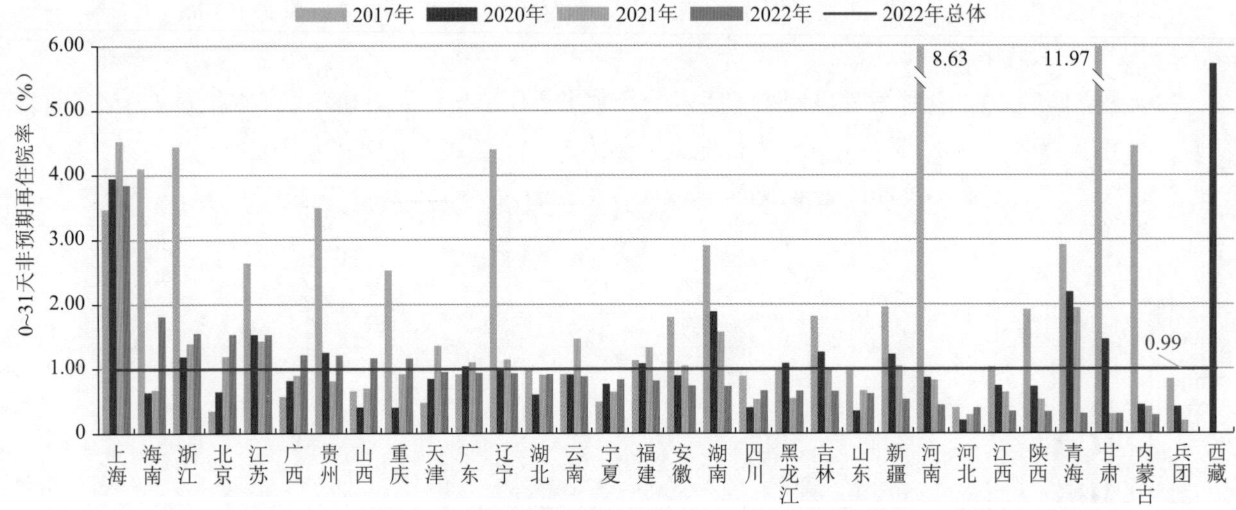

图 2-1-5-14　2017 年及 2020—2022 年各省（自治区、直辖市）三级公立医院原发性乳腺癌（手术治疗）患者 0 ～ 31 天非预期再住院率

3）住院非手术治疗

三级公立医院原发性乳腺癌（非手术治疗）患者出院 0 ～ 31 天非预期再住院率为 0.17%，各省（自治区、直辖市）2017 年及 2020—2022 年指标值见图 2-1-5-15。二级公立医院为 0.60%。

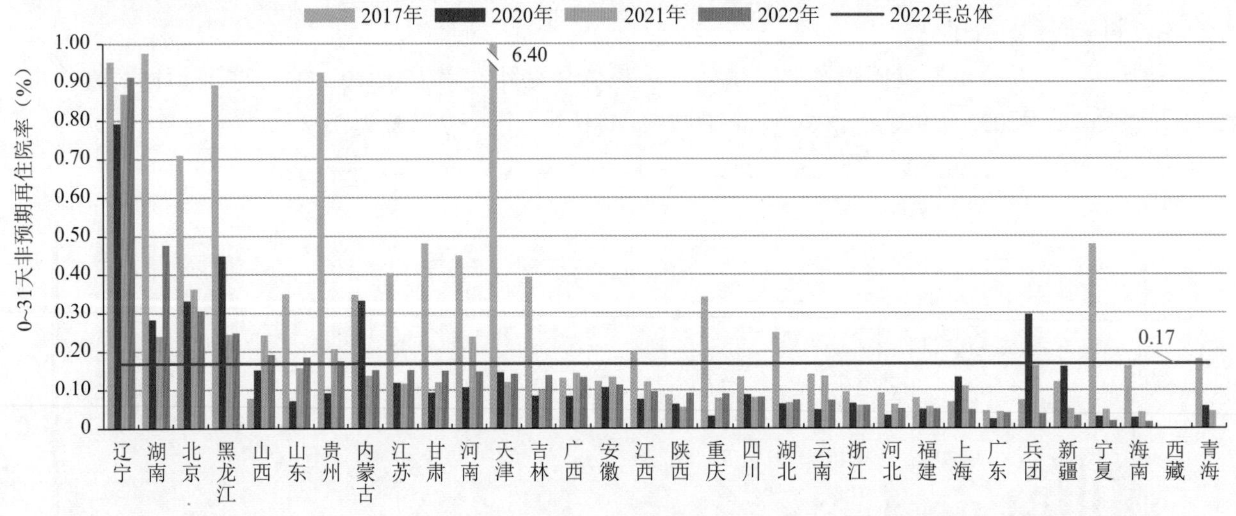

图 2-1-5-15　2017 年及 2020—2022 年各省（自治区、直辖市）三级公立医院原发性乳腺癌（非手术治疗）患者 0 ～ 31 天非预期再住院率

（3）平均住院日

1）总体情况

三级公立医院原发性乳腺癌患者平均住院日为 4.91 天。二级公立医院为 5.63 天。

2）住院手术治疗

三级公立医院原发性乳腺癌（手术治疗）患者平均住院日为 11.24 天，各省（自治区、直辖市）指标值见图 2-1-5-16。二级公立医院为 15.15 天，各省（自治区、直辖市）指标值见图 2-1-5-17。

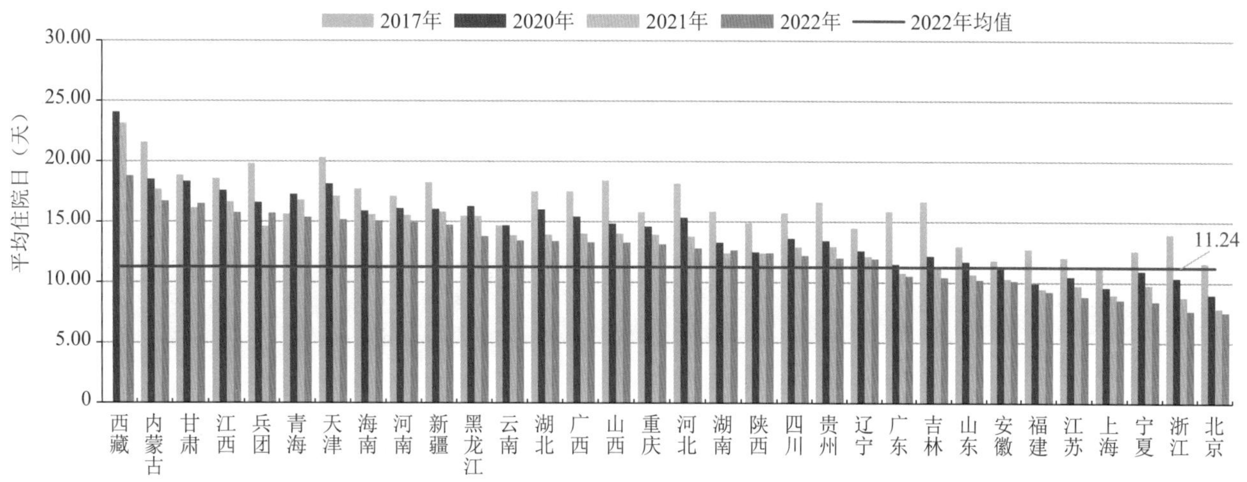

图 2-1-5-16 2017 年及 2020—2022 年各省（自治区、直辖市）三级公立医院原发性乳腺癌（手术治疗）患者平均住院日

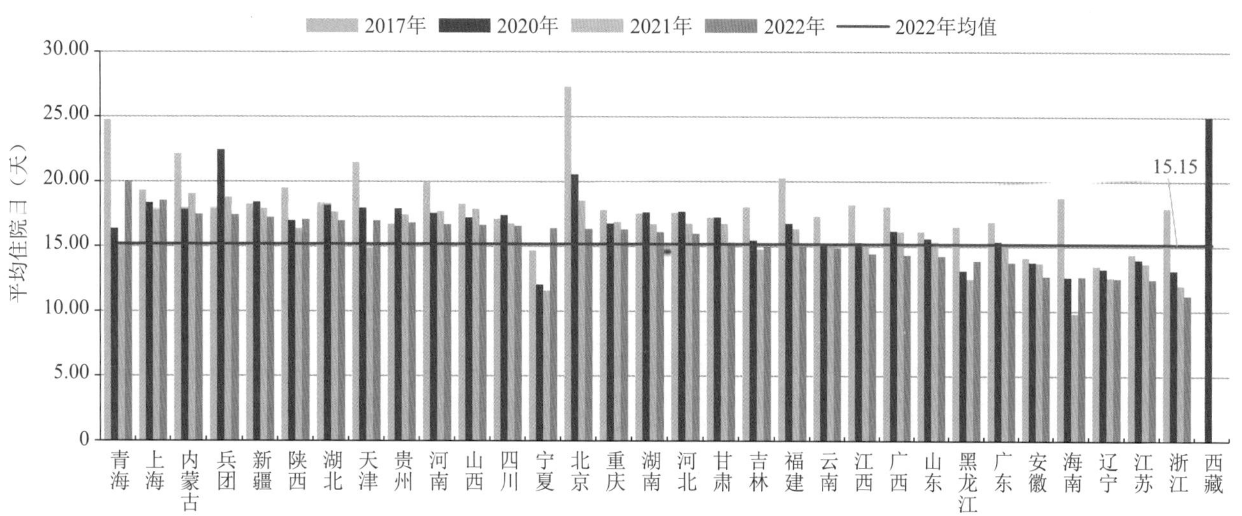

图 2-1-5-17 2017 年及 2020—2022 年各省（自治区、直辖市）二级公立医院原发性乳腺癌（手术治疗）患者平均住院日

3）住院非手术治疗

三级公立医院原发性乳腺癌（非手术治疗）患者平均住院日为 4.05 天，各省（自治区、直辖市）指标值见图 2-1-5-18。二级公立医院为 4.59 天，各省（自治区、直辖市）指标值见图 2-1-5-19。

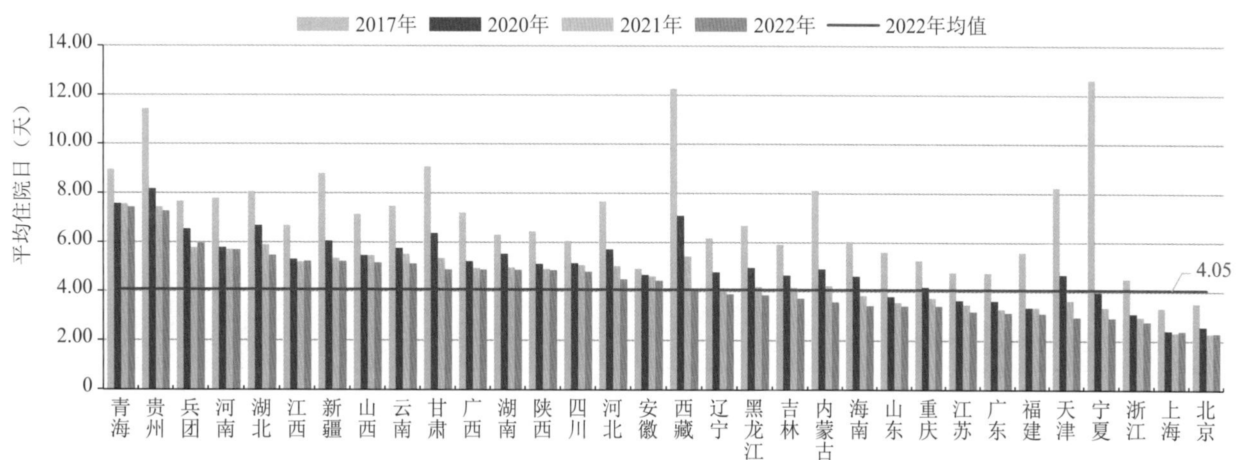

图 2-1-5-18 2017 年及 2020—2022 年各省（自治区、直辖市）三级公立医院原发性乳腺癌（非手术治疗）患者平均住院日

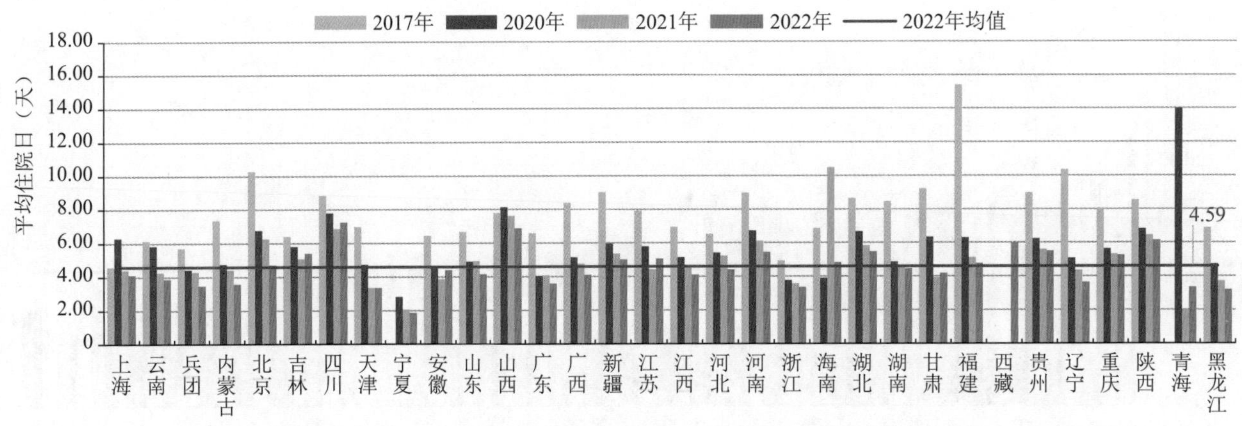

图 2-1-5-19　2017 年及 2020—2022 年各省（自治区、直辖市）二级公立医院原发性乳腺癌（非手术治疗）患者平均住院日

（4）每住院人次费用

1）总体情况

三级公立医院原发性乳腺癌患者每住院人次费用为 10 131.10 元。二级公立医院为 7404.77 元。

2）住院手术治疗

三级公立医院原发性乳腺癌（手术治疗）患者每住院人次费用为 23 619.62 元，各省（自治区、直辖市）指标值见图 2–1–5–20。二级公立医院为 16 820.17 元，各省（自治区、直辖市）指标值见图 2–1–5–21。

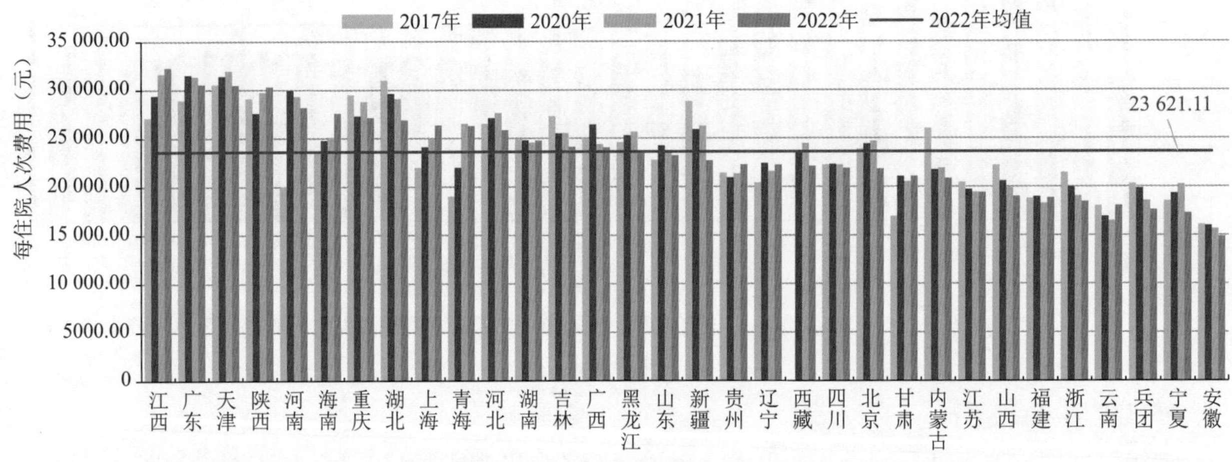

图 2-1-5-20　2017 年及 2020—2022 年各省（自治区、直辖市）三级公立医院原发性乳腺癌（手术治疗）患者每住院人次费用

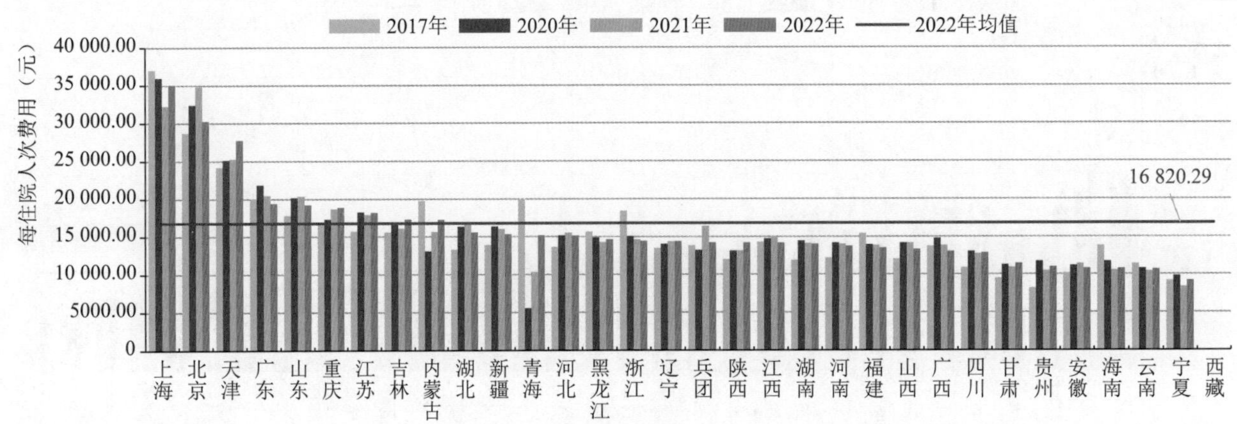

图 2-1-5-21　2017 年及 2020—2022 年各省（自治区、直辖市）二级公立医院原发性乳腺癌（手术治疗）患者每住院人次费用

3）住院非手术治疗

三级公立医院原发性乳腺癌（非手术治疗）患者每住院人次费用为 8509.11 元，各省（自治区、直辖市）指标值见图 2-1-5-22。二级公立医院为 6453.41 元，各省（自治区、直辖市）指标值见图 2-1-5-23。

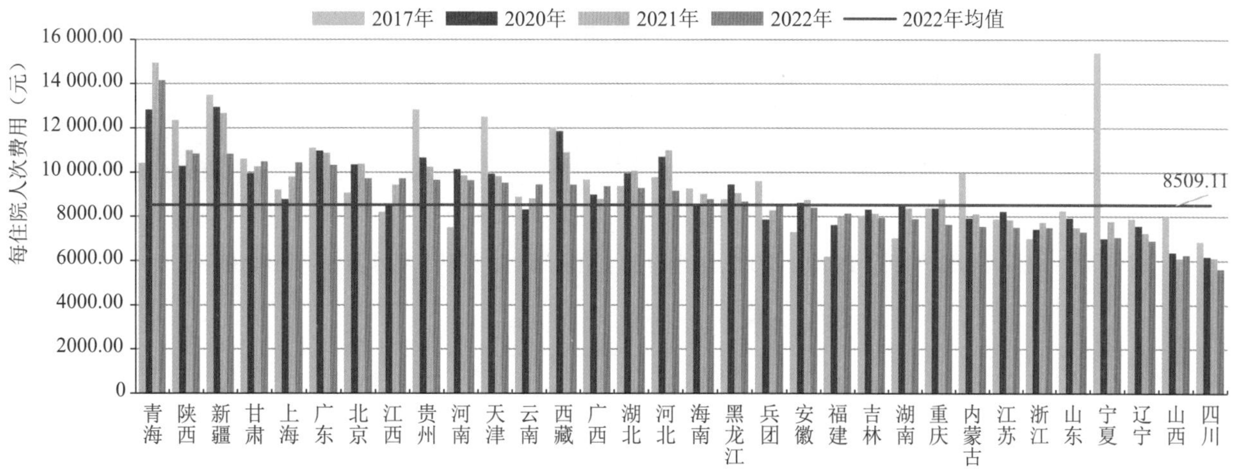

图 2-1-5-22　2017 年及 2020—2022 年各省（自治区、直辖市）三级公立医院原发性乳腺癌（非手术治疗）患者每住院人次费用

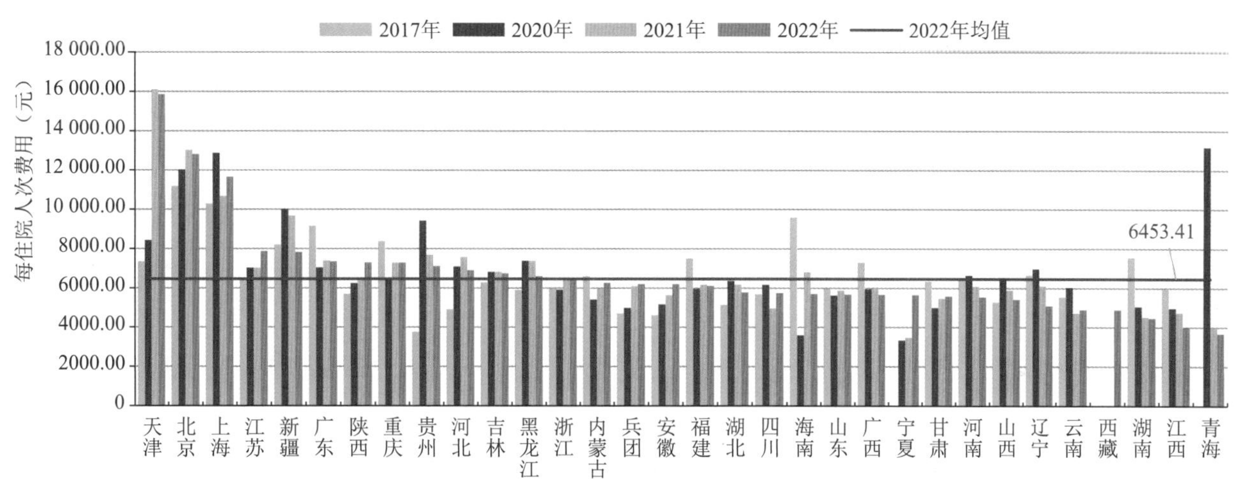

图 2-1-5-23　2017 年及 2020—2022 年各省（自治区、直辖市）二级公立医院原发性乳腺癌（非手术治疗）患者每住院人次费用

二、原发性肝癌

1. 全国情况

（1）原发性肝癌（手术治疗）患者相关指标

原发性肝癌（手术治疗）患者住院死亡率总体呈下降趋势，2022 年为 0.38%，其中，二级民营综合医院最高（0.74%），未定级民营综合医院最低（0）。0 ～ 31 天非预期再住院率总体呈下降趋势，2022 年为 1.17%，其中，未定级民营综合医院最高（2.17%），专科医院最低（0.53%）。平均住院日总体呈下降趋势，2022 年为 16.99 天，其中，未定级民营综合医院最高（28.22 天），委属委管综合医院最低（13.77 天）。每住院人次费用呈上升趋势，2022 年为 68 019.55 元，其中，未定级民营综合医院最高（123 428.23 元），二级公立综合医院最低（36 940.62 元）。详见图 2-1-5-24 ～图 2-1-5-27。

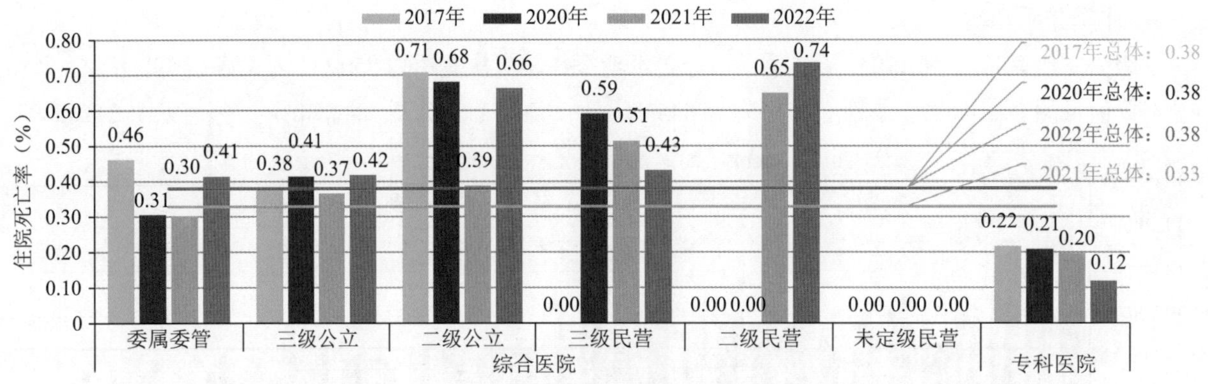

图 2-1-5-24　2017 年及 2020—2022 年全国各类医院原发性肝癌（手术治疗）患者住院死亡率

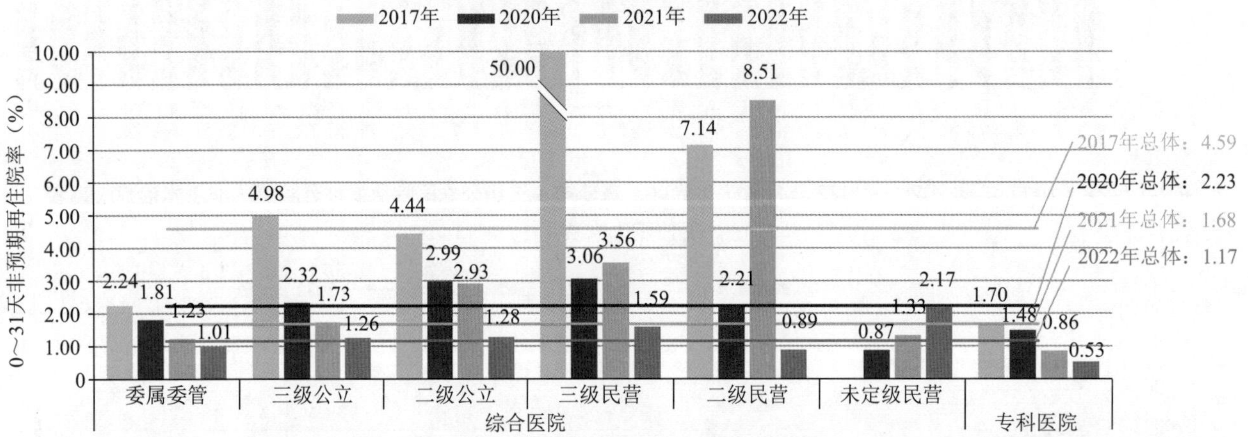

图 2-1-5-25　2017 年及 2020—2022 年全国各类医院原发性肝癌（手术治疗）患者 0 ～ 31 天非预期再住院率

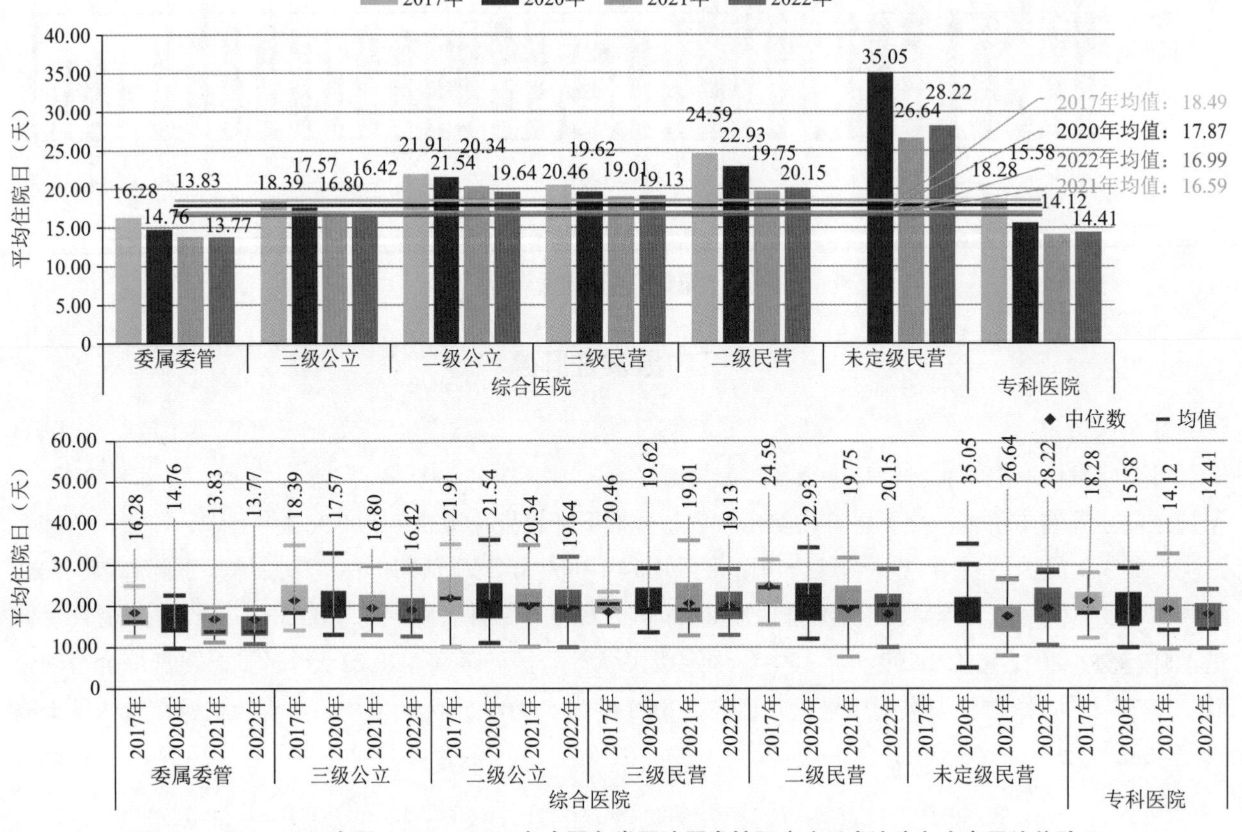

图 2-1-5-26　2017 年及 2020—2022 年全国各类医院原发性肝癌（手术治疗）患者平均住院日

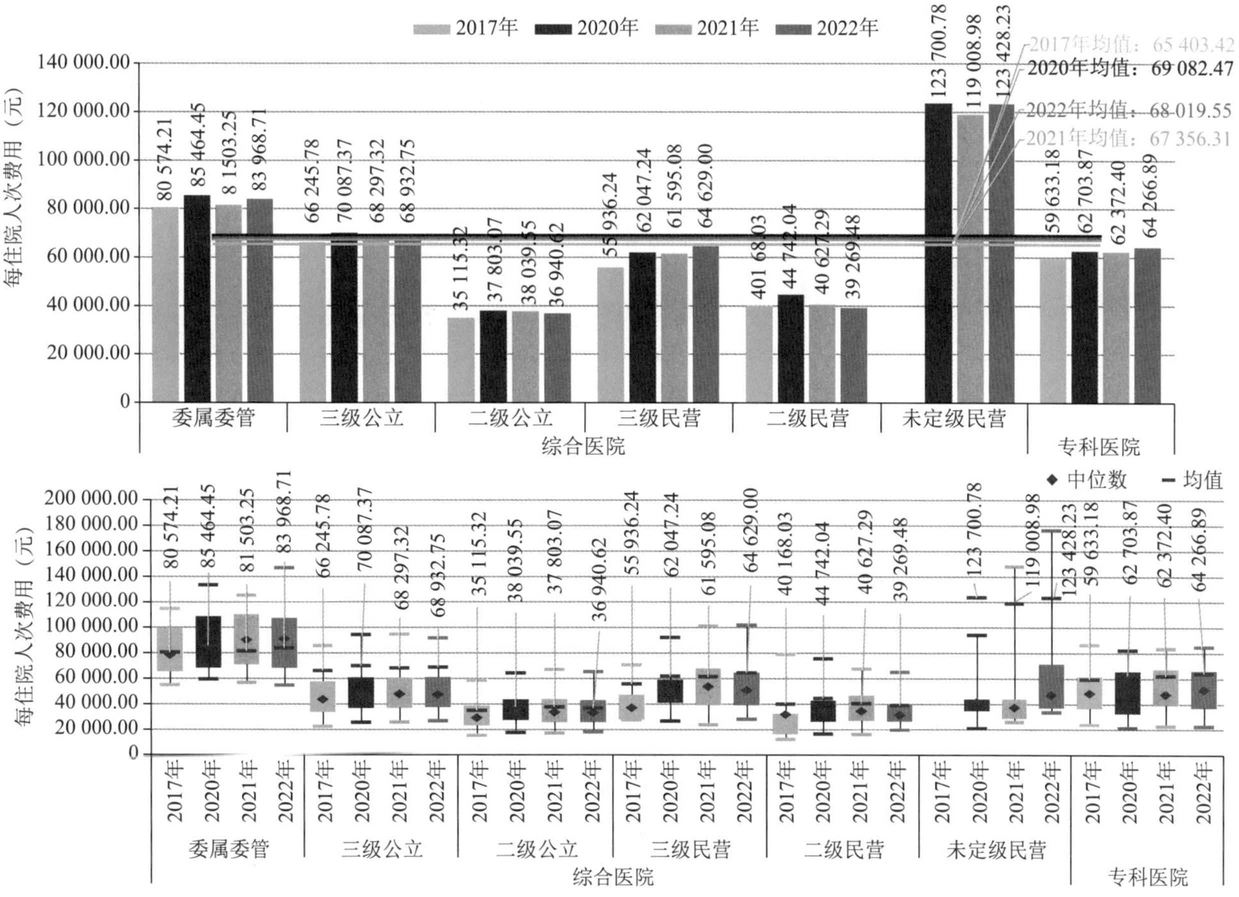

图 2-1-5-27　2017 年及 2020—2022 年全国各类医院原发性肝癌（手术治疗）患者每住院人次费用

（2）原发性肝癌（非手术治疗）患者相关指标

原发性肝癌（非手术治疗）患者住院死亡率总体呈下降趋势，2022 年为 0.65%，其中，二级民营综合医院最高（1.96%），委属委管综合医院最低（0.11%）。0 ～ 31 天非预期再住院率总体呈下降趋势，2022 年为 1.15%，其中，二级公立与二级民营综合医院最高（4.07%），委属委管综合医院最低（0.30%）。平均住院日总体呈下降趋势，2022 年为 6.50 天，其中，二级民营综合医院最高（9.07 天），委属委管综合医院最低（5.04 天）。每住院人次费用总体呈下降趋势，2022 年为 13 752.66 元，其中，委属委管综合医院最高（20 635.50 元），二级公立综合医院最低（8611.04 元）。详见图 2-1-5-28 ～图 2-1-5-31。

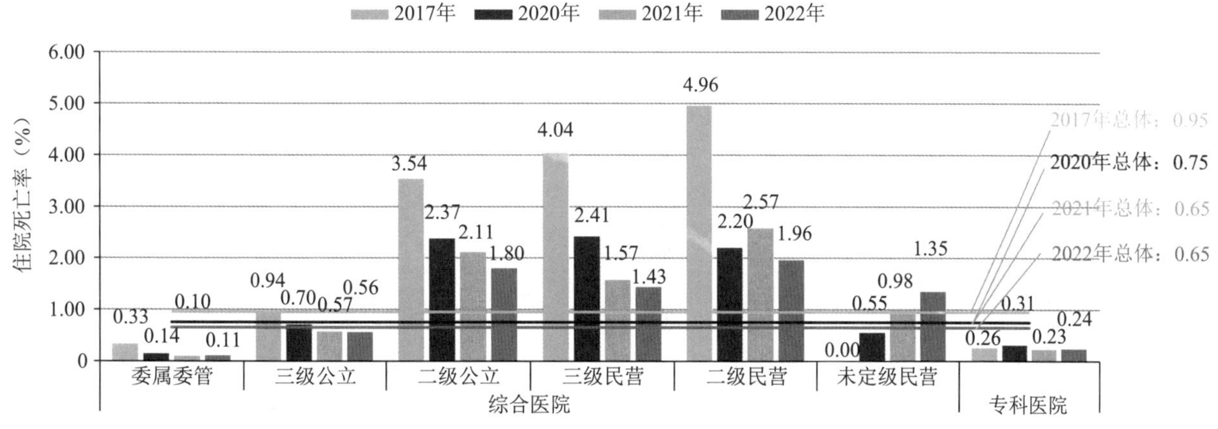

图 2-1-5-28　2017 年及 2020—2022 年全国各类医院原发性肝癌（非手术治疗）患者住院死亡率

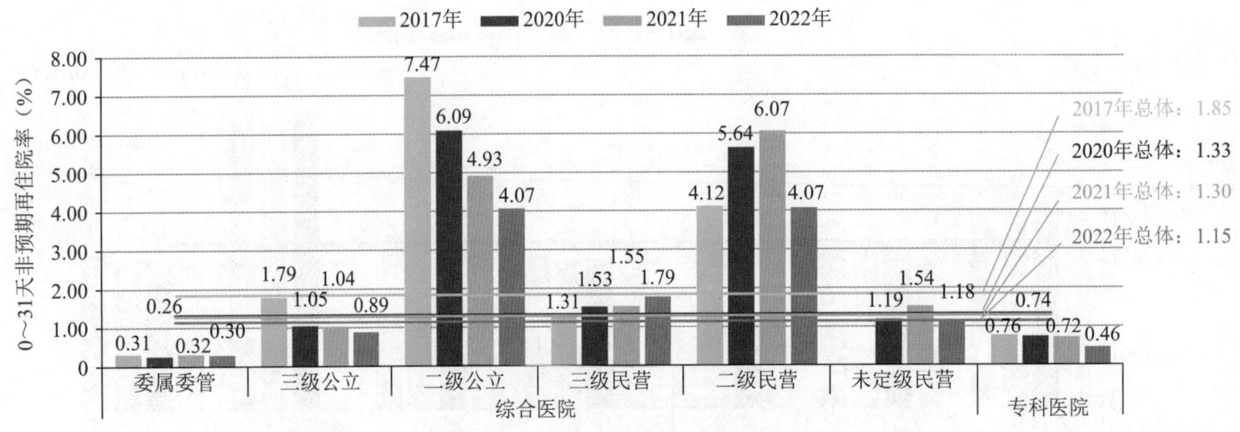

图 2-1-5-29 2017 年及 2020—2022 年全国各类医院原发性肝癌（非手术治疗）患者 0～31 天非预期再住院率

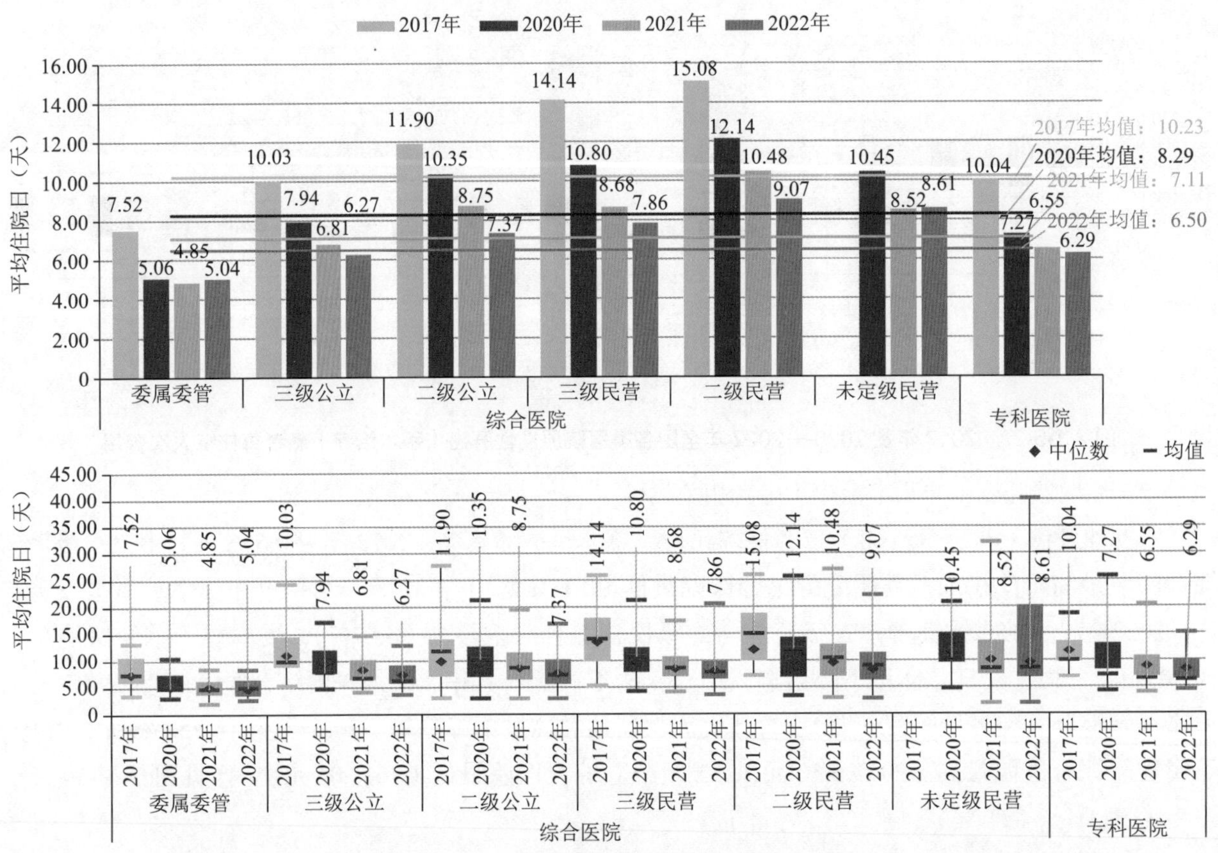

图 2-1-5-30 2017 年及 2020—2022 年全国各类医院原发性肝癌（非手术治疗）患者平均住院日

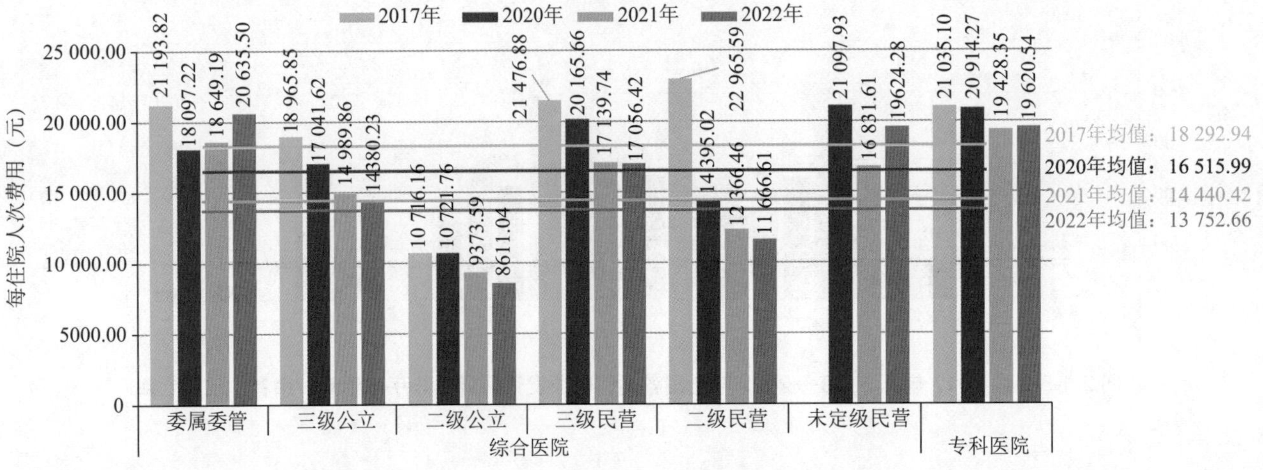

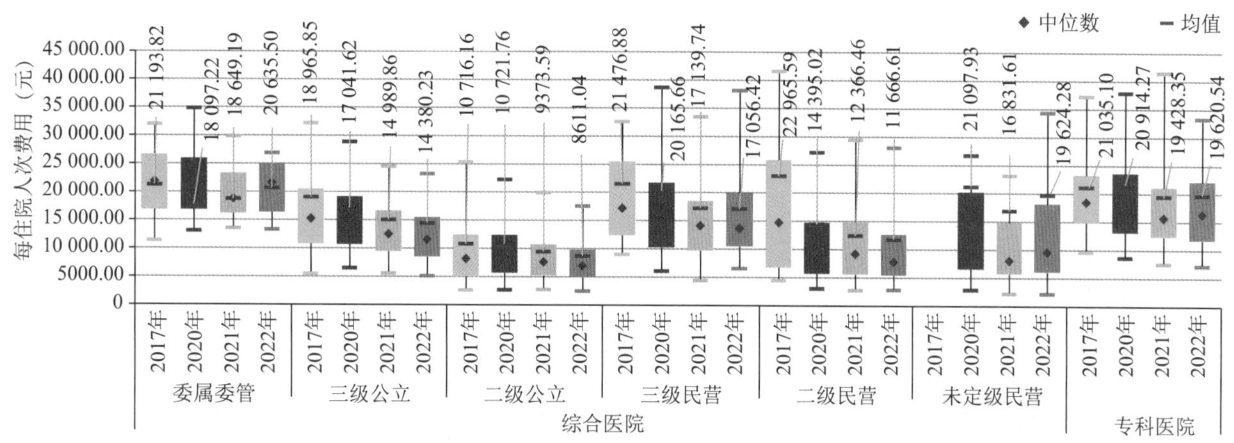

图 2-1-5-31　2017 年及 2020—2022 年全国各类医院原发性肝癌（非手术治疗）患者每住院人次费用

2. 各省（自治区、直辖市）情况

（1）住院死亡率

1）总体情况

三级公立医院 2022 年原发性肝癌患者住院死亡率为 0.49%。二级公立医院为 1.73%。

2）住院手术治疗

三级公立医院 2022 年原发性肝癌（手术治疗）患者住院死亡率为 0.42%，各省（自治区、直辖市）2017 年及 2020—2022 年住院死亡率情况见图 2-1-5-32。二级公立医院为 0.66%。

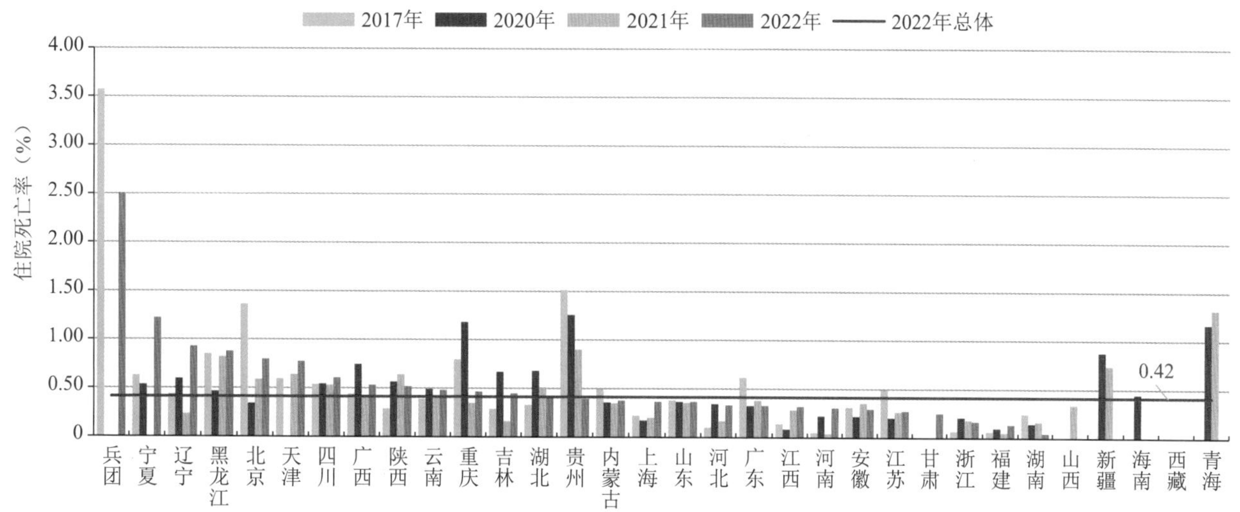

图 2-1-5-32　2017 年及 2020—2022 年各省（自治区、直辖市）三级公立医院原发性肝癌（手术治疗）患者住院死亡率

3）住院非手术治疗

2022 年三级公立医院原发性肝癌（非手术治疗）患者住院死亡率为 0.56%，各省（自治区、直辖市）2017 年及 2020—2022 年住院死亡率情况见图 2-1-5-33。二级公立医院为 1.80%。

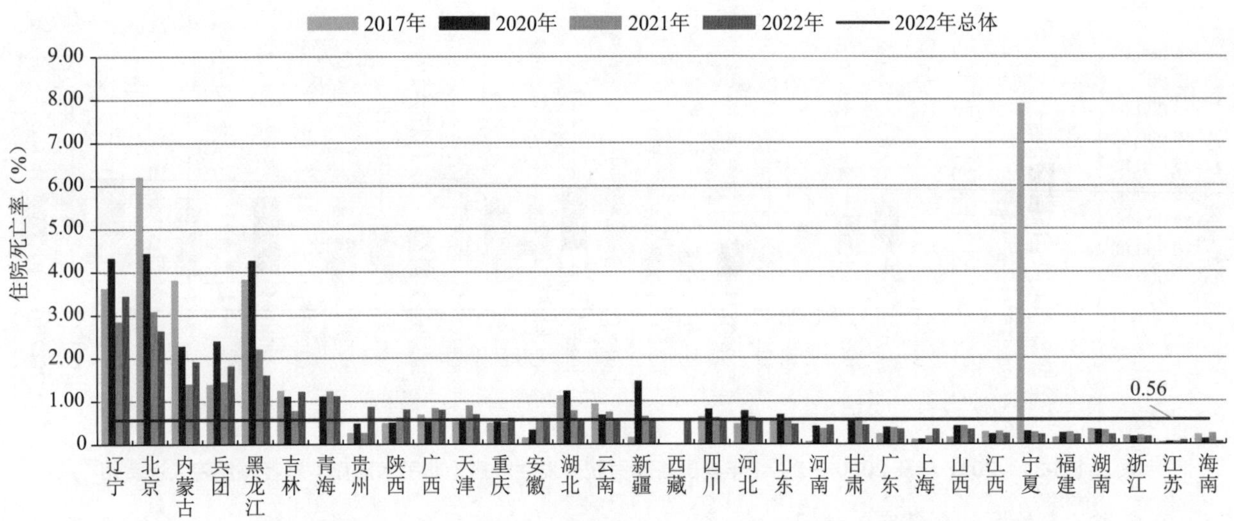

图 2-1-5-33　2017 年及 2020—2022 年各省（自治区、直辖市）三级公立医院原发性肝癌（非手术治疗）患者住院死亡率

（2）0 ～ 31 天非预期再住院率

1）总体情况

2022 年三级公立医院原发性肝癌患者出院 0 ～ 31 天非预期再住院率为 0.80%。二级公立医院为 3.52%。

2）住院手术治疗

2022 年三级公立医院原发性肝癌（手术治疗）患者出院 0 ～ 31 天非预期再住院率为 1.26%，各省（自治区、直辖市）2017 年及 2020—2022 年指标值见图 2-1-5-34。二级公立医院为 1.28%。

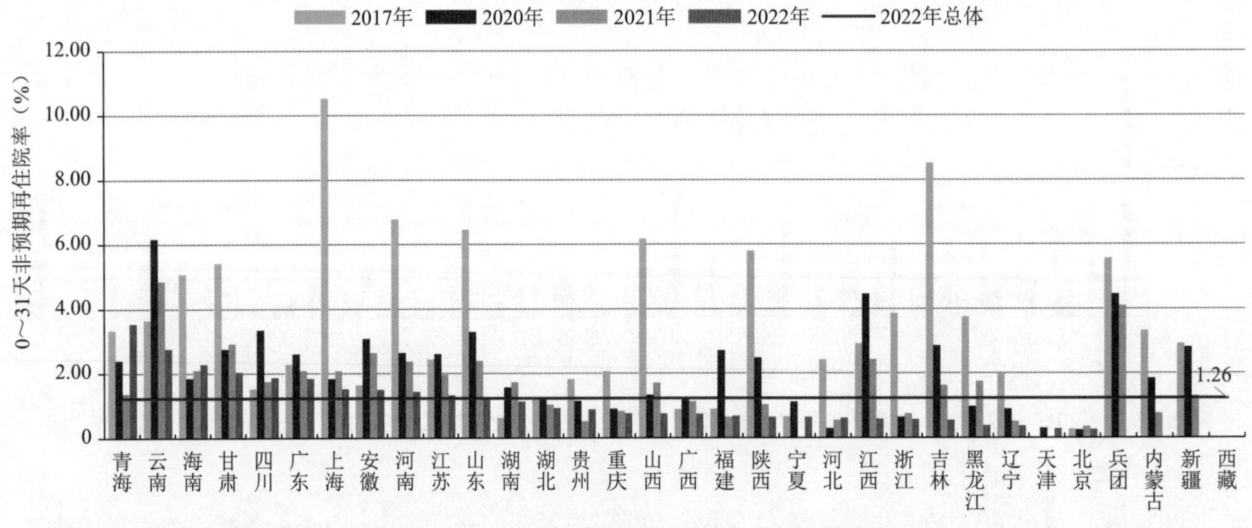

图 2-1-5-34　2017 年及 2020—2022 年各省（自治区、直辖市）三级公立医院原发性肝癌（手术治疗）患者 0 ～ 31 天非预期再住院率

3）住院非手术治疗

2022 年三级公立医院原发性肝癌（非手术治疗）患者出院 0 ～ 31 天非预期再住院率为 0.89%，各省（自治区、直辖市）指标值见图 2-1-5-35。二级公立医院为 4.07%。

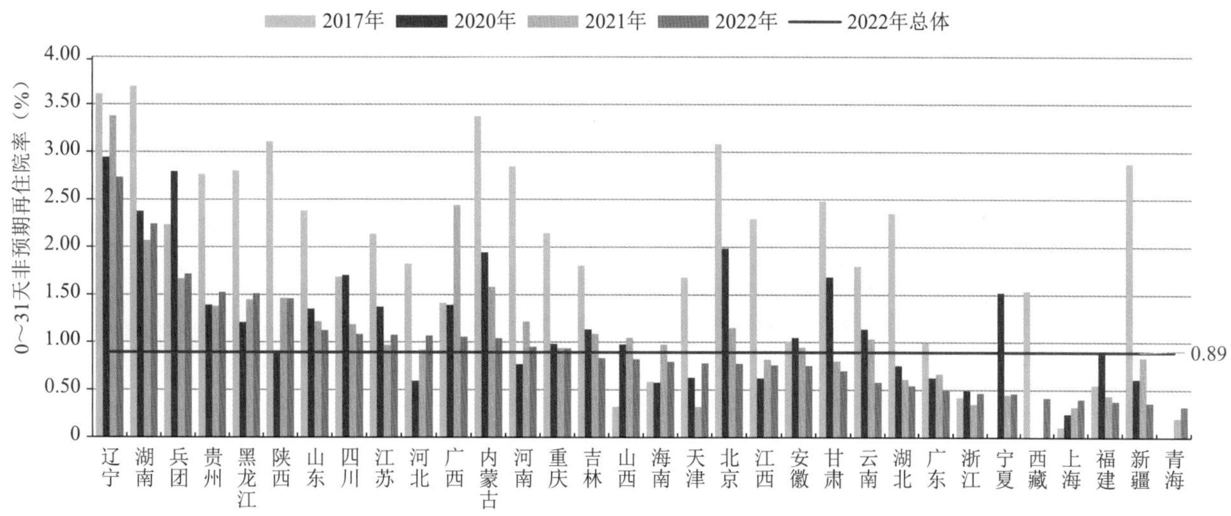

图 2-1-5-35 2017 年及 2020—2022 年各省（自治区、直辖市）三级公立医院原发性肝癌（非手术治疗）患者 0 ～ 31 天非预期再住院率

（3）平均住院日

1）总体情况

2022 年三级公立医院原发性肝癌患者平均住院日为 7.14 天。二级公立医院为 7.66 天。

2）住院手术治疗

2022 年三级公立医院原发性肝癌（手术治疗）患者平均住院日为 16.42 天，各省（自治区、直辖市）指标值见图 2-1-5-36。二级公立医院为 19.64 天，各省（自治区、直辖市）指标值见图 2-1-5-37。

3）住院非手术治疗

2022 年三级公立医院原发性肝癌（非手术治疗）患者平均住院日为 6.27 天，各省（自治区、直辖市）指标值见图 2-1-5-38。二级公立医院为 7.37 天，各省（自治区、直辖市）指标值见图 2-1-5-39。

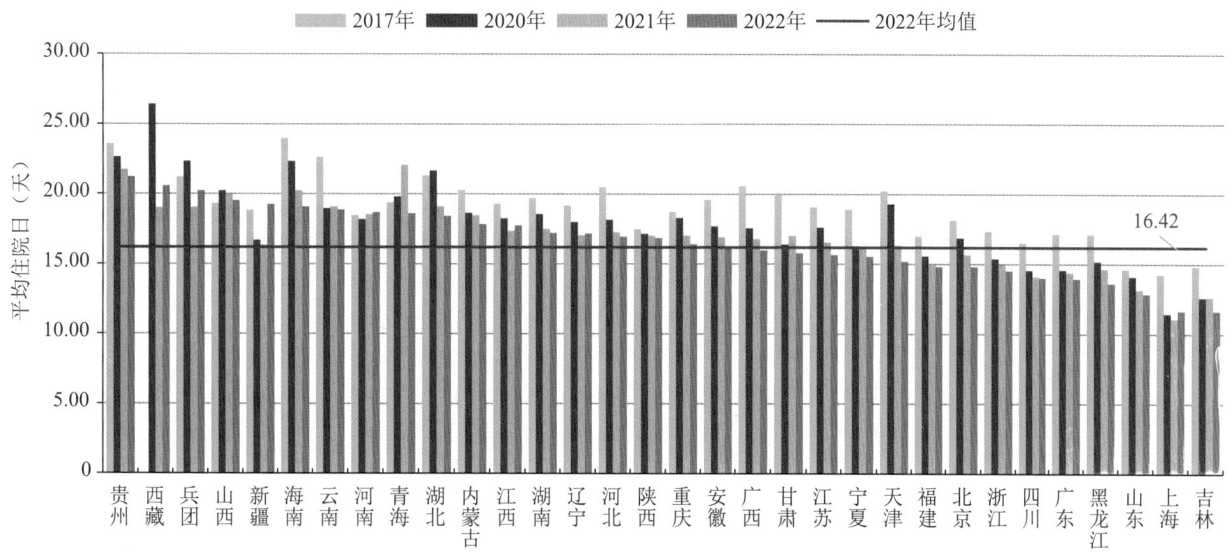

图 2-1-5-36 2017 年及 2020—2022 年各省（自治区、直辖市）三级公立医院原发性肝癌（手术治疗）患者平均住院日

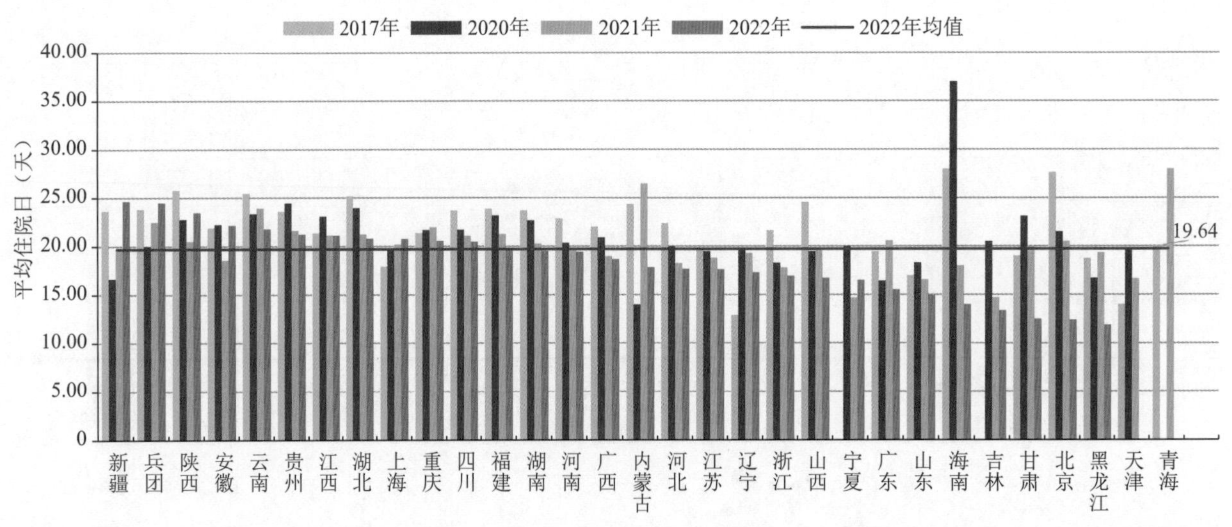

图 2-1-5-37　2017 年及 2020—2022 年各省（自治区、直辖市）二级公立医院原发性肝癌（手术治疗）患者平均住院日

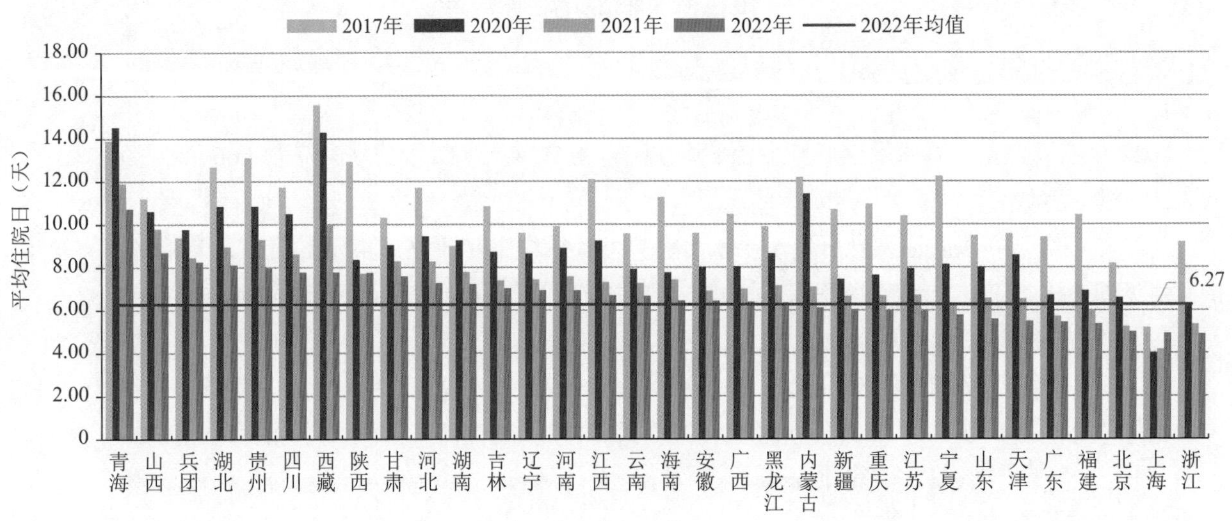

图 2-1-5-38　2017 年及 2020—2022 年各省（自治区、直辖市）三级公立医院原发性肝癌（非手术治疗）患者平均住院日

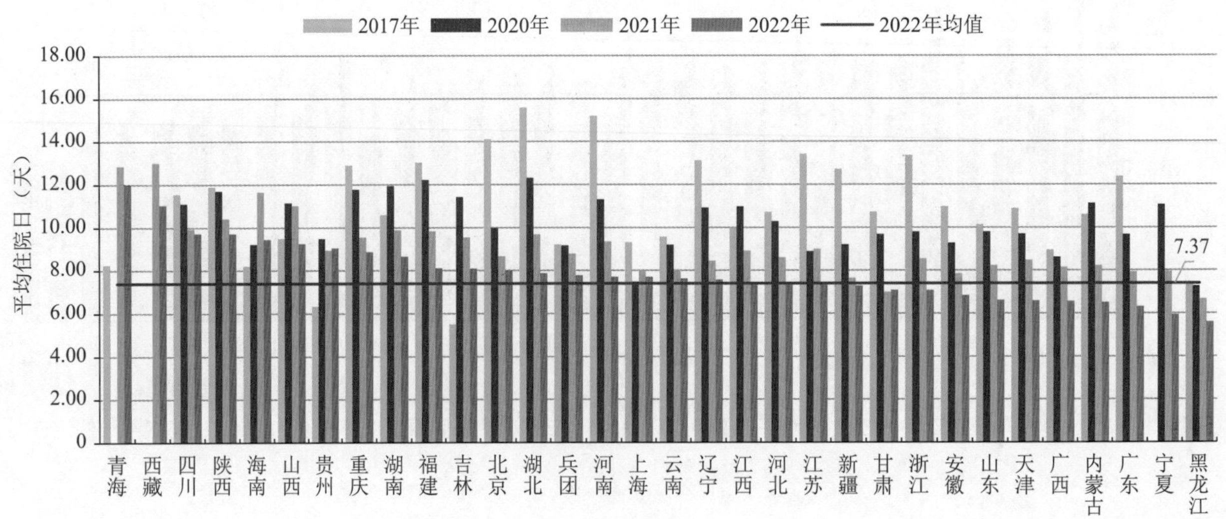

图 2-1-5-39　2017 年及 2020—2022 年各省（自治区、直辖市）二级公立医院原发性肝癌（非手术治疗）患者平均住院日

（4）每住院人次费用

1）总体情况

2022 年三级公立医院原发性肝癌患者每住院人次费用为 20 134.28 元。二级公立医院为 9326.52 元。

2）住院手术治疗

2022 年三级公立医院原发性肝癌（手术治疗）患者每住院人次费用为 62 206.09 元，各省（自治区、直辖市）指标值见图 2-1-5-40。二级公立医院为 34 795.71 元，各省（自治区、直辖市）指标值见图 2-1-5-41。

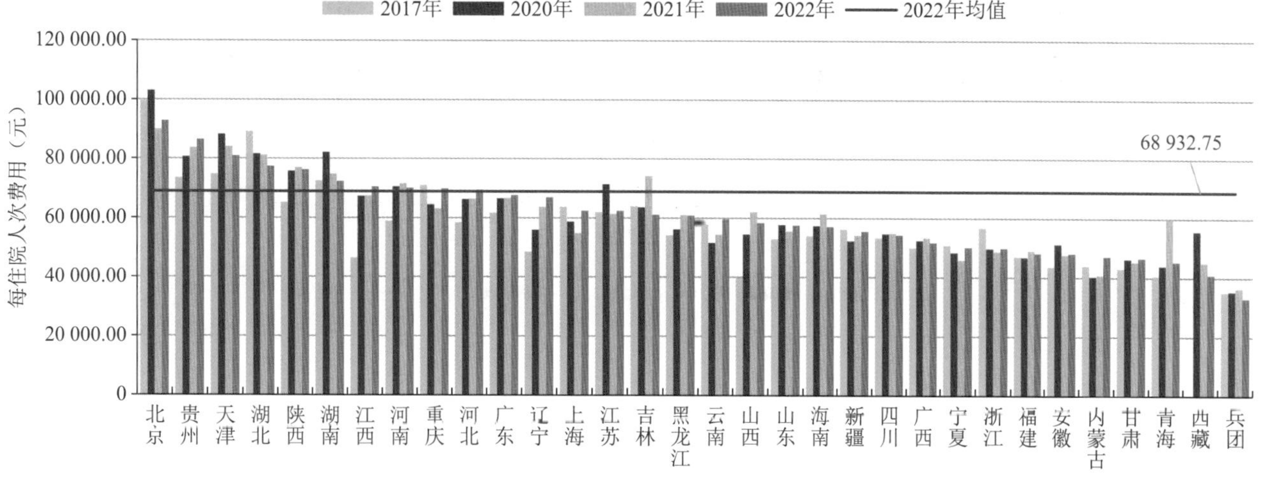

图 2-1-5-40　2017 年及 2020—2022 年各省（自治区、直辖市）三级公立医院原发性肝癌（手术治疗）患者每住院人次费用

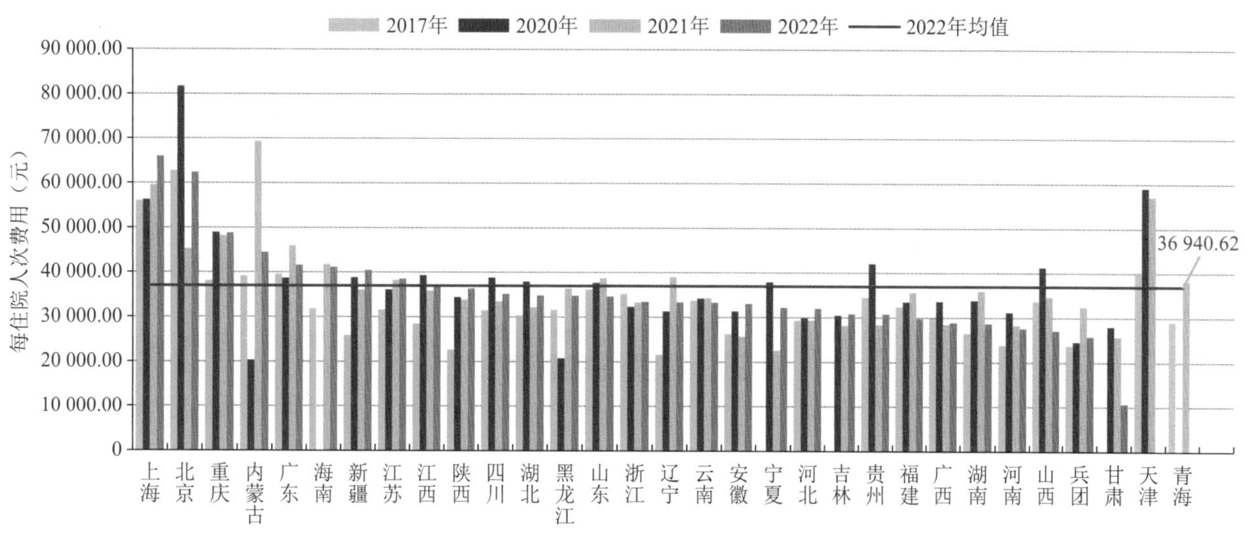

图 2-1-5-41　2017 年及 2020—2022 年各省（自治区、直辖市）二级公立医院原发性肝癌（手术治疗）患者每住院人次费用

3）住院非手术治疗

2022 年三级公立医院原发性肝癌（非手术治疗）患者每住院人次费用为 14 383.22 元，各省（自治区、直辖市）指标值见图 2-1-5-42。二级公立医院为 8609.69 元，各省（自治区、直辖市）指标值见图 2-1-5-43。

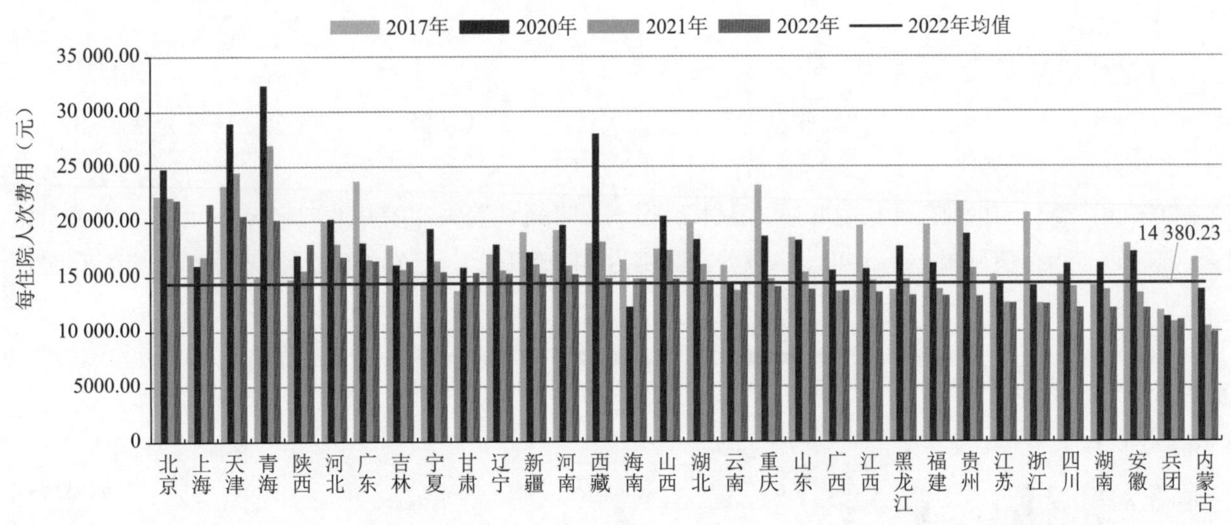

图 2-1-5-42　2017 年及 2020—2022 年各省（自治区、直辖市）三级公立医院原发性肝癌（非手术治疗）患者每住院人次费用

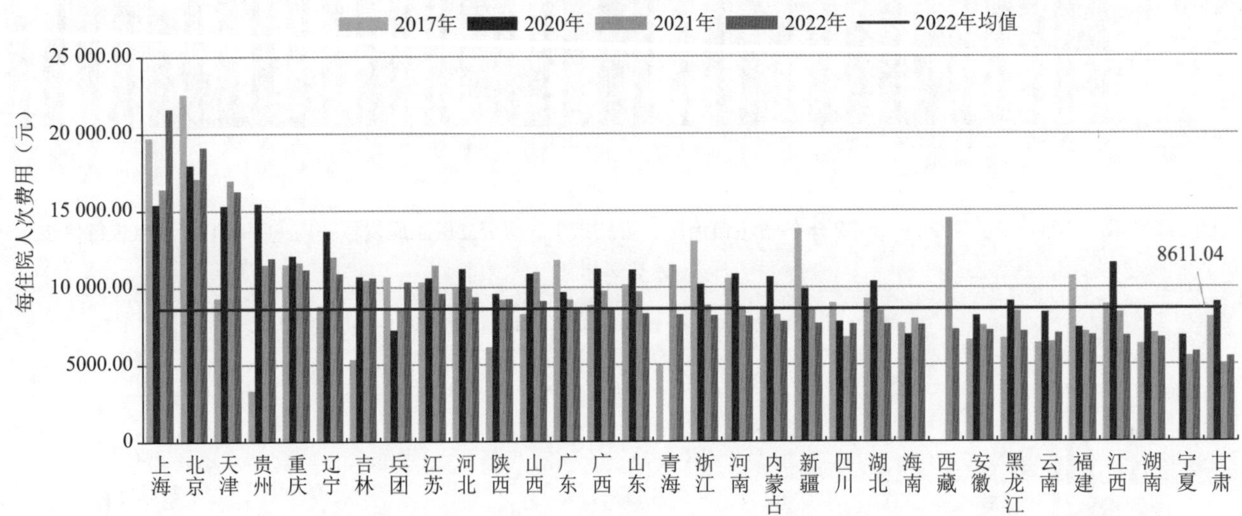

图 2-1-5-43　2017 年及 2020—2022 年各省（自治区、直辖市）二级公立医院原发性肝癌（非手术治疗）患者每住院人次费用

三、原发性食管癌

1. 全国情况

（1）原发性食管癌（手术治疗）患者相关指标

原发性食管癌（手术治疗）患者住院死亡率总体呈波动趋势，2022 年为 0.43%，较 2021 年下降了 0.02 个百分点，其中，二级民营综合医院最高（1.08%），委属委管综合医院最低（0.34%）。0 ～ 31 天非预期再住院率总体呈下降趋势，2022 年为 0.48%，较 2021 年下降了 0.10 个百分点，其中，二级民营综合医院最高（1.13%），三级民营综合医院最低（0.09%）。详见图 2-1-5-44 ～图 2-1-5-47。

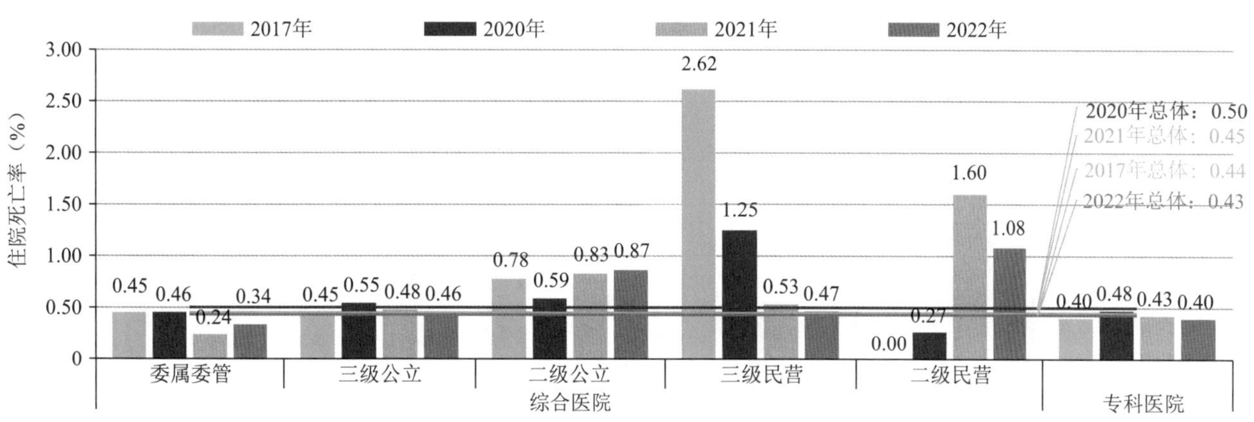

图 2-1-5-44 2017 年及 2020—2022 年全国各类医院原发性食管癌（手术治疗）患者住院死亡率

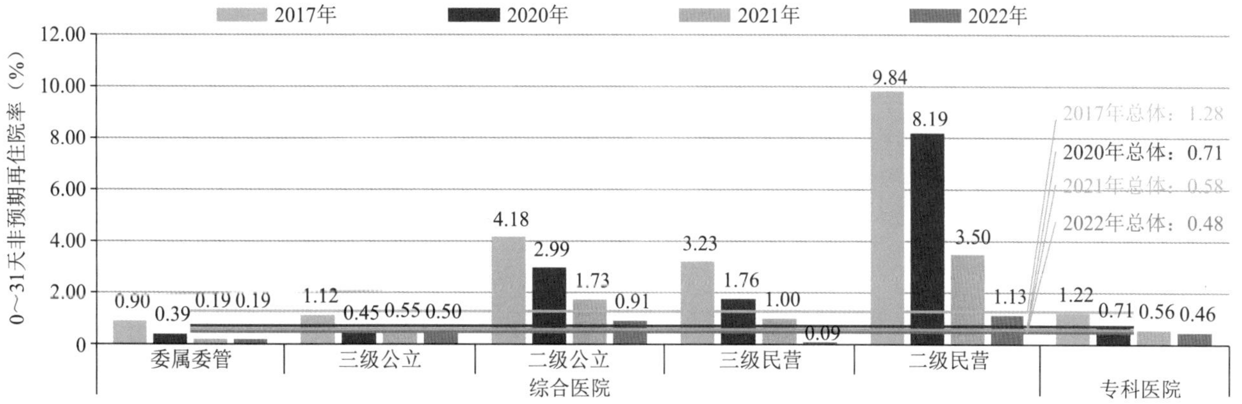

图 2-1-5-45 2017 年及 2020—2022 年全国各类医院原发性食管癌（手术治疗）患者 0 ～ 31 天非预期再住院率

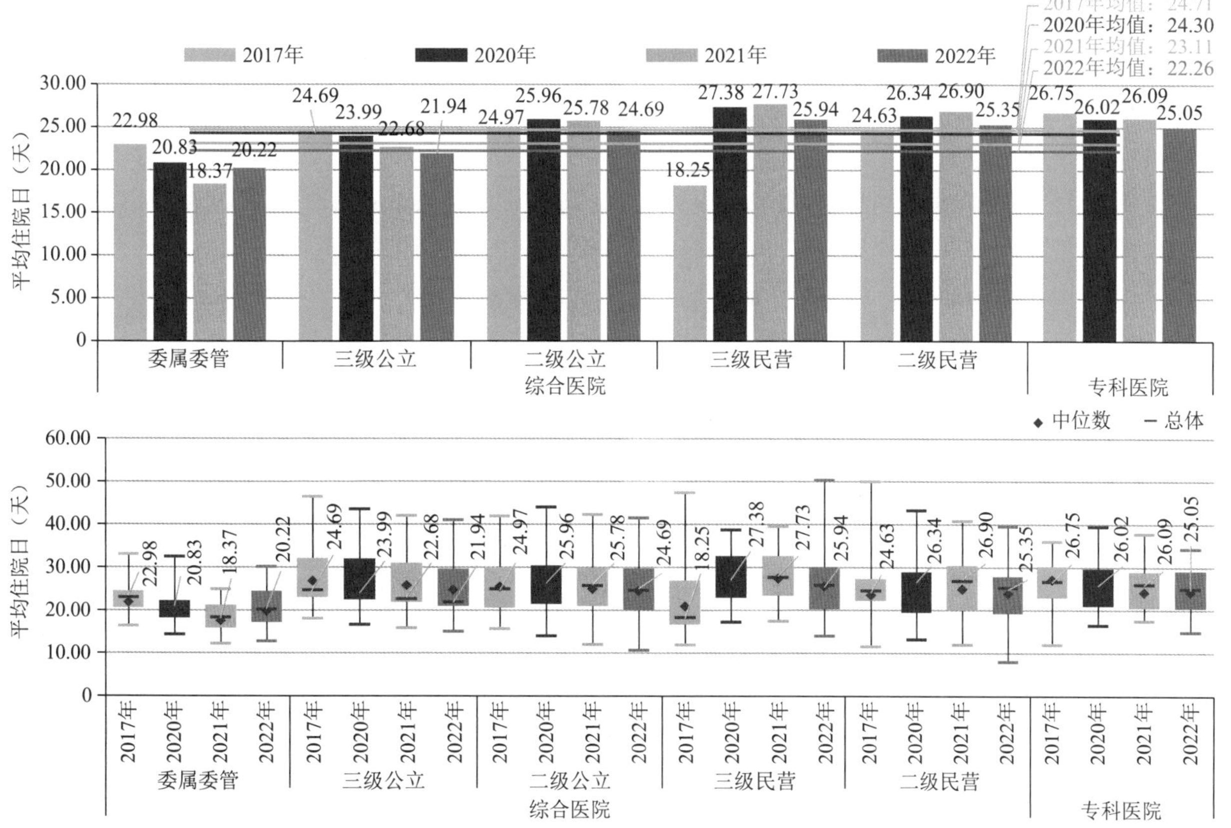

图 2-1-5-46 2017 年及 2020—2022 年全国各类医院原发性食管癌（手术治疗）患者平均住院日

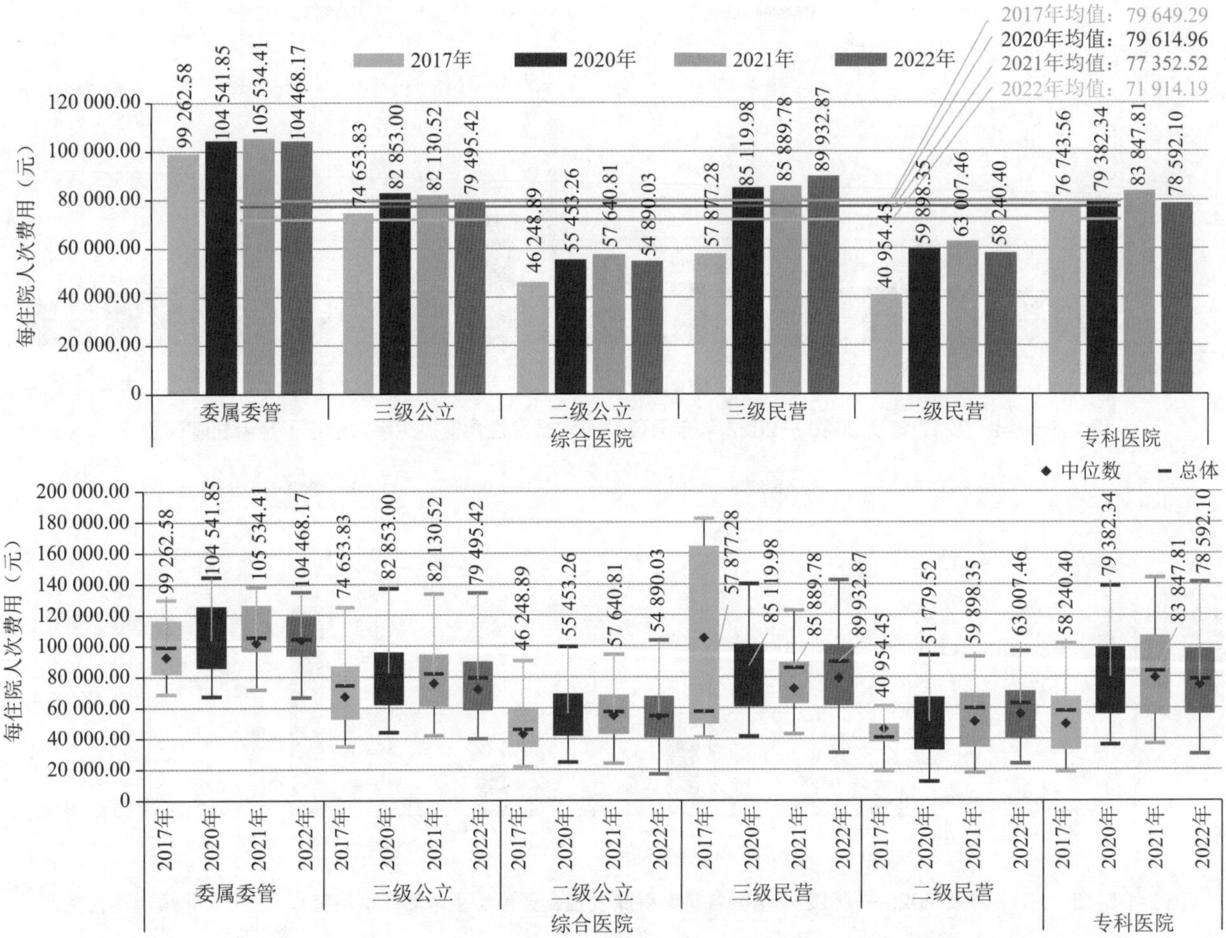

图 2-1-5-47　2017 年及 2020—2022 年全国各类医院原发性食管癌（手术治疗）患者每住院人次费用

（2）原发性食管癌（非手术治疗）患者相关指标

原发性食管癌（非手术治疗）患者住院死亡率总体呈波动趋势，2022 年为 0.35%，较 2021 年上升了 0.01 个百分点，其中，二级公立综合医院最高（0.75%），委属委管综合医院最低（0.07%）。0 ～ 31 天非预期再住院率总体呈波动趋势，2022 年为 0.73%，较 2021 年上升了 0.02 个百分点，其中，二级民营综合医院最高（2.45%），委属委管综合医院最低（0.09%）。详见图 2-1-5-48 ～图 2-1-5-51。

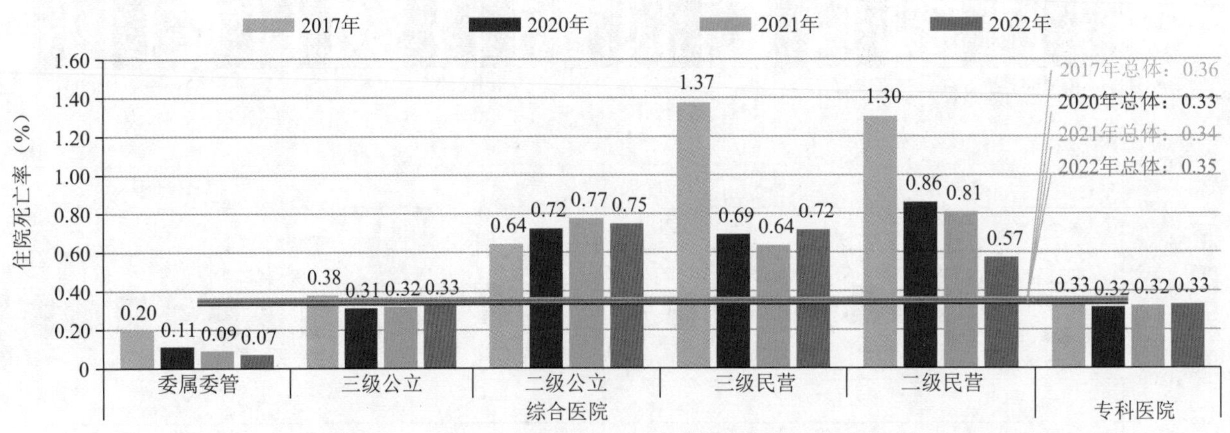

图 2-1-5-48　2017 年及 2020—2022 年全国各类医院原发性食管癌（非手术治疗）患者住院死亡率

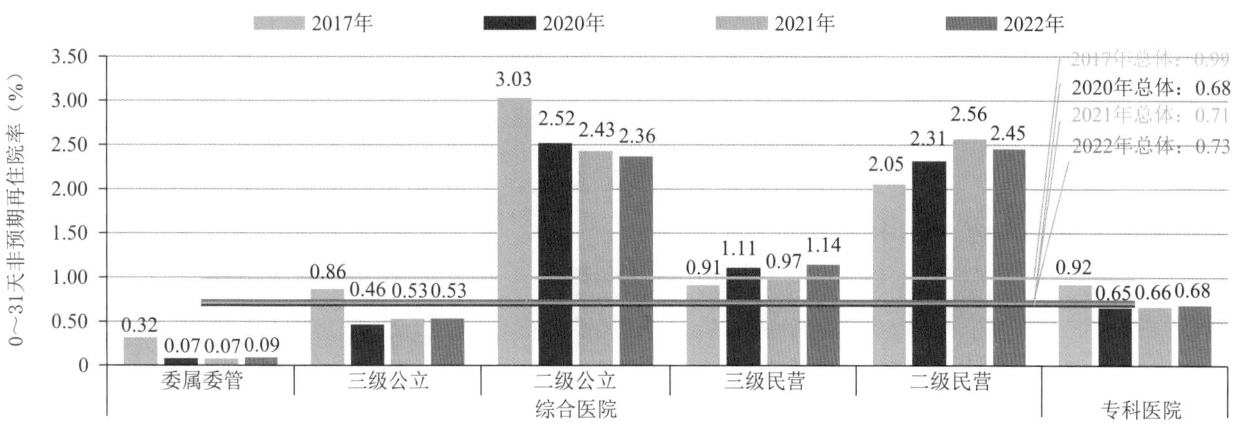

图 2-1-5-49 2017 年及 2020—2022 年全国各类医院原发性食管癌（非手术治疗）患者 0 ～ 31 天非预期再住院率

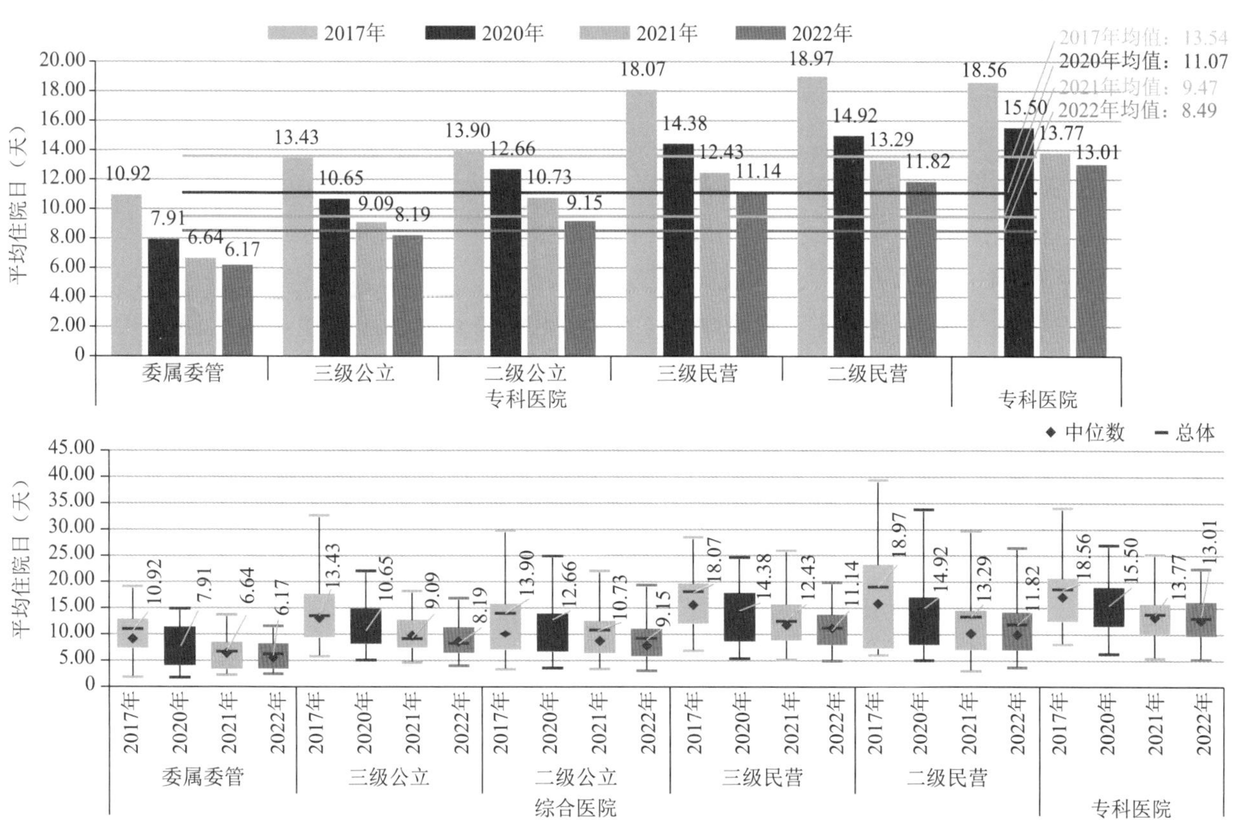

图 2-1-5-50 2017 年及 2020—2022 年全国各类医院原发性食管癌（非手术治疗）患者平均住院日

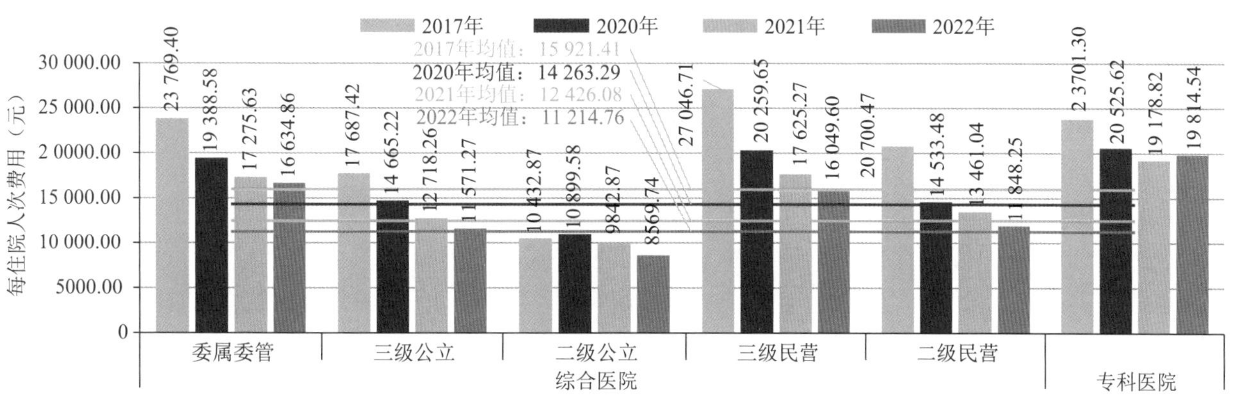

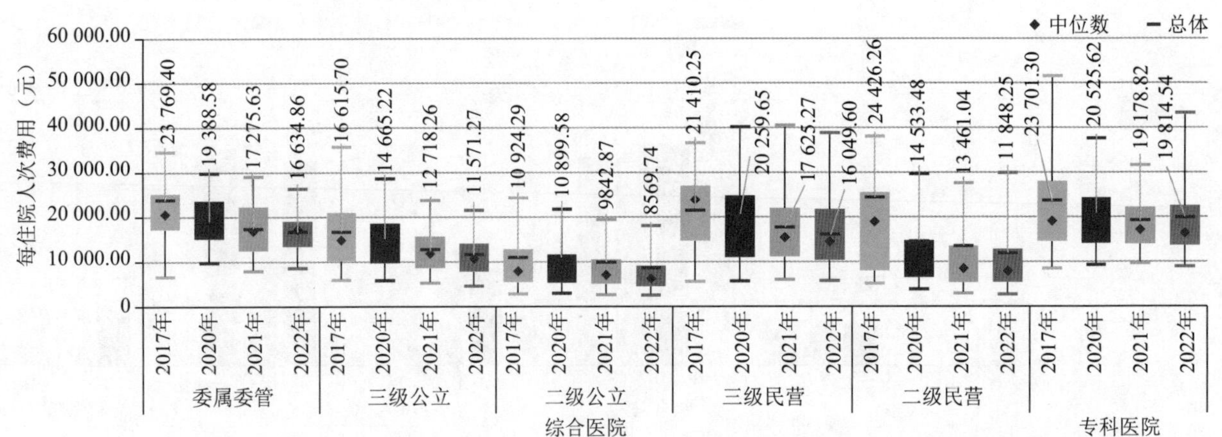

图 2-1-5-51　2017 年及 2020—2022 年全国各类医院原发性食管癌（非手术治疗）患者每住院人次费用

2. 各省（自治区、直辖市）情况

（1）住院死亡率

1）总体情况

三级公立医院 2022 年原发性食管癌患者住院死亡率为 0.39%，与 2021 年的 0.40% 相比略有下降。二级公立医院自 2021 年的 0.80%，上升至 2022 年的 0.81%。

2）住院手术治疗

三级公立医院原发性食管癌（手术治疗）患者住院死亡率自 2021 年的 0.48%，下降至 2022 年的 0.46%，各省（自治区、直辖市）住院死亡率情况见图 2-1-5-52。二级公立医院自 2021 年的 0.83%，上升至 2022 年的 0.87%。

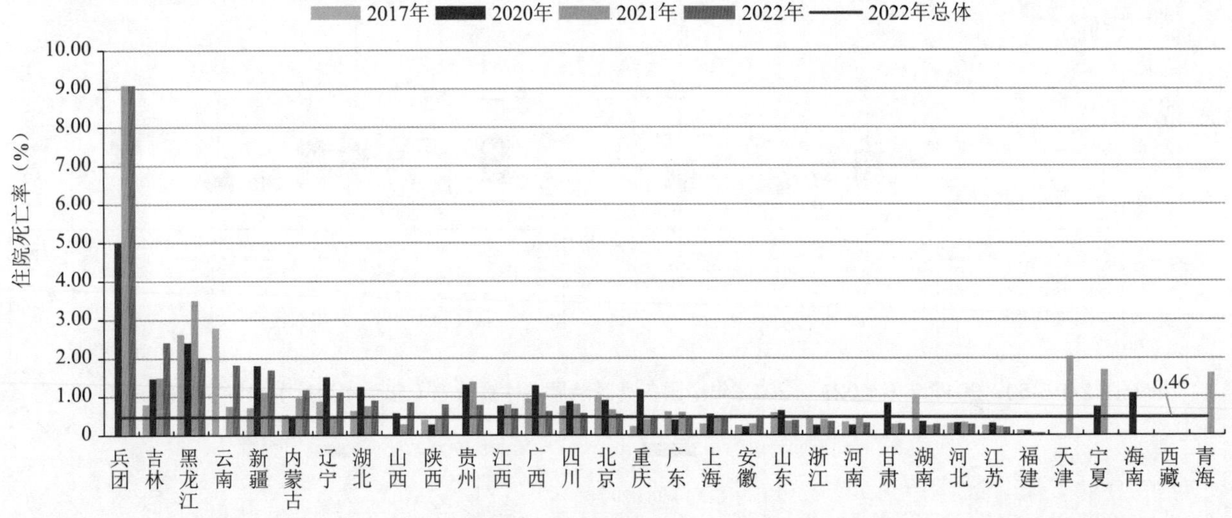

图 2-1-5-52　2017 年及 2020—2022 年各省（自治区、直辖市）三级公立医院原发性食管癌（手术治疗）患者住院死亡率

3）住院非手术治疗

三级公立医院原发性食管癌（非手术治疗）患者住院死亡率自 2021 年的 0.32%，上升至 2022 年的 0.33%，各省（自治区、直辖市）住院死亡率情况见图 2-1-5-53。二级公立医院自 2021 年的 0.77%，下降至 2022 年的 0.75%。

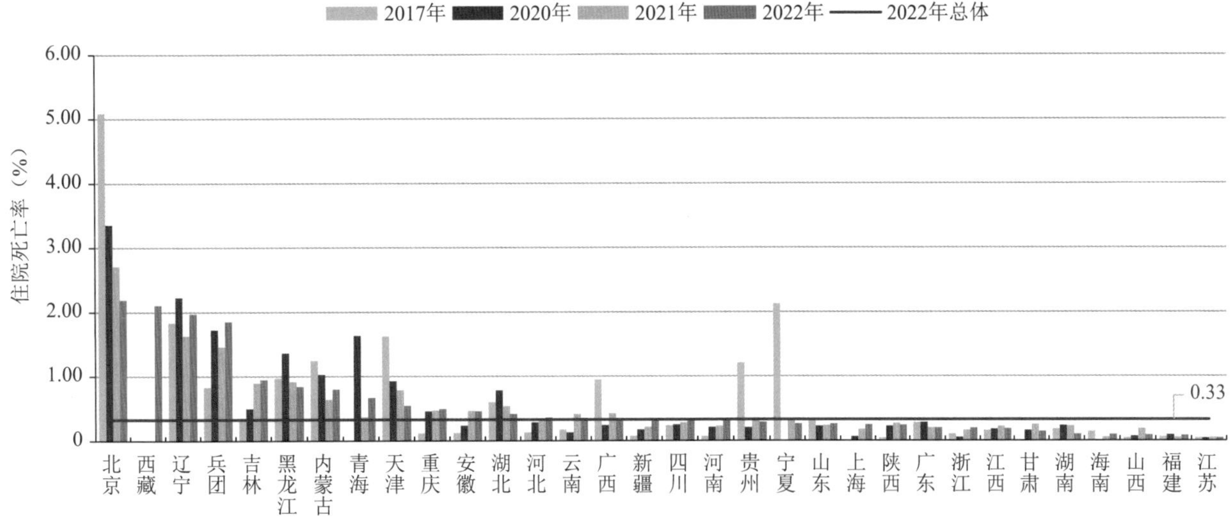

图 2-1-5-53　2017 年及 2020—2022 年各省（自治区、直辖市）三级公立医院原发性食管癌（非手术治疗）患者住院死亡率

（2）0 ～ 31 天非预期再住院率

1）总体情况

三级公立医院原发性食管癌患者出院 0 ～ 31 天非预期再住院率自 2021 年的 0.54%，下降至 2022 年的 0.52%。二级公立医院自 2021 年的 2.08%，下降至 2022 年的 1.65%。

2）住院手术治疗

三级公立医院原发性食管癌（手术治疗）患者出院 0 ～ 31 天非预期再住院率自 2021 年的 0.55%，下降至 2022 年的 0.50%，各省（自治区、直辖市）指标值见图 2-1-5-54。二级公立医院自 2021 年的 1.73%，下降至 2022 年的 0.91%。

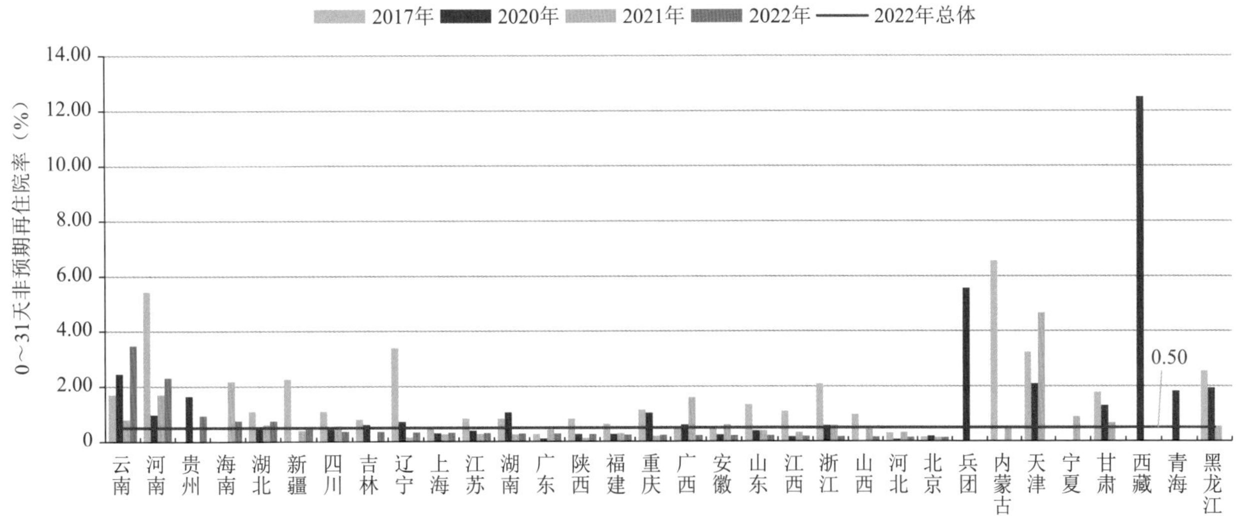

图 2-1-5-54　2017 年及 2020—2022 年各省（自治区、直辖市）三级公立医院原发性食管癌（手术治疗）患者 0 ～ 31 天非预期再住院率

3）住院非手术治疗

三级公立医院原发性食管癌（非手术治疗）患者出院 0 ～ 31 天非预期再住院率 2022 年与 2021 年持平，均为 0.53%，各省（自治区、直辖市）指标值见图 2-1-5-55。二级公立医院自 2021 年的 2.43%，下降至 2022 年的 2.36%。

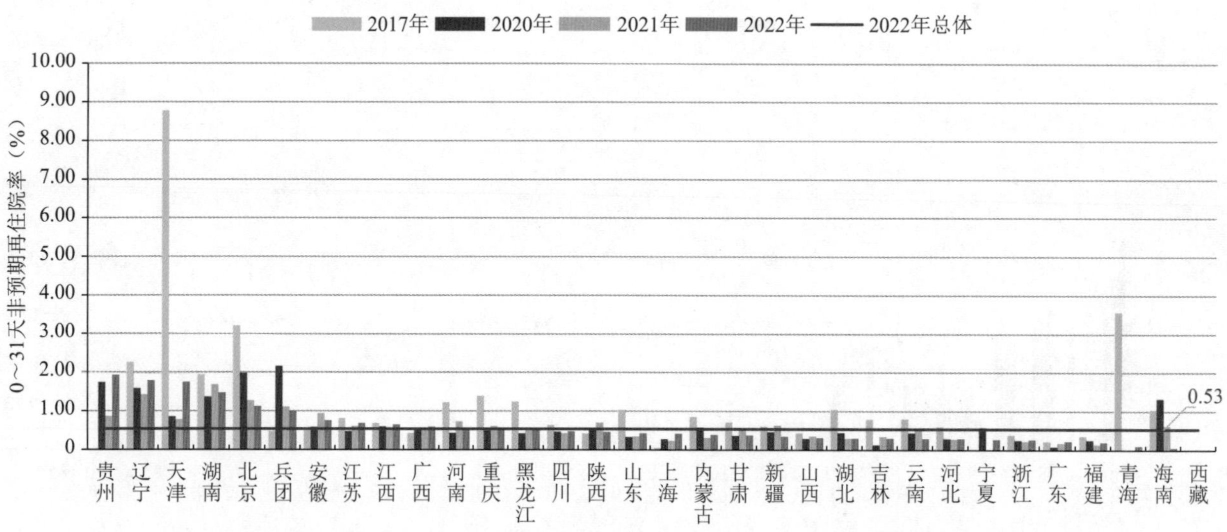

图 2-1-5-55　2017 年及 2020—2022 年各省（自治区、直辖市）三级公立医院原发性食管癌（非手术治疗）患者 0～31 天非预期再住院率

（3）平均住院日

1）总体情况

三级公立医院原发性食管癌患者平均住院日自 2021 年的 15.87 天，下降至 2022 年的 15.05 天。二级公立医院自 2021 年的 14.47 天，上升至 2022 年的 16.91 天。

2）住院手术治疗

三级公立医院原发性食管癌（手术治疗）患者平均住院日自 2021 年的 22.68 天，下降至 2022 年的 21.94 天，各省（自治区、直辖市）指标值见图 2–1–5–56。二级公立医院自 2021 年的 25.78 天，下降至 2022 年的 24.69 天，各省（自治区、直辖市）指标值见图 2–1–5–57。

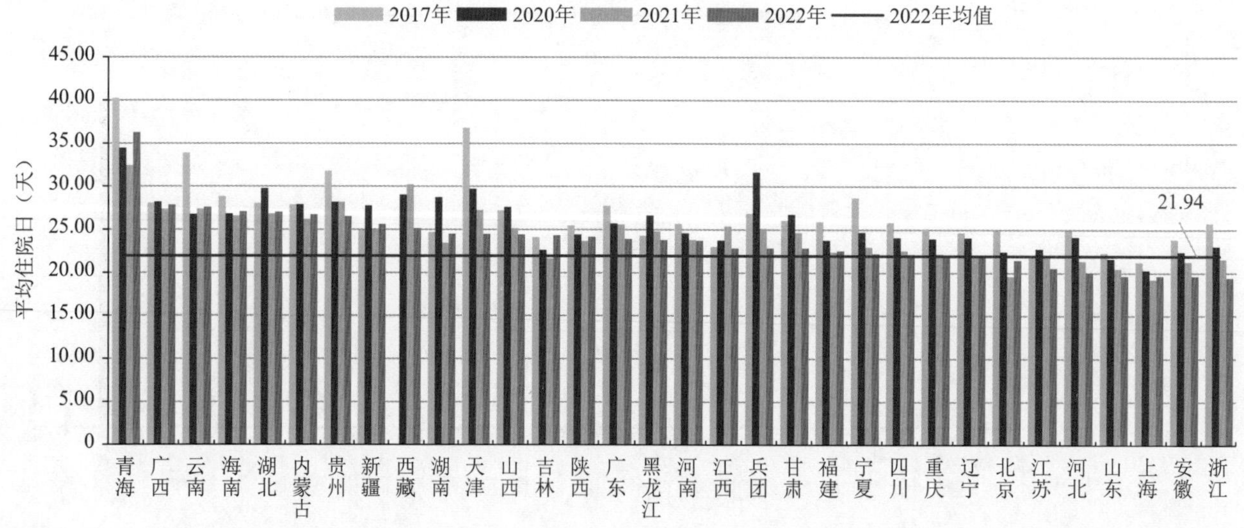

图 2-1-5-56　2017 年及 2020—2022 年各省（自治区、直辖市）三级公立医院原发性食管癌（手术治疗）患者平均住院日

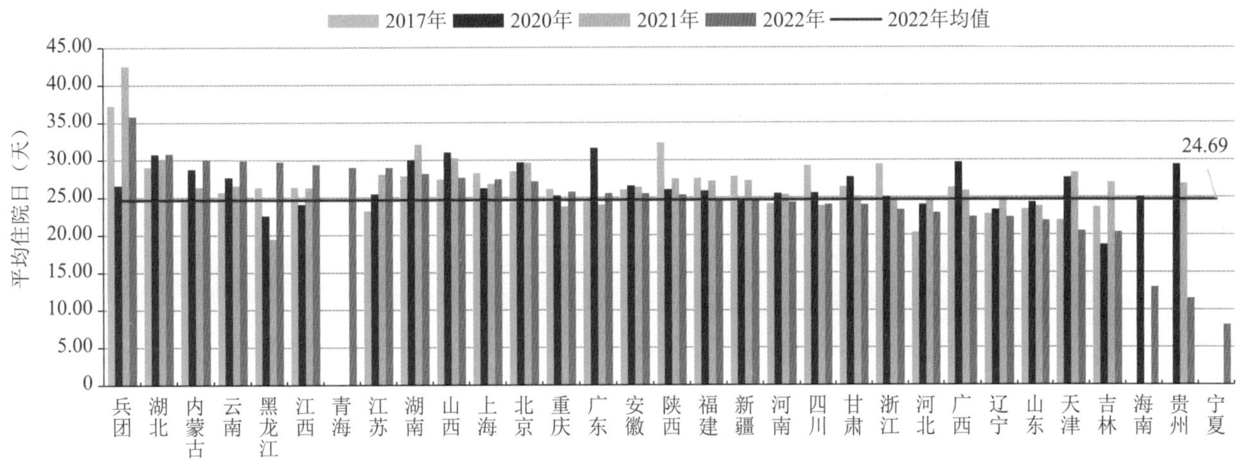

图 2-1-5-57 2017 年及 2020—2022 年各省（自治区、直辖市）二级公立医院原发性食管癌（手术治疗）患者平均住院日

3）住院非手术治疗

三级公立医院原发性食管癌（非手术治疗）患者平均住院日自 2021 年的 9.09 天，下降至 2022 年的 8.19 天，各省（自治区、直辖市）指标值见图 2-1-5-58。二级公立医院自 2021 年的 10.73 天，下降至 2022 年的 9.15 天，各省（自治区、直辖市）指标值见图 2-1-5-59。

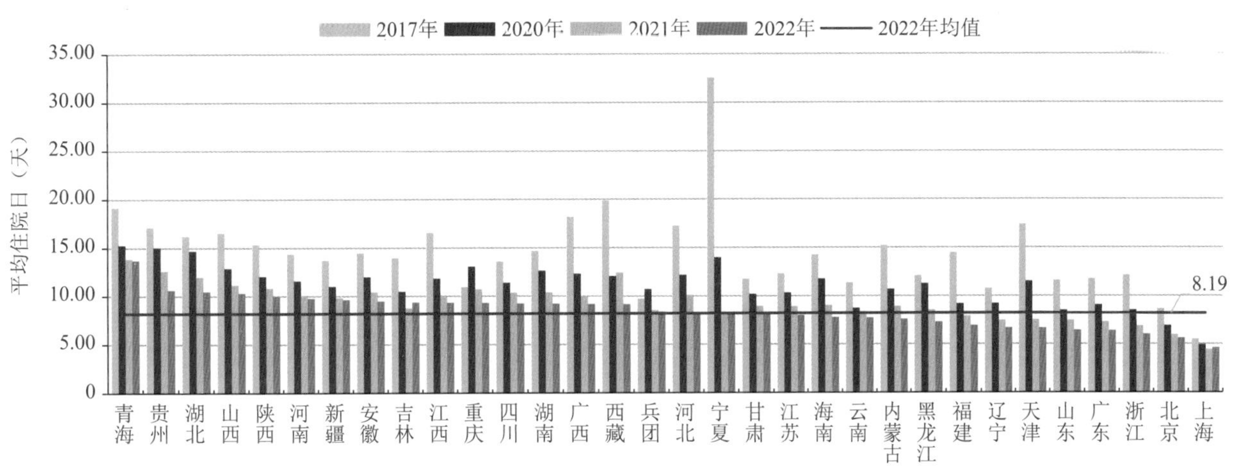

图 2-1-5-58 2017 年及 2020—2022 年各省（自治区、直辖市）三级公立医院原发性食管癌（非手术治疗）患者平均住院日

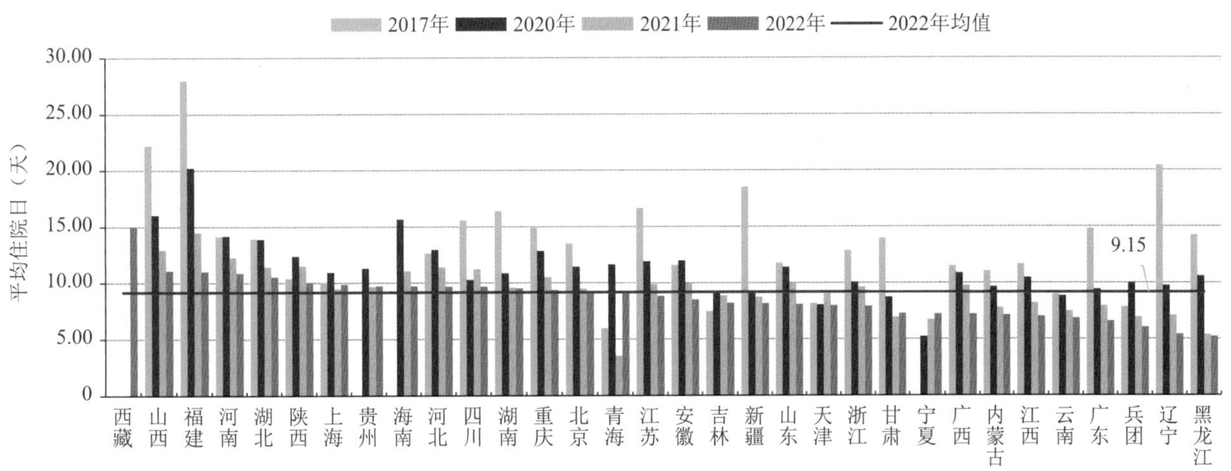

图 2-1-5-59 2017 年及 2020—2022 年各省（自治区、直辖市）二级公立医院原发性食管癌（非手术治疗）患者平均住院日

（4）每住院人次费用

1）总体情况

三级公立医院原发性食管癌患者每住院人次费用自 2021 年的 47 268.09 元，下降至 2022 年的 45 523.70 元。二级公立医院自 2021 年的 33 654.43 元，下降至 2022 年的 31 756.96 元。

2）住院手术治疗

三级公立医院原发性食管癌（手术治疗）患者每住院人次费用自 2021 年的 82 130.52 元，下降至 2022 年的 79 495.42 元，各省（自治区、直辖市）指标值见图 2-1-5-60。二级公立医院自 2021 年的 57 640.81 元，下降至 2022 年的 54 890.03 元，各省（自治区、直辖市）指标值见图 2-1-5-61。

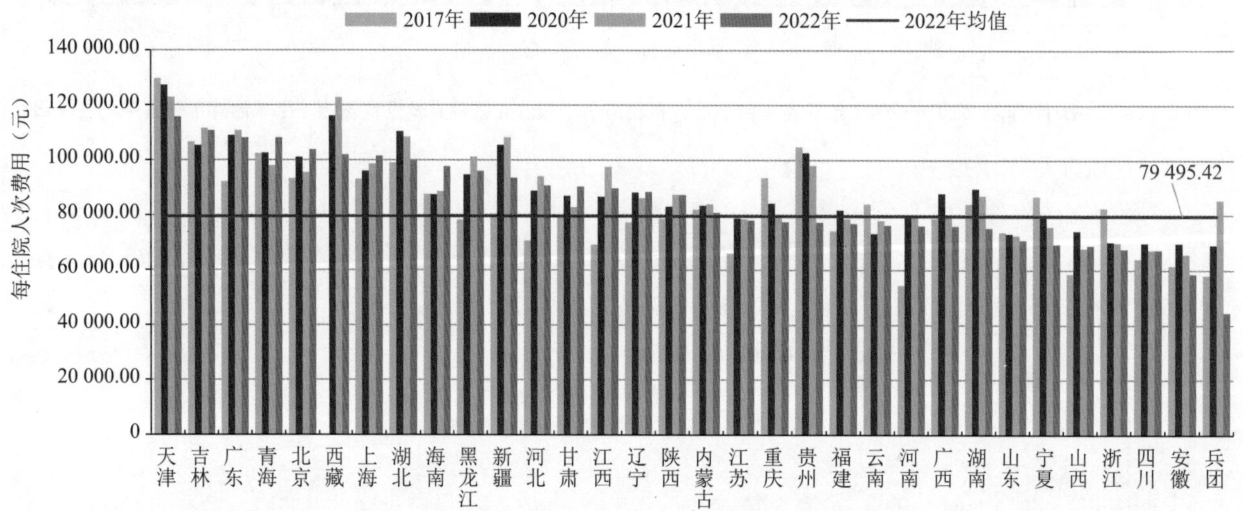

图 2-1-5-60　2017 年及 2020—2022 年各省（自治区、直辖市）三级公立医院原发性食管癌（手术治疗）患者每住院人次费用

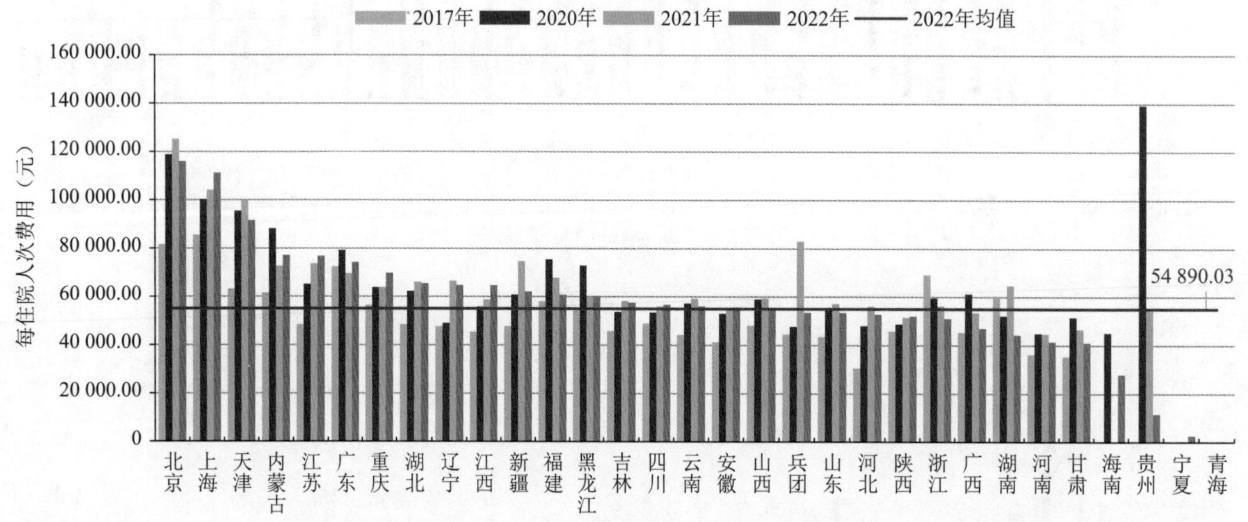

图 2-1-5-61　2017 年及 2020—2022 年各省（自治区、直辖市）二级公立医院原发性食管癌（手术治疗）患者每住院人次费用

3）住院非手术治疗

三级公立医院原发性食管癌（非手术治疗）患者每住院人次费用自 2021 年的 12 718.26 元，下降至 2022 年的 11 571.27 元，各省（自治区、直辖市）指标值见图 2-1-5-62。二级公立医院自 2021 年的 9842.87 元，下降至 2022 年的 8569.74 元，各省（自治区、直辖市）指标值见图 2-1-5-63。

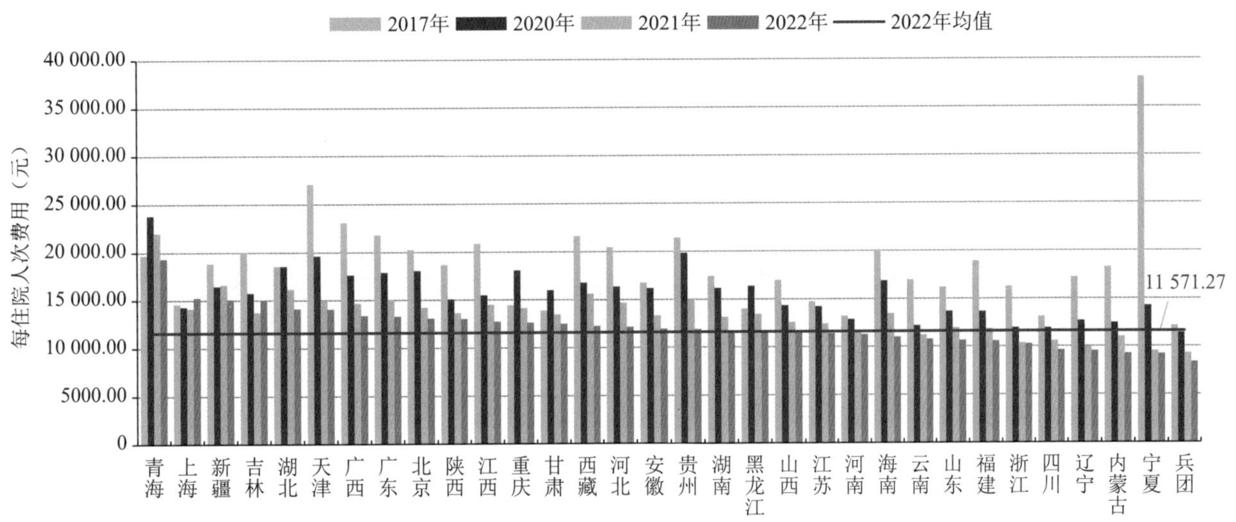

图 2-1-5-62 2017 年及 2020—2022 年各省（自治区、直辖市）三级公立医院原发性食管癌（非手术治疗）患者每住院人次费用

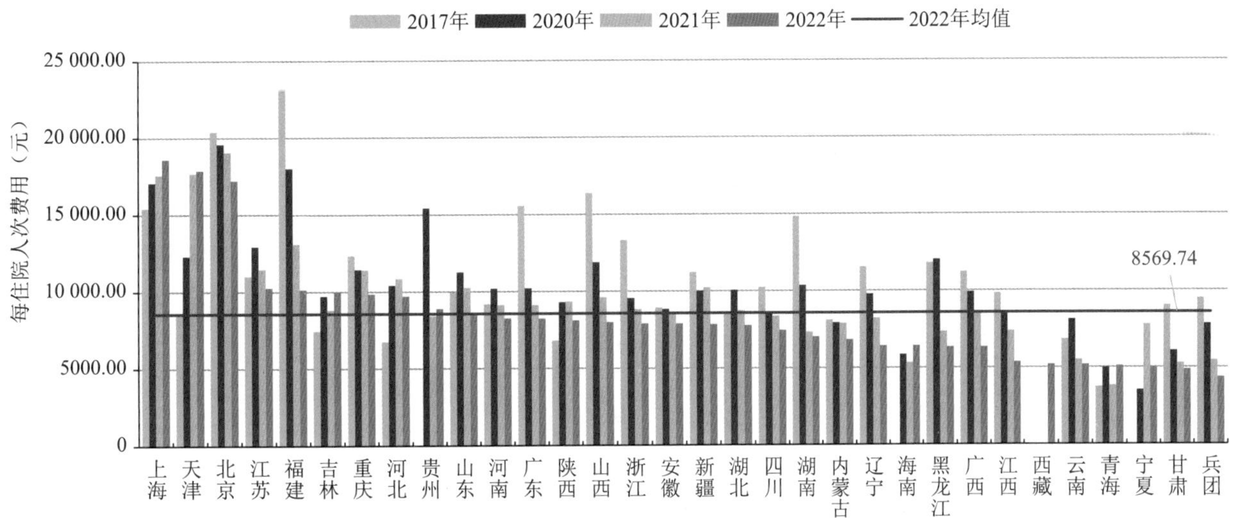

图 2-1-5-63 2017 年及 2020—2022 年各省（自治区、直辖市）二级公立医院原发性食管癌（手术治疗）患者每住院人次费用

四、淋巴瘤

1. 全国情况

淋巴瘤（非手术治疗）患者住院死亡率总体呈上升趋势，2022 年为 0.26%，较 2017 年上升 0.01 个百分点，其中，未定级民营综合医院最高（0.99%），委属委管综合医院最低（0.19%）。0 ～ 31 天非预期再住院率总体呈下降趋势，2022 年为 0.37%，较 2017 年下降 0.22 个百分点，其中，未定级民营综合医院最高（2.44%），委属委管综合医院最低（0.12%）。平均住院日总体呈下降趋势，2022 年为 6.58 天，较 2017 年下降 3.07 天，其中，未定级民营综合医院最高（10.16 天），委属委管综合医院最低（5.86 天）。每住院人次费用呈波动下降趋势，2022 年为 16 064.47 元，较 2017 年下降 802.42 元，其中，未定级民营综合医院最高（28 117.36 元），二级公立综合医院最低（8847.67 元）。详见图 2-1-5-64 ～图 2-1-5-67。

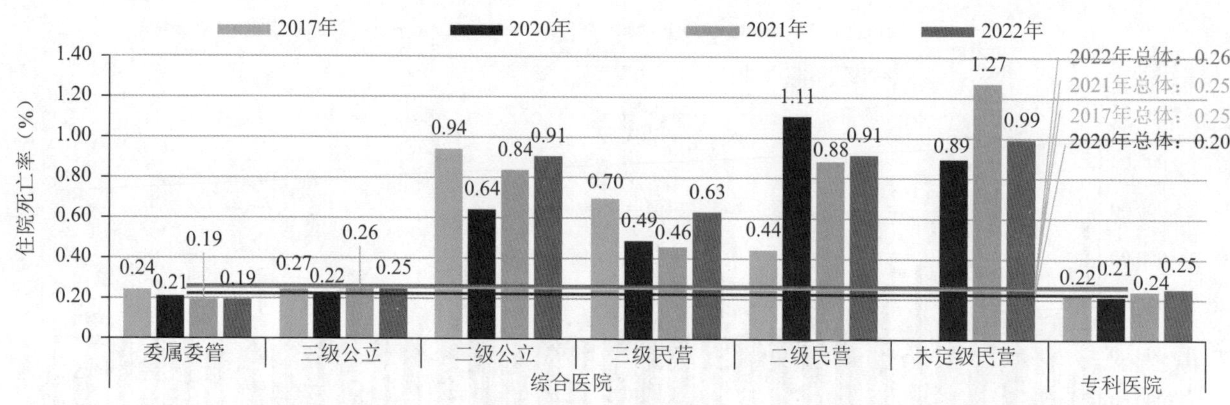

图 2-1-5-64　2017 年及 2020—2022 年全国各类医院淋巴瘤（非手术治疗）患者住院死亡率

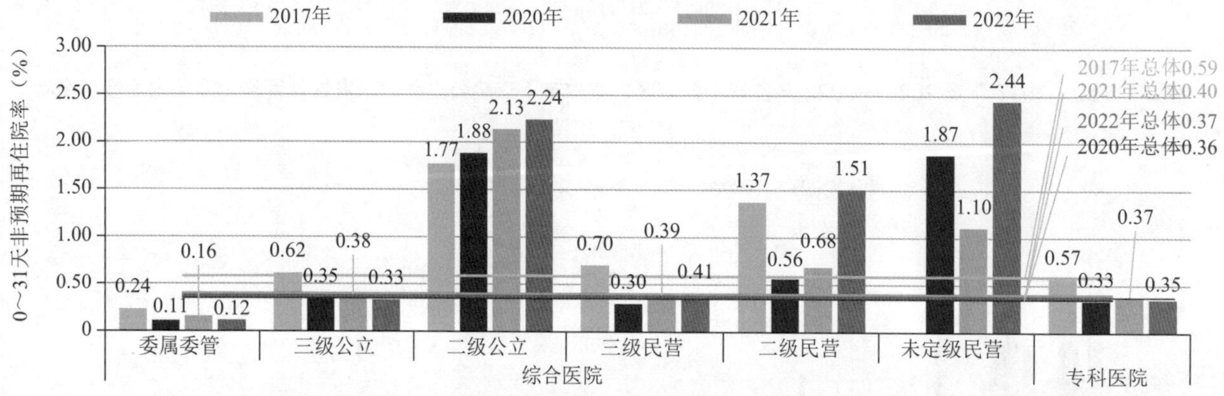

图 2-1-5-65　2017 年及 2020—2022 年全国各类医院淋巴瘤（非手术治疗）患者 0 ～ 31 天非预期再住院率

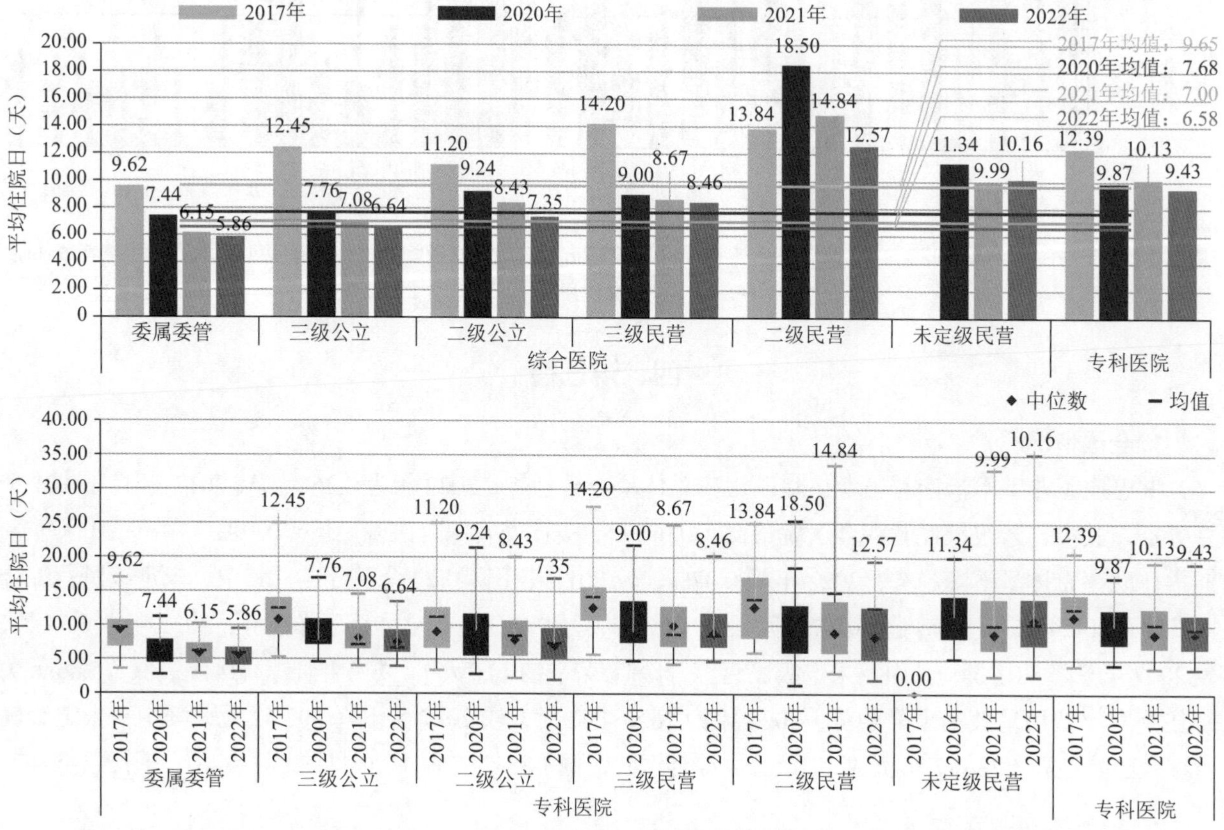

图 2-1-5-66　2017 年及 2020—2022 年全国各类医院淋巴瘤（非手术治疗）患者平均住院日

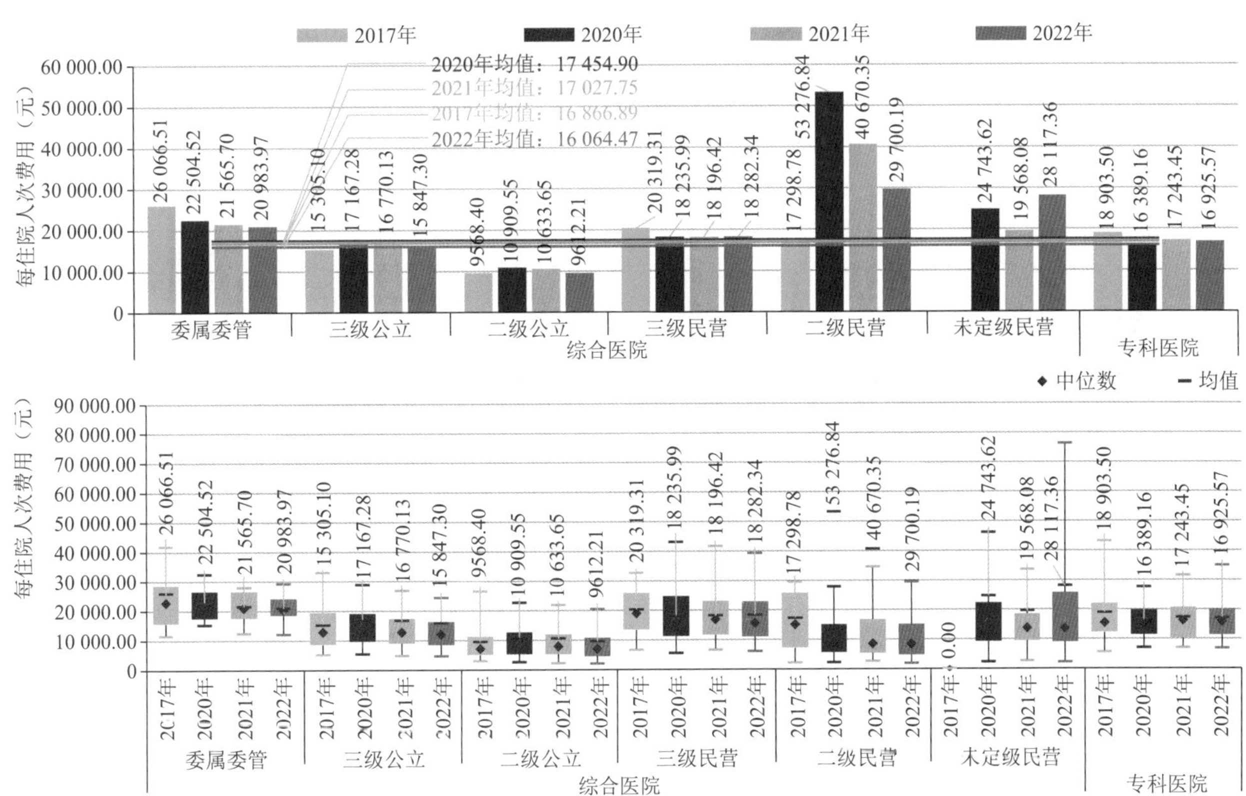

图 2-1-5-67　2017 年及 2020—2022 年全国各类医院淋巴瘤（非手术治疗）患者每住院人次费用

2. 各省（自治区、直辖市）情况

（1）住院死亡率

三级公立医院淋巴瘤（非手术治疗）患者住院死亡率自 2021 年的 0.26%，下降至 2022 年的 0.25%，各省（自治区、直辖市）住院死亡率情况见图 2-1-5-68。二级公立医院自 2021 年的 0.84%，上升至 2022 年的 0.91%。

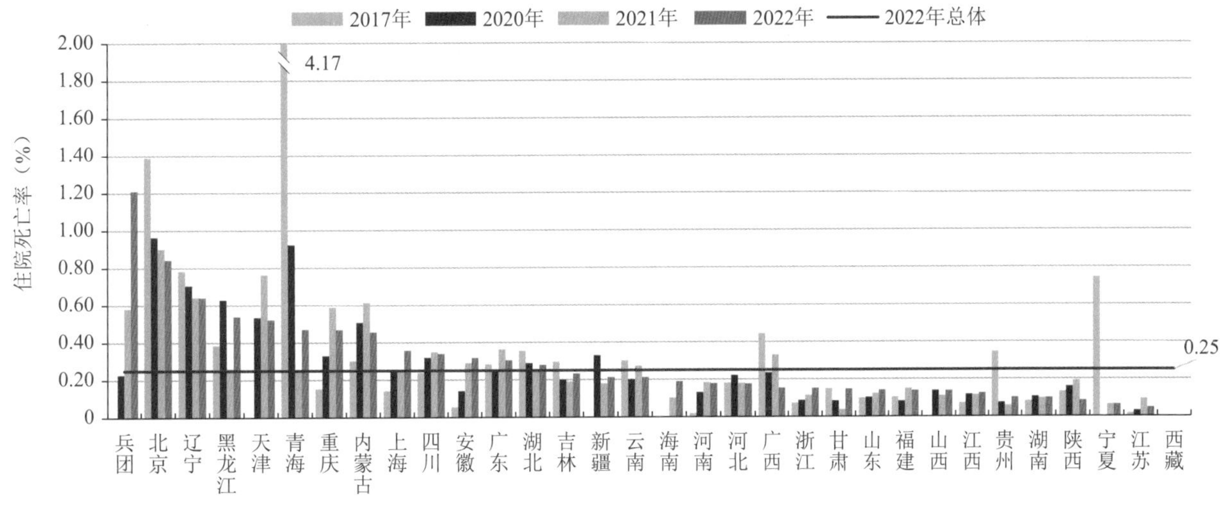

图 2-1-5-68　2017 年及 2020—2022 年各省（自治区、直辖市）三级公立医院淋巴瘤（非手术治疗）患者住院死亡率

（2）0 ～ 31 天非预期再住院率

三级公立医院淋巴瘤（非手术治疗）患者 0 ～ 31 天非预期再住院率自 2021 年的 0.38%，下降至 2022 年的 0.33%，各省（自治区、直辖市）指标值见图 2-1-5-69。二级公立医院自 2021 年的 2.13%，上升至 2022 年的 2.24%。

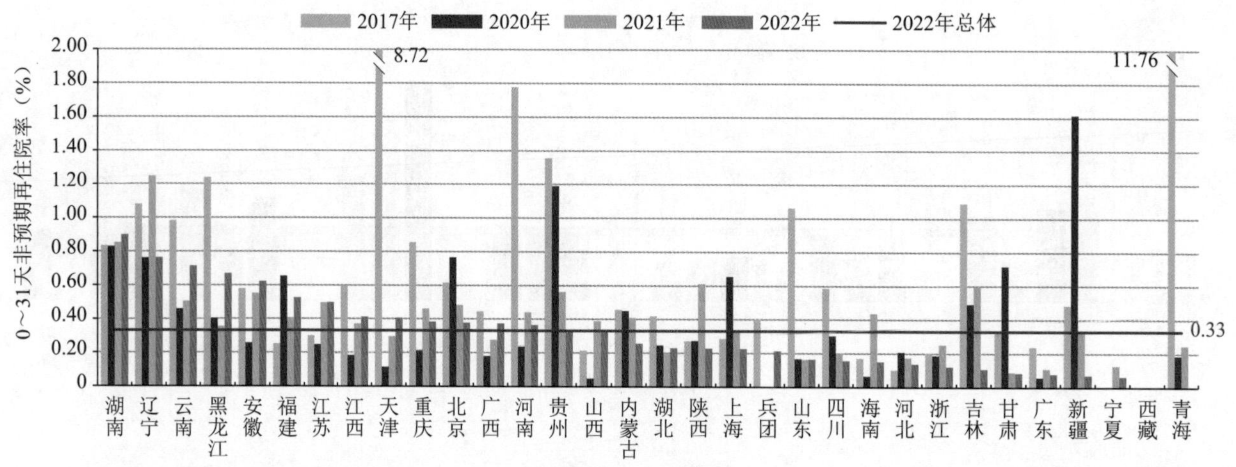

图 2-1-5-69　2017 年及 2020—2022 年各省（自治区、直辖市）三级公立医院淋巴瘤（非手术治疗）患者 0～31 天非预期再住院率

（3）平均住院日

三级公立医院淋巴瘤（非手术治疗）患者平均住院日自 2021 年的 7.08 天，下降至 2022 年的 6.64 天，各省（自治区、直辖市）指标值见图 2-1-5-70。二级公立医院自 2021 年的 8.43 天，下降至 2022 年的 7.35 天，各省（自治区、直辖市）指标值见图 2-1-5-71。

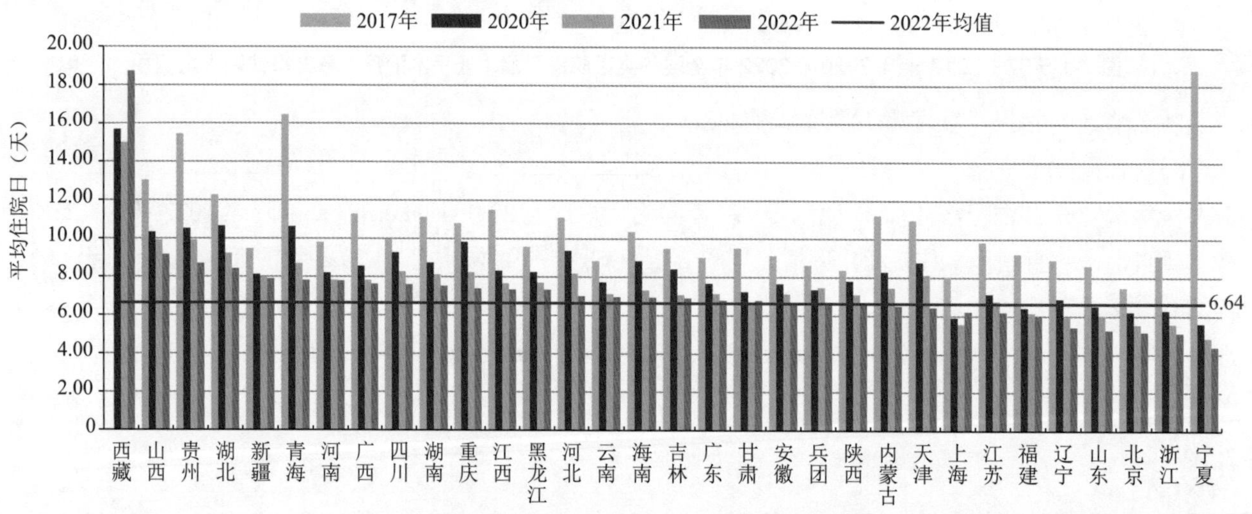

图 2-1-5-70　2017 年及 2020—2022 年各省（自治区、直辖市）三级公立医院淋巴瘤（非手术治疗）患者平均住院日

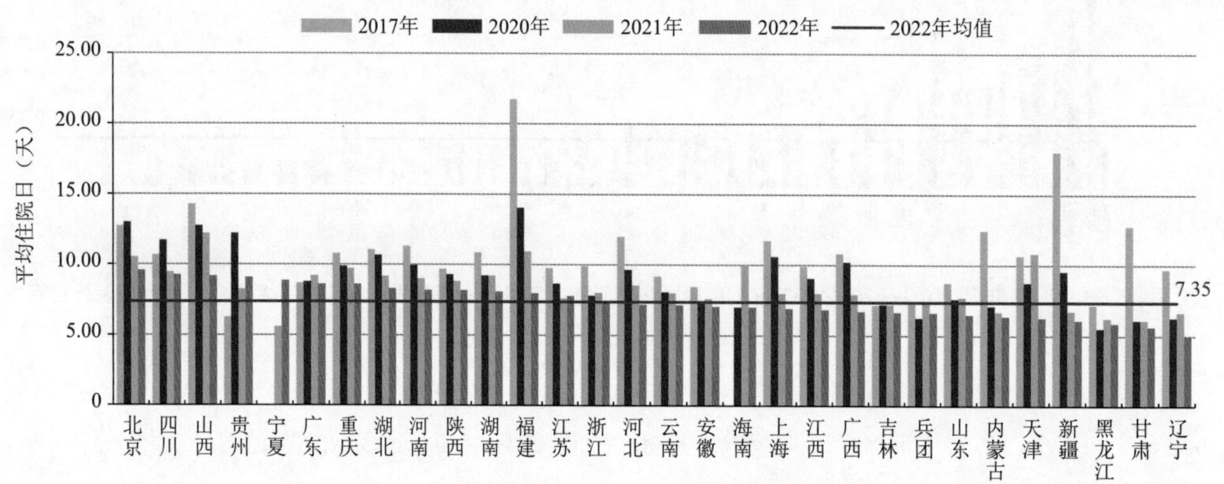

图 2-1-5-71　2017 年及 2020—2022 年各省（自治区、直辖市）二级公立医院淋巴瘤（非手术治疗）患者平均住院日

（4）每住院人次费用

三级公立医院淋巴瘤（非手术治疗）患者每住院人次费用自 2021 年的 16 770.13 元，下降至 2022 年的 15 847.30 元，各省（自治区、直辖市）指标值见图 2-1-5-72。二级公立医院自 2021 年的 10 633.65 元，下降至 2022 年的 9612.21 元，各省（自治区、直辖市）指标值见图 2-1-5-73。

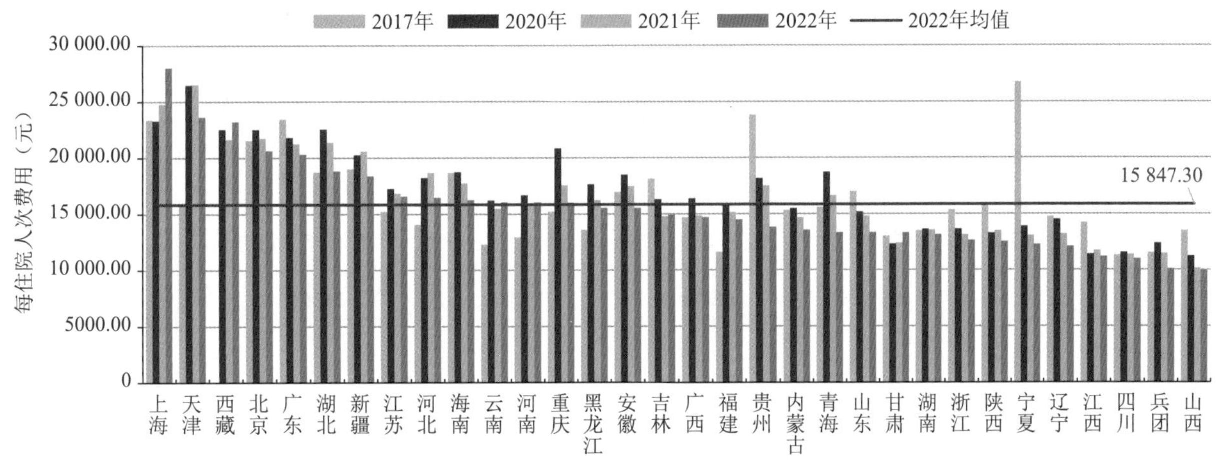

图 2-1-5-72　2017 年及 2020—2022 年各省（自治区、直辖市）三级公立医院淋巴瘤（非手术治疗）患者每住院人次费用

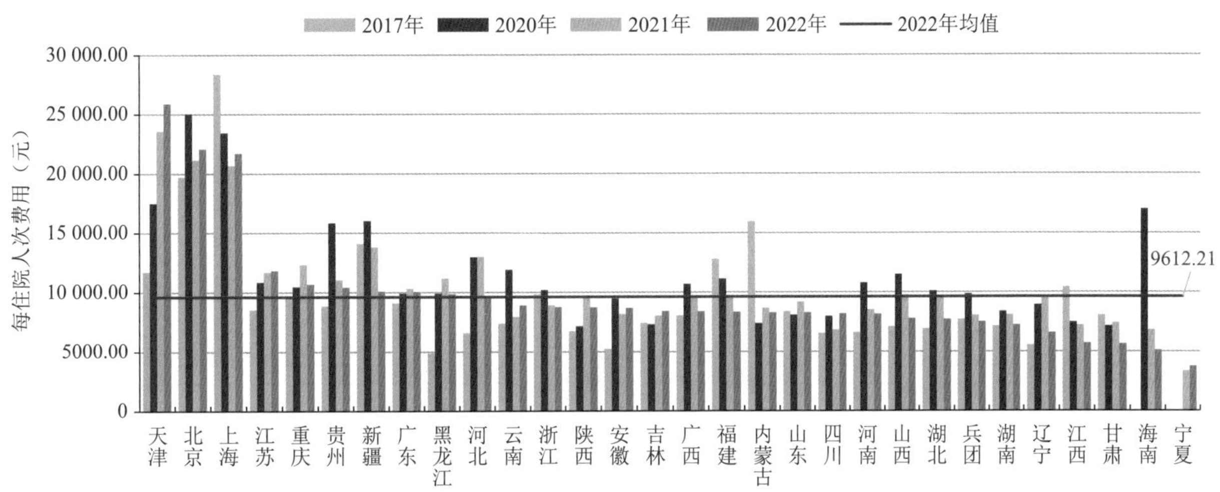

图 2-1-5-73　2017 年及 2020—2022 年各省（自治区、直辖市）二级公立医院淋巴瘤（非手术治疗）患者每住院人次费用

五、原发性宫颈癌

1. 全国情况

（1）原发性宫颈癌（手术治疗）患者相关指标

原发性宫颈癌（手术治疗）患者住院死亡率总体呈下降趋势，2022 年为 0.01%，较 2017 年下降 0.01 个百分点，其中，未定级民营综合医院最高（0.72%）。0 ～ 31 天非预期再住院率总体呈波动下降趋势，2022 年为 2.26%，较 2017 年下降 0.81 个百分点，其中，二级民营综合医院最高（3.20%），未定级民营综合医院最低（0.95%）。平均住院日总体呈下降趋势，2022 年为 13.77 天，较 2017 年下降 2.82 天，其中，二级民营综合医院最高（16.57 天），委属委管综合医院最低（11.23 天）。每住院人次费用呈波动下降趋势，2022 年为 31 524.21 元，较 2017 年上升 835.00 元，较 2021 年下降 436.76 元，其中，委属委管综合医院最高（38 749.93 元），二级公立综合医院最低（19 181.52 元）。详见图 2-1-5-74 ～图 2-1-5-77。

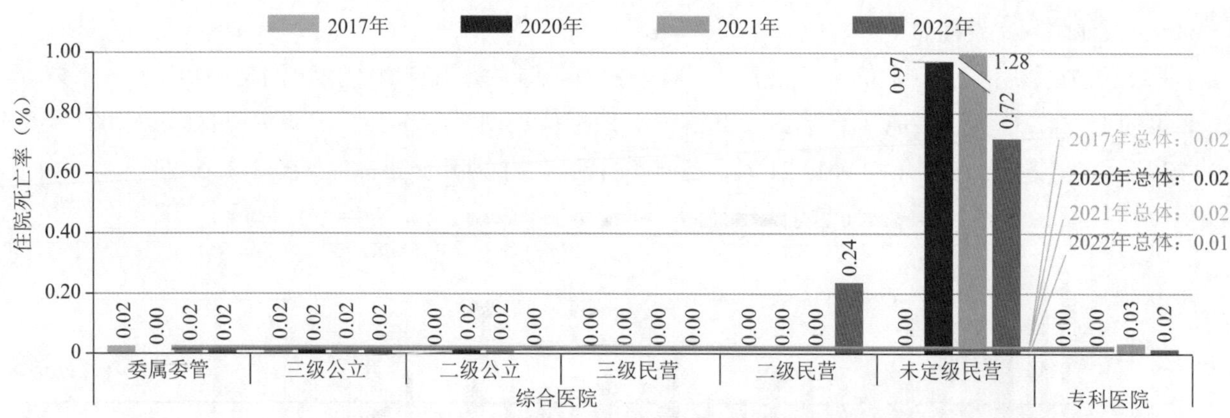

图 2-1-5-74　2017 年及 2020—2022 年全国各类医院原发性宫颈癌（手术治疗）患者住院死亡率

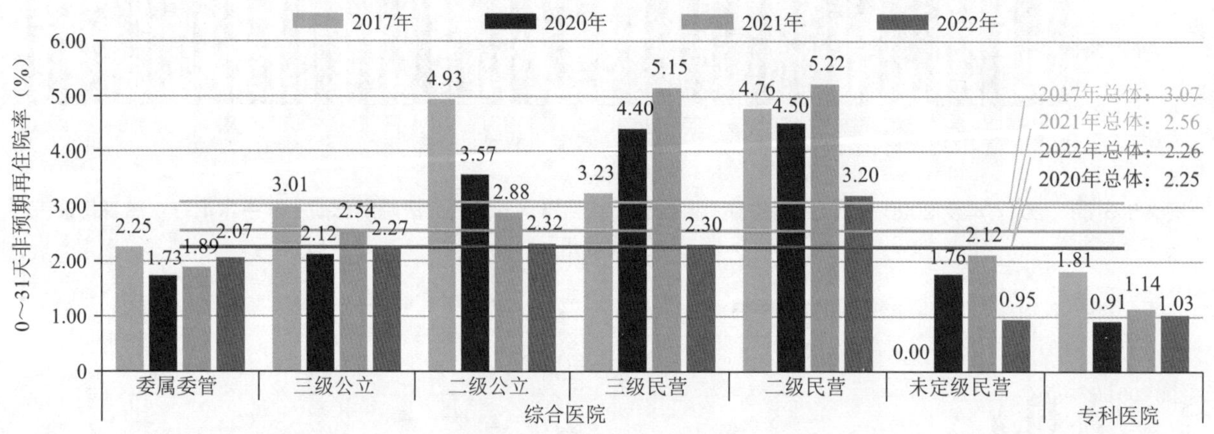

图 2-1-5-75　2017 年及 2020—2022 年全国各类医院原发性宫颈癌（手术治疗）患者 0 ～ 31 天非预期再住院率

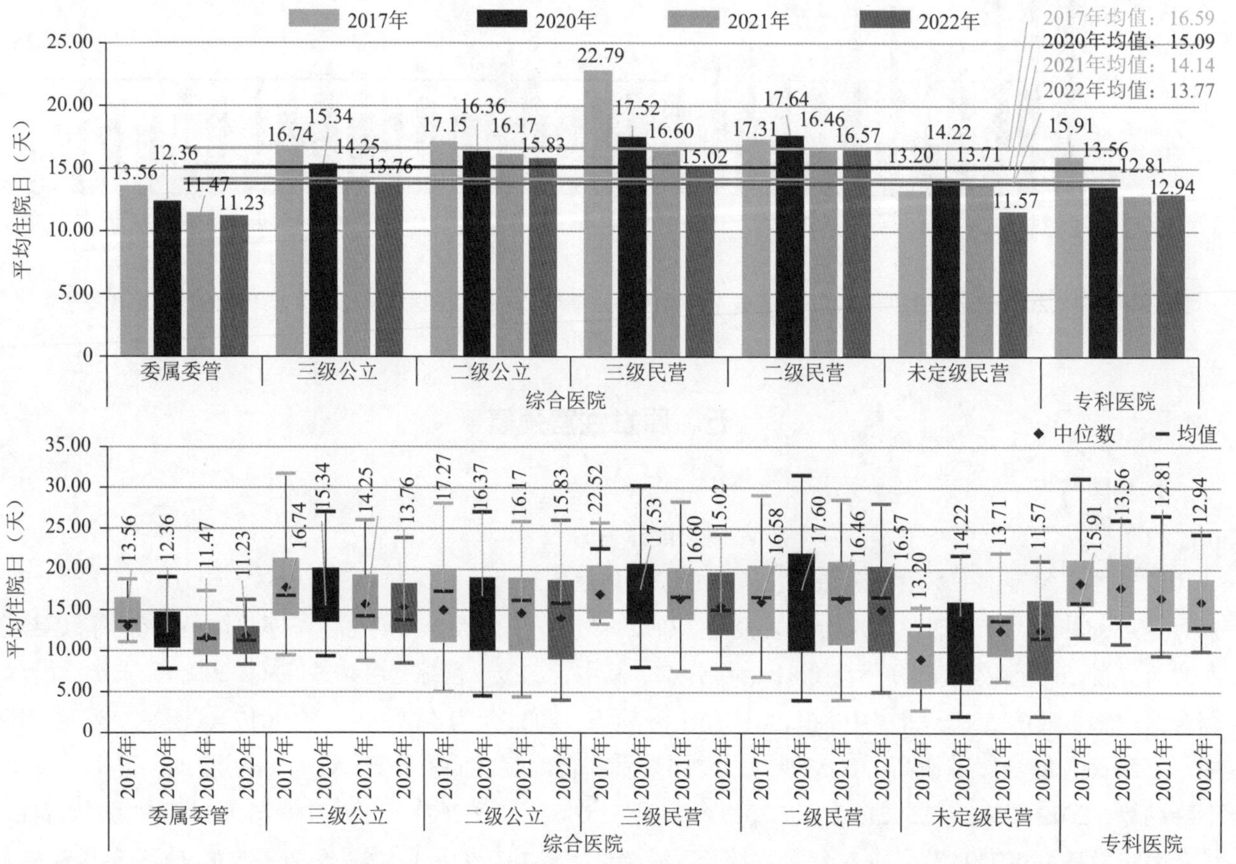

图 2-1-5-76　2017 年及 2020—2022 年全国各类医院原发性宫颈癌（手术治疗）患者平均住院日

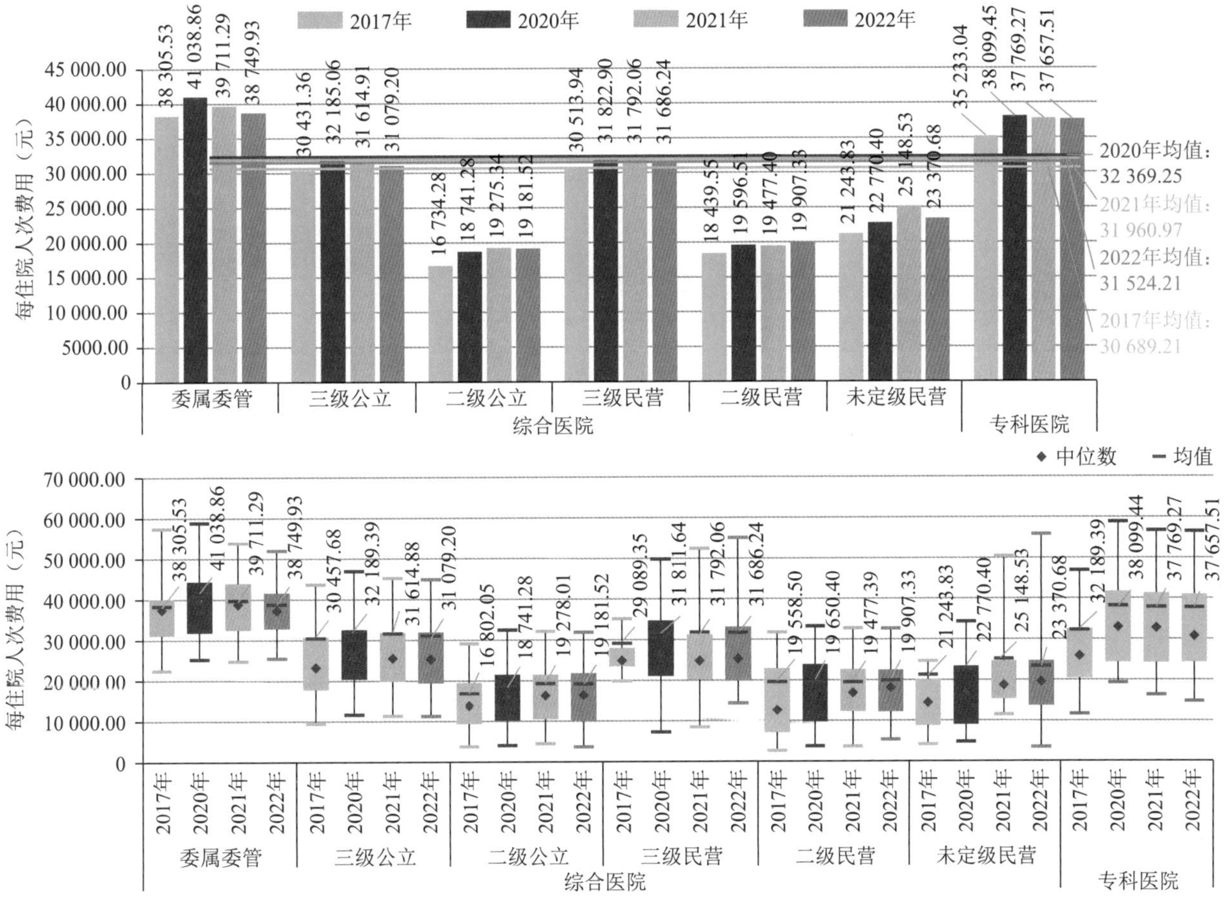

图 2-1-5-77　2017 年及 2020—2022 年全国各类医院原发性宫颈癌（手术治疗）患者每住院人次费用

（2）原发性宫颈癌（非手术治疗）患者相关指标

原发性宫颈癌（非手术治疗）患者住院死亡率总体呈波动上升趋势，2022 年为 0.08%，与 2017 年持平，其中，二级公立综合医院最高（0.76%），委属委管综合医院最低（0.03%）。0 ～ 31 天非预期再住院率总体呈下降趋势，2022 年为 0.39%，较 2017 年下降 0.16 个百分点，其中，二级公立综合医院最高（2.39%），委属委管综合医院最低（0.07%）。平均住院日呈下降趋势，2022 年为 10.12 天，较 2017 年下降 4.20 天，其中，三级民营综合医院最高（12.25 天），委属委管综合医院最低（6.03 天）。每住院人次费用呈下降趋势，2022 年为 15 572.69 元，较 2017 年下降 3588.65 元，其中，三级民营综合医院最高（19 524.10 元），二级公立综合医院最低（9364.30 元）。详见图 2-1-5-78 ～图 2-1-5-81。

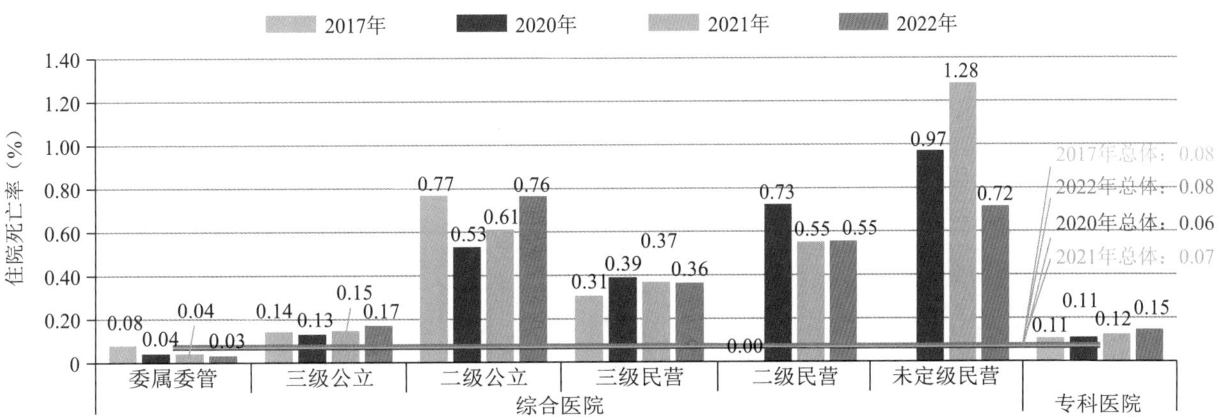

图 2-1-5-78　2017 年及 2020—2022 年全国各类医院原发性宫颈癌（非手术治疗）患者住院死亡率

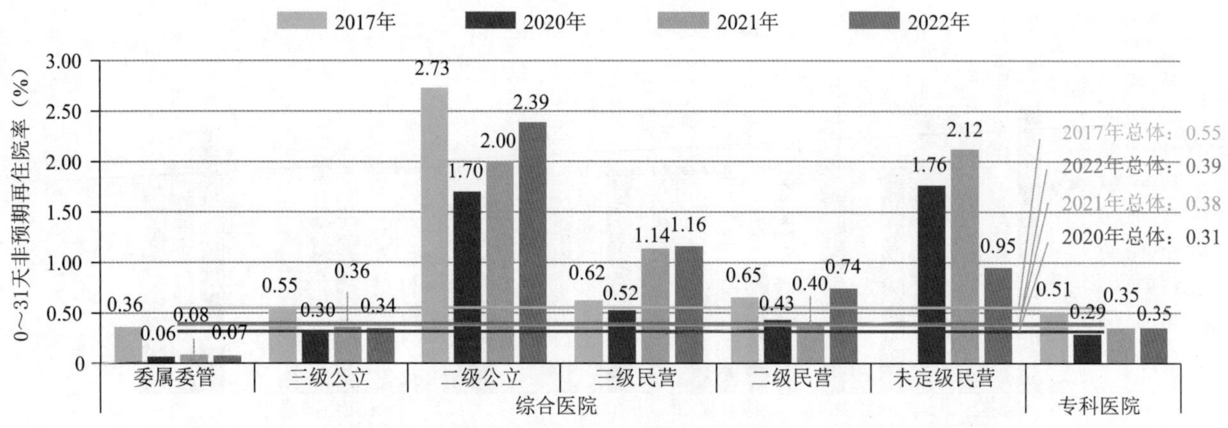

图 2-1-5-79　各类医院原发性宫颈癌（非手术治疗）患者 0 ～ 31 天非预期再住院率

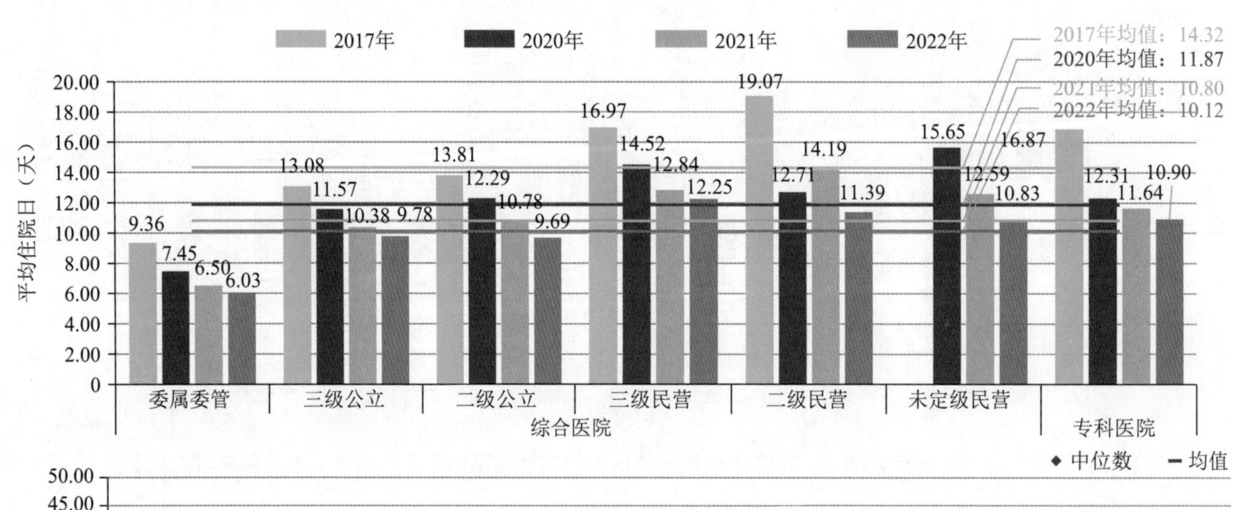

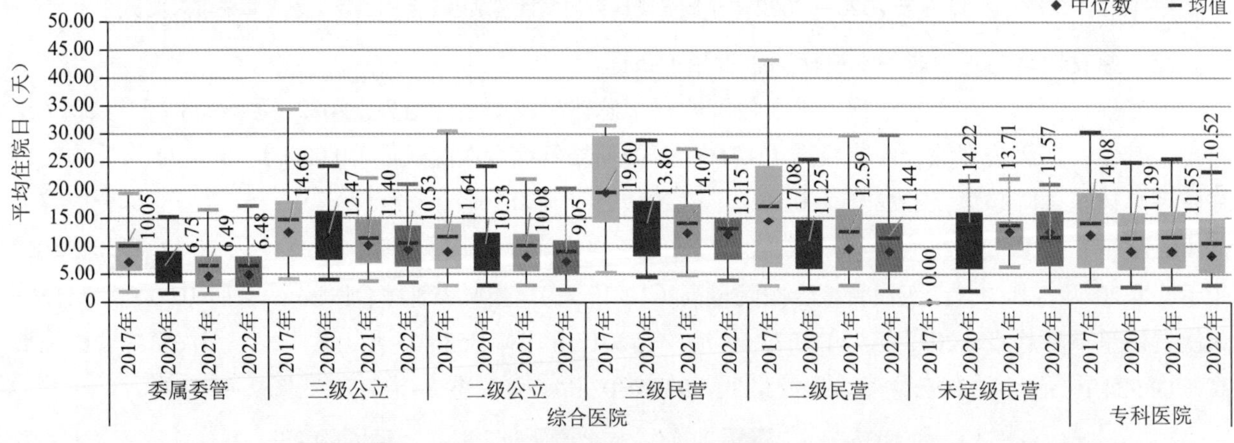

图 2-1-5-80　2017 年及 2020—2022 年全国各类医院原发性宫颈癌（非手术治疗）患者平均住院日

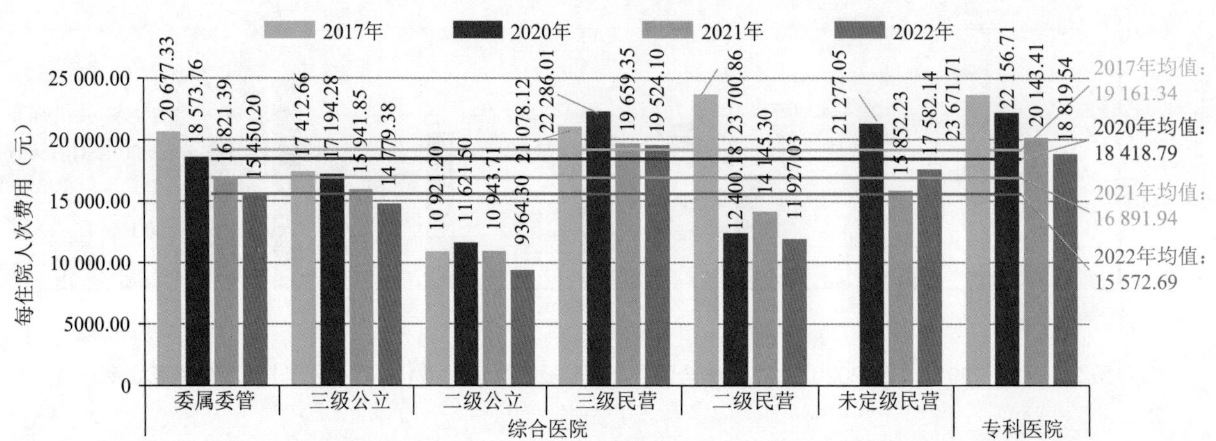

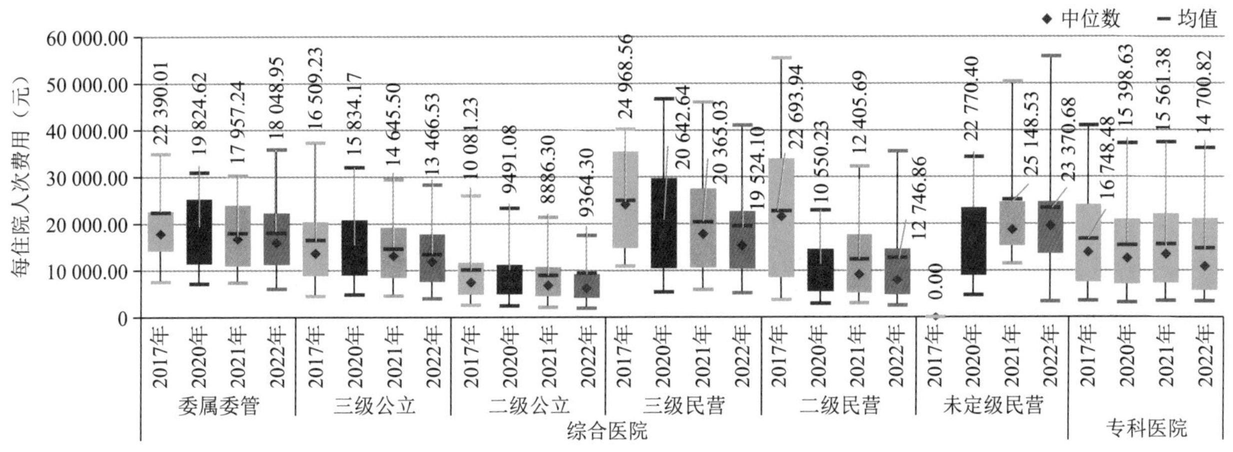

图 2-1-5-81 2017 年及 2020—2022 年全国各类医院原发性宫颈癌（非手术治疗）患者每住院人次费用

2. 各省（自治区、直辖市）情况

（1）住院死亡率

1）住院手术治疗

三级公立医院原发性宫颈癌（手术治疗）患者住院死亡率 2022 年为 0.02%，与 2021 年持平，各省（自治区、直辖市）指标值见图 2-1-5-82。二级公立医院 2022 年为 0。

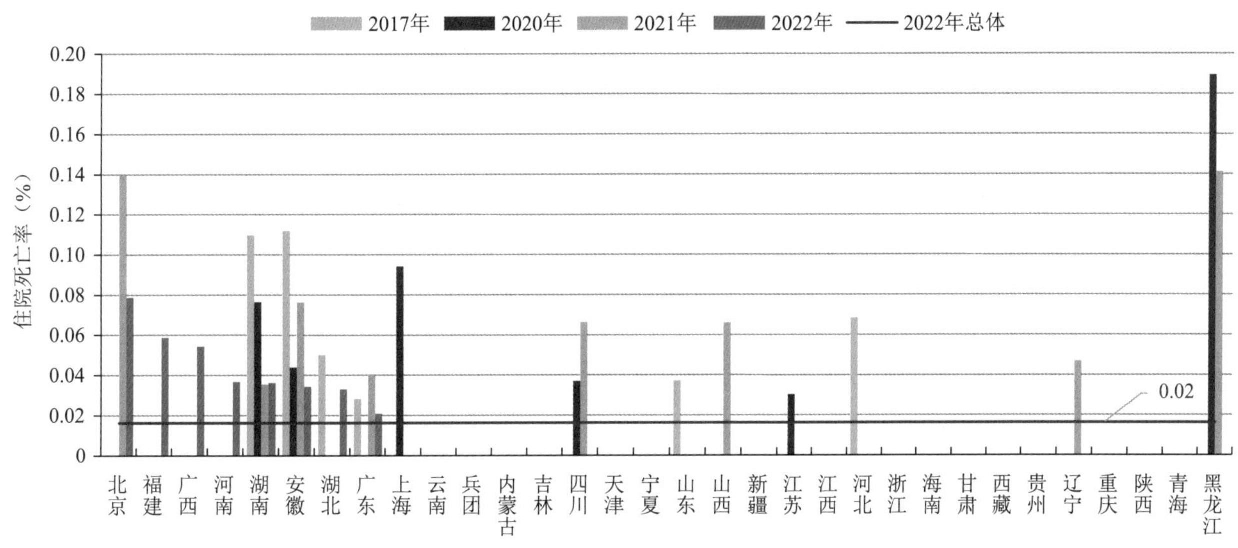

图 2-1-5-82 2017 年及 2020—2022 年各省（自治区、直辖市）三级公立医院原发性宫颈癌（手术治疗）患者住院死亡率

2）住院非手术治疗

三级公立医院原发性宫颈癌（非手术治疗）患者住院死亡率自 2021 年的 0.15%，上升至 2022 年的 0.17%，各省（自治区、直辖市）指标值见图 2-1-5-83。二级公立医院自 2021 年的 0.61%，上升至 2022 年的 0.76%。

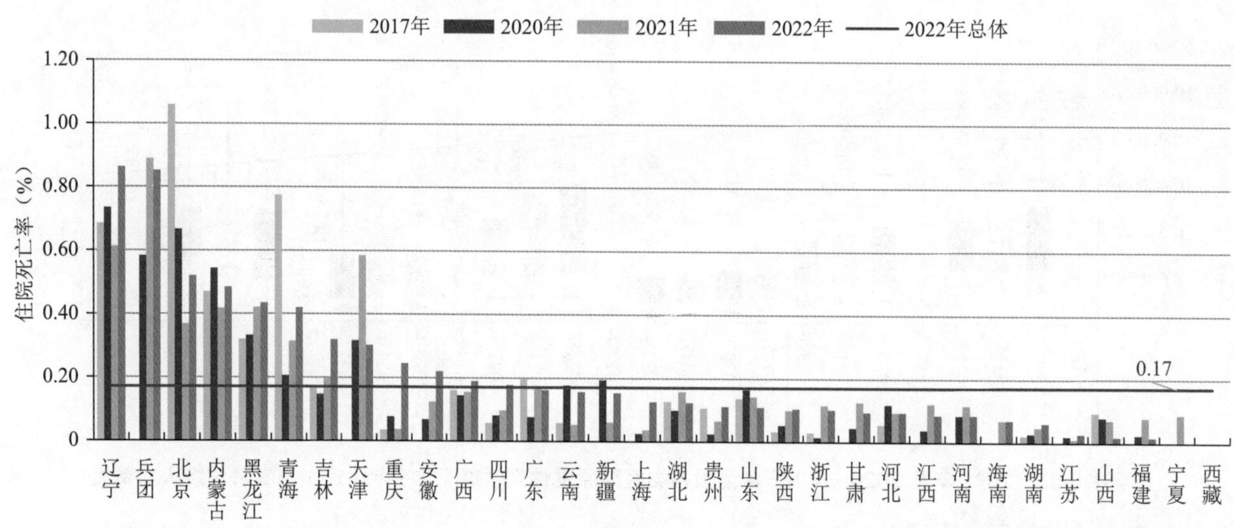

图 2-1-5-83　2017 年及 2020—2022 年各省（自治区、直辖市）三级公立医院原发性宫颈癌（非手术治疗）患者住院死亡率

（2）0 ～ 31 天非预期再住院率

1）住院手术治疗

三级公立医院原发性宫颈癌（手术治疗）患者出院 0 ～ 31 天非预期再住院率自 2021 年的 2.54%，下降至 2022 年的 2.27%，各省（自治区、直辖市）指标值见图 2-1-5-84。二级公立医院自 2021 年的 2.88%，下降至 2022 年的 2.32%。

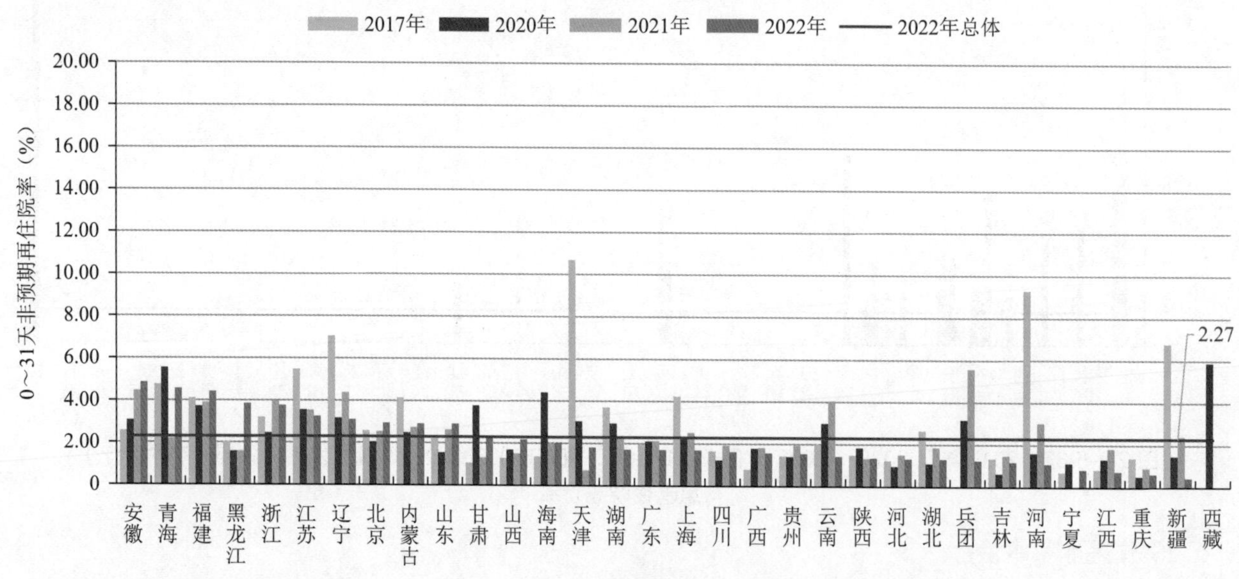

图 2-1-5-84　2017 年及 2020—2022 年各省（自治区、直辖市）三级公立医院原发性宫颈癌（手术治疗）患者 0 ～ 31 天非预期再住院率

2）住院非手术治疗

三级公立医院原发性宫颈癌（非手术治疗）患者出院 0 ～ 31 天非预期再住院率自 2021 年的 0.36%，下降至 2022 年的 0.34%，各省（自治区、直辖市）指标值见图 2-1-5-85。二级公立医院自 2021 年的 2.00%，上升至 2022 年的 2.38%。

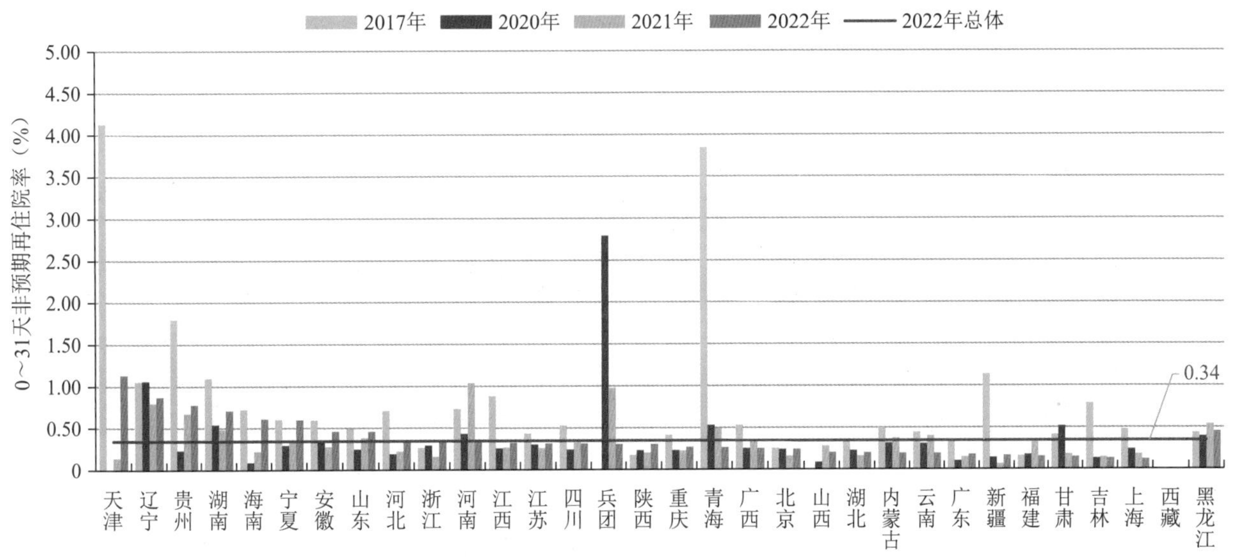

图 2-1-5-85 2017 年及 2020—2022 年各省（自治区、直辖市）三级公立医院原发性宫颈癌（非手术治疗）患者 0～31 天非预期再住院率

（3）平均住院日

1）总体情况

三级公立医院原发性宫颈癌患者平均住院日自 2021 年的 7.89 天，下降至 2022 年的 7.15 天。二级公立医院自 2021 年的 10.02 天，下降至 2022 年的 8.82 天。

2）住院手术治疗

三级公立医院原发性宫颈癌（手术治疗）患者平均住院日自 2021 年的 14.25 天，下降至 2022 年的 13.76 天，各省（自治区、直辖市）指标值见图 2-1-5-86。二级公立医院自 2021 年的 16.17 天，下降至 2022 年的 15.83 天，各省（自治区、直辖市）指标值见图 2-1-5-87。

3）住院非手术治疗

三级公立医院原发性宫颈癌（非手术治疗）患者平均住院日自 2021 年的 10.38 天，下降至 2022 年的 9.78 天，各省（自治区、直辖市）指标值见图 2-1-5-88。二级公立医院自 2021 年的 10.78 天，下降至 2022 年的 9.69 天，各省（自治区、直辖市）指标值见图 2-1-5-89。

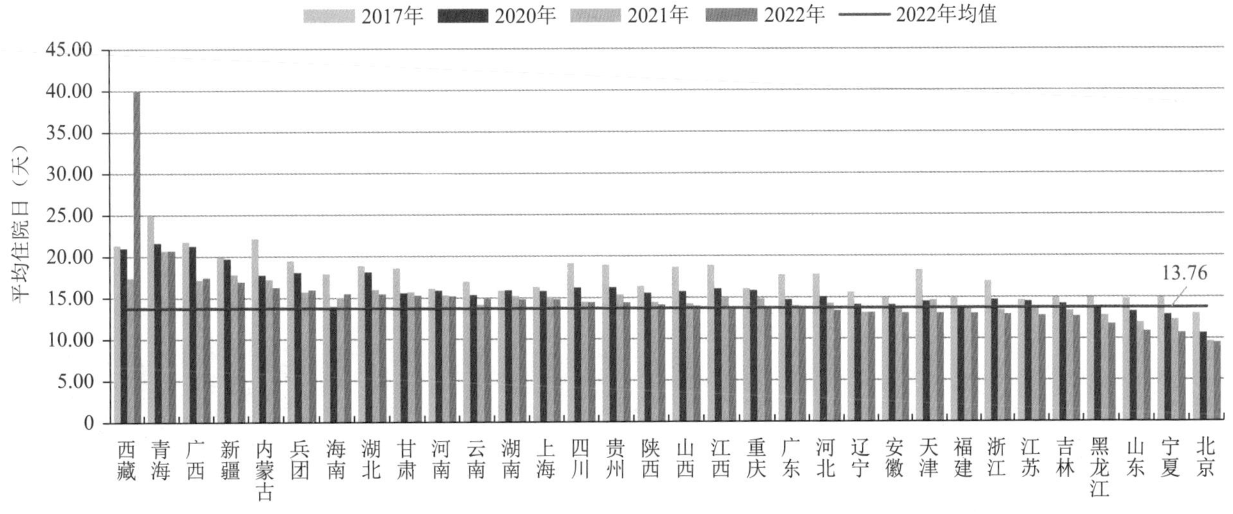

图 2-1-5-86 2017 年及 2020—2022 年各省（自治区、直辖市）三级公立医院原发性宫颈癌（手术治疗）患者平均住院日

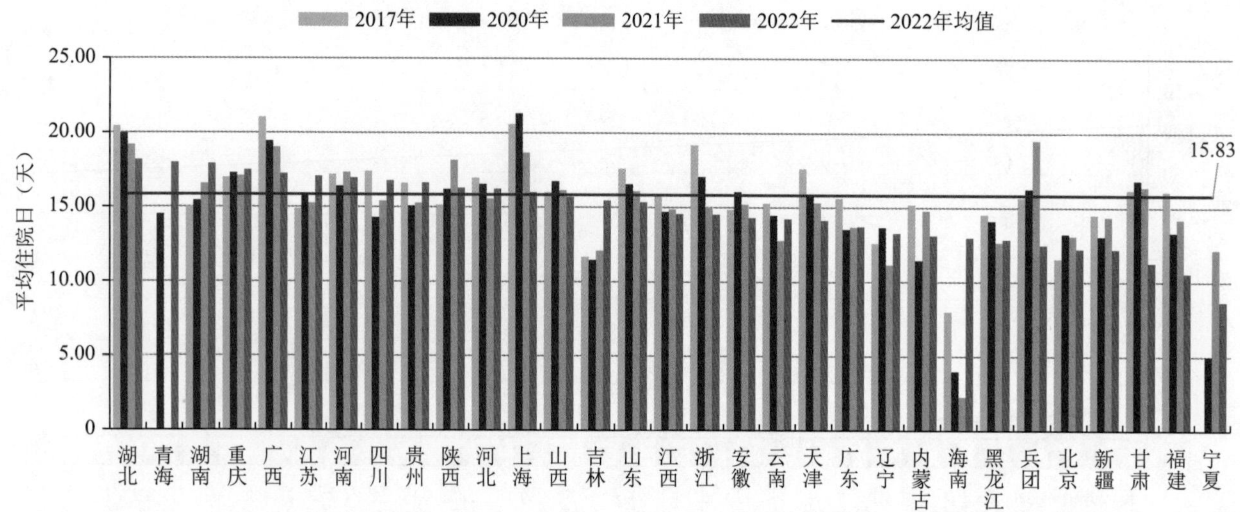

图 2-1-5-87　2017 年及 2020—2022 年各省（自治区、直辖市）二级公立医院原发性宫颈癌（手术治疗）患者平均住院日

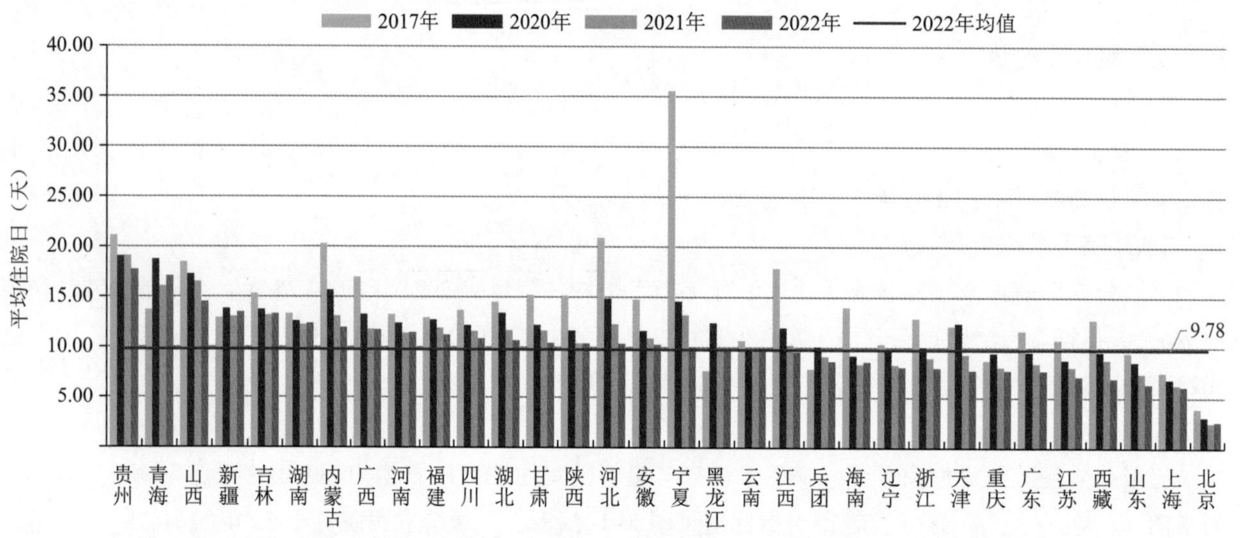

图 2-1-5-88　2017 年及 2020—2022 年各省（自治区、直辖市）三级公立医院原发性宫颈癌（非手术治疗）患者平均住院日

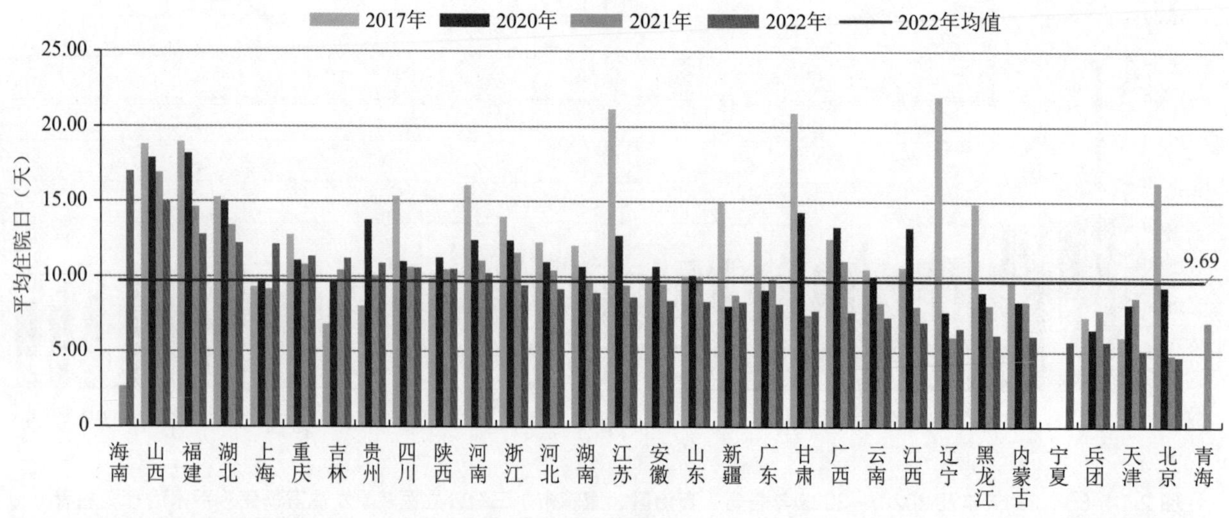

图 2-1-5-89　2017 年及 2020—2022 年各省（自治区、直辖市）二级公立医院原发性宫颈癌（非手术治疗）患者平均住院日

（4）每住院人次费用

1）住院手术治疗

三级公立医院原发性宫颈癌（手术治疗）患者每住院人次费用自 2021 年的 31 614.91 元，下降至 2022 年的 31 079.20 元，各省（自治区、直辖市）指标值见图 2-1-5-90。二级公立医院自 2021 年的 19 275.34 元，下降至 2022 年的 19 181.52 元，各省（自治区、直辖市）指标值见图 2-1-5-91。

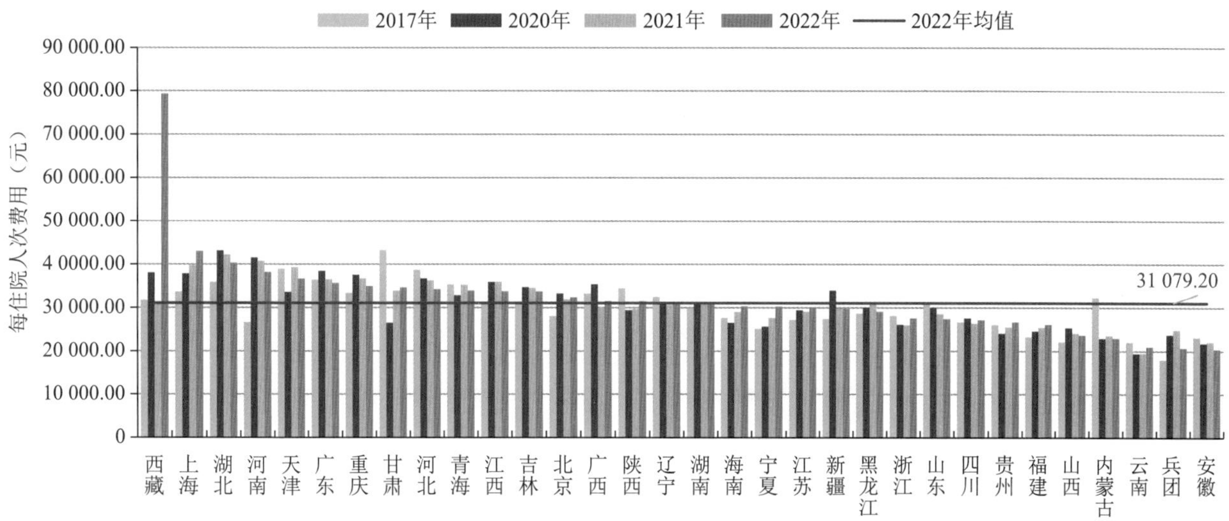

图 2-1-5-90　2017 年及 2020—2022 年各省（自治区、直辖市）三级公立医院原发性宫颈癌（手术治疗）患者每住院人次费用

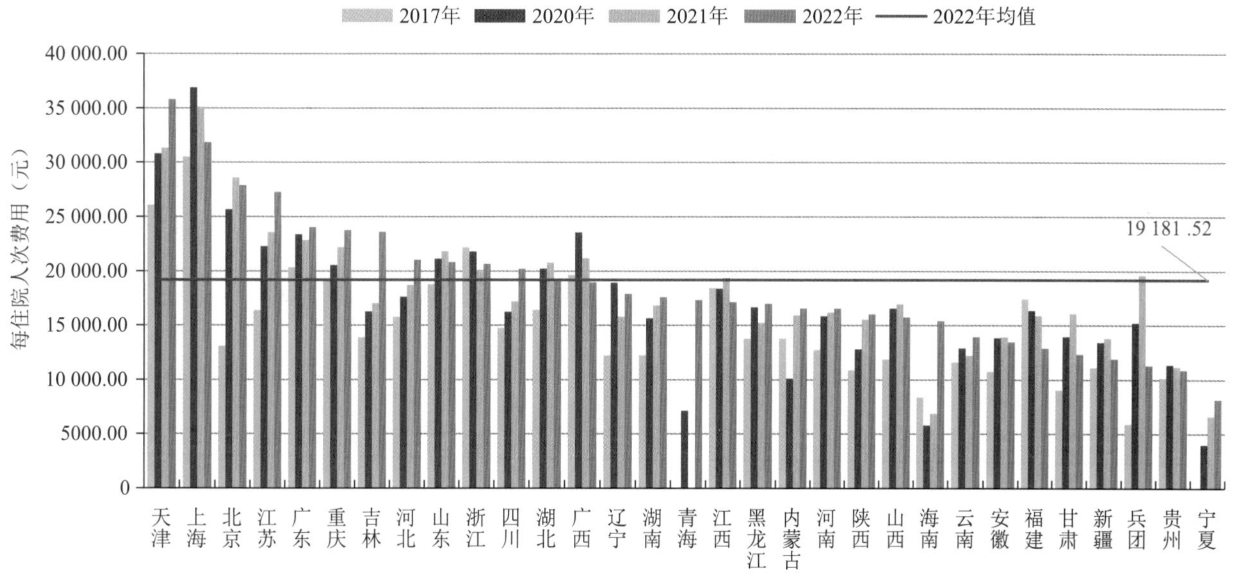

图 2-1-5-91　2017 年及 2020—2022 年各省（自治区、直辖市）二级公立医院原发性宫颈癌（手术治疗）患者每住院人次费用

2）住院非手术治疗

三级公立医院原发性宫颈癌（非手术治疗）患者每住院人次费用自 2021 年的 15 941.85 元，下降至 2022 年的 14 779.38 元，各省（自治区、直辖市）指标值见图 2-1-5-92。二级公立医院自 2021 年的 10 943.71 元，下降至 2022 年的 9364.30 元，各省（自治区、直辖市）指标值见图 2-1-5-93。

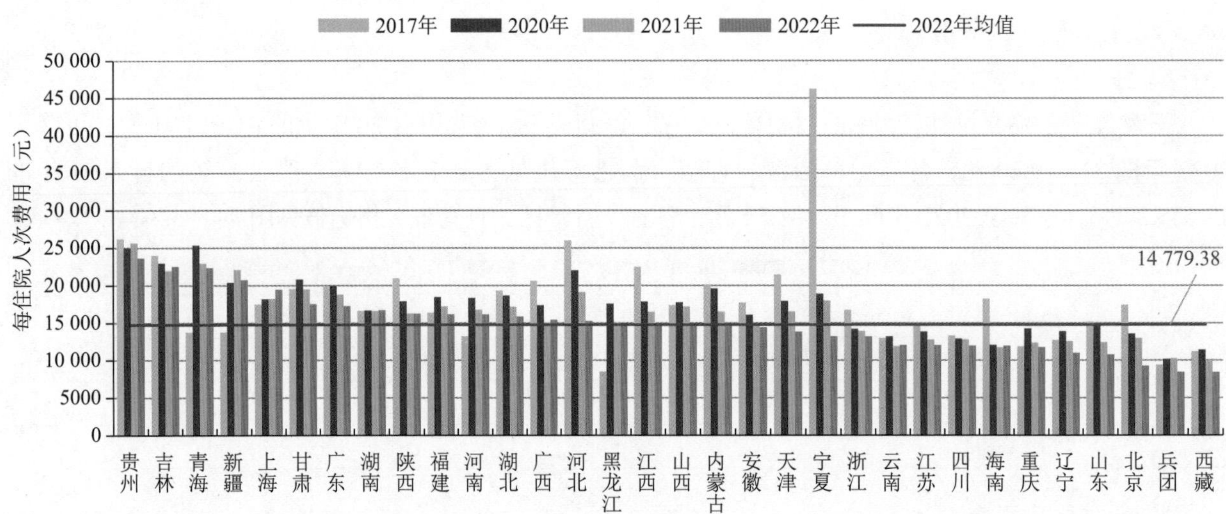

图 2-1-5-92　2017 年及 2020—2022 年各省（自治区、直辖市）三级公立医院原发性宫颈癌（非手术治疗）患者每住院人次费用

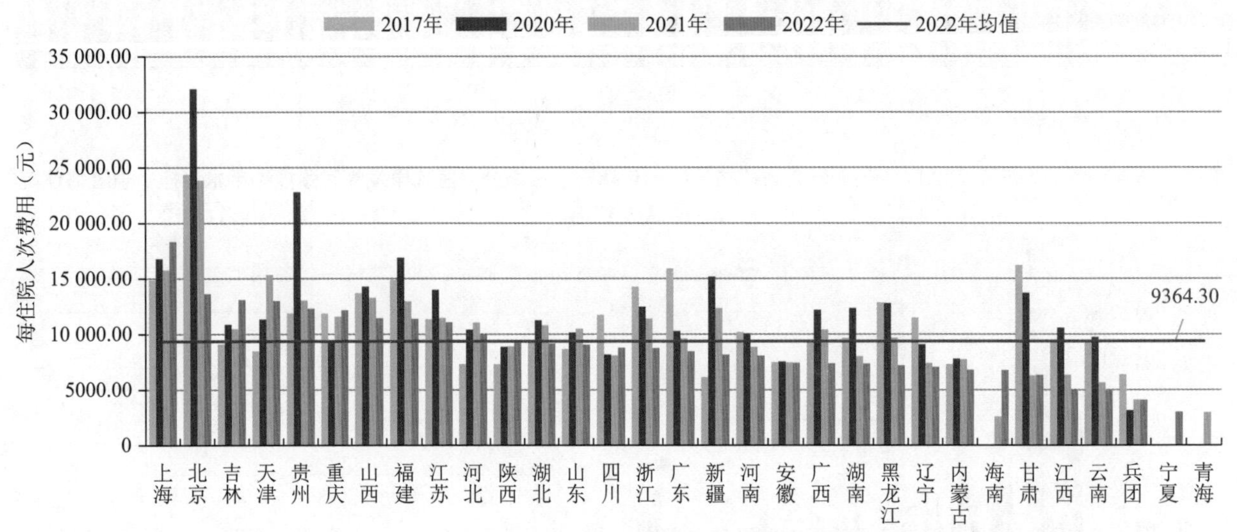

图 2-1-5-93　2017 年及 2020—2022 年各省（自治区、直辖市）二级公立医院原发性宫颈癌（非手术治疗）患者每住院人次费用

六、原发性鼻咽癌

1. 全国情况

原发性鼻咽癌（非手术治疗）患者住院死亡率总体平稳，2022 年为 0.14%，较 2017 年增长 0.02 个百分点，其中，二级公立综合医院最高（0.85%），委属委管综合医院最低（0.03%）。0 ～ 31 天非预期再住院率总体呈波动下降趋势，2022 年为 0.30%，较 2017 年下降 0.13 个百分点，其中，二级公立综合医院最高（2.54%），委属委管综合医院最低（0.01%）。平均住院日呈下降趋势，2022 年为 9.84 天，较 2017 年下降 6.33 天，其中，三级民营综合医院最高（12.13 天），委属委管综合医院最低（6.75 天）。每住院人次费用呈下降趋势，2022 年为 17 238.56 元，较 2017 年下降 5815.53 元，其中，专科医院最高（24 020.08 元），二级公立综合医院最低（9876.12 元）。详见图 2-1-5-94 ～图 2-1-5-97。

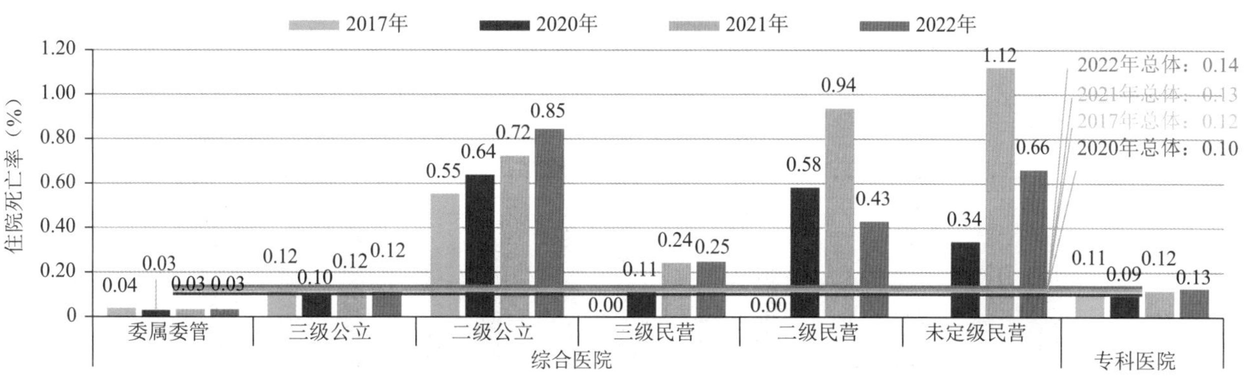

图 2-1-5-94　2017 年及 2020—2022 年全国各类医院原发性鼻咽癌（非手术治疗）患者住院死亡率

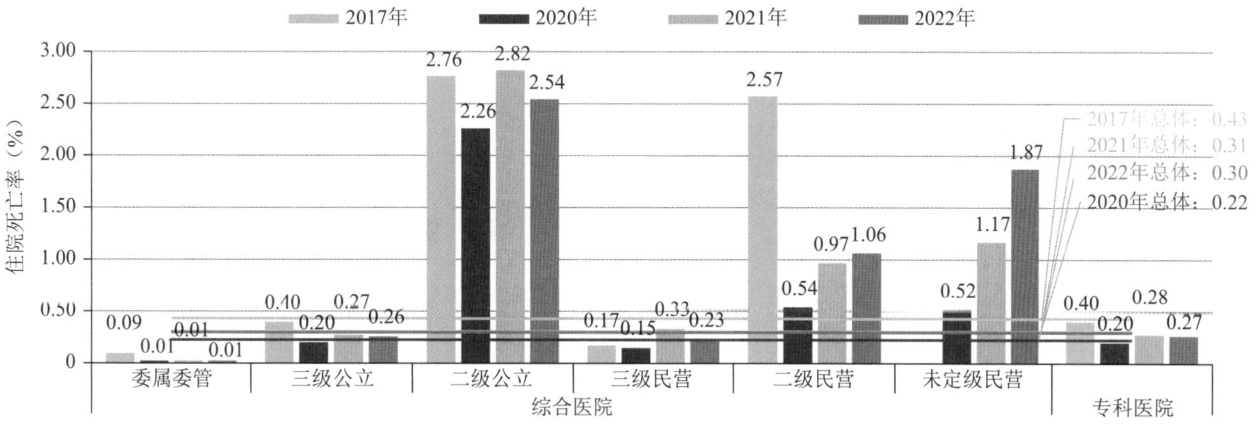

图 2-1-5-95　2017 年及 2020—2022 年全国各类医院原发性鼻咽癌（非手术治疗）患者 0 ～ 31 天非预期再住院率

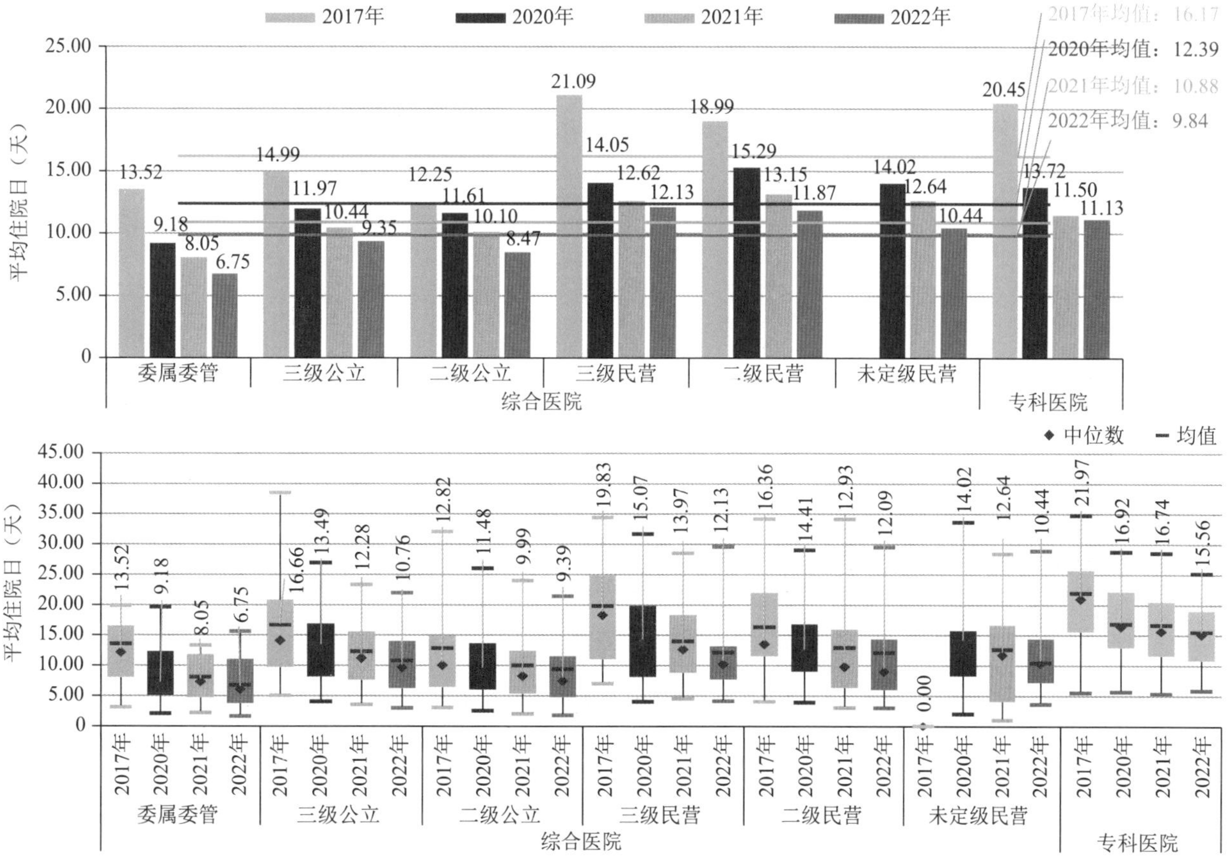

图 2-1-5-96　2017 年及 2020—2022 年全国各类医院原发性鼻咽癌（非手术治疗）患者平均住院日

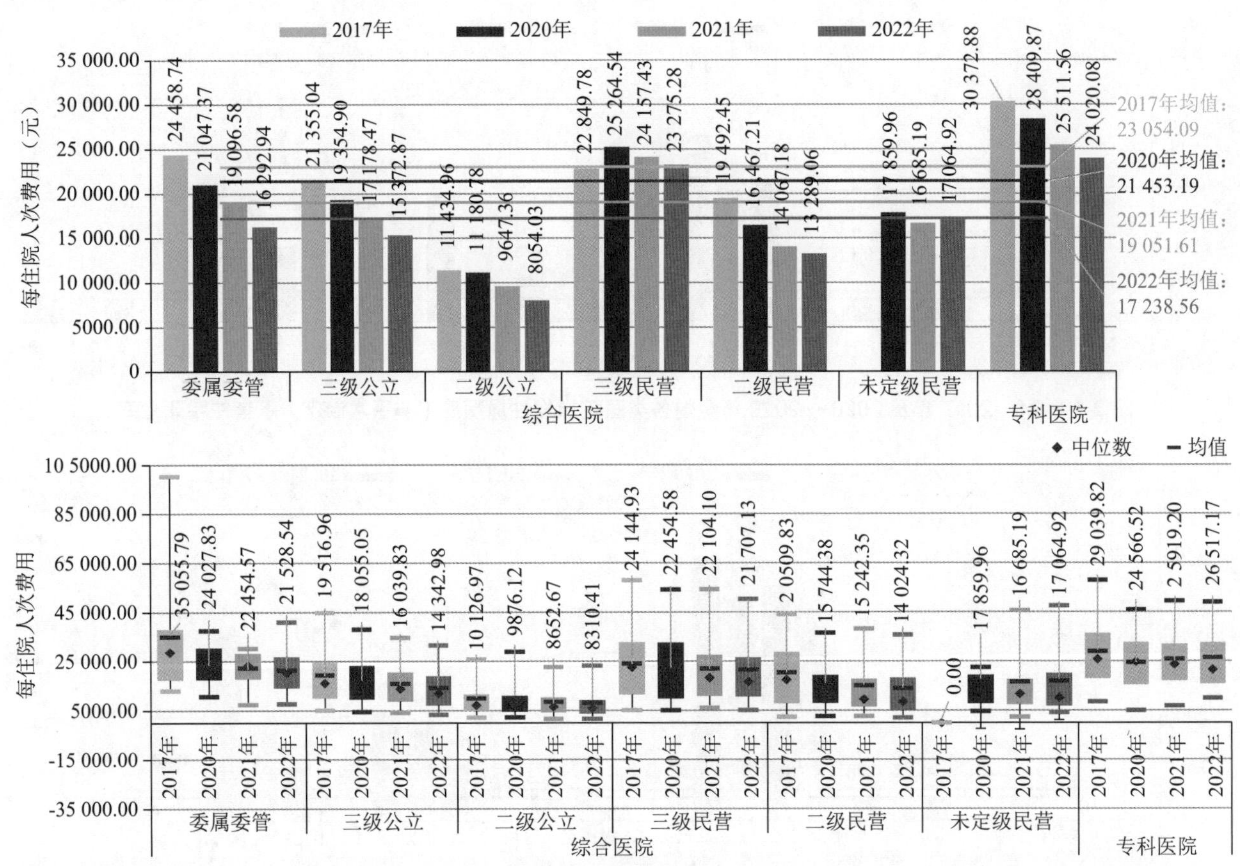

图 2-1-5-97　2017 年及 2020—2022 年全国各类医院原发性鼻咽癌（非手术治疗）患者每住院人次费用

2. 各省（自治区、直辖市）情况

（1）住院死亡率

三级公立医院 2022 年原发性鼻咽癌患者住院死亡率与 2020 年持平，均为 0.12%，各省（自治区、直辖市）指标值见图 2-1-5-98。二级公立医院自 2021 年的 0.72%，增长至 2022 年的 0.85%。

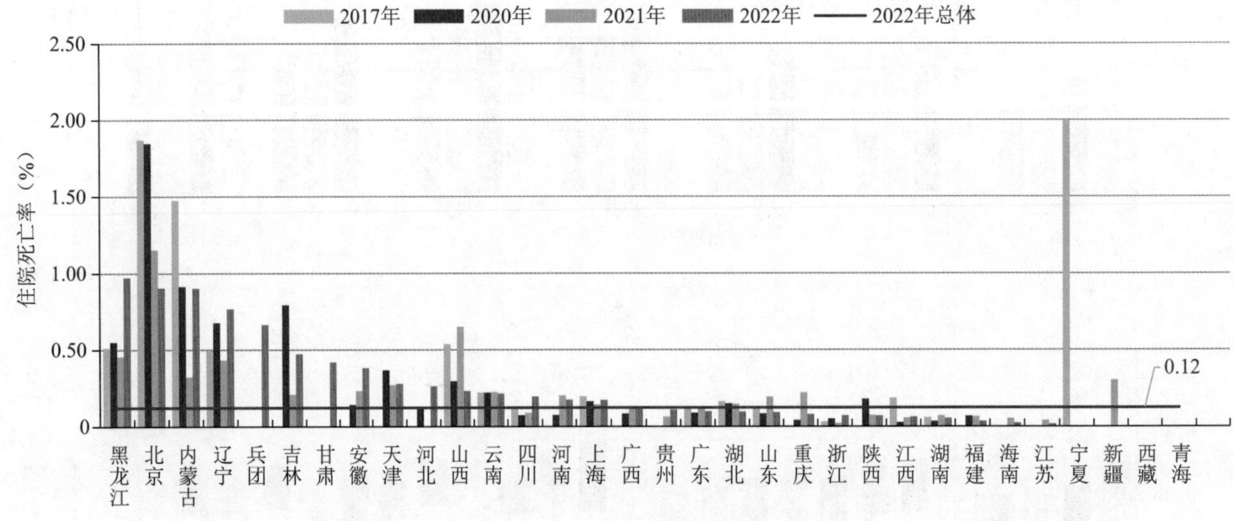

图 2-1-5-98　2017 年及 2020—2022 年三级公立医院原发性鼻咽癌（非手术治疗）患者住院死亡率

（2）0 ～ 31 天非预期再住院率

三级公立医院原发性鼻咽癌（非手术治疗）患者出院 0 ～ 31 天非预期再住院率自 2021 年的 0.27%，下降至 2022 年的 0.26%，各省（自治区、直辖市）指标值见图 2-1-5-99。二级公立医院自 2021 年的 2.82%，下降至 2022 年的 2.54%。

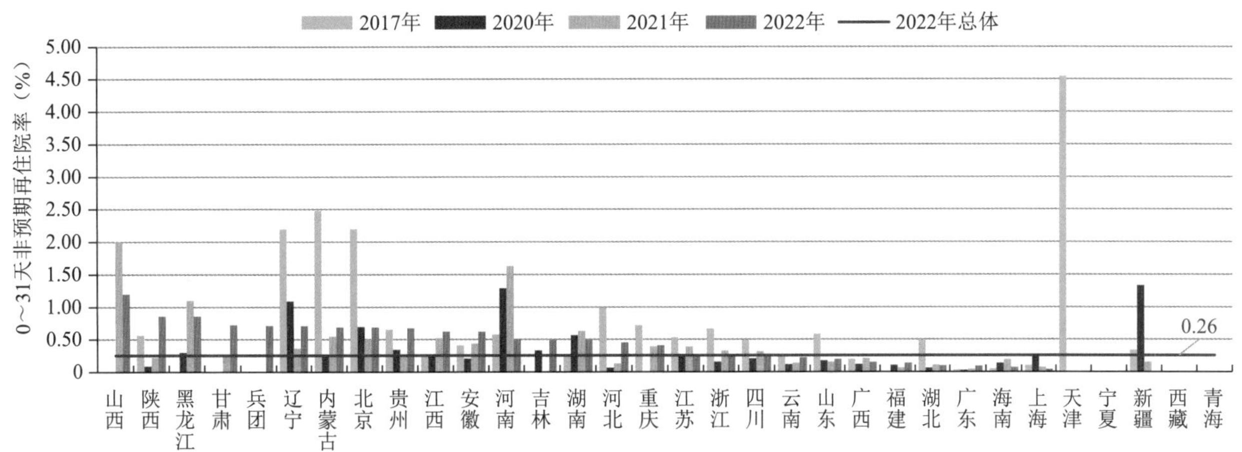

图 2-1-5-99 2017 年及 2020—2022 年各省（自治区、直辖市）三级公立医院原发性鼻咽癌（非手术治疗）患者 0～31 天非预期再住院率

（3）平均住院日

三级公立医院原发性鼻咽癌（非手术治疗）患者平均住院日自 2021 年的 10.44 天，下降至 2022 年的 9.35 天，各省（自治区、直辖市）指标值见图 2-1-5-100。二级公立医院自 2021 年的 10.10 天，下降至 2022 年的 8.47 天，各省（自治区、直辖市）指标值见图 2-1-5-101。

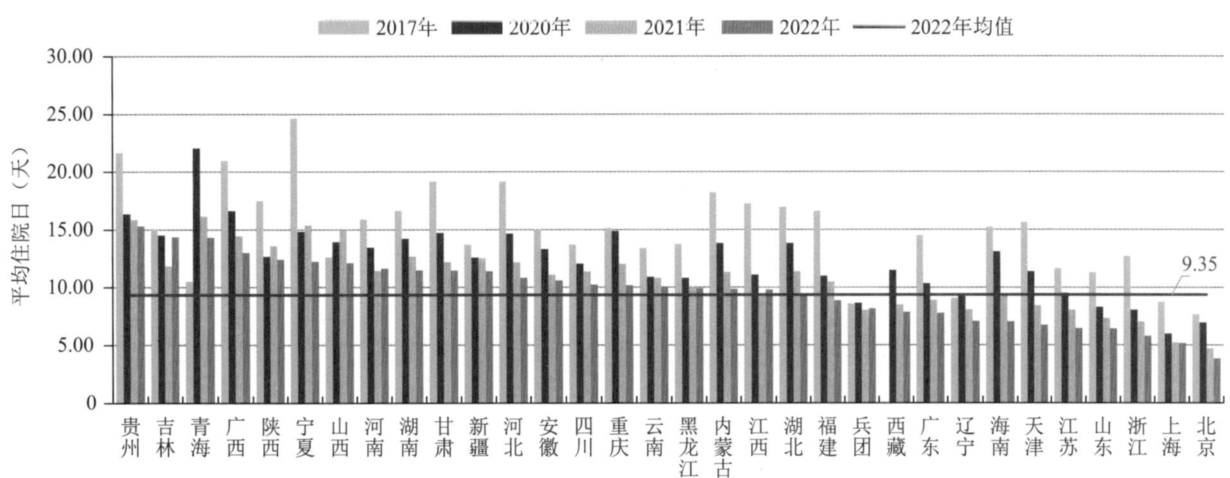

图 2-1-5-100 2017 年及 2020—2022 年各省（自治区、直辖市）三级公立医院原发性鼻咽癌（非手术治疗）患者平均住院日

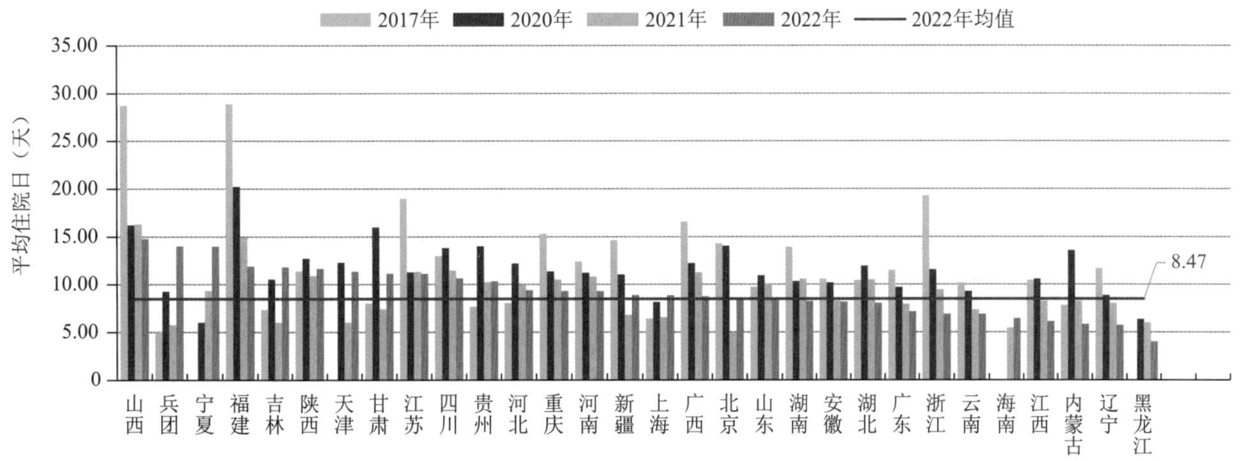

图 2-1-5-101 2017 年及 2020—2022 年各省（自治区、直辖市）二级公立医院原发性鼻咽癌（非手术治疗）患者平均住院日

（4）每住院人次费用

三级公立医院原发性鼻咽癌（非手术治疗）患者每住院人次费用自 2021 年的 17 178.47 元，下降至 2022 年的 15 372.87 元，各省（自治区、直辖市）指标值见图 2-1-5-102。二级公立医院自 2021 年的 9647.36 元，下降至 2022 年的 8054.06 元，各省（自治区、直辖市）指标值见图 2-1-5-103。

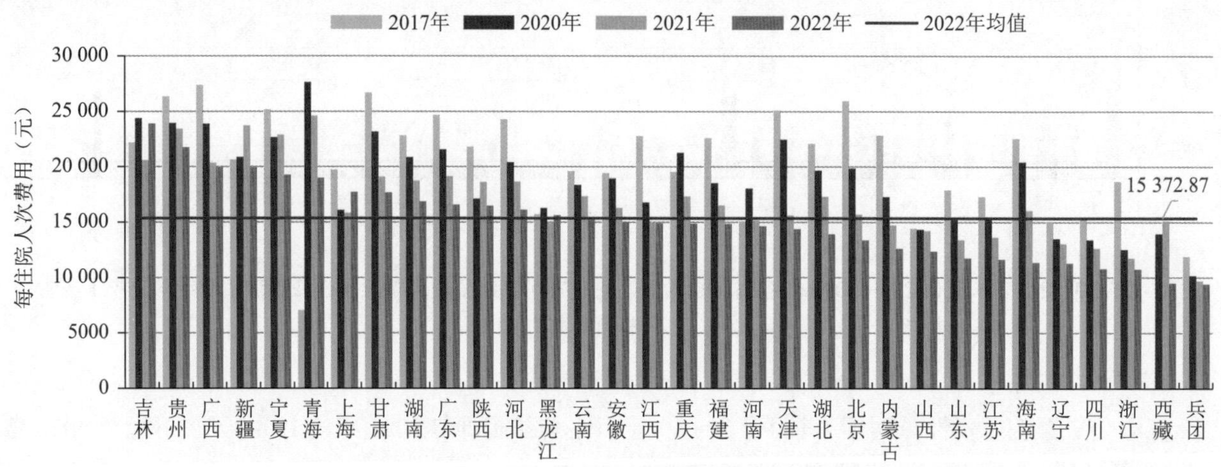

图 2-1-5-102　2017 年及 2020—2022 年各省（自治区、直辖市）三级公立医院原发性鼻咽癌（非手术治疗）患者每住院人次费用

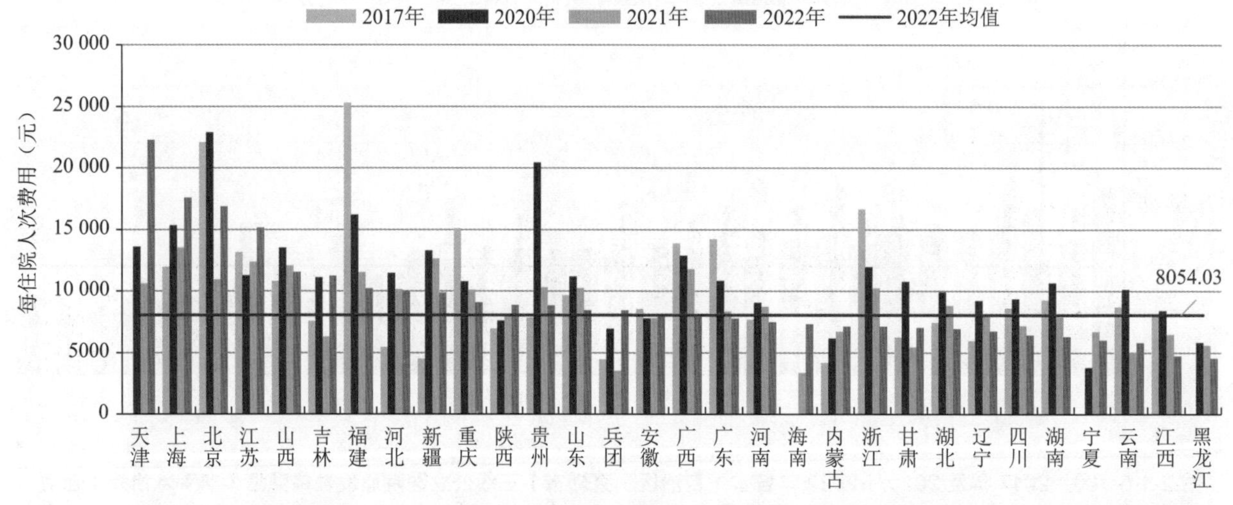

图 2-1-5-103　2017 年及 2020—2022 年各省（自治区、直辖市）二级公立医院原发性鼻咽癌（非手术治疗）患者每住院人次费用

七、原发性肾癌

1. 全国情况

（1）原发性肾癌（手术治疗）患者相关指标

原发性肾癌（手术治疗）患者住院死亡率总体保持不变，2022 年为 0.06%，与 2017 年持平，其中，二级公立综合医院最高（0.21%），三级和二级民营综合医院最低（0）。0 ～ 31 天非预期再住院率总体呈下降趋势，2022 年为 0.20%，较 2017 年下降 0.39 个百分点，其中二级民营综合医院最高（2.05%），委属委管综合医院最低（0.15%）。平均住院日总体呈下降趋势，2022 年为 11.93 天，较 2017 年下降 2.93 天，其中三级民营综合医院最高（15.67 天），委属委管综合医院最低（9.50 天）。每住院人次费用总体呈上升趋势，2022 年为 43 794.00 元，较 2017 年上升 4305.85 元，其中，专科医院最高（53 842.08 元），二级公立综合医院最低（24 211.41 元）。详见图 2-1-5-104 ～图 2-1-5-107。

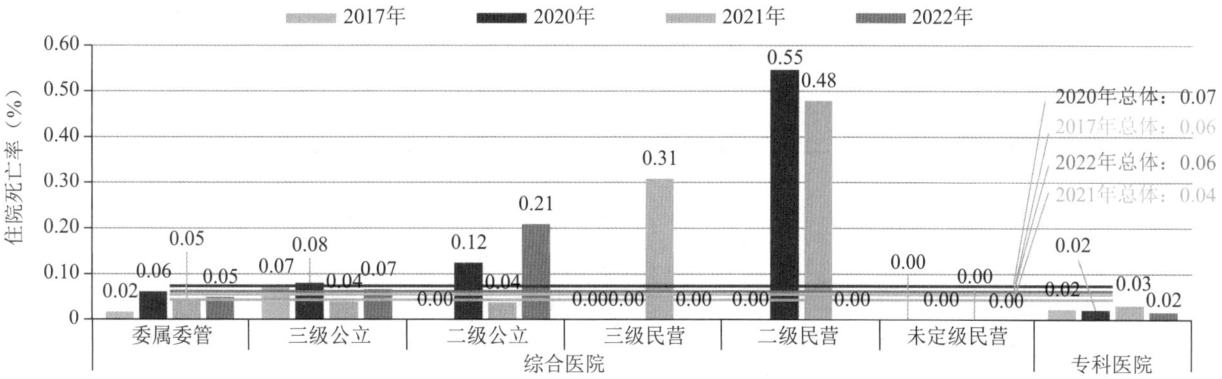

图 2-1-5-104 2017 年及 2020—2022 年全国各类医院原发性肾癌（手术治疗）患者住院死亡率

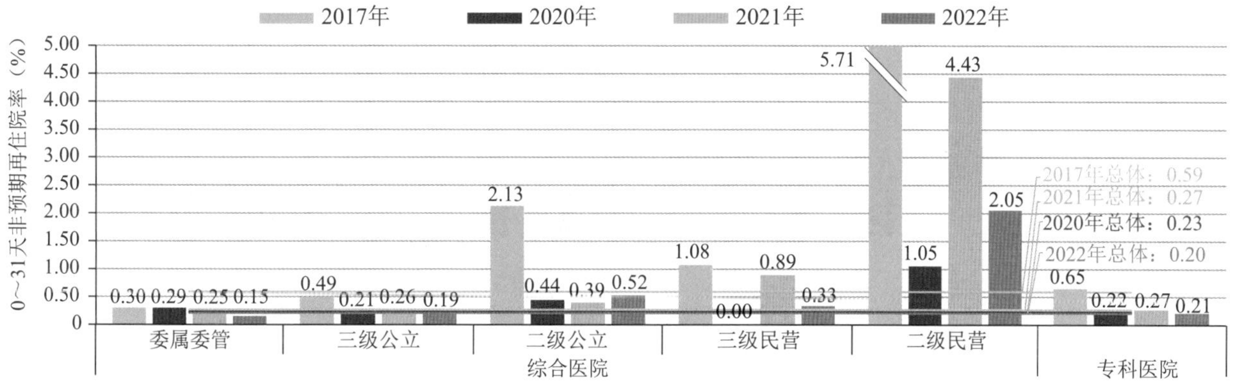

图 2-1-5-105 2017 年及 2020—2022 年全国各类医院原发性肾癌（手术治疗）患者 0 ～ 31 天非预期再住院率

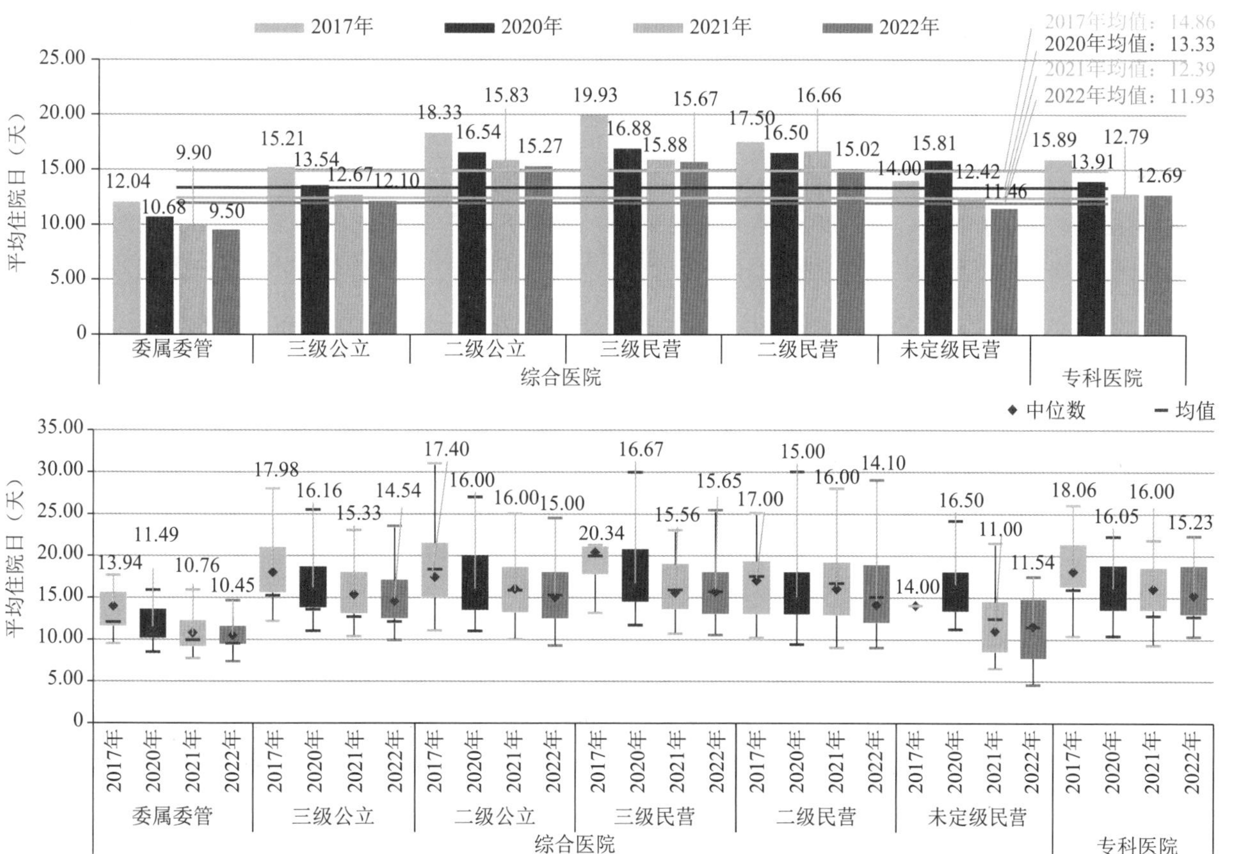

图 2-1-5-106 2017 年及 2020—2022 年全国各类医院原发性肾癌（手术治疗）患者平均住院日

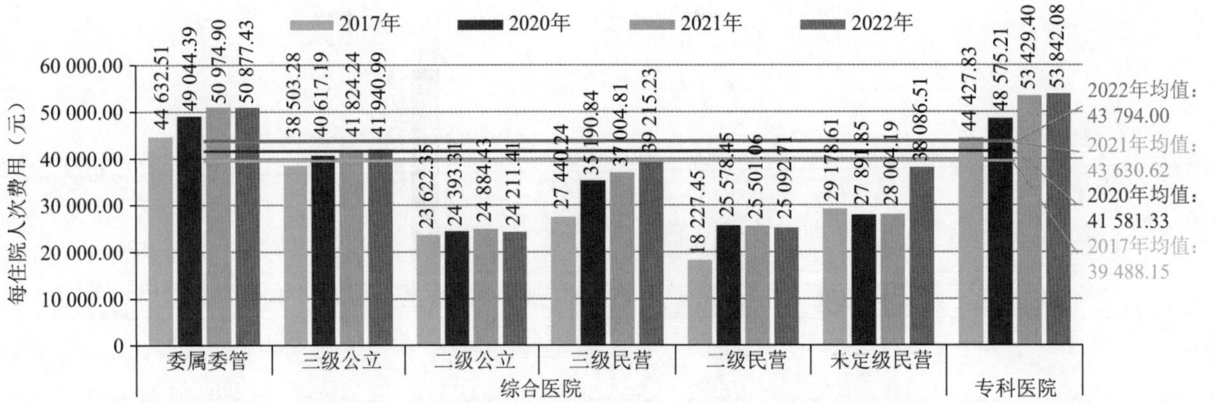

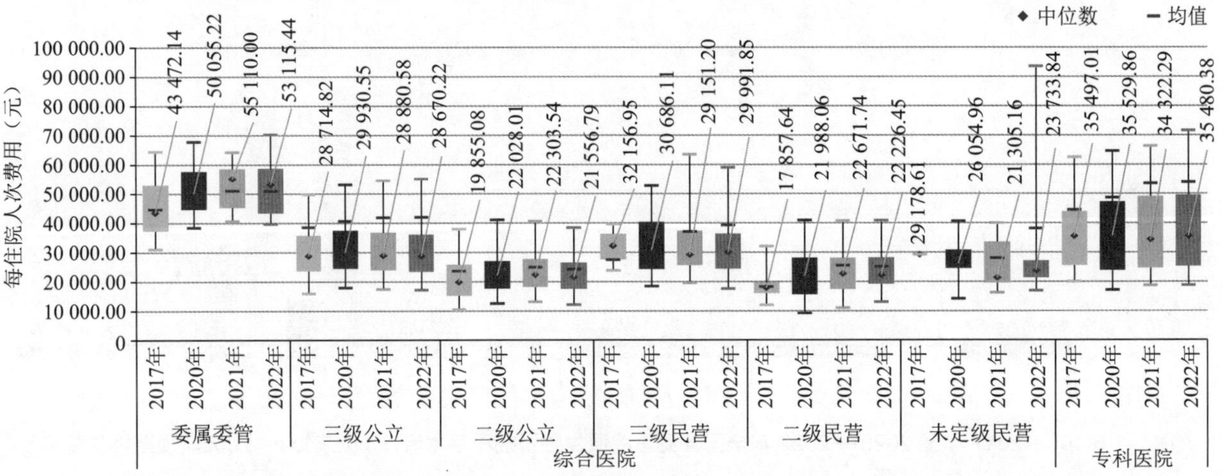

图 2-1-5-107　2017 年及 2020—2022 年全国各类医院原发性肾癌（手术治疗）患者每住院人次费用

（2）原发性肾癌（非手术治疗）患者相关指标

原发性肾癌（非手术治疗）患者住院死亡率总体呈下降趋势，2022 年为 0.64%，较 2017 年下降 0.36 个百分点，其中，未定级民营综合医院最高（2.69%），委属委管综合医院最低（0.15%）。0 ～ 31 天非预期再住院率总体呈下降趋势，2022 年为 1.22%，较 2017 年下降 1.26 个百分点，其中，二级公立综合医院最高（3.87%），委属委管综合医院最低（0.03%）。平均住院日总体呈下降趋势，2022 年为 5.74 天，较 2017 年下降 4.23 天，其中，二级民营综合医院最高（9.08 天），委属委管综合医院最低（4.47 天）。每住院人次费用总体呈下降趋势，2022 年为 10 011.63 元，较 2017 年下降 2423.42 元，其中，专科医院最高（16 958.80 元），二级公立综合医院最低（7648.52 元）。详见图 2-1-5-108 ～图 2-1-5-111。

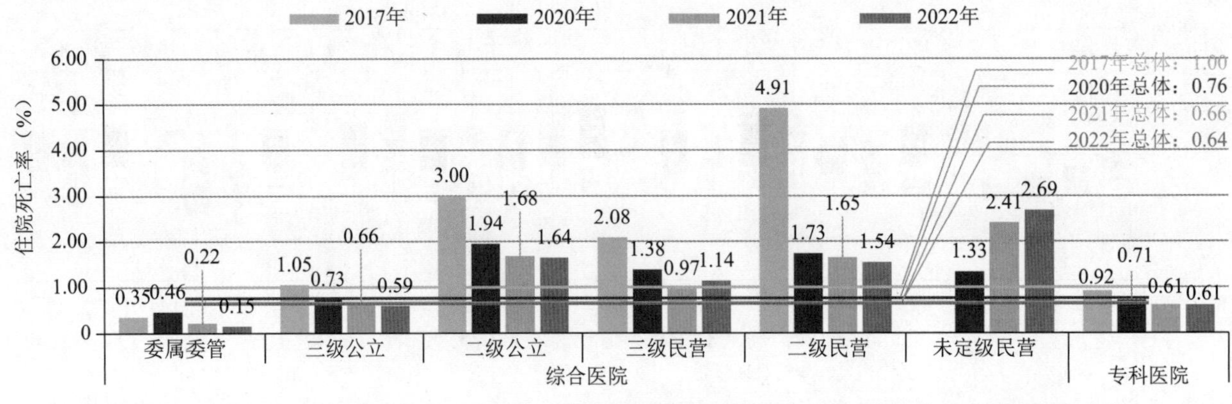

图 2-1-5-108　2017 年及 2020—2022 年全国各类医院原发性肾癌（非手术治疗）患者住院死亡率

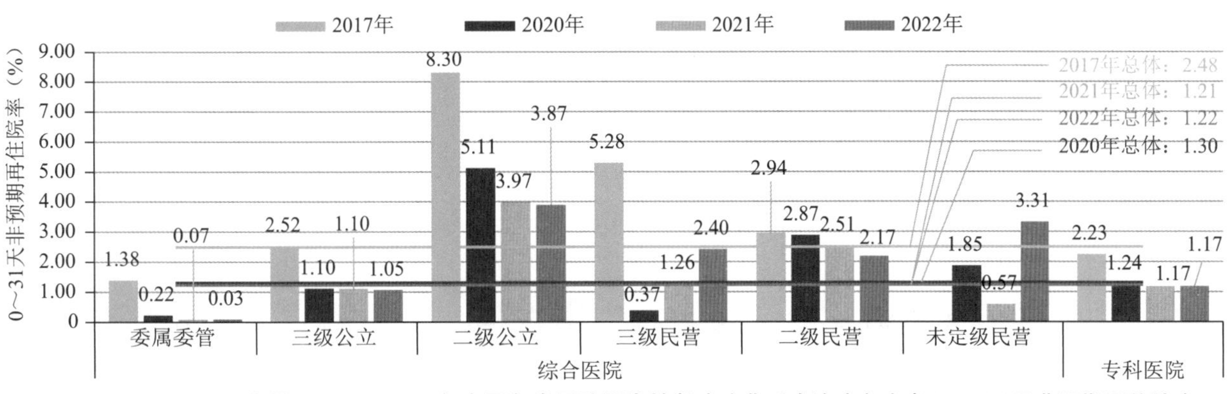

图 2-1-5-109 2017 年及 2020—2022 年全国各类医院原发性肾癌（非手术治疗）患者 0 ～ 31 天非预期再住院率

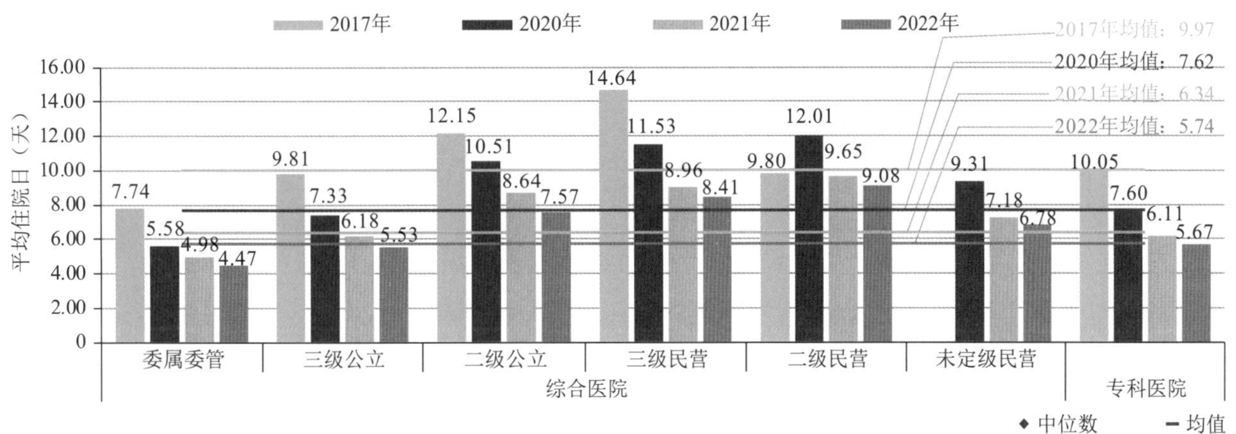

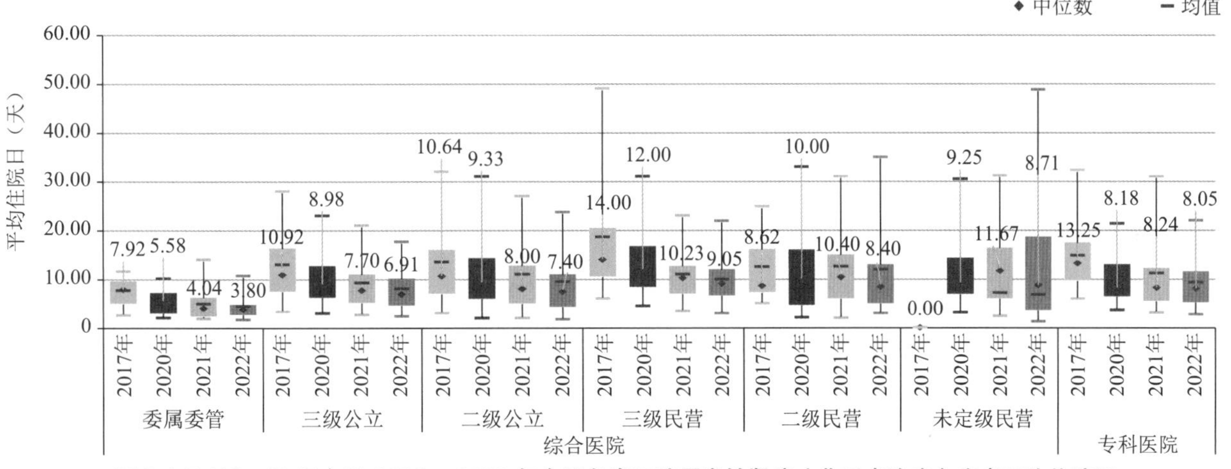

图 2-1-5-110 2017 年及 2020—2022 年全国各类医院原发性肾癌（非手术治疗）患者平均住院日

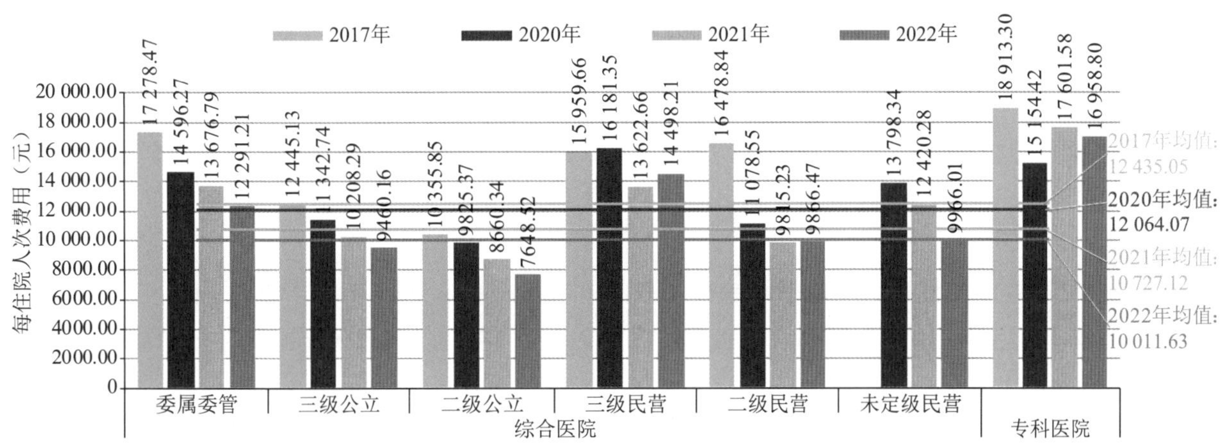

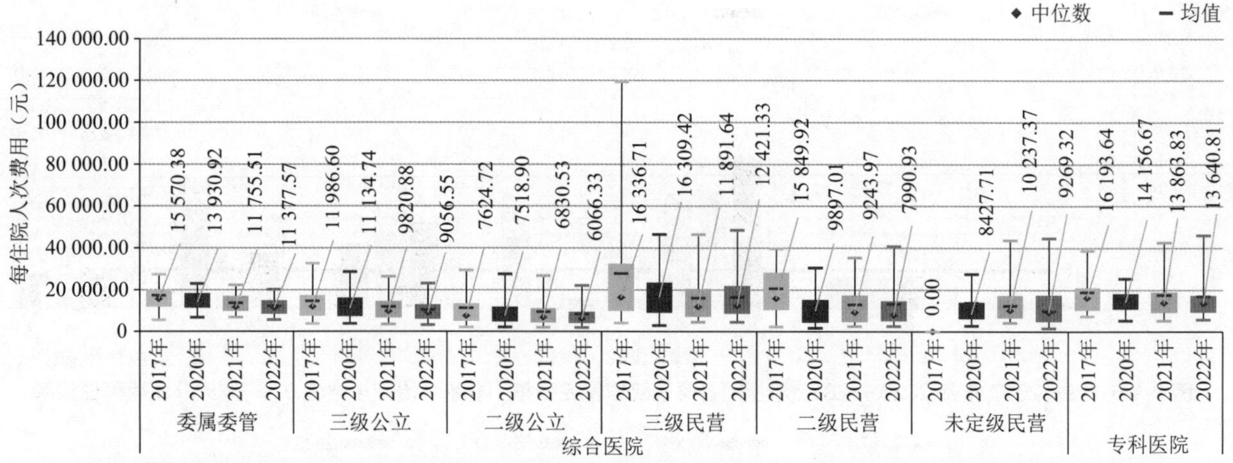

图 2-1-5-111 2017 年及 2020—2022 年全国各类医院原发性肾癌（非手术治疗）患者每住院人次费用

2. 各省（自治区、直辖市）情况

（1）住院死亡率

1）总体情况

三级公立医院原发性肾癌患者住院死亡率自 2021 年的 0.37%，下降至 2022 年的 0.36%。二级公立医院自 2021 年的 1.21%，上升至 2022 年的 1.35%。

2）住院手术治疗

三级公立医院原发性肾癌（手术治疗）患者住院死亡率自 2021 年的 0.04%，上升至 2022 年的 0.07%，各省（自治区、直辖市）住院死亡率情况见图 2-1-5-112。二级公立医院自 2021 年的 0.04%，上升至 2022 年的 0.21%。

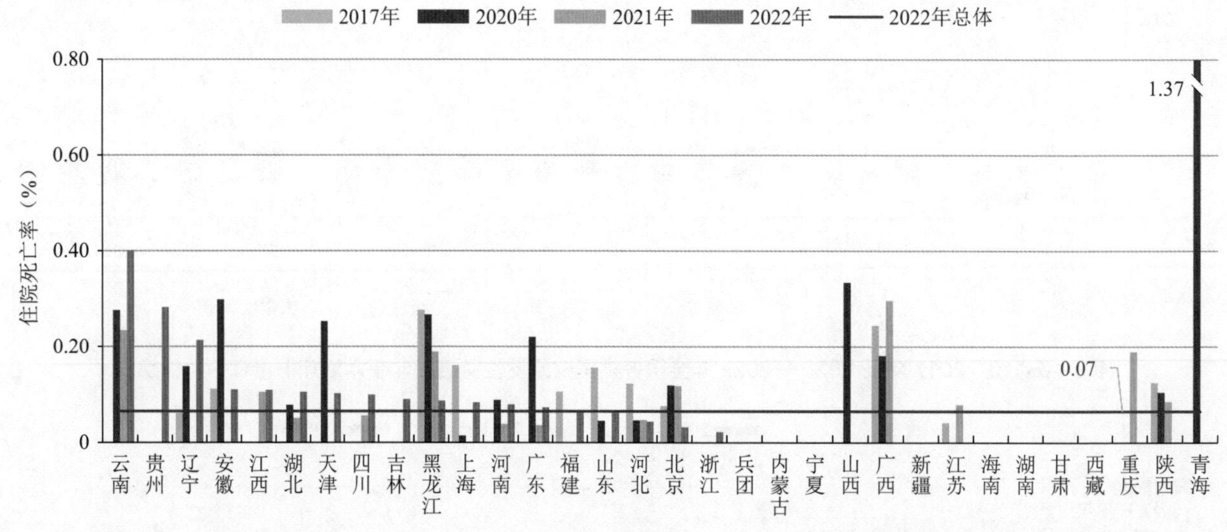

图 2-1-5-112 2017 年及 2020—2022 年各省（自治区、直辖市）三级公立医院原发性肾癌（手术治疗）患者住院死亡率

3）住院非手术治疗

三级公立医院原发性肾癌（非手术治疗）患者住院死亡率自 2021 年的 0.66%，下降至 2022 年的 0.59%，各省（自治区、直辖市）住院死亡率情况见图 2-1-5-113。二级公立医院自 2021 年的 1.68%，下降至 2022 年的 1.64%。

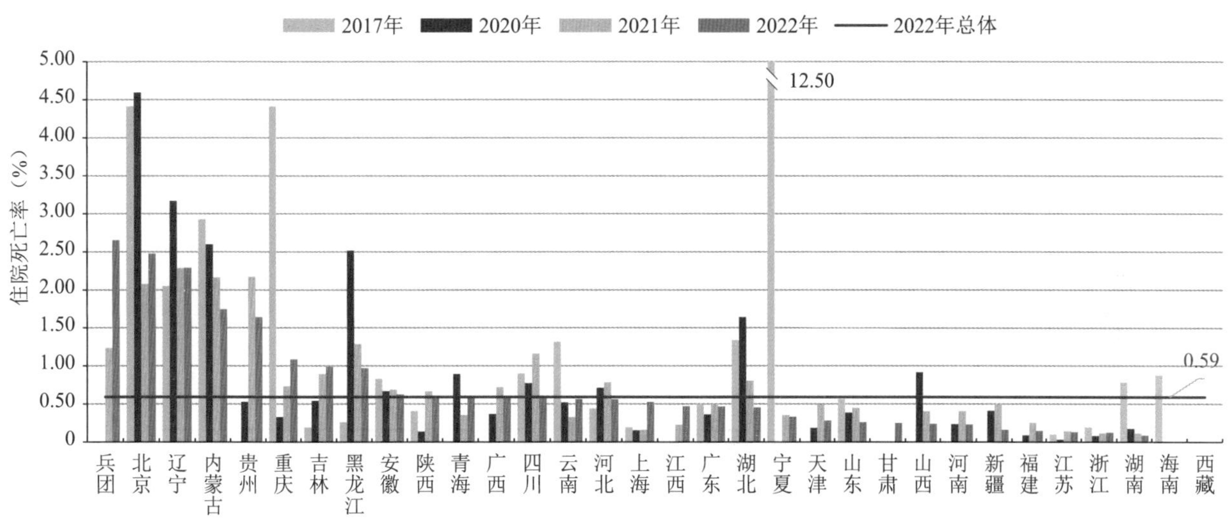

图 2-1-5-113　2017 年及 2020—2022 年各省（自治区、直辖市）三级公立医院原发性肾癌（非手术治疗）患者住院死亡率

（2）0 ～ 31 天非预期再住院率

1）总体情况

三级公立医院原发性肾癌患者出院 0 ～ 31 天非预期再住院率自 2021 年的 0.70%，下降至 2022 年的 0.68%。二级公立医院自 2021 年的 2.91%，上升至 2022 年的 3.16%。

2）住院手术治疗

三级公立医院原发性肾癌（手术治疗）患者出院 0 ～ 31 天非预期再住院率自 2021 年的 0.26%，下降至 2022 年的 0.19%，各省（自治区、直辖市）指标值见图 2-1-5-114。二级公立医院自 2021 年的 0.39%，上升至 2022 年的 0.52%。

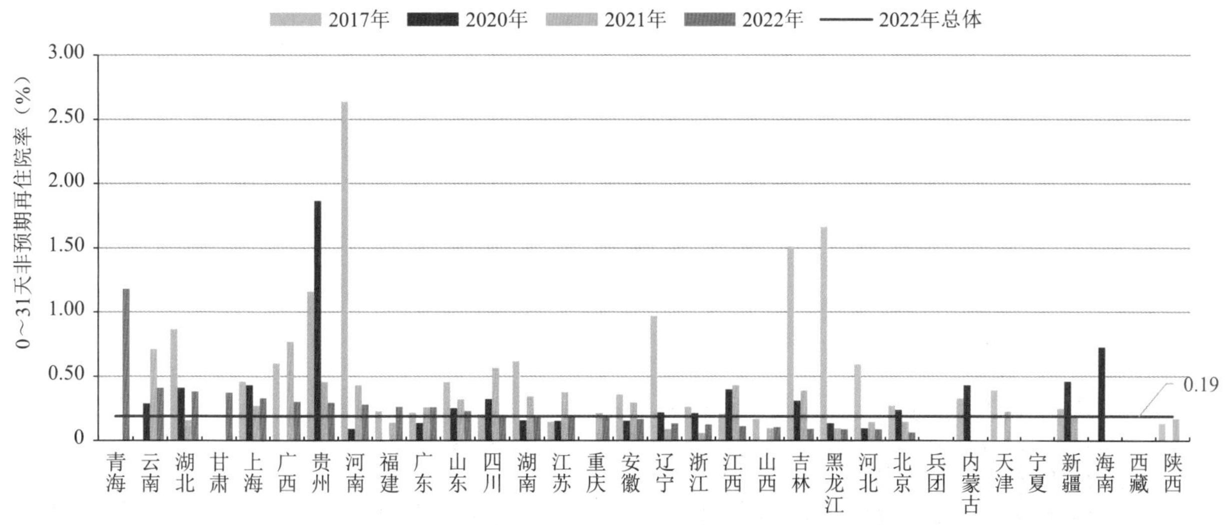

图 2-1-5-114　2017 年及 2020—2022 年各省（自治区、直辖市）三级公立原发性肾癌（手术治疗）患者 0 ～ 31 天非预期再住院率

3）住院非手术治疗

三级公立医院原发性肾癌（非手术治疗）患者出院 0 ～ 31 天非预期再住院率自 2021 年的 1.10%，下降至 2022 年的 1.05%，各省（自治区、直辖市）指标值见图 2-1-5-115。二级公立医院自 2021 年的 3.97%，下降至 2022 年的 3.87%。

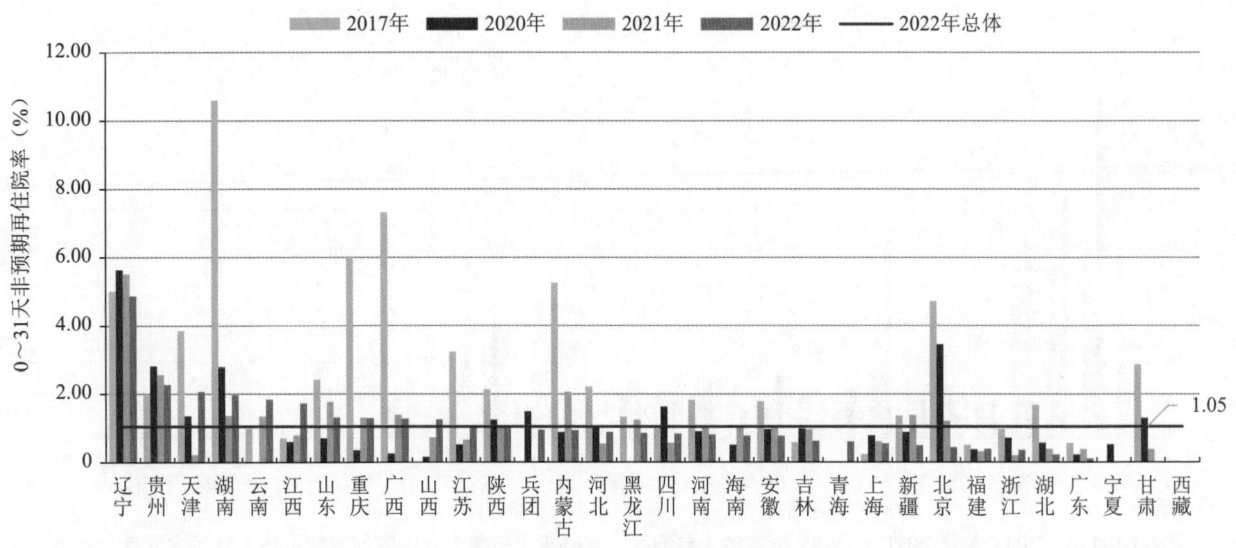

图 2-1-5-115　2017 年及 2020—2022 年各省（自治区、直辖市）三级公立医院原发性肾癌（非手术治疗）患者 0～31 天非预期再住院率

（3）平均住院日

1）总体情况

三级公立医院原发性肾癌患者平均住院日自 2021 年的 9.21 天，下降至 2022 年的 8.32 天。二级公立医院自 2021 年的 10.70 天，下降至 2022 年的 9.14 天。

2）住院手术治疗

三级公立医院原发性肾癌（手术治疗）患者平均住院日自 2021 年的 12.67 天，下降至 2022 年的 12.10 天，各省（自治区、直辖市）指标值见图 2-1-5-116。二级公立医院自 2021 年的 15.83 天，下降至 2022 年的 15.27 天，各省（自治区、直辖市）指标值见图 2-1-5-117。

3）住院非手术治疗

三级公立医院原发性肾癌（非手术治疗）患者平均住院日自 2021 年的 6.18 天，下降至 2022 年的 5.53 天，各省（自治区、直辖市）指标值见图 2-1-5-118。二级公立医院自 2021 年的 8.64 天，下降至 2022 年的 7.57 天，各省（自治区、直辖市）指标值见图 2-1-5-119。

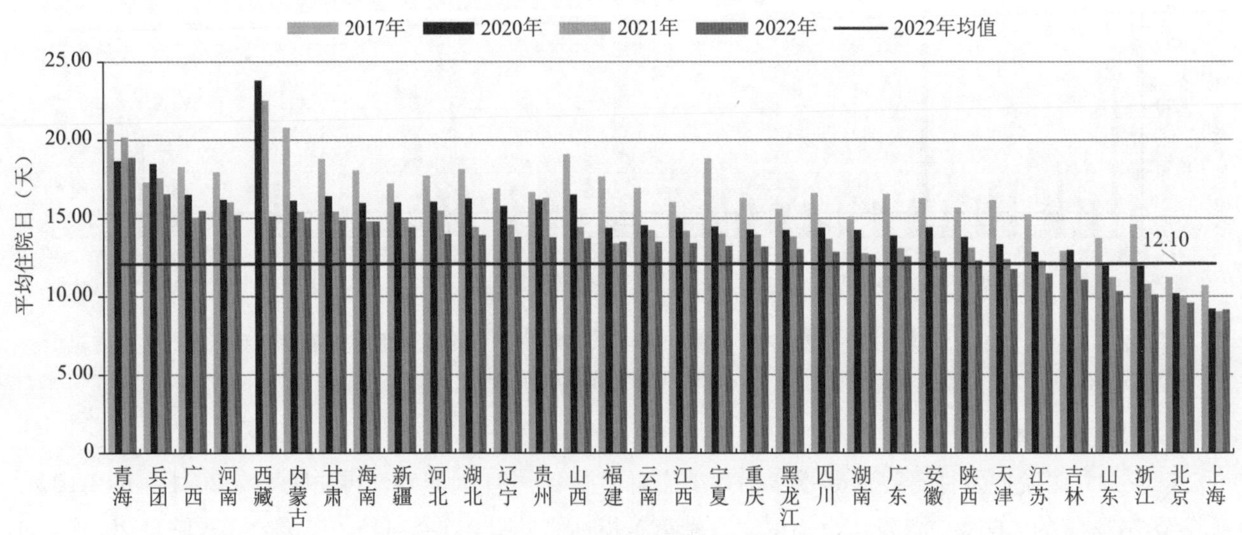

图 2-1-5-116　2017 年及 2020—2022 年各省（自治区、直辖市）三级公立医院原发性肾癌（手术治疗）患者平均住院日

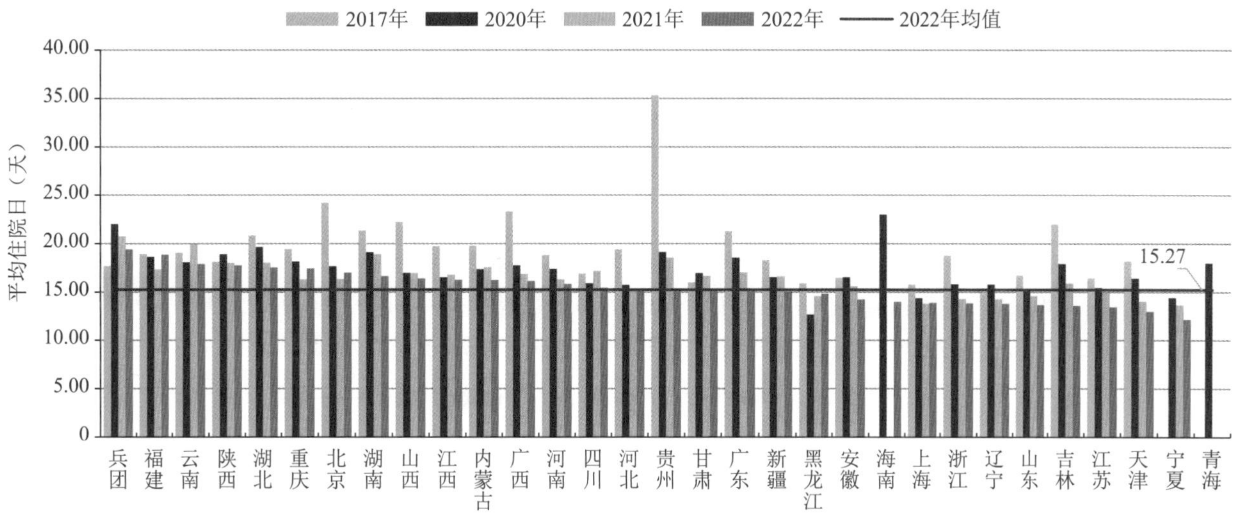

图 2-1-5-117　2017 年及 2020—2022 年各省（自治区、直辖市）二级公立医院原发性肾癌（手术治疗）患者平均住院日

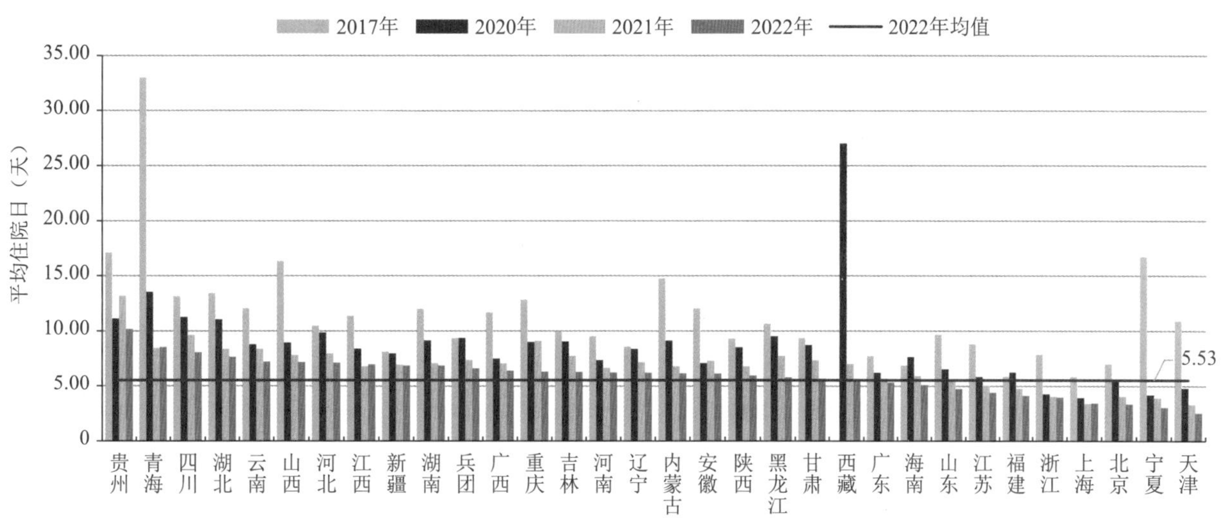

图 2-1-5-118　2017 年及 2020—2022 年各省（自治区、直辖市）三级公立医院原发性肾癌（非手术治疗）患者平均住院日

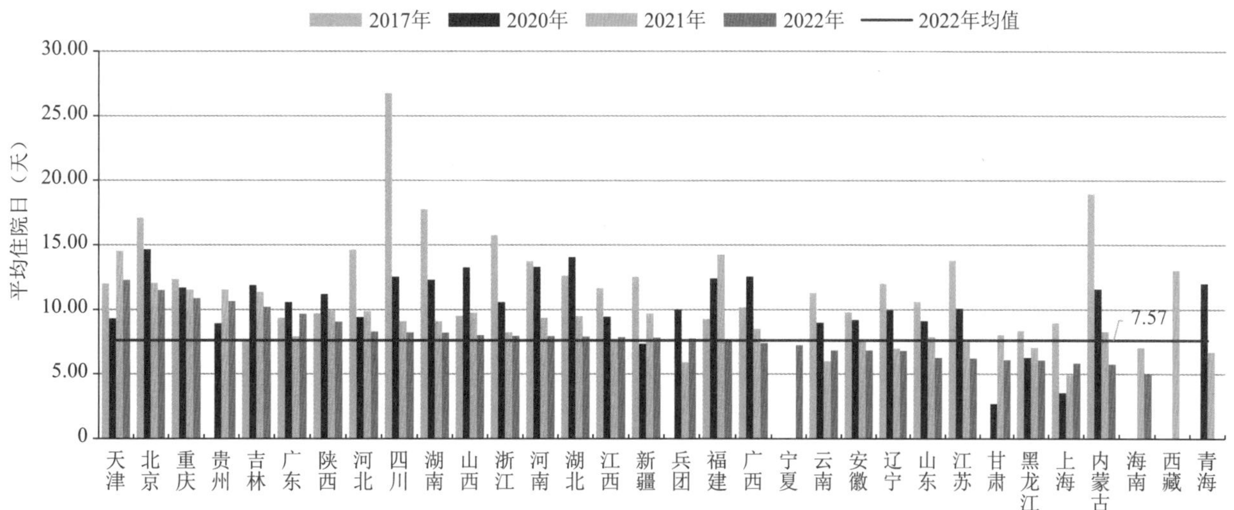

图 2-1-5-119　2017 年及 2020—2022 年各省（自治区、直辖市）二级公立医院原发性肾癌（非手术治疗）患者平均住院日

（4）每住院人次费用

1）总体情况

三级公立医院原发性肾癌患者每住院人次费用自2021年的24 967.26元，下降至2022年的23 292.21元。二级公立医院自2021年的13 258.39元，下降至2022年的10 987.98元。

2）住院手术治疗

三级公立医院原发性肾癌（手术治疗）患者每住院人次费用自2021年的41 824.24元，上升至2022年的41 940.99元，各省（自治区、直辖市）指标值见图2-1-5-120。二级公立医院自2021年的24 884.43元，下降至2022年的24 211.41元，各省（自治区、直辖市）指标值见图2-1-5-121。

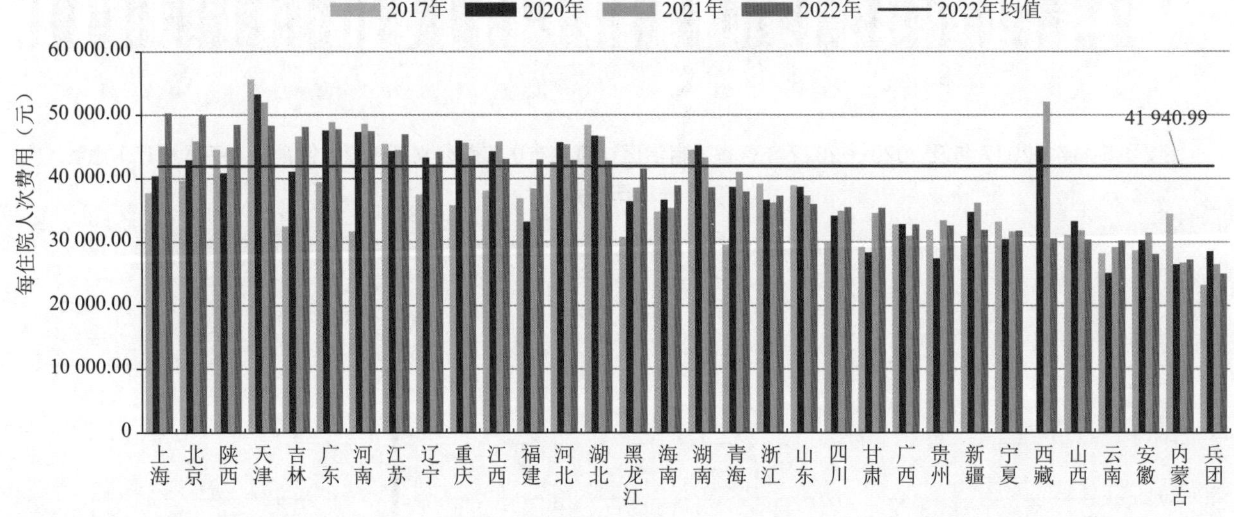

图2-1-5-120　2017年及2020—2022年各省（自治区、直辖市）三级公立医院原发性肾癌（手术治疗）患者每住院人次费用

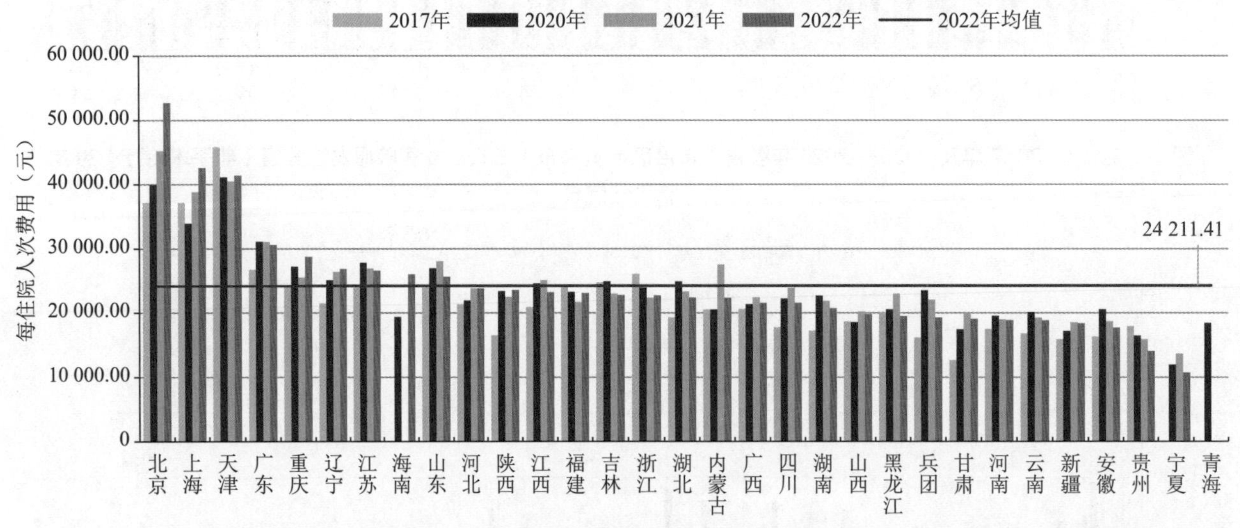

图2-1-5-121　2017年及2020—2022年各省（自治区、直辖市）二级公立医院原发性肾癌（手术治疗）患者每住院人次费用

3）住院非手术治疗

三级公立医院原发性肾癌（非手术治疗）患者每住院人次费用自2021年的10 208.29元，下降至2022年的9460.16元，各省（自治区、直辖市）指标值见图2-1-5-122。二级公立医院自2021年的8660.34元，下降至2022年的7648.52元，各省（自治区、直辖市）指标值见图2-1-5-123。

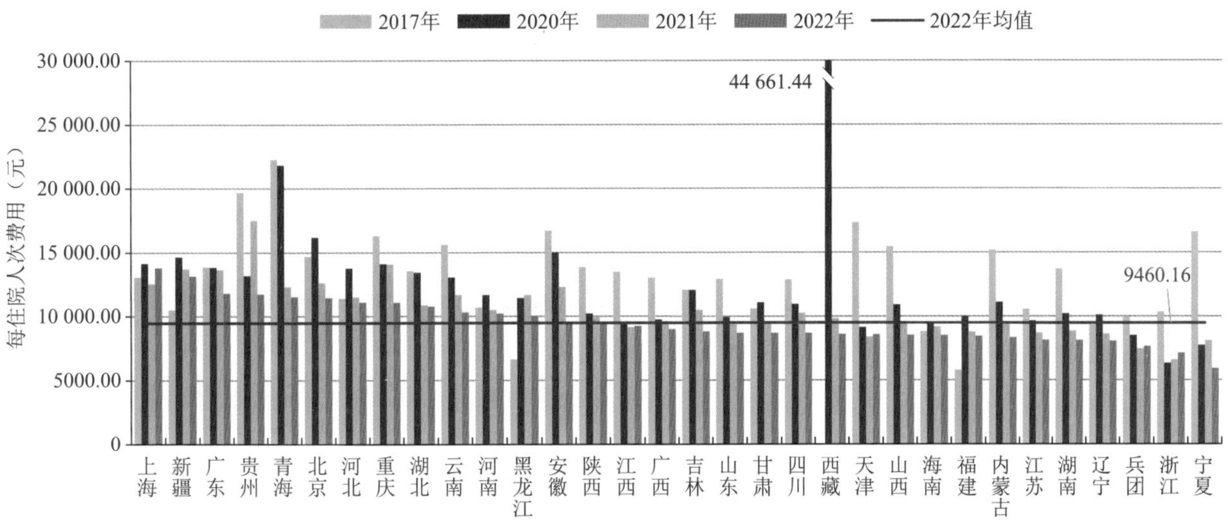

图 2-1-5-122　2017 年及 2020—2022 年各省（自治区、直辖市）三级公立医院原发性肾癌（非手术治疗）患者每住院人次费用

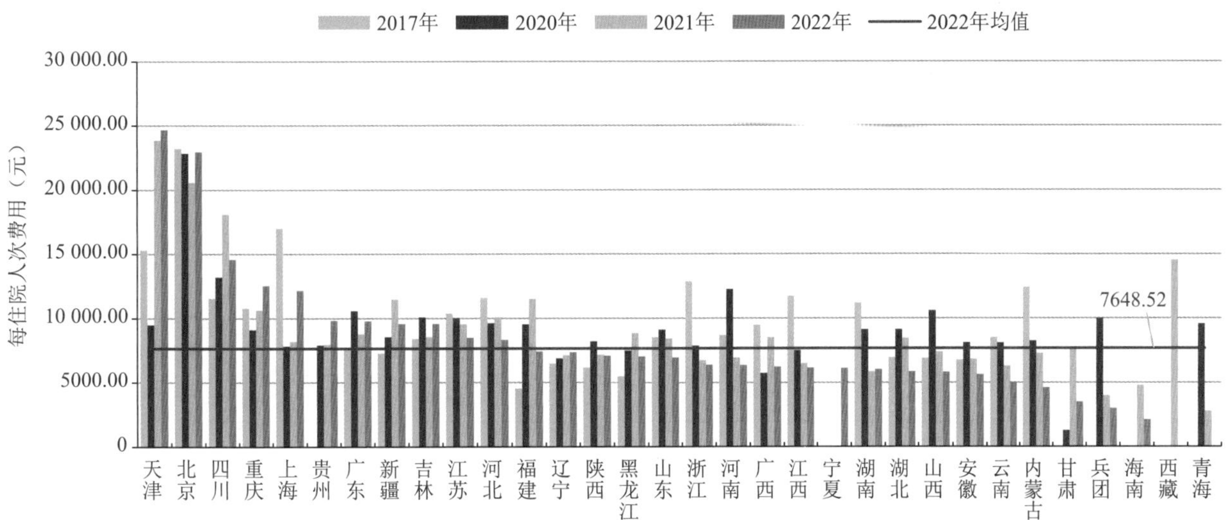

图 2-1-5-123　2017 年及 2020—2022 年各省（自治区、直辖市）二级公立医院原发性肾癌（非手术治疗）患者每住院人次费用

第六节 医院运行管理类指标分析

本部分数据来源于 NCIS 全国医疗质量数据抽样调查中医疗机构上报数据，其中出院人次、手术人次、住院费用及住院药品费用相关的部分指标数据来源于 HQMS 病案首页数据。为分析年度变化趋势，选取 2020—2022 年连续上报的医院数据进行分析，并与 2017 年基线值进行对比。

2022 年共有 11 534 家医院参加全国医疗质量数据抽样调查，其中综合医院 7027 家，专科医院 4507 家（含肿瘤专科医院 120 家，儿童专科医院 64 家，精神专科医院 980 家，妇产 / 妇儿专科医院 289 家，妇幼保健院 1326 家，传染病专科医院 160 家，心血管 / 心脑血管专科医院 40 家及其他专科医院 1528 家）。剔除出院患者信息为空及数据质量不合格的医疗机构后共有 9703 家医院相关数据纳入本部分分析（表 2-1-6-1）。

表 2-1-6-1 纳入分析的医院情况

医院类型	公立医院（家）	民营医院（家）	合计（家）
综合医院	4923	1166	6089
肿瘤专科医院	70	41	111
儿童专科医院	39	20	59
精神专科医院	477	386	863
妇产 / 妇儿专科医院	39	191	230
妇幼保健院	1142	4	1146
传染病专科医院	152	0	152
心血管 / 心脑血管专科医院	15	22	37
其他专科医院	252	764	1016
合计	7109	2594	9703

一、资源配置情况

（一）CT、MRI、彩超台数

1. 全国各级综合医院平均 CT、MRI 及彩超台数

（1）平均 CT 台数

2022 年全国各级综合医院平均 CT 台数与 2017 年相比均有所上升，2020—2022 年全国各级综合医院平均 CT 台数除了二级民营医院波动上升，其他综合医院均呈现逐年上升的趋势，其中 2022 年最高值为委属委管医院，平均 10.83 台，最低值为二级民营医院，平均 1.34 台（图 2-1-6-1）。

（2）平均 MRI 台数

2022 年全国各级综合医院平均 MRI 台数与 2017 年相比均有所上升，2020—2022 年委属委管和三级公立医院平均 MRI 台数呈逐年上升的趋势，三级民营医院呈波动上升的趋势，其中 2022 年最高值为委属委管医院，平均 8.92 台，最低值为二级民营医院，平均 0.85 台（图 2-1-6-2）。

（3）平均超声台数

2022 年全国各级综合医院平均彩超台数与 2017 年相比，除二级民营医院以外均上升，2020—2022 年三级公立平均彩超台数呈逐年上升的趋势，委属委管和二级民营医院呈波动上升，其中 2022 年最高值为委属委管医院，平均 99.29 台，最低值为二级民营医院，平均 3.44 台（图 2-1-6-3）。

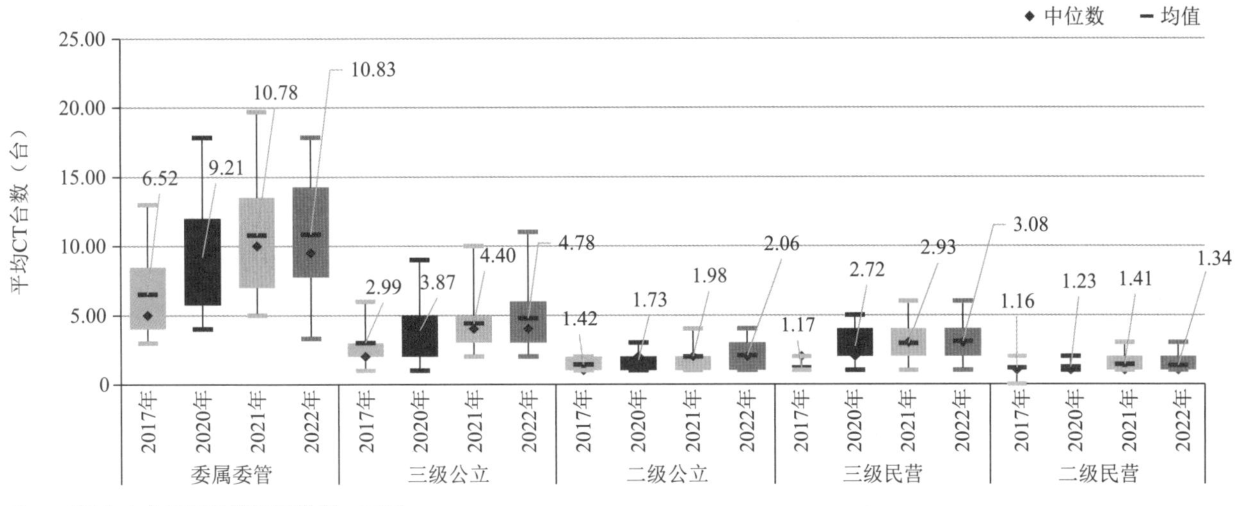

注：三级公立含委属委管医院数据，下同。

图 2-1-6-1　2017 年及 2020—2022 年全国各级综合医院平均 CT 台数

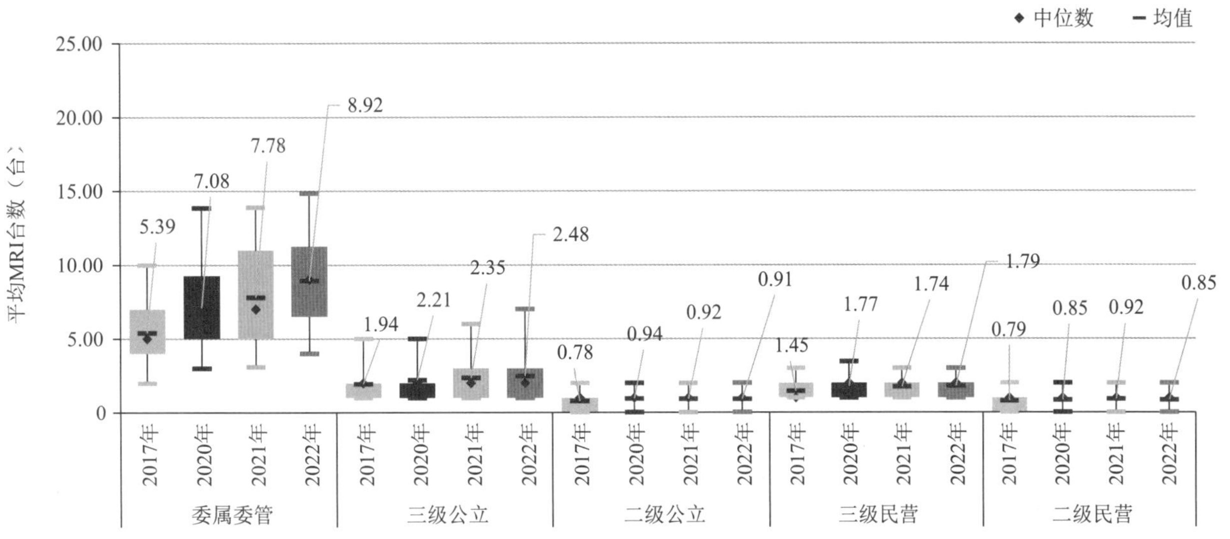

图 2-1-6-2　2017 年及 2020—2022 年全国各级综合医院平均 MRI 台数

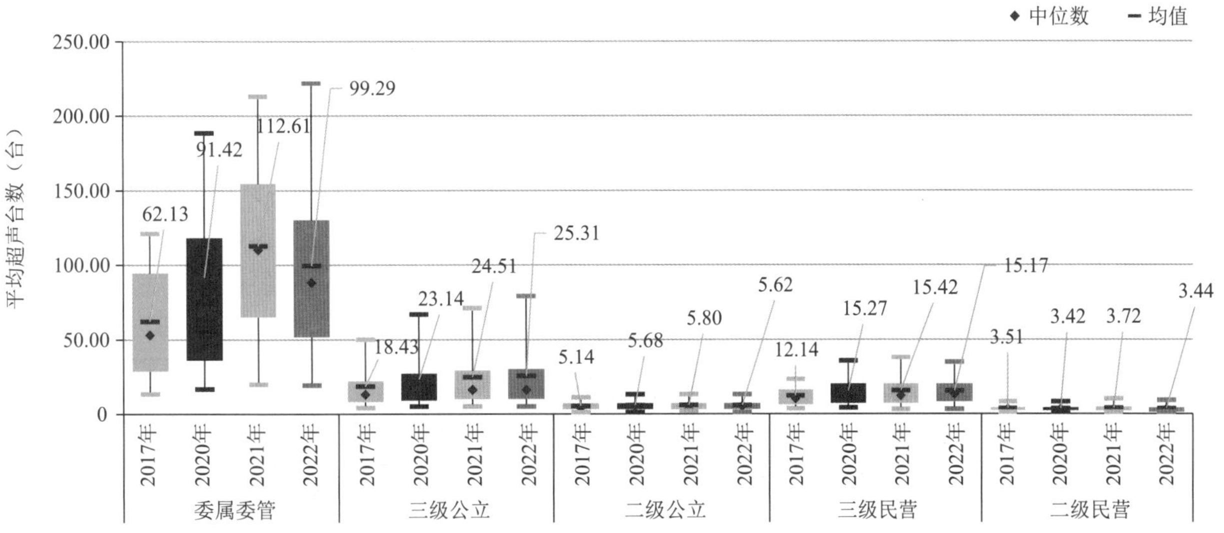

图 2-1-6-3　2017 年及 2020—2022 年全国各级综合医院平均超声台数

2. 各省（自治区、直辖市）平均 CT、MRI 及彩超台数

（1）平均 CT 台数

2022 年各省（自治区、直辖市）综合医院平均 CT 台数与 2021 年相比，三级公立医院中有 28 省呈上升趋势，3 省呈下降趋势（1 省因数据缺失无法比较）；二级公立医院中有 24 省呈上升趋势，8 省呈下降趋势；三级民营医院中有 13 省呈上升趋势，5 省与去年持平，8 省呈下降趋势（其余 6 省因数据缺失无法比较）；二级民营医院中有 19 省呈上升趋势，3 省与去年持平，8 省呈下降趋势（2 省无有效数据）（图 2-1-6-4 ～图 2-1-6-7）。

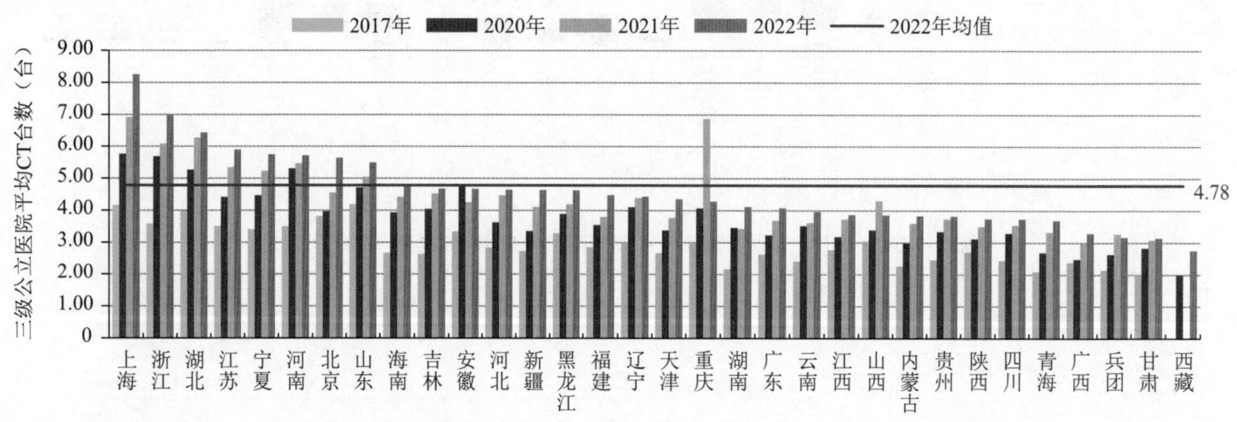

注：部分省（自治区、直辖市）数据缺失，图中不予展示。下同。

图 2-1-6-4　2017 年及 2020—2022 年各省（自治区、直辖市）三级公立医院平均 CT 台数

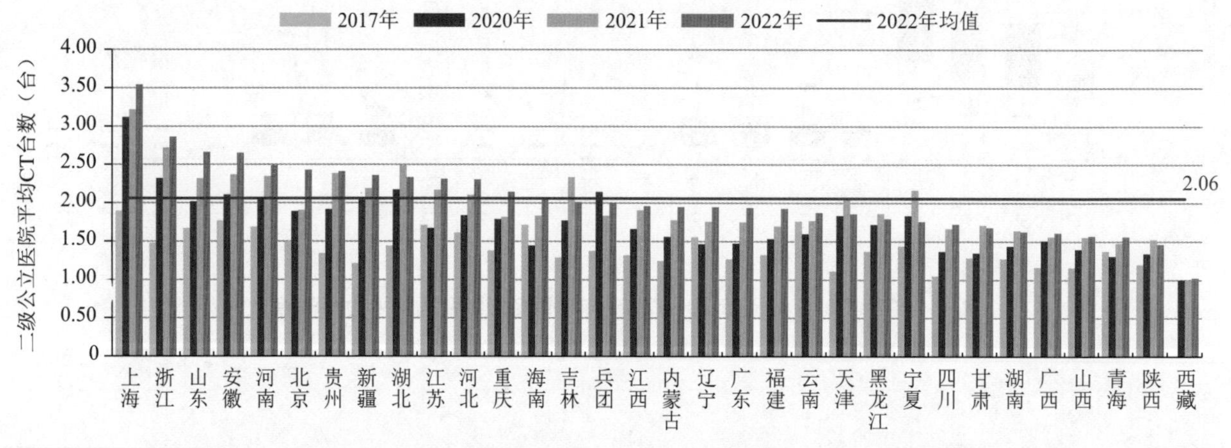

图 2-1-6-5　2017 年及 2020—2022 年各省（自治区、直辖市）二级公立医院平均 CT 台数

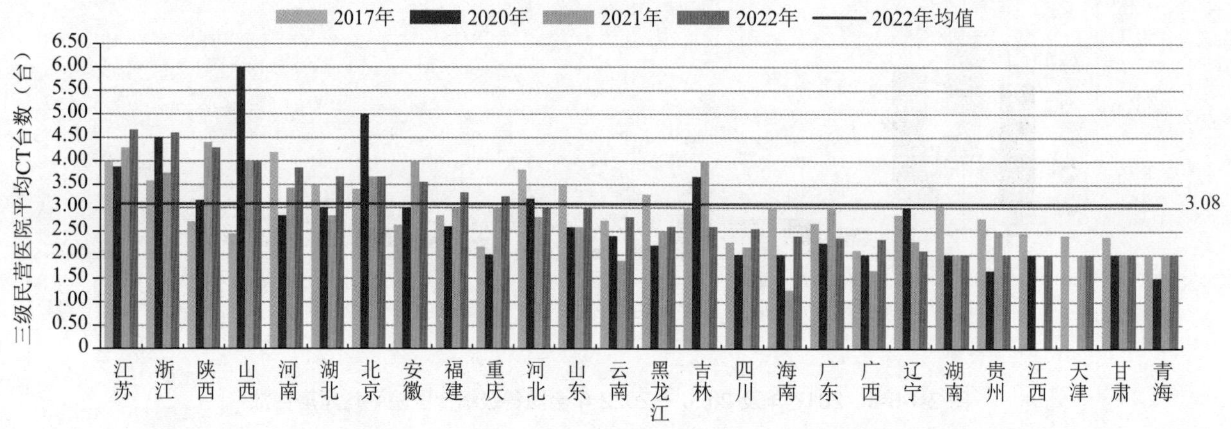

图 2-1-6-6　2017 年及 2020—2022 年各省（自治区、直辖市）三级民营医院平均 CT 台数

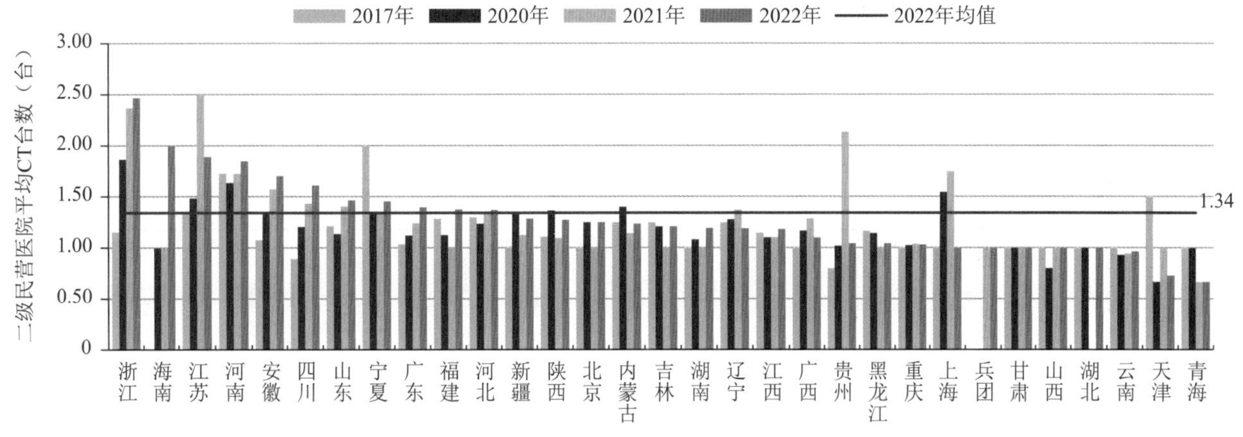

图 2-1-6-7 2017 年及 2020—2022 年各省（自治区、直辖市）二级民营医院平均 CT 台数

（2）平均 MRI 台数

2022 年各省（自治区、直辖市）综合医院平均 MRI 台数与 2021 年相比，三级公立医院中有 20 省呈上升趋势，1 省与去年持平，10 省呈下降趋势（1 省无有效数据）；二级公立医院中有 16 省呈上升趋势，15 省呈下降趋势（1 省无有效数据）；三级民营医院中有 11 省呈上升趋势，9 省与去年持平，5 省呈下降趋势（7 省无有效数据）；二级民营医院中有 13 省呈上升趋势，2 省与去年持平，13 省呈下降趋势（4 省无有效数据）（图 2-1-6-8 ～图 2-1-6-11）。

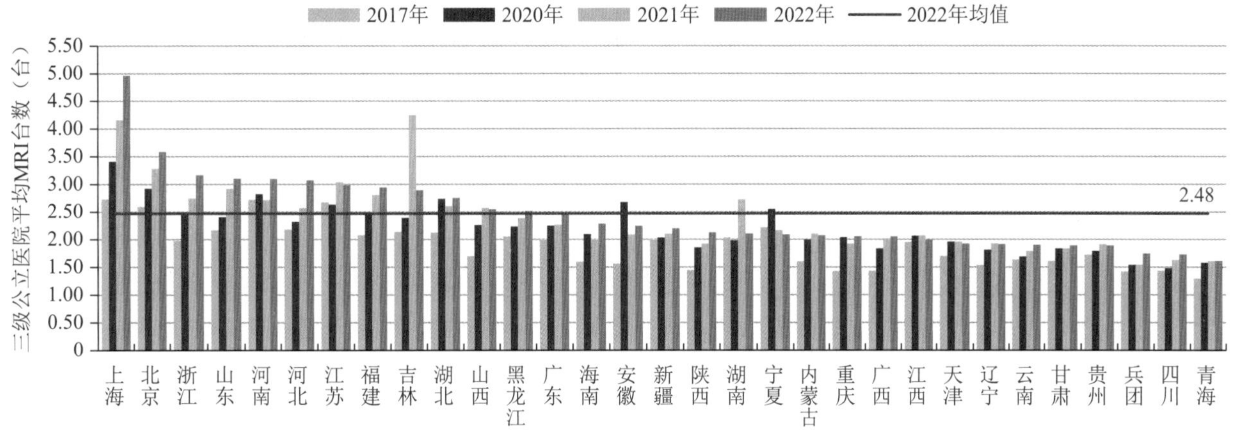

注：部分省（自治区、直辖市）数据缺失，图中不予展示。下同。

图 2-1-6-8 2017 年及 2020—2022 年各省（自治区、直辖市）三级公立医院平均 MRI 台数

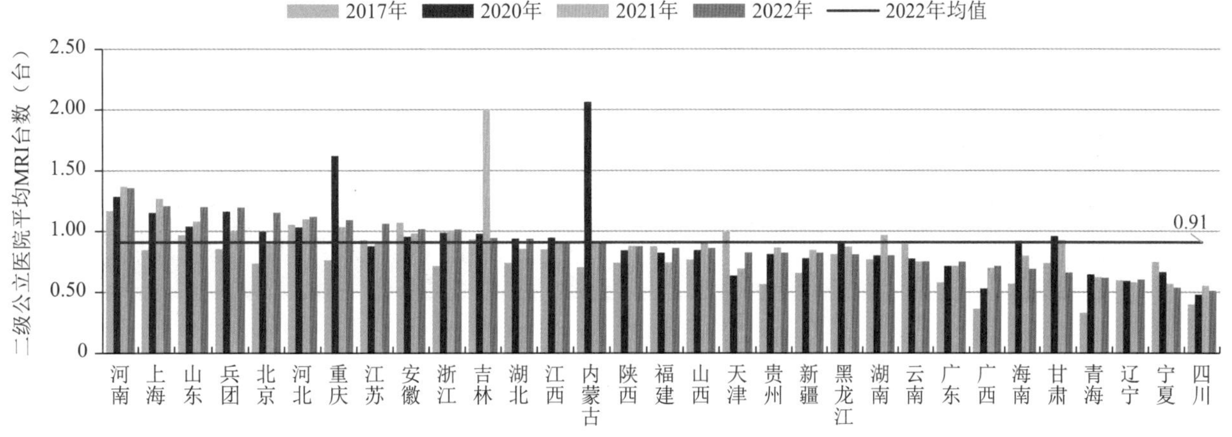

图 2-1-6-9 2017 年及 2020—2022 年各省（自治区、直辖市）二级公立医院平均 MRI 台数

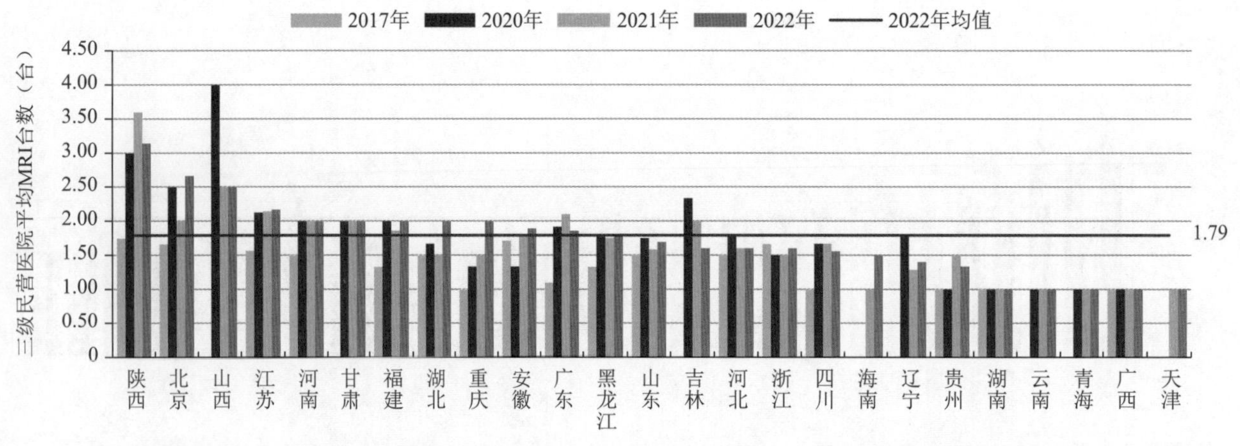

图 2-1-6-10 2017 年及 2020—2022 年各省（自治区、直辖市）三级民营医院平均 MRI 台数

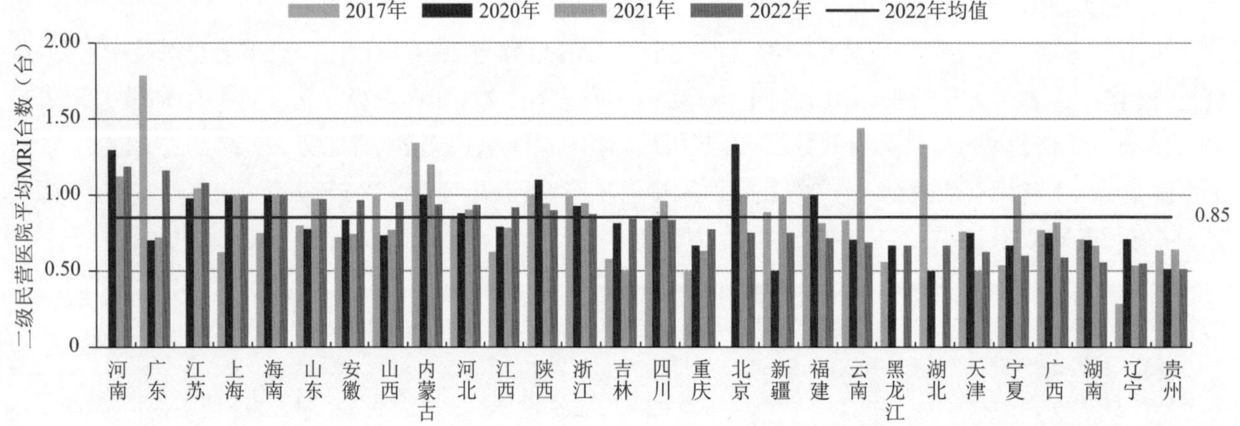

图 2-1-6-11 2017 年及 2020—2022 年各省（自治区、直辖市）二级民营医院平均 MRI 台数

（3）平均彩超台数

2022 年各省（自治区、直辖市）综合医院平均彩超台数与 2021 年相比，三级公立医院中有 21 省呈上升趋势，10 省呈下降趋势（1 省无有效数据）；二级公立医院中有 15 省呈上升趋势，17 省呈下降趋势；三级民营医院中有 11 省呈上升趋势，1 省与去年持平，13 省呈下降趋势（7 省无有效数据）；二级民营医院中有 15 省呈上升趋势，2 省与去年持平，14 省呈下降趋势（1 省无有效数据）（图 2–1–6–12 ～图 2–1–6–15）。

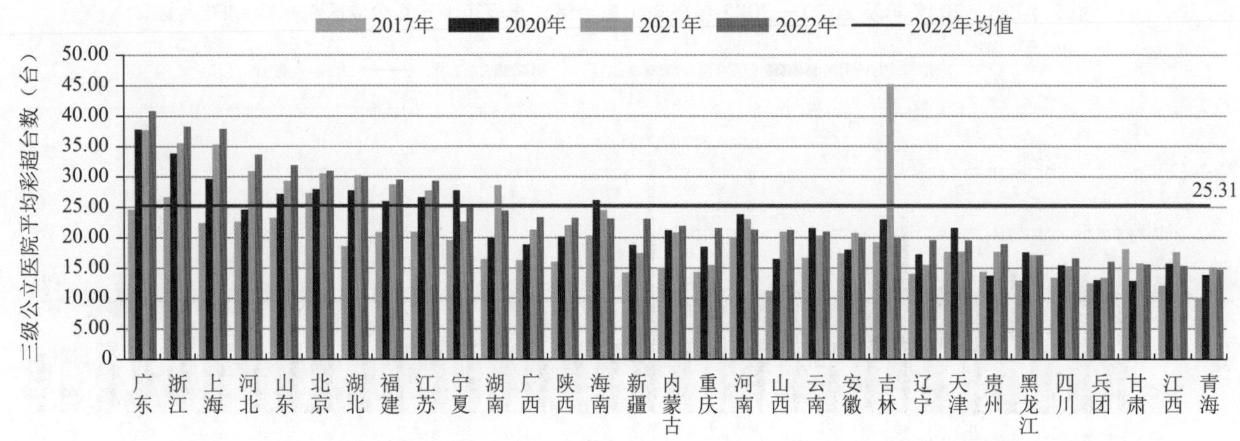

注：部分省（自治区、直辖市）数据缺失，图中不予展示。下同。

图 2-1-6-12 2017 年及 2020—2022 年各省（自治区、直辖市）三级公立医院平均彩超台数

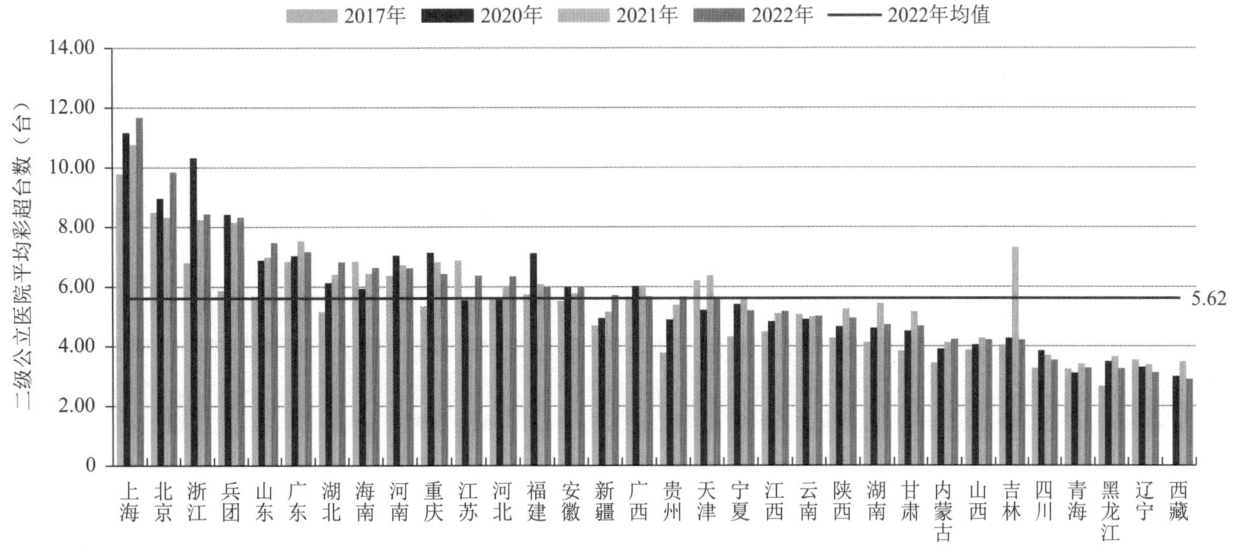

图 2-1-6-13 2017 年及 2020—2022 年各省（自治区、直辖市）二级公立医院平均彩超台数

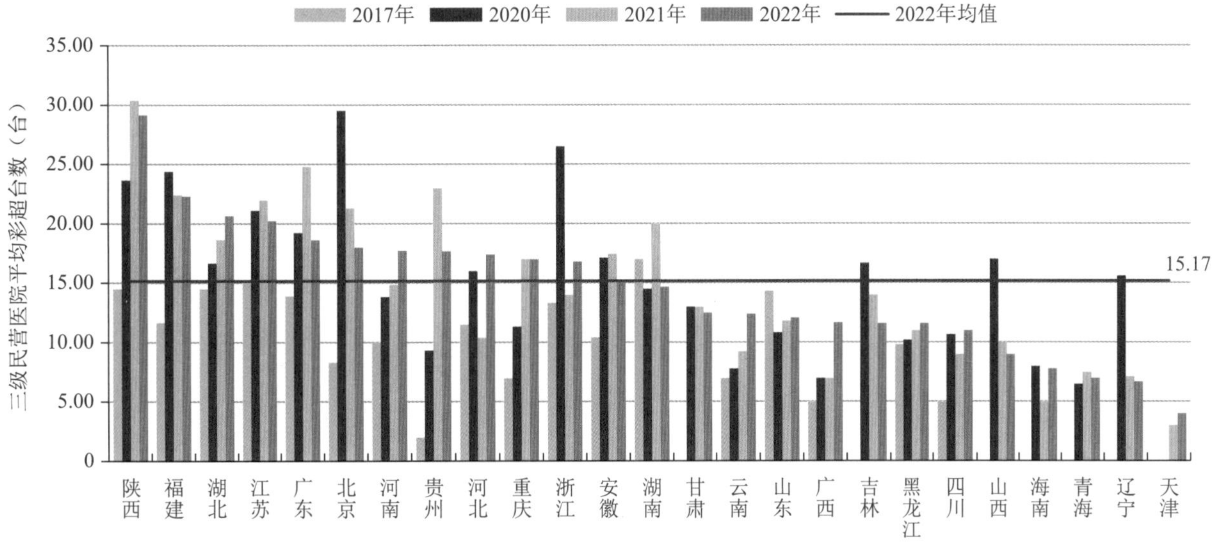

图 2-1-6-14 2017 年及 2020—2022 年各省（自治区、直辖市）三级民营医院平均彩超台数

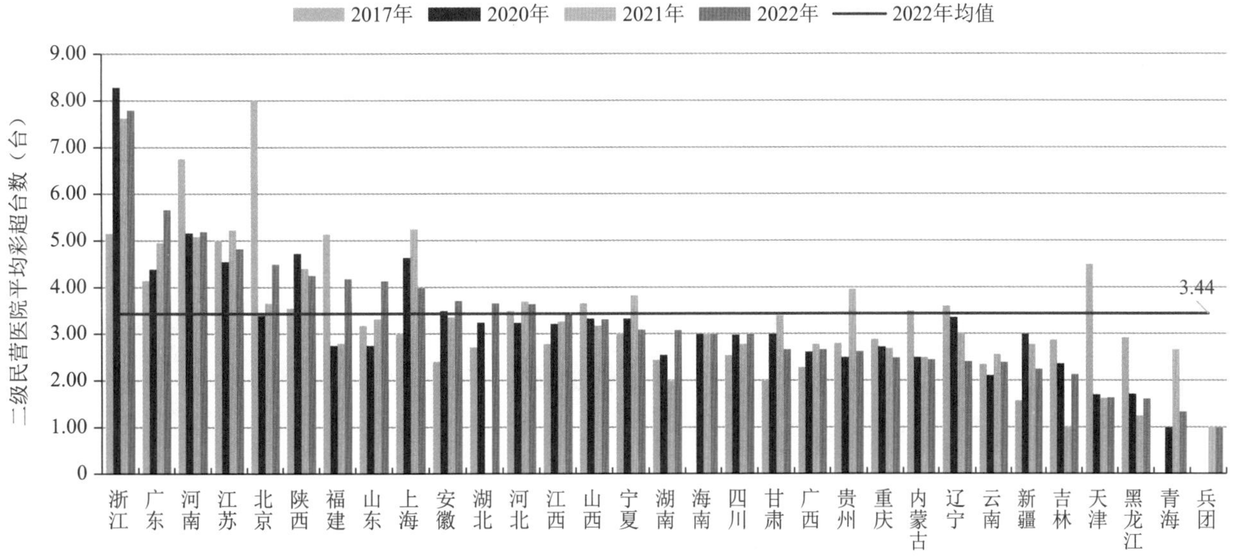

图 2-1-6-15 2017 年及 2020—2022 年各省（自治区、直辖市）二级民营医院平均彩超台数

（二）应急管理设备情况

2022 年除委属委管医院外，全国各级综合医院平均无创呼吸机台数有所增加，其中最高值为委属委管医院平均 147.63 台，显著高于其他各级综合医院；各级综合医院平均有创呼吸机台数均较 2021 年有所增加；除二级民营医院外，全国各级综合医院平均转运呼吸机台数相比 2021 年均增加；除委属委管医院外，全国各级综合医院平均监护仪台数相比 2021 年均有所增加；除三级公立医院外，全国各级综合医院平均多功能监护仪台数相比 2021 年均有所下降（表 2-1-6-2）。

表 2-1-6-2　平均应急管理设备情况

级别	年份（年）	无创呼吸机台数（台）	有创呼吸机台数（台）	转运呼吸机台数（台）	监护仪台数（台）	多功能监护仪台数（台）
委属委管	2019	89.58	127.71	11.96	983.17	208.78
	2020	161.50	141.08	13.67	1037.29	239.41
	2021	156.29	178.38	12.86	1289.00	275.85
	2022	147.63	190.88	14.58	1220.38	261.76
三级公立	2019	21.78	37.01	4.83	310.01	55.34
	2020	25.54	40.35	5.42	324.43	61.00
	2021	26.11	43.72	5.69	350.42	65.77
	2022	31.54	52.88	6.58	380.42	71:01
二级公立	2019	5.78	7.48	1.68	81.37	11.57
	2020	6.16	7.98	2.94	79.20	12.71
	2021	6.44	8.61	1.94	83.82	14.50
	2022	8.53	11.48	2.11	90.99	13.37
三级民营	2019	11.86	18.35	3.09	163.88	42.70
	2020	9.82	21.25	4.39	166.57	41.38
	2021	12.03	21.28	3.95	180.05	42.92
	2022	13.58	25.21	4.24	188.09	41.31
二级民营	2019	2.39	2.55	0.6	32.19	11.48
	2020	2.36	2.89	0.77	32.49	8.04
	2021	2.31	3.04	0.74	34.22	8.73
	2022	2.53	3.53	0.71	36.01	8.37

二、工作负荷

（一）门诊人次、急诊人次、留观人次

1. 全国各类别医院平均门诊、急诊、留观人次

具体情况见图 2-1-6-16 ～图 2-1-6-18。

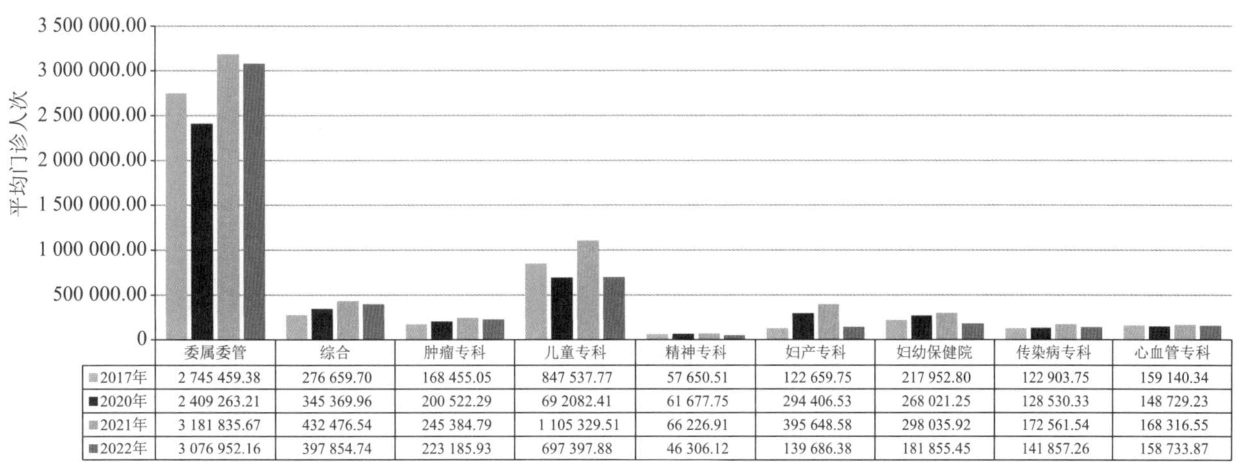

	委属委管	综合	肿瘤专科	儿童专科	精神专科	妇产专科	妇幼保健院	传染病专科	心血管专科
2017年	2 745 459.38	276 659.70	168 455.05	847 537.77	57 650.51	122 659.75	217 952.80	122 903.75	159 140.34
2020年	2 409 263.21	345 369.96	200 522.29	69 2082.41	61 677.75	294 406.53	268 021.25	128 530.33	148 729.23
2021年	3 181 835.67	432 476.54	245 384.79	1 105 329.51	66 226.91	395 648.58	298 035.92	172 561.54	168 316.55
2022年	3 076 952.16	397 854.74	223 185.93	697 397.88	46 306.12	139 686.38	181 855.45	141 857.26	158 733.87

注：综合医院包含委属委管医院。

图 2-1-6-16　2017 年及 2020—2022 年全国各类别医院平均门诊人次

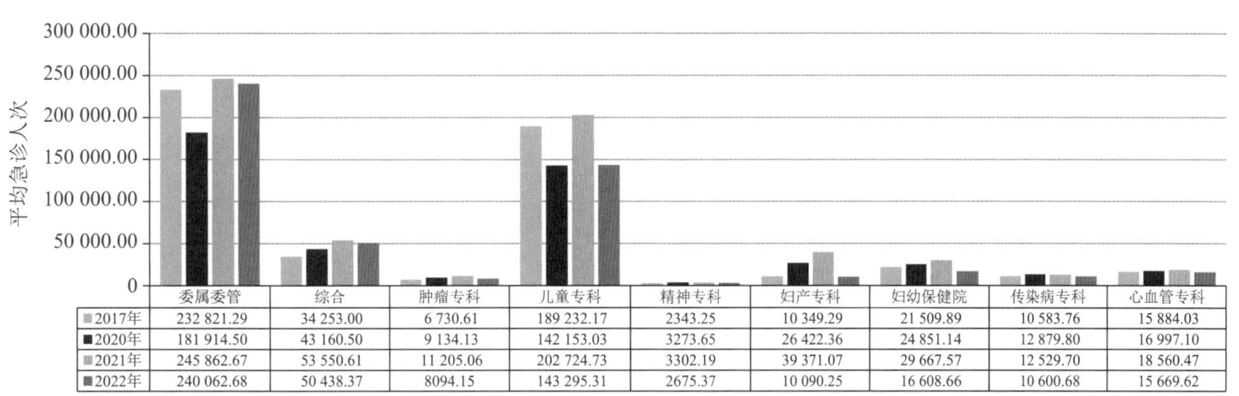

	委属委管	综合	肿瘤专科	儿童专科	精神专科	妇产专科	妇幼保健院	传染病专科	心血管专科
2017年	232 821.29	34 253.00	6 730.61	189 232.17	2343.25	10 349.29	21 509.89	10 583.76	15 884.03
2020年	181 914.50	43 160.50	9 134.13	142 153.03	3273.65	26 422.36	24 851.14	12 879.80	16 997.10
2021年	245 862.67	53 550.61	11 205.06	202 724.73	3302.19	39 371.07	29 667.57	12 529.70	18 560.47
2022年	240 062.68	50 438.37	8094.15	143 295.31	2675.37	10 090.25	16 608.66	10 600.68	15 669.62

注：综合医院包含委属委管医院。

图 2-1-6-17　2017 年及 2020—2022 年全国各类别医院平均急诊人次

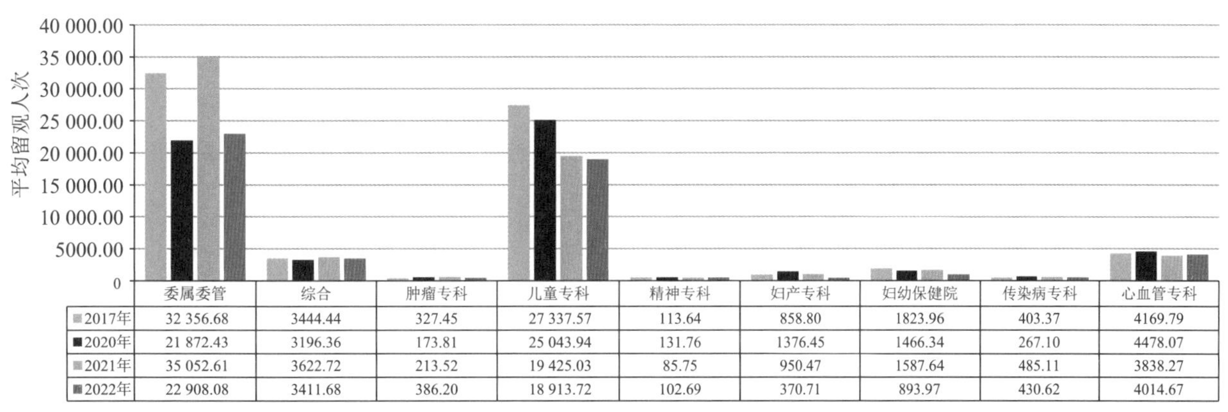

	委属委管	综合	肿瘤专科	儿童专科	精神专科	妇产专科	妇幼保健院	传染病专科	心血管专科
2017年	32 356.68	3444.44	327.45	27 337.57	113.64	858.80	1823.96	403.37	4169.79
2020年	21 872.43	3196.36	173.81	25 043.94	131.76	1376.45	1466.34	267.10	4478.07
2021年	35 052.61	3622.72	213.52	19 425.03	85.75	950.47	1587.64	485.11	3838.27
2022年	22 908.08	3411.68	386.20	18 913.72	102.69	370.71	893.97	430.62	4014.67

注：综合医院包含委属委管医院。

图 2-1-6-18　2017 年及 2020—2022 年全国各类别医院平均留观人次

2. 各级综合医院门诊、急诊、留观人次

（1）全国各级综合医院门诊、急诊、留观人次情况

2022 年与 2017 年相比，全国各级综合医院中，委属委管和二级民营医院平均门诊人次有所上升；2020—2022 年全国各级综合医院中，委属委管和二级民营医院平均门诊人次逐年上升，其余综合医院波动上升（图 2-1-6-19）。

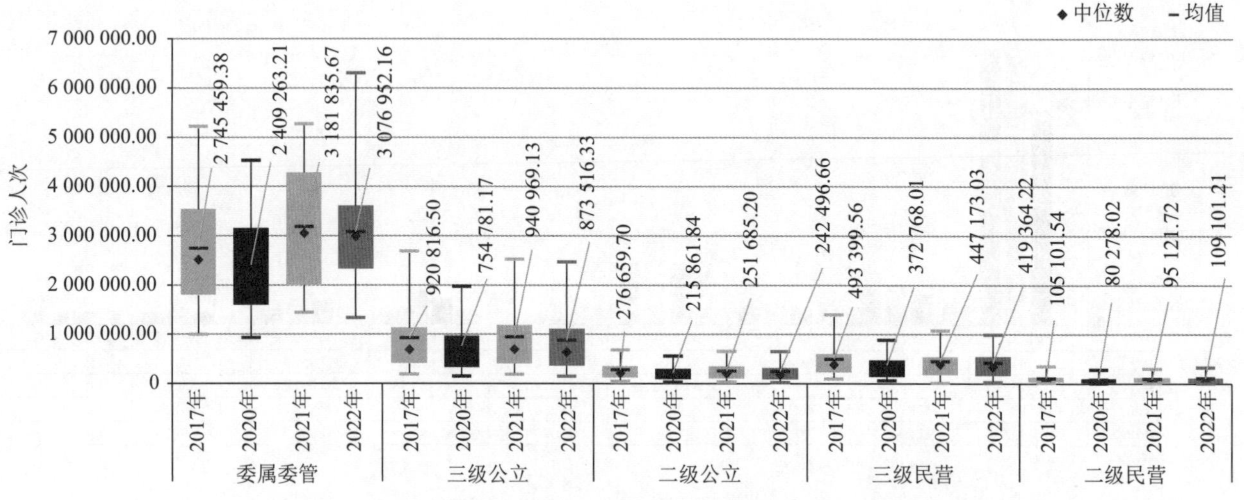

图 2-1-6-19　2017 年及 2020—2022 年全国各级综合医院平均门诊人次

2022 年与 2017 年相比，全国各级综合医院的平均急诊人次除二级公立医院外均有所上升；2020—2022 年全国各级综合医院平均急诊人次均波动上升（图 2–1–6–20）。

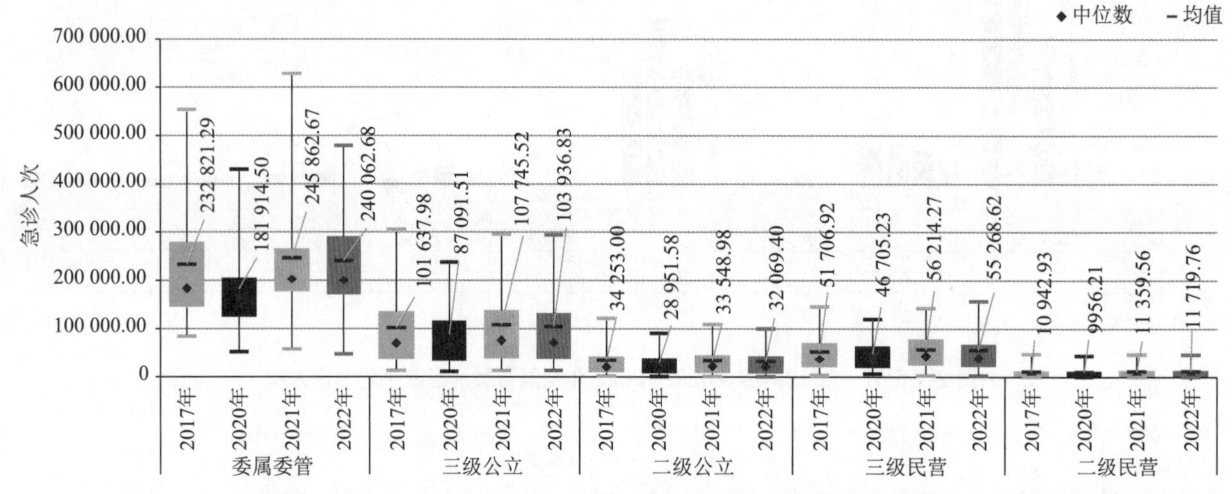

图 2-1-6-20　2017 年及 2020—2022 年全国各级综合医院平均急诊人次

2022 年与 2017 年相比，全国各级综合医院平均留观人次均下降；三级民营和二级民营医院平均留观人次相比 2021 年上升，其他医院均下降（图 2–1–6–21）。

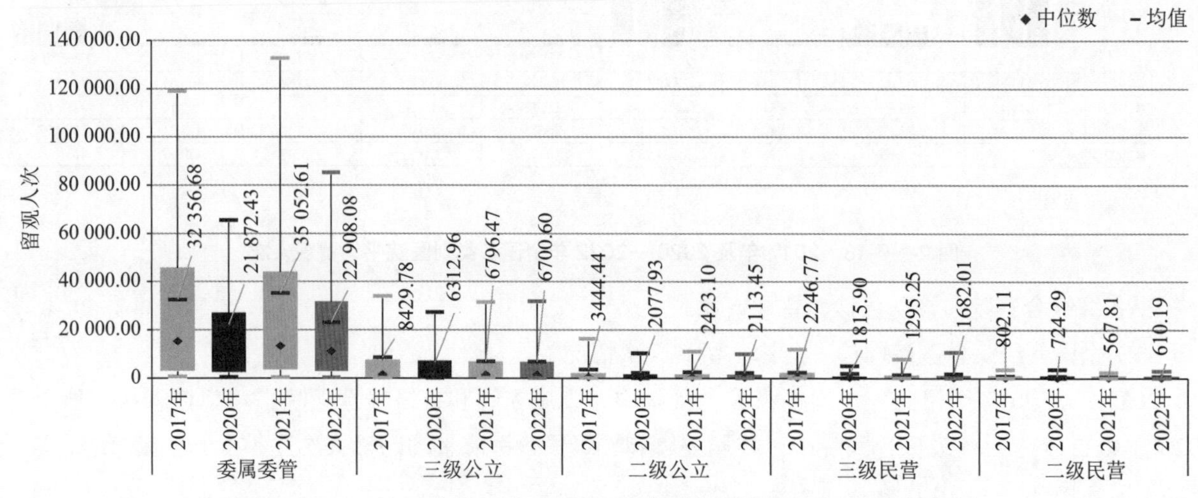

图 2-1-6-21　2017 年及 2020—2022 年全国各级综合医院平均留观人次

（2）各省（自治区、直辖市）门诊、急诊、留观人次情况

1）年均门诊人次

2022 年各省（自治区、直辖市）综合医院平均门诊人次与 2021 年相比，三级公立医院中有 4 省呈上升趋势，27 省呈下降趋势（1 省无有效数据）；二级公立医院中有 6 省呈上升趋势，26 省呈下降趋势；三级民营医院中有 9 省呈上升趋势，16 省呈下降趋势（7 省无有效数据）；二级民营医院中有 15 省呈上升趋势，14 省呈下降趋势（3 省无有效数据）（图 2-1-6-22 ～图 2-1-6-25）。

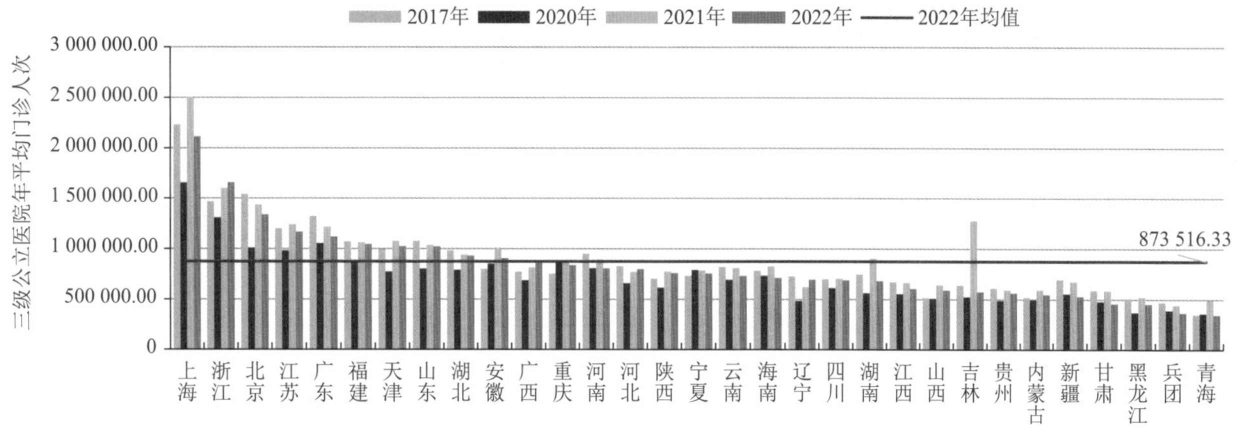

注：部分省（自治区、直辖市）数据缺失，图中不予展示。下同。

图 2-1-6-22　2017 年及 2020—2022 年各省（自治区、直辖市）三级公立医院平均门诊人次

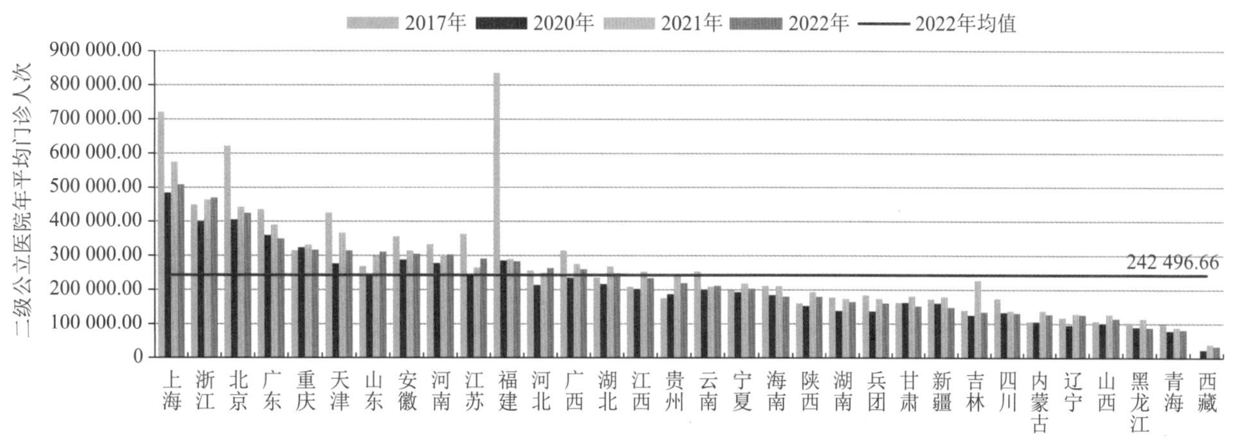

图 2-1-6-23　2017 年及 2020—2022 年各省（自治区、直辖市）二级公立医院平均门诊人次

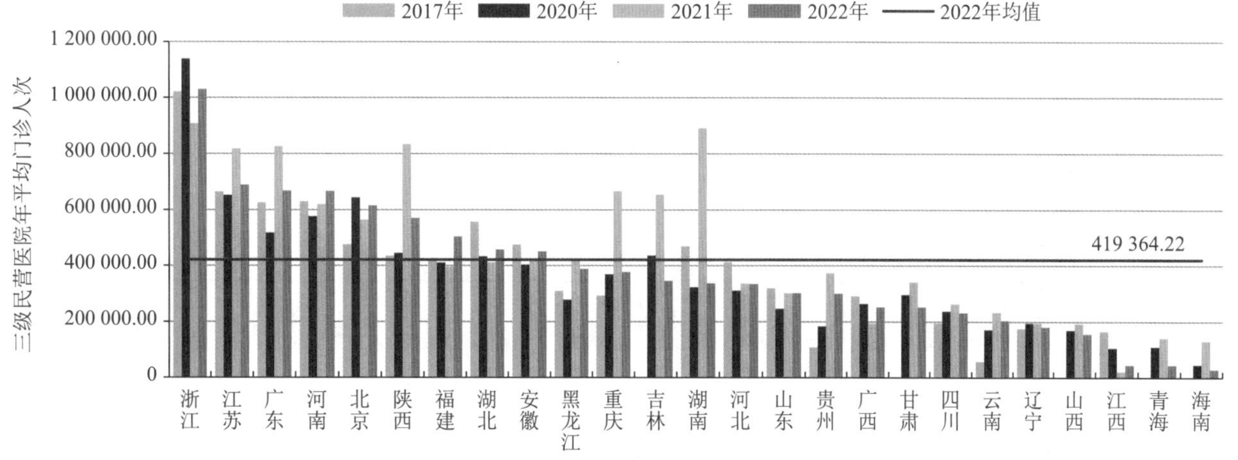

图 2-1-6-24　2017 年及 2020—2022 年各省（自治区、直辖市）三级民营医院平均门诊人次

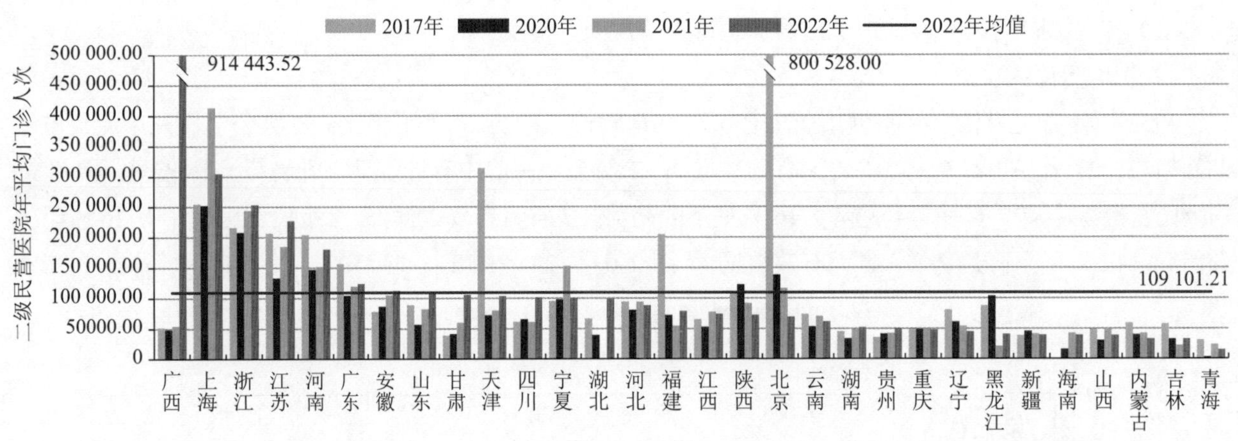

图 2-1-6-25 2017 年及 2020—2022 年各省（自治区、直辖市）二级民营医院平均门诊人次

2）年均急诊人次

2022 年各省（自治区、直辖市）综合医院平均急诊人次与 2021 年相比，三级公立中医院有 11 省呈上升趋势，20 省呈下降趋势（1 省无有效数据）；二级公立医院中有 15 省呈上升趋势，17 省呈下降趋势；三级民营医院中有 9 省呈上升趋势，15 省呈下降趋势（8 省无有效数据）；二级民营医院中有 16 省呈上升趋势，12 省呈下降趋势（4 省无有效数据）（图 2-1-6-26 ～图 2-1-6-29）。

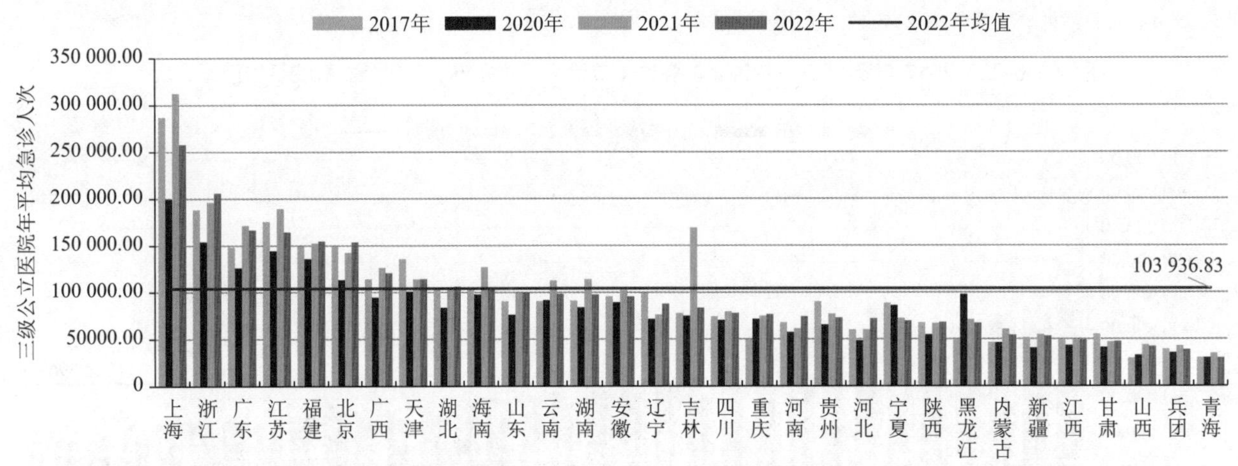

注：部分省（自治区、直辖市）数据缺失，图中不予展示。下同。

图 2-1-6-26 2017 年及 2020—2022 年各省（自治区、直辖市）三级公立医院平均急诊人次

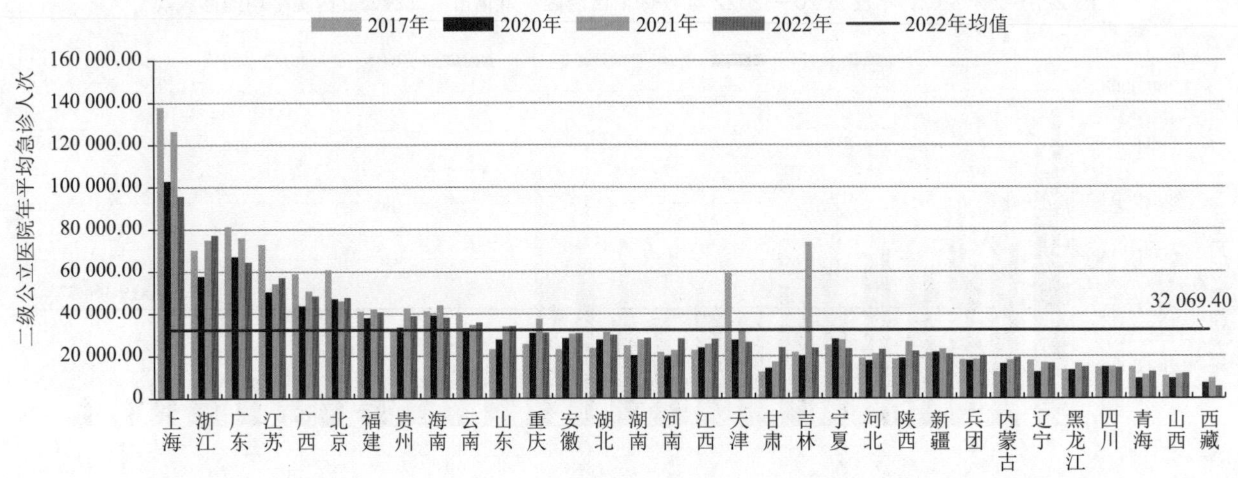

图 2-1-6-27 2017 年及 2020—2022 年各省（自治区、直辖市）二级公立医院平均急诊人次

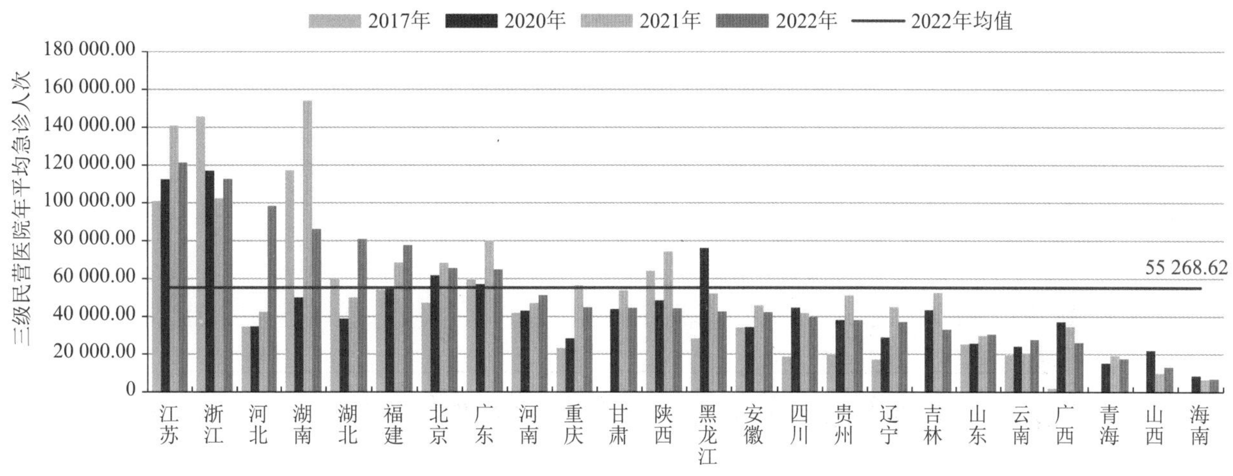

图 2-1-6-28 2017 年及 2020—2022 年各省（自治区、直辖市）三级民营医院平均急诊人次

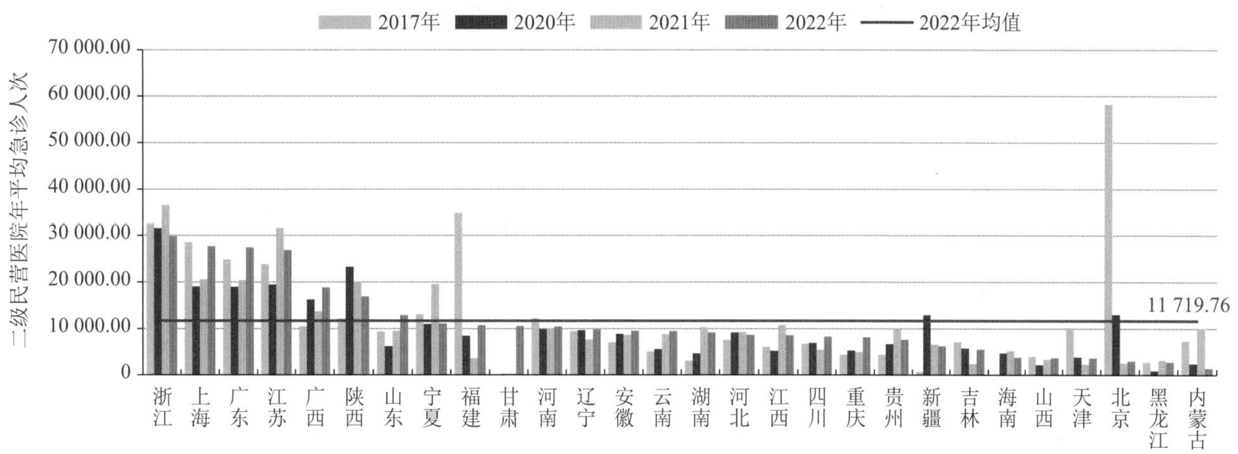

图 2-1-6-29 2017 年及 2020—2022 年各省（自治区、直辖市）二级民营医院平均急诊人次

3）年均留观人次

2022 年各省（自治区、直辖市）综合医院平均留观人次与 2021 年相比，三级公立医院中有 16 省呈上升趋势，15 省呈下降趋势（1 省无有效数据）；二级公立医院中有 16 省呈上升趋势，16 省呈下降趋势；三级民营医院中有 13 省呈上升趋势，9 省呈下降趋势（10 省无有效数据）；二级民营医院中有 13 省呈上升趋势，12 省呈下降趋势（7 省无有效数据）（图 2-1-6-30 ～图 2-1-6-33）。

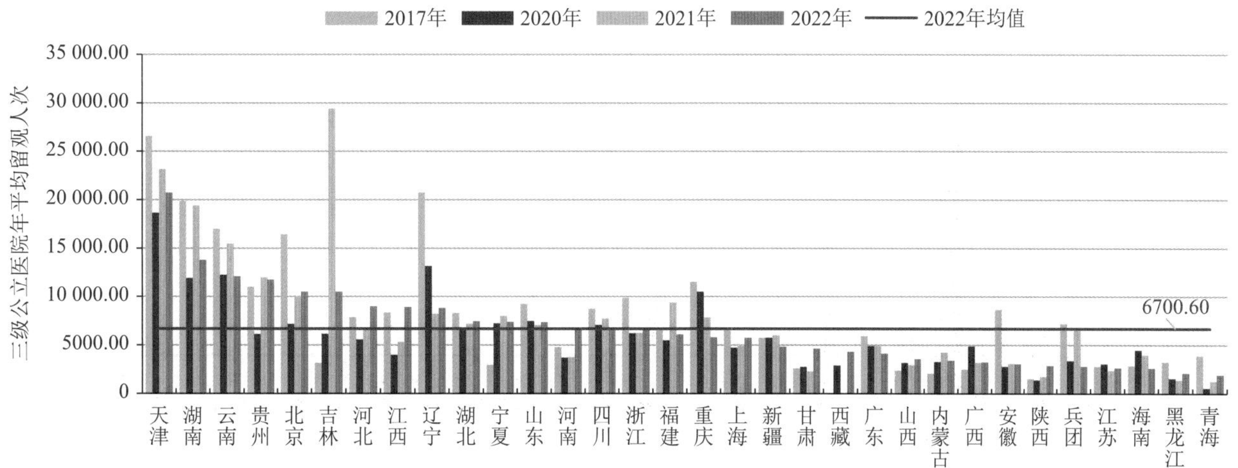

图 2-1-6-30 2017 年及 2020—2022 年各省（自治区、直辖市）三级公立医院平均留观人次

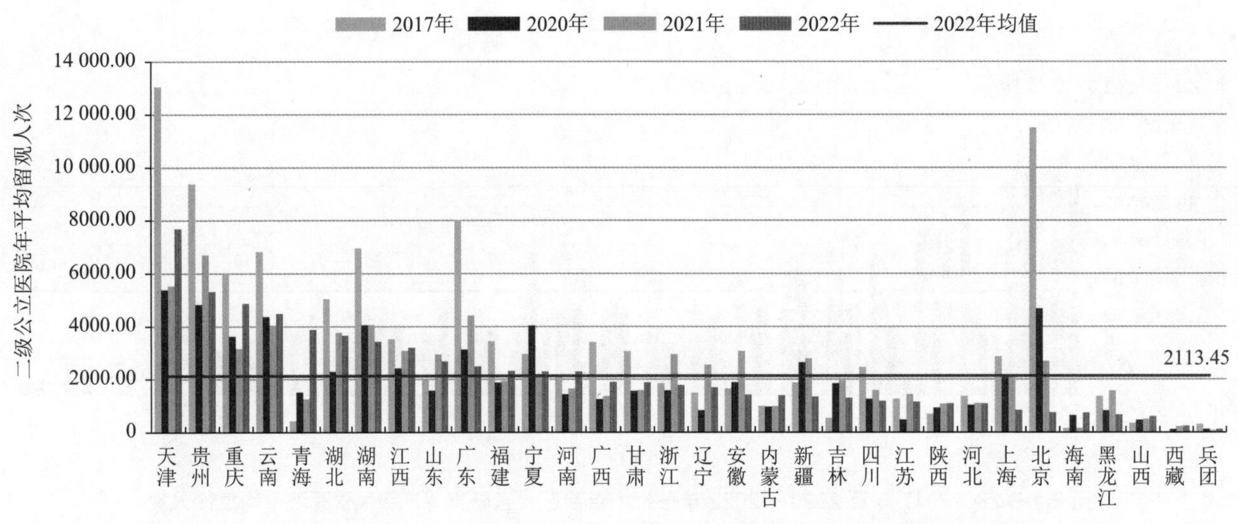

图 2-1-6-31　2017 年及 2020—2022 年各省（自治区、直辖市）二级公立医院平均留观人次

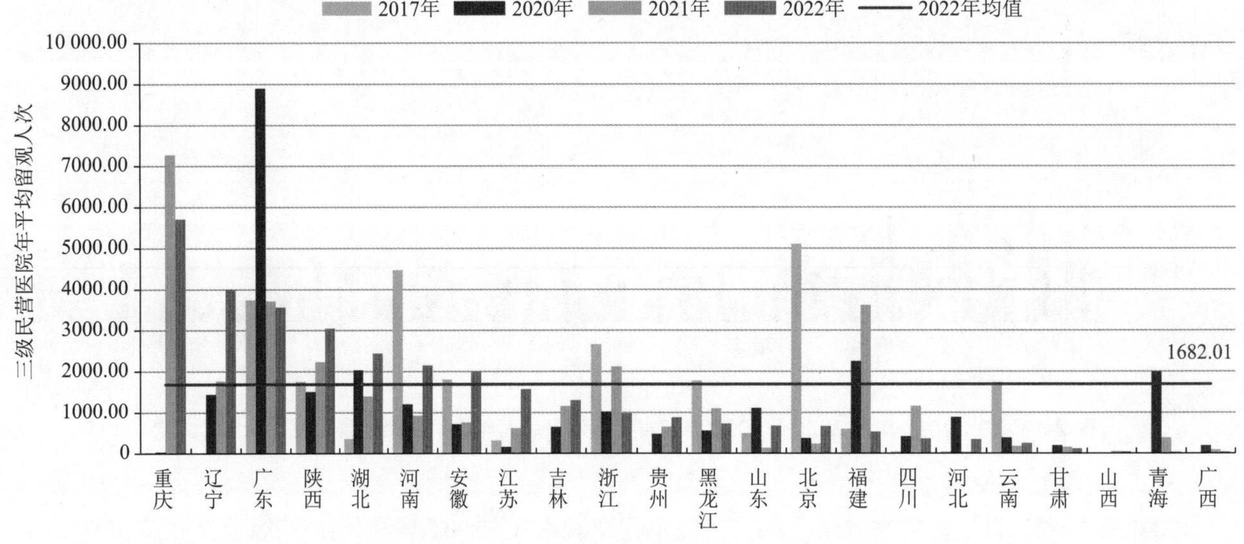

注：部分省（自治区、直辖市）数据缺失，图中不予展示。下同。

图 2-1-6-32　2017 年及 2020—2022 年各省（自治区、直辖市）三级民营医院平均留观人次

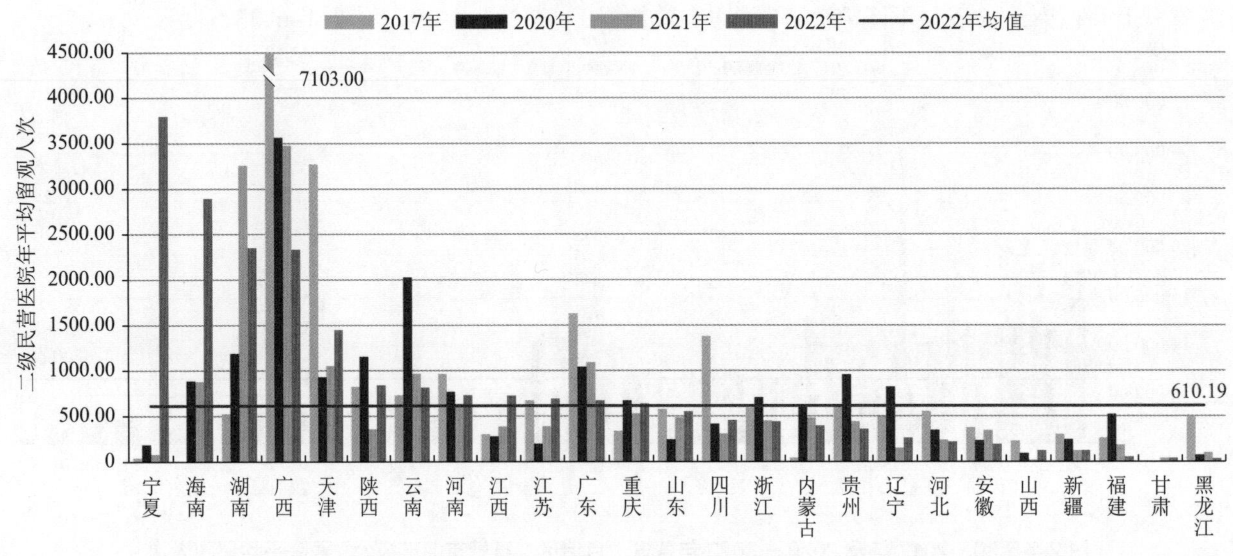

图 2-1-6-33　2017 年及 2020—2022 年各省（自治区、直辖市）二级民营医院平均留观人次

3. 专科医院平均门诊、急诊、留观人次

（1）年均门诊人次

2022 年与 2017 年专科医院平均门诊人次相比较，妇产专科医院中三级公立和二级民营医院、肿瘤及传染病专科医院中各级医院均上升，儿童专科医院中二级公立医院上升，精神专科医院中三级和二级公立医院上升，心血管专科医院中三级公立和二级民营医院上升。2020—2022 年专科医院中传染病专科医院平均门诊人次波动上升，肿瘤、儿童、精神和心血管专科医院波动上升，各专科医院平均门诊人次均集中在三级公立医院（图 2-1-6-34）。

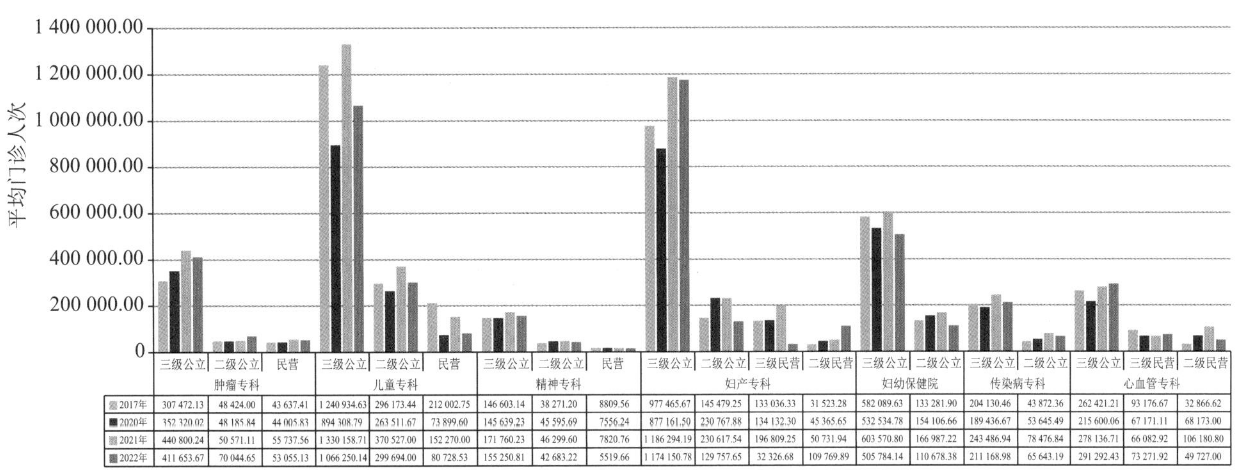

	肿瘤专科			儿童专科			精神专科			妇产专科				妇幼保健院		传染病专科		心血管专科		
	三级公立	二级公立	民营	三级公立	二级公立	民营	三级公立	二级公立	民营	三级公立	二级公立	三级民营	二级民营	三级公立	二级公立	三级公立	二级公立	三级公立	三级民营	二级民营
2017年	307 472.13	48 424.00	43 637.41	1 240 934.63	296 173.44	212 002.75	146 603.14	38 271.20	8809.56	977 465.67	145 479.25	133 036.33	31 523.28	582 089.63	133 281.90	204 130.46	43 872.36	262 421.21	93 176.67	32 866.62
2020年	352 320.02	48 185.84	44 005.83	894 308.79	263 511.67	73 899.60	145 639.23	45 595.69	7556.24	877 161.50	230 767.88	134 132.30	45 365.65	532 534.78	154 106.66	189 436.67	53 645.49	215 600.06	67 171.11	68 173.00
2021年	440 800.24	50 571.11	55 737.56	1 330 158.71	370 527.00	152 270.00	171 760.23	46 299.60	7820.76	1 186 294.19	230 617.54	196 809.25	50 731.94	603 570.80	166 987.22	243 486.94	78 476.84	278 136.71	66 082.92	106 180.80
2022年	411 653.67	70 044.65	53 055.13	1 066 250.14	299 694.00	80 728.53	155 250.81	42 683.22	5519.66	1 174 150.78	129 757.65	32 326.68	109 769.89	505 784.14	110 678.38	211 168.98	65 643.19	291 292.43	73 271.92	49 727.00

图 2-1-6-34　2017 年及 2020—2022 年各专科医院平均门诊人次

（2）年均急诊人次

2022 年与 2017 年专科医院平均急诊人次相比较，肿瘤专科医院中二级公立和民营医院上升，儿童专科医院中二级公立医院上升，精神及传染病专科医院中二级公立医院上升，妇产专科医院中三级民营医院上升，心血管专科医院中三级公立和三级民营医院上升。2020—2022 年专科医院中肿瘤、儿童及精神专科医院平均急诊人次波动上升，各专科医院平均急诊人次均集中在三级公立医院（图 2-1-6-35）。

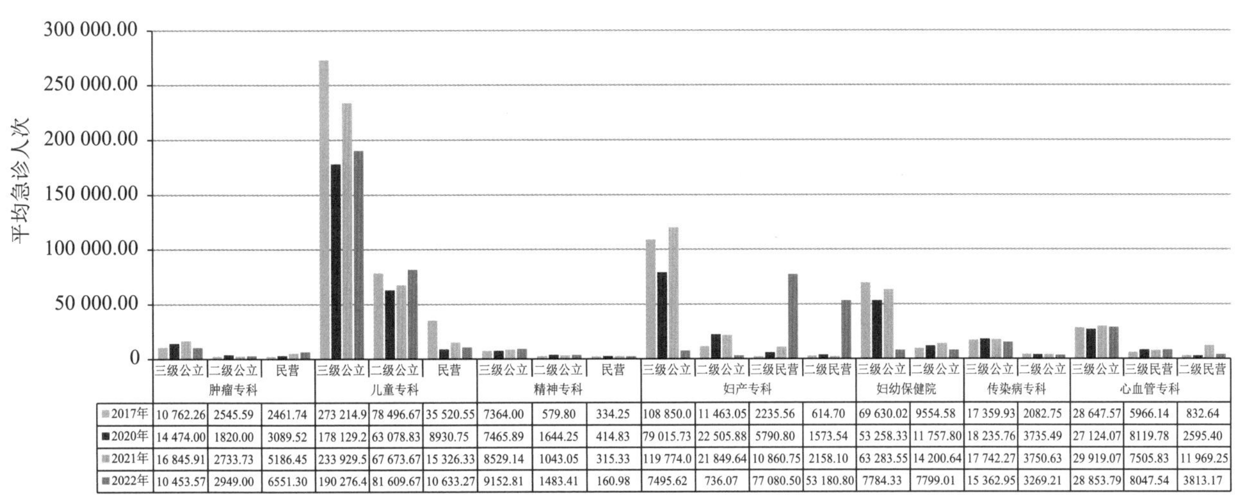

	肿瘤专科			儿童专科			精神专科			妇产专科				妇幼保健院		传染病专科		心血管专科		
	三级公立	二级公立	民营	三级公立	二级公立	民营	三级公立	二级公立	民营	三级公立	二级公立	三级民营	二级民营	三级公立	二级公立	三级公立	二级公立	三级公立	三级民营	二级民营
2017年	10 762.26	2545.59	2461.74	273 214.9	78 496.67	35 520.55	7364.00	579.80	334.25	108 850.0	11 463.05	2235.56	614.70	69 630.02	9554.58	17 359.93	2082.75	28 647.57	5966.14	832.64
2020年	14 474.00	1820.00	3089.52	178 129.2	63 078.83	8930.75	7465.89	1644.25	414.83	79 015.73	22 505.88	5790.80	1573.54	53 258.33	11 757.80	18 235.76	3735.49	27 124.07	8119.78	2595.40
2021年	16 845.91	2733.73	5186.45	233 929.5	67 673.67	15 326.33	8529.14	1043.05	315.33	119 774.0	21 849.64	10 860.75	2158.10	63 283.55	14 200.64	17 742.27	3750.63	29 919.07	7505.83	11 969.25
2022年	10 453.57	2949.00	6551.30	190 276.4	81 609.67	10 633.27	9152.81	1483.41	160.98	7495.62	736.07	77 080.50	53 180.80	7784.33	7799.01	15 362.95	3269.21	28 853.79	8047.54	3813.17

图 2-1-6-35　2017 年及 2020—2022 年各专科医院平均急诊人次

（3）年均留观人次

2022 年与 2017 年专科医院平均留观人次相比较，儿童及妇产专科医院中各级公立医院均有所下降，传染病专科医院中二级公立医院有所下降，心血管专科医院中三级民营医院有所下降。2020—2022 年在专科医院中，传染病专科医院中三级公立医院平均留观人次逐年上升，妇产专科医院、妇幼保健院波

动下降，各专科医院平均留观人次均集中在公立医院（图 2–1–6–36）。

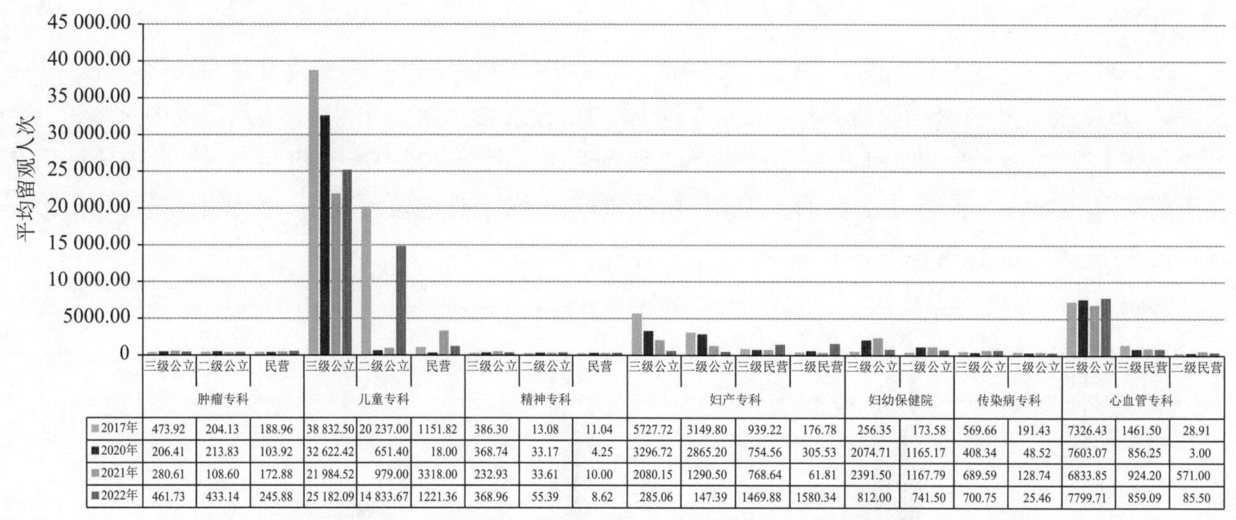

	肿瘤专科			儿童专科			精神专科		
	三级公立	二级公立	民营	三级公立	二级公立	民营	三级公立	二级公立	民营
2017年	473.92	204.13	188.96	38 832.50	20 237.00	1151.82	386.30	13.08	11.04
2020年	206.41	213.83	103.92	32 622.42	651.40	18.00	368.74	33.17	4.25
2021年	280.61	108.60	172.88	21 984.52	979.00	3318.00	232.93	33.61	10.00
2022年	461.73	433.14	245.88	25 182.09	14 833.67	1221.36	368.96	55.39	8.62

	妇产专科				妇幼保健院		传染病专科		心血管专科		
	三级公立	二级公立	三级民营	二级民营	三级公立	二级公立	三级公立	二级公立	三级公立	三级民营	二级民营
2017年	5727.72	3149.80	939.22	176.78	256.35	173.58	569.66	191.43	7326.43	1461.50	28.91
2020年	3296.72	2865.20	754.56	305.53	2074.71	1165.17	408.34	48.52	7603.07	856.25	3.00
2021年	2080.15	1290.50	768.64	61.81	2391.50	1167.79	689.59	128.74	6833.85	924.20	571.00
2022年	285.06	147.39	1469.88	1580.34	812.00	741.50	700.75	25.46	7799.71	859.09	85.50

图 2-1-6-36　2017 年及 2020—2022 年各专科医院平均留观人次

（二）平均出院人次

1. 全国各类别医院平均出院人次

具体情况见图 2–1–6–37。

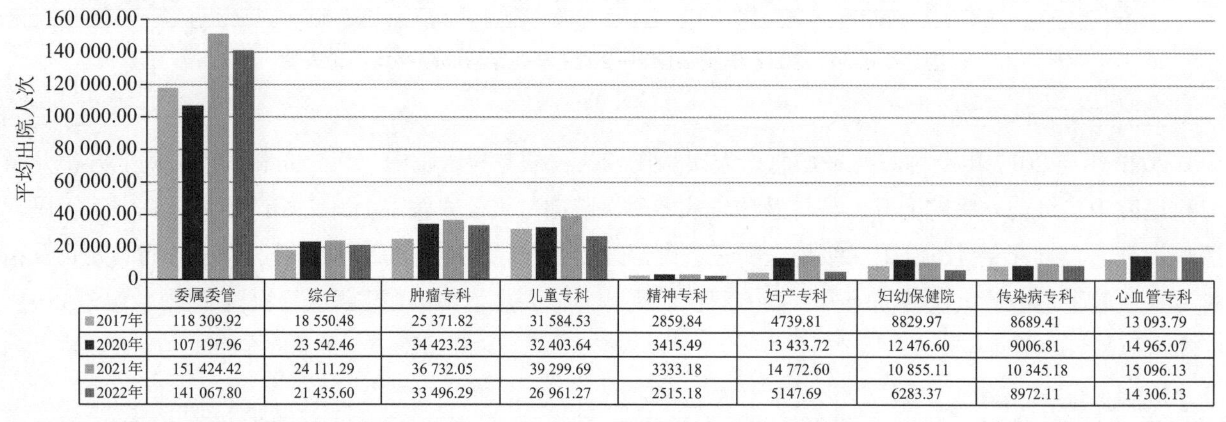

	委属委管	综合	肿瘤专科	儿童专科	精神专科	妇产专科	妇幼保健院	传染病专科	心血管专科
2017年	118 309.92	18 550.48	25 371.82	31 584.53	2859.84	4739.81	8829.97	8689.41	13 093.79
2020年	107 197.96	23 542.46	34 423.23	32 403.64	3415.49	13 433.72	12 476.60	9006.81	14 965.07
2021年	151 424.42	24 111.29	36 732.05	39 299.69	3333.18	14 772.60	10 855.11	10 345.18	15 096.13
2022年	141 067.80	21 435.60	33 496.29	26 961.27	2515.18	5147.69	6283.37	8972.11	14 306.13

注：综合医院包含委属委管医院。

图 2-1-6-37　2017 年及 2020—2022 年各类别医院平均出院人次

2. 各级综合医院平均出院人次

（1）全国各级综合医院平均出院人次情况

2022 年各级综合医院平均出院人次较 2017 年除委属委管医院以外均有所下降；2020—2022 年各级综合医院中委属委管和三级公立医院平均出院人次波动上升，其余医院均有所下降（图 2–1–6–38）。

（2）各省（自治区、直辖市）平均出院人次情况

2022 年各省（自治区、直辖市）综合医院平均出院人次与 2021 年相比，三级公立医院中有 4 省呈上升趋势，27 省呈下降趋势（1 省无有效数据）；二级公立医院中有 5 省呈上升趋势，27 省呈下降趋势；三级民营医院中有 10 省呈上升趋势，14 省呈下降趋势（8 省无有效数据）；二级民营医院中有 8 省呈上升趋势，22 省呈下降趋势（2 省无有效数据）（图 2–1–6–39 ～图 2–1–6–42）。

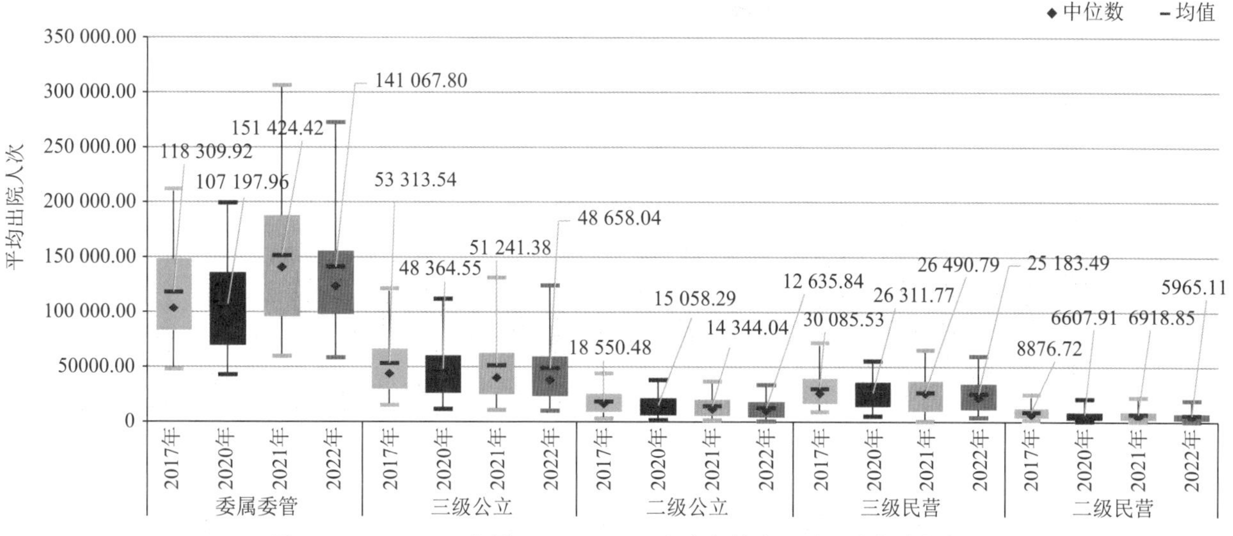

图 2-1-6-38　2017 年及 2020—2022 年各级综合医院平均出院人次

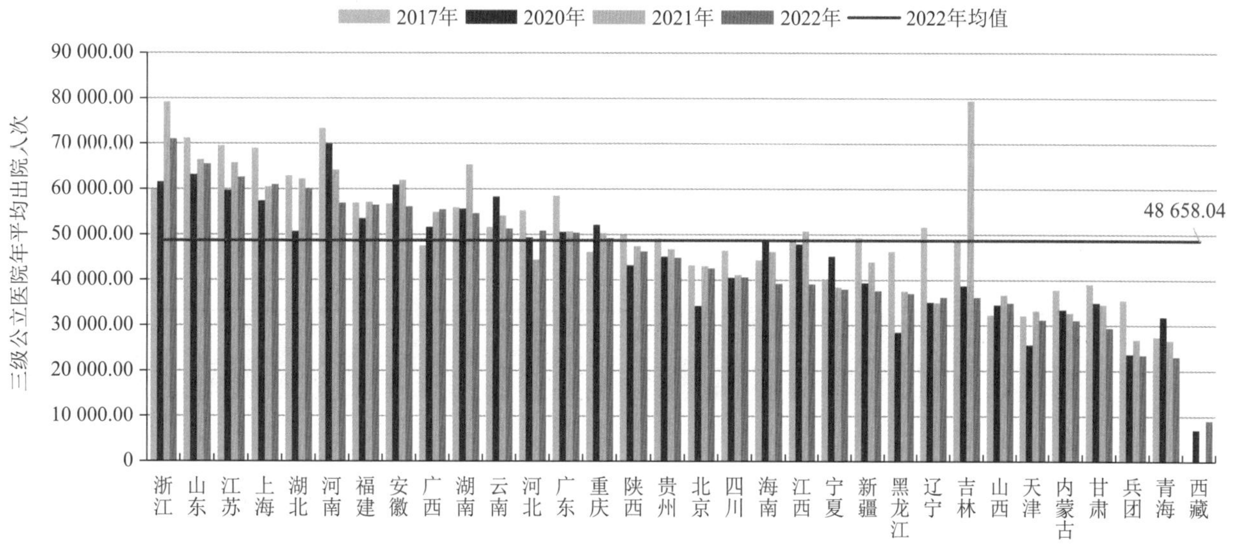

注：部分省（自治区、直辖市）数据缺失，图中不予展示。下同。

图 2-1-6-39　2017 年及 2020—2022 年各省（自治区、直辖市）三级公立医院年平均出院人次

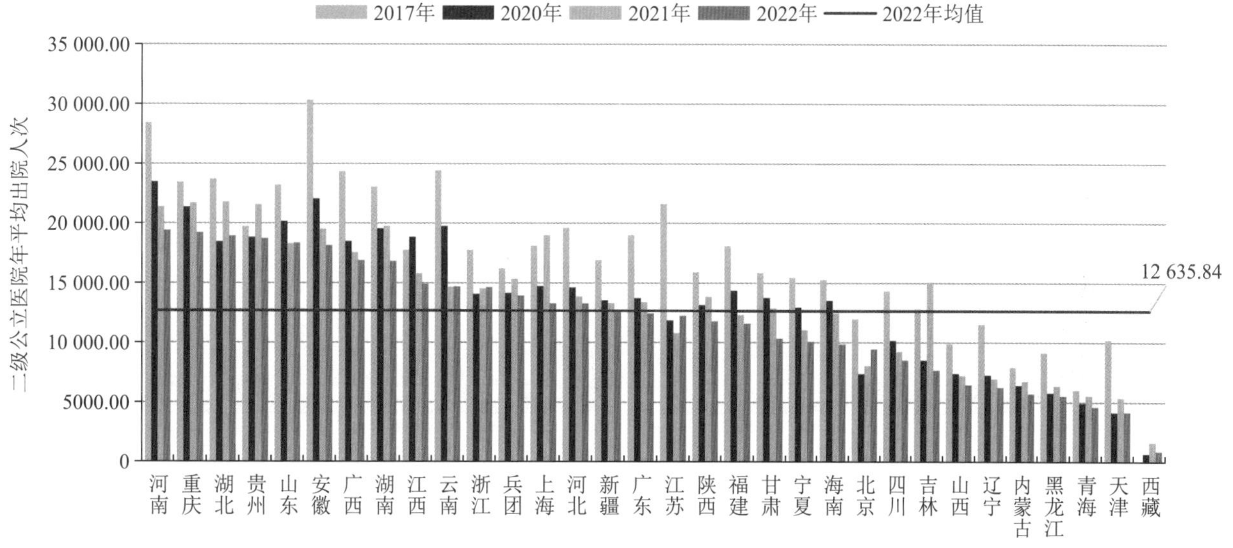

图 2-1-6-40　2017 年及 2020—2022 年各省（自治区、直辖市）二级公立医院年平均出院人次

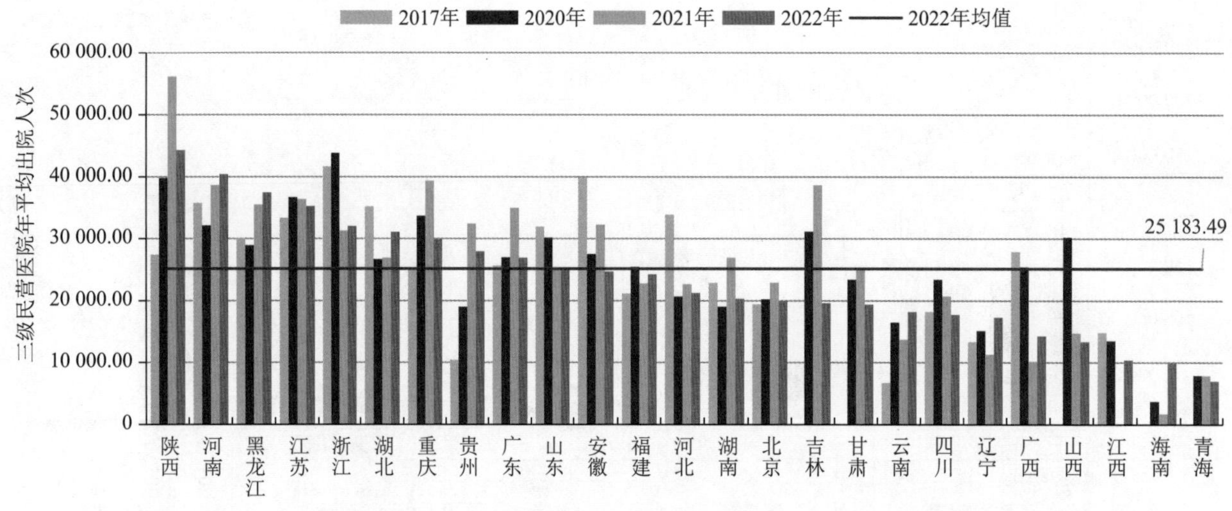

图 2-1-6-41　2017 年及 2020—2022 年各省（自治区、直辖市）三级民营医院年平均出院人次

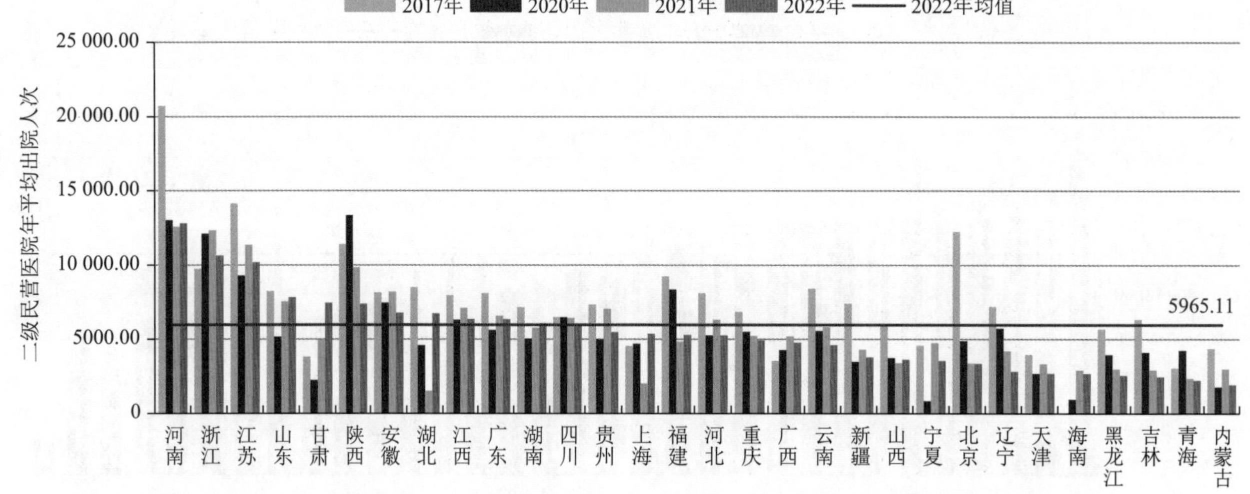

图 2-1-6-42　2017 年及 2020—2022 年各省（自治区、直辖市）二级民营医院年平均出院人次

3. 专科医院平均出院人次

2022 年与 2017 年专科医院平均出院人次相比较，肿瘤、精神及心血管专科医院中各级公立医院均有所上升，儿童专科医院及妇幼保健院中各级公立医院均有所下降，妇产专科医院中各级公立医院均有所下降、各级民营医院均有所上升，传染病专科医院中三级公立医院有所上升、二级公立医院有所下降。2020—2022 年专科医院平均出院人次波动上升，各专科医院平均留观人次均集中在公立医院（图 2-1-6-43）。

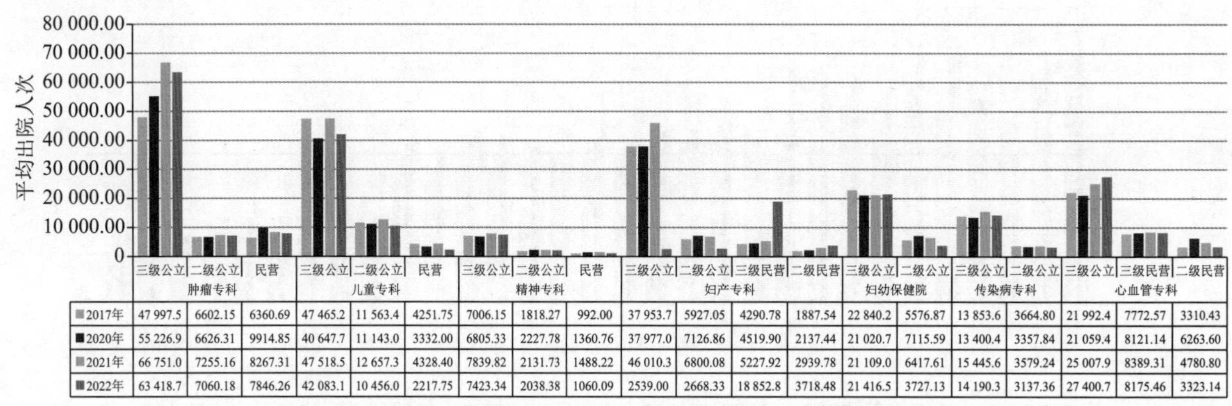

	肿瘤专科			儿童专科			精神专科			妇产专科				妇幼保健院		传染病专科		心血管专科		
	三级公立	二级公立	民营	三级公立	二级公立	民营	三级公立	二级公立	民营	三级公立	二级公立	三级民营	二级民营	三级公立	二级公立	三级公立	二级公立	三级公立	三级民营	二级民营
2017年	47 997.5	6602.15	6360.69	47 465.2	11 563.4	4251.75	7006.15	1818.27	992.00	37 953.7	5927.05	4290.78	1887.54	22 840.2	5576.87	13 853.6	3664.80	21 992.4	7772.57	3310.43
2020年	55 226.9	6626.31	9914.85	40 647.7	11 143.0	3332.00	6805.33	2227.78	1360.76	37 977.0	7126.86	4519.90	2137.44	21 020.7	7115.59	13 400.4	3357.84	21 059.4	8121.14	6263.60
2021年	66 751.0	7255.16	8267.31	47 518.5	12 657.3	4328.40	7839.82	2131.73	1488.22	46 010.3	6800.08	5227.92	2939.78	21 109.0	6417.61	15 445.6	3579.24	25 007.9	8389.31	4780.80
2022年	63 418.7	7060.18	7846.26	42 083.1	10 456.0	2217.75	7423.34	2038.38	1060.09	2539.00	2668.33	18 852.8	3718.48	21 416.5	3727.13	14 190.3	3137.36	27 400.7	8175.46	3323.14

图 2-1-6-43　2017 年及 2020—2022 年各专科医院平均出院人次

（三）平均住院患者手术量

1. 全国各类别医院平均住院患者手术量

具体情况见图 2-1-6-44。

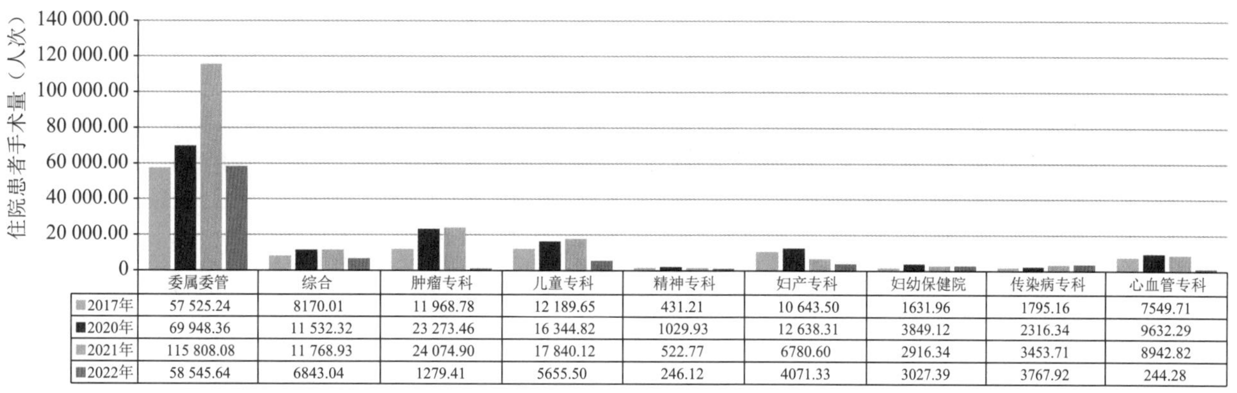

	委属委管	综合	肿瘤专科	儿童专科	精神专科	妇产专科	妇幼保健院	传染病专科	心血管专科
2017年	57 525.24	8170.01	11 968.78	12 189.65	431.21	10 643.50	1631.96	1795.16	7549.71
2020年	69 948.36	11 532.32	23 273.46	16 344.82	1029.93	12 638.31	3849.12	2316.34	9632.29
2021年	115 808.08	11 768.93	24 074.90	17 840.12	522.77	6780.60	2916.34	3453.71	8942.82
2022年	58 545.64	6843.04	1279.41	5655.50	246.12	4071.33	3027.39	3767.92	244.28

注：综合医院包含委属委管医院。

图 2-1-6-44　2017 年及 2020—2022 年全国各类别医院平均住院患者手术量

2. 各级综合医院平均住院患者手术量

（1）全国各级综合医院平均住院患者手术量情况

2022 年各级综合医院平均住院患者手术量较 2017 年除二级公立医院以外均有所上升；2020—2022 年各级综合医院平均住院患者手术量波动下降（图 2-1-6-45）。

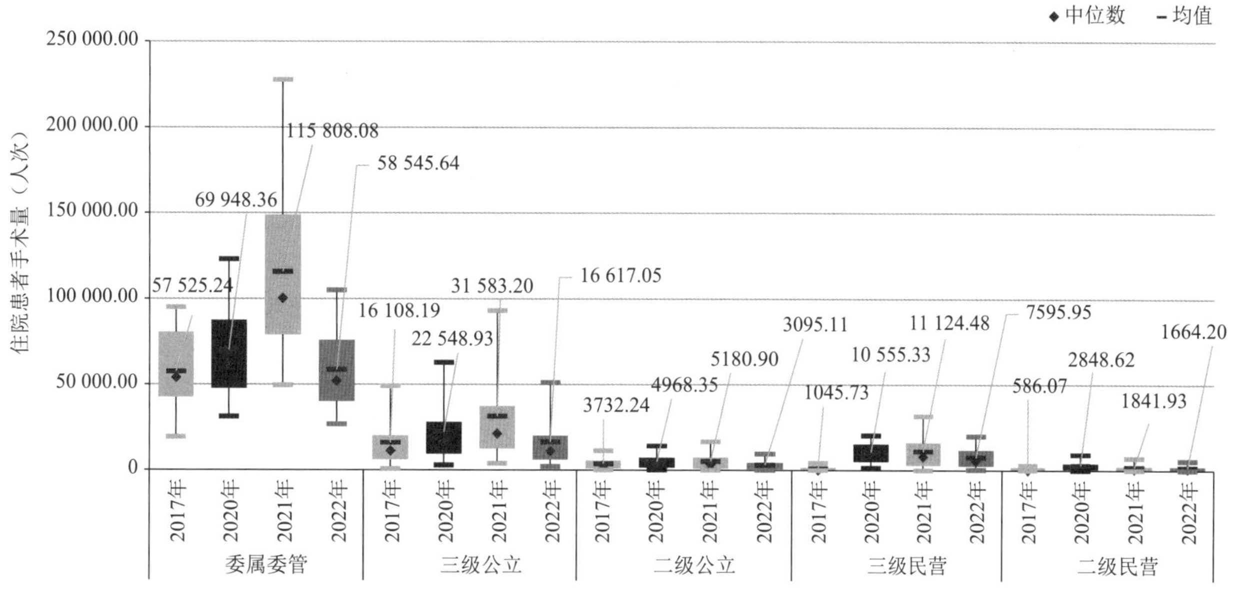

图 2-1-6-45　2017 年及 2020—2022 年全国各级综合医院平均住院患者手术量

（2）各省（自治区、直辖市）平均住院患者手术量情况

2022 年各省（自治区、直辖市）综合医院平均住院患者手术量与 2021 年相比，三级公立医院中所有省份均呈下降趋势；二级公立医院中有 1 省呈上升趋势，31 省呈下降趋势；三级民营医院中有 4 省呈上升趋势，20 省呈下降趋势（8 省无有效数据）；二级民营医院中有 16 省呈上升趋势，13 省呈下降趋势（3 省无有效数据）（图 2-1-6-46 ～图 2-1-6-49）。

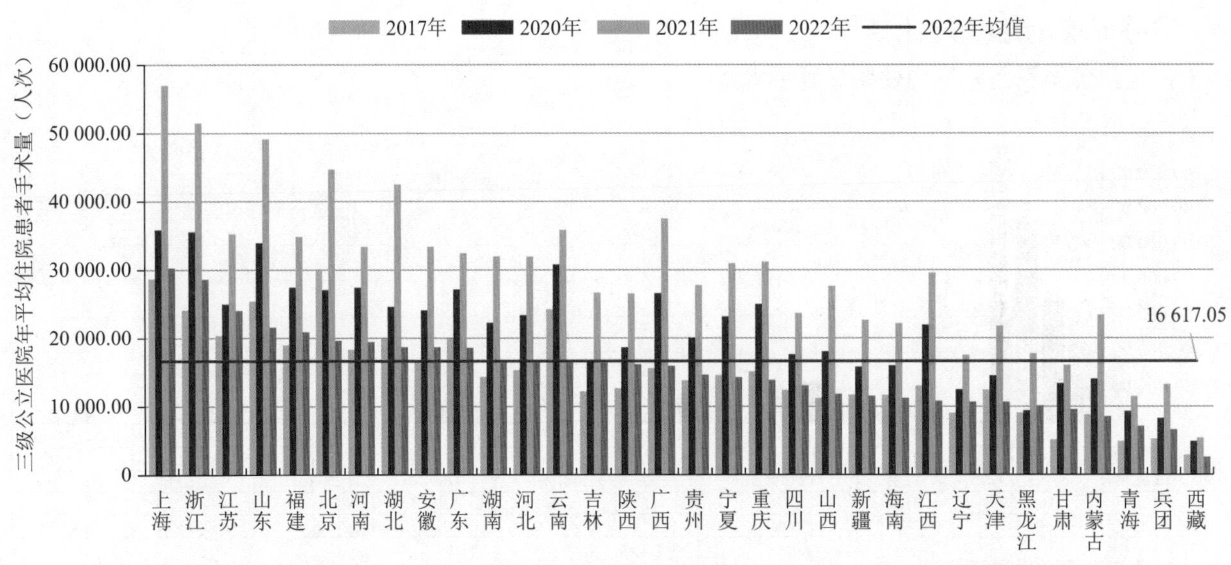

图 2-1-6-46 2017 年及 2020—2022 年各省（自治区、直辖市）三级公立医院年平均住院患者手术量

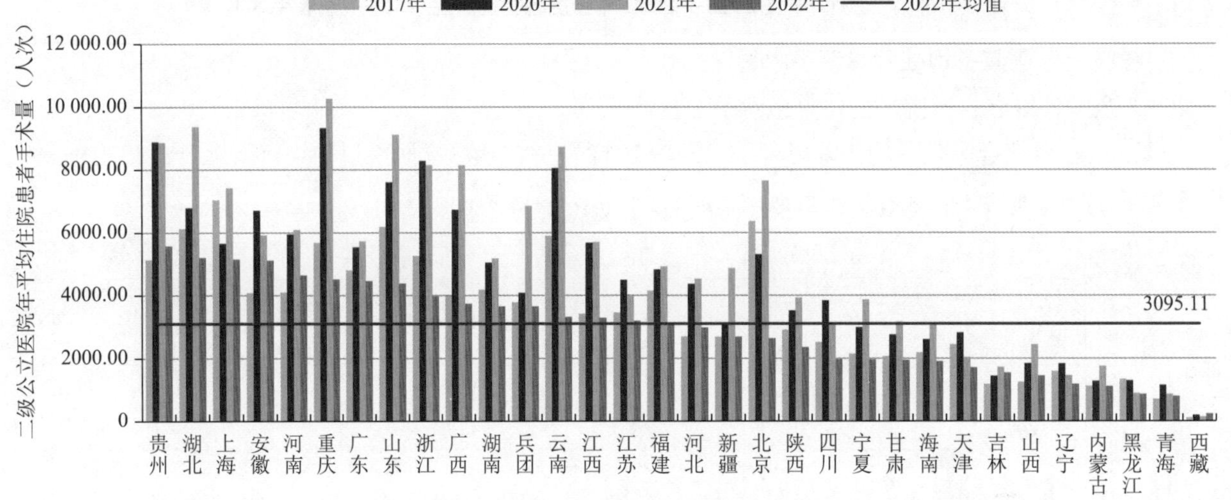

图 2-1-6-47 2017 年及 2020—2022 年各省（自治区、直辖市）二级公立医院年平均住院患者手术量

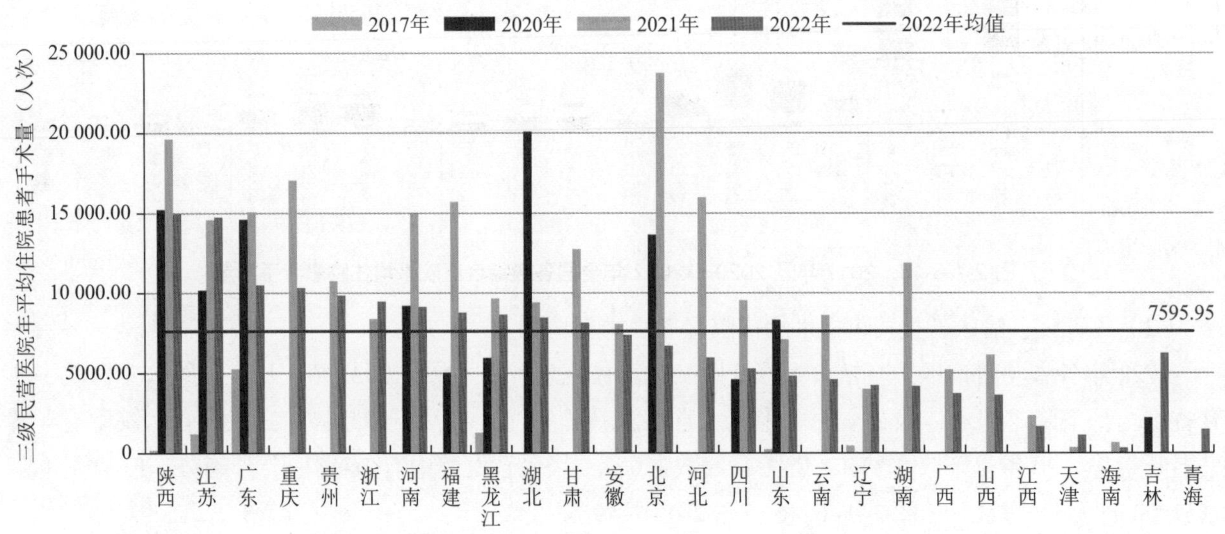

注：部分省（自治区、直辖市）数据缺失，图中不予展示。下同。

图 2-1-6-48 2017 年及 2020—2022 年各省（自治区、直辖市）三级民营医院年平均住院患者手术量

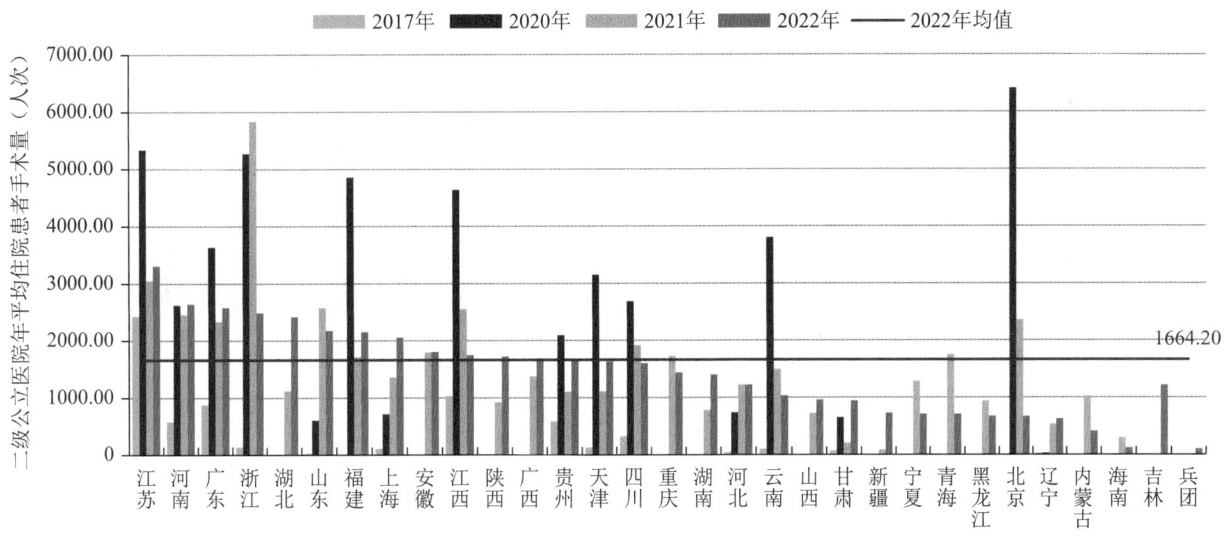

图 2-1-6-49　2017 年及 2020—2022 年各省（自治区、直辖市）二级民营医院年平均住院患者手术量

3. 专科医院平均住院患者手术量

2022 年与 2017 年专科医院平均住院患者手术量相比较，肿瘤专科医院除三级公立医院外均有所上升，儿童专科医院、妇幼保健院和心血管专科医院中各级公立医院均有所上升，精神专科医院中三级公立和民营医院有所上升，妇产专科医院中除民营医院外均有所下降，传染病专科医院中三级公立医院有所上升、二级公立医院有所下降。2020—2022 年专科医院中儿童专科医院和妇幼保健院平均出院人次波动下降，各专科医院平均留观人次均集中在公立医院（图 2-1-6-50）。

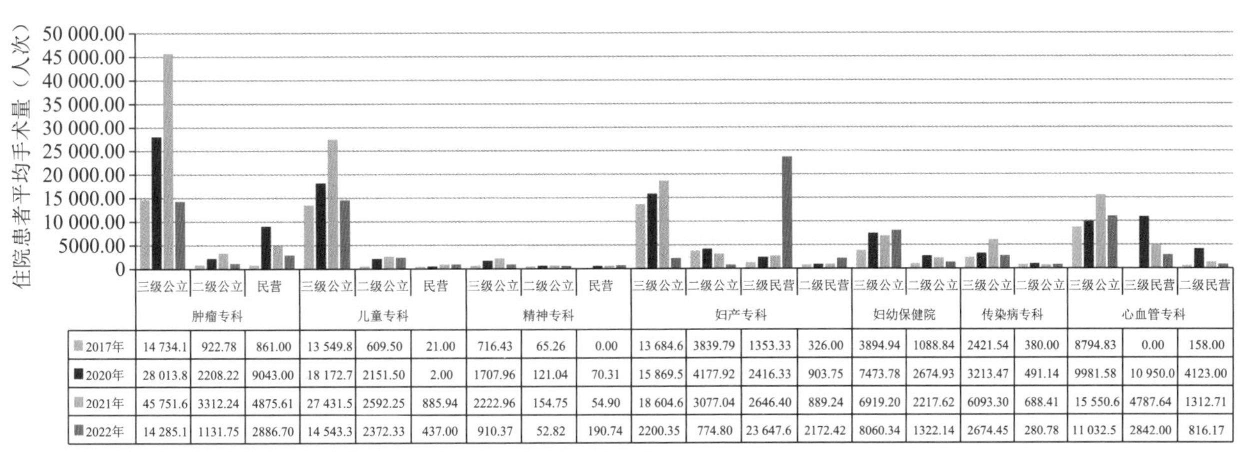

	肿瘤专科			儿童专科			精神专科			妇产专科				妇幼保健院		传染病专科		心血管专科		
	三级公立	二级公立	民营	三级公立	二级公立	民营	三级公立	二级公立	民营	三级公立	二级公立	三级民营	二级民营	三级公立	二级公立	三级公立	二级公立	三级公立	三级民营	二级民营
2017年	14 734.1	922.78	861.00	13 549.8	609.50	21.00	716.43	65.26	0.00	13 684.6	3839.79	1353.33	326.00	3894.94	1088.84	2421.54	380.00	8794.83	0.00	158.00
2020年	28 013.8	2208.22	9043.00	18 172.7	2151.50	2.00	1707.96	121.04	70.31	15 869.5	4177.92	2416.33	903.75	7473.78	2674.93	3213.47	491.14	9981.58	10 950.0	4123.00
2021年	45 751.6	3312.24	4875.61	27 431.5	2592.25	885.94	2222.96	154.75	54.90	18 604.6	3077.04	2646.40	889.24	6919.20	2217.62	6093.30	688.41	15 550.6	4787.64	1312.71
2022年	14 285.1	1131.75	2886.70	14 543.3	2372.33	437.00	910.37	52.82	190.74	2200.35	774.80	23 647.6	2172.42	8060.34	1322.14	2674.45	280.78	11 032.5	2842.00	816.17

图 2-1-6-50　2017 年及 2020—2022 年全国各级各类专科医院住院患者平均手术量

（四）平均住院患者中手术人次占比

1. 全国各类别医院平均住院患者中手术人次占比

具体情况见图 2-1-6-51。

2. 各级综合医院平均住院患者中手术人次占比

（1）全国各级综合医院平均住院患者中手术人次占比情况

2022 年各级综合医院平均住院患者中手术人次占比较 2017 年均有所上升；2020—2022 年各级综合医院平均住院患者中手术人次占比均逐年上升（图 2-1-6-52）。

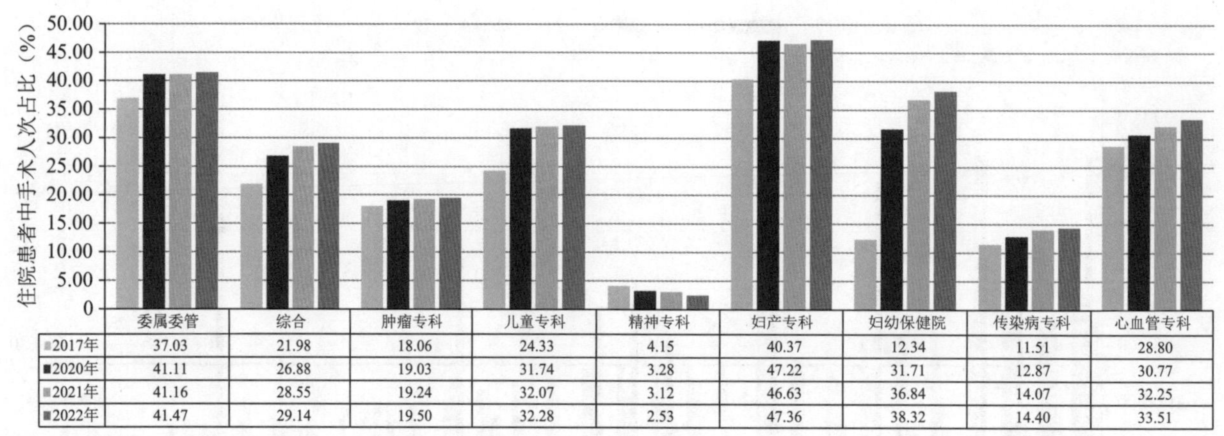

	委属委管	综合	肿瘤专科	儿童专科	精神专科	妇产专科	妇幼保健院	传染病专科	心血管专科
2017年	37.03	21.98	18.06	24.33	4.15	40.37	12.34	11.51	28.80
2020年	41.11	26.88	19.03	31.74	3.28	47.22	31.71	12.87	30.77
2021年	41.16	28.55	19.24	32.07	3.12	46.63	36.84	14.07	32.25
2022年	41.47	29.14	19.50	32.28	2.53	47.36	38.32	14.40	33.51

注：综合医院包含委属委管医院。

图 2-1-6-51　2017 年及 2020—2022 年全国各类别医院平均住院患者中手术人次占比

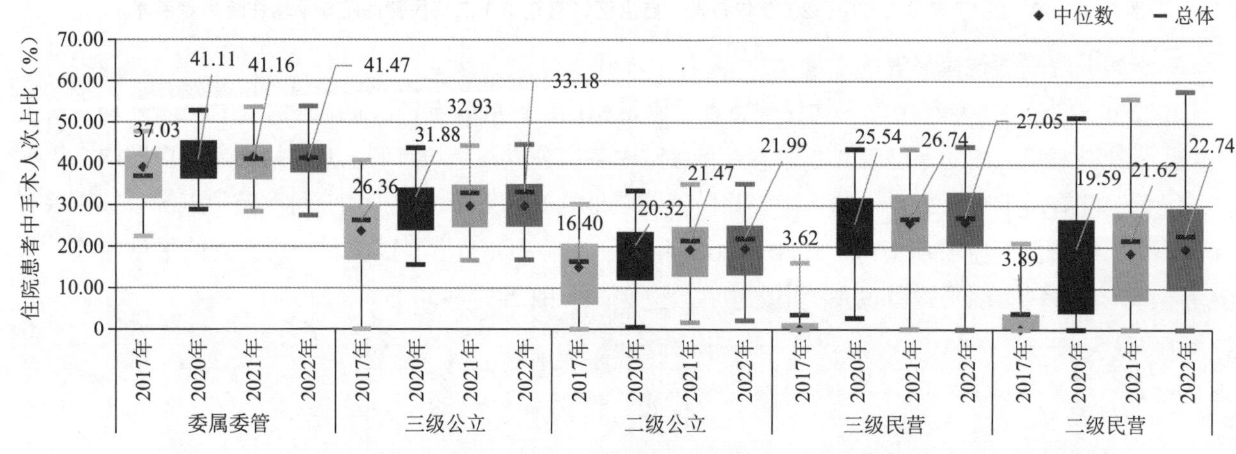

图 2-1-6-52　2017 年及 2020—2022 年全国各级综合医院平均住院患者中手术人次占比

（2）各省（自治区、直辖市）各级综合医院平均住院患者中手术人次占比情况

2022 年各省（自治区、直辖市）综合医院平均住院患者中手术人次占比与 2021 年相比，三级公立医院中有 17 省呈上升趋势，15 省呈下降趋势；二级公立医院中有 25 省呈上升趋势，7 省呈下降趋势；三级民营医院中有 12 省呈上升趋势，11 省呈下降趋势（9 省无有效数据）；二级民营医院中有 19 省呈上升趋势，9 省呈下降趋势（4 省无有效数据）（图 2-1-6-53 ～图 2-1-6-56）。

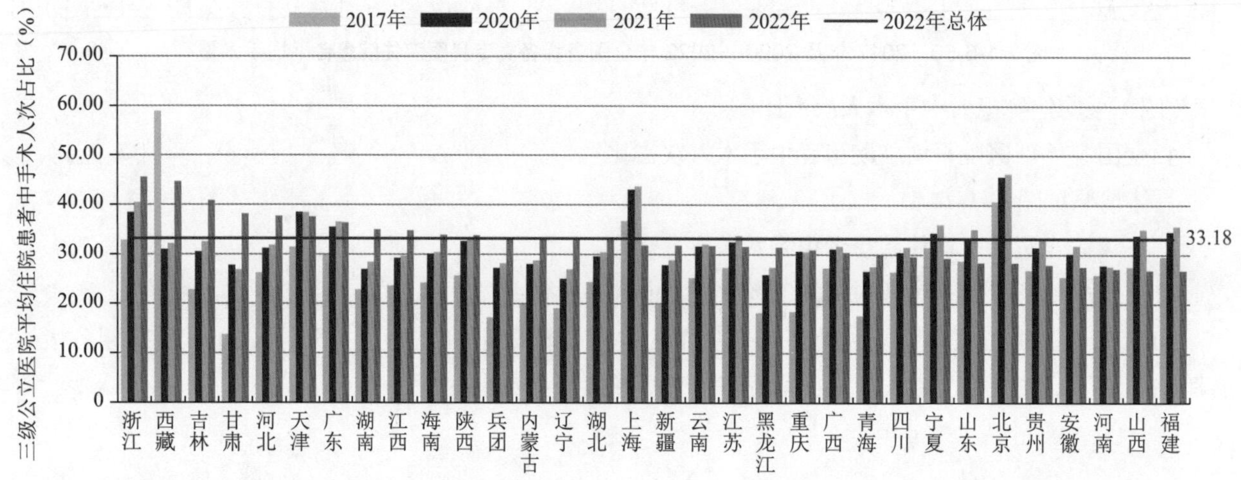

图 2-1-6-53　2017 年及 2020—2022 年各省（自治区、直辖市）三级公立医院平均住院患者中手术人次占比

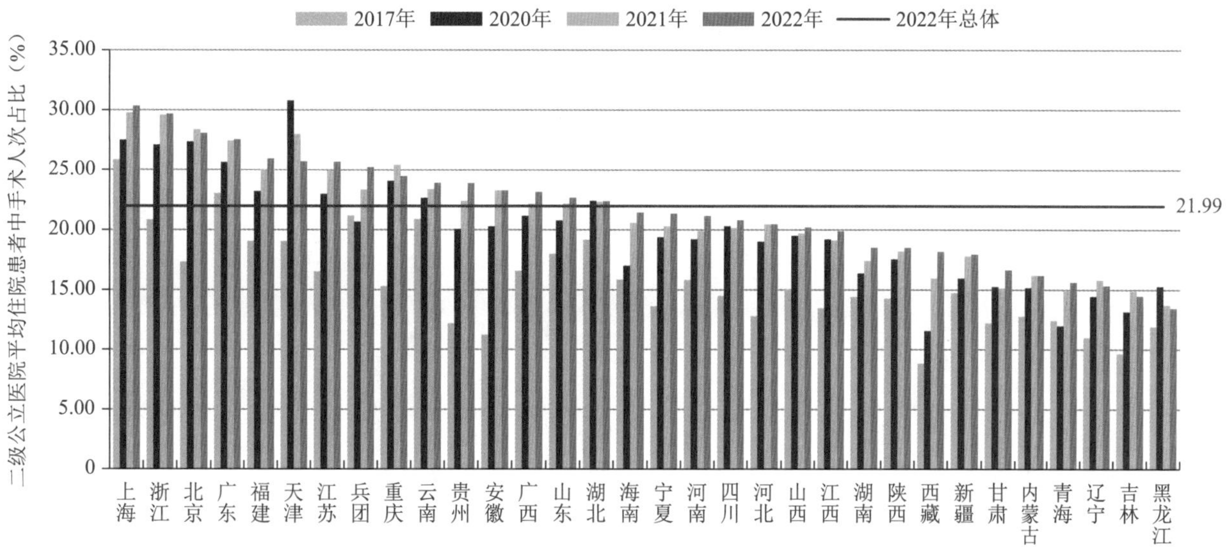

图 2-1-6-54　2017 年及 2020—2022 年各省（自治区、直辖市）二级公立医院平均住院患者中手术人次占比

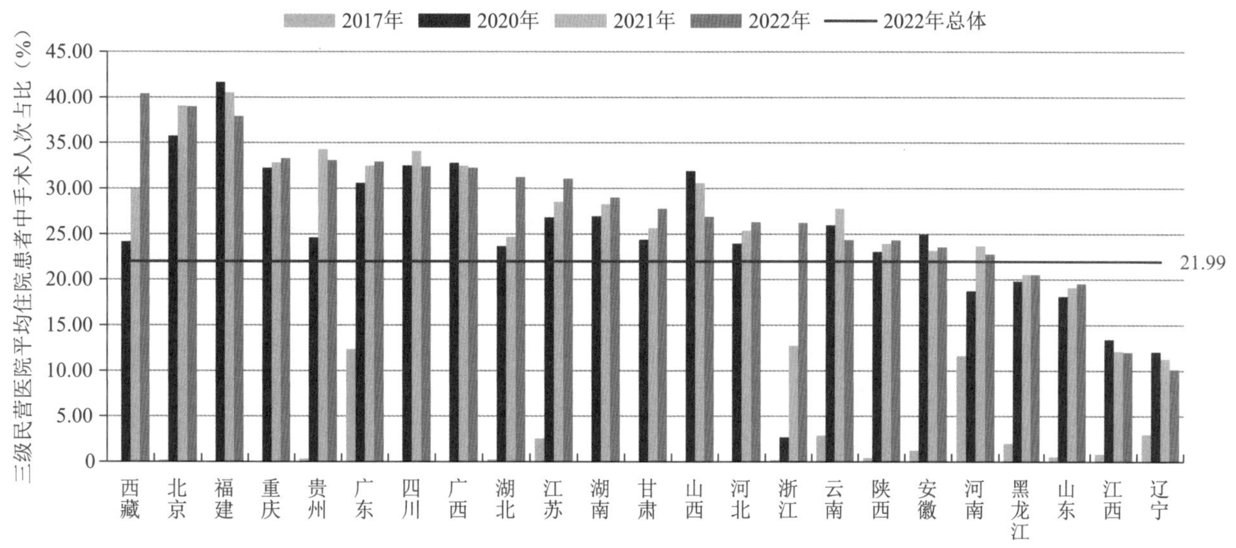

注：部分省（自治区、直辖市）数据缺失，图中不予展示。下同。

图 2-1-6-55　2017 年及 2020—2022 年各省（自治区、直辖市）三级民营医院平均住院患者中手术人次占比

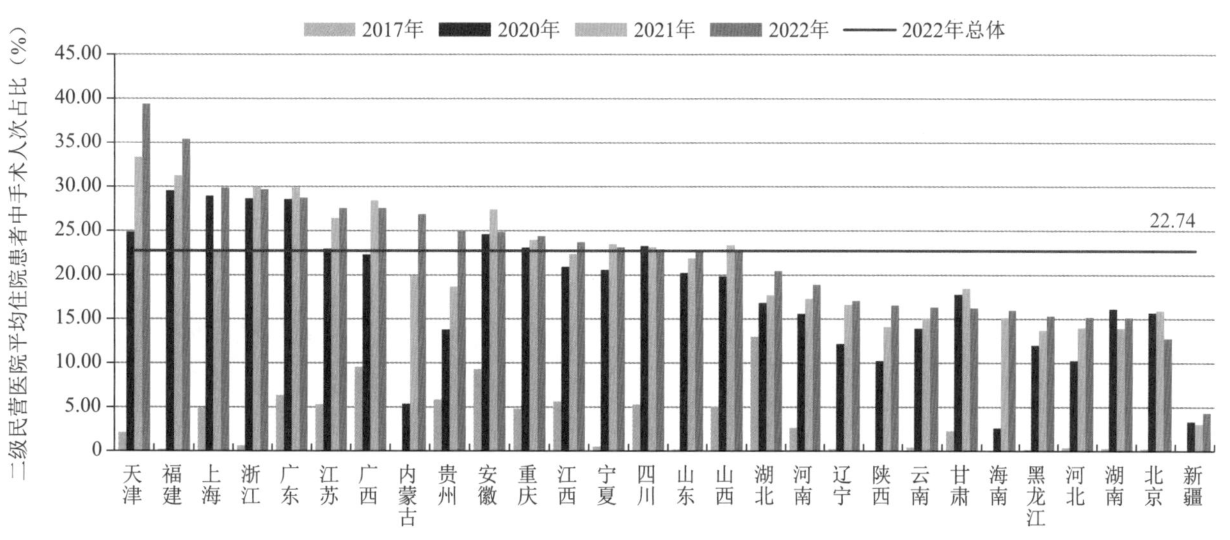

图 2-1-6-56　2017 年及 2020—2022 年各省（自治区、直辖市）二级民营医院平均住院患者中手术人次占比

3. 专科医院平均住院患者中手术人次占比

2022 年与 2017 年专科医院平均住院患者中手术人次占比相比较，除了精神和传染病专科医院中三级公立医院外，其他各专科医院中各级公立医院均有所上升。2020—2022 年在专科医院中，妇幼保健院平均住院患者中手术人次占比逐年上升，肿瘤、儿童、妇产及心血管专科医院呈波动上升（图 2-1-6-57）。

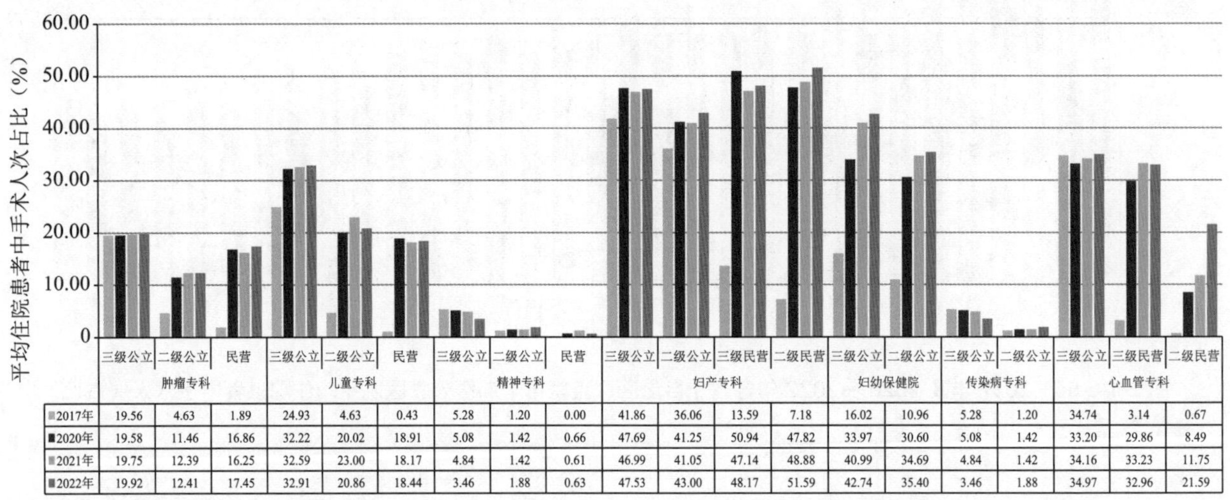

	肿瘤专科			儿童专科			精神专科			妇产专科				妇幼保健院		传染病专科		心血管专科		
	三级公立	二级公立	民营	三级公立	二级公立	民营	三级公立	二级公立	民营	三级公立	二级公立	三级民营	二级民营	三级公立	二级公立	三级公立	二级公立	三级公立	三级民营	二级民营
2017年	19.56	4.63	1.89	24.93	4.63	0.43	5.28	1.20	0.00	41.86	36.06	13.59	7.18	16.02	10.96	5.28	1.20	34.74	3.14	0.67
2020年	19.58	11.46	16.86	32.22	20.02	18.91	5.08	1.42	0.66	47.69	41.25	50.94	47.82	33.97	30.60	5.08	1.42	33.20	29.86	8.49
2021年	19.75	12.39	16.25	32.59	23.00	18.17	4.84	1.42	0.61	46.99	41.05	47.14	48.88	40.99	34.69	4.84	1.42	34.16	33.23	11.75
2022年	19.92	12.41	17.45	32.91	20.86	18.44	3.46	1.88	0.63	47.53	43.00	48.17	51.59	42.74	35.40	3.46	1.88	34.97	32.96	21.59

图 2-1-6-57　2017 年及 2020—2022 年全国各级各类专科医院平均住院患者中手术人次占比

（五）平均住院患者四级手术[①]占比

1. 全国各类别医院平均住院患者四级手术占比

2022 年全国各类别医院平均住院患者四级手术例数占比最高的是心血管专科医院，为 47.65%（图 2-1-6-58）。

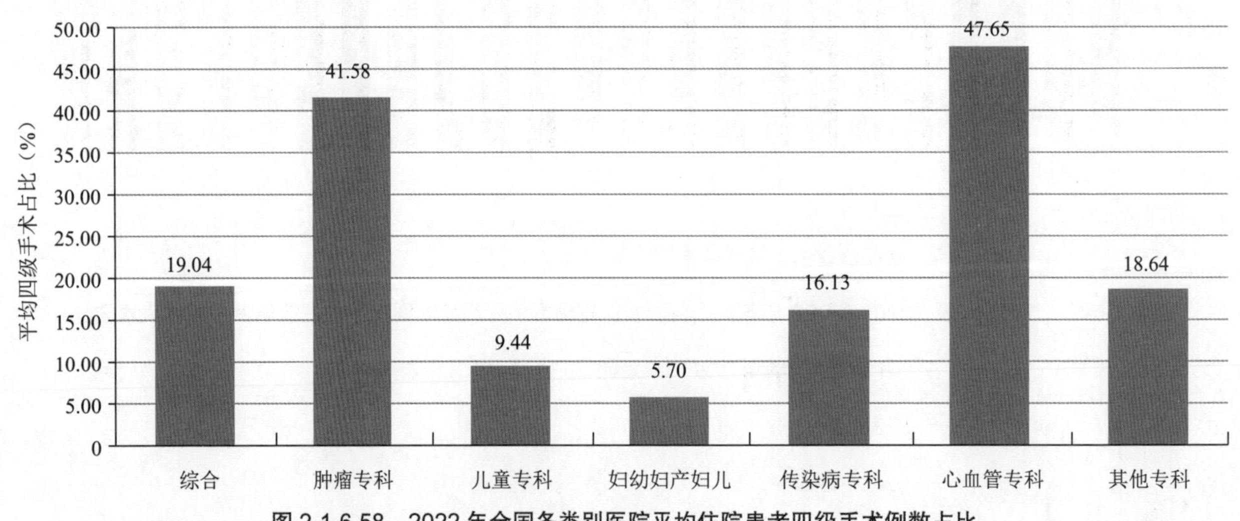

图 2-1-6-58　2022 年全国各类别医院平均住院患者四级手术例数占比

2. 各级综合医院平均住院患者四级手术例数占比

（1）全国各级综合医院平均住院患者四级手术例数占比情况

2022年各级综合医院中三级公立医院平均住院患者四级手术例数占比最高，为17.52%（图2-1-6-59）。

① 本部分四级手术参考《三级公立医院绩效考核四级手术目录（2019 版）》。

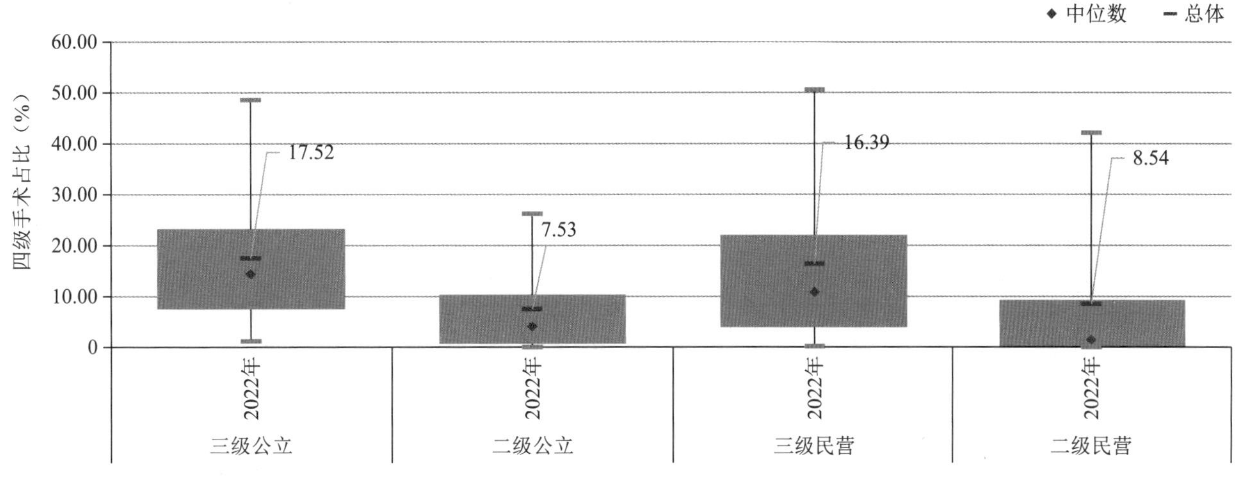

图 2-1-6-59　2022 年全国各级综合医院平均住院患者四级手术例数占比

（2）各省（自治区、直辖市）平均住院患者四级手术例数占比情况

2022 年各省（自治区、直辖市）综合医院平均住院患者四级手术例数占比，三级公立医院中北京最高，为 32.84%；二级公立医院中兵团最高，为 32.84%；三级民营和二级民营医院中均为内蒙古最高，分别为 56.99% 和 14.50%（图 2-1-6-60 ～图 2-1-6-63）。

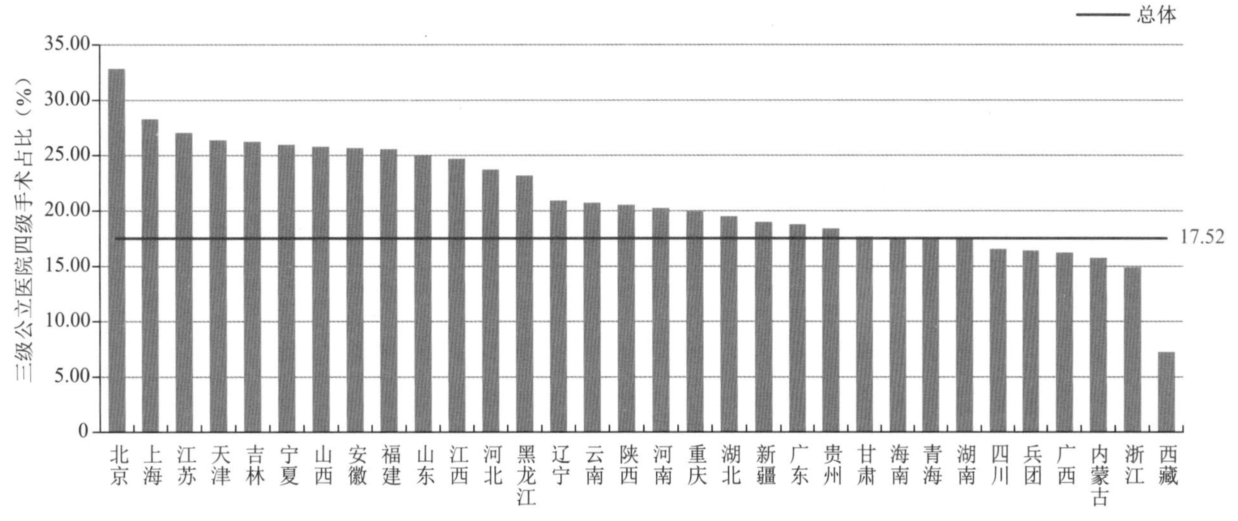

图 2-1-6-60　2022 年三级公立医院平均住院患者四级手术例数占比

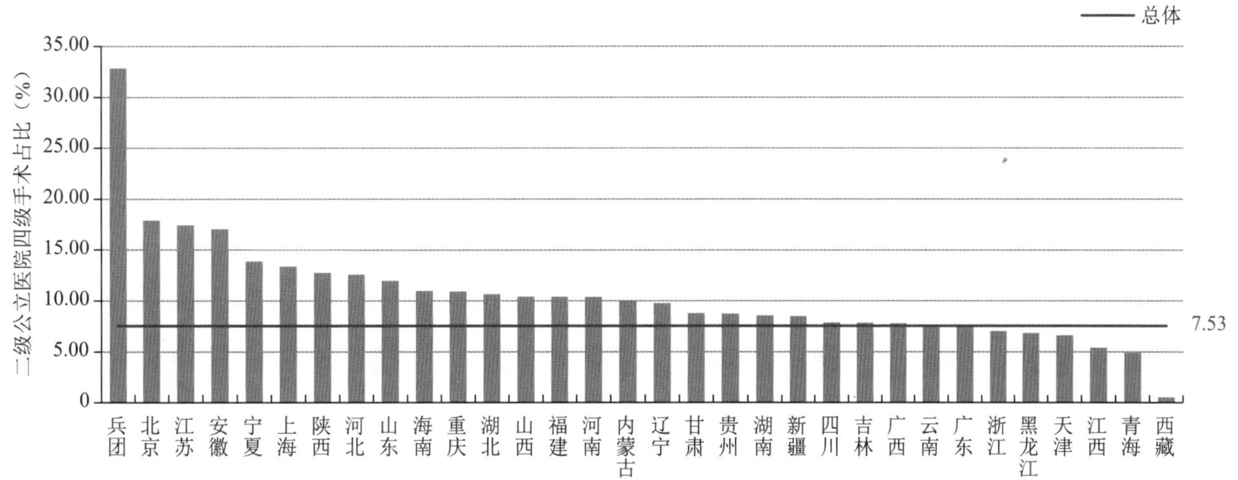

图 2-1-6-61　2022 年二级公立医院平均住院患者四级手术例数占比

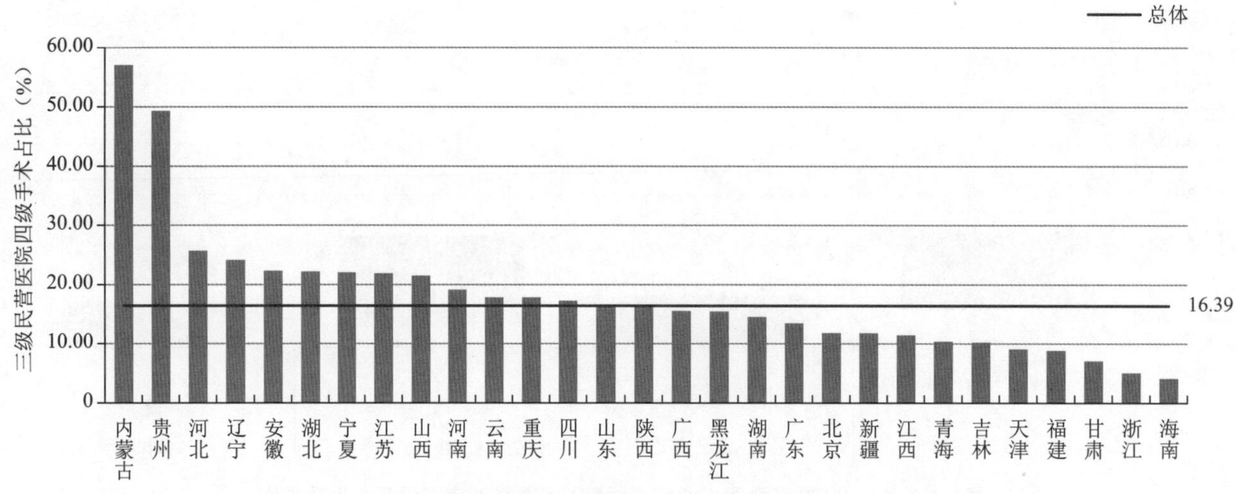

图 2-1-6-62　2022 年三级民营医院平均住院患者四级手术例数占比

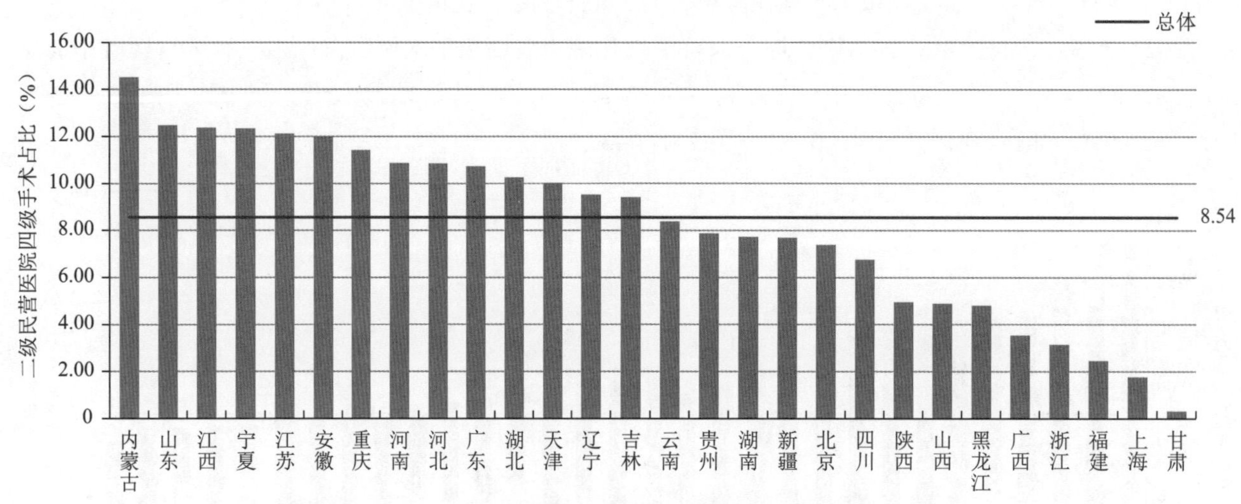

图 2-1-6-63　2022 年二级民营医院平均住院患者四级手术例数占比

（六）CT、MRI、彩超年度每百名门急诊、出院患者服务人次

1. 全国 CT、MRI、彩超年度每百名门急诊、出院患者服务人次

2022年全国各级综合医院每百名门急诊患者CT服务人次较2017年相比，各级综合医院均有所上升；2020—2022 年全国各级综合医院每百名门急诊患者 CT 服务人次除委属委管和二级民营医院以外均波动下降（图 2–1–6–64）。

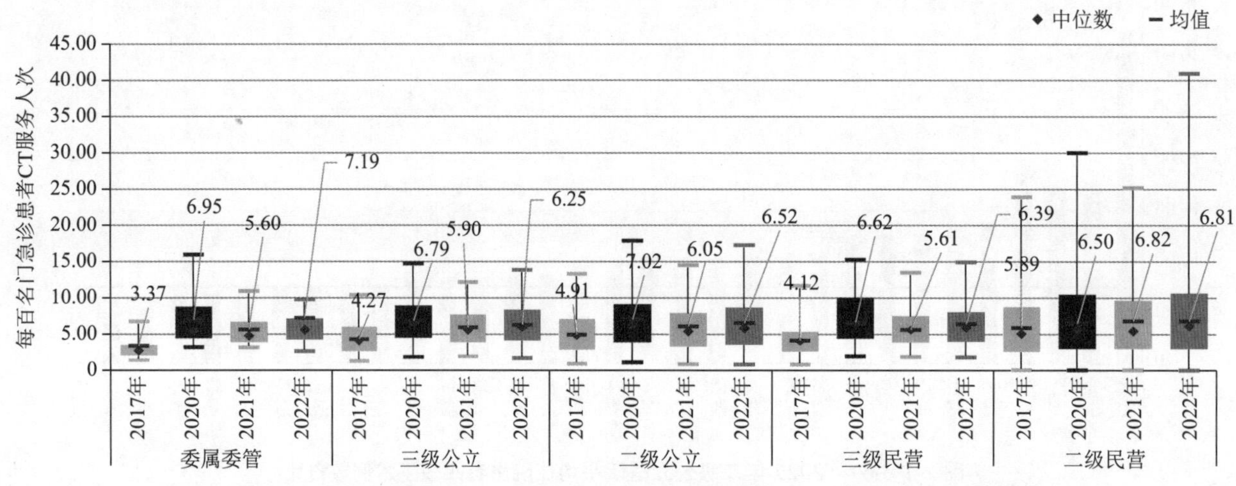

图 2-1-6-64　2017 年及 2020—2022 年各级综合医院每百名门急诊患者 CT 服务人次

2022年全国各级综合医院每百名出院患者CT服务人次较2017年相比，各级综合医院均有所上升；2020—2022年全国各级综合医院每百名出院患者CT服务人次委属委管医院、三级民营医院波动上升，二级民营医院逐年上升（图2-1-6-65）。

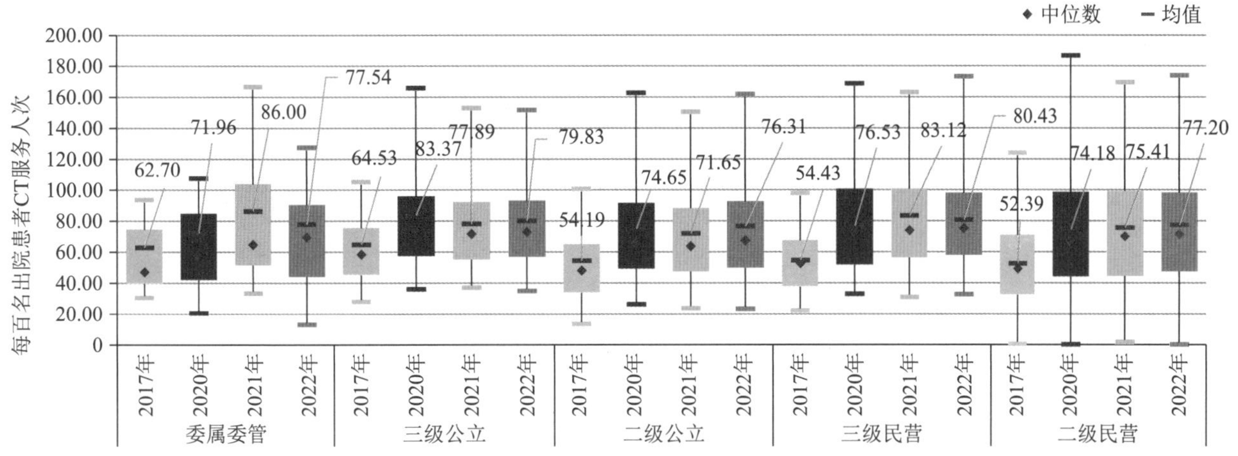

图2-1-6-65　2017年及2020—2022年各级综合医院每百名出院患者CT服务人次

2022年全国各级综合医院每百名门急诊患者MRI服务人次较2017年相比，各级综合医院均有所上升；2020—2022年全国各级综合医院中委属委管医院每百名门急诊患者MRI服务人次逐年上升，除三级公立医院外各级综合医院均波动下降（图2-1-6-66）。

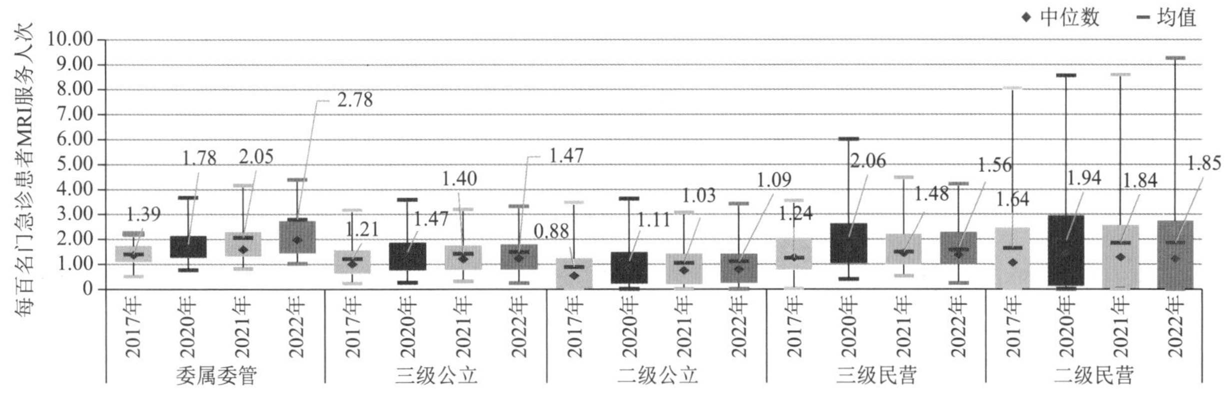

图2-1-6-66　2017年及2020—2022年各级综合医院每百名门急诊患者MRI服务人次

2022年全国各级综合医院每百名出院患者MRI服务人次较2017年相比均有所上升，2020—2022年全国各级综合医院每百出院患者MRI服务人次除二级公立医院外均有所下降（图2-1-6-67）。

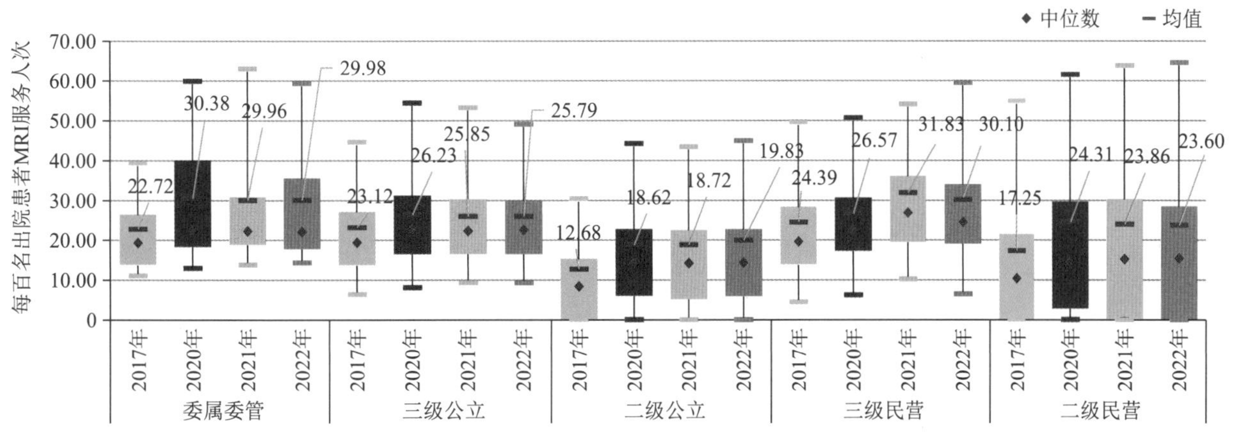

图2-1-6-67　2017年及2020—2022年各级综合医院每百名出院患者MRI服务人次

2022 年全国各级综合医院每百名门急诊患者超声服务人次较 2017 年相比，均明显上升；2020—2022 年全国各级综合医院中委属委管医院每百名门急诊患者超声服务人次逐年上升，其余各级综合医院波动上升（图 2-1-6-68）。

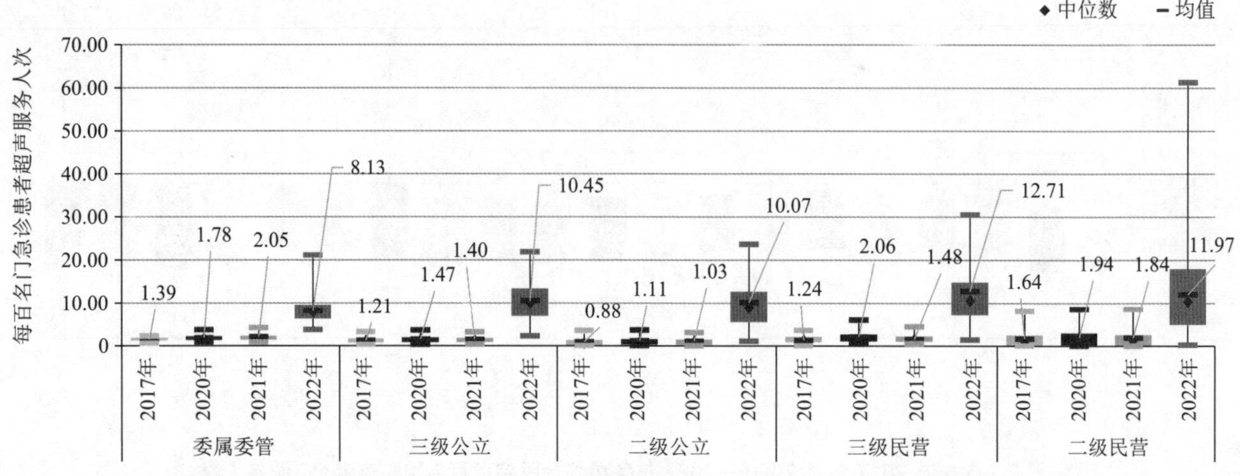

图 2-1-6-68　2017 年及 2020—2022 年各级综合医院每百名门急诊患者超声服务人次

2022 年全国各级综合医院每百名出院患者超声服务人次较 2017 年相比均有所上升；2020—2022 年全国各级综合医院每百名出院患者超声服务人次委属委管及三级公立医院有所下降，其余各级综合医院波动上升（图 2-1-6-69）。

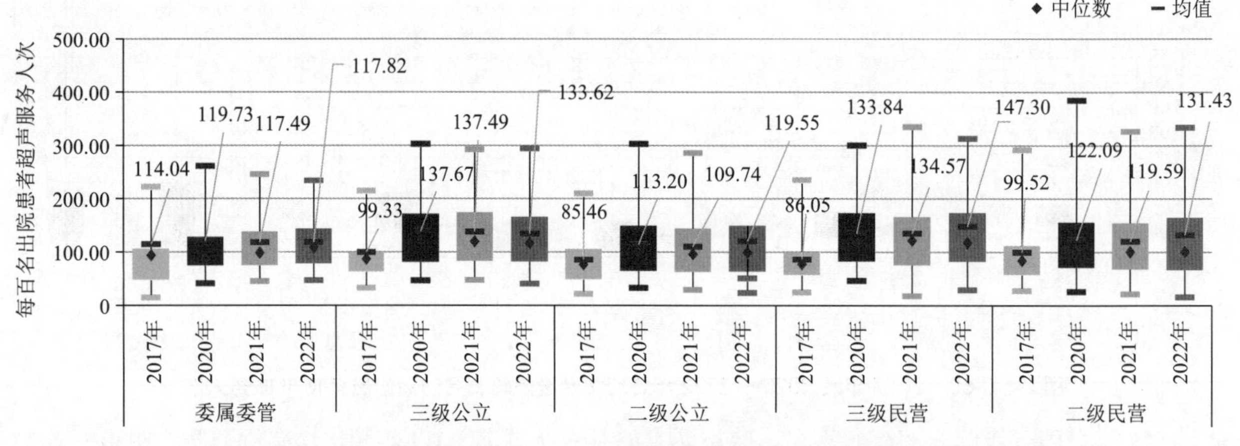

图 2-1-6-69　2017 年及 2020—2022 年各级综合医院每百名出院患者彩超服务人次

2. 各省（自治区、直辖市）CT、MRI、彩超年度每百名门急诊、出院患者服务人次

（1）每百名门急诊患者 CT 服务人次

2022 年各省（自治区、直辖市）综合医院每百名门急诊患者 CT 服务人次与 2021 年相比，三级公立医院中有 23 省呈上升趋势，8 省呈下降趋势（1 省无有效数据）；二级公立医院中有 21 省呈上升趋势，11 省呈下降趋势；三级民营医院中有 16 省呈上升趋势，7 省呈下降趋势（9 省无有效数据）；二级民营医院中有 8 省呈上升趋势，21 省呈下降趋势（3 省无有效数据）（图 2-1-6-70 ～图 2-1-6-73）。

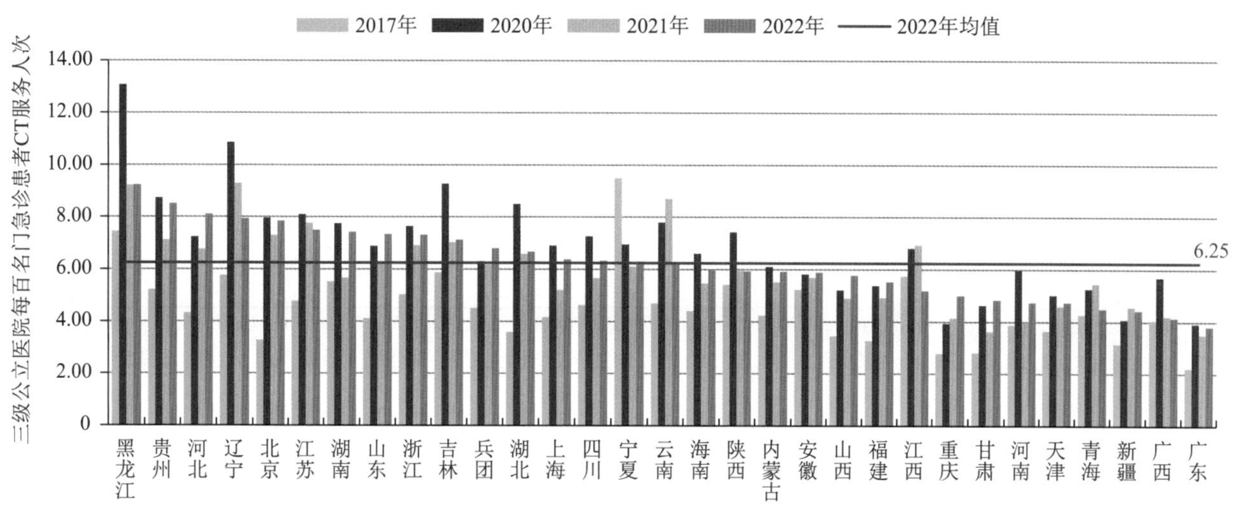

注：部分省（自治区、直辖市）数据缺失，图中不予展示。下同。

图 2-1-6-70 2017 年及 2020—2022 年各省（自治区、直辖市）三级公立医院每百名门急诊患者 CT 服务人次

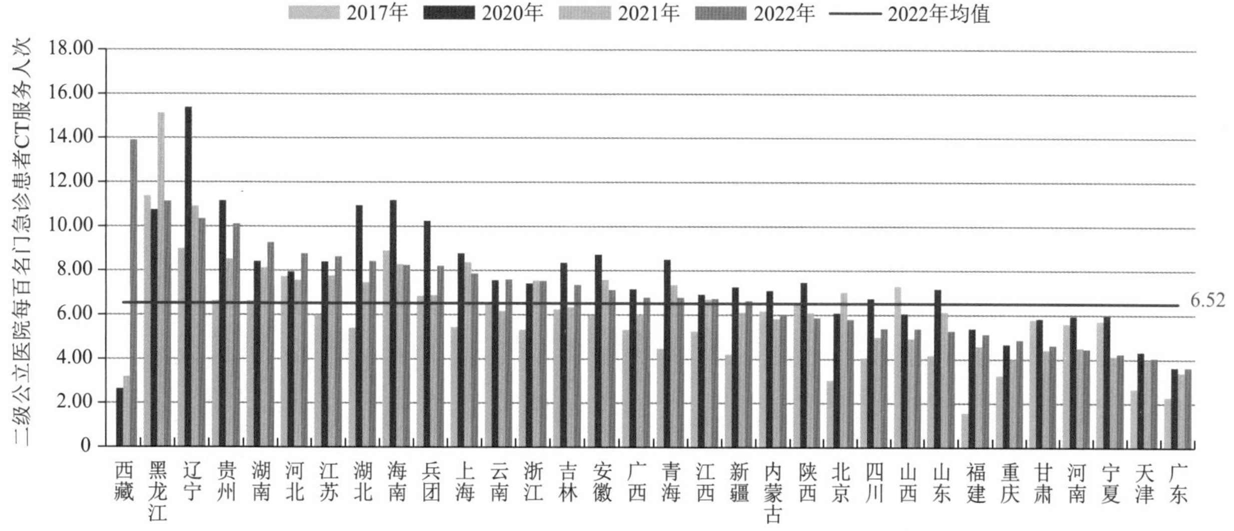

图 2-1-6-71 2017 年及 2020—2022 年各省（自治区、直辖市）二级公立医院每百名门急诊患者 CT 服务人次

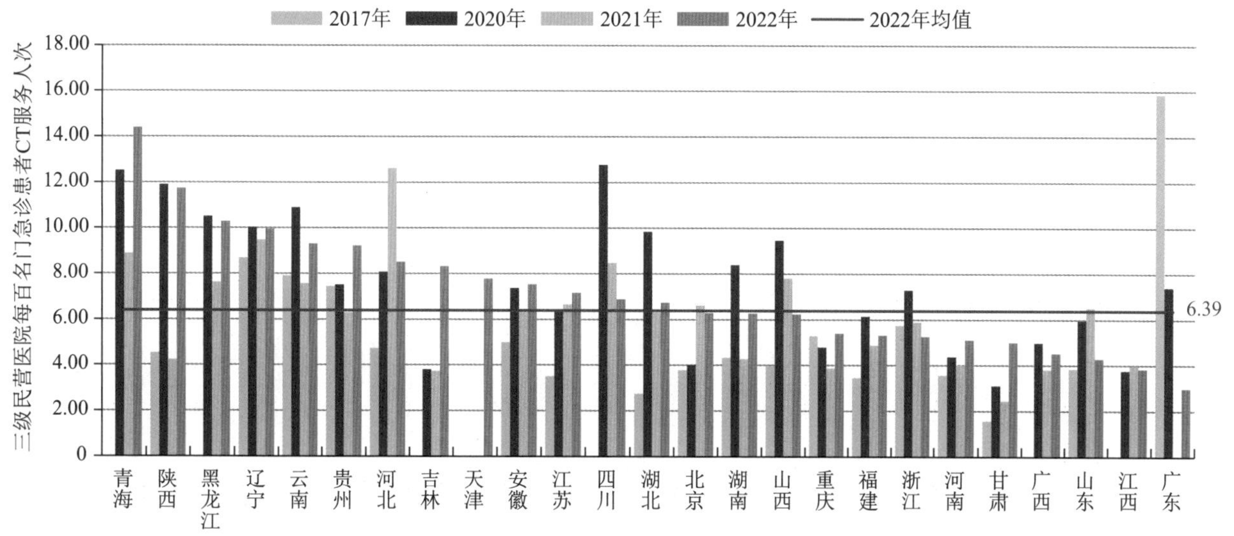

图 2-1-6-72 2017 年及 2020—2022 年各省（自治区、直辖市）三级民营医院每百名门急诊患者 CT 服务人次

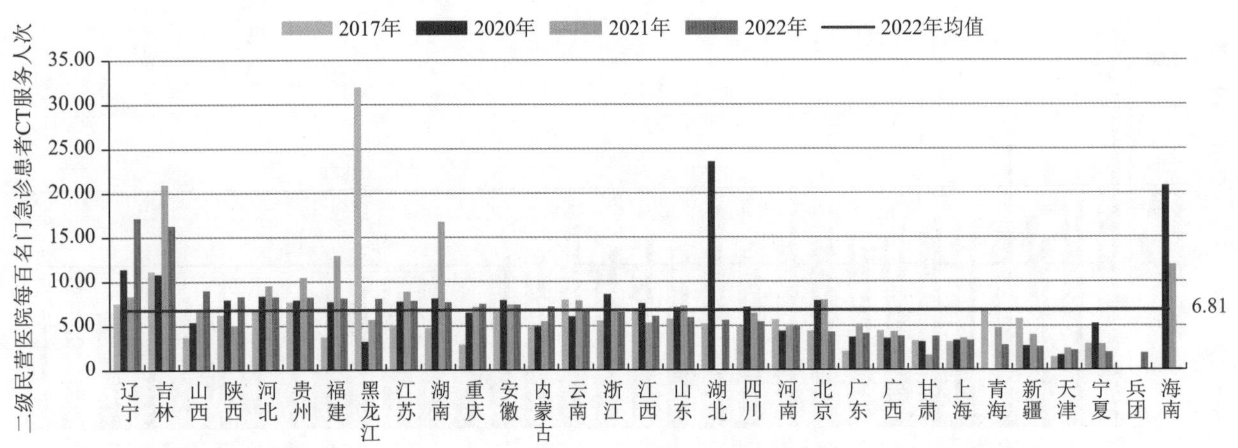

图 2-1-6-73　2017 年及 2020—2022 年各省（自治区、直辖市）二级民营医院每百名门急诊患者 CT 服务人次

（2）每百名出院患者 CT 服务人次

2022 年各省（自治区、直辖市）综合医院每百名出院患者 CT 服务人次与 2021 年相比，三级公立中有 19 省呈上升趋势，12 省呈下降趋势（1 省无有效数据）；二级公立医院中有 26 省呈上升趋势，6 省呈下降趋势；三级民营医院中有 12 省呈上升趋势，13 省呈下降趋势（7 省无有效数据）；二级民营医院中有 16 省呈上升趋势，13 省呈下降趋势（3 省无有效数据）（图 2-1-6-74 ～图 2-1-6-77）。

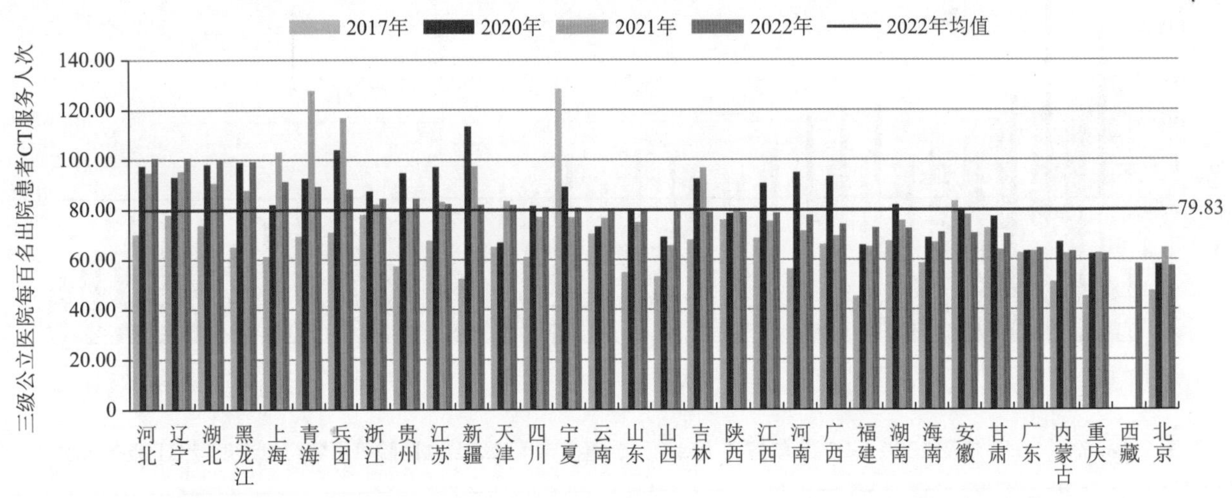

注：部分省（自治区、直辖市）数据缺失，图中不予展示。下同。

图 2-1-6-74　2017 年及 2020—2022 年各省（自治区、直辖市）三级公立医院每百名出院患者 CT 服务人次

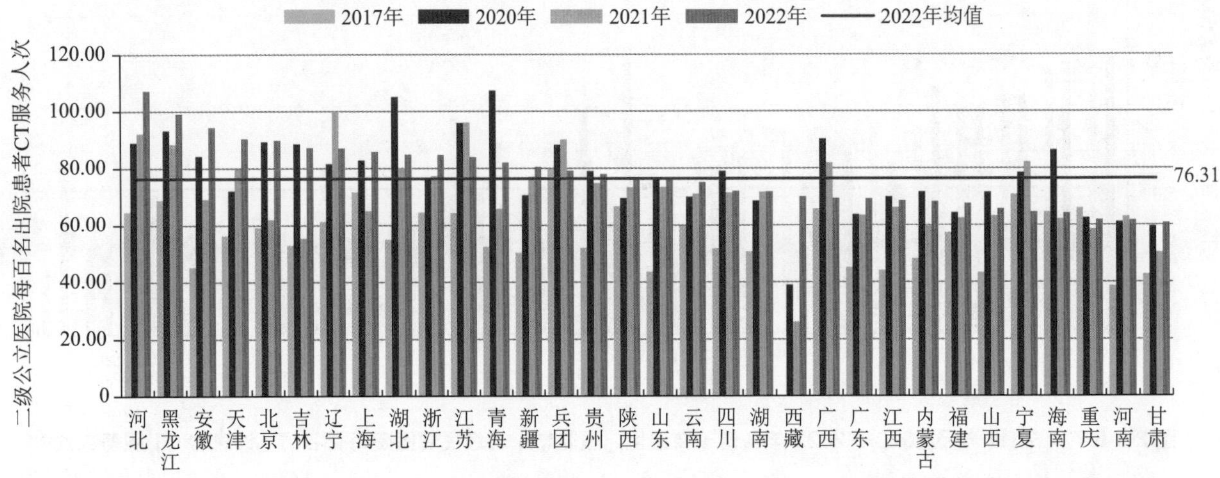

图 2-1-6-75　2017 年及 2020—2022 年各省（自治区、直辖市）二级公立医院每百名出院患者 CT 服务人次

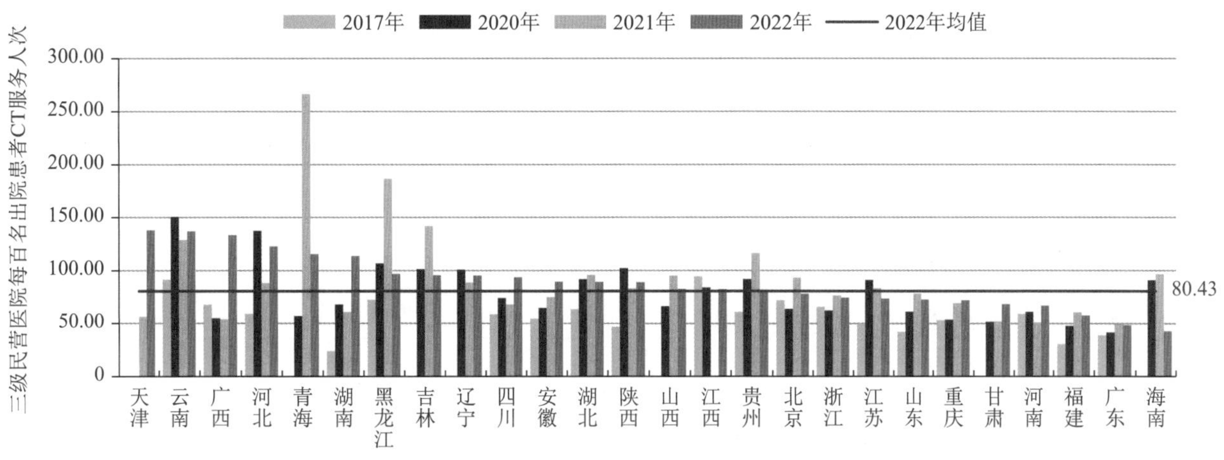

图 2-1-6-76　2017 年及 2020—2022 年各省（自治区、直辖市）三级民营医院每百名出院患者 CT 服务人次

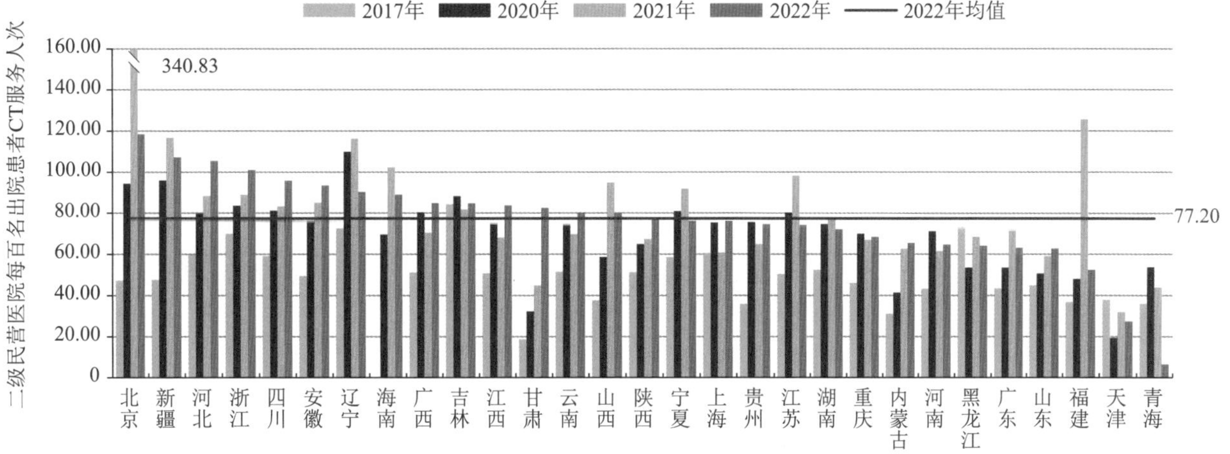

图 2-1-6-77　2017 年及 2020—2022 年各省（自治区、直辖市）二级民营医院每百名出院患者 CT 服务人次

（3）每百名门急诊患者 MRI 服务人次

2022 年各省（自治区、直辖市）综合医院每百名门急诊患者 MRI 服务人次与 2021 年相比，三级公立医院中有 19 省呈上升趋势，12 省呈下降趋势（1 省无有效数据）；二级公立医院中有 18 省呈上升趋势，13 省呈下降趋势（1 省无有效数据）；三级民营医院中有 14 省呈上升趋势，10 省呈下降趋势（8 省无有效数据）；二级民营医院中有 10 省呈上升趋势，16 省呈下降趋势（6 省无有效数据）（图 2–1–6–78 ～图 2–1–6–81）。

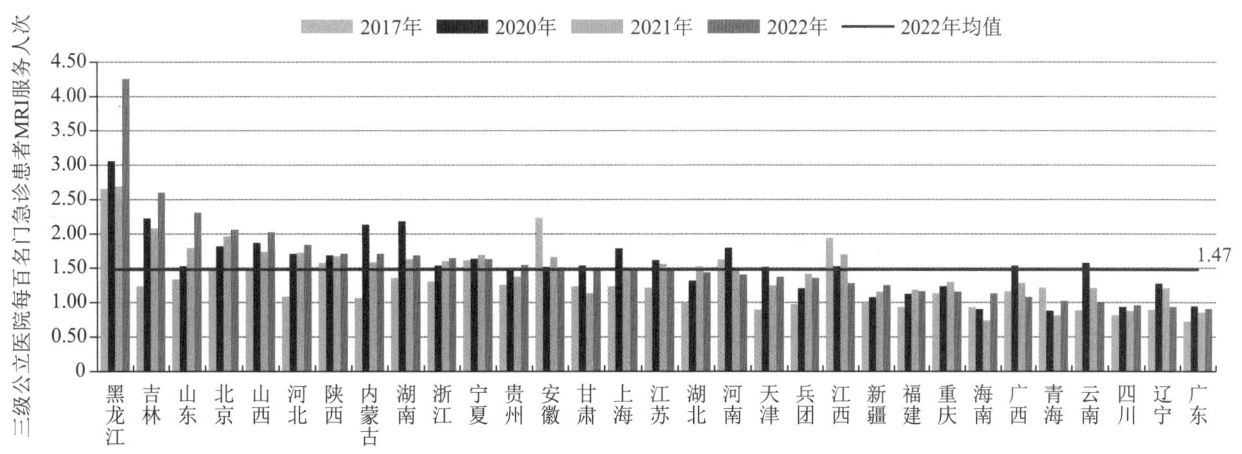

注：部分省（自治区、直辖市）数据缺失，图中不予展示。下同。

图 2-1-6-78　2017 年及 2020—2022 年各省（自治区、直辖市）三级公立医院每百名门急诊患者 MRI 服务人次

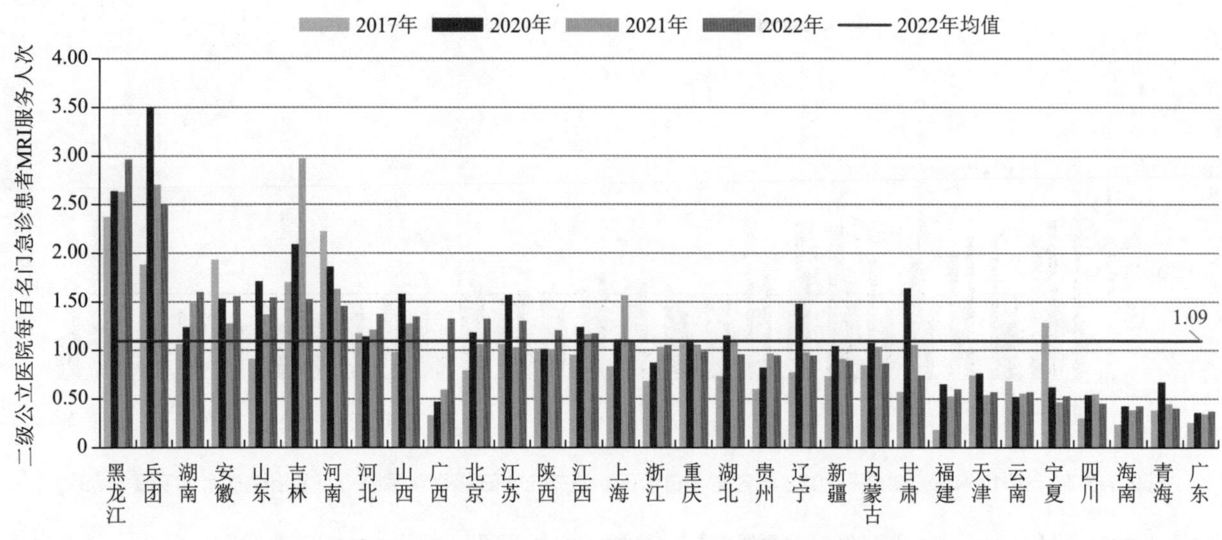

图 2-1-6-79 2017 年及 2020—2022 年各省（自治区、直辖市）二级公立医院每百名门急诊患者 MRI 服务人次

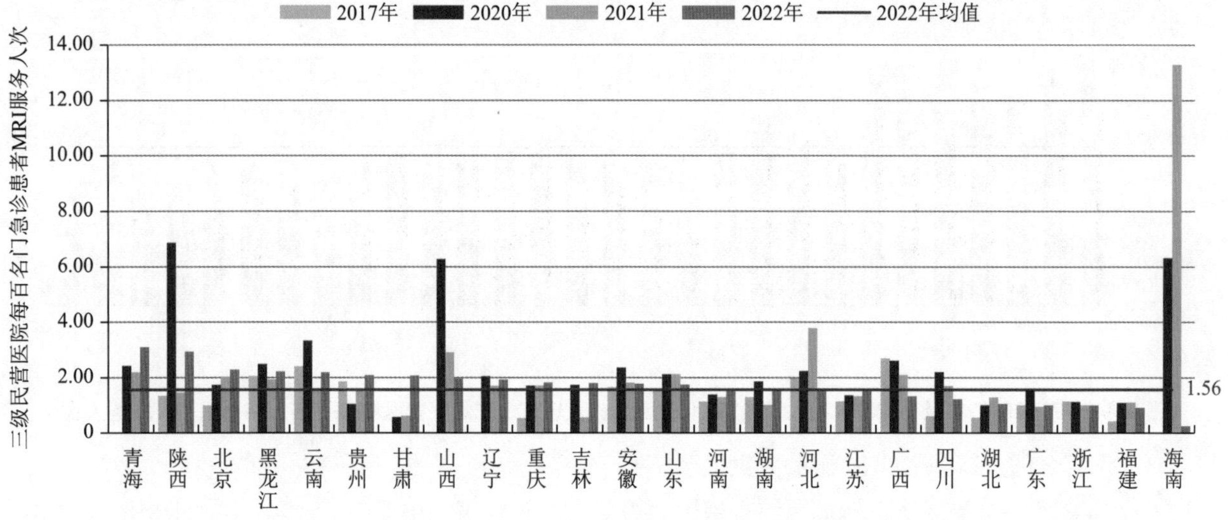

图 2-1-6-80 2017 年及 2020—2022 年各省（自治区、直辖市）三级民营医院每百名门急诊患者 MRI 服务人次

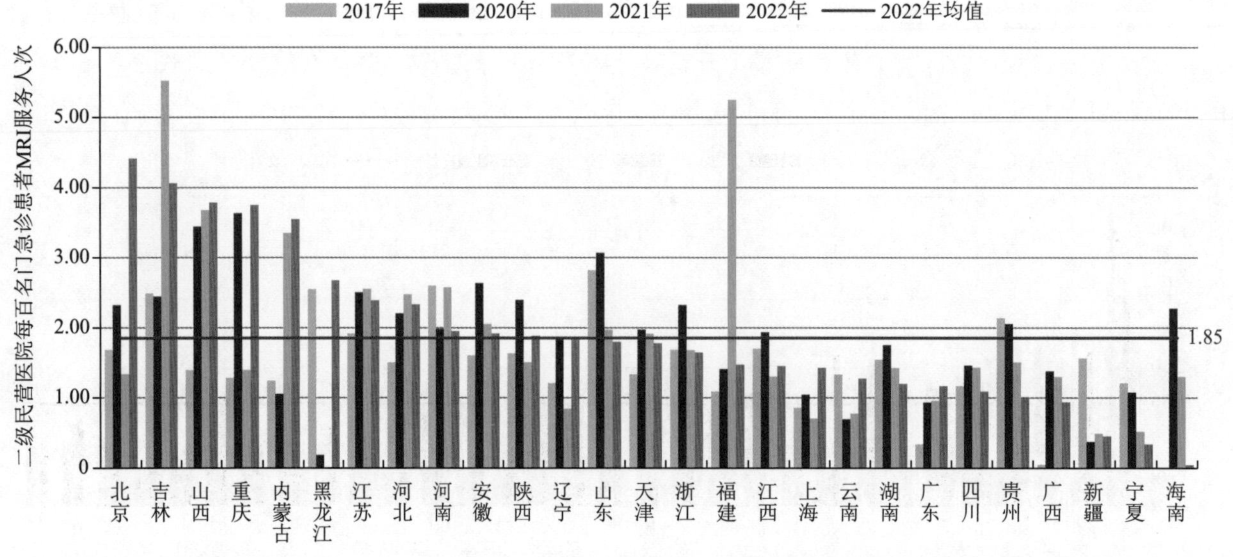

图 2-1-6-81 2017 年及 2020—2022 年各省（自治区、直辖市）二级民营医院每百名门急诊患者 MRI 服务人次

（4）每百名出院患者 MRI 服务人次

2022 年各省（自治区、直辖市）综合医院每百名出院患者 MRI 服务人次与 2021 年相比，三级公立医院中有 14 省呈上升趋势，17 省呈下降趋势（1 省无有效数据）；二级公立医院中有 25 省呈上升趋势，6 省呈下降趋势（1 省无有效数据）；三级民营医院中有 14 省呈上升趋势，10 省呈下降趋势（8 省无有效数据）；二级民营医院中有 13 省呈上升趋势，13 省呈下降趋势（6 省无有效数据）（图 2–1–6–82 ～图 2–1–6–85）。

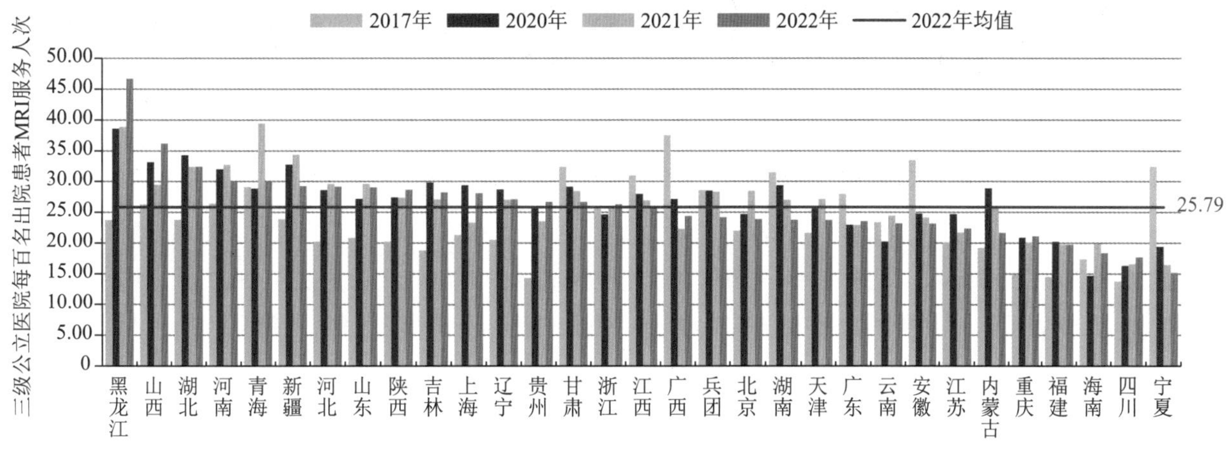

注：部分省（自治区、直辖市）数据缺失，图中不予展示。下同。

图 2-1-6-82　2017 年及 2020—2022 年各省（自治区、直辖市）三级公立医院每百名出院患者 MRI 服务人次

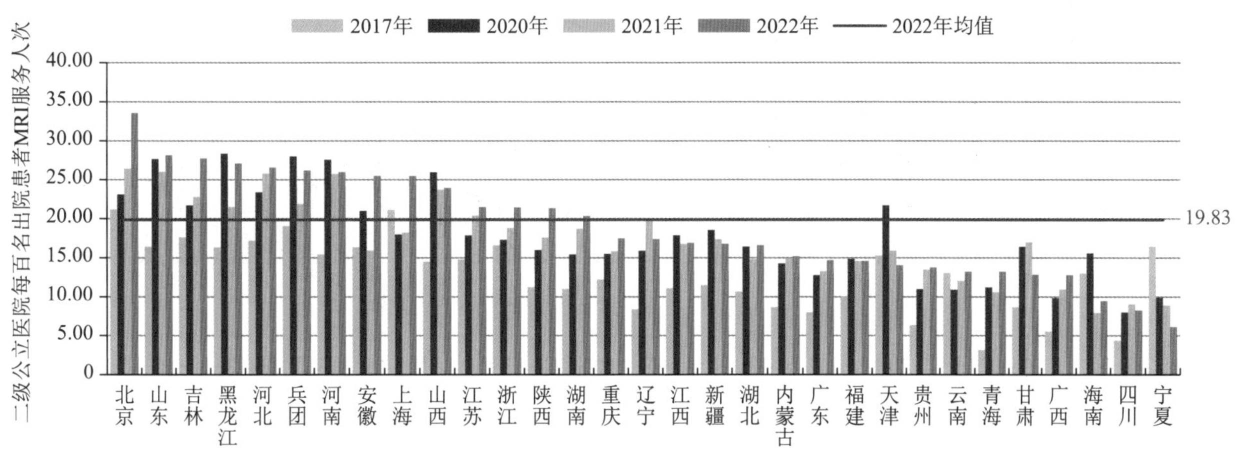

图 2-1-6-83　2017 年及 2020—2022 年各省（自治区、直辖市）二级公立医院每百名出院患者 MRI 服务人次

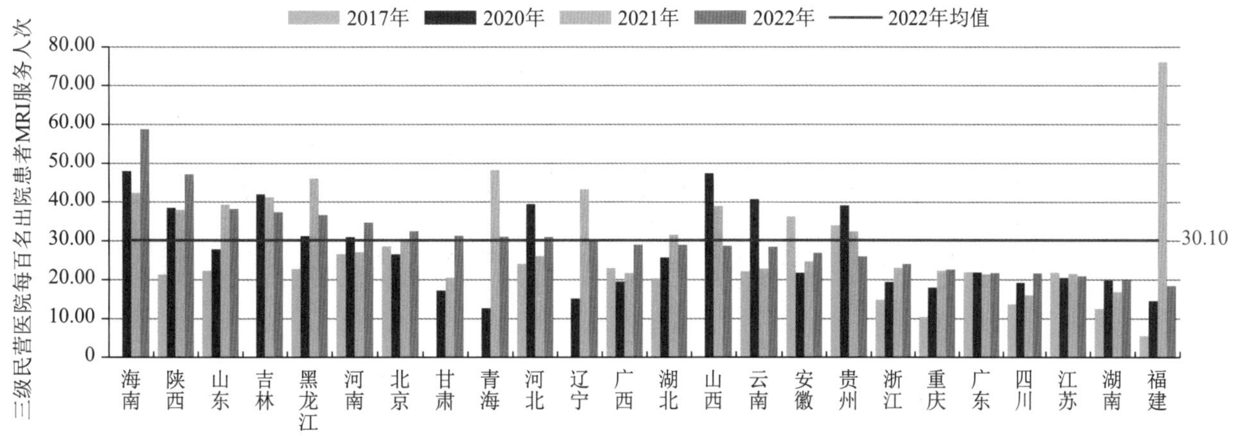

图 2-1-6-84　2017 年及 2020—2022 年各省（自治区、直辖市）三级民营医院每百名出院患者 MRI 服务人次

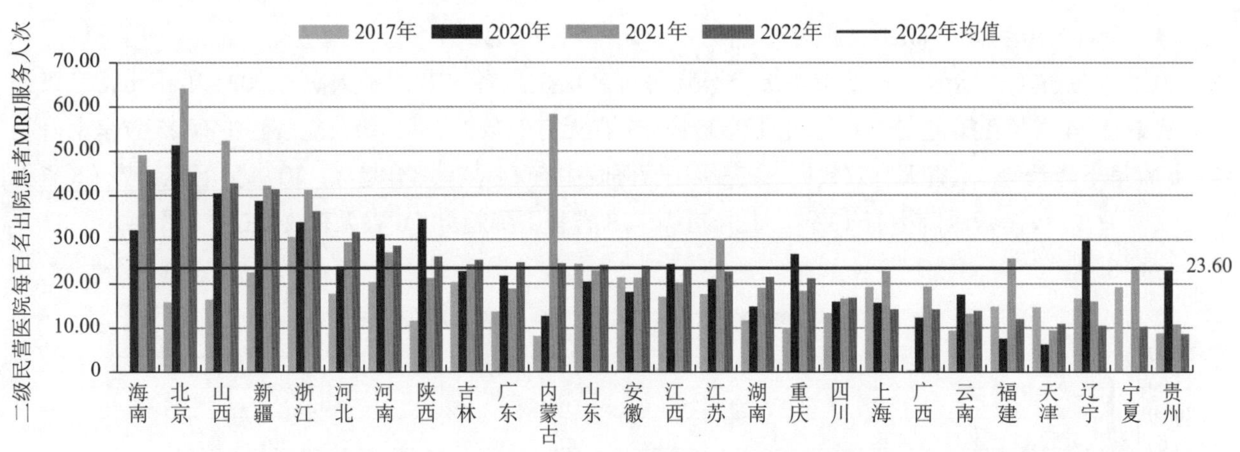

图 2-1-6-85 2017 年及 2020—2022 年各省（自治区、直辖市）二级民营医院每百名出院患者 MRI 服务人次

（5）每百名门急诊患者超声服务人次

2022 年各省（自治区、直辖市）综合医院每百名门急诊患者超声服务人次与 2021 年相比，三级公立医院中有 20 省呈上升趋势，12 省呈下降趋势；二级公立医院中有 8 省呈上升趋势，23 省呈下降趋势（1 省无有效数据）；三级民营医院中有 12 省呈上升趋势，12 省呈下降趋势（8 省无有效数据）；二级民营医院中有 14 省呈上升趋势，16 省呈下降趋势（2 省无有效数据）（图 2-1-6-86 ～图 2-1-6-89）。

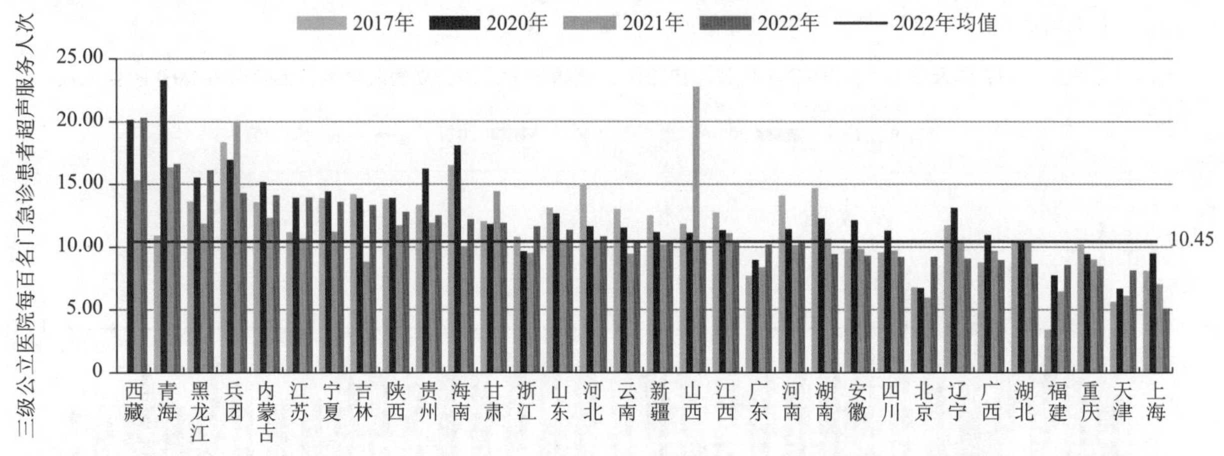

图 2-1-6-86 2017 年及 2020—2022 年各省（自治区、直辖市）三级公立医院每百名门急诊患者超声服务人次

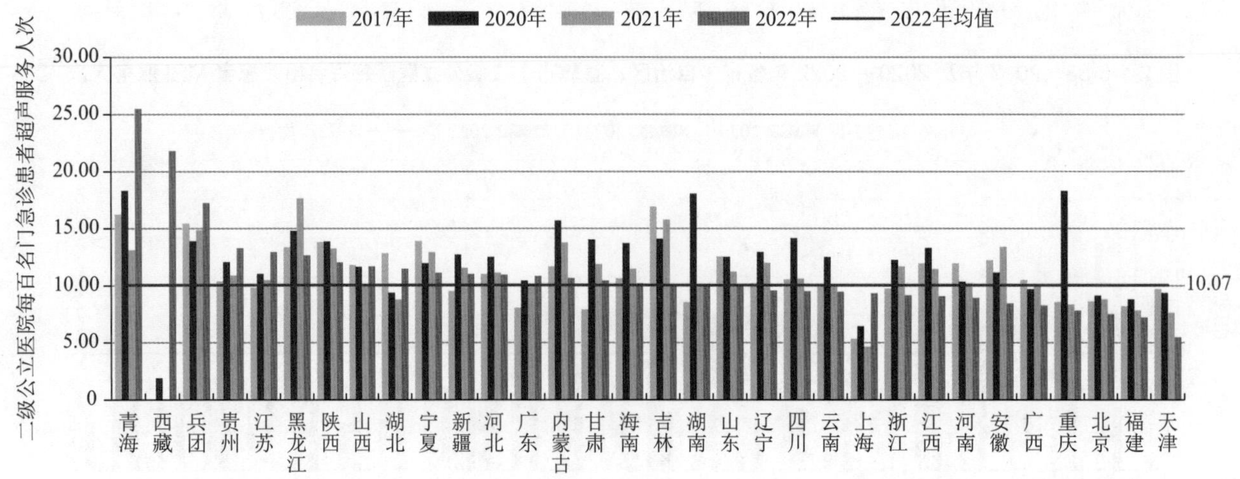

图 2-1-6-87 2017 年及 2020—2022 年各省（自治区、直辖市）二级公立医院每百名门急诊患者超声服务人次

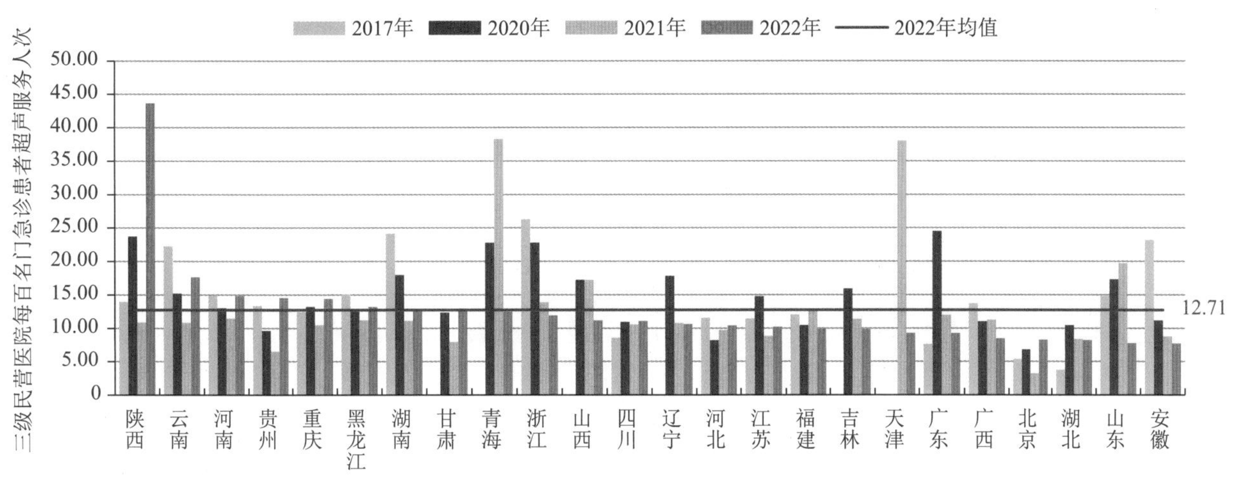

注：部分省（自治区、直辖市）数据缺失，图中不予展示。下同。

图 2-1-6-88　2017 年及 2020—2022 年各省（自治区、直辖市）三级民营医院每百名门急诊患者超声服务人次

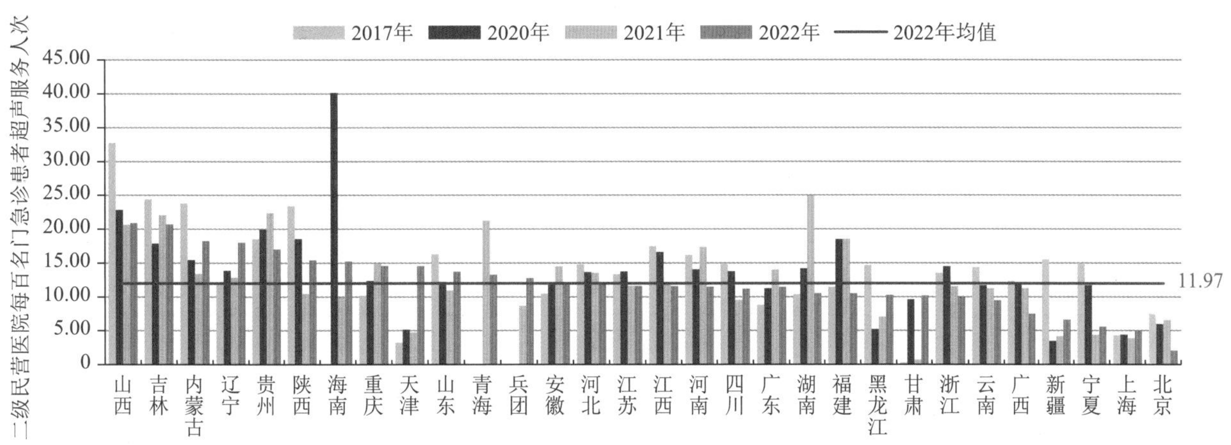

图 2-1-6-89　2017 年及 2020—2022 年各省（自治区、直辖市）二级民营医院每百名门急诊患者超声服务人次

（6）每百名出院患者超声服务人次

2022 年各省（自治区、直辖市）综合医院每百名出院患者超声服务人次与 2021 年相比，三级公立医院中有 12 省呈上升趋势，19 省呈下降趋势（1 省无有效数据）；二级公立医院中有 22 省呈上升趋势，10 省呈下降趋势；三级民营医院中有 14 省呈上升趋势，11 省呈下降趋势（7 省无有效数据）；二级民营医院中有 16 省呈上升趋势，14 省呈下降趋势（2 省无有效数据）（图 2-1-6-90 ～图 2-1-6-93）。

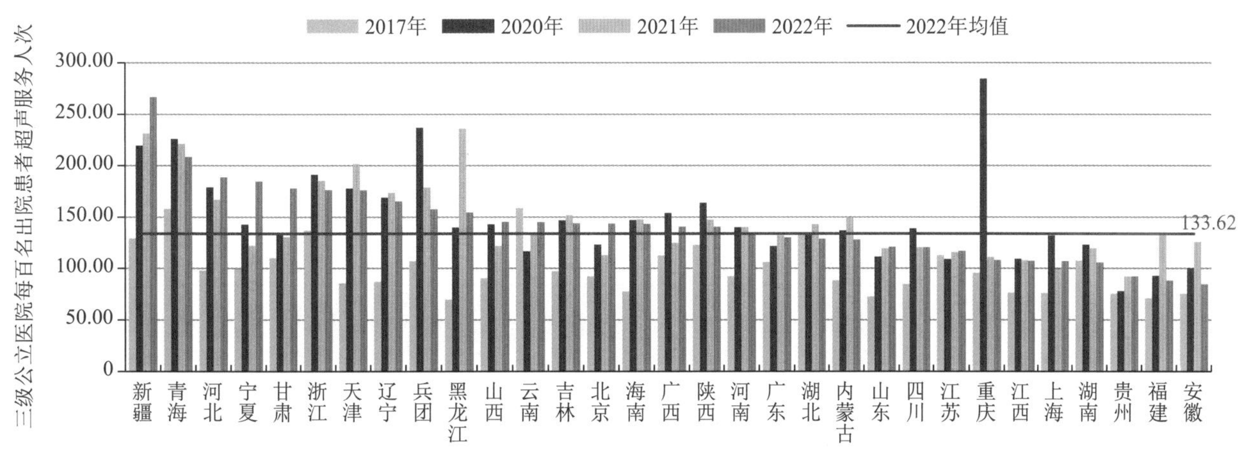

注：部分省（自治区、直辖市）数据缺失，图中不予展示。下同。

图 2-1-6-90　2017 年及 2020—2022 年各省（自治区、直辖市）三级公立医院每百名出院患者超声服务人次

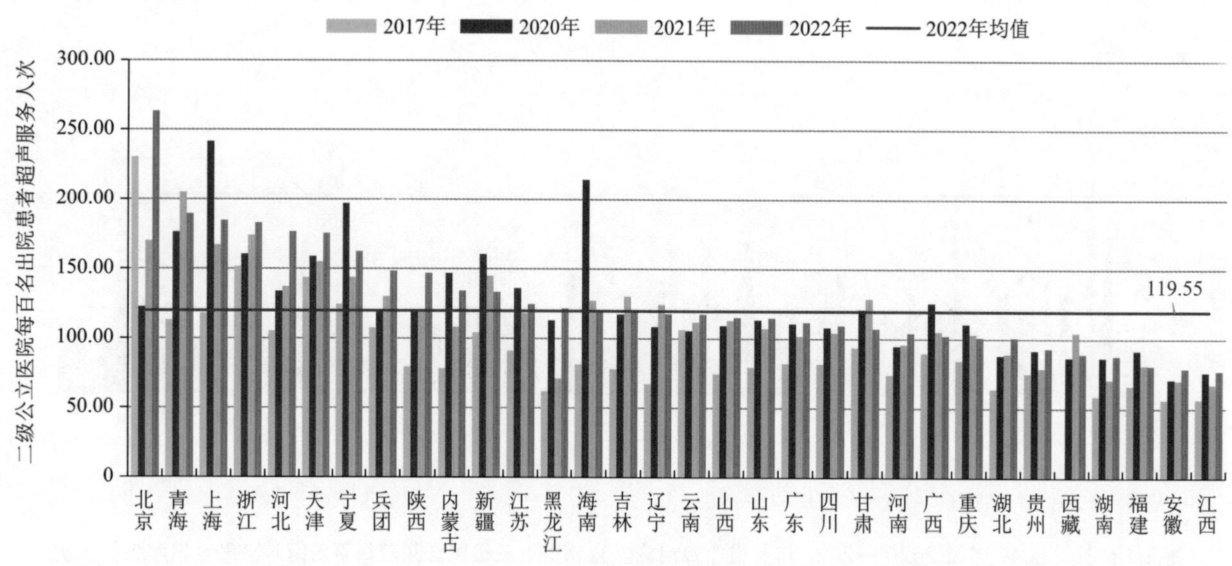

图 2-1-6-91　2017 年及 2020—2022 年各省（自治区、直辖市）二级公立医院每百名出院患者超声服务人次

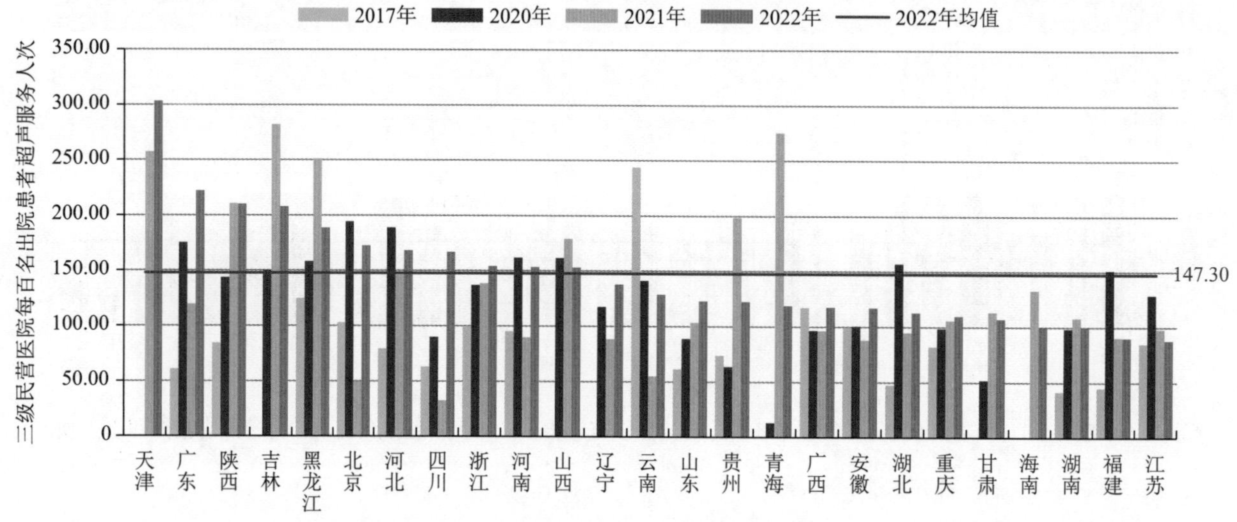

图 2-1-6-92　2017 年及 2020—2022 年各省（自治区、直辖市）三级民营医院每百名出院患者超声服务人次

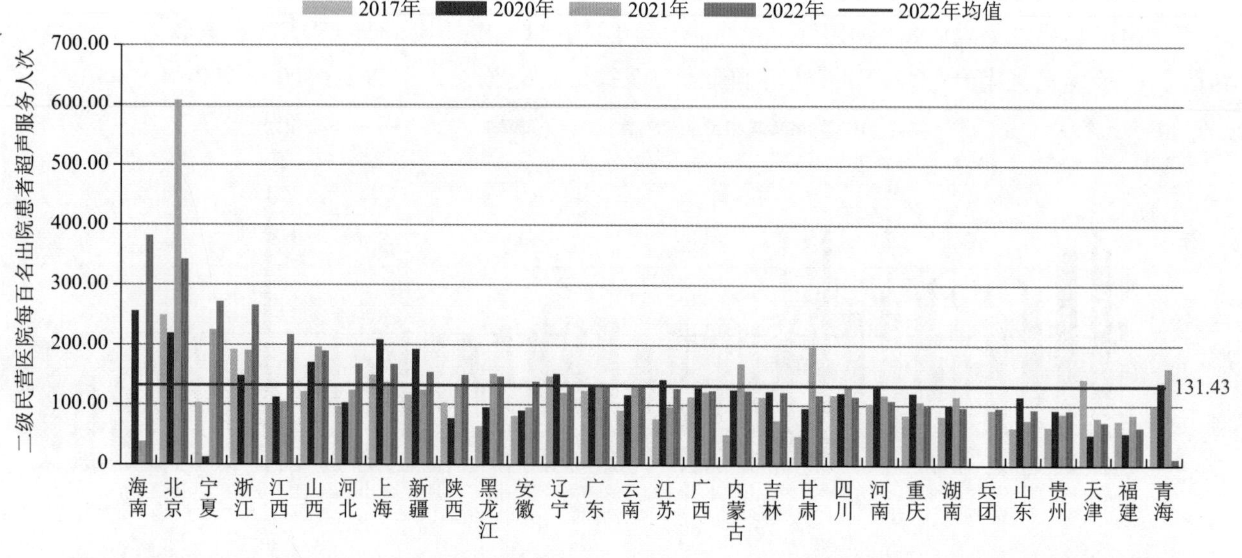

图 2-1-6-93　2017 年及 2020—2022 年各省（自治区、直辖市）二级民营医院每百名出院患者超声服务人次

三、治疗质量

（一）住院患者非医嘱离院率

1. 全国各类别医院住院患者非医嘱离院率

2022 年委属委管和肿瘤专科医院住院患者非医嘱离院率较 2017 年有所下降，其他各类别医院较 2017 年有所上升；2020—2022 年委属委管医院住院患者非医嘱离院率逐年下降，综合医院、肿瘤专科、儿童专科和妇产专科医院波动下降（图 2-1-6-94）。

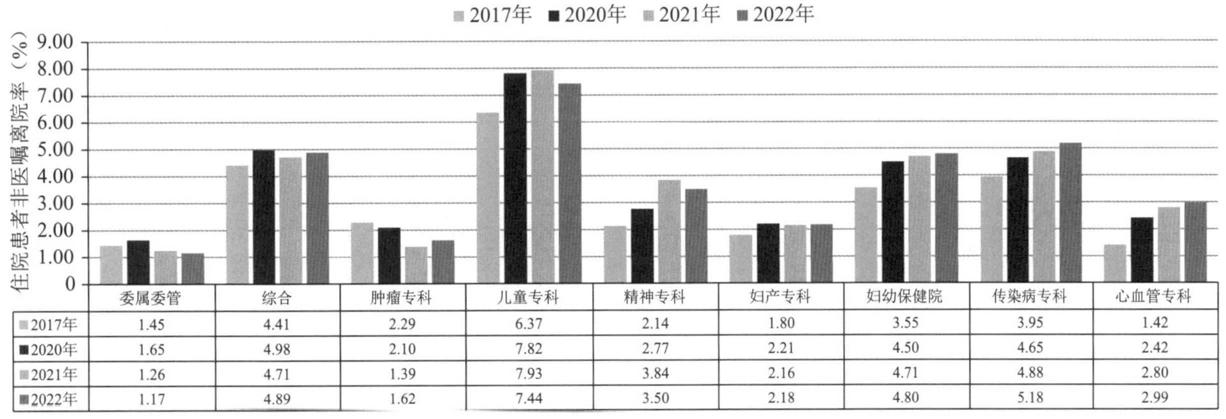

	委属委管	综合	肿瘤专科	儿童专科	精神专科	妇产专科	妇幼保健院	传染病专科	心血管专科
2017年	1.45	4.41	2.29	6.37	2.14	1.80	3.55	3.95	1.42
2020年	1.65	4.98	2.10	7.82	2.77	2.21	4.50	4.65	2.42
2021年	1.26	4.71	1.39	7.93	3.84	2.16	4.71	4.88	2.80
2022年	1.17	4.89	1.62	7.44	3.50	2.18	4.80	5.18	2.99

注：综合医院包含委属委管医院，此部分出院例数计算来自病案首页数据。

图 2-1-6-94　2017 年及 2020—2022 年各类别医院住院患者非医嘱离院率

2. 各级综合医院住院患者非医嘱离院率

（1）全国各级综合医院住院患者离院情况

2022 年委属委管、三级公立及二级公立医院住院患者医嘱离院率较 2021 年有所升高，三级民营及二级民营医院住院患者医嘱离院率较 2021 年有所下降，三级公立、二级公立、三级民营及二级民营医院出院患者非医嘱离院率较 2021 年有所上升，所有医院住院患者死亡率相较 2021 年平均有所上升（图 2-1-6-95）。

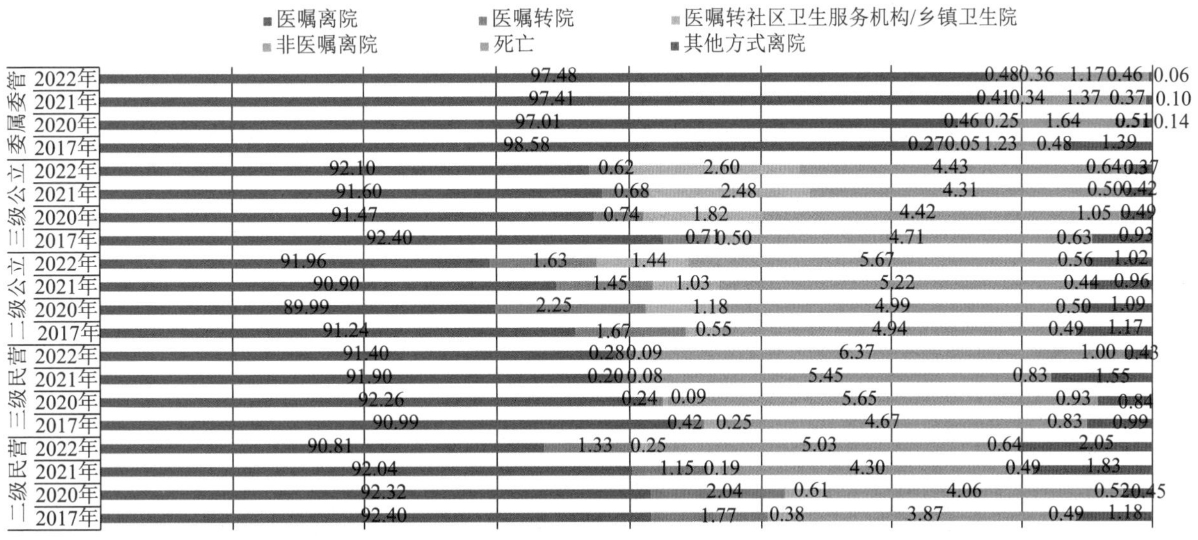

注：此部分出院例数计算来自 NCIS 数据。

图 2-1-6-95　2017 年及 2020—2022 年全国各级综合医院患者离院方式分布

（2）各省（自治区、直辖市）非医嘱离院率情况

2022 年各省（自治区、直辖市）综合医院住院患者非医嘱离院率与 2021 年相比，三级公立医院中有 22 省呈上升趋势，9 省呈下降趋势（1 省无有效数据）；二级公立医院中有 21 省呈上升趋势，11 省呈下降趋势；三级民营医院中有 15 省呈上升趋势，8 省呈下降趋势（9 省无有效数据）；二级民营医院中有 16 省呈上升趋势，10 省呈下降趋势（6 省无有效数据）（图 2–1–6–96 ～图 2–1–6–99）。

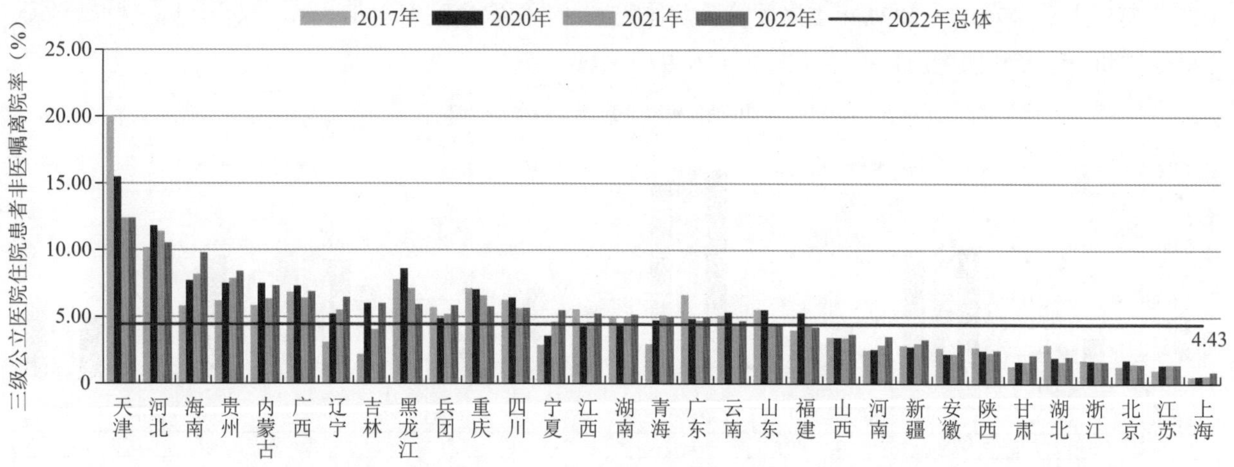

注：部分省（自治区、直辖市）数据缺失，图中不予展示。下同。

图 2-1-6-96　2017 年及 2020—2022 年各省（自治区、直辖市）三级公立医院住院患者非医嘱离院率

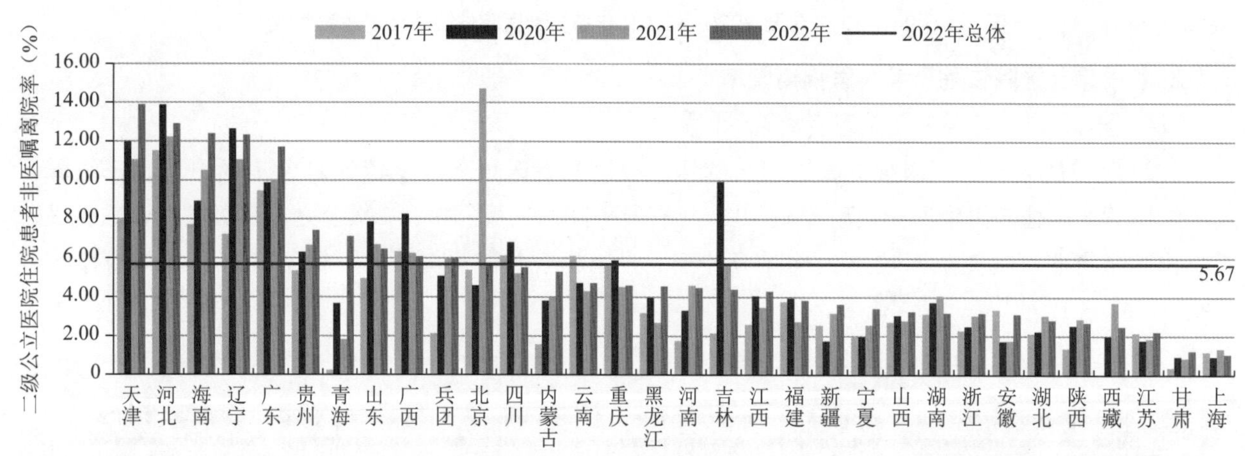

图 2-1-6-97　2017 年及 2020—2022 年各省（自治区、直辖市）二级公立医院住院患者非医嘱离院率

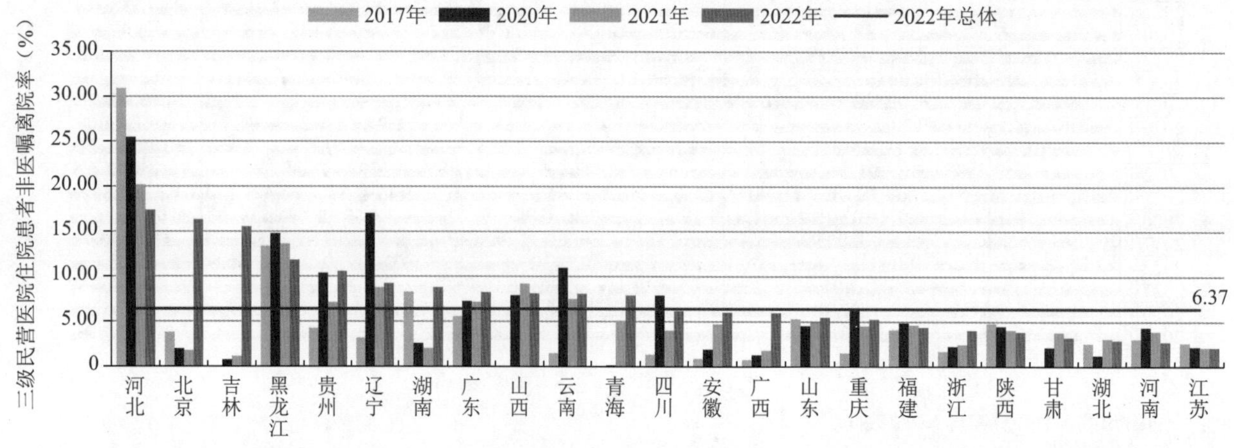

图 2-1-6-98　2017 年及 2020—2022 年各省（自治区、直辖市）三级民营医院住院患者非医嘱离院率

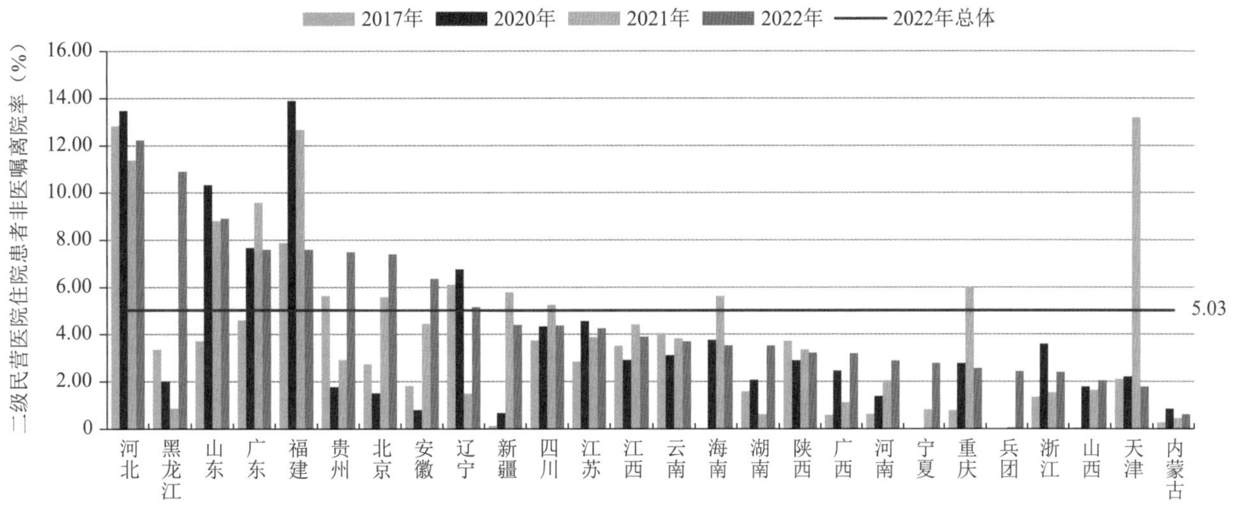

图 2-1-6-99　2017 年及 2020—2022 年各省（自治区、直辖市）二级民营医院住院患者非医嘱离院率

（二）手术患者非医嘱离院率

1. 全国各类别医院手术患者非医嘱离院率

2022 年肿瘤专科医院、儿童专科医院、精神专科医院、妇幼保健院和传染病专科医院手术患者非医嘱离院率较 2017 年有所下降，妇产及心血管专科医院较 2017 年有所上升；2020—2022 年综合医院、肿瘤及精神专科医院和妇幼保健院手术患者非医嘱离院率逐年下降，儿童、妇产、传染病及心血管专科医院波动下降（图 2-1-6-100）。

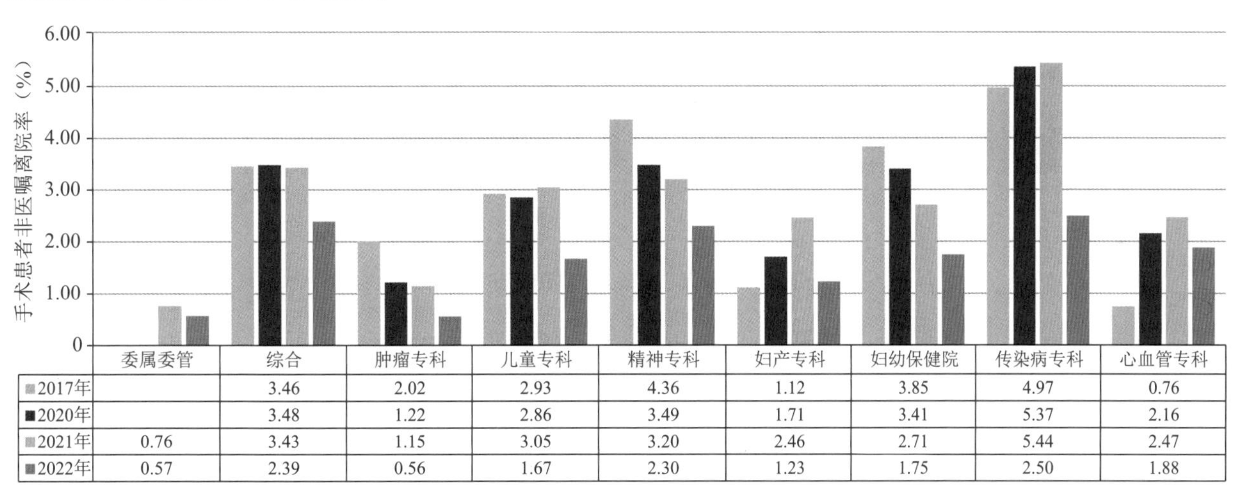

	委属委管	综合	肿瘤专科	儿童专科	精神专科	妇产专科	妇幼保健院	传染病专科	心血管专科
2017年		3.46	2.02	2.93	4.36	1.12	3.85	4.97	0.76
2020年		3.48	1.22	2.86	3.49	1.71	3.41	5.37	2.16
2021年	0.76	3.43	1.15	3.05	3.20	2.46	2.71	5.44	2.47
2022年	0.57	2.39	0.56	1.67	2.30	1.23	1.75	2.50	1.88

图 2-1-6-100　2017 年及 2020—2022 年全国各类别医院手术患者非医嘱离院率

2. 各级综合医院手术患者非医嘱离院率

（1）全国各级综合医院手术患者非医嘱离院率情况

2022 年全国各级综合医院手术患者非医嘱离院率均较 2017 年有所下降；2020—2022 年三级公立和二级民营医院手术患者非医嘱离院率逐年下降，二级公立波动下降（图 2-1-6-101）。

（2）各省（自治区、直辖市）手术患者非医嘱离院率情况

2022 年各省（自治区、直辖市）综合医院手术患者非医嘱离院率与 2021 年相比，三级公立医院中有 6 省呈上升趋势，26 省呈下降趋势；二级公立医院中有 10 省呈上升趋势，22 省呈下降趋势；三级民营医院中有 4 省呈上升趋势，10 省呈下降趋势（18 省无有效数据）；二级民营医院中有 1 省呈上升趋势，18 省呈下降趋势（13 省无有效数据）（图 2-1-6-102 ～图 2-1-6-105）。

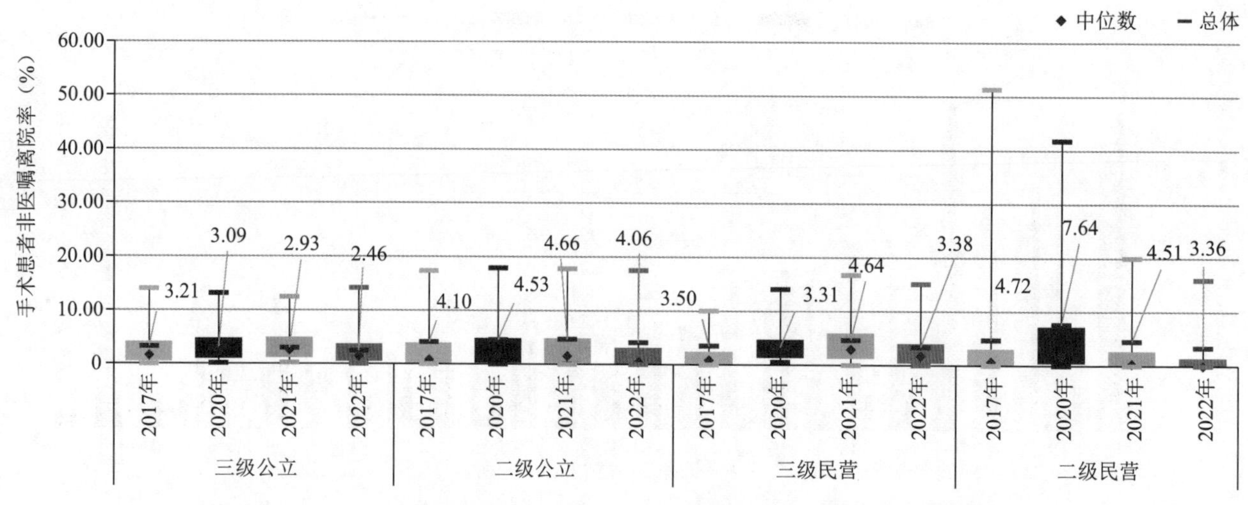

图 2-1-6-101　2017 年及 2020—2022 年全国各级综合医院手术患者非医嘱离院率

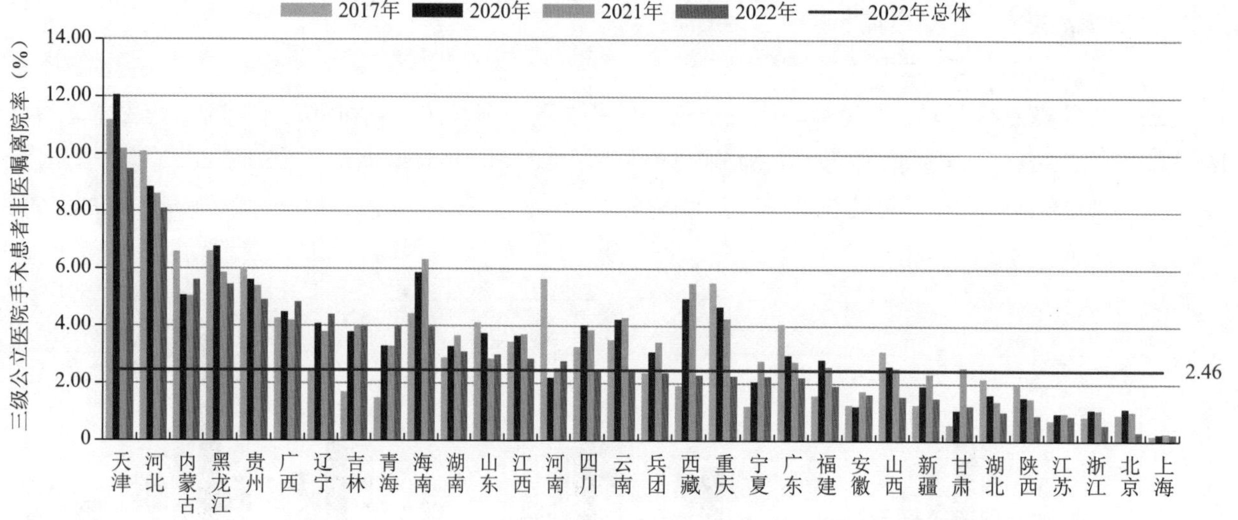

图 2-1-6-102　2017 年及 2020—2022 年各省（自治区、直辖市）三级公立医院手术患者非医嘱离院率

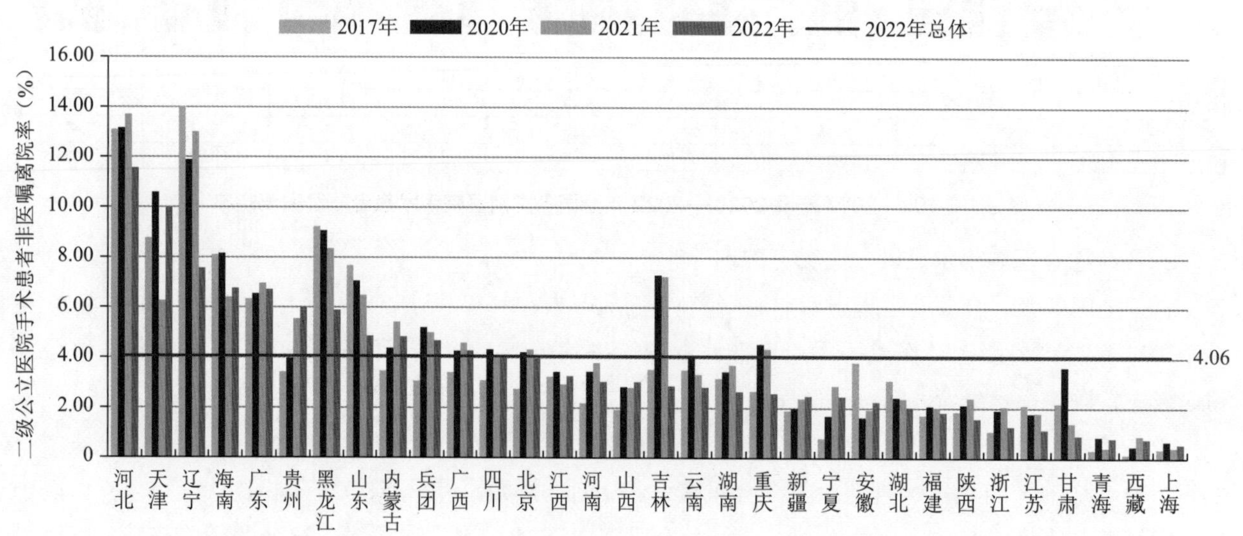

图 2-1-6-103　2017 年及 2020—2022 年各省（自治区、直辖市）二级公立医院手术患者非医嘱离院率

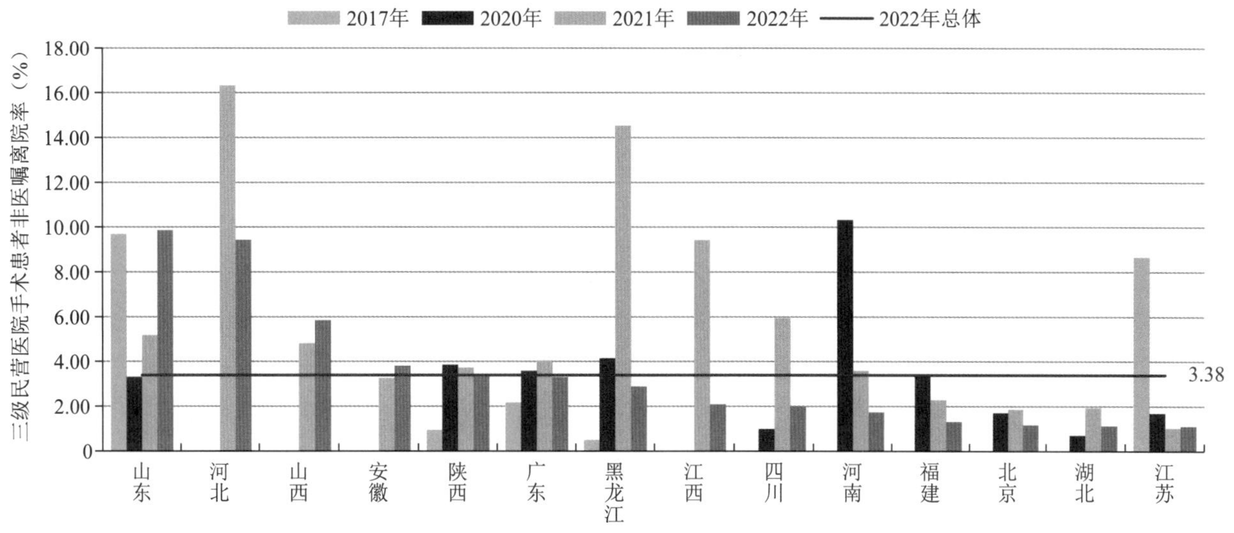

注：部分省（自治区、直辖市）数据缺失，图中不予展示。下同。

图 2-1-6-104　2017 年及 2020—2022 年各省（自治区、直辖市）三级民营医院手术患者非医嘱离院率

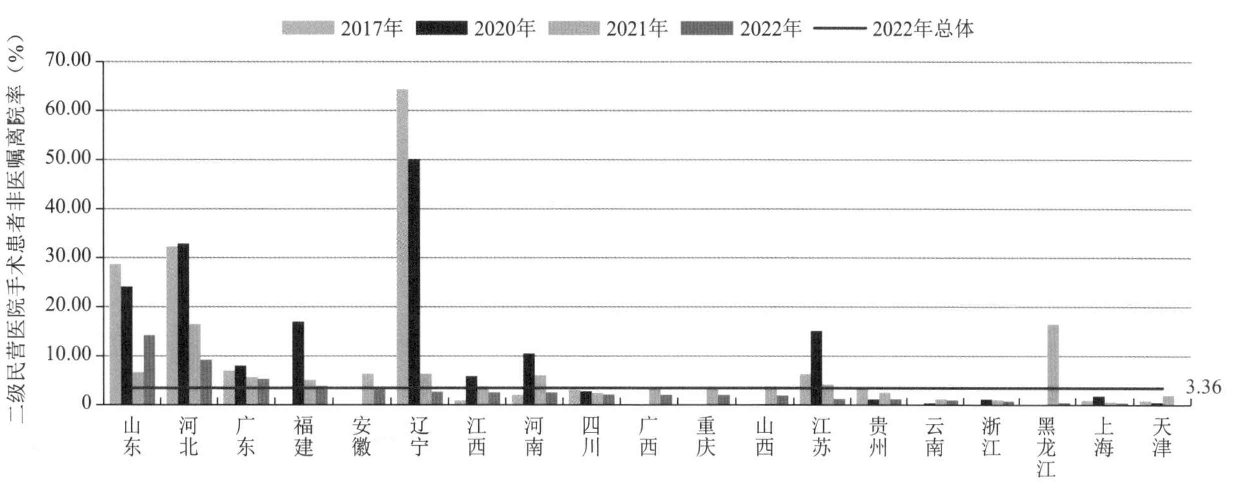

图 2-1-6-105　2017 年及 2020—2022 年各省（自治区、直辖市）二级民营医院手术患者非医嘱离院率

3. 专科医院手术患者非医嘱离院率

专科医院手术患者非医嘱离院率具体情况见图 2-1-6-106。

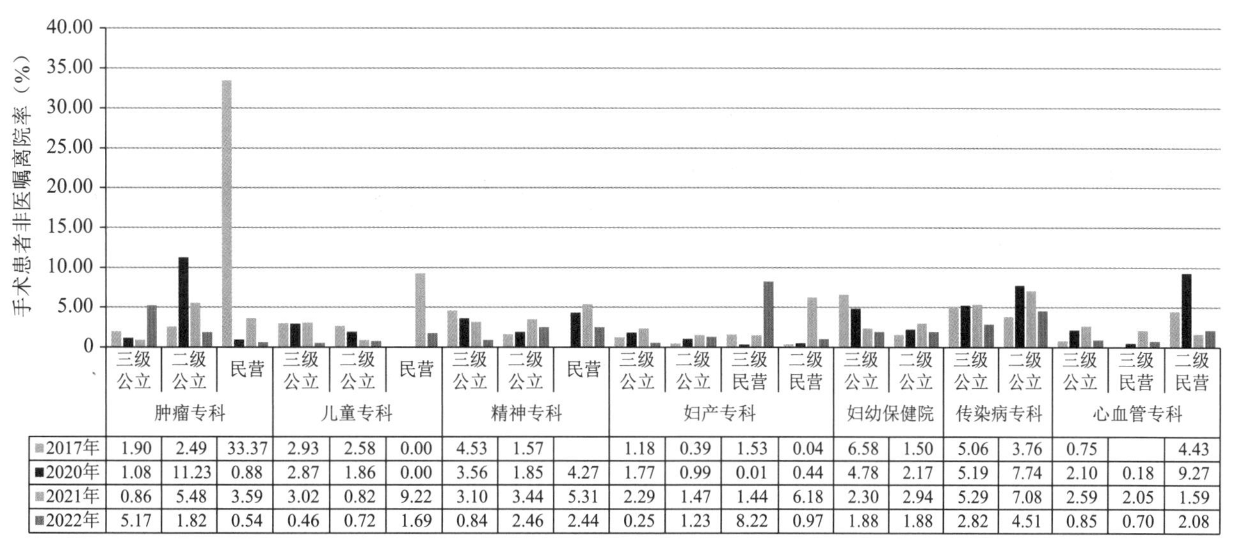

	肿瘤专科			儿童专科			精神专科			妇产专科				妇幼保健院		传染病专科		心血管专科		
	三级公立	二级公立	民营	三级公立	二级公立	民营	三级公立	二级公立	民营	三级公立	二级公立	三级民营	二级民营	三级公立	二级公立	三级公立	二级公立	三级公立	三级民营	二级民营
2017年	1.90	2.49	33.37	2.93	2.58	0.00	4.53	1.57		1.18	0.39	1.53	0.04	6.58	1.50	5.06	3.76	0.75		4.43
2020年	1.08	11.23	0.88	2.87	1.86	0.00	3.56	1.85	4.27	1.77	0.99	0.01	0.44	4.78	2.17	5.19	7.74	2.10	0.18	9.27
2021年	0.86	5.48	3.59	3.02	0.82	9.22	3.10	3.44	5.31	2.29	1.47	1.44	6.18	2.30	2.94	5.29	7.08	2.59	2.05	1.59
2022年	5.17	1.82	0.54	0.46	0.72	1.69	0.84	2.46	2.44	0.25	1.23	8.22	0.97	1.88	1.88	2.82	4.51	0.85	0.70	2.08

图 2-1-6-106　2017 年及 2020—2022 年全国各级各类专科医院手术患者非医嘱离院率

（三）急诊患者死亡率

1. 全国急诊患者死亡率

2022 年全国各级综合医院急诊患者死亡率较 2017 年相比，除二级公立、三级民营和二级民营医院以外，各级综合医院均有所上升；2020—2022 年急诊患者死亡率除委属委管医院外，其余各级综合医院均波动下降（图 2-1-6-107）。

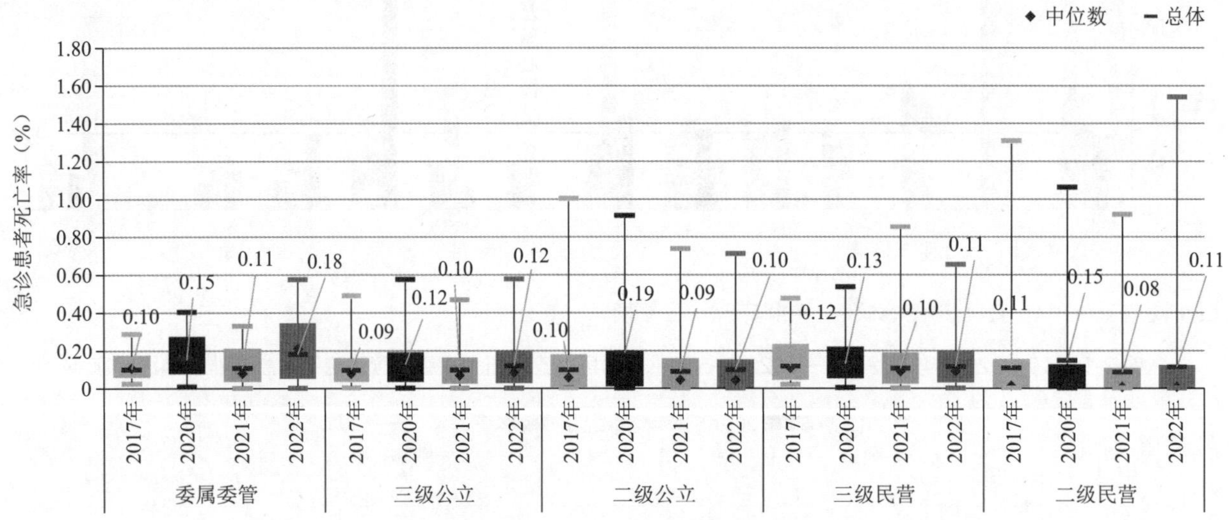

图 2-1-6-107　2017 年及 2020—2022 年全国各级综合医院急诊患者死亡率

2. 各省（自治区、直辖市）急诊患者死亡率

2022 年各省（自治区、直辖市）综合医院急诊患者死亡率与 2021 年相比，三级公立医院中有 25 省呈上升趋势，6 省呈下降趋势（1 省无有效数据）；二级公立医院中有 21 省呈上升趋势，10 省呈下降趋势（1 省无有效数据）；三级民营医院中有 13 省呈上升趋势，8 省呈下降趋势（11 省无有效数据）；二级民营医院中有 19 省呈上升趋势，6 省呈下降趋势（7 省无有效数据）（图 2-1-6-108 ～图 2-1-6-111）。

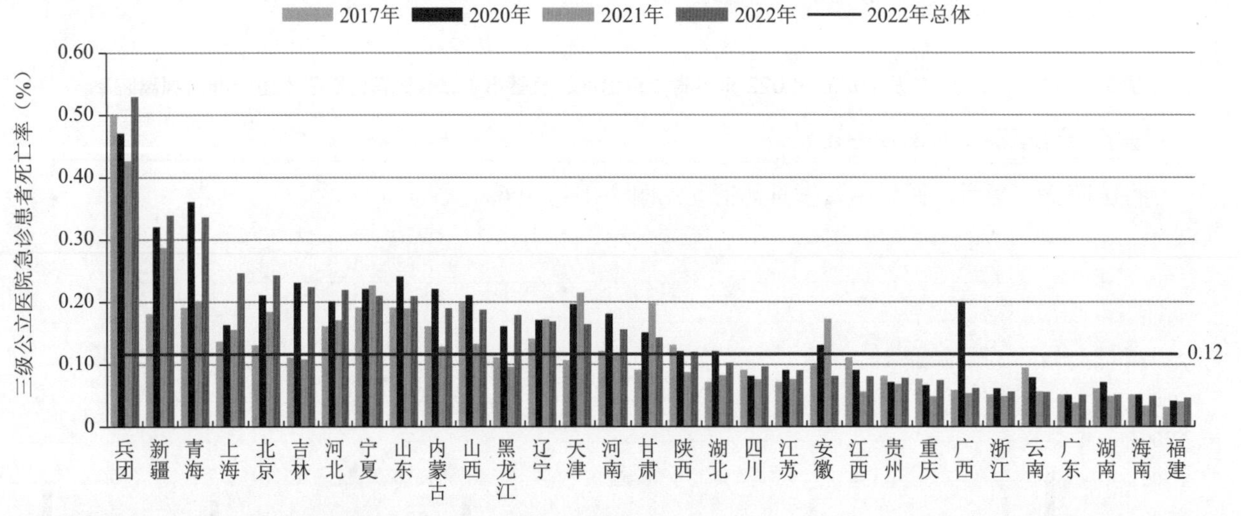

注：部分省（自治区、直辖市）数据缺失，图中不予展示。下同。

图 2-1-6-108　2017 年及 2020—2022 年各省（自治区、直辖市）三级公立医院急诊患者死亡率

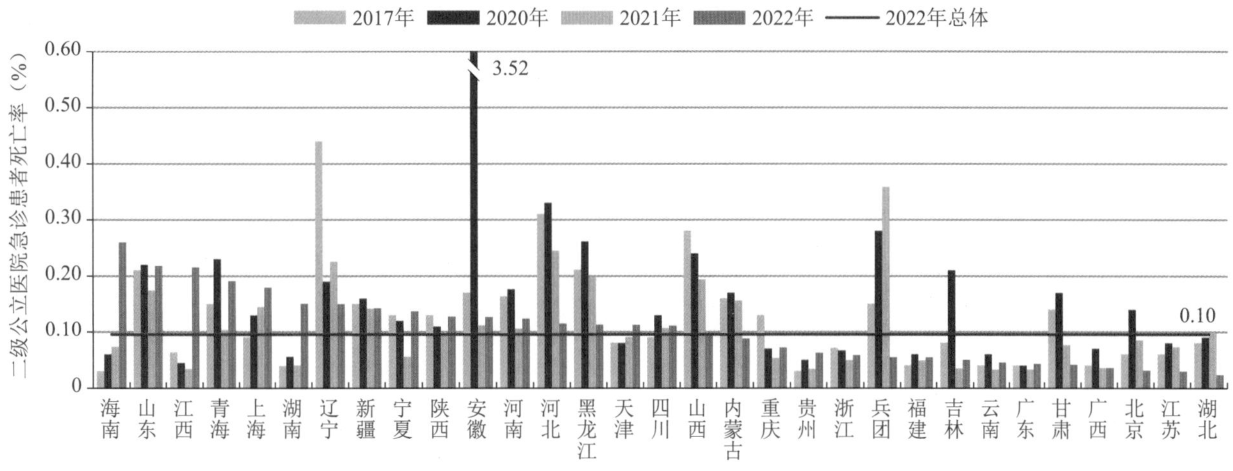

图 2-1-6-109　2017 年及 2020—2022 年各省（自治区、直辖市）二级公立医院急诊患者死亡率

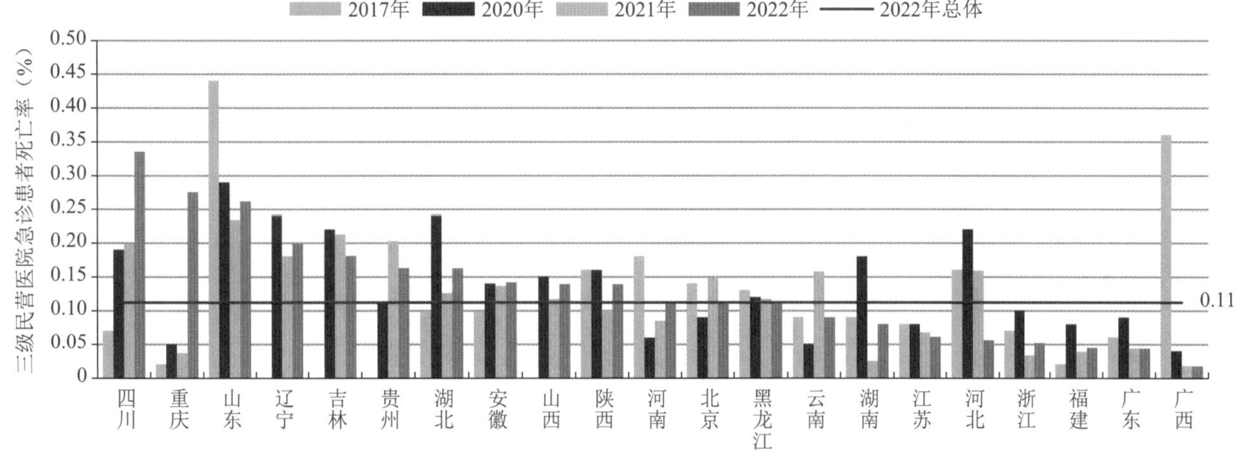

图 2-1-6-110　2017 年及 2020—2022 年各省（自治区、直辖市）三级民营医院急诊患者死亡率

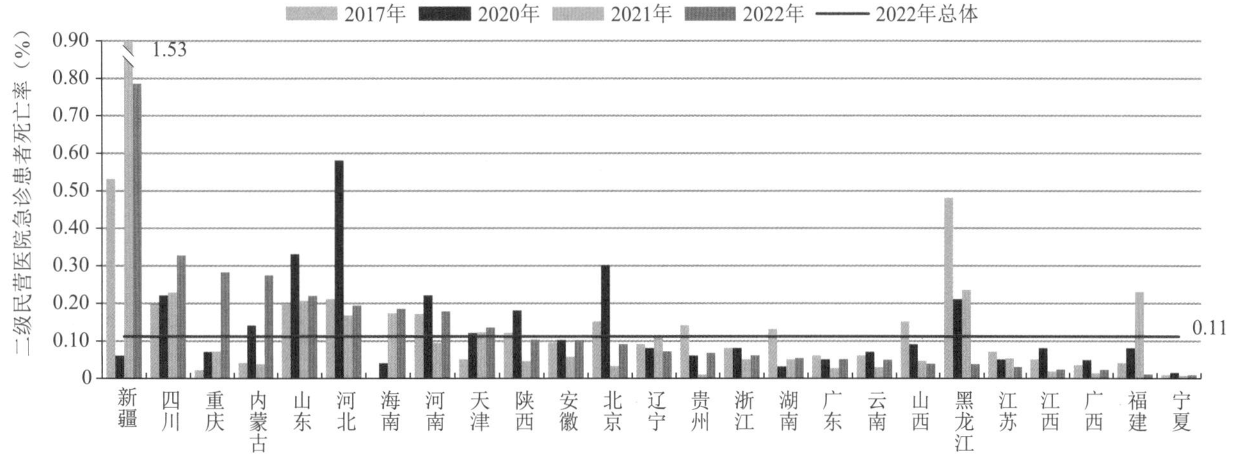

图 2-1-6-111　2017 年及 2020—2022 年各省（自治区、直辖市）二级民营医院急诊患者死亡率

（四）留观患者死亡率

1. 全国留观患者死亡率

2022 年全国各级综合医院留观患者死亡率较 2017 年相比，除二级公立和二级民营医院以外，其余各级综合医院均有所上升；2020—2022 年三级民营医院留观患者死亡率持续上升，委属委管医院留观患者死亡率波动上升，二级公立医院留观患者死亡率波动下降（图 2-1-6-112）。

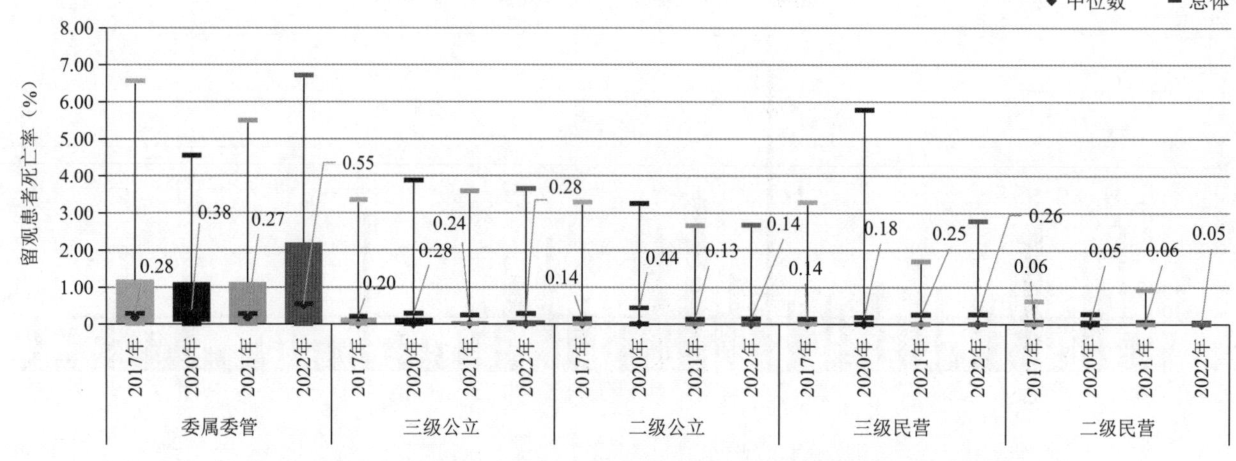

图 2-1-6-112　2017 年及 2020—2022 年全国各级综合医院留观患者死亡率

2. 各省（自治区、直辖市）留观患者死亡率

2022 年各省（自治区、直辖市）综合医院留观患者死亡率与 2021 年相比，三级公立医院中有 23 省呈上升趋势，7 省呈下降趋势（2 省无有效数据）；二级公立医院中有 16 省呈上升趋势，13 省呈下降趋势（3 省无有效数据）（图 2-1-6-113、图 2-1-6-114）。

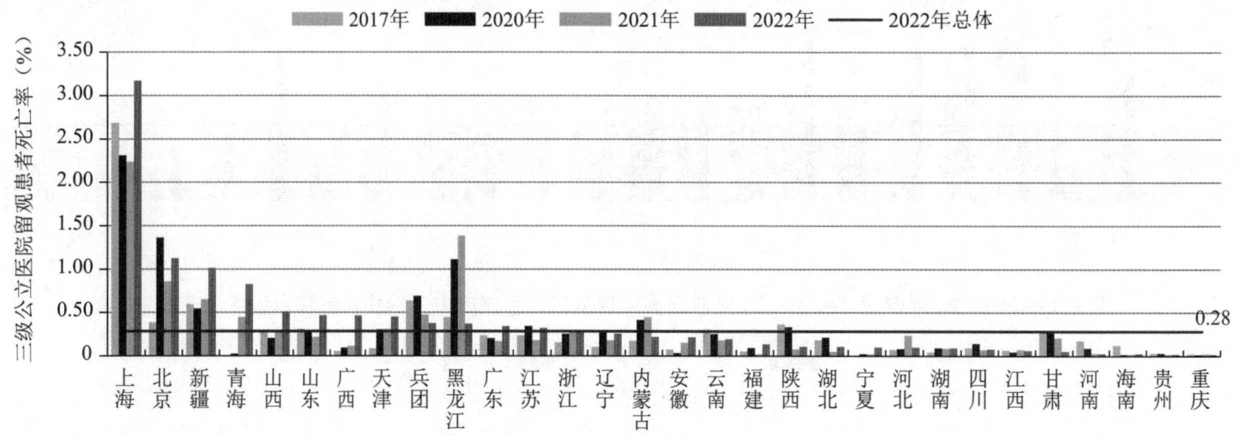

注：部分省（自治区、直辖市）数据缺失，图中不予展示。下同。

图 2-1-6-113　2017 年及 2020—2022 年各省（自治区、直辖市）三级公立医院留观患者死亡率

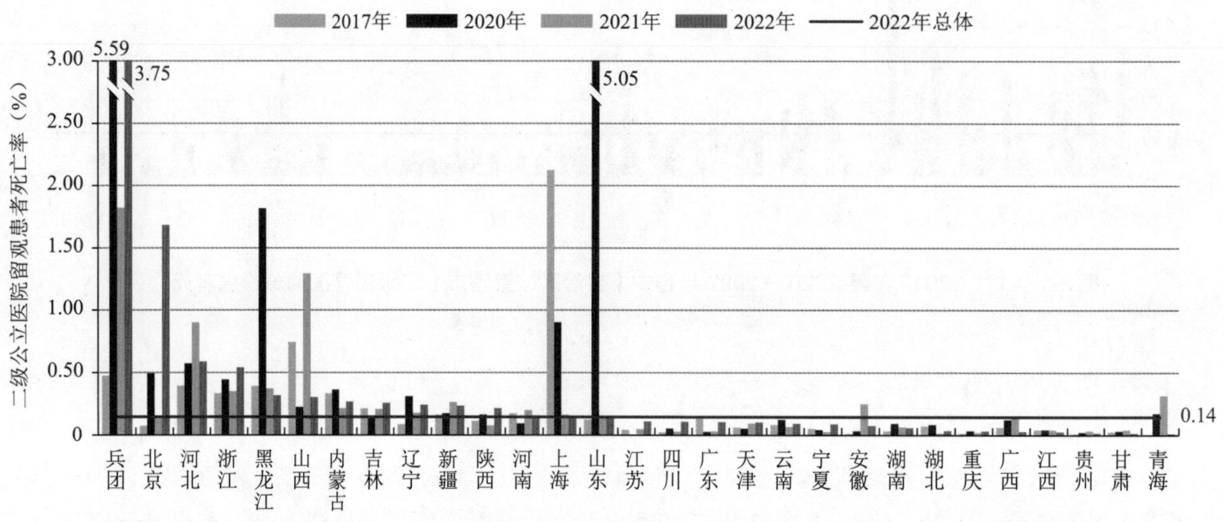

图 2-1-6-114　2017 年及 2020—2022 年各省（自治区、直辖市）二级公立医院留观患者死亡率

（五）临床路径病种开展情况

1. 全国各级综合医院临床路径病种开展情况

2022 年全国各级综合医院临床路径病种开展情况，完成与收治临床路径例数之比和完成临床路径占同期出院例数之比，委属委管和二级民营医院较 2021 年有所上升（表 2-1-6-3）。

表 2-1-6-3　2018—2022 年全国各级综合医院临床路径病种开展情况

级别	年份（年）	开展临床路径病种（个）	临床路径平均收治住院例数（例）	完成临床路径平均出院例数（例）	完成与收治临床路径例数之比（%）	同期平均出院例数（例）	占同期出院例数之比（%）
委属委管	2018	234.00	25 637.18	20 837.14	81.28	130 631.04	15.95
	2019	267.17	34 185.92	29 478.65	86.23	145 600.58	20.25
	2020	259.22	26 289.73	20 057.33	76.29	107 197.96	18.71
	2021	317.59	31 748.78	21 184.95	66.73	150 462.14	14.08
	2022	334.44	36 182.24	28 974.13	80.08	141 067.80	20.54
三级公立	2018	182.37	16 568.09	14 562.95	87.90	51 239.46	28.42
	2019	185.85	20 415.68	18 298.39	89.63	53 692.16	34.08
	2020	187.32	17 632.46	15 776.32	89.47	48 364.55	32.62
	2021	200.98	21 023.71	18 725.93	89.07	50 805.78	36.86
	2022	163.10	8928.81	7231.75	80.99	25 183.49	28.72
二级公立	2018	92.51	5037.11	4481.47	88.97	18 223.85	24.59
	2019	93.01	6118.06	5513.23	90.11	18 301.63	30.12
	2020	85.90	5185.04	4592.87	88.58	15 058.29	30.50
	2021	88.21	5367.08	4825.01	89.90	14 347.49	33.63
	2022	150.21	4773.32	881.06	18.46	5965.11	14.77
三级民营	2018	142.80	6343.71	5305.29	83.63	29 630.52	17.90
	2019	143.98	8449.52	6930.54	82.02	28 758.23	24.10
	2020	148.91	8083.70	6864.45	84.92	26 311.77	26.09
	2021	137.19	9202.41	7645.89	83.09	26 642.35	28.70
	2022	464.56	20 854.25	4230.93	20.29	48 658.04	8.70
二级民营	2018	29.25	833.94	745.20	89.36	8317.15	8.96
	2019	30.42	945.37	839.69	88.82	7638.32	10.99
	2020	34.61	1208.17	1096.09	90.72	6607.91	16.59
	2021	30.20	1245.63	1114.11	89.44	6907.39	16.13
	2022	150.00	18 460.00	16 643.54	90.16	52 354.64	31.79

2. 专科医院临床路径病种开展情况

2022 年专科医院临床路径开展情况，完成与收治临床路径例数之比，妇幼保健院相比 2021 年有所下降，其余专科医院有所上升；完成临床路径占同期出院例数之比，妇幼保健院和传染病专科医院有所下降，其余专科医院略微上升（表 2-1-6-4）。

表 2-1-6-4 2017—2022 年各专科医院临床路径病种开展情况

医院类型	年份（年）	开展临床路径病种（个）	临床路径平均收治住院例数（例）	完成临床路径平均出院例数（例）	完成与收治临床路径例数之比（%）	同期平均出院例数（例）	占同期出院例数之比（%）
肿瘤专科	2017	24.90	5509.43	4553.78	82.65	25 371.82	17.95
	2018	38.86	7470.73	6546.79	87.63	29 766.87	21.99
	2019	363.54	10 986.22	9856.38	88.51	31 738.25	31.06
	2020	56.10	13 595.78	12 006.19	88.31	34 423.23	31.27
	2021	67.32	16 674.95	13 961.57	82.61	35 085.87	30.05
	2022	81.65	18 533.30	16 849.66	89.83	33 496.29	40.61
儿童专科	2017	35.04	8360.73	7784.50	92.95	31 584.53	23.16
	2018	45.12	10 324.75	9460.60	91.63	33 260.77	26.69
	2019	51.86	12 989.00	11 855.75	91.28	34 846.35	34.02
	2020	71.16	11 640.33	11 634.72	99.95	32 403.64	35.91
	2021	85.94	18 523.03	15 508.58	83.73	38 988.32	35.48
	2022	87.60	14 329.33	13 070.80	91.22	26 961.27	39.16
精神专科	2017	27.39	775.51	632.75	81.39	2859.84	17.51
	2018	11.01	1051.28	866.94	82.41	3088.59	22.54
	2019	19.51	1162.51	949.55	81.22	3021.40	31.43
	2020	13.31	1405.66	1139.75	80.86	3415.49	28.02
	2021	18.71	1669.97	1382.56	81.63	3404.03	28.46
	2022	27.57	1313.37	1093.08	83.64	2515.18	34.52
妇产专科	2017	29.80	1737.65	1612.15	92.31	4739.81	25.19
	2018	13.46	2847.52	2693.34	94.59	6320.47	31.22
	2019	89.89	2564.36	2447.71	95.45	5889.83	33.48
	2020	35.81	6290.82	5994.62	95.29	13 433.72	39.27
	2021	23.21	7762.75	7092.60	91.37	13 497.20	37.44
	2022	104.38	3015.93	2849.51	93.30	5147.69	40.00

续表

医院类型	年份（年）	开展临床路径病种（个）	临床路径平均收治住院例数（例）	完成临床路径平均出院例数（例）	完成与收治临床路径例数之比（%）	同期平均出院例数（例）	占同期出院例数之比（%）
妇幼保健院	2017	13.17	2280.75	2031.50	88.84	8829.97	19.97
	2018	15.96	3274.94	2842.69	86.54	9579.06	25.77
	2019	68.20	3897.55	3549.23	91.07	9488.19	33.50
	2020	24.90	4546.25	4189.61	92.51	12 476.60	42.24
	2021	26.75	4887.65	4493.67	91.77	10 789.18	37.93
	2022	80.92	2935.75	2677.27	91.14	6283.37	37.63
传染病专科	2017	21.44	1850.13	1595.22	85.54	8689.41	15.72
	2018	142.18	2798.79	2370.17	84.01	10 048.84	21.36
	2019	398.91	3322.01	2916.00	89.20	11 082.17	23.68
	2020	41.02	2633.49	2385.46	89.83	9006.81	24.62
	2021	45.20	3177.82	2697.26	84.06	9553.84	26.20
	2022	44.54	2968.12	2503.07	84.33	8972.11	25.47
心血管专科	2017	64.41	2864.50	2691.62	89.69	13 093.79	19.50
	2018	31.86	4801.18	2300.63	50.53	13 896.45	14.42
	2019	30.97	7234.79	5977.48	82.86	16 374.62	36.50
	2020	44.68	5971.28	5120.69	85.76	14 965.07	36.75
	2021	36.93	5755.04	4981.19	86.55	15 096.13	27.84
	2022	38.61	7283.23	6760.00	92.82	14 306.13	40.08

四、工作效率

（一）出院患者平均住院日

1. 全国各类别医院出院患者平均住院日

与2017年相比，2022年出院患者平均住院日除综合医院、精神专科医院、妇幼保健院外均有所下降；2020—2022年出院患者平均住院日委属委管、肿瘤专科、儿童专科、妇产专科、传染病专科和心血管专科医院逐年下降（图2-1-6-115）。

2. 各级综合医院出院患者平均住院日

（1）全国各级综合医院出院患者平均住院日情况

2022年全国各级综合医院出院患者平均住院日较2017年均下降；2020—2022年全国各级综合医院出院患者平均住院日委属委管、三级公立和三级民营医院逐年下降，二级公立和二级民营医院波动下降（图2-1-6-116）。

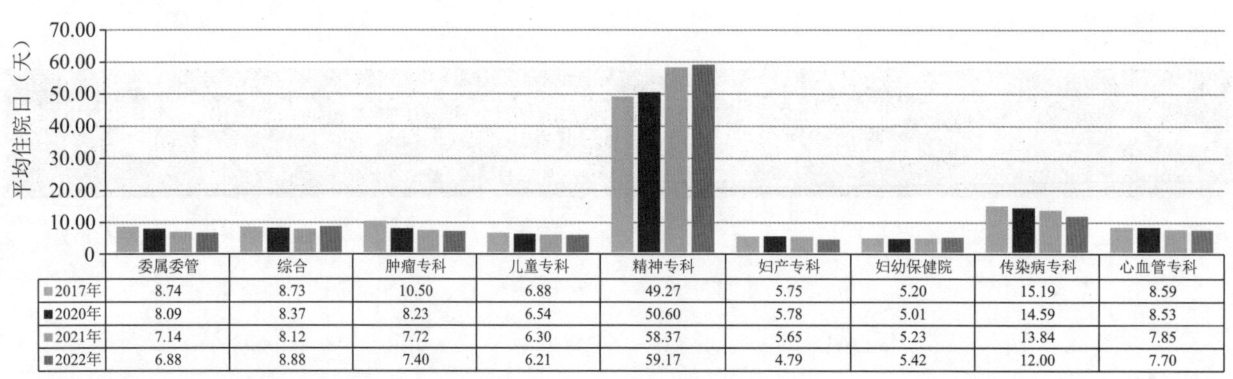

	委属委管	综合	肿瘤专科	儿童专科	精神专科	妇产专科	妇幼保健院	传染病专科	心血管专科
2017年	8.74	8.73	10.50	6.88	49.27	5.75	5.20	15.19	8.59
2020年	8.09	8.37	8.23	6.54	50.60	5.78	5.01	14.59	8.53
2021年	7.14	8.12	7.72	6.30	58.37	5.65	5.23	13.84	7.85
2022年	6.88	8.88	7.40	6.21	59.17	4.79	5.42	12.00	7.70

注：综合医院包含委属委管医院。

图 2-1-6-115　2017 年及 2020—2022 年全国各类别医院出院患者平均住院日

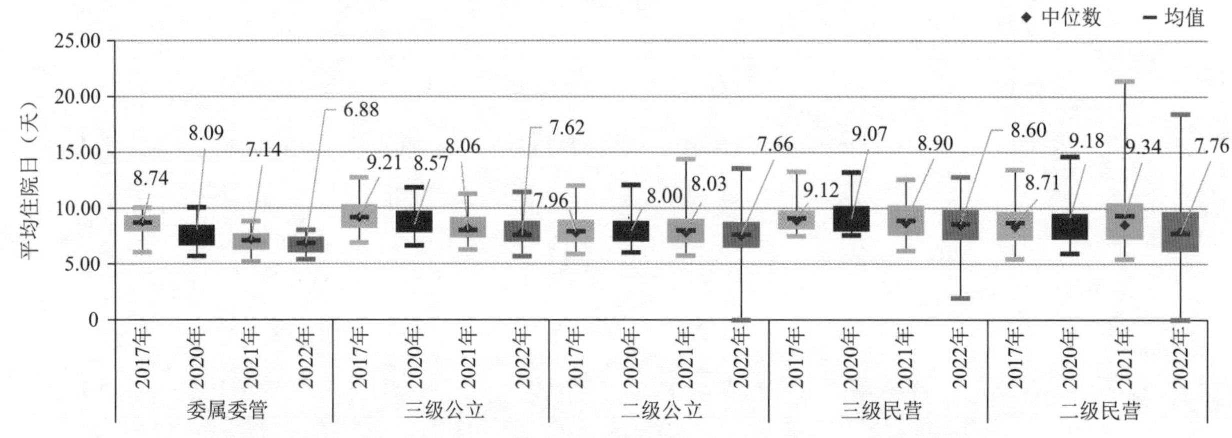

图 2-1-6-116　2017 年及 2020—2022 年全国各级综合医院出院患者平均住院日

（2）各省（自治区、直辖市）出院患者平均住院日情况

2022 年各省（自治区、直辖市）综合医院出院患者平均住院日与 2021 年相比，三级公立医院有 3 省呈上升趋势，29 省呈下降趋势；二级公立医院有 7 省呈上升趋势，25 省呈下降趋势；三级民营医院有 8 省呈上升趋势，16 省呈下降趋势（其余 8 省无有效数据）；二级民营医院有 3 省呈上升趋势，有 26 省呈下降趋势（其余 3 省无有效数据）（图 2-1-6-117 ～图 2-1-6-120）。

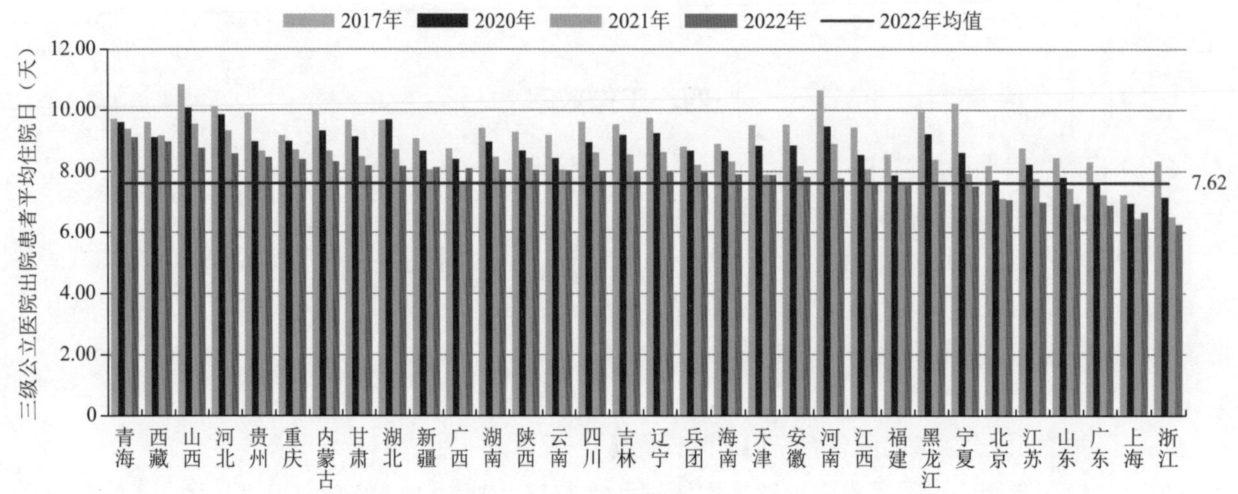

图 2-1-6-117　2017 年及 2020—2022 年各省（自治区、直辖市）三级公立医院出院患者平均住院日

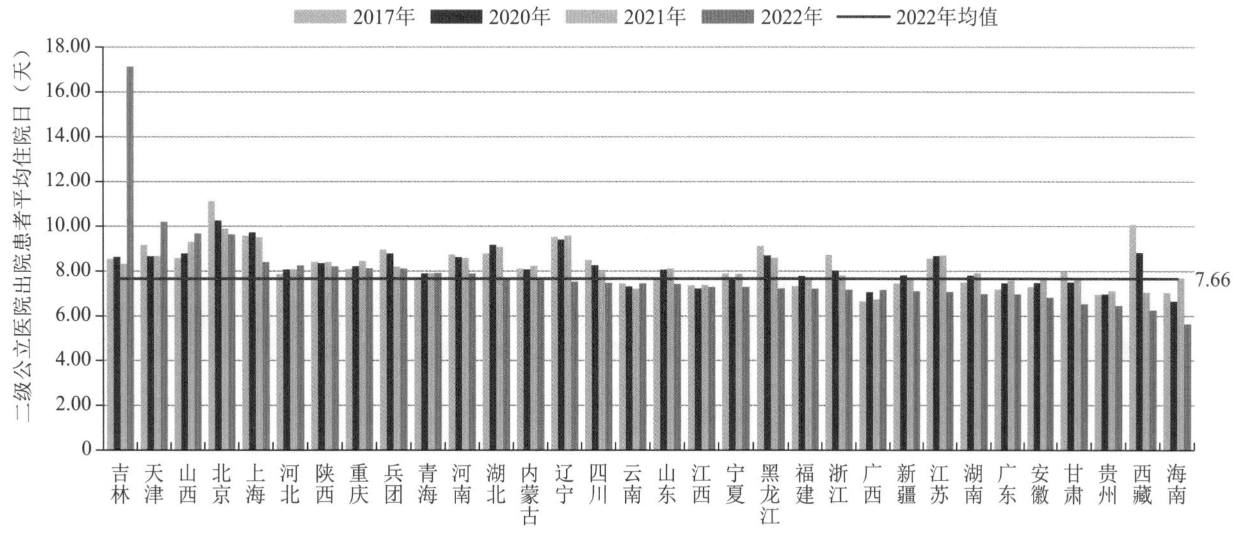

图 2-1-6-118　2017 年及 2020—2022 年各省（自治区、直辖市）二级公立医院出院患者平均住院日

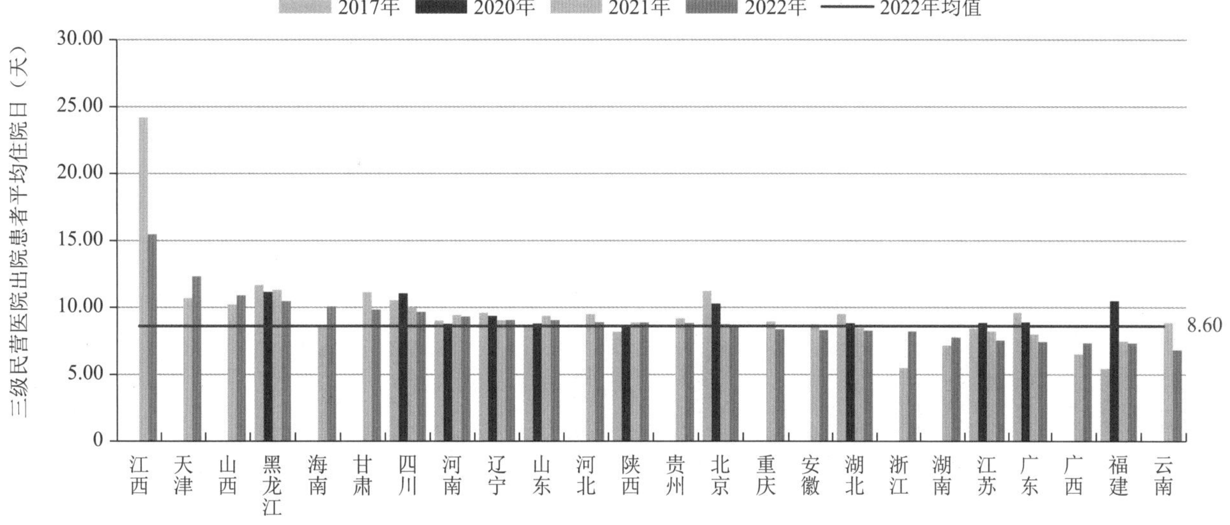

注：部分省（自治区、直辖市）数据缺失，图中不予展示。下同。

图 2-1-6-119　2017 年及 2020—2022 年各省（自治区、直辖市）三级民营医院出院患者平均住院日

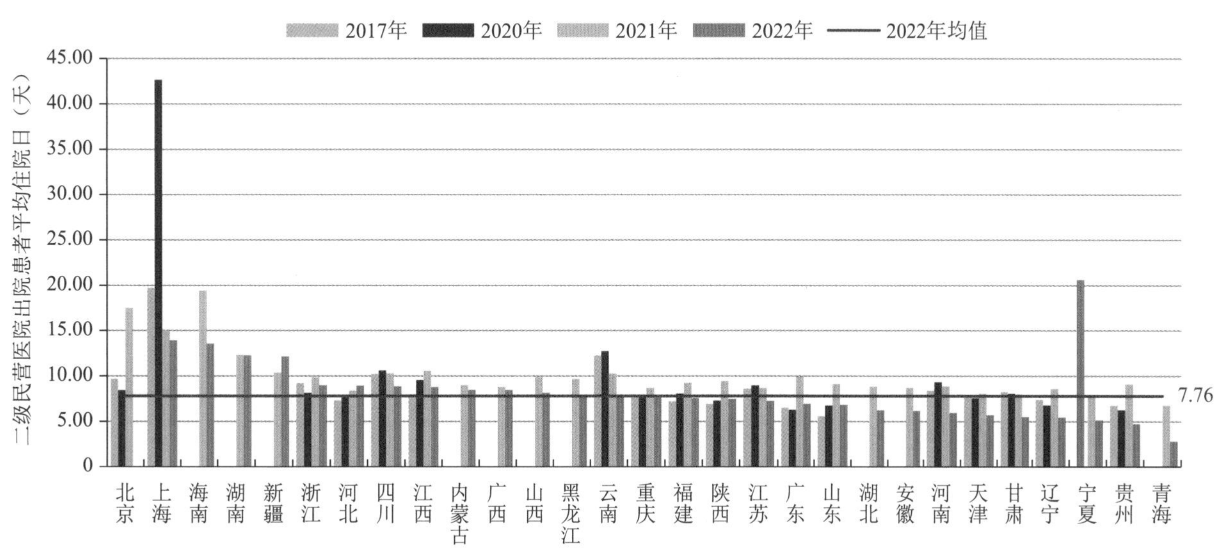

图 2-1-6-120　2017 年及 2020—2022 年各省（自治区、直辖市）二级民营医院出院患者平均住院日

3. 专科医院出院患者平均住院日

具体情况见图 2-1-6-121。

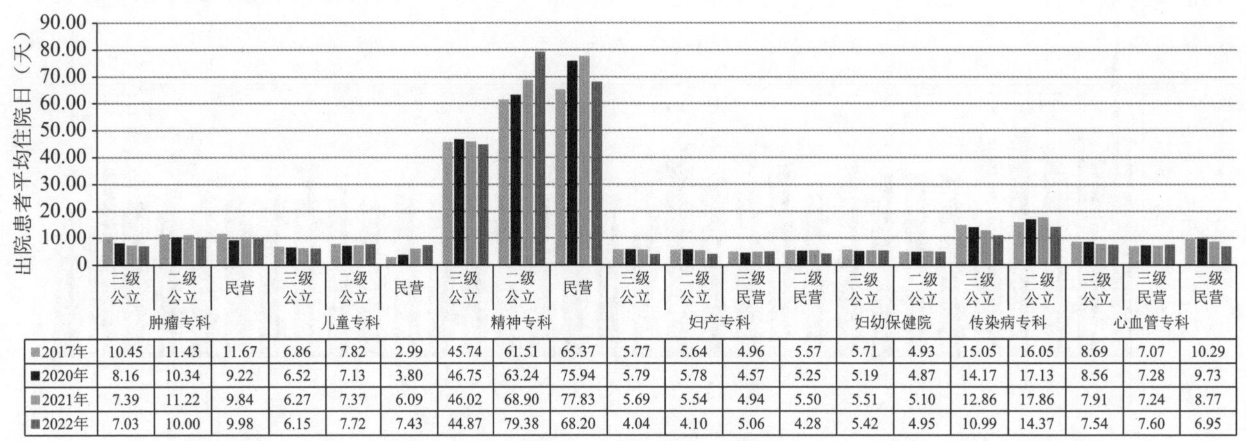

	肿瘤专科			儿童专科			精神专科			妇产专科				妇幼保健院		传染病专科		心血管专科		
	三级公立	二级公立	民营	三级公立	二级公立	民营	三级公立	二级公立	民营	三级公立	二级公立	三级民营	二级民营	三级公立	二级公立	三级公立	二级公立	三级公立	三级民营	二级民营
2017年	10.45	11.43	11.67	6.86	7.82	2.99	45.74	61.51	65.37	5.77	5.64	4.96	5.57	5.71	4.93	15.05	16.05	8.69	7.07	10.29
2020年	8.16	10.34	9.22	6.52	7.13	3.80	46.75	63.24	75.94	5.79	5.78	4.57	5.25	5.19	4.87	14.17	17.13	8.56	7.28	9.73
2021年	7.39	11.22	9.84	6.27	7.37	6.09	46.02	68.90	77.83	5.69	5.54	4.94	5.50	5.51	5.10	12.86	17.86	7.91	7.24	8.77
2022年	7.03	10.00	9.98	6.15	7.72	7.43	44.87	79.38	68.20	4.04	4.10	5.06	4.28	5.42	4.95	10.99	14.37	7.54	7.60	6.95

图 2-1-6-121 2017 年及 2020—2022 年全国各级各类专科医院出院患者平均住院日

（二）病床使用率

1. 全国各类别医院病床使用率

2022 年各类别医院病床使用率较 2017 年均有所下降；2020—2022 年各类别医院病床使用率除委属委管、儿童专科、精神专科医院外均波动下降（图 2-1-6-122）。

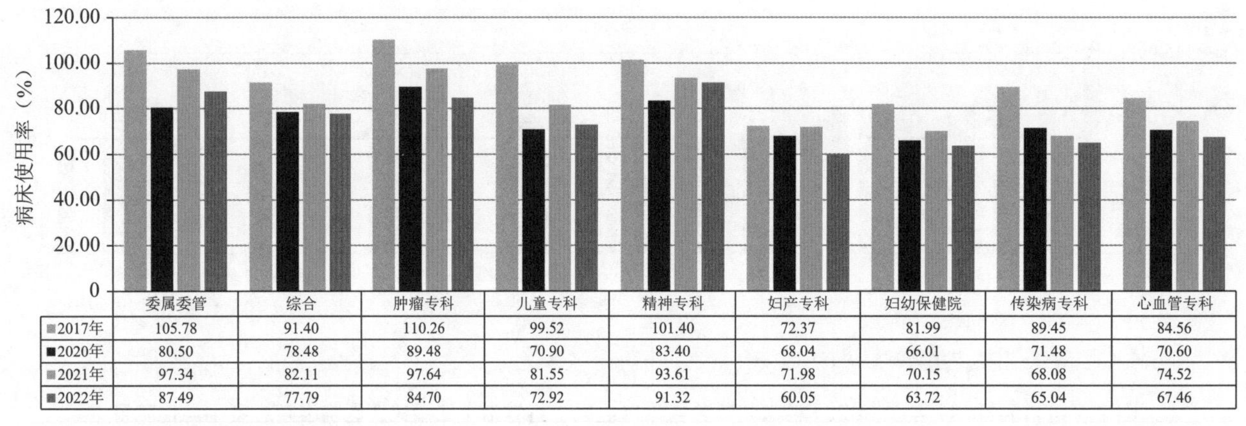

	委属委管	综合	肿瘤专科	儿童专科	精神专科	妇产专科	妇幼保健院	传染病专科	心血管专科
2017年	105.78	91.40	110.26	99.52	101.40	72.37	81.99	89.45	84.56
2020年	80.50	78.48	89.48	70.90	83.40	68.04	66.01	71.48	70.60
2021年	97.34	82.11	97.64	81.55	93.61	71.98	70.15	68.08	74.52
2022年	87.49	77.79	84.70	72.92	91.32	60.05	63.72	65.04	67.46

注：综合医院包含委属委管医院。

图 2-1-6-122 2017 年及 2020—2022 年全国各类别医院病床使用率

2. 各级综合医院病床使用率

（1）全国各级综合医院病床使用率情况

2022 年全国各级综合医院病床使用率相比 2017 年均有不同幅度的下降；2020—2022 年全国各级综合医院病床使用率除二级公立和二级民营医院外均波动上升（图 2-1-6-123）。

（2）各省（自治区、直辖市）病床使用率情况

2022 年各省（自治区、直辖市）综合医院病床使用率与 2021 年相比，三级公立医院有 4 省呈上升趋势，27 省呈下降趋势（1 省无有效数据）；二级公立医院有 8 省呈上升趋势，24 省呈下降趋势；三级民营医院有 11 省呈上升趋势，14 省呈下降趋势（其余 7 省无有效数据）；二级民营医院有 14 省呈上升趋势，有 15 省呈下降趋势（其余 3 省无有效数据）（图 2-1-6-124 ～图 2-1-6-127）。

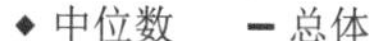

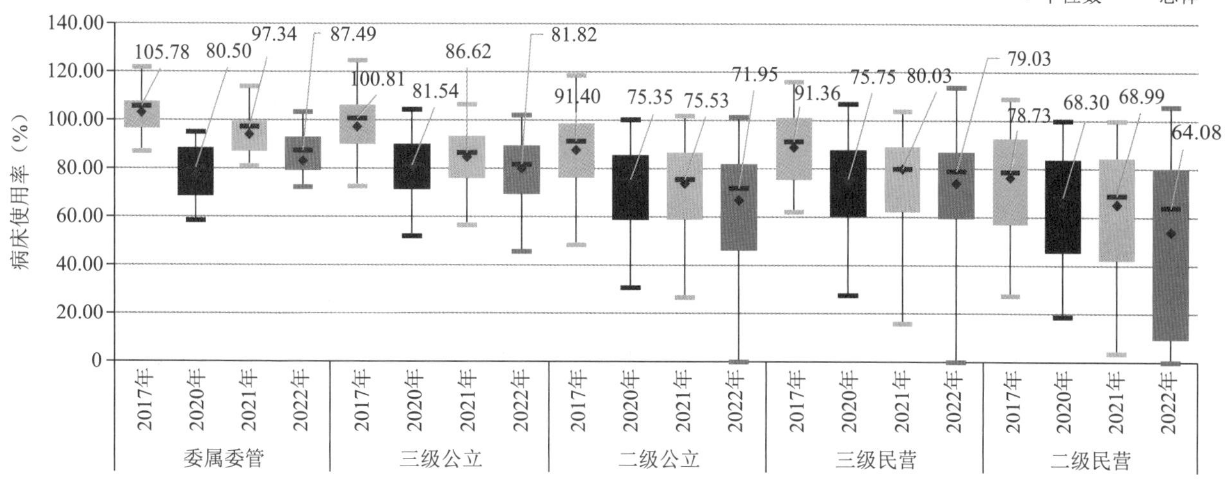

图 2-1-6-123　2017 年及 2020—2022 年全国各级综合医院病床使用率

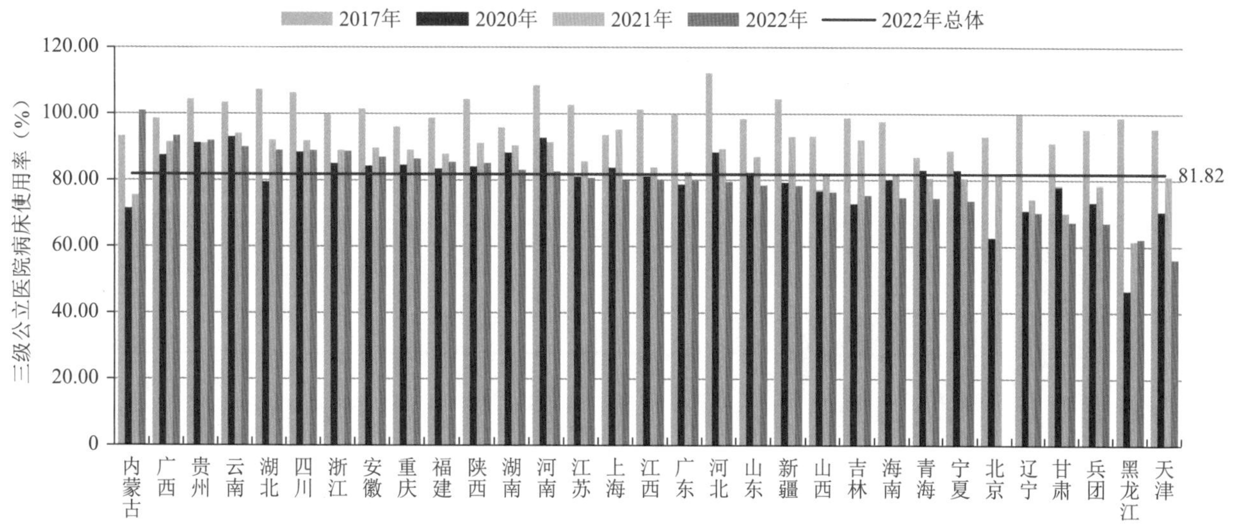

注：部分省（自治区、直辖市）数据缺失，图中不予展示。下同。

图 2-1-6-124　2017 年及 2020—2022 年各省（自治区、直辖市）三级公立医院病床使用率

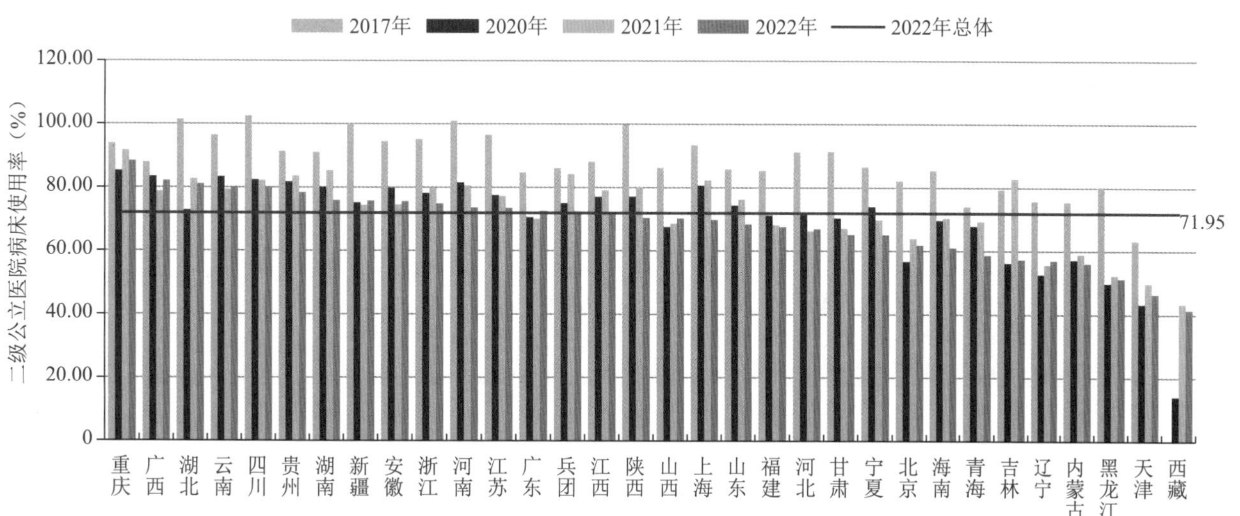

图 2-1-6-125　2017 年及 2020—2022 年各省（自治区、直辖市）二级公立医院病床使用率

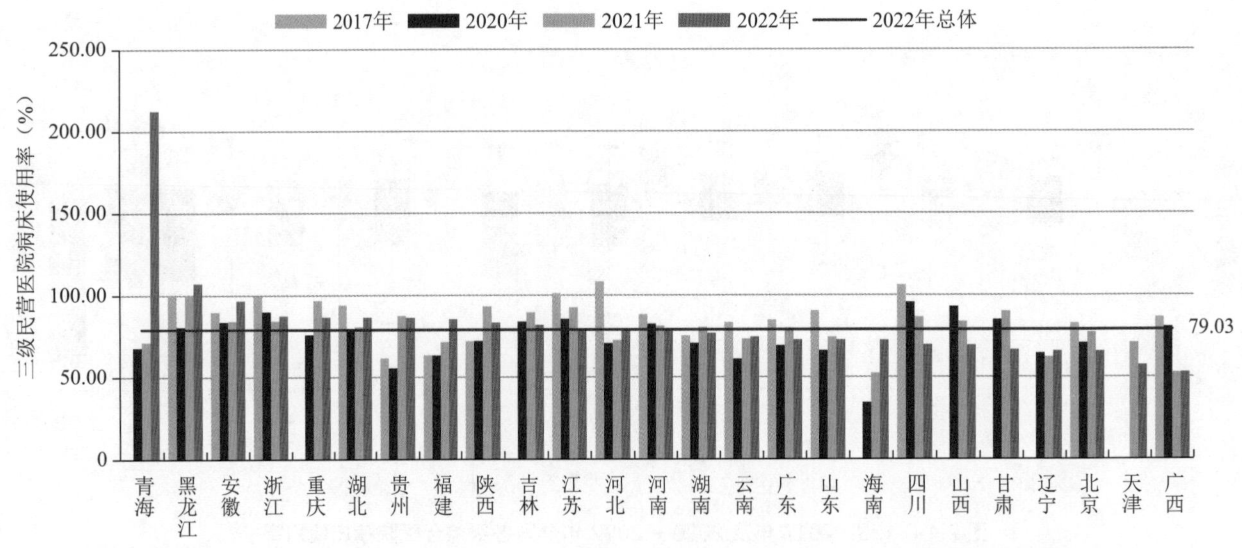

图 2-1-6-126　2017 年及 2020—2022 年各省（自治区、直辖市）三级民营医院病床使用率

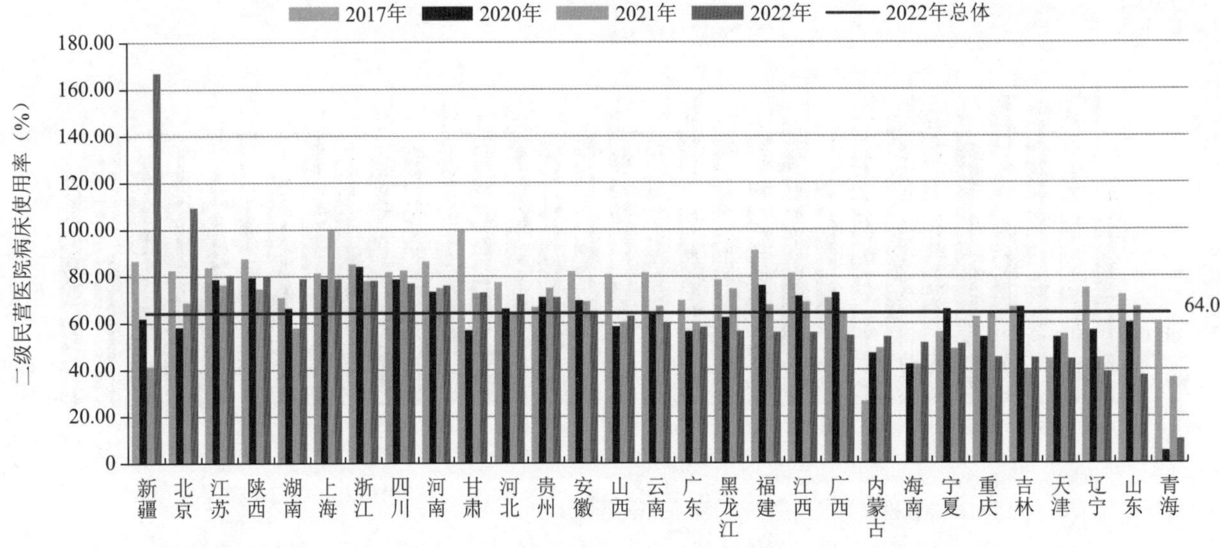

图 2-1-6-127　2017 年及 2020—2022 年各省（自治区、直辖市）二级民营医院病床使用率

3. 专科医院病床使用率

具体情况见图 2-1-6-128。

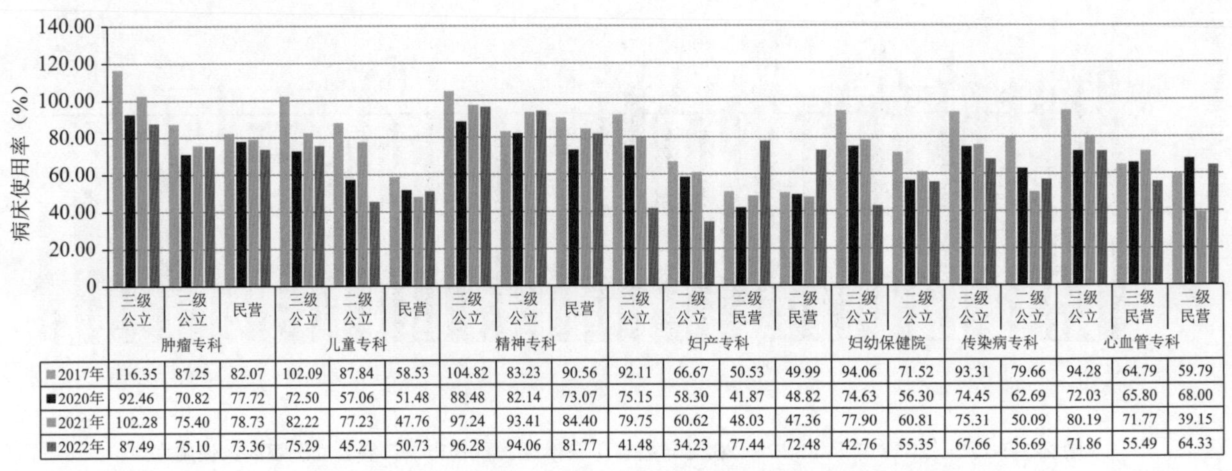

	肿瘤专科			儿童专科			精神专科			妇产专科				妇幼保健院		传染病专科		心血管专科		
	三级公立	二级公立	民营	三级公立	二级公立	民营	三级公立	二级公立	民营	三级公立	二级公立	三级民营	二级民营	三级公立	二级公立	三级公立	二级公立	三级公立	三级民营	二级民营
2017年	116.35	87.25	82.07	102.09	87.84	58.53	104.82	83.23	90.56	92.11	66.67	50.53	49.99	94.06	71.52	93.31	79.66	94.28	64.79	59.79
2020年	92.46	70.82	77.72	72.50	57.06	51.48	88.48	82.14	73.07	75.15	58.30	41.87	48.82	74.63	56.30	74.45	62.69	72.03	65.80	68.00
2021年	102.28	75.40	78.73	82.22	77.23	47.76	97.24	93.41	84.40	79.75	60.62	48.03	47.36	77.90	60.81	75.31	50.09	80.19	71.77	39.15
2022年	87.49	75.10	73.36	75.29	45.21	50.73	96.28	94.06	81.77	41.48	34.23	77.44	72.48	42.76	55.35	67.66	56.69	71.86	55.49	64.33

图 2-1-6-128　2017 年及 2020—2022 年各专科医院病床使用率

五、患者负担

（一）每门诊（含急诊）人次费用及其中的药品费用、药占比

1. 全国各类别医院每门诊（含急诊）人次费用及人次药费情况

2022 年各类别医院每门诊（含急诊）人次费用，除精神专科和妇产专科医院以外，其他较 2017 年均有所上升；2020—2022 年各类别医院每门诊（含急诊）人次费用，肿瘤专科、妇产专科和综合医院呈上升趋势，儿童专科、精神专科医院和妇幼保健院呈下降趋势（图 2-1-6-129）。

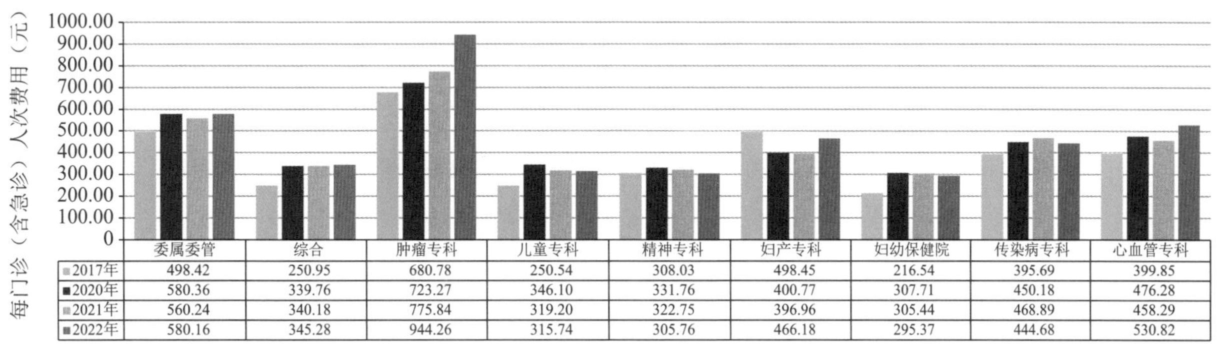

注：综合医院包含委属委管医院。

图 2-1-6-129 2017 年及 2020—2022 年全国各类别医院每门诊（含急诊）人次费用

2022 年各类别医院每门诊（含急诊）人次药费用，除精神专科和传染病专科医院外，其他较 2017 年均有所上升；2020—2022 年各类别医院每门诊（含急诊）人次药费用，肿瘤专科和传染病专科医院呈上升趋势，综合和精神专科医院呈下降趋势（图 2-1-6-130）。

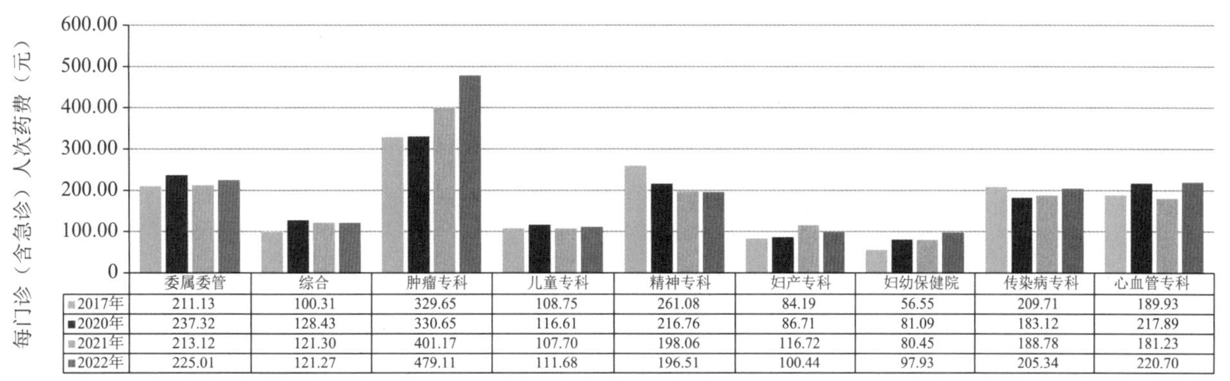

注：综合医院包含委属委管医院。

图 2-1-6-130 2017 年及 2020—2022 年全国各类别医院每门诊（含急诊）人次药费

2. 各级综合医院每门诊（含急诊）人次费用、人次药费及药占比情况

（1）全国各级综合医院每门诊（含急诊）人次费用、人次药费及药占比情况

2022 年全国各级综合医院每门诊（含急诊）人次费用相比 2017 年有所上升；2020—2022 年全国各级综合医院每门诊（含急诊）人次费用均有所上升（图 2-1-6-131）。

与 2017 年相比，2022 年全国各级综合医院每门诊（含急诊）人次药费除二级公立和二级民营医院外均有所上升；2020—2022 年全国各级综合医院每门诊（含急诊）人次药费委属委管、三级公立和二级民营医院波动下降，二级公立医院逐年下降（图 2-1-6-132）。

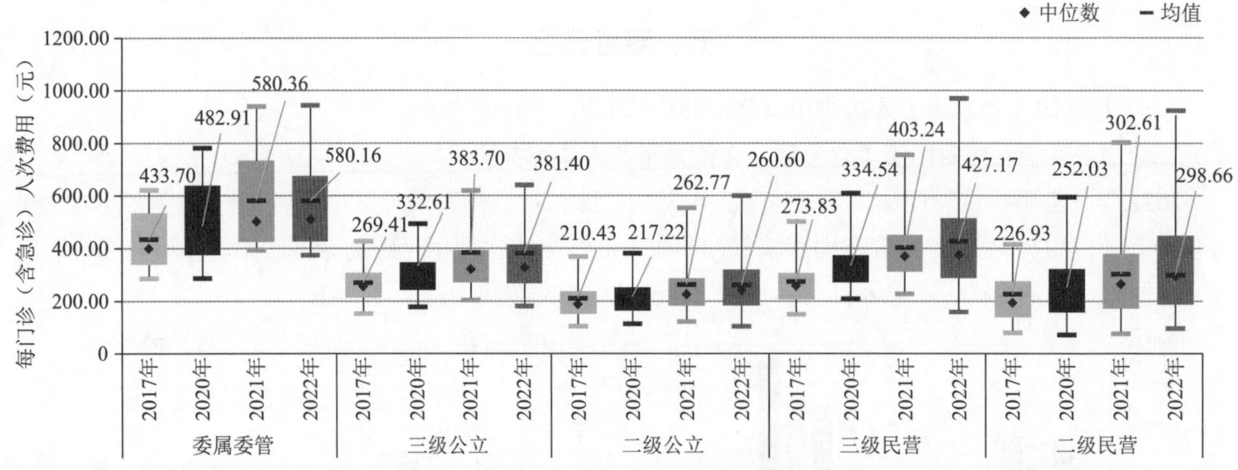

图 2-1-6-131 2017 年及 2020—2022 年全国各级综合医院每门诊（含急诊）人次费用

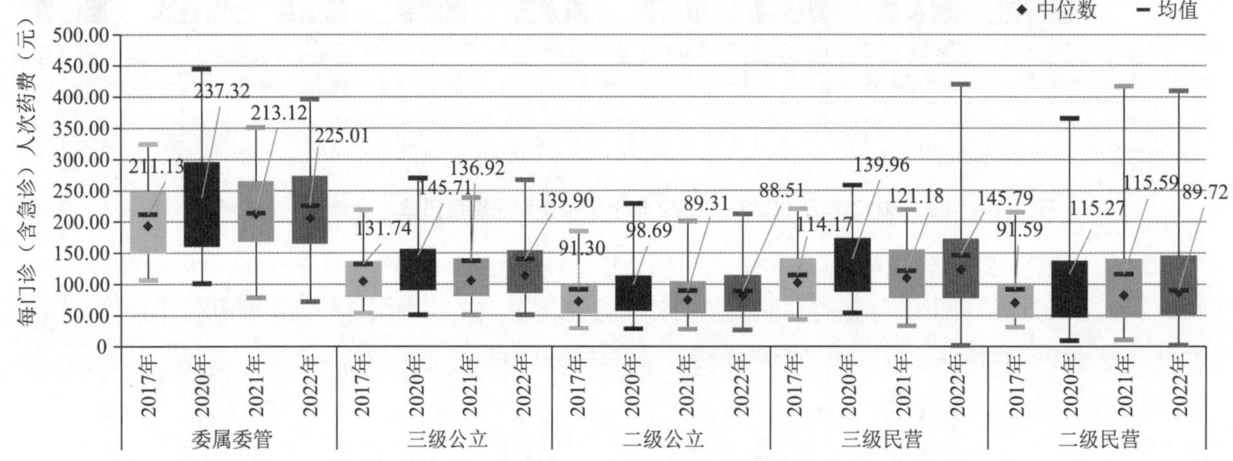

图 2-1-6-132 2017 年及 2020—2022 年全国各级综合医院每门诊（含急诊）人次药费

2022 年全国各级综合医院每门诊（含急诊）药占比相比 2017 年均有所下降；2020—2022 年全国各级综合医院每门诊（含急诊）药占比委属委管、二级公立和二级民营医院波动下降，三级公立和三级民营医院逐年下降（图 2-1-6-133）。

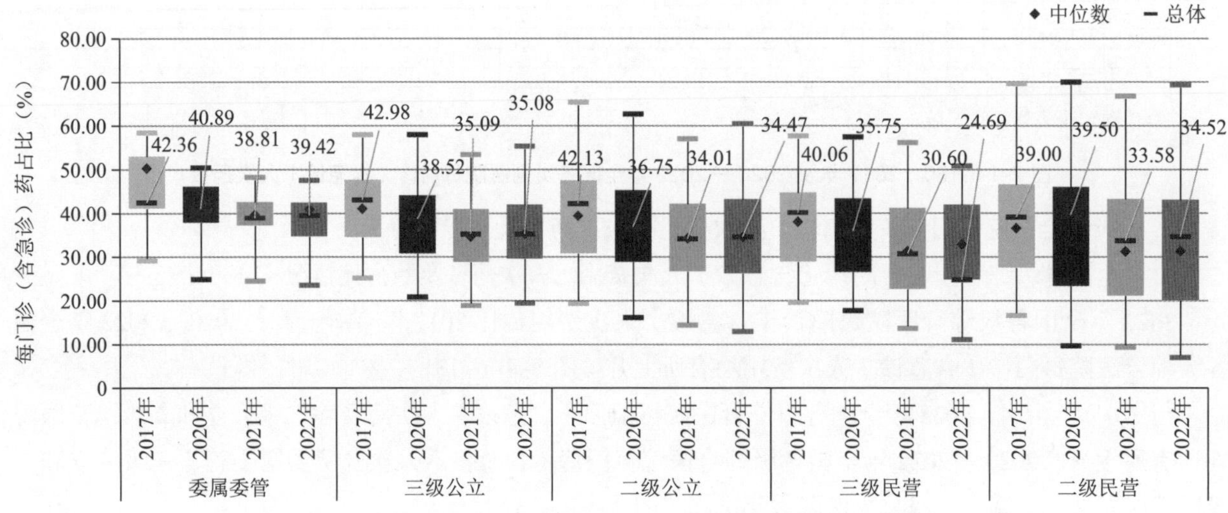

图 2-1-6-133 2017 年及 2020—2022 年全国各级综合医院每门诊（含急诊）药占比

（2）各省（自治区、直辖市）每门诊（含急诊）人次费用、人次药费及药占比情况

1）每门诊（含急诊）人次费用

2022 年各省（自治区、直辖市）综合医院每门诊（含急诊）人次费用与 2021 年相比，三级公立医院有 16 省呈上升趋势，15 省均呈下降趋势（其余 1 省无有效数据）；二级公立医院有 21 省呈上升趋势，11 省呈下降趋势；三级民营医院有 17 省呈上升趋势，7 省呈下降趋势（其余 8 省无有效数据）；二级民营医院有 23 省呈上升趋势，3 省呈下降趋势（其余 6 省无有效数据）（图 2-1-6-134 ～图 2-1-6-137）。

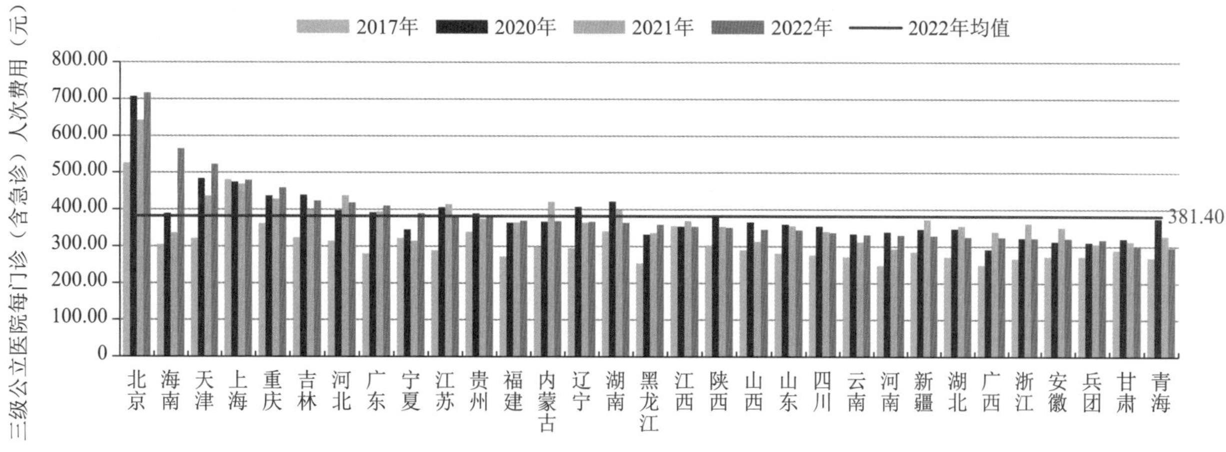

注：部分省（自治区、直辖市）数据缺失，图中不予展示。下同。

图 2-1-6-134　2017 年及 2020—2022 年各省（自治区、直辖市）三级公立医院每门诊（含急诊）人次费用

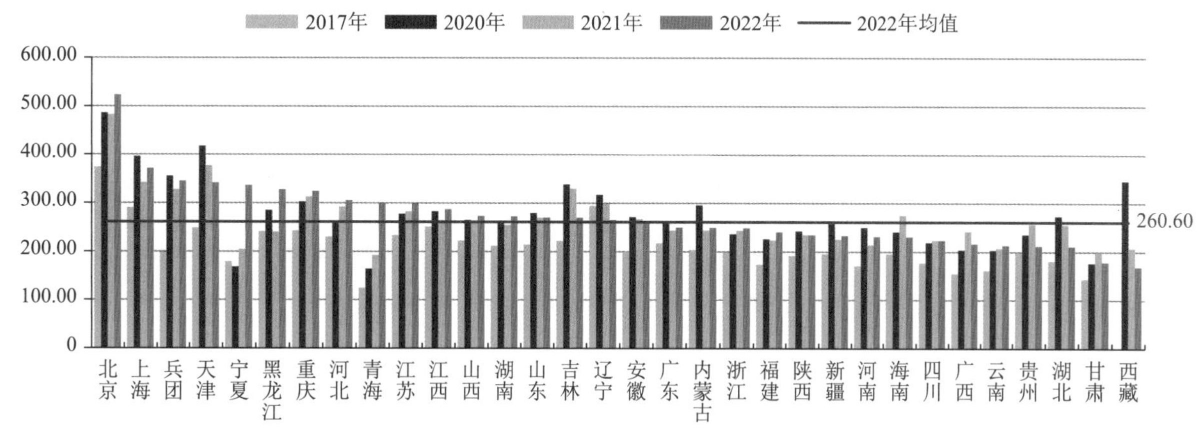

图 2-1-6-135　2017 年及 2020—2022 年各省（自治区、直辖市）二级公立医院每门诊（含急诊）人次费用

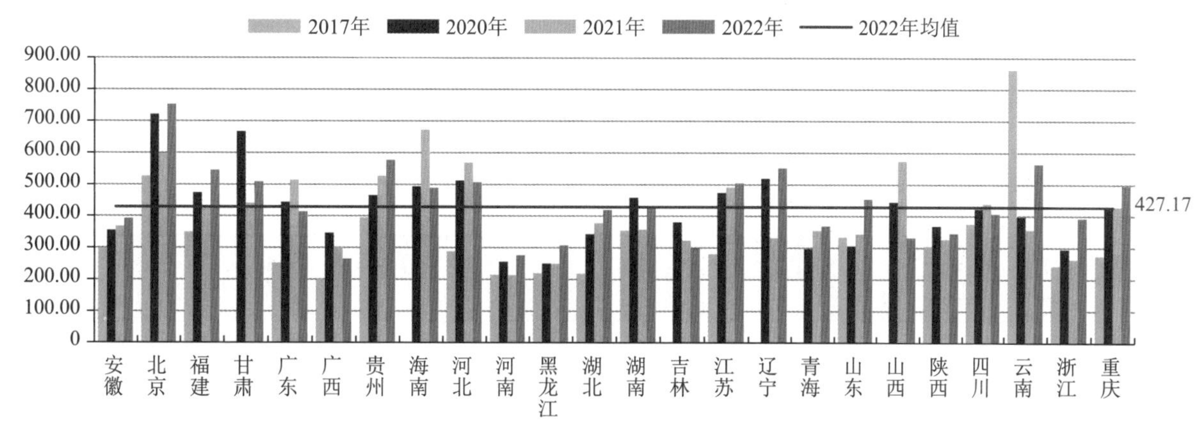

图 2-1-6-136　2017 年及 2020—2022 年各省（自治区、直辖市）三级民营医院每门诊（含急诊）人次费用

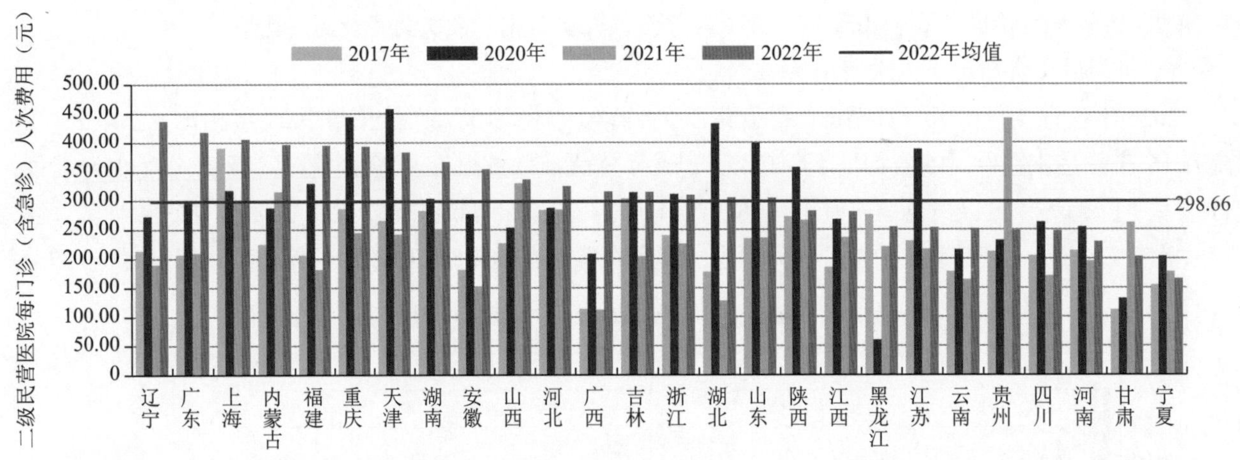

图 2-1-6-137　2017 年及 2020—2022 年各省（自治区、直辖市）二级民营医院每门诊（含急诊）人次费用

2）每门诊（含急诊）人次药费

2022 年各省（自治区、直辖市）综合医院每门诊（含急诊）人次药费与 2021 年相比，三级公立医院有 19 省呈上升趋势，12 省均呈下降趋势（其余 1 省无有效数据）；二级公立医院有 18 省呈上升趋势，14 省均下降趋势；三级民营医院有 14 省呈上升趋势，6 省均呈下降趋势（其余 12 省无有效数据）；二级民营医院有 14 省呈上升趋势，16 省均呈下降趋势（其余 2 省无有效数据）（图 2–1–6–138 ～图 2–1–6–141）。

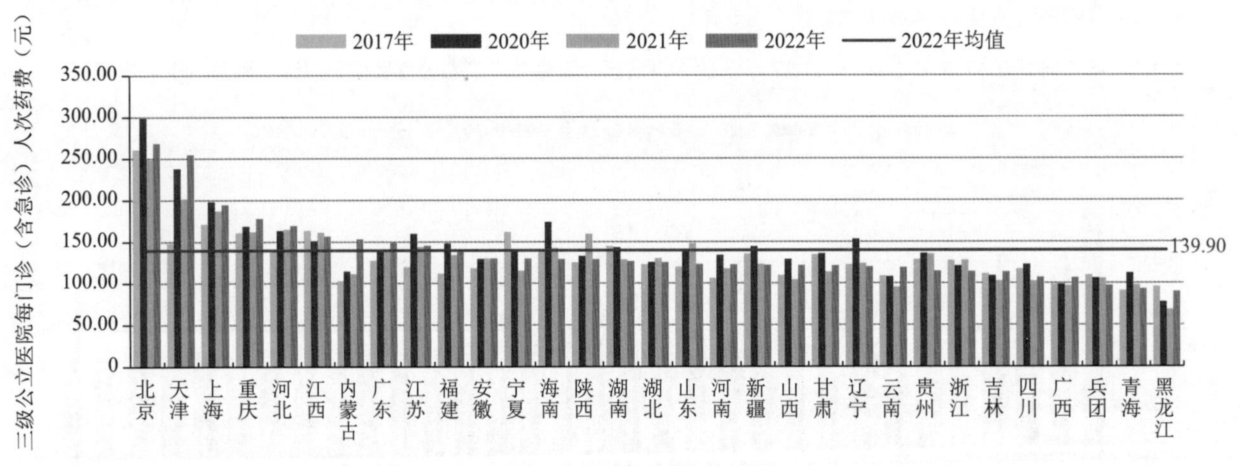

注：部分省（自治区、直辖市）数据缺失，图中不予展示。下同。

图 2-1-6-138　2017 年及 2020—2022 年各省（自治区、直辖市）三级公立医院每门诊（含急诊）人次药费

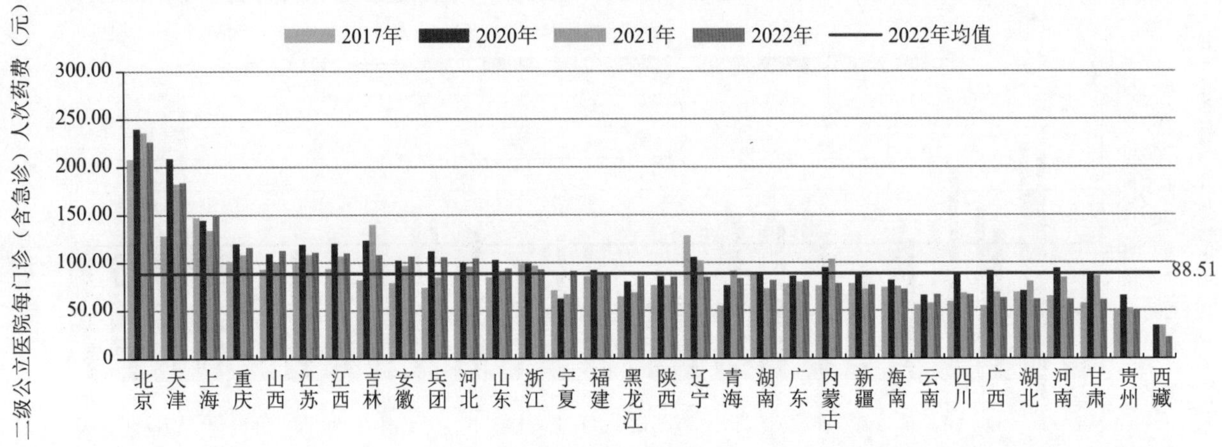

图 2-1-6-139　2017 年及 2020—2022 年各省（自治区、直辖市）二级公立医院每门诊（含急诊）人次药费

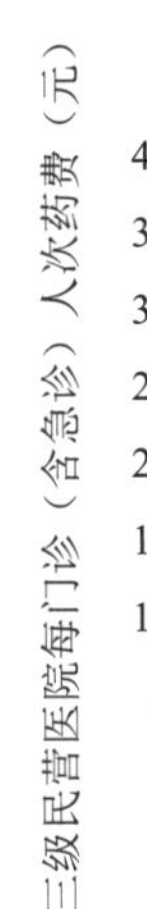
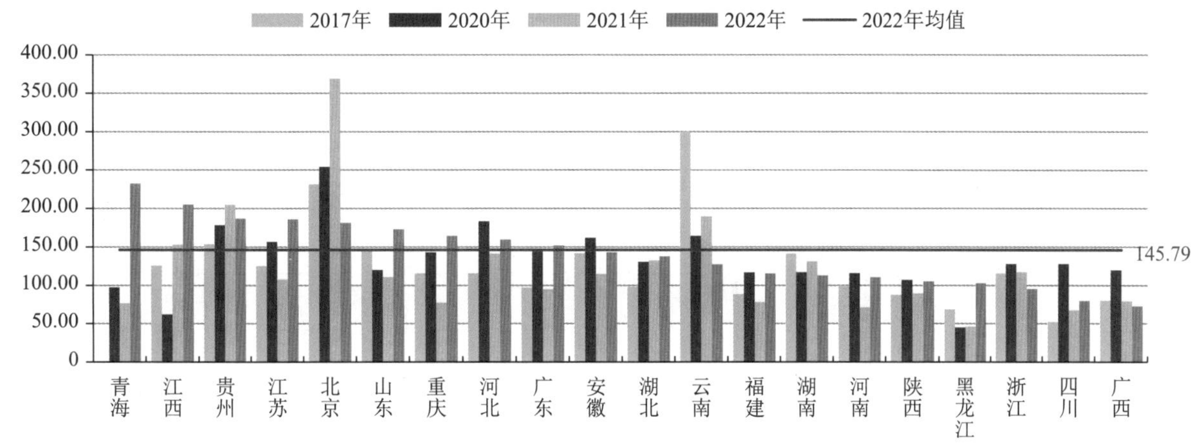

图 2-1-6-140　2017 年及 2020—2022 年各省（自治区、直辖市）三级民营医院每门诊（含急诊）人次药费

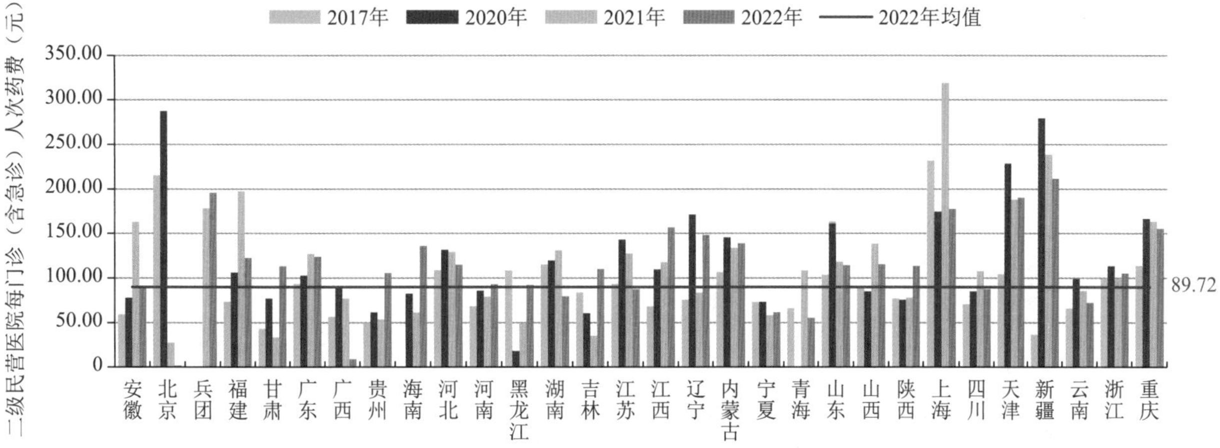

图 2-1-6-141　2017 年及 2020—2022 年各省（自治区、直辖市）二级民营医院每门诊（含急诊）人次药费

3）每门诊（含急诊）药占比

2022 年各省（自治区、直辖市）综合医院每门诊（含急诊）药占比与 2021 年相比，三级公立医院有 20 省呈上升趋势，其余 11 省均呈下降趋势（1 省无有效数据）；二级公立医院有 18 省呈上升趋势，其余 14 省呈下降趋势；三级民营医院有 12 省呈上升趋势，13 省呈下降趋势（其余 7 省无有效数据）；二级民营医院有 7 省呈上升趋势，有 19 省呈下降趋势（其余 6 省无有效数据）（图 2-1-6-142 ～图 2-1-6-145）。

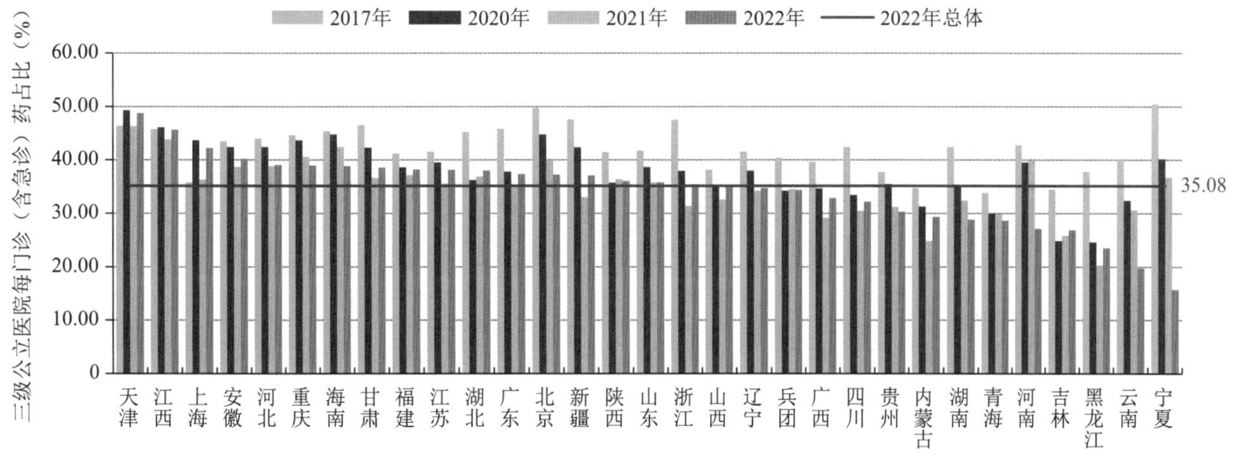

注：部分省（自治区、直辖市）数据缺失，图中不予展示。下同。

图 2-1-6-142　2017 年及 2020—2022 年各省（自治区、直辖市）三级公立医院每门诊（含急诊）药占比

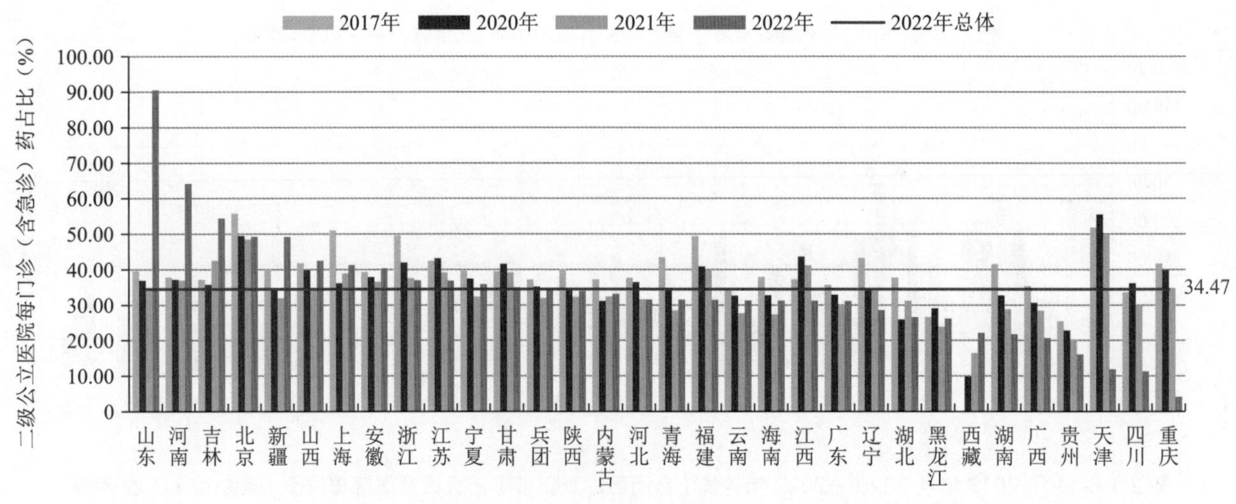

图 2-1-6-143　2017 年及 2020—2022 年各省（自治区、直辖市）二级公立医院每门诊（含急诊）药占比

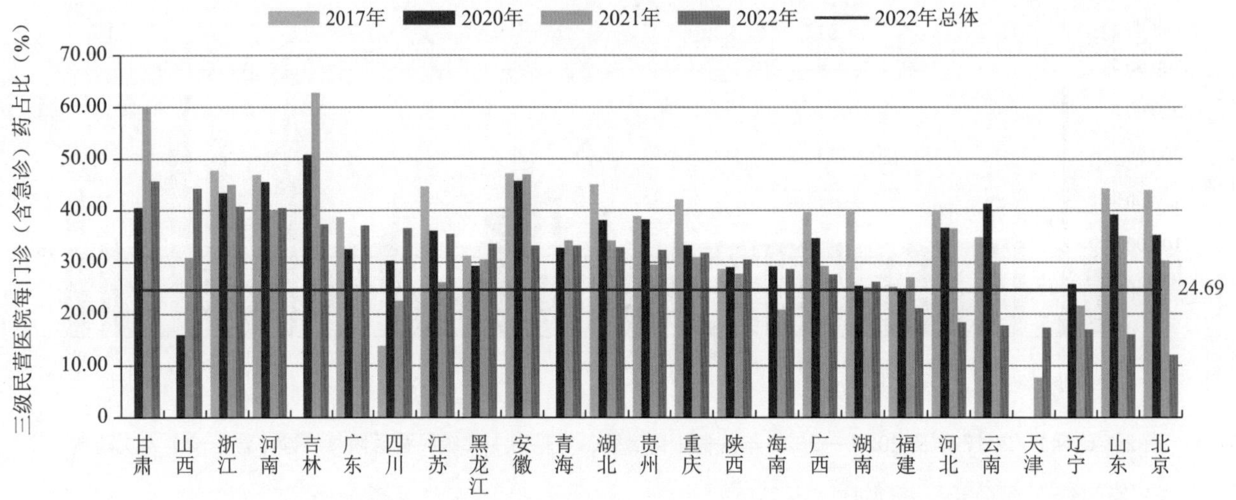

图 2-1-6-144　2017 年及 2020—2022 年各省（自治区、直辖市）三级民营医院每门诊（含急诊）药占比

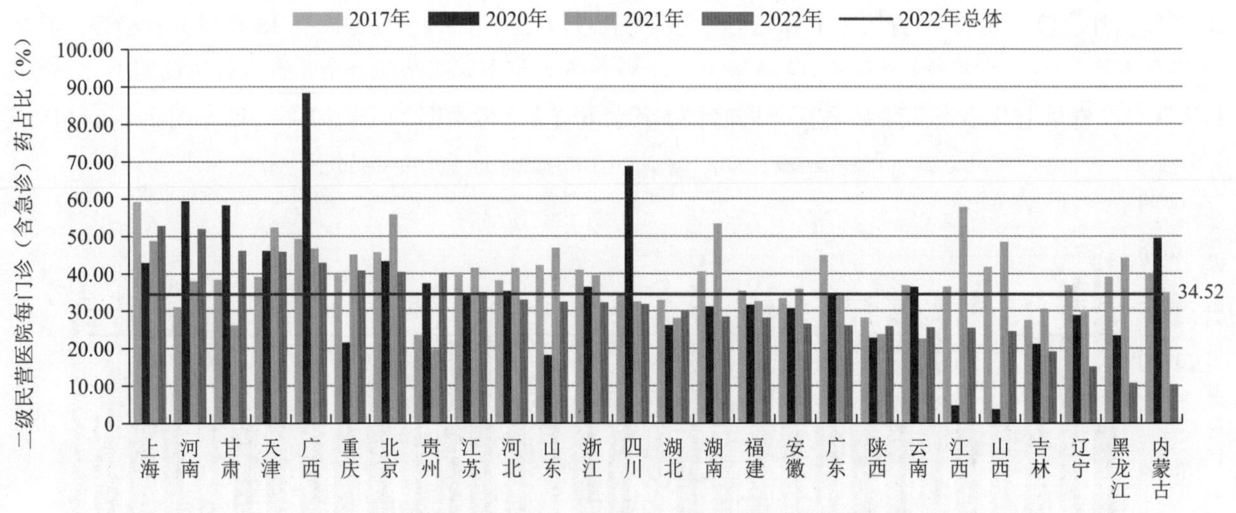

图 2-1-6-145　2017 年及 2020—2022 年各省（自治区、直辖市）二级民营医院每门诊（含急诊）药占比

3. 专科医院每门诊（含急诊）人次费用、人次药费及药占比情况

（1）专科医院每门诊（含急诊）人次费用

专科医院每门诊（含急诊）人次费用具体情况见图 2-1-6-146。

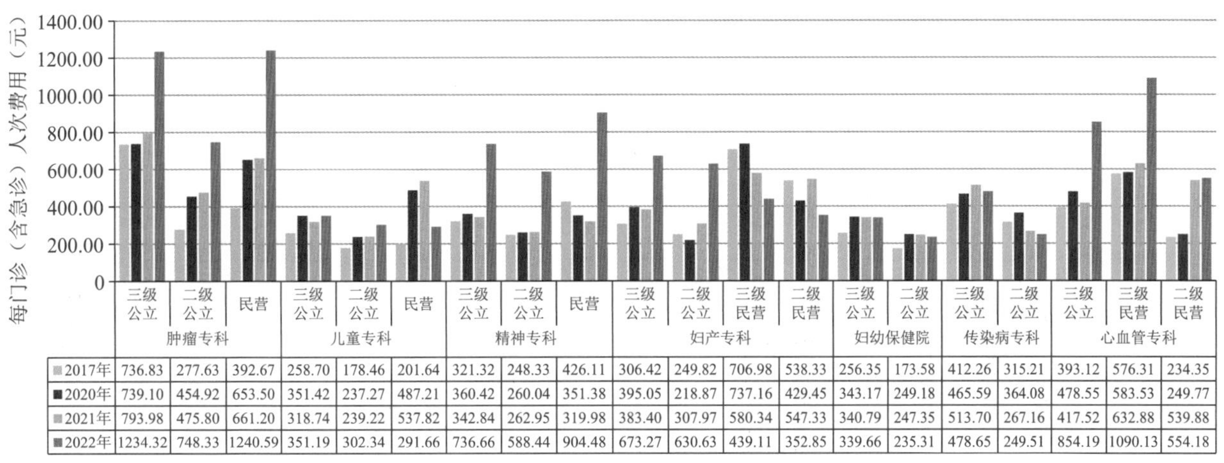

	肿瘤专科			儿童专科			精神专科			妇产专科				妇幼保健院		传染病专科		心血管专科		
	三级公立	二级公立	民营	三级公立	二级公立	民营	三级公立	二级公立	民营	三级公立	二级公立	三级民营	二级民营	三级公立	二级公立	三级公立	二级公立	三级公立	三级民营	二级民营
2017年	736.83	277.63	392.67	258.70	178.46	201.64	321.32	248.33	426.11	306.42	249.82	706.98	538.33	256.35	173.58	412.26	315.21	393.12	576.31	234.35
2020年	739.10	454.92	653.50	351.42	237.27	487.21	360.42	260.04	351.38	395.05	218.87	737.16	429.45	343.17	249.18	465.59	364.08	478.55	583.53	249.77
2021年	793.98	475.80	661.20	318.74	239.22	537.82	342.84	262.95	319.98	383.40	307.97	580.34	547.33	340.79	247.35	513.70	267.16	417.52	632.88	539.88
2022年	1234.32	748.33	1240.59	351.19	302.34	291.66	736.66	588.44	904.48	673.27	630.63	439.11	352.85	339.66	235.31	478.65	249.51	854.19	1090.13	554.18

图 2-1-6-146　2017 年及 2020—2022 年各专科医院每门诊（含急诊）人次费用

（2）专科医院每门诊（含急诊）人次药费

专科医院每门诊（含急诊）人次药费具体情况见图 2-1-6-147。

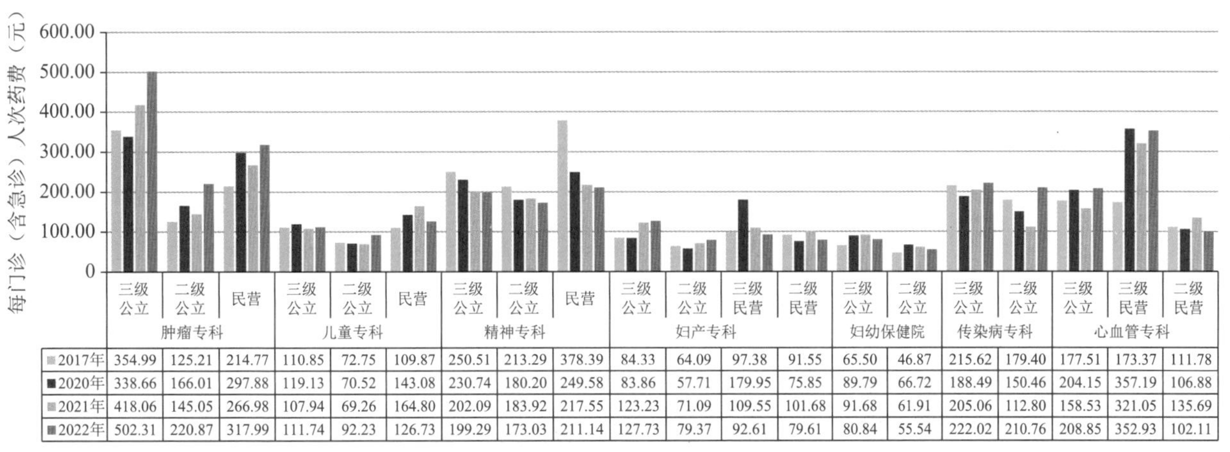

	肿瘤专科			儿童专科			精神专科			妇产专科				妇幼保健院		传染病专科		心血管专科		
	三级公立	二级公立	民营	三级公立	二级公立	民营	三级公立	二级公立	民营	三级公立	二级公立	三级民营	二级民营	三级公立	二级公立	三级公立	二级公立	三级公立	三级民营	二级民营
2017年	354.99	125.21	214.77	110.85	72.75	109.87	250.51	213.29	378.39	84.33	64.09	97.38	91.55	65.50	46.87	215.62	179.40	177.51	173.37	111.78
2020年	338.66	166.01	297.88	119.13	70.52	143.08	230.74	180.20	249.58	83.86	57.71	179.95	75.85	89.79	66.72	188.49	150.46	204.15	357.19	106.88
2021年	418.06	145.05	266.98	107.94	69.26	164.80	202.09	183.92	217.55	123.23	71.09	109.55	101.68	91.68	61.91	205.06	112.80	158.53	321.05	135.69
2022年	502.31	220.87	317.99	111.74	92.23	126.73	199.29	173.03	211.14	127.73	79.37	92.61	79.61	80.84	55.54	222.02	210.76	208.85	352.93	102.11

图 2-1-6-147　2017 年及 2020—2022 年各专科医院每门诊（含急诊）人次药费

（3）专科医院每门诊（含急诊）药占比

专科医院每门诊（含急诊）药占比具体情况见图 2-1-6-148。

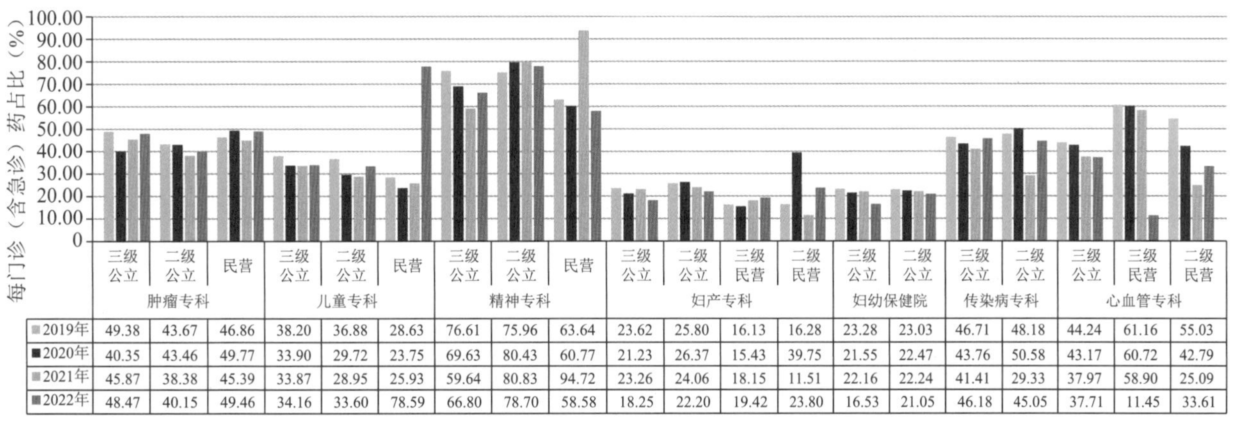

	肿瘤专科			儿童专科			精神专科			妇产专科				妇幼保健院		传染病专科		心血管专科		
	三级公立	二级公立	民营	三级公立	二级公立	民营	三级公立	二级公立	民营	三级公立	二级公立	三级民营	二级民营	三级公立	二级公立	三级公立	二级公立	三级公立	三级民营	二级民营
2019年	49.38	43.67	46.86	38.20	36.88	28.63	76.61	75.96	63.64	23.62	25.80	16.13	16.28	23.28	23.03	46.71	48.18	44.24	61.16	55.03
2020年	40.35	43.46	49.77	33.90	29.72	23.75	69.63	80.43	60.77	21.23	26.37	15.43	39.75	21.55	22.47	43.76	50.58	43.17	60.72	42.79
2021年	45.87	38.38	45.39	33.87	28.95	25.93	59.64	80.83	94.72	23.26	24.06	18.15	11.51	22.16	22.24	41.41	29.33	37.97	58.90	25.09
2022年	48.47	40.15	49.46	34.16	33.60	78.59	66.80	78.70	58.58	18.25	22.20	19.42	23.80	16.53	21.05	46.18	45.05	37.71	11.45	33.61

图 2-1-6-148　2017 年及 2020—2022 年各专科医院每门诊（含急诊）药占比

（二）每住院人次费用、人次药费及药占比

1. 全国各类别医院每住院人次费用、人次药费及药占比情况

2022 年各类别医院每住院人次费用较 2017 年均有所上升；2020—2022 年各类别医院每住院人次费用委属委管和传染病专科医院逐年下降，心血管专科医院波动下降（图 2-1-6-149）。

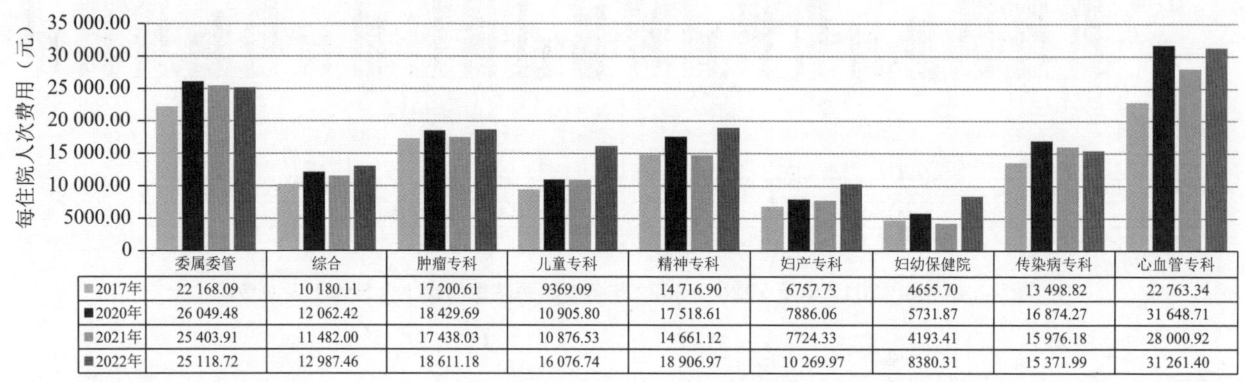

	委属委管	综合	肿瘤专科	儿童专科	精神专科	妇产专科	妇幼保健院	传染病专科	心血管专科
2017年	22 168.09	10 180.11	17 200.61	9369.09	14 716.90	6757.73	4655.70	13 498.82	22 763.34
2020年	26 049.48	12 062.42	18 429.69	10 905.80	17 518.61	7886.06	5731.87	16 874.27	31 648.71
2021年	25 403.91	11 482.00	17 438.03	10 876.53	14 661.12	7724.33	4193.41	15 976.18	28 000.92
2022年	25 118.72	12 987.46	18 611.18	16 076.74	18 906.97	10 269.97	8380.31	15 371.99	31 261.40

注：综合医院包含委属委管医院。

图 2-1-6-149　2017 年及 2020—2022 年全国各类别医院每住院人次费用

2022 年各类别医院每住院人次药费除肿瘤专科和传染病专科医院外，其他医院较 2017 年均有所上升；2020—2022 年各类别医院每住院人次药费肿瘤专科和传染病专科医院波动下降（图 2-1-6-150）。

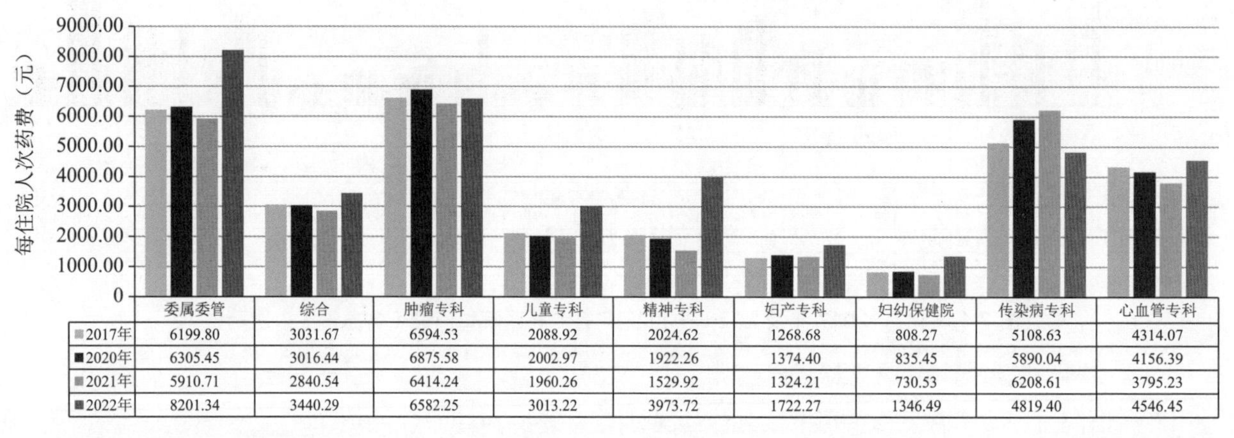

	委属委管	综合	肿瘤专科	儿童专科	精神专科	妇产专科	妇幼保健院	传染病专科	心血管专科
2017年	6199.80	3031.67	6594.53	2088.92	2024.62	1268.68	808.27	5108.63	4314.07
2020年	6305.45	3016.44	6875.58	2002.97	1922.26	1374.40	835.45	5890.04	4156.39
2021年	5910.71	2840.54	6414.24	1960.26	1529.92	1324.21	730.53	6208.61	3795.23
2022年	8201.34	3440.29	6582.25	3013.22	3973.72	1722.27	1346.49	4819.40	4546.45

注：综合医院包含委属委管医院。

图 2-1-6-150　2017 年及 2020—2022 年全国各类别医院每住院人次药费

2022 年各类别医院每住院人次药占比除综合医院和妇幼保健院外其他较 2017 年均有所下降；2020—2022 年各类别医院每住院人次药占比委属委管、肿瘤专科、妇产专科医院逐年下降，传染病专科医院波动下降（图 2-1-6-151）。

2. 各级综合医院每住院人次费用、人次药费及药占比情况

（1）全国各级综合医院每住院人次费用、人次药费及药占比情况

2022 年全国各级综合医院每住院人次费用均较 2017 年上升；2020—2022 年全国各级综合医院每住院人次费用，委属委管医院专科医院每门诊（含急诊）逐年下降，其余均呈上升趋势（图 2-1-6-152）。

2022 年全国各级综合医院每住院人次药费均较 2017 年升高；2020—2022 年全国各级综合医院每住院人次药费均呈波动上升趋势（图 2-1-6-153）。

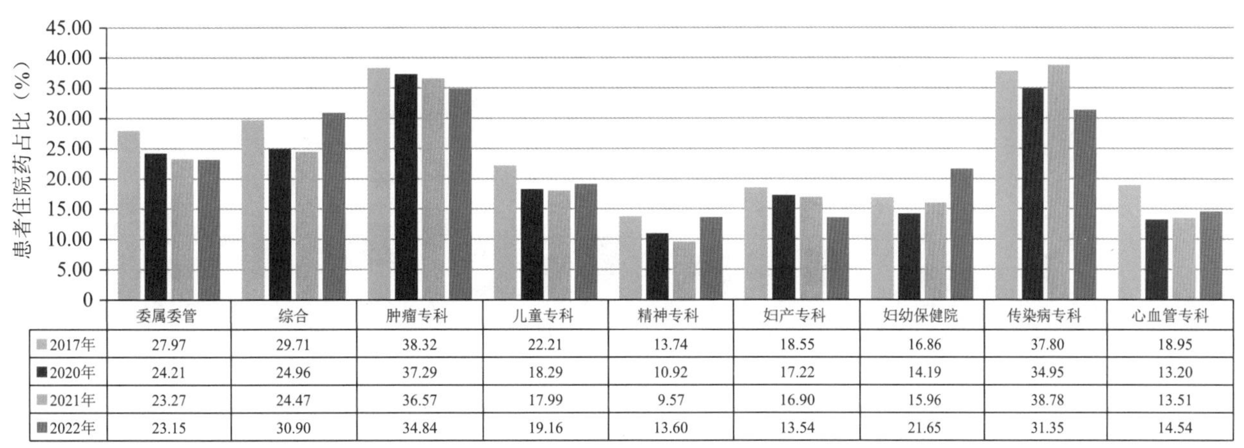

	委属委管	综合	肿瘤专科	儿童专科	精神专科	妇产专科	妇幼保健院	传染病专科	心血管专科
2017年	27.97	29.71	38.32	22.21	13.74	18.55	16.86	37.80	18.95
2020年	24.21	24.96	37.29	18.29	10.92	17.22	14.19	34.95	13.20
2021年	23.27	24.47	36.57	17.99	9.57	16.90	15.96	38.78	13.51
2022年	23.15	30.90	34.84	19.16	13.60	13.54	21.65	31.35	14.54

注：综合医院包含委属委管医院。

图 2-1-6-151　2017 年及 2020—2022 年全国各类别医院患者住院药占比

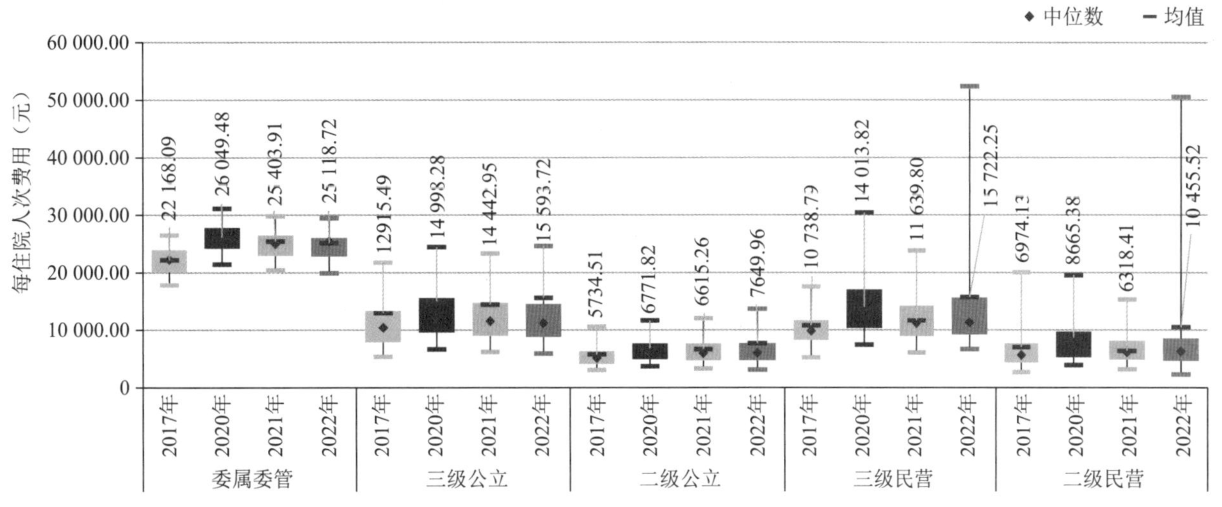

图 2-1-6-152　2017 年及 2020—2022 年全国各级综合医院每住院人次费用

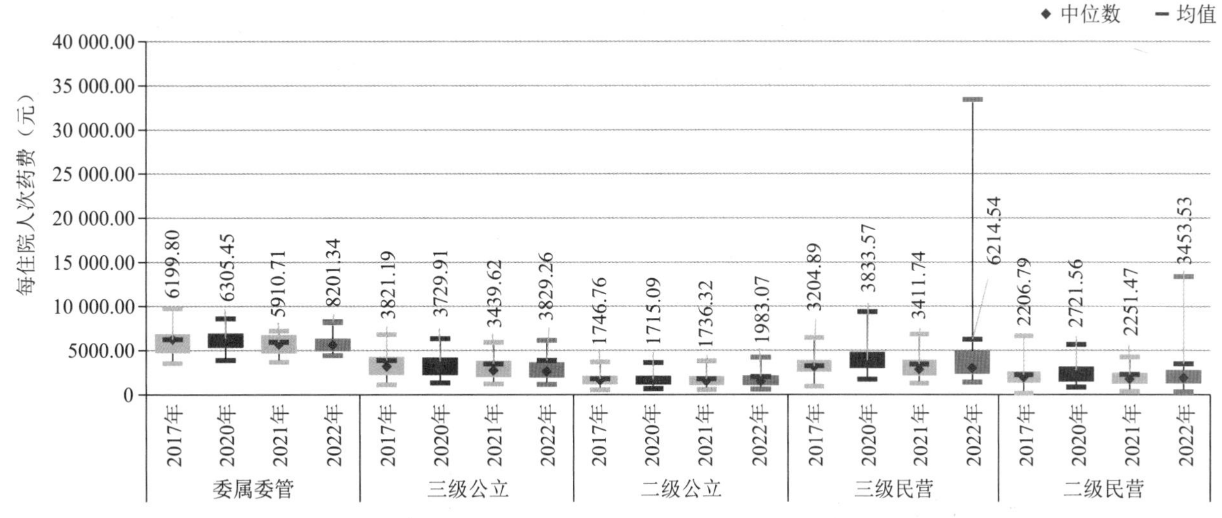

图 2-1-6-153　2017 年及 2020—2022 年全国各级综合医院每住院人次药费

2022 年全国各级综合医院患者住院药占比除二级公立和二级民营医院外均较 2017 年下降；2020—2022 年全国各级综合医院患者住院药占比委属委管、三级公立医院逐年下降，三级民营医院波动下降（图 2-1-6-154）。

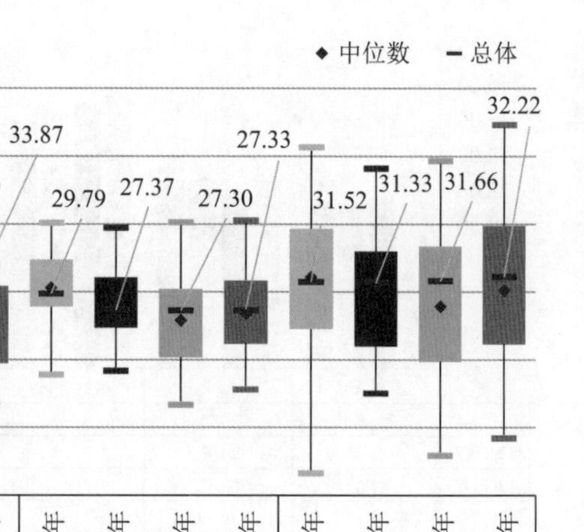

图 2-1-6-154　2017 年及 2020—2022 年全国各级综合医院患者住院药占比

（2）各省（自治区、直辖市）每住院人次费用、人次药费及药占比情况

1）每住院人次费用

2022 年各省（自治区、直辖市）综合医院每住院人次费用与 2021 年相比，三级公立医院有 18 省呈上升趋势，其余 14 省均呈下降趋势；二级公立医院有 27 省呈上升趋势，其余 5 省呈下降趋势；三级民营医院有 16 省呈上升趋势，6 省呈下降趋势（其余 10 省无有效数据）；二级民营医院有 28 省呈上升趋势，有 1 省呈下降趋势（其余 3 省无有效数据）（图 2-1-6-155 ～图 2-1-6-158）。

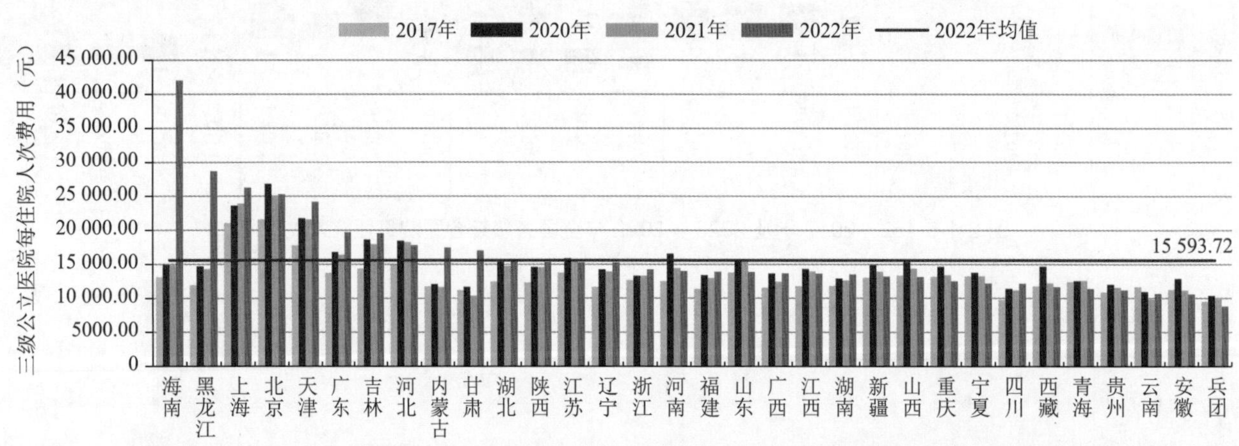

图 2-1-6-155　2017 年及 2020—2022 年各省（自治区、直辖市）三级公立医院每住院人次费用

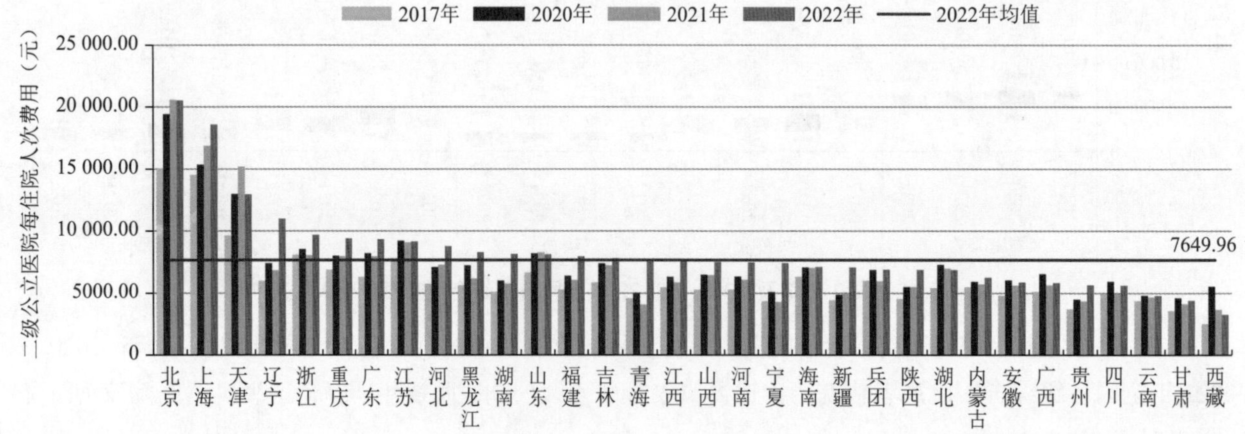

图 2-1-6-156　2017 年及 2020—2022 年各省（自治区、直辖市）二级公立医院每住院人次费用

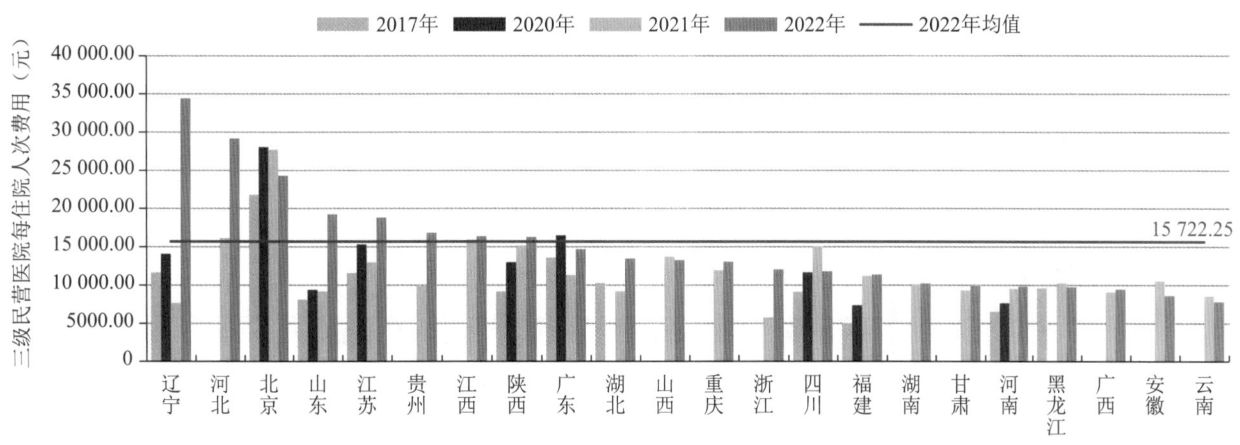

注：部分省（自治区、直辖市）数据缺失，图中不予展示。下同。

图 2-1-6-157　2017 年及 2020—2022 年各省（自治区、直辖市）三级民营医院每住院人次费用

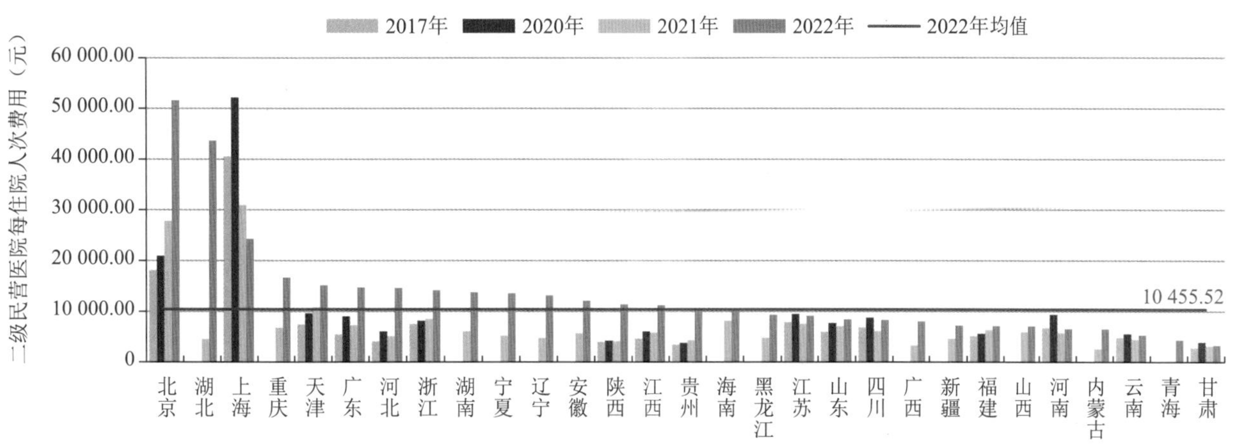

图 2-1-6-158　2017 年及 2020—2022 年各省（自治区、直辖市）二级民营医院每住院人次费用

2）每住院人次药费

2022 年各省（自治区、直辖市）综合医院每住院人次药费与 2021 年相比，三级公立医院有 17 省呈上升趋势，其余 15 省均呈下降趋势；二级公立医院有 24 省呈上升趋势，其余 8 省呈下降趋势；三级民营医院有 17 省呈上升趋势，5 省呈下降趋势（其余 10 省无有效数据）；二级民营医院有 22 省呈上升趋势，有 7 省呈下降趋势（其余 3 省无有效数据）（图 2–1–6–159 ～图 2–1–6–162）。

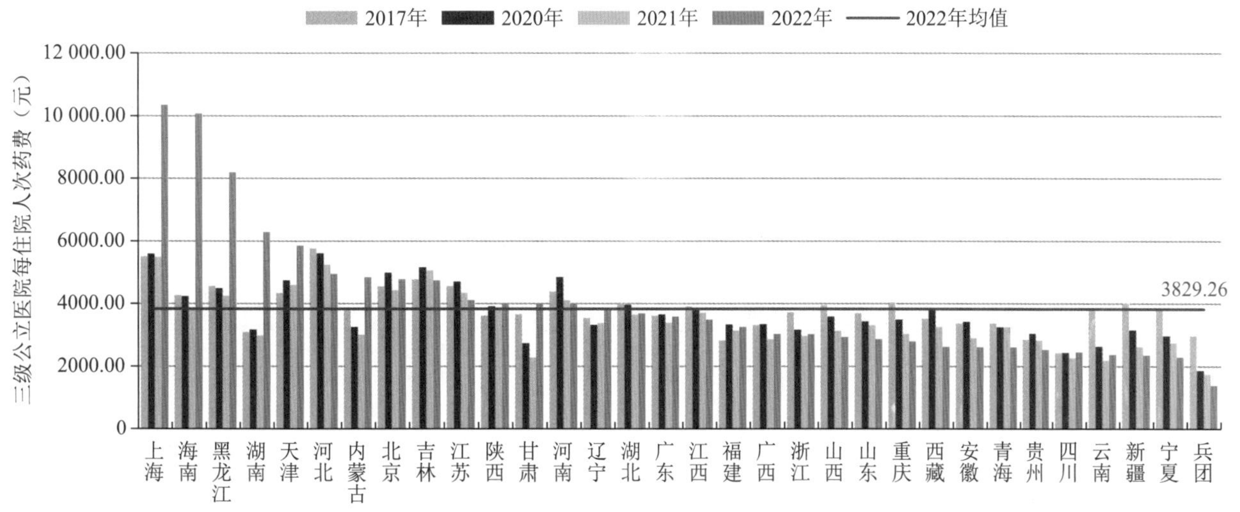

图 2-1-6-159　2017 年及 2020—2022 年各省（自治区、直辖市）三级公立医院每住院人次药费

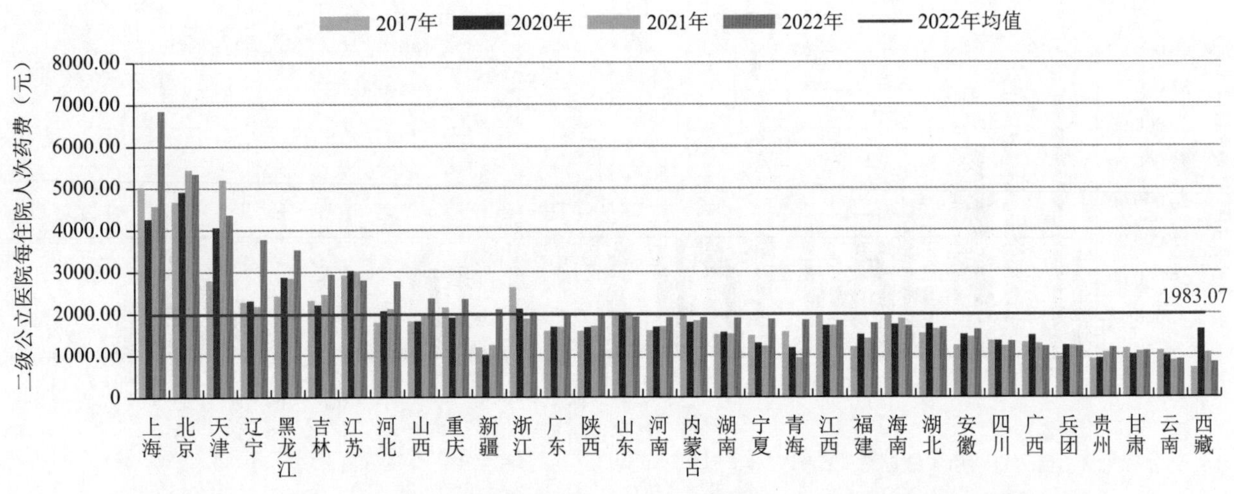

图 2-1-6-160　2017 年及 2020—2022 年各省（自治区、直辖市）二级公立医院每住院人次药费

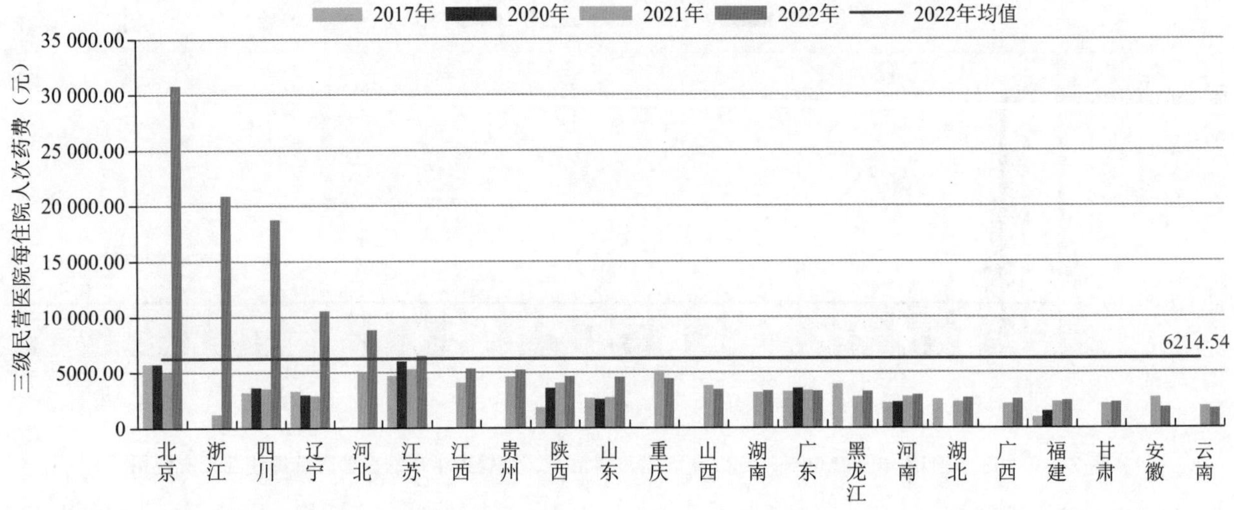

注：部分省（自治区、直辖市）数据缺失，图中不予展示。下同。

图 2-1-6-161　2017 年及 2020—2022 年各省（自治区、直辖市）三级民营医院每住院人次药费

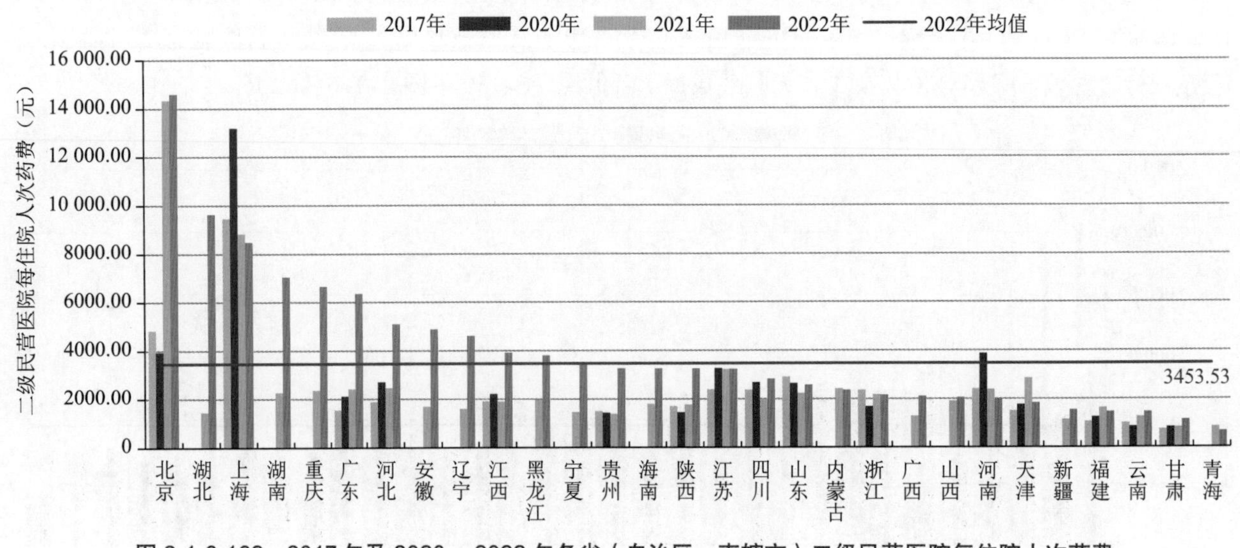

图 2-1-6-162　2017 年及 2020—2022 年各省（自治区、直辖市）二级民营医院每住院人次药费

3）住院药占比

2022 年各省（自治区、直辖市）综合医院患者住院药占比与 2021 年相比，三级公立医院有 9 省呈上升趋势，其余 23 省均呈下降趋势；二级公立医院有 16 省呈上升趋势，其余 16 省呈下降趋势；三级民营医院有 12 省呈上升趋势，10 省呈下降趋势（其余 10 省无有效数据）；二级民营医院有 16 省呈上升趋势，12 省呈下降趋势（其余 4 省无有效数据）（图 2-1-6-163 ～图 2-1-6-166）。

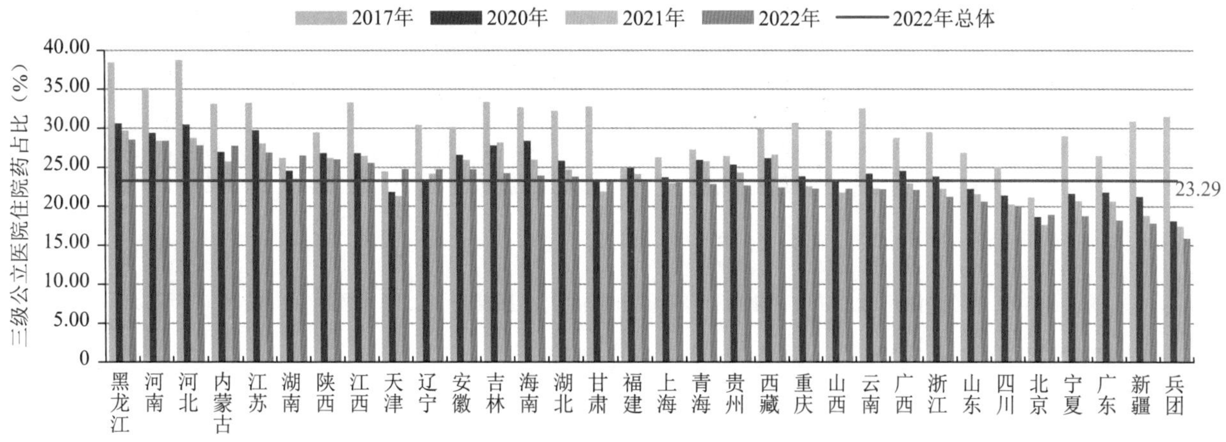

图 2-1-6-163　2017 年及 2020—2022 年各省（自治区、直辖市）三级公立医院患者住院药占比

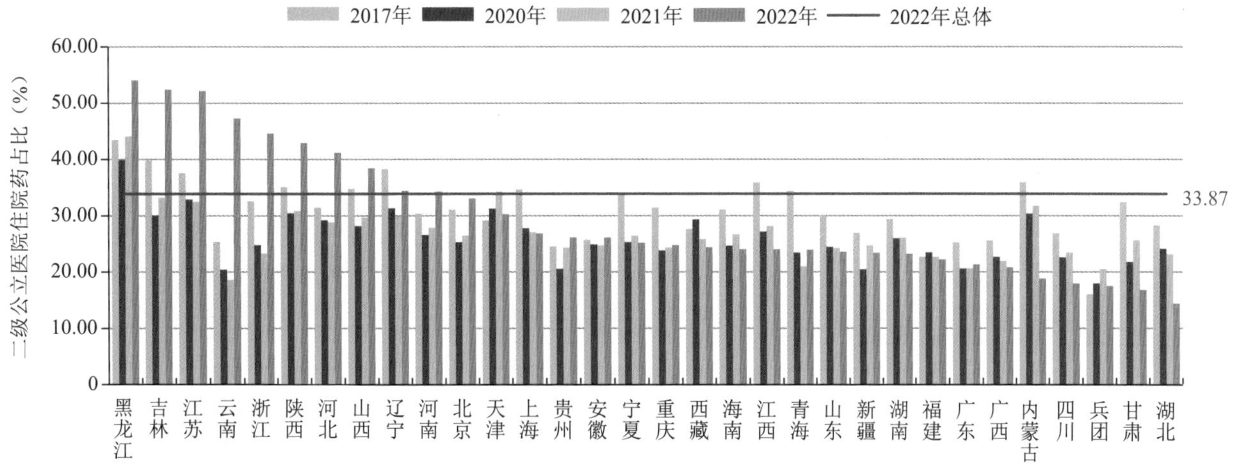

图 2-1-6-164　2017 年及 2020—2022 年各省（自治区、直辖市）二级公立医院患者住院药占比

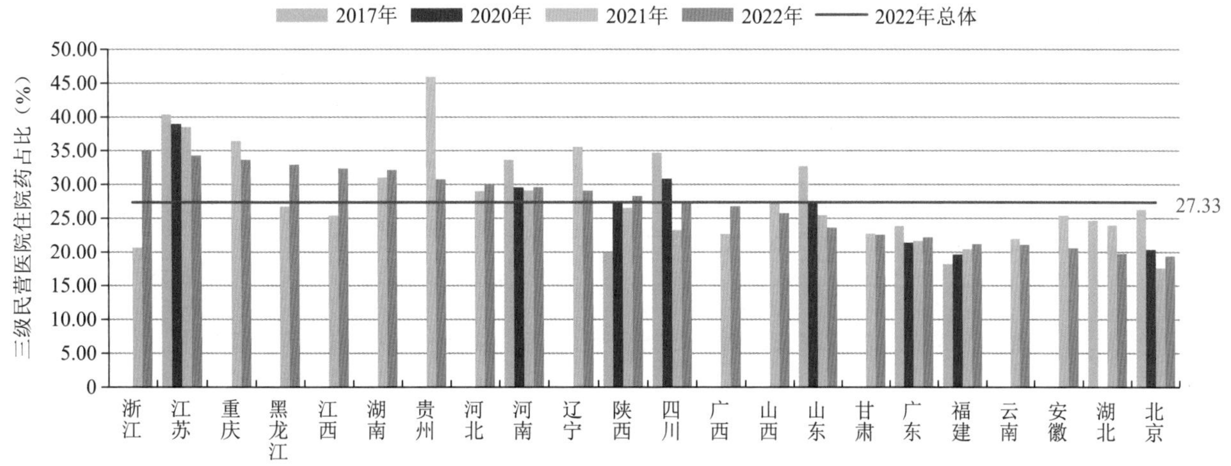

注：部分省（自治区、直辖市）数据缺失，图中不予展示。下同。

图 2-1-6-165　2017 年及 2020—2022 年各省（自治区、直辖市）三级民营医院患者住院药占比

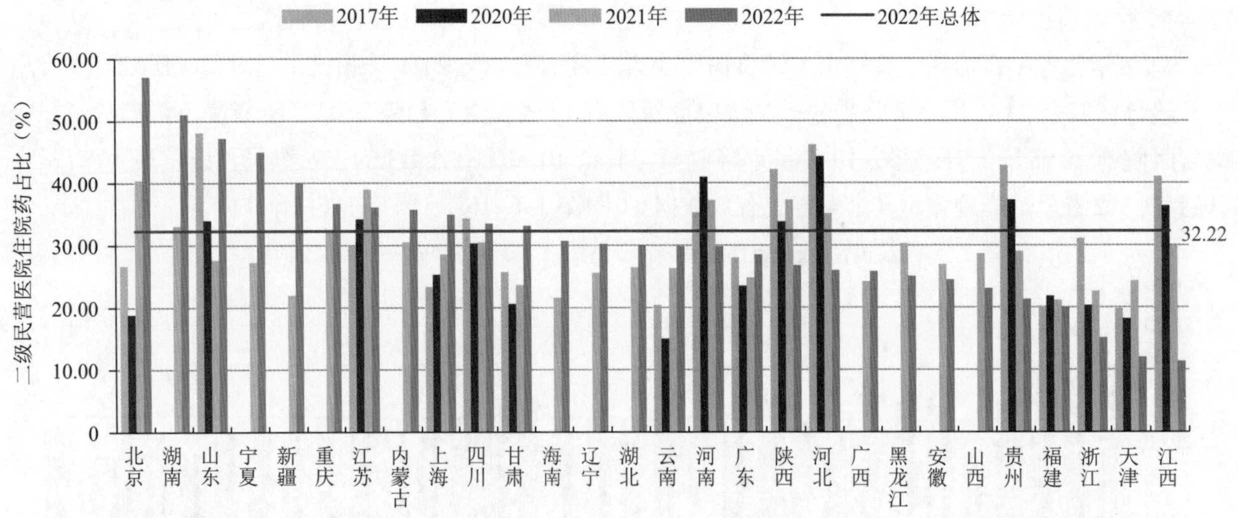

图 2-1-6-166　2017 年及 2020—2022 年各省（自治区、直辖市）二级民营医院患者住院药占比

3. 专科医院每住院人次费用、人次药费及药占比情况

具体情况见图 2-1-6-167 ～图 2-1-6-169。

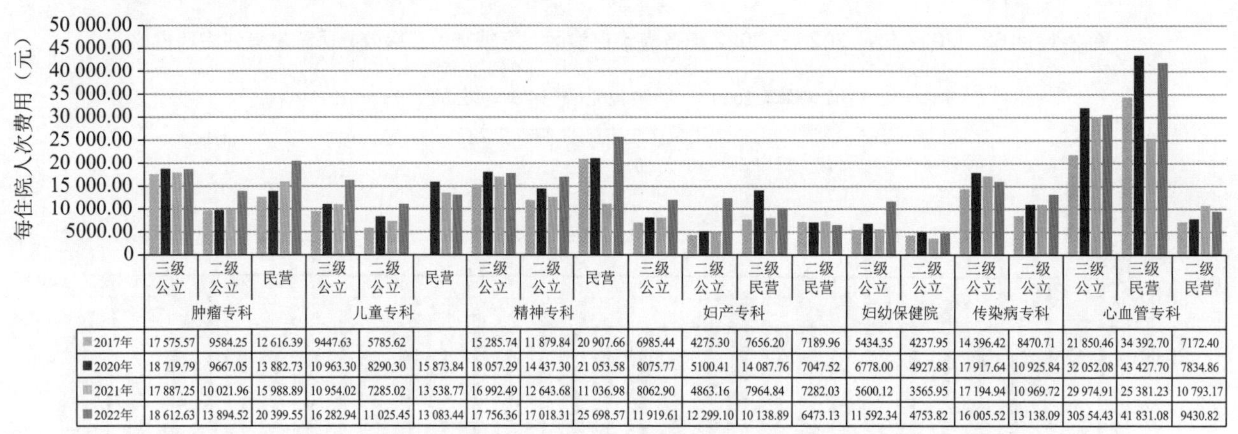

	肿瘤专科 三级公立	肿瘤专科 二级公立	肿瘤专科 民营	儿童专科 三级公立	儿童专科 二级公立	儿童专科 民营	精神专科 三级公立	精神专科 二级公立	精神专科 民营	妇产专科 三级公立	妇产专科 二级公立	妇产专科 三级民营	妇产专科 二级民营	妇幼保健院 三级公立	妇幼保健院 二级公立	传染病专科 三级公立	传染病专科 二级公立	心血管专科 三级公立	心血管专科 三级民营	心血管专科 二级民营
2017年	17 575.57	9584.25	12 616.39	9447.63	5785.62		15 285.74	11 879.84	20 907.66	6985.44	4275.30	7656.20	7189.96	5434.35	4237.95	14 396.42	8470.71	21 850.46	34 392.70	7172.40
2020年	18 719.79	9667.05	13 882.73	10 963.30	8290.30	15 873.84	18 057.29	14 437.30	21 053.58	8075.77	5100.41	14 087.76	7047.52	6778.00	4927.88	17 917.64	10 925.84	32 052.08	43 427.70	7834.86
2021年	17 887.25	10 021.96	15 988.89	10 954.02	7285.02	13 538.77	16 992.49	12 643.68	11 036.98	8062.90	4863.16	7964.84	7282.03	5600.12	3565.95	17 194.94	10 969.72	29 974.91	25 381.23	10 793.17
2022年	18 612.63	13 894.52	20 399.55	16 282.94	11 025.45	13 083.44	17 756.36	17 018.31	25 698.57	11 919.61	12 299.10	10 138.89	6473.13	11 592.34	4753.82	16 005.52	13 138.09	305 54.43	41 831.08	9430.82

图 2-1-6-167　2017 年及 2020—2022 年全国各级各类专科医院每住院人次费用

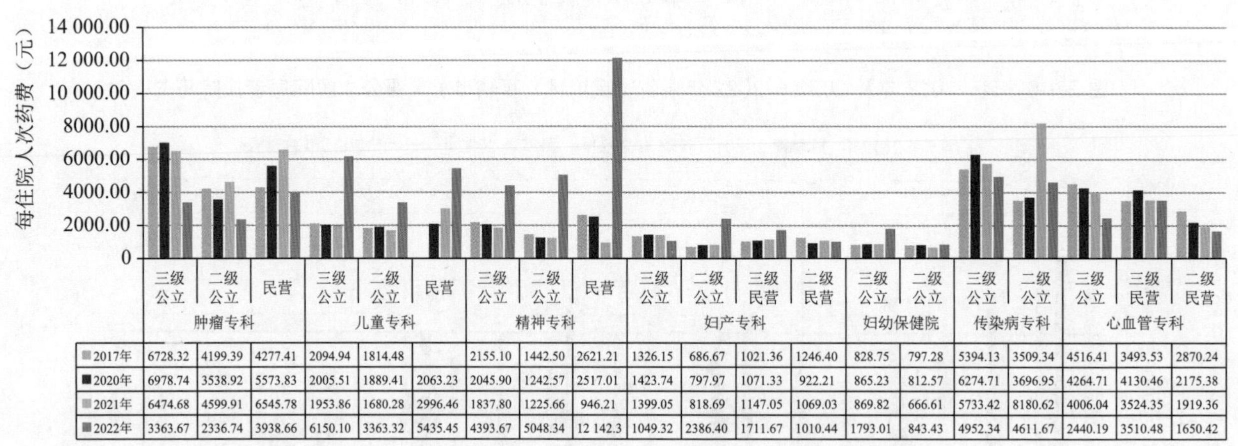

	肿瘤专科 三级公立	肿瘤专科 二级公立	肿瘤专科 民营	儿童专科 三级公立	儿童专科 二级公立	儿童专科 民营	精神专科 三级公立	精神专科 二级公立	精神专科 民营	妇产专科 三级公立	妇产专科 二级公立	妇产专科 三级民营	妇产专科 二级民营	妇幼保健院 三级公立	妇幼保健院 二级公立	传染病专科 三级公立	传染病专科 二级公立	心血管专科 三级公立	心血管专科 三级民营	心血管专科 二级民营
2017年	6728.32	4199.39	4277.41	2094.94	1814.48		2155.10	1442.50	2621.21	1326.15	686.67	1021.36	1246.40	828.75	797.28	5394.13	3509.34	4516.41	3493.53	2870.24
2020年	6978.74	3538.92	5573.83	2005.51	1889.41	2063.23	2045.90	1242.57	2517.01	1423.74	797.97	1071.33	922.21	865.23	812.57	6274.71	3696.95	4264.71	4130.46	2175.38
2021年	6474.68	4599.91	6545.78	1953.86	1680.28	2996.46	1837.80	1225.66	946.21	1399.05	818.69	1147.05	1069.03	869.82	666.61	5733.42	8180.62	4006.04	3524.35	1919.36
2022年	3363.67	2336.74	3938.66	6150.10	3363.32	5435.45	4393.67	5048.34	12 142.3	1049.32	2386.40	1711.67	1010.44	1793.01	843.43	4952.34	4611.67	2440.19	3510.48	1650.42

图 2-1-6-168　2017 年及 2020—2022 年全国各级各类专科医院每住院人次药费

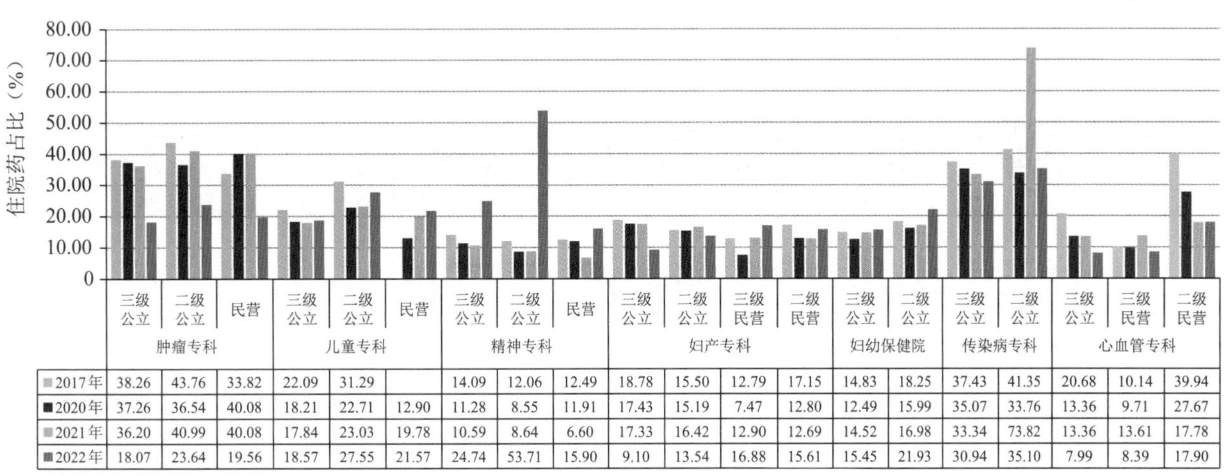

	肿瘤专科			儿童专科			精神专科			妇产专科				妇幼保健院		传染病专科		心血管专科		
	三级公立	二级公立	民营	三级公立	二级公立	民营	三级公立	二级公立	民营	三级公立	二级公立	三级民营	二级民营	三级公立	二级公立	三级公立	二级公立	三级公立	三级民营	二级民营
2017年	38.26	43.76	33.82	22.09	31.29		14.09	12.06	12.49	18.78	15.50	12.79	17.15	14.83	18.25	37.43	41.35	20.68	10.14	39.94
2020年	37.26	36.54	40.08	18.21	22.71	12.90	11.28	8.55	11.91	17.43	15.19	7.47	12.80	12.49	15.99	35.07	33.76	13.36	9.71	27.67
2021年	36.20	40.99	40.08	17.84	23.03	19.78	10.59	8.64	6.60	17.33	16.42	12.90	12.69	14.52	16.98	33.34	73.82	13.36	13.61	17.78
2022年	18.07	23.64	19.56	18.57	27.55	21.57	24.74	53.71	15.90	9.10	13.54	16.88	15.61	15.45	21.93	30.94	35.10	7.99	8.39	17.90

图 2-1-6-169　2017 年及 2020—2022 年全国各级各类专科医院患者住院药占比

第二章

国家级医疗质量控制中心关键质控指标分析

第一节 呼吸内科专业

本专业数据来源于NCIS全国医疗质量抽样调查系统，共收集7475家综合医院的2022年度数据，经数据清洗后最终纳入2015家综合医院的数据进行分析。其中，委属委管医院24家，三级公立医院875家（不包括委属委管医院），三级民营医院92家，二级公立医院877家，二级民营医院147家。

一、成人社区获得性肺炎住院患者进行严重程度评估的比例

2022年成人社区获得性肺炎（community-acquiredpneumonia，CAP）住院患者进行严重程度评估的平均比例为82.73%，较2021年（87.78%）下降5.05个百分点（图2-2-1-1）。其中，三级医院平均为84.55%（委属委管医院为81.93%，三级公立医院为84.72%，三级民营医院为83.94%），高于二级医院的78.32%（二级公立医院为79.54%，二级民营医院为79.36%）。从省级维度看，三级医院评估比例前3位的省（自治区、直辖市）为上海、甘肃、宁夏，评估比例后3位的省（自治区、直辖市）为吉林、新疆、福建。二级医院中估比例前3位的省（自治区、直辖市）为兵团、海南、天津，评估比例后3位的省（自治区、直辖市）为吉林、甘肃、重庆（图2-2-1-2）。

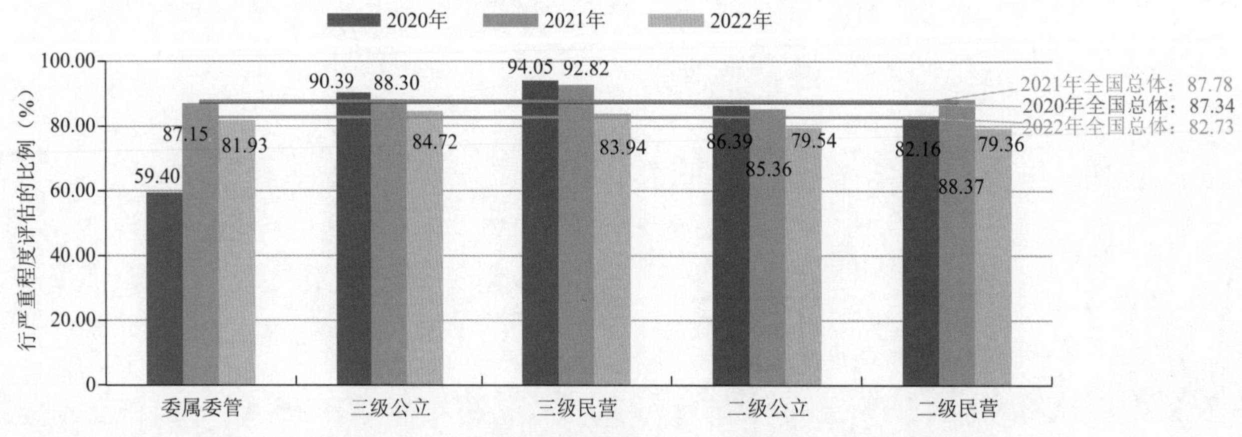

图2-2-1-1 2020—2022年全国各级各类医院CAP住院患者进行严重程度评估的比例

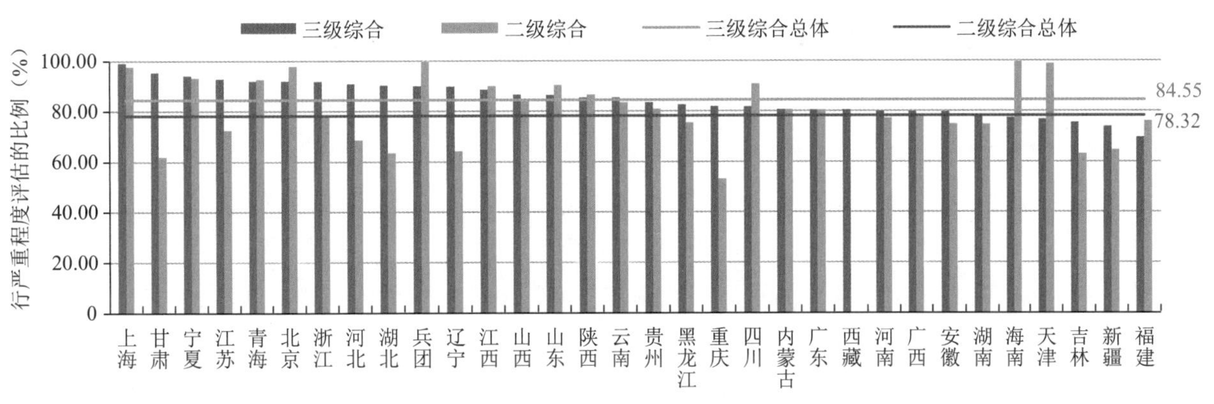

图 2-2-1-2　2022 年各省（自治区、直辖市）CAP 住院患者进行严重程度评估的比例

二、成人社区获得性肺炎住院患者使用 β 内酰胺类抗菌药物联合喹诺酮类药物比例

2022 年成人 CAP 住院患者使用 β 内酰胺类抗菌药物联合喹诺酮类药物比例总体为 23.10%，较 2021 年的 25.63% 下降 2.53 个百分点。其中，三级医院低于二级医院，委属委管医院最高（36.03%），分析因其收治重症患者数量多、治疗难度大，使用 β 内酰胺类抗菌药物联合喹诺酮类药物比例偏高。从省级维度看，三级医院中最高的 3 位为上海、湖北、江苏，最低的 3 位为云南、海南和西藏。二级医院中最高的3位为山西、吉林、宁夏，最低的3位为浙江、新疆、天津（图2-2-1-3、图2-2-1-4）。

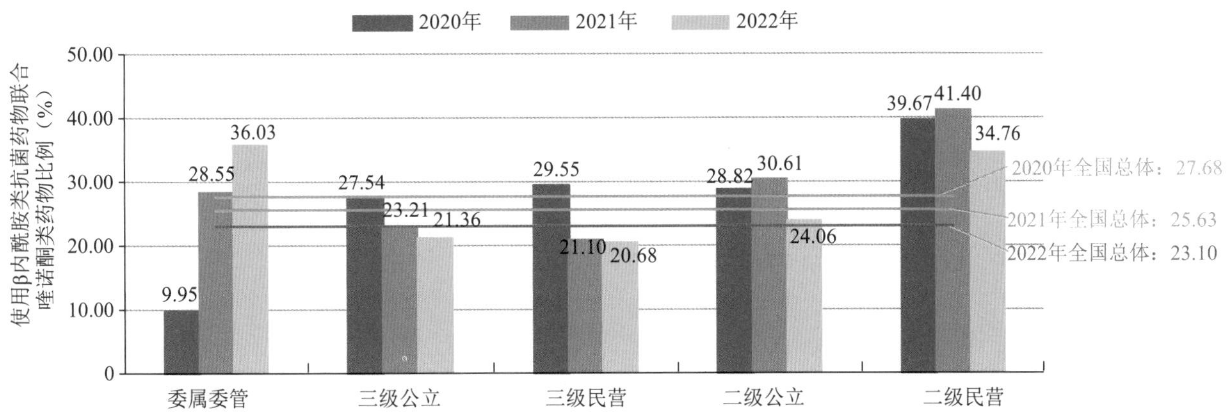

图 2-2-1-3　2020—2022 年全国各级各类医院 CAP 住院患者使用 β 内酰胺类抗菌药物联合喹诺酮类药物比例

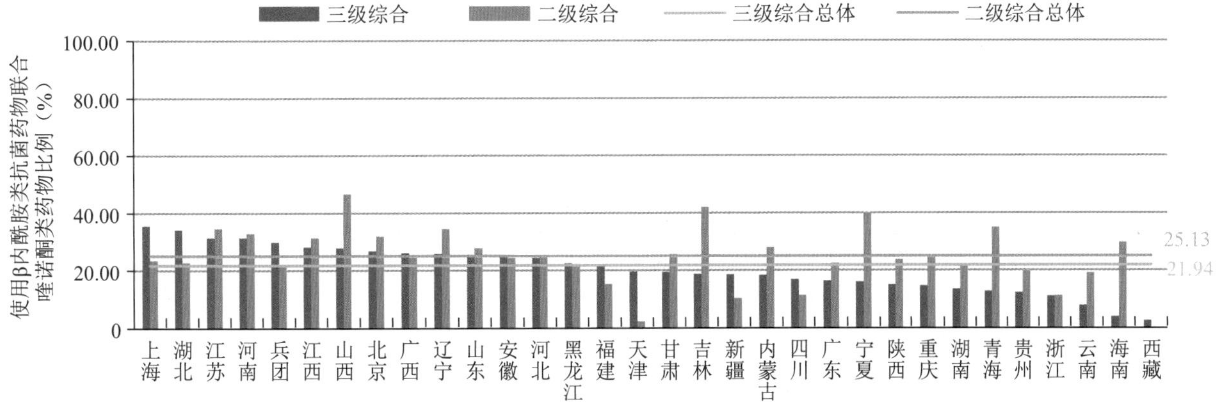

图 2-2-1-4　2022 年各省（自治区、直辖市）CAP 住院患者使用 β 内酰胺类抗菌药物联合喹诺酮类药物比例

三、慢性阻塞性肺疾病急性加重住院患者应用有创机械通气平均病死率

2022 年全国医院慢性阻塞性肺疾病急性加重（acute exacerbation of chronic obstructive pulmonary disease，AECOPD）住院患者应用有创机械通气病死率为 12.56%，较 2021 年（13.15%）下降 0.59 个百分点。其中，三级医院为 11.69%（委属委管医院为 10.44%，三级公立医院为 11.43%，三级民营医院为 18.07%），低于二级医院的 15.18%（二级公立医院为 14.55%，二级民营医院为 21.17%）。从省级维度看，三级医院中最高的 3 位为青海、北京和上海，最低的 3 位为湖南、浙江、福建（填报为 0 的不计排名）。二级医院中最高的 3 位为内蒙古、新疆和辽宁（图 2–2–1–5、图 2–2–1–6）。

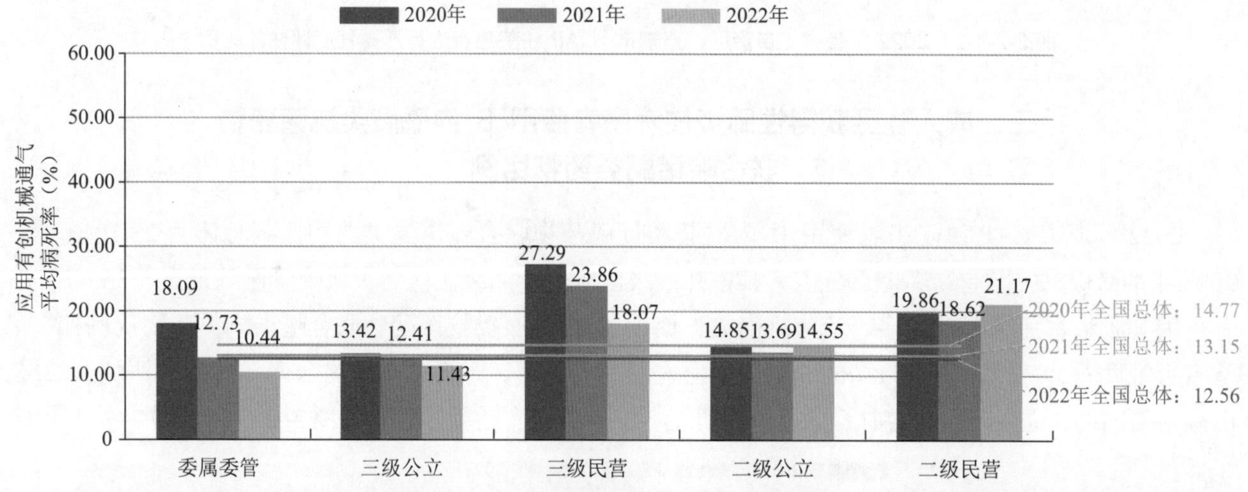

图 2-2-1-5　2020—2022 年全国各级各类医院慢性阻塞性肺疾病急性加重住院患者应用有创通气平均病死率

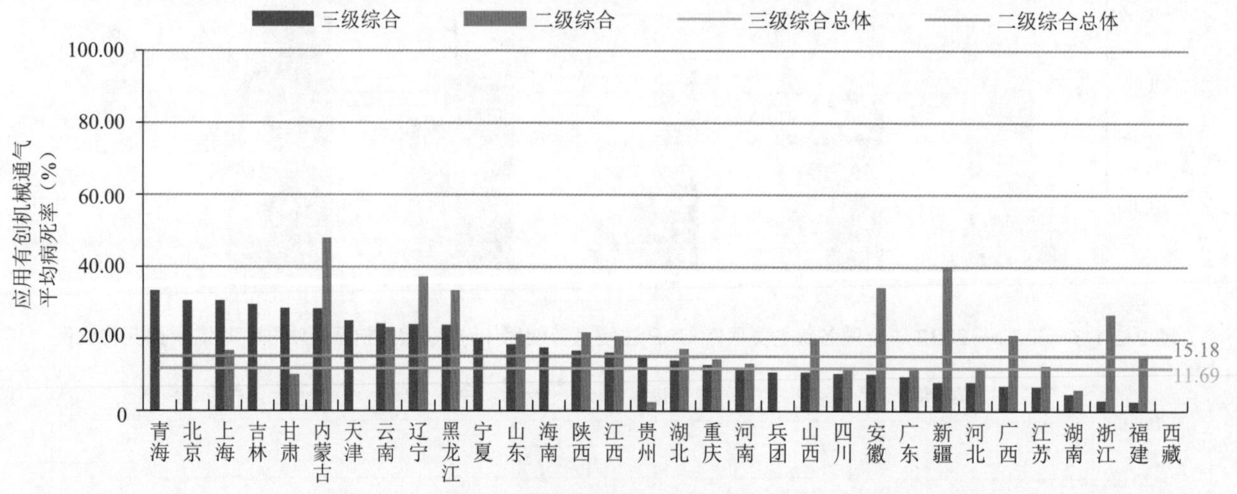

图 2-2-1-6　2022 年各省（自治区、直辖市）医院慢性阻塞性肺疾病急性加重住院患者应用有创通气平均病死率

四、支气管哮喘住院患者进行血清总 IgE 检测的比例

2022 年全国医院支气管哮喘住院患者进行血清总 IgE 检测的比例为 45.60%，高于 2021 年的 42.12%。其中，三级医院为 52.09%（委属委管医院为 62.55%，三级公立医院为 51.96%，三级民营医院为 48.87%），高于二级医院的 35.07%（二级公立医院为 36.13%，二级民营医院为 29.62%）。从省级维度看，三级医院中最高的 3 位为天津、浙江、青海，最低的 3 位为西藏、贵州、甘肃。二级医院中最高的 3 位为天津、北京、上海，最低的 3 位为黑龙江、重庆、甘肃（填报为 0 的不计排名）（图 2–2–1–7、图 2–2–1–8）。

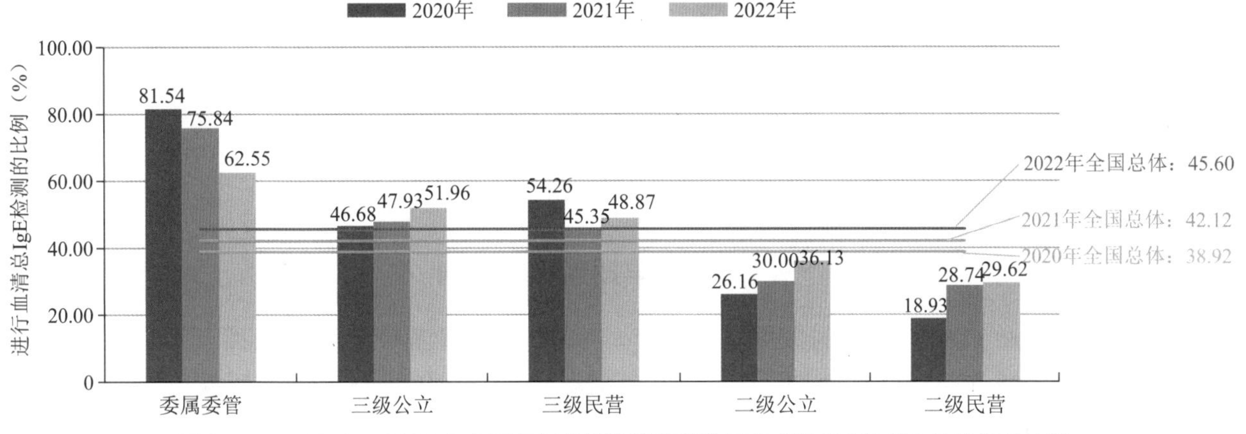

图 2-2-1-7　2020—2022 年全国各级各类医院哮喘住院患者进行血清总 IgE 检测的比例

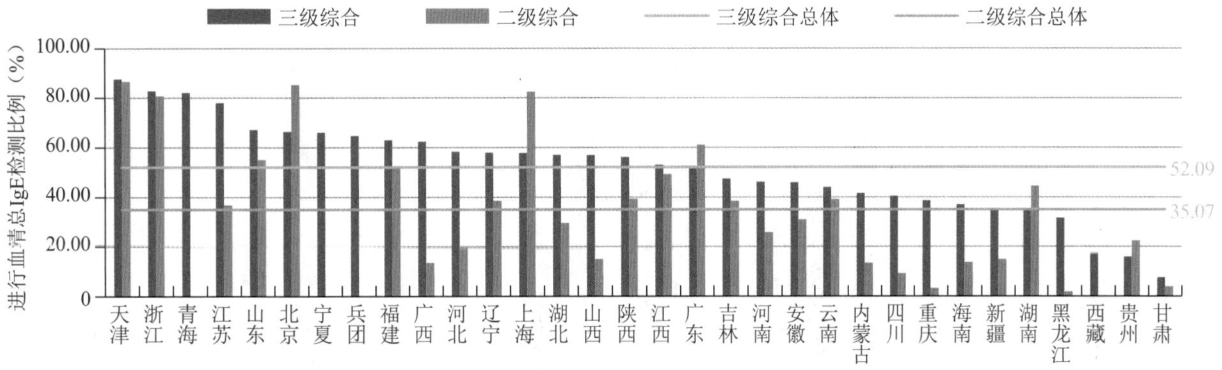

图 2-2-1-8　2022 年各省（自治区、直辖市）医院哮喘住院患者进行血清总 IgE 检测的比例

第二节　消化内科专业

本专业数据来源于NCIS全国医疗质量抽样调查系统，共收集7499家综合或专科医院的2022年度数据，经数据清洗后最终纳入4353家的数据进行分析。其中，三级公立综合1314家，二级公立综合2279家，未定级公立综合9家，民营综合617家，专科134家。

一、消化道早期癌检出比例

对2022年纳入3734家医院的数据进行分析，消化道早期癌检出比例连续8年呈上升趋势（图2-2-2-1）。2022年消化道早期癌检出比例为20.62%，较2021年的18.48%有所提升。

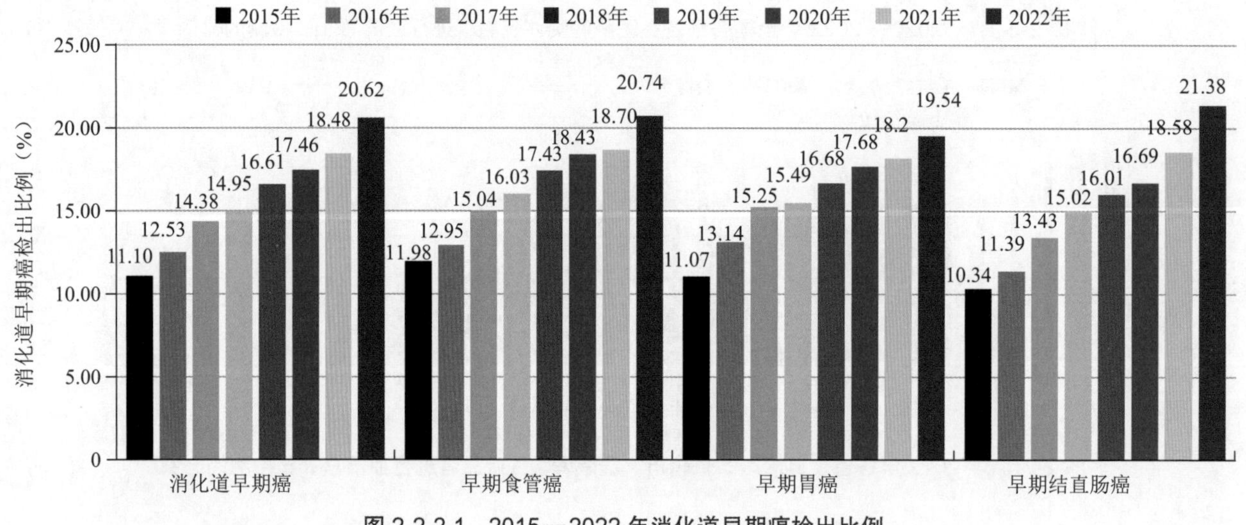

图2-2-2-1　2015—2022年消化道早期癌检出比例

2022年早期食管癌检出比例为20.74%，较2021年（18.70%）上升2.04个百分点。其中，福建、浙江等地早期食管癌检出比例较高，各省（自治区、直辖市）早期食管癌检出比例见表2-2-2-1。

2022年早期胃癌检出比例为19.54%，较2021年（18.20%）上升1.34个百分点。其中，浙江、宁夏等地早期胃癌检出比例较高，各省（自治区、直辖市）早期胃癌检出比例见表2-2-2-2。

2022年早期结直肠癌检出比例为21.38%，较2021年（18.58%）上升2.80个百分点。其中，宁夏、浙江等地早期结直肠癌内镜检出比例较高。各省（自治区、直辖市）早期结直肠癌检出比例见表2-2-2-3。

表2-2-2-1　2022年各省（自治区、直辖市）早期食管癌检出比例（%）

	三级综合	二级综合	民营综合	肿瘤专科	总体
福建	37.31	22.36	24.28	47.52	33.58
浙江	28.71	28.50	25.10	24.19	27.87
宁夏	26.28	22.44	35.29	–	25.36
重庆	31.71	18.39	17.41	12.20	24.90
河北	26.67	21.88	23.93	39.56	24.74
山东	24.40	23.66	25.00	27.20	24.39
江苏	25.44	26.69	18.71	18.93	24.09
上海	30.44	18.18	16.67	11.98	23.22
山西	25.43	20.48	15.56	17.35	22.50

续表

	三级综合	二级综合	民营综合	肿瘤专科	总体
四川	23.18	16.49	14.14	14.91	21.40
北京	37.70	22.35	9.43	13.31	21.36
河南	24.53	18.89	22.13	7.04	21.23
陕西	23.44	19.57	21.76	5.51	20.98
安徽	22.01	20.10	19.23	7.09	20.85
天津	17.80	25.00	0.00	38.71	19.81
贵州	21.86	16.64	19.15	–	19.39
青海	19.86	21.05	13.33	–	19.38
内蒙古	15.51	22.69	28.57	16.38	17.43
辽宁	17.23	16.07	28.18	12.00	17.23
黑龙江	23.20	24.68	23.89	1.83	16.28
江西	15.60	19.15	10.00	11.11	16.07
新疆	25.53	13.02	33.33	4.66	15.88
湖南	13.53	21.95	30.19	12.76	15.01
甘肃	16.69	12.93	9.38	11.29	14.74
湖北	15.20	11.45	11.90	–	14.54
海南	15.23	7.46	0.00	–	13.78
云南	15.10	11.17	24.43	10.00	13.19
广东	13.24	12.77	17.50	9.95	12.89
西藏	11.76	0.00	–	–	11.11
广西	11.78	10.30	8.47	1.27	10.24
吉林	6.77	15.96	12.69	1.68	8.52
全国	22.54	19.21	20.24	14.13	20.74

表 2-2-2-2　2022 年各省（自治区、直辖市）早期胃癌检出比例（%）

	三级综合	二级综合	民营综合	肿瘤专科	总体
浙江	35.71	28.24	32.35	15.96	30.54
宁夏	33.14	21.53	38.89	–	30.42
贵州	33.28	19.82	22.40	–	26.69
江苏	27.29	22.46	20.17	16.33	25.30
山东	24.28	20.74	18.28	24.17	23.09
福建	27.37	15.63	15.47	18.62	22.81
上海	21.73	23.33	28.95	27.27	22.09
陕西	26.48	16.25	34.95	10.98	21.64
重庆	24.35	14.87	24.73	12.45	20.50
云南	19.35	18.28	37.93	25.00	20.01
安徽	19.34	21.43	18.87	9.43	19.72
天津	18.70	23.76	0.00	25.58	19.68

续表

	三级综合	二级综合	民营综合	肿瘤专科	总体
黑龙江	18.46	21.92	26.91	11.11	19.57
北京	32.86	27.37	21.62	7.75	19.55
山西	19.67	16.83	12.77	34.50	19.42
河北	20.78	16.93	17.02	26.97	19.13
四川	18.90	18.69	16.78	11.45	18.39
新疆	20.62	17.67	62.50	5.73	17.48
河南	16.99	15.38	20.64	11.01	16.56
辽宁	16.11	17.70	21.75	11.32	16.44
内蒙古	15.55	18.75	26.53	10.06	16.03
广西	17.49	12.69	21.82	12.43	15.83
青海	12.47	19.76	11.43	–	15.35
海南	15.83	9.09	24.00	–	15.01
湖北	15.71	10.10	9.32	–	14.61
江西	14.06	15.88	15.43	4.18	14.26
湖南	12.31	13.11	28.90	9.43	12.78
吉林	9.40	25.74	18.20	1.27	12.34
广东	12.75	10.26	25.16	8.42	12.29
甘肃	8.88	14.06	18.75	5.93	10.64
西藏	0.62	0.00	–	–	0.60
全国	20.62	17.94	21.37	13.66	19.54

表 2-2-2-3 2022 年各省（自治区、直辖市）早期结直肠癌检出比例（%）

	三级综合	二级综合	民营综合	肿瘤专科	总体
宁夏	43.35	20.73	51.61	–	39.43
浙江	33.22	34.12	25.06	21.64	31.36
北京	31.11	27.01	44.85	27.71	29.97
山东	28.11	26.92	40.37	21.39	28.84
上海	27.15	26.87	21.11	30.00	26.75
江苏	27.99	20.60	21.12	18.67	26.04
新疆	29.69	18.00	25.00	14.94	24.56
福建	29.46	16.01	13.73	10.14	24.16
贵州	24.01	17.95	26.52	–	22.27
四川	21.40	15.23	24.41	37.31	21.98
重庆	21.03	18.92	25.94	34.80	21.17
陕西	23.92	15.22	31.12	8.24	20.72
内蒙古	19.48	21.70	45.21	23.04	20.41
江西	20.84	19.04	17.17	9.43	19.74
天津	20.04	19.23	0.00	19.30	19.68

续表

	三级综合	二级综合	民营综合	肿瘤专科	总体
云南	22.19	22.69	24.11	5.00	19.13
广东	19.42	19.03	23.73	9.51	19.00
黑龙江	19.18	34.17	24.36	0.91	18.50
河北	19.68	15.72	22.71	12.50	18.48
河南	18.16	15.41	20.80	7.14	17.39
安徽	16.08	20.07	17.05	9.59	16.79
湖北	17.44	11.34	17.54	–	16.55
吉林	13.85	23.07	16.38	7.93	15.90
海南	15.62	9.77	53.66	–	15.84
湖南	17.32	13.21	25.29	5.89	15.56
山西	14.21	13.67	23.84	27.74	15.20
青海	13.11	15.67	12.50	–	14.58
辽宁	12.64	17.14	35.68	18.22	14.41
广西	14.54	13.93	21.35	4.78	14.02
甘肃	11.19	21.15	11.69	10.00	14.01
西藏	0.00	0.00	–	–	0.00
全国	21.87	20.33	25.72	16.00	21.38

二、内镜黏膜下剥离术完整切除率

对 2022 年纳入 2016 家医院的 162 889 例内镜黏膜下剥离术（endoscopic submucosal dissection，ESD）数据进行分析。其中，食管、贲门、胃和结直肠的 ESD 比例分别为 16.34%、6.30%、34.21%、42.56%。

全国 ESD 完整切除率为 93.06%，较 2021 年（91.27%）有所上升。按医院类型来看，二级公立医院（91.00%）与民营综合医院（83.83%）的 ESD 完整切除率相对较低（图 2-2-2-2）。

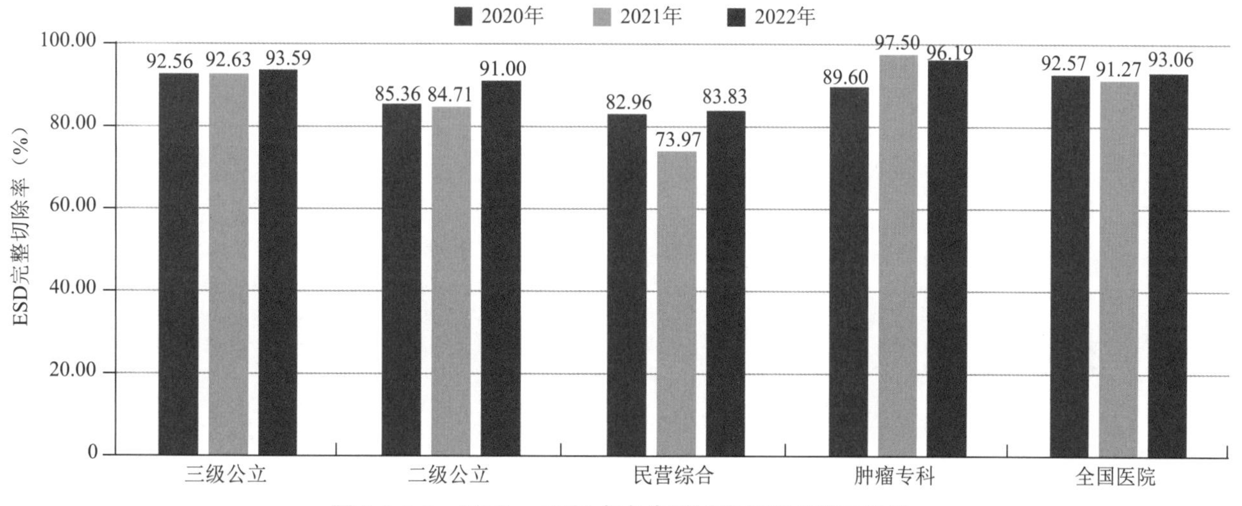

图 2-2-2-2　2020—2022 年各类型医院 ESD 完整切除率

三、消化道出血急诊内镜完成率

对 2022 年纳入 3668 家医院的 765 418 例消化道出血患者数据进行分析。全国消化道出血急诊内镜完成率为 32.04%，其中北京、广东消化道出血急诊内镜完成率较高（图 2-2-2-3）。

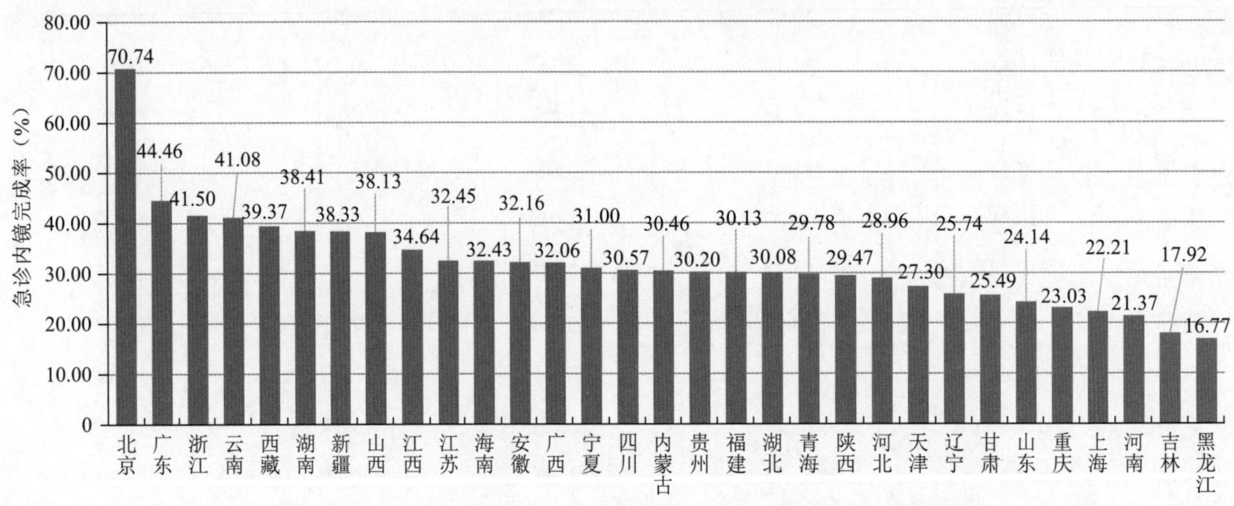

图 2-2-2-3　2022 年各省（自治区、直辖市）消化道出血急诊内镜完成率

第三节 肾病专业

一、IgA 肾病质量安全情况分析

本部分数据来源于 NCIS 全国医疗质量抽样调查系统，共收集 1668 家医院 2022 年的 IgA 肾病诊疗数据，其中，公立医院 1532 家（三级 1191 家，二级 339 家，未定级 2 家），民营医院 136 家（三级 89 家，二级 46 家，未定级 1 家）。

抽样数据显示，2022 年全国 1668 家医院行肾穿刺活检诊断的 IgA 肾病患者共计 36 354 例，占总肾脏病理诊断患者的 27.65%。各省（自治区、直辖市）2020—2022 年行肾穿刺活检诊断的 IgA 肾病患者占比情况见图 2-2-3-1。

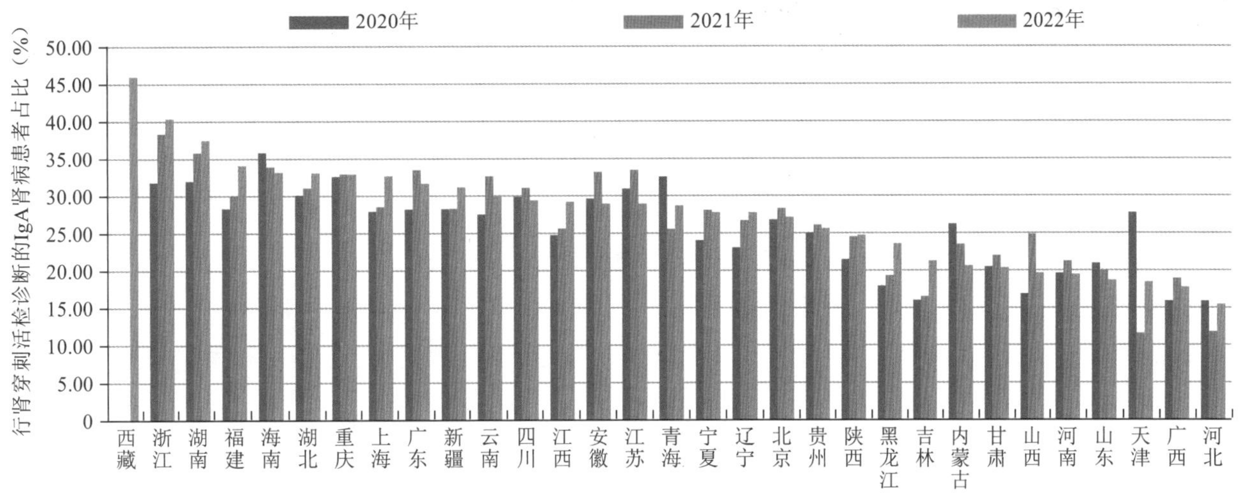

图 2-2-3-1 2020—2022 年各省（自治区、直辖市）行肾穿刺活检诊断的 IgA 肾病患者占比

IgA 肾病医疗质量控制指标分析结果如表 2-2-3-1 所示。

表 2-2-3-1 2021 年与 2022 年 IgA 肾病医疗质量控制指标分析

IgA 肾病医疗质量指标	2021 年情况（%）	2022 年情况（%）
IgA 肾病 RAS 阻滞剂的使用率	81.24	81.69
IgA 肾病患者的随访完成率	84.37	84.99
IgA 肾病患者血压控制达标率	76.17	79.81
IgA 肾病患者肾功能恶化率	6.56	8.55
IgA 肾病患者治疗 6 个月后 24 小时尿蛋白＜ 1 g 的患者比例	56.68	62.61
肾活检后需要介入止血	0.29	0.06
肾活检后需要肾切除止血	0	0.01
激素、免疫抑制剂治疗后出现伴呼吸衰竭的肺部感染	2.11	1.65
激素、免疫抑制剂治疗后出现合并股骨头坏死	0.49	0.69
激素、免疫抑制剂治疗后出现合并消化道出血	0.81	0.29

二、透析患者肾性贫血控制率

本部分数据来源于国家肾病专业医疗质量控制中心血液净化病例信息登记系统（Chinese National Renal Data System，CNRDS）。2022 年全国范围登记的血液透析在透患者 844 265 例，中心数量 7298 家；腹膜透析在透患者 140 544 例，中心数量 1330 家。

终末期肾脏病患者的肾性贫血是影响预后的主要并发症，积极防控肾性贫血，提高透析患者肾性贫血控制率，有助于降低透析患者的心血管事件发生率及死亡率，改善患者认知功能及生活质量。数据显示透析患者血红蛋白达标率逐年提高，2022 年全国血液透析在透患者血红蛋白≥ 110 g/L 的比例（肾性贫血控制率）为 45.97%，较 2021 年提高 3.24 个百分点（表 2–2–3–2、图 2–2–3–2）；腹膜透析患者比例（控制率）为 43.02%，较 2021 年提高 4.62 个百分点（表 2–2–3–2、图 2–2–3–3）。

表 2–2–3–2　2021 年与 2022 年透析患者肾性贫血控制情况

年份	血液透析				腹膜透析			
	血红蛋白平均值（g/L）	血红蛋白控制率（%）	血清铁蛋白检验完成率（%）	转铁蛋白饱和度检验完成率（%）	血红蛋白平均值（g/L）	血红蛋白控制率（%）	血清铁蛋白检验完成率（%）	转铁蛋白饱和度检验完成率（%）
2021	105.48	42.73	31.27	23.21	103.77	38.40	31.82	23.53
2022	106.48	45.97	31.22	23.53	105.54	43.02	28.59	22.78

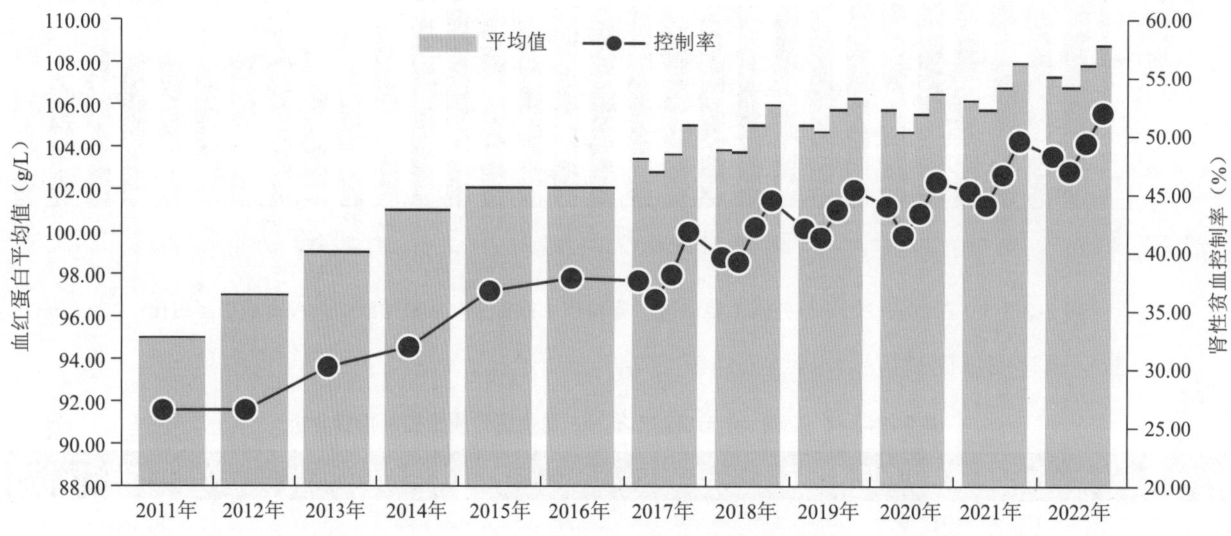

图 2-2-3-2　2011 — 2022 年全国血液透析患者肾性贫血控制情况

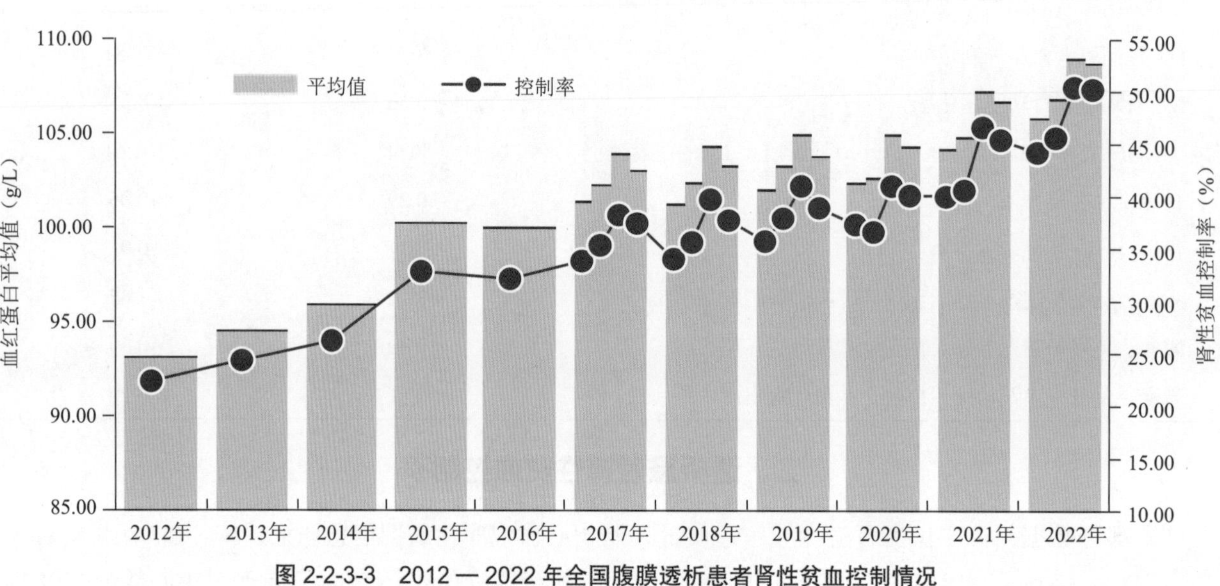

图 2-2-3-3　2012 — 2022 年全国腹膜透析患者肾性贫血控制情况

第四节　整形美容专业

本专业数据来源于 NCIS 全国医疗质量抽样调查系统及整形美容专业医疗质量数据上报平台（www.plasticqc.com，简称“平台系统”）。2022 年共收集 6502 家二级以上医院的整形美容专业医疗质量控制指标相关数据，根据数据填报完整度、逻辑性等原则进行清洗，最终纳入 NCIS 系统的 1502 家医院（含 1313 家公立医院和 189 家民营医院）及平台系统的 903 家医院（含 204 家公立医院和 699 家民营医院）的数据进行分析。

一、住院患者收治情况

整形美容专业住院患者按疾病类型分为创伤性（急慢性创面、体表软组织肿瘤等）、先天性（小耳畸形、Poland 综合征等）及美容性（体形雕塑、假体隆乳等）。2022 年纳入分析的医院整形美容科病房共收治患者 370 061 人次（92.07% 来源于公立医院，7.93% 来源于民营医院），其中创伤性患者占比为 64.27%，美容性患者占比为 24.62%，先天性患者占比为 11.11%。2019—2022 年整形美容专业三类住院患者收治情况见图 2-2-4-1 ～图 2-2-4-3。

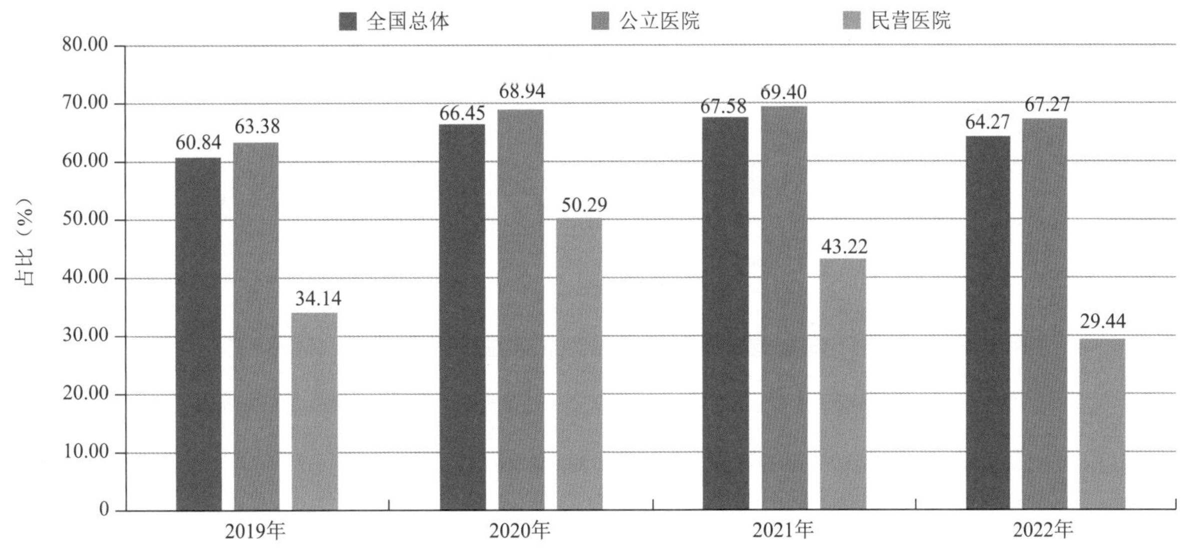

图 2-2-4-1　2019—2022 年全国医院整形美容科病房收治创伤性患者占比

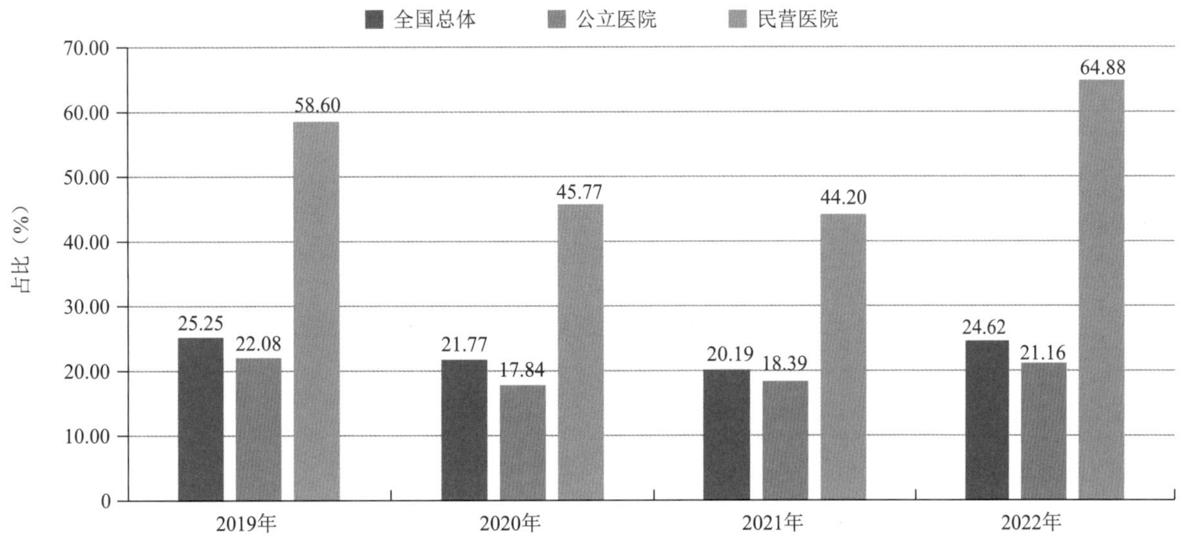

图 2-2-4-2　2019—2022 年全国医院整形美容科病房收治美容性患者占比

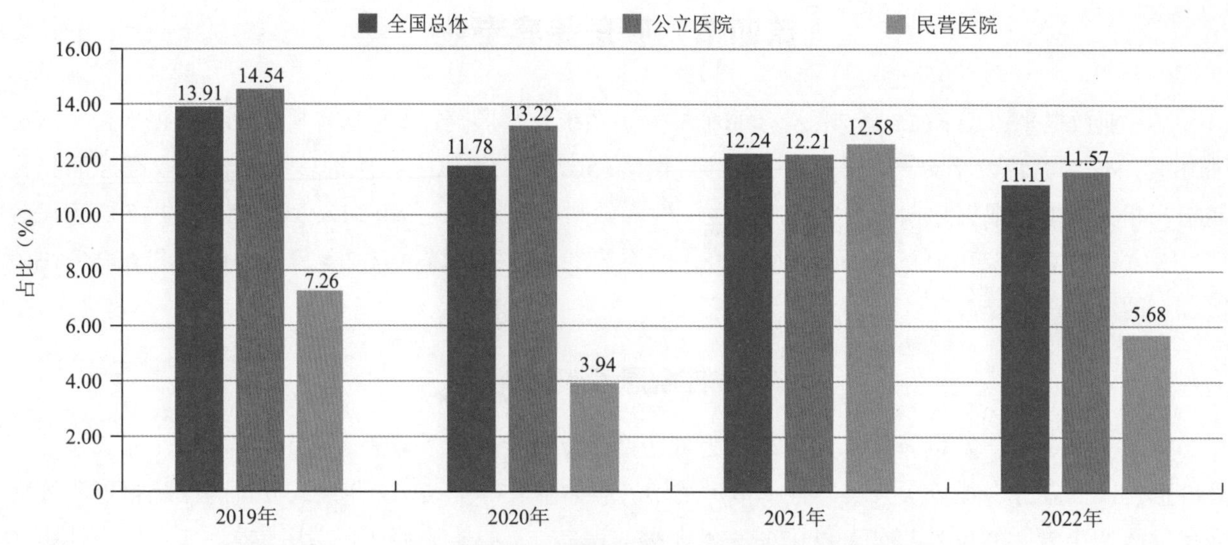

图 2-2-4-3　2019—2022 年全国医院整形美容科病房收治先天性患者占比

二、门诊患者相关情况

1. 门诊治疗类型占比

2022 年纳入分析的医院整形美容科门诊量为 14 561 299 人次（91.04% 来源于公立医院，8.96% 来源于民营医院）。门诊治疗类型分为手术、注射操作和光电项目三大类。

公立医院门诊治疗类型占比最多的为手术，注射操作不足 10%。民营医院门诊治疗类型占比最多的为光电项目，其次为手术，注射操作虽然占比最低，但较公立医院高出较多，达到了 21.17%。详细情况如图 2-2-4-4 所示。

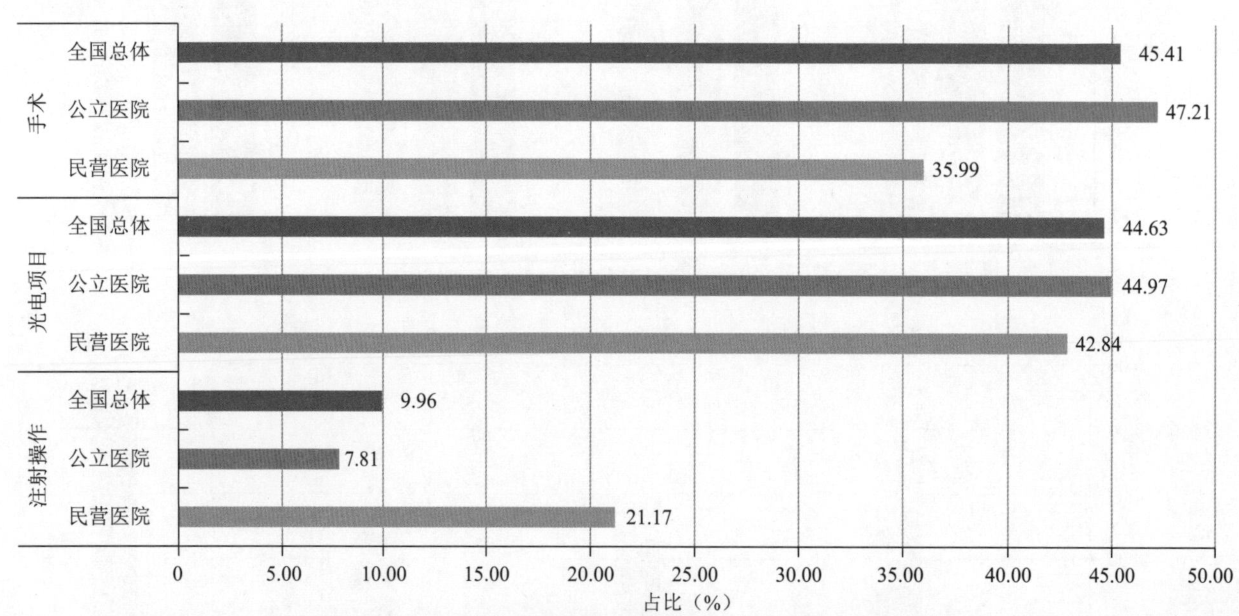

图 2-2-4-4　2022 年全国医院整形美容科门诊患者治疗类型占比

2. 注射美容并发症接诊率

2022 年纳入分析的医院整形美容科门诊注射美容并发症接诊量为 8998 人次。门诊注射美容并发症接诊率总体为 1.87%，其中，公立医院注射美容并发症接诊率为 2.65%，民营医院接诊率为 0.35%。

三、单病种相关数据指标

2022 年纳入分析的医院收治乳腺癌术后 I 期乳房再造总治疗量为 1969 例（公立医院占比 99.24%，民营医院占比 0.76%），约占可统计的乳腺癌手术总量的 6.45%。围手术期抗菌药物使用率为 86.34%，其中，公立医院为 86.64%，民营医院为 46.67%。手术部位感染率为 2.13%，其中，公立医院为 2.05%，民营医院为 13.33%。详细情况如图 2-2-4-5 所示。

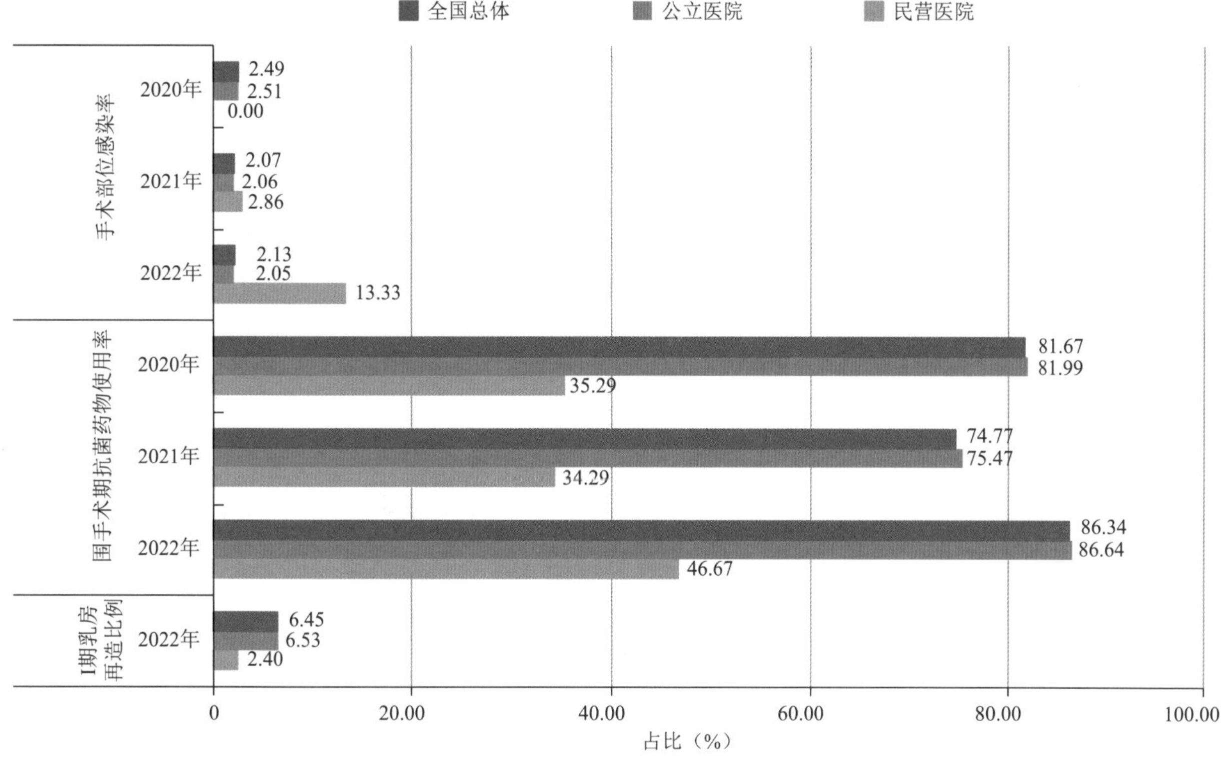

图 2-2-4-5　2020—2022 年全国医院整形美容专业单病种指标情况

第五节　产科专业

本专业数据来源于 NCIS 全国医疗质量抽样调查系统，共有 6129 家具备实际提供助产服务能力的二级及以上医院上报了 2022 年产科专业医疗质量控制指标相关数据。经过数据质量评估和清理，最终有 5980 家医院的数据纳入分析。其中，二级公立专科医院 874 家、二级公立综合医院 2486 家、三级公立专科医院 237 家、三级公立综合医院 1577 家、民营医院 806 家。

一、严重产后出血率

NCIS 调查结果显示我国严重产后出血率已连续 2 年下降，2020—2022 年依次为 0.96%、0.93% 和 0.87%。三级公立医院严重产后出血率高于二级公立医院，同级别综合医院高于专科医院；2022 年所有类型医院严重产后出血率较 2021 年均下降（图 2–2–5–1）。

从省级维度看，2022 年有 24 个省（自治区、直辖市）严重产后出血率较 2021 年降低；严重产后出血率最高的前 5 位均呈不同程度下降（图 2–2–5–2）。

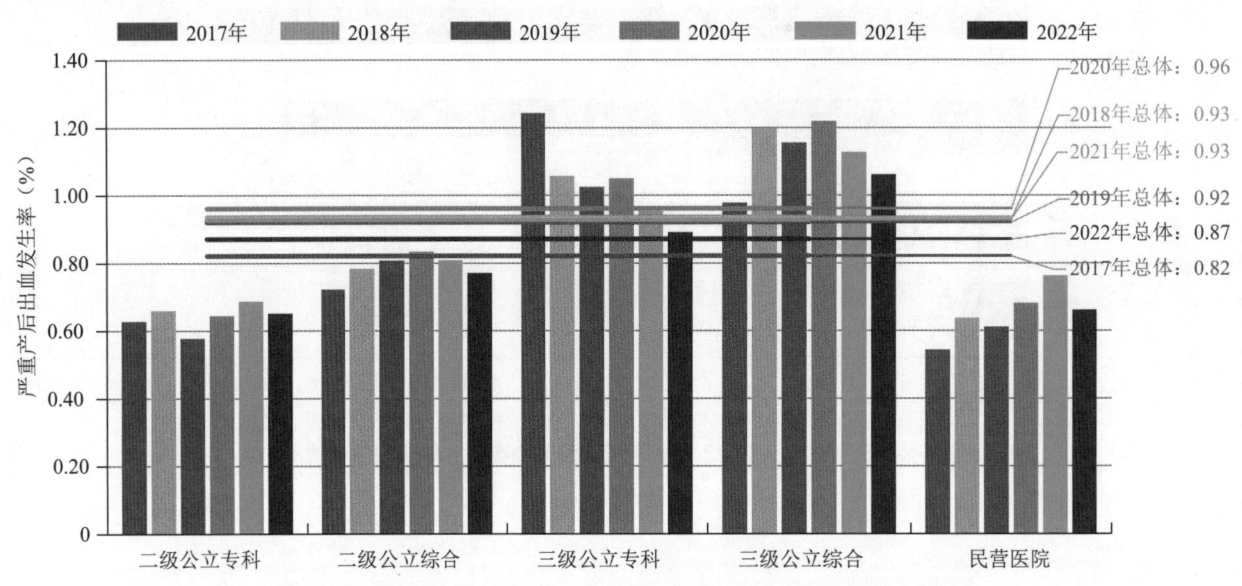

图 2-2-5-1　2017 ～ 2022 年各级各类医院严重产后出血率变化情况

二、阴道分娩产后出血率

国家卫生健康委员会连续 3 年将降低阴道分娩并发症发生率作为国家医疗质量安全改进目标之一。在阴道分娩并发症中，产后出血发生率最高、对孕产妇生命安全威胁最大。NCIS 调查结果显示 2022 年全国阴道分娩产后出血率为 3.26%，低于 2021 年的 3.65%。各类医院 2022 年阴道分娩产后出血发生率均较 2021 年有不同程度下降（图 2–2–5–3）。

从省级维度看，有 21 个省（自治区、直辖市）2021—2022 年连续 2 年阴道分娩产后出血发生率较 2020 年下降（图 2–2–5–4）。

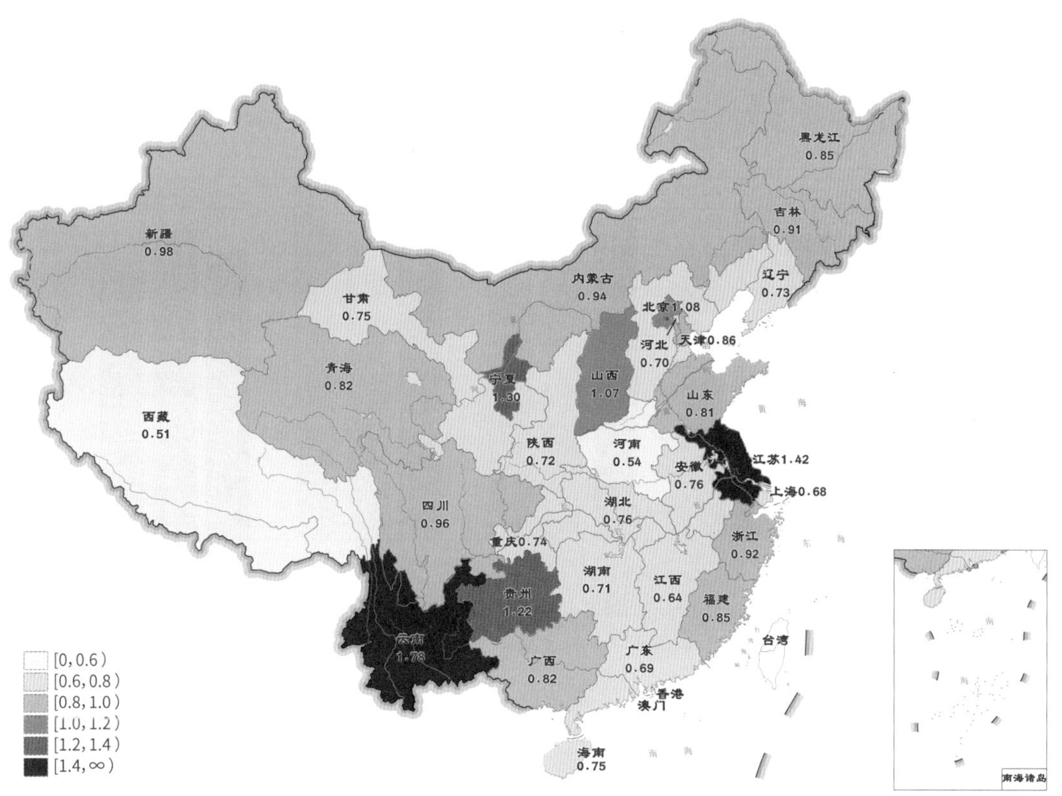

A：2022 年严重产后出血率（%）

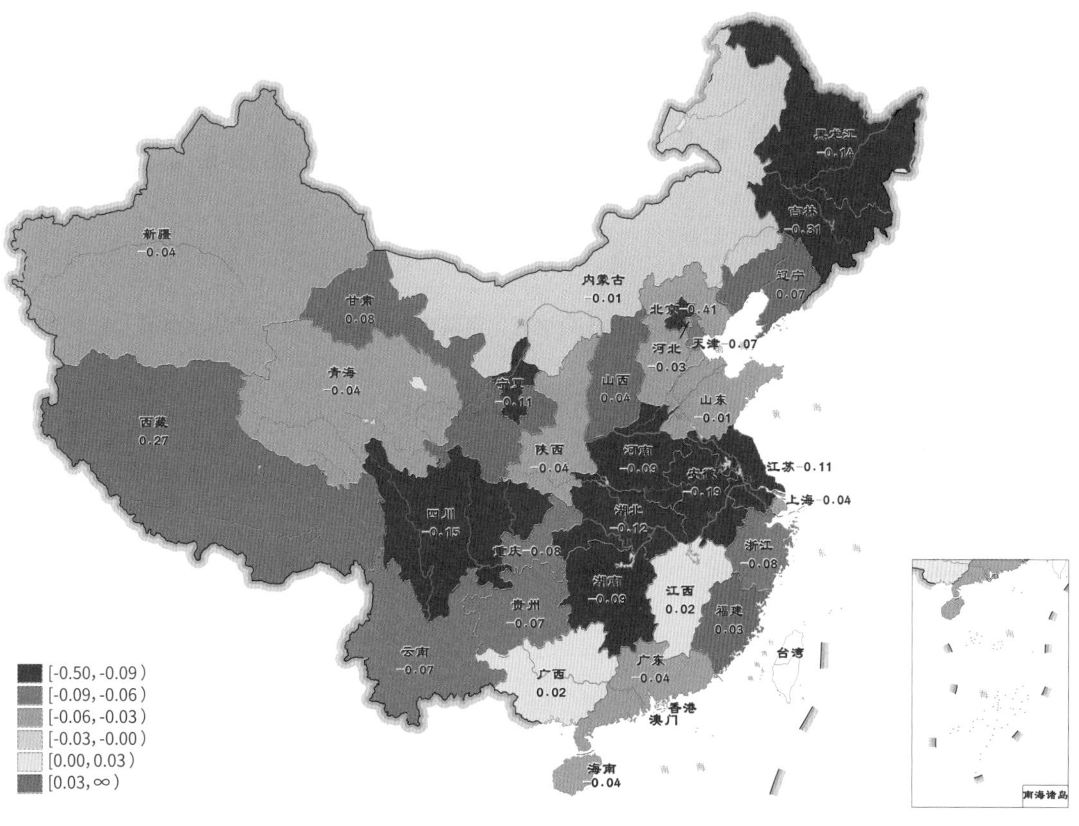

B：2022 年相较 2021 年严重产后出血率变化（绝对值，%）

注：地图中数据不包含我国港、澳、台地区。

图 2-2-5-2　2022 年各省（自治区、直辖市）医院严重产后出血率及相较 2021 年的变化

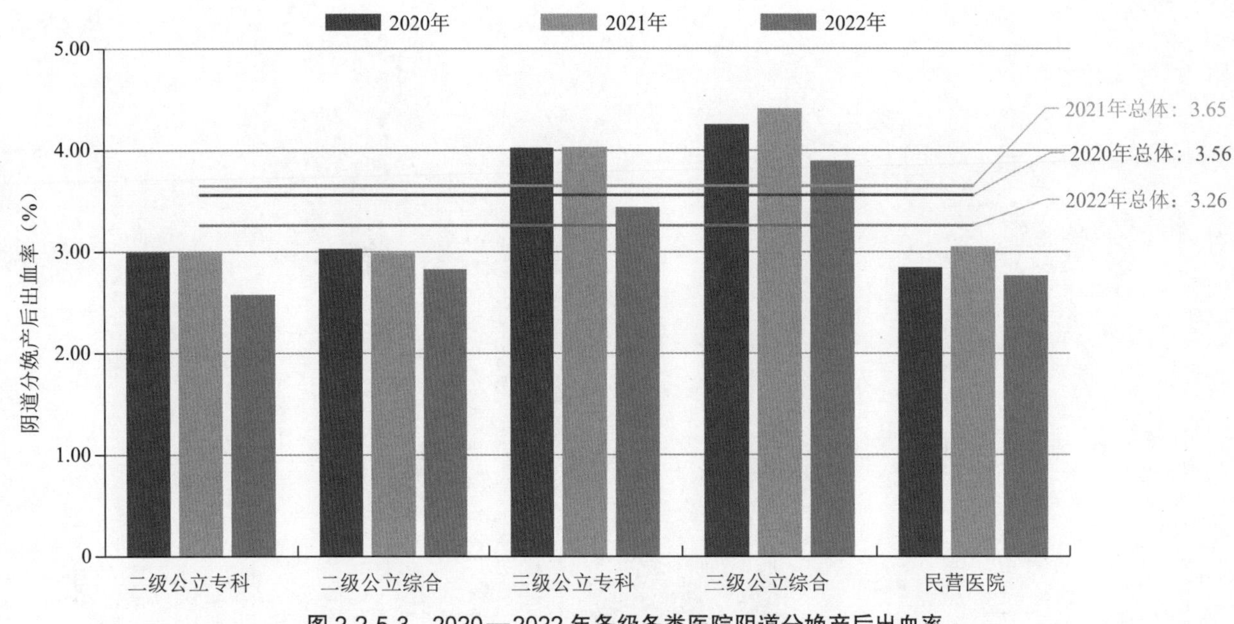

图 2-2-5-3 2020—2022 年各级各类医院阴道分娩产后出血率

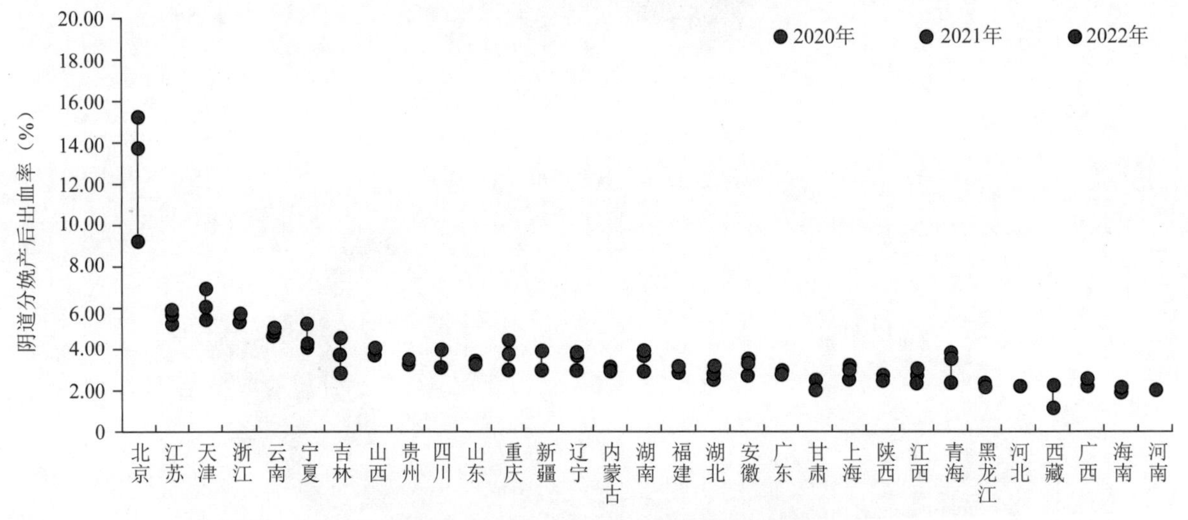

图 2-2-5-4 2020—2022 年各省（自治区、直辖市）医院阴道分娩产后出血率

三、足月新生儿窒息率

NCIS 调查数据显示我国足月新生儿窒息率从 2017 年的 1.33% 持续下降至 2022 年的 0.44%，降幅为 67%。各类医院足月新生儿窒息率均呈现明显下降趋势（图 2-2-5-5）。

从地理分布来看，2022 年足月新生儿窒息率呈西部地区偏高而东部地区偏低的分布特性。其中，青海、西藏和甘肃足月新生儿窒息率高于 1.00%，在各省（自治区、直辖市）中居最高水平，北京和天津最低。2017—2022 年绝大多数省（自治区、直辖市）足月新生儿窒息率均有不同程度下降（图 2-2-5-6）。

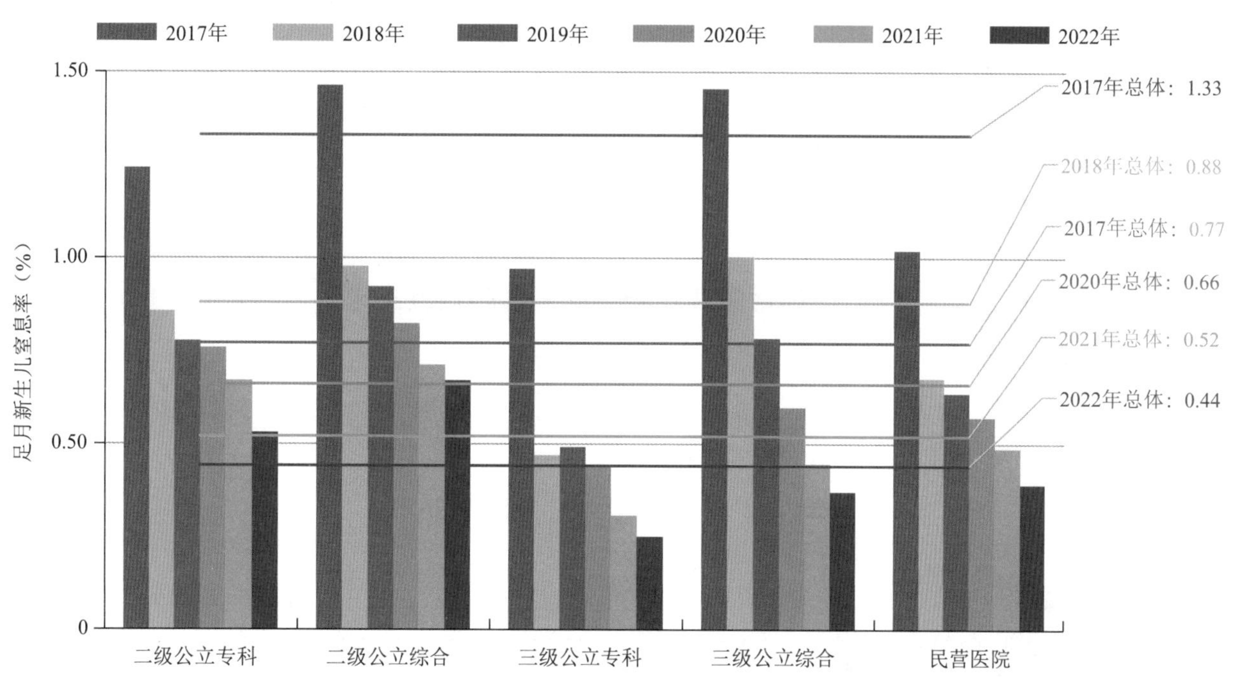

图 2-2-5-5 2017—2022 年各级各类医院足月新生儿窒息率变化

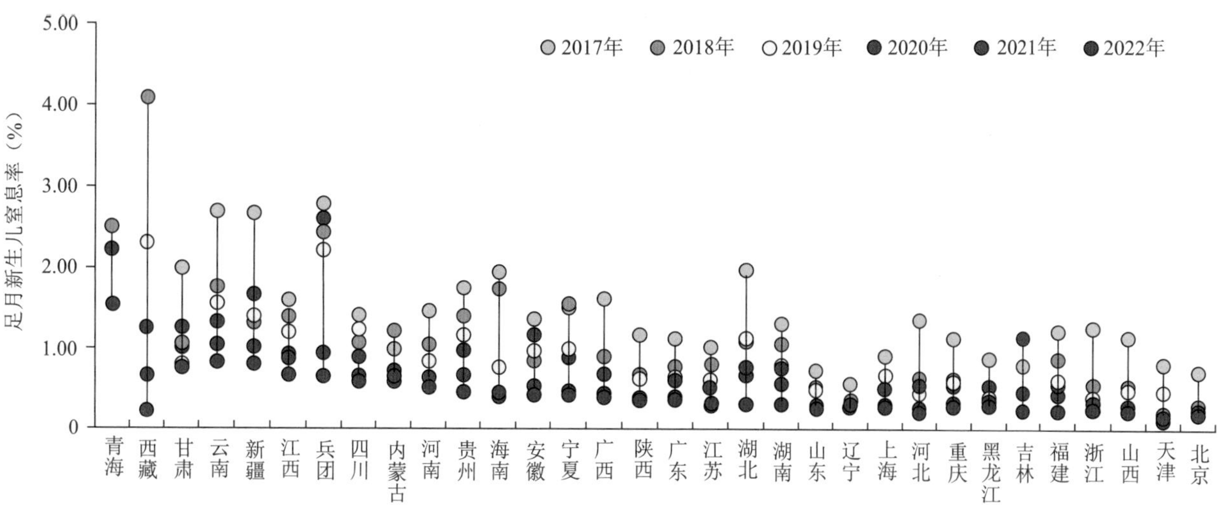

图 2-2-5-6 2017—2022 年各省（自治区、直辖市）足月新生儿窒息率变化

第六节　儿科专业

本专业数据来源于医院质量监测系统（HQMS），共纳入 2020—2022 年 9425 家医院的数据进行分析，其中，公立医院 6121 家（三级 2167 家、二级 3954 家），民营医院 3304 家（三级 260 家、二级 1486 家、一级 1138 家、未定级 420 家）。

一、住院新生儿黄疸中胆红素脑病发生率

2022 年全国住院新生儿黄疸中胆红素脑病发生率总体为 1.48%，较 2021 年降低 9.20%。其中，三级公立医院为 1.69%，较 2021 年降低 11.52%；二级公立医院为 1.20%，较 2021 年降低 4.00%；民营医院为 0.79%，较 2021 年降低 23.30%（图 2-2-6-1）。

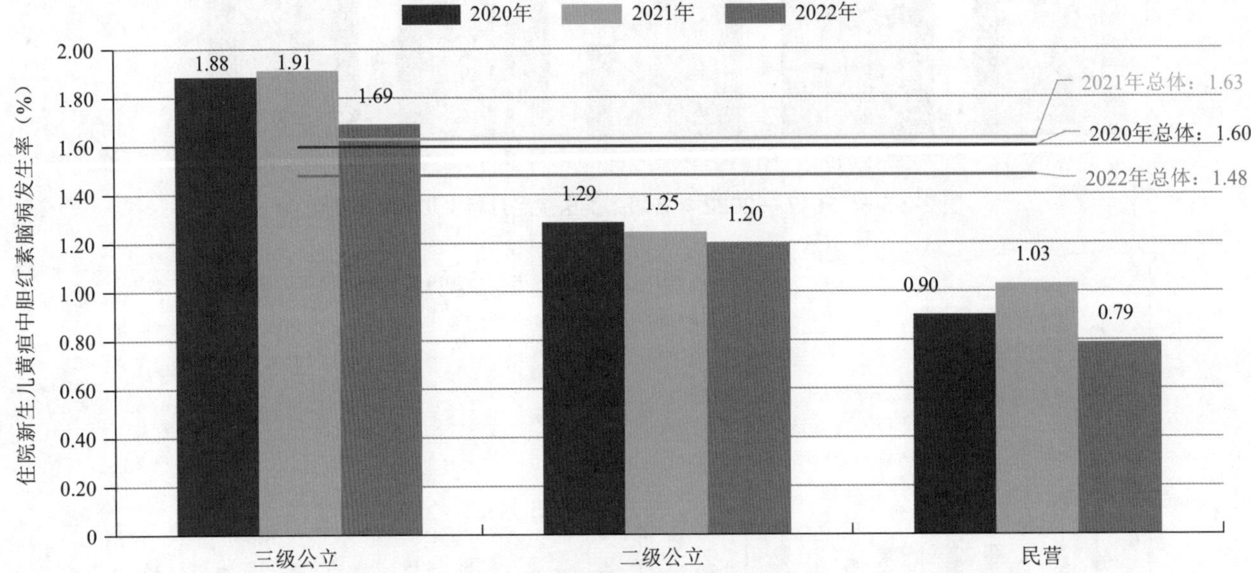

图 2-2-6-1　2020—2022 年各级各类医院住院新生儿黄疸中胆红素脑病发生率

2020—2022 年各省（自治区、直辖市）住院新生儿黄疸中胆红素脑病发生率如图 2-2-6-2 所示。2022 年住院新生儿黄疸中胆红素脑病发生率较高的是青海（6.36%）、西藏（5.67%）、重庆（4.82%）和宁夏（3.11%），较低的是浙江（0.18%）、上海（0.11%）和北京（0.10%）。

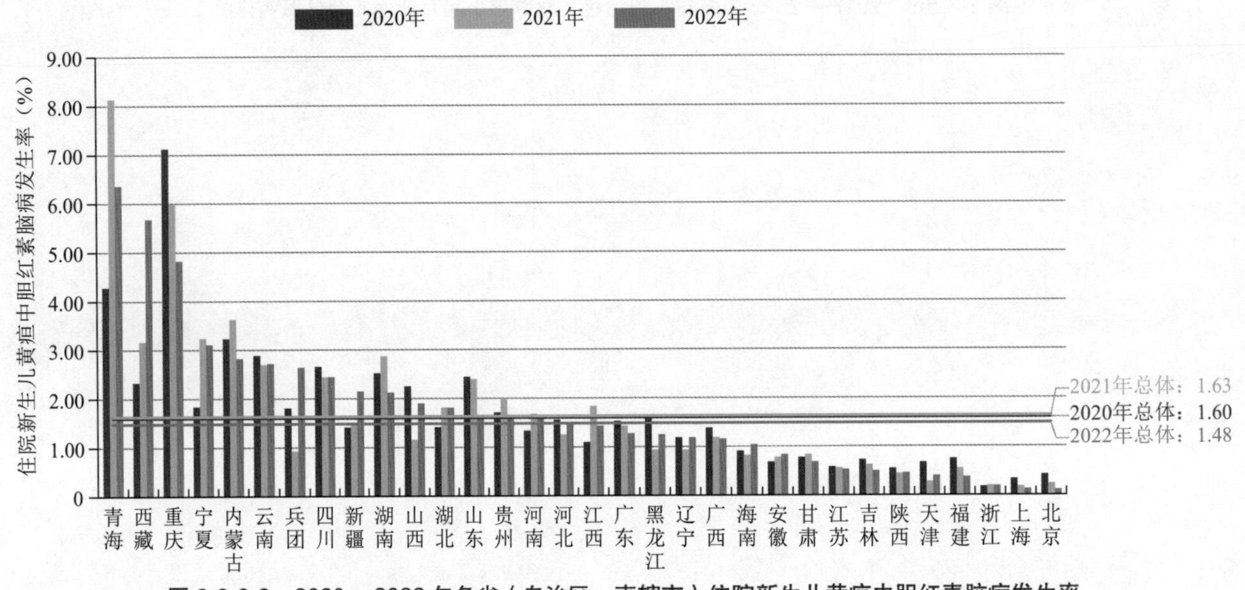

图 2-2-6-2　2020—2022 年各省（自治区、直辖市）住院新生儿黄疸中胆红素脑病发生率

二、川崎病冠状动脉病变发生率

2022 年全国川崎病冠状动脉病变发生率总体为 8.50%，较 2021 年增加 7.87%。其中，三级公立医院为 9.81%，较 2021 年增加 9.12%；二级公立医院为 1.63%，较 2021 年增加 3.16%；民营医院为 3.30%，较 2021 年增加 15.38%（图 2-2-6-3）。

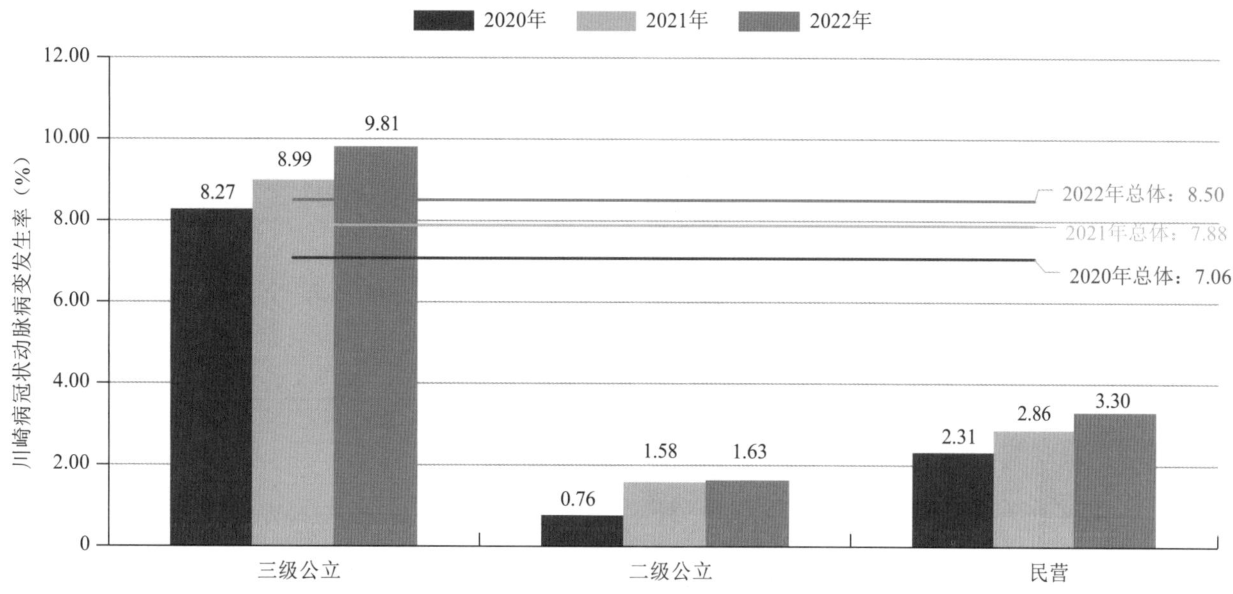

图 2-2-6-3 2020—2022 年各级各类医院川崎病冠状动脉病变发生率

2020—2022 年各省（自治区、直辖市）川崎病冠状动脉病变发生率如图 2-2-6-4 所示。2022 年川崎病冠状动脉病变发生率较高的是重庆（28.82%）、北京（26.69%）、上海（19.13%）、云南（14.42%），较低的是新疆（2.05%）、青海（0）和西藏（0）。

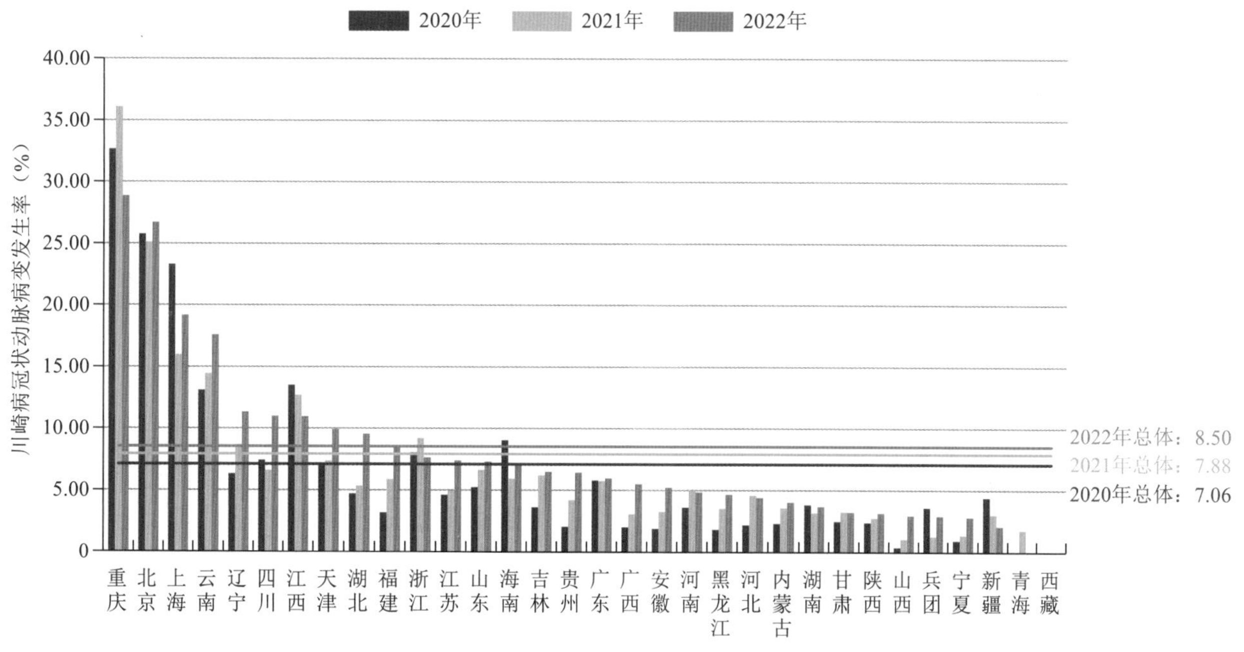

图 2-2-6-4 2020—2022 年各省（自治区、直辖市）川崎病冠状动脉病变发生率

三、川崎病相关病死率

2022 年全国川崎病相关病死率总体为 0.04%，较 2021 年降低 58.16%。其中，三级公立医院为 0.03%，较 2021 年降低 56.90%；二级公立医院为 0.15%，较 2021 年降低 41.70%（图 2-2-6-5）。

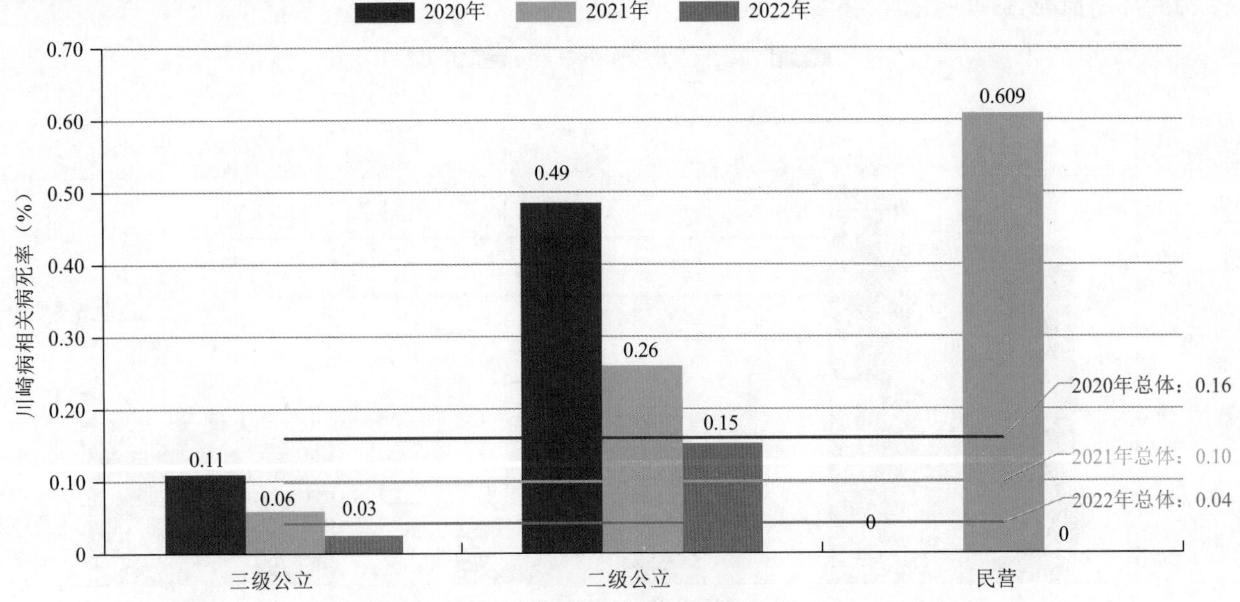

图 2-2-6-5　2020—2022 年各级各类医院川崎病相关病死率

2020—2022 年各省（自治区、直辖市）川崎病相关病死率如图 2-2-6-6 所示。2022 年川崎病相关病死率较高的是重庆（0.64%）和浙江（0.32%），其余均为 0。

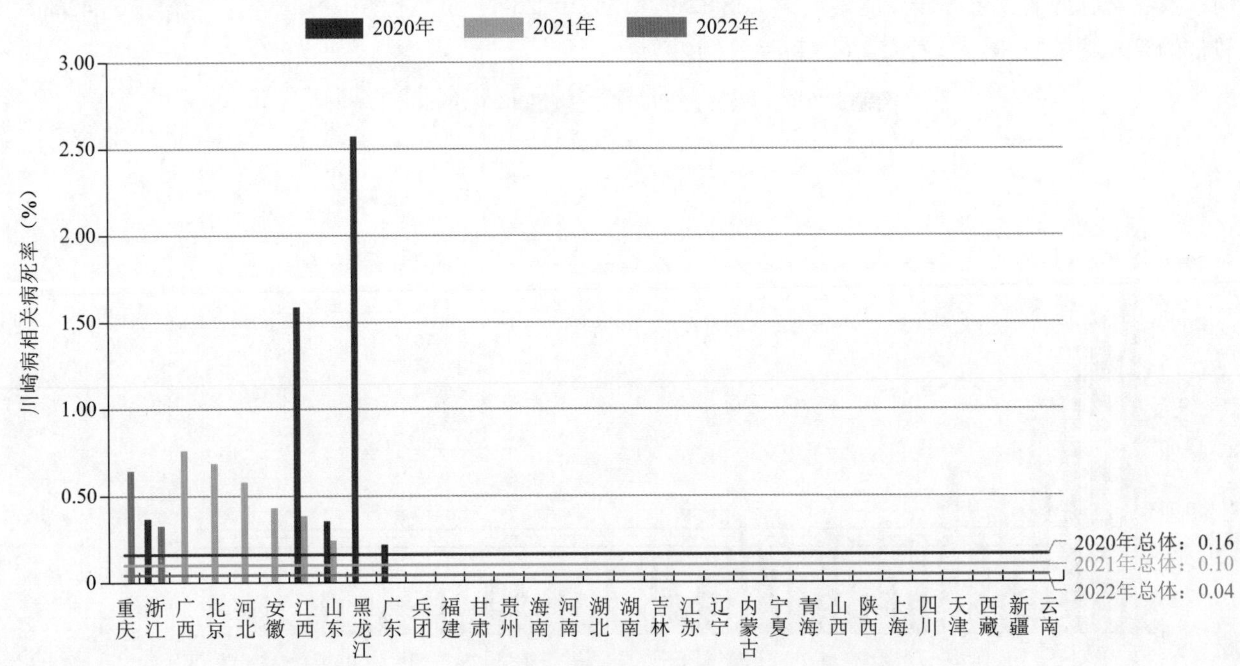

图 2-2-6-6　2020—2022 年各省（自治区、直辖市）川崎病相关病死率

四、儿童癫痫诊断分型率

2022 年全国儿童癫痫诊断分型率总体为 28.10%，较 2021 年增加 9.30%。其中，三级公立医院为 30.00%，较 2021 年增加 7.99%；二级公立医院为 13.70%，较 2021 年增加 17.58%；民营医院为 21.60%，较 2021 年增加 24.10%（图 2–2–6–7）。

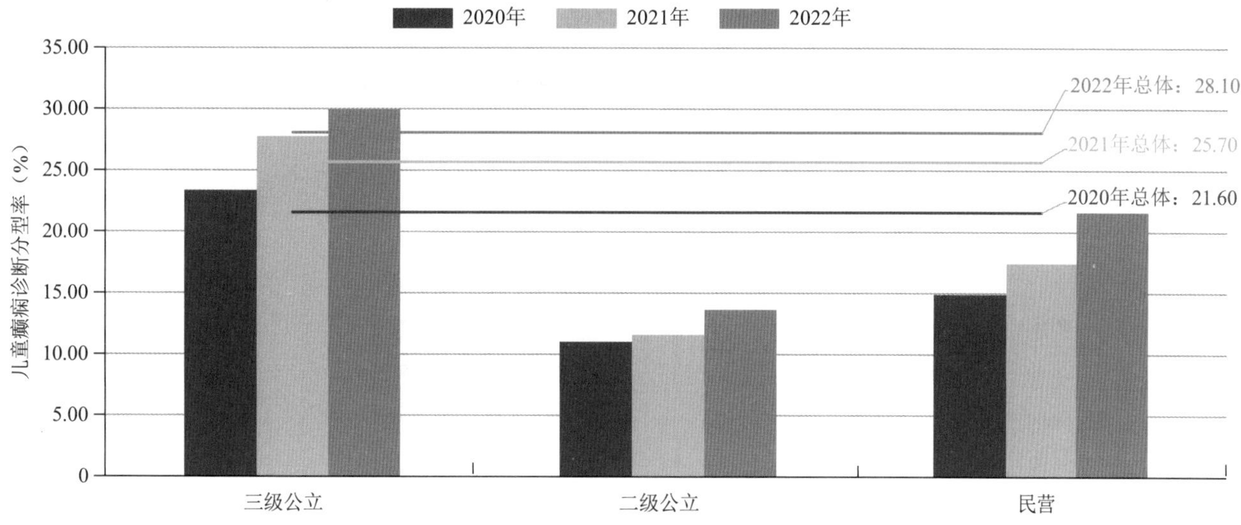

图 2-2-6-7 2020—2022 年各级各类医院儿童癫痫诊断分型率

2020—2022 年各省（自治区、直辖市）儿童癫痫诊断分型率如图 2–2–6–8 所示。2022 年儿童癫痫诊断分型率较高的是北京（56.20%）、兵团（51.90%）和上海（51.30%），较低的是山西（9.90%,）、青海（7.60%）和海南（5.90%）。

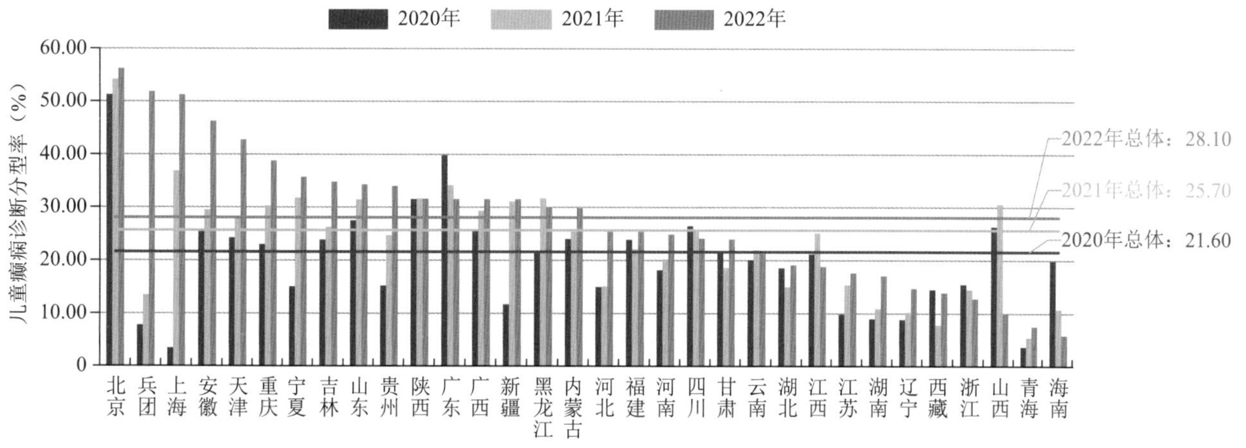

图 2-2-6-8 2020—2022 年各省（自治区、直辖市）儿童癫痫诊断分型率

第七节　眼科专业

本专业数据来源于 NCIS 全国医疗质量抽样调查系统，共收集 5548 家设置眼科专业的医院的 2022 年度数据进行分析。其中，三级医院 1959 家，二级医院 3534 家，未定级医院 55 家。

一、青光眼患者前房角镜检查开展率

2022 年全国青光眼患者前房角镜检查开展率为 59.60%，较 2021 年的 63.00% 略有下降（下降 3.40 个百分点）。其中，三级公立综合医院为 81.00%，三级民营综合医院为 72.00%，二级公立综合医院为 46.00%，二级民营综医院为 40.00%，眼科专科医院为 91.00%（图 2-2-7-1）。

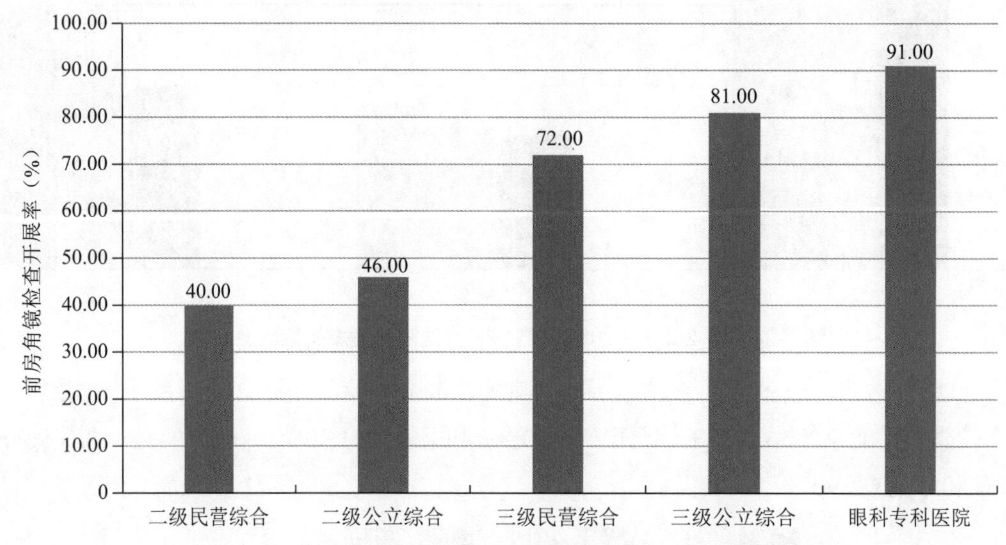

图 2-2-7-1　2022 年各级各类医院青光眼患者前房角镜检查开展率

从省级维度看，2022 年上海开展率最高，西藏开展率最低。贵州等 7 个省（自治区、直辖市）前房角镜检查开展率有所上升（图 2-2-7-2）。

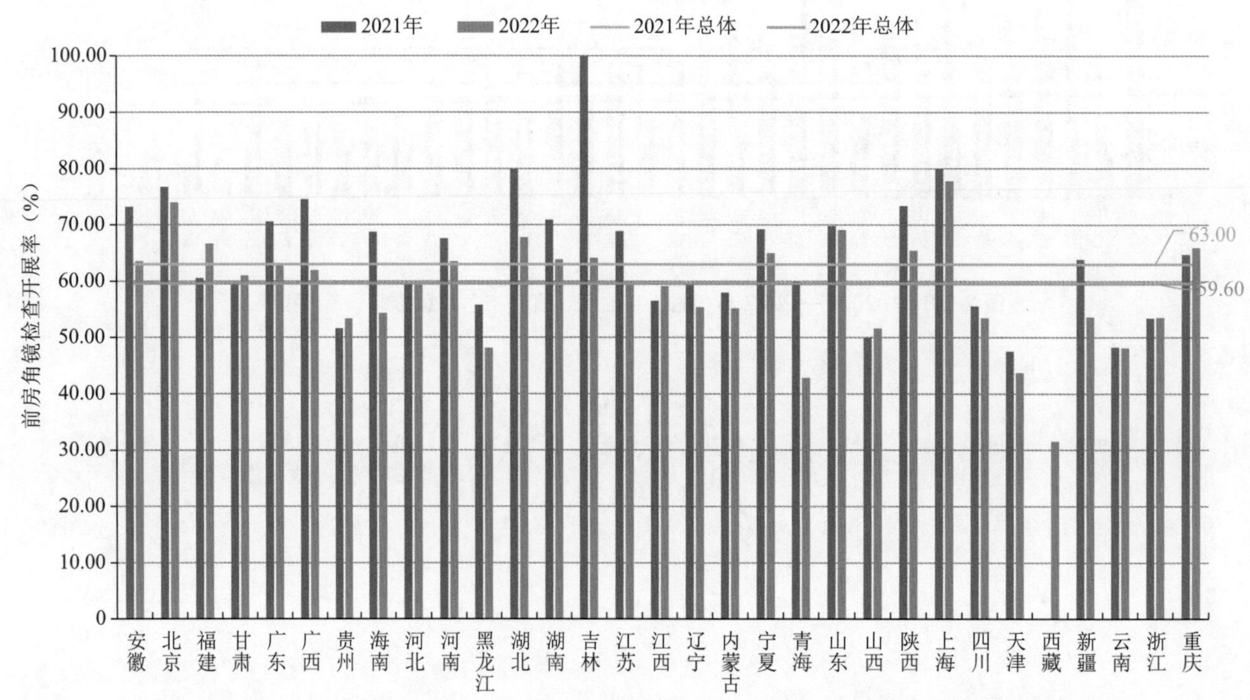

图 2-2-7-2　2021 年与 2022 年各省（自治区、直辖市）医院青光眼患者前房角镜检查开展率

二、糖尿病患者白内障术前或术后 1 个月内眼底检查率

2022 年糖尿病患者白内障术前或术后 1 个月内眼底检查率为 87.00%，较 2021 年（88.00%）略有下降。其中，三级公立综合医院为 88.00%，三级民营综合医院为 86.20%，二级公立综合医院为 83.20%，二级民营综合医院为 79.80%，眼科专科医院为 91.90%（图 2-2-7-3）。

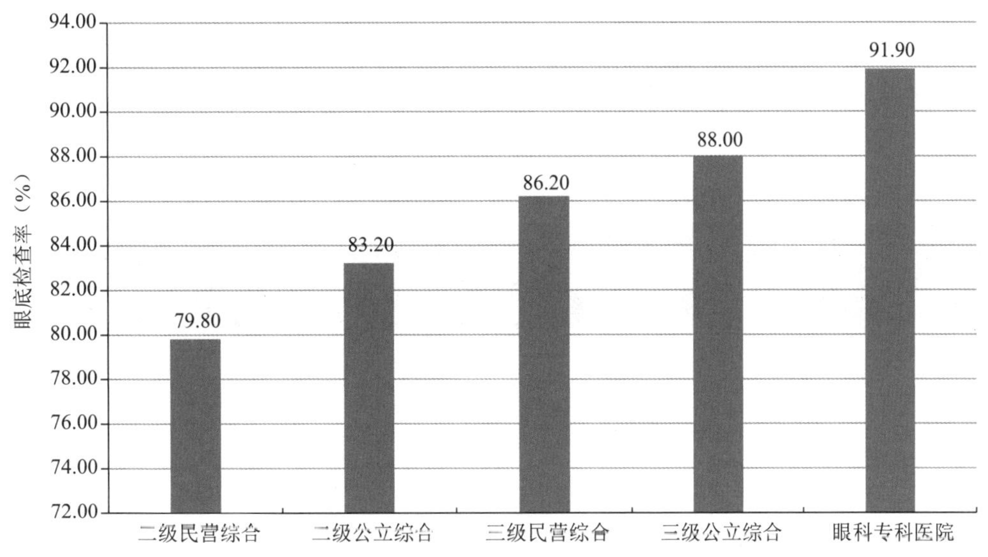

图 2-2-7-3　2022 年各级各类医院糖尿病患者白内障术前或术后 1 个月内眼底检查率

从省级维度看，北京等 14 个省（自治区、直辖市）糖尿病患者白内障术前或术后 1 个月内眼底检查率略有下降（图 2-2-7-4）。

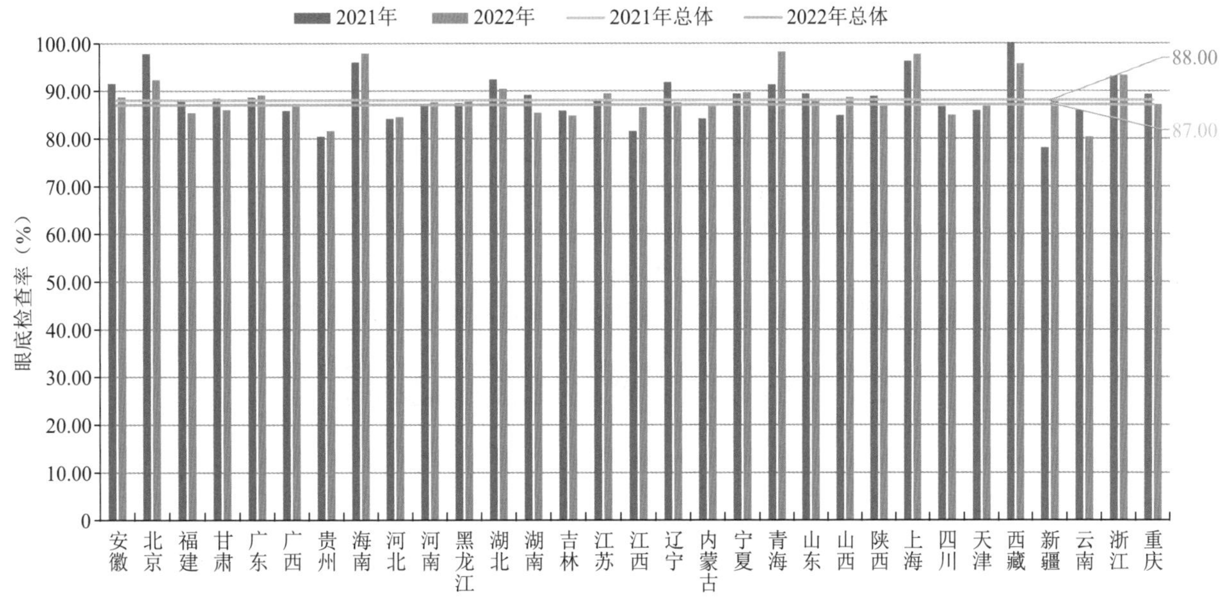

图 2-2-7-4　2021 年与 2022 年各省（自治区、直辖市）医院糖尿病患者白内障术前或术后 1 个月内眼底检查率

第八节 口腔专业

2022 年口腔专业的数据来源于 NCIS 全国医疗质量抽样调查系统。

一、橡皮障隔离术在根管治疗中的使用率

2022 年纳入 2990 家医院数据进行分析，全国橡皮障隔离术在根管治疗中的使用率总体为 33.82%，与 2021 年（30.04%）相比提高 3.78 个百分点，与 2020 年（27.39%）相比提高 6.43 个百分点（表 2-2-8-1）。从省级维度看，山西、天津、福建的使用率排名靠前（图 2-2-8-1）。

表 2-2-8-1 2020—2022 年橡皮障隔离术在根管治疗中的使用率（%）

年份	三级		二级		二级以下		总体
	公立	民营	公立	民营	公立	民营	
2022 年	52.66	51.34	36.35	52.52	18.95	25.90	33.82
2021 年	48.93	68.99	34.82	29.86	15.26	31.57	30.04
2020 年	51.38	56.24	31.11	32.56	11.88	29.27	27.39

注：在分析口腔门诊相关质控指标数据时，根据实际开放牙椅数，牙椅 60 台及以上的医院比照三级医院进行分析，牙椅 20 ～ 59 台的医院比照二级医院进行分析，牙椅 3 ～ 19 台的医院比照二级以下医院进行分析。

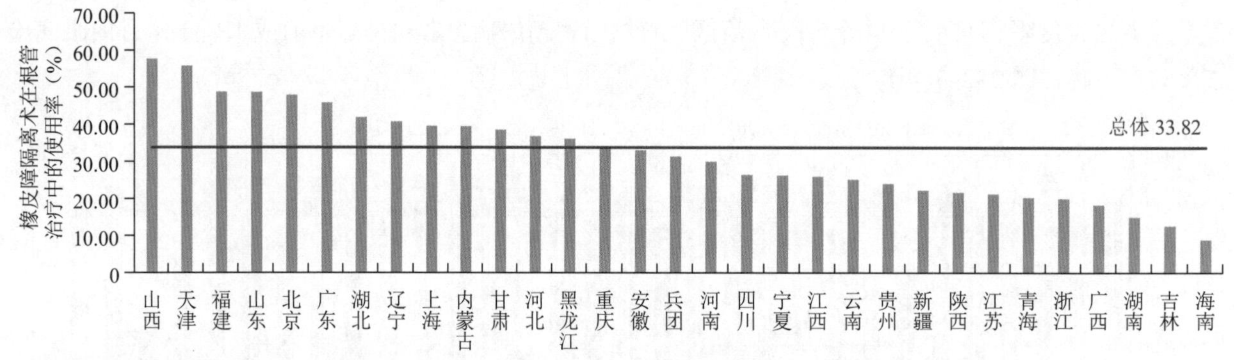

注：省级维度比较时，排除纳入统计医院数量不足 5 家（含）的省（自治区、直辖市）。

图 2-2-8-1 2022 年各省（自治区、直辖市）橡皮障隔离术在根管治疗中的使用率

二、口腔门诊 7 类常见并发症总体发生率

2022 年纳入 2990 家医院数据进行分析，口腔门诊患者共计 86 051 178 人次，门诊 7 类常见并发症共发生 88 233 例次，总体发生率为 0.10%，与 2021 年（0.13%）相比下降 0.03 个百分点，与 2020 年（0.15%）相比下降 0.05 个百分点。按照发生率排序，排名前 5 位的并发症依次为口腔软组织损伤、门诊手术并发症、根管内器械分离（根管治疗断针）、种植体脱落、治疗牙位错误（表 2-2-8-2、图 2-2-8-2），内蒙古、青海、广西总体发生率相对偏高（图 2-2-8-3）。

表 2-2-8-2 2022 年口腔门诊 7 类常见并发症在每家医院的年均发生人次

常见并发症	三级		二级		二级以下		均值
	公立	民营	公立	民营	公立	民营	
口腔软组织损伤	18.60	11.93	23.62	7.52	11.09	6.85	12.52
门诊手术并发症	53.64	62.57	15.34	6.02	6.31	3.41	9.20

续表

常见并发症	三级		二级		二级以下		均值
	公立	民营	公立	民营	公立	民营	
根管内器械分离（根管治疗断针）	14.97	14.57	11.26	4.05	4.06	2.77	5.34
种植体脱落	28.68	22.21	3.27	8.08	0.38	1.45	2.24
治疗牙位错误	0.19	0.14	0.16	0.03	0.08	0.02	0.09
误吞或误吸异物	0.58	0.21	0.17	0.07	0.04	0.04	0.08
拔牙错误	0.26	0.21	0.05	0.02	0.02	0.01	0.03
合计	116.93	111.86	53.86	25.80	21.98	14.55	29.51

注：在分析口腔门诊相关质控指标数据时，根据实际开放牙椅数，牙椅 60 台及以上的医院比照三级医院进行分析，牙椅 20 ～ 59 台的医院比照二级医院进行分析，牙椅 3 ～ 19 台的医院比照二级以下医院进行分析。

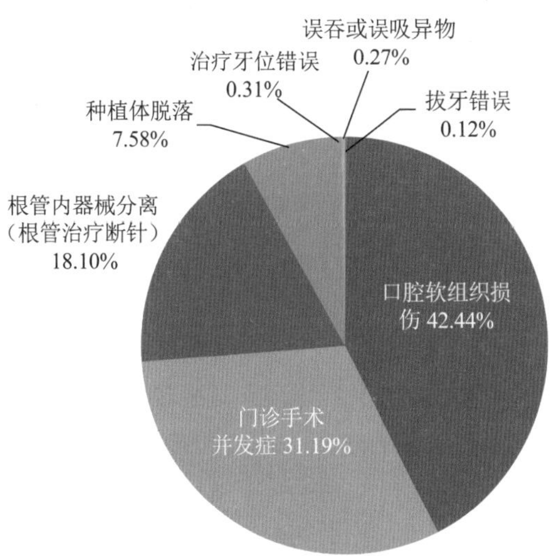

图 2-2-8-2　2022 年口腔门诊 7 类常见并发症构成

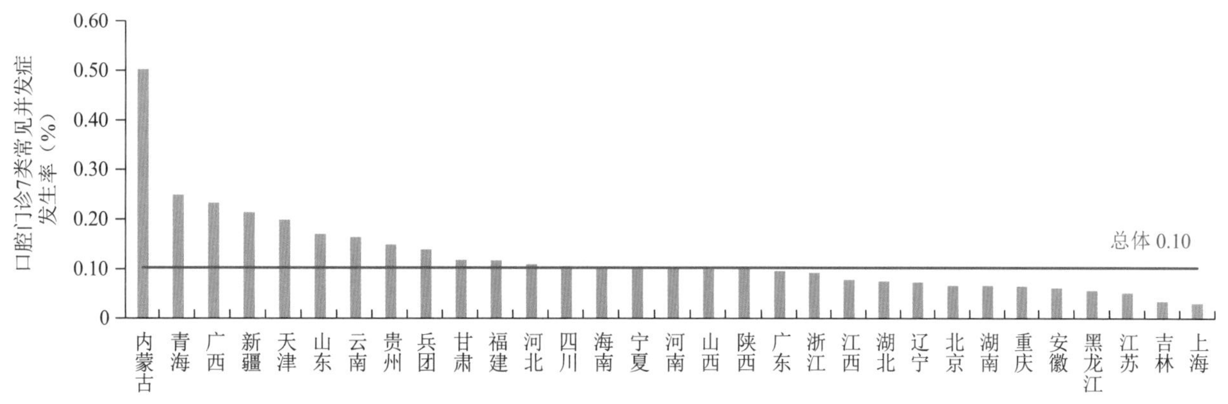

注：省级维度比较时，排除纳入统计医院数量不足 5 家（含）的省（自治区、直辖市）。

图 2-2-8-3　2022 年各省（自治区、直辖市）口腔门诊 7 类常见并发症发生率

三、口腔住院手术患者 9 类常见并发症总体发生率

2022 年纳入 957 家医院数据进行分析，共计口腔住院手术患者 394 497 例次，手术患者 9 类常见并发症共发生 2932 例次，总体发生率为 0.74%，与 2021 年（0.85%）相比下降 0.11 个百分点，与 2020 年（1.03%）相比下降 0.29 个百分点。按照发生率排序，排名前 5 位的并发症依次为手术后出

血或血肿、与手术/操作相关感染、手术后生理/代谢紊乱、手术后呼吸道并发症、手术伤口裂开（表 2-2-8-3，图 2-2-8-4），宁夏、重庆、广西总体发生率相对偏高（图 2-2-8-5）。

表 2-2-8-3　2022 年口腔住院手术患者 9 类常见并发症在每家医院的年均发生人次

常见并发症	三级		二级		二级以下		均值
	公立	民营	公立	民营	公立	民营	
手术后出血或血肿	3.61	11.50	1.51	1.77	0.38	0.13	0.94
与手术/操作相关感染	3.90	0.00	1.34	0.08	0.18	0.31	0.76
手术后生理/代谢紊乱	1.32	0.00	1.15	0.38	0.14	0.00	0.47
手术后呼吸道并发症	1.68	0.00	0.42	0.08	0.11	0.09	0.31
手术伤口裂开	0.96	0.50	0.54	0.23	0.12	0.13	0.29
手术后深静脉血栓	0.53	0.00	0.52	0.08	0.04	0.03	0.19
手术后败血症	0.13	0.00	0.11	0.08	0.02	0.00	0.05
手术后肺栓塞	0.31	0.00	0.03	0.00	0.02	0.00	0.04
手术过程中异物遗留	0.17	0.00	0.01	0.00	0.00	0.00	0.02
合计	12.61	12.00	5.63	2.69	1.00	0.69	3.06

注：在分析口腔住院相关质控指标数据时，根据编制床位数（口腔医学相关），床位 50 张及以上的医院比照三级医院进行分析，床位 15 ～ 49 张的医院比照二级医院进行分析，床位 1 ～ 14 张的医院比照二级以下医院进行分析。

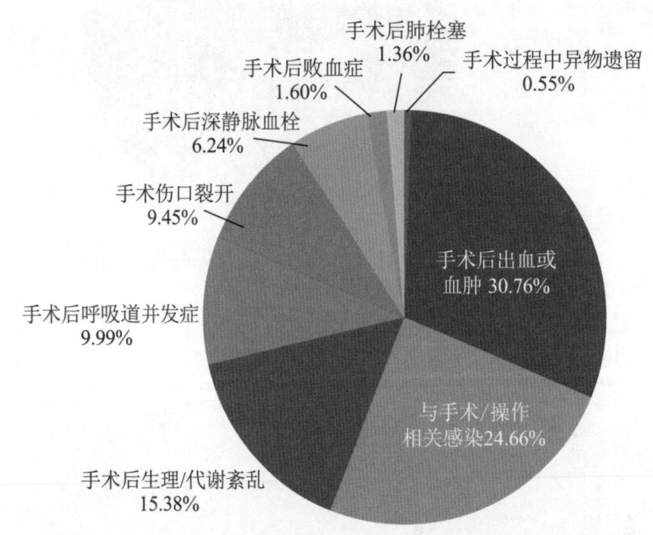

图 2-2-8-4　2022 年口腔住院手术患者 9 类常见并发症构成

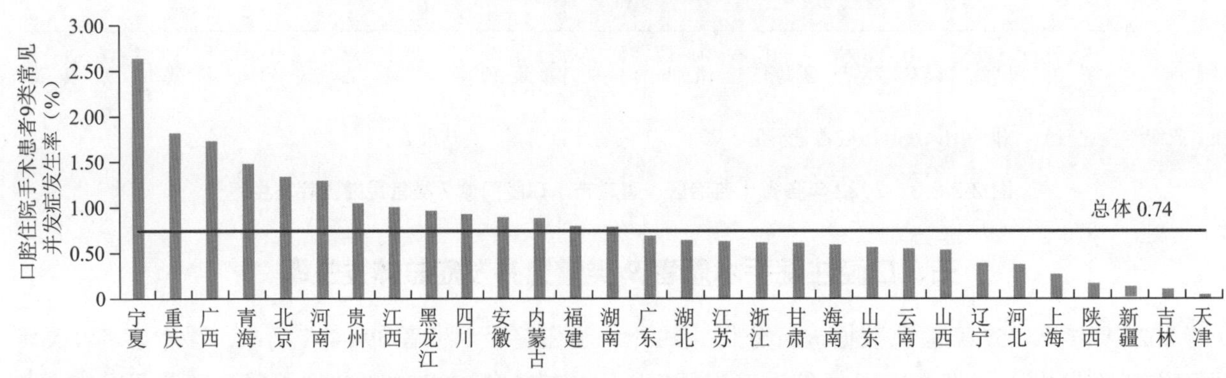

注：省级维度比较时，排除纳入统计医院数量不足 5 家（含）的省（自治区、直辖市）。

图 2-2-8-5　2022 年各省（自治区、直辖市）口腔住院手术患者 9 类常见并发症发生率

第九节 感染性疾病专业

本专业数据来源于 NCIS 全国医疗质量数据抽样调查系统，共有 6391 家医院上报感染性疾病专业数据。其中，三级公立综合医院 1693 家，三级民营综合医院 153 家，二级公立综合医院 3267 家，二级民营综合医院 1069 家，儿童专科医院 58 家，传染病专科医院 151 家。设置感染性疾病专业的医院 3624 家，感染性疾病专业设置率为 56.70%。

一、呼吸道病原体核酸检测覆盖率

2022 年在 3624 家设置感染性疾病专业的医院中，有 3605 家（99.48%，3605/3624）医院开展呼吸道病原体核酸检测（至少包括新型冠状病毒、甲型流感病毒、乙型流感病毒、副流感病毒、呼吸道合胞病毒、鼻病毒、腺病毒、肺炎支原体、肺炎衣原体等 9 种病原体中的 1 种），较 2021 年（2075 家）增长 73.73%（表 2-2-9-1）。

表 2-2-9-1 2022 年全国医院开展呼吸道病原体检测情况

呼吸道病原体检测项目	开展检测的医院数（家）	开展检测的医院占比（%）
新型冠状病毒核酸检测	3569	0.9900
甲型流感病毒核酸检测	2470	0.6852
支原体核酸检测	2223	0.6664
乙型流感病毒核酸检测	2214	0.6141
衣原体核酸检测	1823	0.5057
呼吸道合胞病毒病毒核酸	1743	0.4835
腺病毒核酸检测	1546	0.4288
副流感病毒核酸检测	1400	0.3883
鼻病毒核酸检测	1135	0.3148
新型冠状病毒 + 流感病毒 [甲型流感病毒和（或）乙型流感病毒]	2488	0.6902

2022 年 3605 家医院呼吸道病原体核酸检测覆盖率为 55.86%，二级传染病专科医院呼吸道病原体核酸检测覆盖率最高（59.72%），二级民营综合医院最低（52.55%）（图 2-2-9-1）。

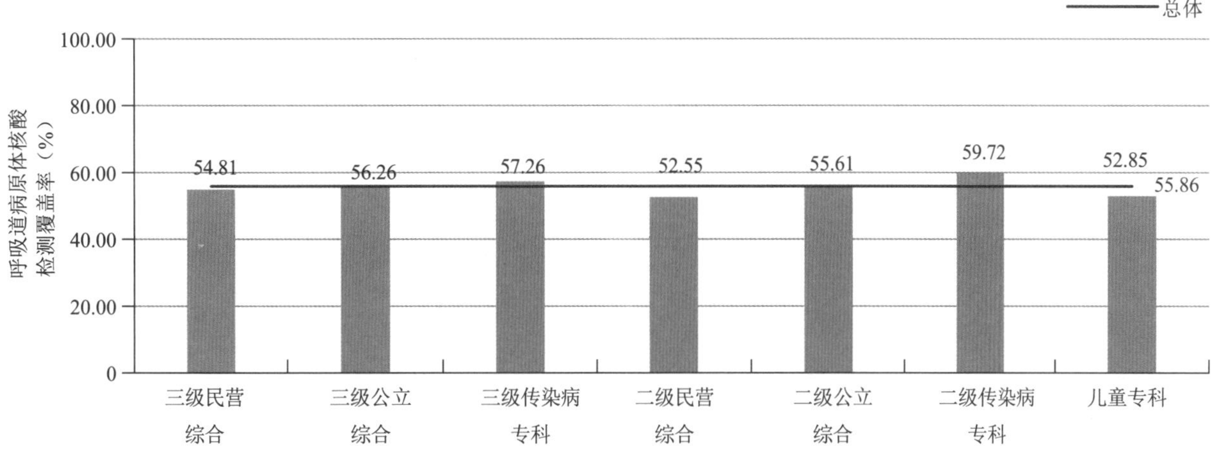

图 2-2-9-1 2022 年各级各类医院呼吸道病原体核酸检测覆盖率

二、呼吸道感染性疾病核酸检测率

2022 年各级各类医院呼吸道感染性疾病核酸检测率为 90.87%，较 2021 年（82.36%）增加 10.33%，超过目标值（84.00%）6.87 个百分点。按医院类别比较，三级传染病专科医院最高（95.70%），儿童专科医院最低（87.24%）（图 2-2-9-2）。按省级维度比较，河北最高（94.61%），兵团最低（85.18%）（图 2-2-9-3）。

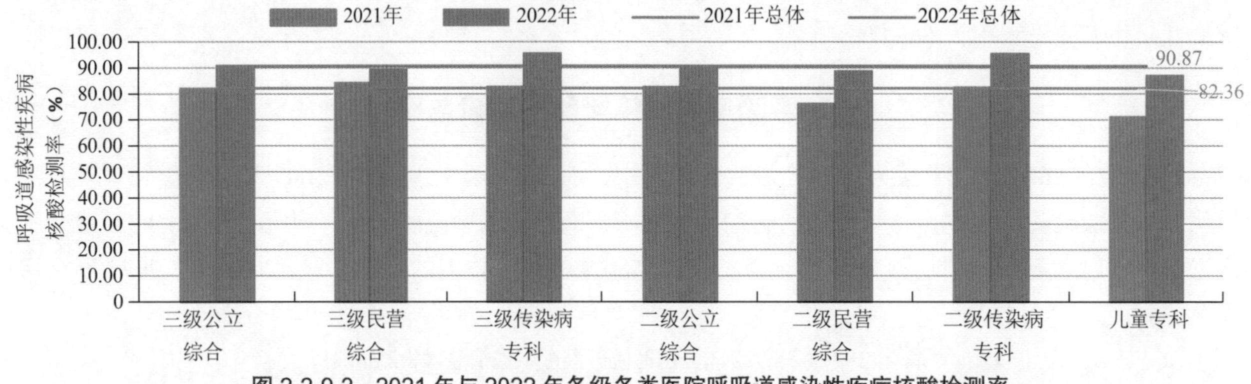

图 2-2-9-2 2021 年与 2022 年各级各类医院呼吸道感染性疾病核酸检测率

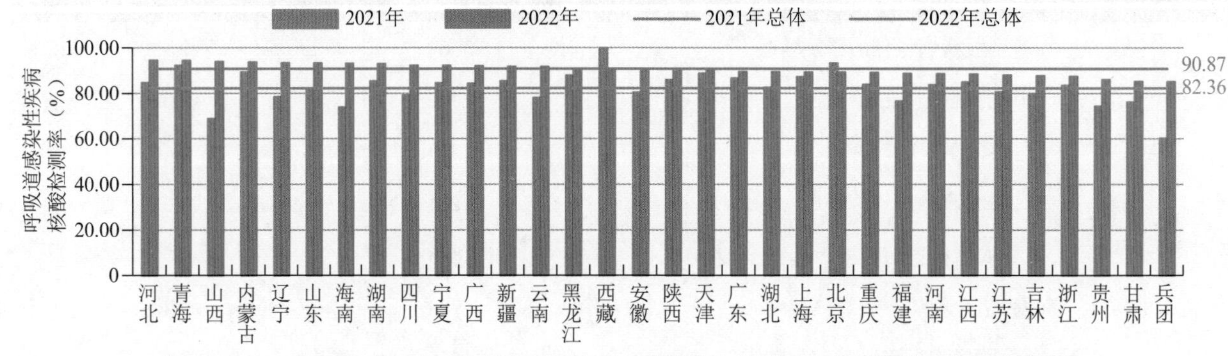

图 2-2-9-3 2021 年与 2022 年各省（自治区、直辖市）医院呼吸道感染性疾病核酸检测率

三、全国住院患者中肝病合并腹水腹腔穿刺率与抗菌药物使用率

2022 年全国医院肝病合并腹水患者腹腔穿刺率为 36.44%，其中二级传染病专科医院最高（49.62%），二级公立综合医院次之（39.28%），儿童专科医院最低（1.66%）（图 2-2-9-4）。抗菌药物使用率均值为 45.25%，其中二级传染病专科医院最高（52.44%），二级民营综合医院次之（51.86%），儿童专科医院最低（10.78%）（图 2-2-9-5）。

与 2020 年比较，近 2 年各级各类医院肝病合并腹水患者腹腔穿刺率均有下降；但与 2021 年比较，2022 年二级传染病专科、二级民营综合、三级民营综合和二级公立综合医院腹腔穿刺率均有提升。近 3 年各级各类医院肝病合并腹水患者抗菌药物使用率呈波动性下降趋势。

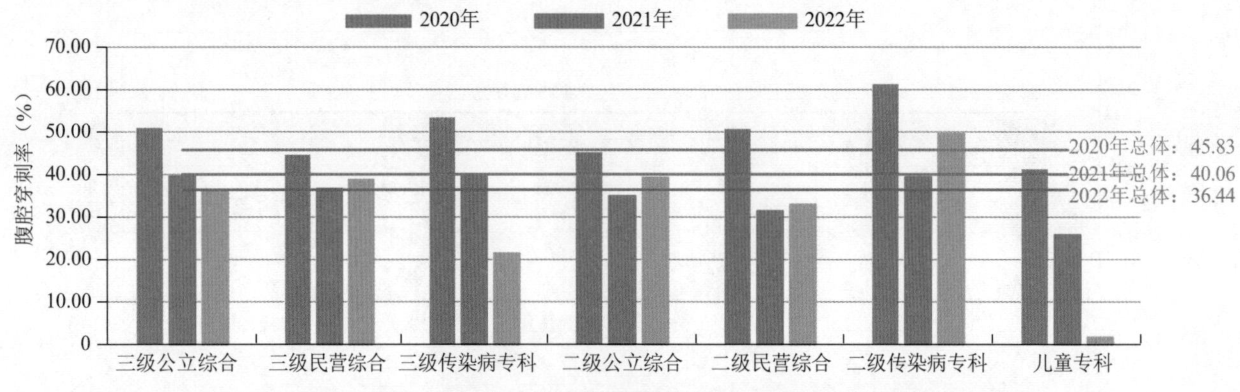

图 2-2-9-4 2020—2022 年各级各类医院住院患者中肝病合并腹水腹腔穿刺率

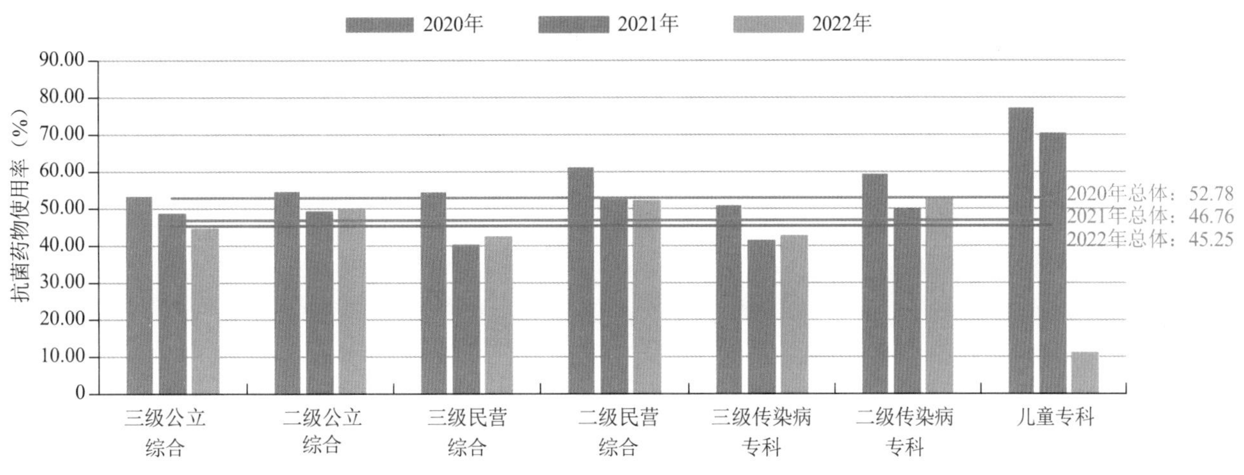

图 2-2-9-5 2020—2022 年各级各类医院住院患者中肝病合并腹水抗菌药物使用率

2022 年各省（自治区、直辖市）医院肝病合并腹水患者腹腔穿刺率，江西最高（56.38%），黑龙江最低（11.69%）；抗菌药物使用率，青海最高（63.45%），黑龙江最低（17.03%）。抗菌药物使用率与腹腔穿刺率率差比较发现，27 个省（自治区、直辖市）抗菌药物使用率大于腹腔穿刺率，其中排名前 3 位的为四川、青海和上海（图 2-2-9-6、图 2-2-9-7）。

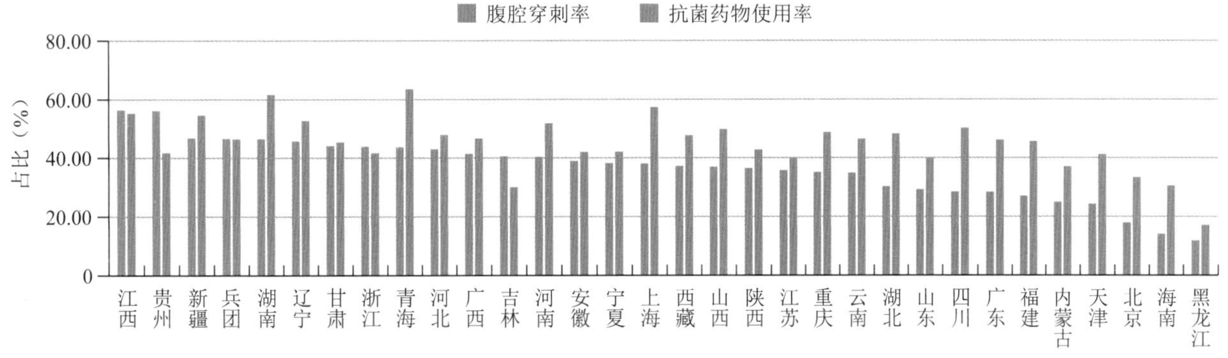

图 2-2-9-6 2022 年各省（自治区、直辖市）医院肝病合并腹水患者腹腔穿刺率和抗菌药物使用率

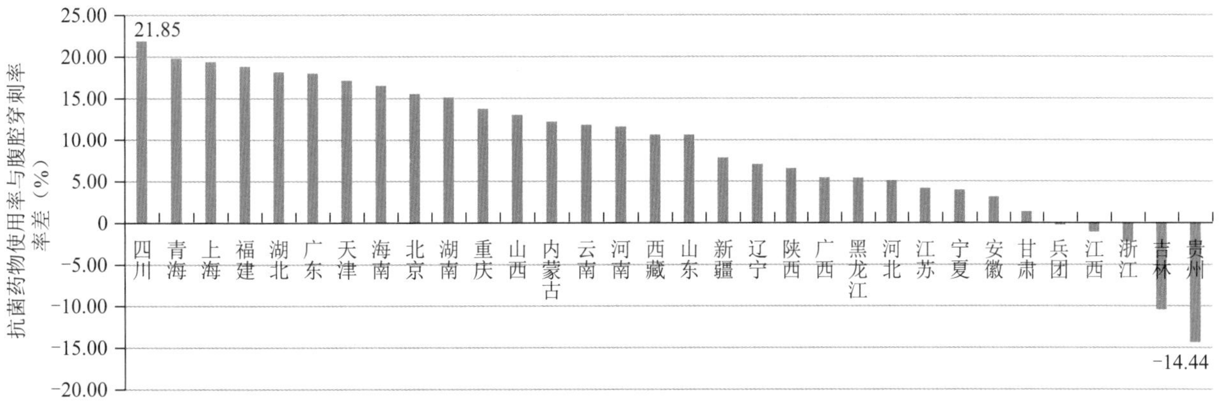

图 2-2-9-7 2022 年各省（自治区、直辖市）医院肝病合并腹水患者抗菌药物使用率与腹腔穿刺率率差

第十节　急诊专业

本专业数据来源于NCIS全国医疗质量抽样调查系统，共收集7315家二级及以上医院2022年1月1日—12月31日的急诊专业相关数据，按照数据填报完整度、逻辑性等原则，经数据清洗后，最终纳入4152家医院数据进行分析。其中，委属委管医院21家，三级公立医院1485家（不包含委属委管医院），二级公立医院2142家，三级民营医院127家及二级民营医院377家。

一、急诊科各级患者比例

规范化预检分诊是急诊患者就诊安全性及高效性的重要保障。按照目前急诊预检分诊标准，Ⅰ级为急危患者，Ⅱ级为急重患者，Ⅲ级为急症患者，Ⅳ为非急症患者。数据显示，2022年委属委管医院超半数急诊就诊患者为Ⅰ、Ⅱ、Ⅲ级，而二级医院Ⅳ级患者占整体急诊患者的70%左右（图2-2-10-1）。与2021年相比，除二级公立医院外，其余各类医院Ⅰ～Ⅲ级患者均有增加，Ⅳ级患者均呈下降趋势（图2-2-10-2）。

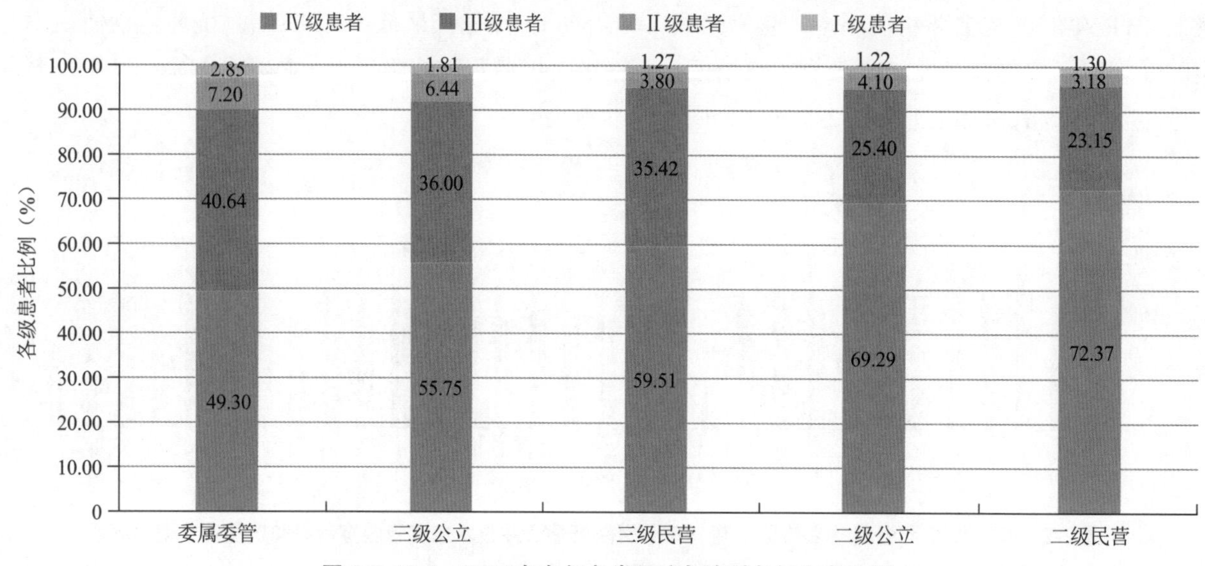

图2-2-10-1　2022年各级各类医院急诊科各级患者比例

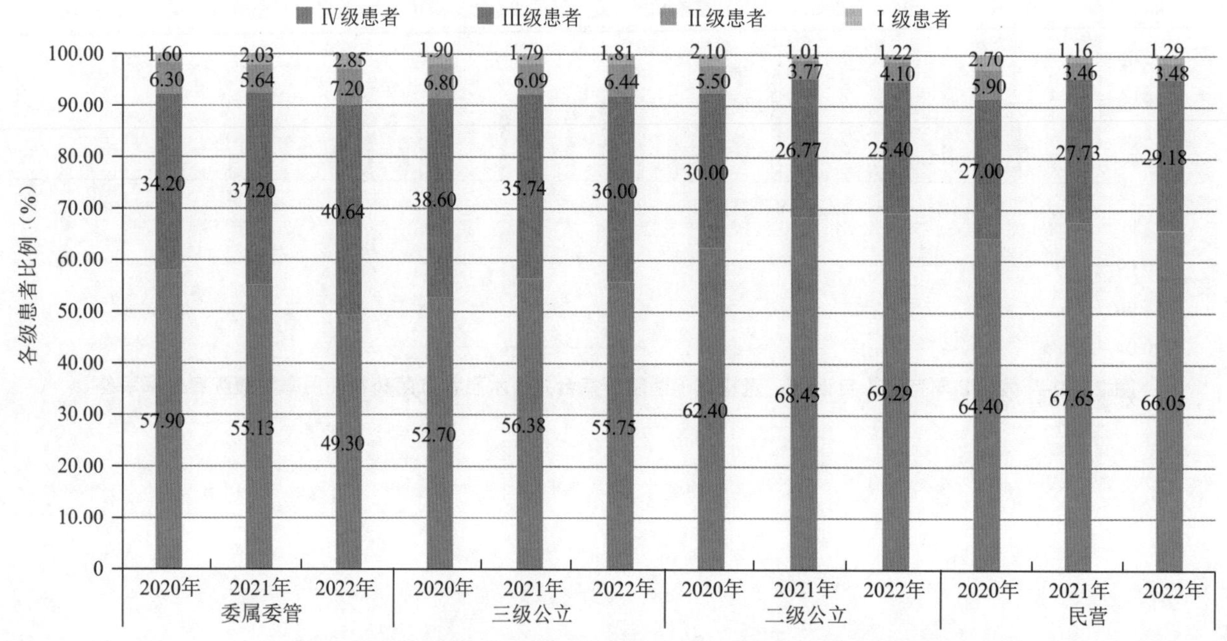

图2-2-10-2　2020—2022年各级各类医院急诊科各级患者比例

二、脓毒症患者 3 小时内抗菌药物使用率

抗菌药物的早期使用能改善脓毒症患者预后，降低死亡率。数据显示，2020—2022 年脓毒症患者 3 小时内抗菌药物使用率在逐年提升（2020 年为 48.74%、2021 年为 75.08%、2022 年为 80.15%）。2022 年除三级民营和二级公立医院外，其余各类医院脓毒症患者 3 小时内抗菌药物使用率均较 2021 年有所提升，其中，二级民营医院提升幅度最大，与 2021 年相比增加 26.64 个百分点（图 2-2-10-3）。

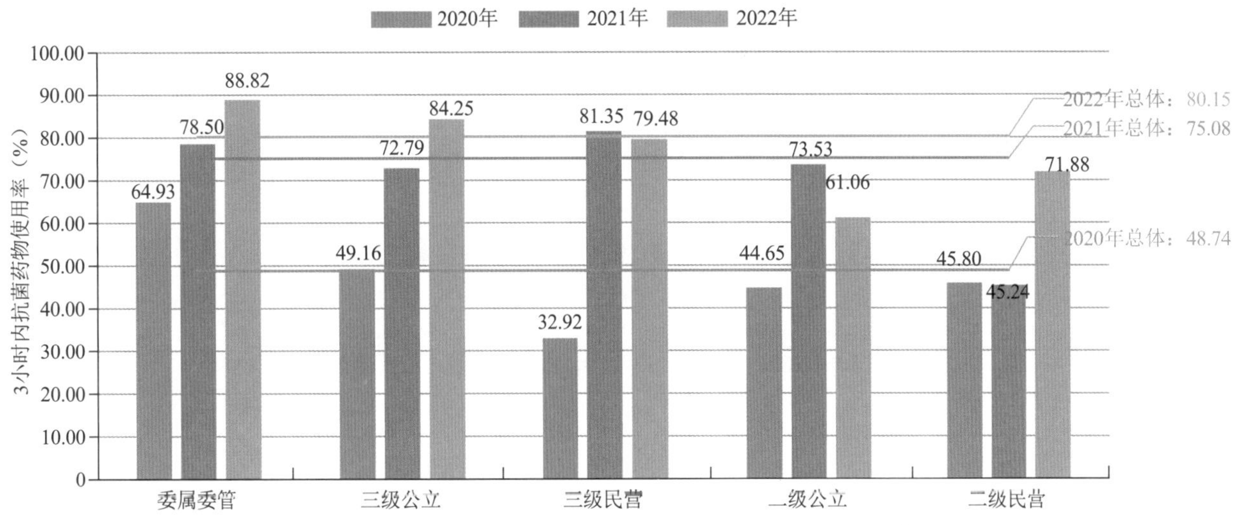

图 2-2-10-3 2020—2022 年各级各类医院脓毒症患者 3 小时内抗菌药物使用率

三、院内心搏骤停复苏成功率

院内心搏骤停复苏成功率是指院内心搏骤停患者经积极抢救后自主循环恢复并持续 20 分钟以上（或体外循环支持下恢复循环），这一指标反映了急诊科的抢救能力。2022 年除民营医院外，其余各类医院院内心搏骤停复苏成功率均较 2021 年略有提升（图 2-2-10-4）。虽然 2020—2022 年全国院内心搏骤停复苏成功率总体差异不大，但省际之间的差异仍然存在。2022 年上海、广西和贵州的院内心搏骤停复苏成功率位居前 3 位，且均较 2021 年有大幅提升（图 2-2-10-5）。

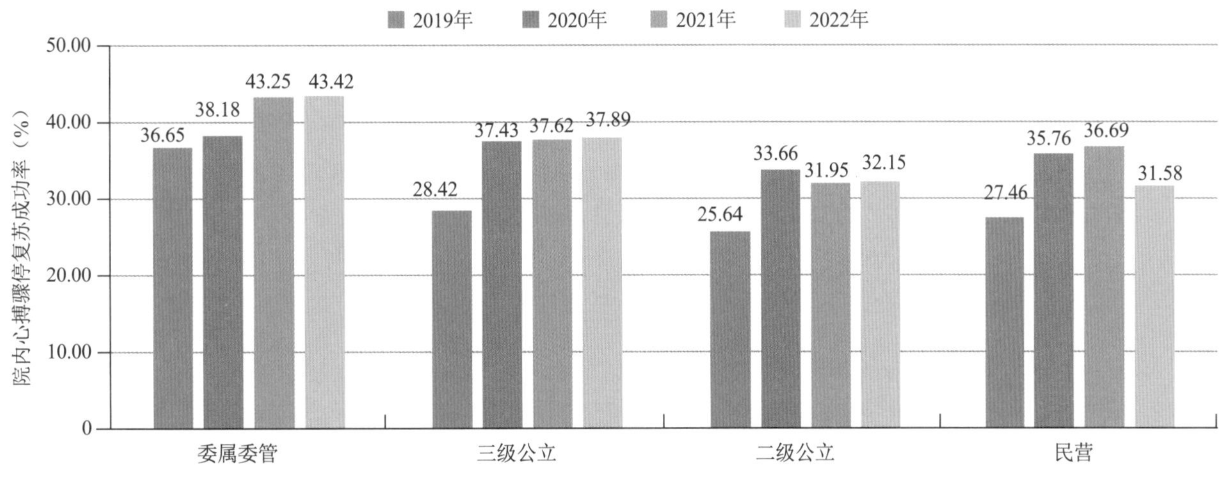

图 2-2-10-4 2019—2022 年各级各类医院院内心搏骤停复苏成功率

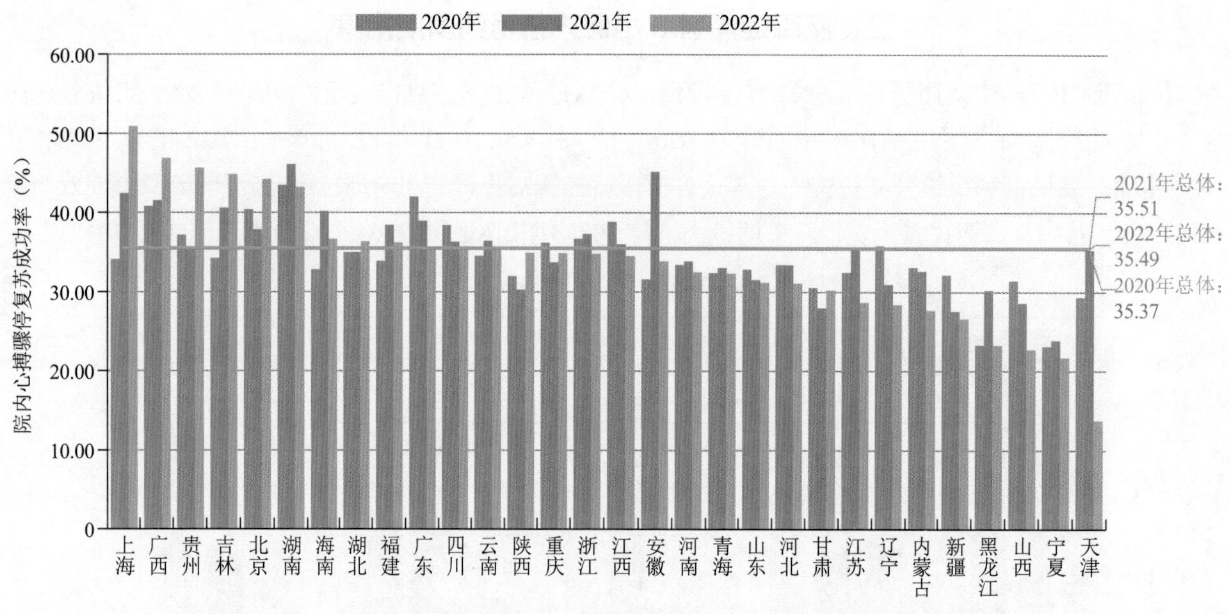

图 2-2-10-5 2020—2022 年各省（自治区、直辖市）院内心搏骤停复苏成功率

第十一节　康复医学专业

本专业数据来源于 NCIS 全国医疗质量抽样调查系统，共有 7250 家医院参与 2022 年数据填报，剔除未设置康复医学病房及数据质量不合格的医院，最终有 3153 家医院住院患者数据纳入分析，包括三级综合医院 1535 家、二级综合医院 1591 家、康复专科医院 27 家（含民营综合医院 204 家）。

2022 年首次开展康复医学科门诊患者相关医疗服务与质量安全数据收集，经分析，康复门诊设置率为 49.48%，经数据清洗，共纳入 3587 家医院进行门诊康复评定率及康复治疗率分析，包括三级综合医院 1712 家、二级综合医院 1848 家、康复专科医院 27 家（含民营综合医院 251 家）。

一、早期康复介入率

2022 年综合医院骨科病房早期（术后 24 ～ 48 小时）康复介入率为 13.98%，其中，髋关节、膝关节置换术后早期康复介入率为 36.45%；脊髓损伤术后早期康复介入率为 23.85%。神经内科病房早期康复介入率为 20.82%，其中，脑卒中早期康复介入率为 41.17%。重症医学科病房早期康复介入率为 21.36%。除重症医学科病房早期康复介入率外，其他指标较 2021 年略有提高。各类型医院重点专业病房及重点病种早期康复介入率见图 2-2-11-1 及图 2-2-11-2。

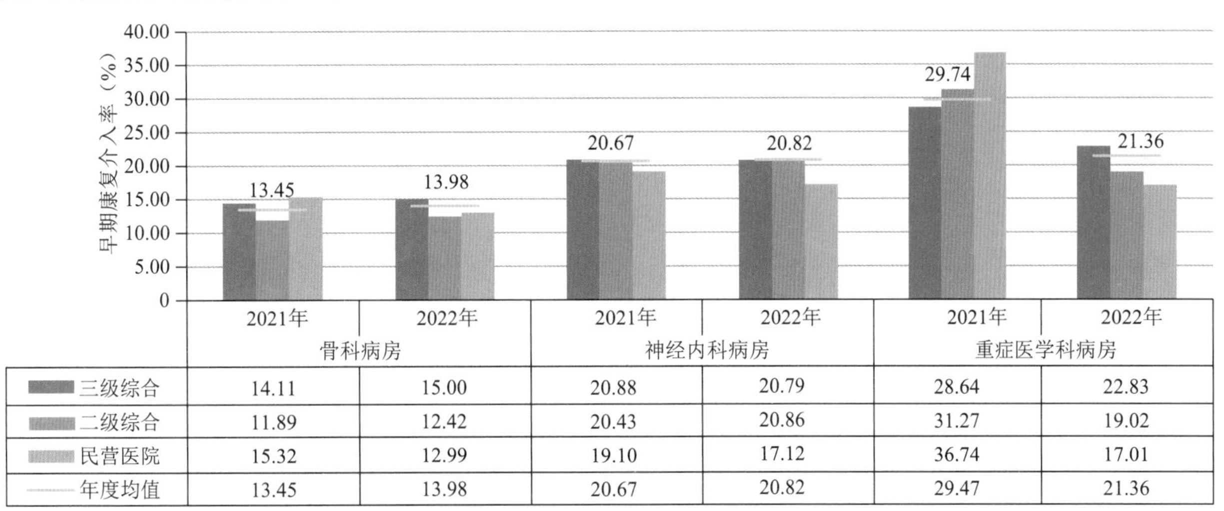

	骨科病房 2021年	骨科病房 2022年	神经内科病房 2021年	神经内科病房 2022年	重症医学科病房 2021年	重症医学科病房 2022年
三级综合	14.11	15.00	20.88	20.79	28.64	22.83
二级综合	11.89	12.42	20.43	20.86	31.27	19.02
民营医院	15.32	12.99	19.10	17.12	36.74	17.01
年度均值	13.45	13.98	20.67	20.82	29.47	21.36

图 2-2-11-1　2021 年与 2022 年各级各类医院各专业病房早期康复介入率

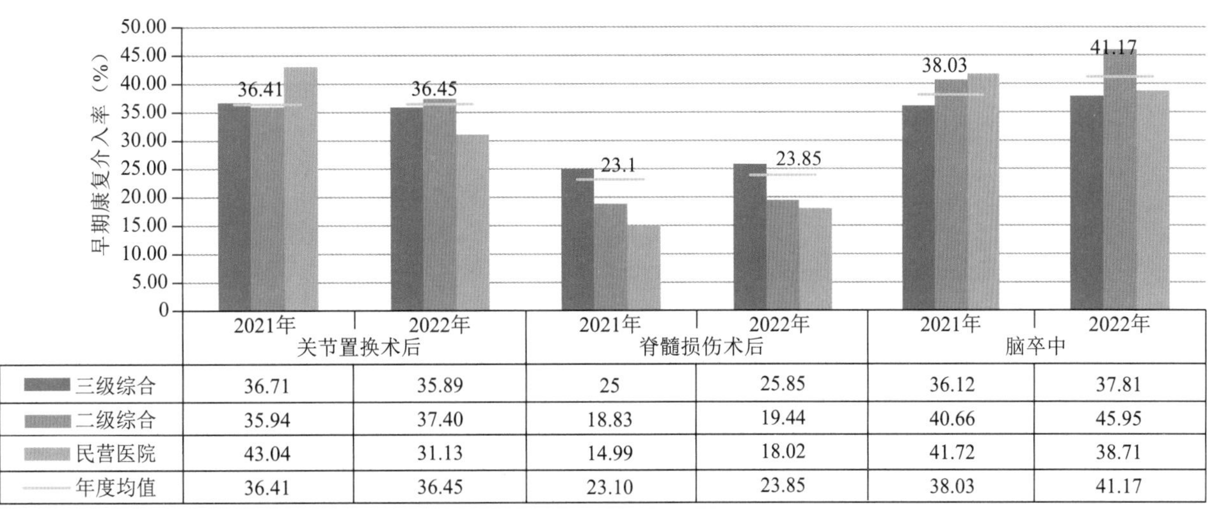

	关节置换术后 2021年	关节置换术后 2022年	脊髓损伤术后 2021年	脊髓损伤术后 2022年	脑卒中 2021年	脑卒中 2022年
三级综合	36.71	35.89	25	25.85	36.12	37.81
二级综合	35.94	37.40	18.83	19.44	40.66	45.95
民营医院	43.04	31.13	14.99	18.02	41.72	38.71
年度均值	36.41	36.45	23.10	23.85	38.03	41.17

图 2-2-11-2　2021 年与 2022 年各级各类医院重点病种早期康复介入率

二、日常生活活动能力改善率

2022 年康复医学科住院患者日常生活活动能力（activities of daily living，ADL）改善率全国总体为 77.61%，较 2021 年的 77.25% 略有升高。各类型医院及重点病种住院患者的 ADL 改善率见图 2-2-11-3。

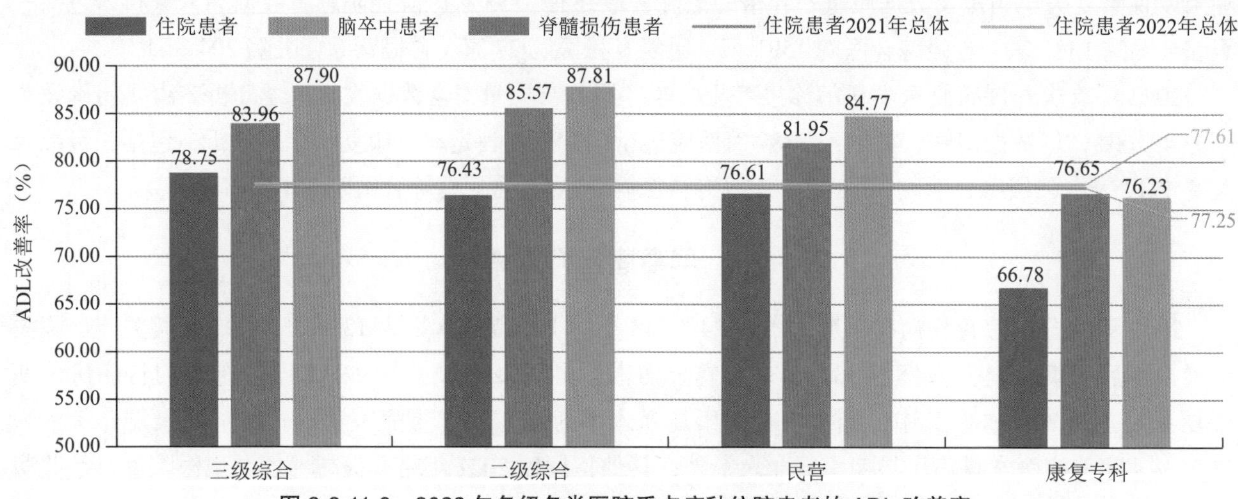

图 2-2-11-3　2022 年各级各类医院重点病种住院患者的 ADL 改善率

三、门诊康复评定率及康复治疗率

2022 年全国综合医院康复医学科门诊康复评定率为 37.30%，康复治疗率为 43.69%；康复医院门诊康复评定率为 28.23%，康复治疗率为 14.44%。不同类型医院、各省（自治区、直辖市）综合医院康复医学科门诊康复评定及康复治疗开展情况见图 2-2-11-4 及图 2-2-11-5。

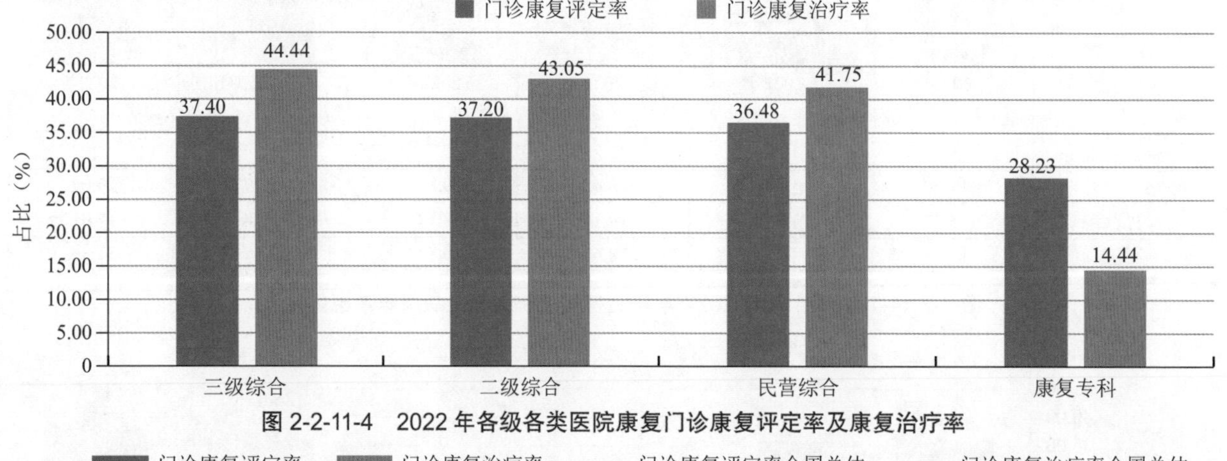

图 2-2-11-4　2022 年各级各类医院康复门诊康复评定率及康复治疗率

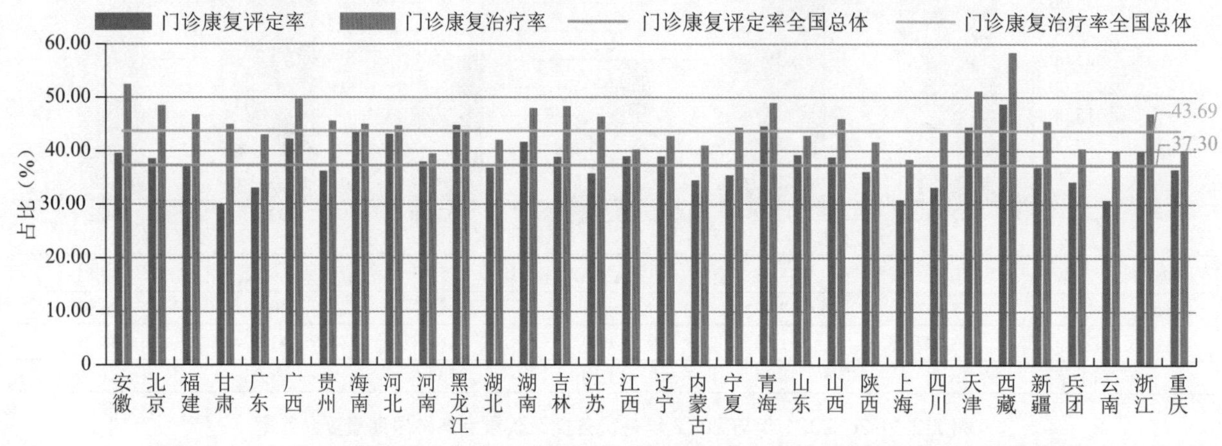

图 2-2-11-5　2022 年各省（自治区、直辖市）综合医院康复门诊康复评定率及康复治疗率

第十二节 麻醉专业

本专业数据一部分来源于 NCIS 全国医疗质量抽样调查系统，另一部分来自 HQMS 病案首页数据。经数据清洗、二次抽样，最终纳入 7596 家医院数据进行分析。

因 2022 年综合医院抽样时将全部高质量数据纳入，故跨年度对比可能受到抽样样本变化影响。在展示学科结构优化情况时，将展示所有二次抽样纳入数据；在展示麻醉期间体温管理情况时，对于纳入医院少于 5 家的分类，将不再展示相关结局数据。

一、麻醉学科结构优化情况

自 2018 年以来，为提升麻醉专业质量，针对麻醉医师人手短缺、学科设置不合理等现象，国家卫生健康委等 7 部委联合发布《关于印发加强和完善麻醉医疗服务意见的通知》（国卫医发〔2018〕21 号），明确了加强麻醉医师培养和队伍建设、拓展麻醉医疗服务领域等举措，优化麻醉学科结构。本部分从手术科室 / 麻醉科固定在岗本院医师人数比与手术室外麻醉占比 2 个方面展示麻醉学科质量安全结构基础的改进情况。

1. 手术科室 / 麻醉科固定在岗本院医师人数比

与 2021 年数据相比，2022 年手术科室 / 麻醉科固定在岗本院医师人数比，三级综合医院均有所下降，其中委属委管和三级民营医院下降幅度较大；二级综合医院均略有上升。除委属委管外，三级综合医院仍明显高于二级综合医院，但均与 2018 年 21 号文件中提出的“三级综合医院麻醉科医师和手术科室医师比例逐步达到 1∶3”有较大差距，完成学科结构优化尚需进一步努力。从省级维度看，各省（自治区、直辖市）该指标目前仍存在较大差异，其中最高的为天津、北京、吉林，最低的为西藏、四川、上海。具体信息如表 2-2-12-1、图 2-2-12-1 及图 2-2-12-2 所示。

表 2-2-12-1　2020—2022 年各类专科医院手术科室 / 麻醉科固定在岗本院医师人数比（X∶1）

专科类别	三级				二级			
	2020 年	2021 年	2022 年	趋势	2020 年	2021 年	2022 年	趋势
儿童专科	4.26	4.25	5.39		3.88	5.05	3.92	
妇产专科	5.98	5.30	5.26		3.31	3.50	3.85	
妇幼保健院	5.54	5.47	5.55		4.27	4.50	4.39	
妇儿专科	2.74	5.47	5.53		3.71	3.48	3.85	
肿瘤专科	5.64	5.17	5.14		4.01	3.83	3.81	
精神专科	3.90	3.13	3.41		3.64	2.66	2.45	
传染病专科	4.36	4.29	4.19		3.63	3.20	3.92	
心血管专科	4.77	3.88	4.12		/	/	2.22	
脑科专科	/	/	6.77		/	/	/	
整形专科	/	/	6.73		2.67	/	5.67	
口腔专科	3.29	3.55	3.67		3.52	5.53	3.00	
耳鼻喉专科	/	/	/		/	3.75	/	

续表

专科类别	三级				二级			
	2020 年	2021 年	2022 年	趋势	2020 年	2021 年	2022 年	趋势
眼科专科	8.66	11.96	9.62		9.12	7.63	7.05	
康复专科	7.31	6.47	5.48		4.33	8.65	5.80	
其他专科	5.89	4.90	6.46		3.44	4.87	3.66	
专科平均	5.28	5.17	5.35		4.13	4.40	4.26	

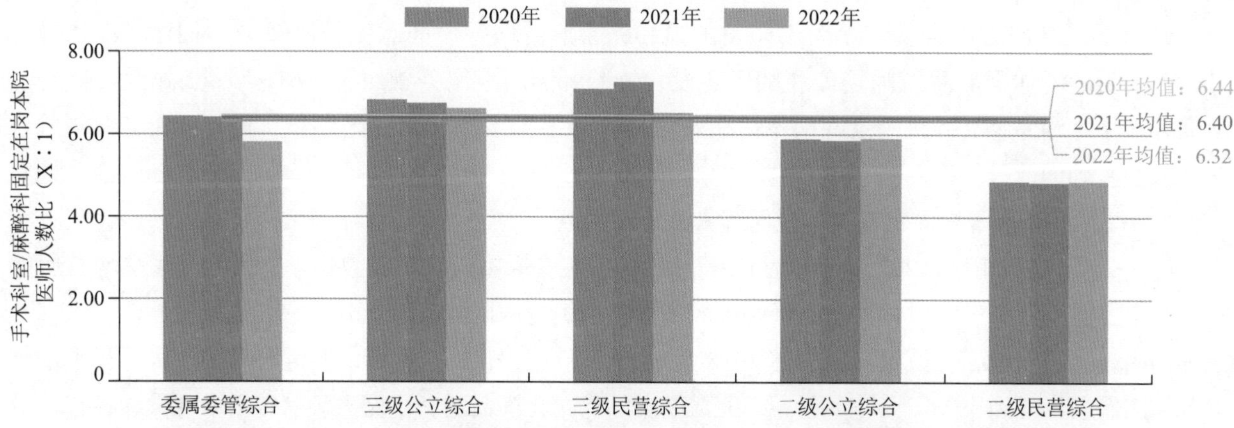

图 2-2-12-1　2020—2022 年各级各类综合医院手术科室 / 麻醉科固定在岗本院医师人数比

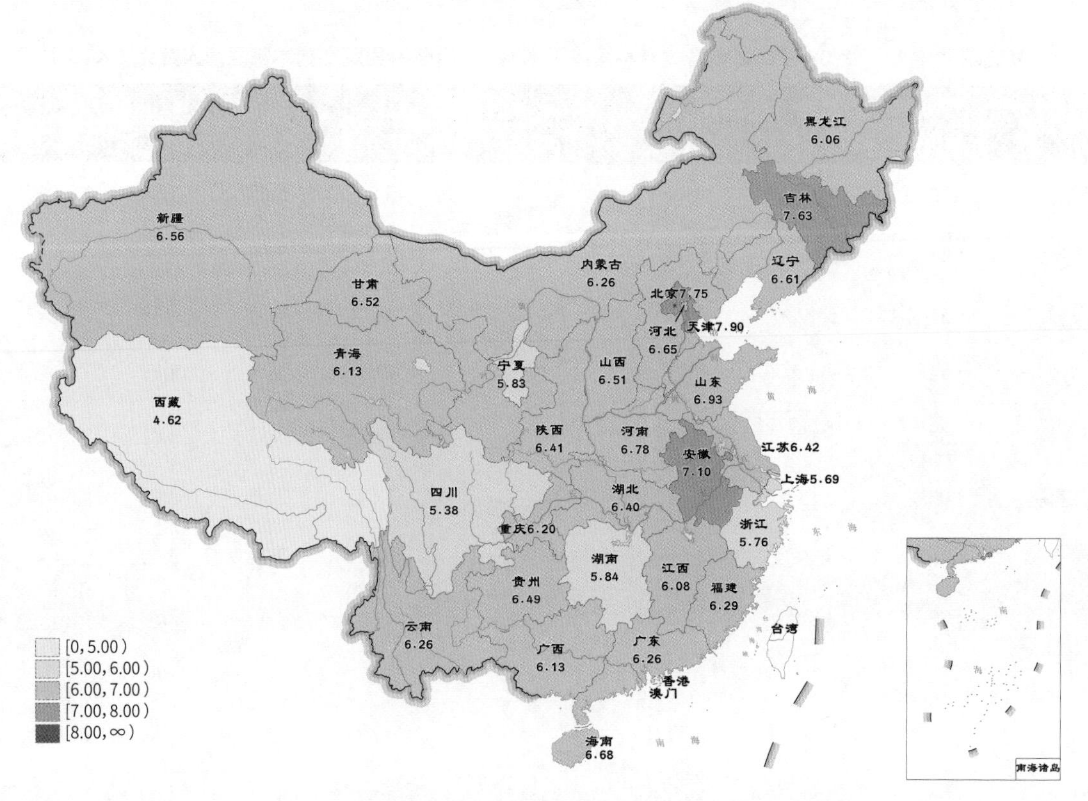

注：地图中数据不包含我国港、澳、台地区。

图 2-2-12-2　2022 年各省（自治区、直辖市）公立综合医院手术科室 / 麻醉科固定在岗本院医师人数比（X ： 1）

2. 手术室外麻醉占比

与 2021 年数据相比，2022 年手术室外麻醉占比，除二级民营综合医院外，其他类型综合医院均有所升高；民营综合医院高于同级别的公立综合医院。从省级维度上看，各省（自治区、直辖市）该指标目前仍存在较大差异，其中最高的为重庆、江苏、四川，最低的为西藏、甘肃、北京。具体信息如表 2-2-12-2、图 2-2-12-3 及图 2-2-12-4 所示。

表 2-2-12-2 2020—2022 年各级各类专科医院手术室外麻醉占比（%）

专科类别	三级				二级			
	2020 年	2021 年	2022 年	趋势	2020 年	2021 年	2022 年	趋势
儿童专科	18.54	28.78	21.21		9.27	14.27	33.44	
妇产专科	41.18	41.27	42.87		32.66	42.67	37.45	
妇幼保健院	45.04	45.91	44.69		51.43	51.31	48.58	
妇儿专科	29.05	37.54	7.09		31.12	20.42	29.55	
肿瘤专科	33.96	29.90	34.21		70.70	56.06	58.62	
精神专科	63.04	60.73	74.47		51.29	67.73	63.84	
传染病专科	54.43	56.59	60.11		58.84	73.26	60.13	
心血管专科	43.48	46.48	36.99		42.12	70.28	79.20	
脑科专科	20.14	3.78	4.55		/	/	19.80	
整形专科	0.43	0.42	25.72		0.00	0.00	0.00	
口腔专科	35.36	54.73	47.83		36.65	35.82	9.97	
耳鼻喉专科	13.57	0.00	/		0.00	0.00	/	
眼科专科	1.80	3.14	3.91		4.16	1.70	9.18	
康复专科	37.48	46.95	57.41		39.83	28.86	51.88	
其他专科	34.45	51.78	33.20		10.50	15.11	18.45	
专科平均	39.33	40.35	37.61		46.47	47.91	45.19	

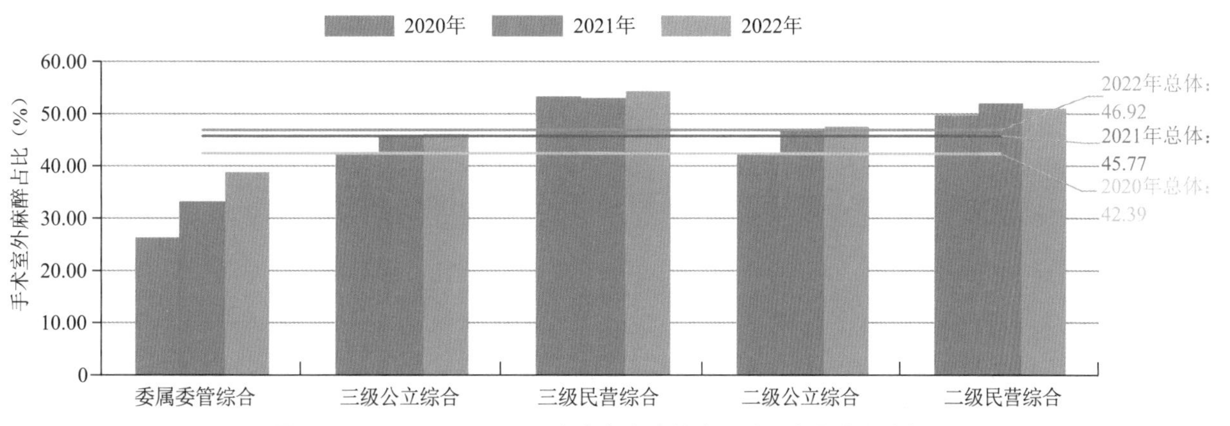

图 2-2-12-3 2020—2022 年各级各类综合医院手术室外麻醉占比

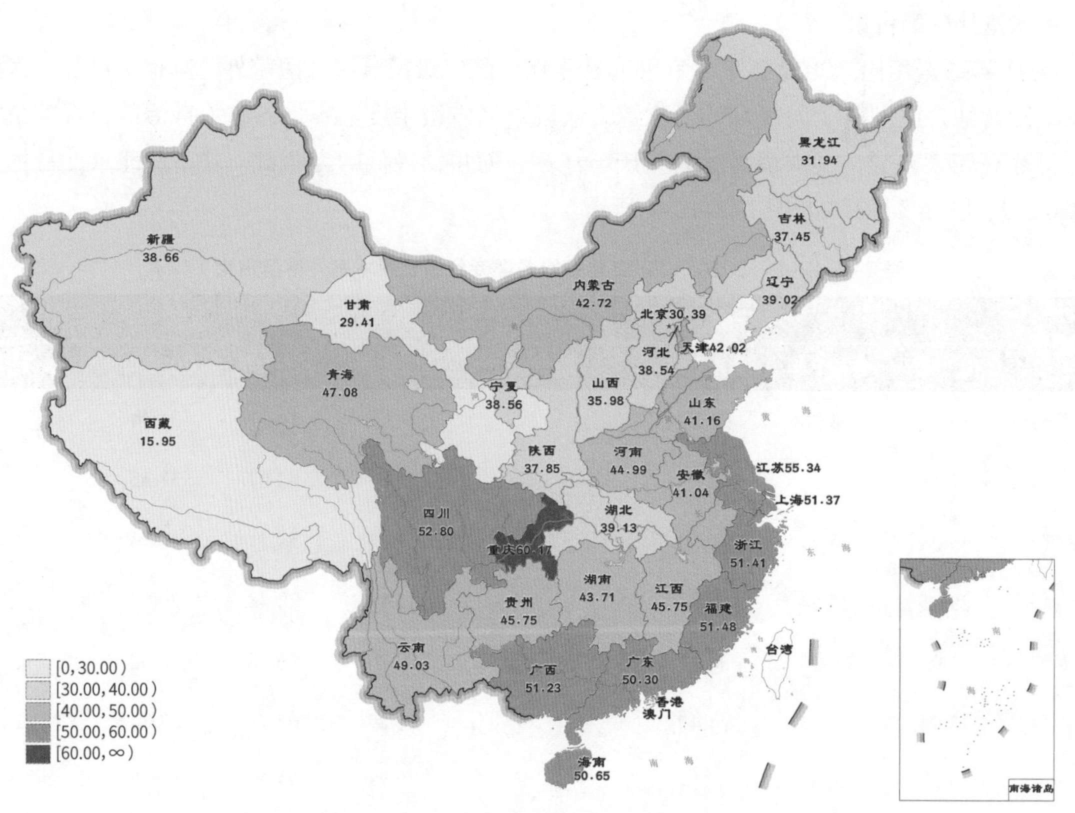

注：地图中数据不包含我国港、澳、台地区。

图 2-2-12-4　2022 年各省（自治区、直辖市）公立综合医院手术室外麻醉占比（%）

二、麻醉期间体温管理现状

1. 全麻术中体温监测率

与 2021 年数据相比，2022 年全麻术中体温监测率，各级各类综合医院均有所提升。从省级维度上看，最高的为辽宁、海南、江苏，最低的为宁夏、浙江、福建。具体信息如表 2-2-12-3、图 2-2-12-5 及图 2-2-12-6 所示。

表 2-2-12-3　2020—2022 年各类专科医院全麻术中体温监测率（%）

专科类别	三级				二级			
	2020 年	2021 年	2022 年	趋势	2020 年	2021 年	2022 年	趋势
儿童专科	46.74	43.03	48.63		77.40	76.15	79.77	
妇产专科	27.56	30.52	30.61		30.54	19.45	32.66	
妇幼保健院	25.94	37.33	38.87		20.87	26.54	23.14	
妇儿专科	11.36	35.11	49.04		46.06	12.12	/	
肿瘤专科	39.95	51.90	57.67		31.36	33.09	54.25	
精神专科	36.67	43.33	48.94		45.59	25.82	21.93	
传染病专科	16.65	26.56	35.42		13.33	13.02	8.77	
心血管专科	49.71	66.33	63.89		/	/	/	
整形专科	/	/	87.00		/	/	/	

续表

专科类别	三级				二级			
	2020 年	2021 年	2022 年	趋势	2020 年	2021 年	2022 年	趋势
口腔专科	62.27	65.22	68.58		21.79	33.39	40.82	
眼科专科	32.88	42.34	54.32		24.09	26.58	20.53	
康复专科	/	/	14.13		18.16	61.35	63.89	
其他专科	23.42	42.51	35.01		34.51	45.98	36.09	
专科平均	30.94	41.59	46.06		24.47	27.40	27.13	

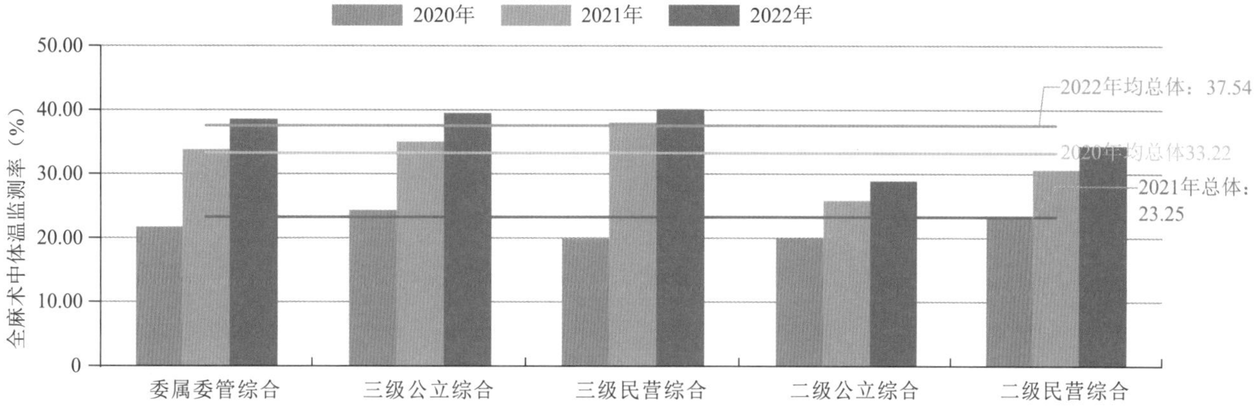

图 2-2-12-5　2020—2022 年各级各类综合医院全麻术中体温监测率

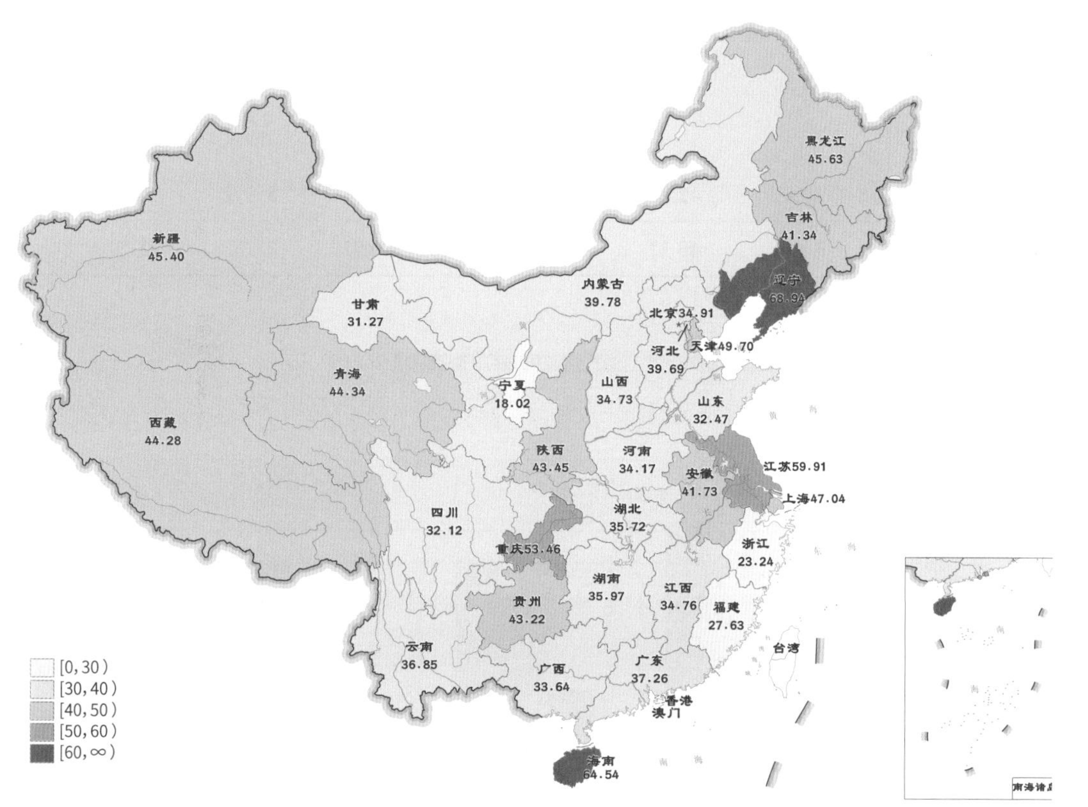

注：地图中数据不包含我国港、澳、台地区。

图 2-2-12-6　2022 年各省（自治区、直辖市）公立综合医院全麻术中体温监测率（%）

2. 全麻术中主动保温率

与 2021 年数据相比，2022 年全麻术中主动保温率，除委属委管医院略有升高外，其余各级各类综合医院均明显升高。从省级维度上看，最高的为甘肃、海南、天津，最低的为浙江、广西、山西。具体信息如表 2-2-12-4、图 2-2-12-7 及图 2-2-12-8 所示。

表 2-2-12-4　2020—2022 年各级各类专科医院全麻术中主动保温率（%）

专科类别	三级				二级			
	2020 年	2021 年	2022 年	趋势	2020 年	2021 年	2022 年	趋势
儿童专科	31.16	42.95	55.56		8.17	68.45	80.56	
妇产专科	13.20	15.91	22.32		12.00	19.81	45.48	
妇幼保健院	16.09	30.39	39.88		9.98	20.49	32.90	
妇儿专科	/	/	44.88		4.37	4.33	89.93	
肿瘤专科	32.24	48.98	55.99		20.24	23.29	48.36	
精神专科	7.10	12.38	49.63		13.74	14.20	11.48	
传染病专科	11.12	17.10	34.04		18.14	15.06	15.91	
心血管专科	38.01	56.31	67.62		/	/	/	
脑科专科	/	/	/		/	/	/	
整形专科	/	/	74.41		/	/	/	
口腔专科	27.02	36.95	51.57		8.60	32.14	45.06	
耳鼻喉专科	/	/	/		/	/	/	
眼科专科	18.68	35.49	60.64		3.21	75.91	58.90	
康复专科	30.97	/	27.60		7.21	76.09	64.60	
其他专科	32.07	58.61	45.98		18.58	55.69	37.49	
专科平均	19.82	34.02	46.12		10.57	22.77	35.59	

注：2020 年为所有麻醉方式下术中主动保温率。

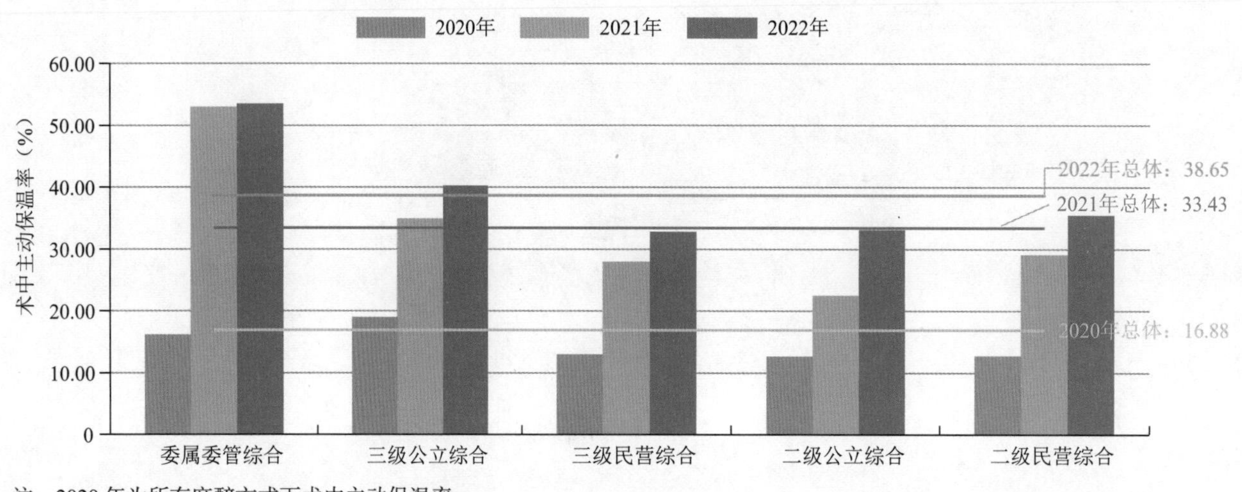

注：2020 年为所有麻醉方式下术中主动保温率。

图 2-2-12-7　2020—2022 年各级各类综合医院全麻术中主动保温率

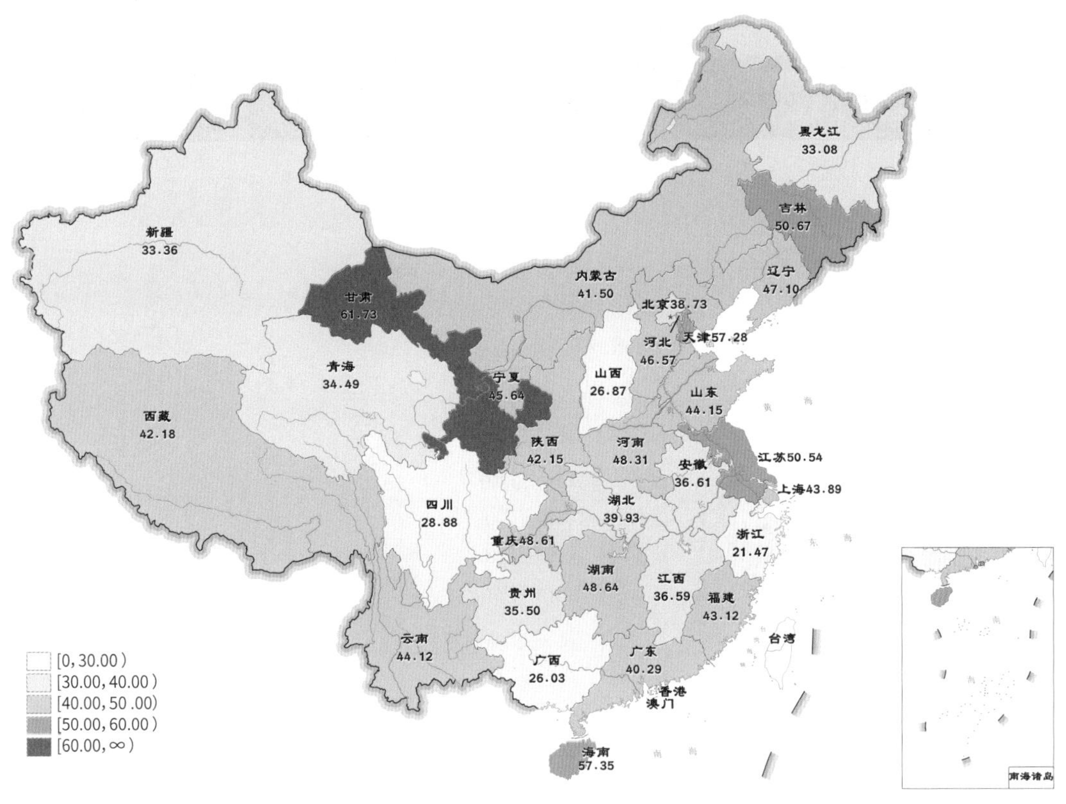

注：地图中数据不包含我国港、澳、台地区。

图 2-2-12-8　2022 年各省（自治区、直辖市）公立综合医院全麻术中主动保温率（%）

三、麻醉相关并发症情况

本部分数据来源于 2022 年 151 022 389 例 HQMS 病案首页数据（三级医院 98 624 569 例，二级医院 52 397 820 例），筛选了出院诊断有麻醉相关并发症诊断编码且入院病情为“无”的病例共 292 例（三级医院 227 例，二级医院 65 例）。数据显示，麻醉相关并发症病案首页报告发生数较少。按 2022 年出生人口 956 万计算，分娩相关麻醉并发症的首页报告发生率低于万分之一；除分娩相关麻醉并发症外，其他麻醉相关并发症的首页报告发生率低于百万分之一。分娩相关并发症中，经阴道分娩占比达到 17.00%，也侧面反映出目前椎管内分娩镇痛开展已较普遍。具体信息如表 2-2-12-5 及表 2-2-12-6 所示。

表 2-2-12-5　2022 年筛选的麻醉相关并发症 ICD 诊断编码

并发症类型	ICD 诊断编码
麻醉药物中毒	T41.000，T41.100，T41.200，T41.201，T41.300，T41.400
恶性高热	T88.300
麻醉后低体温	T88.500x001
麻醉意外	T88.501
麻醉其他并发症	T88.500
分娩相关麻醉并发症	O29.400，O29.500，O74.500，O74.600，O89.400，O89.500

表 2-2-12-6 麻醉相关并发症发生情况

并发症类型 / 例	医院等级分布 / 例	麻醉方式分布 / 例	对手术影响 / 例	转入 ICU 治疗 / 例	死亡病例 / 例	术后住院时间 / 天
麻醉药物中毒 /14	三级 /5 二级 /9	全身麻醉 /4 区域阻滞 /8 其他 /2	完成 /10 推迟 /2 取消 /2 无法判断 /0	4	0	中位 /6.5 平均 /7.3
恶性高热 /4	三级 /3 二级 /1	全身麻醉 4 区域阻滞 /0 其他 /0	完成 /2 推迟 /0 取消 /2 无法判断 /0	3	2*	中位 /2.5 平均 /5.8
麻醉后低体温 /11	三级 /9 二级 /2	全身麻醉 /10 区域阻滞 /0 其他 /1	完成 /10 推迟 /0 取消 /0 无法判断 /1	3	0	中位 /18 平均 /20.8
麻醉意外 /16	三级 /12 二级 /4	全身麻醉 /13 区域阻滞 /3 其他 /0	完成 /8 推迟 /1 取消 /7 无法判断 /0	5	5	中位 /8.5 平均 /16.6
麻醉其他并发症 /24	三级 /9 二级 /15	全身麻醉 /13 区域阻滞 /8 其他 /3	完成 /14 推迟 /2 取消 /8 无法判断 /0	5	0	中位 /9.5 平均 /10.3
分娩相关麻醉并发症 /224	三级 /189 二级 /34 未定级 /1	全身麻醉 /5 区域阻滞 /219 其他 /0	分娩方式：剖宫产 /185，经阴道分娩 /38，无法确定 /1 并发症类型：头痛 /197，其他并发症 /27			中位 /6 平均 /6.5

注：其中 1 例患者为从重症监护病房非医嘱离院，考虑为放弃治疗。

第十三节 疼痛专业

本专业数据来源于 NCIS 全国医疗质量抽样调查系统，共收集 7668 家医院 2022 年度填报数据，根据纳入标准及数据质量进行筛选，最终共纳入 6686 家医院疼痛专业数据进行分析，其中，三级综合医院 1946 家，二级综合医院 4662 家，三级专科医院 34 家，二级专科医院 44 家。

一、带状疱疹后神经痛规范化治疗率

（一）患者入院 8 小时内疼痛综合评估完成率

带状疱疹后神经痛（postherpetic neuralgia，PHN）患者入院 8 小时内疼痛综合评估完成率呈逐年上升趋势，2022 年达到 92.82%，较 2020 年提高 14.99 个百分点。其中，三级综合、二级综合、三级专科和二级专科医院疼痛科 PHN 患者入院 8 小时内疼痛综合评估完成率均较前 2 年有所提升，分别达到 92.81%、89.55%、96.37% 和 92.53%（图 2-2-13-1）。

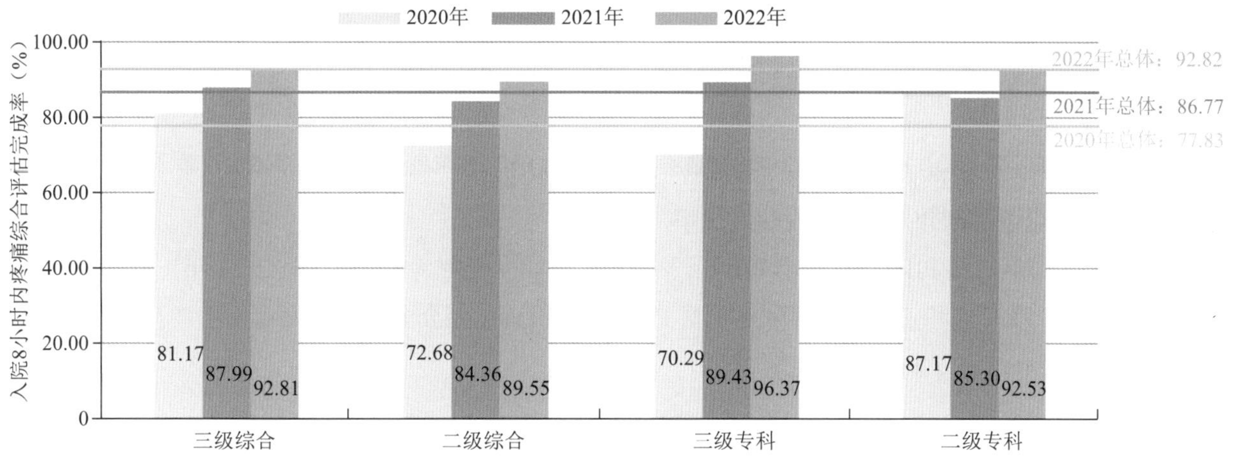

图 2-2-13-1 2020—2022 年各级各类医院疼痛科 PHN 患者入院 8 小时内疼痛综合评估完成率

（二）患者首诊一线药物治疗率和微创介入手术治疗率

2022 年全国疼痛科 PHN 患者首诊一线药物使用率为 82.35%，较 2021 年（84.50%）下降 2.15 个百分点。其中，二级综合和二级专科医院患者首诊一线药物使用率低于全国总体水平，分别为 69.68% 和 81.69%（图 2-2-13-2）。

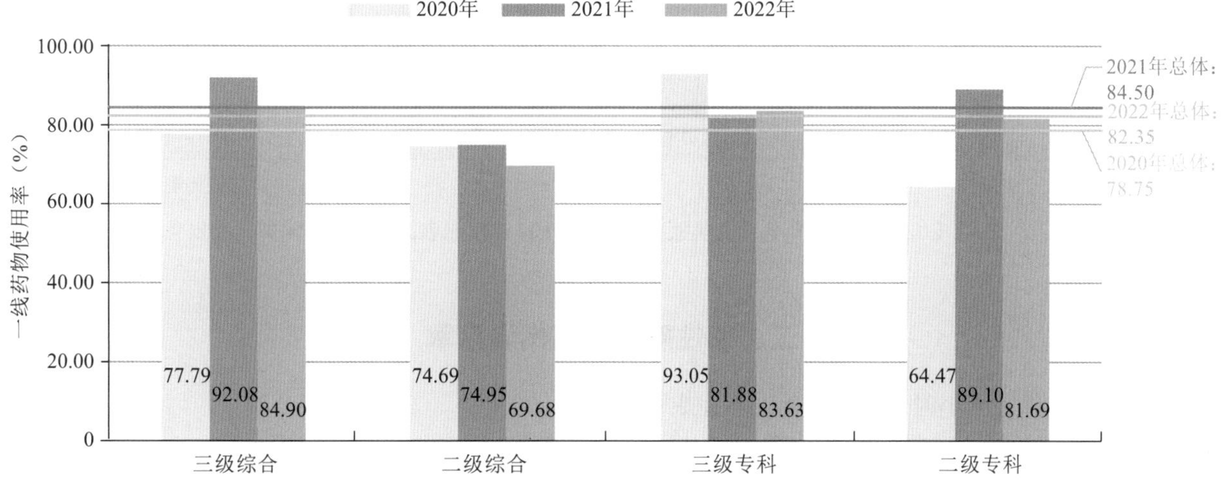

图 2-2-13-2 2020—2022 年各级各类医院疼痛科 PHN 患者首诊一线药物使用率

2022 年全国疼痛科 PHN 住院患者微创介入手术治疗率为 46.36%，较 2021 年（57.40%）下降 11.04 个百分点。其中，二级综合和二级专科医院疼痛科微创介入手术治疗率低于全国总体水平，分别为 40.45% 和 24.07%（图 2-2-13-3）。

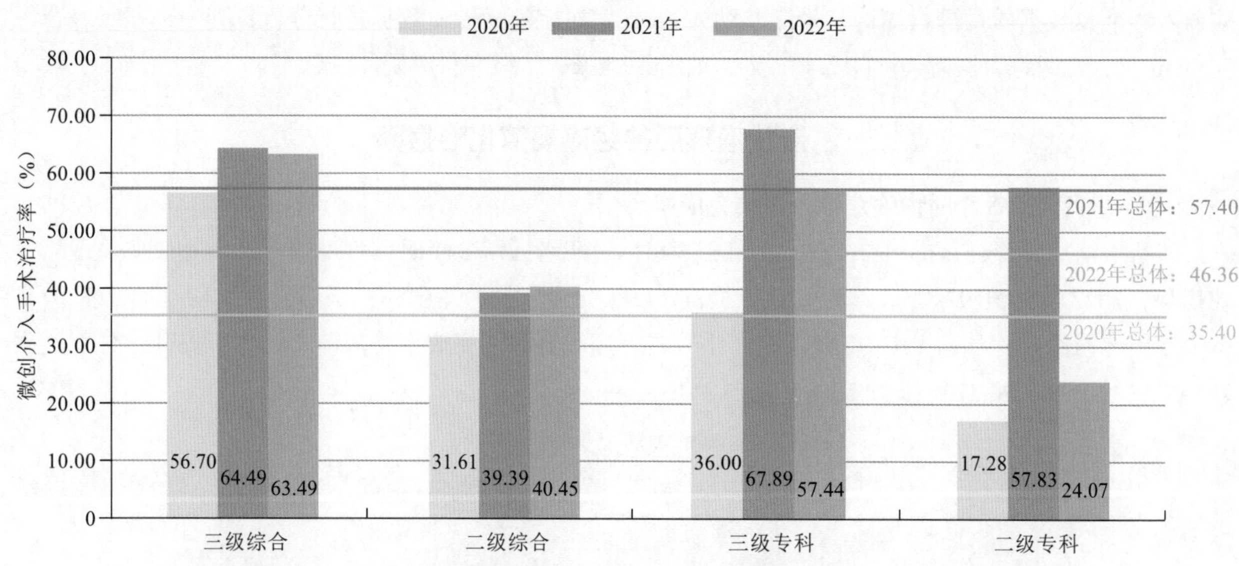

图 2-2-13-3　2020—2022 年各级各类医院疼痛科 PHN 住院患者微创介入手术治疗率

（三）住院患者微创介入手术并发症发生率

2022 年全国疼痛科 PHN 住院患者微创介入手术并发症发生率为 1.77%，较 2021 年（1.48%）有所升高。其中，二级综合和三级专科医院疼痛科 PHN 住院患者微创介入手术并发症发生率高于全国总体水平，分别为 2.46% 和 2.26%（图 2-2-13-4）。

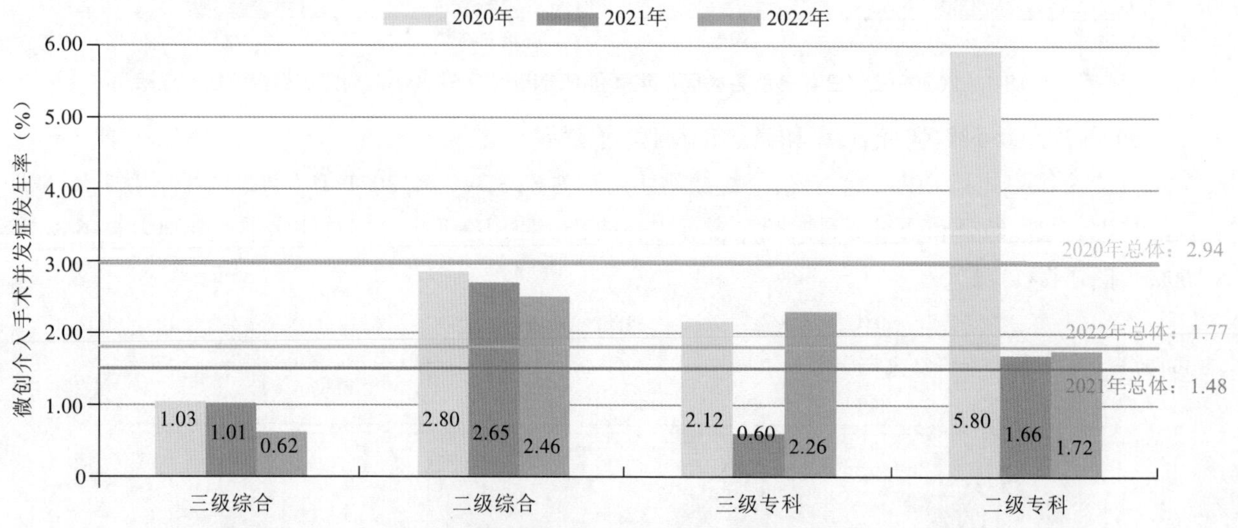

图 2-2-13-4　2020—2022 年各级各类医院疼痛科 PHN 住院患者微创介入手术并发症发生率

二、癌性疼痛规范化治疗率

（一）住院患者 8 小时内疼痛量化评估完成率

2022 年全国疼痛科癌性疼痛住院患者 8 小时内疼痛量化评估完成率均值为 90.50%，较 2021 年（75.53%）明显升高。其中，二级综合医院疼痛科癌性疼痛住院患者 8 小时内疼痛量化评估完成率低于全国总体水平，为 76.42%（图 2-2-13-5）。

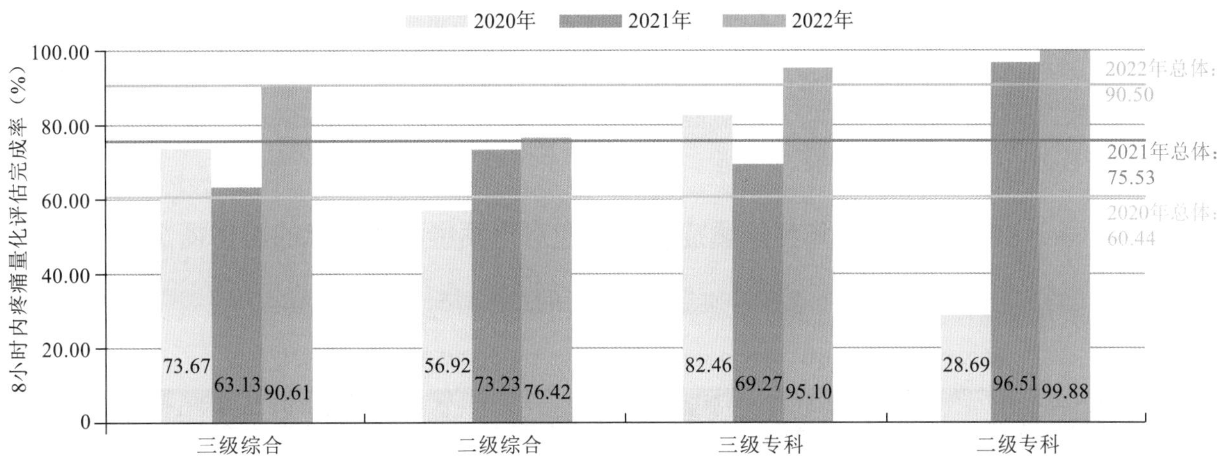

图 2-2-13-5　2020—2022 年各级各类医院疼痛科癌性疼痛住院患者 8 小时内疼痛量化评估完成率

（二）重度癌性疼痛患者阿片类药物使用率

2022 年全国疼痛科重度癌性疼痛患者阿片类药物使用率为 84.56%，较 2021 年（88.61%）有所下降。其中，三级综合和二级综合医院疼痛科重度癌痛患者阿片类药物使用率低于全国总体水平，分别为 81.78% 和 77.97%（图 2-2-13-6）。

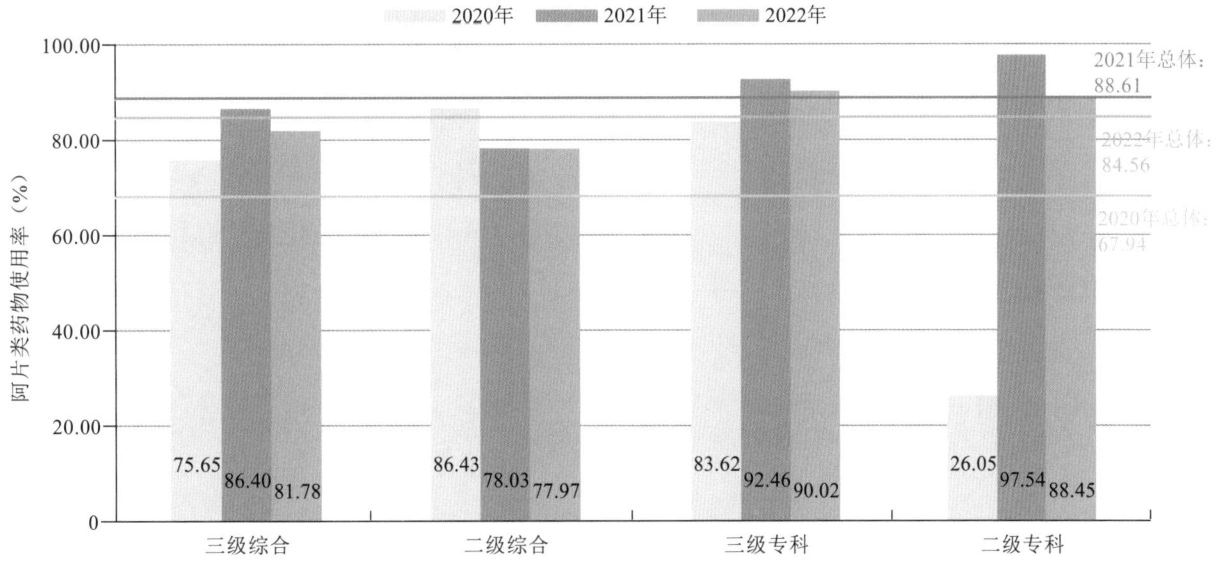

图 2-2-13-6　2020—2022 年各级各类医院疼痛科重度癌性疼痛患者阿片类药物使用率

第十四节　重症医学专业

本专业数据来源于 NCIS 全国医疗质量抽样调查系统，共收集 9347 家医院 2022 年 1 月 1 日—12 月 31 日的填报数据，根据纳入标准及数据质量，最终纳入 3801 家医院数据进行分析。

一、2020—2022 年全国重症医学专业医疗质量控制指标的总体情况

2020—2022 年全国重症医学专业医疗质量控制指标的总体情况如表 2-2-14-1 所示。

表 2-2-14-1　2020—2022 年全国重症医学专业医疗质量控制指标变化情况

序号	质量控制指标	2020 年	2021 年	2022 年	迷你趋势图
1	ICU 患者收治率（%）	2.08	2.07	2.17	
2	ICU 患者收治床日率（%）	1.04	1.52	1.89	
3	APACHE Ⅱ评分≥ 15 分患者收治率（%）	53.26	53.71	54.47	
4	感染性休克诊断率（%）	9.28	8.84	8.49	
5	3 小时集束化治疗完成率（%）	80.6	83.19	84.32	
6	6 小时集束化治疗完成率（%）	78.81	81.5	80.81	
7	抗菌药物治疗前病原学送检率（%）	54.41	84.95	85.36	
8	DVT 药物预防率（%）	70.62	73.15	72.82	
9	非计划气管插管拔管率（%）	1.42	1.21	1.17	
10	气管插管拔管后 48 小时内再插管率（%）	2.06	2.06	2.14	
11	非计划转入 ICU 率（%）	6.86	6.77	6.67	
12	转出 ICU 后 48 小时内重返率（%）	1.26	1.22	1.26	
13	患者病死率（%）	8.69	8.51	8.69	
14	VAP 发病率（‰）	5.89	5.54	4.90	
15	CRBSI 发病率（‰）	1.05	1.04	1.02	
16	CAUTI 发病率（‰）	1.15	1.83	1.78	

注：VAP 呼吸机相关性肺炎；CRBSI 导管相关性血流感染；CAUTI 导尿管相关性尿路感染。

二、重症医学专业重点医疗质量控制指标完成情况

1. ICU 感染性休克 3 小时集束化治疗完成率

ICU 感染性休克 3 小时集束化治疗完成率近 3 年呈连续上升趋势。2022 年该指标全国总体为 84.32%，高于 2020 年（80.60%）与 2021 年（83.19%）。详细情况如表 2-2-14-2、图 2-2-14-1 及图 2-2-14-2 所示。

表 2-2-14-2　2022 年各省（自治区、直辖市）ICU 感染性休克 3 小时集束化治疗完成率

省（自治区、直辖市）	完成率（%）	省（自治区、直辖市）	完成率（%）	省（自治区、直辖市）	完成率（%）
海南	93.61	陕西	86.54	甘肃	81.28
上海	91.31	江苏	85.88	福建	80.86
重庆	91.19	吉林	85.85	山东	80.85
天津	90.88	辽宁	85.65	河北	80.63
北京	90.83	云南	85.32	宁夏	79.17
安徽	87.87	黑龙江	83.45	广西	78.40
贵州	87.71	河南	83.17	内蒙古	76.10
湖南	87.64	山西	82.71	新疆	75.75
西藏	87.18	江西	82.58	青海	75.69
浙江	87.12	广东	82.07		
四川	86.90	湖北	81.96		

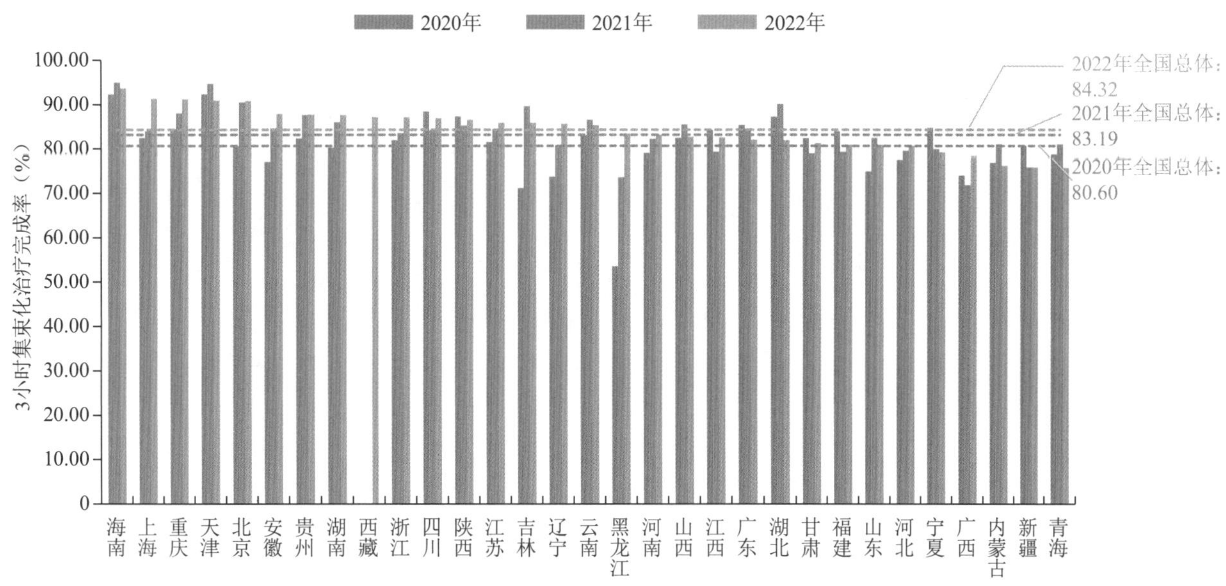

图 2-2-14-1　2020—2022 年各省（自治区、直辖市）ICU 感染性休克 3 小时集束化治疗完成率

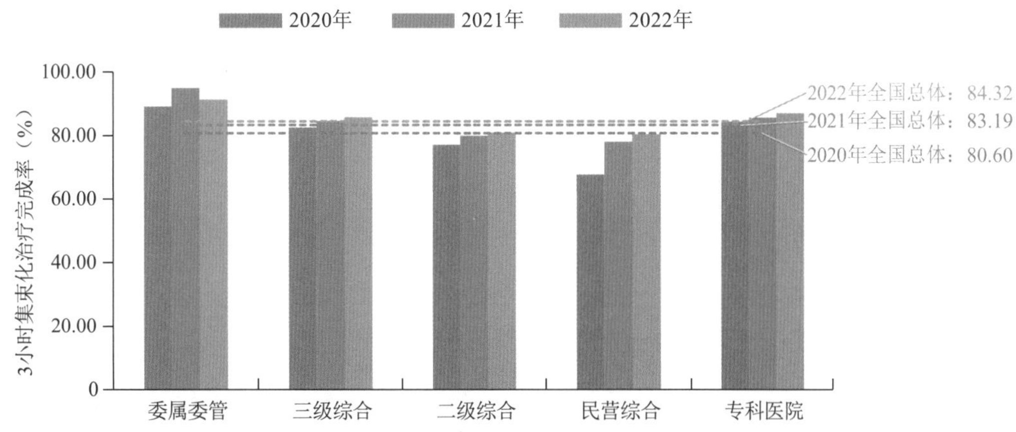

图 2-2-14-2　2020—2022 年各级各类医院 ICU 感染性休克 3 小时集束化治疗完成率

2. ICU 感染性休克 6 小时集束化治疗完成率

2022 年 ICU 感染性休克 6 小时集束化治疗完成率全国总体为 80.81%，较 2021 年（81.50%）略有下降。详细情况如表 2-2-14-3、图 2-2-14-3 及图 2-2-14-4 所示。

表 2-2-14-3　2022 年各省（自治区、直辖市）ICU 感染性休克 6 小时集束化治疗完成率

省（自治区、直辖市）	完成率（%）	省（自治区、直辖市）	完成率（%）	省（自治区、直辖市）	完成率（%）
天津	94.96	湖南	82.58	广东	77.63
北京	88.8	陕西	82.54	山东	77.07
海南	88.74	四川	82.43	青海	77.02
重庆	87.33	福建	82.22	广西	75.62
西藏	87.18	贵州	80.53	湖北	74.1
上海	86.23	甘肃	79.99	宁夏	73.78
河南	85.86	江苏	79.01	内蒙古	70.76
云南	84.73	江西	78.86	新疆	67.85
安徽	84.72	吉林	78.52	黑龙江	63.48
辽宁	84.48	河北	78.13		
浙江	83.66	山西	78.13		

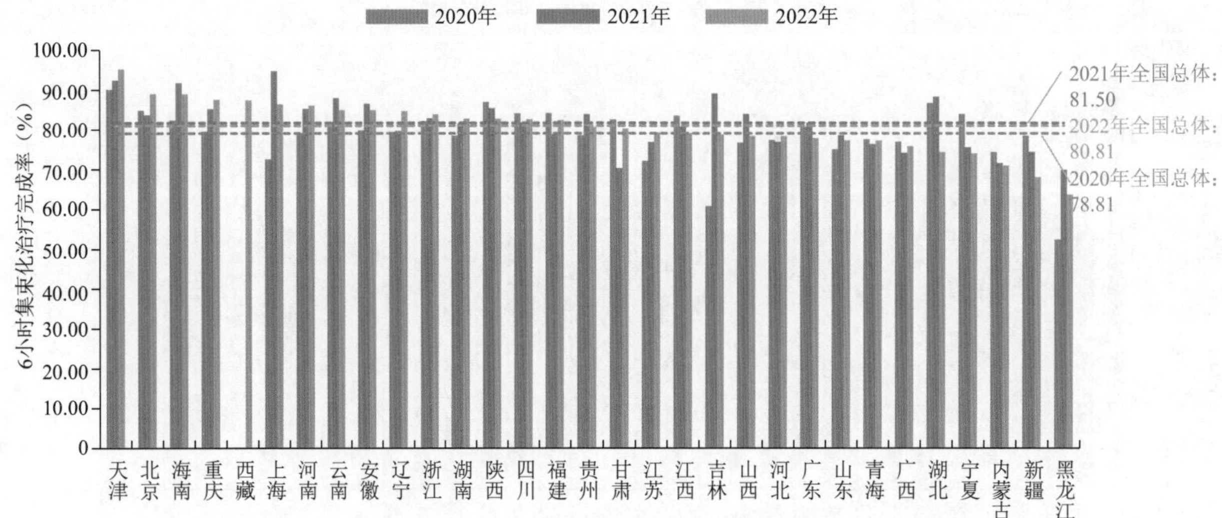

图 2-2-14-3　2020—2022 年各省（自治区、直辖市）ICU 感染性休克 6 小时集束化治疗完成率

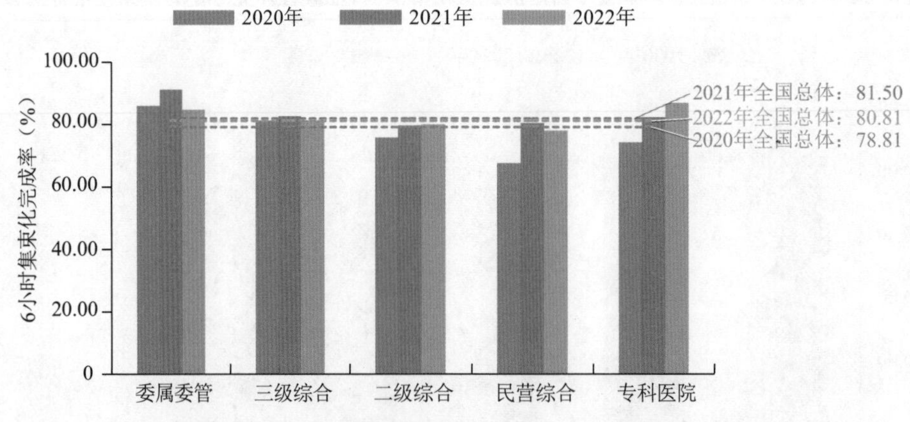

图 2-2-14-4　2020—2022 年各级各类医院 ICU 感染性休克 6 小时集束化治疗完成率

3. ICU 每千机械通气日呼吸机相关性肺炎发生率

ICU 每千机械通气日呼吸机相关性肺炎（ventilator-associated pneumonia，VAP）发生率近 3 年呈连续下降趋势。2022 年该指标全国总体为 4.90‰，低于 2020 年（5.89‰）与 2021 年（5.54‰）。详细情况如表 2-2-14-4、图 2-2-14-5 及图 2-2-14-6 所示。

表 2-2-14-4 2022 年各省(自治区、直辖市)ICU 每千机械通气日 VAP 发生率

省(自治区、直辖市)	发生率(‰)	省(自治区、直辖市)	发生率(‰)	省(自治区、直辖市)	发生率(‰)
甘肃	9.54	新疆	6.82	贵州	3.95
上海	9.47	江西	6.18	广东	3.77
辽宁	9.32	西藏	5.91	广西	3.49
内蒙古	7.96	吉林	5.59	河北	3.41
云南	7.87	山西	5.37	四川	3.38
北京	7.54	湖北	5.08	海南	3.31
黑龙江	7.37	陕西	5.02	江苏	3.30
安徽	7.08	山东	4.56	浙江	3.14
湖南	7.08	福建	4.53	天津	2.44
青海	7.04	宁夏	4.39		
河南	6.92	重庆	4.18		

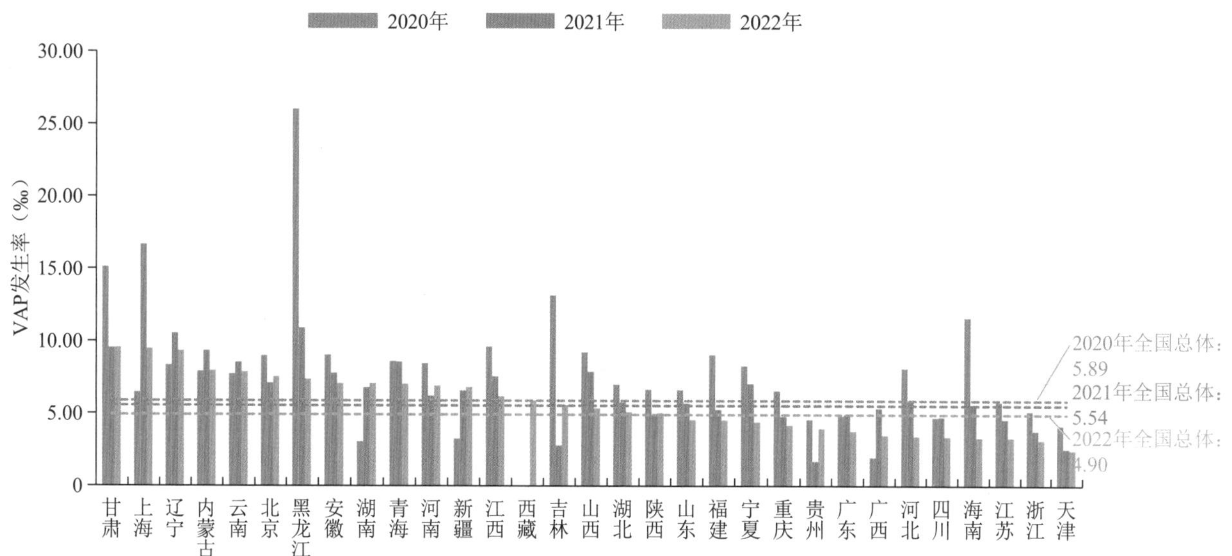

图 2-2-14-5 2020—2022 年各省(自治区、直辖市)ICU 每千机械通气日 VAP 发生率

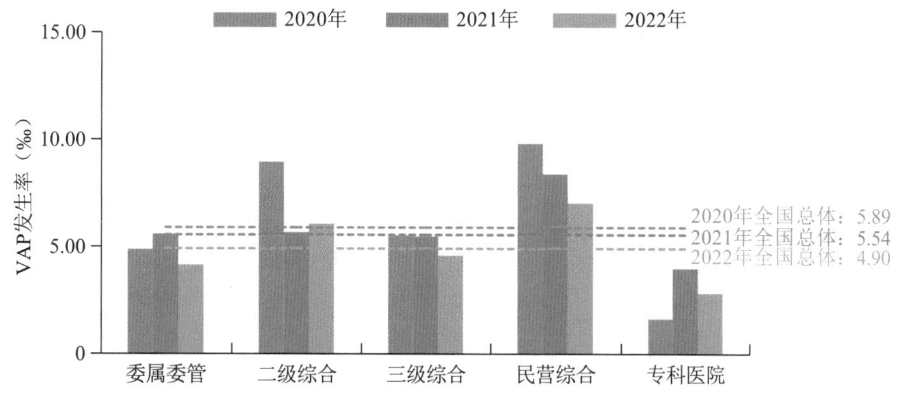

图 2-2-14-6 2020—2022 年各级各类医院 ICU 每千机械通气日 VAP 发生率

4. 急性呼吸窘迫综合征患者俯卧位通气执行情况

2022 年全国 ICU 内急性呼吸窘迫综合征(acute respiratory distress syndrome,ARDS)患者平均俯卧位通气执行率为 36.96%,中重度 ARDS 患者平均俯卧位通气执行率为 42.23%;ARDS 患者平均俯卧位通气天数为 5.93 天。详细情况如图 2-2-14-7 及图 2-2-14-8 所示。

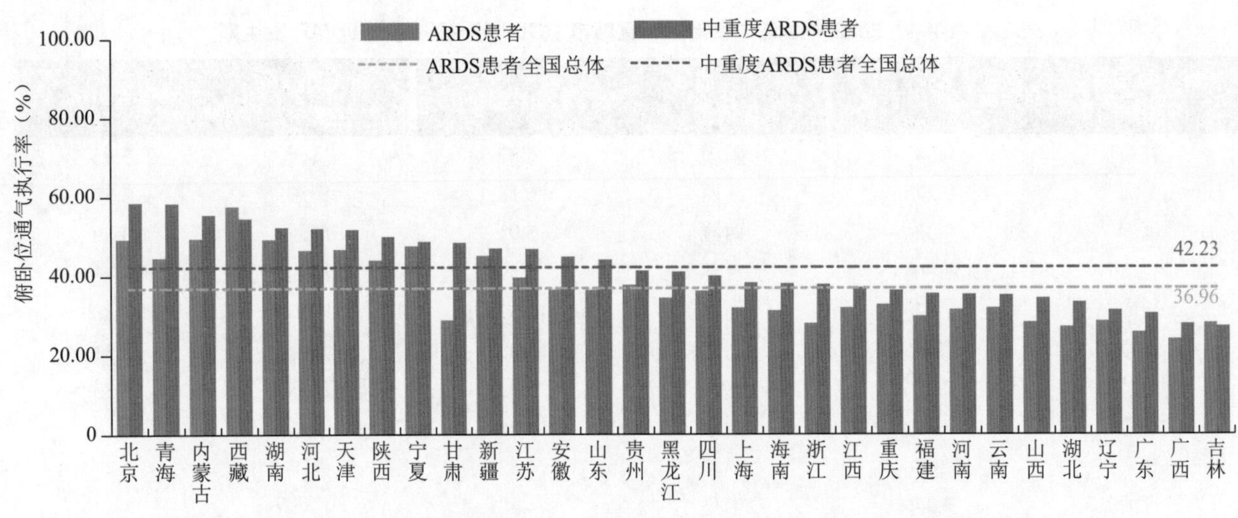

图 2-2-14-7　2022 年各省（自治区、直辖市）ICU 内 ARDS 患者俯卧位通气执行率

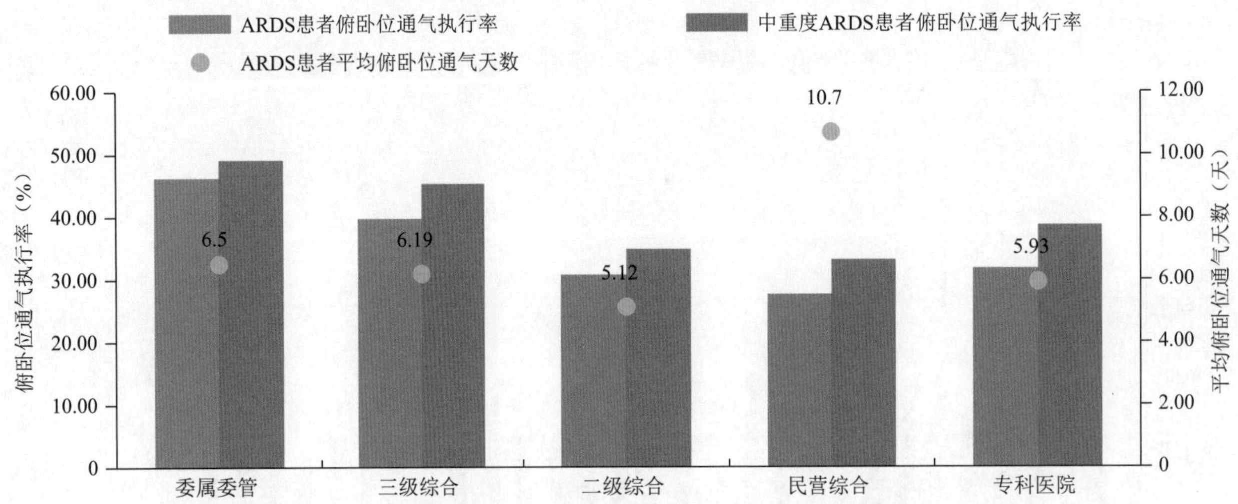

图 2-2-14-8　2022 年各级各类医院 ICU 内 ARDS 患者俯卧位通气执行情况

第十五节 临床营养专业

本专业数据来源于NCIS全国医疗质量抽样调查系统，2022年共有2543家二级及以上医院开展临床营养诊疗工作并上报数据，其中设置有营养科的医院2407家。按照数据填报完整度、逻辑性等原则进行数据清洗与整理，最终纳入2140家医院数据进行分析。

一、患者入院24小时内营养风险筛查率

2022年患者入院24小时内营养风险筛查率总体为34.23%，较2021年上升11.11个百分点。从省级层面看差异较大，其中上海、浙江的患者入院24小时内营养风险筛查率超过70%，相对较高；河北等19个省（自治区、直辖市）的该指标低于全国总体水平（图2-2-15-1）。2020—2022年各级各类医院患者入院24小时内营养风险筛查率见图2-2-15-2。

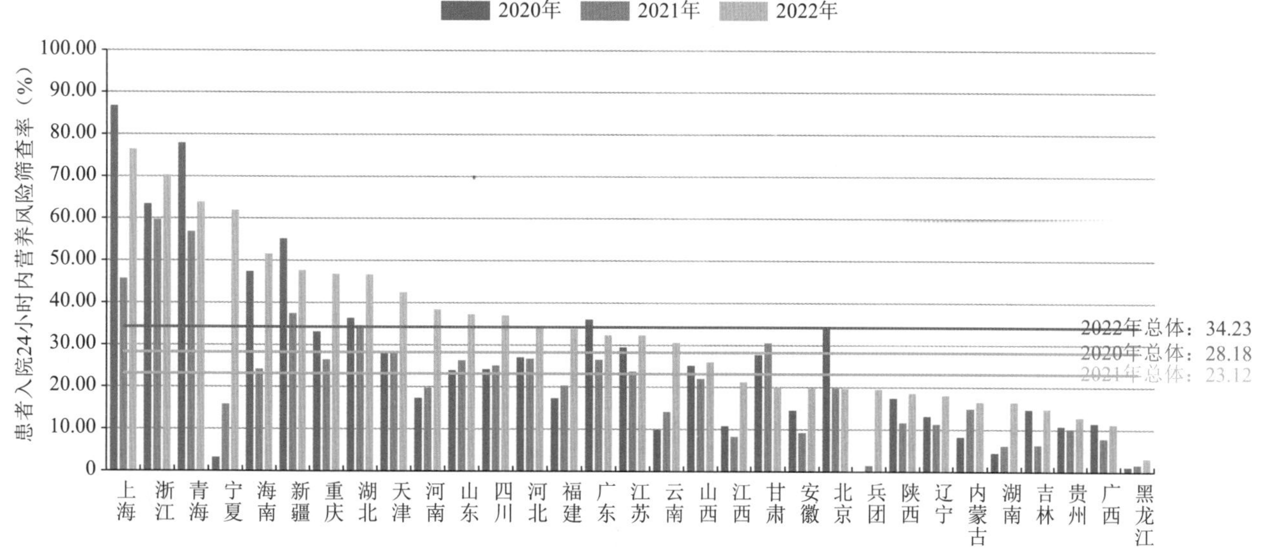

注：西藏自治区的医院无数据填报，本节同。

图2-2-15-1 2020—2022年各省（自治区、直辖市）患者入院24小时内营养风险筛查率

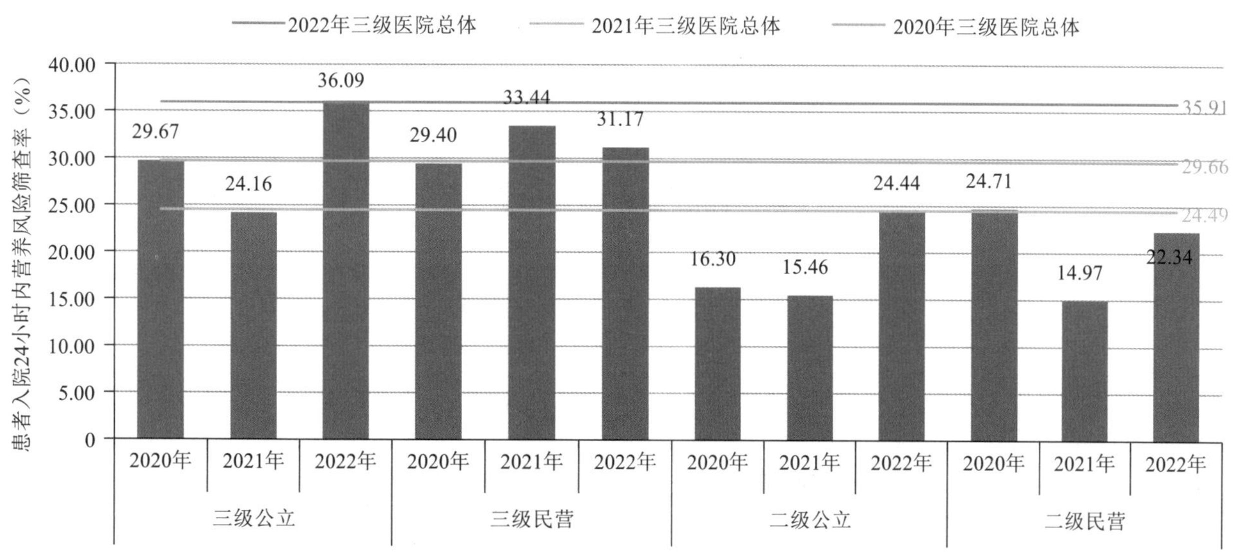

注：此类图中三级公立包括委属委管，本节同。

图2-2-15-2 2020—2022年各级各类医院患者入院24小时内营养风险筛查率

二、住院患者营养评估率

2022 年全国住院患者营养评估率总体为 6.74%，较 2021 年上升 0.73 个百分点，其中，三级医院总体为 6.67%，较 2021 年上升 0.48 个百分点，二级民营及三级民营医院分别为 8.10% 及 8.29%。具体情况如图 2-2-15-3 及图 2-2-15-4 所示。

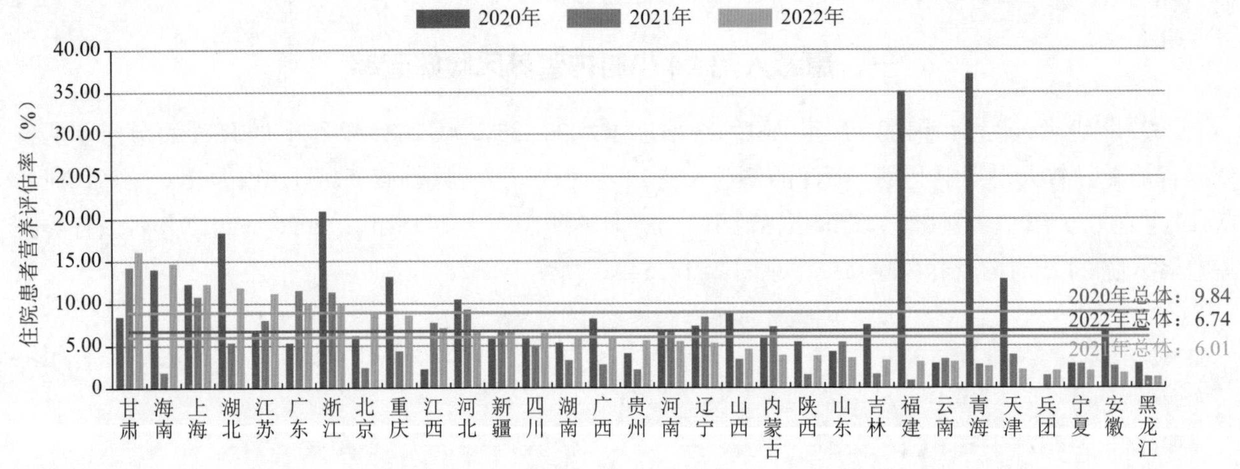

图 2-2-15-3　2020—2022 年各省（自治区、直辖市）住院患者营养评估率

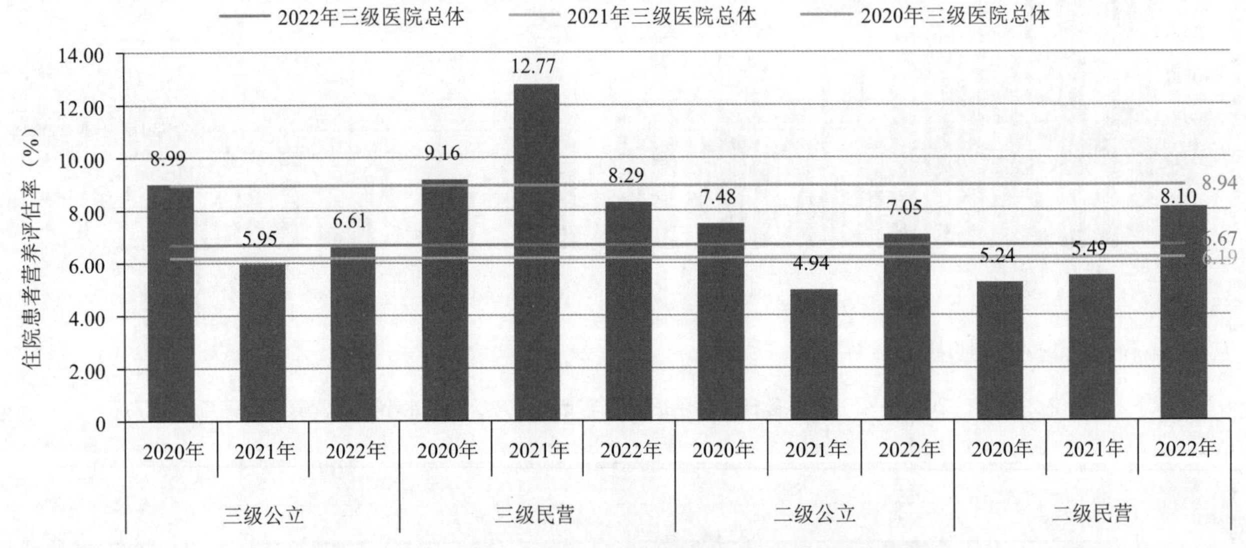

图 2-2-15-4　2020—2022 年各级各类医院住院患者营养评估率

三、住院患者营养诊断率

营养诊断是临床营养诊疗流程的重要环节，是提高营养诊疗意识、规范营养诊疗行为，评价营养科医师专业水平和服务能力的核心技术。2022 年全国住院患者营养诊断率为 2.22%，其中三级医院为 2.29%，二级医院为 1.83%。二级民营及三级民营医院分别为 2.31%、6.78%。具体信息如表 2-2-15-1 及表 2-2-15-2 所示。

四、存在营养风险住院患者营养治疗率

存在营养风险住院患者营养治疗率能反映医院营养诊疗流程的建立与规范，更能反映专业学科的技术服务能力。2022 年存在营养风险住院患者营养治疗率为 54.61%，具体信息如表 2-2-15-1 及表 2-2-15-2 所示。

五、糖尿病住院患者营养治疗

医学营养治疗是糖尿病综合治疗中的基础和主要内容，以糖尿病作为单病种诊疗指标具有重要意义。该指标群分别从膳食评估、人体测量、实验室检查、能量代谢测定和人体成分分析等对糖尿病患者的营养状况进行综合性评定，根据患者疾病代谢状态，遵循个体化动态调整原则，确定患者每日能量、营养素的供给量和比例，并按照医嘱规范操作完成营养液和膳食配制，以及经规范营养治疗后减少降糖药物使用等方面，综合反映糖尿病住院患者营养治疗的覆盖率和规范开展情况，监测营养诊疗质量。

2022 年糖尿病住院患者营养评估率为 16.56%、营养治疗率为 21.42%、使用胰岛素治疗的糖尿病住院患者营养治疗后胰岛素使用剂量减少率为 40.71%。具体信息如表 2-2-15-1 及表 2-2-15-2 所示。

表 2-2-15-1　2022 年各省（自治区、直辖市）住院患者营养诊断—评估—治疗情况（%）

省（自治区、直辖市）	住院患者营养诊断率	存在营养风险住院患者营养治疗率	糖尿病住院患者营养评估率	糖尿病住院患者营养治疗率	使用胰岛素治疗的糖尿病住院患者营养治疗后胰岛素使用剂量减少率
安徽	1.21	33.80	18.29	13.59	34.63
北京	3.30	60.43	9.89	27.22	15.01
福建	1.18	47.58	7.98	11.78	45.29
甘肃	7.44	73.38	41.84	41.44	33.20
广东	1.49	89.99	22.90	29.07	66.08
广西	1.94	62.46	20.46	11.88	50.49
贵州	1.02	43.66	13.84	8.75	67.60
海南	1.83	22.73	3.17	7.07	13.37
河北	1.86	66.16	31.24	25.29	40.86
河南	1.18	48.14	15.98	21.74	40.69
黑龙江	0.98	78.38	10.33	14.89	20.71
湖北	2.12	60.78	22.75	19.58	53.11
湖南	3.31	62.87	7.07	11.04	30.62
吉林	0.22	70.37	32.71	32.59	22.20
江苏	1.90	67.00	15.97	29.77	44.89
江西	1.02	88.79	16.79	18.59	34.67
辽宁	2.06	89.21	13.79	32.81	43.31
内蒙古	1.08	30.00	34.69	31.40	37.90
宁夏	1.47	57.81	1.26	1.51	16.67
青海	2.27	37.23	0.69	0.36	42.86
山东	1.58	49.30	8.04	11.38	27.57
山西	2.65	41.22	11.16	13.87	7.39
陕西	3.88	85.88	26.21	32.80	57.07
上海	1.22	41.53	30.40	86.20	28.78
四川	3.76	46.27	20.37	16.82	43.33
天津	2.66	69.09	12.70	26.03	47.15
兵团	2.40	70.97	4.51	3.86	49.75
新疆	10.24	64.47	13.93	11.59	27.30
云南	3.09	26.35	10.41	6.23	70.40
浙江	2.06	39.65	18.49	34.08	31.10
重庆	3.58	46.96	7.20	11.89	30.22
全国总体	2.22	54.61	16.56	21.42	40.71

表 2-2-15-2　2022 年各级各类医院住院患者营养诊断—评估—治疗情况（%）

医院类别	住院患者营养诊断率	存在营养风险住院患者营养治疗率	糖尿病住院患者营养评估率	糖尿病住院患者营养治疗率	使用胰岛素治疗的糖尿病住院患者营养治疗后胰岛素使用剂量减少率
三级公立	2.12	55.34	15.80	21.57	40.26
三级民营	6.78	58.66	20.49	22.17	42.54
三级医院总体	2.29	55.46	15.93	21.59	40.31
二级公立	1.80	46.44	21.29	19.36	42.23
二级民营	2.31	50.21	35.34	31.62	79.42
二级医院总体	1.83	46.62	21.96	19.95	44.87

第十六节　健康体检与管理专业

本专业数据来源于 NCIS 全国医疗质量抽样调查系统，共收集 7315 家医院 2022 年度数据，剔除未开展健康体检与管理专业的医院，并按照数据填报完整度、逻辑性等原则进行数据清洗与整理，最终纳入 4936 家综合医院的数据进行分析。

一、腰、臀围测量完成率

肥胖是代谢性疾病的重要危险因素，对该指标进行监测有助于进行疾病早期风险评估。本指标 2022 年纳入 3627 家医院 7456.67 万健康体检人次进行分析，其中 2392.16 万人次完成腰、臀围检查项目，完成率为 32.08%，较 2021 年（34.63%）下降 2.55 个百分点（图 2-2-16-1 ～图 2-2-16-3）。

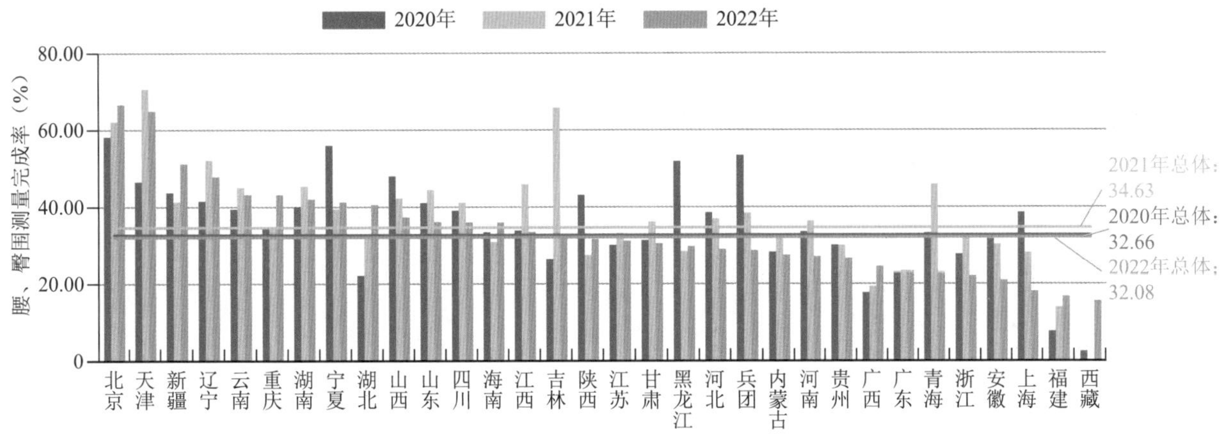

图 2-2-16-1　2020—2022 年各省（自治区、直辖市）医院腰、臀围测量完成率

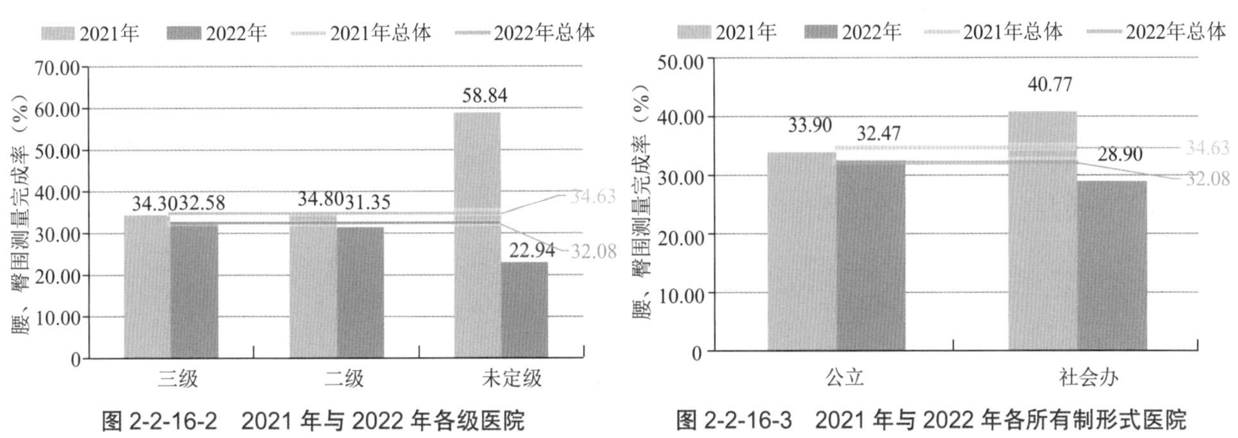

图 2-2-16-2　2021 年与 2022 年各级医院腰、臀围测量完成率

图 2-2-16-3　2021 年与 2022 年各所有制形式医院腰、臀围测量完成率

二、健康问卷完成率

健康问卷是健康体检的基础项目，对科学开展健康管理具有重要意义。本指标 2022 年纳入 4106 家医院 8321.08 万健康体检人次进行分析，其中 3214.57 万人次完成健康问卷评估，完成率为 38.63%，较 2021 年（46.14%）下降 7.51 个百分点（图 2-2-16-4 ～图 2-2-16-6）。

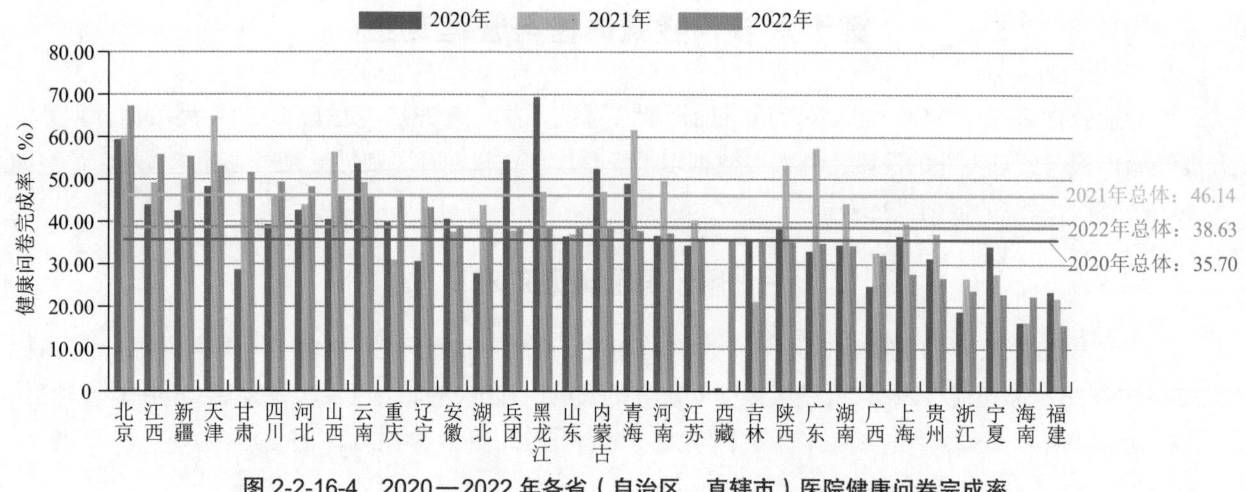

图 2-2-16-4　2020—2022 年各省（自治区、直辖市）医院健康问卷完成率

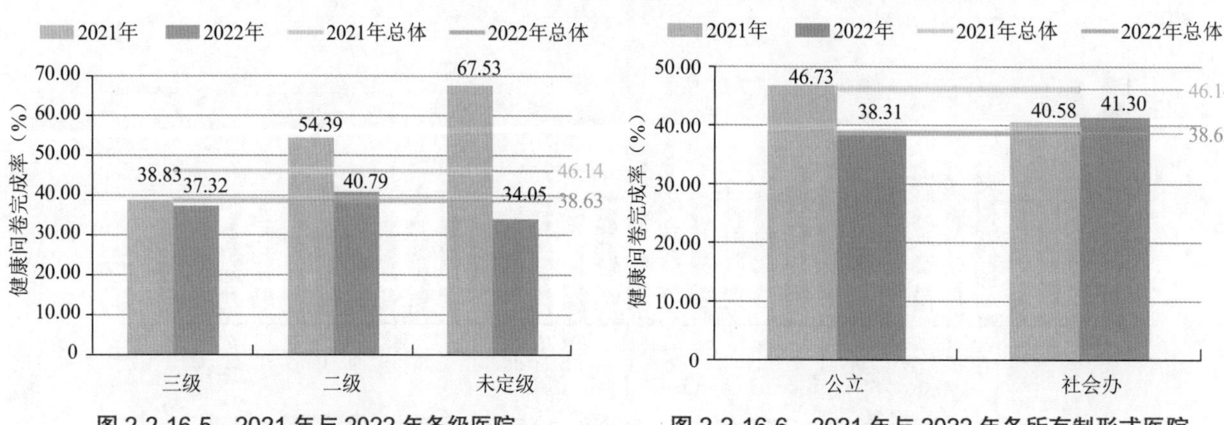

图 2-2-16-5　2021 年与 2022 年各级医院健康问卷完成率

图 2-2-16-6　2021 年与 2022 年各所有制形式医院健康问卷完成率

三、健康体检重要异常结果检出率和随访率

重大疾病早发现、早诊断是健康体检的重要目的之一，及时检出异常结果能够促使重大疾病得到及时、规范的治疗，对提高重大疾病诊疗效果具有重要意义。本指标 2022 年纳入 4385 家医院的 9043.33 万健康体检人次进行分析，其中 417.30 万人次存在重要异常结果，检出率为 4.61%（图 2-2-16-7 ～图 2-2-16-9），较 2021 年（4.85%）下降了 0.24 个百分点。2022 年统计了重要异常结果的随访情况，随访率为 87.10%（图 2-2-16-10 ～图 2-2-16-12）。

注：健康体检重要异常结果参照《健康体检重要异常结果管理专家共识（试行版）》。

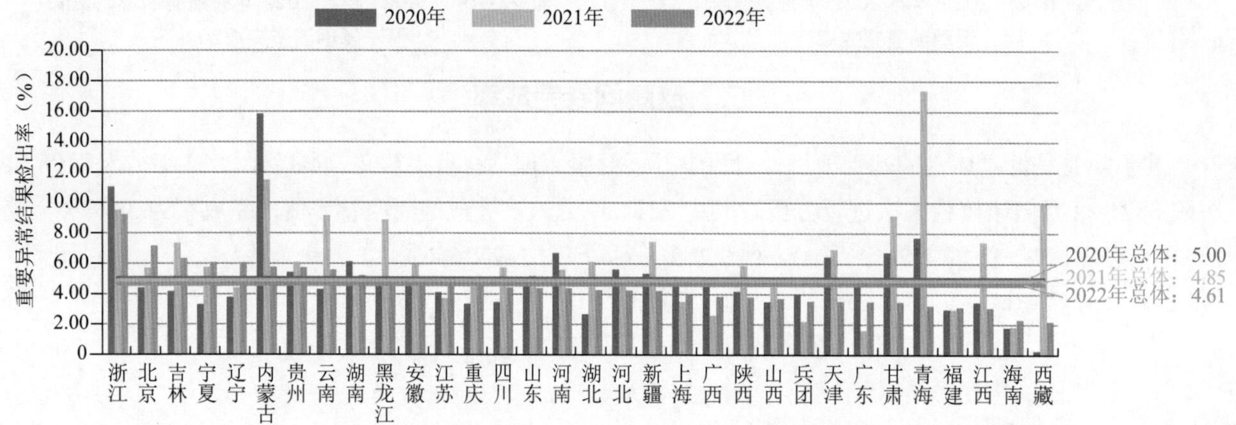

图 2-2-16-7　2020—2022 年各省（自治区、直辖市）医院健康体检重要异常结果检出率

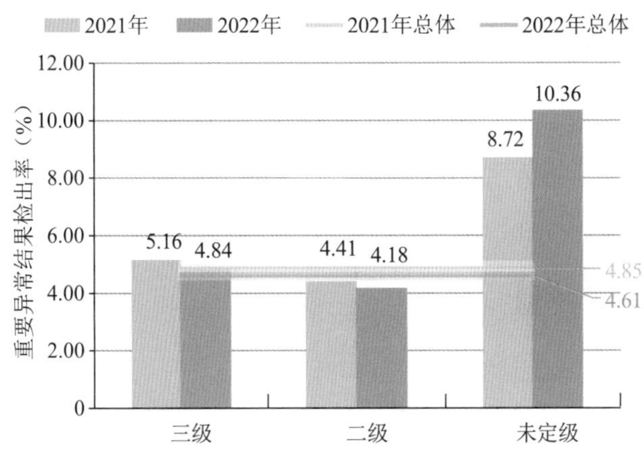

图 2-2-16-8 2021 年与 2022 年各级医院健康体检重要异常结果检出率

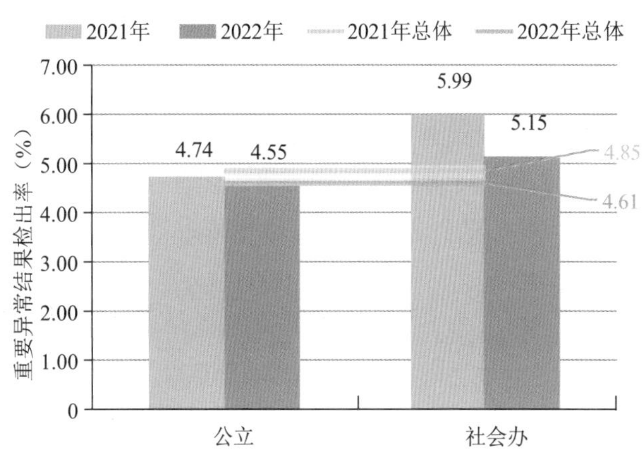

图 2-2-16-9 2021 年与 2022 年各所有制形式医院健康体检重要异常结果检出率

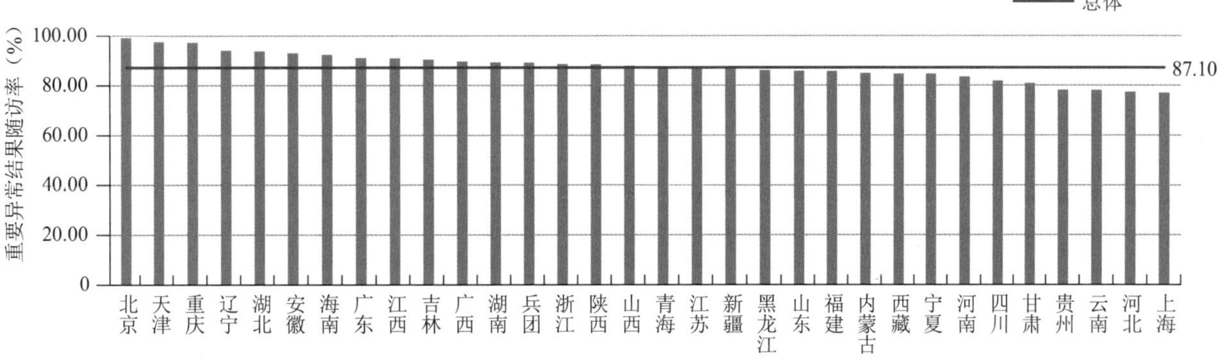

图 2-2-16-10 2022 年各省（自治区、直辖市）医院健康体检重要异常结果随访率

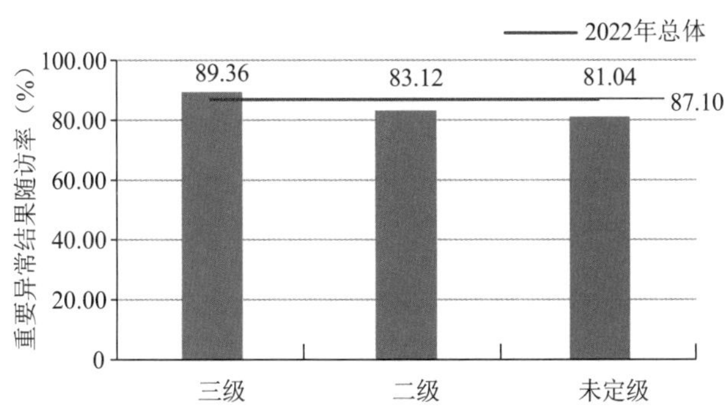

图 2-2-16-11 2022 年各级医院健康体检重要异常结果随访率

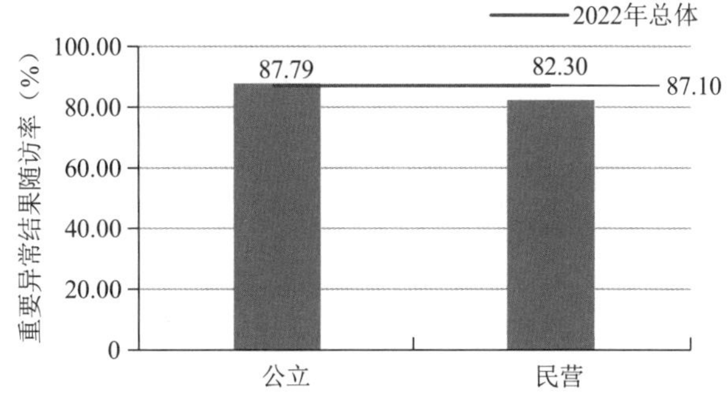

图 2-2-16-12 2022 年各所有制形式医院健康体检重要异常结果随访率

第十七节　肺脏移植专业

本专业内容基于中国肺脏移植注册系统（China Lung Transplant Registry，CLuTR）收集的病例进行分析，收集了受体术前、捐献者、受体手术、术后及随访信息。通过对肺脏移植情况进行动态、科学地分析，为国家监管部门制定移植相关政策、法规提供依据。

一、肺脏移植手术量

2015 年 1 月 1 日至 2022 年 12 月 31 日 CLuTR 共上报肺脏移植手术 3599 例，各年度开展肺脏移植手术量分别为 118、204、299、403、489、513、775 和 798 例（图 2-2-17-1）。

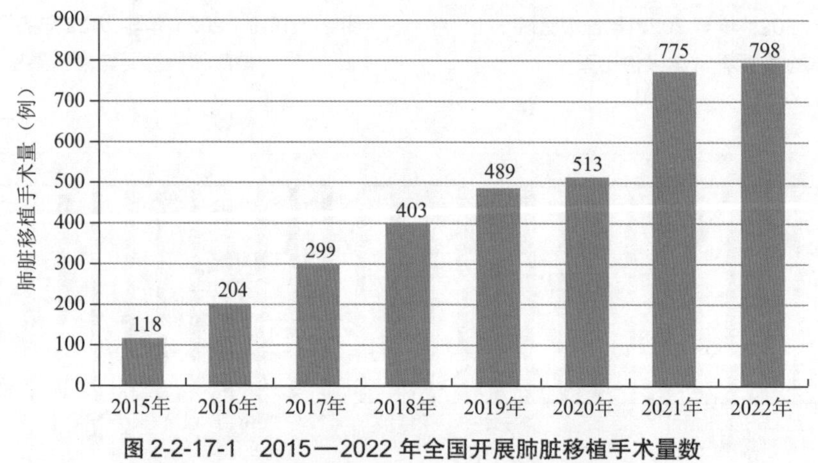

图 2-2-17-1　2015—2022 年全国开展肺脏移植手术量数

二、肺脏移植质量安全分析

1. 手术方式

2022 年全国肺脏移植术中单、双肺脏移植分别占 47.30% 和 52.40%，心肺联合移植占 0.30%。急诊肺脏移植占 10.70%，术中使用体外膜肺氧合（extracorporeal membrane oxygenation，ECMO）的比例为 77.50%。

2. 冷缺血时间

2022 年全国肺脏移植单、双肺冷缺血时间中位数（四分位距）分别为 6.0（4.0 ～ 7.5）和 8.0（6.3 ～ 9.0）小时。单肺冷缺血时间＜ 2 小时、2 ～ 3.9 小时、4 ～ 5.9 小时、6 ～ 7.9 小时及≥ 8 小时的比例分别为 4.30%、11.80%、31.30%、30.20% 和 22.40%；双肺冷缺血时间相应比例分别为 1.00%、3.40%、13.50%、28.10% 和 54.00%（图 2-2-17-2）。

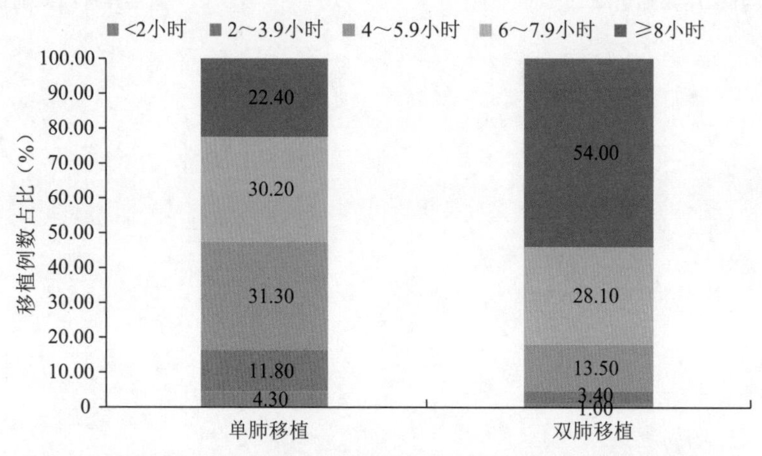

图 2-2-17-2　2022 年全国肺脏移植单、双肺冷缺血时间移植例数占比

3. 术后并发症

2022 年全国肺脏移植受体术后移植物失功发生率为 10.13%，急性排斥反应发生率为 6.24%，术后出院前气道吻合口并发症发生率为 9.74%。2015—2022 年术后移植物失功发生率见图 2-2-17-3，急性排斥反应发生率见图 2-2-17-4，气道吻合口并发症发生率见图 2-2-17-5。

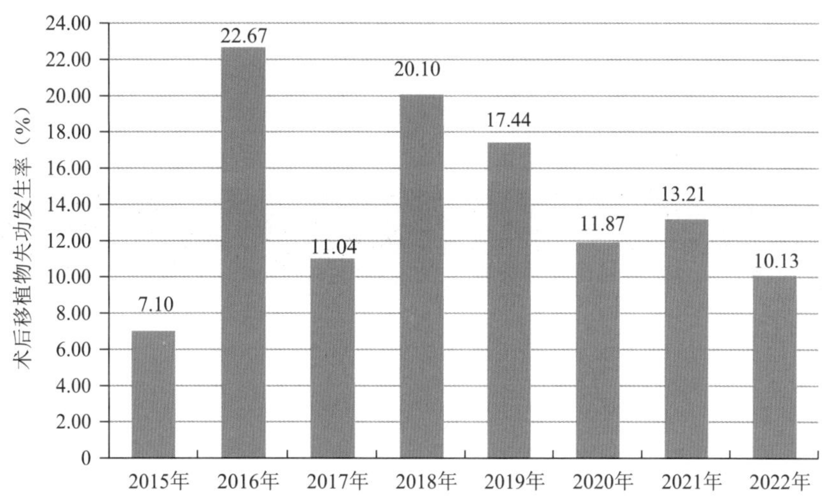

图 2-2-17-3　2015—2022 年全国肺移植受体术后移植物失功发生率

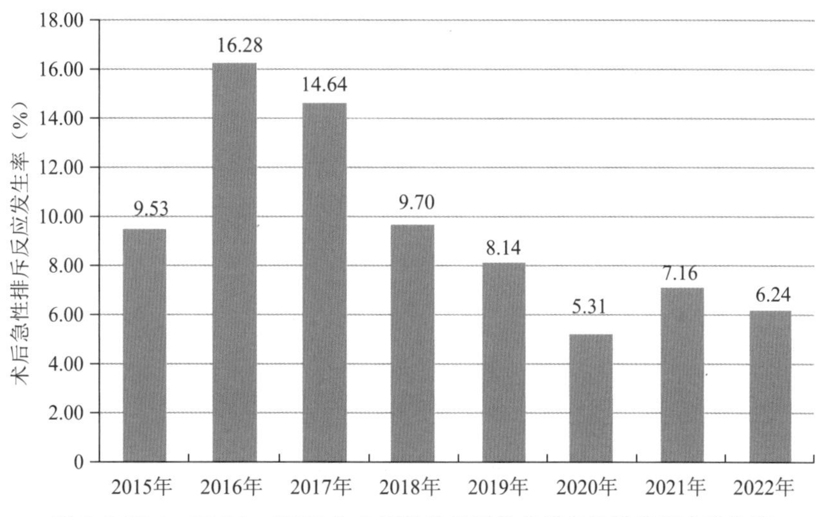

图 2-2-17-4　2015—2022 年全国肺移植受体术后急性排斥反应发生率

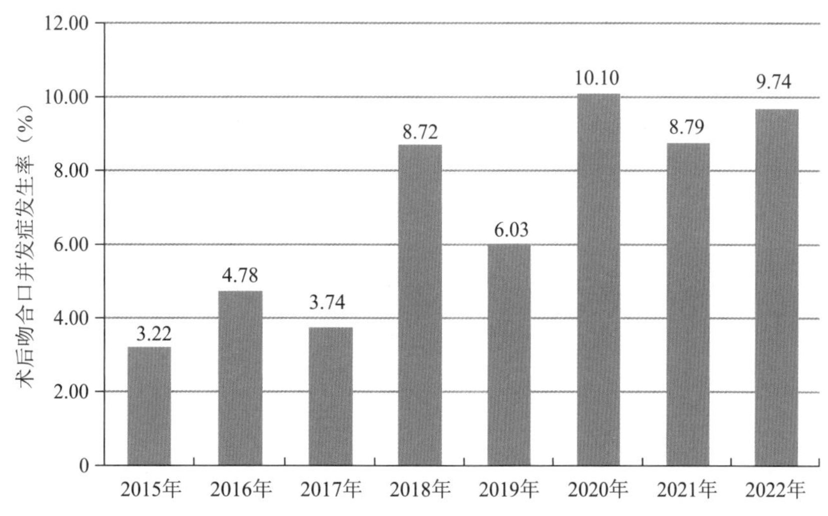

图 2-2-17-5　2015—2022 年全国肺移植受体术后吻合口并发症发生率

4. 术后生存状况

2022 年全国双肺脏移植受体术后围手术期（＜ 30 天）、3 个月、6 个月、1 年及 3 年生存率分别为 81.70%、70.10%、63.80%、59.20% 和 47.50%；单肺脏移植受体相应生存率分别为 85.50%、77.40%、70.80%、62.30% 和 43.50%，单肺脏移植受体近期生存率优于双肺脏移植受体。全国＜ 65 岁受体围手术期（＜ 30 天）、3 个月、6 个月、1 年及 3 年生存率分别为 84.40%、75.50%、69.90%、63.80% 和 50.40%；≥ 65 岁受体相应生存率分别为 80.90%、67.70%、59.60%、52.40% 和 32.60%。不同特征肺脏移植受体术后生存率详见表 2-2-17-1。

表 2-2-17-1　2022 年全国不同特征肺脏移植受体术后生存率

特征	生存率（%）				
	围手术期（＜30 天）	3 个月	6 个月	1 年	3 年
移植类型					
双肺	81.70	70.10	63.80	59.20	47.50
单肺	85.50	77.40	70.80	62.30	43.50
受体年龄 / 岁					
＜ 65	84.40	75.50	69.90	63.80	50.40
≥ 65	80.90	67.70	59.60	52.40	32.60
原发病					
闭塞性细支气管炎	91.70	79.60	75.30	69.30	–
肺尘埃沉着病	89.90	84.50	80.50	73.80	63.30
继发性肺间质纤维化	76.50	65.60	59.40	52.50	36.00
慢性阻塞性肺疾病	87.10	75.40	68.50	60.90	44.60
特发性肺间质纤维化	83.20	72.60	65.40	59.30	40.30
支气管扩张症	79.80	70.20	66.80	59.90	–
肺动脉高压	73.10	65.30	60.00	–	–
其他	78.40	69.30	61.50	55.80	–

三、小结与展望

在新型冠状病毒疫情常态化防控下，2022 年全国肺脏移植例数相比 2021 年稍有提升。近年来，国家肺脏移植质控中心不断完善肺脏移植临床诊疗体系，推广规范化肺脏移植技术，加强质控指标的监测和动态反馈。继续推进全程化、多环节的并发症防治机制，从术前评估、供者质量维护、手术操作和术后管理多个层面开展了感染、术后移植物失功等术后主要并发症的预防和控制工作。2022 年全国肺脏移植受体移植后原发性移植物失功、移植后急性排斥反应发生率均有所下降，但气道吻合口并发症发生率有所上升。从 2022 年肺脏移植例数和移植质量来看，在保障移植质量安全的情况下，实现了移植例数的进一步增长。未来中国肺脏移植发展，应继续动态监测各移植医院移植质量，完善肺脏移植流程和技术规范，打造多学科联合的肺脏移植团队，持续提升肺脏移植质量。

第十八节　肝脏移植专业

本专业内容基于中国肝脏移植注册系统（China Liver Transplant Registry，CLTR）2015 年 1 月 1 日至 2022 年 12 月 31 日的肝脏移植数据进行分析。

一、肝脏移植总体情况

截至 2022 年 12 月，具备肝脏移植资质的医院达到 114 所，基本实现了肝脏移植医院各区域的全面覆盖。肝脏移植规模稳步增长，近年来，我国每年开展的肝脏移植例数位居全球第 2 位。

2015—2022 年全国共实施肝脏移植手术 41 619 例，包括 35 894 例公民逝世后器官捐献肝脏移植（deceased donor liver transplantation，DDLT），占比为 86.24%；5725 例活体亲属供体肝脏移植（living related donor liver transplantation，LDLT），占比为 13.76%（图 2–2–18–1）。成人肝脏移植 34 115 例，占比为 81.97%；儿童肝脏移植 7504 例，占比为 18.03%。

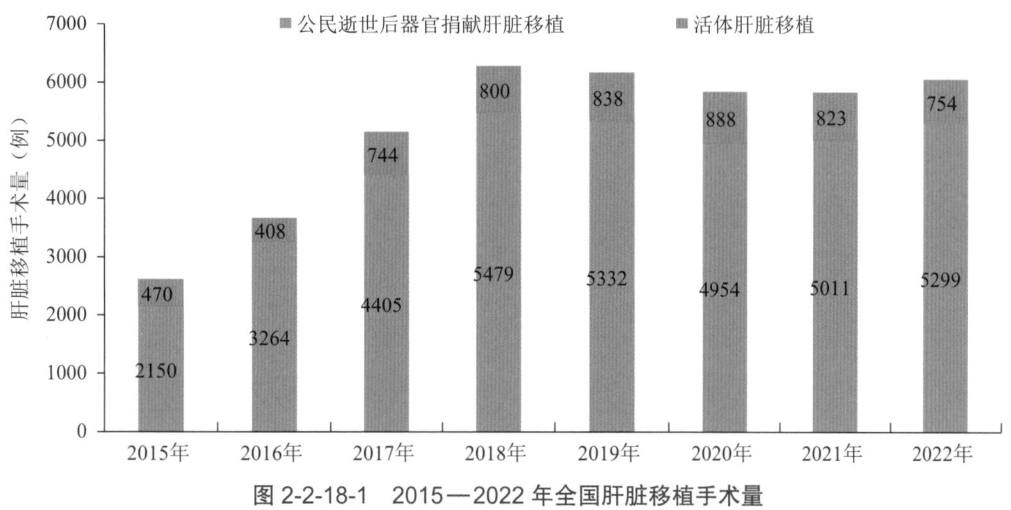

图 2-2-18-1　2015—2022 年全国肝脏移植手术量

2022 年全国共实施肝脏移植手术 6053 例，其中 12 家医院实施的肝脏移植手术量在 150 例及以上，其移植总量占全国全年总例数的 45.23%。2022 年中国肝脏移植受者的年龄均值为 42.92 岁，中位数为 49.42 岁；受者体重指数（body mass index，BMI）均值为 22.45 kg/m^2，中位数为 22.49 kg/m^2；以男性受者为主，占比为 74.10%；受者血型以 O 型、A 型、B 型为主，3 种血型的受者分别占 31.36%、30.30%、28.40%，血型为 AB 型的受者占比最少，为 9.95%。

二、肝脏移植质量安全分析

我国近 3 年肝脏移植受者无肝期≤ 60 分钟比例、成人术中大出血比例、数据及时性指标变化情况详见表 2–2–18–1。其中，缩短平均无肝期作为本专业 2022 年度改进目标，无肝期≤ 60 分钟比例已连续 3 年呈逐年上升趋势。

表 2–2–18–1　2020—2022 年全国肝脏移植重要临床指标分布

指标	2020 年	2021 年	2022 年
无肝期≤ 60 分钟比例（%）	83.69	84.32	89.29
成人术中大出血比例（%）	25.44	21.52	21.21
数据及时性（%）	98.07	98.53	98.98

选取2015—2022年全国范围内开展的肝脏移植病例进行受者和移植物的生存分析，结果如表2-2-18-2所示。

表2-2-18-2 2015—2022年全国肝脏移植受者/移植物术后生存率

分组	术后1年生存率（%）		术后3年生存率（%）		术后5年生存率（%）	
	受者	移植物	受者	移植物	受者	移植物
DDLT	83.91	83.15	74.84	73.81	69.55	68.42
LDLT	93.46	92.81	91.74	90.80	91.27	90.02

第十九节 心脏移植专业

本专业内容基于中国心脏移植注册系统（China Heart Transplant Registry，CHTR）2015 年 1 月 1 日至 2022 年 12 月 31 日的心脏移植数据进行分析。

一、心脏移植手术量

2015—2022 年 CHTR 上报心脏移植手术共 4267 例（图 2-2-19-1）。2022 年全国共有心脏移植手术 710 例，其中，儿童（小于 18 岁）心脏移植 78 例；心肺联合移植 3 例。

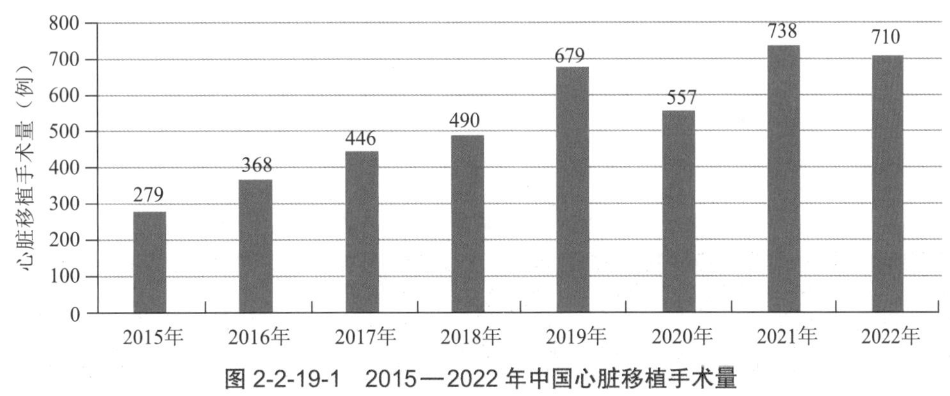

图 2-2-19-1 2015—2022 年中国心脏移植手术量

二、心脏供体缺血时间

2022年全国心脏移植心脏缺血时间中位数为3.6小时，与2021年缺血时间中位数相同（表2-2-19-1）。心脏移植缺血时间≤ 6 小时的移植患者占比为 88.0%，与 2021 年的 86.7% 相比有所改善。

表 2-2-19-1 2020—2022 年全国心脏移植缺血时间

	缺血时间中位数（小时）	缺血时间≤ 6 小时占比（%）
2020 年	3.7（2.4，5.6）	83.9
2021 年	3.6（2.5，5.5）	86.7
2022 年	3.6（2.5，5.5）	88.0

三、术前心肺运动试验检查率

全国成人心脏移植接受术前心肺运动试验的检查率呈逐年上升趋势，2022 年为 44.4%，较 2021 年提升 2.7 个百分点（图 2-2-19-2）。

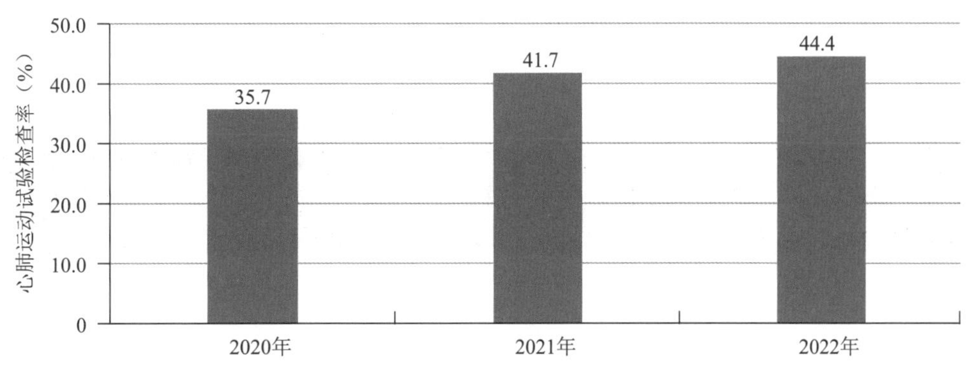

图 2-2-19-2 2020—2022 年全国心脏移植术前心肺运动试验检查率

四、术后机械通气时间

2022 年心脏移植术后机械通气时间中位数为 24.5 小时，与 2021 年相比减少 10.5 小时（表 2-2-19-2）。术后机械通气时间≤ 48 小时的移植患者占比为 70.3%，与 2021 年的 63.3% 相比有所改善。

表 2-2-19-2　2020—2022 年全国心脏移植术后机械通气时间情况

	机械通气时间中位数（小时）	机械通气时间≤ 48 小时占比（%）
2020 年	36.0（19.0，90.0）	64.3
2021 年	35.0（18.0，87.0）	63.3
2022 年	24.5（17.0，67.0）	70.3

五、术后院内生存情况

2022 年全国心脏移植受体院内生存情况详见表 2-2-19-3。

表 2-2-19-3　2022 年心脏移植受体术后院内生存情况

	率 / 构成比（%）		
	总体移植受者（*N*=710）	成人移植受者（*N*=632）	儿童移植受者（*N*=78）
院内存活	92.1	91.8	94.9
术后并发症			
术后感染	20.5	20.2	23.4
心搏骤停	3.9	4.3	1.3
二次开胸	8.4	8.7	5.2
气管切开	5.5	6.0	1.3
二次插管	6.9	7.0	6.5
院内死亡原因			
多器官衰竭	29.6	29.4	33.3
移植心脏衰竭	9.3	7.8	33.3
感染	24.1	25.5	0.0
脑血管原因	9.3	9.8	0.0
急性排异	1.9	2.0	0.0
其他	25.8	25.5	33.3

六、术后生存率

2015—2022 年全国心脏移植术后 30 天、术后 1 年、术后 3 年和术后 5 年的生存率见表 2-2-19-4。

表 2-2-19-4　2015—2022 年心脏移植术后生存率

	生存率（%）			
	术后 30 天	术后 1 年	术后 3 年	术后 5 年
总体移植受体	92.3	81.4	76.1	70.9
成人移植受体	92.2	80.8	75.6	70.6
儿童移植受体	93.3	87.2	81.3	74.7

第二十节 肾脏移植专业

本专业内容基于中国肾脏移植科学登记系统（Chinese Scientific Registry of Kidney Transplantation，CSRKT）的数据进行分析。截至 2022 年 12 月 31 日全国共有 148 所医院具备肾脏移植资质。

一、肾脏移植总体情况

2022 年全国共实施肾脏移植 12 712 例，其中遗体器官捐献（deceased donor，DD）肾脏移植 10 187 例，较 2021 年增加 6.37%；亲属间活体捐献（living-related donor，LD）肾脏移植 2525 例，较 2021 年增加 2.56%（图 2-2-20-1）。

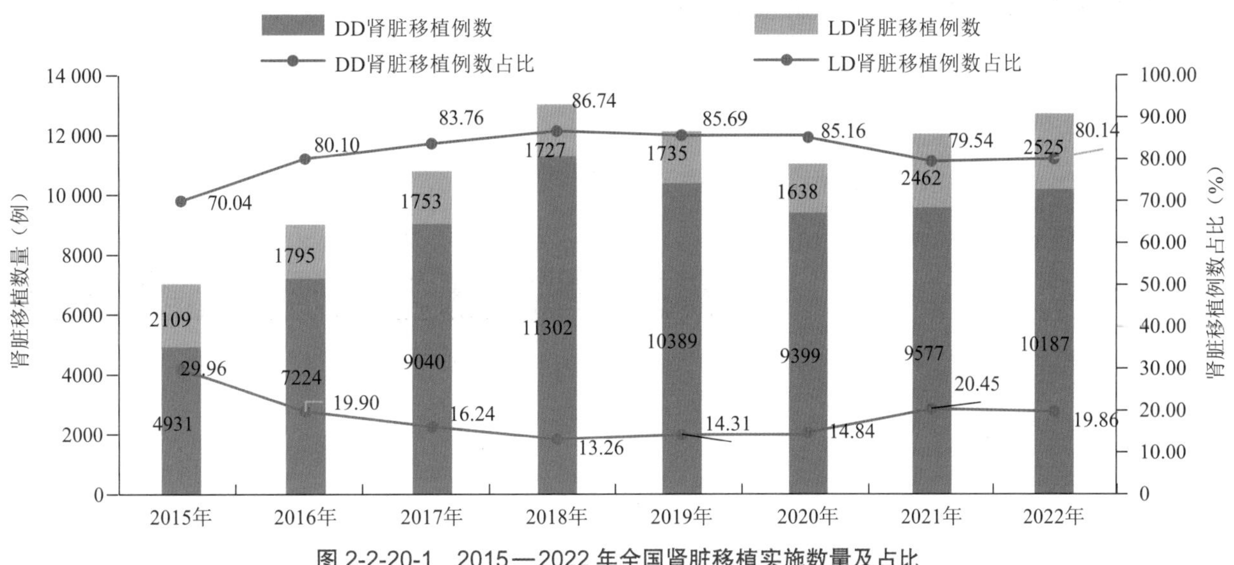

图 2-2-20-1 2015—2022 年全国肾脏移植实施数量及占比

2022 年全国共实施儿童肾脏移植（＜ 18 岁）575 例，占全国当年总例数的 4.50%，较 2021 年下降 15.44%（图 2-2-20-2）。

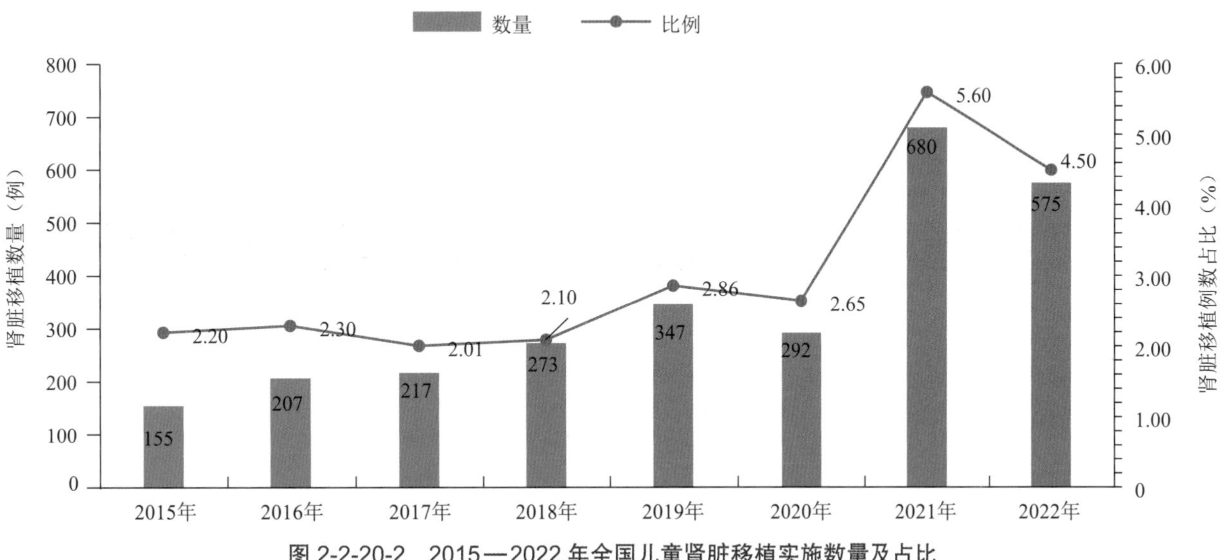

图 2-2-20-2 2015—2022 年全国儿童肾脏移植实施数量及占比

二、肾脏移植质量安全分析

1. 供肾缺血时间

分别对2022年LD和DD肾脏移植病例进行分析，供肾平均冷缺血时间不超过6小时、热缺血时间未超过标准要求，两项指标均在标准范围内（表2-2-20-1）。

2022年LD和DD肾脏移植病例中，供肾冷缺血时间≤24小时占比均为100%，较2021年的99.6%和98.9%略有提升；热缺血时间≤10分钟的占比分别为98.9%和99.9%（表2-2-20-2）。

表2-2-20-1 2022全国肾脏移植供肾缺血时间

变量	LD（均值 ± 标准差）	DD（均值 ± 标准差）
供肾冷缺血时间（小时）	2.1 ± 1.6	5.5 ± 3.5
供肾热缺血时间（分钟）	3.4 ± 2.6	6.7 ± 4.2

表2-2-20-2 2022年全国肾脏移植供肾缺血时间占比

变量	LD（%）	DD（%）
供肾冷缺血时间≤24小时	100	100
供肾热缺血时间≤10分钟	98.9	99.9

2. 肾脏移植手术前后受者血清肌酐值的变化情况

2022年全国共实施12 712例肾脏移植手术，依据CSRKT数据，分析4个随访时间点（术前、术后30天、术后180天、术后360天）的LD和DD肾脏移植受者的血清肌酐平均值，详见表2-2-20-3。

表2-2-20-3 2022年全国肾脏移植受者术前、术后的血清肌酐平均值

时间点	LD（μmol/L）	DD（μmol/L）
术前	1004.6	932.3
术后30天	122.8	149.2
术后180天	117.6	125.1
术后360天	117.5	120.2

3. 肾脏移植术后不良事件概况

肾脏移植术后不良事件主要包括移植肾功能延迟恢复、急性排斥反应、感染、移植受者死亡、移植肾丢失等。对2022年病例的随访资料进行分析，主要不良事件发生情况见表2-2-20-4，其中，受者术后30天内死亡率为0.2%。对2022年肾脏相关的多器官联合移植病例进行分析，主要不良事件发生情况见表2-2-20-5。

表2-2-20-4 2022年全国肾脏移植术后不良事件发生率

不良事件	LD（%）	DD（%）
移植肾功能延迟恢复	2.4	12.5
急性排斥反应	1.3	2.7
感染	5.3	8.6
移植受者死亡	1.0	2.7
移植肾全因丢失	1.6	4.3

表2-2-20-5 2022年全国肾脏相关的多器官联合移植术后不良事件发生率

不良事件	发生率（%）
移植肾功能延迟恢复	6.7
急性排斥反应	6.7
感染	31.1
移植受者死亡	11.1
移植肾全因丢失	11.1

第二十一节　脑损伤评价专业

本专业数据来源于国家脑损伤评价医疗质量控制中心质控数据管理平台（National Brain Injury Evaluation and Quality Control Center，BQCC）、中国人体器官分配与共享计算机系统（China Organ Transplant Response System，COTRS）和NCIS全国医疗质量抽样调查系统。

一、规范化自主呼吸激发试验实施率和完整率

对2022年全国29个省（自治区、直辖市）上报的4627例脑死亡判定病例进行质控分析。2022年上报的脑死亡病例自主呼吸激发试验实施率为89.32%，完整率为76.02%（图2-2-21-1）。不同省（自治区、直辖市）实施率和完整率仍存差异，其中湖北、吉林、陕西、北京、四川、广东、江西、山东和福建等9个省（自治区、直辖市）质控示范医院的自主呼吸激发试验实施率超过90%，未能实施自主呼吸激发试验的主要原因是患者核心体温未达标（低体温），以及生命体征不稳定；吉林、宁夏、海南、安徽、广东、福建、贵州、陕西、浙江、江西、重庆、山东、天津和黑龙江等14个省（自治区、直辖市）的自主呼吸激发试验完整率超过90%。

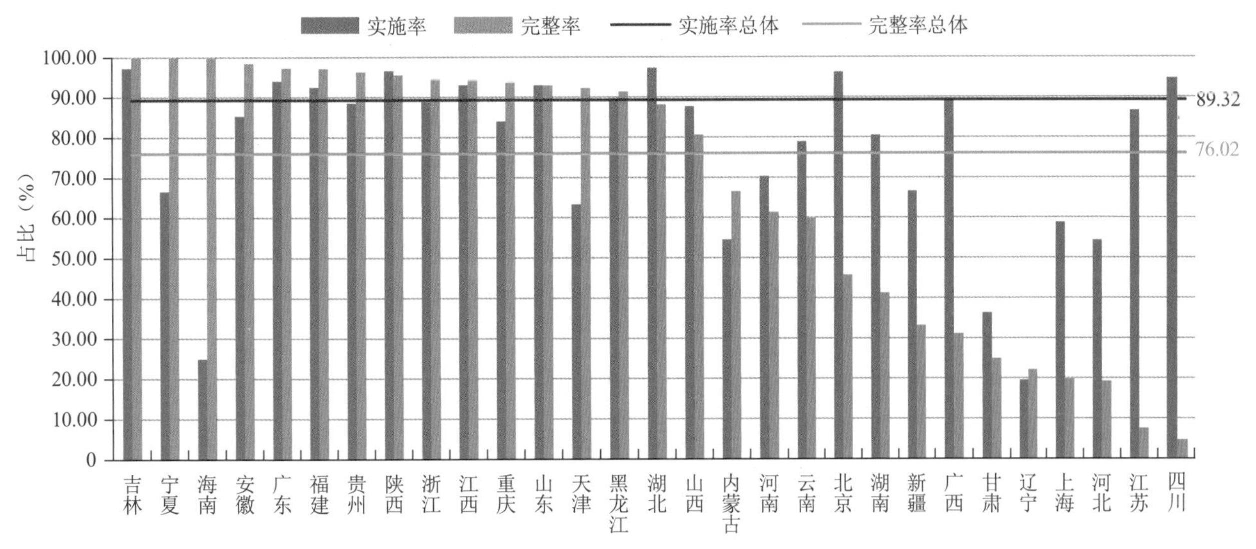

注：青海及西藏未上报该指标2022年数据。

图2-2-21-1　2022年各省（自治区、直辖市）医院脑死亡判定自主呼吸激发试验实施率和完整率

二、颅脑外伤患者颅内压监测率

本部分数据来源于NCIS全国医疗质量抽样调查系统，2022年全国共有7101家医院填报相关数据，累计颅脑外伤入院患者数量为558 222人，在这些患者中，有40 426人接受了颅内压（intracranial pressure，ICP）监测，颅脑外伤患者ICP监测率为7.24%。其中，三级公立医院为4947家，监测率为8.98%；二级公立医院为2043家，监测率为4.24%（图2-2-21-2）。

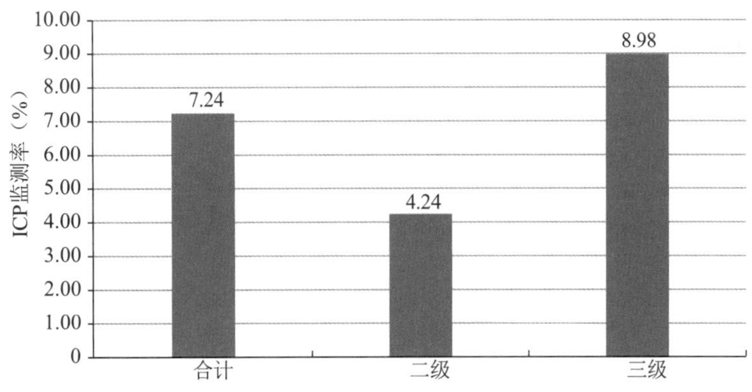

图2-2-21-2　2022年各类型医院颅脑外伤患者ICP监测率

从省级维度看，ICP 监测率较高的 3 位为上海（20.26%）、青海（14.95%）和重庆（12.16%）。ICP 监测率较低的 4 位为西藏（0）、兵团（1.31%）、湖北（2.38%）和海南（2.49%）（图 2-2-21-3）。

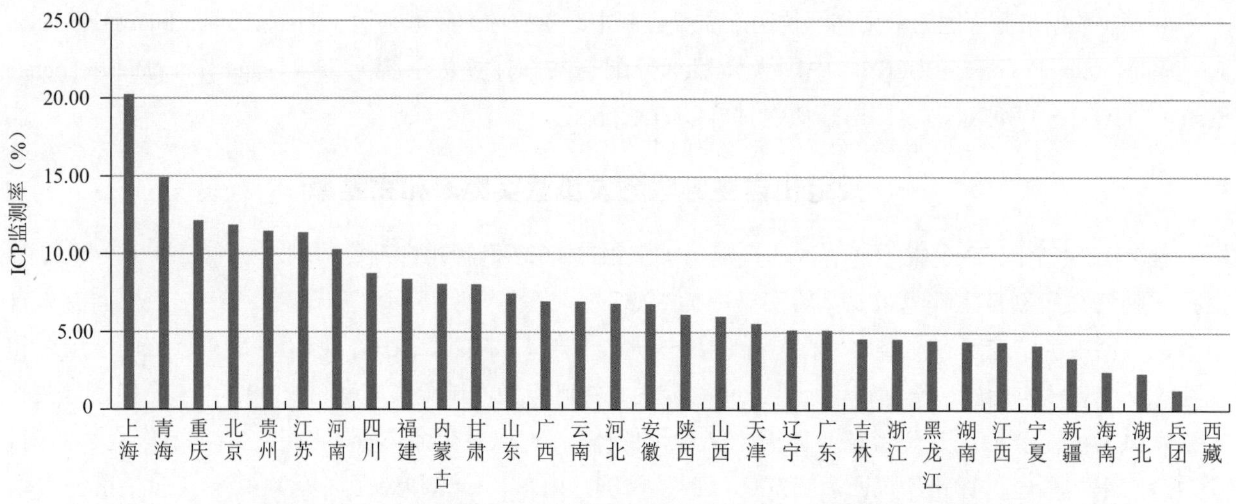

图 2-2-21-3　2022 年各省（自治区、直辖市）颅脑外伤患者 ICP 监测率

三、脑出血患者入院和出院格拉斯哥昏迷指数评估率

本部分数据来源于 NCIS 全国医疗质量抽样调查系统，2022 年全国上报数据的医院共收治脑出血住院患者 404 653 人，入院时行格拉斯哥昏迷指数（Glasgow coma scale，GCS）评估的患者数量为 364 607 人，评估率为 90.10%。其中，三级公立医院入院时行 GCS 评估的患者数量为 259 148 人，评估率为 89.70%；二级公立医院入院时行 GCS 评估的患者数量为 105 447 人，评估率为 91.12%（图 2-2-21-4）。全国脑出血患者出院时行 GCS 评估的患者数量为 314 818 人，评估率为 77.80%，其中，三级公立医院出院时行 GCS 评估的患者数量为 227 736 人，评估率为 78.82%；二级公立医院出院时行 GCS 评估的患者数量为 87 081 人，出院行 GCS 的评估率为 75.25%（图 2-2-21-5）。

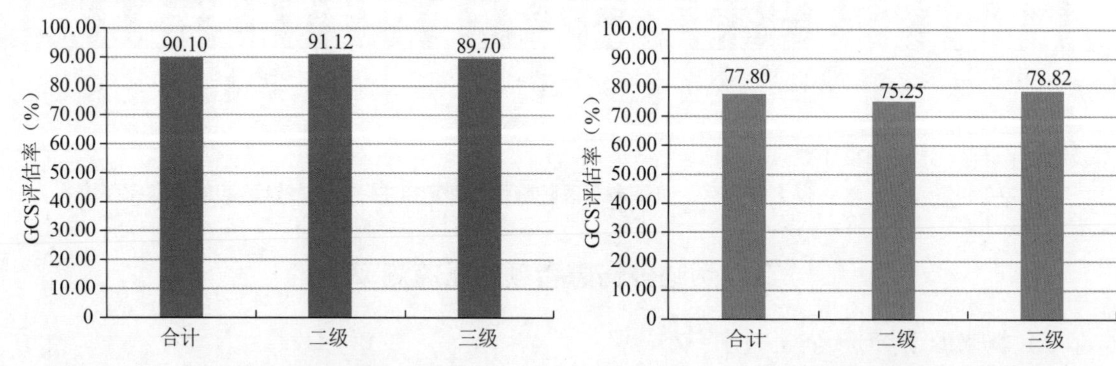

图 2-2-21-4　2022 年各类型医院脑出血患者入院 GCS 评估率

图 2-2-21-5　2022 年各类型医院脑出血患者出院 GCS 评估率

从省级维度看，入院 GCS 评估率较高的 3 位为上海（97.37%）、天津（97.13%）和江苏（96.53%）（图 2-2-21-6）；出院 GCS 评估率较高的 3 位为上海（94.30%）、贵州（93.61%）和海南（91.44%）（图 2-2-21-7）。

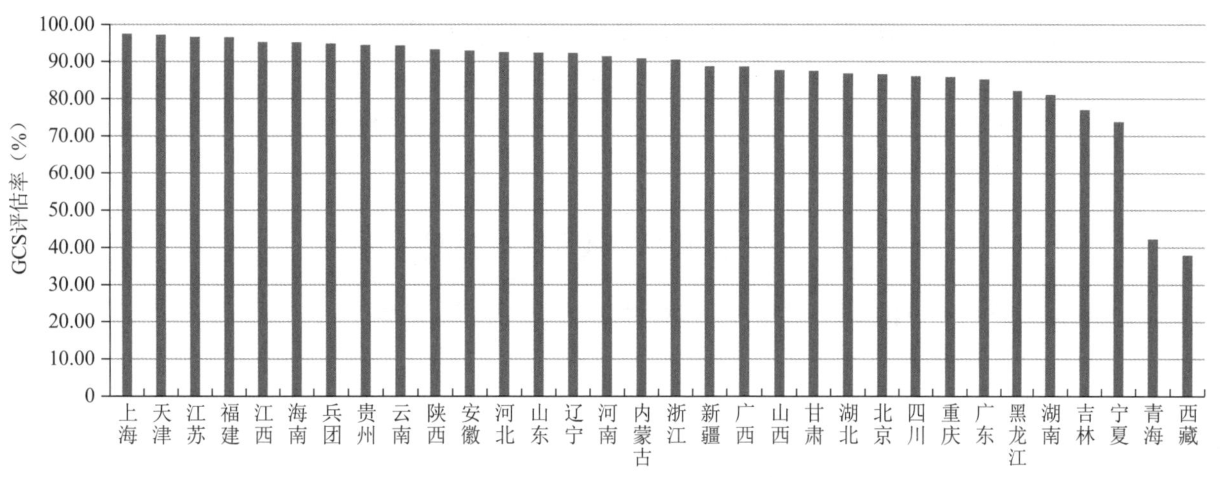

图 2-2-21-6　2022 年各省（自治区、直辖市）脑出血患者入院 GCS 评估率

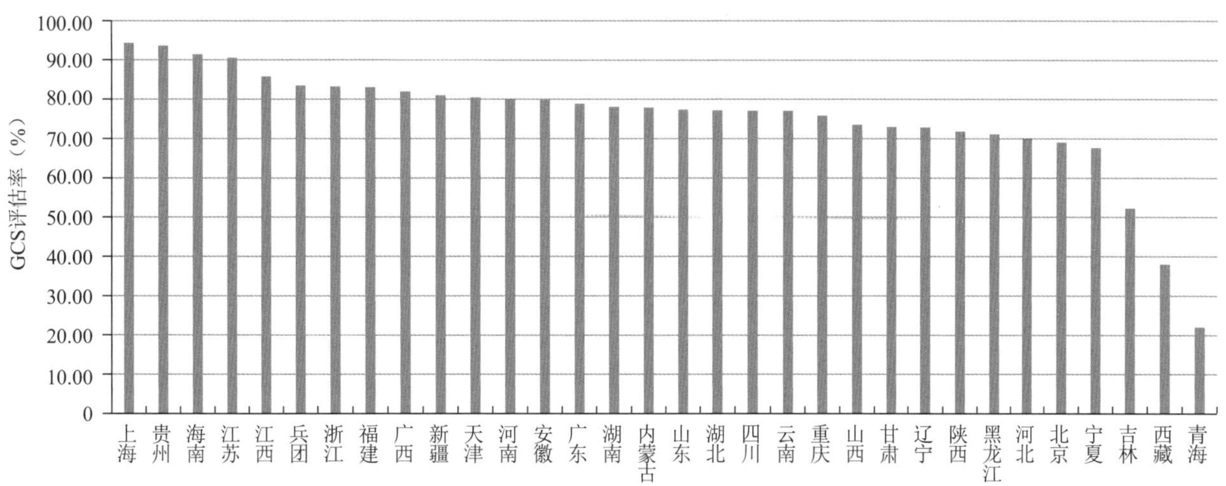

图 2-2-21-7　2022 年各省（自治区、直辖市）脑出血患者出院 GCS 评估率

第二十二节　人体捐献器官获取专业

本部分数据来源于中国人体器官分配与共享计算机系统（China Organ Transplant Response System，COTRS）及国家和各省级统计局报告的2022年常住人口数等。

一、捐献器官获取总体情况

2022年全国多个省（自治区、直辖市）综合评估人体器官获取组织（organ procurement organization，OPO）情况，2个省（自治区、直辖市）组织OPO动态调整工作：湖北从7个OPO调整为6个，上海从8个OPO调整为7个。截至2022年底，全国共有110个OPO。

二、器官捐献情况

1. 年捐献量及百万人口器官捐献率

2016年起，我国人体器官捐献量稳定保持在全球第2位，仅次于美国。根据WHO全球器官捐献与移植观察站（GODT）数据，2022年百万人口捐献率（PMP）最高的2个国家为西班牙（47.02）和美国（44.52）。2022年我国人体器官捐献量达5628例，较2021年的5272例增长6.75%；PMP为3.99，较2021年增加0.26。全国31个省（自治区、直辖市）中，有13个PMP高于全国平均水平。各省（自治区、直辖市）的PMP存在较大差异，排名前3位的为北京（17.49）、广西（10.58）、海南（10.13），青海和西藏2022年未开展器官捐献（图2-2-22-1）。

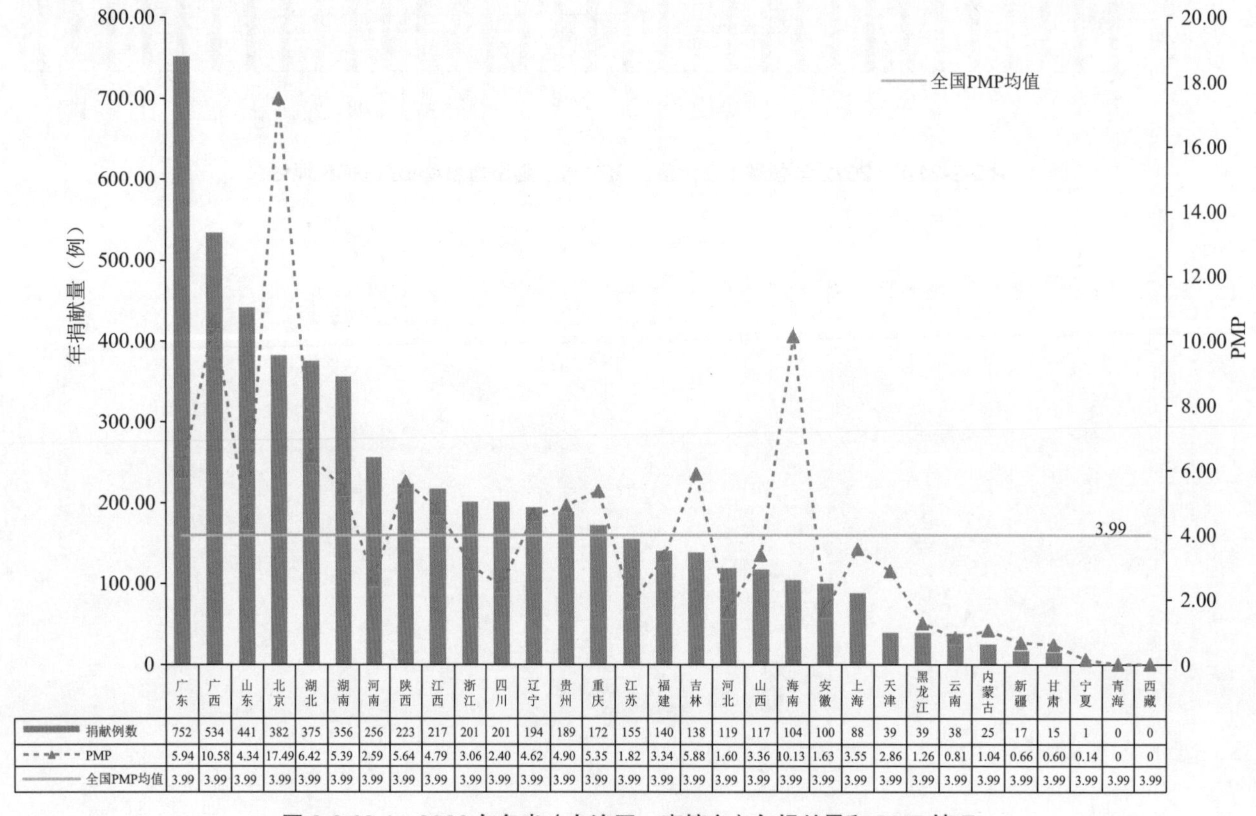

	广东	广西	山东	北京	湖北	湖南	河南	陕西	江西	浙江	四川	辽宁	贵州	重庆	江苏	福建	吉林	河北	山西	海南	安徽	上海	天津	黑龙江	云南	内蒙古	新疆	甘肃	宁夏	青海	西藏
捐献例数	752	534	441	382	375	356	256	223	217	201	201	194	189	172	155	140	138	119	117	104	100	88	39	39	38	25	17	15	1	0	0
PMP	5.94	10.58	4.34	17.49	6.42	5.39	2.59	5.64	4.79	3.06	2.40	4.62	4.90	5.35	1.82	3.34	5.88	1.60	3.36	10.13	1.63	3.55	2.86	1.26	0.81	1.04	0.66	0.60	0.14	0	0
全国PMP均值	3.99	3.99	3.99	3.99	3.99	3.99	3.99	3.99	3.99	3.99	3.99	3.99	3.99	3.99	3.99	3.99	3.99	3.99	3.99	3.99	3.99	3.99	3.99	3.99	3.99	3.99	3.99	3.99	3.99	3.99	3.99

图2-2-22-1　2022年各省（自治区、直辖市）年捐献量和PMP情况

与2021年相比，2022年有19个省（自治区、直辖市）PMP增加，其中PMP增量排名前3的为北京（3.28）、海南（2.19）、重庆（1.86）。

2. 器官捐献分类占比

器官捐献分类包括脑死亡来源器官捐献者（donation after brain death，DBD）、心脏死亡来源器官捐献者（donation after cardiac death，DCD）和脑心双死亡来源器官捐献者（donation after brain death plus cardiac death，DBCD）。

全国器官捐献分类以 DBD 为主的省（自治区、直辖市）有 21 个，其中 DBD 占比达 90% 以上的有 7 个，分别为吉林、云南、宁夏、广西、湖南、福建和广东（图 2-2-22-2）。

2022 年全国 DBD 占比为 66.74%，较 2021 年增加 4.43 个百分点；全国 DCD 占比和 DBCD 占比分别为 22.99% 和 10.27%。从各 OPO 情况来看，全国 OPO DBD 占比总体较 2021 年度有所提升（图 2-2-22-3）。

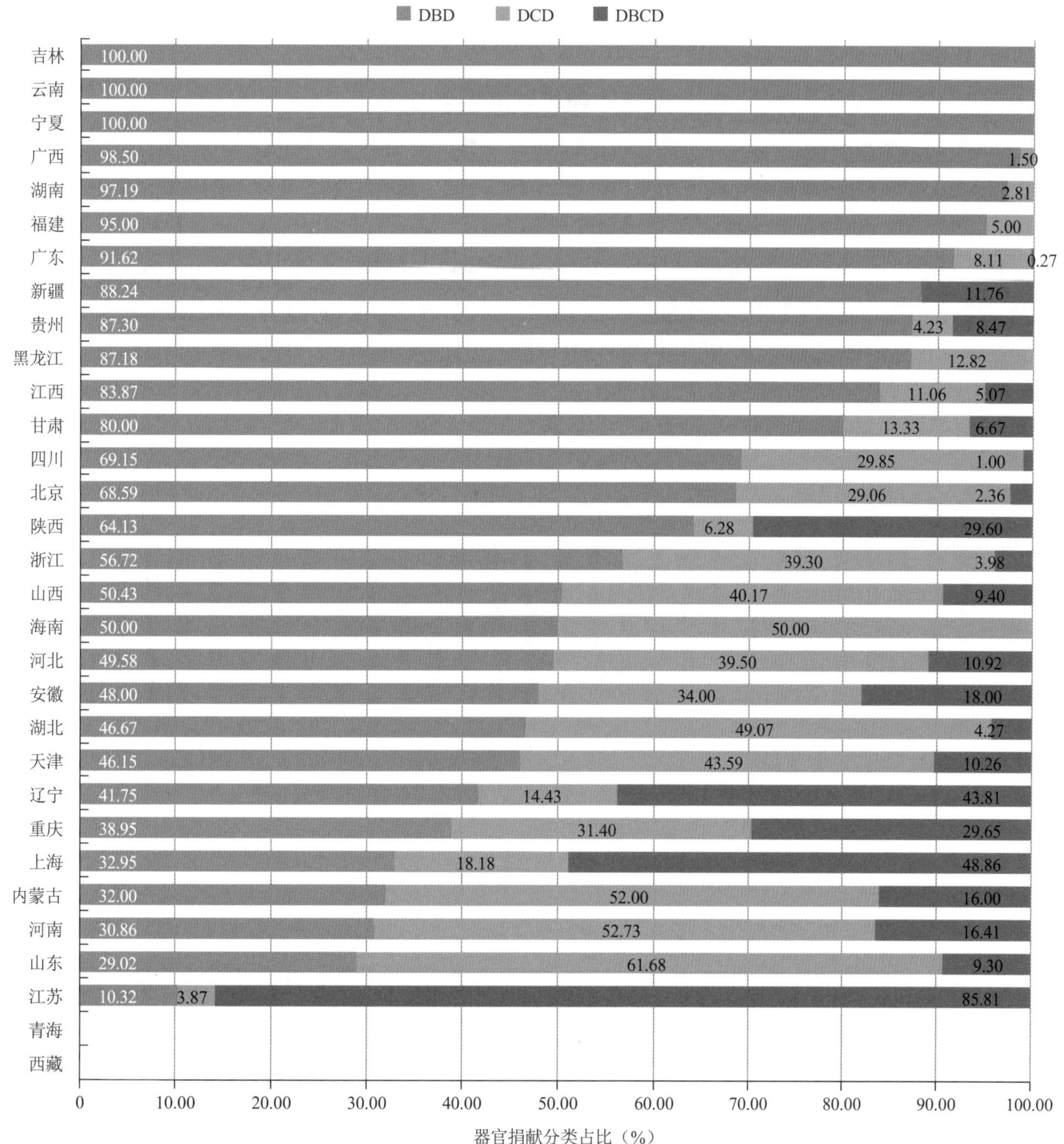

图 2-2-22-2 2022 年各省（自治区、直辖市）器官捐献分类占比

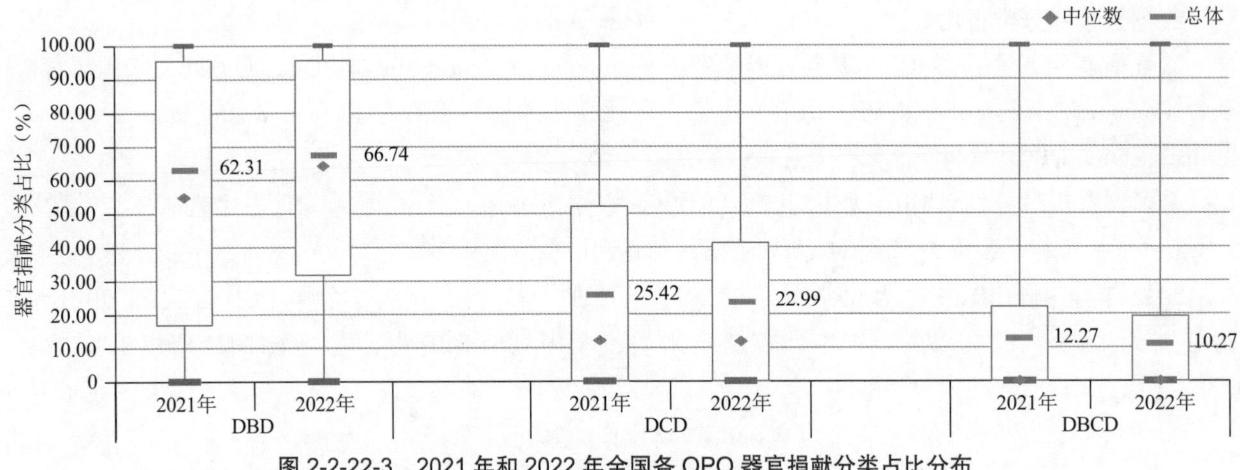

图 2-2-22-3　2021 年和 2022 年全国各 OPO 器官捐献分类占比分布

三、器官获取情况

1. 每供体获取器官数

2022 年全国每供体获取器官数为 3.20，较 2021 年（3.25）略有下降，其中，12 个省（自治区、直辖市）每供体获取器官数高于全国水平（图 2-2-22-4）。

2022 年全国每供体获取肝脏数为 0.93，与 2021 年持平；每供体获取肾脏数为 1.88，较 2021 年（1.90）略有下降；每供体获取心脏数为 0.13，较 2021 年（0.15）略有下降；每供体获取肺脏数为 0.26，较 2021 年（0.27）略有下降。多数 OPO 每供体获取肝脏和肾脏数处于较高水平，各 OPO 每供体获取心脏和肺脏数仍有较大提升空间（图 2-2-22-5）。

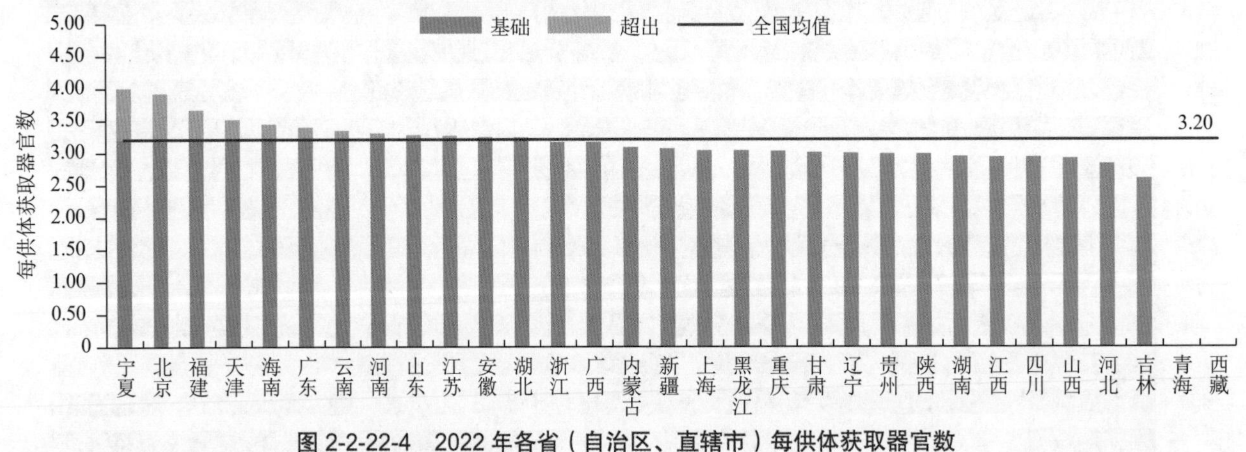

图 2-2-22-4　2022 年各省（自治区、直辖市）每供体获取器官数

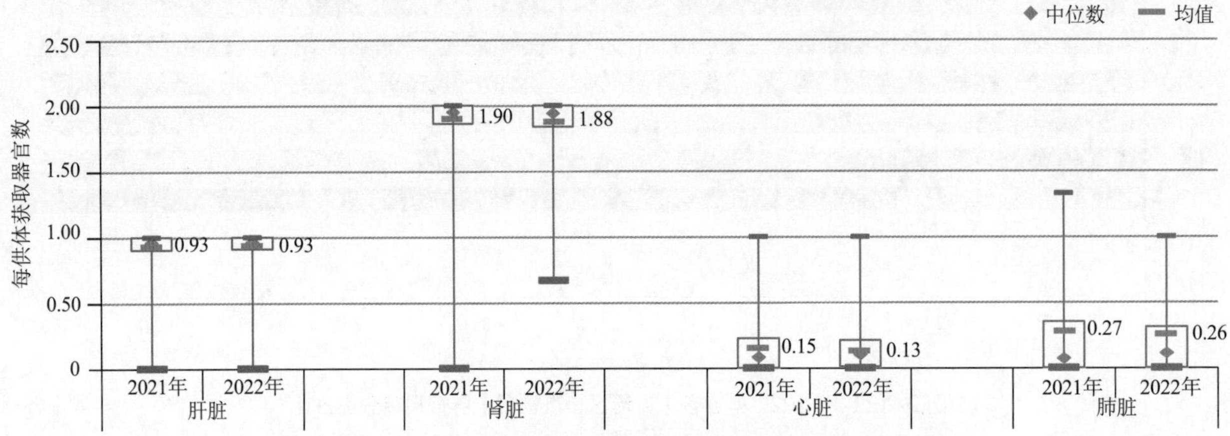

图 2-2-22-5　2021 年和 2022 年全国各 OPO 每供体获取器官数分布

2. 获取器官利用率

2022 年全国除西藏、青海未开展获取以外，天津、内蒙古和宁夏 3 个省（自治区、直辖市）获取器官利用率为 100%，其他省（自治区、直辖市）获取器官利用率均高于 90%，14 个省（自治区、直辖市）获取器官利用率超过全国总体水平（96.74%）（图 2-2-22-6）。

2022 年全国获取器官利用率为 96.74%，略高于 2021 年（96.40%）；获取肝脏利用率为 96.34%，较 2021 年（96.53%）略有下降；获取肾脏利用率为 96.98%，略高于 2021 年（96.53%）；获取心脏利用率为 96.58%，较 2021 年（95.35%）明显增加；获取肺脏利用率为 96.46%，较 2021 年（95.66%）明显增加（图 2-2-22-7）。

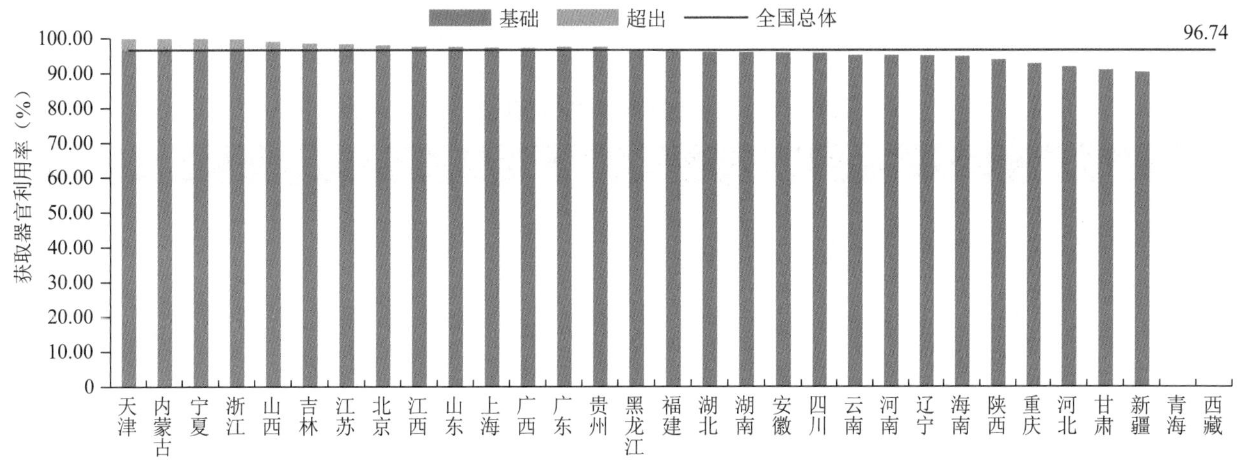

图 2-2-22-6 2022 年全国各省（自治区、直辖市）获取器官利用率

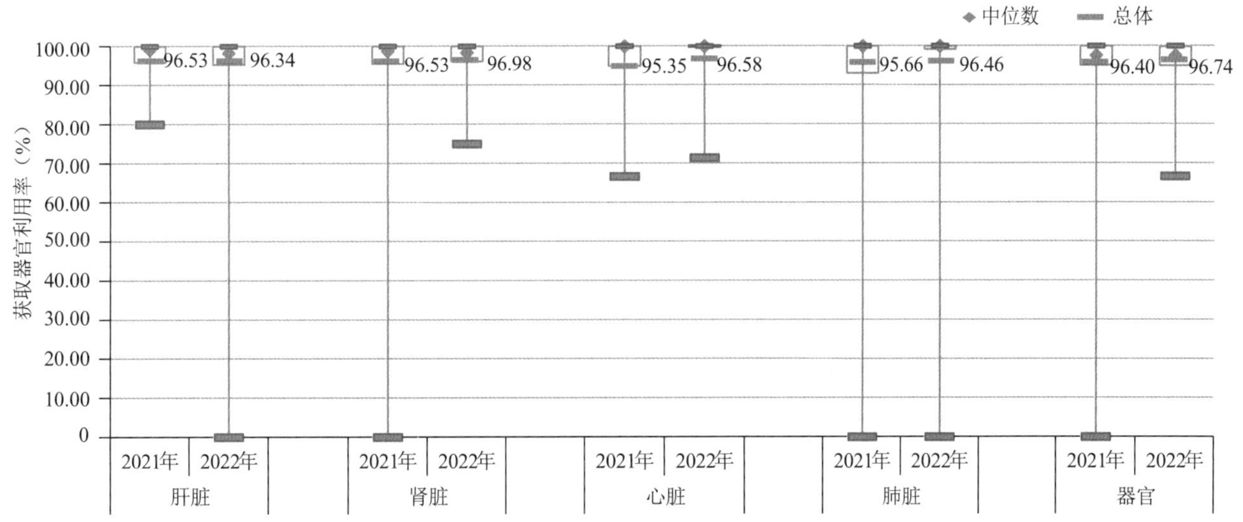

图 2-2-22-7 2021 年和 2022 年全国各 OPO 获取器官利用率分布

第二十三节 结构性心脏病介入专业

本专业数据主要来自于HQMS及国家心血管病质控信息平台。

一、瓣膜性心脏病相关结果质量安全情况

HQMS数据显示，2022年全国开展瓣膜性心脏病介入治疗的医院有609家，其中，三级医院580家，二级医院29家。上述医院共开展瓣膜性心脏病介入治疗1.6万例，主要集中在三级医院（99.5%）。

1. 瓣膜性心脏病合并疾病情况

瓣膜性心脏病介入治疗患者平均年龄为（67.62 ± 10.81）岁，其中女性占50.05%。合并高血压及脑卒中2种主要合并症的瓣膜性心脏病介入治疗患者占比达到59.83%（表2-2-23-1）。

表2-2-23-1 2022年全国瓣膜性心脏病介入治疗患者特征

特征	总体	三级医院	二级医院
人口学特征			
年龄（岁）*	67.62 ± 10.81	67.62 ± 10.87	58.03 ± 19.62
女性占比（%）	50.05	50.05	59.52
合并疾病占比（%）			
高血压	38.82	38.82	31.73
脑卒中	21.01	21.01	16.47
糖尿病	15.09	15.09	12.6
慢性阻塞性肺疾病	13.14	13.14	11.39
肝脏疾病	12.94	12.94	8.87
肾脏疾病	11.27	11.27	8.92
血脂异常	8.23	8.23	7.63
恶性肿瘤	1.08	1.08	–

注：* 为均数 ± 标准差。

2. 平均住院日

2022年全国瓣膜介入住院治疗患者的平均住院日为19.32天，中位住院时长为17（12，24）天，与2020年（18.20天）和2021年（17.33天）相比略有增加；二级医院平均住院日少于三级医院（图2-2-23-1）。各省（自治区、直辖市）平均住院日情况详见图2-2-23-2，其中山西的平均住院日中位数最长，为24（16～30）天。

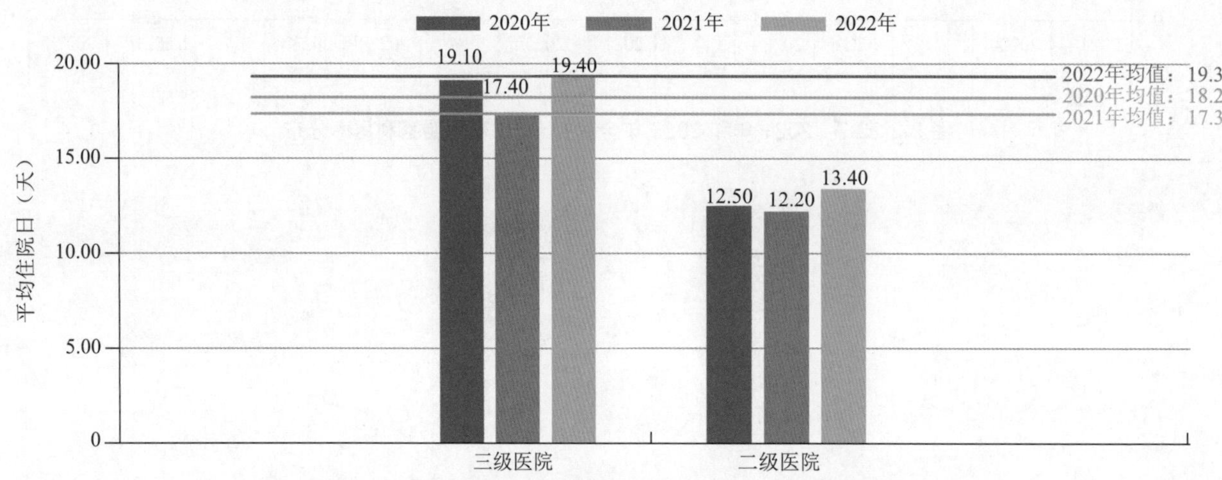

图2-2-23-1 2020—2022年全国瓣膜性心脏病介入治疗患者平均住院日

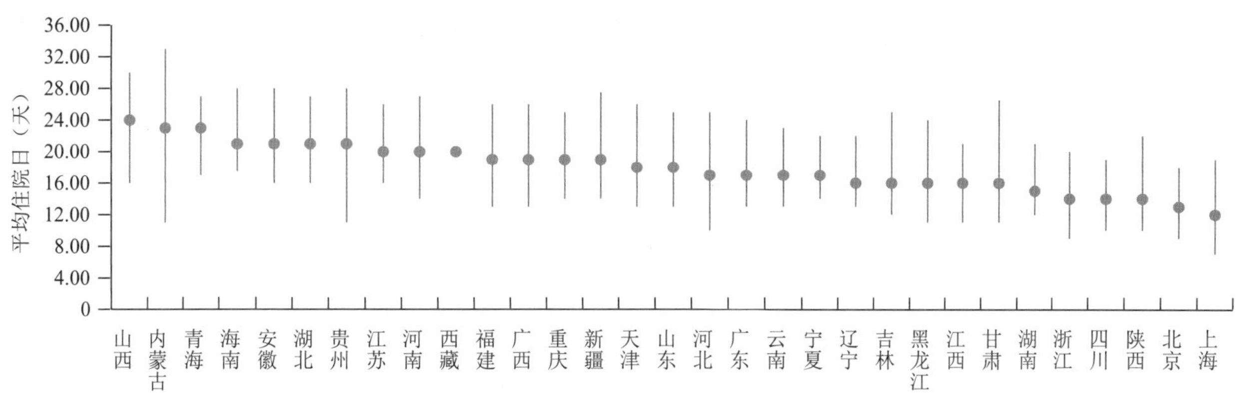

注：按照 2022 年中位住院时长从长到短排序。蓝线两端代表四分位数间距，橘色点代表中位数。西藏开展治疗例数少，无法计算四分位数间距。

图 2-2-23-2　2022 年各省（自治区、直辖市）瓣膜性心脏病介入治疗患者平均住院日

3. 住院患者总死亡率

2022 年全国瓣膜性心脏病介入治疗患者住院死亡率总体为 1.78%，与 2020 年（2.01%）和 2021 年（1.82%）相比有所下降。三级医院和二级医院的住院死亡率见图 2-2-23-3。各省（自治区、直辖市）住院死亡率见图 2-2-23-4。

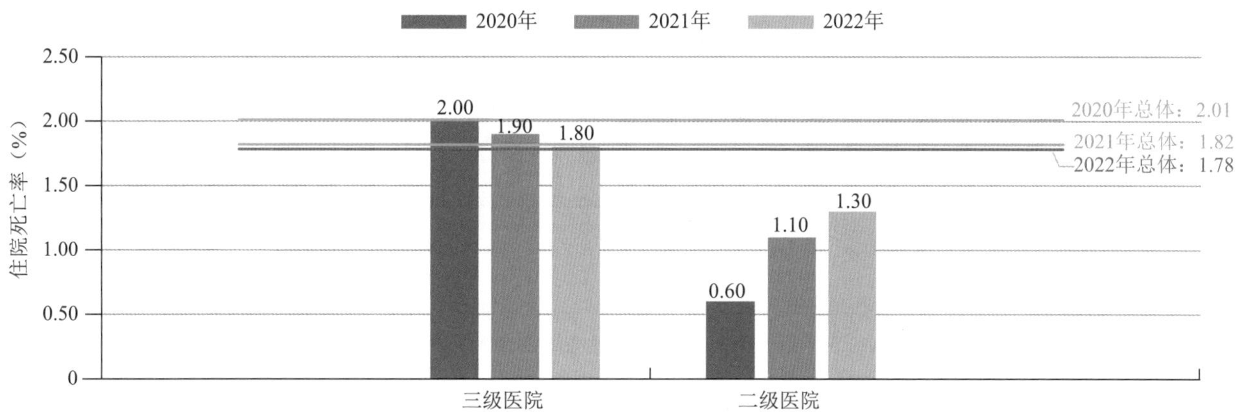

图 2-2-23-3　2020—2022 年全国瓣膜性心脏病介入治疗患者住院死亡率

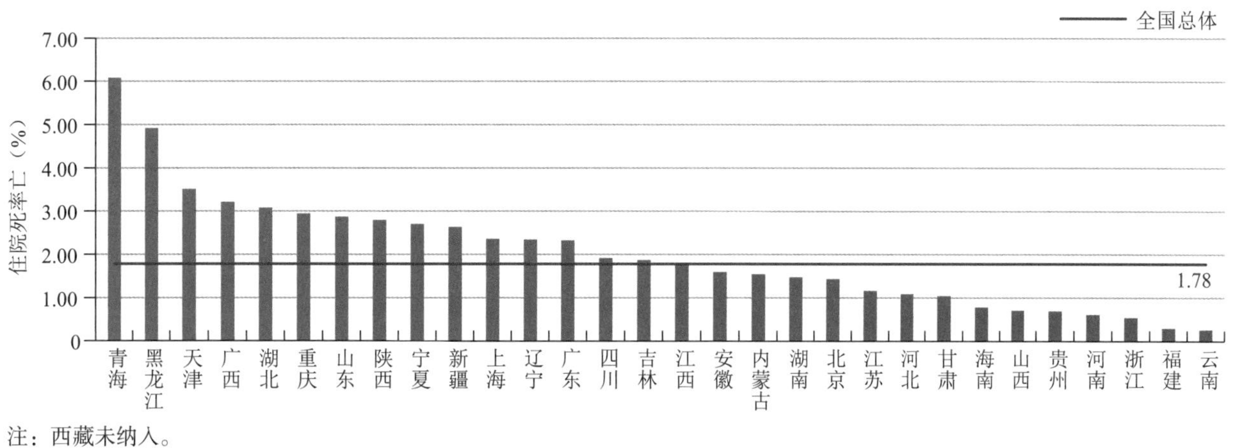

注：西藏未纳入。

图 2-2-23-4　2022 年各省（自治区、直辖市）瓣膜性心脏病介入治疗患者住院死亡率

4. 住院患者 0～30 天非预期再入院率

2022 年全国瓣膜性心脏病介入治疗患者 0～30 天非预期再入院率为 7.30%，与 2020 年（4.11%）和 2021 年（4.51%）相比有较大幅度上升。三级医院和二级医院的 0～30 天非预期再入院率见

图 2-2-23-5。各省（自治区、直辖市）0 ～ 30 天非预期再入院率见图 2-2-23-6，其中数值最高的内蒙古（21.43%）和最低的海南（1.89%）差 10.34 倍。

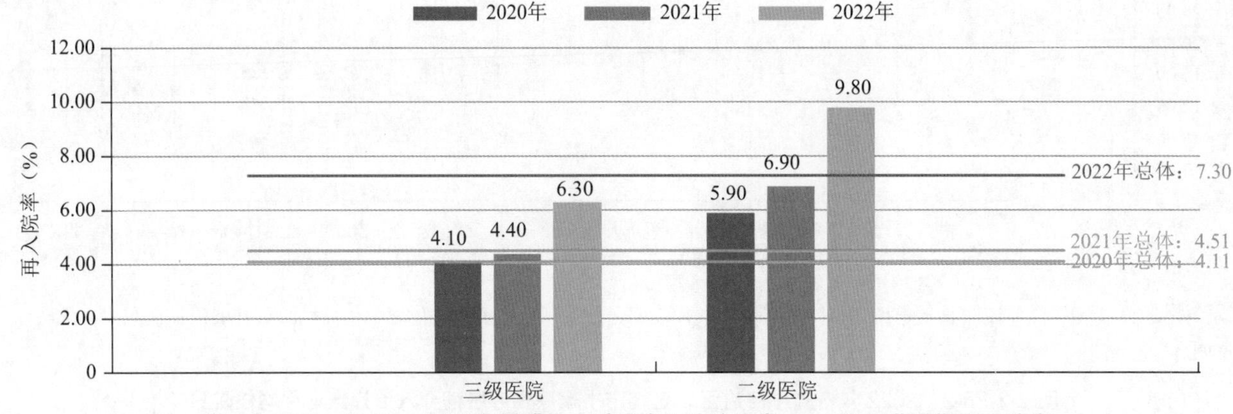

图 2-2-23-5 2020—2022 年瓣膜性心脏病介入治疗患者 0 ～ 30 天非预期再入院率

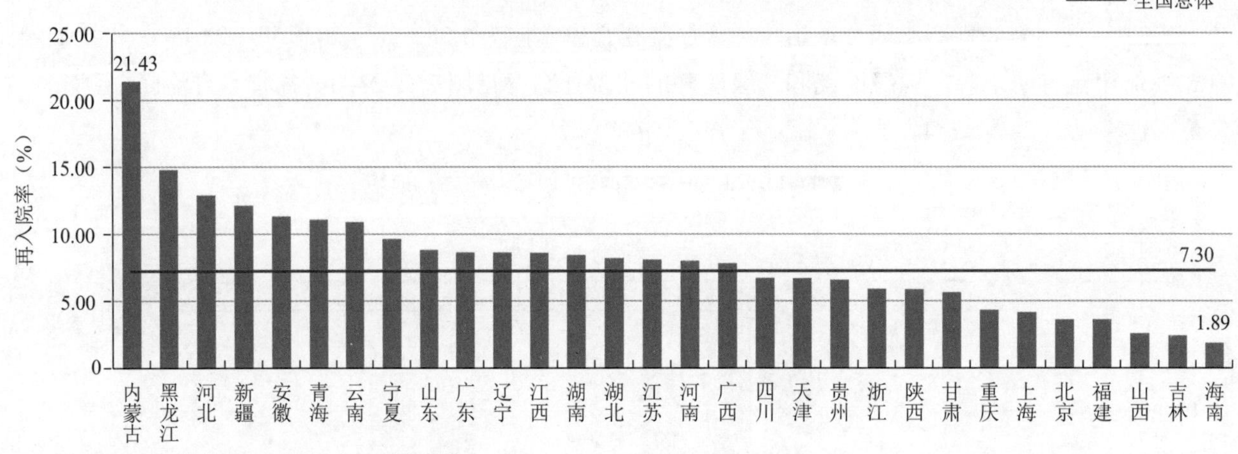

注：按照 2022 年数值从高到低排序。西藏未纳入。

图 2-2-23-6 2022 年各省（自治区、直辖市）瓣膜性心脏病介入治疗患者 0 ～ 30 天非预期再入院率

二、室间隔缺损封堵术后传导阻滞发生率

本部分数据来自国家心血管病质控信息平台，2022 年度共有 56 家医院 4097 例病例信息纳入分析。

数据显示我国室间隔缺损术后传导阻滞总体发生率为 8.42%。在各类传导阻滞中，发生率最高的是右束支传导阻滞（3.10%），对患者身体危害最大的三度传导阻滞发生率为 0.70%（图 2-2-23-7）。

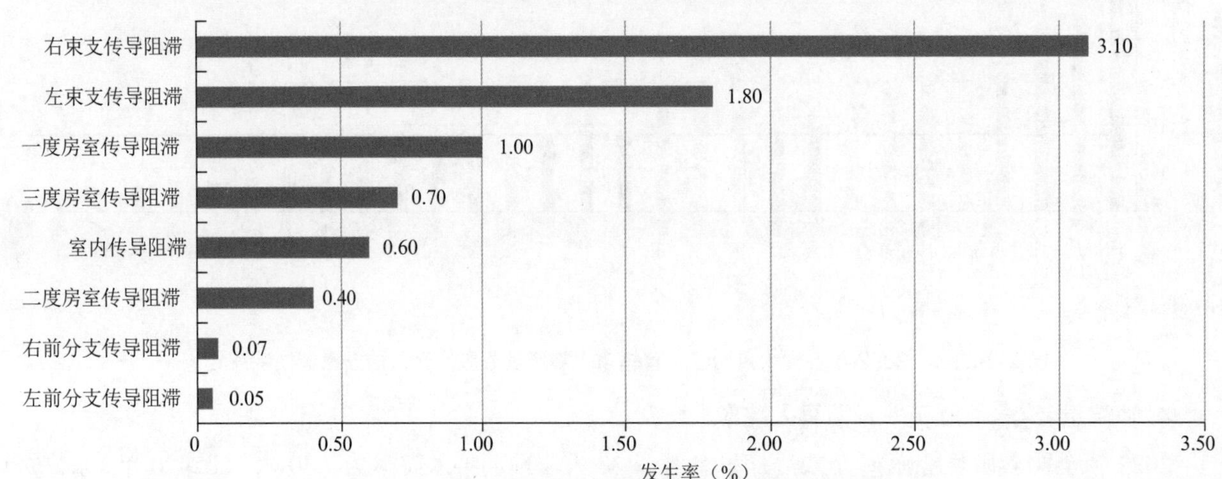

图 2-2-23-7 2022 年全国室间隔缺损术后各类传导阻滞发生率

第二十四节 心律失常介入技术专业

2022 年本专业的数据来源于 HQMS、国家心血管病质控信息平台心律失常介入治疗信息网络直报系统和省级质控中心上报的抽样调查数据。2023 年度国家心血管质控中心联合省级质控中心，对常规开展心律失常介入诊疗技术的全国 29 个省（自治区、直辖市）的 598 家医院进行抽样调查工作。

2022 年纳入分析医院心脏起搏器植入例数为 98 619 万例，每百万人口植入量为 69.85 例（人口数据参照 2021 年全国人口普查结果 141 178 万计算，下同）。植入型心律转复除颤器（ICD）植入例数为 6762 例，每百万人口植入量为 4.79 例。心脏再同步治疗（CRT）植入例数为 5398 例，每百万人口植入量为 3.82 例。接受导管消融介入治疗的例数为 20.4 万例，每百万人口导管消融治疗量为 144.48 例。

一、器械治疗患者住院期间严重并发症发生情况

根据质控中心抽样调查数据显示，447 家三级医院 46 772 例接受心脏植入型电子器械（cardiac implantable electronic devices，CIED）治疗的患者中（起搏器 41 230 例，ICD 2951 例，CRT 2591 例），严重并发症的总体发生率为 0.47%。151 家二级医院的 4135 例接受 CIED 介入治疗的患者（起搏器 3882 例、ICD 146 例、CRT 107 例）中，严重并发症总体发生率为 0.41%（表 2-2-24-1）。

二、阵发性室上性心动过速（PSVT）导管消融的即刻成功率及并发症发生情况

2022 年 445 家三级医院和 143 家二级医院上报 32 354 例 PSVT 导管消融介入治疗数据。PSVT 导管消融治疗的即刻成功率总体为 98.31%。其中有 490 家医院（83.33%）达到了 100% 的即刻成功率，有 80 家医院（13.61%）的成功率在 90.0% 至 99.9% 之间；成功率低于 90.0% 的医院有 18 家（3.06%）（表 2-2-24-2）。PSVT 导管消融严重并发症发生率约 0.16%，在二级医院和三级医院发生率均较低，其中包括二度Ⅱ型、高度和三度房室传导阻滞 22 例（0.068%），心脏压塞 32 例（0.099%），死亡 4 例（0.012%）。

表 2-2-24-1 CIED 患者住院期间并发症发生比例分布
[医院数 / 家（例次占比 /%）]

严重并发症	二级医院	三级医院
心脏压塞	4（0.09）	29（0.06）
导线脱位	9（0.22）	177（0.38）
住院期间死亡	4（0.1）	10（0.02）
合计严重并发症	17（0.41）	216（0.46）

表 2-2-24-2 PSVT 导管消融即刻成功率分布
[医院数 / 家（例次占比 /%）]

成功率	二级医院	三级医院
100%	142（99.41）	348（78.20）
90% ～ 99.9%	1（0.59）	79（17.75）
＜ 90%	0	18（4.04）

三、房颤导管消融治疗情况

2022 年 447 家三级医院和 140 家二级医院抽样调查数据显示，房颤导管消融住院期间严重并发症发生率为 0.31%（脑卒中 26 例，心脏压塞 101 例，住院期间死亡 10 例）。其中，二级医院严重并发症发生率为 0.50%（心脏压塞 6 例），三级医院严重并发症发生率为 0.31%（脑卒中 26 例，心脏压塞 95 例，住院期间死亡 10 例）（表 2-2-24-3）。

表 2-2-24-3 房颤导管消融严重并发症发生情况
[医院数 / 家（例次占比 /%）]

严重并发症	二级医院	三级医院
住院期间脑卒中	0	26（0.06）
心脏压塞	6（0.50）	95（0.22）
住院期间死亡	0	10（0.02）
合计严重并发症	6（0.5）	131（0.31）

第二十五节 冠心病介入专业

本专业数据来源于国家心血管病质控信息平台。经数据清洗，纳入 2651 家医院 745 173 例冠心病介入患者数据进行分析。

一、冠心病介入手术住院患者死亡率

2022 年冠心病介入治疗住院死亡病例 2835 例，手术住院患者死亡率为 0.38%，较 2021 年的 0.37% 基本持平。各省（自治区、直辖市）手术住院患者死亡率见图 2-2-25-1。

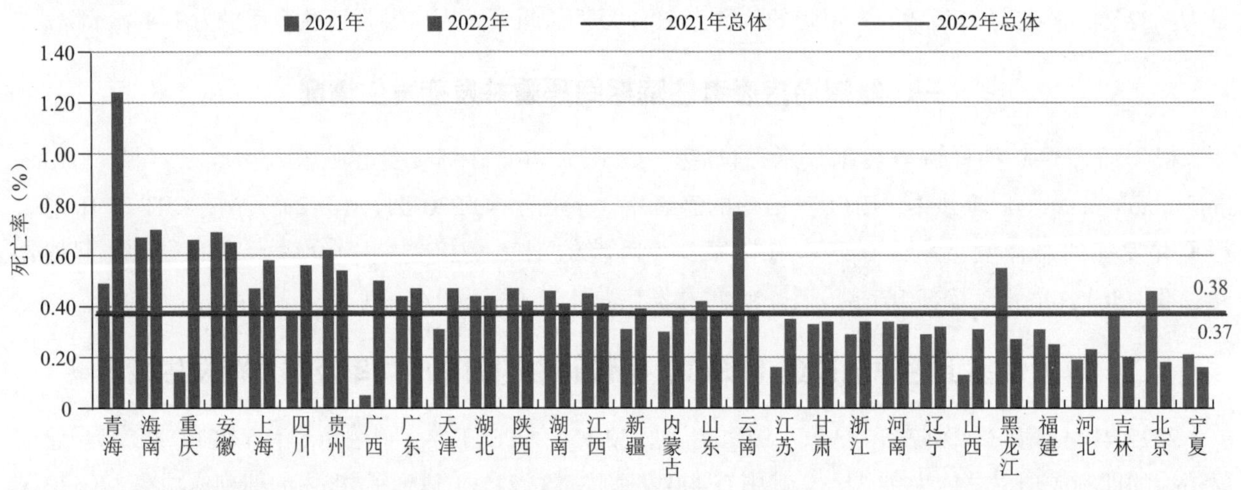

注：新疆数据包括新疆维吾尔自治区和新疆生产建设兵团。

图 2-2-25-1　2021 年与 2022 年各省（自治区、直辖市）冠心病介入手术住院患者死亡率

二、接受 PCI 治疗的非 ST 段抬高型急性冠脉综合征患者危险分层完成率

提高非 ST 段抬高型急性冠脉综合征（non-ST-segment elevation acute coronary syndrome，NSTE-ACS）患者危险分层完成率为冠心病介入专业医疗质量安全改进目标。2022 年共收集 NSTE-ACS 病例 408 004 例，占冠心病介入治疗患者总病例数的 54.75%，其中进行危险分层占 NSTE-ACS 病例数的 15.84%，较 2021 年的 11.40% 提高了 4.44 个百分点。各省（自治区、直辖市）NSTE-ACS 患者危险分层完成率见图 2-2-25-2。

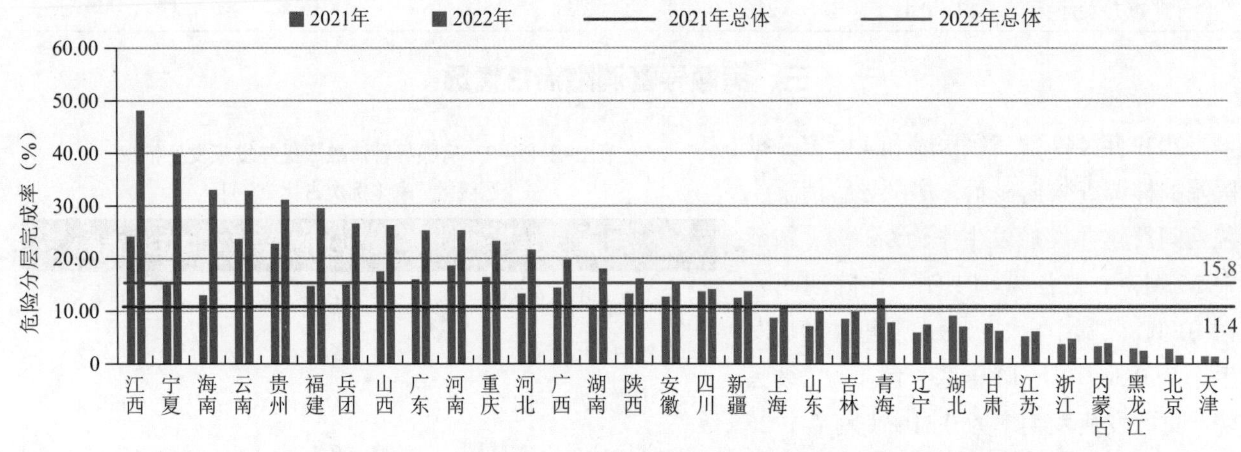

图 2-2-25-2　2021 年与 2022 年各省（自治区、直辖市）NSTE-ACS 患者危险分层完成率

三、例均次支架数

2022 年 745 173 例介入治疗患者共植入支架 900 645 枚，例均次支架数为 1.21 枚，与 2019 年（1.39 枚）、2020 年（1.30 枚）和 2021 年（1.25 枚）相比呈持续下降趋势。新器械药物涂层球囊共使用 192 865 条，与支架合并统计，每例手术应用支架或药物涂层球囊 1.47 枚 / 条，较 2021 年的 1.44 枚 / 条，和 2020 年的 1.46 枚 / 条相比略有升高。从 2014 年到 2022 年例均次支架 / 药物涂层球囊数稳定在 1.45 ～ 1.50 枚 / 条（图 2–2–25–3），与国外该指标情况基本一致（美国 2012 年为 1.40 枚 / 条，西班牙 2015 年为 1.44 枚 / 条）。各省（自治区、直辖市）详细情况见图 2–2–25–4。

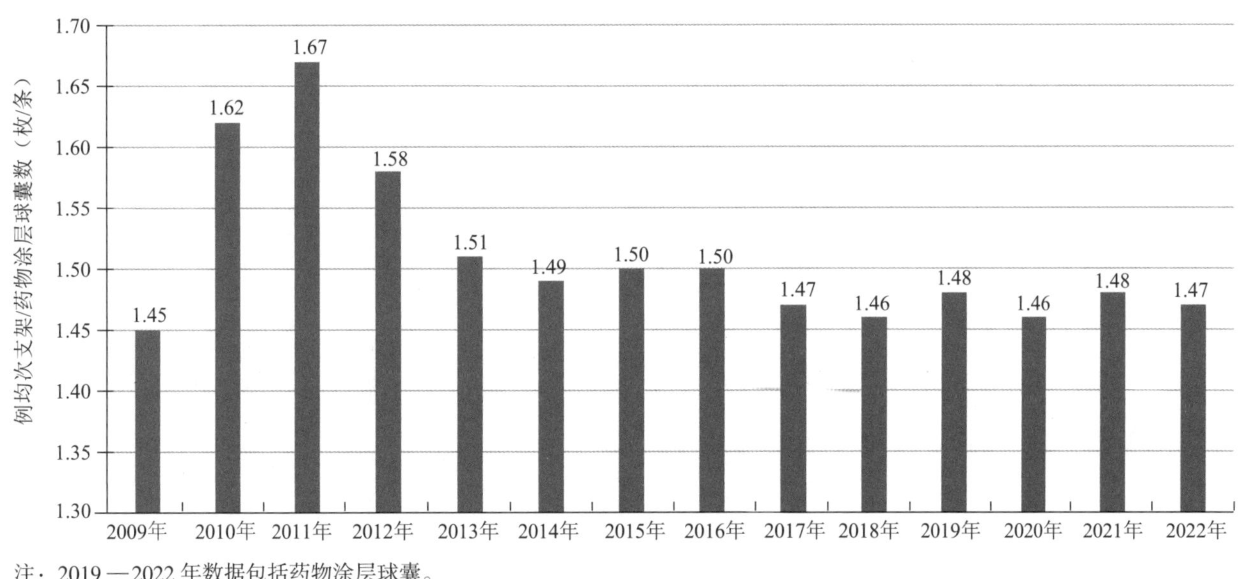

注：2019 —2022 年数据包括药物涂层球囊。

图 2-2-25-3　2009—2022 年全国例均次支架 / 药物涂层球囊数

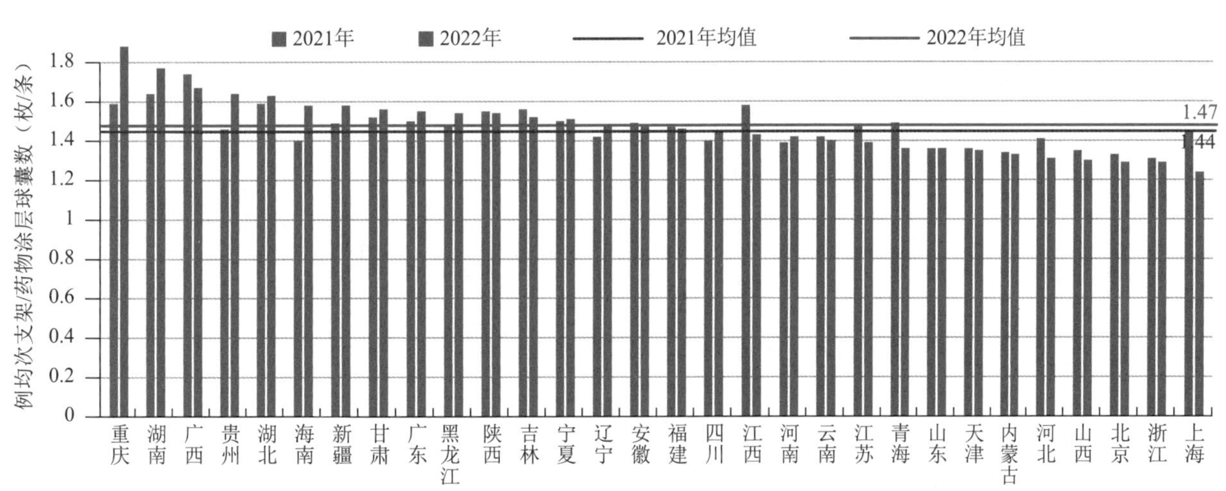

注：新疆数据包括新疆维吾尔自治区和新疆生产建设兵团。

图 2-2-25-4　2021 年与 2022 年各省（自治区、直辖市）例均次支架 / 药物涂层球囊数

第二十六节　神经系统疾病专业

本专业数据主要来源：一是 NCIS 全国医疗质量抽样调查系统，全国共有 4813 家医院填报了神经科专业（包括神经内科、神经外科、神经介入科或神经重症科）数据，其中，三级医院 1846 家，二级医院 2941 家，未定级医院 26 家；二是国家神经系统疾病医疗质量控制中心脑梗死医疗质量信息平台。

一、神经内科质量安全情况分析

2022 年国家神经系统疾病医疗质量控制中心脑梗死医疗质量信息平台共采集了全国 31 个省（自治区、直辖市）665 家医院的数据，其中二级医院 376 家，三级医院 289 家，共纳入 140 658 例脑梗死住院患者数据信息。脑梗死治疗相关质控指标分析结果详见图 2-2-26-1。

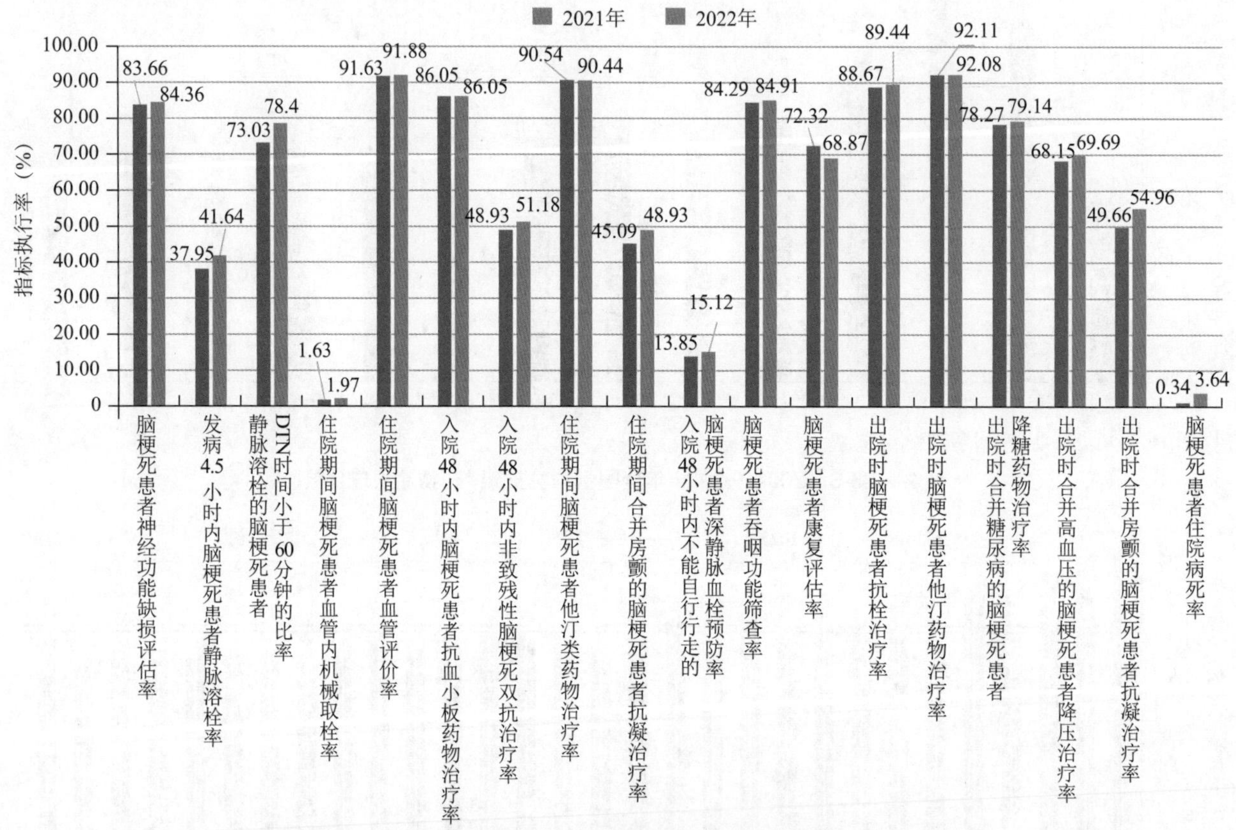

图 2-2-26-1　2021 年与 2022 年脑梗死住院患者医疗质量指标执行率

二、神经外科质量安全情况分析

2022 年来源于 NCIS 全国医疗质量抽样调查系统的医院中，建设有独立神经外科病房的医院 3302 家，其中，三级医院 1686 家，二级医院 1605 家，未定级 11 家。

（一）脑肿瘤

2022 年纳入分析的医院共收治脑肿瘤患者 213 685 例，开展脑肿瘤手术 161 340 台。

1. 脑肿瘤患者神经外科手术术后感染

2022 年全国神经外科脑肿瘤手术患者住院期间感染发生率为 4.96%，其中，二级医院为 4.85%，三级医院为 4.96%。胶质瘤、胶质母细胞瘤、脑膜瘤、垂体瘤、颅内神经鞘瘤和转移瘤是常见的脑肿瘤类型，不同类型脑肿瘤手术患者住院期间感染发生率情况如图 2-2-26-2 所示。

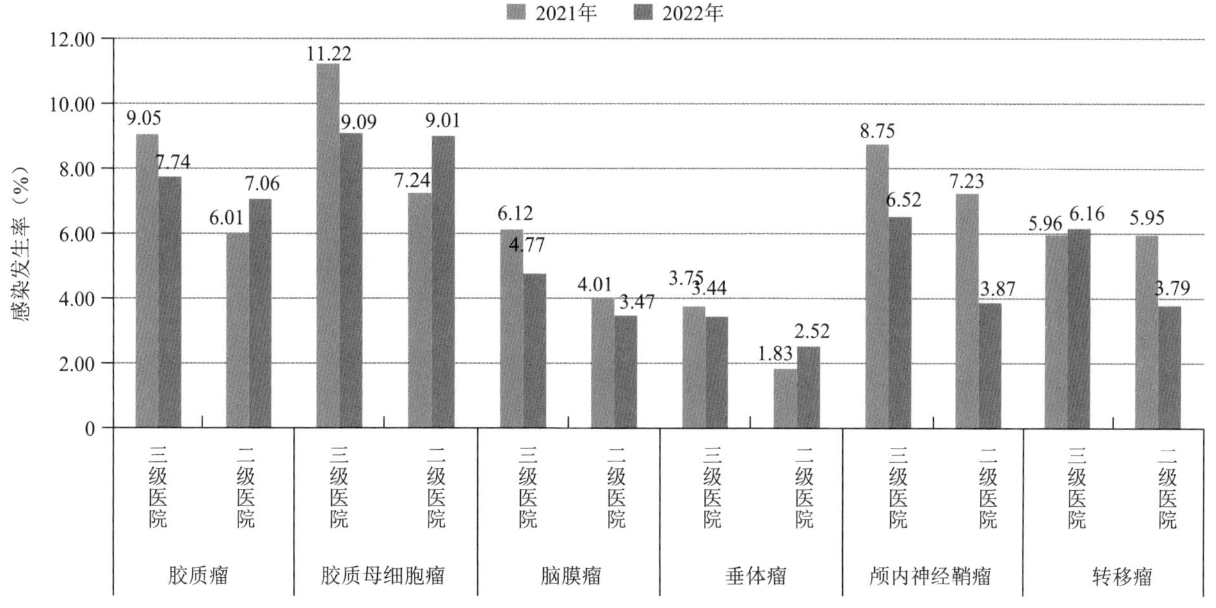

图 2-2-26-2　2021 年与 2022 年全国神经外科各类脑肿瘤手术患者住院期间感染发生率

2. 脑肿瘤患者非计划重返手术室再手术率

2022 年全国神经外科脑肿瘤手术患者非计划重返手术室再手术率总体为 1.13%，其中，二级医院为 1.53%，三级医院为 1.12%。不同类型脑肿瘤非计划重返手术室再手术率与 2021 年相比较如图 2-2-26-3 所示。

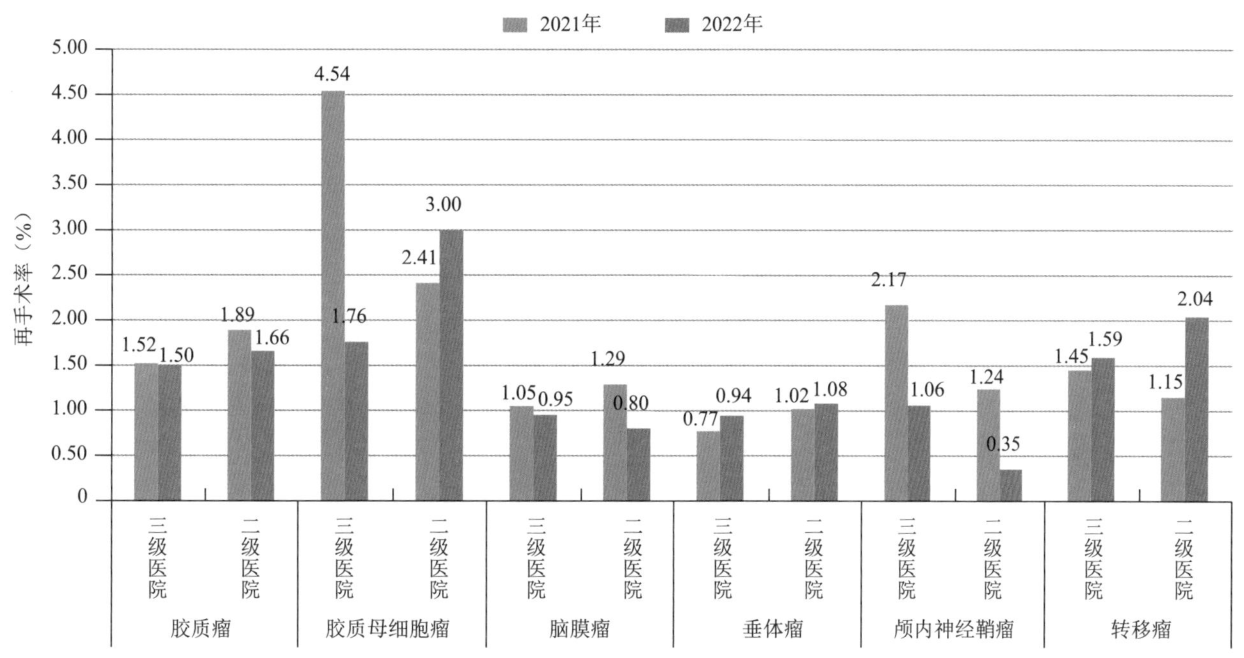

图 2-2-26-3　2021 年与 2022 年全国神经外科各类脑肿瘤手术患者非计划重返手术室再手术率

（二）自发性蛛网膜下腔出血

2022 年纳入分析的医院共收治自发性蛛网膜下腔出血 141 608 例，其中，三级医院 118 457 例，二级医院 23 107 例，未定级医院 44 例。行开颅夹闭动脉瘤手术（含复合手术）的患者中，有 15 578 例在 24 小时内接受手术治疗，其中，三级医院 14 304 例（91.82%），二级医院 1266 例（8.13%）；11 486 例在 24 ～ 48 小时接受手术治疗，其中三级医院 10 398 例（90.53%），二级医院 1079 例（9.39%）。

三、神经重症专业质量安全情况分析

2022 年 NCIS 全国医疗质量抽样调查系统结果显示在神经重症专业病情评估类指标方面，意识水平评估、镇痛镇静评估、静脉血栓栓塞评估及机械预防等指标的执行率均值均在 50% 以上；疑似有颅内压升高并使用颅内压监测率、谵妄评估等指标的执行率相对较低，仍需进一步提高；APACHE Ⅱ评分率、疑似有颅内压升高并使用颅内压监测率、应用高渗透治疗并使用渗透压监测率、应用血管活性药物并使用有创循环监测率、镇静治疗评估率、静脉血栓栓塞评估及机械、药物预防使用率等指标较 2021 年有所升高（图 2-2-26-4）。

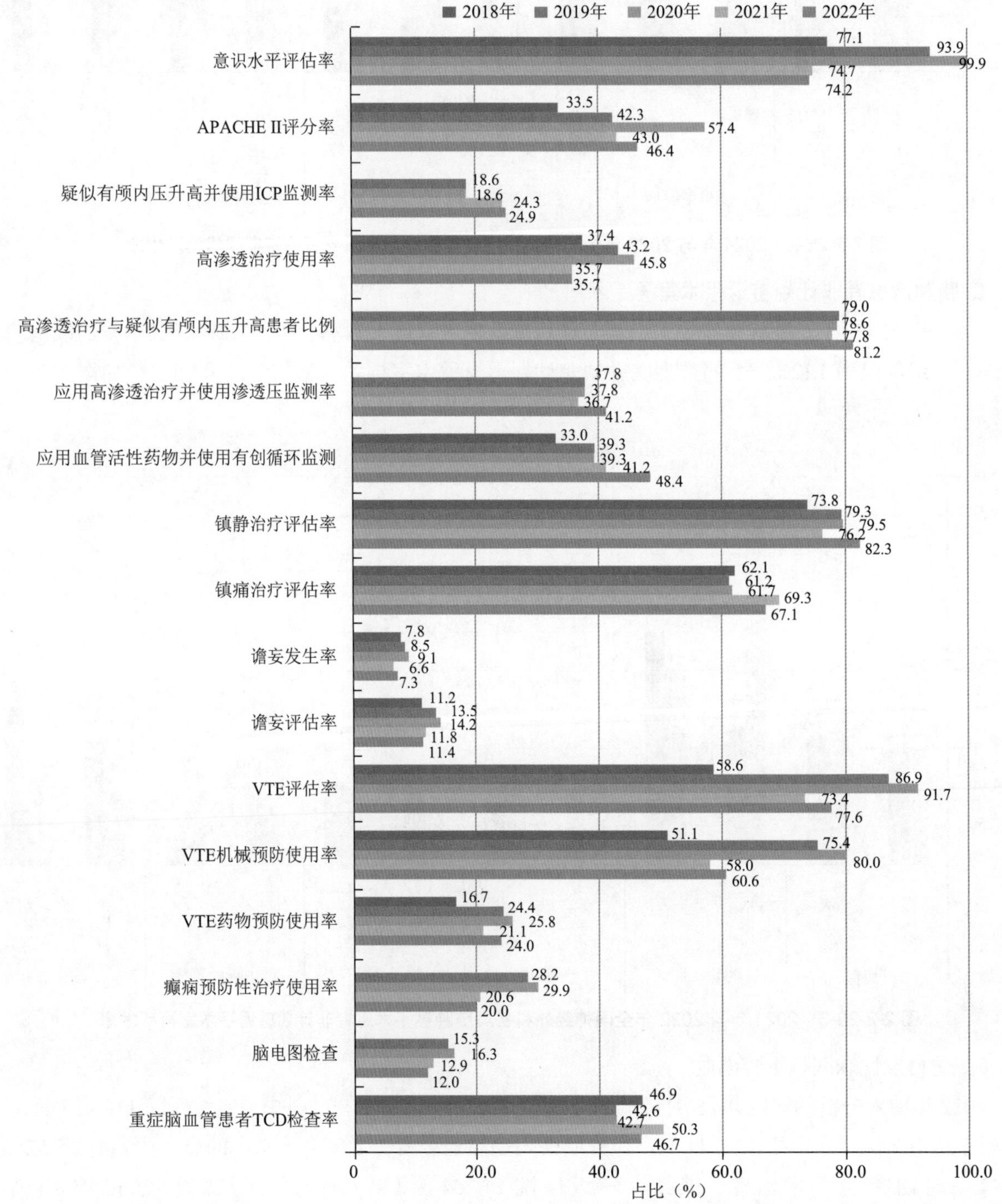

注：1. 2018 年部分指标未进行调查。

2. APACHE Ⅱ：急性生理学及慢性健康状况评分系统；ICP：颅内压；VTE：静脉血栓栓塞；TCD：经颅多普勒超声。

图 2-2-26-4　2018—2022 年神经重症病情评估类质控指标

四、神经介入专业质量安全情况分析

2022 年 NCIS 全国医疗质量抽样调查系统中填报神经介入开展急性缺血性卒中（acute ischemic stroke，AIS）血管内治疗工作部分数据的医院有 2589 家，其中，三级医院 1598 家，二级医院 985 家，未定级医院 6 家。其中，行 AIS 血管内治疗手术量达到 100 900 台，相关质控指标分析结果详见图 2-2-26-5。

相较于 2021 年，发病 6 小时内前循环大血管闭塞性脑梗死患者血管内治疗率、急性脑梗死患者血管内治疗率有所提升，术后 90 天死亡率有所改善，下降了 5.37 个百分点；90 分钟内完成动脉穿刺率、60 分钟内成功再灌注率和术后 90 天良好神经功能预后率有所下降，其中术后 90 天良好神经功能预后率下降了 19.06 个百分点，需进一步关注。

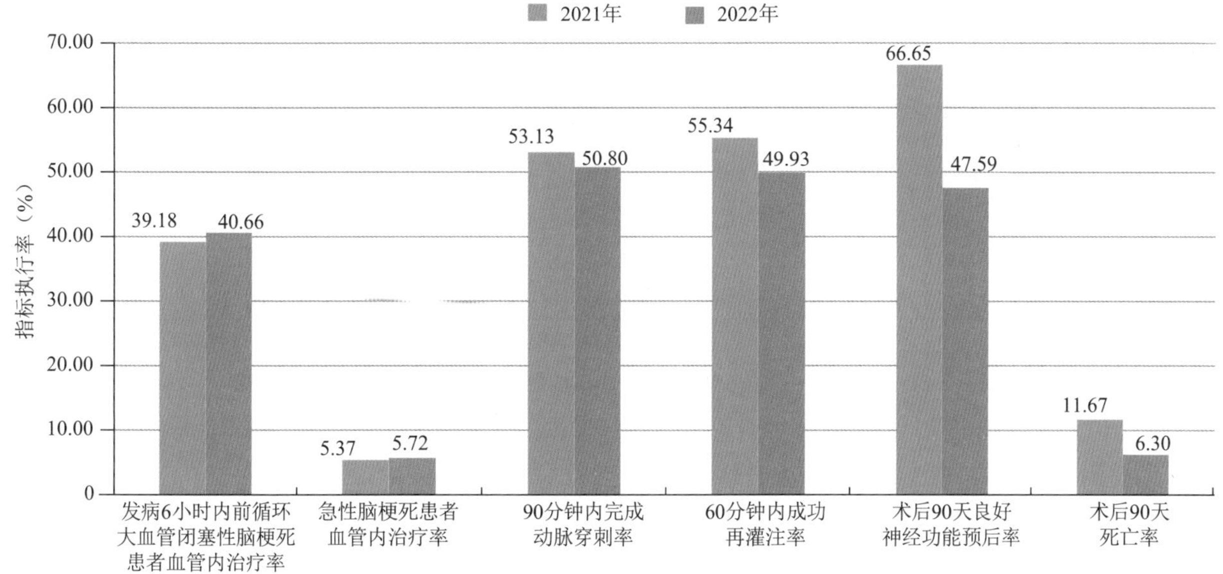

图 2-2-26-5　2021 年与 2022 年急性缺血性卒中血管内治疗医疗质量指标执行率

第二十七节　心血管病专业

本专业数据来源于国家单病种医疗质量管理与控制平台。

一、急性 ST 段抬高型心肌梗死再灌注治疗情况

2022 年上报急性 ST 段抬高型心肌梗死（ST-segment myocardial infarction，STEMI）数据的医院 1670 家，共计患者 7.9 万例（发病 48 小时内且年龄≥ 18 岁）。其中，三级医院 1149 家，二级医院 521 家。

2022 年发病 12 小时内再灌注治疗率为 80.9%，较 2021 年（81.9%）略有下降，较 2020 年（73.7%）明显提高（图 2-2-27-1）。

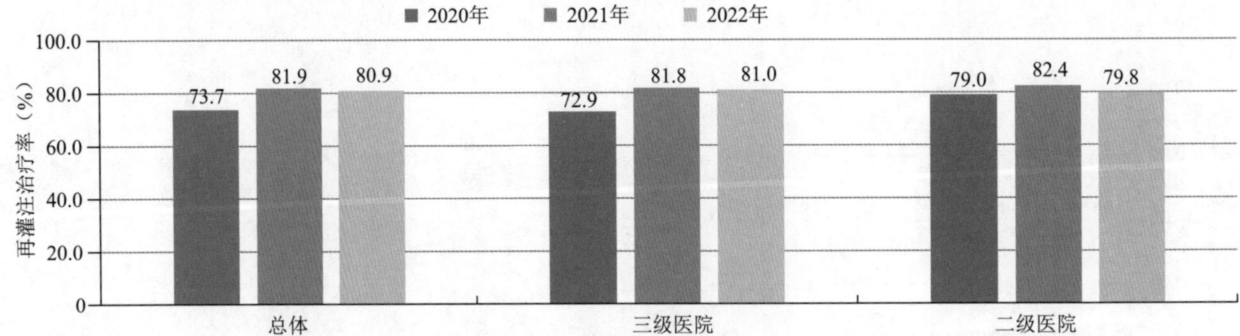

图 2-2-27-1　2020—2022 年发病 12 小时内急性 STEMI 患者再灌注治疗率

2022 年发病 12 小时内到院 90 分钟内进行直接行经皮冠脉介入术（percutaneous coronary intervention，PCI）的比例为 49.6%，近 3 年呈持续上升趋势（图 2-2-27-2）。

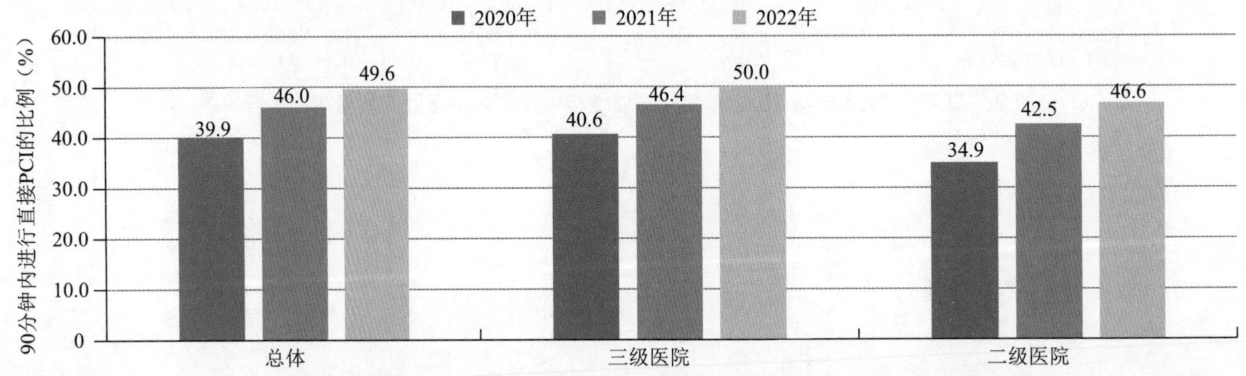

图 2-2-27-2　发病 12 小时内急性 STEMI 到院 90 分钟内进行直接 PCI 的比例

2022 年发病 12 小时内到院 30 分钟内溶栓治疗的比例为 37.4%，近 3 年呈稳步上升趋势，二级医院溶栓治疗比例明显较高（图 2-2-27-3）。

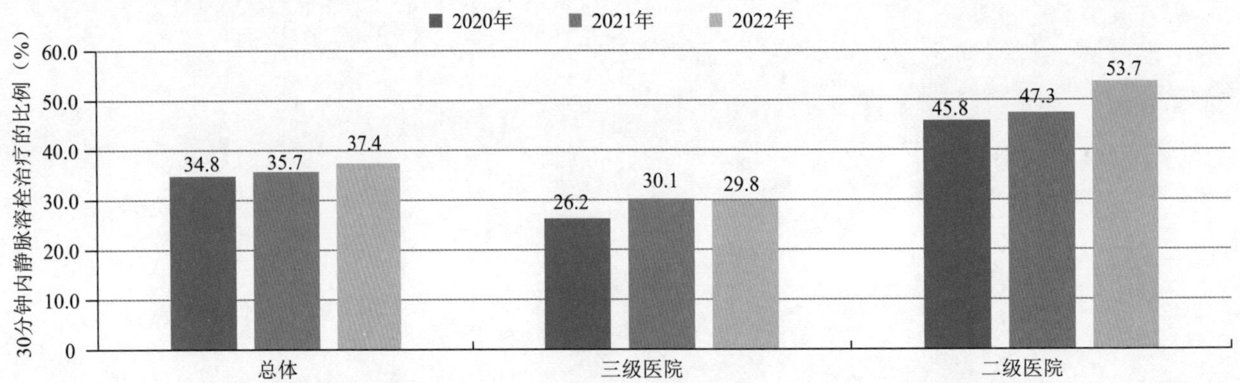

图 2-2-27-3　发病 12 小时内急性 STEMI 到院 30 分钟内给予静脉溶栓治疗的比例

二、心力衰竭诊疗过程指标改善情况

2022 年上报心力衰竭例数大于 100 例的医院 643 家，其中，三级医院 511 家，二级医院 132 家。

心力衰竭诊疗过程指标总体呈改善趋势（图 2-2-27-4），随着诊疗指南的更新，新的治疗方式逐渐应用于临床，2022 年心力衰竭患者出院钠—葡萄糖共转运蛋白 2（sodium-glucose cotransporter 2，SGLT2）抑制剂的使用率较 2020 年及 2021 年有明显增长，且三级医院和二级医院均呈快速增长趋势。

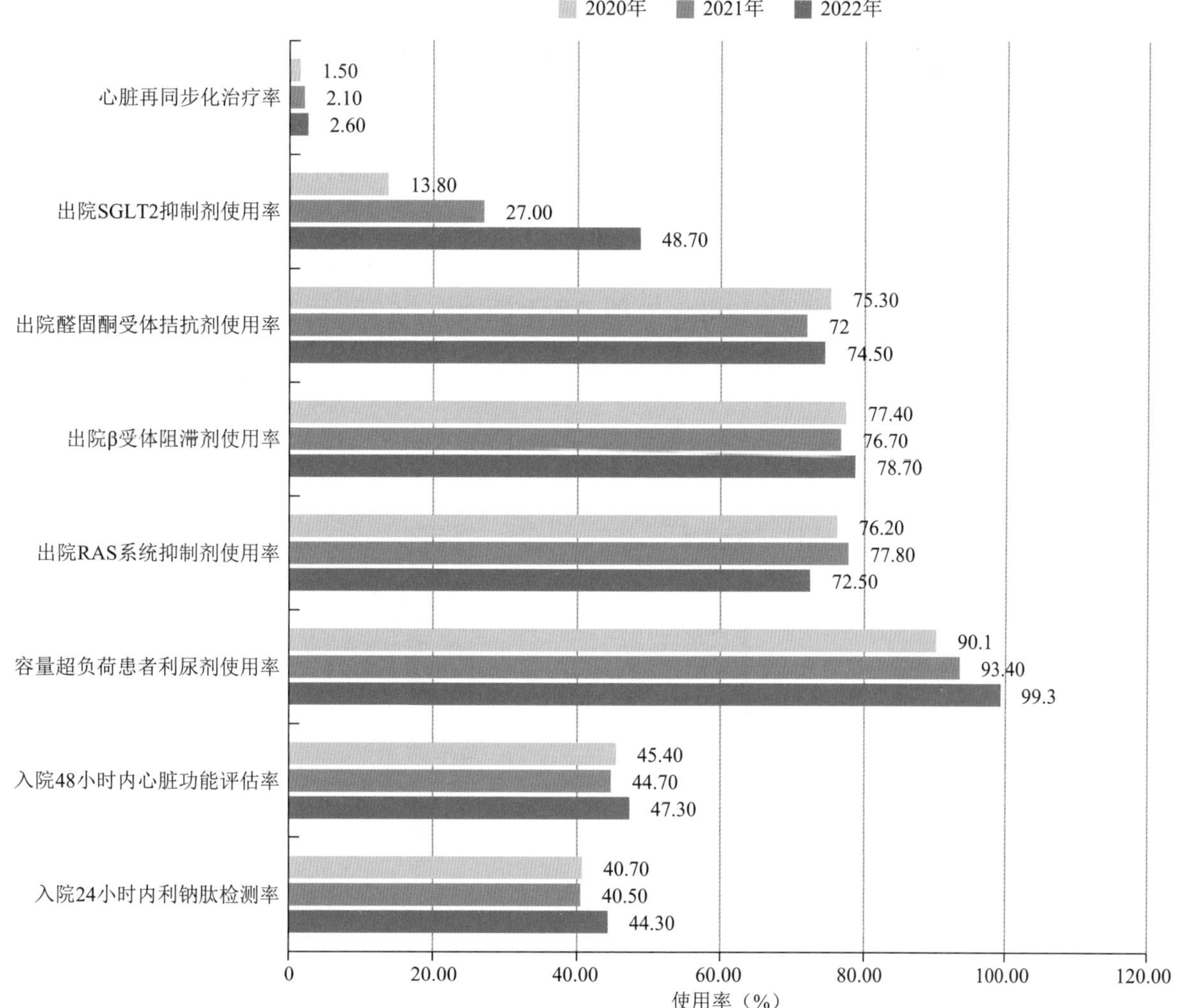

注：SGLT2，钠 - 葡萄糖共转运蛋白 2；RAS 系统，血管紧张素转化酶抑制剂（ACEI）或血管紧张素受体阻断剂（ARB）或血管紧张素受体脑啡肽酶抑制剂（ARNI）。

图 2-2-27-4　心力衰竭各项诊疗过程指标变化趋势

第二十八节　肿瘤专业

本专业数据来源于 NCIS 全国医疗质量抽样调查系统，2022 年共有 3398 家医院（含综合医院和肿瘤专科医院）填报了肿瘤专业数据。经数据清洗与整理，最终纳入全国 30 个省（自治区、直辖市）及兵团的 2940 家医院进行数据分析。其中，三级公立医院 1434 家（含委属委管医院 36 家），二级公立医院 1203 家，民营医院 303 家（三级 118 家，二级 185 家）。

一、首次接受抗肿瘤治疗的肿瘤住院患者治疗前临床 TNM 分期评估率

2022 年二级、三级医院 5 个癌种（肺癌、胃癌、乳腺癌、结直肠癌、肝癌）住院患者首次接受抗肿瘤治疗前临床 TNM 分期（肝癌临床分期包括中国分期）评估率平均值为 76.88%，高于 2021 年的平均值。其中，委属委管、三级公立、二级公立及民营医院 5 个癌种住院患者首次接受抗肿瘤治疗前临床 TNM 分期评估率分别为 86.21%、76.88%、77.54% 及 75.28%（图 2-2-28-1）。从省级维度比较，上海相对较高（95.67%），青海相对较低（39.20%）（图 2-2-28-2）。

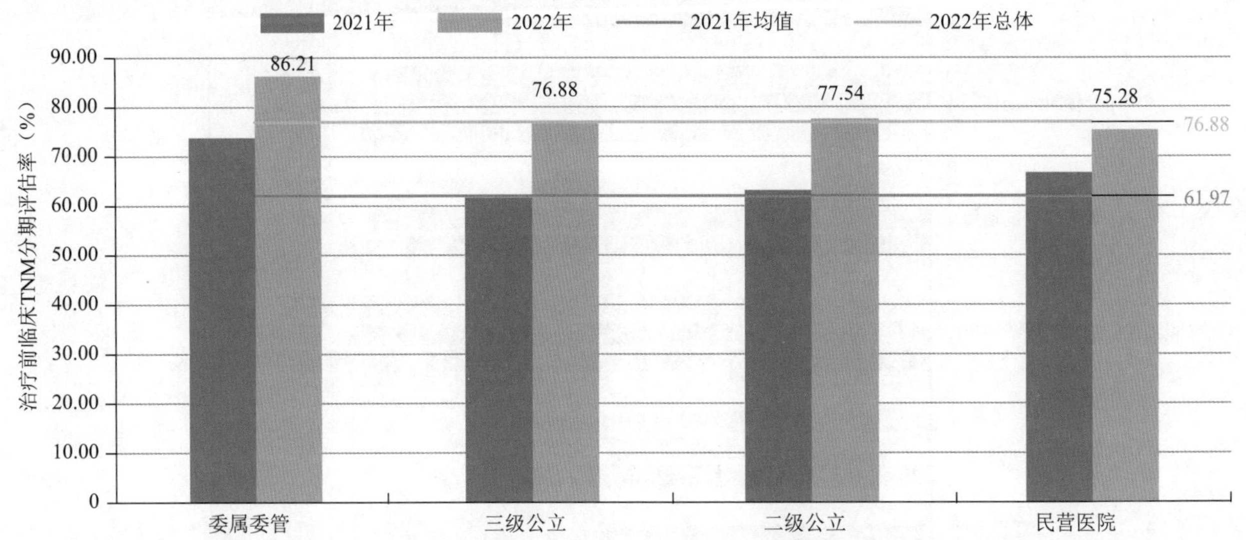

图 2-2-28-1　2021 年与 2022 年全国 5 个癌种住院患者治疗前临床 TNM 分期评估率

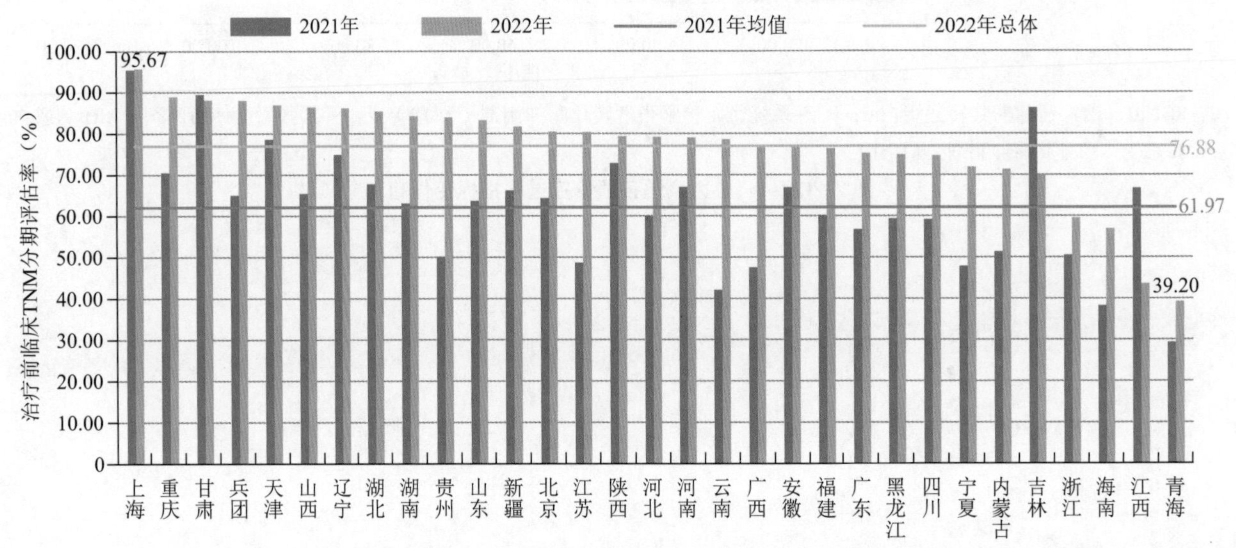

图 2-2-28-2　2021 年与 2022 年各省（自治区、直辖市）5 个癌种住院患者治疗前临床 TNM 分期评估率

二、首次接受非手术治疗的肿瘤住院患者治疗前病理诊断率

2022 年二级、三级医院 4 个癌种（肺癌、乳腺癌、结直肠癌、肝癌，其中，肝癌特指肝内胆管癌）住院患者首次接受非手术治疗前病理诊断率总体为 86.25%。其中，委属委管、三级公立、二级公立及民营医院 4 个癌种住院患者首次接受抗肿瘤治疗前病理诊断率分别为 97.48%、86.90% 及 84.01%、79.65%（图 2-2-28-3）。从省级维度比较，江苏相对较高（95.35%），青海相对较低（35.74 %）（图 2-2-28-4）。

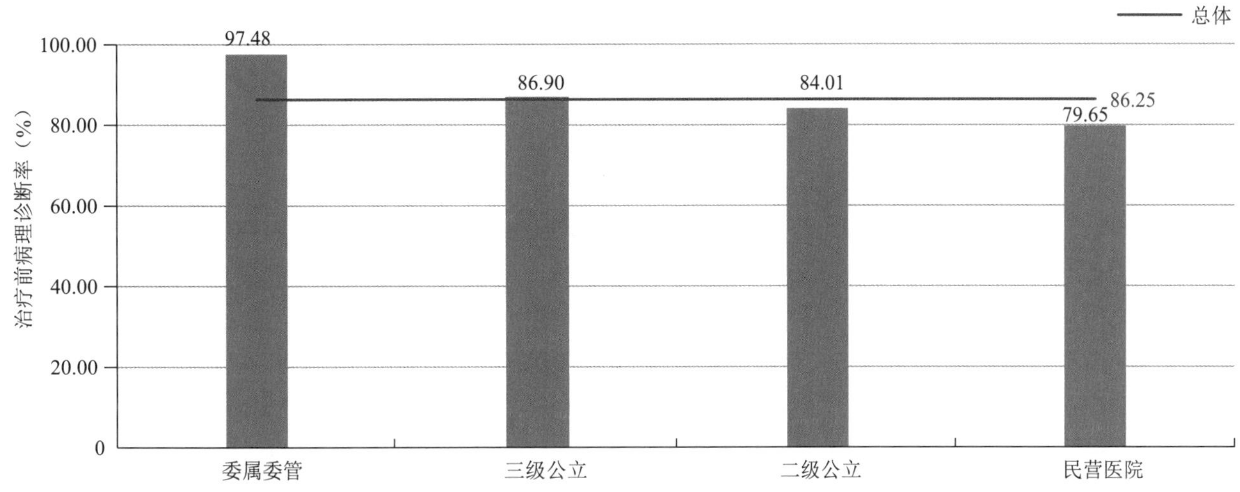

图 2-2-28-3　2022 年全国 4 个癌种住院患者非手术治疗前病理诊断率

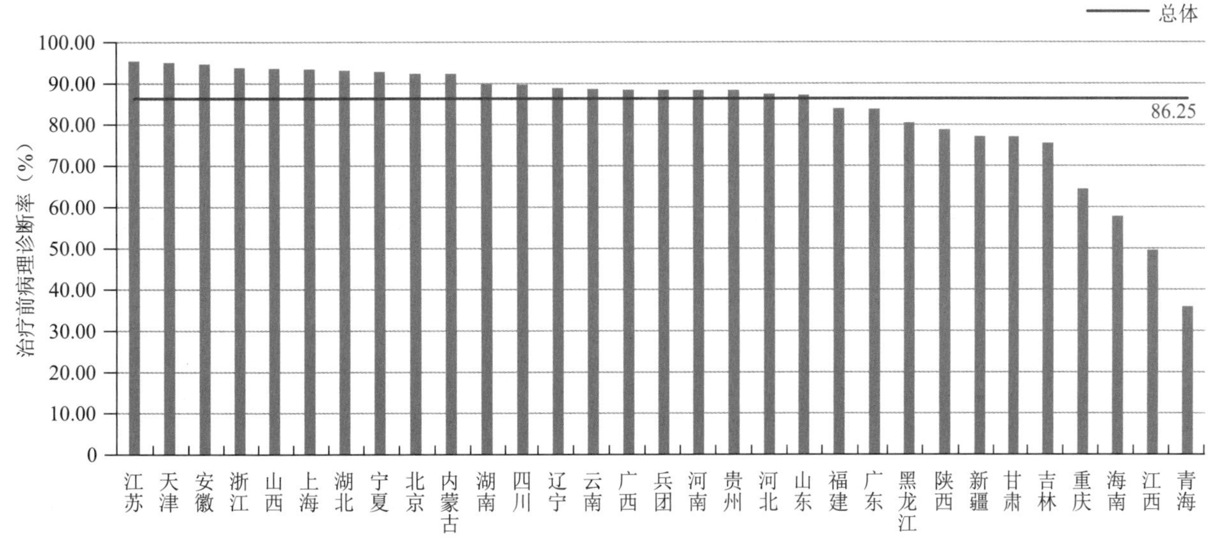

图 2-2-28-4　2022 年各省（自治区、直辖市）4 个癌种住院患者非手术治疗前病理诊断率

三、接受手术治疗的肿瘤住院患者治疗后病理 TNM 分期评估率

2022 年二级、三级医院 4 个癌种（包括肺癌、胃癌、结直肠癌、肝癌，其中，肝癌特指肝内胆管癌）住院患者手术治疗后病理 TNM 分期评估率总体为 88.98%。其中，委属委管、三级公立、二级公立及民营医院 4 个癌种住院患者手术治疗后病理 TNM 分期评估率分别为 90.30%、88.92%、89.74%、88.96%（图 2-2-28-5）。从省级维度比较，上海相对较高（99.61%），青海相对较低（66.0%）（图 2-2-28-6）。

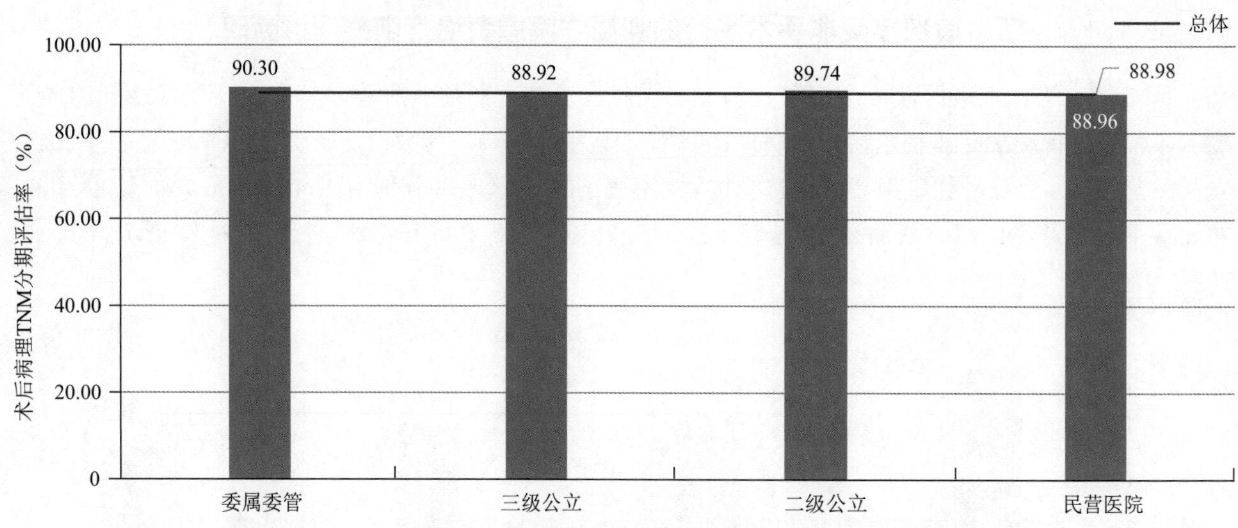

图 2-2-28-5　2022 年全国 4 个癌种住院患者手术治疗后病理 TNM 分期评估率

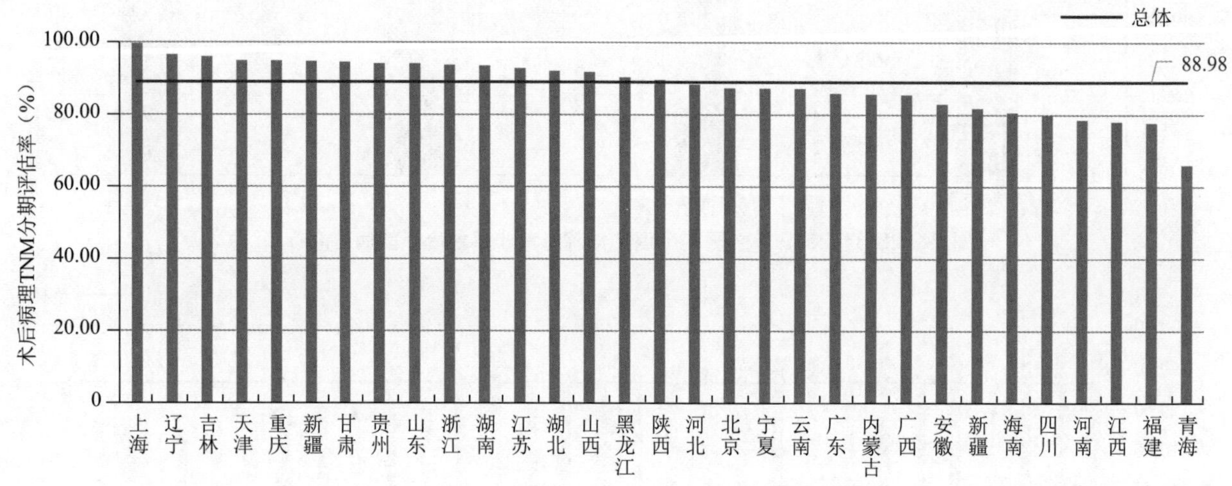

图 2-2-28-6　2022 年各省（自治区、直辖市）4 个癌种住院患者手术治疗后病理 TNM 分期评估率

第二十九节　罕见病专业

本专业数据主要来源于 NCIS 全国医疗质量抽样调查系统和 HQMS。2022 年全国罕见病专业医疗质量抽样调查仅在三级综合医院开展，共计 1798 家。其中，有 361 家（20.08%）医院设有罕见病专业：按地区分布，数量排名从高到低依次为华东地区（113 家，31.30%）、华南地区（59 家，16.34%）、西南地区（51 家，14.13%）、华北地区（48 家，13.30%）、华中地区（42 家，11.63%）、西北地区（28 家，7.76%）、东北地区（20 家，5.54%）；从省级维度比较，数量排名前 5 位的依次为广东（41 家，11.36%）、四川（26 家，7.20%）、浙江（26 家，7.20%）、山东（23 家，6.37%）和江苏（19 家，5.26%）（图 2-2-29-1）。

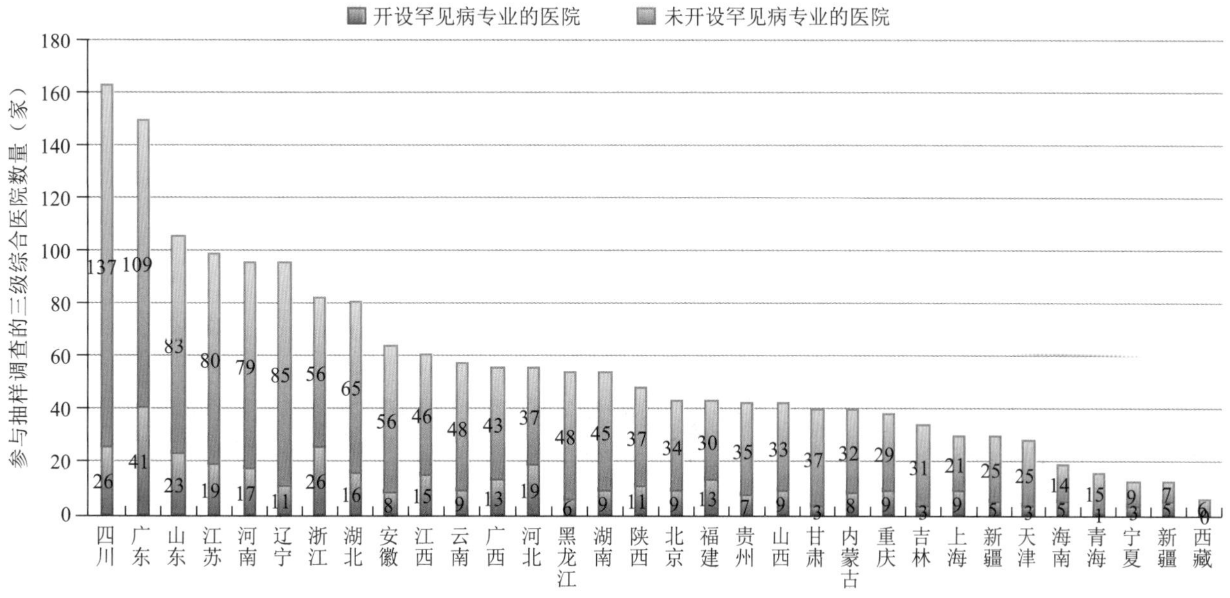

图 2-2-29-1　2022 年各省（自治区、直辖市）参与罕见病专业全国医疗质量抽样调查的三级综合医院情况

一、3 种罕见病病种医疗服务能力分析

3 种质控罕见病病种分别为肌萎缩侧索硬化、马方综合征和 Gitelman 综合征，对其相应医疗业务的医院数量、开设诊治相应疾病门诊的医院数量、2022 年门诊量、具有收治相应疾病患者病房的医院数量、2022 年病房收治的患者例数情况进行分析（表 2-2-29-1）。

表 2-2-29-1　2022 年全国医院开展 3 个质控罕见病病种医疗服务情况

	肌萎缩侧索硬化	马方综合征	Gitelman 综合征
开展相应疾病医疗业务的医院数量（n=361）[比例（%）]	331（91.69）	221（61.22）	198（54.85）
开设诊治相应疾病门诊的医院数量（n=361）[比例（%）]	227（62.88）	159（44.04）	135（37.40）
2022 年相应疾病的院均年门诊患者例次（± 标准差）	80 ± 287	15 ± 30	8 ± 23
具有收治相应疾病患者病房的医院数量（n=361）[比例（%）]	283（78.39）	187（51.80）	162（44.88）
2022 年相应疾病的院均年住院患者例数（± 标准差）	14 ± 28	5 ± 10	2 ± 3

二、3 种罕见病病种住院患者诊断相关质控指标

本部分数据来源于 NCIS 全国医疗质量抽样调查系统，3 种罕见病诊断及病情评估相关质控指标情况详见表 2-2-29-2。

1. 肌萎缩侧索硬化

2022 年纳入分析医院共有 262 家收治了肌萎缩侧索硬化住院患者。住院患者中，4 个身体区域的上运动神经及下运动神经元查体完成率、肌电图检测完成率、肺功能检查完成率、改良 ALS 功能评分完成率分别为 70.34%、69.38%、33.86% 和 37.95%。

2. 马方综合征

2022 年纳入分析医院共有 138 家收治了马方综合征住院患者。住院患者中，基因诊断检测完成率、超声心动图检查完成率、组织病理活检完成率分别为 19.45%、77.53% 和 22.93%。

3. Gitelman 综合征

2022 年纳入分析的医院中共 117 家收治了 Gitelman 综合征住院患者。住院患者中，动脉血气检查为碱中毒的比例、立位血肾素—血管紧张素Ⅱ—醛固酮系统检查有至少 1 项指标升高的比例、血镁降低的比例、氢氯噻嗪试验结果阳性比例、基因诊断检测完成率依次为 59.48%、60.86%、72.76%、17.47%、42.26%。

表 2-2-29-2　2022 年 3 种罕见病诊断及病情评估相关质控指标情况

	总体	标准差
肌萎缩侧索硬化		
住院患者 4 个身体区域的上运动神经及下运动神经元查体完成率（%）	70.34	39.48
住院患者肌电图检测完成率（%）	69.38	40.94
住院患者肺功能检查完成率（%）	33.86	40.67
住院患者改良 ALS 功能评分完成率（%）	37.95	44.84
马凡综合征		
住院患者基因诊断检测完成率（%）	19.45	36.01
住院患者超声心动图检查完成率（%）	77.53	35.65
住院患者组织病理活检完成率（%）	22.93	36.82
Gitelman 综合征		
住院患者动脉血气检查为碱中毒的比例（%）	59.48	43.36
住院患者立位血肾素—血管紧张素Ⅱ—醛固酮系统检查有至少 1 项指标升高的比例（%）	60.86	43.75
住院患者血镁降低的比例（%）	72.76	40.20
住院患者氢氯噻嗪试验结果阳性的比例（%）	17.47	34.18
住院患者基因诊断检测完成率（%）	42.26	43.81

三、3 种罕见病病种患者入院途径与离院方式

本部分数据来源于 HQMS。3 种罕见病病种患者入院途径及离院方式分布见表 2-2-29-3，患者入院以门诊和急诊为主要途径，离院以医嘱离院为主。

表 2-2-29-3　2022 年 3 种罕见病病种患者入院途径及离院方式

	入院途径				离院方式					
	急诊	门诊	其他医院转入	其他	医嘱离院	医嘱转院	医嘱转社区 / 卫生院	非医嘱离院	死亡	其他
肌萎缩侧索硬化患者例数 [占比（%）]	1530（23.30）	4883（74.37）	67（1.02）	86（1.31）	5578（84.97）	76（1.16）	118（1.80）	570（8.68）	167（2.54）	56（0.85）
马方综合征患者例数 [占比（%）]	813（27.95）	2050（70.47）	32（1.10）	14（0.48）	2559（87.97）	64（2.20）	38（1.31）	163（5.60）	61（2.10）	24（0.83）
Gitelman 综合征患者例数 [占比（%）]	215（22.87）	709（75.43）	10（1.06）	6（0.64）	848（90.21）	7（0.74）	29（3.09）	53（5.64）	0（0.00）	3（0.32）

注：肌萎缩侧索硬化有 1 例患者离院方式数据缺失。

第三十节　护理专业

本专业数据来源于国家护理质量数据平台，包含两部分内容：一是 2022 年 4 个季度均上报数据且完整有效的 2250 家二级以上综合医院（含中医综合医院）的护理专业医疗质控指标数据，其中，二级综合医院 810 家，三级综合医院 1440 家；二是 2020—2022 年，连续 3 年均上报数据且完整有效的 999 家三级综合医院对比数据。

本报告监测两类血管内导管相关血流感染，一是中心静脉导管（central venous catheter，CVC），二是经外周静脉置入中心静脉导管（peripherally inserted central catheter，PICC）。

一、CVC 相关血流感染发生率

2022 年 2250 家二级以上综合医院中有 1121 家医院上报 CVC 相关血流感染事件 6112 例次，其中，二级综合医院 189 家上报 422 例次，占 6.90%；三级综合医院 932 家上报 5690 例次，占 93.10%。2022 年二级以上综合医院 CVC 相关血流感染发生率为 0.22‰，与 2021 年（0.24‰）相比有所降低，二级及三级综合医院发生率分别为 0.19‰和 0.23‰。与以往分析结果一致，发生 CVC 相关血流感染的住院患者中，置管原因主要是抢救和监测需要，占 48.79%，且同比增长 1.92%；其次是长期输液，占 20.11%，同比下降 1.71%（图 2–2–30–1）。导管类型以双腔导管为主（75.47%），同比增长 2.22%，从感染防控的角度来说应基于治疗方案和患者病情选择管腔少的导管；非抗菌导管为主（占 60.12%），同比下降 3.11%。

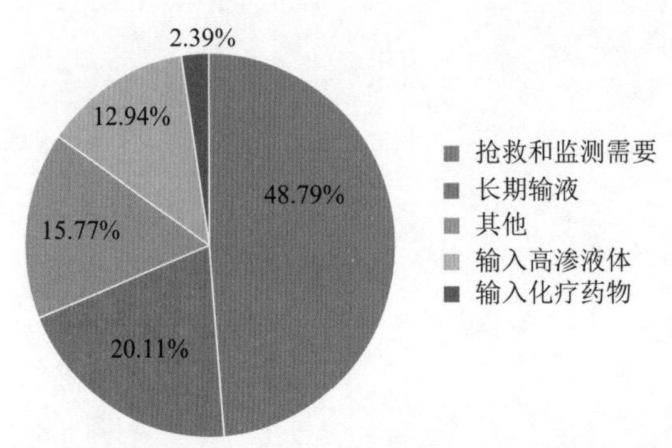

图 2-2-30-1　2022 年发生 CVC 相关血流感染患者留置导管的原因构成

2021 年国家医疗质量安全改进目标将“降低血管内导管相关血流感染发生率”作为十大目标之一，2022 年定为护理质控工作改进目标，引导全行业凝聚力量并持续改进，其作用已经显现。2022 年全国三级综合医院（999 家）CVC 相关血流感染发生率为 0.22‰，近 3 年呈持续下降趋势。各省（自治区、直辖市）情况见图 2–2–30–2。

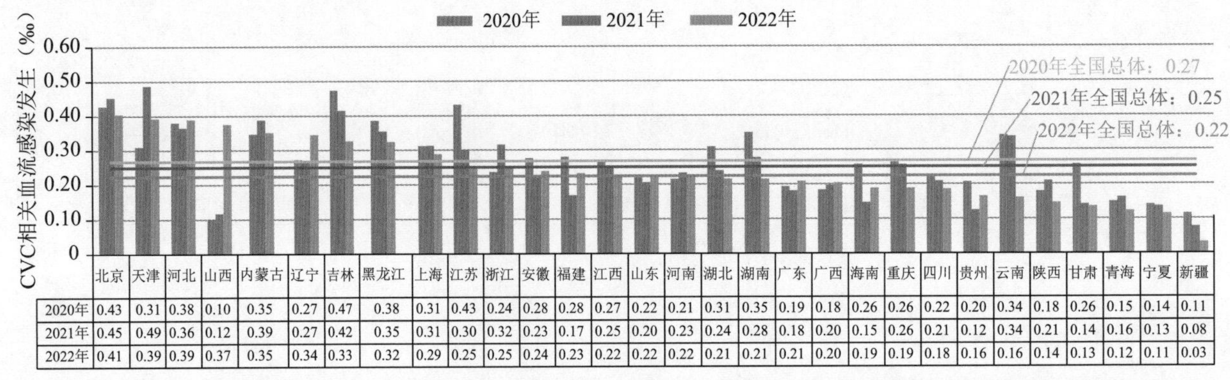

	北京	天津	河北	山西	内蒙古	辽宁	吉林	黑龙江	上海	江苏	浙江	安徽	福建	江西	山东
2020年	0.43	0.31	0.38	0.10	0.35	0.27	0.47	0.38	0.31	0.43	0.24	0.28	0.28	0.27	0.22
2021年	0.45	0.49	0.36	0.12	0.39	0.27	0.42	0.35	0.31	0.30	0.32	0.23	0.17	0.25	0.20
2022年	0.41	0.39	0.39	0.37	0.35	0.34	0.33	0.32	0.29	0.25	0.25	0.24	0.23	0.22	0.22

	河南	湖北	湖南	广东	广西	海南	重庆	四川	贵州	云南	陕西	甘肃	青海	宁夏	新疆
2020年	0.21	0.31	0.35	0.19	0.18	0.26	0.26	0.22	0.20	0.34	0.18	0.26	0.15	0.14	0.11
2021年	0.23	0.24	0.28	0.18	0.20	0.15	0.26	0.21	0.12	0.34	0.21	0.14	0.16	0.13	0.08
2022年	0.22	0.21	0.21	0.21	0.20	0.19	0.19	0.18	0.16	0.16	0.14	0.13	0.12	0.11	0.03

图 2-2-30-2　2020—2022 年各省（自治区、直辖市）三级综合医院 CVC 相关血流感染发生率

二、PICC 相关血流感染发生率

2022 年 2250 家二级以上综合医院中有 447 家上报 PICC 相关血流感染事件 1329 例次，其中二级综合医院 37 家上报 49 例次，占 3.69%；三级综合医院 410 家上报 1280 例次，占 96.31%。2022 年二级以上综合医院 PICC 相关血流感染发生率为 0.06‰，与 2021 年持平；二级及三级综合医院发生率分别为 0.04‰和 0.06‰。与以往分析结果一致，发生 PICC 相关血流感染的住院患者中，置管原因主要是长期输液（占 35.42%），同比下降 5.77%；其次是输入化疗药物（占 33.84%），同比下降 1.37%（图 2-2-30-3）；导管类型以单腔导管为主（占 81.04%），同比下降 3.07%；非抗菌导管为主（占 64.26%），同比下降 6.45%。

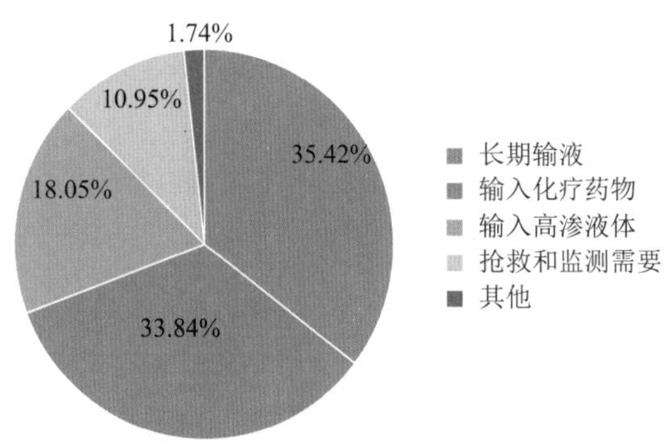

图 2-2-30-3　2022 年发生 PICC 相关血流感染患者留置导管的原因构成

2020—2022 年全国三级综合医院（999 家）PICC 相关血流感染发生率均值 3 年未有变化，部分省（自治区、直辖市）发生率反而有所增加（图 2-2-30-4），这可能与近年患者安全文化的宣传、不良事件报告意识的提升有关。下一步继续鼓励数据上报，并通过数据分析反馈、优化改进措施等加强薄弱环节的监测管理，有效落实改进目标。

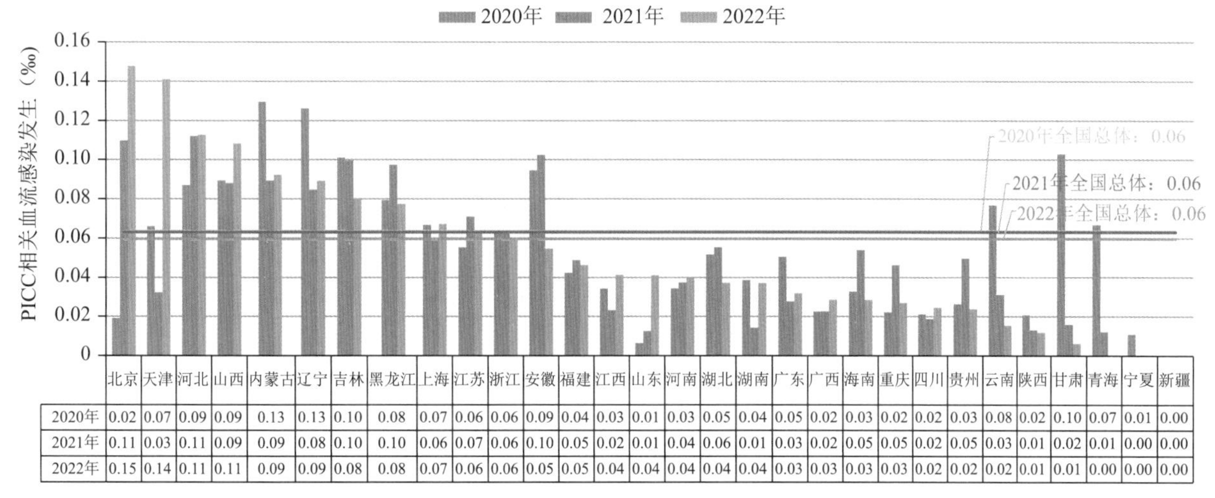

	北京	天津	河北	山西	内蒙古	辽宁	吉林	黑龙江	上海	江苏	浙江	安徽	福建	江西	山东	河南	湖北	湖南	广东	广西	海南	重庆	四川	贵州	云南	陕西	甘肃	青海	宁夏	新疆
2020年	0.02	0.07	0.09	0.09	0.13	0.13	0.10	0.08	0.07	0.06	0.06	0.09	0.04	0.03	0.01	0.03	0.05	0.04	0.05	0.02	0.03	0.02	0.02	0.03	0.08	0.02	0.10	0.07	0.01	0.00
2021年	0.11	0.03	0.11	0.09	0.09	0.08	0.10	0.10	0.06	0.07	0.06	0.10	0.05	0.02	0.01	0.04	0.06	0.01	0.03	0.02	0.05	0.05	0.02	0.05	0.03	0.01	0.02	0.01	0.00	0.00
2022年	0.15	0.14	0.11	0.11	0.09	0.09	0.08	0.08	0.07	0.06	0.06	0.05	0.05	0.04	0.04	0.04	0.04	0.04	0.03	0.03	0.03	0.03	0.02	0.02	0.02	0.01	0.01	0.00	0.00	0.00

图 2-2-30-4　2020—2022 年各省（自治区、直辖市）三级综合医院 PICC 相关血流感染发生率

第三十一节 药事管理专业

本专业数据来源于NCIS全国医疗质量抽样调查系统，2022年共有31个省（自治区、直辖市）及兵团的7027家医院参与填报。根据数据上报情况，选择有效数据占比≥60%的综合医院作为样本，共计5622家（80.01%）综合医院纳入统计，其中，公立综合医院4728家（三级1672家，二级3056家），民营综合医院894家（三级153家，二级741家）。

一、住院患者静脉输液使用率

2022年全国住院患者静脉输液使用率均值为88.19%，较2021年增加0.94个百分点，其中三级公立、二级公立、三级民营及二级民营医院的住院患者静脉输液使用率分别为87.26%、90.13%、89.10%和89.63%（图2-2-31-1、图2-2-31-2）。

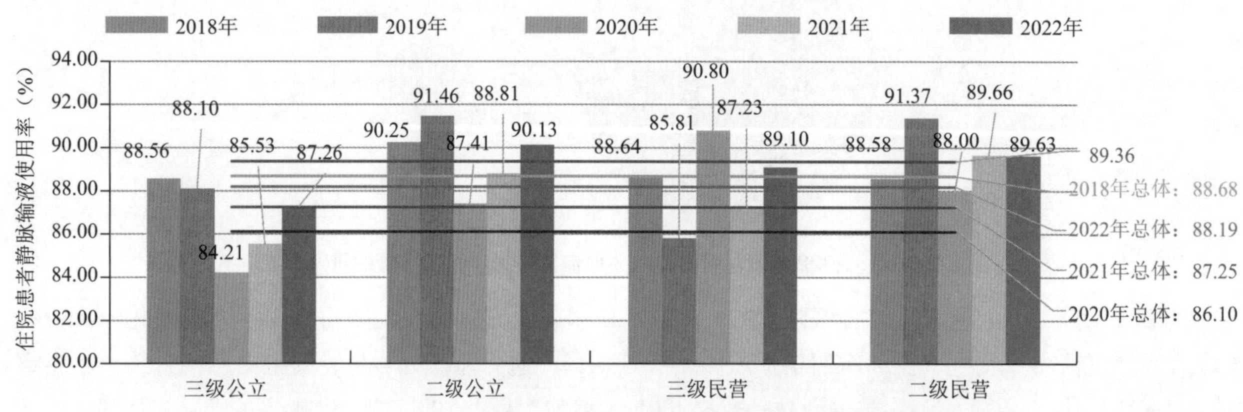

图2-2-31-1 2018—2022年全国各级各类医院住院患者静脉输液使用率

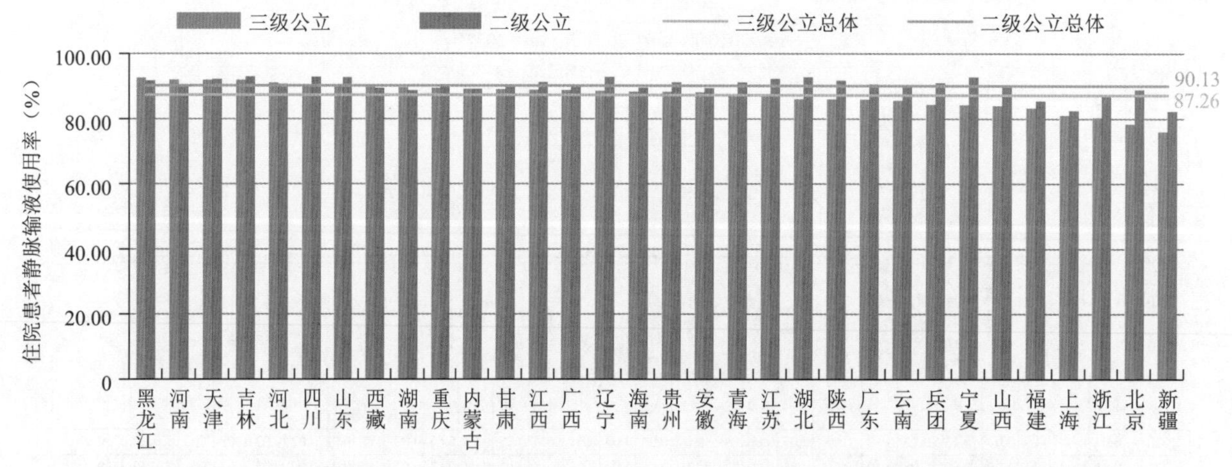

图2-2-31-2 2022年各省（自治区、直辖市）二级、三级公立综合医院住院患者静脉输液使用率

二、住院患者平均每床日静脉输液使用数量

2022年全国住院患者平均每床日静脉输液使用数量为3.18瓶/袋，其中三级公立、二级公立、三级民营及二级民营医院住院患者平均每床日静脉输液使用数量分别为3.28、3.04、3.34和2.48瓶/袋（图2-2-31-3、图2-2-31-4）。

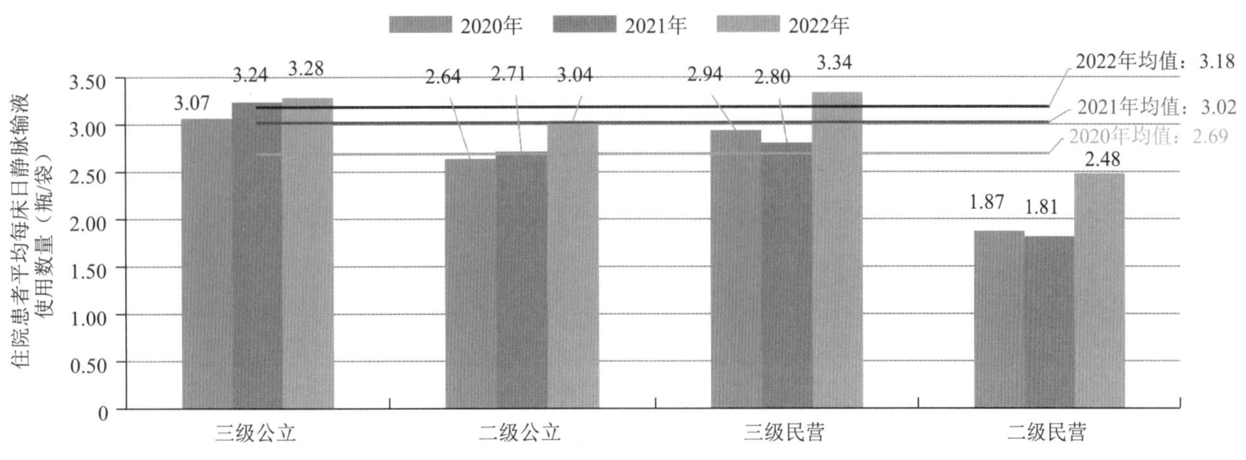

图 2-2-31-3　2020—2022 年全国各级各类医院住院患者平均每床日静脉输液使用数量

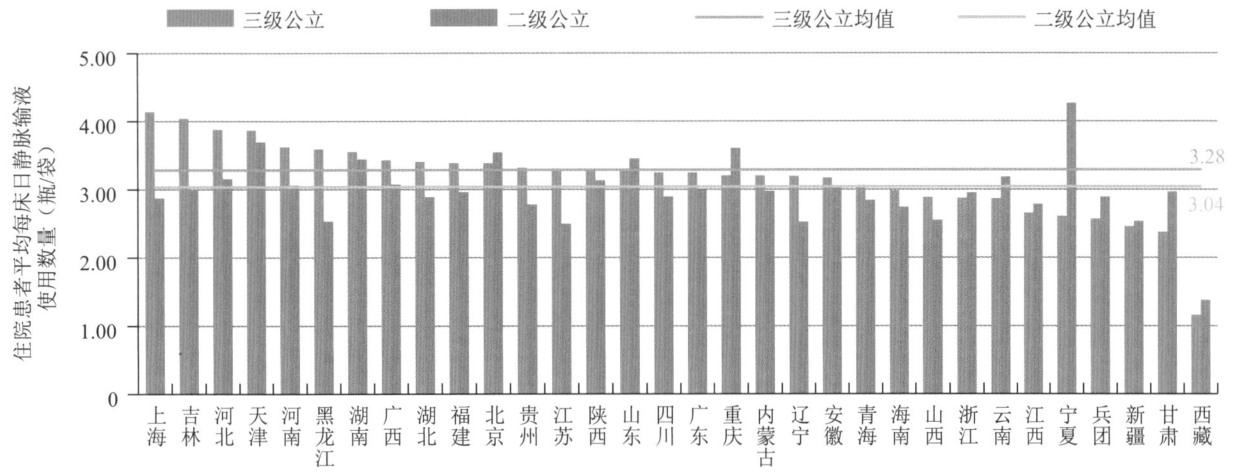

图 2-2-31-4　2022 年各省（自治区、直辖市）二级、三级公立综合医院住院患者平均每床日静脉输液使用数量

三、处方审核率

2022 年全国处方（门急诊）审核率总体为 59.68%，呈上升趋势，较 2021 年增加 6.49 个百分点，其中三级公立、二级公立、三级民营及二级民营医院处方审核率分别为 63.52%、51.44%、56.95% 和 68.30%（图 2-2-31-5、图 2-2-31-6）。

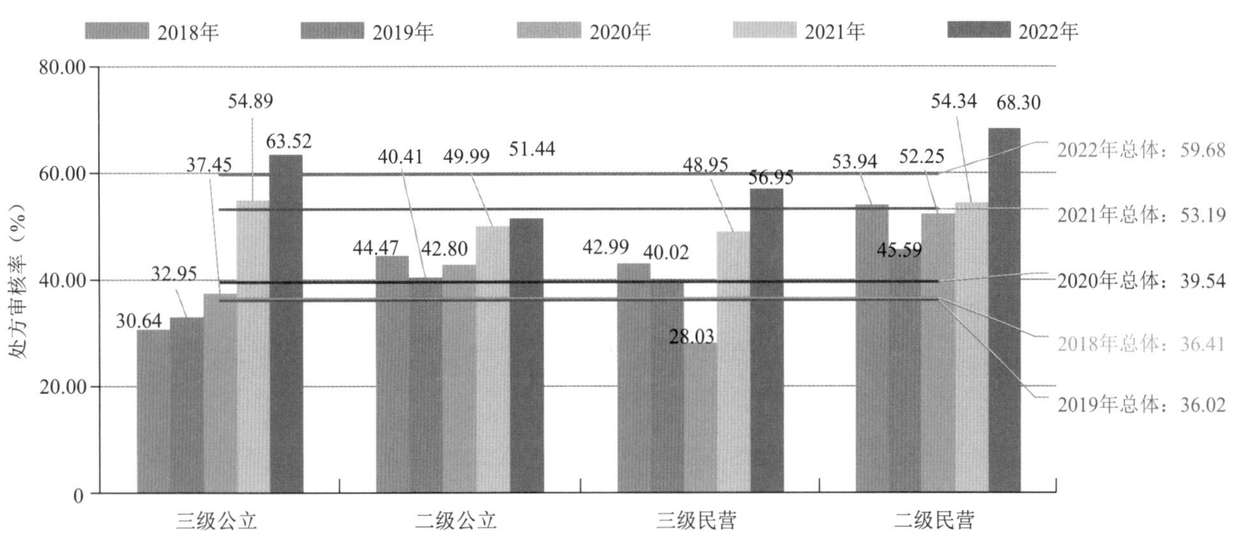

图 2-2-31-5　2018—2022 年全国各级各类医院处方审核率

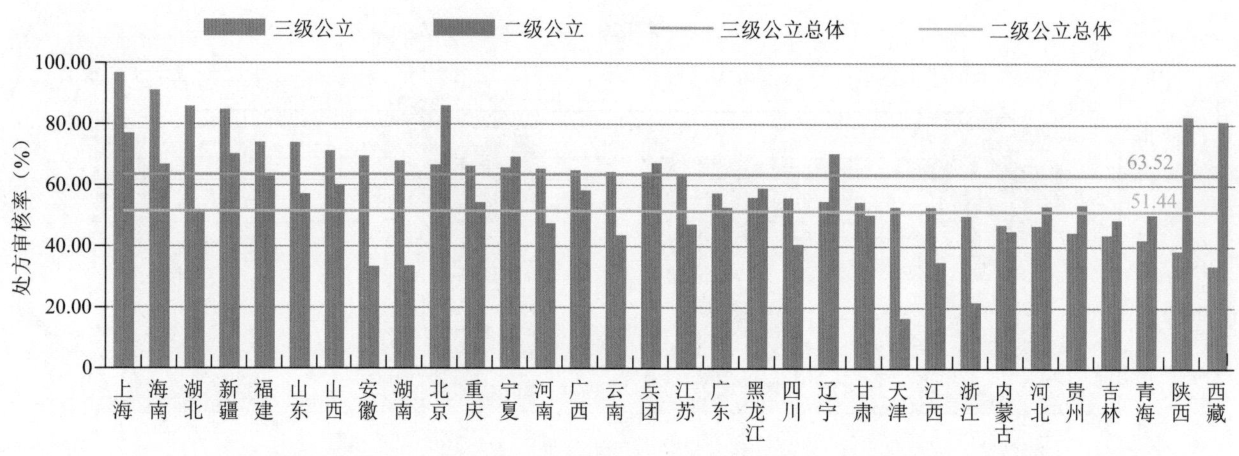

图 2-2-31-6　2022 年各省（自治区、直辖市）二级、三级公立综合医院处方审核率

四、住院用药医嘱审核率

2022年全国住院用药医嘱审核率总体为58.27%，呈上升趋势，较2021年增加8.38个百分点，其中，三级公立、二级公立、三级民营及二级民营医院住院用药医嘱审核率分别为62.62%、48.78%、52.32%和59.25%（图2-2-31-7、图2-2-31-8）。

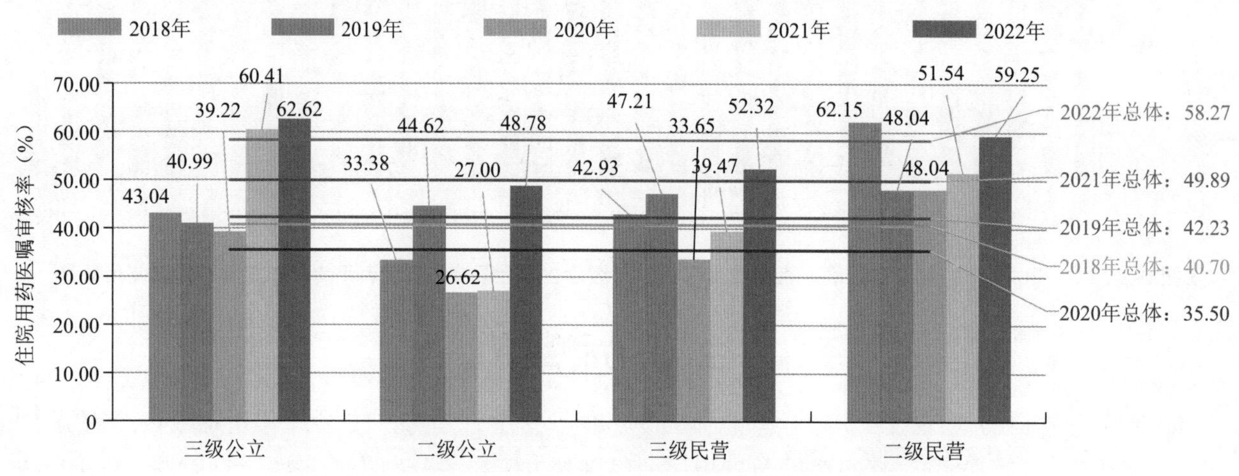

图 2-2-31-7　2018—2022 年全国各级各类医院住院用药医嘱审核率

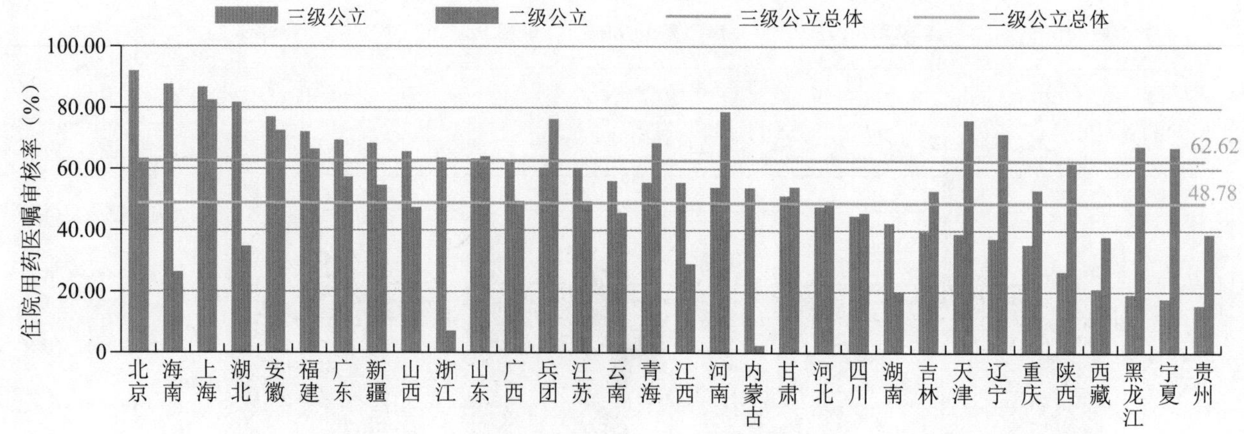

图 2-2-31-8　2022 年各省（自治区、直辖市）二级、三级公立综合医院住院用药医嘱审核率

第三十二节　临床检验专业

本专业数据来源于NCIS全国医疗质量抽样调查系统，2022年共10 826家二级及以上医院进行填报。按照数据填报完整度、逻辑性等原则进行数据整理，最终纳入8440家医院数据进行分析，其中，综合医院5916家（三级公立1682家，二级公立3170家，民营1064家），专科医院2524家（三级公立638家，二级公立1346家，民营540家）。

一、标本类型错误率

2022年综合医院临检专业标本类型错误率总体为0.058%，较2021年上升0.009个百分点；中位数为0.005%，较2021年下降0.003个百分点。不同类型综合医院纳入分析临检专业标本类型错误率结果显示，三级公立综合医院（含委属委管医院）总体低于二级公立综合和民营综合医院，二级公立综合和民营综合医院的中位数低于三级公立综合医院（图2-2-32-1）。

专科医院临检专业标本类型错误率总体为0.061%，较2021年上升0.006个百分点；中位数为0.000%，较2021年下降0.002个百分点。不同类型专科医院纳入分析临检专业标本类型错误率结果显示，三级公立专科医院（含委属委管医院）总体低于二级公立专科和民营专科医院，二级公立专科和民营专科医院的中位数低于三级公立专科医院（图2-2-32-1）。

各省（自治区、直辖市）医院临检专业标本类型错误率中位数见图2-2-32-2～图2-2-32-5。

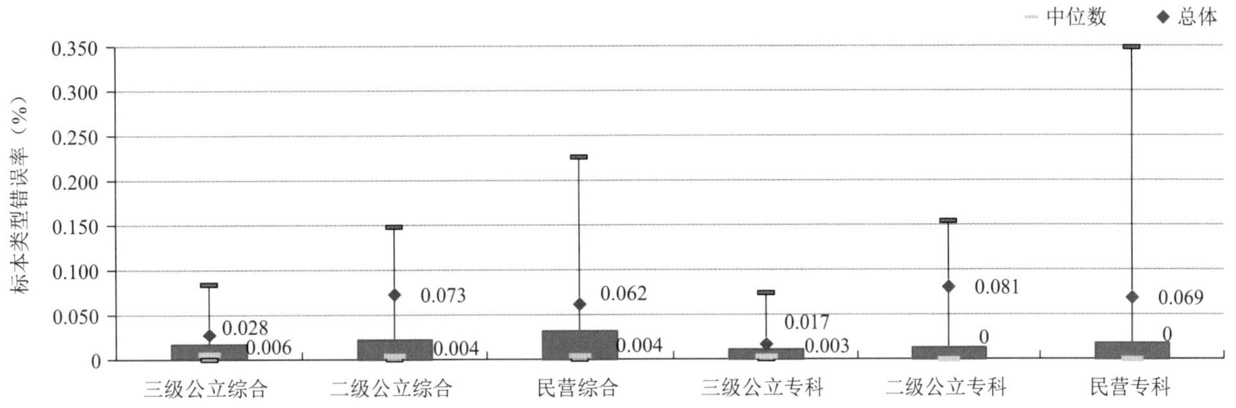

图2-2-32-1　2022年全国医院临检专业标本类型错误率分布

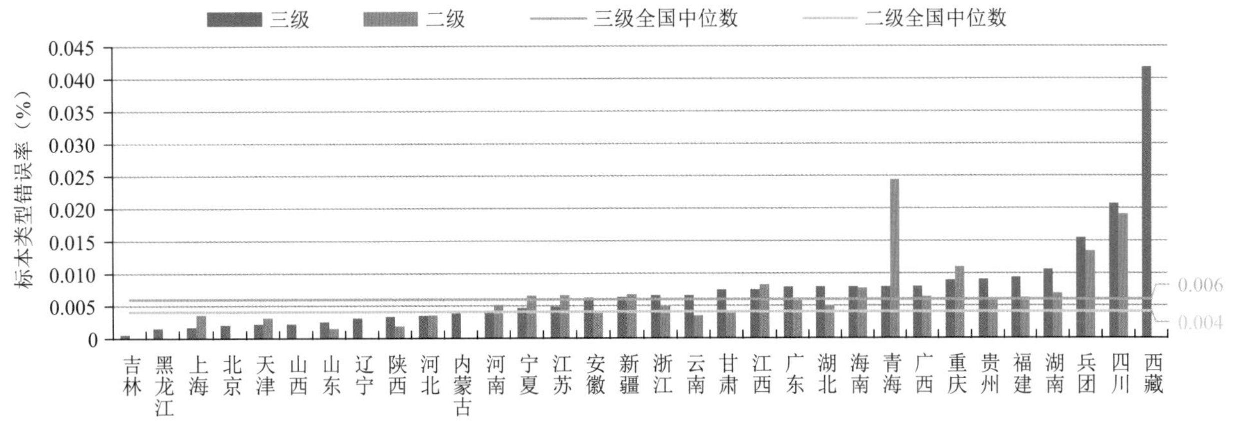

图2-2-32-2　2022年各省（自治区、直辖市）公立综合医院临检专业标本类型错误率中位数

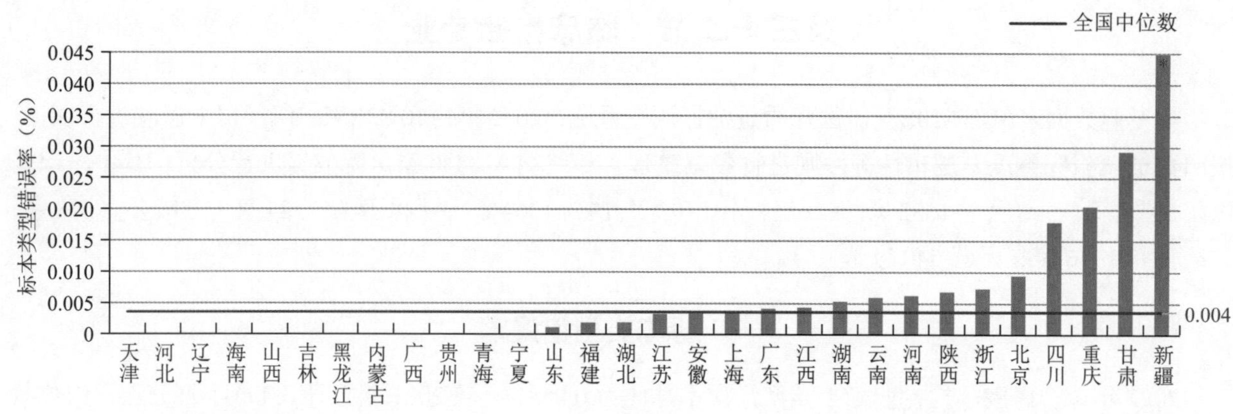

注：* 表示柱子超出图表范围。

图 2-2-32-3　2022 年各省（自治区、直辖市）民营综合医院临检专业标本类型错误率中位数

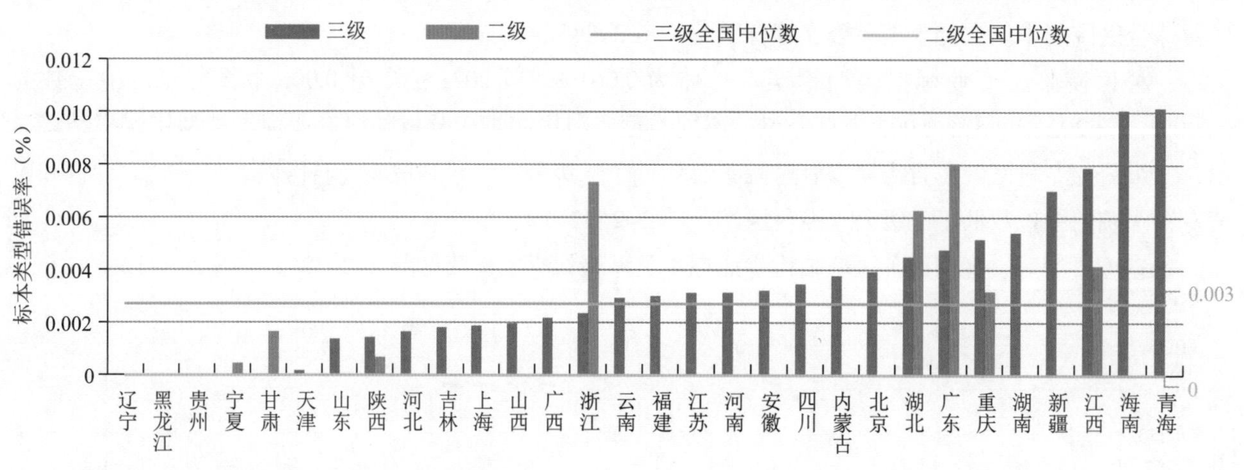

注：# 表示二级公立医院数量少于 3 家，结果未予列出。

图 2-2-32-4　2022 年各省（自治区、直辖市）公立专科医院临检专业标本类型错误率中位数

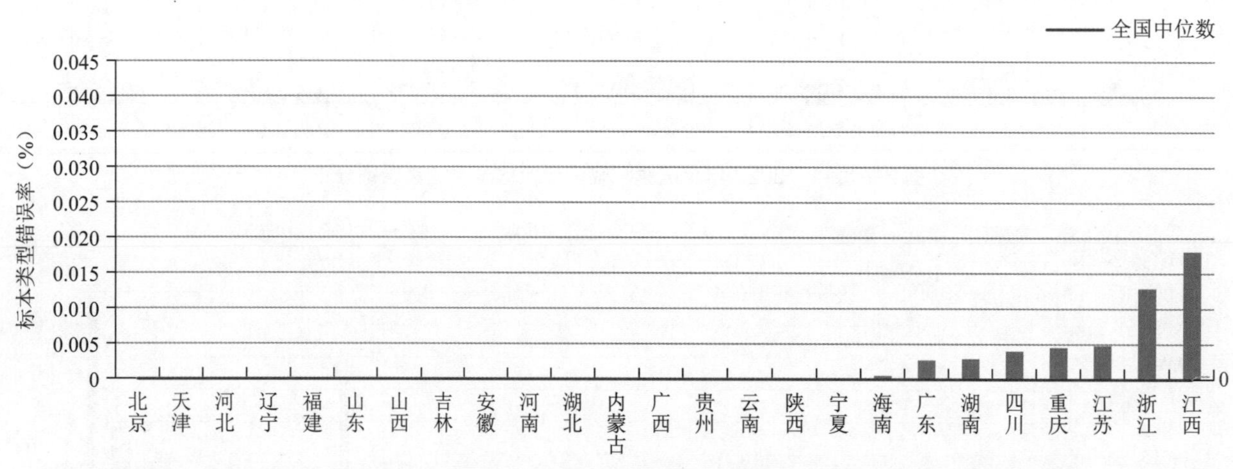

图 2-2-32-5　2022 年各省（自治区、直辖市）民营专科医院临检专业标本类型错误率中位数

二、室间质评项目参加率

2022 年综合医院室间质评项目参加率总体为 88.75%，较 2021 年上升 0.23 个百分点；中位数为 100.00%，较 2021 年上升 0.46 个百分点。不同类型综合医院纳入分析室间质评项目参加率结果显示，三级公立综合医院（含委属委管医院）总体高于二级公立综合和民营综合医院，三者的中位数基本持平（图 2-2-32-6）。

专科医院室间质评项目参加率总体为89.45%，较2021年上升0.13个百分点；中位数为100.00%，与2021年持平。不同类型专科医院纳入分析室间质评项目参加率结果显示，三级公立专科医院（含委属委管医院）总体高于二级公立专科和民营专科医院，三者的中位数基本持平（图2-2-32-6）。

各省（自治区、直辖市）医院室间质评项目参加率中位数见图2-2-32-7～图2-2-32-10。

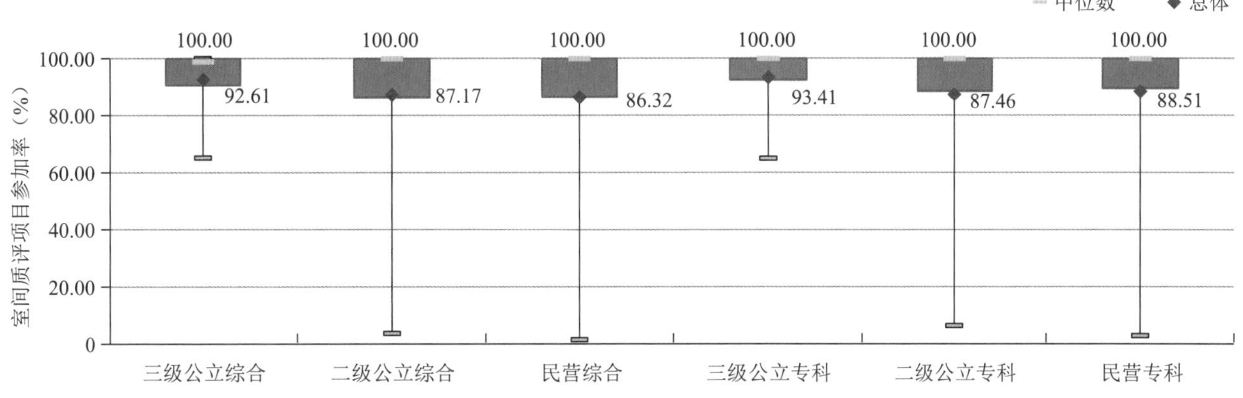

图2-2-32-6　2022年全国医院室间质评项目参加率分布

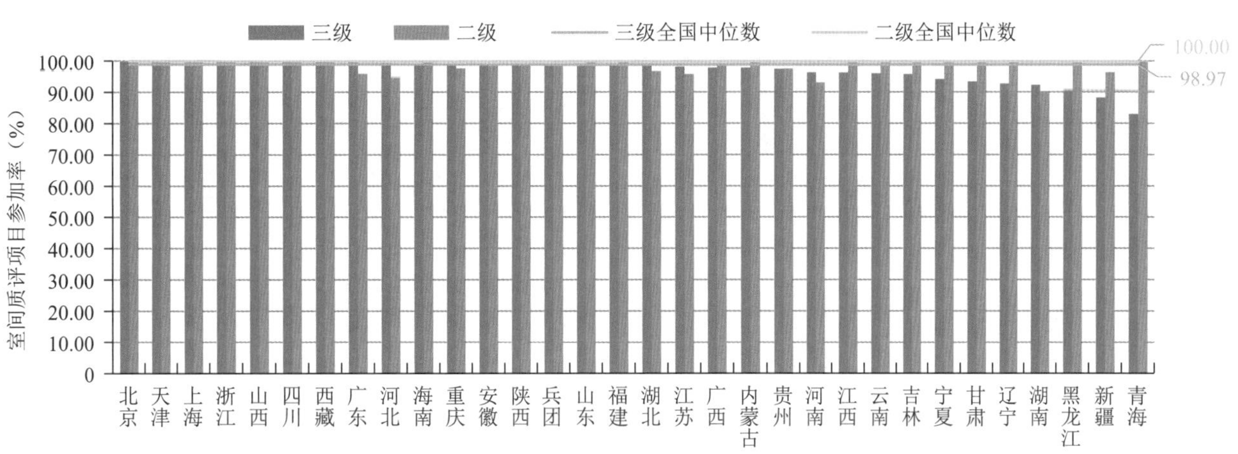

图2-2-32-7　2022年各省（自治区、直辖市）公立综合医院室间质评项目参加率中位数

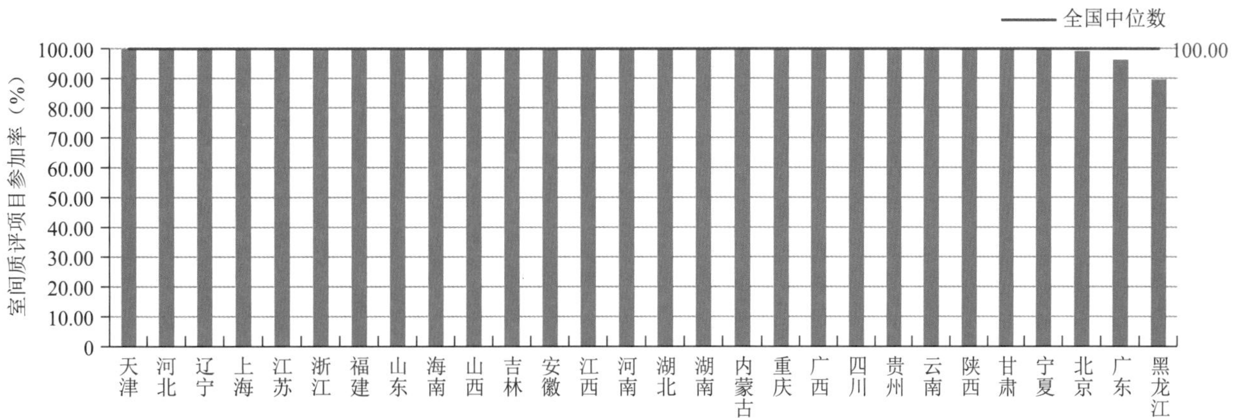

图2-2-32-8　2022年各省（自治区、直辖市）民营综合医院室间质评项目参加率中位数

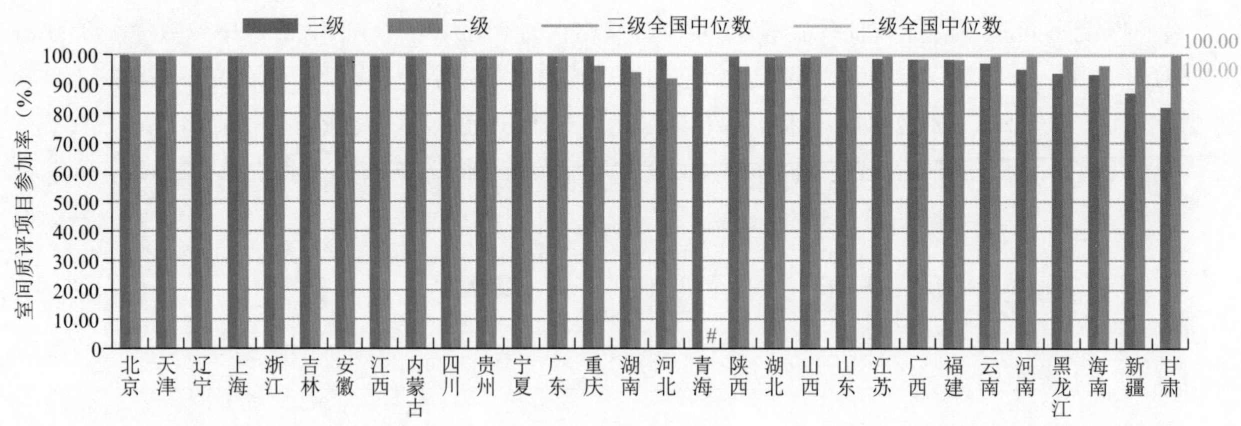

注：# 表示二级公立医院数量少于 3 家，结果未予列出。

图 2-2-32-9　2022 年各省（自治区、直辖市）公立专科医院室间质评项目参加率中位数

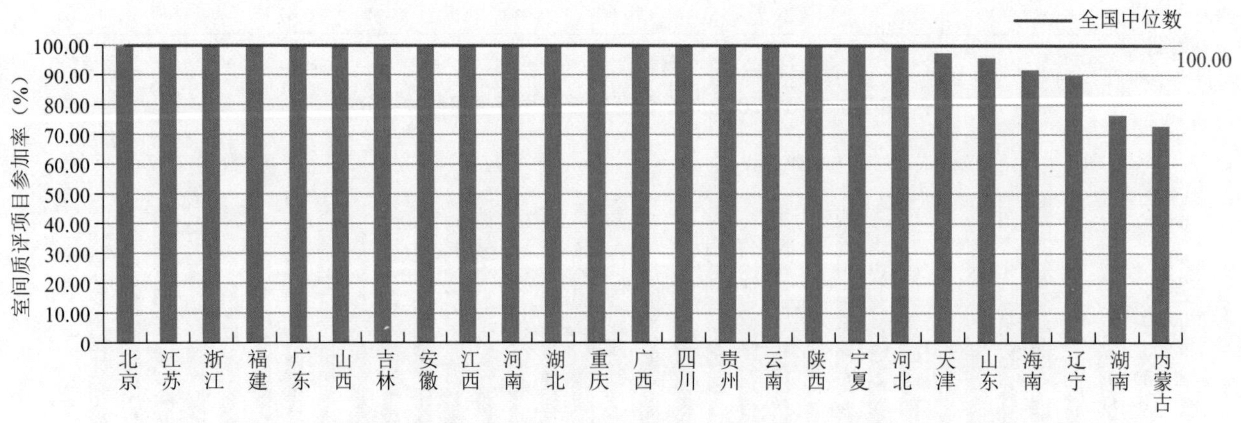

图 2-2-32-10　2022 年各省（自治区、直辖市）民营专科医院室间质评项目参加率中位数

第三十三节　病理专业

本专业数据来源于 NCIS 全国医疗质量抽样调查系统，按照数据填报完整度、逻辑性等原则进行数据清洗，2022 年最终有 3433 家医院纳入分析，其中，三级公立医院 1731 家（含委属委管医院 24 家），二级公立医院 1398 家，民营医院 304 家。

一、小活检标本病理诊断及时率

2022 年全国小活检标本病理诊断及时率总体为 97.37%，其中委属委管医院为 96.50%，三级公立医院为 97.58%，二级公立医院为 96.96%，民营医院为 98.13%。近 5 年来，全国小活检标本病理诊断及时率总体连年上升。从省级维度看，2022 年除西藏及兵团的二级公立医院外，各省（自治区、直辖市）三级公立及二级公立医院小活检标本病理诊断及时率均在 90% 以上（图 2-2-33-1、图 2-2-33-2）。

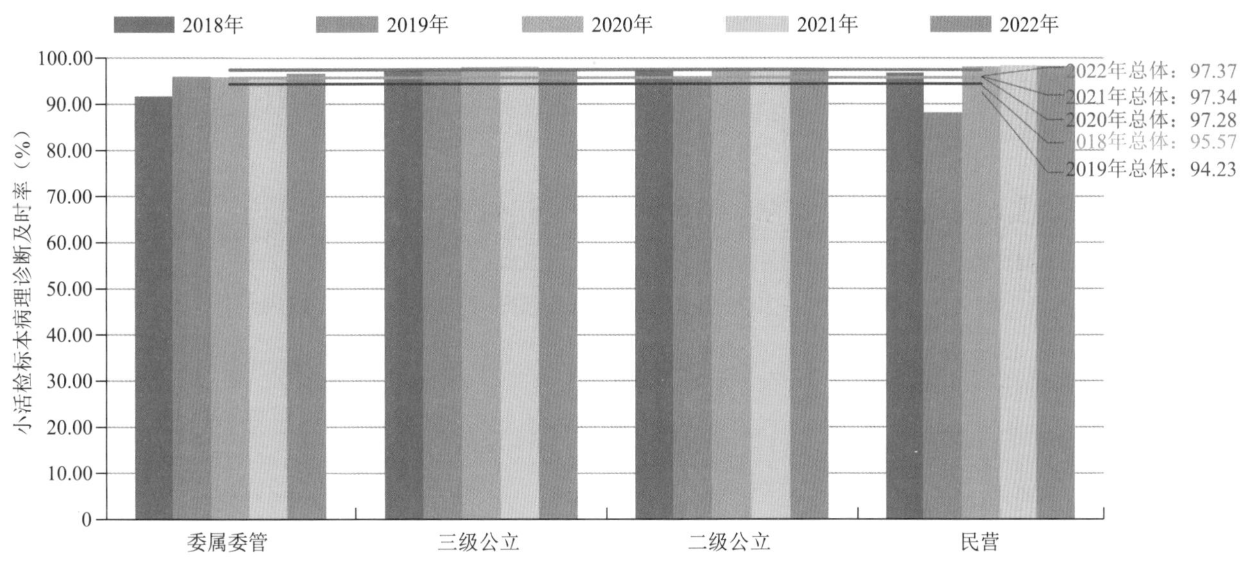

图 2-2-33-1　2018—2022 年全国各级各类医院小活检标本病理诊断及时率

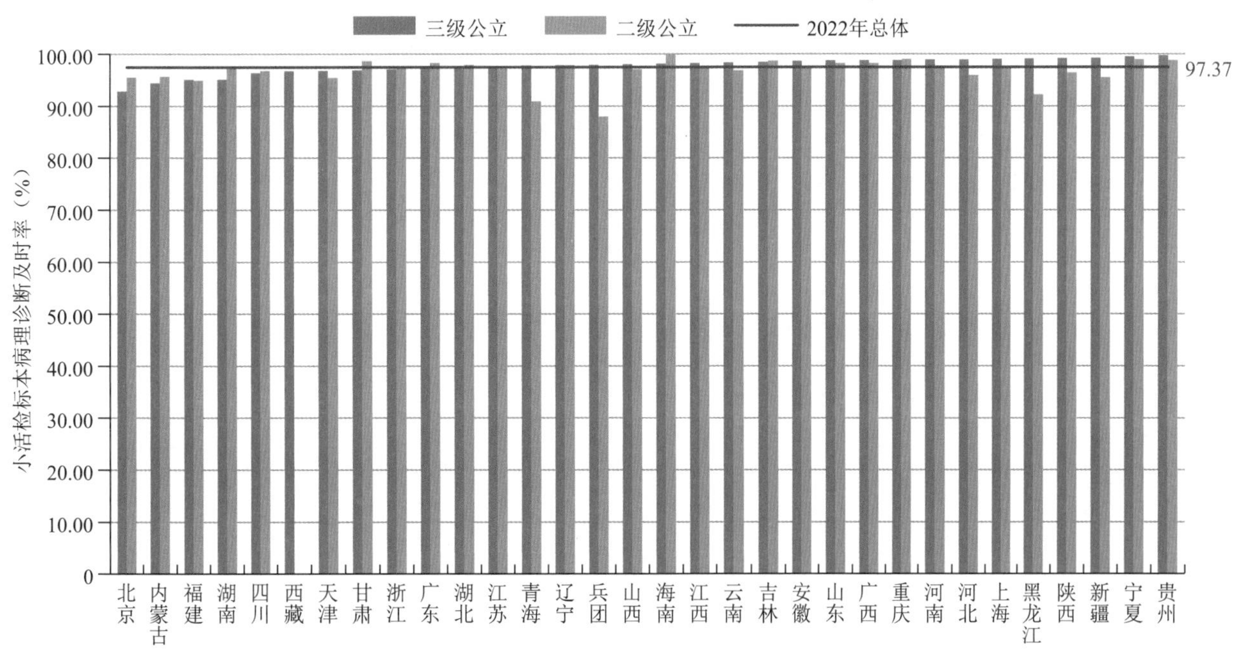

图 2-2-33-2　2022 年各省（自治区、直辖市）医院小活检标本病理诊断及时率

二、分子病理室间质评参加率

作为病理专业 2023 年度改进目标，分子病理室间质评参加率在近 5 年呈逐年上升趋势。2022 年共纳入全国已开展分子病理的医院 1038 家，其中三级公立医院 782 家（包括委属委管医院 24 家），二级公立医院 180 家，民营医院 76 家。2022 年全国分子病理室间质评参与率为 75.87%（图 2-2-33-3），已达到设定的 75% 的目标值。各省（自治区、直辖市）情况详见图 2-2-33-4。

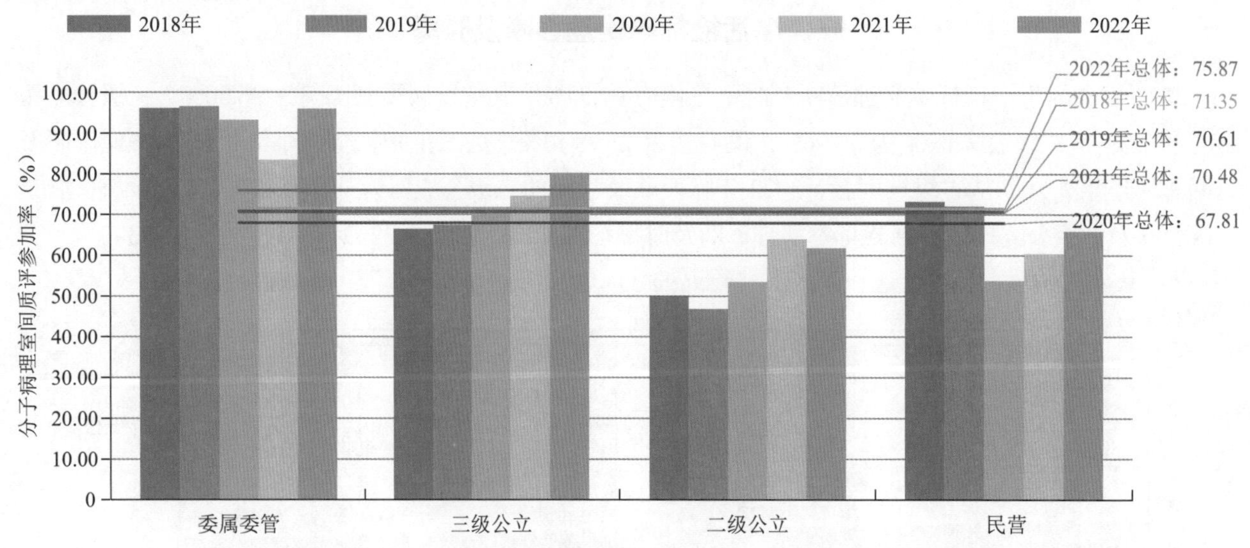

图 2-2-33-3 2018—2022 年全国各级各类医院分子病理室间质评参加率

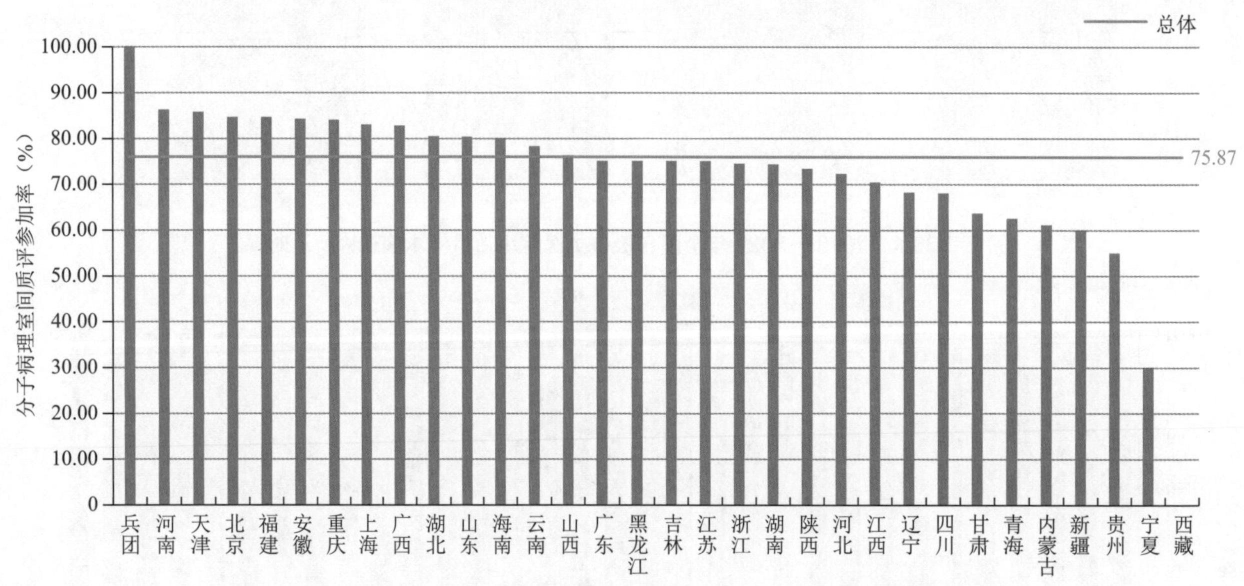

图 2-2-33-4 2022 年各省（自治区、直辖市）医院分子病理室间质评参加率

第三十四节　超声医学专业

2022 年 NCIS 全国医疗质量抽样调查系统共收集 31 个省（自治区、直辖市）及兵团的 5957 家设置超声医学专业的医院数据进行分析。其中公立医院 4938 家，包括三级综合医院 1430 家（24.01%），二级综合医院 2435 家（40.88%），三级专科医院 324 家（5.44%），二级专科医院 749 家（12.57%）；民营医院 1019 家（17.11%）。

一、超声报告阳性率

2018—2022 年全国超声报告阳性率总体呈逐年上升趋势。2022 年全国超声报告阳性率总体为 74.21%，较 2018 年上涨 3.37 个百分点。在各级各类医院中，民营医院超声报告阳性率最高，为 80.18%；二级专科医院最低，为 55.81%；同级别公立综合医院超声报告阳性率明显高于专科医院（图 2-2-34-1）。2022 年各省（自治区、直辖市）医院阳性率分布范围在 60.75% ~ 86.09%（图 2-2-34-2）。

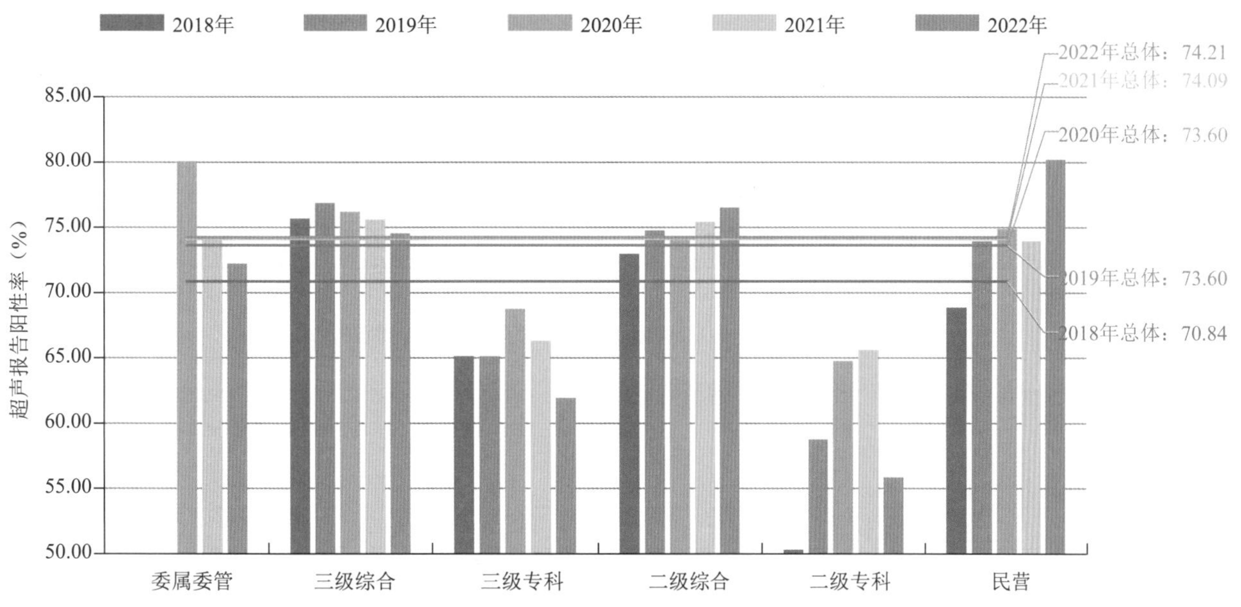

图 2-2-34-1　2018—2022 年全国各级各类医院超声报告阳性率

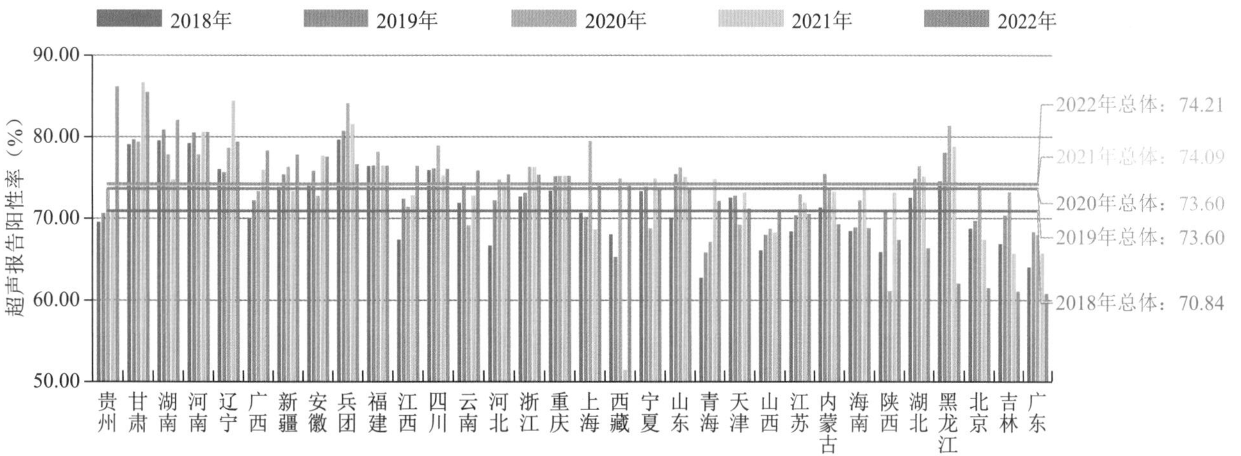

图 2-2-34-2　2018—2022 年各省（自治区、直辖市）医院超声报告阳性率

二、超声诊断符合率

2018—2022 年全国超声诊断符合率呈波动上升趋势。2022 年全国医院超声诊断符合率总体为 88.38%，较 2018 年上涨 5.94 个百分点。不同类型医院中，三级专科医院最高，为 91.09%，民营医院最低，为 84.28%（图 2-2-34-3）。2022 年各省（自治区、直辖市）医院超声诊断符合率分布范围为 79.50% ～ 95.66%（图 2-2-34-4）。

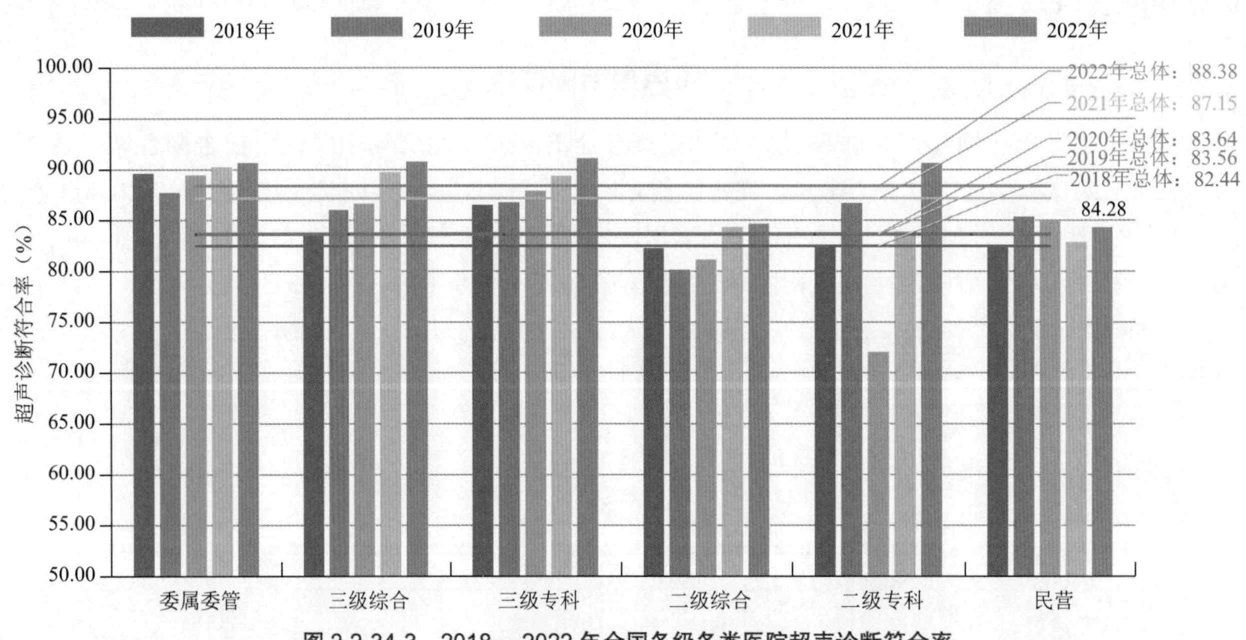

图 2-2-34-3 2018—2022 年全国各级各类医院超声诊断符合率

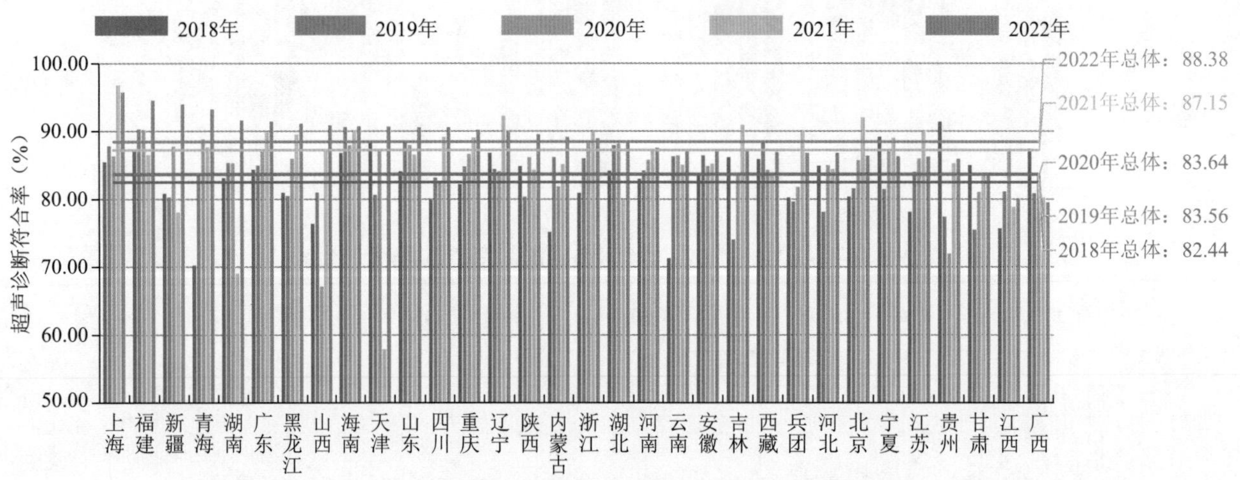

图 2-2-34-4 2018—2022 年各省（自治区、直辖市）医院超声诊断符合率

第三十五节　放射影像专业

本专业数据来源于 NCIS 全国医疗质量抽样调查系统。共收集 11 557 家医院 2022 年 1 月 1 日至 12 月 31 日的数据，根据纳入标准及数据质量进行清洗，最终纳入分析医院 8620 家（表 2-2-35-1）。

表 2-2-35-1　2020—2022 年全国放射影像专业医疗质量与服务抽样调查概况（家）

抽样年度	抽样医院总数	放射影像抽样医院数	抽样医院类型							
			三级公立综合	三级公立专科	三级民营综合	三级民营专科	二级公立综合	二级公立专科	二级民营综合	二级民营专科
2020 年	14 095	7256	1429	559	104	50	2860	941	833	480
2021 年	14 568	6978	1408	548	117	74	2630	961	771	469
2022 年	11 557	8620	1648	656	146	108	3126	1241	984	711

一、放射科医患比

2020—2022 年全国各级各类医院放射科医患比（放射科医师人数 / 万例放射检查患者）总体呈波动上涨趋势。其中，三级综合医院连续 3 年未达到全国总体水平，二级民营专科医院连续 3 年均为最高，其次是二级公立专科医院（图 2-2-35-1）。

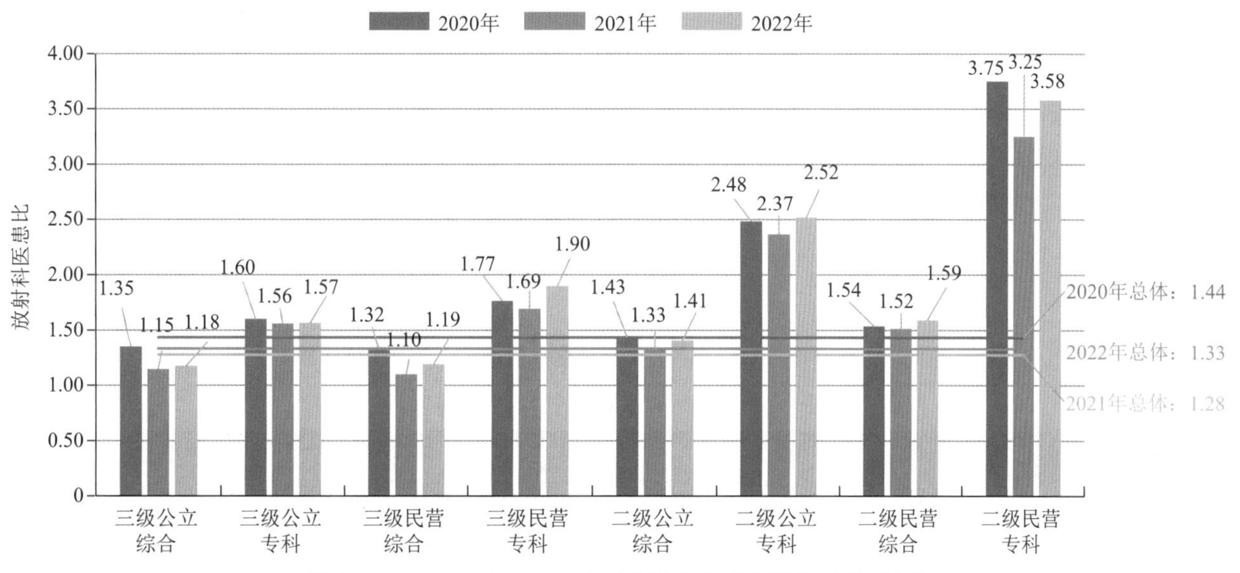

图 2-2-35-1　2020—2022 年全国各级各类医院放射科医患比

从省级维度看，2022 年各省（自治区、直辖市）放射科医患比差异较大（图 2-2-35-2），共有 15 个省（自治区、直辖市）3 年平均放射科医患比低于全国总体水平，其中，上海最低（0.81），其次是浙江（0.96）；西藏最高（3.3），其次是内蒙古（2.09）。

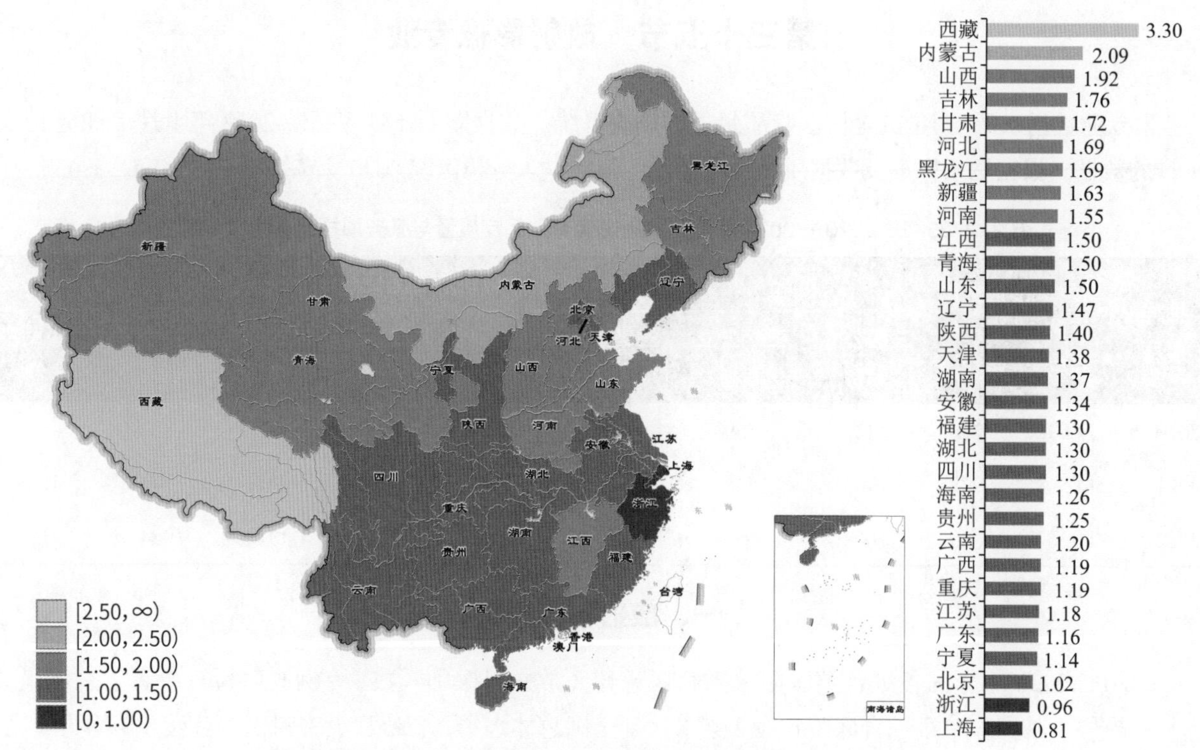

图 2-2-35-2 2020—2022 年各省（自治区、直辖市）放射科医患比

二、放射影像诊断符合率

2020—2022年各省（自治区、直辖市）放射影像诊断符合率见表2-2-35-2，黑龙江、海南、北京、江苏及陕西连续3年均高于90%；湖北及河南逐年升高并在2022年超过90%。2022年有12个省（自治区、直辖市）未达到全国总体水平，其中山西最低（62.36%），其次是河北（71.37%），再次是江西（74.37%）；有13个省（自治区、直辖市）放射诊断率高于90%，前3位依次是黑龙江（99.38%）、湖北（96.60%）和甘肃（95.57%）（图2-2-35-3）。

表 2-2-35-2 2020—2022 年各省（自治区、直辖市）放射影像诊断符合率

（按 2022 年放射影像诊断符合率降序排列）

省（自治区、直辖市）	放射影像诊断符合率（%）			趋势
	2020 年	2021 年	2022 年	
黑龙江	90.03	91.95	99.38	
湖北	83.36	92.46	96.60	
甘肃	94.22	73.26	95.57	
海南	91.80	90.16	94.21	
四川	79.38	78.02	94.21	
天津	83.50	95.20	92.54	
内蒙古	86.17	92.51	92.44	
北京	93.78	93.07	92.42	
江苏	96.74	90.46	92.28	
陕西	90.14	95.42	92.06	
河南	86.93	88.41	91.40	
青海	90.90	88.03	91.06	

续表

省（自治区、直辖市）	放射影像诊断符合率（%） 2020年	2021年	2022年	趋势
新疆	85.97	90.84	90.53	
宁夏	89.88	77.27	89.04	
云南	68.25	89.35	88.32	
上海	87.97	92.91	87.41	
山东	88.44	94.23	87.33	
广西	85.23	93.89	86.95	
辽宁	95.09	77.53	85.79	
西藏	——	——	85.14	
浙江	95.69	93.55	83.01	
广东	88.38	89.36	82.92	
湖南	97.23	92.51	82.71	
福建	93.58	85.68	80.77	
重庆	89.95	93.74	80.30	
安徽	96.75	84.08	79.16	
吉林	94.01	96.43	77.61	
贵州	77.41	82.17	76.33	
江西	91.31	80.44	74.37	
河北	94.66	83.08	71.37	
山西	88.23	95.43	62.36	
全国总体	88.63	86.74	85.78	

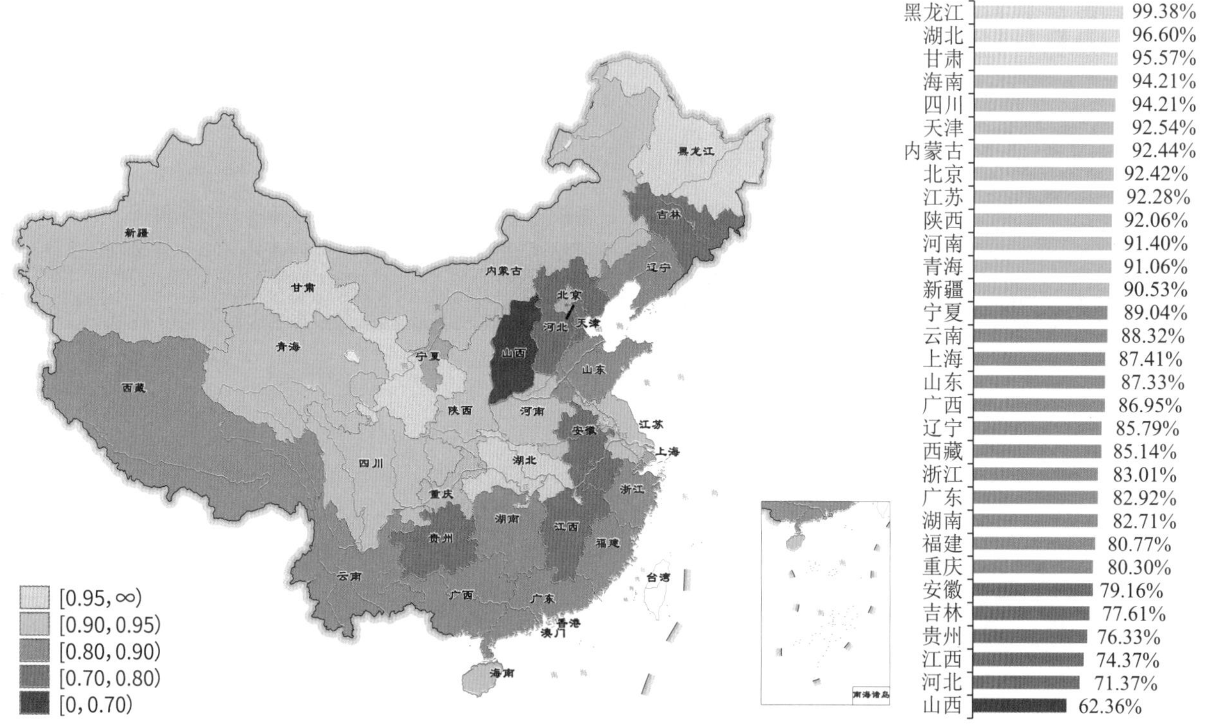

图 2-2-35-3　2022 年各省（自治区、直辖市）放射影像诊断符合率

2020—2022 年全国放射影像诊断符合率呈逐年递减趋势，该指标作为放射影像专业年度质量安全改进目标，还需进一步关注。

第三十六节　核医学专业

2022 年全国医疗质量抽样调查共收集 30 个省（自治区、直辖市）935 家设有核医学专业的医院数据进行分析，相比 2021 年新增了 122 家。其中公立医院 832 家（88.98%），包括三级医院 780 家（83.42%）、二级医院 52 家（5.56%）；民营医院 103 家（11.02%），包括三级医院 74 家（7.91%）、二级医院 23 家（2.46%）、未定级医院 6 家（0.64%）。

一、单光子显像项目开展率

2020—2022 年各省（自治区、直辖市）核医学科单光子显像项目开展率如图 2-2-36-1 和表 2-2-36-1 所示。2022 年全国核医学科单光子显像项目开展率为 23.29%，整体呈现持续上升趋势，超过全国总体水平的省（自治区、直辖市）有 12 个，其中位居前 5 位的为宁夏（41.67%）、甘肃（33.80%）、北京（29.43%）、重庆（28.77%）和上海（27.08%）。通过对比单光子显像项目开展率 3 年发展趋势发现，纳入分析的 30 个省（自治区、直辖市）中，9 个呈持续上升趋势，13 个先升后降，6 个先降后升，2 个呈现持续下降趋势。

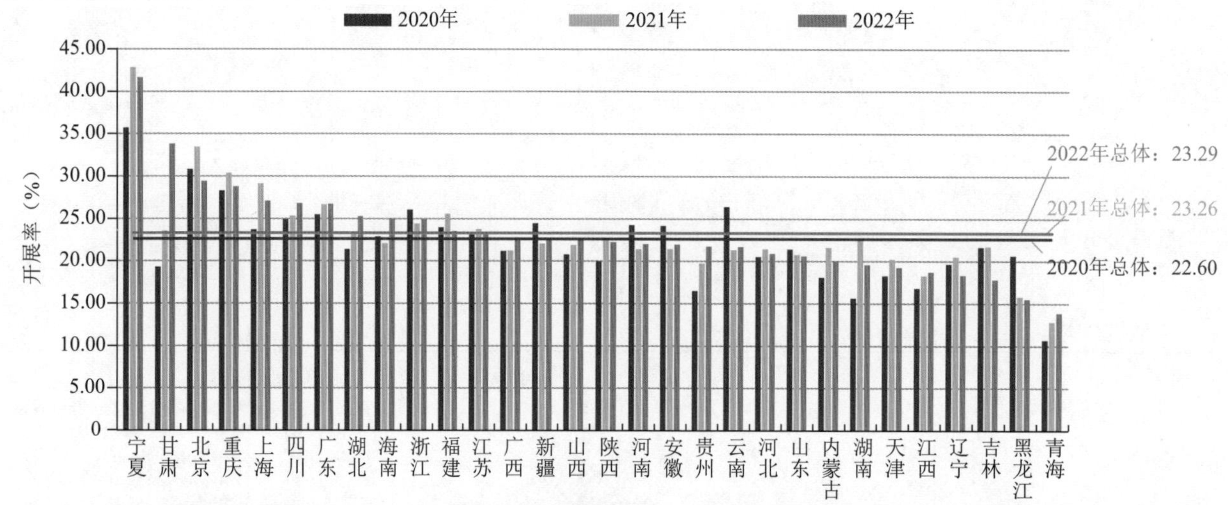

图 2-2-36-1　2020—2022 年各省（自治区、直辖市）核医学科单光子项目开展率

表 2-2-36-1　2020—2022 年各省（自治区、直辖市）核医学科单光子项目开展率变化趋势

省（自治区、直辖市）	2020 年		2021 年		2022 年		趋势
	开展率（%）	排名	开展率（%）	排名	开展率（%）	排名	
宁夏	35.71	1	42.86	1	41.67	1	
甘肃	19.29	24	23.57	10	33.80	2	
北京	30.84	2	33.44	2	29.43	3	
重庆	28.31	3	30.39	3	28.77	4	
上海	23.74	12	29.12	4	27.08	5	
四川	24.94	7	25.34	7	26.82	6	
广东	25.50	6	26.67	5	26.74	7	
湖北	21.38	17	23.41	11	25.29	8	
海南	22.86	14	22.04	15	25.00	9	
浙江	26.07	5	24.43	8	24.90	10	
福建	24.00	11	25.60	6	23.50	11	
江苏	23.38	13	23.79	9	23.37	12	

续表

省（自治区、直辖市）	2020 年		2021 年		2022 年		趋势
	开展率（%）	排名	开展率（%）	排名	开展率（%）	排名	
广西	21.17	18	21.22	23	22.78	13	
新疆	24.49	8	22.04	14	22.69	14	
山西	20.78	19	21.87	16	22.68	15	
陕西	20.00	22	22.68	12	22.22	16	
河南	24.29	9	21.39	21	22.00	17	
安徽	24.20	10	21.43	19	21.96	18	
贵州	16.51	28	19.74	27	21.72	19	
云南	26.43	4	21.30	22	21.67	20	
河北	20.50	21	21.43	20	20.87	21	
山东	21.40	16	20.73	24	20.59	22	
内蒙古	18.10	26	21.61	18	20.00	23	
湖南	15.65	29	22.45	13	19.59	24	
天津	18.29	25	20.22	26	19.25	25	
江西	16.81	27	18.29	28	18.71	26	
辽宁	19.66	23	20.50	25	18.33	27	
吉林	21.63	15	21.71	17	17.81	28	
黑龙江	20.63	20	15.81	29	15.52	29	
青海	10.71	30	12.86	30	13.89	30	

二、全身骨显像住院患者随访率

2021 年与 2022 年各省（自治区、直辖市）全身骨显像住院患者随访率结果如图 2-2-36-2 与表 2-2-36-2 所示。2022 年全国全身骨显像住院患者随访率为 57.12%，较 2021 年的 49.69% 有较大幅度的提升。2022 年高于全国总体水平的省（自治区、直辖市）有 14 个，其中位居前 5 位的为上海（91.67%）、云南（77.70%）、四川（73.54%）、吉林（70.06%）和北京（68.80%）。相较于 2021 年，有 22 个省（自治区、直辖市）全身骨显像住院患者随访率处于上升趋势，其中随访率增幅位居前 5 位的为宁夏、新疆、云南、河北和湖北；随访率下降幅度位居前 5 位的为海南、吉林、天津、黑龙江与江西。

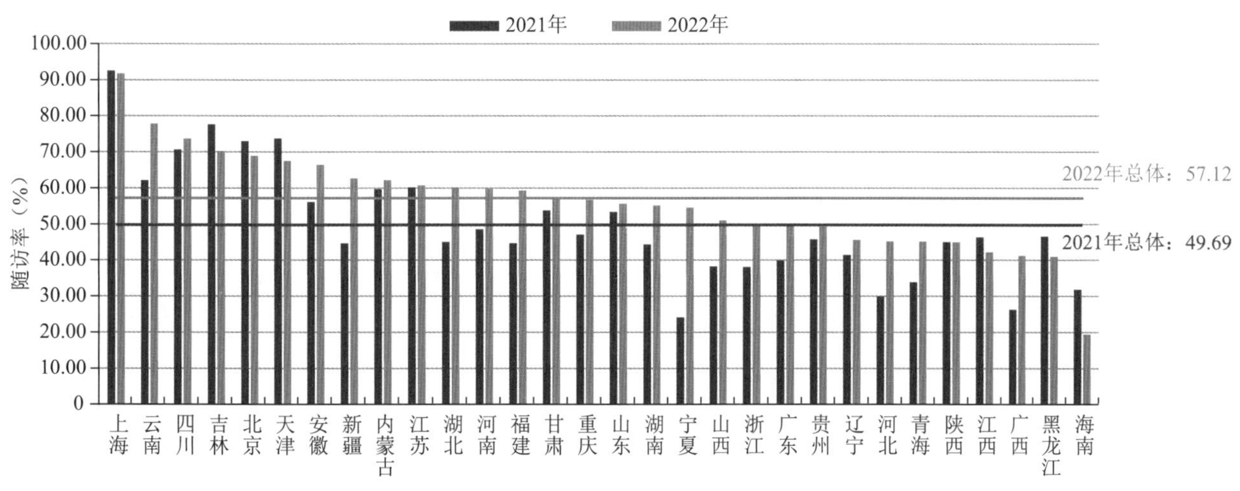

图 2-2-36-2 2021 年与 2022 年各省（自治区、直辖市）全身骨显像住院患者的随访率

表 2-2-36-2　2021 年与 2022 年各省（自治区、直辖市）全身骨显像住院患者的随访率变化趋势

省（自治区、直辖市）	2021 年		2022 年		趋势
	随访率（%）	排名	随访率（%）	排名	
上海	92.42	1	91.67	1	
云南	62.00	6	77.70	2	
四川	70.52	5	73.54	3	
吉林	77.50	2	70.06	4	
北京	72.85	4	68.80	5	
天津	73.62	3	67.38	6	
安徽	56.05	9	66.30	7	
新疆	44.50	20	62.60	8	
内蒙古	59.56	8	62.07	9	
江苏	60.07	7	60.66	10	
湖北	44.88	17	60.00	11	
河南	48.49	12	59.65	12	
福建	44.52	19	59.21	13	
甘肃	53.71	10	57.33	14	
重庆	46.91	13	56.64	15	
山东	53.30	11	55.57	16	
湖南	44.21	21	55.11	17	
宁夏	24.00	30	54.50	18	
山西	38.08	24	50.95	19	
浙江	37.93	25	49.52	20	
广东	39.69	23	49.42	21	
贵州	45.60	16	49.20	22	
辽宁	41.31	22	45.48	23	
河北	29.76	28	45.08	24	
青海	33.75	26	45.00	25	
陕西	44.88	17	44.86	26	
江西	46.20	15	42.06	27	
广西	26.14	29	41.12	28	
黑龙江	46.53	14	40.87	29	
海南	31.71	27	19.29	30	

三、^{18}F-FDG PET/CT 住院患者随访率

2021 年与 2022 年全国各省（自治区、直辖市）^{18}F-FDG PET/CT 住院患者随访率结果如图 2-2-36-3 与表 2-2-36-3 所示。2022 年全国 ^{18}F-FDG PET/CT 住院患者随访率为 78.32%，较 2021 年的 74.70% 有较大幅度的提升。2022 年高于全国总体水平的省（自治区、直辖市）有 18 个，其中位居前 5 位的为上海（95.80%）、湖北（92.00%）、四川（89.75%）、贵州（89.75%）和浙江（89.05%）。相较于 2021 年，有 18 个省（自治区、直辖市）的 ^{18}F-FDG PET/CT 住院患者随访率呈上升趋势，其中随访率增幅位居前 5 位的为贵州、甘肃、浙江、河北和福建；随访率下降幅度位居前 5 位的为海南、宁夏、重庆、云南和新疆。

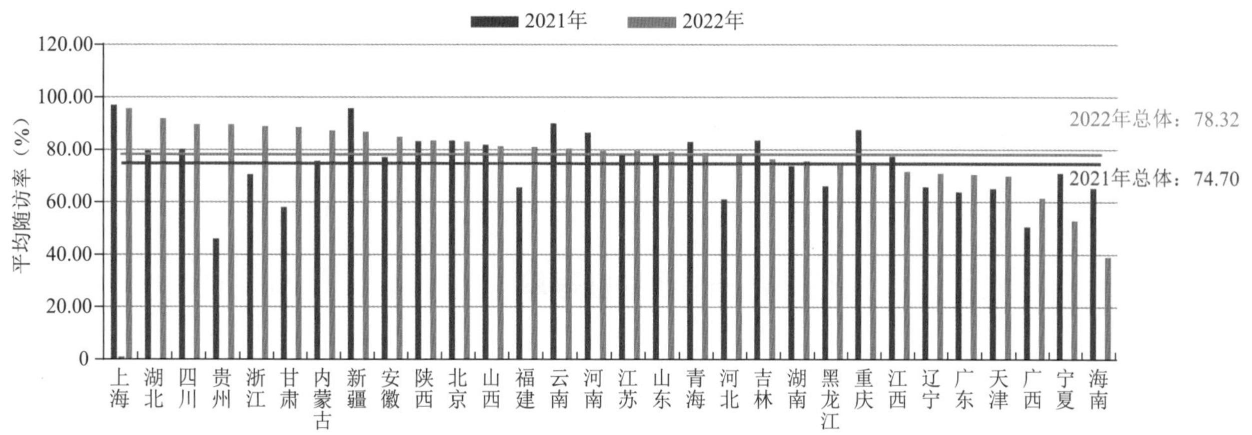

图 2-2-36-3　2021 年与 2022 年各省（自治区、直辖市）^{18}F-FDG PET/CT 住院患者随访率

表 2-2-36-3　2021 年与 2022 年各省（自治区、直辖市）^{18}F-FDG PET/CT 住院患者随访率变化趋势

省（自治区、直辖市）	2021 年		2022 年		趋势
	随访率（%）	排名	随访率（%）	排名	
上海	97.00	1	95.80	1	
湖北	79.64	12	92.00	2	
四川	80.20	11	89.75	3	
贵州	46.00	30	89.75	4	
浙江	70.47	20	89.05	5	
甘肃	58.00	28	88.67	6	
内蒙古	75.60	17	87.43	7	
新疆	95.75	2	87.00	8	
安徽	77.14	16	85.00	9	
陕西	83.22	8	83.63	10	
北京	83.47	7	83.27	11	
山西	81.86	10	81.50	12	
福建	65.50	23	81.20	13	
云南	90.00	3	80.60	14	
河南	86.47	5	79.78	15	
江苏	78.74	13	79.73	16	
山东	78.57	14	79.41	17	
青海	83.00	9	79.00	18	
河北	61.00	27	78.04	19	
吉林	83.50	6	76.63	20	
湖南	73.71	18	75.79	21	
黑龙江	66.00	21	74.73	22	
重庆	87.60	4	74.57	23	
江西	77.40	15	71.83	24	
辽宁	65.67	22	71.11	25	
广东	63.75	26	70.63	26	
天津	65.00	25	70.00	27	
广西	50.50	29	61.64	28	
宁夏	71.00	19	53.00	29	
海南	65.20	24	39.20	30	

第三十七节　门诊专业

本专业数据来源于 NCIS 全国医疗质量抽样调查系统，按照数据填报完整度、逻辑性等原则进行数据清洗，2022 年最终纳入 5938 家综合医院进行分析，其中委属委管医院 22 家，三级公立医院 1656 家，三级民营医院 154 家，二级公立医院 3095 家，二级民营医院 955 家，未定级医院 56 家。

一、预约挂号率

该指标 2022 年共纳入 4604 家综合医院数据进行分析，全国预约挂号率总体为 51.28%，与前几年相比，总体呈逐年上升趋势。其中，委属委管医院最高，为 75.91%；二级民营医院最低，为 32.17%（图 2–2–37–1）。从省级维度看，北京最高，为 83.03%；西藏最低，为 28.64%（图 2–2–37–2）。

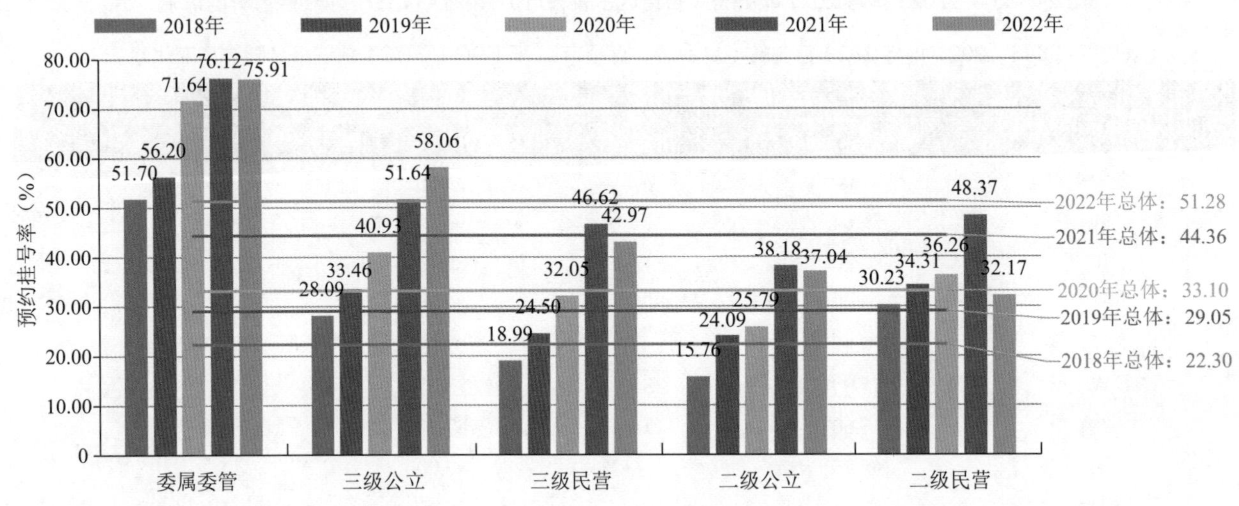

注：三级公立数据不含委属委管，本节同。

图 2-2-37-1　2018—2022 年各级各类综合医院预约挂号率

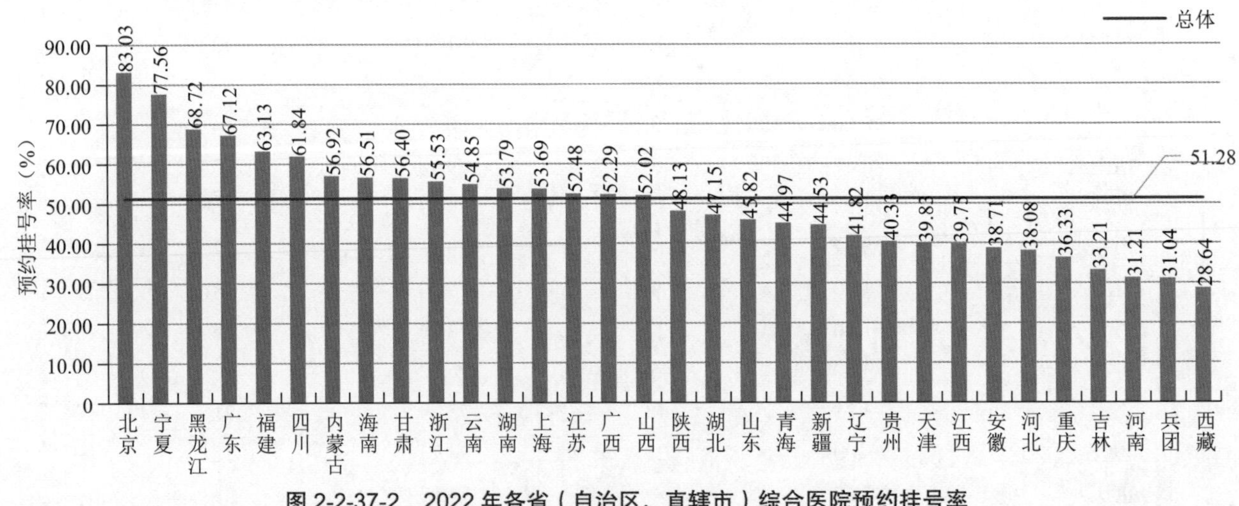

图 2-2-37-2　2022 年各省（自治区、直辖市）综合医院预约挂号率

二、门诊患者静脉输液使用率

该指标 2022 年共纳入 5938 家综合医院数据进行分析，全国门诊患者静脉输液使用率总体为 2.61%，与前几年相比呈逐年下降趋势。其中，委属委管医院最低，为 0.84%；二级民营医院最高，为 6.77%（图 2–2–37–3）。从省级维度看，云南最高，为 8.22%，天津最低，为 0.36%（图 2–2–37–4）。

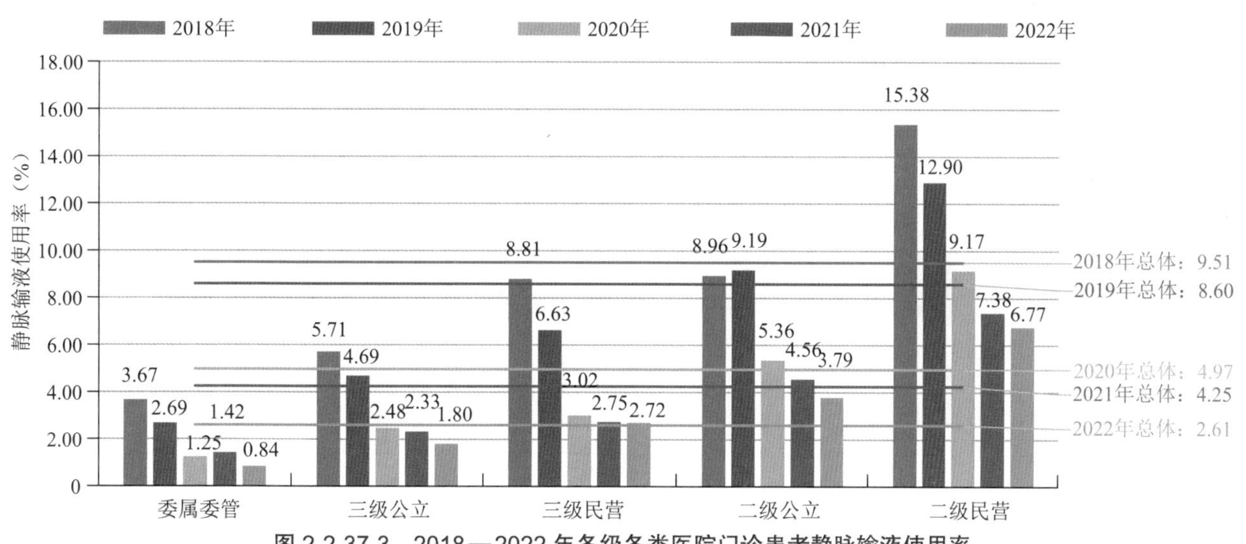

图 2-2-37-3　2018—2022 年各级各类医院门诊患者静脉输液使用率

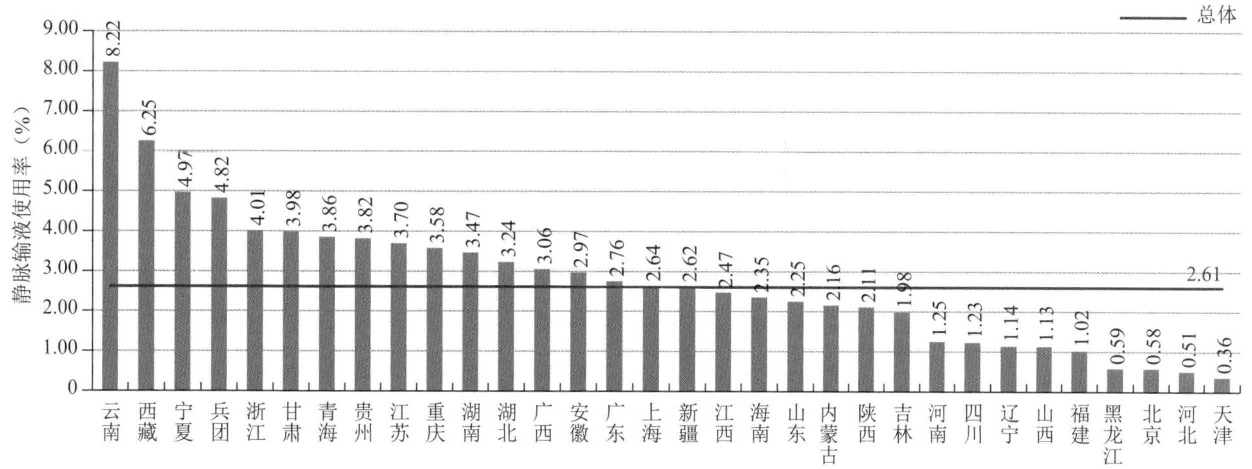

图 2-2-37-4　2022 年各省（自治区、直辖市）医院门诊患者静脉输液使用率

三、门诊电子病历使用率

该指标 2022 年共纳入 3595 家综合医院数据进行分析，全国门诊电子病历使用率总体为 80.87%，与前几年相比呈上升趋势。其中三级民营医院最高，为 85.68%；委属委管医院最低，为 79.12%（图 2–2–37–5）。从省级维度看，兵团最高，为 92.95%；天津最低，为 53.45%（图 2–2–37–6）。

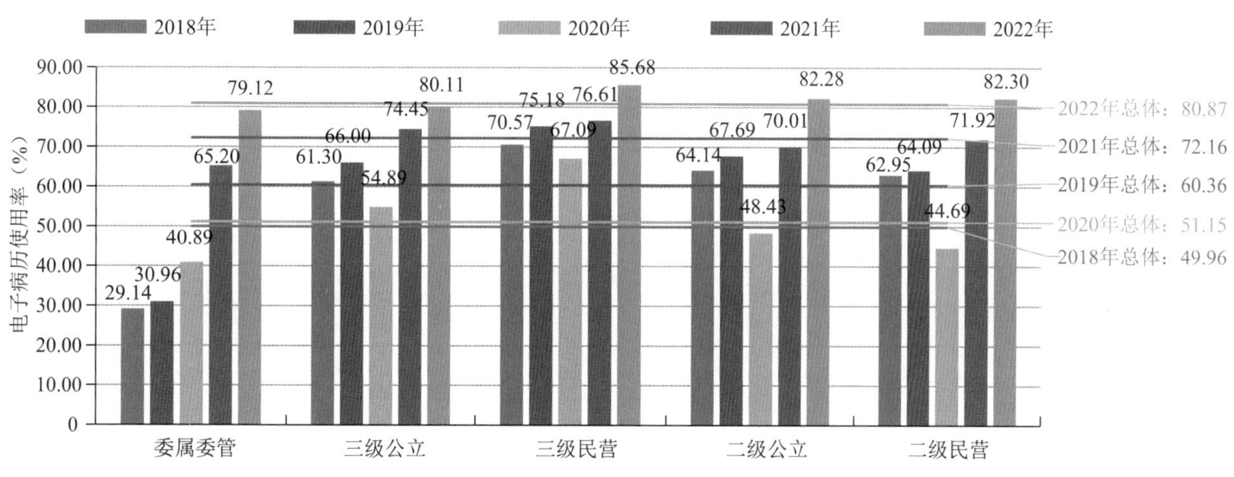

图 2-2-37-5　2018—2022 年各级各类医院门诊电子病历使用率

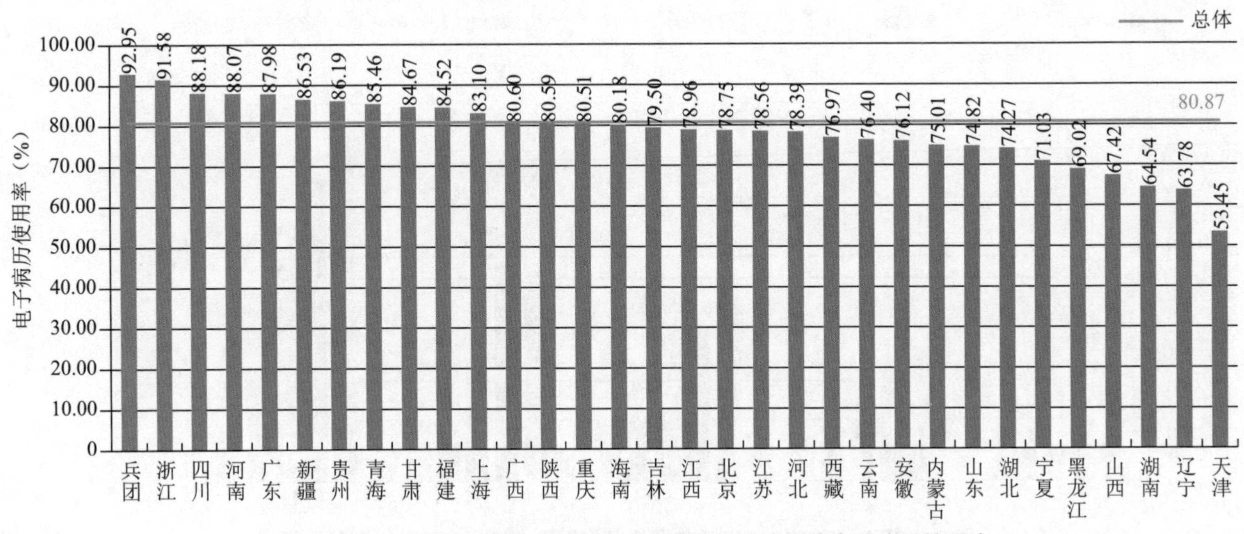

图 2-2-37-6　2022 年各省（自治区、直辖市）医院门诊电子病历使用率

四、标准门诊诊断库使用率

该指标 2022 年共纳入 5904 家综合医院数据进行分析，全国标准门诊诊断库使用率总体为 77.29%，其中委属委管医院最高，为 100.00%；二级民营医院最低，为 57.32%（图 2-2-37-7）。从省级维度看，上海最高，为 98.67%；山西最低，为 56.20%（图 2-2-37-8）。

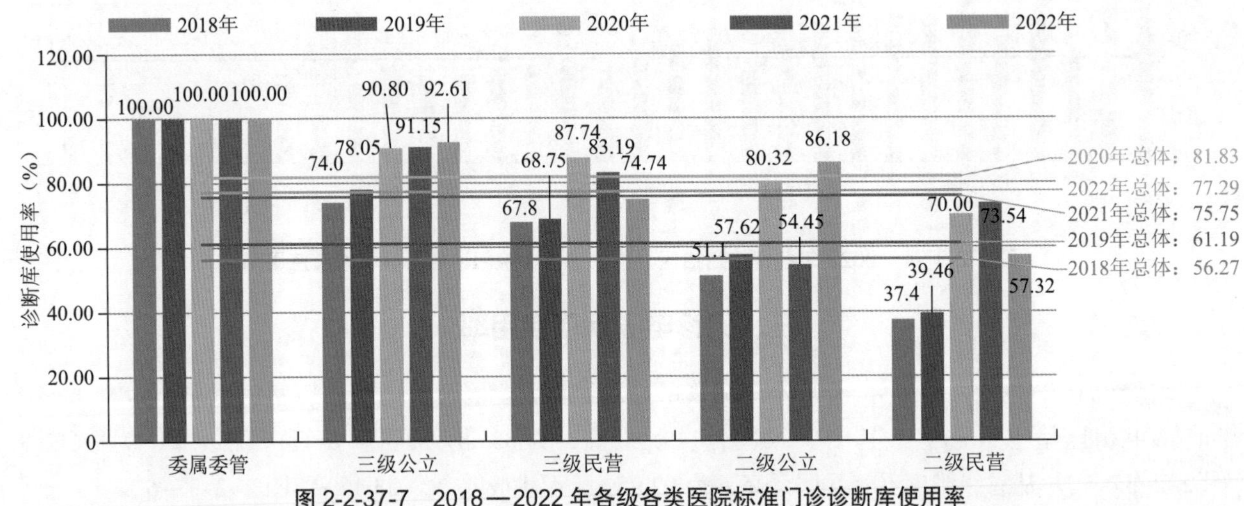

图 2-2-37-7　2018—2022 年各级各类医院标准门诊诊断库使用率

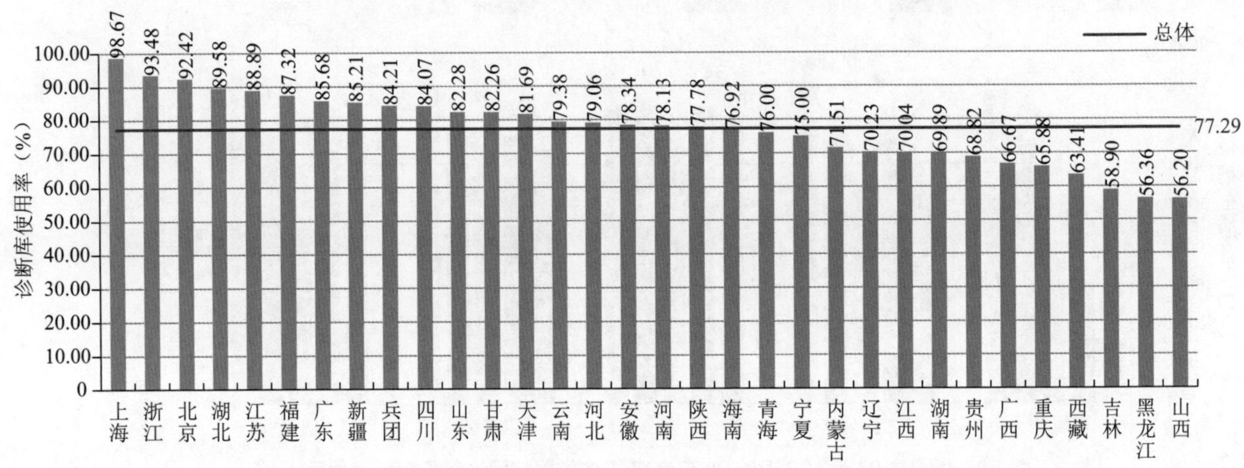

图 2-2-37-8　2022 年各省（自治区、直辖市）医院标准门诊诊断库使用率

第三十八节 病案管理专业

本专业数据来源于 NCIS 全国医疗质量抽样调查系统，共有 10 862 家医院填报 2022 年相关数据，经数据清洗，最终有 8116 家医院纳入分析，其中综合医院 5721 家，专科医院 2395 家。

一、出院病历 2 日归档率

2020—2022 年纳入统计的医院出院患者纸质病历和电子病历 2 日归档率（归档时间≤ 48 小时），委属委管和三级民营综合医院稍高；同级医院中，公立与民营综合医院相差不大，稍高于公立专科医院；同类医院中，三级医院高于二级医院。相较于 2020 年，2021 年纸质、电子病历 2 日归档率均有所提高，2022 年各有增减（图 2-2-38-1）。

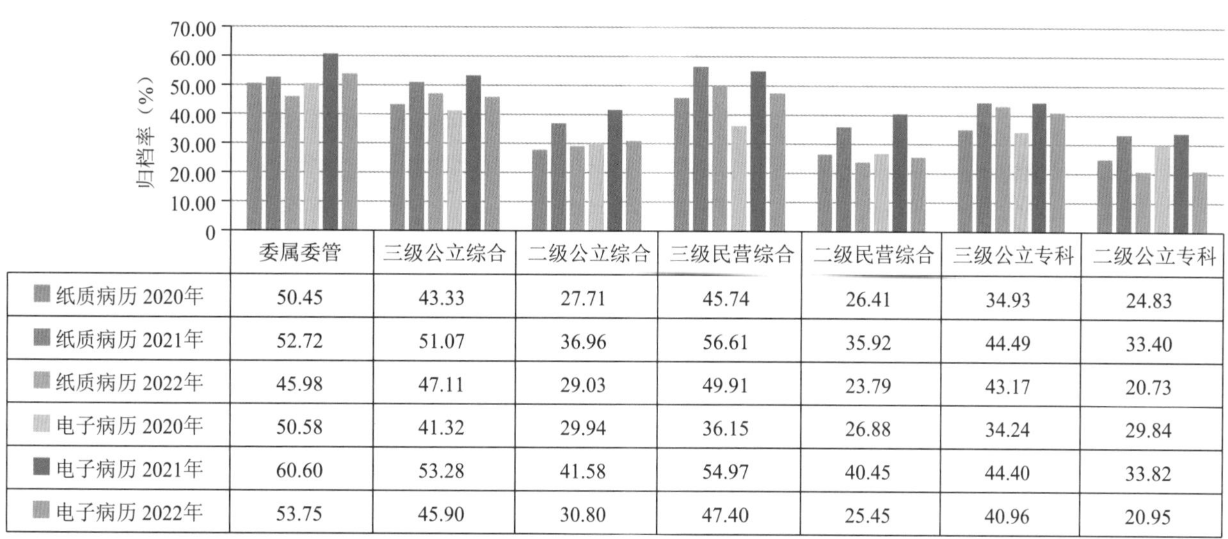

	委属委管	三级公立综合	二级公立综合	三级民营综合	二级民营综合	三级公立专科	二级公立专科
纸质病历 2020年	50.45	43.33	27.71	45.74	26.41	34.93	24.83
纸质病历 2021年	52.72	51.07	36.96	56.61	35.92	44.49	33.40
纸质病历 2022年	45.98	47.11	29.03	49.91	23.79	43.17	20.73
电子病历 2020年	50.58	41.32	29.94	36.15	26.88	34.24	29.84
电子病历 2021年	60.60	53.28	41.58	54.97	40.45	44.40	33.82
电子病历 2022年	53.75	45.90	30.80	47.40	25.45	40.96	20.95

注：1. 本次统计纳入委属委管医院 36 家，其中，综合医院 23 家，专科医院 13 家，本节同。
2. 三级公立综合及专科医院数据包括委属委管医院，本节同。

图 2-2-38-1 2020—2022 年全国各级各类医院出院病历 2 日归档率

二、年度重点改进目标

1. 主要诊断编码正确率

2022 年参与调查的 8116 家医院自查主要诊断编码正确率为 90.09%。其中，三级公立专科医院主要诊断编码正确率最高，为 93.30%；二级民营综合医院最低，为 80.98%。同类型医院中，三级医院主要诊断编码正确率均高于二级医院（图 2-2-38-2）。

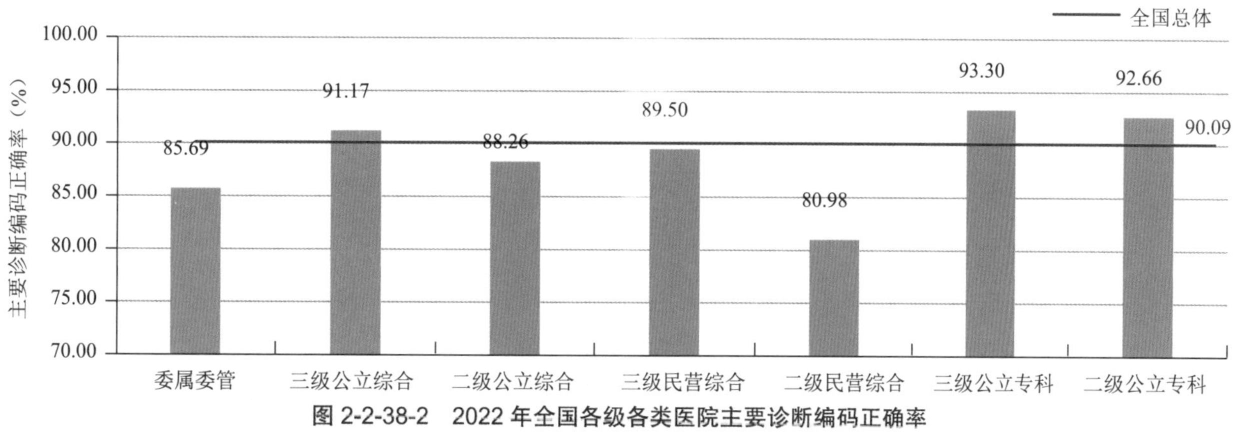

图 2-2-38-2 2022 年全国各级各类医院主要诊断编码正确率

省级病案管理质控中心开展“百佳病案”评选活动核查数据显示，31个省（自治区、直辖市）及兵团核查推荐参评病历5147份，主要诊断编码正确的病历数为4539份，主要诊断编码正确率为88.19%，其中，17省主要诊断编码正确率高于全国总体水平（图2-2-38-3）。

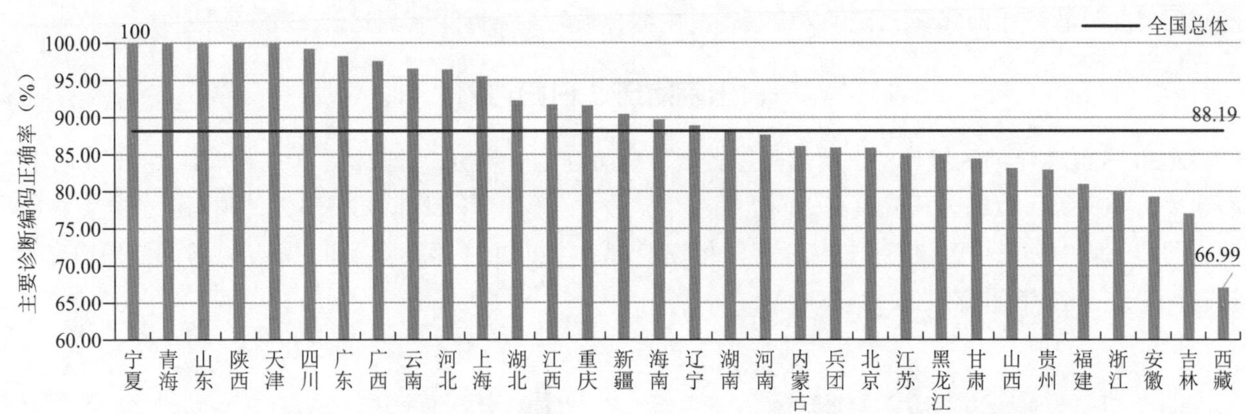

图2-2-38-3　2022年“百佳病案”评选活动各省（自治区、直辖市）医院检查主要诊断编码正确率

国家病案管理质控中心复核31个省（自治区、直辖市）及兵团哨点医院参评全国百佳病历426份，其中主诊编码正确的病历数为348份，主要诊断编码正确率为81.69%，其中，22省主要诊断编码正确率达到80%的目标值；32家省级病案管理质控中心挂靠单位中，有23家主要诊断编码正确率达标；2021年达标的省份中，湖北、辽宁、江西2022年的主要诊断编码正确率符合同比增长5%的要求（图2-2-38-4）。

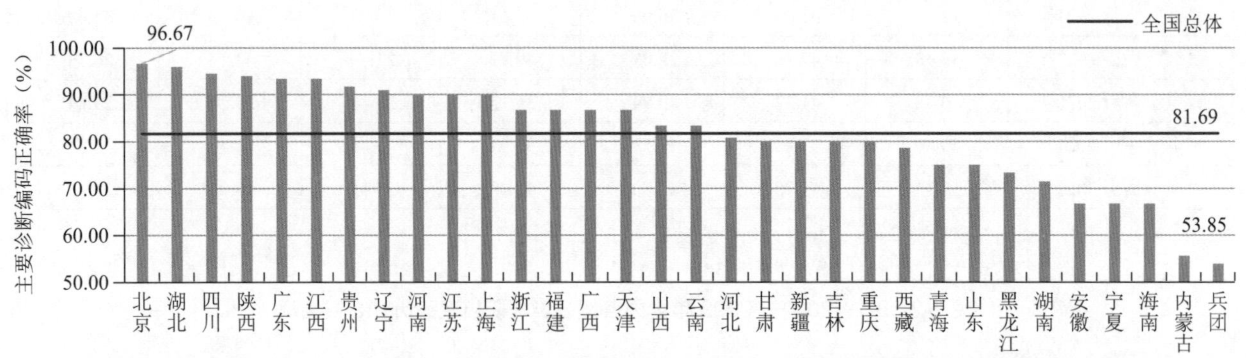

图2-2-38-4　2022年“百佳病案”评选活动各省（自治区、直辖市）医院国家复核主要诊断编码正确率

比较2020—2022年全国各级各类医院NCIS自查填报数据，主要诊断编码正确率整体趋势表现为继2021年升高后于2022年下降。2022年的下降趋势较为明显的医院类型为二级民营综合、委属委管和二级公立综合医院。三级民营综合医院则出现了连续2年的下降。三级医院整体下降较为明显，其2022年较2021年低（图2-2-38-5）。

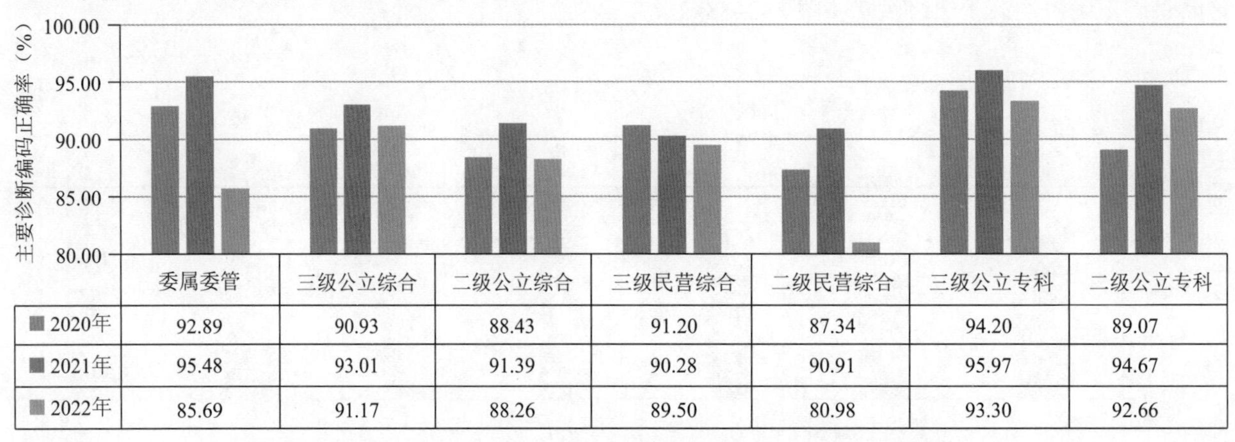

	委属委管	三级公立综合	二级公立综合	三级民营综合	二级民营综合	三级公立专科	二级公立专科
2020年	92.89	90.93	88.43	91.20	87.34	94.20	89.07
2021年	95.48	93.01	91.39	90.28	90.91	95.97	94.67
2022年	85.69	91.17	88.26	89.50	80.98	93.30	92.66

图2-2-38-5　2020—2022年全国各级各类医院主要诊断编码正确率

2. 手术相关记录完整率

“手术相关记录完整率”首次作为本专业年度改进目标，2023 年度目标值为≥ 90%。NCIS 全国医疗质量抽样调查系统数据显示，2022 年参与调查的 8116 家医院自查手术相关记录符合率为 91.46%。其中，三级公立专科医院最高，为 96.61%；委属委管医院最低，为 68.75%。同类型医院中，三级医院均高于二级医院（图 2-2-38-6）。

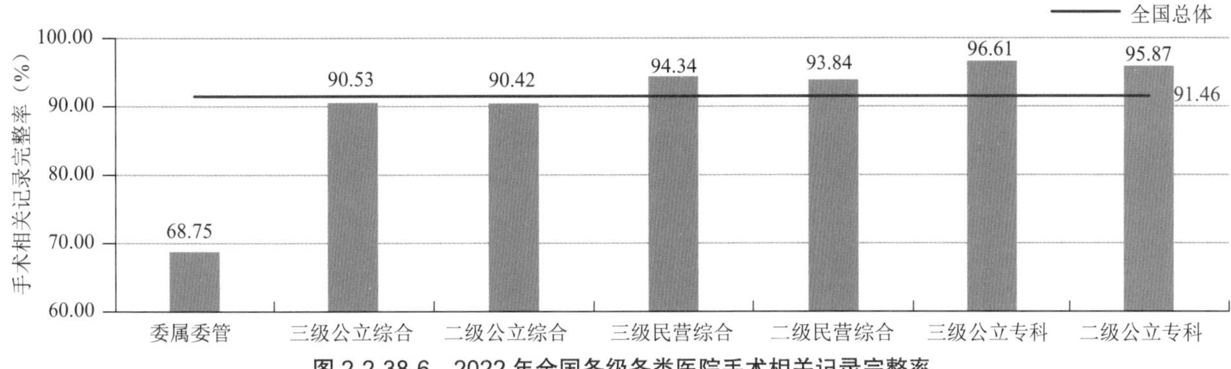

图 2-2-38-6　2022 年全国各级各类医院手术相关记录完整率

省级病案管理质控中心开展 2023 年全国“百佳病案”评选活动评比病历核查数据显示，31 个省（自治区、直辖市）及兵团推荐参加全国“百佳病案”评比的 2989 份手术病历中，有 2484 份手术相关记录符合要求，手术相关记录符合率为 86.45%。在 405 份手术相关记录不完整的病历中，以四级手术无术前多学科讨论记录问题最突出，占全部手术相关记录不完整病历的 49.51%（图 2-2-38-7）。

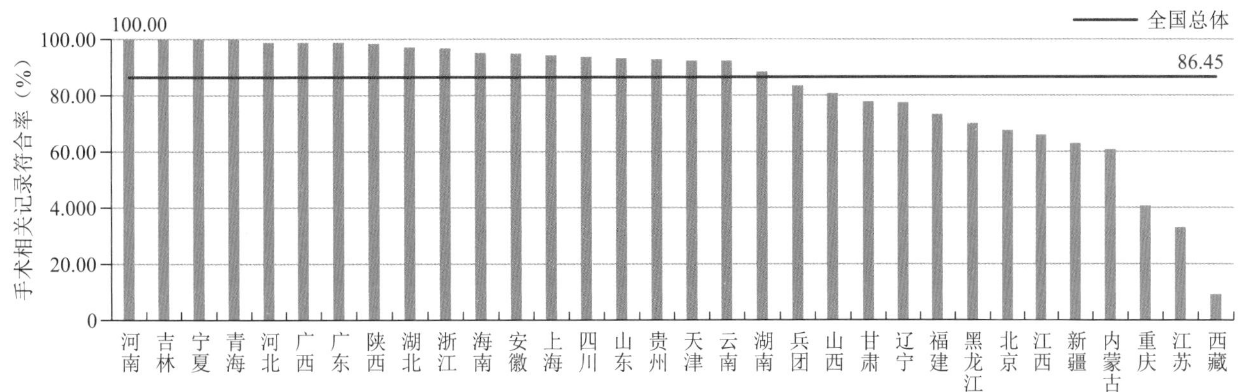

图 2-2-38-7　2022 年“百佳病案”评选活动各省（自治区、直辖市）医院检查手术相关记录完整率

国家病案管理质控中心复核 31 个省（自治区、直辖市）及兵团推荐进入 2023 年全国“百佳病案”初评的 382 份手术病历中，有 178 份手术相关记录符合要求，手术相关记录符合率仅为 46.60%。在 204 份手术相关记录不完整的病历中，仍以四级手术无术前多学科讨论记录问题最为突出，占全部手术相关记录不完整病历的 73.33%（图 2-2-38-8）。

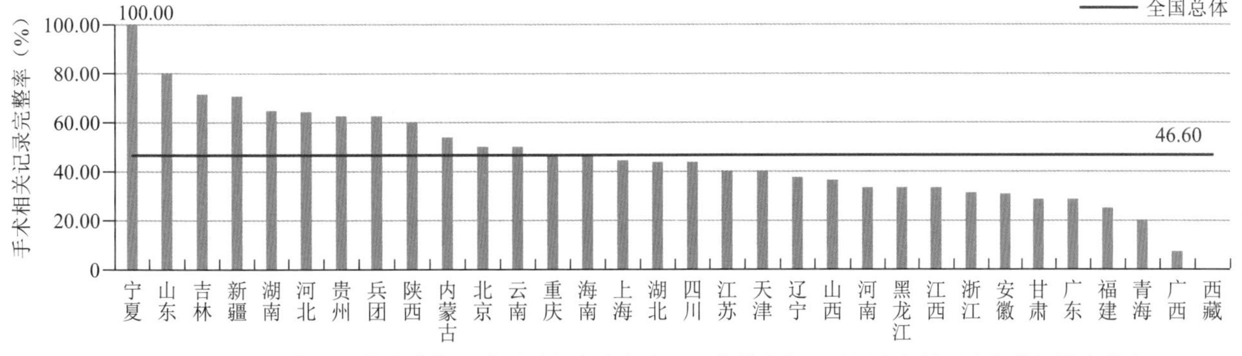

图 2-2-38-8　2022 年“百佳病案”评选活动各省（自治区、直辖市）医院国家复核手术相关记录完整率

比较2020—2022年全国各级各类医院NCIS自查填报数据，手术相关记录完整率整体在2021年有小幅度提高，却在2022年出现下降，下降趋势可见于二级及三级综合医院，手术相关记录完整率在委属委管医院呈现3年连续下降，特别是2022年数据较2021年有大幅度下降（图2-2-38-9）。

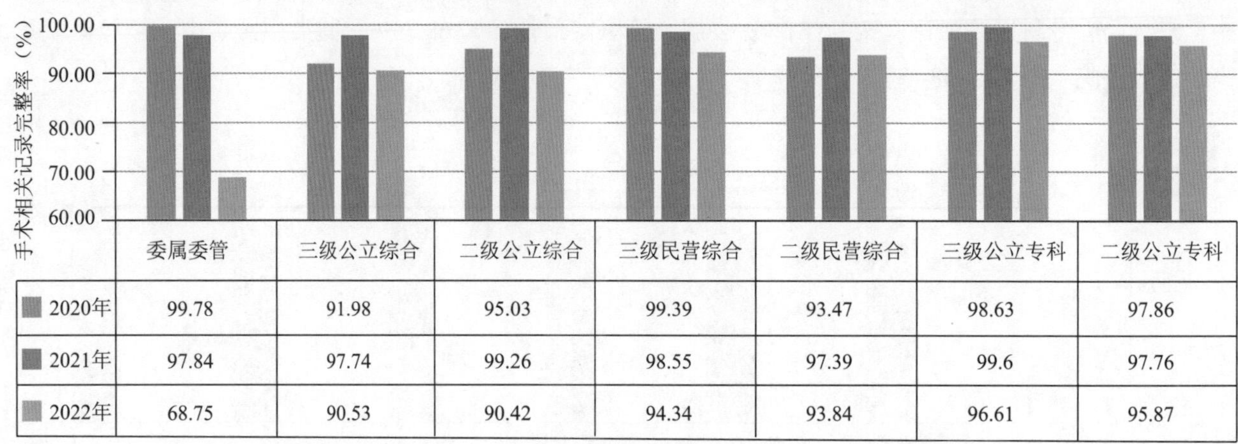

图2-2-38-9 2020—2022年全国各级各类医院手术相关记录完整率

三、病案管理质量控制指标监测结果

2020—2022年全国医疗质量抽样调查系统对医院CT/MRI检查记录符合率、抗菌药物使用记录符合率、不合理复制病历发生率等3个重点指标进行监测，结果如表2-2-38-1、图2-2-38-10～图2-2-38-12所示。

2022年参与调查的8116家医院自查CT/MRI检查记录符合率为92.79%，其中，二级公立专科医院最高，为95.74%；三级公立综合医院最低，为91.16%。近3年监测数据显示全国各级各类医院该指标整体呈现下降趋势，但委属委管医院2022年有明显的提高（图2-2-38-10）。

表2-2-38-1 2022年全国重点监测指标结果

医院类别	CT/MRI检查记录符合率（%）	抗菌药物使用记录符合率（%）	不合理复制病历发生率（%）
全国总体	92.79	89.97	7.51

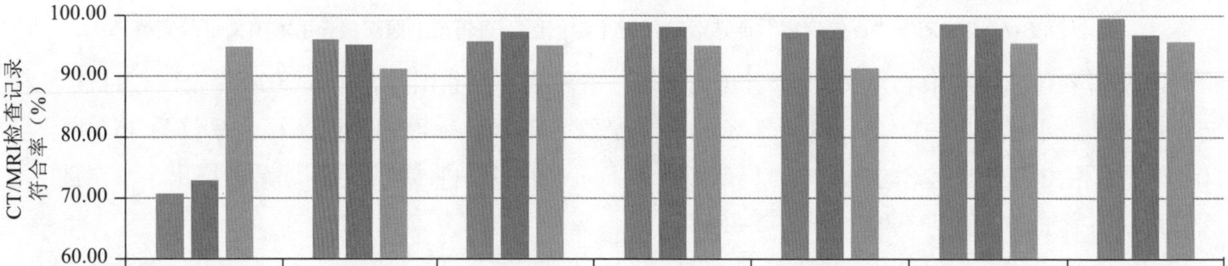

CT/MRI检查记录符合率（%）

	委属委管	三级公立综合	二级公立综合	三级民营综合	二级民营综合	三级公立专科	二级公立专科
2020年	70.72	96.02	95.72	98.89	97.26	98.63	99.58
2021年	72.84	95.15	97.27	98.1	97.65	97.89	96.82
2022年	94.83	91.16	95.07	95.06	91.35	95.49	95.74

图2-2-38-10 2020—2022年全国各级各类医院CT/MRI检查记录符合率

2022年参与调查的8116家医院自查抗菌药物使用记录符合率为89.97%，其中，委属委管医院最高，为98.19%；二级公立综合医院最低，为84.70%。近3年监测数据显示，2022年抗菌药物使用记录符合率低于2021年的96.53%和2020年的97.15%，呈逐年下降趋势（图2-2-38-11）。

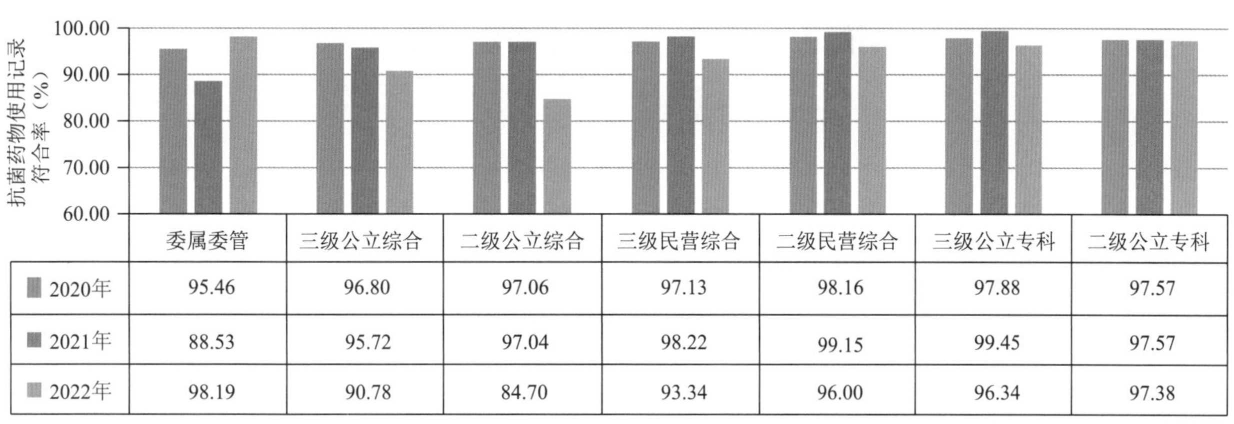

	委属委管	三级公立综合	二级公立综合	三级民营综合	二级民营综合	三级公立专科	二级公立专科
2020年	95.46	96.80	97.06	97.13	98.16	97.88	97.57
2021年	88.53	95.72	97.04	98.22	99.15	99.45	97.57
2022年	98.19	90.78	84.70	93.34	96.00	96.34	97.38

图 2-2-38-11　2020—2022 年全国各级各类医院抗菌药物使用记录符合率

2022 年参与调查的 8116 家医院自查不合理复制病历发生率为 7.51%，其中，三级公立专科医院最高，为 9.27%；委属委管医院最低，为 2.07%。同类医院中，三级医院发生率高于二级医院，差距在 4% 以内。近 3 年不合理复制病历发生率的变化在不同等级、不同所有制形式的医院各有不同，二级公立医院的数据在 2021 年出现下降，于 2022 年出现明显提高；三级综合及委属委管医院于 2021 年有明显提升，但在 2022 年出现下降（图 2-2-38-12）。

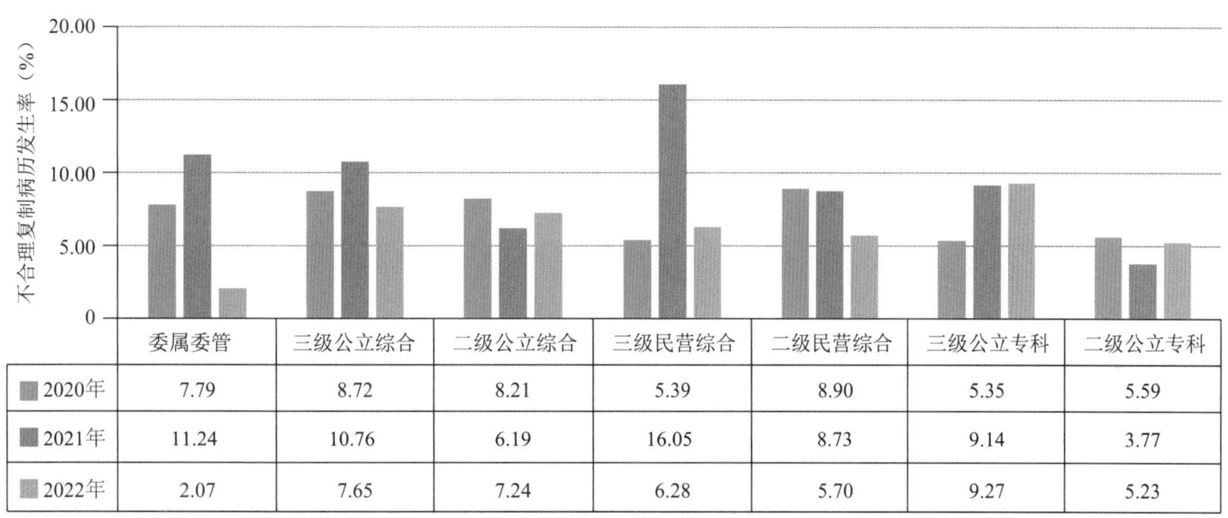

	委属委管	三级公立综合	二级公立综合	三级民营综合	二级民营综合	三级公立专科	二级公立专科
2020年	7.79	8.72	8.21	5.39	8.90	5.35	5.59
2021年	11.24	10.76	6.19	16.05	8.73	9.14	3.77
2022年	2.07	7.65	7.24	6.28	5.70	9.27	5.23

图 2-2-38-12　2020—2022 年全国各级各类医院不合理复制病历发生率

第三十九节　医院感染管理专业

本专业数据来源于NCIS全国医疗质量抽样调查系统，2022年共有9734家医院参与感染管理专业数据填报，涵盖31个省（自治区、直辖市）及兵团，经数据清洗，最终8791家医院数据纳入分析，其中，三级公立医院2351家（包括委属委管医院33家），二级公立医院4552家，三级民营医院232家，二级民营医院1483家，未定级医院173家。

一、医院感染例次发病率

2022年共有7307家医院纳入医院感染例次发病率的数据统计分析，占完成数据填报医院总数（8791家）的83.12%。其中，三级公立医院2327家（包含委属委管医院33家），二级公立医院3901家，三级民营医院206家，二级民营医院781家，未定级医院92家。

全国医院感染例次发病率呈逐年下降趋势，2022年为0.79%，较2021年下降0.09个百分点，其中，三级公立医院下降0.09个百分点，三级民营医院下降0.14个百分点，但委属委管医院上升0.14个百分点（图2-2-39-1）。

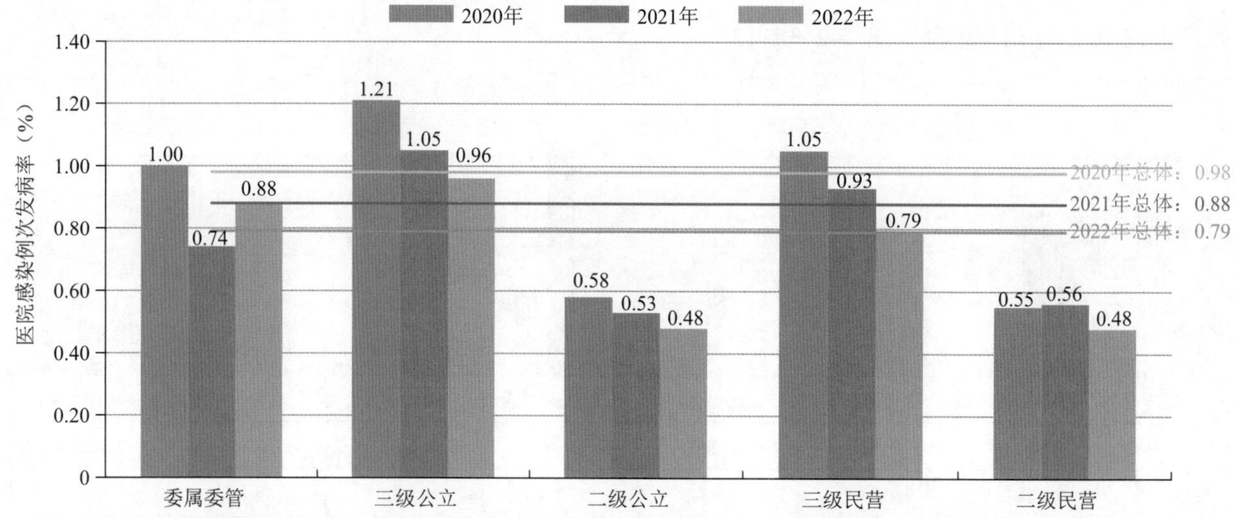

注：三级公立医院包括委属委管医院，本节同。

图2-2-39-1　2020—2022年全国各级各类医院医院感染例次发病率

分析全国各省（自治区、直辖市）医院感染例次发病率，2022年共有17省低于全国总体水平，其中，最低的为西藏（0.24%），最高的为福建（1.56%）。青海2020—2022年医院感染例次发病率呈逐年上升趋势（图2-2-39-2）。

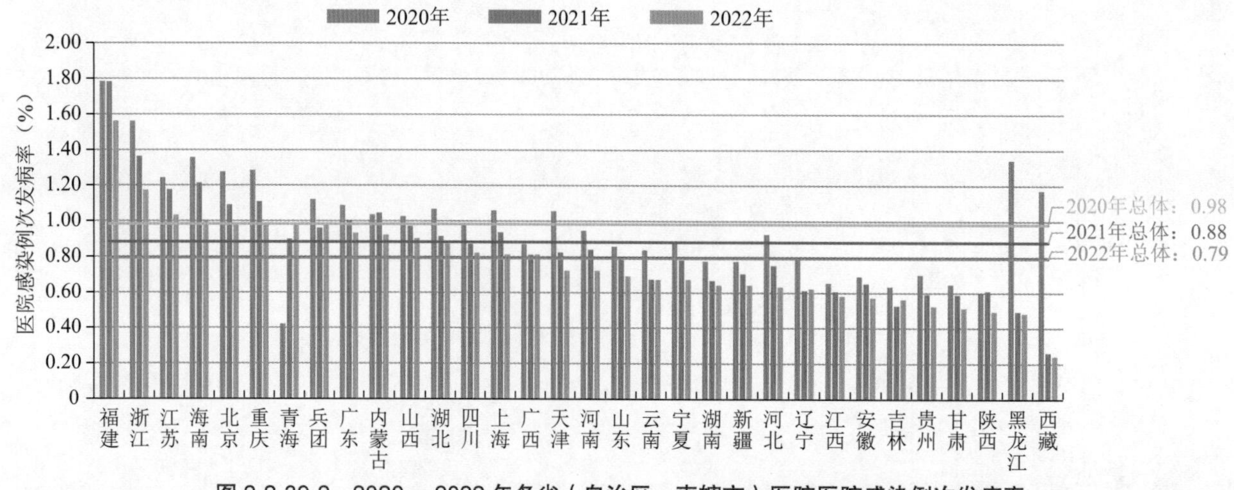

图2-2-39-2　2020—2022年各省（自治区、直辖市）医院医院感染例次发病率

二、抗菌药物治疗前指向特定病原体的病原学送检率

2022 年共有 5731 家医院纳入抗菌药物治疗前指向特定病原体的病原学送检率数据统计分析，占完成数据填报医院总数（8791 家）的 65.19%。其中，三级公立医院 2004 家（包含委属委管医院 29 家），二级公立医院 2873 家，三级民营医院 180 家，二级民营医院 607 家，未定级医院 67 家。

2022 年全国医院抗菌药物治疗前指向特定病原体的病原学送检率为 39.81%，较 2021 年上升 1.65 个百分点，其中，委属委管医院上升 3.12 个百分点，三级公立医院上升 2.46 个百分点（图 2–2–39–3）。

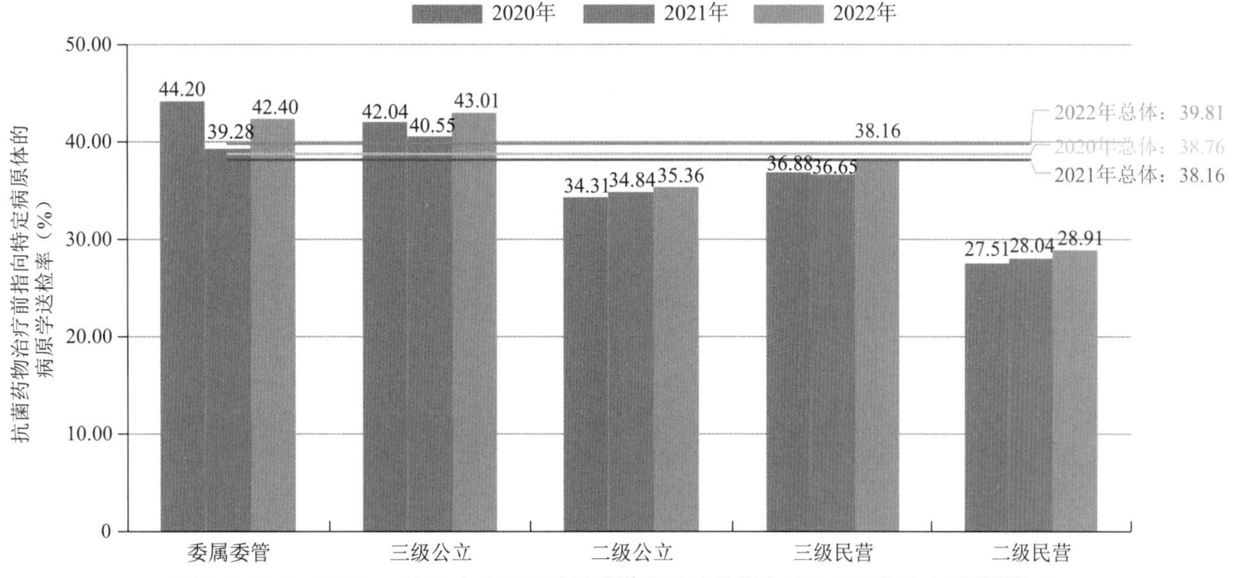

图 2-2-39-3　2020—2022 年全国医院抗菌药物治疗前指向特定病原体的病原学送检率

全国专科医院抗菌药物治疗前指向特定病原体的病原学送检率为 47.18%，较 2021 年提高了 1.23 个百分点（图 2–2–39–4）。

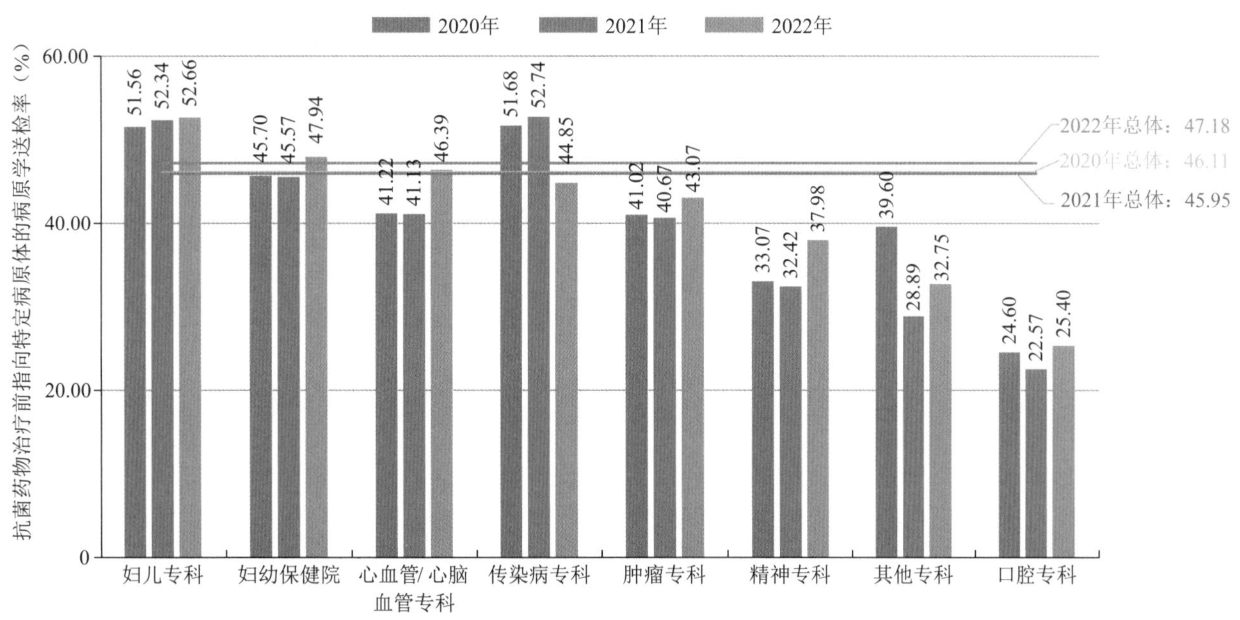

注：由于脑血管病 / 脑科专科和整形美容专科医院数量较少，本指标不纳入分析。

图 2-2-39-4　2020—2022 年各类专科医院抗菌药物治疗前指向特定病原体的病原学送检率

分析全国各省（自治区、直辖市）医院抗菌药物治疗前指向特定病原体的病原学送检率，2022 年共有 17 省高于全国总体水平，其中，最高的为天津（56.83%），最低的为山西（24.84%）。天津、云南、兵团、黑龙江、宁夏、江苏、陕西、贵州 2020—2022 年医院抗菌药物治疗前指向特定病原体的病原学送检率呈逐年上升趋势（图 2-2-39-5）。

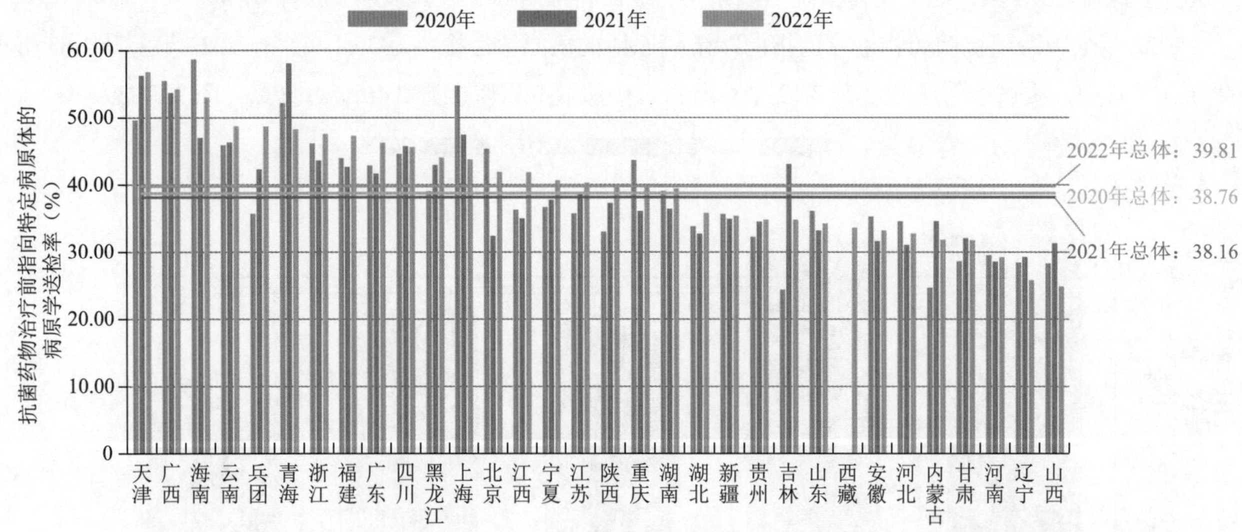

图 2-2-39-5　2020—2022 年各省（自治区、直辖市）医院抗菌药物治疗前指向特定病原体的病原学送检率

第三章 医院临床用药情况监测与分析

一、全国合理用药监测网分布概况

全国合理用药监测网已覆盖全国30个省（自治区、直辖市）（不含西藏及港澳台地区）的1920家医院，根据《中国卫生健康统计年鉴（2022）》数据，该数量占全国公立医院总数的17.90%。其中，三级监测点医院1305家，占全国三级公立医院总数的46.80%；二级监测点医院615家，占全国二级公立医院总数的10.80%。包含中央、省、市、区（县）、行业、军队的综合与专科医院（图2-3-1-1）。

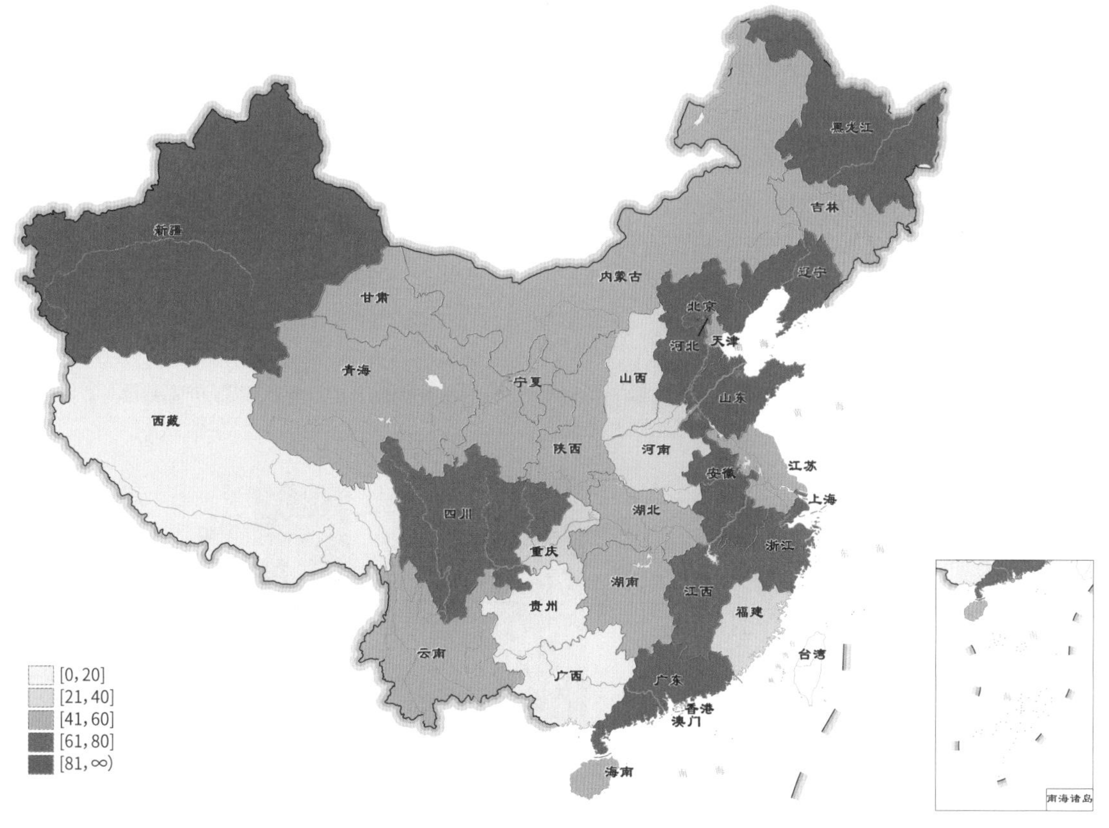

图2-3-1-1　2022年全国监测点医院的覆盖与分布

二、全国样本医院临床用药规模与趋势

（一）全国样本医院临床用药

为真实、客观地反映临床用药的规模与变化，全国合理用药监测网汇总了2020—2022年全国相同样本的1565家医院有效数据。

中西药临床用药金额，3年分别为4159.44亿、4626.01亿和4493.08亿元；增长率分别为11.22%和-2.87%；年均复合增长率为3.93%。

西药用药金额，3年分别为3661.91亿、4057.12亿和3921.55亿元；增长率分别为10.79和-3.34%；年均复合增长率为3.48%。药品通用名数量有所增加，3年分别为2323、2343和2405种，2021年比2020年增加20种，2022年比2021年增加62种。

中成药用药金额，3年分别为497.53亿、568.89亿和571.53亿元；增长率分别为14.34%和0.47%；年均复合增长率为7.18%。产品数量呈下降趋势，3年分别为4133、3977和3842种，2021年比2020年减少156种，2022年比2021年减少135种（图2-3-1-2）。

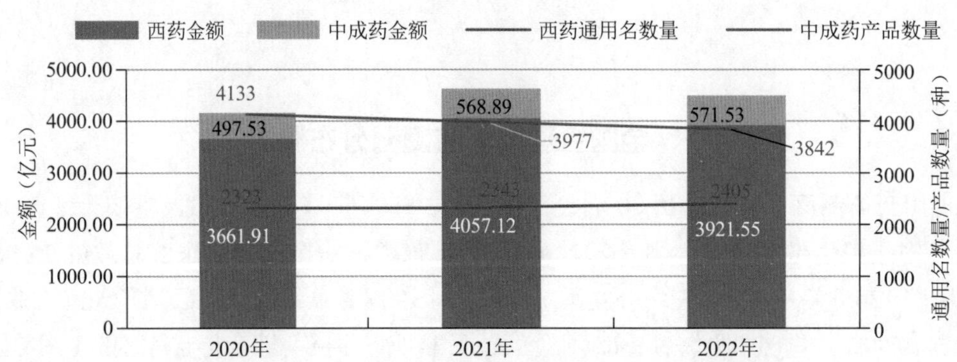

图2-3-1-2　2020—2022年全国样本医院中西药临床用药情况

（二）全国不同等级医院临床用药

1. 三级医院

2020—2022年三级医院西药临床用药金额有所波动，占三级医院临床用药总金额87.80%～88.53%；年均复合增长率为3.58%。药品通用名数量逐年增加。

中成药临床用药金额逐年递增，占三级医院临床用药总金额11.47%～12.20%；年均复合增长率为7.27%。产品数量逐年减少。

西药用药金额是中成药的近8倍（图2-3-1-3）。

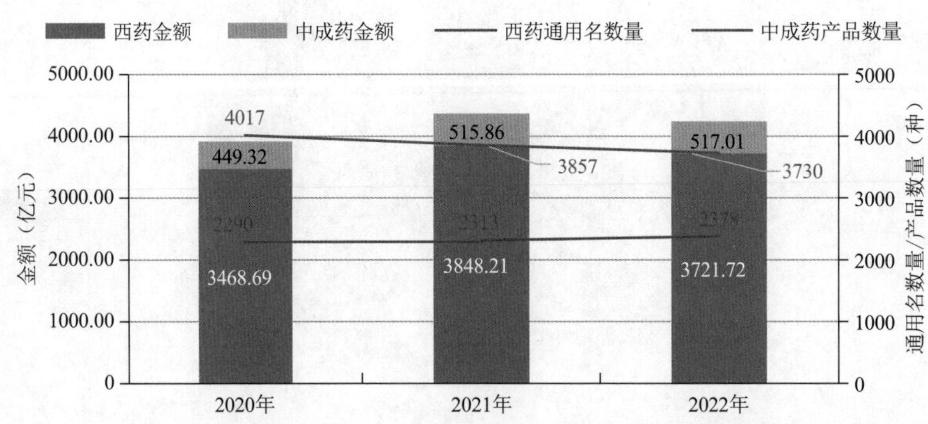

图2-3-1-3　2020—2022年全国三级样本医院中西药临床用药情况

2. 二级医院

2020—2022年二级医院西药临床用药金额有所波动，占二级医院临床用药总金额78.57%～80.03%；年均复合增长率为1.70%。药品通用名数量逐年增加。

中成药临床用药金额逐年递增，占二级医院临床用药总金额19.97%～21.43%，年均复合增长率为6.34%。产品数量逐年减少。

西药用药金额是中成药的4倍左右（图2-3-1-4）。

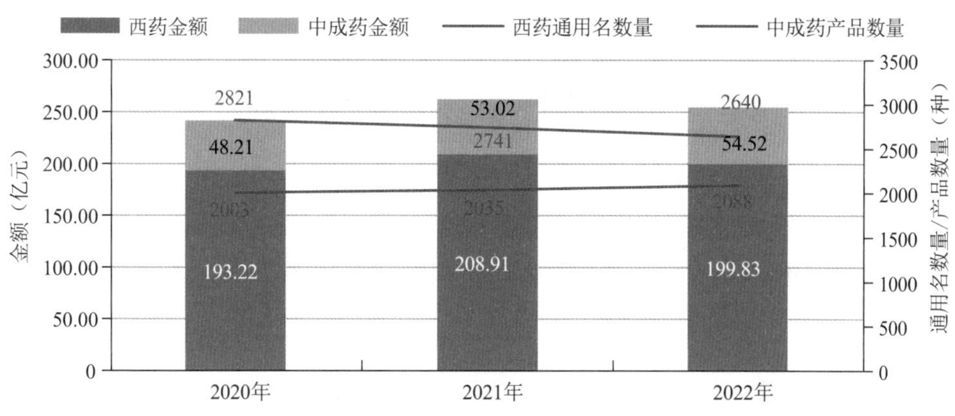

图 2-3-1-4　2020—2022 年全国二级样本医院中西药临床用药情况

（三）全国不同等级医院平均用药情况

1. 三级医院

三级医院西药平均每家医院用药金额，3 年分别为 3.01 亿、3.34 亿和 3.23 亿元。中成药平均每家医院用药金额，分别为 0.39 亿、0.45 亿和 0.45 亿元（图 2-3-1-5）。

2. 二级医院

二级医院西药平均每家医院用药金额，3 年分别为 0.47 亿、0.51 亿和 0.48 亿元。中成药平均每家医院用药金额，分别为 0.12 亿、0.13 亿和 0.13 亿元（图 2-3-1-6）。

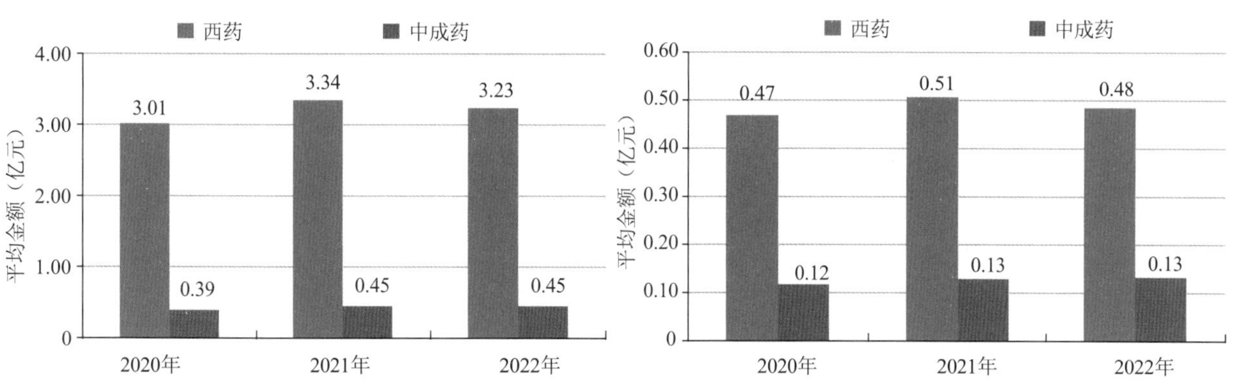

图 2-3-1-5　2020—2022 年全国三级医院平均每家医院用药金额

图 2-3-1-6　2020—2022 年全国二级医院平均每家医院用药金额

三、全国各疾病系统临床用药现状

（一）全国各疾病系统临床用药份额

2020—2022 年按 WHO-ATC 的 14 个疾病系统药物分类，西药用药金额排序前 6 位仍然为六大疾病系统药物，即抗肿瘤药及免疫调节剂、血液和造血器官药物、全身用抗感染药物、消化系统及影响代谢药物、神经系统药物和心血管系统药物。3 年六大疾病系统用药金额占西药总金额分别为 83.11%、82.68%、82.92%，其他 8 个疾病系统用药总金额占西药总金额分别为 16.89%、17.32%、17.08%（图 2-3-1-7）。

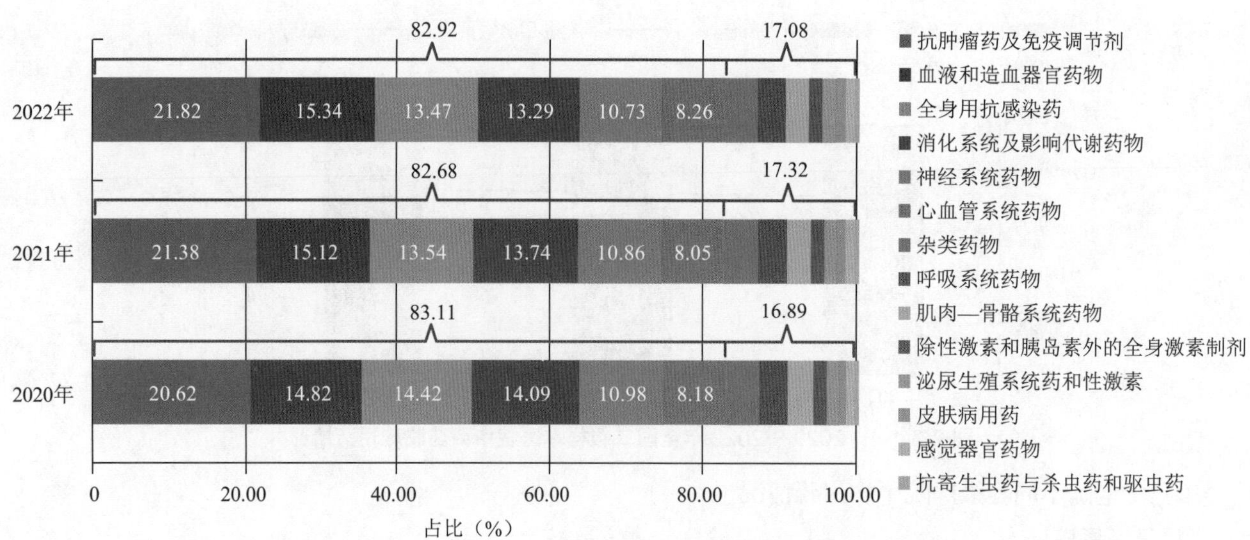

图 2-3-1-7　2020—2022 年全国各疾病系统临床用药分布与份额

1. 各疾病系统用药金额排序与占比

2020—2022 年抗肿瘤药及免疫调节剂临床用药金额 3 年均排序第 1 位，占西药总金额 20.62% ～ 21.82%；血液和造血器官药物均排序第 2 位，占 14.82% ～ 15.34%；全身用抗感染药物分别排序第 3、第 4、第 3 位，占 13.47% ～ 14.42%；消化系统及影响代谢药物分别排序第 4、第 3、第 4 位，占 13.29% ～ 14.09%；神经系统药物均排序第 5 位，占 10.73% ～ 10.98%；心血管系统药物均排序第 6 位，占 8.05% ～ 8.26%。其他 8 个疾病系统用药情况如图 2-3-1-7 所示。

2. 各疾病系统用药金额年均复合增长率

2020—2022 年 14 个疾病系统药物中，年均复合增长率排序前 3 位的为皮肤病用药（20.94%）、抗寄生虫药与杀虫药和驱虫药（13.06%）、感觉器官药物（9.43%）；排序后 3 位的为消化系统及影响代谢药物（0.52%）、全身用抗感染药（0.02%）、肌肉 - 骨骼系统药物（-1.59%）。其余的泌尿生殖系统药和性激素、抗肿瘤药及免疫调节剂、血液和造血器官药物、除性激素和胰岛素外的全身激素制剂、心血管系统药物、杂类药物、呼吸系统药物、神经系统药物，分别为 7.44%、6.45%、5.30%、4.65%、3.98%、2.50%、2.44%、2.30%（图 2-3-1-8）。

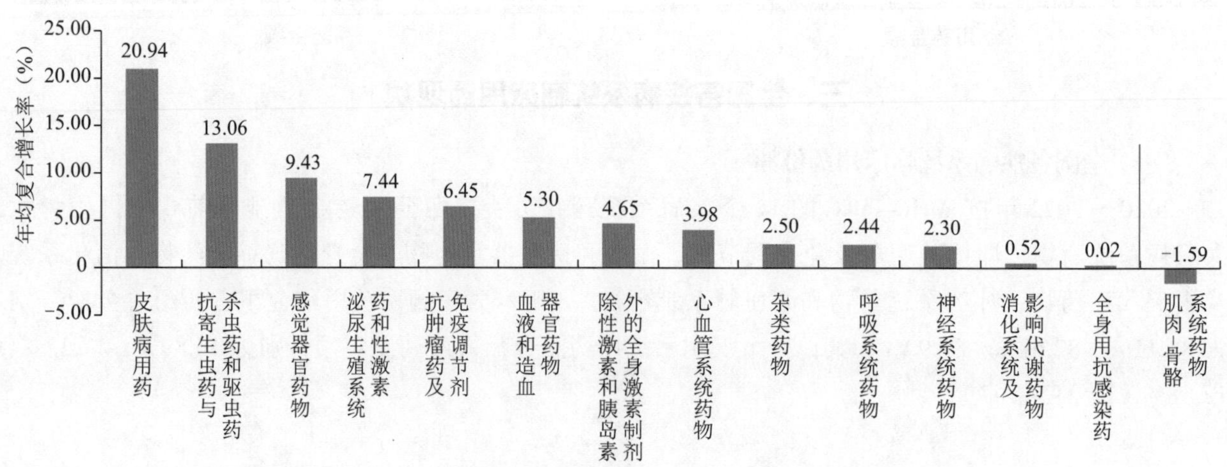

图 2-3-1-8　2020—2022 年全国各疾病系统临床用药金额年均复合增长率

（二）全国不同等级医院各疾病系统用药

1. 三级医院

2020—2022 年三级医院用药金额排序前 6 位，分别为抗肿瘤药及免疫调节剂、血液和造血器官药物、全身用抗感染药、消化系统及影响代谢药物、神经系统药物、心血管系统药物。六大疾病系统用药金额，排序虽与全国存在差异，但仍占主导地位，占三级医院西药总金额的 82.61% ～ 83.05%。其他 8 个疾病系统共占 16.95% ～ 17.39%（图 2–3–1–9）。

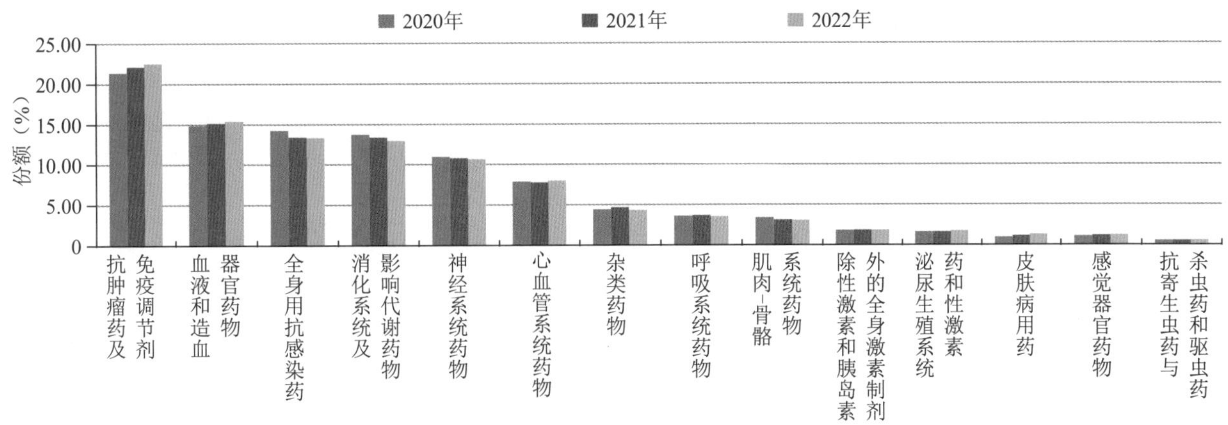

图 2-3-1-9　2020—2022 年全国三级医院各疾病系统临床用药份额与排序

2. 二级医院

2020—2022 年二级医院用药金额排序前 6 位，分别为消化系统及影响代谢药物、全身用抗感染药、血液和造血器官药物、心血管系统药物、神经系统药物、抗肿瘤药及免疫调节剂。六大疾病系统用药金额，排序虽与全国存在差异，但仍占主导地位，其占二级医院西药总金额的 83.97% ～ 84.06%。其他 8 个疾病系统共占 15.94% ～ 16.03%（图 2–3–1–10）。

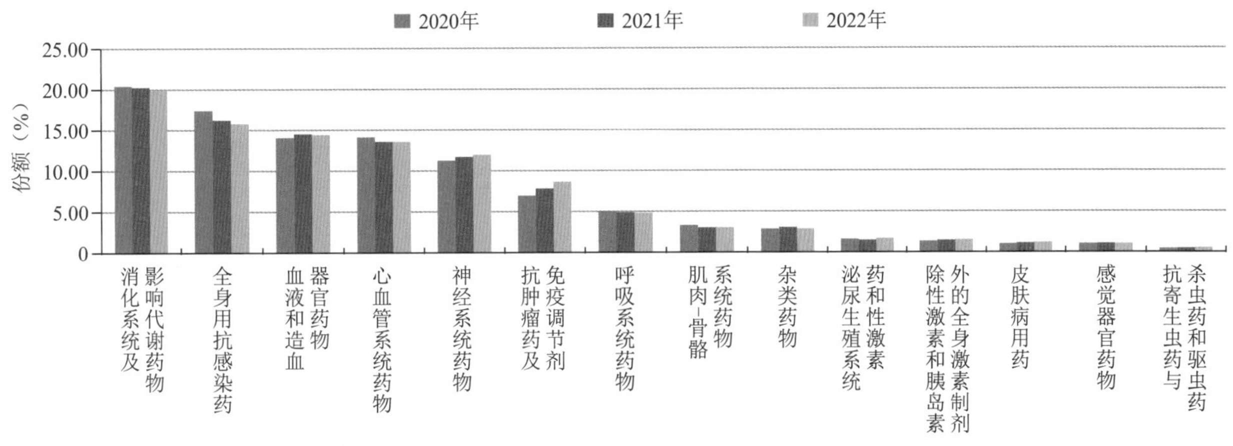

图 2-3-1-10　2020—2022 年全国二级医院各疾病系统临床用药份额与排序

四、全国抗菌药物临床用药监测与分析

自 2011 年开展“全国抗菌药物临床应用专项整治活动”以来，抗菌药物不合理使用情况得到有效遏制。全身用抗菌药与全身用抗真菌药两个亚类，是抗菌药物专项整治的重点内容。

（一）全国抗菌药物临床用药监测

1. 抗菌药物临床用药整体趋势变化

为全面反映临床应用抗菌药物情况，完善我国抗菌药物科学长效的管理体系与机制，汇总 2010—2022 年相同样本医院数据。结果显示 13 年来，抗菌药物用药金额在 234.88 亿～ 345.88 亿元，占西药总金额由 2010 年的 24.50% 降至 2022 年的 10.67%，共下降 13.83 个百分点；年均复合增长率为 -0.33%。抗菌药物用药品种数量控制较稳定（图 2–3–1–11、图 2–3–1–12）。

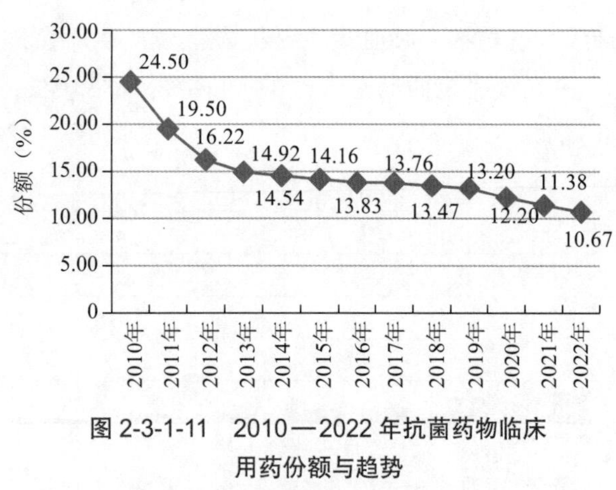

图 2-3-1-11 2010—2022 年抗菌药物临床用药份额与趋势

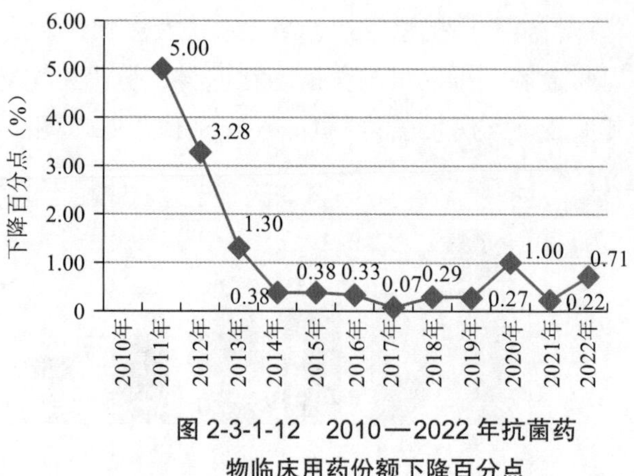

图 2-3-1-12 2010—2022 年抗菌药物临床用药份额下降百分点

2. 不同等级医院抗菌药物用药

（1）三级医院

三级医院抗菌药物用药金额有所波动，3 年分别为 418.59 亿、432.51 亿和 393.33 亿元；占三级医院西药总金额分别为 12.07%、11.24% 和 10.57%；增长率分别为 3.32% 和 –9.06%；年均复合增长率为 –3.06%。三级医院承担着疑难危重患者救治任务，就诊人数多，患者病情复杂，用药量大，但其份额、品种数近 3 年均控制较好（图 2–3–1–13）。

（2）二级医院

二级医院抗菌药物用药金额有所波动，3 年分别为 28.79 亿、28.86 亿和 24.95 亿元；占二级医院西药总金额分别为 14.90%、13.82% 和 12.49%；增长率分别为 0.24% 和 –13.55%；年均复合增长率为 –6.91%。二级医院主要以常见病、多发病、慢性病治疗为主，3 年用药份额有所下降，但与三级医院用药份额相比仍偏高（图 2–3–1–13）。

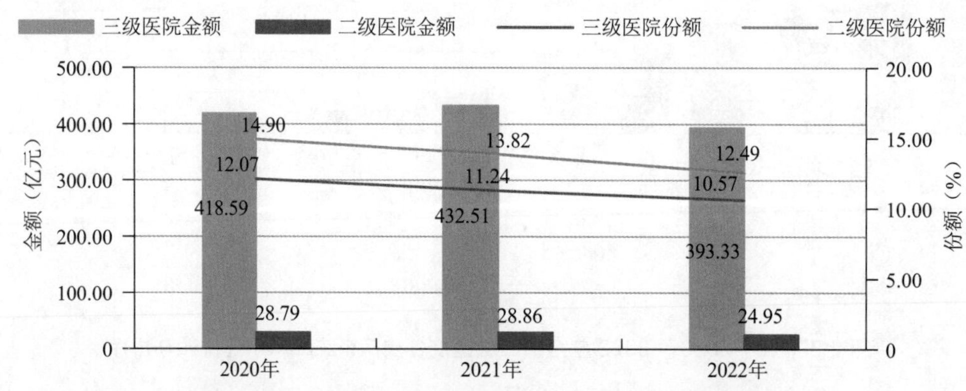

图 2-3-1-13 2020—2022 年不同等级医院抗菌药物临床用药

（二）全国抗菌药物临床用药集中度较高的类别

2020—2022 年抗菌药物用药集中度较高的类别：头孢菌素及其他 β–内酰胺类药物（包括头孢菌素、碳青霉烯类和单酰胺类药物），用药金额均排序第 1 位；增长率分别为 3.04% 和 –16.30%；年均复合增长率为 –7.13%。青霉素类药物均排序第 2 位；增长率分别为 15.44% 和 5.85%；年均复合增长率为 10.54%。其他抗菌药物分别排序第 4、第 3、第 3 位；增长率分别为 16.15% 和 1.78%；年均复合增长率为 8.73%。全身用抗真菌药物排序第 3、第 4、第 4 位；增长率分别为 2.75% 和 –2.76%；年均复合增长率为 –0.04%。喹诺酮类药物均排序第 5 位；增长率分别为 –38.40% 和 –13.08%；年均复合增长率为 –26.83%。以上 5 个次亚类用药占抗菌药物总金额 92.07% ～ 92.90%，其他 5 个次亚类用药占 7.10 ～ 7.93%（图 2–3–1–14、图 2–3–1–15）。

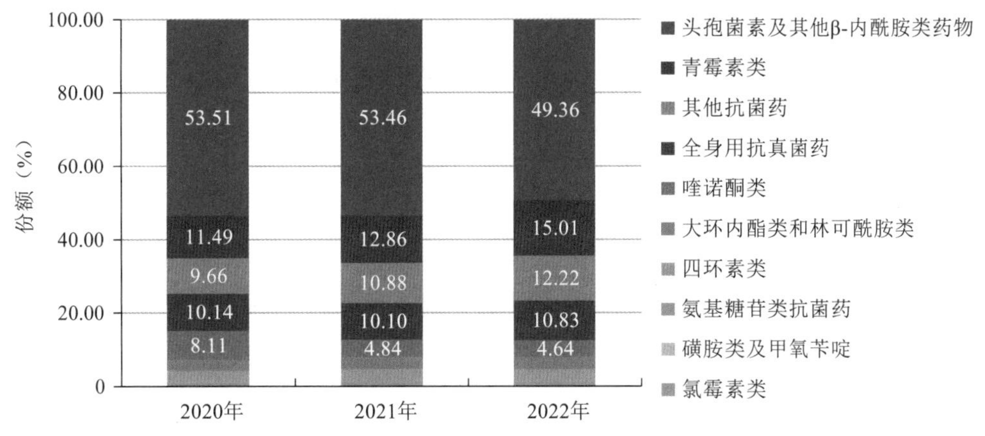

图 2-3-1-14　2020—2022 年抗菌药物各次亚类临床用药份额

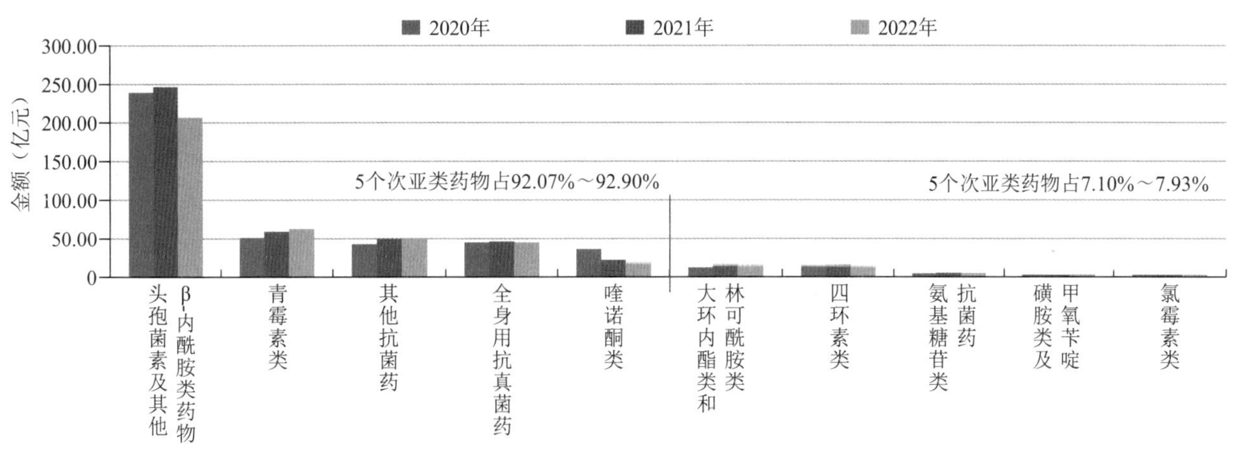

图 2-3-1-15　2020—2022 年抗菌药物各次亚类用药

（三）全国抗菌药物重点药品监测与分析

2020—2022 年抗菌药物临床用药金额排序前 20 位的重点药品涉及 27 个。消耗量大、金额高，主要分布在 7 个次亚类药品中。3 年用药金额占抗菌药物总金额分别为 65.88%、64.54%、66.41%（图 2-3-1-16～图 2-3-1-18）。

1. 头孢菌素及其他 β- 内酰胺类药物

该次亚类药品涉及 15 个，第一代头孢菌素有头孢唑林；第二代头孢菌素有头孢呋辛、头孢米诺、头孢西丁；第三代头孢菌素有头孢哌酮 / 舒巴坦、头孢唑肟、拉氧头孢、头孢噻肟、头孢他啶、头孢曲松、头孢克肟、头孢哌酮 / 他唑巴坦、头孢地尼；碳青霉烯类有美罗培南和亚胺培南 / 西司他丁。

2. 青霉素类药物

该次亚类药品涉及 2 个，哌拉西林 / 他唑巴坦、阿莫西林 / 克拉维酸。

3. 其他抗菌药物

该次亚类药品涉及 4 个，多黏菌素 B、万古霉素、多黏菌素 E、利奈唑胺。

4. 全身用抗真菌药

该次亚类药品涉及伏立康唑、卡泊芬净 2 个。其中伏立康唑为作用较强的抗真菌药，用药量较大，临床应用时应警戒合理用药。

5. 喹诺酮类药物

该次亚类药品涉及 2 个，左氧氟沙星 3 年排序分别为第 7、第 9、第 12 位；莫西沙星用药金额 2020 年、2022 年排序分别为第 5、第 16 位，2021 年未进入前 20 位。多年来，临床使用该类药物频度一直较高。

氟喹诺酮类药物存在严重不良反应/事件。药品说明书“黑框警告”：氟喹诺酮类药物可能致残及并发多种永久性严重不良反应。该类药物只用于没有其他抗菌药物可选择的急性细菌性鼻窦炎、慢性支气管炎急性发作、单纯性尿路感染和急性非复杂性膀胱炎的患者。

6. 大环内酯类和林可酰胺类

该次亚类药品涉及克林霉素 1 个，2022 年排序第 19 位，2020 年及 2021 年未进入前 20 位。

7. 四环素类

该次亚类药品涉及替加环素 1 个，该药品排序分别为第 9、第 7、第 10 位。

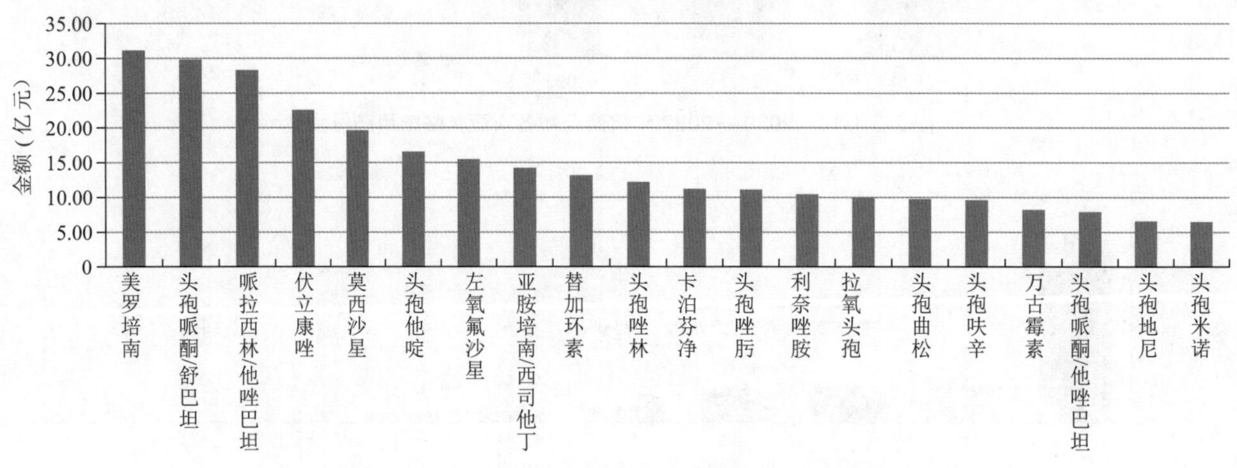

图 2-3-1-16　2020 年抗菌药物用药金额排序前 20 位药品

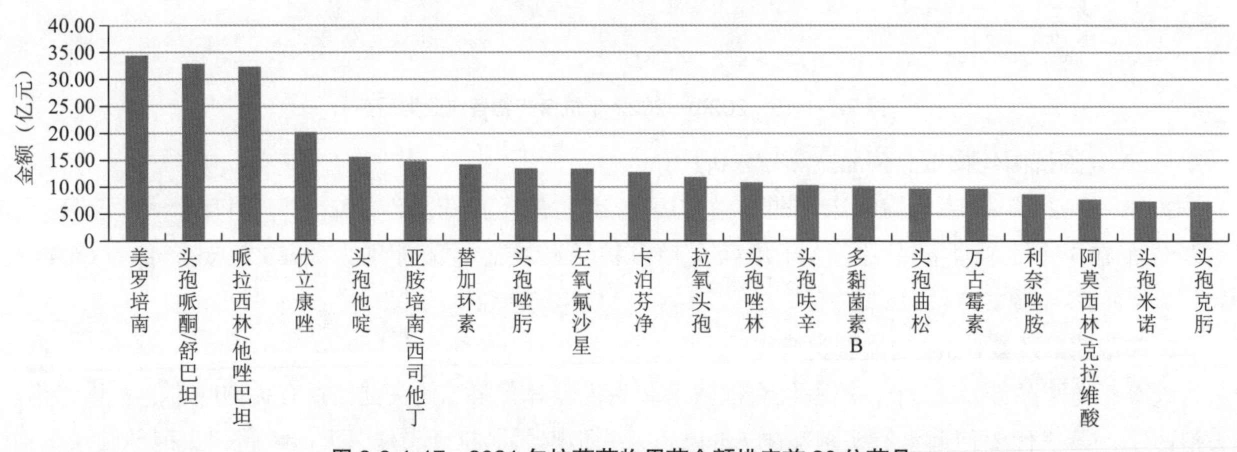

图 2-3-1-17　2021 年抗菌药物用药金额排序前 20 位药品

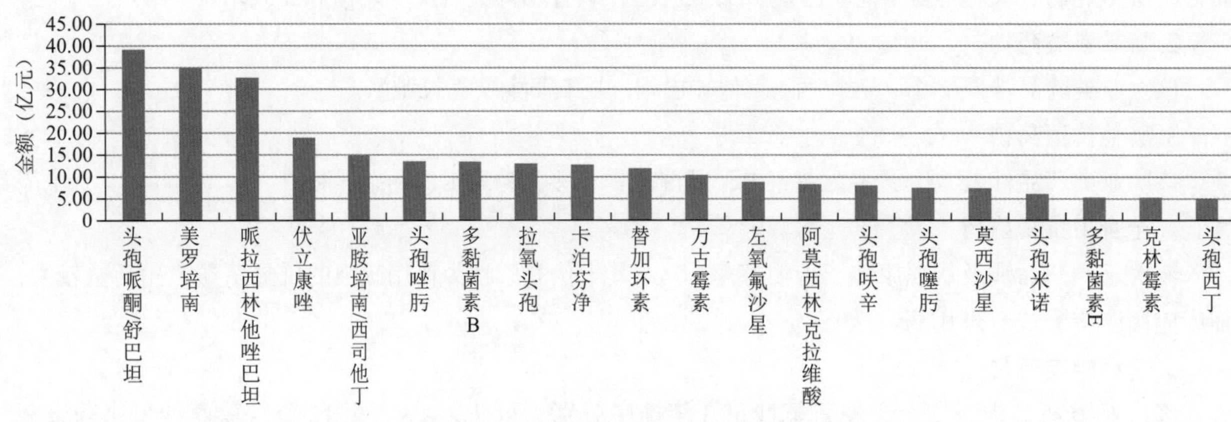

图 2-3-1-18　2022 年抗菌药物用药金额排序前 20 位药品

（四）全国抗菌药物重点药品口服与注射剂药物使用频度

2022 年抗菌药物用药金额排序前 20 位的重点药品中，既有口服又有注射剂的涉及 6 个药品。按 DDDs（万人次）排序：左氧氟沙星第 1 位、头孢呋辛第 2 位、阿莫西林 / 克拉维酸第 3 位、莫西沙星第 4 位、克林霉素第 5 位、伏立康唑第 6 位。

注射剂有 20 个药品，按 DDDs(万人次）排序：左氧氟沙星第 1 位、头孢呋辛第 2 位、头孢哌酮 / 舒巴坦第 3 位、哌拉西林 / 他唑巴坦第 4 位、莫西沙星第 5 位、头孢唑肟第 6 位、头孢噻肟第 7 位。以上 7 个药品 DDDs 共计 9605.10 万人次；其他 13 个药品为 3223.74 万人次。

口服制剂有 6 个药品，按 DDDs（万人次）排序：左氧氟沙星第 1 位、头孢呋辛第 2 位、阿莫西林 / 克拉维酸第 3 位、莫西沙星第 4 位、克林霉素第 5 位、伏立康唑第 6 位，DDDs 共计 22 322.65 万人次（图 2-3-1-19）。

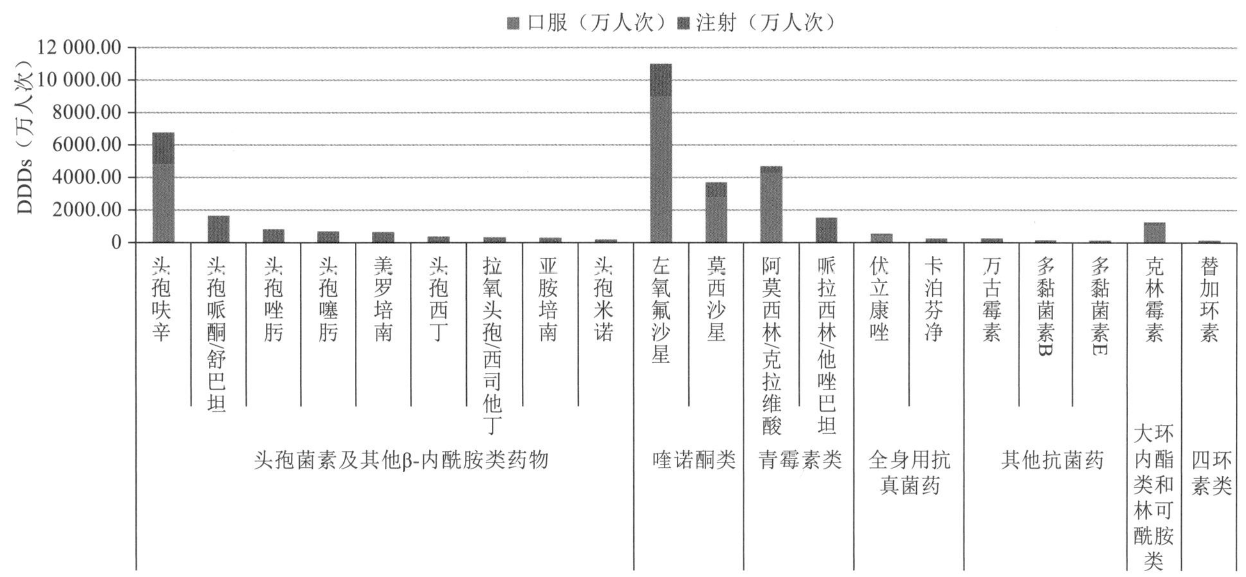

图 2-3-1-19　2022 年抗菌药物重点药品口服与注射剂药物使用频度

五、全国抗肿瘤药物及免疫调节剂临床用药监测与分析

恶性肿瘤发病率在全球呈增长趋势，WHO 全球最新癌症负担数据显示，2020 年全球新发癌症病例 1929 万例，死亡病例达 996 万例。其中，我国新发癌症病例 457 万例，占全球新发癌症总病例数的 23.7%；癌症死亡人数 300 万，占死亡总人数的 30%。2022 年 2 月国家癌症中心发布，统计我国 2016 年癌症新发病例 406.4 万，总死亡人数 241.4 万。

（一）全国抗肿瘤药物及免疫调节剂临床用药规模与趋势

1. 抗肿瘤药物及免疫调节剂临床用药趋势

2020—2022 年抗肿瘤药物及免疫调节剂用药金额波动上升，分别为 755.00 亿、867.32 亿和 855.57 亿元；占西药总金额分别为 20.62%、21.38% 和 21.82%；增长率分别为 14.88% 和 -1.35%；年均复合增长率为 6.45%（图 2-3-1-20）。

2. 不同等级医院抗肿瘤药物及免疫调节剂临床用药

（1）三级医院

三级医院本大类用药金额波动上升，3 年分别 741.64 亿、851.05 亿和 838.40 亿元；占三级医院西药总金额分别为 21.38%、22.12% 和 22.53%；增长率分别为 14.75% 和 -1.49%；年均复合增长率为 6.32%（图 2-3-1-21）。

（2）二级医院

二级医院本大类用药金额逐年递增，3 年分别为 13.36 亿、16.28 亿和 17.18 亿元；占二级医院西药总金额分别为 6.91%、7.79% 和 8.60%；增长率为 21.87% 和 5.53%；年均复合增长率为 13.41%（图 2-3-1-21）。三级医院用药份额是二级医院的 3 倍左右。

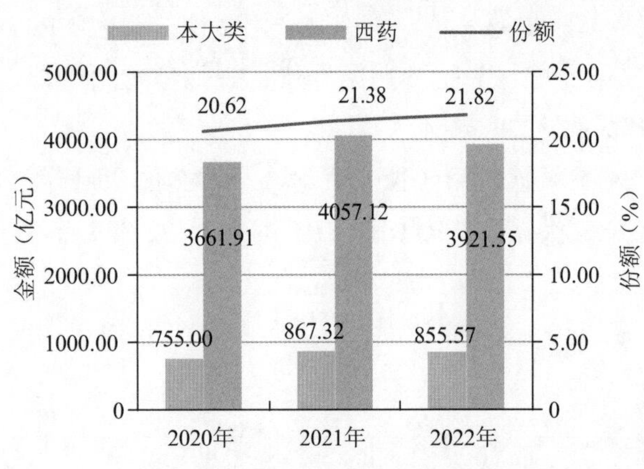

图 2-3-1-20　2020—2022 年全国抗肿瘤药物及免疫调节剂临床用药情况

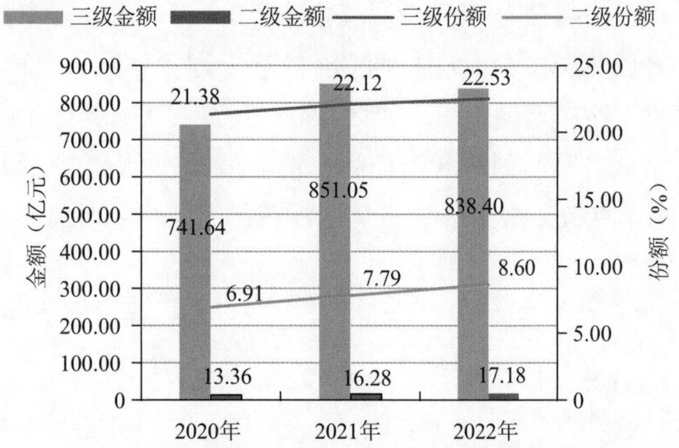

图 2-3-1-21　2020—2022 年不同等级医院抗肿瘤药物及免疫调节剂临床用药情况

3. 抗肿瘤药物及免疫调节剂各亚类临床用药

按 WHO-ATC 药物分类，抗肿瘤药物及免疫调节剂共 4 个亚类。2020—2022 年抗肿瘤药物用药金额均排序第 1 位；增长率分别为 15.57% 和 -3.03%；年均复合增长率为 5.86%。2020—2022 年免疫增强剂排序第 2 位；增长率分别为 12.59% 和 -14.11%；年均复合增长率为 -1.66%。

以上 2 个亚类用药，占本大类总金额 76.79%～79.70%；其他 2 个亚类用药，占 20.30%～23.21%（图 2-3-1-22、图 2-3-1-23）。

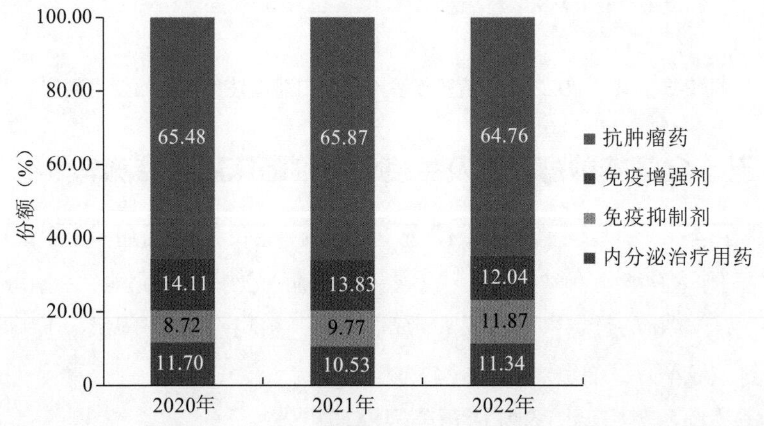

图 2-3-1-22　2020—2022 年抗肿瘤药物及免疫调节剂各亚类临床用药份额

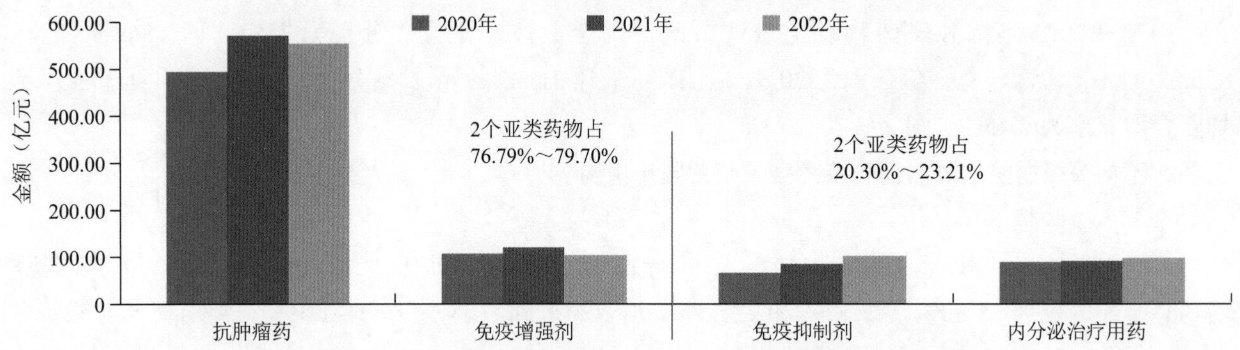

图 2-3-1-23　2020—2022 年抗肿瘤药物及免疫调节剂各亚类临床用药

（二）全国抗肿瘤重点药品临床用药监测

1. 细胞毒类抗肿瘤药物用药金额排序

2020—2022 年本大类排序前位的细胞毒类抗肿瘤药物，治疗恶性肿瘤方案成熟，疗效确切，临床用量较高。其中紫杉醇在本大类 3 年金额排序第 1、第 3、第 3 位；多柔比星排序第 15、第 10、第 11 位；培美曲塞排序第 6、第 5、第 12 位；奥沙利铂排序第 12、第 11、第 15 位；多西他赛 2020 年及 2021 年排序分别为第 10、第 15 位，2022 年未进入前 20 位；伊立替康 2020 年及 2021 年排序分别为第 19、第 18 位，2022 年未进入前 20 位；卡培他滨、替莫唑胺、吉西他滨 2020 年金额排序分别为第 13、第 17、第 18 位，2021 年及 2022 年均未进入前 20 位。上述 9 个药品用药金额占本大类总金额，3 年分别为 21.46%、17.57%、12.91%（图 2-3-1-24）。

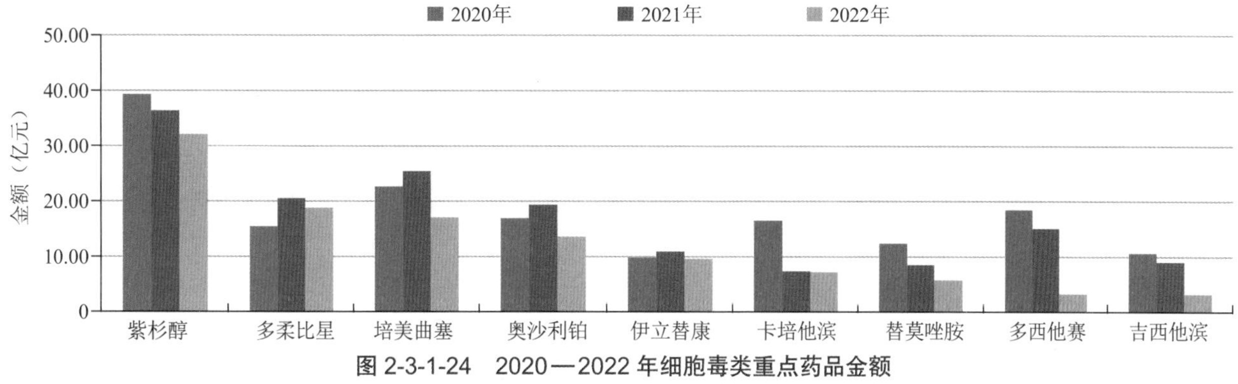

图 2-3-1-24　2020—2022 年细胞毒类重点药品金额

2. 靶向抗肿瘤药物用药金额与份额

2020—2022 年本大类排序前位的靶向抗肿瘤药物中，单克隆抗体和抗体药物偶联物的贝伐珠单抗、曲妥珠单抗、利妥昔单抗、帕妥珠单抗、替雷利珠单抗、西妥昔单抗，6 个药品共占本大类用药总金额，3 年分别为 12.30%、15.13%、16.22%；年均复合增长率分别为 27.05%、6.82%、5.22%、45.52%、559.25%、10.27%。蛋白激酶抑制剂的奥希替尼、安罗替尼、阿来替尼、埃克替尼，4 个药品共占本大类用药总金额，3 年分别为 7.42%、6.99%、7.10%；年均复合增长率分别为 2.26%、−3.51%、48.51%、−9.53%。靶向抗肿瘤药物用药金额增长迅速，这与政府的惠民政策及发病率与治疗有关（图 2-3-1-25）。

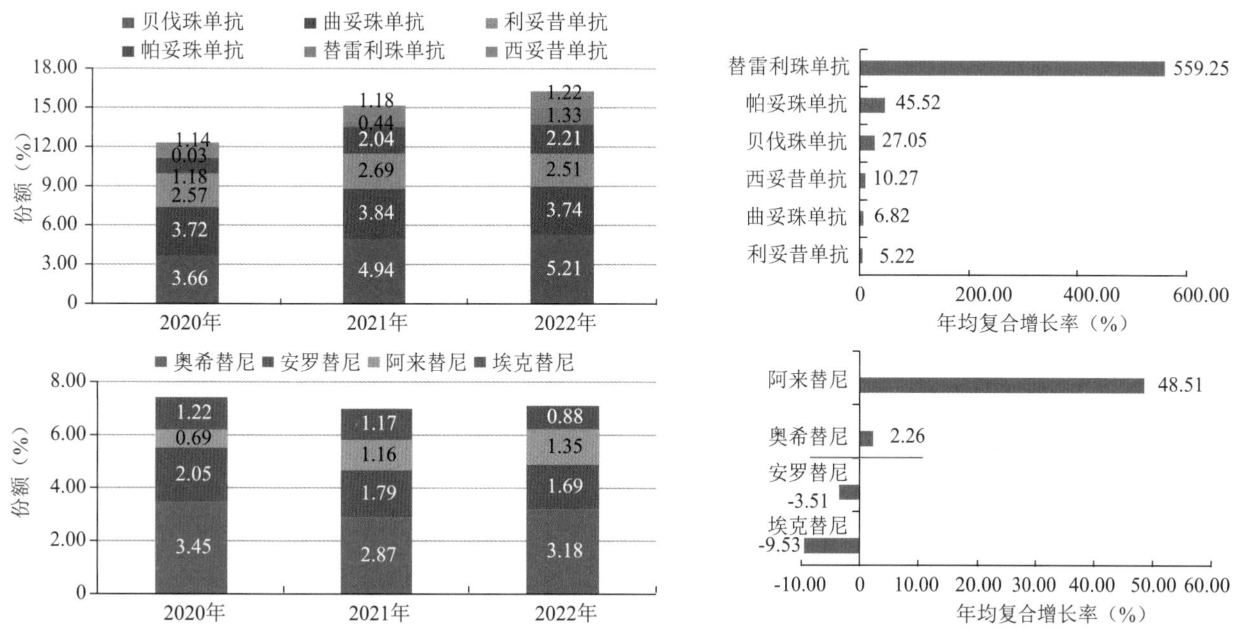

图 2-3-1-25　2020—2022 年靶向抗肿瘤重点药品用药情况

（三）全国免疫增强剂重点药品临床用药监测

免疫增强剂能增强机体免疫功能，提高抗肿瘤治疗效果，降低毒副作用，为辅助药物，但临床存在不合理用药问题。经过重点监控药品的整治，临床用药整体有所好转。

胸腺五肽为第一批国家重点监控药品，3 年用药金额逐年下降，2020 年及 2021 年在本大类金额排序第 63、第 108 位，2022 年降至第 127 位。胸腺肽 α1、香菇多糖、胎盘多肽、薄芝糖肽及小牛脾提取物 5 个药品，3 年临床用药金额亦呈逐年下降趋势。脾多肽、甘露聚糖肽、胸腺肽 、脾氨肽 4 个药品的临床用药金额，2021 年比 2020 年增加，2022 年比 2021 年有所下降（图 2–3–1–26）。

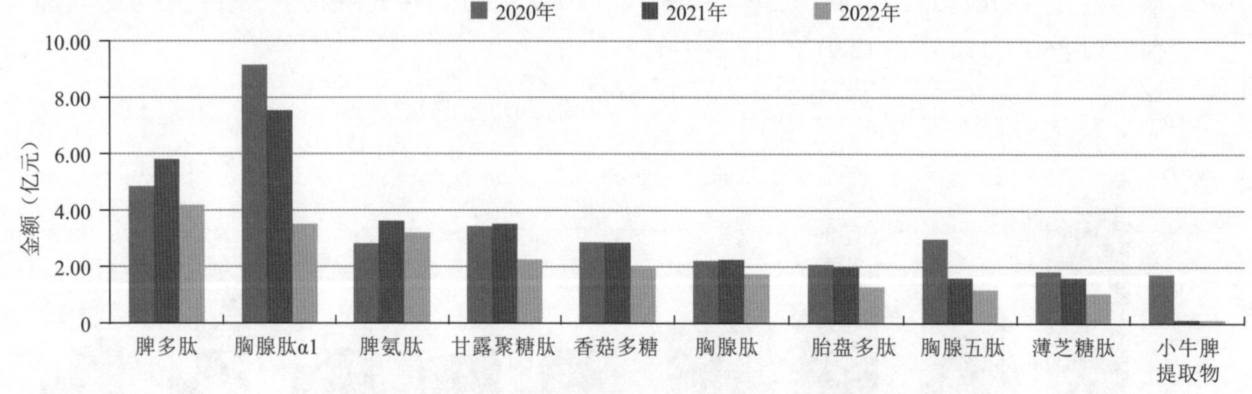

图 2-3-1-26　2020—2022 年免疫增强剂重点药品用药金额

六、全国血液和造血器官药物临床用药监测与分析

随着工业发展和环境污染的加重，血液及相关疾病系统的疾病，严重危害人类健康和生命安全，合理使用该类药品至关重要。

（一）全国血液和造血器官药物临床用药规模与趋势

1. 血液和造血器官药物临床用药趋势

2020—2022 年血液和造血器官药物用药金额波动上升，分别为 542.62 亿、613.27 亿和 601.66 亿元；占西药总金额分别为 14.82%、15.12% 和 15.34%；增长率分别为 13.02% 和 –1.89%；年均复合增长率为 5.30%（图 2–3–1–27）。

2. 不同等级医院血液和造血器官药物临床用药

（1）三级医院

三级医院本大类用药金额波动上升，3 年分别为 515.51 亿、583.00 亿和 572.92 亿元；占三级医院西药总金额分别为 14.86%、15.15% 和 15.39%；增长率分别为 13.09% 和 –1.73%；年均复合增长率为 5.42%（图 2–3–1–28）。

（2）二级医院

二级医院本大类用药金额也波动上升，3 年分别为 27.11 亿、30.27 亿和 28.75 亿元；占二级医院西药总金额分别为 14.03%、14.49% 和 14.39%；增长率分别为 11.63% 和 –5.03%；年均复合增长率为 2.96%（图 2–3–1–28）。三级医院用药份额与二级医院基本相当。

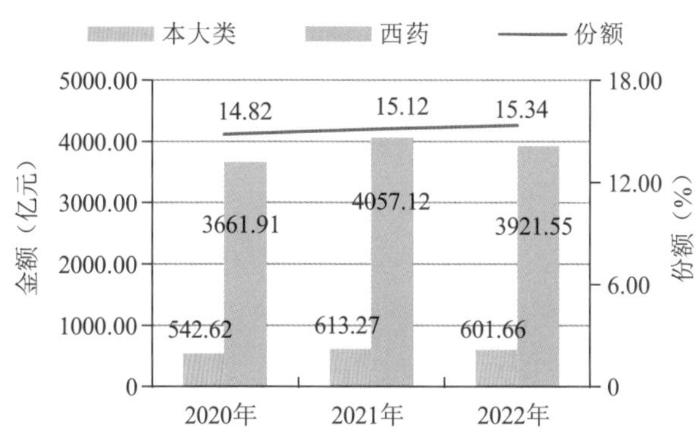

图 2-3-1-27　2020—2022 年全国血液和造血器官药物临床用药情况

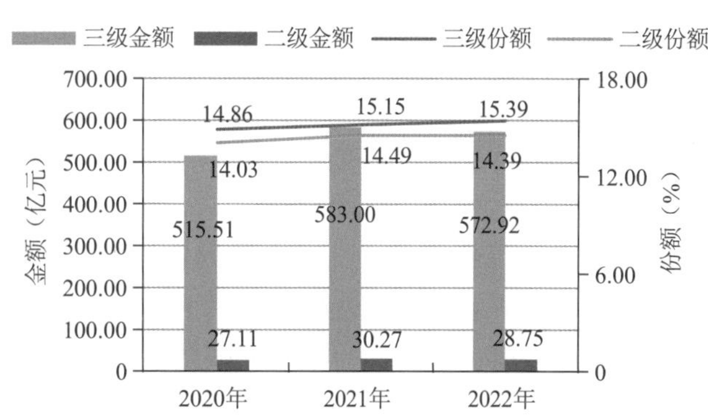

图 2-3-1-28　2020—2022 年不同等级医院血液和造血器官药物临床用药情况

3. 血液和造血器官药物各亚类临床用药

按 WHO-ATC 药物分类，血液和造血器官药物共 5 个亚类。2020—2022 年血液代用品和灌注液用药金额排序第 1 位；增长率分别为 14.60% 和 -1.25%；年均复合增长率为 6.38%。2020—2022 年抗血栓形成药排序第 2 位；增长率分别为 9.44% 和 -10.27%；年均复合增长率为 -0.90%。2020—2022 年抗出血药排序第 3 位；增长率分别为 15.54% 和 7.44%；年均复合增长率为 11.41%。以上 3 个亚类用药占本大类总金额 92.84% ～ 93.21%；其他 2 个亚类用药占 6.79% ～ 7.16%（图 2-3-1-29、图 2-3-1-30）。

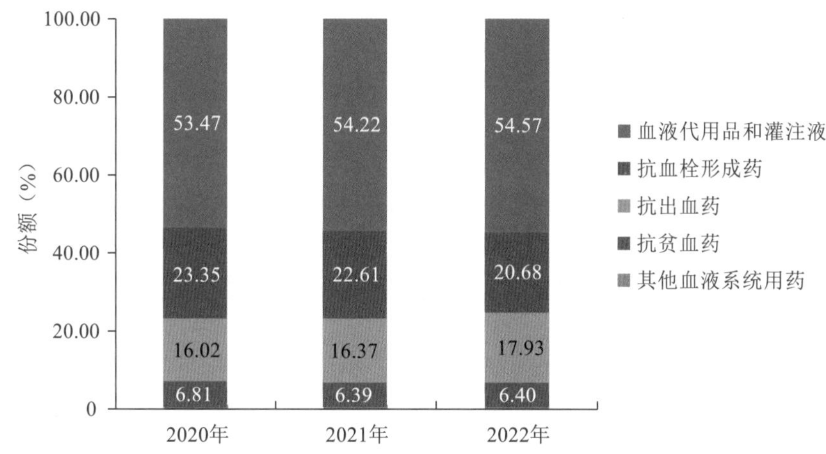

图 2-3-1-29　2020—2022 年血液和造血器官药物各亚类临床用药份额

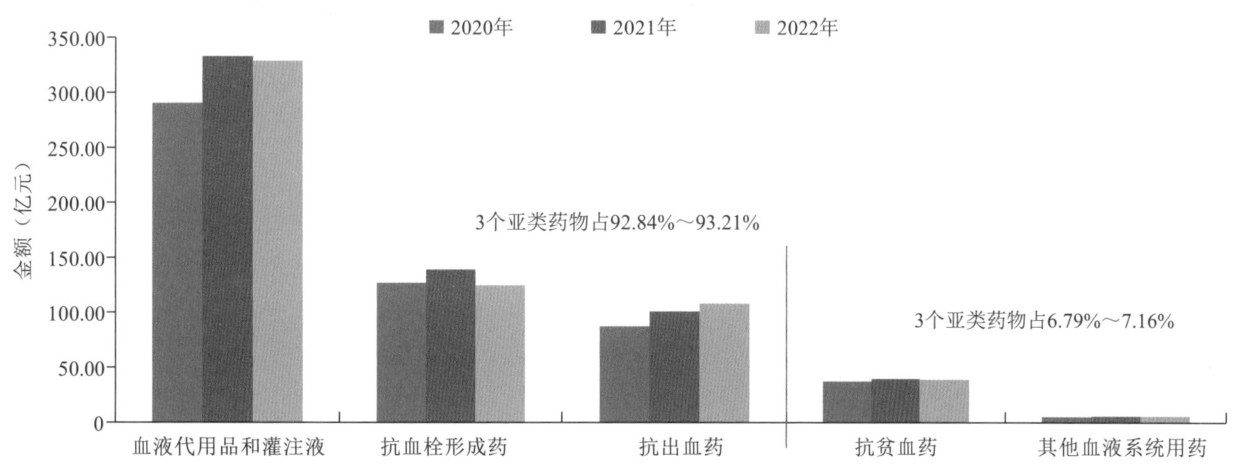

图 2-3-1-30　2020—2022 年血液和造血器官药物各亚类临床用药

（二）全国血液和造血器官重点药品临床用药监测

2022 年人血白蛋白用药金额在本大类排序第 1 位。该药品是由健康人的血浆提取后制成，血源匮乏，价格昂贵，应严格掌握使用指征标准、应用时限制条件和相关循证医学证据，加强合理使用。

氯化钠用药金额在本大类排序第 2 位，显示了我国静脉输液的使用量大，特别是抗菌药物多以氯化钠作为溶媒。

静脉输液给药易发生不良反应，治疗风险大、成本高。WHO 制定的基本用药原则“能口服给药不注射给药，能肌内注射用药不静脉注射用药”是全世界医务人员的用药共识。静脉输液的过度使用，会造成公共健康的隐性损害及卫生资源的巨大浪费，必须加强临床静脉输液的治理。

转化糖电解质注射液为第一批国家重点监控药品，临床适应证与葡萄糖注射液、葡萄糖氯化钠注射液类似，但药品价格远远高于后两者。2022 年虽未进入前 20 位，但有必要对用药量大的医院与科室进行处方点评，对其用药的合理性、必要性、成本效益比，认真进行分析评估（图 2-3-1-31）。

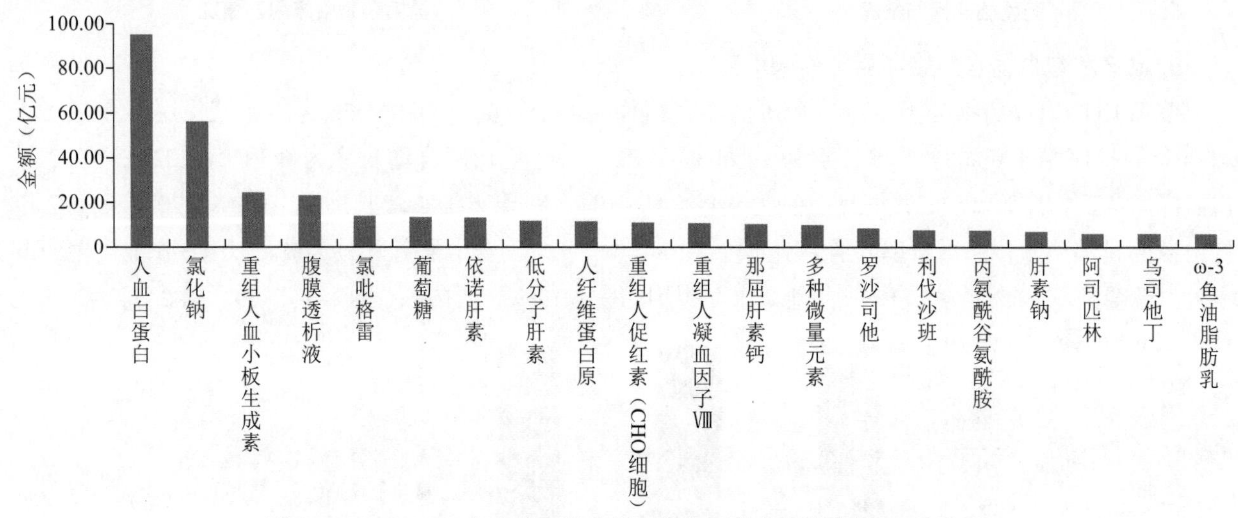

图 2-3-1-31　2022 年血液和造血器官药物用药金额排序前 20 位药品

七、全国消化系统及影响代谢药物临床用药监测与分析

消化系统及影响代谢药物品种日益增多，如不正确选择与使用，所产生的不合理用药问题，会直接危害患者的健康与生命。因此，监测与规范临床合理用药十分重要。

（一）全国消化系统及影响代谢药物临床用药规模与趋势

1. 消化系统及影响代谢药物临床用药趋势

2020—2022 年消化系统及影响代谢药物用药金额波动上升，分别为 515.88 亿、557.31 亿和 521.29 亿元；占西药总金额分别为 14.09%、13.74% 和 13.29%；增长率分别为 8.03% 和 -6.46%，年均复合增长率为 0.52%（图 2-3-1-32）。

2. 不同等级医院消化系统及影响代谢药物临床用药

（1）三级医院

三级医院本大类用药金额波动上升，3 年分别为 476.45 亿、515.00 亿和 481.66 亿元；占三级医院西药总金额分别为 13.74%、13.38% 和 12.94%；增长率分别为 8.09% 和 -6.47%；年均复合增长率为 0.55%（图 2-3-1-33）。

（2）二级医院

二级医院本大类用药金额也波动上升，3 年分别为 39.43 亿、42.31 亿和 39.64 亿元；占二级医院西药总金额分别为 20.41%、20.25% 和 19.83%；增长率分别为 7.30% 和 -6.32%；年均复合增长率为 0.26%（图 2-3-1-33）。

二级医院用药份额是三级医院的 1.5 倍左右。

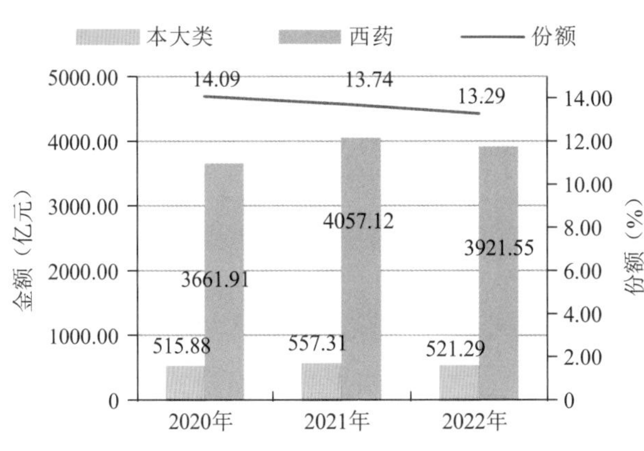

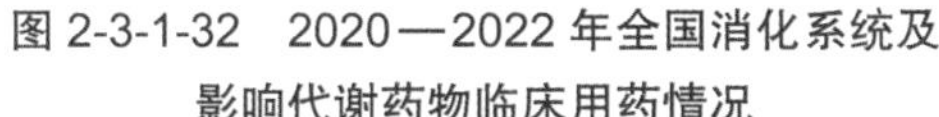

图 2-3-1-32　2020—2022 年全国消化系统及影响代谢药物临床用药情况

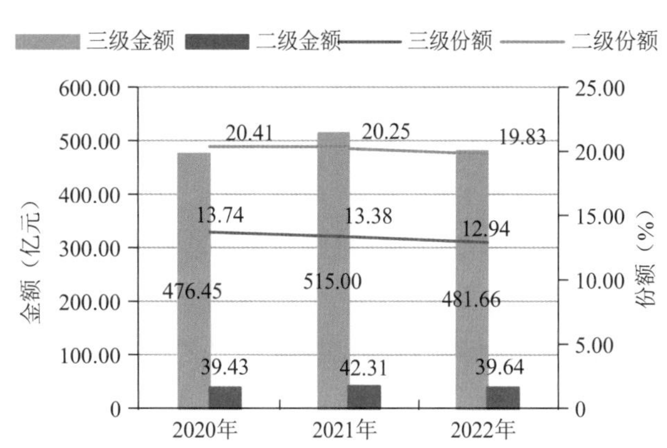

图 2-3-1-33　2020—2022 年不同等级医院消化系统及影响代谢药物临床用药情况

3. 消化系统及影响代谢药物各亚类临床用药

按 WHO-ATC 药物分类，消化系统及影响代谢药物共 14 个亚类。2020—2022 年糖尿病用药分别排序第 2、第 2、第 1 位；增长率分别为 4.01% 和 0.89%；年均复合增长率为 2.44%。2020—2022 年治疗胃酸相关疾病的药物排序分别为第 1、第 1、第 2 位；增长率分别为 -0.98% 和 -23.48%；年均复合增长率为 -12.95%。2020—2022 年肝胆疾病治疗药均排序第 3 位；增长率分别为 12.23% 和 3.12%；年均复合增长率为 7.58%。以上 3 个亚类用药，占本大类总金额 62.14% ～ 66.00%；其他 11 个亚类用药占 34.00% ～ 37.86%（图 2-3-1-34、图 2-3-1-35）。

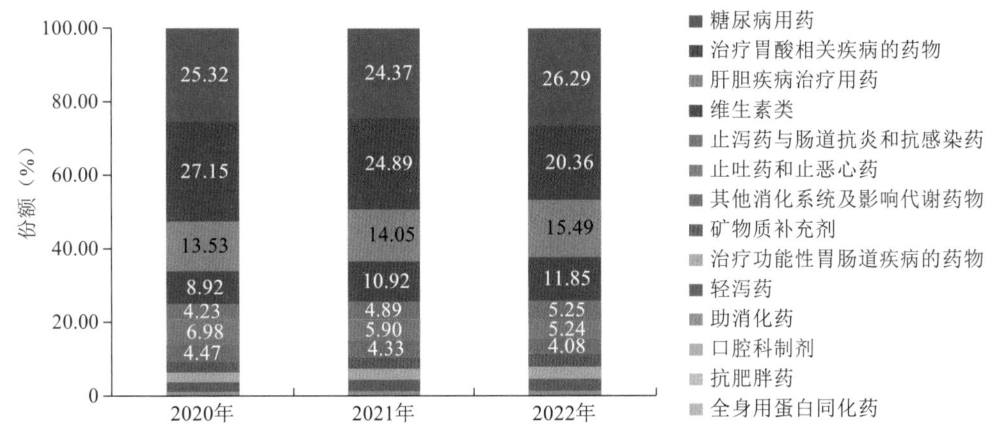

图 2-3-1-34　2020—2022 年消化系统及影响代谢药物各亚类临床用药份额

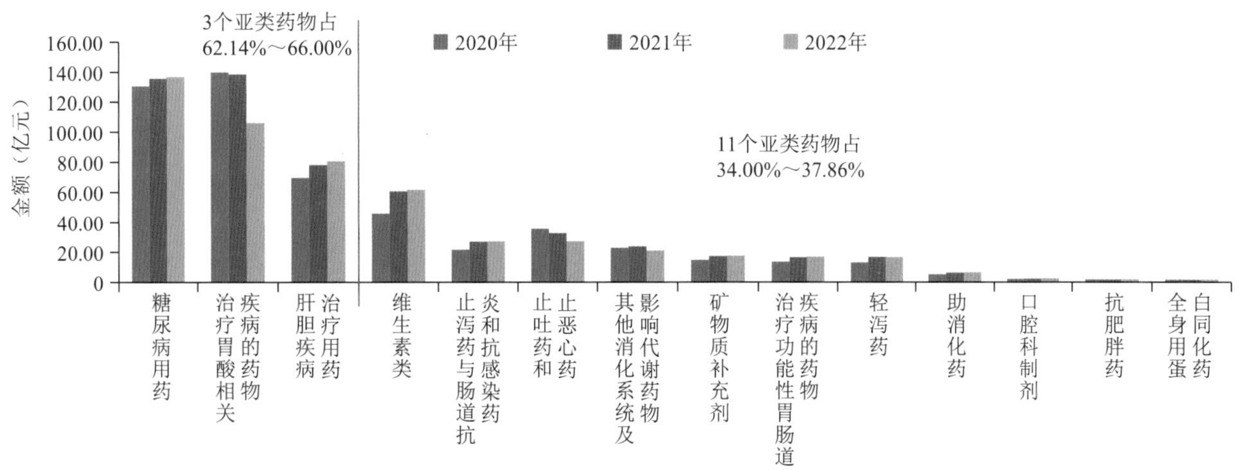

图 2-3-1-35　2020—2022 年消化系统及影响代谢药物各亚类临床用药金额

（二）全国质子泵抑制剂使用频度分析

质子泵抑制剂（proton pump inhibitors，PPIs）作用于胃酸分泌的最后一个环节，是目前抑制胃酸分泌作用最强的一类药物。临床主要用于治疗胃酸相关疾病，如消化性溃疡、幽门螺杆菌感染、胃食管反流、上消化道出血、应激性溃疡等。近年来，此类药物临床应用日益广泛，用药金额和份额明显增加，存在超适应证、超疗程用药。PPIs 注射剂在围术期预防应激性溃疡中的超适应证、超疗程的问题最为明显，严重增加了患者和社会的经济负担。

2020—2022 年临床常用的 PPIs 为 8 个药品。无论注射剂还是口服制剂，用药金额总体均呈下降趋势。注射剂 DDDs 分别占总 DDDs 的 19.17%、14.93%、12.33%，呈下降趋势，但用药金额仍为口服制剂的 1.68 倍、1.52 倍、0.87 倍。口服制剂 DDDs 分别占 80.83%、85.07%、87.67%，呈增长趋势。说明用药金额成本小，患者获益比例大（图 2-3-1-36 ～图 2-3-1-39）。

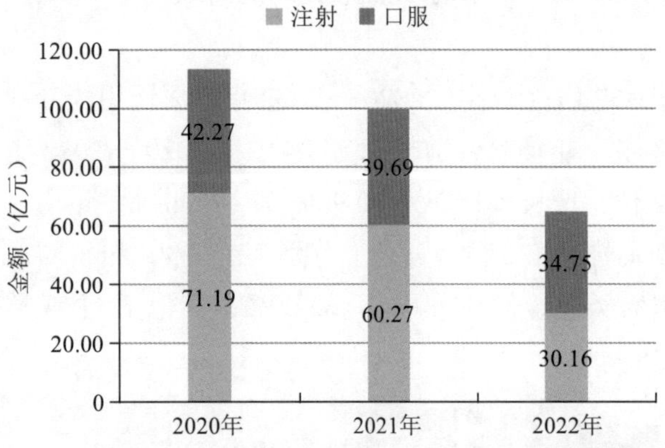

注射
口服
金额（亿元）
42.27
71.19
39.69
60.27
34.75
30.16
2020年
2021年
2022年

图 2-3-1-36　2020—2022 年 PPIs 口服与注射剂用药金额

注射
口服
DDDs（万人次）
63 758.62
15 117.01
74 872.37
13 138.55
77 190.67
10 857.39
2020年
2021年
2022年

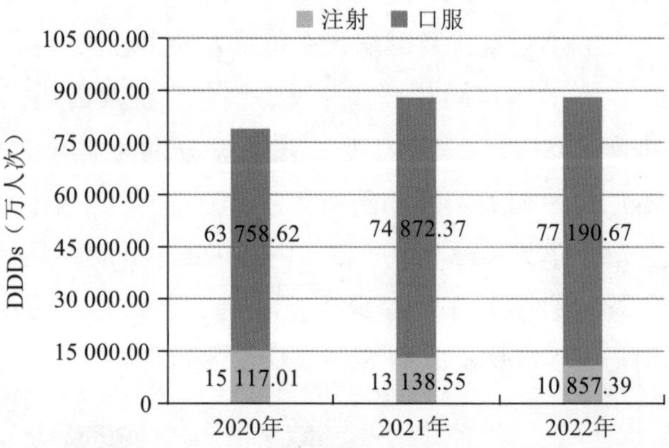

图 2-3-1-37　2020—2022 年 PPIs 口服与注射剂药物使用频度

注射
口服
金额（亿元）
艾司奥美拉唑
雷贝拉唑
泮托拉唑
奥美拉唑
兰索拉唑
艾普拉唑
伏诺拉生
替戈拉生
2020年
艾司奥美拉唑
雷贝拉唑
艾普拉唑
奥美拉唑
泮托拉唑
兰索拉唑
伏诺拉生
替戈拉生
2021年
雷贝拉唑
艾普拉唑
奥美拉唑
艾司奥美拉唑
泮托拉唑
伏诺拉生
兰索拉唑
替戈拉生
2022年

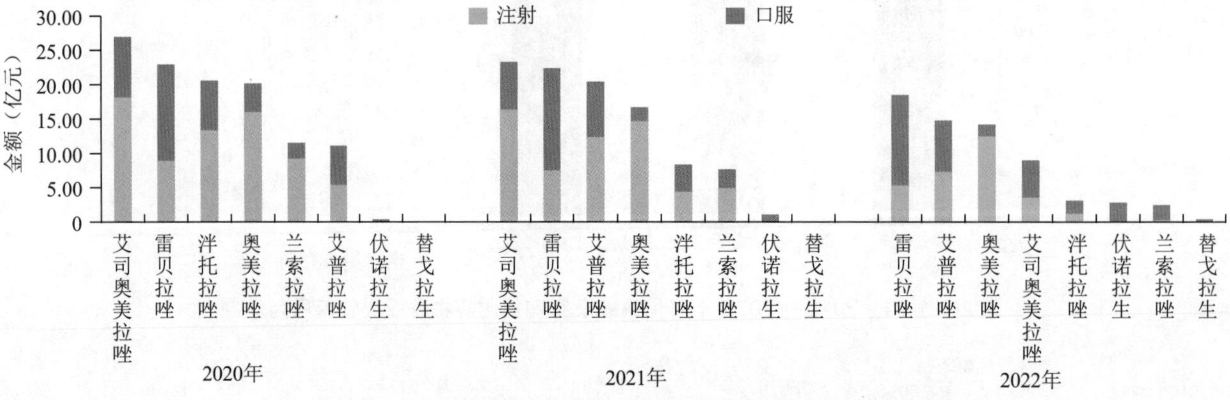

图 2-3-1-38　2020—2022 年 PPIs 各品种口服与注射剂用药金额

注射
口服
DDDs（万人次）
雷贝拉唑
泮托拉唑
奥美拉唑
艾司奥美拉唑
兰索拉唑
艾普拉唑
伏诺拉生
替戈拉生
2020年
雷贝拉唑
奥美拉唑
泮托拉唑
艾司奥美拉唑
兰索拉唑
艾普拉唑
伏诺拉生
替戈拉生
2021年
雷贝拉唑
奥美拉唑
艾司奥美拉唑
泮托拉唑
兰索拉唑
艾普拉唑
伏诺拉生
替戈拉生
2022年

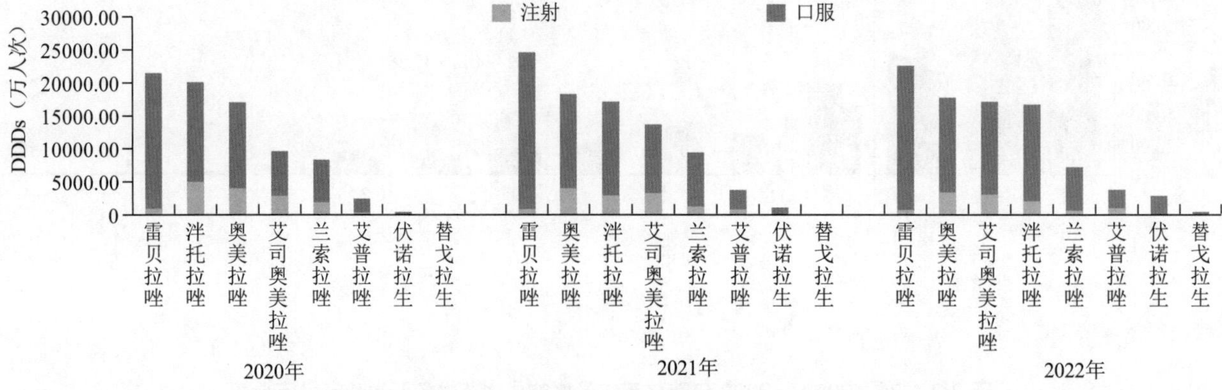

图 2-3-1-39　2020—2022 年 PPIs 各品种口服与注射剂药物使用频度

八、全国神经系统药物临床用药监测与分析

神经系统疾病是常见的高病死率和高致残率的疾病，如脑血管病、阿尔茨海默病和帕金森病等，是我国老龄化社会存在的重要公共卫生问题之一。当前治疗神经系统疾病的药物较多，监测和杜绝不合理用药尤为重要。

（一）全国神经系统药物临床用药规模与趋势

1. 神经系统药物临床用药趋势

2020—2022 年神经系统药物用药金额波动上升，分别为 402.20 亿、440.42 亿和 420.93 亿元；占西药总金额分别为 10.98%、10.86% 和 10.73%；增长率分别为 9.50% 和 –4.42%；年均复合增长率为 2.30%（图 2–3–1–40）。

2. 不同等级医院神经系统药物临床用药

（1）三级医院

三级医院本大类用药金额波动上升，3 年分别为 380.52 亿、416.04 亿和 397.14 亿元；占三级医院西药总金额分别为 10.97%、10.81% 和 10.67%；增长率分别为 9.34% 和 –4.54%；年均复合增长率为 2.16%（图 2–3–1–41）。

（2）二级医院

二级医院本大类用药金额也波动上升，3 年分别为 21.68 亿、24.38 亿和 23.80 亿元；占二级医院西药总金额分别为 11.22%、11.67% 和 11.91%；增长率分别为 12.45% 和 –2.40%；年均复合增长率为 4.76%（图 2–3–1–41）。

三级医院用药份额与二级医院基本相当。

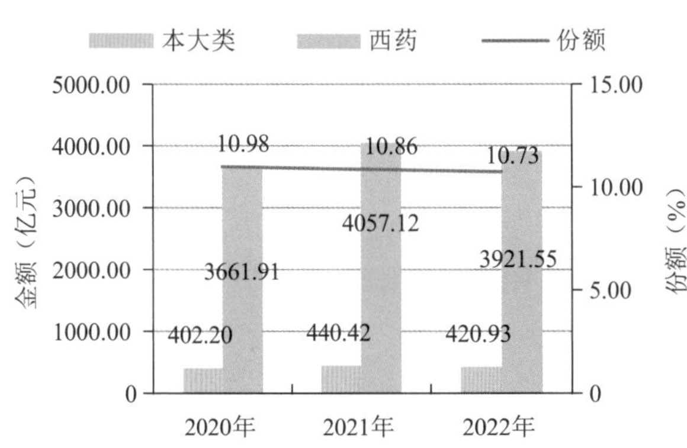

图 2-3-1-40 2020—2022 年全国神经系统药物临床用药情况

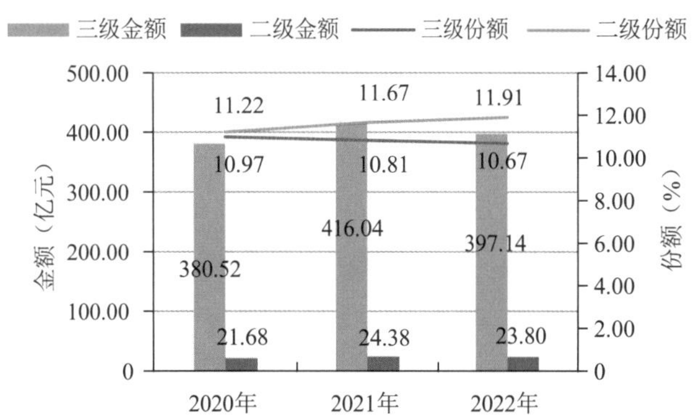

图 2-3-1-41 2020—2022 年不同等级医院神经系统药物临床用药情况

3. 神经系统药物各亚类临床用药

按 WHO-ATC 药物分类，神经系统药物共 7 个亚类。2020—2022 年其他神经系统药物用药金额均排序第 1 位；增长率分别为 6.98% 和 –4.57%；年均复合增长率为 1.04%。2020—2022 年镇痛药分别排序第 3、第 2、第 2 位；增长率分别为 19.86% 和 –2.11%；年均复合增长率为 8.32%。2020—2022 年精神兴奋药分别排序第 2、第 3、第 3 位；增长率分别为 2.01% 和 –6.21%；年均复合增长率为 –2.19%。以上 3 个亚类用药占本大类总金额 61.19% ～ 61.44%；其他 4 个亚类用药占 38.56% ～ 38.81%（图 2–3–1–42、图 2–3–1–43）。

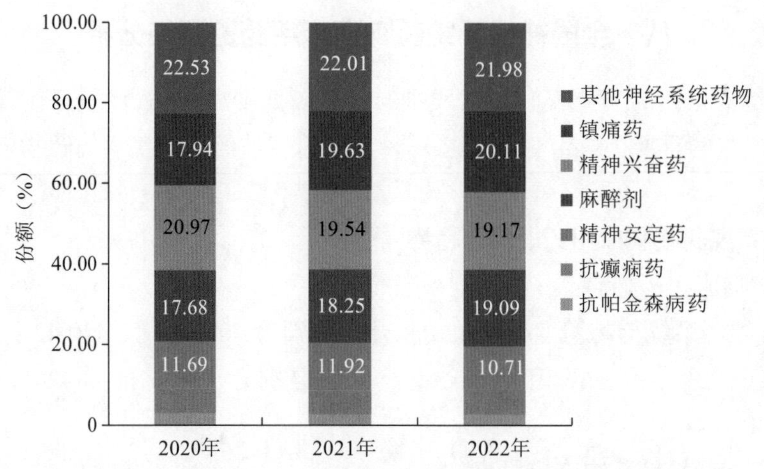

图 2-3-1-42　2020—2022 年神经系统药物各亚类临床用药份额

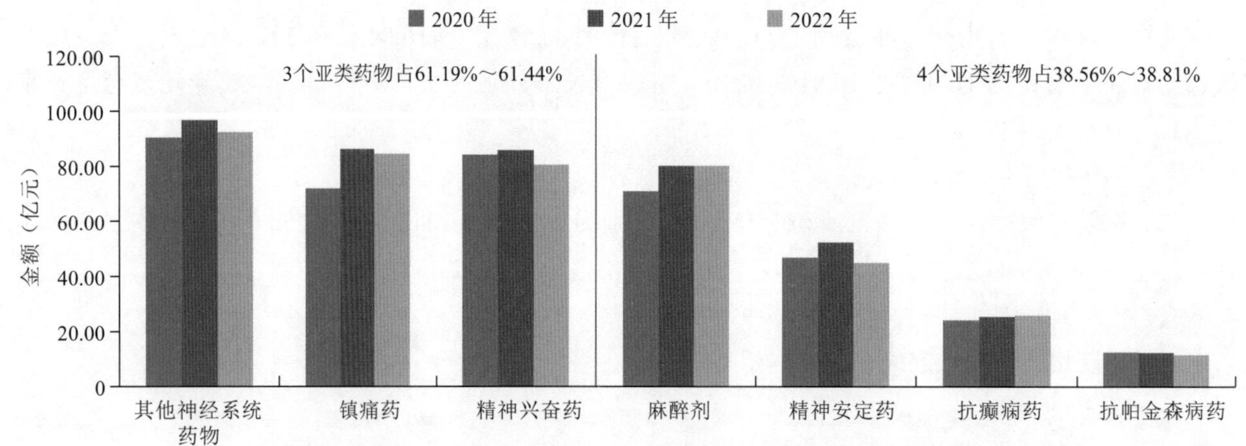

图 2-3-1-43　2020—2022 年神经系统药物各亚类临床用药金额

（二）全国神经系统重点药品临床用药监测

第一批国家重点监控药品，多年来临床用药量大、金额排序前位，经过国家重点监控药品整治，临床用药发生了极大的变化。但临床仍需继续监控，严格管理，加强合理用药。

奥拉西坦、神经节苷脂、依达拉奉、脑苷肌肽、曲克芦丁脑蛋白水解物、脑蛋白水解物、鼠神经生长因子、长春西汀、小牛血清去蛋白、小牛血去蛋白提取物，2022 年均未进入本大类前 20 位（图 2-3-1-44）。

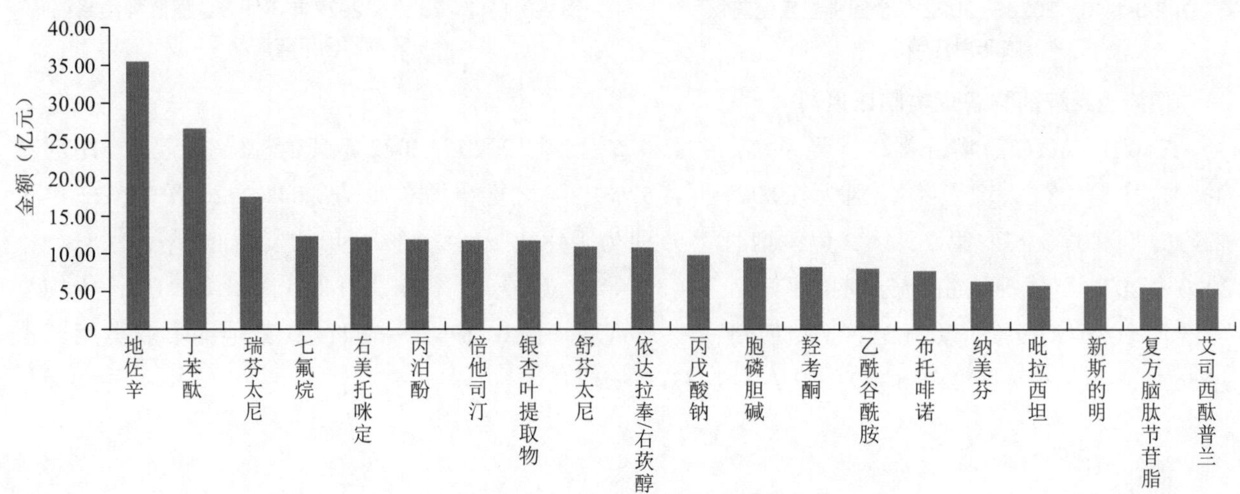

图 2-3-1-44　2022 年神经系统用药金额排序前 20 位药品

九、全国心血管系统药物临床用药监测与分析

WHO 发布的《世界卫生统计报告（2021）》显示 2019 年 1790 万人死于心血管疾病，其仍为四大慢病致死人数之首。2019 年《中国心血管健康与疾病报告》显示，我国心血管疾病患病率处于持续上升阶段。推算现患病人数 3.3 亿，死亡率仍居首位，约达 40%。治疗心血管疾病药物众多，应严格按照适应证选择疗效可靠的药物并规范治疗。

（一）全国心血管系统药物临床用药规模与趋势

1. 心血管系统药物临床用药趋势

2020—2022 年心血管系统药物用药金额波动上升，分别为 299.71 亿、326.58 亿和 324.03 亿元；占西药总金额分别为 8.18%、8.05% 和 8.26%；增长率分别为 8.96% 和 –0.78%；年均复合增长率为 3.98%（图 2-3-1-45）。

2. 不同等级医院心血管系统药物临床用药

（1）三级医院

三级医院本大类用药金额波动上升，3 年分别为 272.47 亿、298.28 亿和 296.98 亿元；占三级医院西药总金额分别为 7.86%、7.75% 和 7.98%；增长率分别为 9.47% 和 –0.44%；年均复合增长率为 4.40%（图 2-3-1-46）。

（2）二级医院

二级医院本大类用药金额波动下降，3 年分别为 27.24 亿、28.29 亿和 27.05 亿元；占二级医院西药总金额分别为 14.10%、13.54% 和 13.54%；增长率分别为 3.89% 和 –4.40%；年均复合增长率为 –0.34%（图 2-3-1-46）。

二级医院用药份额是三级医院的近 2 倍。

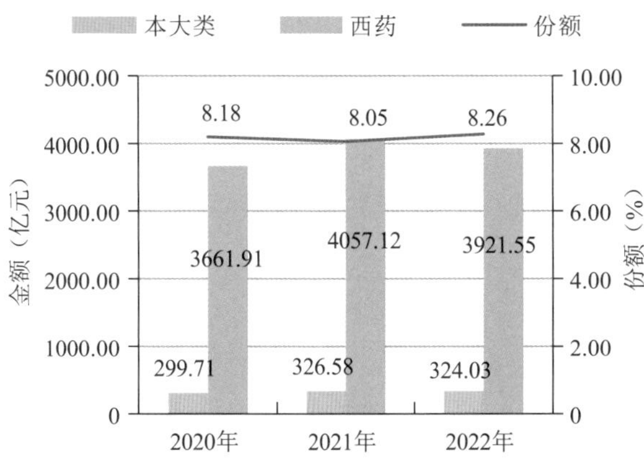

图 2-3-1-45 2020—2022 年全国心血管系统药物临床用药情况

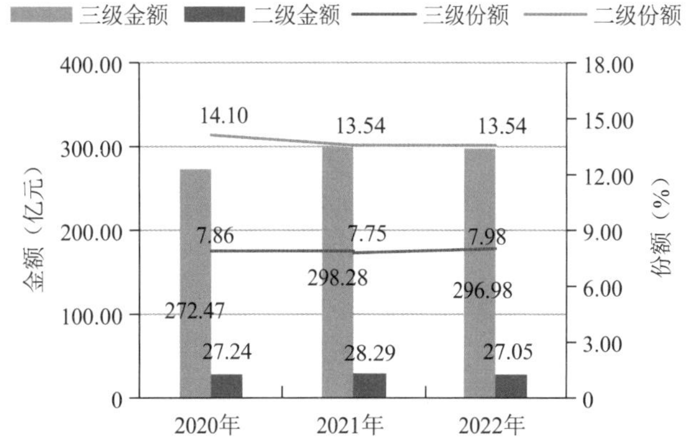

图 2-3-1-46 2020—2022 年不同等级医院心血管系统药物临床用药情况

3. 心血管系统药物各亚类临床用药

按 WHO-ATC 药物分类，心血管系统药物共 9 个亚类。2020—2022 年心脏治疗药用药金额均排序第 1 位；增长率分别为 13.31% 和 0.95%；年均复合增长率为 6.95%。2020—2022 年调节血脂药分别排序第 3、第 5、第 2 位；增长率分别为 –5.00% 和 16.11%；年均复合增长率为 5.03%。2020—2022 年作用于肾素 - 血管紧张素系统的药物分别排序第 2、第 2、第 3 位；增长率分别为 –3.25% 和 –13.05%；年均复合增长率为 –8.28%。以上 3 个亚类用药，占本大类总金额 57.12% ～ 59.87%，其他 6 个亚类用药占 40.13% ～ 42.88%（图 2-3-1-47、图 2-3-1-48）。

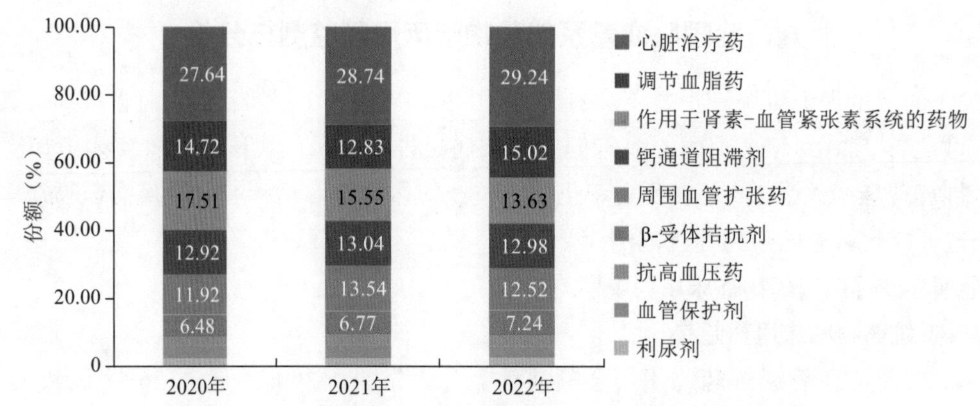

图 2-3-1-47　2020—2022 年心血管系统药物各亚类临床用药份额

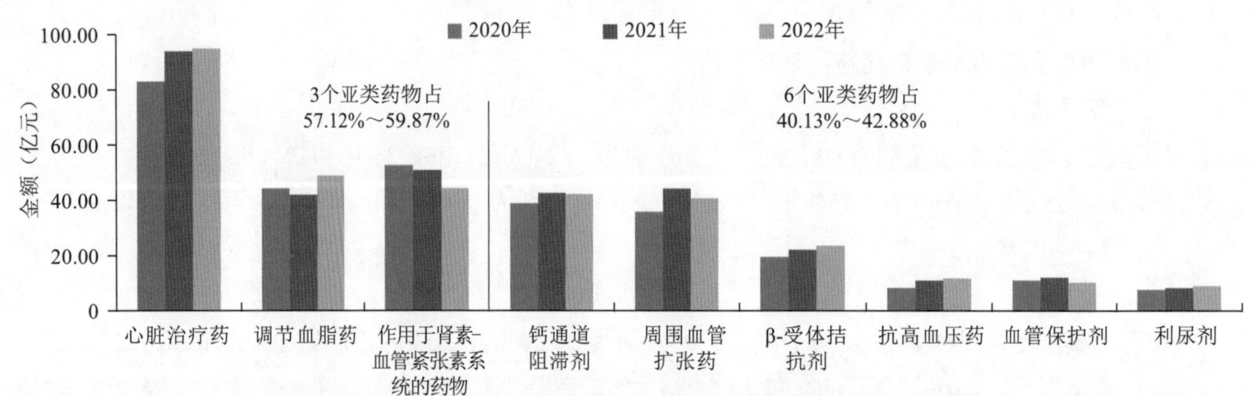

图 2-3-1-48　2020—2022 年心血管系统药物各亚类临床用药金额

（二）全国心血管系统重点药品临床用药监测

第一批国家重点监控药品，经过国家重点监控药品整治，临床用药发生了极大的变化。但临床仍需继续监控，严格管理，加强合理用药。前列地尔、磷酸肌酸钠、复合辅酶、桂哌齐特、丹参川芎嗪 2022 年均未进入本大类前 20 位（图 2-3-1-49）。

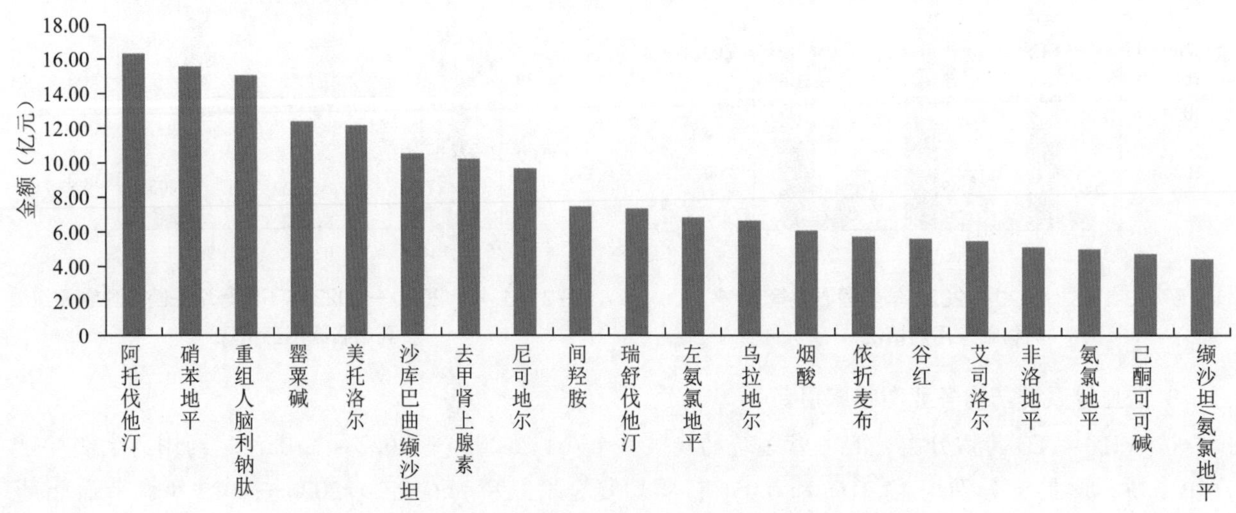

图 2-3-1-49　2022 年心血管系统用药金额排序前 20 位药品

第四章 重点病种 / 手术过程质量指标管理与控制

2016 年《医疗质量管理办法》（委主任令第 10 号）第二十八条要求，医疗机构应当加强单病种质量管理与控制工作，建立本机构单病种管理的指标体系，制订单病种医疗质量参考标准，促进医疗质量精细化管理。本章节主要目的是为医疗机构提供重点病种 / 手术规范化诊疗组合完成情况（以下简称组合完成情况）全国年度基线数据。

一、概况

本章数据来源于 NCIS 国家单病种质量管理与控制平台。数据纳入标准：全国各级各类医疗机构上报至国家单病种质量管理与控制平台，出院日期在 2022 年 1 月 1 日至 2022 年 12 月 31 日的相关病种 / 手术出院患者信息，上报日期截至 2023 年 12 月 29 日。

2022 年纳入监测分析的 45 个病种：膝关节置换术（TKR）、乳腺癌（手术治疗）（BC）、儿童急性淋巴细胞白血病（初始诱导化疗）（ALL）、异位妊娠（手术治疗）（EP）、围手术期预防深静脉血栓栓塞（DVT）、胶质瘤（初发，手术治疗）（GLI）、中高危风险患者预防静脉血栓栓塞症（VTE）、住院精神疾病（HBIPS）、二尖瓣置换术（MVR）、发育性髋关节发育不良（手术治疗）（DDH）、急性脑梗死（首次住院）（AIS）、房间隔缺损手术（ASD）、慢性阻塞性肺疾病急性发作（住院）（AECOPD）、急性动脉瘤性蛛网膜下腔出血（初发，手术治疗）（aSAH）、惊厥性癫痫持续状态（CSE）、急性心肌梗死（ST 段抬高型，首次住院）（STEMI）、子宫肌瘤（手术治疗）（UM）、胃癌（手术治疗）（GC）、糖尿病肾病（DKD）、HBV 感染分娩母婴阻断、宫颈癌（手术治疗）（CC）、哮喘（儿童，住院）（CAC2）、哮喘（成人，急性发作，住院）（CAC）、房颤（AF）、室间隔缺损手术（VSD）、短暂性脑缺血发作（TIA）、髋关节置换术（THR）、脑出血（ICH）、甲状腺癌（手术治疗）（TC）、剖宫产（CS）、垂体腺瘤（初发，手术治疗）（PA）、社区获得性肺炎（儿童，首次住院）（CAP2）、帕金森病（PD）、围手术期预防感染（PIP）、结肠癌（手术治疗）（CoC）、脑膜瘤（初发，手术治疗）（MEN）、肺癌（手术治疗）（LC）、舌鳞状细胞癌（手术治疗）（TSCC）、甲状腺结节（手术治疗）（TN）、冠状动脉旁路移植术（CABG）、主动脉瓣置换术（AVR）、社区获得性肺炎（成人，首次住院）（CAP）、儿童急性早幼粒细胞白血病（初始化疗）（APL）、心力衰竭（HF）、严重脓毒症和脓毒症休克早期治疗（SEP）。

二、单病种 / 手术质量安全情况分析

（一）心力衰竭（HF）

2022 年 31 个省（自治区、直辖市）及兵团共纳入 2160 家医疗机构 304 707 例心力衰竭（HF）有效数据进行分析。

1. 2022 年心力衰竭（HF）9 项质量监测项完成情况

2022 年心力衰竭（HF）9 项质量监测项组合完成率为 55.05%（图 2–4–1–1）。

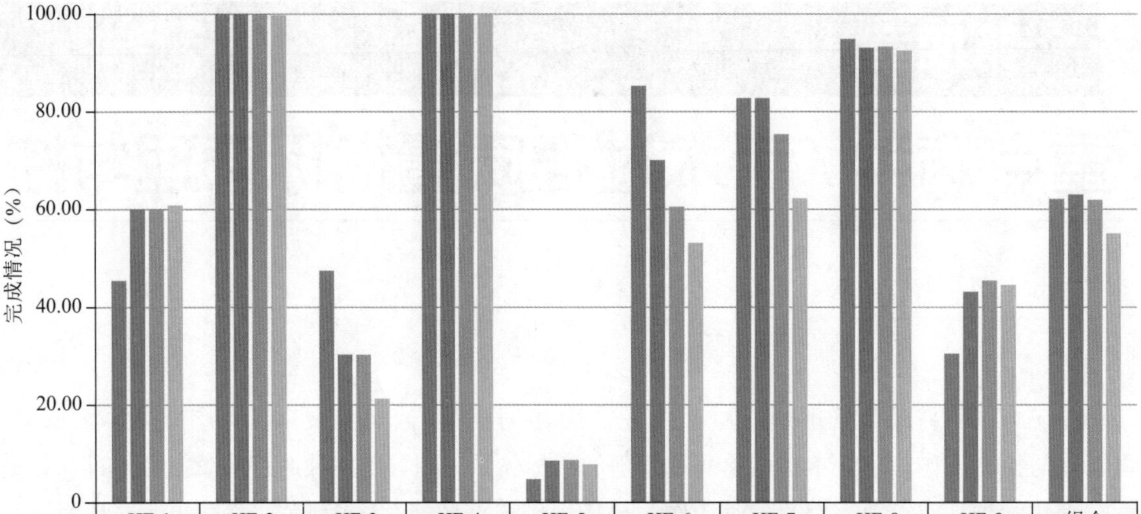

	HF-1 左心室射血分数与B型利钠肽检测实施情况★	HF-2 到达医院后使用利尿剂及钾剂（无禁忌证）	HF-3 使用ACEI/ARB（无禁忌证）★	HF-4 到达医院后使用β受体阻滞剂（无禁忌证）	HF-5 到达医院后使用醛固酮拮抗剂（无禁忌证）	HF-6 住院期间使用利尿剂+钾、ACEI/ARB、β受体阻滞剂、醛固酮拮抗剂（无禁忌证）★	HF-7 出院时带药利尿剂+钾、ACEI/ARB、β受体阻滞剂、醛固酮拮抗剂（无禁忌证）★	HF-8 医嘱离院	HF-9 住院期间为患者提供健康教育与出院时提供教育告知五要素	组合完成率
2019年8806例	45.36	100.00	47.41	99.98	4.66	85.21	82.71	94.87	30.42	62.09
2020年199 422例	59.89	99.98	30.20	100.00	8.53	70.06	82.71	93.07	43.12	62.98
2021年316 866例	59.97	99.88	30.16	100.00	8.67	60.48	75.36	93.31	45.42	61.89
2022年304 707例	60.76	99.68	21.18	100.00	7.79	53.11	62.2	92.52	44.52	55.05

注：ACEI，血管紧张素转化酶抑制剂；ARB，血管紧张素受体阻断剂。

图 2-4-1-1 2019—2022 年医疗机构心力衰竭（HF）9 项质量监测项完成情况

2. 2022 年各省（自治区、直辖市）心力衰竭（HF）9 项质量监测项完成情况

2022 年共有 14 个省（自治区、直辖市）心力衰竭（HF）9 项质量监测项完成率高于全国总体，分别是上海、北京、福建、贵州、四川、山西、广西、河北、云南、新疆、浙江、安徽、湖南、湖北（图 2–4–1–2）。

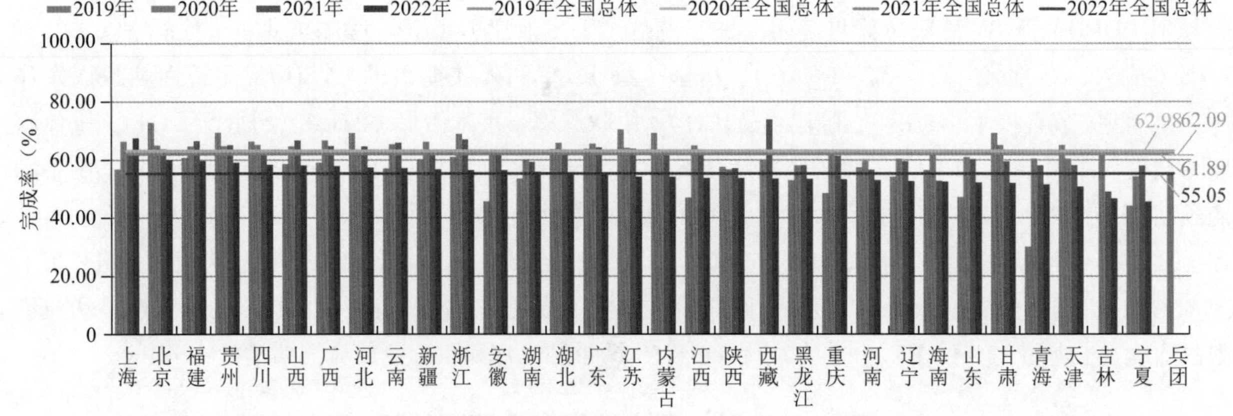

图 2-4-1-2 2019—2022 年各省（自治区、直辖市）心力衰竭（HF）9 项质量监测项完成率

（二）房颤（AF）

2022 年 31 个省（自治区、直辖市）及兵团共纳入 1843 家医疗机构 215 189 例房颤（AF）有效数据进行分析。

1. 2022 年房颤（AF）6 项质量监测项完成情况

2022 年房颤（AF）6 项质量监测项组合完成率为 66.40%（图 2-4-1-3）。

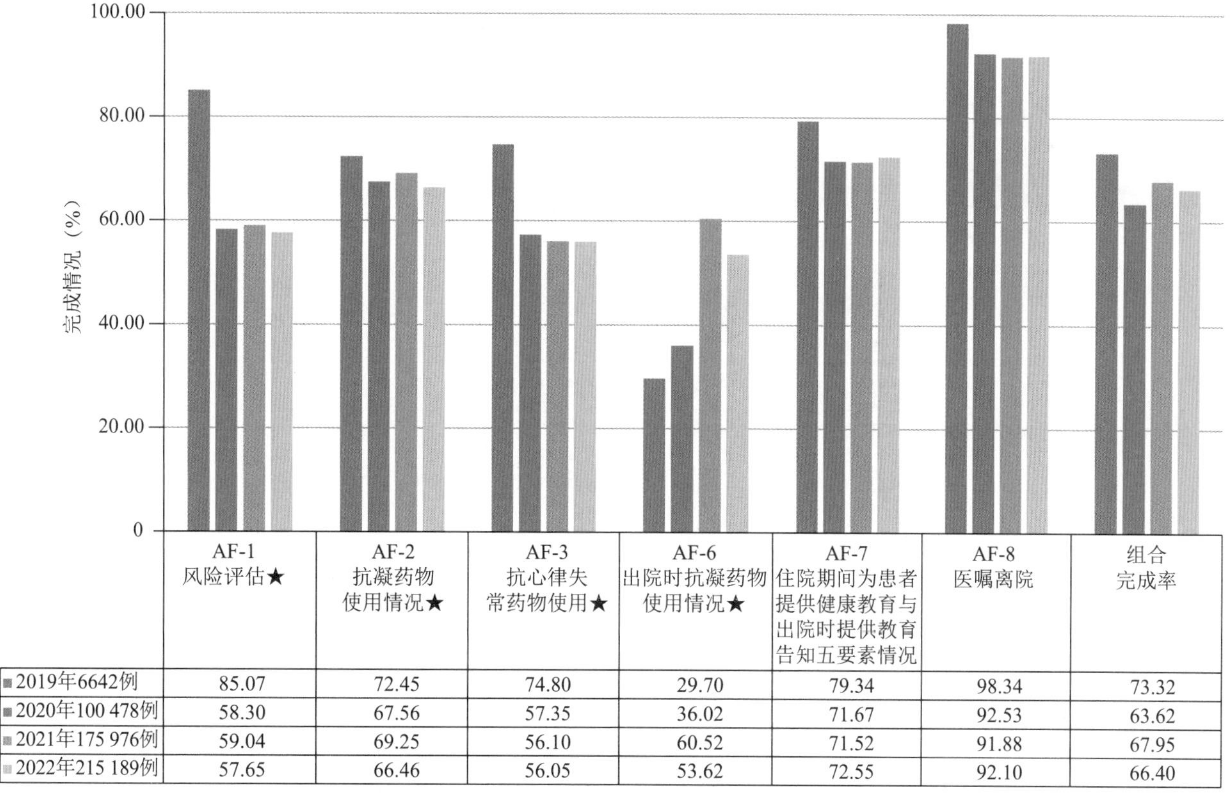

	AF-1 风险评估★	AF-2 抗凝药物使用情况★	AF-3 抗心律失常药物使用★	AF-6 出院时抗凝药物使用情况★	AF-7 住院期间为患者提供健康教育与出院时提供教育告知五要素情况	AF-8 医嘱离院	组合完成率
2019年6642例	85.07	72.45	74.80	29.70	79.34	98.34	73.32
2020年100 478例	58.30	67.56	57.35	36.02	71.67	92.53	63.62
2021年175 976例	59.04	69.25	56.10	60.52	71.52	91.88	67.95
2022年215 189例	57.65	66.46	56.05	53.62	72.55	92.10	66.40

图 2-4-1-3　2019—2022 年医疗机构房颤（AF）6 项质量监测项完成情况

2. 2022 年各省（自治区、直辖市）房颤（AF）6 项质量监测项完成情况

2022 年共有 12 个省（自治区、直辖市）房颤（AF）6 项质量监测项完成率高于全国总体，分别是北京、天津、福建、山西、新疆、浙江、江苏、广东、山东、安徽、贵州、海南（图 2-4-1-4）。

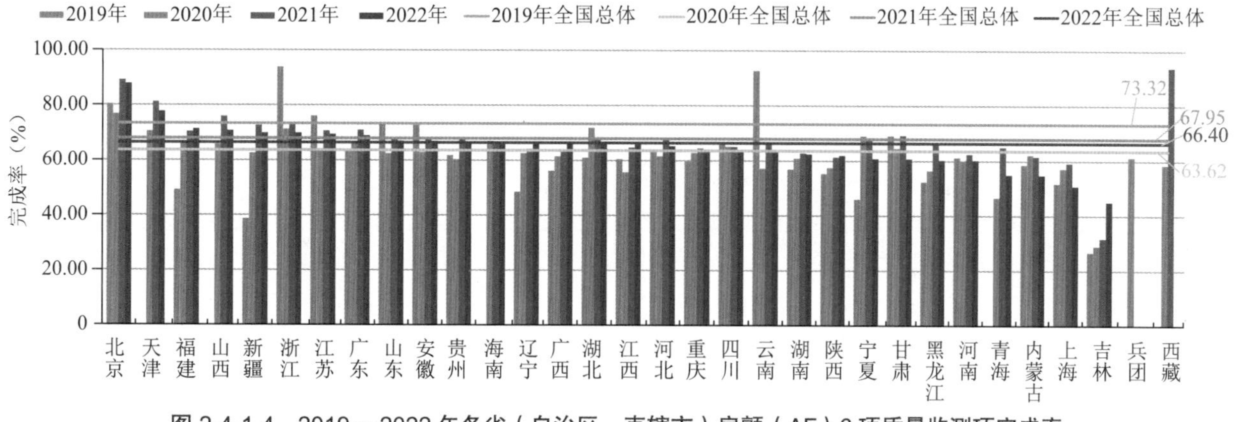

图 2-4-1-4　2019—2022 年各省（自治区、直辖市）房颤（AF）6 项质量监测项完成率

（三）房间隔缺损手术（ASD）

2022 年 31 个省（自治区、直辖市）共纳入 694 家医疗机构 42 669 例房间隔缺损手术（ASD）有效数据进行分析。

1. 2022 年房间隔缺损手术（ASD）12 项质量监测项完成情况

2022 年房间隔缺损手术（ASD）12 项质量监测项组合完成率为 47.04%（图 2-4-1-5）。

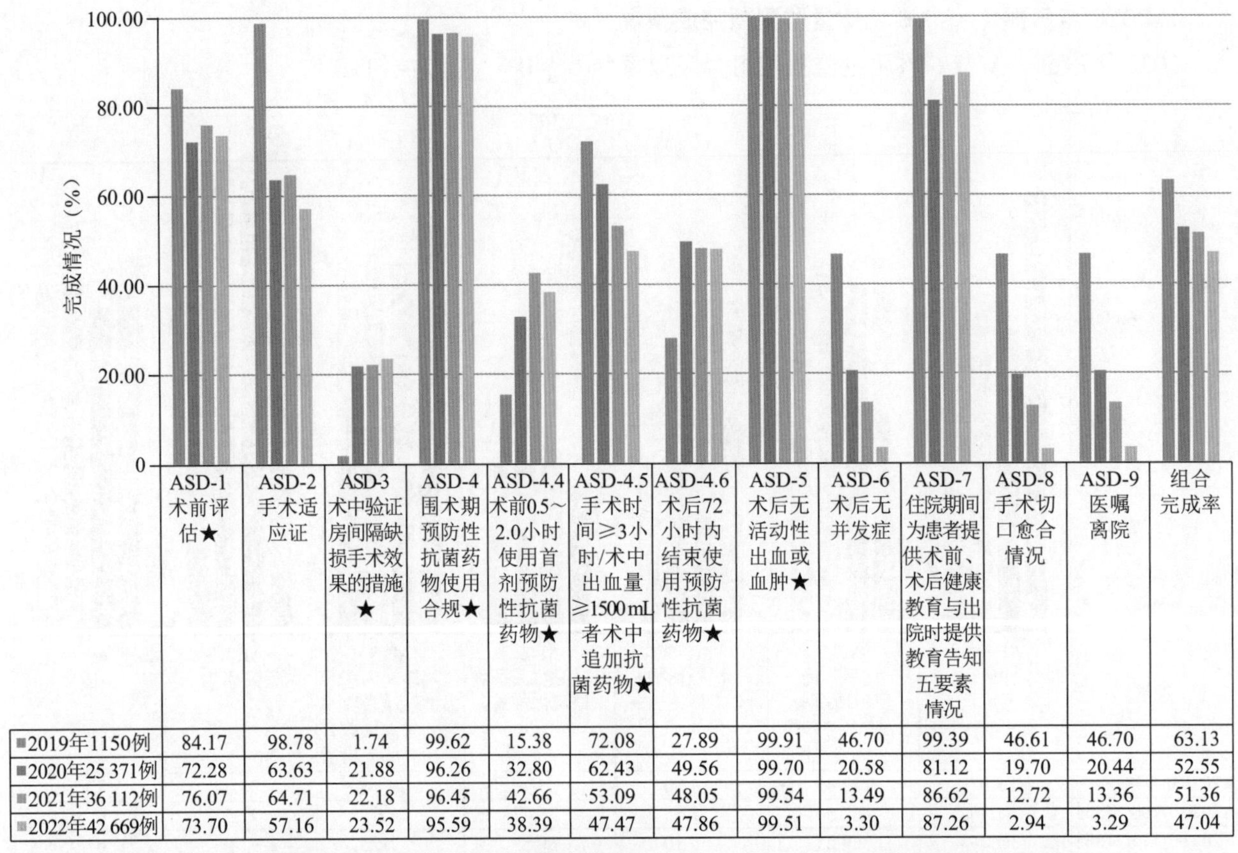

	ASD-1 术前评估★	ASD-2 手术适应证	ASD-3 术中验证房间隔缺损手术效果的措施★	ASD-4 围术期预防性抗菌药物使用合规★	ASD-4.4 术前0.5～2.0小时使用首剂预防性抗菌药物★	ASD-4.5 手术时间≥3小时/术中出血量≥1500 mL者术中追加抗菌药物★	ASD-4.6 术后72小时内结束使用预防性抗菌药物★	ASD-5 术后无活动性出血或血肿★	ASD-6 术后无并发症	ASD-7 住院期间为患者提供术前、术后健康教育与出院时提供教育告知五要素情况	ASD-8 手术切口愈合情况	ASD-9 医嘱离院	组合完成率
2019年1150例	84.17	98.78	1.74	99.62	15.38	72.08	27.89	99.91	46.70	99.39	46.61	46.70	63.13
2020年25 371例	72.28	63.63	21.88	96.26	32.80	62.43	49.56	99.70	20.58	81.12	19.70	20.44	52.55
2021年36 112例	76.07	64.71	22.18	96.45	42.66	53.09	48.05	99.54	13.49	86.62	12.72	13.36	51.36
2022年42 669例	73.70	57.16	23.52	95.59	38.39	47.47	47.86	99.51	3.30	87.26	2.94	3.29	47.04

图 2-4-1-5　2019—2022 年医疗机构房间隔缺损手术（ASD）12 项质量监测项完成情况

2. 2022 年各省（自治区、直辖市）房间隔缺损手术（ASD）12 项质量监测项完成情况

2022 年共有 15 个省（自治区、直辖市）房间隔缺损手术（ASD）12 项质量监测项完成率高于全国总体，分别是新疆、辽宁、浙江、江苏、江西、重庆、广东、海南、北京、福建、上海、湖北、安徽、山西、四川（图 2-4-1-6）。

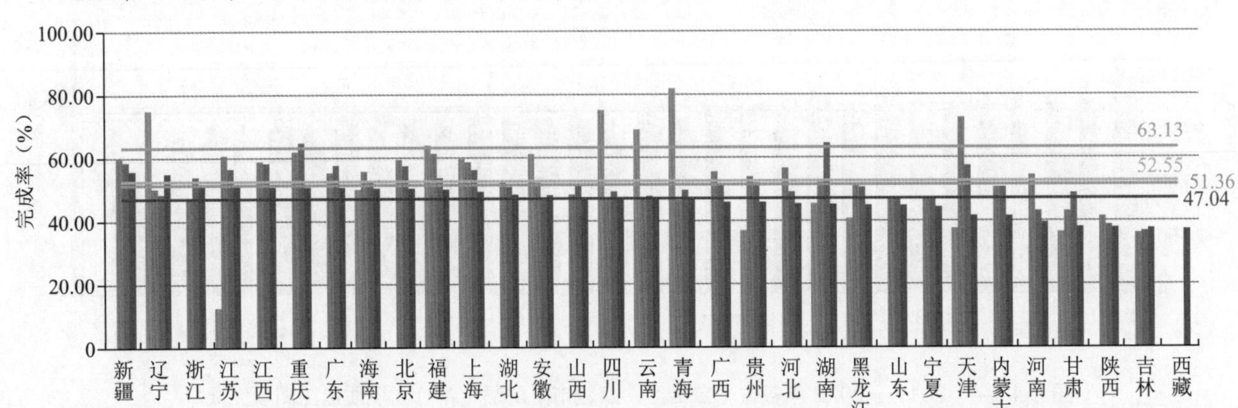

图 2-4-1-6　2019—2022 年各省（自治区、直辖市）房间隔缺损手术（ASD）12 项质量监测项完成率

（四）主动脉瓣置换术（AVR）

2022 年 30 个省（自治区、直辖市）共纳入 489 家医疗机构 20 653 例主动脉瓣置换术（AVR）有效数据进行分析。

1. 2022 年主动脉瓣置换术（AVR）14 项质量监测项完成情况

2022 年主动脉瓣置换术（AVR）14 项质量监测项组合完成率为 57.74%（图 2-4-1-7）。

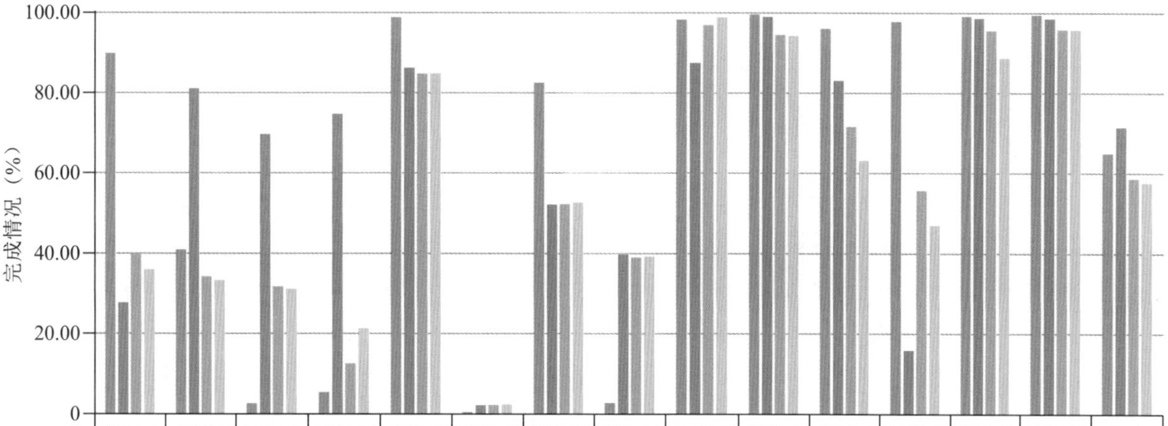

完成情况（%）

	AVR-1 术前评估★	AVR-2 手术明示适应证★	AVR-3 术中使用TEE超声验证主动脉瓣置换术效果的措施★	AVR-4.1 不使用预防性抗菌药物★	AVR-4.2 预防性抗菌药物种类选择合规★	AVR-4.3 首剂抗菌药物术前0.5～2.0小时使用★	AVR-4.4 手术时间是否≥3小时/术中出血量是否≥1500 mL者术中追加抗菌药物情况★	AVR-4.5 术后72小时内停止使用预防性抗菌药物★	AVR-5 术后无活动性出血或血肿与再手术情况	AVR-6 术后无并发症★	AVR-7 出院时华法林使用	AVR-8 住院期间为患者提供术前、术后健康教育与出院时提供教育告知五要素	AVR-9 手术切口甲级愈合	AVR-10 医嘱离院	组合完成率
2019年1141例	89.81	40.93	2.63	5.43	98.87	0.09	82.53	2.81	98.33	99.65	96.06	97.90	99.21	99.56	65.08
2020年52 638例	27.68	81.10	69.75	74.79	86.25	2.28	52.21	39.85	87.54	99.07	83.15	15.97	98.76	98.66	71.63
2021年21 104例	39.84	34.29	31.77	12.57	84.77	2.32	52.29	39.08	96.92	94.53	71.73	55.75	95.57	95.87	58.74
2022年20 653例	36.06	33.34	31.20	21.37	84.84	2.46	52.78	39.34	98.95	94.32	63.32	47.10	88.78	95.81	57.74

图 2-4-1-7　2019—2022 年医疗机构主动脉瓣置换术（AVR）14 项质量监测项完成情况

2. 2022 年各省（自治区、直辖市）主动脉瓣置换术（AVR）14 项质量监测项完成情况

2022 年共有 16 个省（自治区、直辖市）主动脉瓣置换术（AVR）14 项质量监测项完成率高于全国总体，分别是海南、湖北、北京、云南、天津、吉林、广东、广西、陕西、上海、江苏、贵州、甘肃、新疆、江西、河南（图 2-4-1-8）。

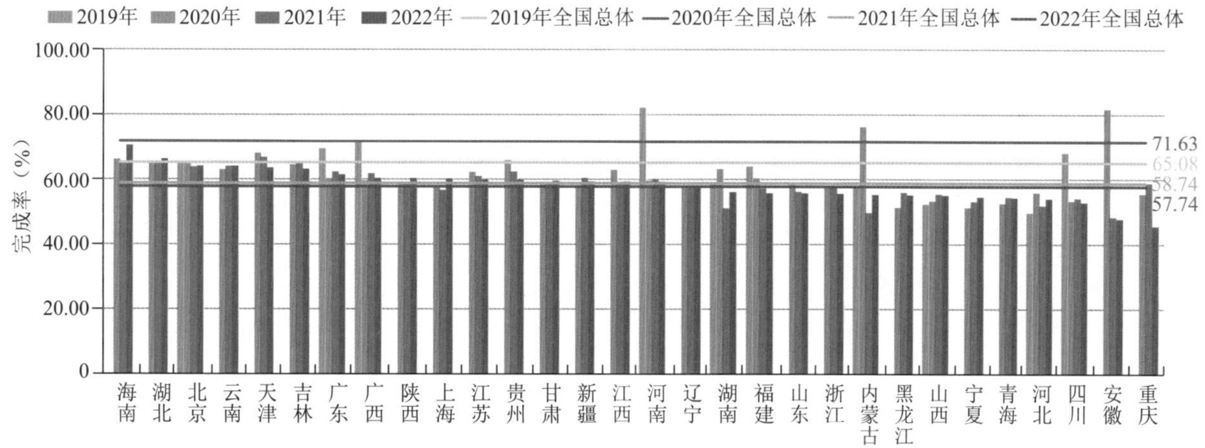

图 2-4-1-8　2019—2022 年各省（自治区、直辖市）主动脉瓣置换术（AVR）14 项质量监测项完成率

（五）冠状动脉旁路移植术（CABG）

2022 年 30 个省（自治区、直辖市）共纳入 459 家医疗机构 29 856 例冠状动脉旁路移植术（CABG）有效数据进行分析。

1. 2022 年冠状动脉旁路移植术（CABG）11 项质量监测项完成情况

2022 年冠状动脉旁路移植术（CABG）11 项质量监测项组合完成率为 71.44%（图 2-4-1-9）。

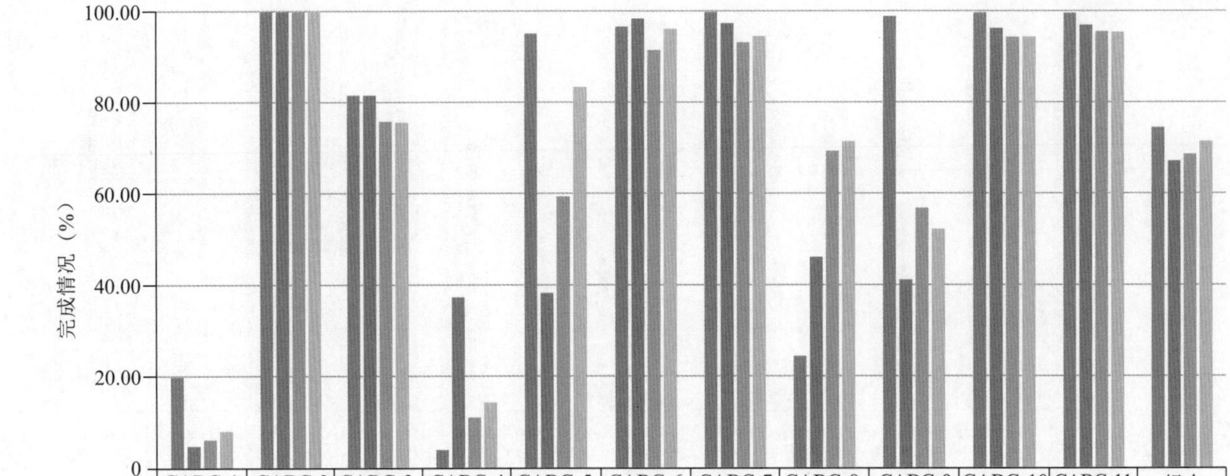

	CABG-1 术前评估（四项）	CABG-2 手术适应证与急症手术指征	CABG-3 首根血管桥材料选择为“左乳房内动脉”	CABG-4 围术期预防性抗菌药物使用情况	CABG-5 术后应用抗血小板药物情况	CABG-6 术后无活动性出血、血肿，再手术情况★	CABG-7 术后无并发症★	CABG-8 出院时阿司匹林、β受体阻滞剂、他汀类药物使用情况★	CABG-9 住院期间为患者提供术前、术后健康教育与出院时提供教育告知五要素情况	CABG-10 手术切口愈合情况	CABG-11 医嘱离院	组合完成率
2019年3408例	19.87	100.00	81.57	3.84	95.04	96.54	99.79	24.38	98.80	99.65	99.53	74.50
2020年27 937例	4.67	99.96	81.58	37.28	38.30	98.30	97.27	46.10	41.16	96.18	96.88	67.09
2021年33 864例	6.04	99.97	75.87	11.02	59.35	91.42	93.10	69.35	56.83	94.27	95.48	68.56
2022年29 856例	8.01	99.98	75.65	14.26	83.37	96.08	94.47	71.46	52.26	94.30	95.36	71.44

图 2-4-1-9　2019—2022 年医疗机构冠状动脉旁路移植术（CABG）11 项质量监测项完成情况

2. 2022 年各省（自治区、直辖市）冠状动脉旁路移植术（CABG）11 项质量监测项完成情况

2022 年共有 10 个省（自治区、直辖市）冠状动脉旁路移植术（CABG）11 项质量监测项完成率高于全国总体，分别是北京、吉林、山西、海南、江苏、浙江、山东、安徽、黑龙江、河北（图 2-4-1-10）。

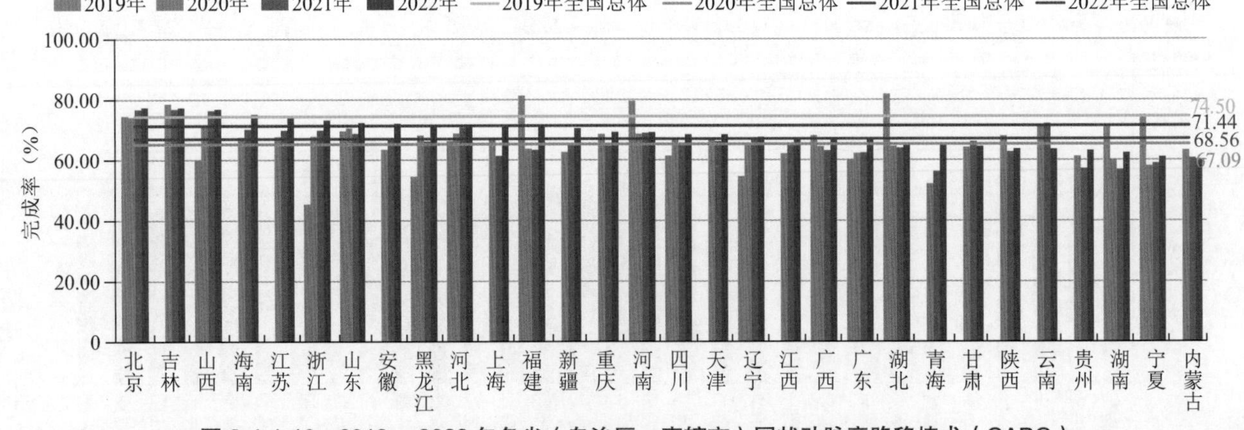

图 2-4-1-10　2019—2022 年各省（自治区、直辖市）冠状动脉旁路移植术（CABG）11 项质量监测项完成率

（六）二尖瓣置换术（MVR）

2022 年 30 个省（自治区、直辖市）及兵团共纳入 465 家医疗机构 20 261 例二尖瓣置换术（MVR）有效数据进行分析。

1. 2022 年二尖瓣置换术（MVR）10 项质量监测项完成情况

2022 年二尖瓣置换术（MVR）10 项质量监测项组合完成率为 79.12%（图 2-4-1-11）。

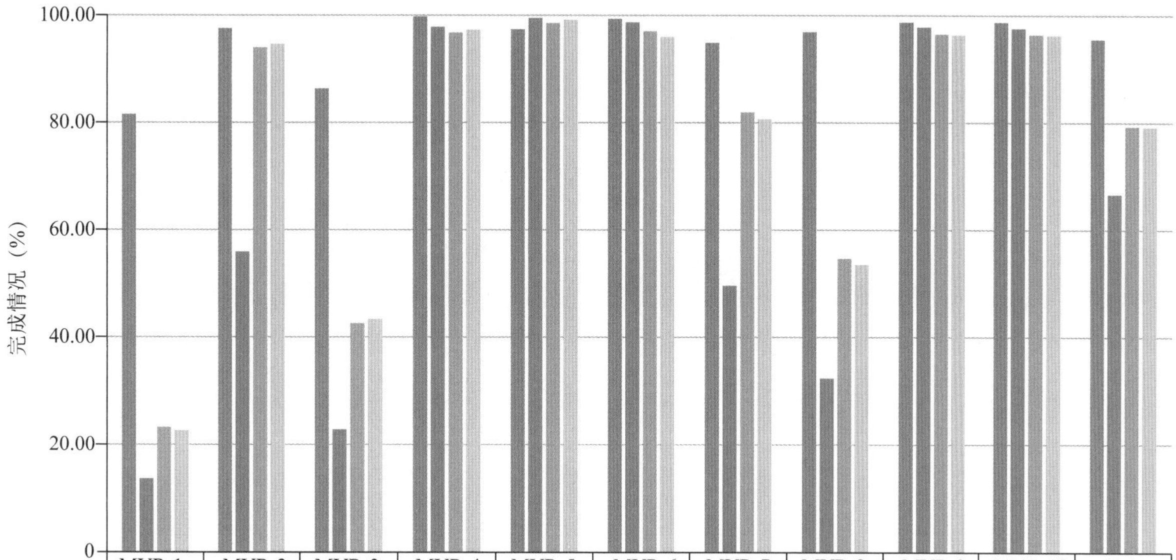

	MVR-1 术前评估★	MVR-2 手术明示适应证★	MVR-3 术中使用TEE超声验证二尖瓣置换术效果的措施★	MVR-4 预防抗菌药物应用合规★	MVR-5 术后无活动性出血或血肿与再手术情况★	MVR-6 术后无并发症★	MVR-7 出院时华法林使用★	MVR-8 住院期间为患者提供术前、术后健康教育与出院时提供教育告知五要素	MVR-9 手术切口甲级愈合	MVR-10 医嘱离院	组合完成率
2019年1135例	81.50	97.53	86.26	99.72	97.36	99.30	94.80	96.83	98.68	98.68	95.44
2020年29 462例	13.58	55.89	22.79	97.82	99.47	98.68	49.58	32.30	97.77	97.55	66.54
2021年23 693例	23.21	93.93	42.50	96.69	98.51	96.95	81.86	54.63	96.41	96.31	79.25
2022年20 261例	22.60	94.57	43.31	97.30	99.11	95.91	80.61	53.50	96.26	96.16	79.12

纵轴：完成情况（%）

图 2-4-1-11　2019—2022 年医疗机构二尖瓣置换术（MVR）10 项质量监测项完成情况

2. 2022 年各省（自治区、直辖市）二尖瓣置换术（MVR）10 项质量监测项完成情况

2022 年共有 12 个省（自治区、直辖市）二尖瓣置换术（MVR）10 项质量监测项完成率高于全国总体，分别是北京、湖北、云南、海南、天津、浙江、山西、广东、陕西、广西、江苏、吉林（图 2-4-1-12）。

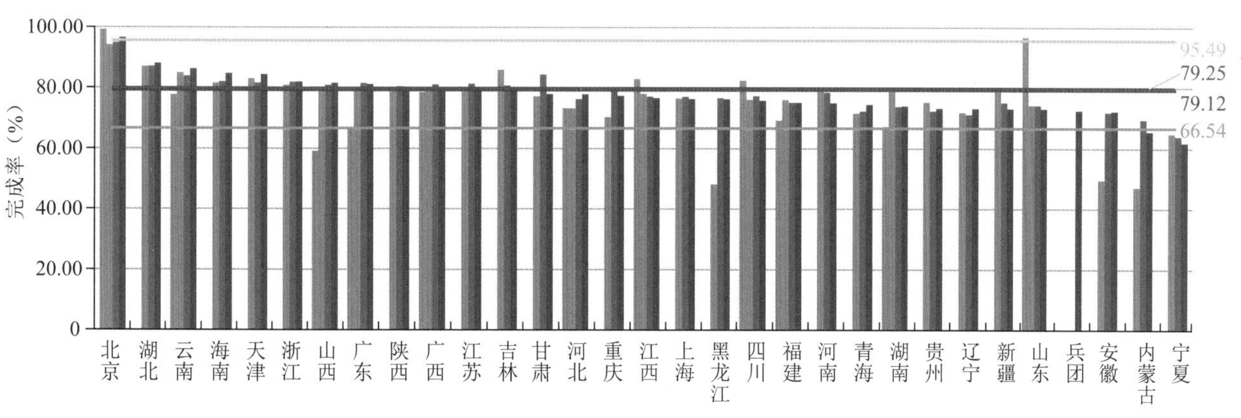

图 2-4-1-12　2019—2022 年各省（自治区、直辖市）二尖瓣置换术（MVR）10 项质量监测项完成率

（七）急性心肌梗死（ST 段抬高型，首次住院）（STEMI）

2022 年 31 个省（自治区、直辖市）及兵团共纳入 1980 家医疗机构 129 179 例急性心肌梗死（ST 段抬高型，首次住院）（STEMI）有效数据进行分析。

1. 2022 年急性心肌梗死（ST 段抬高型，首次住院）（STEMI）10 项质量监测项完成情况

2022 年急性心肌梗死（ST 段抬高型，首次住院）（STEMI）10 项质量监测项组合完成率为 62.86%（图 2-4-1-13）。

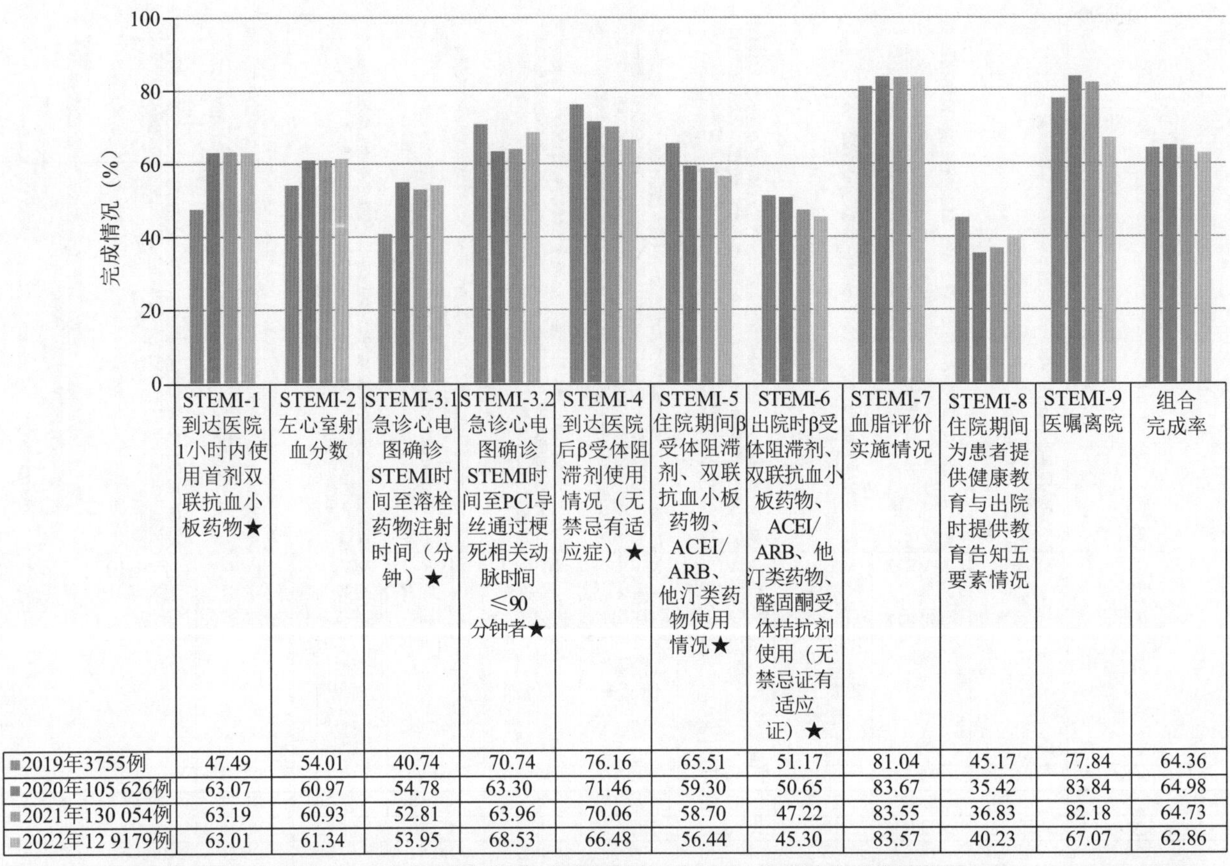

	STEMI-1 到达医院1小时内使用首剂双联抗血小板药物★	STEMI-2 左心室射血分数	STEMI-3.1 急诊心电图确诊STEMI时间至溶栓药物注射时间（分钟）★	STEMI-3.2 急诊心电图确诊STEMI时间至PCI导丝通过梗死相关动脉时间≤90分钟者★	STEMI-4 到达医院后β受体阻滞剂使用情况（无禁忌有适应症）★	STEMI-5 住院期间β受体阻滞剂、双联抗血小板药物、ACEI/ARB、他汀类药物使用情况★	STEMI-6 出院时β受体阻滞剂、双联抗血小板药物、ACEI/ARB、他汀类药物、醛固酮受体拮抗剂使用（无禁忌证有适应证）★	STEMI-7 血脂评价实施情况	STEMI-8 住院期间为患者提供健康教育与出院时提供教育告知五要素情况	STEMI-9 医嘱离院	组合完成率
2019年3755例	47.49	54.01	40.74	70.74	76.16	65.51	51.17	81.04	45.17	77.84	64.36
2020年105 626例	63.07	60.97	54.78	63.30	71.46	59.30	50.65	83.67	35.42	83.84	64.98
2021年130 054例	63.19	60.93	52.81	63.96	70.06	58.70	47.22	83.55	36.83	82.18	64.73
2022年12 9179例	63.01	61.34	53.95	68.53	66.48	56.44	45.30	83.57	40.23	67.07	62.86

注：PCI，经皮冠状动脉介入治疗；ACEI，血管紧张素转化酶抑制剂；ARB，血管紧张素受体阻断剂。

图 2-4-1-13 2019—2022 年医疗机构急性心肌梗死（ST 段抬高型，首次住院）（STEMI）10 项质量监测项完成情况

2. 2022 年各省（自治区、直辖市）急性心肌梗死（ST 段抬高型，首次住院）（STEMI）10 项质量监测项完成情况

2022 年共有 12 个省（自治区、直辖市）急性心肌梗死（ST 段抬高型，首次住院）（STEMI）10 项质量监测项完成率高于全国总体，分别是北京、福建、广东、云南、广西、浙江、湖北、安徽、河北、新疆、山东、天津（图 2-4-1-14）。

2019年 2020年 2021年 2022年 2019年全国总体 2020年全国总体 2021年全国总体 2022年全国总体

完成率（%）

100.00 80.00 60.00 40.00 20.00 0

64.98 64.73 64.36 62.86

北京 福建 广东 云南 广西 浙江 湖北 安徽 河北 新疆 山东 天津 四川 海南 江苏 陕西 贵州 辽宁 江西 山西 吉林 重庆 内蒙古 湖南 青海 黑龙江 河南 甘肃 宁夏 上海 兵团 西藏

图 2-4-1-14 2019—2022 年各省（自治区、直辖市）急性心肌梗死（ST 段抬高型，首次住院）（STEMI）10 项质量监测项完成率

（八）室间隔缺损手术（VSD）

2022 年 31 个省（自治区、直辖市）共纳入 393 家医疗机构 11 691 例室间隔缺损手术（VSD）有效数据进行分析。

1. 2022 年室间隔缺损手术（VSD）9 项质量监测项完成情况

2022 年室间隔缺损手术（VSD）9 项质量监测项组合完成率为 43.46%（图 2-4-1-15）。

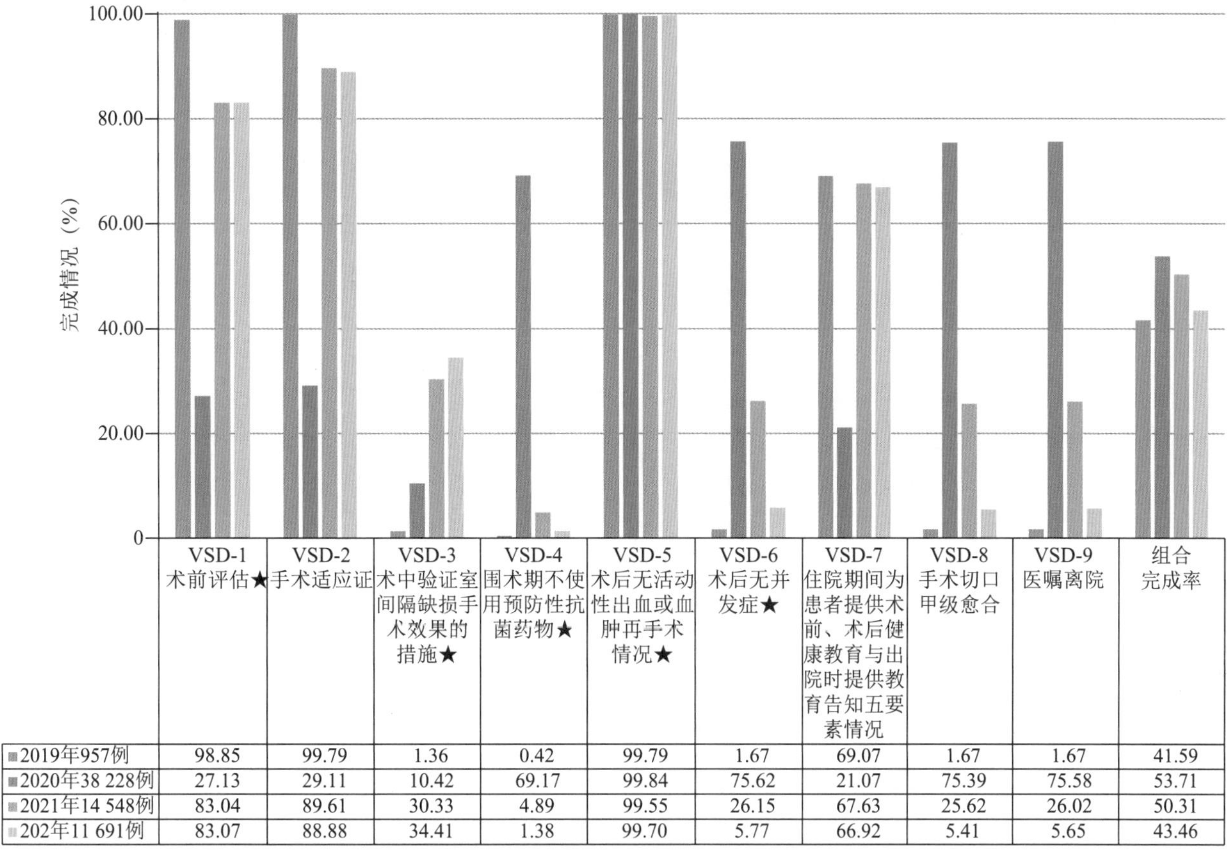

	VSD-1 术前评估★	VSD-2 手术适应证	VSD-3 术中验证室间隔缺损手术效果的措施★	VSD-4 围术期不使用预防性抗菌药物★	VSD-5 术后无活动性出血或血肿再手术情况★	VSD-6 术后无并发症★	VSD-7 住院期间为患者提供术前、术后健康教育与出院时提供教育告知五要素情况	VSD-8 手术切口甲级愈合	VSD-9 医嘱离院	组合完成率
2019年957例	98.85	99.79	1.36	0.42	99.79	1.67	69.07	1.67	1.67	41.59
2020年38 228例	27.13	29.11	10.42	69.17	99.84	75.62	21.07	75.39	75.58	53.71
2021年14 548例	83.04	89.61	30.33	4.89	99.55	26.15	67.63	25.62	26.02	50.31
202年11 691例	83.07	88.88	34.41	1.38	99.70	5.77	66.92	5.41	5.65	43.46

图 2-4-1-15　2019—2022 年医疗机构室间隔缺损手术（VSD）9 项质量监测项完成情况

2. 2022 年各省（自治区、直辖市）室间隔缺损手术（VSD）9 项质量监测项完成情况

2022 年共有 14 个省（自治区、直辖市）室间隔缺损手术（VSD）9 项质量监测项完成率高于全国总体，分别是重庆、浙江、青海、海南、江苏、新疆、广东、江西、广西、福建、北京、湖北、天津、湖南（图 2-4-1-16）。

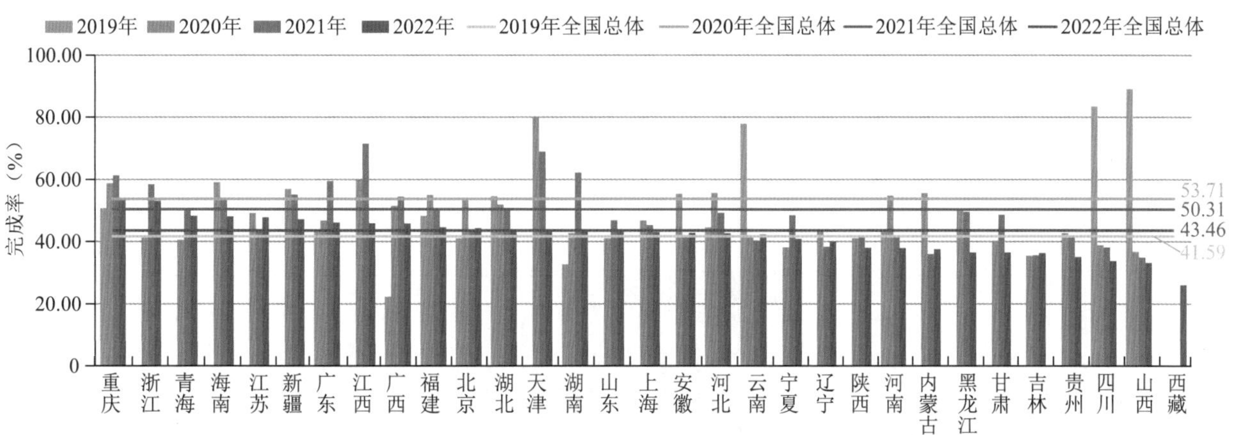

图 2-4-1-16　2019—2022 年各省（自治区、直辖市）室间隔缺损手术（VSD）9 项质量监测项完成率

（九）慢性阻塞性肺疾病急性发作（住院）（AECOPD）

2022 年 31 个省（自治区、直辖市）及兵团共纳入 2580 家医疗机构 636 899 例慢性阻塞性肺疾病急性发作（住院）（AECOPD）有效数据进行分析。

1. 2022 年慢性阻塞性肺疾病急性发作（住院）（AECOPD）10 项质量监测项完成情况

2022 年慢性阻塞性肺疾病急性发作（住院）（AECOPD）10 项质量监测项组合完成率为 76.16%（图 2-4-1-17）。

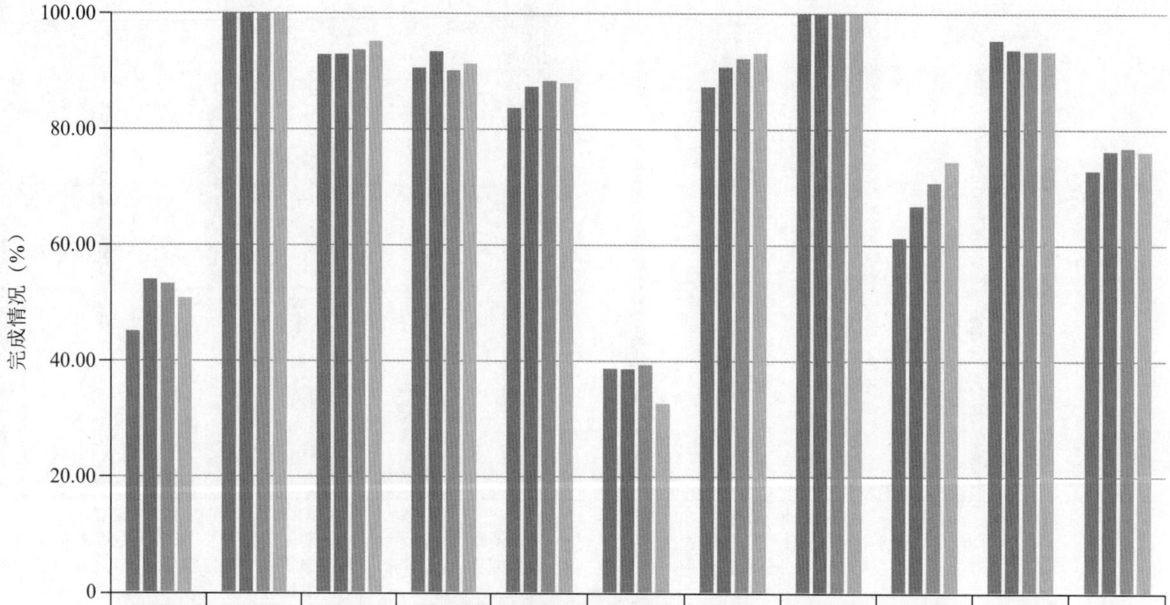

	AECOPD-1 患者入院病情评估★	AECOPD-2 危重患者收住ICU符合指征	AECOPD-3 氧疗使用合规	AECOPD-4 抗菌药物使用合规★	AECOPD-5.1 支气管舒张剂、吸入糖皮质激素使用合规★	AECOPD-5.2 全身糖皮质激素使用合规★	AECOPD-6 合并症处理情况	AECOPD-7 危重患者使用无创或有创机械通气治疗情况★	AECOPD-8 住院期间为患者提供健康教育与出院时提供教育告知五要素情况	AECOPD-9 医嘱离院	组合完成率
2019年24718例	45.06	100.00	92.80	90.51	83.63	38.65	87.30	100.00	61.25	95.35	72.87
2020年523 048例	54.02	100.00	92.87	93.33	87.26	38.58	90.70	99.89	66.74	93.72	76.30
2021年686 572例	53.31	100.00	93.63	90.07	88.29	39.28	92.16	99.90	70.75	93.43	76.84
2022年636 899例	50.84	100.00	95.09	91.21	87.88	32.63	93.11	99.90	74.38	93.39	76.16

图 2-4-1-17　2019—2022 年医疗机构慢性阻塞性肺疾病急性发作（住院）（AECOPD）10 项质量监测项完成情况

2. 2022 年各省（自治区、直辖市）慢性阻塞性肺疾病急性发作（住院）（AECOPD）10 项质量监测项完成情况

2022 年共有 12 个省（自治区、直辖市）慢性阻塞性肺疾病急性发作（住院）（AECOPD）10 项质量监测项完成率高于全国总体，分别是福建、江苏、天津、重庆、广西、浙江、云南、湖北、广东、安徽、山东、河北（图 2-4-1-18）。

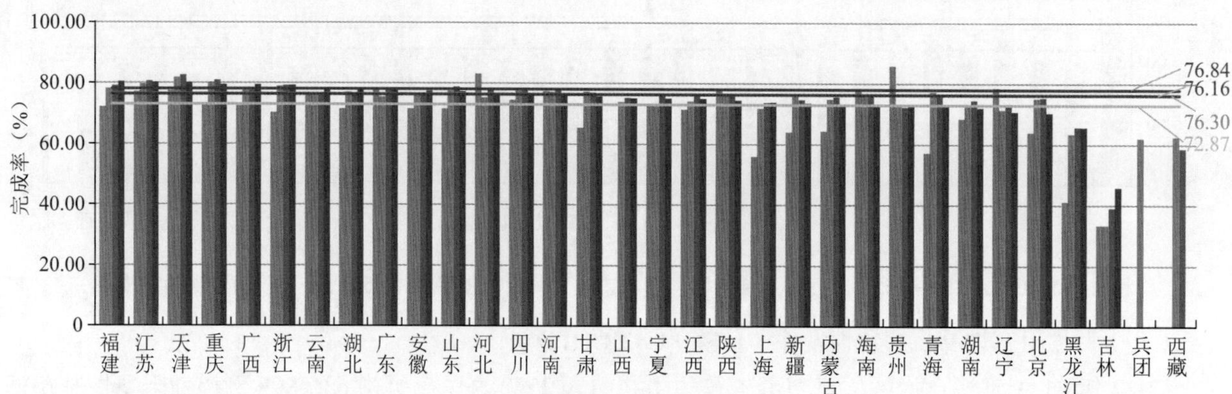

图 2-4-1-18　2019—2022 年各省（自治区、直辖市）慢性阻塞性肺疾病急性发作（住院）（AECOPD）10 项质量监测项完成率

（十）哮喘（成人，急性发作，住院）（CAC）

2022 年 31 个省（自治区、直辖市）及兵团共纳入 2136 家医疗机构 71 635 例哮喘（成人，急性发作，住院）（CAC）有效数据进行分析。

1. 2022 年哮喘（成人，急性发作，住院）（CAC）12 项质量监测项完成情况

2022 年哮喘（成人，急性发作，住院）（CAC）12 项质量监测项组合完成率为 69.77%（图 2-4-1-19）。

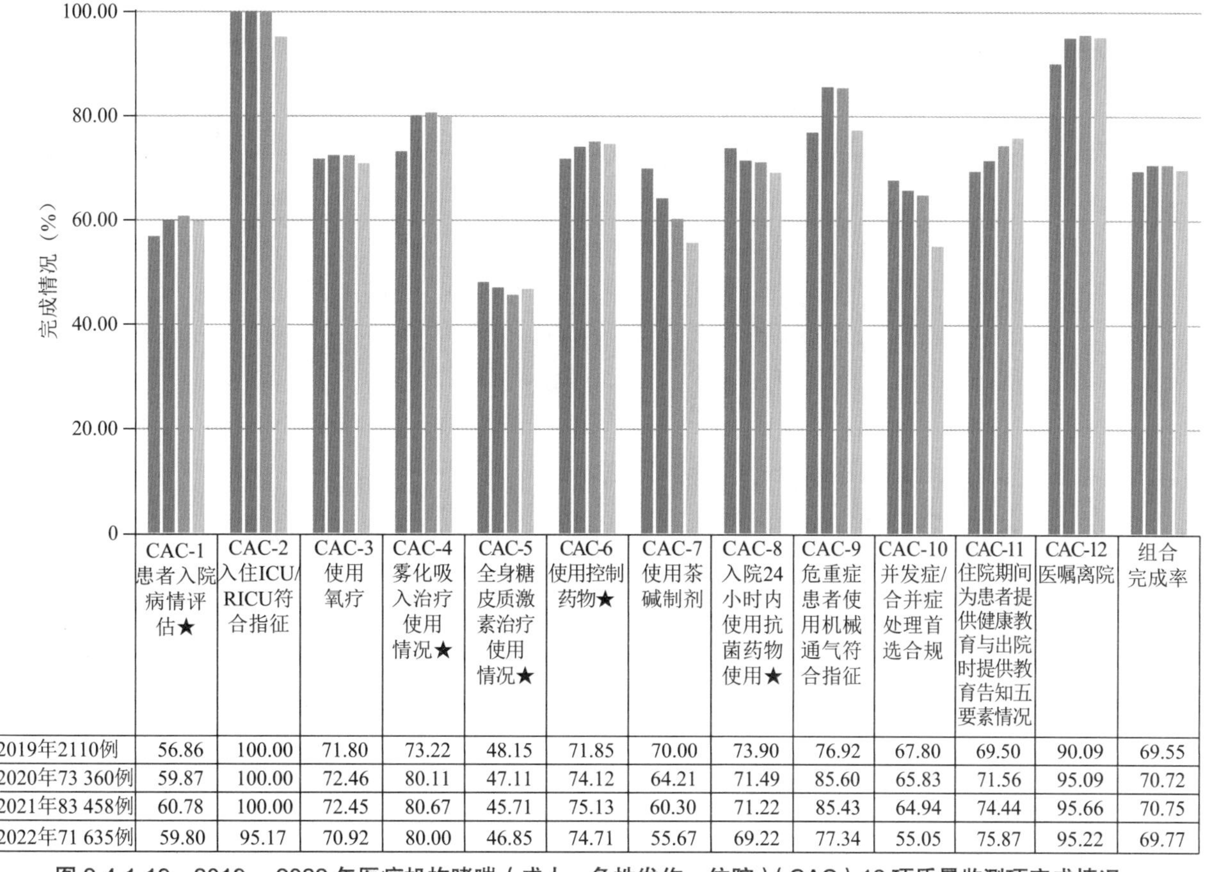

	CAC-1 患者入院病情评估★	CAC-2 入住ICU/RICU符合指征	CAC-3 使用氧疗	CAC-4 雾化吸入治疗使用情况★	CAC-5 全身糖皮质激素治疗使用情况★	CAC-6 使用控制药物★	CAC-7 使用茶碱制剂	CAC-8 入院24小时内使用抗菌药物使用★	CAC-9 危重症患者使用机械通气符合指征	CAC-10 并发症/合并症处理首选合规	CAC-11 住院期间为患者提供健康教育与出院时提供教育告知五要素情况	CAC-12 医嘱离院	组合完成率
2019年2110例	56.86	100.00	71.80	73.22	48.15	71.85	70.00	73.90	76.92	67.80	69.50	90.09	69.55
2020年73 360例	59.87	100.00	72.46	80.11	47.11	74.12	64.21	71.49	85.60	65.83	71.56	95.09	70.72
2021年83 458例	60.78	100.00	72.45	80.67	45.71	75.13	60.30	71.22	85.43	64.94	74.44	95.66	70.75
2022年71 635例	59.80	95.17	70.92	80.00	46.85	74.71	55.67	69.22	77.34	55.05	75.87	95.22	69.77

图 2-4-1-19　2019—2022 年医疗机构哮喘（成人，急性发作，住院）（CAC）12 项质量监测项完成情况

2. 2022 年各省（自治区、直辖市）哮喘（成人，急性发作，住院）（CAC）12 项质量监测项完成情况

2022 年共有 12 个省（自治区、直辖市）哮喘（成人，急性发作，住院）（CAC）12 项质量监测项完成率高于全国总体，分别是天津、福建、广西、浙江、江苏、湖北、云南、四川、宁夏、海南、山东、广东（图 2-4-1-20）。

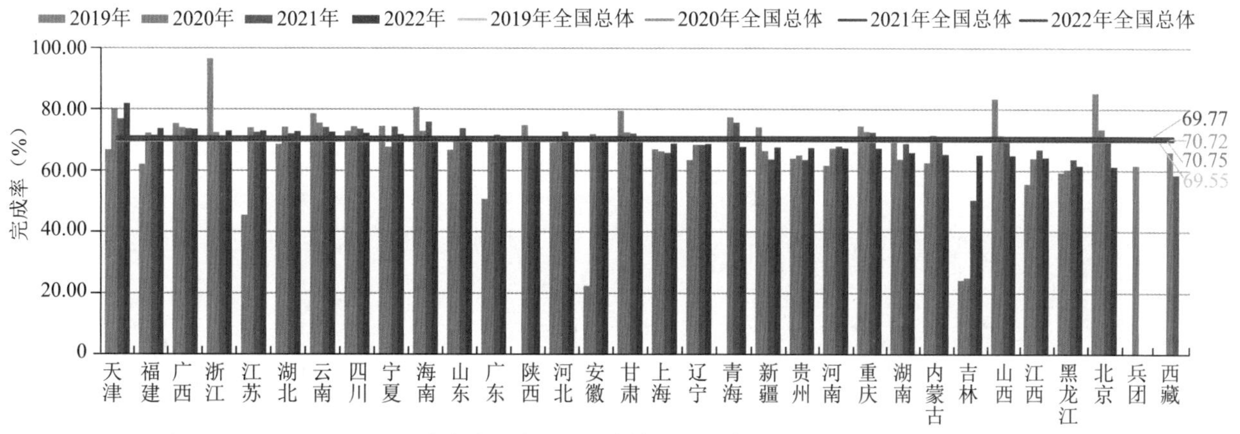

图 2-4-1-20　2019—2022 年各省（自治区、直辖市）哮喘（成人，急性发作，住院）（CAC）12 项质量监测项完成率

（十一）社区获得性肺炎（儿童，首次住院）（CAP2）

2022年31个省（自治区、直辖市）及兵团共纳入2618家医疗机构794 104例社区获得性肺炎（儿童，首次住院）（CAP2）有效数据进行分析。

1. 2022年社区获得性肺炎（儿童，首次住院）（CAP2）9项质量监测项完成情况

2022年社区获得性肺炎（儿童，首次住院）（CAP2）9项质量监测项组合完成率为66.47%（图2-4-1-21）。

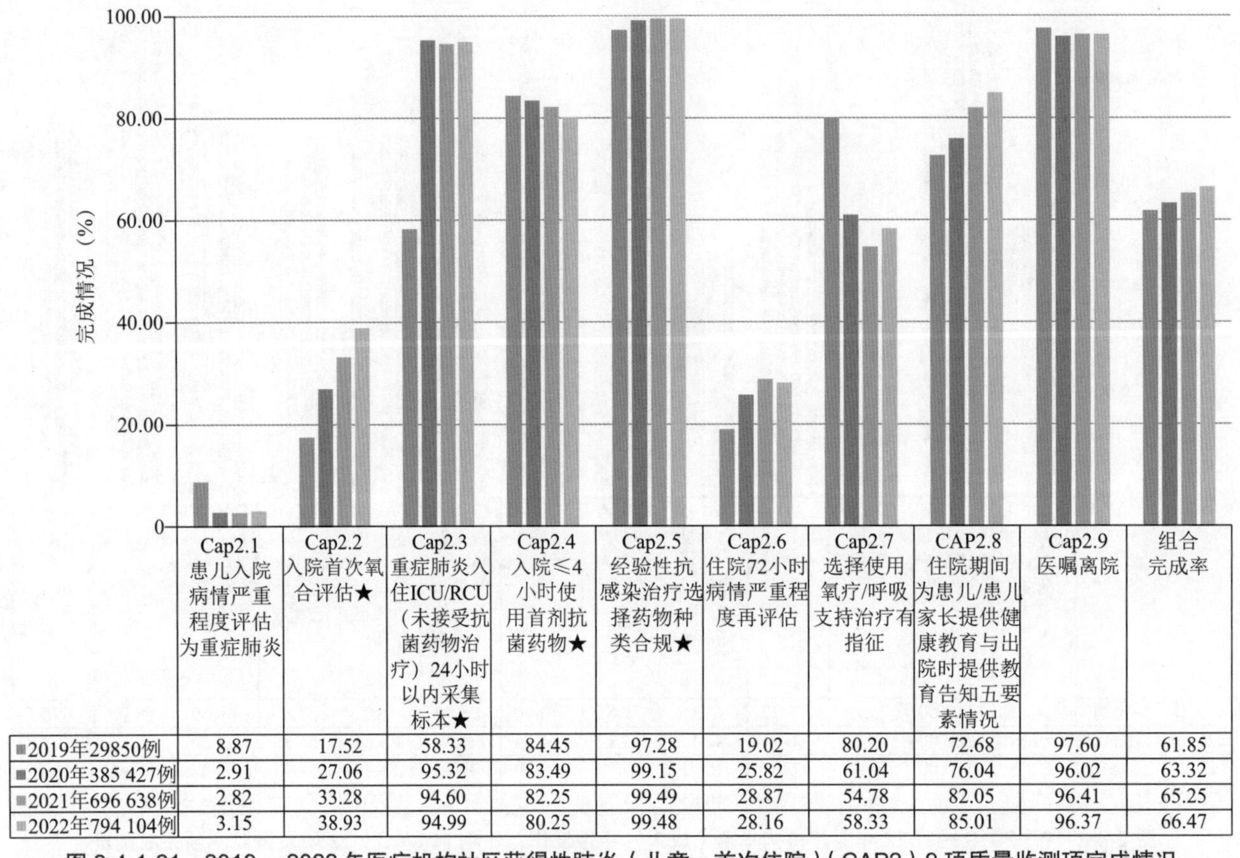

	Cap2.1 患儿入院病情严重程度评估为重症肺炎	Cap2.2 入院首次氧合评估★	Cap2.3 重症肺炎入住ICU/RCU（未接受抗菌药物治疗）24小时以内采集标本★	Cap2.4 入院≤4小时使用首剂抗菌药物★	Cap2.5 经验性抗感染治疗选择药物种类合规★	Cap2.6 住院72小时病情严重程度再评估	Cap2.7 选择使用氧疗/呼吸支持治疗有指征	CAP2.8 住院期间为患儿/患儿家长提供健康教育与出院时提供教育告知五要素情况	Cap2.9 医嘱离院	组合完成率
2019年29850例	8.87	17.52	58.33	84.45	97.28	19.02	80.20	72.68	97.60	61.85
2020年385 427例	2.91	27.06	95.32	83.49	99.15	25.82	61.04	76.04	96.02	63.32
2021年696 638例	2.82	33.28	94.60	82.25	99.49	28.87	54.78	82.05	96.41	65.25
2022年794 104例	3.15	38.93	94.99	80.25	99.48	28.16	58.33	85.01	96.37	66.47

图2-4-1-21　2019—2022年医疗机构社区获得性肺炎（儿童，首次住院）（CAP2）9项质量监测项完成情况

2. 2022年各省（自治区、直辖市）社区获得性肺炎（儿童，首次住院）（CAP2）9项质量监测项完成情况

2022年共有8个省（自治区、直辖市）社区获得性肺炎（儿童，首次住院）（CAP2）9项质量监测项完成率高于全国总体，分别是天津、上海、云南、浙江、北京、福建、广西、湖北（图2-4-1-22）。

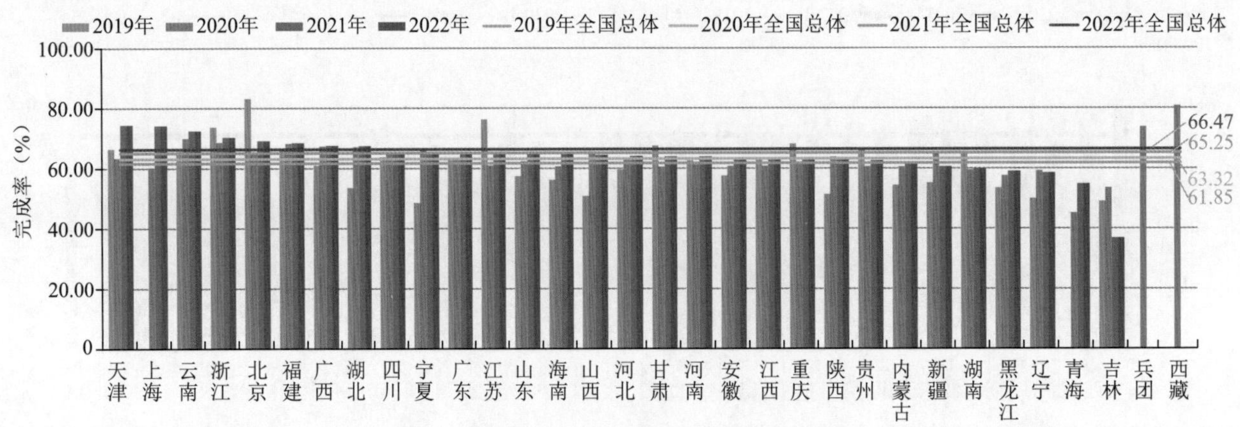

图2-4-1-22　2019—2022年各省（自治区、直辖市）社区获得性肺炎（儿童，首次住院）（CAP2）9项质量监测项完成率

（十二）社区获得性肺炎（成人，首次住院）（CAP）

2022 年 31 个省（自治区、直辖市）及兵团共纳入 2571 家医疗机构 608 924 例社区获得性肺炎（成人，首次住院）（CAP）有效数据进行分析。

1. 2022 年社区获得性肺炎（成人，首次住院）（CAP）9 项质量监测项完成情况

2022 年社区获得性肺炎（成人，首次住院）（CAP）9 项质量监测项组合完成率为 71.91%（图 2-4-1-23）。

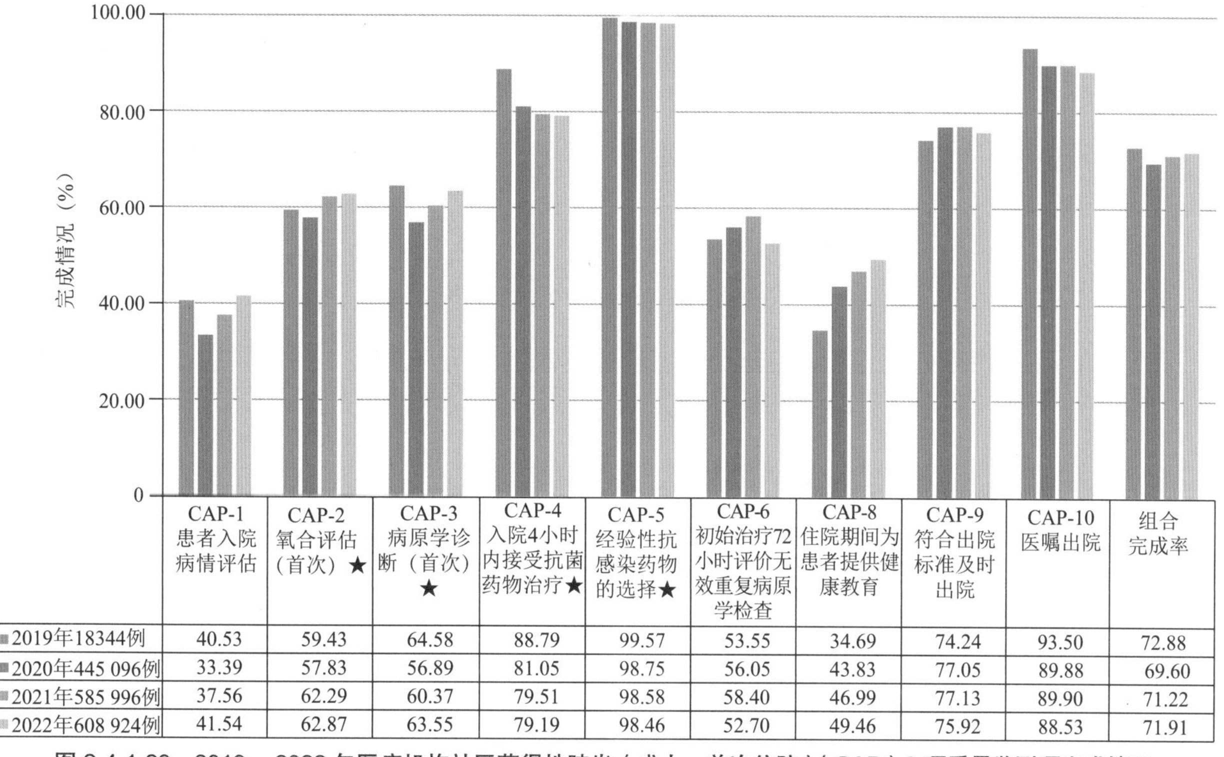

	CAP-1 患者入院病情评估	CAP-2 氧合评估（首次）★	CAP-3 病原学诊断（首次）★	CAP-4 入院4小时内接受抗菌药物治疗★	CAP-5 经验性抗感染药物的选择★	CAP-6 初始治疗72小时评价无效重复病原学检查	CAP-8 住院期间为患者提供健康教育	CAP-9 符合出院标准及时出院	CAP-10 医嘱出院	组合完成率
2019年18344例	40.53	59.43	64.58	88.79	99.57	53.55	34.69	74.24	93.50	72.88
2020年445 096例	33.39	57.83	56.89	81.05	98.75	56.05	43.83	77.05	89.88	69.60
2021年585 996例	37.56	62.29	60.37	79.51	98.58	58.40	46.99	77.13	89.90	71.22
2022年608 924例	41.54	62.87	63.55	79.19	98.46	52.70	49.46	75.92	88.53	71.91

图 2-4-1-23　2019—2022 年医疗机构社区获得性肺炎（成人，首次住院）（CAP）9 项质量监测项完成情况

2. 2022 年各省（自治区、直辖市）社区获得性肺炎（成人，首次住院）（CAP）9 项质量监测项完成情况

2022 年共有 11 个省（自治区、直辖市）社区获得性肺炎（成人，首次住院）（CAP）9 项质量监测项完成率高于全国总体，分别是浙江、江苏、天津、湖北、福建、宁夏、广东、四川、重庆、广西、云南（图 2-4-1-24）。

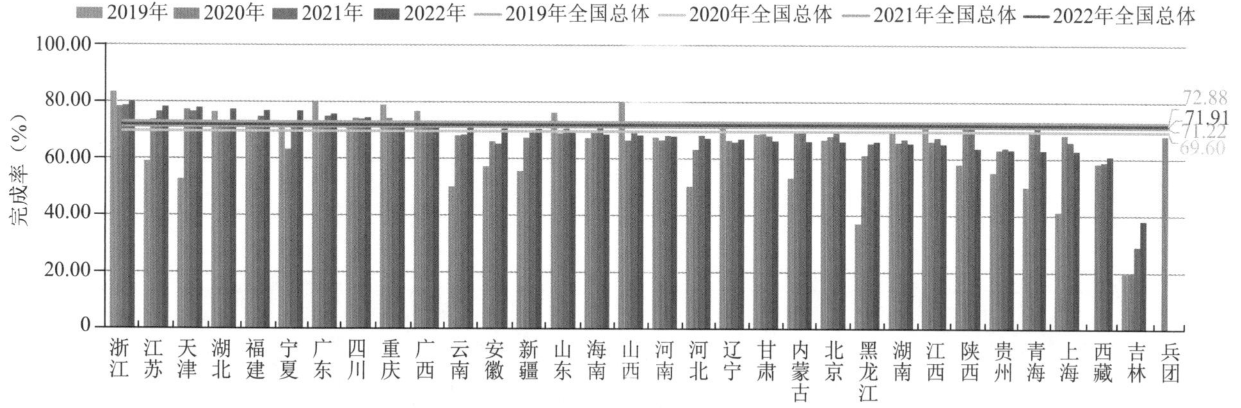

图 2-4-1-24　2019—2022 年各省（自治区、直辖市）社区获得性肺炎（成人，首次住院）（CAP）9 项质量监测项完成率

（十三）急性动脉瘤性蛛网膜下腔出血（初发，手术治疗）（aSAH）

2022 年 30 个省（自治区、直辖市）及兵团共纳入 934 家医疗机构 10 148 例急性动脉瘤性蛛网膜下腔出血（初发，手术治疗）（aSAH）有效数据进行分析。

1. 2022 年急性动脉瘤性蛛网膜下腔出血（初发，手术治疗）（aSAH）14 项质量监测项完成情况

2022 年急性动脉瘤性蛛网膜下腔出血（初发，手术治疗）（aSAH）14 项质量监测项组合完成率为 52.16%（图 2-4-1-25）。

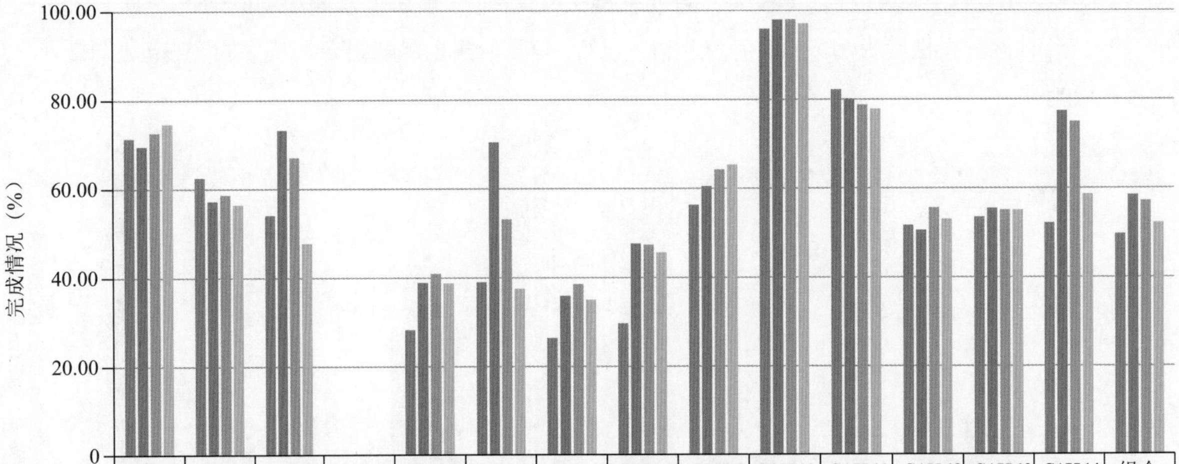

	aSAH-1 急诊影像学检查情况	aSAH-2 入院Hunt-Hess分级情况	aSAH-3 术前检查情况	aSAH-4 实行血管检查（CTA/DSA）情况★	aSAH-5 术前Hunt-Hess再分级情况	aSAH-6 手术符合指征	aSAH-7 术中安全监测措施	aSAH-8 围术期不使用预防性抗菌药物	aSAH-9 特殊类型的aSAH患者开颅术后抗癫痫药物预防性使用情况	aSAH-10 手术无并发症与再手术情况	aSAH-11 手术无输血	aSAH-12 术前Hunt-Hess分级1-2级的患者出院前完成mRs评分情况	aSAH-13 住院期间为患者提供术前、术后健康教育与出院教育告知五项要素情况	aSAH-14 医嘱离院	组合完成率
2019年213例	71.36	62.44	53.99	0	28.17	38.97	26.29	29.58	56.25	95.77	82.16	51.61	53.43	52.11	49.64
2020年8929例	69.55	57.17	73.22	0	38.88	70.47	35.78	47.59	60.42	97.82	80.02	50.50	55.39	77.33	58.38
2021年10 585例	72.65	58.62	66.98	0	40.88	53.07	38.50	47.31	64.18	97.88	78.71	55.54	55.02	74.92	57.07
2022年10 148例	74.65	56.44	47.71	0	38.77	37.40	34.91	45.61	65.29	96.97	77.80	52.98	55.02	58.55	52.16

图 2-4-1-25 2019—2022 年医疗机构急性动脉瘤性蛛网膜下腔出血（初发，手术治疗）（aSAH）14 项质量监测项完成情况

2. 2022 年各省（自治区、直辖市）急性动脉瘤性蛛网膜下腔出血（初发，手术治疗）（aSAH）14 项质量监测项完成情况

2022 年共有 13 个省（自治区、直辖市）急性动脉瘤性蛛网膜下腔出血（初发，手术治疗）（aSAH）14 项质量监测项完成率高于全国总体，分别是新疆、云南、陕西、江苏、广西、海南、江西、重庆、宁夏、广东、山西、安徽、湖北（图 2-4-1-26）。

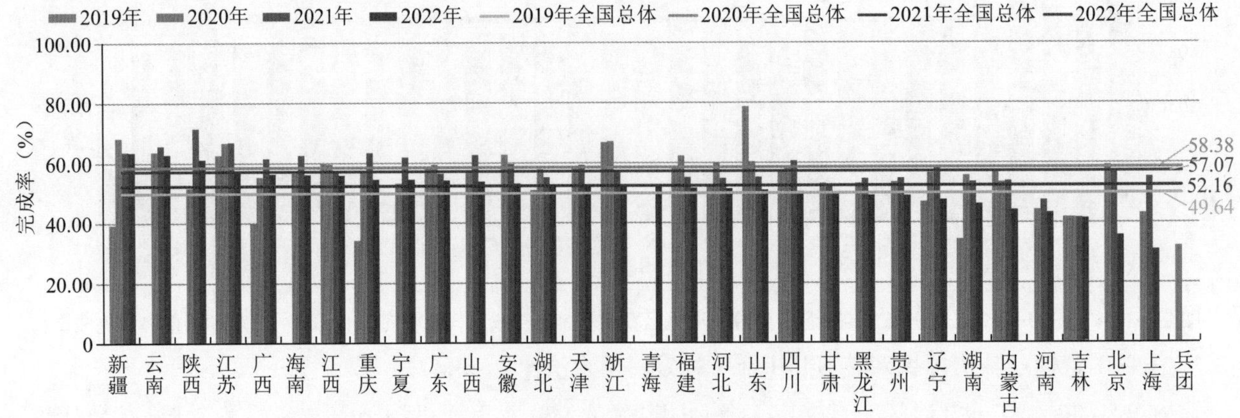

图 2-4-1-26 2019—2022 年各省（自治区、直辖市）急性动脉瘤性蛛网膜下腔出血（初发，手术治疗）（aSAH）14 项质量监测项完成率

（十四）惊厥性癫痫持续状态（CSE）

2022 年 30 个省（自治区、直辖市）及兵团共纳入 1241 家医疗机构 9873 例惊厥性癫痫持续状态（CSE）有效数据进行分析。

1. 2022 年惊厥性癫痫持续状态（CSE）8 项质量监测项完成情况

2022 年惊厥性癫痫持续状态（CSE）8 项质量监测项组合完成率为 52.80%（图 2-4-1-27）。

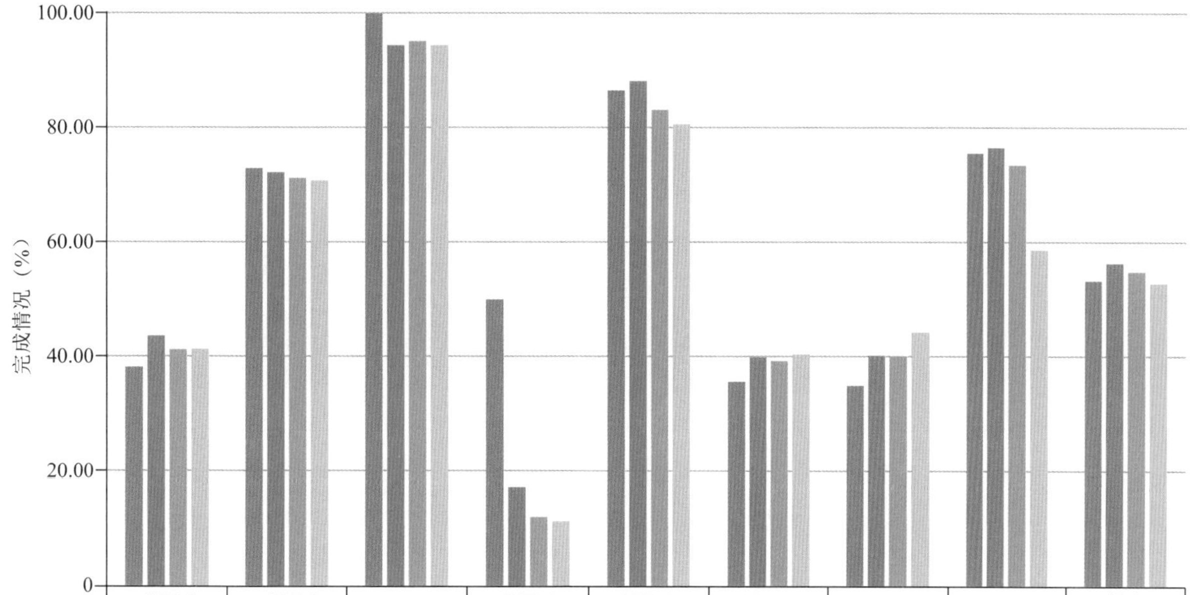

	CSE-1 急诊救治绿色通道使用情况★	CSE-2 初始治疗方案★	CSE-3 初始方案评价失败后第二阶段静脉治疗方案★	CSE-4 难治性癫痫持续状态麻醉药物应用情况	CSE-5 入ICU和提供相应生命支持情况	CSE-6 完成病因学检查情况	CSE-7 住院期间为患者提供治疗前、治疗后健康教育与出院教育告知五项要素情况	CSE-8 医嘱离院	组合完成率
2019年229例	38.14	72.93	100.00	50.00	86.49	35.59	34.93	75.55	53.26
2020年5521例	43.60	72.23	94.40	17.17	88.12	39.87	40.19	76.53	56.32
2021年7730例	41.19	71.22	95.13	11.97	83.13	39.23	40.13	73.49	54.82
2022年9873例	41.29	70.78	94.39	11.25	80.62	40.39	44.30	58.64	52.80

完成情况（%）

图 2-4-1-27　2019—2022 年医疗机构惊厥性癫痫持续状态（CSE）8 项质量监测项完成情况

2. 2022 年各省（自治区、直辖市）惊厥性癫痫持续状态（CSE）8 项质量监测项完成情况

2022 年共有 15 个省（自治区、直辖市）惊厥性癫痫持续状态（CSE）8 项质量监测项完成率高于全国总体，分别是浙江、广东、江苏、北京、福建、山西、广西、陕西、宁夏、云南、湖北、安徽、四川、新疆、江西（图 2-4-1-28）。

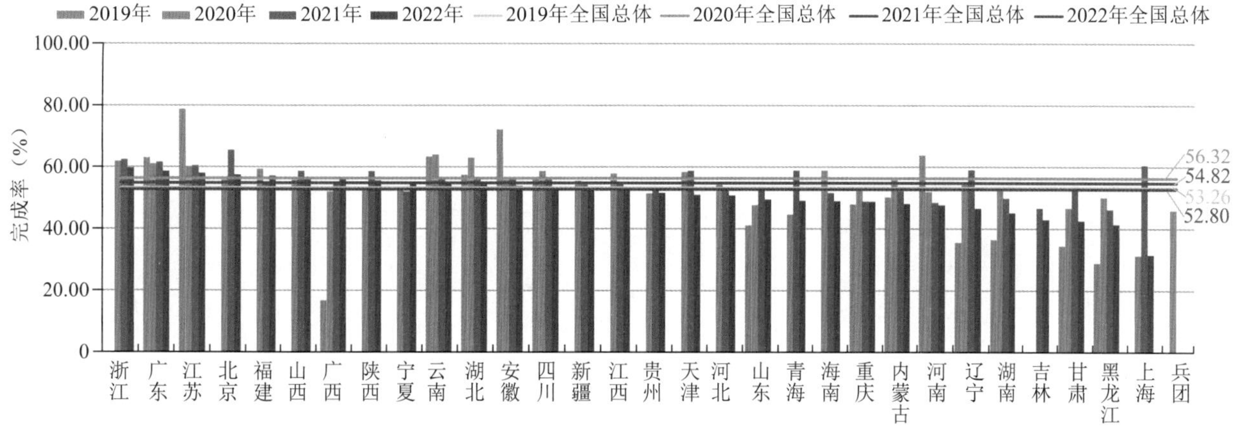

图 2-4-1-28　2019—2022 年各省（自治区、直辖市）惊厥性癫痫持续状态（CSE）8 项质量监测项完成率

（十五）胶质瘤（初发，手术治疗）（GLI）

2022 年 30 个省（自治区、直辖市）及兵团共纳入 612 家医疗机构 7246 例胶质瘤（初发，手术治疗）（GLI）有效数据进行分析。

1. 2022 年胶质瘤（初发，手术治疗）（GLI）16 项质量监测项完成情况

2022 年胶质瘤（初发，手术治疗）（GLI）16 项质量监测项组合完成率为 67.25%（图 2-4-1-29）。

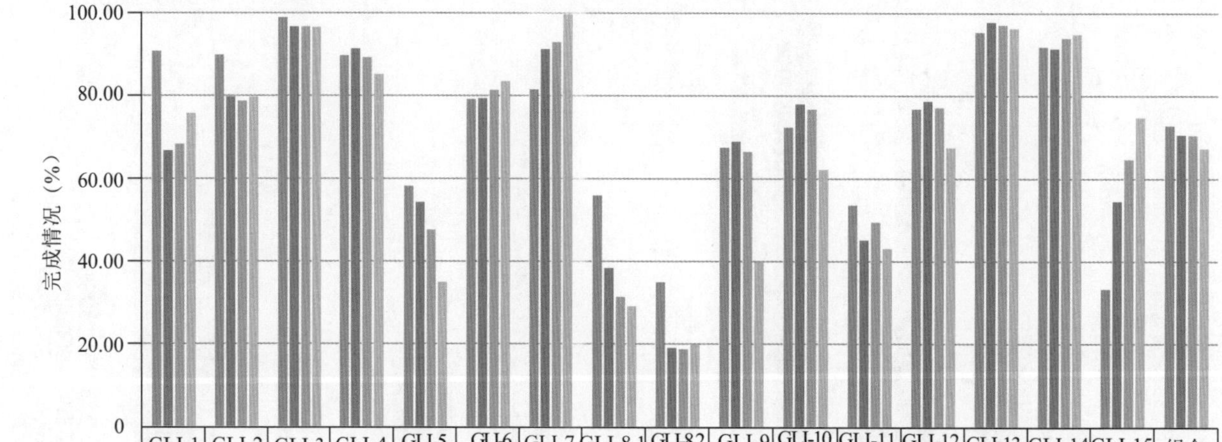

	GLI-1 基础影像学检查	GLI-2 术前评估	GLI-3 手术符合适应证	GLI-4 围术期使用预防性抗菌药物	GLI-5 术中神经功能保护措施与肿瘤切除率评估措施	GLI-6 手术(术中+术后)无输血	GLI-7 术后无并发症	GLI-8.1 术后4～6小时复查头颅平扫CT评估与评估	GLI-8.2 手术后72小时内完成MRIT1/T2加权平扫+FLAIR+DWI+增强扫描影像学复查与评估	GLI-9 病理诊断采用2016 CNS-WHO肿瘤分类★	GLI-10 病理WHO分级Ⅱ级以上肿瘤进行免疫组化/病理学检测★	GLI-11 出院前完成完整神经功能评估和生活质量评估	GLI-12 住院期间为患者提供健康教育与出院告知五要素情况	GLI-13 手术切口甲级愈合	GLI-14 医嘱离院	GLI-15 患者对服务的体验与评价	组合完成率
2019年86例	90.70	89.83	98.84	89.55	58.14	79.07	81.40	55.81	34.88	67.44	72.32	53.49	76.74	95.35	91.86	33.26	72.80
2020年5882例	66.64	79.63	96.60	91.32	54.16	79.28	91.21	38.27	18.96	68.89	77.95	45.05	78.63	97.76	91.41	54.44	70.55
2021年6586例	68.22	78.62	96.63	89.09	47.50	81.28	92.91	31.31	18.65	66.47	76.68	49.35	77.10	97.10	93.97	64.64	70.46
2022年7246例	75.63	79.58	96.45	85.03	34.84	83.37	99.59	29.04	19.96	39.69	62.18	43.00	67.42	96.27	94.87	74.75	67.25

图 2-4-1-29　2019—2022 年医疗机构胶质瘤（初发，手术治疗）（GLI）16 项质量监测项完成情况

2. 2022 年各省（自治区、直辖市）胶质瘤（初发，手术治疗）（GLI）16 项质量监测项完成情况

2022 年共有 17 个省（自治区、直辖市）胶质瘤（初发，手术治疗）（GLI）16 项质量监测项完成率高于全国总体，分别是青海、广东、新疆、浙江、北京、海南、河北、天津、云南、上海、山西、广西、湖南、江西、湖北、重庆、福建（图 2-4-1-30）。

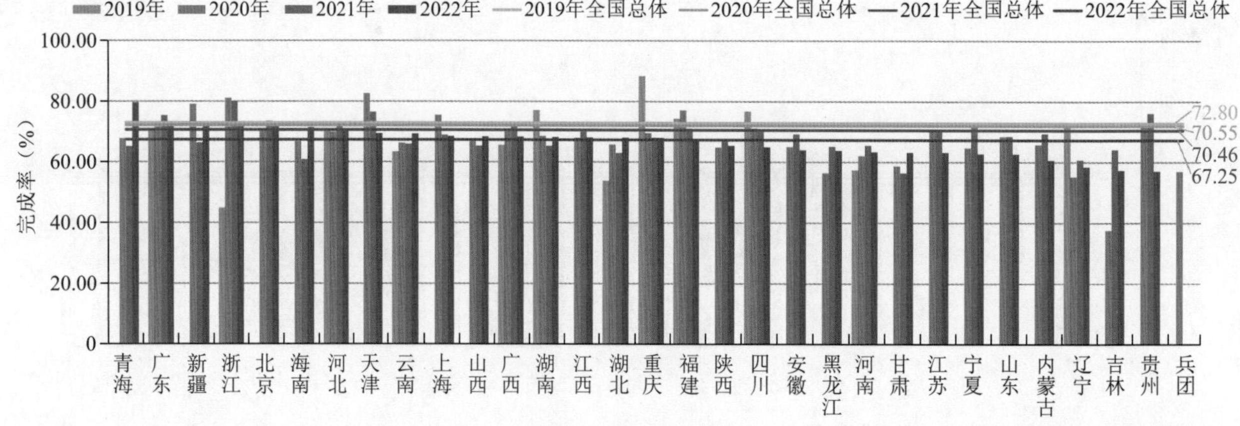

图 2-4-1-30　2019—2022 年各省（自治区、直辖市）胶质瘤（初发，手术治疗）（GLI）16 项质量监测项完成率

（十六）脑出血（ICH）

2022 年 31 个省（自治区、直辖市）及兵团共纳入 2065 家医疗机构 182 592 例脑出血（ICH）有效数据进行分析。

1. 2022 年脑出血（ICH）10 项质量监测项完成情况

2022 年脑出血（ICH）10 项质量监测项组合完成率为 65.05%（图 2-4-1-31）。

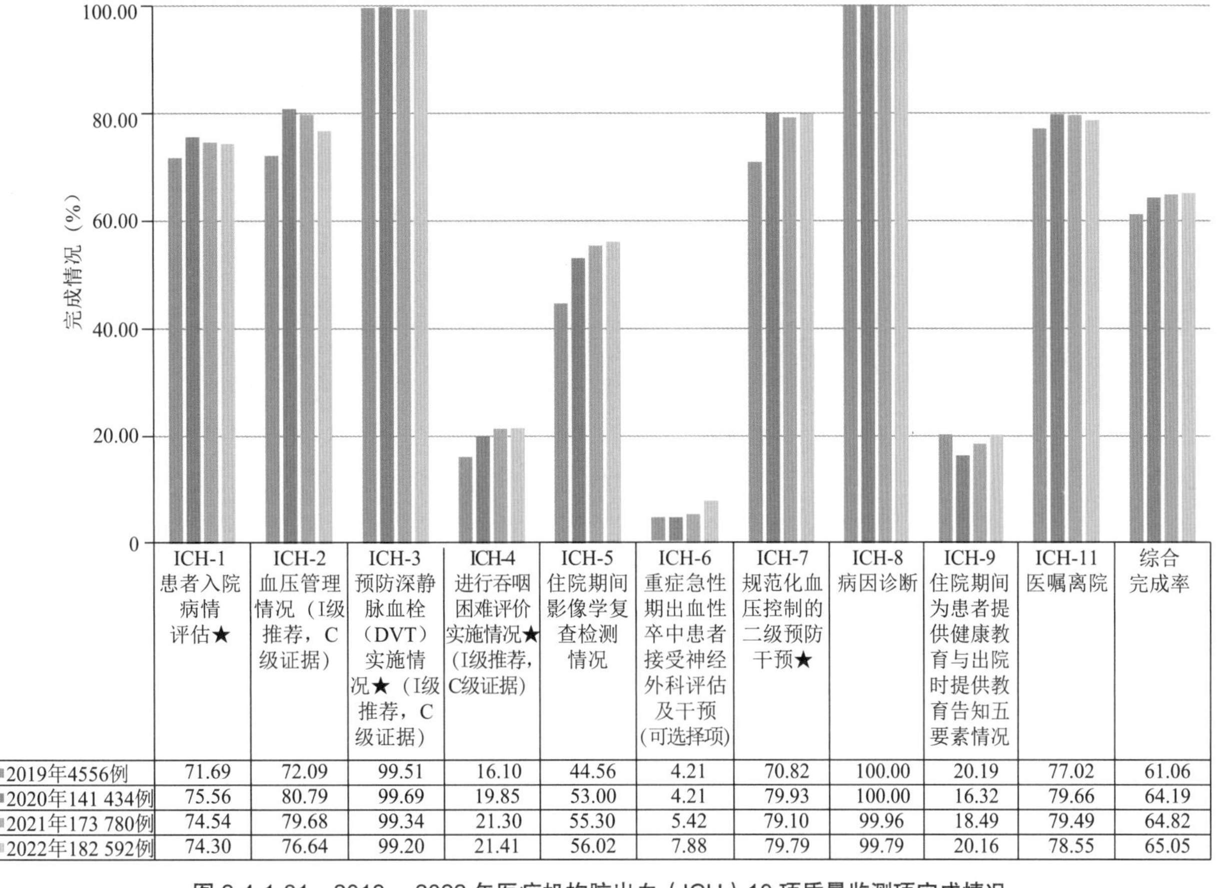

	ICH-1 患者入院病情评估★	ICH-2 血压管理情况（I级推荐，C级证据）	ICH-3 预防深静脉血栓（DVT）实施情况★（I级推荐，C级证据）	ICH-4 进行吞咽困难评价实施情况★（I级推荐，C级证据）	ICH-5 住院期间影像学复查检测情况	ICH-6 重症急性期出血性卒中患者接受神经外科评估及干预（可选择项）	ICH-7 规范化血压控制的二级预防干预★	ICH-8 病因诊断	ICH-9 住院期间为患者提供健康教育与出院时提供教育告知五要素情况	ICH-11 医嘱离院	综合完成率
2019年4556例	71.69	72.09	99.51	16.10	44.56	4.21	70.82	100.00	20.19	77.02	61.06
2020年141 434例	75.56	80.79	99.69	19.85	53.00	4.21	79.93	100.00	16.32	79.66	64.19
2021年173 780例	74.54	79.68	99.34	21.30	55.30	5.42	79.10	99.96	18.49	79.49	64.82
2022年182 592例	74.30	76.64	99.20	21.41	56.02	7.88	79.79	99.79	20.16	78.55	65.05

图 2-4-1-31　2019—2022 年医疗机构脑出血（ICH）10 项质量监测项完成情况

2. 2022 年各省（自治区、直辖市）脑出血（ICH）10 项质量监测项完成情况

2022 年共有 14 个省（自治区、直辖市）脑出血（ICH）10 项质量监测项完成率高于全国总体，分别是海南、江苏、云南、湖北、重庆、福建、广西、广东、浙江、贵州、河北、新疆、青海、四川（图 2-4-1-32）。

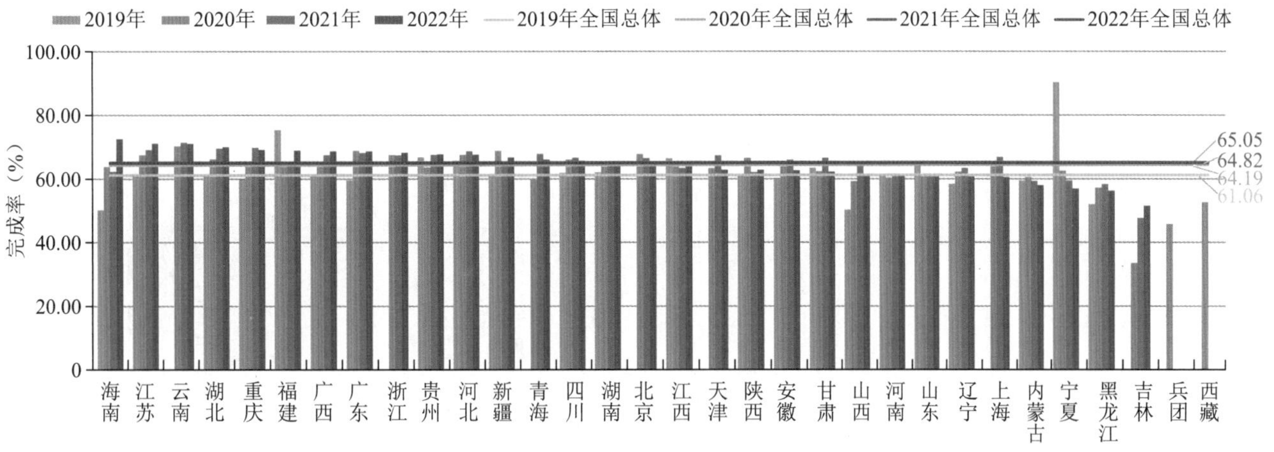

图 2-4-1-32　2019—2022 年各省（自治区、直辖市）脑出血（ICH）10 项质量监测项完成率

（十七）脑膜瘤（初发，手术治疗）（MEN）

2022 年 31 个省（自治区、直辖市）及兵团共纳入 821 家医疗机构 11 782 例脑膜瘤（初发，手术治疗）（MEN）有效数据进行分析。

1. 2022 年脑膜瘤（初发，手术治疗）（MEN）13 项质量监测项完成情况

2022 年脑膜瘤（初发，手术治疗）（MEN）13 项质量监测项组合完成率为 80.66%（图 2-4-1-33）。

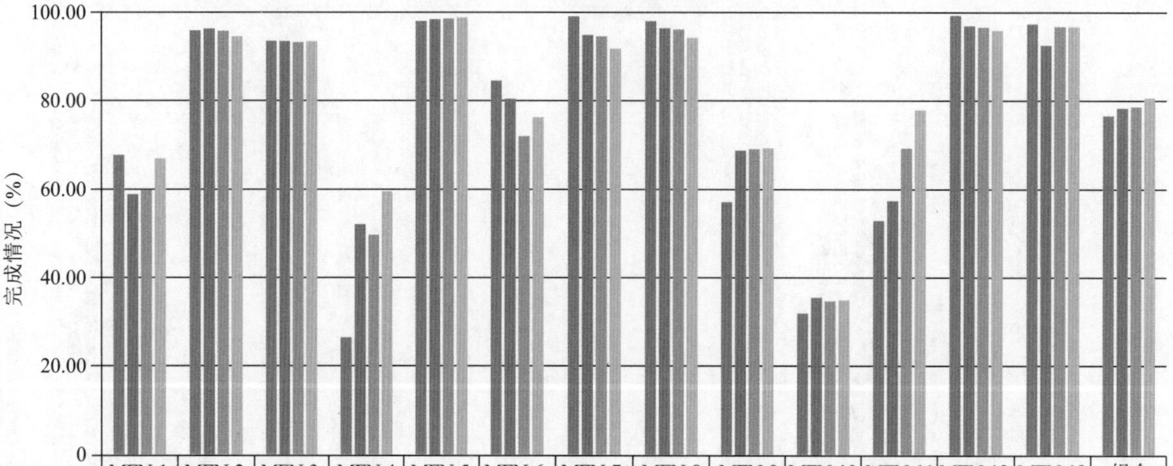

	MEN-1 基础影像学检查★	MEN-2 术前头部影像学检查评估★	MEN-3 手术适应证★	MEN-4 术中神经功能保护措施与肿瘤切除率评估措施★	MEN-5 输血量≤500mL	MEN-6 术后4～6小时影像学复查★	MEN-7 围术期预防性抗菌药物使用合规★	MEN-8 无术后并发症与再次手术情况	MEN-9 病理诊断采用2016 CNS WHO肿瘤分类情况★	MEN-10 出院前病情评估★	MEN-11 住院期间为患者提供术前、术后健康教育与出院教育告知五项要素情况	MEN-12 手术切口甲级愈合	MEN-13 离院方式	组合完成率
2019年155例	67.74	95.91	93.55	26.45	98.06	84.52	99.12	98.06	57.10	31.94	52.90	99.35	97.42	76.62
2020年9934例	58.89	96.33	93.52	52.04	98.44	80.44	94.93	96.44	68.83	35.55	57.48	97.03	92.64	78.40
2021年11 488例	59.85	95.80	93.25	49.65	98.61	71.98	94.62	96.16	69.10	34.71	69.31	96.67	96.82	78.67
2022年11 782例	66.98	94.62	93.46	59.60	98.85	76.26	91.84	94.32	69.37	34.96	77.92	95.95	96.83	80.66

图 2-4-1-33　2019—2022 年医疗机构脑膜瘤（初发，手术治疗）（MEN）13 项质量监测项完成情况

2. 2022 年各省（自治区、直辖市）脑膜瘤（初发，手术治疗）（MEN）13 项质量监测项完成情况

2022 年共有 12 个省（自治区、直辖市）脑膜瘤（初发，手术治疗）（MEN）13 项质量监测项完成率高于全国总体，分别是青海、安徽、四川、海南、河北、上海、广东、天津、福建、广西、湖北、北京（图 2-4-1-34）。

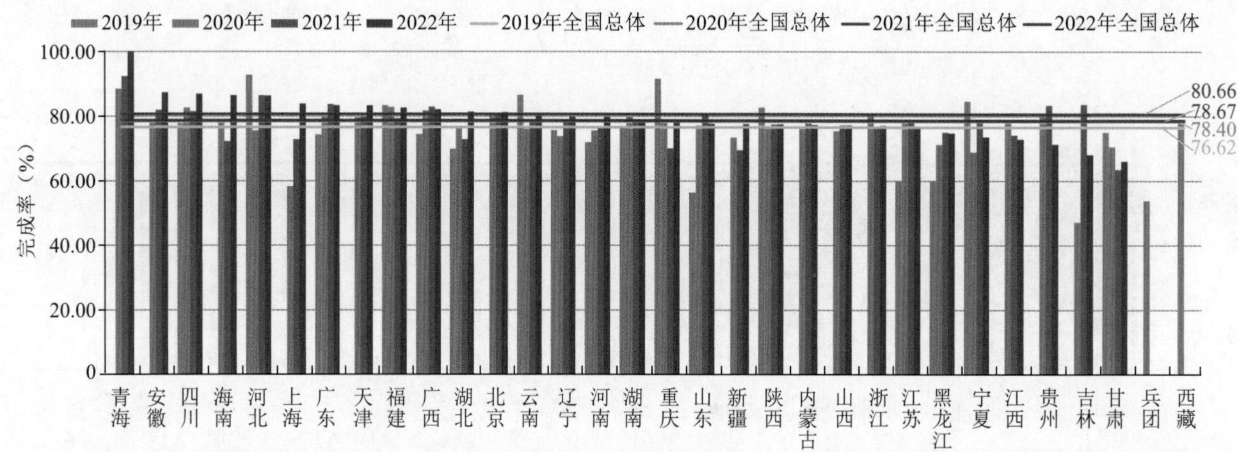

图 2-4-1-34　2019—2022 年各省（自治区、直辖市）脑膜瘤（初发，手术治疗）（MEN）13 项质量监测项完成率

（十八）垂体腺瘤（初发，手术治疗）（PA）

2022 年 30 个省（自治区、直辖市）及兵团共纳入 575 家医疗机构 8070 例垂体腺瘤（初发，手术治疗）（PA）有效数据进行分析。

1. 2022 年垂体腺瘤（初发，手术治疗）（PA）11 项质量监测项完成情况

2022 年垂体腺瘤（初发，手术治疗）（PA）11 项质量监测项组合完成率为 57.80%（图 2-4-1-35）。

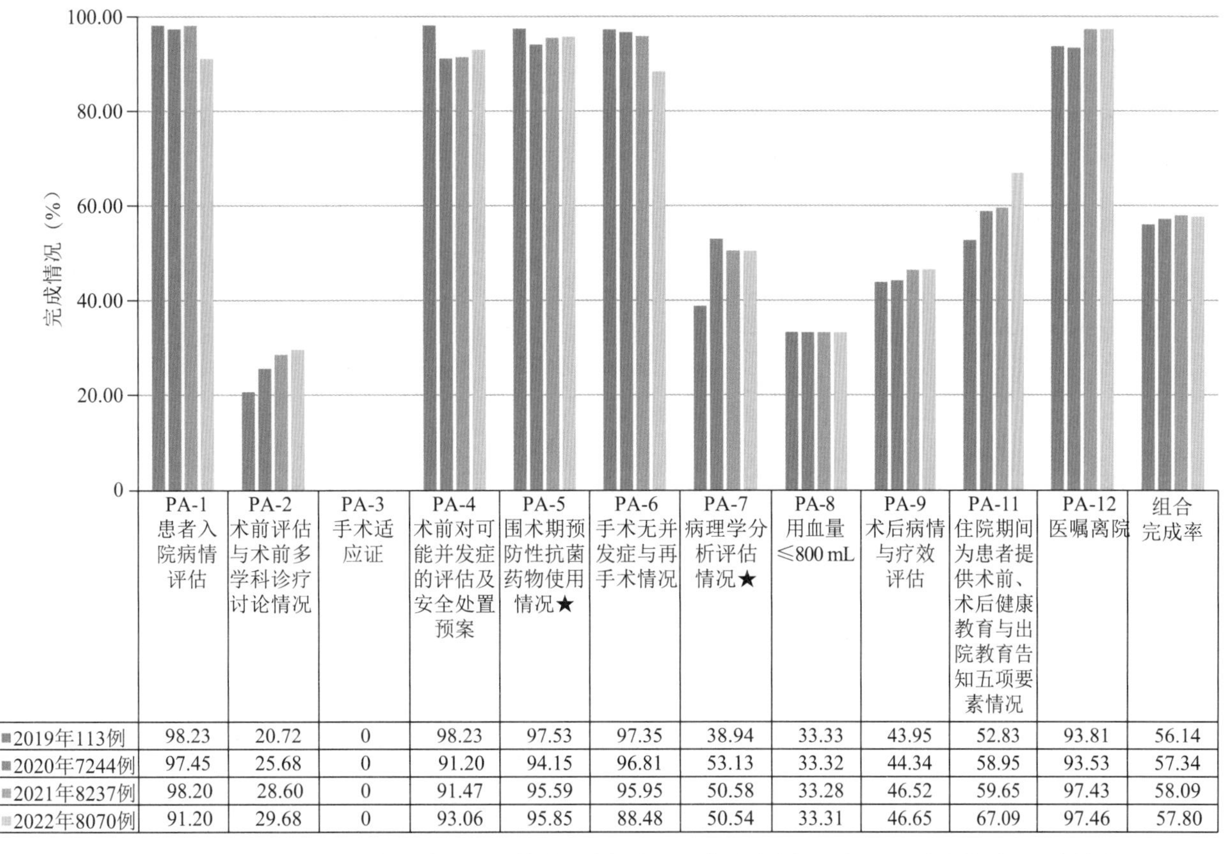

	PA-1 患者入院病情评估	PA-2 术前评估与术前多学科诊疗讨论情况	PA-3 手术适应证	PA-4 术前对可能并发症的评估及安全处置预案	PA-5 围术期预防性抗菌药物使用情况★	PA-6 手术无并发症与再手术情况	PA-7 病理学分析评估情况★	PA-8 用血量≤800 mL	PA-9 术后病情与疗效评估	PA-11 住院期间为患者提供术前、术后健康教育与出院教育告知五项要素情况	PA-12 医嘱离院	组合完成率
2019年113例	98.23	20.72	0	98.23	97.53	97.35	38.94	33.33	43.95	52.83	93.81	56.14
2020年7244例	97.45	25.68	0	91.20	94.15	96.81	53.13	33.32	44.34	58.95	93.53	57.34
2021年8237例	98.20	28.60	0	91.47	95.59	95.95	50.58	33.28	46.52	59.65	97.43	58.09
2022年8070例	91.20	29.68	0	93.06	95.85	88.48	50.54	33.31	46.65	67.09	97.46	57.80

图 2-4-1-35　2019—2022 年医疗机构垂体腺瘤（初发，手术治疗）（PA）11 项质量监测项完成情况

2. 2022 年各省（自治区、直辖市）垂体腺瘤（初发，手术治疗）（PA）11 项质量监测项完成情况

2022 年共有 10 个省（自治区、直辖市）垂体腺瘤（初发，手术治疗）（PA）11 项质量监测项完成率高于全国总体，分别是新疆、河北、安徽、福建、广东、湖北、海南、北京、广西、上海（图 2-4-1-36）。

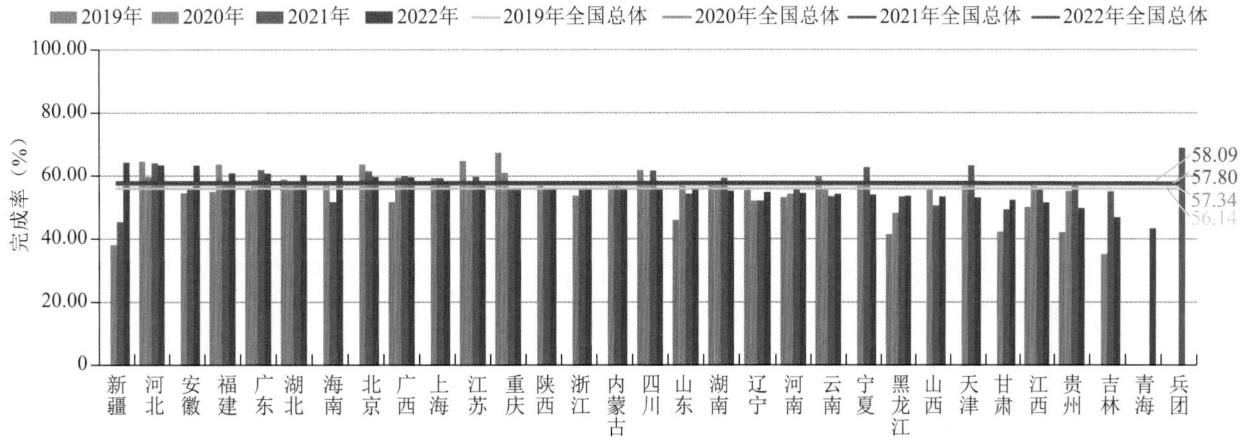

图 2-4-1-36　2019—2022 年各省（自治区、直辖市）垂体腺瘤（初发，手术治疗）（PA）11 项质量监测项完成率

（十九）帕金森病（PD）

2022 年 31 个省（自治区、直辖市）及兵团共纳入 1332 家医疗机构 21 968 例帕金森病（PD）有效数据进行分析。

1. 2022 年帕金森病（PD）13 项质量监测项完成情况

2022 年帕金森病（PD）13 项质量监测项组合完成率为 33.77%（图 2-4-1-37）。

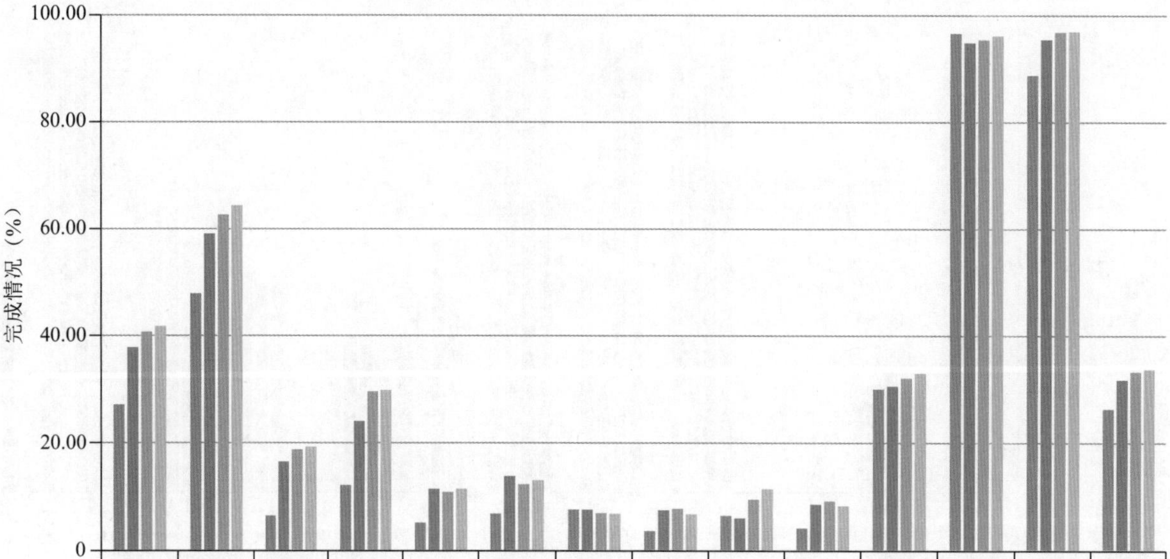

	PD-1 诊断符合标准	PD-2 实施头部MRI检查	PD-3 评测标准化多巴胺能反应性情况★	PD-4 临床分期★	PD-5 临床症状评估情况★	PD-6.1 住院1周内完成筛查运动并发症	PD-6.2 住院1周内完成筛查认知功能障碍	PD-6.4 住院1周内完成筛查睡眠状况	PD-6.5 入院查体时即可完成卧立位血压的检测	PD-8 康复评价与实施康复训练情况	PD-9.1 帕金森重点护理评估和健康教育	PD-9.2 出院教育告知五项要素情况	PD-10 医嘱离院	组合完成率
2019年772例	27.14	47.93	6.35	12.05	5.05	6.74	7.51	3.50	6.35	4.02	30.01	96.63	88.73	26.31
2020年16 318例	37.82	59.12	16.52	24.07	11.37	13.75	7.49	7.40	5.92	8.49	30.60	94.90	95.49	31.76
2021年20 158例	40.72	62.67	18.77	29.61	10.78	12.22	6.84	7.67	9.41	9.08	32.06	95.44	96.89	33.24
2022年21 968例	41.87	64.43	19.30	29.85	11.40	12.99	6.76	6.66	11.38	8.18	32.97	96.19	97.00	33.77

图 2-4-1-37 2019—2022 年医疗机构帕金森病（PD）13 项质量监测项完成情况

2. 2022 年各省（自治区、直辖市）帕金森病（PD）13 项质量监测项完成情况

2022 年共有 13 个省（自治区、直辖市）帕金森病（PD）13 项质量监测项完成率高于全国总体，分别是北京、河北、浙江、新疆、山西、海南、广西、福建、广东、安徽、陕西、山东、宁夏（图 2-4-1-38）。

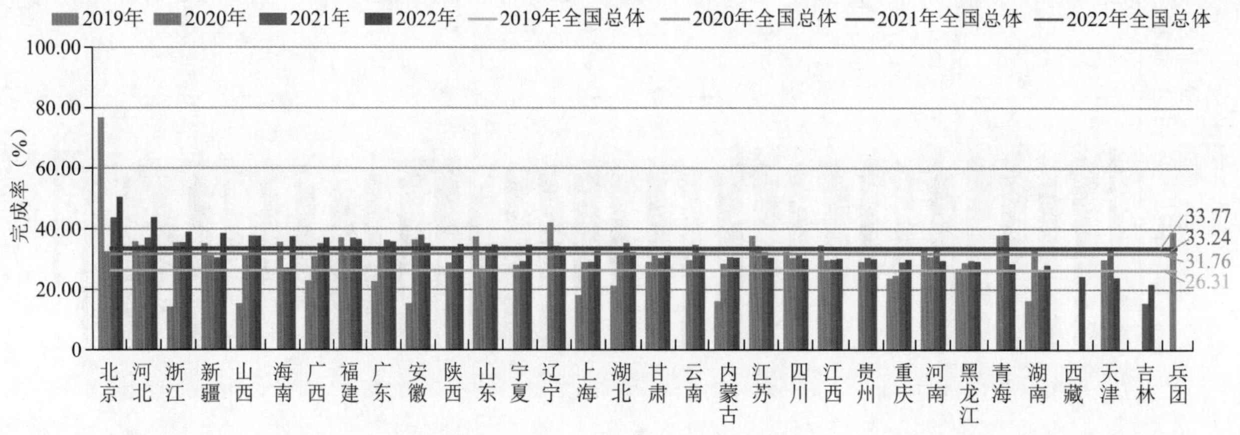

图 2-4-1-38 2019—2022 年各省（自治区、直辖市）帕金森病（PD）13 项质量监测项完成率

（二十）急性脑梗死（首次住院）（AIS）

2022 年 31 个省（自治区、直辖市）及兵团共纳入 2564 家医疗机构 855 211 例急性脑梗死（首次住院）（AIS）有效数据进行分析。

1. 2022 年急性脑梗死（首次住院）（AIS）16 项质量监测项完成情况

2022 年急性脑梗死（首次住院）（AIS）16 项质量监测项组合完成率为 80.80%（图 2-4-1-39）。

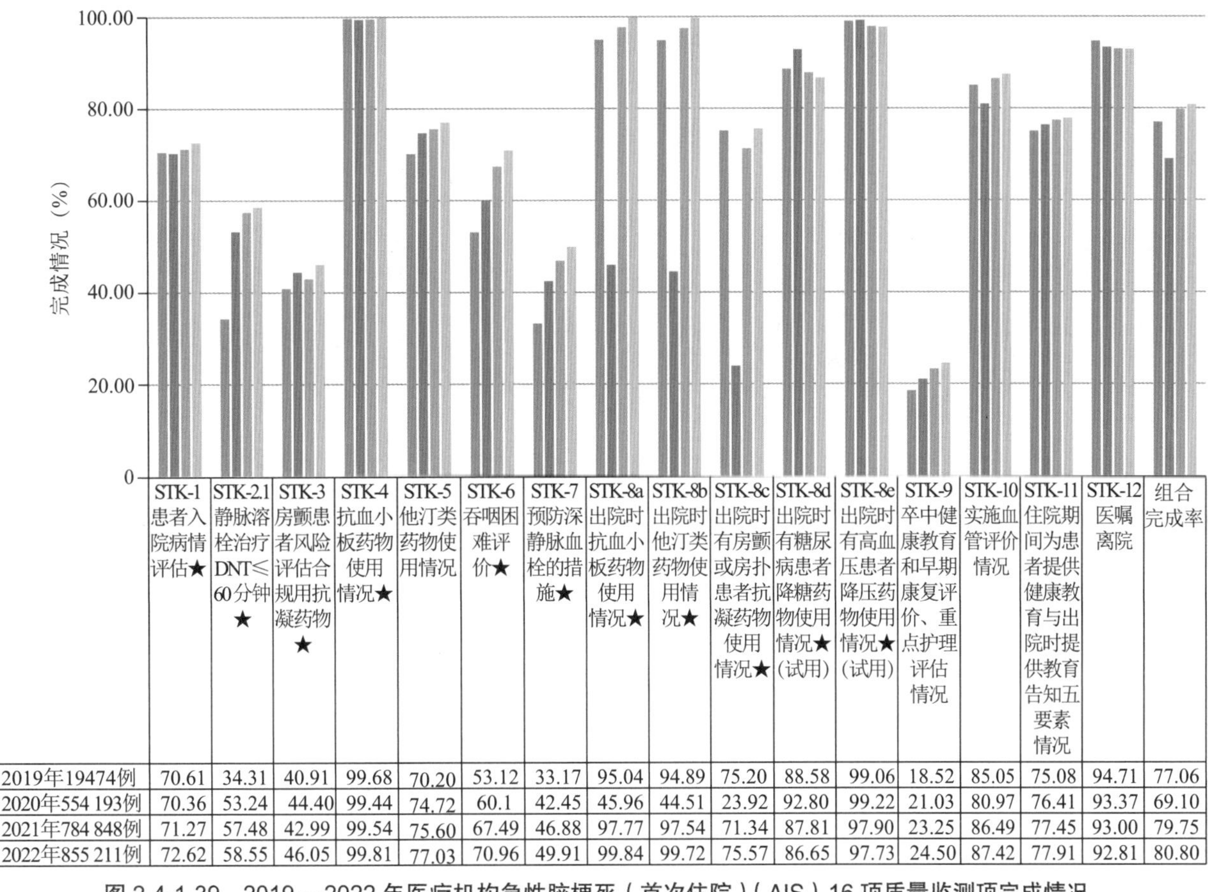

	STK-1 患者入院病情评估★	STK-2.1 静脉溶栓治疗 DNT≤60 分钟★	STK-3 房颤患者风险评估合规用抗凝药物★	STK-4 抗血小板药物使用情况★	STK-5 他汀类药物使用情况	STK-6 吞咽困难评价★	STK-7 预防深静脉血栓的措施★	STK-8a 出院时抗血小板药物使用情况★	STK-8b 出院时他汀类药物使用情况★	STK-8c 出院时有房颤或房扑患者抗凝药物使用情况★	STK-8d 出院时有糖尿病患者降糖药物使用情况★（试用）	STK-8e 出院时有高血压患者降压药物使用情况★（试用）	STK-9 卒中健康教育和早期康复评价、重点护理评估情况	STK-10 实施血管评价情况	STK-11 住院期间为患者提供健康教育与出院时提供教育告知五要素情况	STK-12 医嘱离院	组合完成率
2019年19474例	70.61	34.31	40.91	99.68	70.20	53.12	33.17	95.04	94.89	75.20	88.58	99.06	18.52	85.05	75.08	94.71	77.06
2020年554 193例	70.36	53.24	44.40	99.44	74.72	60.1	42.45	45.96	44.51	23.92	92.80	99.22	21.03	80.97	76.41	93.37	69.10
2021年784 848例	71.27	57.48	42.99	99.54	75.60	67.49	46.88	97.77	97.54	71.34	87.81	97.90	23.25	86.49	77.45	93.00	79.75
2022年855 211例	72.62	58.55	46.05	99.81	77.03	70.96	49.91	99.84	99.72	75.57	86.65	97.73	24.50	87.42	77.91	92.81	80.80

图 2-4-1-39　2019—2022 年医疗机构急性脑梗死（首次住院）（AIS）16 项质量监测项完成情况

2. 2022 年各省（自治区、直辖市）急性脑梗死（首次住院）（AIS）16 项质量监测项完成情况

2022 年共有 12 个省（自治区、直辖市）急性脑梗死（首次住院）（AIS）16 项质量监测项完成率高于全国总体，分别是浙江、北京、广东、上海、福建、广西、江苏、湖北、云南、重庆、新疆、山西（图 2-4-1-40）。

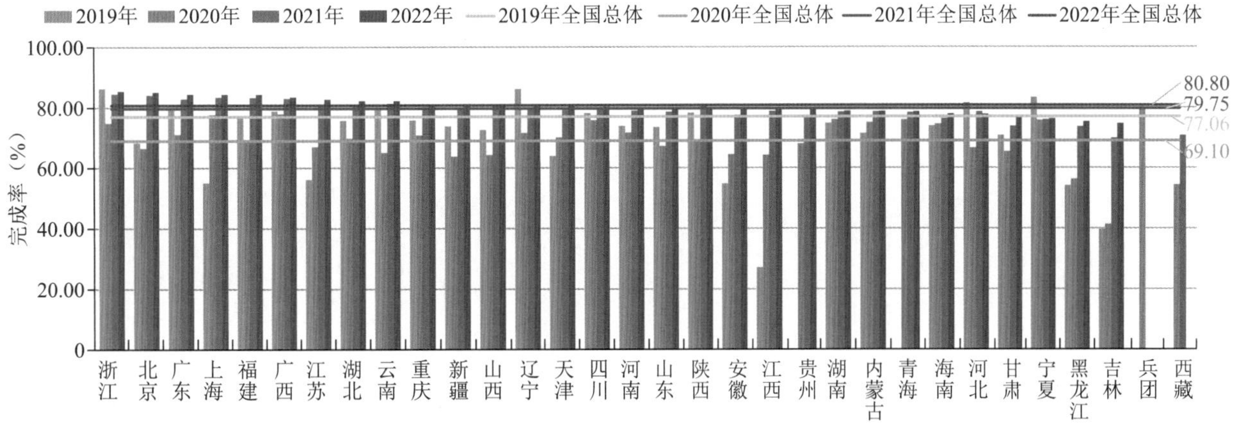

图 2-4-1-40　2019—2022 年各省（自治区、直辖市）急性脑梗死（首次住院）（AIS）16 项质量监测项完成率

（二十一）短暂性脑缺血发作（TIA）

2022 年 31 个省（自治区、直辖市）及兵团共纳入 2044 家医疗机构 159 615 例短暂性脑缺血发作（TIA）有效数据进行分析。

1. 2022 年短暂性脑缺血发作（TIA）13 项质量监测项完成情况

2022 年短暂性脑缺血发作（TIA）13 项质量监测项组合完成率为 80.07%（图 2-4-1-41）。

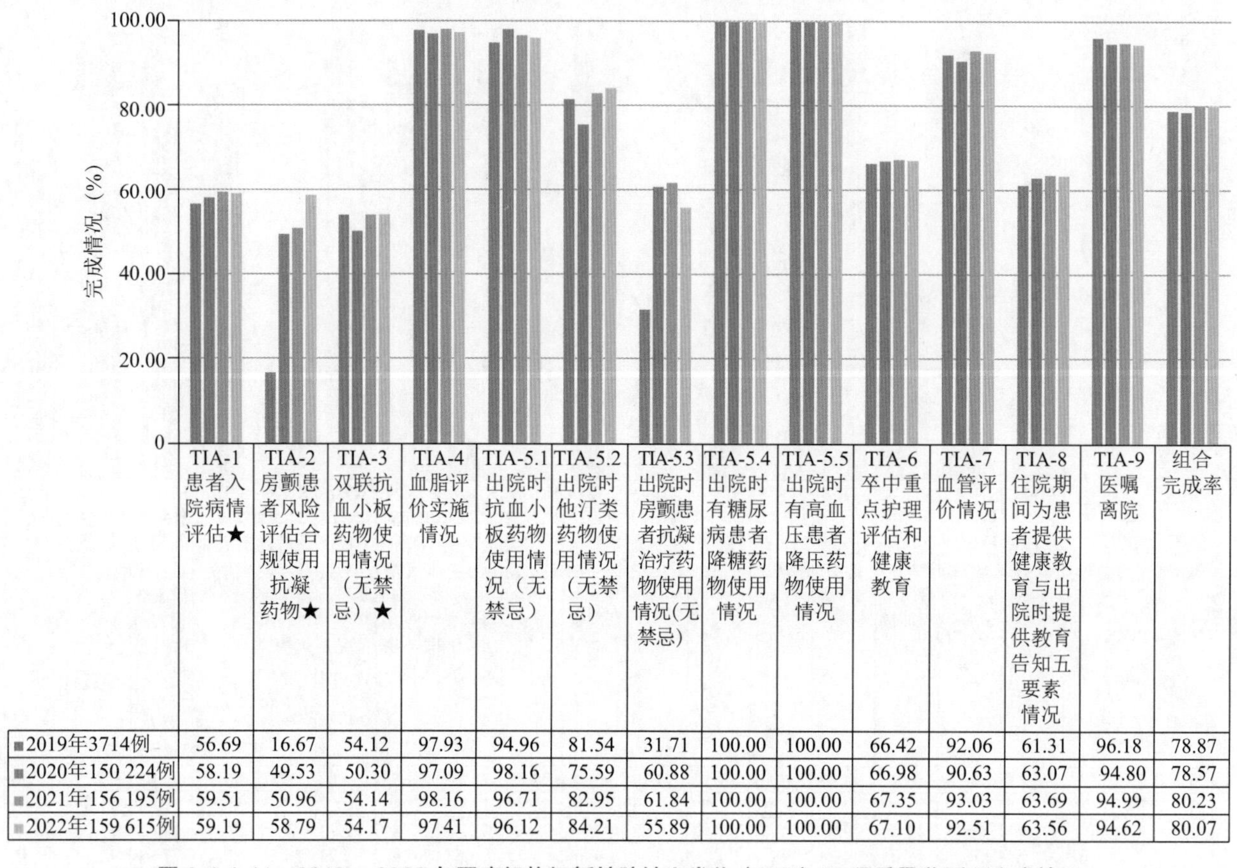

	TIA-1 患者入院病情评估★	TIA-2 房颤患者风险评估合规使用抗凝药物★	TIA-3 双联抗血小板药物使用情况（无禁忌）★	TIA-4 血脂评价实施情况	TIA-5.1 出院时抗血小板药物使用情况（无禁忌）	TIA-5.2 出院时他汀类药物使用情况（无禁忌）	TIA-5.3 出院时房颤患者抗凝治疗药物使用情况(无禁忌)	TIA-5.4 出院时有糖尿病患者降糖药物使用情况	TIA-5.5 出院时有高血压患者降压药物使用情况	TIA-6 卒中重点护理评估和健康教育	TIA-7 血管评价情况	TIA-8 住院期间为患者提供健康教育与出院时提供教育告知五要素情况	TIA-9 医嘱离院	组合完成率
2019年3714例	56.69	16.67	54.12	97.93	94.96	81.54	31.71	100.00	100.00	66.42	92.06	61.31	96.18	78.87
2020年150 224例	58.19	49.53	50.30	97.09	98.16	75.59	60.88	100.00	100.00	66.98	90.63	63.07	94.80	78.57
2021年156 195例	59.51	50.96	54.14	98.16	96.71	82.95	61.84	100.00	100.00	67.35	93.03	63.69	94.99	80.23
2022年159 615例	59.19	58.79	54.17	97.41	96.12	84.21	55.89	100.00	100.00	67.10	92.51	63.56	94.62	80.07

图 2-4-1-41　2019—2022 年医疗机构短暂性脑缺血发作（TIA）13 项质量监测项完成情况

2. 2022 年各省（自治区、直辖市）短暂性脑缺血发作（TIA）13 项质量监测项完成情况

2022 年共有 17 个省（自治区、直辖市）短暂性脑缺血发作（TIA）13 项质量监测项完成率高于全国总体，分别是浙江、山西、天津、广西、新疆、海南、江苏、辽宁、广东、江西、福建、上海、安徽、宁夏、山东、河北、内蒙古（图 2-4-1-42）。

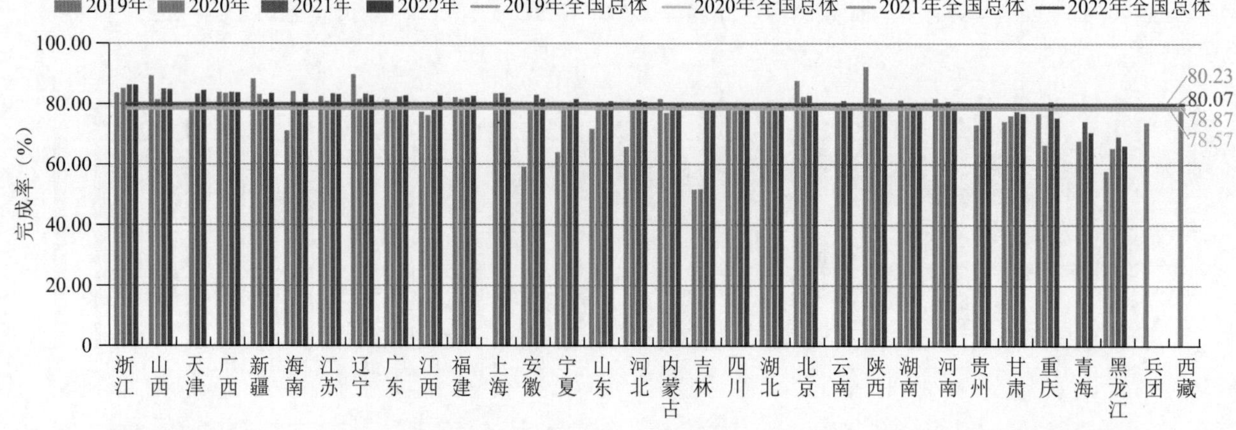

图 2-4-1-42　2019—2022 年各省（自治区、直辖市）短暂性脑缺血发作（TIA）13 项质量监测项完成率

（二十二）剖宫产（CS）

2022 年 31 个省（自治区、直辖市）及兵团共纳入 2912 家医疗机构 1 238 993 例剖宫产（CS）有效数据进行分析。

1. 2022 年剖宫产（CS）14 项质量监测项完成情况

2022 年剖宫产（CS）14 项质量监测项组合完成率为 78.41%（图 2-4-1-43）。

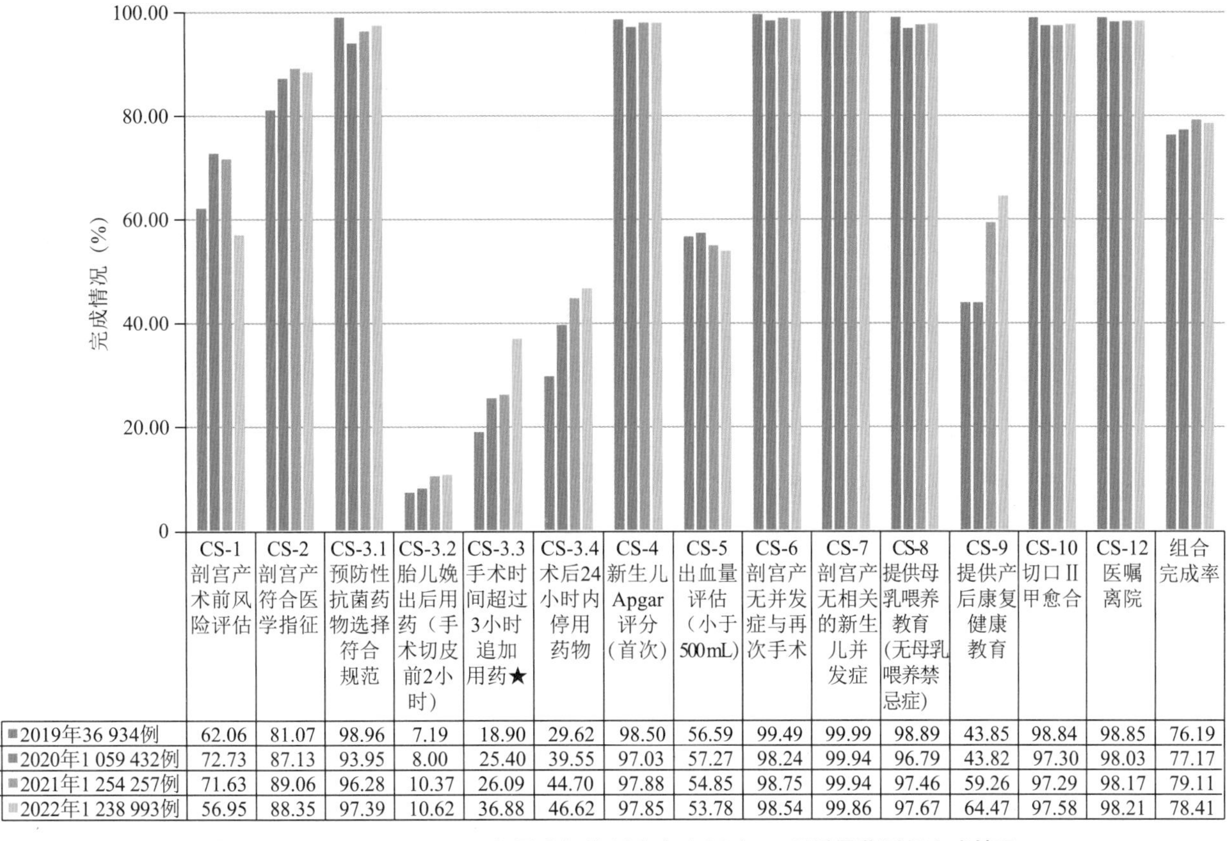

	CS-1 剖宫产术前风险评估	CS-2 剖宫产符合医学指征	CS-3.1 预防性抗菌药物选择符合规范	CS-3.2 胎儿娩出后用药（手术切皮前2小时）	CS-3.3 手术时间超过3小时追加用药★	CS-3.4 术后24小时内停用药物	CS-4 新生儿Apgar评分（首次）	CS-5 出血量评估（小于500mL）	CS-6 剖宫产无并发症与再次手术	CS-7 剖宫产无相关的新生儿并发症	CS-8 提供母乳喂养教育（无母乳喂养禁忌症）	CS-9 提供产后康复健康教育	CS-10 切口Ⅱ甲愈合	CS-12 医嘱离院	组合完成率
2019年36 934例	62.06	81.07	98.96	7.19	18.90	29.62	98.50	56.59	99.49	99.99	98.89	43.85	98.84	98.85	76.19
2020年1 059 432例	72.73	87.13	93.95	8.00	25.40	39.55	97.03	57.27	98.24	99.94	96.79	43.82	97.30	98.03	77.17
2021年1 254 257例	71.63	89.06	96.28	10.37	26.09	44.70	97.88	54.85	98.75	99.94	97.46	59.26	97.29	98.17	79.11
2022年1 238 993例	56.95	88.35	97.39	10.62	36.88	46.62	97.85	53.78	98.54	99.86	97.67	64.47	97.58	98.21	78.41

图 2-4-1-43　2019—2022 年医疗机构剖宫产（CS）14 项质量监测项完成情况

2. 2022 年各省（自治区、直辖市）剖宫产（CS）14 项质量监测项完成情况

2022 年共有 15 个省（自治区、直辖市）剖宫产（CS）14 项质量监测项完成率高于全国总体，分别是北京、重庆、广西、云南、四川、广东、天津、浙江、福建、青海、新疆、海南、贵州、陕西、江苏（图 2-4-1-44）。

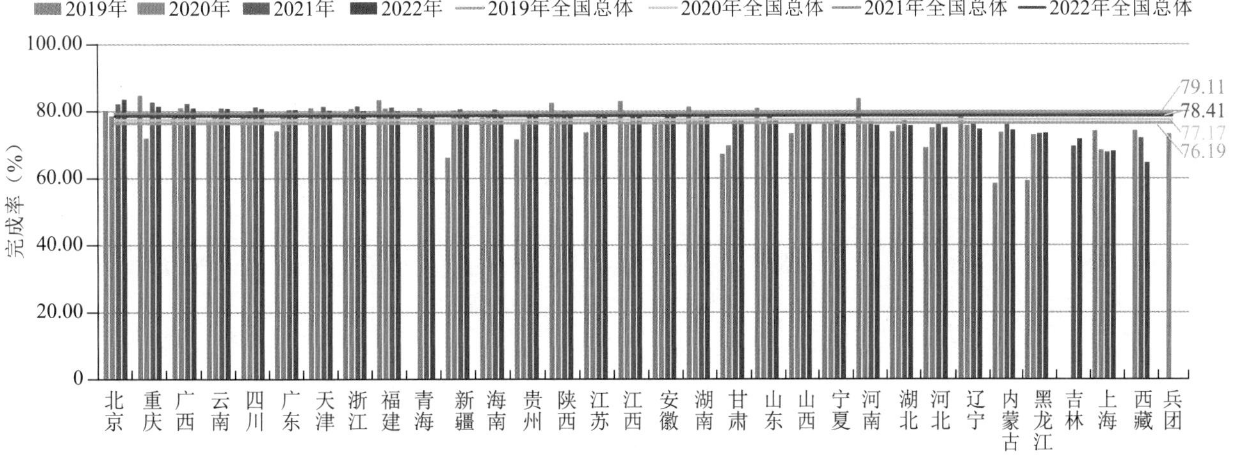

图 2-4-1-44　2019—2022 年各省（自治区、直辖市）剖宫产（CS）14 项质量监测项完成率

（二十三）异位妊娠（手术治疗）（EP）

2022 年 31 个省（自治区、直辖市）及兵团共纳入 2528 家医疗机构 101 518 例异位妊娠（手术治疗）（EP）有效数据进行分析。

1. 2022 年异位妊娠（手术治疗）（EP）8 项质量监测项完成情况

2022 年异位妊娠（手术治疗）（EP）8 项质量监测项组合完成率为 82.13%（图 2-4-1-45）。

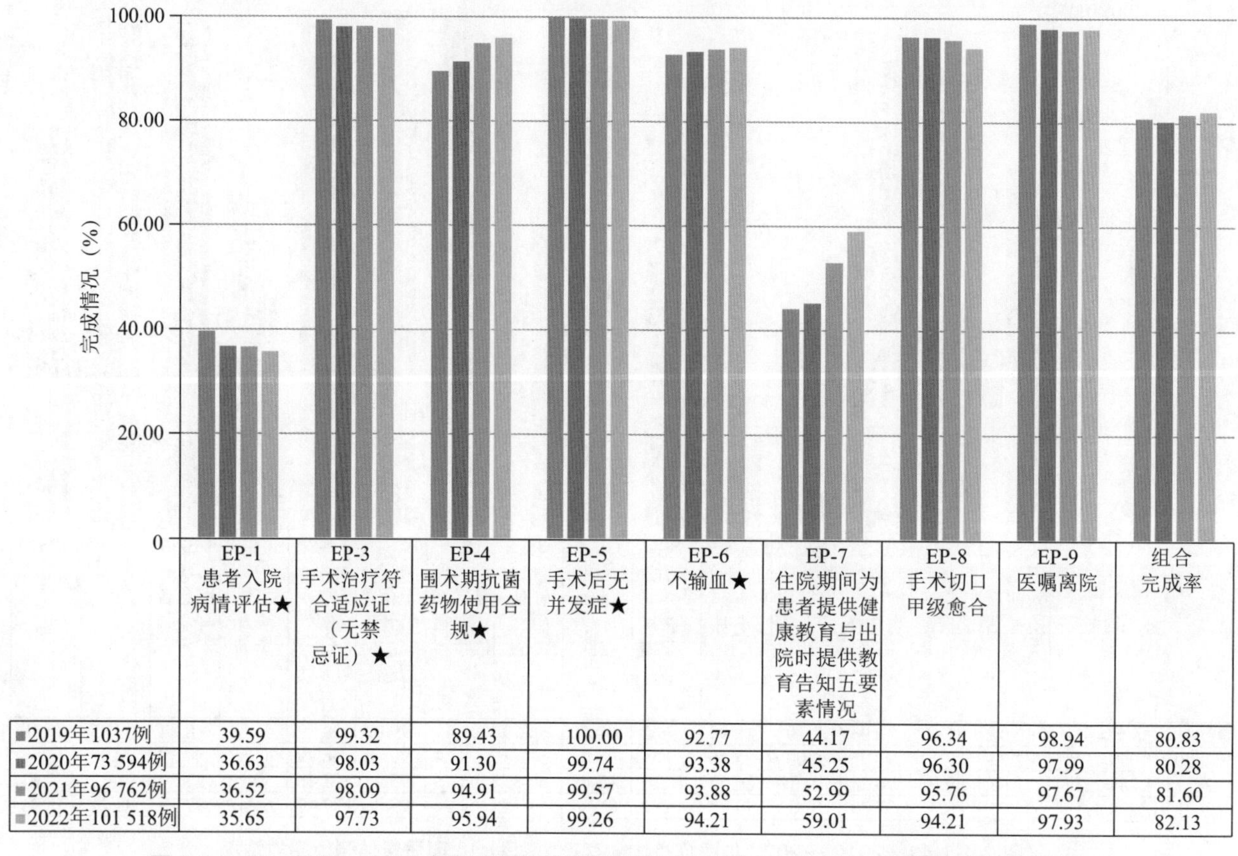

	EP-1 患者入院病情评估★	EP-3 手术治疗符合适应证（无禁忌证）★	EP-4 围术期抗菌药物使用合规★	EP-5 手术后无并发症★	EP-6 不输血★	EP-7 住院期间为患者提供健康教育与出院时提供教育告知五要素情况	EP-8 手术切口甲级愈合	EP-9 医嘱离院	组合完成率
2019年1037例	39.59	99.32	89.43	100.00	92.77	44.17	96.34	98.94	80.83
2020年73 594例	36.63	98.03	91.30	99.74	93.38	45.25	96.30	97.99	80.28
2021年96 762例	36.52	98.09	94.91	99.57	93.88	52.99	95.76	97.67	81.60
2022年101 518例	35.65	97.73	95.94	99.26	94.21	59.01	94.21	97.93	82.13

图 2-4-1-45 2019—2022 年医疗机构异位妊娠（手术治疗）（EP）8 项质量监测项完成情况

2. 2022 年各省（自治区、直辖市）异位妊娠（手术治疗）（EP）8 项质量监测项完成情况

2022 年共有 15 个省（自治区、直辖市）异位妊娠（手术治疗）（EP）8 项质量监测项完成率高于全国总体，分别是新疆、甘肃、海南、安徽、四川、广西、上海、河南、青海、福建、云南、江苏、重庆、广东、吉林（图 2-4-1-46）。

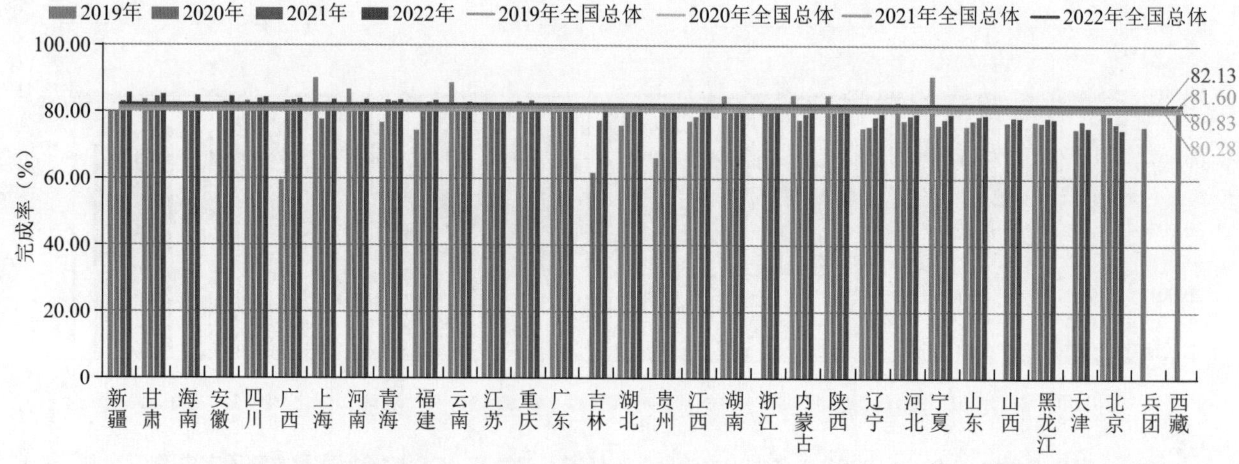

图 2-4-1-46 2019—2022 年各省（自治区、直辖市）异位妊娠（手术治疗）（EP）8 项质量监测项完成率

（二十四）子宫肌瘤（手术治疗）（UM）

2022 年 31 个省（自治区、直辖市）及兵团共纳入 2510 家医疗机构 218 333 例子宫肌瘤（手术治疗）（UM）有效数据进行分析。

1. 2022 年子宫肌瘤（手术治疗）（UM）8 项质量监测项完成情况

2022 年子宫肌瘤（手术治疗）（UM）8 项质量监测项组合完成率为 86.28%（图 2-4-1-47）。

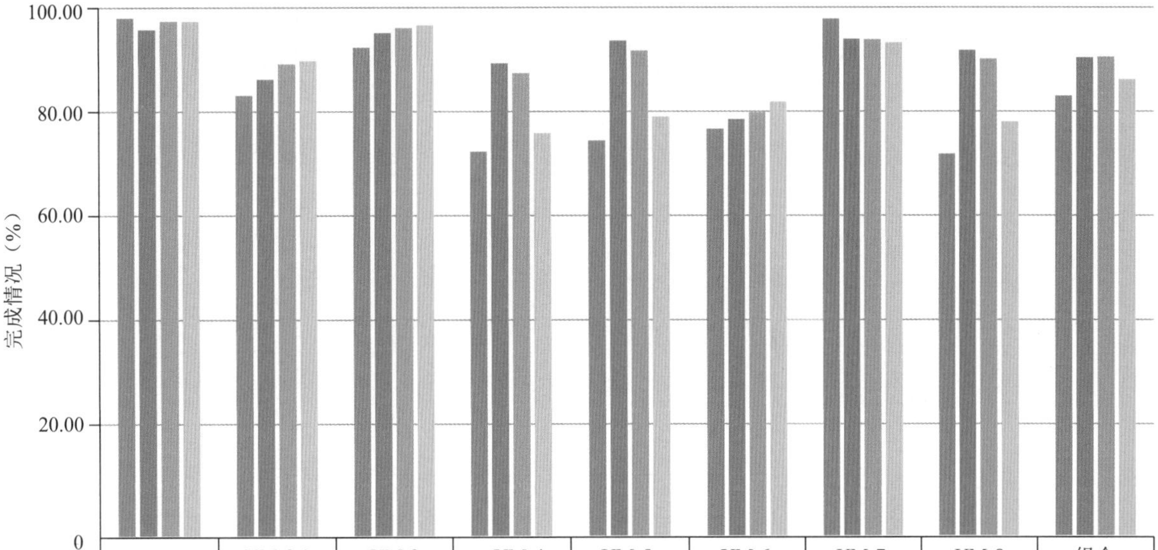

	UM-1 患者入院病情评估与术式选择	UM-2.1 子宫肌瘤手术治疗符合适应证	UM-3 围术期使用预防性抗菌药物合规★	UM-4 无输血	UM-5 无术后并发症与再手术	UM-6 住院期间为患者提供术前、术后健康教育与出院时提供教育告知五要素情况	UM-7 手术切口甲级愈合	UM-8 医嘱离院	组合完成率
2019年4146例	98.04	83.35	92.44	72.72	74.77	76.96	97.78	72.21	83.17
2020年163 311例	95.83	86.36	95.18	89.37	93.69	78.79	93.98	91.85	90.46
2021年221 057例	97.43	89.27	96.13	87.52	91.80	80.06	93.89	90.20	90.60
2022年218 333例	97.40	89.87	96.67	76.17	79.29	82.06	93.30	78.29	86.28

纵轴：完成情况（%）；刻度：0、20.00、40.00、60.00、80.00、100.00

图 2-4-1-47 2019—2022 年医疗机构子宫肌瘤（手术治疗）（UM）8 项质量监测项完成情况

2. 2022 年各省（自治区、直辖市）子宫肌瘤（手术治疗）（UM）8 项质量监测项完成情况

2022 年共有 11 个省（自治区、直辖市）子宫肌瘤（手术治疗）（UM）8 项质量监测项完成率高于全国总体，分别是安徽、江西、新疆、云南、天津、山东、河北、江苏、广西、浙江、四川（图 2-4-1-48）。

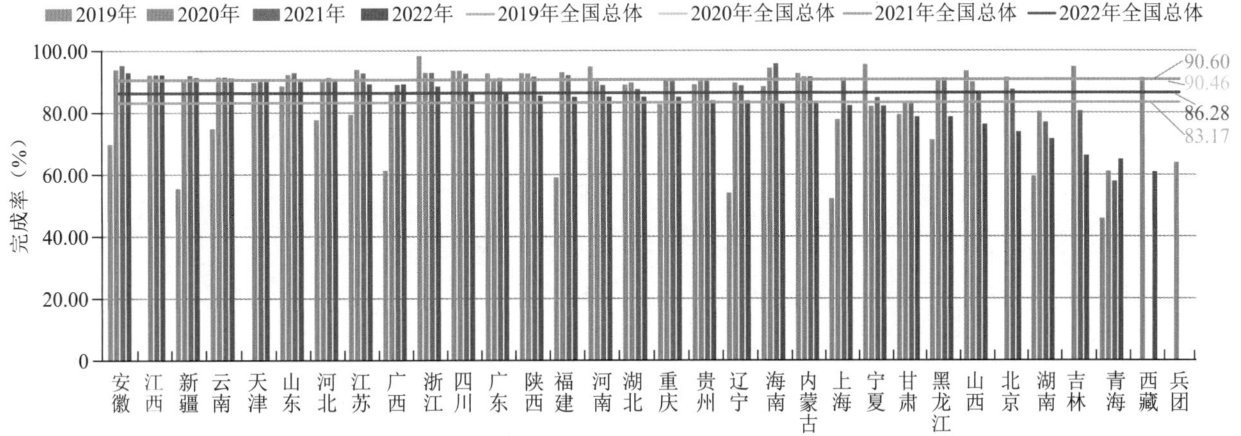

图 2-4-1-48 2019—2022 年各省（自治区、直辖市）子宫肌瘤（手术治疗）（UM）8 项质量监测项完成率

（二十五）髋关节置换术（THR）

2022 年 31 个省（自治区、直辖市）及兵团共纳入 2132 家医疗机构 130 221 例髋关节置换术（THR）有效数据进行分析。

1. 2022 年髋关节置换术（THR）10 项质量监测项完成情况

2022 年髋关节置换术（THR）10 项质量监测项组合完成率为 81.68%（图 2-4-1-49）。

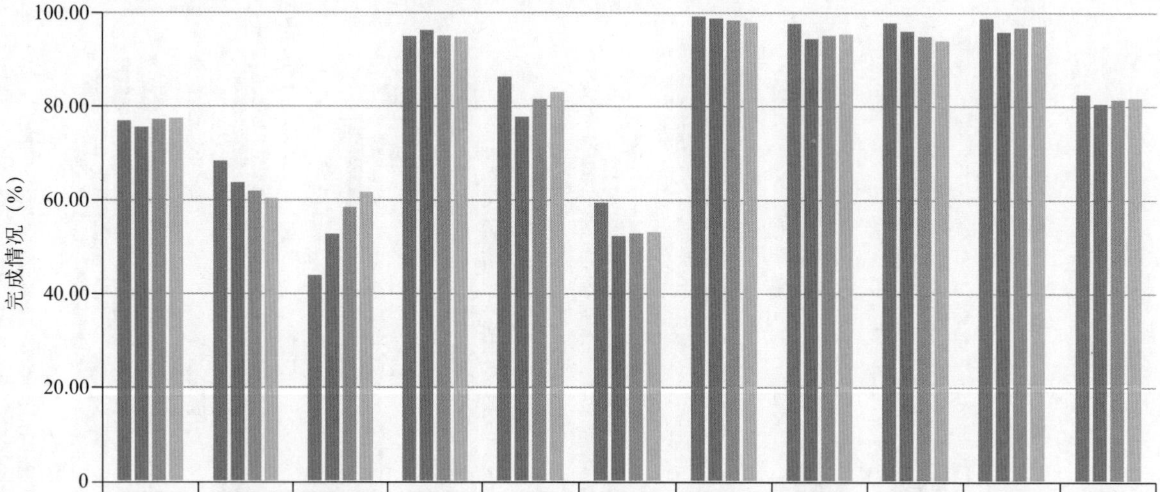

	THR-1 术前评估	THR-2 围术期预防性抗菌药物使用情况	THR-3.1 术前进行Caprini血栓风险因素评估情况★	THR-3.2 术前与术后实施预防深静脉血栓情况★	THR-4 不输血★	THR-5 术后康复治疗情况	THR-6 手术后无并发症★	THR-7 住院期间为患者提供术前、术后健康教育与出院时提供教育告知五要素情况	THR-8 手术切口愈合情况	THR-9 医嘱离院	组合完成率
2019年4743例	76.78	68.23	43.81	94.88	86.17	59.37	99.14	97.61	97.78	98.71	82.44
2020年98 887例	75.44	63.61	52.59	96.14	77.63	52.15	98.67	94.37	95.96	95.83	80.44
2021年125 209例	77.08	61.85	58.31	94.98	81.42	52.75	98.31	95.08	94.87	96.73	81.37
2022年130 221例	77.35	60.25	61.59	94.77	82.89	53.03	97.82	95.34	93.93	97.06	81.68

纵轴：完成情况（%）；0、20.00、40.00、60.00、80.00、100.00

图 2-4-1-49 2019—2022 年医疗机构髋关节置换术（THR）10 项质量监测项完成情况

2. 2022 年各省（自治区、直辖市）髋关节置换术（THR）10 项质量监测项完成情况

2022 年共有 13 个省（自治区、直辖市）髋关节置换术（THR）10 项质量监测项完成率高于全国总体，分别是青海、重庆、浙江、福建、四川、上海、江苏、广东、江西、广西、云南、北京、安徽（图 2-4-1-50）。

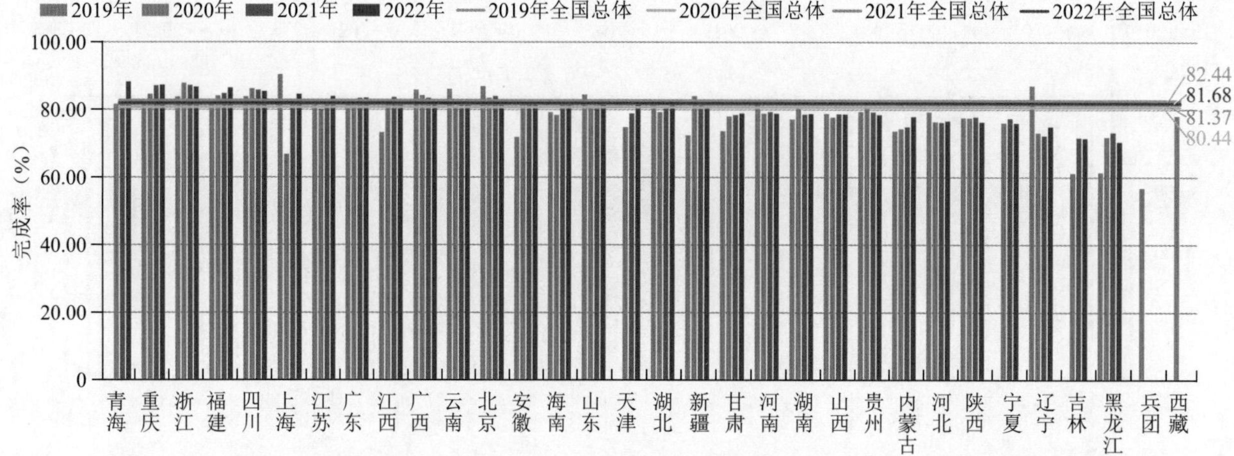

图 2-4-1-50 2019—2022 年各省（自治区、直辖市）髋关节置换术（THR）10 项质量监测项完成率

（二十六）膝关节置换术（TKR）

2022年31个省（自治区、直辖市）及兵团共纳入1757家医疗机构94 251例膝关节置换术（TKR）有效数据进行分析。

1. 2022年膝关节置换术（TKR）10项质量监测项完成情况

2022年膝关节置换术（TKR）10项质量监测项组合完成率为77.07%（图2-4-1-51）。

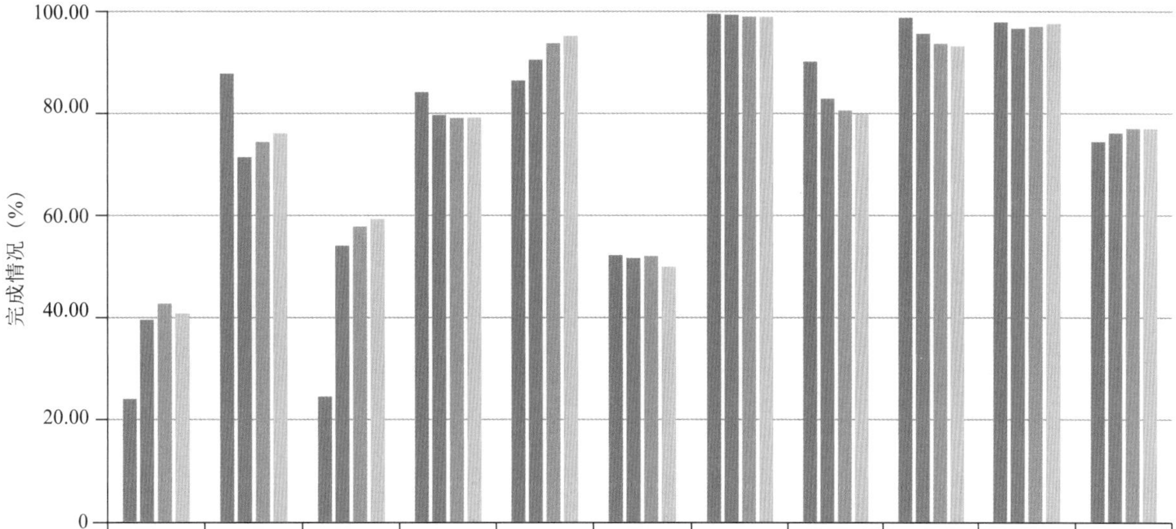

	TKR-1 术前评估	TKR-2 围术期预防性抗菌药物使用合规	TKR-3.1 术前进行Caprini血栓风险因素评估情况★	TKR-3.2 术前与术后实施预防深静脉血栓情况★	THR-4 不输血★	TKR-5 术后康复治疗情况	TKR-6 手术后无并发症★	THR-7 住院期间为患者提供术前、术后健康教育与出院时提供教育告知五要素情况	TKR-8 手术切口愈合情况	TKR-9 医嘱离院	组合完成率
2019年3316例	24.03	87.82	24.52	84.20	86.46	52.26	99.55	90.17	98.82	97.95	74.51
2020年61 265例	39.58	71.47	54.11	79.70	90.52	51.70	99.38	82.91	95.70	96.71	76.22
2021年84 656例	42.74	74.45	57.86	79.13	93.80	52.09	99.02	80.62	93.74	97.07	77.08
2022年94 251例	40.84	76.14	59.32	79.21	95.26	49.98	98.99	79.86	93.26	97.64	77.07

完成情况（%）

图2-4-1-51　2019—2022年医疗机构膝关节置换术（TKR）10项质量监测项完成情况

2. 2022年各省（自治区、直辖市）膝关节置换术（TKR）10项质量监测项完成情况

2022年共有13个省（自治区、直辖市）膝关节置换术（TKR）10项质量监测项完成率高于全国总体，分别是北京、青海、福建、浙江、江苏、海南、四川、广东、安徽、广西、云南、上海、重庆（图2-4-1-52）。

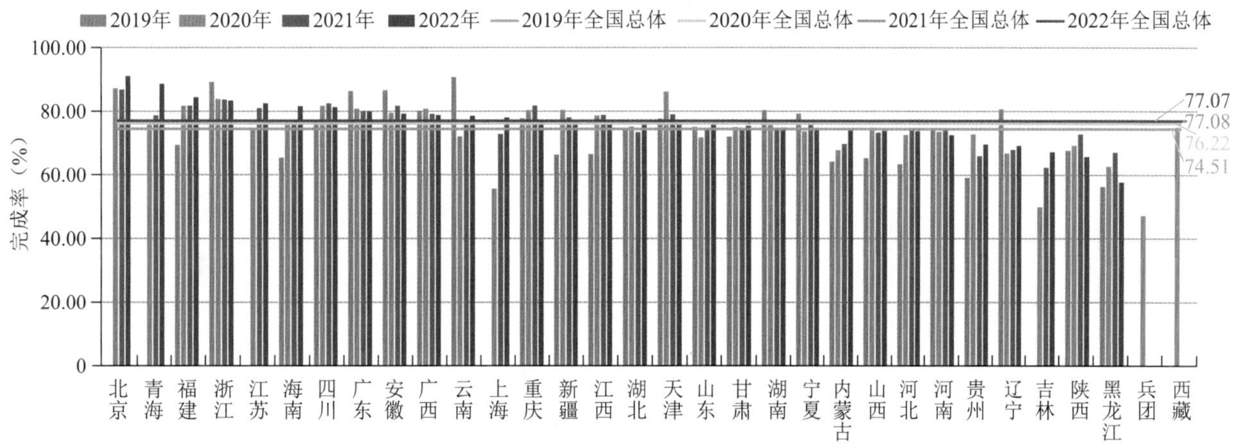

图2-4-1-52　2019—2022年各省（自治区、直辖市）膝关节置换术（TKR）10项质量监测项完成率

（二十七）乳腺癌（手术治疗）（BC）

2022 年 31 个省（自治区、直辖市）及兵团共纳入 1721 家医疗机构 89 083 例乳腺癌（手术治疗）（BC）有效数据进行分析。

1. 2022 年乳腺癌（手术治疗）（BC）12 项质量监测项完成情况

2022 年乳腺癌（手术治疗）（BC）12 项质量监测项组合完成率为 65.98%（图 2-4-1-53）。

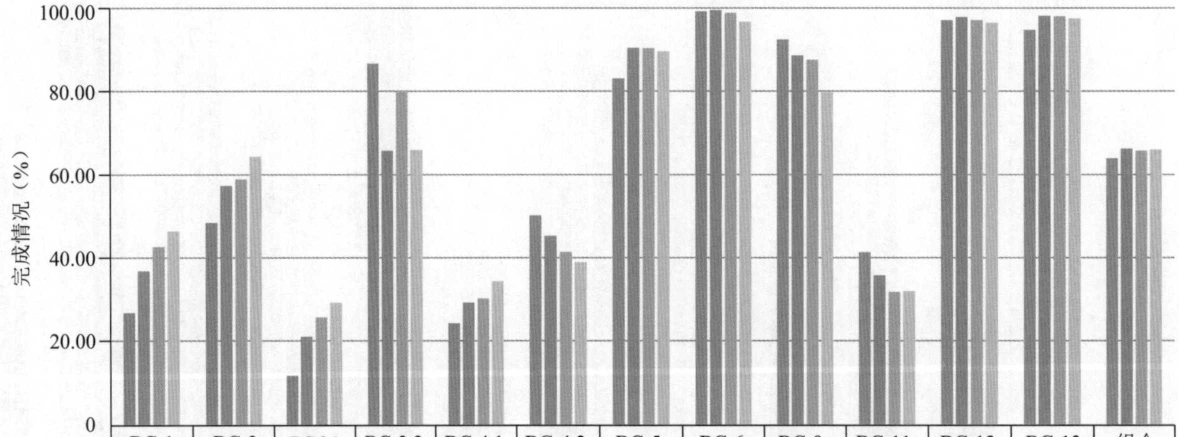

	BC-1 乳房前哨淋巴结活检情况（早期乳癌手术前）★	BC-2 术前评估和治疗前临床TNM分期★	BC-3.1 T0-1，N0M0乳腺癌手术（保乳术）治疗★	BC-3.2 术中接受腋窝淋巴结清扫达到level 2及以上水平★	BC-4.1 乳癌病人手术后病理检查报告至少符合五项规范★	BC-4.2 术后病理报告记录检查淋巴结组数（十组以上）★	BC-5 围术期术中不使用预防性抗菌药物★	BC-6 手术后无并发症★	BC-9 激素受体阳性患者术后辅助内分泌治疗情况	BC-11 住院期间为患者提供术前、术后健康教育与出院时提供教育告知五要素情况	BC-12 手术切口甲级愈合	BC-13 医嘱离院	组合完成率
2019年1071例	26.89	48.46	11.69	86.67	24.33	50.21	83.10	99.25	92.51	41.36	97.11	94.77	63.96
2020年85 780例	36.87	57.40	21.04	65.77	29.29	45.30	90.40	99.51	88.56	35.78	97.86	98.13	66.24
2021年95 667例	42.71	58.99	25.79	79.91	30.26	41.42	90.34	98.89	87.55	31.80	97.12	98.04	65.74
2022年89 083例	46.41	64.38	29.26	65.95	34.40	38.97	89.57	96.75	79.73	31.98	96.48	97.55	65.98

图 2-4-1-53　2019—2022 年医疗机构乳腺癌（手术治疗）（BC）12 项质量监测项完成情况

2. 2022 年各省（自治区、直辖市）乳腺癌（手术治疗）（BC）12 项质量监测项完成情况

2022 年共有 16 个省（自治区、直辖市）乳腺癌（手术治疗）（BC）12 项质量监测项完成率高于全国总体，分别是海南、天津、青海、北京、江苏、山西、安徽、新疆、辽宁、吉林、山东、重庆、广东、湖北、浙江、河南（图 2-4-1-54）。

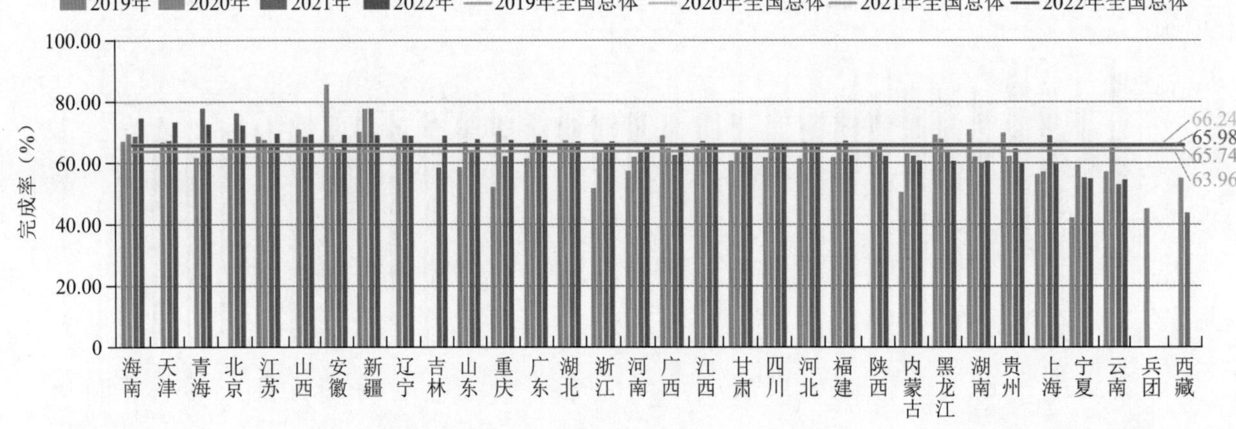

图 2-4-1-54　2019—2022 年各省（自治区、直辖市）乳腺癌（手术治疗）（BC）12 项质量监测项完成率

（二十八）胃癌（手术治疗）（GC）

2022 年 31 个省（自治区、直辖市）及兵团共纳入 1415 家医疗机构 41 303 例胃癌（手术治疗）（GC）有效数据进行分析。

1. 2022 年胃癌（手术治疗）（GC）12 项质量监测项完成情况

2022 年胃癌（手术治疗）（GC）12 项质量监测项组合完成率为 70.75%（图 2-4-1-55）。

完成情况（%）

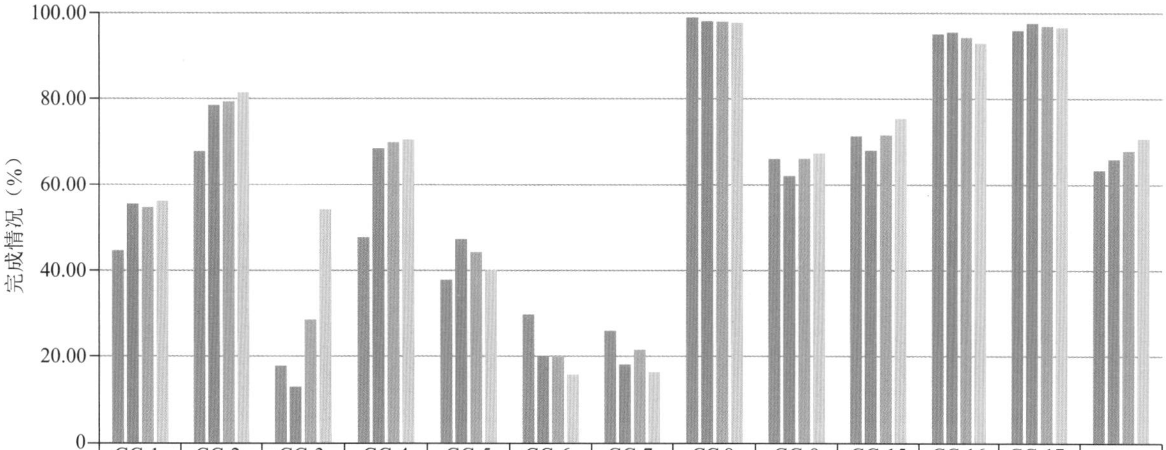

	GC-1 术前评估和治疗前临床TNM分期★	GC-2 手术/非手术治疗前病理学诊断★	GC-3 术中达到安全切缘有证实措施★	GC-4 标准根治性手术清扫淋巴结范围达D2★	GC-5 术后病理学诊断报告合规★	GC-6 早期（0-1A期）胃癌内镜治疗	GC-7 围术期预防性抗菌药物使用情况	GC-8 术后无并发症与再手术情况★	GC-9 营养支持治疗符合原则/规范	GC-15 住院期间为患者提供术前、术后健康教育与出院时提供教育告知五要素情况	GC-16 手术切口甲级愈合	GC-17 离院方式	组合完成率
2019年628例	44.67	67.84	17.83	47.80	37.87	29.82	25.96	99.04	66.13	71.40	95.22	96.02	63.48
2020年35 170例	55.54	78.52	12.91	68.47	47.34	20.15	18.12	98.12	62.11	68.03	95.60	97.69	65.98
2021年43 691例	54.75	79.37	28.64	69.93	44.31	19.96	21.58	98.05	66.16	71.64	94.38	97.04	67.99
2022年41 303例	56.18	81.47	54.24	70.53	40.09	15.75	16.37	97.78	67.38	75.46	93.02	96.72	70.75

图 2-4-1-55　2019—2022 年医疗机构胃癌（手术治疗）（GC）12 项质量监测项完成情况

2. 2022 年各省（自治区、直辖市）胃癌（手术治疗）（GC）12 项质量监测项完成情况

2022 年共有 11 个省（自治区、直辖市）胃癌（手术治疗）（GC）12 项质量监测项完成率高于全国总体，分别是浙江、青海、福建、山西、海南、江苏、河北、安徽、天津、山东、四川（图 2-4-1-56）。

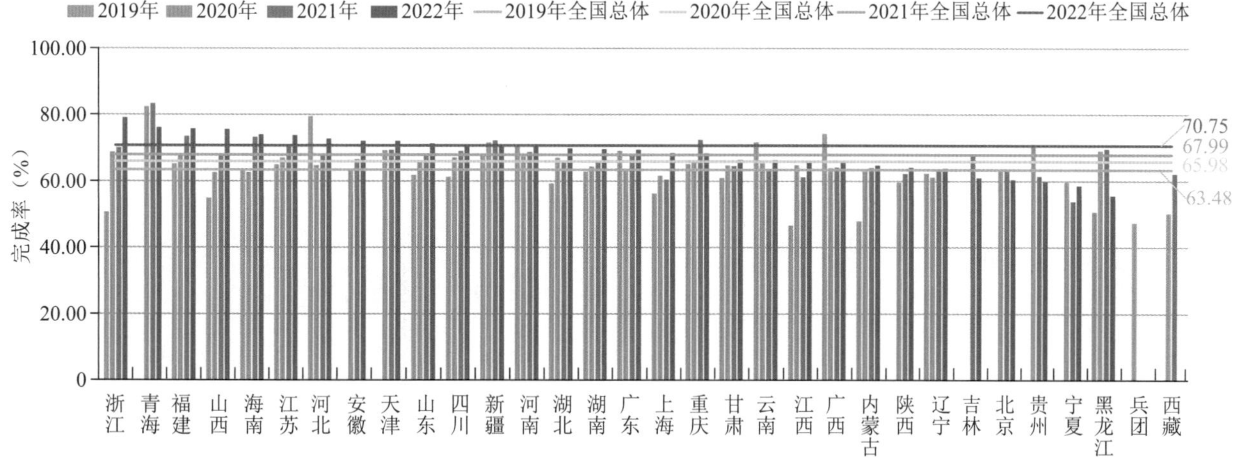

图 2-4-1-56　2019—2022 年各省（自治区、直辖市）胃癌（手术治疗）（GC）12 项质量监测项完成率

（二十九）肺癌（手术治疗）（LC）

2022 年 30 个省（自治区、直辖市）及兵团共纳入 1299 家医疗机构 133 124 例肺癌（手术治疗）（LC）有效数据进行分析。

1. 2022 年肺癌（手术治疗）（LC）14 项质量监测项完成情况

2022 年肺癌（手术治疗）（LC）14 项质量监测项组合完成率为 70.71%（图 2-4-1-57）。

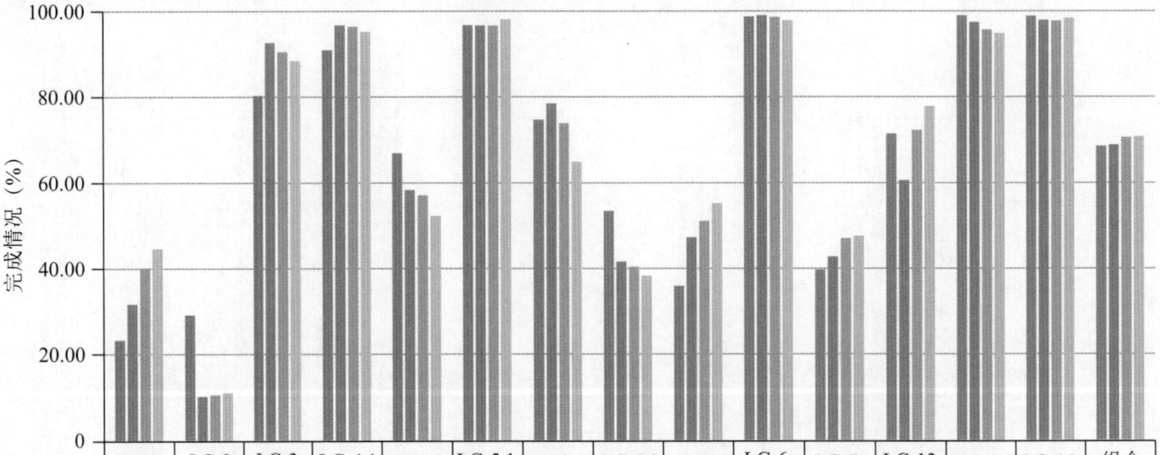 完成情况（%）	LC-1 术前评估和治疗前临床TNM分期★	LC-2 治疗前病理组织形态学/细胞学诊断★	LC-3 治疗前行胸部CT检查情况★	LC-4.1 早期（Ⅰ~Ⅱ）肺癌患者解剖性肺切除术★	LC-4.2 早期（Ⅰ~Ⅱ）肺癌患者纵隔淋巴结清扫范围≥3组★	LC-5.1 手术患者预防性使用抗菌药物选择★	LC-5.2 手术前2小时内使用首剂抗菌药物★	LC-5.3 术中追加抗菌药物情况★	LC-5.4 术后72小时内结束使用预防性抗菌药物★	LC-6 术后无并发症与再手术情况	LC-7 术后病理pTNM分期★	LC-13 住院期间为患者提供术前、术后健康教育与出院时提供教育告知五要素情况	LC-14 手术切口愈合情况	LC-15 医嘱离院	组合完成率
2019年874例	23.34	29.18	80.32	91.00	66.93	96.75	74.68	53.40	35.93	98.74	39.70	71.40	98.97	98.86	68.51
2020年75 377例	31.76	10.21	92.72	96.80	58.40	96.72	78.48	41.61	47.27	99.06	42.79	60.61	97.45	97.93	68.83
2021年121 727例	40.20	10.54	90.57	96.45	57.14	96.66	73.86	40.39	51.05	98.63	47.01	72.26	95.68	97.73	70.52
2022年133 124例	44.66	11.06	88.53	95.24	52.26	98.17	64.91	38.29	55.31	97.85	47.58	77.84	94.85	98.40	70.71

图 2-4-1-57 2019—2022 年医疗机构肺癌（手术治疗）（LC）14 项质量监测项完成情况

2. 2022 年各省（自治区、直辖市）肺癌（手术治疗）（LC）14 项质量监测项完成情况

2022 年共有 12 个省（自治区、直辖市）肺癌（手术治疗）（LC）14 项质量监测项完成率高于全国总体，分别是海南、湖南、福建、北京、重庆、四川、山西、广东、浙江、湖北、天津、山东（图 2-4-1-58）。

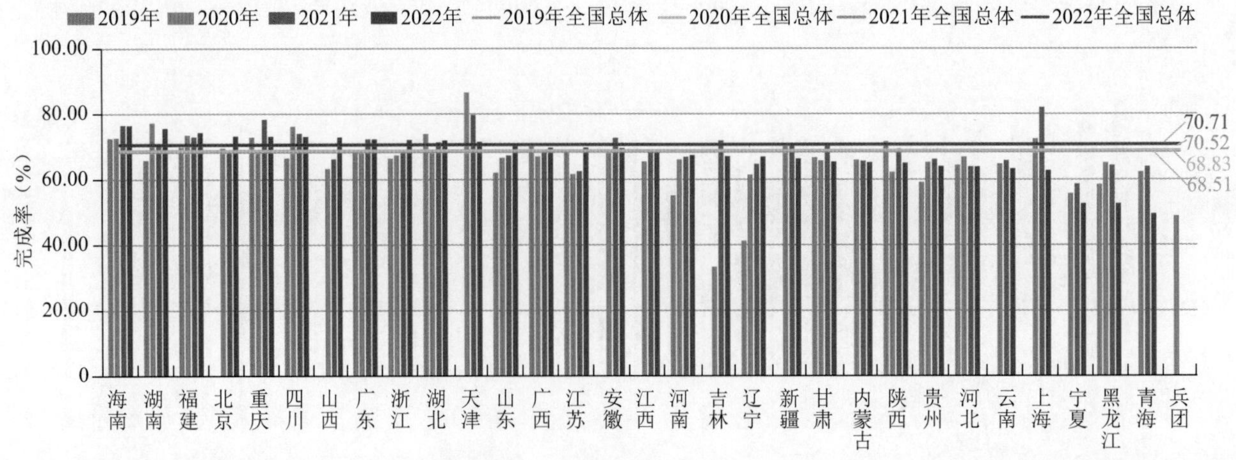

图 2-4-1-58 2019—2022 年各省（自治区、直辖市）肺癌（手术治疗）（LC）14 项质量监测项完成率

（三十）甲状腺癌（手术治疗）（TC）

2022 年 31 个省（自治区、直辖市）及兵团共纳入 1649 家医疗机构 160 115 例甲状腺癌（手术治疗）（TC）有效数据进行分析。

1. 2022 年甲状腺癌（手术治疗）（TC）11 项质量监测项完成情况

2022 年甲状腺癌（手术治疗）（TC）11 项质量监测项组合完成率为 84.29%（图 2-4-1-59）。

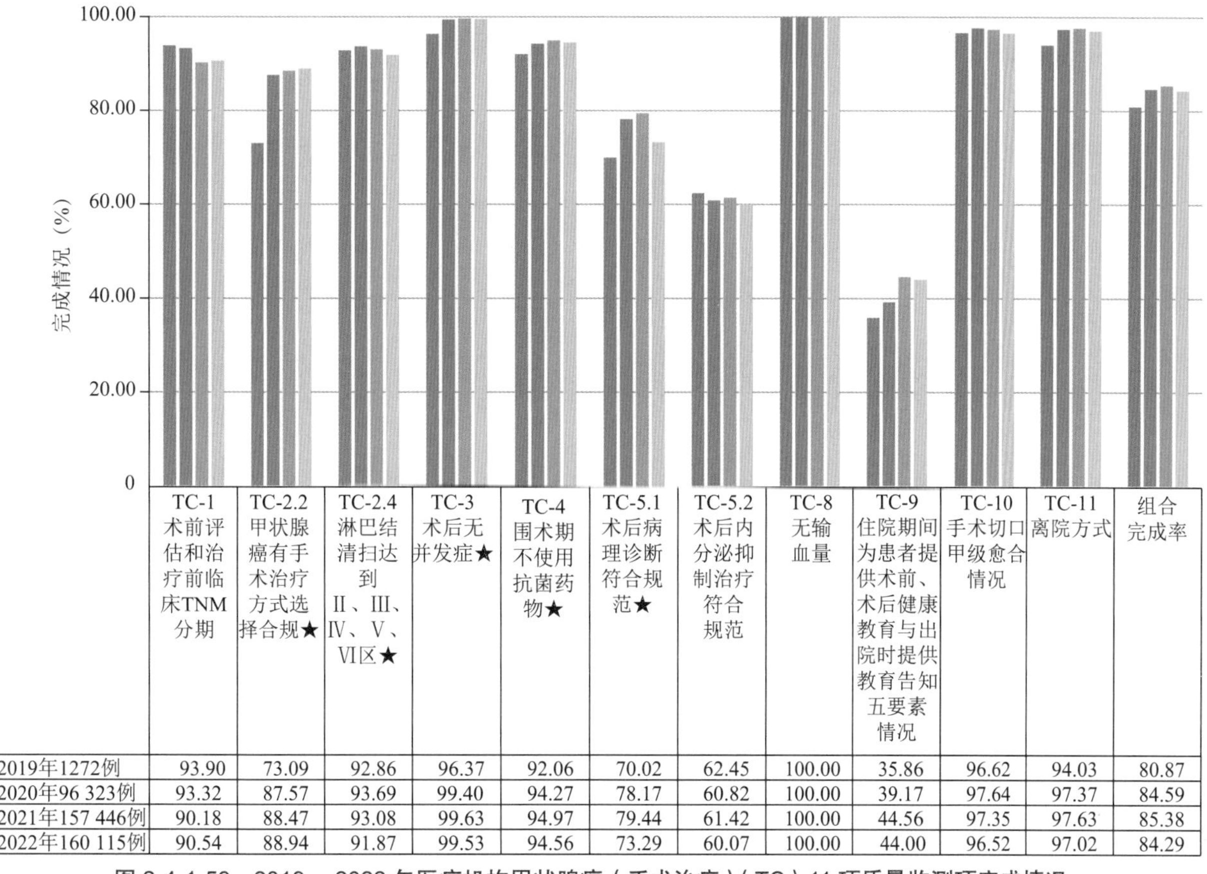

	TC-1 术前评估和治疗前临床TNM分期	TC-2.2 甲状腺癌有手术治疗方式选择合规★	TC-2.4 淋巴结清扫达到Ⅱ、Ⅲ、Ⅳ、Ⅴ、Ⅵ区★	TC-3 术后无并发症★	TC-4 围术期不使用抗菌药物★	TC-5.1 术后病理诊断符合规范★	TC-5.2 术后内分泌抑制治疗符合规范	TC-8 无输血量	TC-9 住院期间为患者提供术前、术后健康教育与出院时提供教育告知五要素情况	TC-10 手术切口甲级愈合情况	TC-11 离院方式	组合完成率
2019年1272例	93.90	73.09	92.86	96.37	92.06	70.02	62.45	100.00	35.86	96.62	94.03	80.87
2020年96 323例	93.32	87.57	93.69	99.40	94.27	78.17	60.82	100.00	39.17	97.64	97.37	84.59
2021年157 446例	90.18	88.47	93.08	99.63	94.97	79.44	61.42	100.00	44.56	97.35	97.63	85.38
2022年160 115例	90.54	88.94	91.87	99.53	94.56	73.29	60.07	100.00	44.00	96.52	97.02	84.29

图 2-4-1-59 2019—2022 年医疗机构甲状腺癌（手术治疗）（TC）11 项质量监测项完成情况

2. 2022 年各省（自治区、直辖市）甲状腺癌（手术治疗）（TC）11 项质量监测项完成情况

2022 年共有 15 个省（自治区、直辖市）甲状腺癌（手术治疗）（TC）11 项质量监测项完成率高于全国总体，分别是北京、上海、青海、江苏、四川、新疆、辽宁、浙江、福建、湖北、甘肃、安徽、重庆、陕西、广东（图 2-4-1-60）。

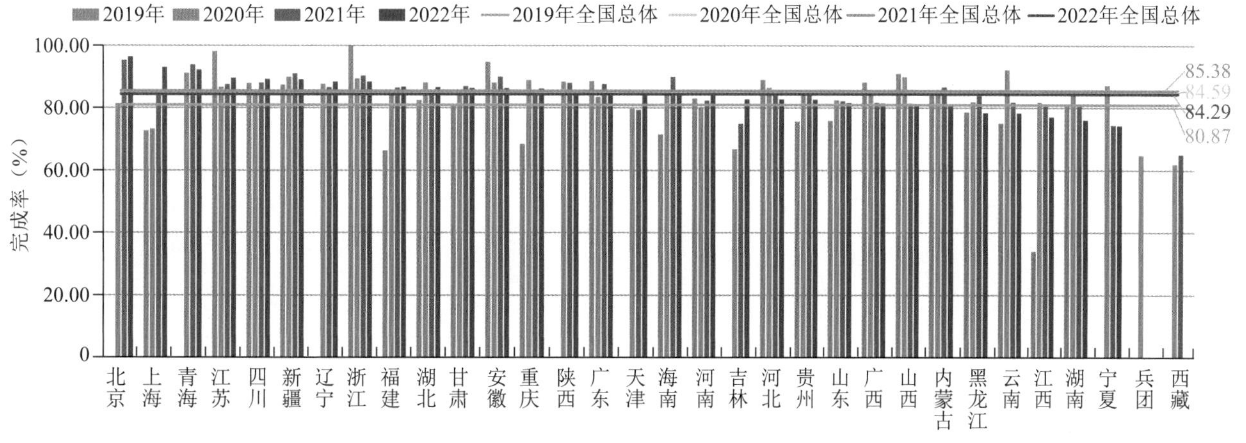

图 2-4-1-60 2019—2022 年各省（自治区、直辖市）甲状腺癌（手术治疗）（TC）11 项质量监测项完成率

（三十一）围手术期预防深静脉血栓栓塞（DVT）

2022 年 31 个省（自治区、直辖市）及兵团共纳入 1771 家医疗机构 662 815 例围手术期预防深静脉血栓栓塞（DVT）有效数据进行分析。

1. 2022 年围手术期预防深静脉血栓栓塞（DVT）11 项质量监测项完成情况

2022 年围手术期预防深静脉血栓栓塞（DVT）11 项质量监测项组合完成率为 69.87%（图 2-4-1-61）。

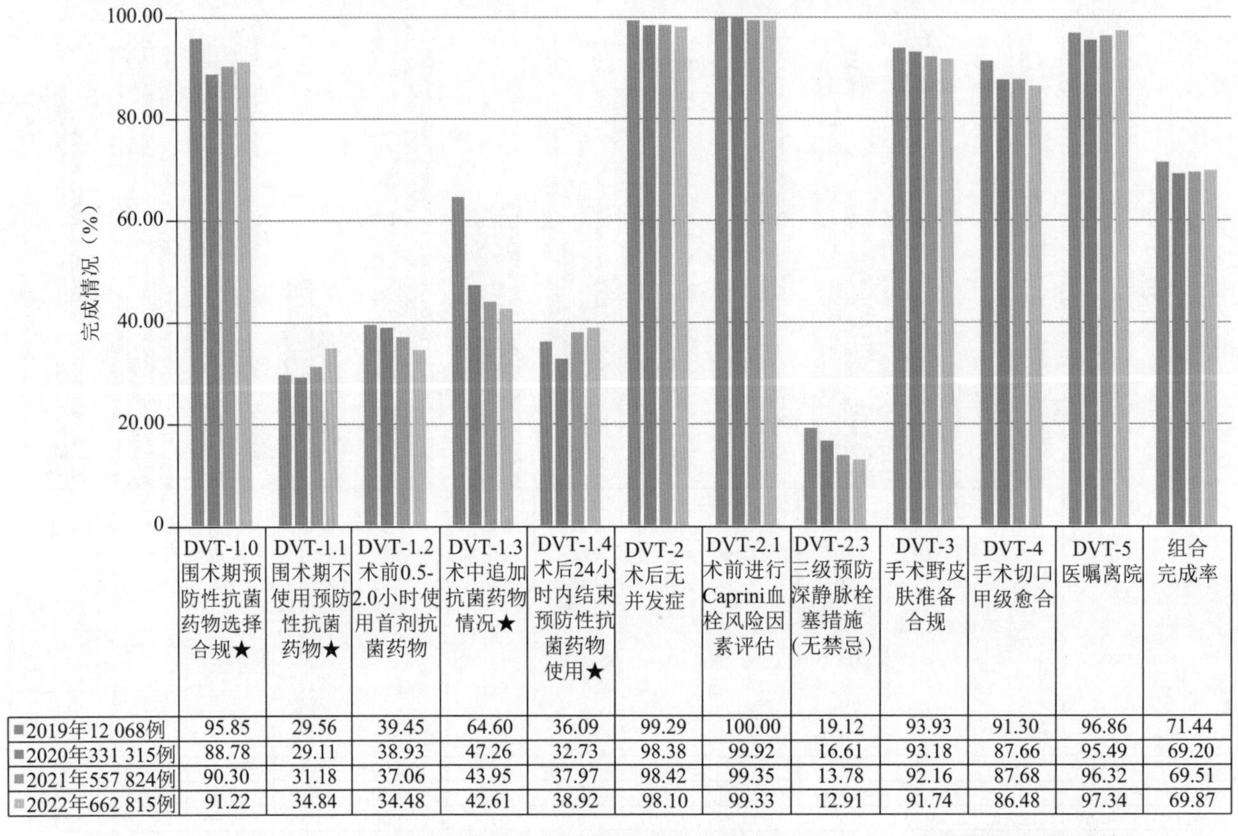

	DVT-1.0 围术期预防性抗菌药物选择合规★	DVT-1.1 围术期不使用预防性抗菌药物★	DVT-1.2 术前0.5-2.0小时使用首剂抗菌药物	DVT-1.3 术中追加抗菌药物情况★	DVT-1.4 术后24小时内结束预防性抗菌药物使用★	DVT-2 术后无并发症	DVT-2.1 术前进行Caprini血栓风险因素评估	DVT-2.3 三级预防深静脉栓塞措施（无禁忌）	DVT-3 手术野皮肤准备合规	DVT-4 手术切口甲级愈合	DVT-5 医嘱离院	组合完成率
2019年12 068例	95.85	29.56	39.45	64.60	36.09	99.29	100.00	19.12	93.93	91.30	96.86	71.44
2020年331 315例	88.78	29.11	38.93	47.26	32.73	98.38	99.92	16.61	93.18	87.66	95.49	69.20
2021年557 824例	90.30	31.18	37.06	43.95	37.97	98.42	99.35	13.78	92.16	87.68	96.32	69.51
2022年662 815例	91.22	34.84	34.48	42.61	38.92	98.10	99.33	12.91	91.74	86.48	97.34	69.87

图 2-4-1-61 2019—2022 年医疗机构围手术期预防深静脉血栓栓塞（DVT）11 项质量监测项完成情况

2. 2022 年各省（自治区、直辖市）围手术期预防深静脉血栓栓塞（DVT）11 项质量监测项完成情况

2022 年共有 19 个省（自治区、直辖市）围手术期预防深静脉血栓栓塞（DVT）11 项质量监测项完成率高于全国总体，分别是西藏、吉林、四川、黑龙江、内蒙古、广西、山东、宁夏、甘肃、天津、湖南、新疆、福建、江西、青海、湖北、重庆、安徽、海南（图 2-4-1-62）。

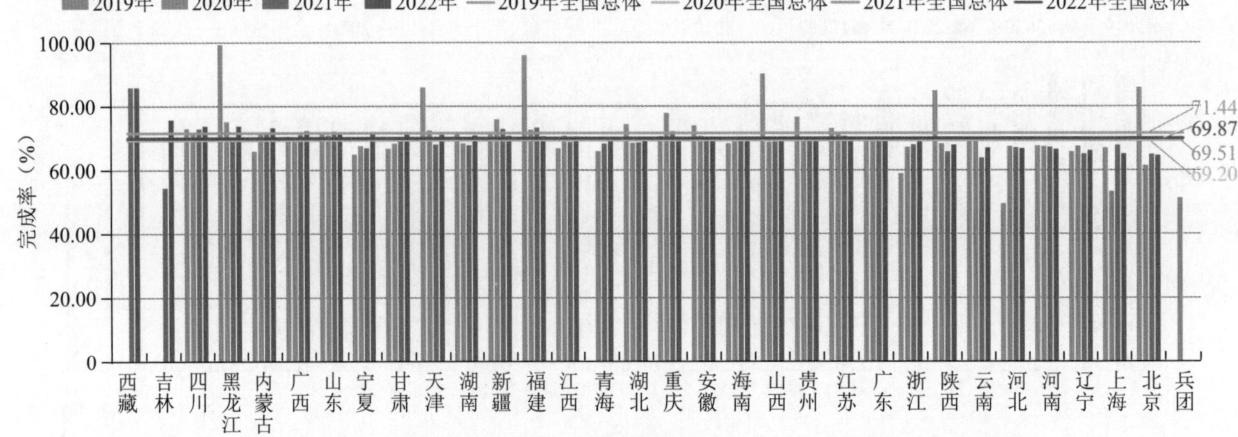

图 2-4-1-62 2019—2022 年各省（自治区、直辖市）围手术期预防深静脉血栓栓塞（DVT）11 项质量监测项完成率

（三十二）住院精神疾病（HBIPS）

2022年30个省（自治区、直辖市）及兵团共纳入1368家医疗机构438 278例住院精神疾病（HBIPS）有效数据进行分析。

1. 2022年住院精神疾病（HBIPS）7项质量监测项完成情况

2022年住院精神疾病（HBIPS）7项质量监测项组合完成率为69.06%（图2-4-1-63）。

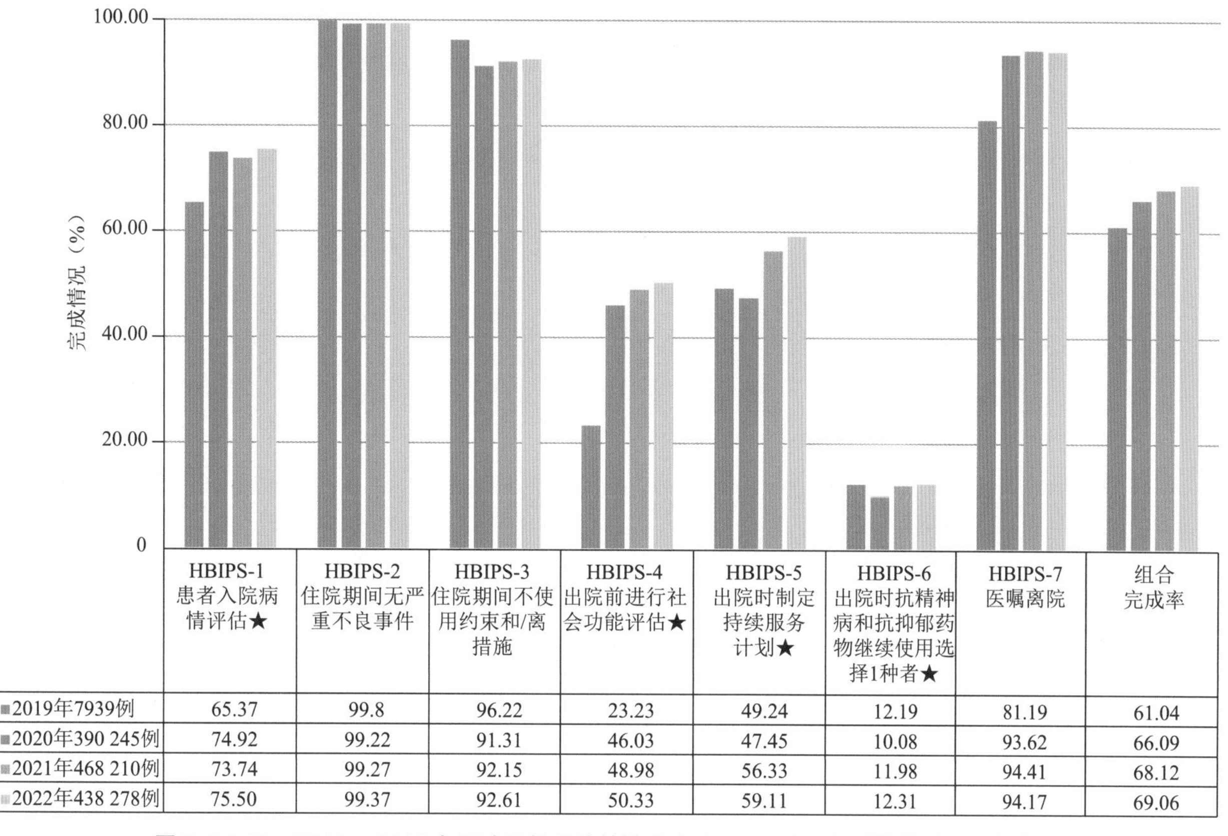

	HBIPS-1 患者入院病情评估★	HBIPS-2 住院期间无严重不良事件	HBIPS-3 住院期间不使用约束和/离措施	HBIPS-4 出院前进行社会功能评估★	HBIPS-5 出院时制定持续服务计划★	HBIPS-6 出院时抗精神病和抗抑郁药物继续使用选择1种者★	HBIPS-7 医嘱离院	组合完成率
2019年7939例	65.37	99.8	96.22	23.23	49.24	12.19	81.19	61.04
2020年390 245例	74.92	99.22	91.31	46.03	47.45	10.08	93.62	66.09
2021年468 210例	73.74	99.27	92.15	48.98	56.33	11.98	94.41	68.12
2022年438 278例	75.50	99.37	92.61	50.33	59.11	12.31	94.17	69.06

图2-4-1-63　2019—2022年医疗机构住院精神疾病（HBIPS）7项质量监测项完成情况

2. 2022年各省（自治区、直辖市）住院精神疾病（HBIPS）7项质量监测项完成情况

2022年共有11个省（自治区、直辖市）住院精神疾病（HBIPS）7项质量监测项完成率高于全国总体，分别是云南、北京、浙江、湖北、广西、山西、安徽、四川、青海、河南、新疆（图2-4-1-64）。

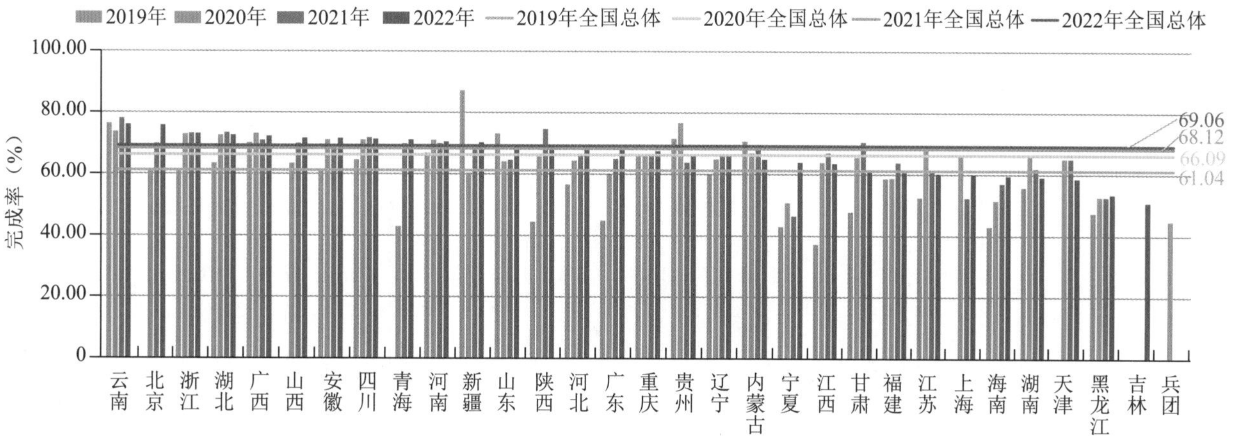

图2-4-1-64　2019—2022年各省（自治区、直辖市）住院精神疾病（HBIPS）7项质量监测项完成率

（三十三）严重脓毒症和脓毒症休克早期治疗（SEP）

2022 年 31 个省（自治区、直辖市）及兵团共纳入 1498 家医疗机构 111 533 例严重脓毒症和脓毒症休克早期治疗（SEP）有效数据进行分析。

1. 2022 年严重脓毒症和脓毒症休克早期治疗（SEP）3 项质量监测项完成情况

2022 年严重脓毒症和脓毒症休克早期治疗（SEP）3 项质量监测项组合完成率为 62.43%（图 2-4-1-65）。

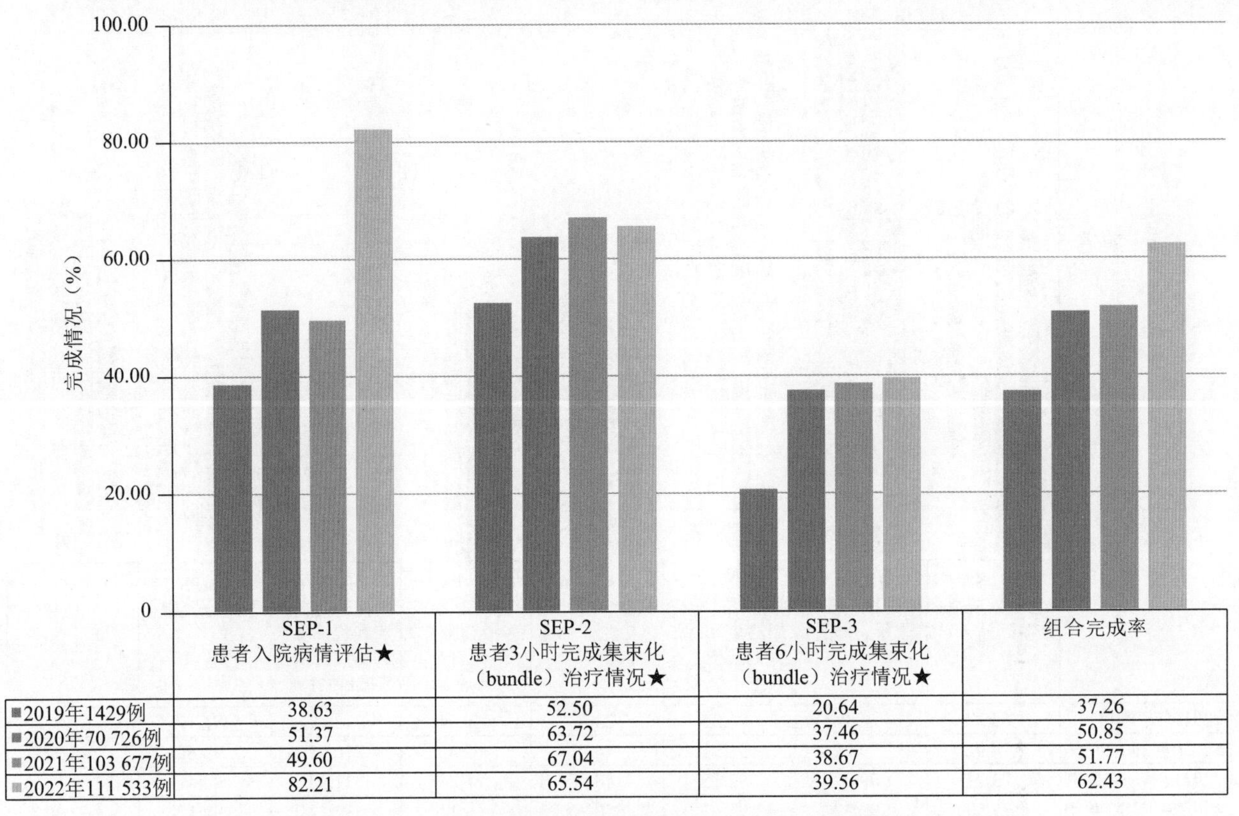

	SEP-1 患者入院病情评估★	SEP-2 患者3小时完成集束化（bundle）治疗情况★	SEP-3 患者6小时完成集束化（bundle）治疗情况★	组合完成率
2019年1429例	38.63	52.50	20.64	37.26
2020年70 726例	51.37	63.72	37.46	50.85
2021年103 677例	49.60	67.04	38.67	51.77
2022年111 533例	82.21	65.54	39.56	62.43

图 2-4-1-65　2019—2022 年医疗机构严重脓毒症和脓毒症休克早期治疗（SEP）3 项质量监测项完成情况

2.2022 年各省（自治区、直辖市）严重脓毒症和脓毒症休克早期治疗（SEP）3 项质量监测项完成情况

2022 年共有 16 个省（自治区、直辖市）严重脓毒症和脓毒症休克早期治疗（SEP）3 项质量监测项完成率高于全国总体，分别是青海、天津、海南、江苏、上海、河北、福建、北京、云南、广西、浙江、广东、江西、山东、陕西、四川（图 2-4-1-66）。

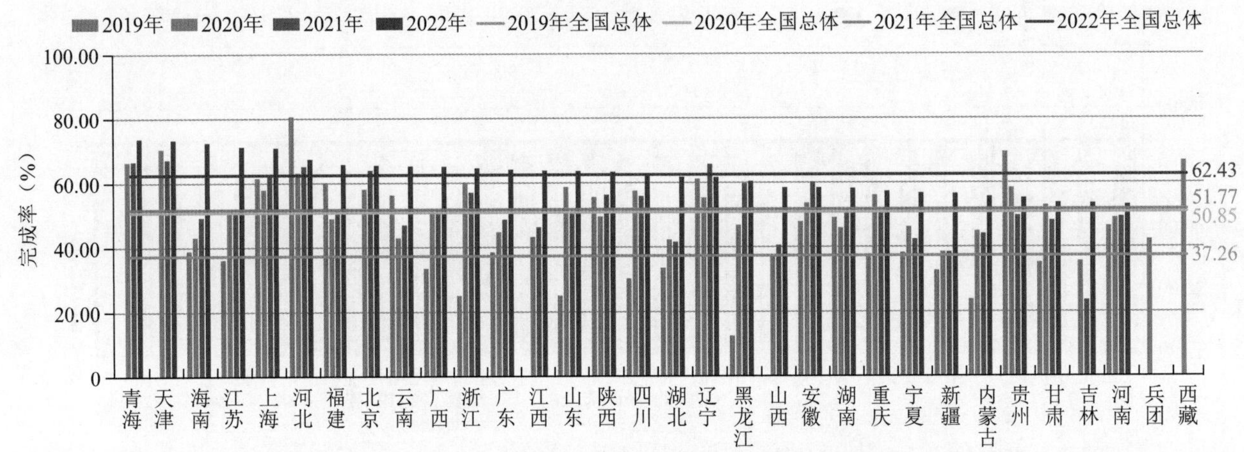

图 2-4-1-66　2019—2022 年各省（自治区、直辖市）严重脓毒症和脓毒症休克早期治疗（SEP）3 项质量监测项完成率

（三十四）甲状腺结节（手术治疗）（TN）

2022 年 31 个省（自治区、直辖市）及兵团共纳入 1647 家医疗机构 82 567 例甲状腺结节（手术治疗）（TN）有效数据进行分析。

1. 2022 年甲状腺结节（手术治疗）（TN）9 项质量监测项完成情况

2022 年甲状腺结节（手术治疗）（TN）9 项质量监测项组合完成率为 77.72%（图 2-4-1-67）。

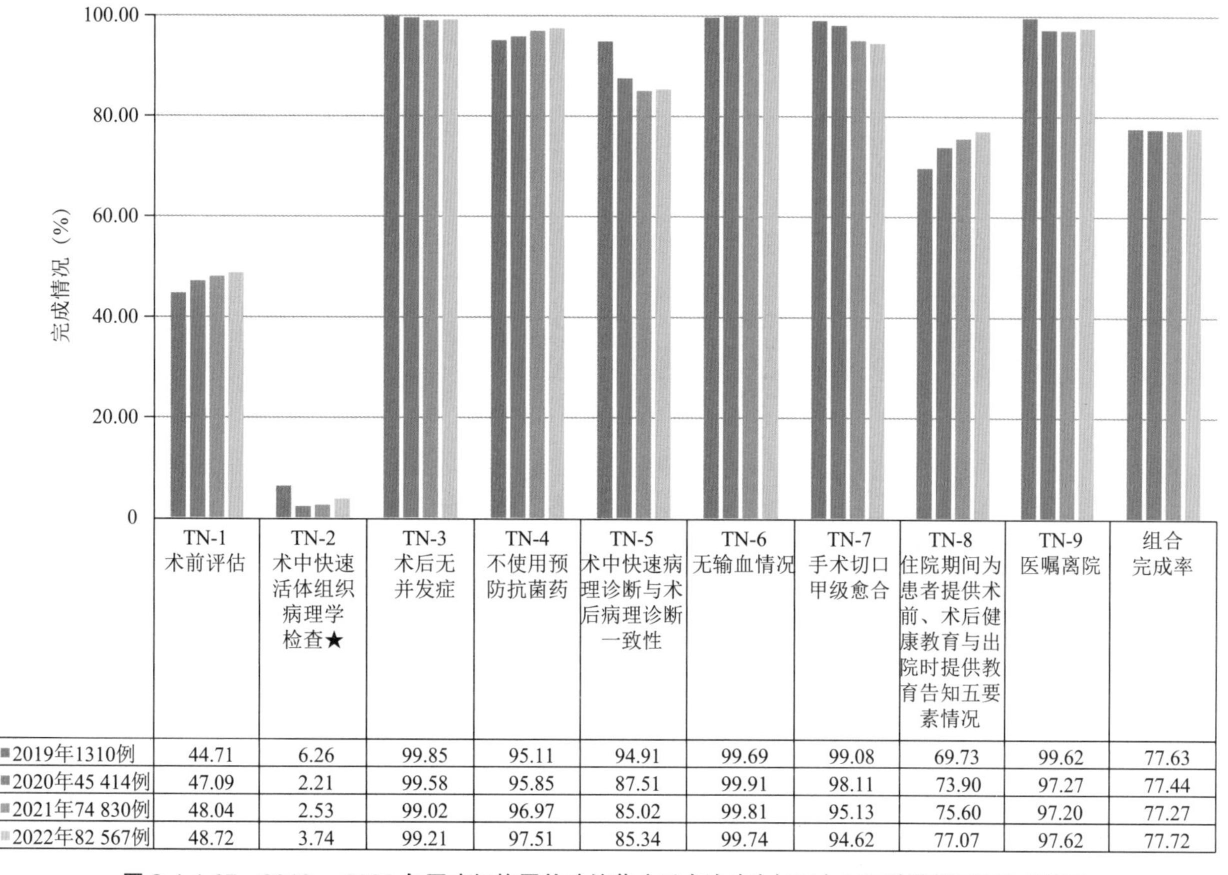

	TN-1 术前评估	TN-2 术中快速活体组织病理学检查★	TN-3 术后无并发症	TN-4 不使用预防抗菌药	TN-5 术中快速病理诊断与术后病理诊断一致性	TN-6 无输血情况	TN-7 手术切口甲级愈合	TN-8 住院期间为患者提供术前、术后健康教育与出院时提供教育告知五要素情况	TN-9 医嘱离院	组合完成率
2019年1310例	44.71	6.26	99.85	95.11	94.91	99.69	99.08	69.73	99.62	77.63
2020年45 414例	47.09	2.21	99.58	95.85	87.51	99.91	98.11	73.90	97.27	77.44
2021年74 830例	48.04	2.53	99.02	96.97	85.02	99.81	95.13	75.60	97.20	77.27
2022年82 567例	48.72	3.74	99.21	97.51	85.34	99.74	94.62	77.07	97.62	77.72

图 2-4-1-67　2019—2022 年医疗机构甲状腺结节（手术治疗）（TN）9 项质量监测项完成情况

2. 2022 年各省（自治区、直辖市）甲状腺结节（手术治疗）（TN）9 项质量监测项完成情况

2022 年共有 15 个省（自治区、直辖市）甲状腺结节（手术治疗）（TN）9 项质量监测项完成率高于全国总体，分别是北京、青海、福建、江苏、湖北、安徽、内蒙古、四川、广西、浙江、河北、新疆、贵州、重庆、黑龙江（图 2-4-1-68）。

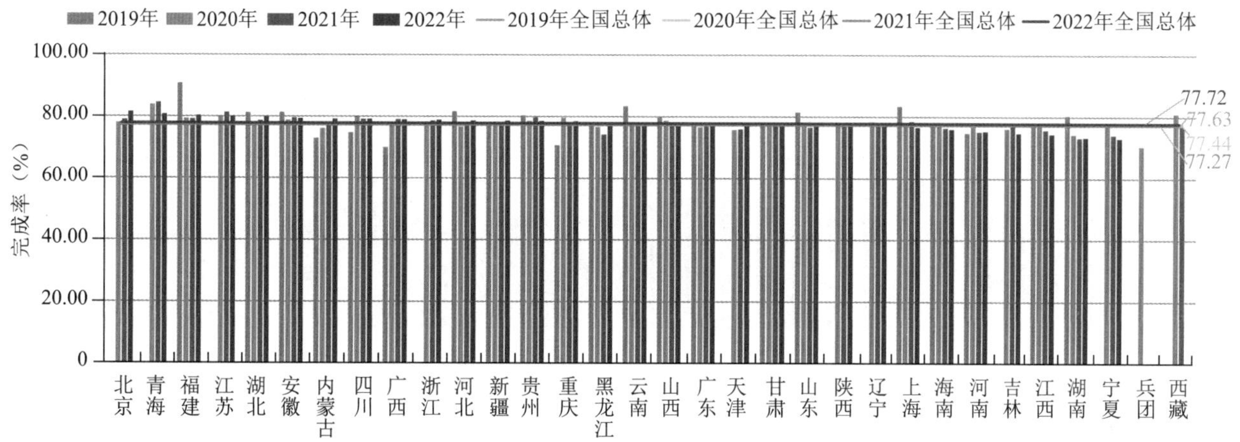

图 2-4-1-68　2019—2022 年各省（自治区、直辖市）甲状腺结节（手术治疗）（TN）9 项质量监测项完成率

（三十五）中高危风险患者预防静脉血栓栓塞症（VTE）

2022 年 30 个省（自治区、直辖市）及兵团共纳入 1497 家医疗机构 2 442 456 例中高危风险患者预防静脉血栓栓塞症（VTE）有效数据进行分析。

1. 2022 年中高危风险患者预防静脉血栓栓塞症（VTE）9 项质量监测项完成情况

2022 年中高危风险患者预防静脉血栓栓塞症（VTE）9 项质量监测项组合完成率为 55.87%（图 2-4-1-69）。

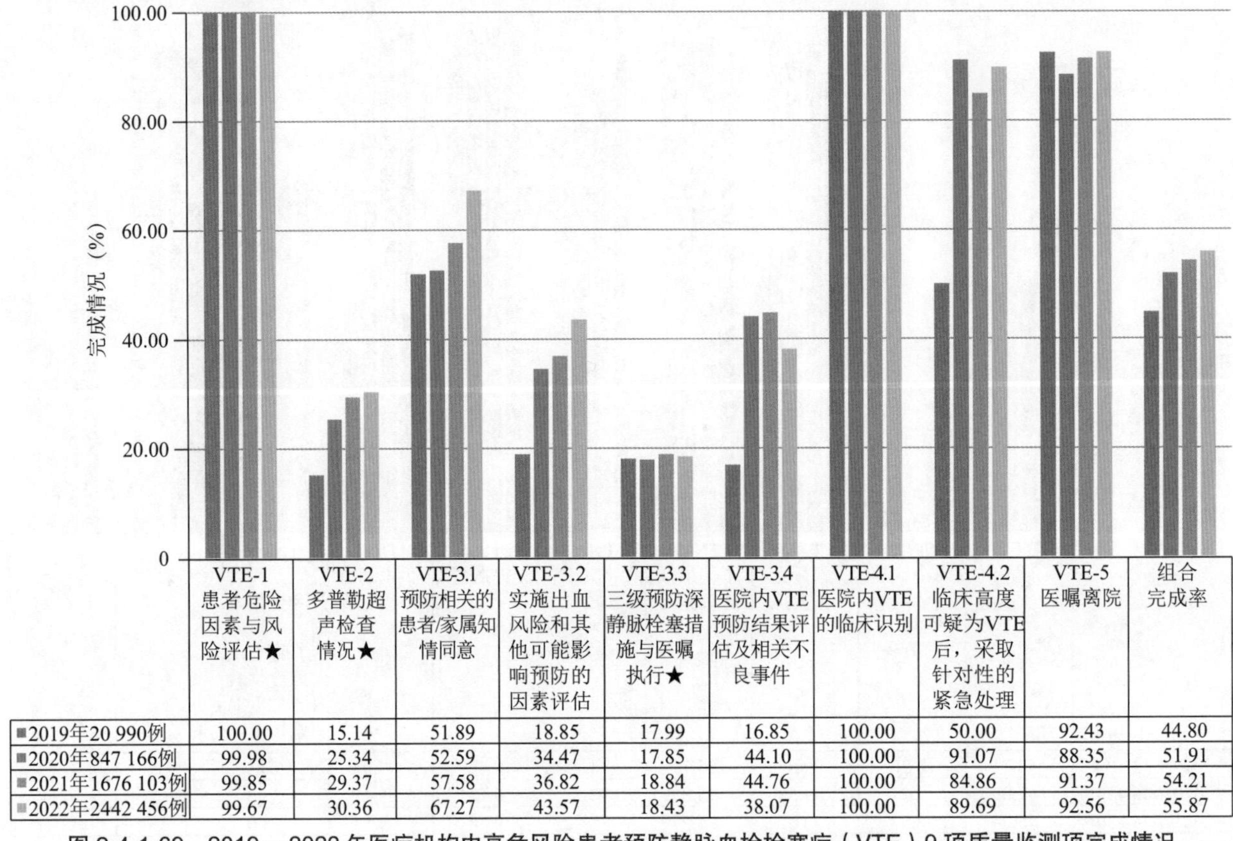

	VTE-1 患者危险因素与风险评估★	VTE-2 多普勒超声检查情况★	VTE-3.1 预防相关的患者/家属知情同意	VTE-3.2 实施出血风险和其他可能影响预防的因素评估	VTE-3.3 三级预防深静脉栓塞措施与医嘱执行★	VTE-3.4 医院内VTE预防结果评估及相关不良事件	VTE-4.1 医院内VTE的临床识别	VTE-4.2 临床高度可疑为VTE后，采取针对性的紧急处理	VTE-5 医嘱离院	组合完成率
2019年20 990例	100.00	15.14	51.89	18.85	17.99	16.85	100.00	50.00	92.43	44.80
2020年847 166例	99.98	25.34	52.59	34.47	17.85	44.10	100.00	91.07	88.35	51.91
2021年1676 103例	99.85	29.37	57.58	36.82	18.84	44.76	100.00	84.86	91.37	54.21
2022年2442 456例	99.67	30.36	67.27	43.57	18.43	38.07	100.00	89.69	92.56	55.87

图 2-4-1-69　2019—2022 年医疗机构中高危风险患者预防静脉血栓栓塞症（VTE）9 项质量监测项完成情况

2. 2022 年各省（自治区、直辖市）中高危风险患者预防静脉血栓栓塞症（VTE）9 项质量监测项完成情况

2022 年共有 9 个省（自治区、直辖市）中高危风险患者预防静脉血栓栓塞症（VTE）9 项质量监测项完成率高于全国总体，分别是上海、宁夏、福建、北京、浙江、江苏、湖北、广西、河南（图 2-4-1-70）。

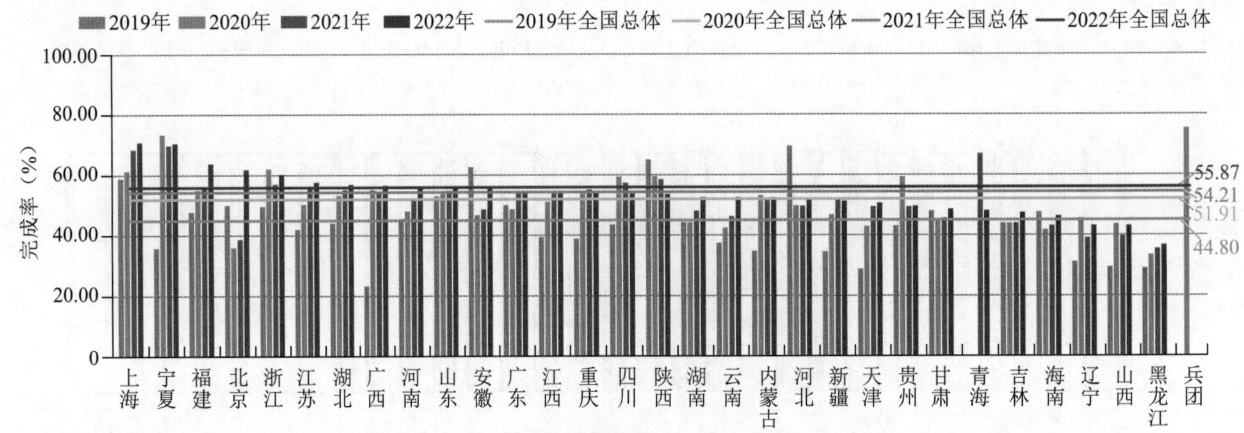

图 2-4-1-70　2019—2022 年各省（自治区、直辖市）中高危风险患者预防静脉血栓栓塞症（VTE）9 项质量监测项完成率

（三十六）哮喘（儿童，住院）（CAC2）

2022 年 30 个省（自治区、直辖市）及兵团共纳入 1201 家医疗机构 12 550 例哮喘（儿童，住院）（CAC2）有效数据进行分析。

1. 2022 年哮喘（儿童，住院）（CAC2）8 项质量监测项完成情况

2022 年哮喘（儿童，住院）（CAC2）8 项质量监测项组合完成率为 68.62%（图 2-4-1-71）。

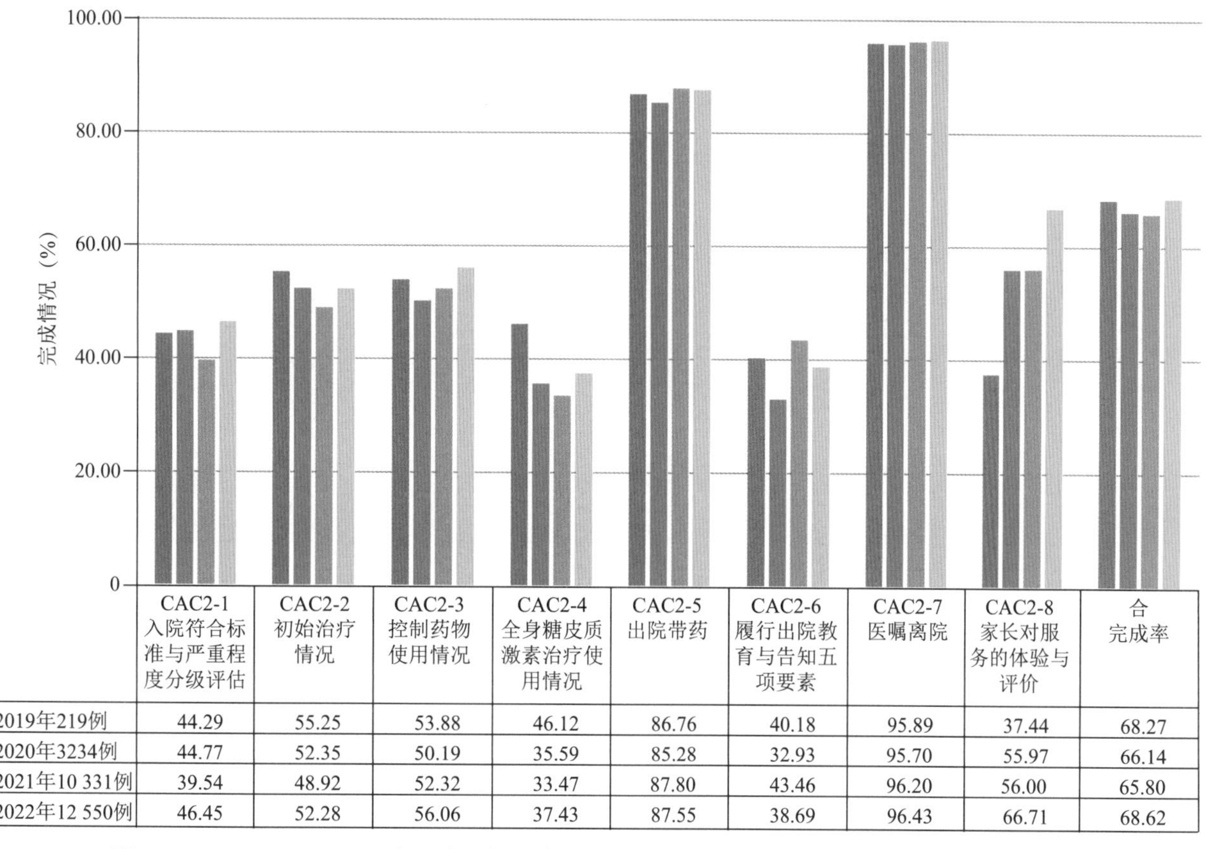

	CAC2-1 入院符合标准与严重程度分级评估	CAC2-2 初始治疗情况	CAC2-3 控制药物使用情况	CAC2-4 全身糖皮质激素治疗使用情况	CAC2-5 出院带药	CAC2-6 履行出院教育与告知五项要素	CAC2-7 医嘱离院	CAC2-8 家长对服务的体验与评价	合完成率
2019年219例	44.29	55.25	53.88	46.12	86.76	40.18	95.89	37.44	68.27
2020年3234例	44.77	52.35	50.19	35.59	85.28	32.93	95.70	55.97	66.14
2021年10 331例	39.54	48.92	52.32	33.47	87.80	43.46	96.20	56.00	65.80
2022年12 550例	46.45	52.28	56.06	37.43	87.55	38.69	96.43	66.71	68.62

图 2-4-1-71 2019—2022 年医疗机构哮喘（儿童，住院）（CAC2）8 项质量监测项完成情况

2. 2022 年各省（自治区、直辖市）哮喘（儿童，住院）（CAC2）8 项质量监测项完成情况

2022 年共有 14 个省（自治区、直辖市）哮喘（儿童，住院）（CAC2）8 项质量监测项完成率高于全国总体，分别是天津、山东、江苏、广东、江西、辽宁、安徽、浙江、吉林、重庆、山西、四川、宁夏、内蒙古（图 2-4-1-72）。

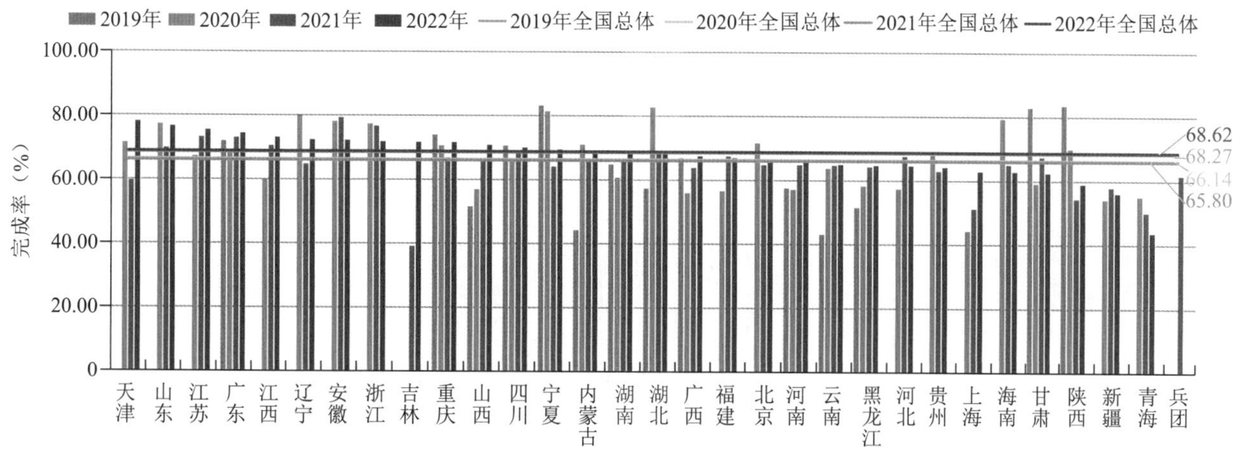

图 2-4-1-72 2019—2022 年各省（自治区、直辖市）哮喘（儿童，住院）（CAC2）8 项质量监测项完成率

（三十七）发育性髋关节发育不良（手术治疗）（DDH）

2022 年 22 个省（自治区、直辖市）共纳入 84 家医疗机构 542 例发育性髋关节发育不良（手术治疗）（DDH）有效数据进行分析。

1. 2022 年发育性髋关节发育不良（手术治疗）（DDH）8 项质量监测项完成情况

2022 年发育性髋关节发育不良（手术治疗）（DDH）8 项质量监测项组合完成率为 77.33%（图 2-4-1-73）。

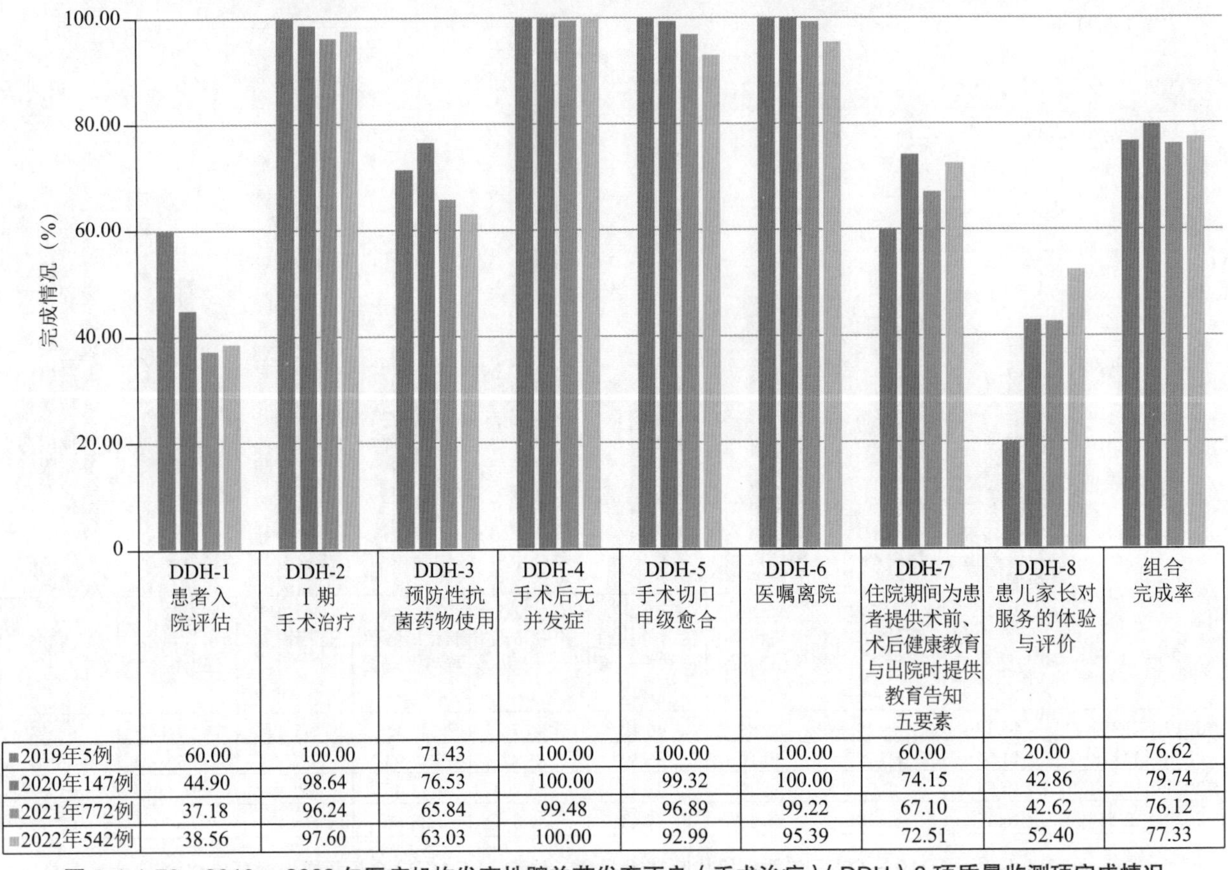

	DDH-1 患者入院评估	DDH-2 Ⅰ期手术治疗	DDH-3 预防性抗菌药物使用	DDH-4 手术后无并发症	DDH-5 手术切口甲级愈合	DDH-6 医嘱离院	DDH-7 住院期间为患者提供术前、术后健康教育与出院时提供教育告知五要素	DDH-8 患儿家长对服务的体验与评价	组合完成率
2019年5例	60.00	100.00	71.43	100.00	100.00	100.00	60.00	20.00	76.62
2020年147例	44.90	98.64	76.53	100.00	99.32	100.00	74.15	42.86	79.74
2021年772例	37.18	96.24	65.84	99.48	96.89	99.22	67.10	42.62	76.12
2022年542例	38.56	97.60	63.03	100.00	92.99	95.39	72.51	52.40	77.33

图 2-4-1-73 2019—2022 年医疗机构发育性髋关节发育不良（手术治疗）（DDH）8 项质量监测项完成情况

2. 2022 年各省（自治区、直辖市）发育性髋关节发育不良（手术治疗）（DDH）8 项质量监测项完成情况

2022 年共有 7 个省（自治区、直辖市）发育性髋关节发育不良（手术治疗）（DDH）8 项质量监测项完成率高于全国总体，分别是四川、广西、重庆、河北、江西、广东、江苏（图 2-4-1-74）。

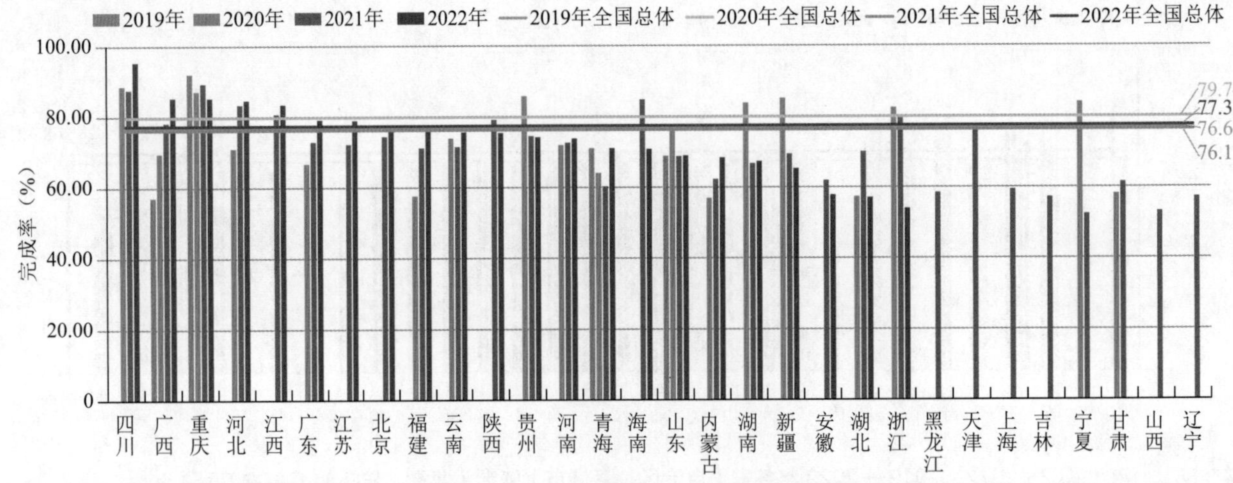

图 2-4-1-74 2019—2022 年各省（自治区、直辖市）发育性髋关节发育不良（手术治疗）（DDH）8 项质量监测项完成率

（三十八）宫颈癌（手术治疗）（CC）

2022 年 30 个省（自治区、直辖市）及兵团共纳入 1330 家医疗机构 26 488 例宫颈癌（手术治疗）（CC）有效数据进行分析。

1. 2022 年宫颈癌（手术治疗）（CC）10 项质量监测项完成情况

2022 年宫颈癌（手术治疗）（CC）10 项质量监测项组合完成率为 76.87%（图 2-4-1-75）。

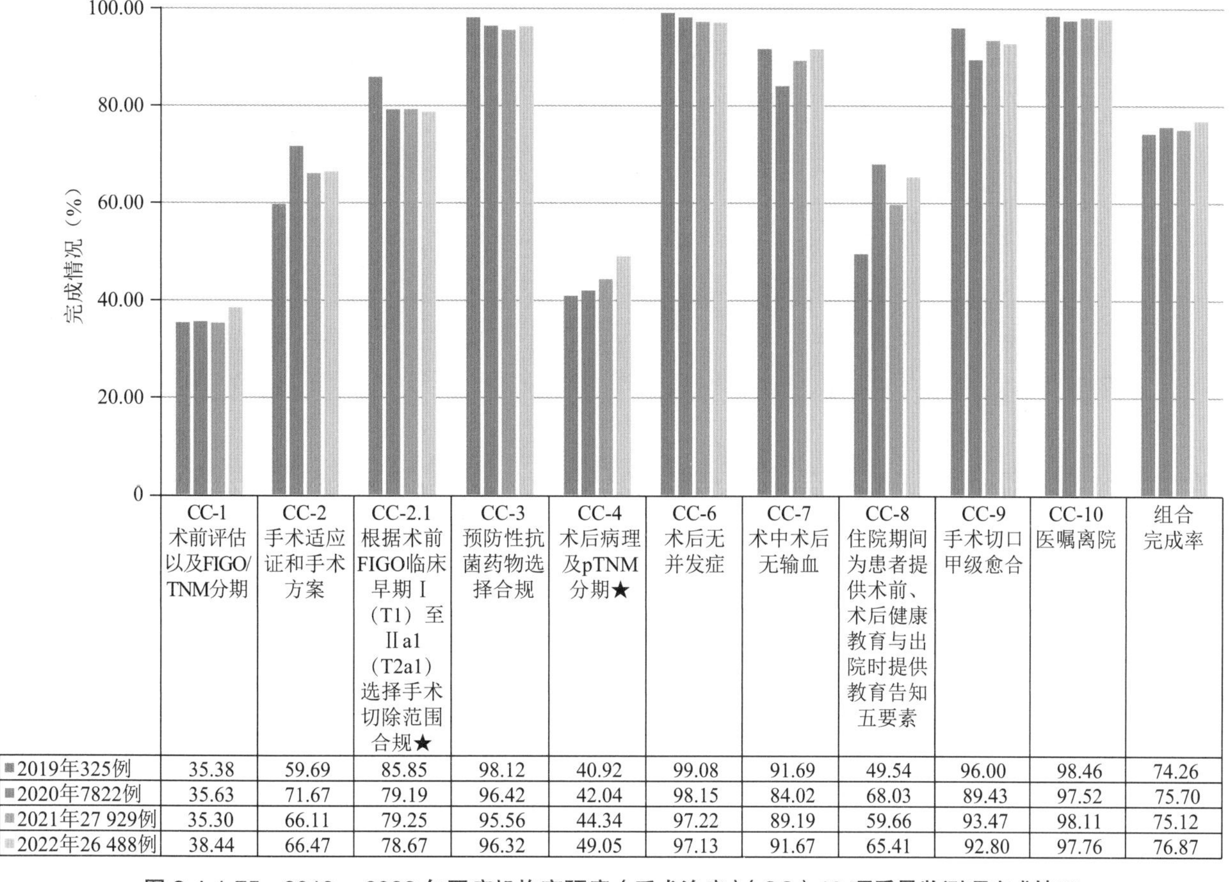

	CC-1 术前评估以及FIGO/TNM分期	CC-2 手术适应证和手术方案	CC-2.1 根据术前FIGO临床早期Ⅰ（T1）至Ⅱa1（T2a1）选择手术切除范围合规★	CC-3 预防性抗菌药物选择合规	CC-4 术后病理及pTNM分期★	CC-6 术后无并发症	CC-7 术中术后无输血	CC-8 住院期间为患者提供术前、术后健康教育与出院时提供教育告知五要素	CC-9 手术切口甲级愈合	CC-10 医嘱离院	组合完成率
2019年325例	35.38	59.69	85.85	98.12	40.92	99.08	91.69	49.54	96.00	98.46	74.26
2020年7822例	35.63	71.67	79.19	96.42	42.04	98.15	84.02	68.03	89.43	97.52	75.70
2021年27 929例	35.30	66.11	79.25	95.56	44.34	97.22	89.19	59.66	93.47	98.11	75.12
2022年26 488例	38.44	66.47	78.67	96.32	49.05	97.13	91.67	65.41	92.80	97.76	76.87

图 2-4-1-75　2019—2022 年医疗机构宫颈癌（手术治疗）（CC）10 项质量监测项完成情况

2. 2022 年各省（自治区、直辖市）宫颈癌（手术治疗）（CC）10 项质量监测项完成情况

2022 年共有 13 个省（自治区、直辖市）宫颈癌（手术治疗）（CC）10 项质量监测项完成率高于全国总体，分别是吉林、海南、安徽、广西、福建、河南、四川、重庆、湖北、广东、浙江、新疆、云南（图 2-4-1-76）。

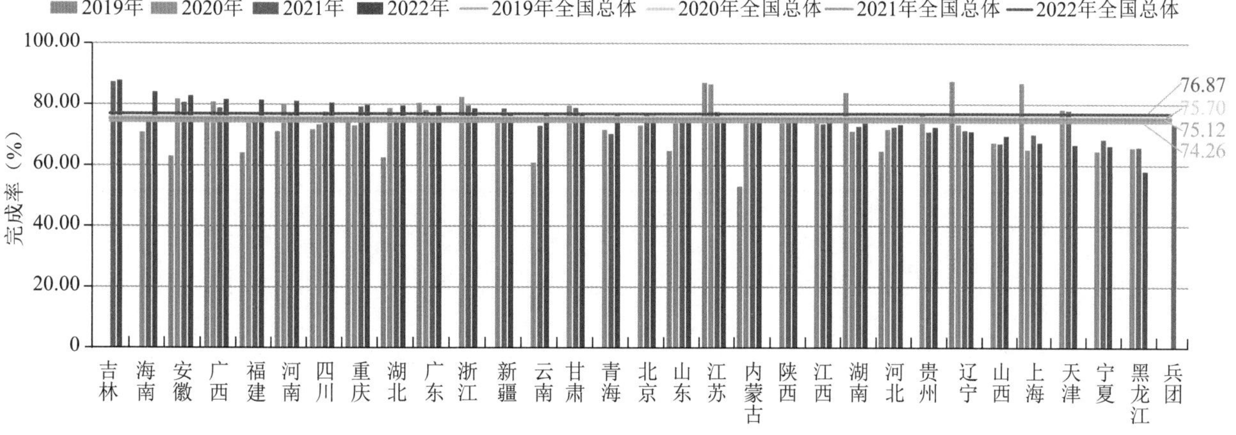

图 2-4-1-76　2019—2022 年各省（自治区、直辖市）宫颈癌（手术治疗）（CC）10 项质量监测项完成率

（三十九）结肠癌（手术治疗）（CoC）

2022 年 30 个省（自治区、直辖市）及兵团共纳入 1486 家医疗机构 41 364 例结肠癌（手术治疗）（CoC）有效数据进行分析。

1. 2022 年结肠癌（手术治疗）（CoC）16 项质量监测项完成情况

2022 年结肠癌（手术治疗）（CoC）16 项质量监测项组合完成率为 57.25%（图 2-4-1-77）。

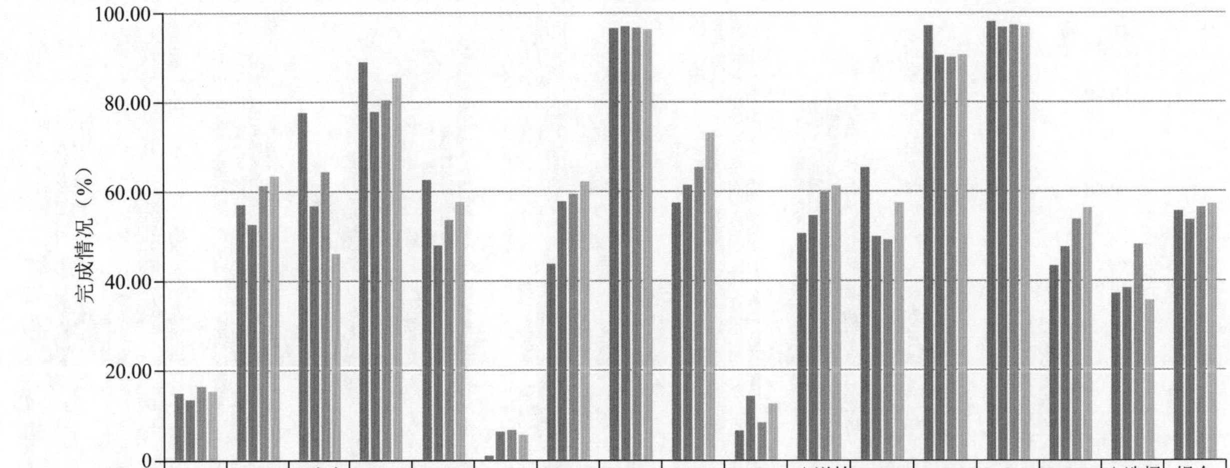

	CoC-1 治疗前评估和临床 ctTNM 分期/yTNM 分期	CoC-2 治疗前全肠镜检查和组织形态学/细胞学诊断	★术中清扫淋巴结≥两站/例（D2/D3）	CoC-3.1 结肠癌外科治疗	CoC-3.2 淋巴结清扫	CoC-4 术中达到安全切缘证实措施	CoC-5 围术期预防性抗菌药物使用	CoC-6 手术后无并发症	CoC-7 术后病理诊断，淋巴结清扫个数及 pTNM 分期/ypTNM 分期	CoC-8 加速康复管理	★送检病理检查淋巴结≥12 个/例	CoC-14 提供 CoC 手术前、术后、出院时健康教育	CoC-15 切口甲级愈合	CoC-16 医嘱离院	CoC-17 患者对服务的体验与评价	★选择术式为“完整结肠系膜（CME）根治性手术”	组合完成率
2019年536例	14.93	57.09	77.68	88.99	62.69	0.93	43.84	96.64	57.54	6.53	50.69	65.49	97.20	98.13	43.47	37.31	55.71
2020年8738例	13.47	52.66	56.79	77.88	47.96	6.31	57.83	97.02	61.48	14.25	54.68	49.98	90.47	96.89	47.67	38.49	53.68
2021年33 133例	16.42	61.34	64.49	80.46	53.65	6.68	59.45	96.75	65.57	8.32	59.99	49.23	90.11	97.36	53.89	48.26	56.51
2022年41 364例	15.33	63.52	46.12	85.4	57.68	5.59	62.34	96.33	73.19	12.58	61.31	57.54	90.66	96.98	56.37	35.76	57.25

图 2-4-1-77　2019—2022 年医疗机构结肠癌（手术治疗）（CoC）16 项质量监测项完成情况

2. 2022 年各省（自治区、直辖市）结肠癌（手术治疗）（CoC）16 项质量监测项完成情况

2022 年共有 14 个省（自治区、直辖市）结肠癌（手术治疗）（CoC）16 项质量监测项完成率高于全国总体，分别是上海、海南、浙江、广西、安徽、湖北、山东、福建、北京、重庆、江西、天津、陕西、云南（图 2-4-1-78）。

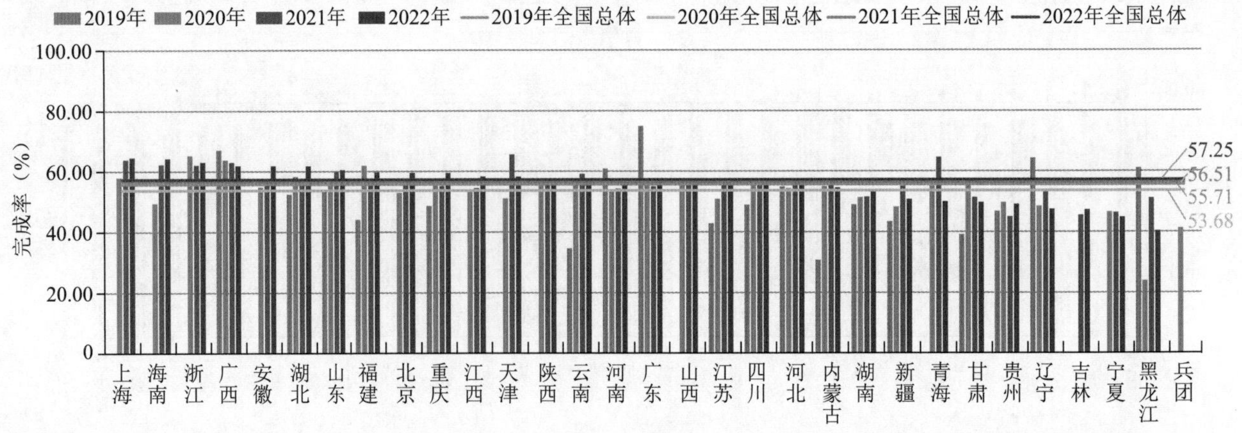

图 2-4-1-78　2019—2022 年各省（自治区、直辖市）结肠癌（手术治疗）（CoC）16 项质量监测项完成率

（四十）糖尿病肾病（DKD）

2022 年 30 个省（自治区、直辖市）及兵团共纳入 733 家医疗机构 8581 例糖尿病肾病（DKD）有效数据进行分析。

1. 2022 年糖尿病肾病（DKD）13 项质量监测项完成情况

2022 年糖尿病肾病（DKD）13 项质量监测项组合完成率为 61.82%（图 2-4-1-79）。

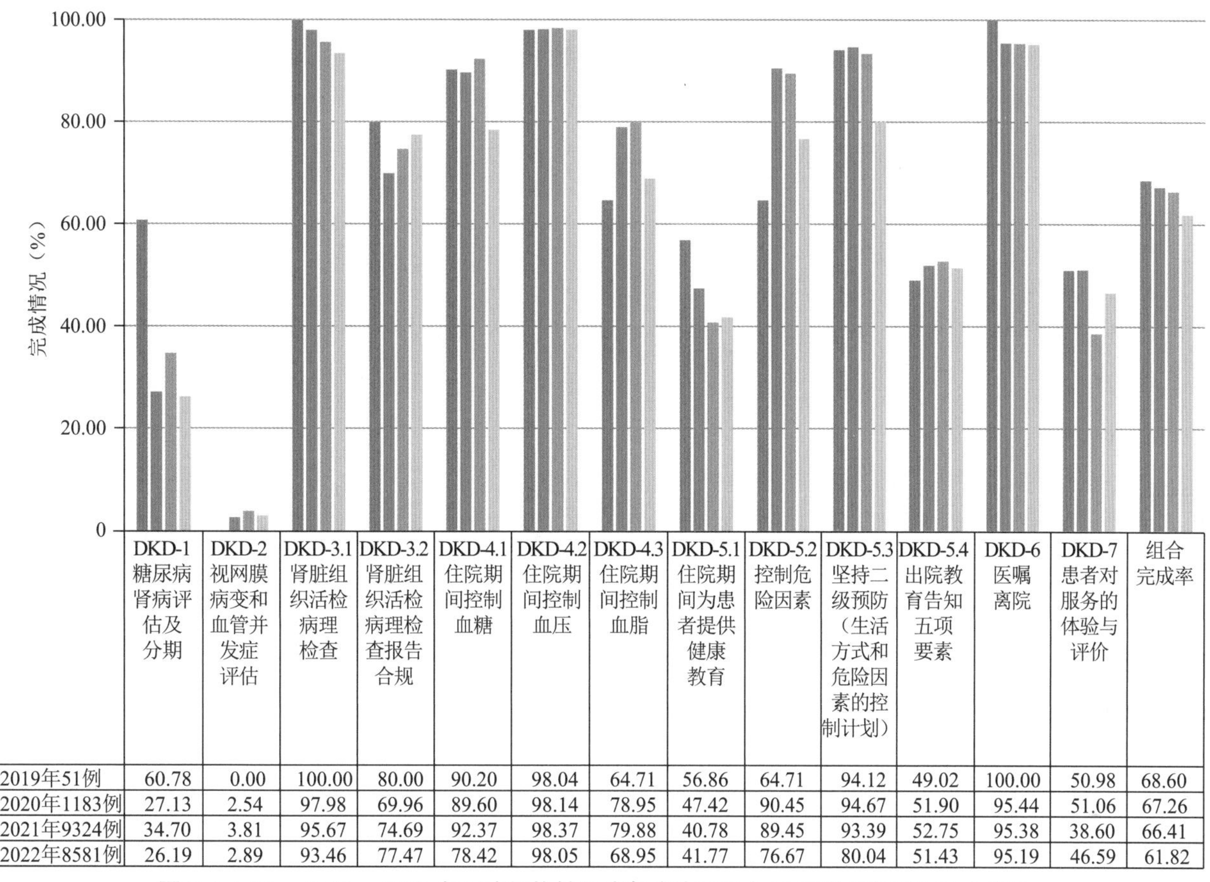

	DKD-1 糖尿病肾病评估及分期	DKD-2 视网膜病变和血管并发症评估	DKD-3.1 肾脏组织活检病理检查	DKD-3.2 肾脏组织活检病理检查报告合规	DKD-4.1 住院期间控制血糖	DKD-4.2 住院期间控制血压	DKD-4.3 住院期间控制血脂	DKD-5.1 住院期间为患者提供健康教育	DKD-5.2 控制危险因素	DKD-5.3 坚持二级预防（生活方式和危险因素的控制计划）	DKD-5.4 出院教育告知五项要素	DKD-6 医嘱离院	DKD-7 患者对服务的体验与评价	组合完成率
2019年51例	60.78	0.00	100.00	80.00	90.20	98.04	64.71	56.86	64.71	94.12	49.02	100.00	50.98	68.60
2020年1183例	27.13	2.54	97.98	69.96	89.60	98.14	78.95	47.42	90.45	94.67	51.90	95.44	51.06	67.26
2021年9324例	34.70	3.81	95.67	74.69	92.37	98.37	79.88	40.78	89.45	93.39	52.75	95.38	38.60	66.41
2022年8581例	26.19	2.89	93.46	77.47	78.42	98.05	68.95	41.77	76.67	80.04	51.43	95.19	46.59	61.82

图 2-4-1-79　2019—2022 年医疗机构糖尿病肾病（DKD）13 项质量监测项完成情况

2. 2022 年各省（自治区、直辖市）糖尿病肾病（DKD）13 项质量监测项完成情况

2022 年共有 18 个省（自治区、直辖市）糖尿病肾病（DKD）13 项质量监测项完成率高于全国总体，分别是上海、安徽、浙江、广东、广西、山东、河南、湖北、福建、新疆、天津、江苏、河北、陕西、四川、山西、海南、黑龙江（图 2-4-1-80）。

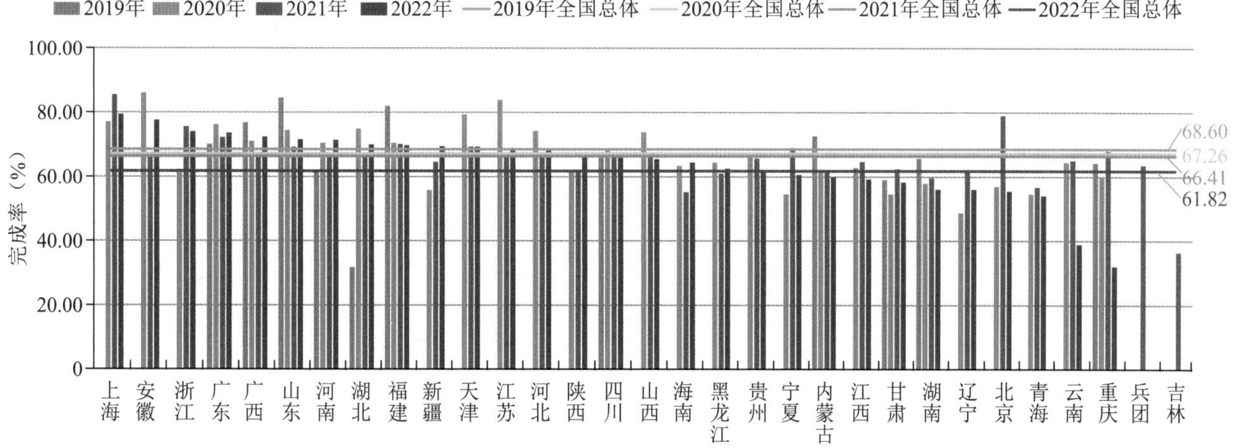

图 2-4-1-80　2019—2022 年各省（自治区、直辖市）糖尿病肾病（DKD）13 项质量监测项完成率

（四十一）舌鳞状细胞癌（手术治疗）（TSCC）

2022 年 29 个省（自治区、直辖市）及兵团共纳入 404 家医疗机构 4254 例舌鳞状细胞癌（手术治疗）（TSCC）有效数据进行分析。

1. 2022 年舌鳞状细胞癌（手术治疗）（TSCC）16 项质量监测项完成情况

2022 年舌鳞状细胞癌（手术治疗）（TSCC）16 项质量监测项组合完成率为 66.19%（图 2-4-1-81）。

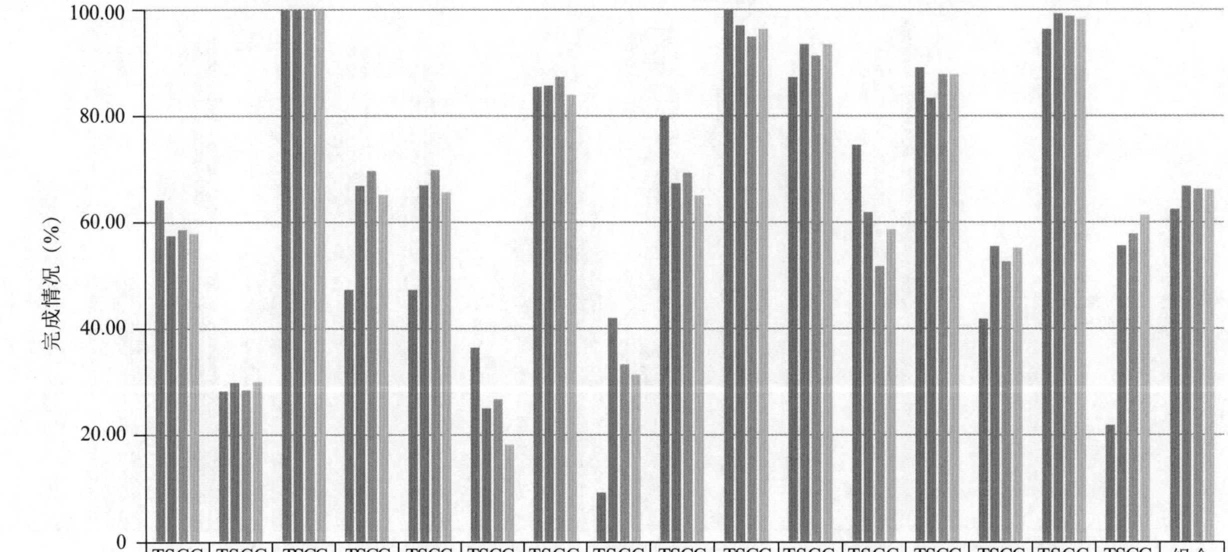

	TSCC-1 术前病情严重程度评估	TSCC-2 术前TNM分期评估	TSCC-3.1 原发灶切除手术	TSCC-3.2 淋巴组织清扫	TSCC-3.3 舌重建的方式	TSCC-3.4 下颌骨重建的方式	TSCC-3.5 手术记录中安全切缘证实措施	TSCC-4 术后病理学诊断	TSCC-5 围术期使用预防性抗菌药物	TSCC-6 无术后并发症	TSCC-7 手术切口甲级愈合	TSCC-8 手术后康复治疗	TSCC-9.1 住院期间为患者提供术前、术后健康教育	TSCC-9.2 出院时提供教育告知五要素情况	TSCC-10 医嘱离院	TSCC-11 患者对服务的体验与评价	组合完成率
2019年55例	64.24	28.18	100.00	47.27	47.27	36.36	85.45	9.09	80.00	100.00	87.27	74.55	89.09	41.82	96.36	21.82	62.44
2020年1112例	57.46	29.81	100.00	66.91	67.00	25.00	85.70	42.00	67.36	97.03	93.53	61.87	83.36	55.49	99.28	55.58	66.84
2021年4006例	58.57	28.39	100.00	69.67	69.85	26.67	87.32	33.23	69.32	94.93	91.34	51.72	87.82	52.60	98.85	57.81	66.30
2022年4254例	57.84	29.97	99.95	65.19	65.68	18.21	83.94	31.31	65.04	96.36	93.51	58.65	87.78	55.17	98.19	61.31	66.19

图 2-4-1-81　2019—2022 年医疗机构舌鳞状细胞癌（手术治疗）（TSCC）16 项质量监测项完成情况

2. 2022 年各省（自治区、直辖市）舌鳞状细胞癌（手术治疗）（TSCC）16 项质量监测项完成情况

2022 年共有 10 个省（自治区、直辖市）舌鳞状细胞癌（手术治疗）（TSCC）16 项质量监测项完成率高于全国总体，分别是上海、广东、青海、广西、海南、云南、湖北、江苏、贵州、浙江（图 2-4-1-82）。

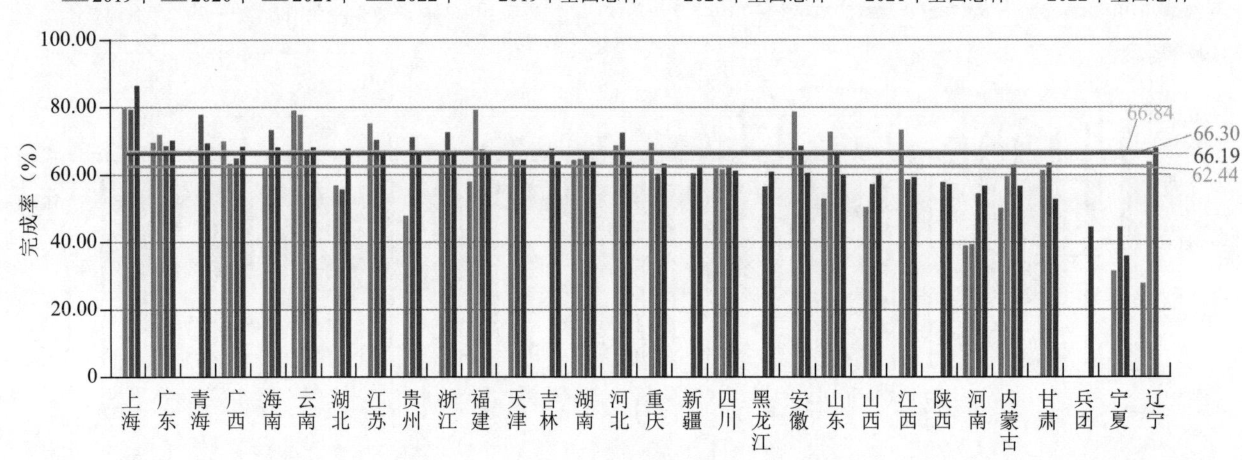

图 2-4-1-82　2019—2022 年各省（自治区、直辖市）舌鳞状细胞癌（手术治疗）（TSCC）16 项质量监测项完成率

（四十二）儿童急性淋巴细胞白血病（初始诱导化疗）（ALL）

2022 年 27 个省（自治区、直辖市）共纳入 178 家医疗机构 2157 例儿童急性淋巴细胞白血病（初始诱导化疗）（ALL）有效数据进行分析。

1. 2022 年儿童急性淋巴细胞白血病（初始诱导化疗）（ALL）13 项质量监测项完成情况

2022 年儿童急性淋巴细胞白血病（初始诱导化疗）（ALL）13 项质量监测项组合完成率为 78.35%（图 2-4-1-83）。

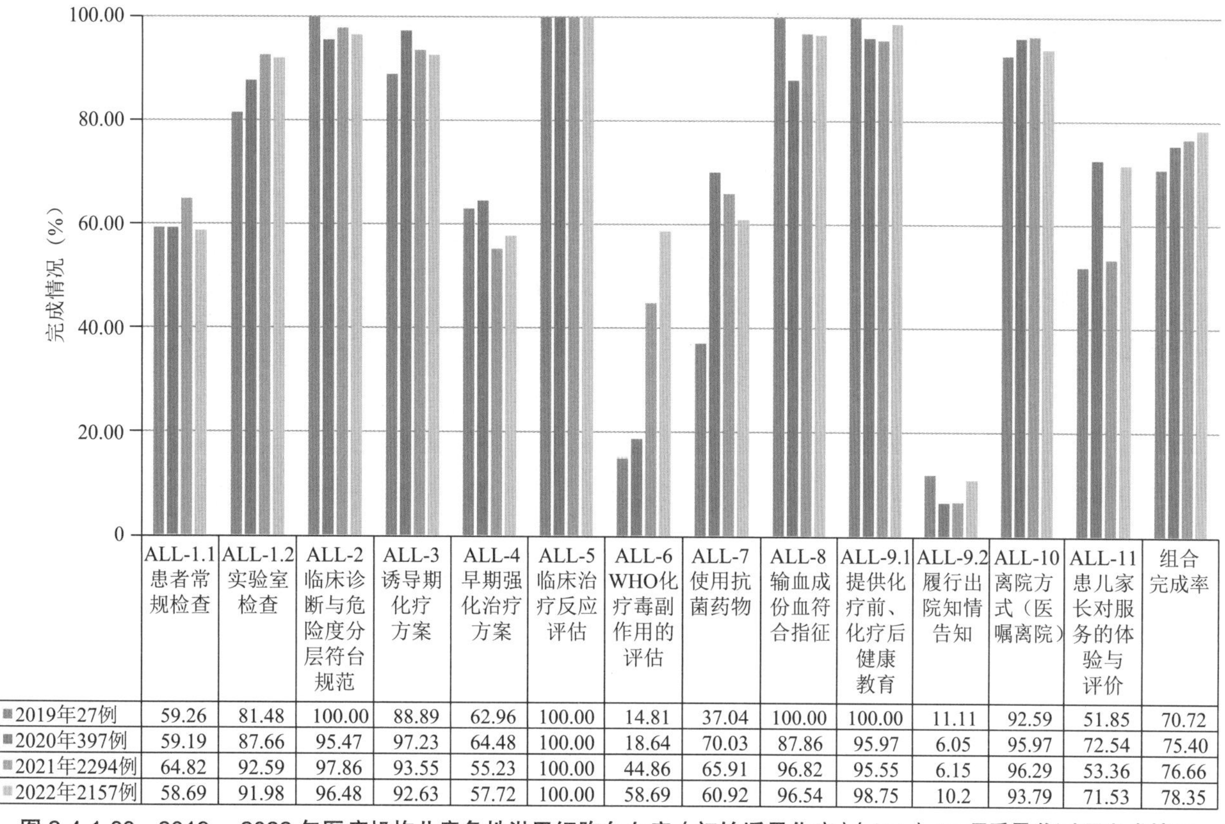

	ALL-1.1 患者常规检查	ALL-1.2 实验室检查	ALL-2 临床诊断与危险度分层符合规范	ALL-3 诱导期化疗方案	ALL-4 早期强化治疗方案	ALL-5 临床治疗反应评估	ALL-6 WHO化疗毒副作用的评估	ALL-7 使用抗菌药物	ALL-8 输血成份血符合指征	ALL-9.1 提供化疗前、化疗后健康教育	ALL-9.2 履行出院知情告知	ALL-10 离院方式（医嘱离院）	ALL-11 患儿家长对服务的体验与评价	组合完成率
2019年27例	59.26	81.48	100.00	88.89	62.96	100.00	14.81	37.04	100.00	100.00	11.11	92.59	51.85	70.72
2020年397例	59.19	87.66	95.47	97.23	64.48	100.00	18.64	70.03	87.86	95.97	6.05	95.97	72.54	75.40
2021年2294例	64.82	92.59	97.86	93.55	55.23	100.00	44.86	65.91	96.82	95.55	6.15	96.29	53.36	76.66
2022年2157例	58.69	91.98	96.48	92.63	57.72	100.00	58.69	60.92	96.54	98.75	10.2	93.79	71.53	78.35

图 2-4-1-83　2019—2022 年医疗机构儿童急性淋巴细胞白血病（初始诱导化疗）（ALL）13 项质量监测项完成情况

2. 2022 年各省（自治区、直辖市）儿童急性淋巴细胞白血病（初始诱导化疗）（ALL）13 项质量监测项完成情况

2022 年共有 11 个省（自治区、直辖市）儿童急性淋巴细胞白血病（初始诱导化疗）（ALL）13 项质量监测项完成率高于全国总体，分别是上海、福建、湖北、安徽、江苏、湖南、广东、天津、广西、青海、贵州（图 2-4-1-84）。

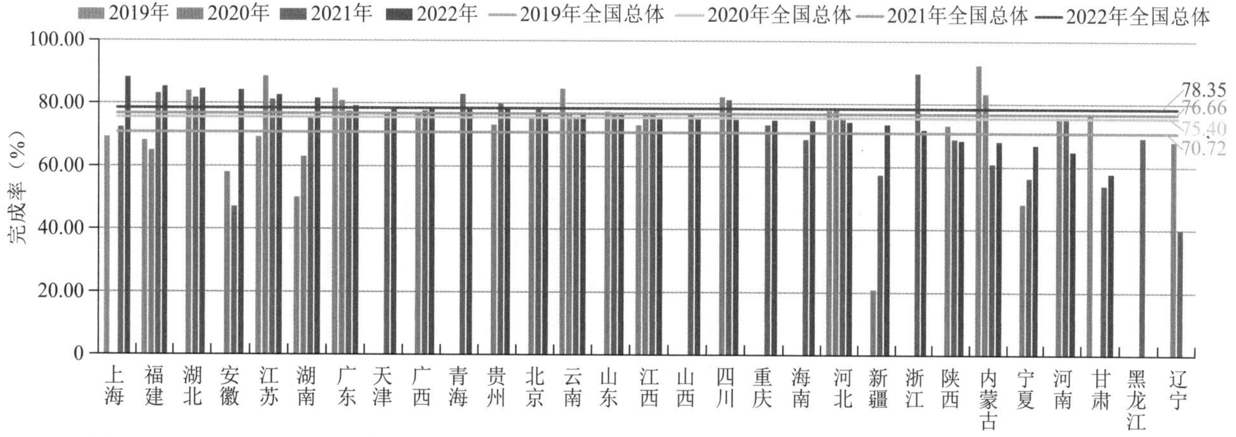

图 2-4-1-84　2019—2022 年各省（自治区、直辖市）儿童急性淋巴细胞白血病（初始诱导化疗）（ALL）13 项质量监测项完成率

（四十三）儿童急性早幼粒细胞白血病（初始化疗）（APL）

2022 年 25 个省（自治区、直辖市）共纳入 91 家医疗机构 215 例儿童急性早幼粒细胞白血病（初始化疗）（APL）有效数据进行分析。

1. 2022 年儿童急性早幼粒细胞白血病（初始化疗）（APL）12 项质量监测项完成情况

2022 年儿童急性早幼粒细胞白血病（初始化疗）（APL）12 项质量监测项组合完成率为 67.75%（图 2-4-1-85）。

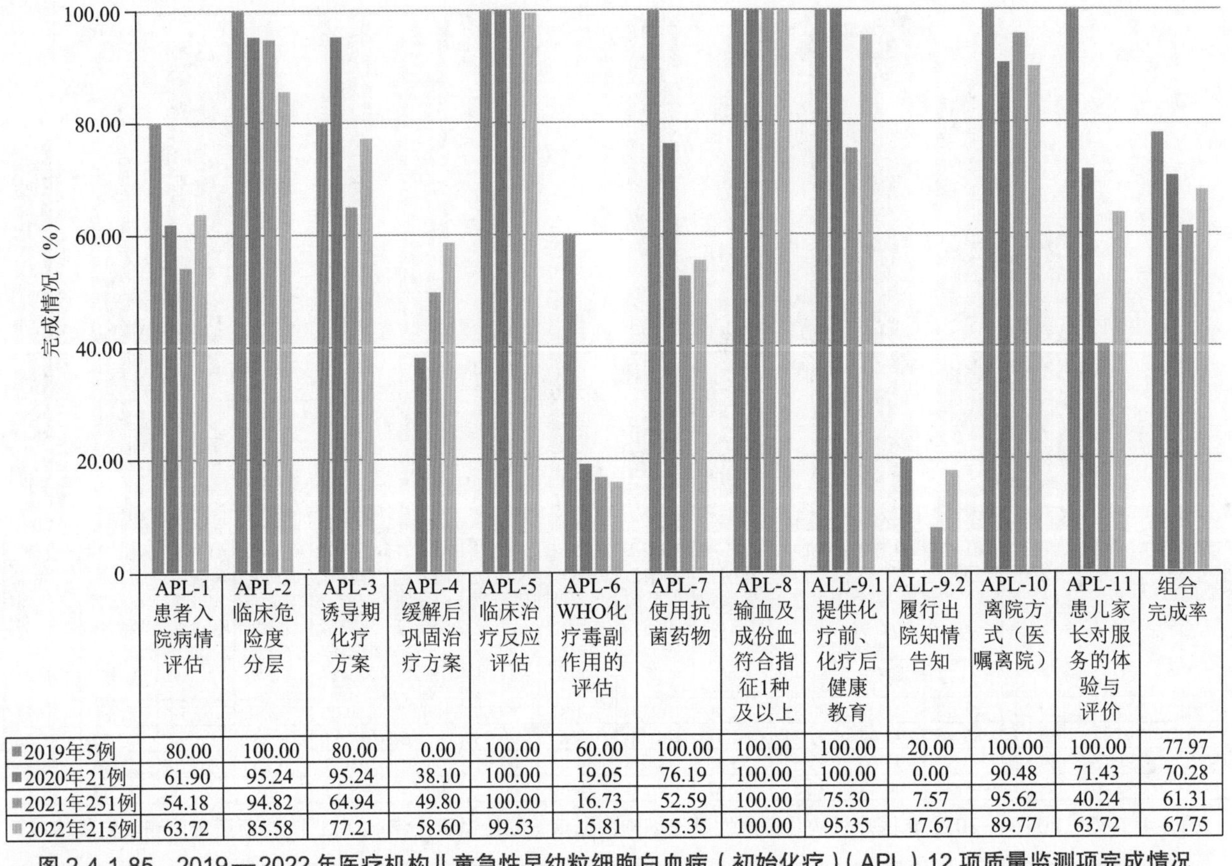

	APL-1 患者入院病情评估	APL-2 临床危险度分层	APL-3 诱导期化疗方案	APL-4 缓解后巩固治疗方案	APL-5 临床治疗反应评估	APL-6 WHO化疗毒副作用的评估	APL-7 使用抗菌药物	APL-8 输血及成份血符合指征1种及以上	ALL-9.1 提供化疗前、化疗后健康教育	ALL-9.2 履行出院知情告知	APL-10 离院方式（医嘱离院）	APL-11 患儿家长对服务的体验与评价	组合完成率
2019年5例	80.00	100.00	80.00	0.00	100.00	60.00	100.00	100.00	100.00	20.00	100.00	100.00	77.97
2020年21例	61.90	95.24	95.24	38.10	100.00	19.05	76.19	100.00	100.00	0.00	90.48	71.43	70.28
2021年251例	54.18	94.82	64.94	49.80	100.00	16.73	52.59	100.00	75.30	7.57	95.62	40.24	61.31
2022年215例	63.72	85.58	77.21	58.60	99.53	15.81	55.35	100.00	95.35	17.67	89.77	63.72	67.75

图 2-4-1-85　2019—2022 年医疗机构儿童急性早幼粒细胞白血病（初始化疗）（APL）12 项质量监测项完成情况

2. 2022 年各省（自治区、直辖市）儿童急性早幼粒细胞白血病（初始化疗）（APL）12 项质量监测项完成情况

2022 年共有 13 个省（自治区、直辖市）儿童急性早幼粒细胞白血病（初始化疗）（APL）12 项质量监测项完成率高于全国总体，分别是浙江、上海、湖北、天津、海南、江苏、山西、云南、安徽、四川、福建、陕西、山东（图 2-4-1-86）。

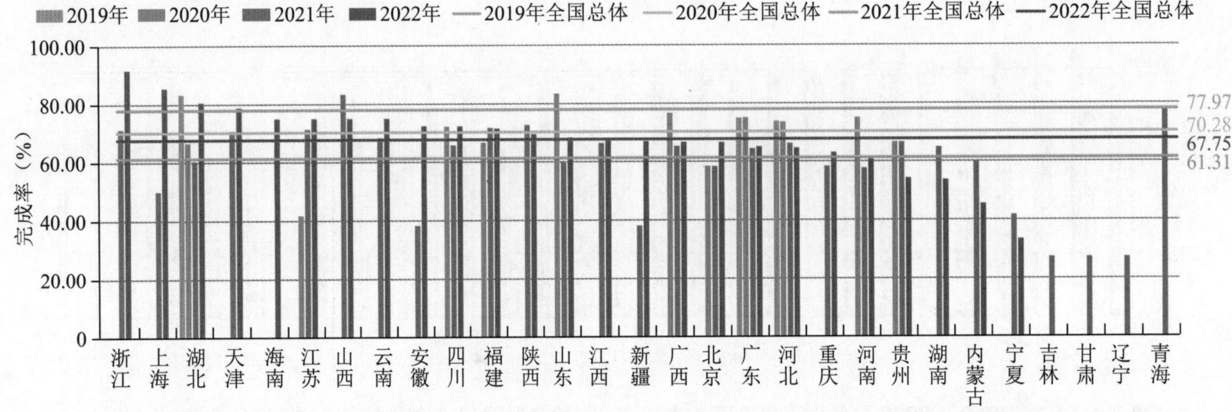

图 2-4-1-86　2019—2022 年各省（自治区、直辖市）儿童急性早幼粒细胞白血病（初始化疗）（APL）12 项质量监测项完成率

（四十四）HBV 感染分娩母婴阻断

2022 年 30 个省（自治区、直辖市）共纳入 1319 家医疗机构 56 223 例 HBV 感染分娩母婴阻断有效数据进行分析。

1. 2022 年 HBV 感染分娩母婴阻断 13 项质量监测项完成情况

2022 年 HBV 感染分娩母婴阻断 13 项质量监测项组合完成率为 80.32%（图 2-4-1-87）。

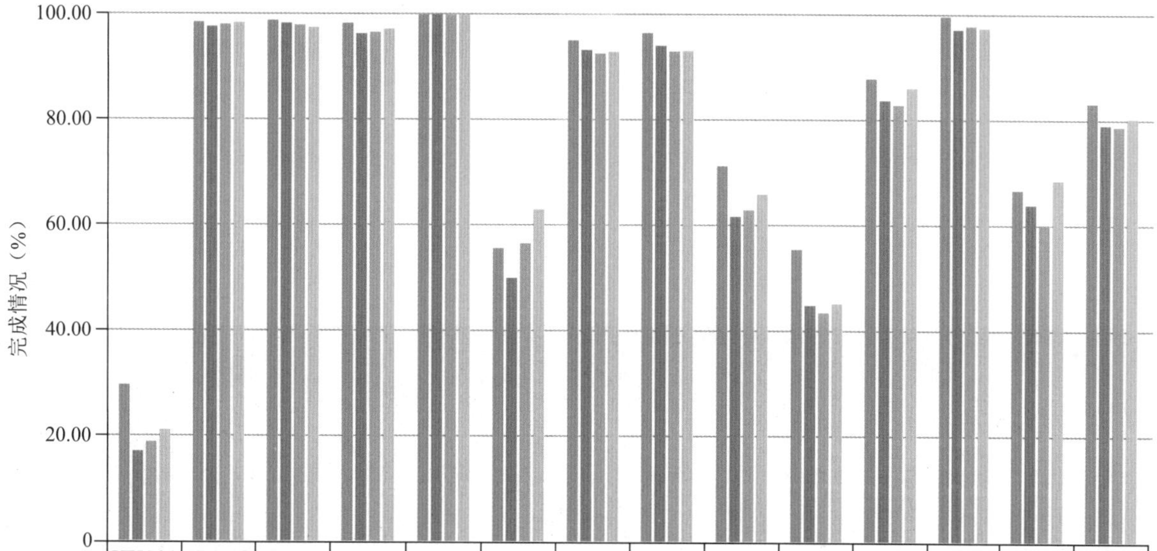

	HBV-1.1 HBV母婴传播风险评估★	HBV-1.2 分娩方式选择与评估	HBV-1.3 新生儿Apgar评分	HBV-1.4 分娩无并发症	HBV-1.5 新生儿无相关并发症	HBV-2 HBV感染母亲使用抗病毒治疗	HBV-3 预防母婴传播的干预措施	HBV-4 婴儿联合免疫预防接种情况★	BV-5 提供母乳喂养教育情况	HBV-6.1 HBV感染女性产后复查及所生新生儿的随访	HBV-6.2 出院时提供教育告知五要素情况	HBV-7 医嘱离院	HBV-8 患者对服务的体验与评价	组合完成率
2019年565例	29.56	98.41	98.76	98.23	99.82	55.56	95.04	96.46	71.26	55.40	87.79	99.65	66.73	83.16
2020年46 540例	16.97	97.56	98.21	96.23	99.86	49.90	93.20	94.05	61.61	44.81	83.68	97.15	63.87	79.04
2021年70 829例	18.76	98.00	97.88	96.54	99.80	56.47	92.55	92.96	62.84	43.42	82.81	97.81	60.16	78.74
2022年56 223例	21.00	98.33	97.43	97.14	99.78	62.86	92.88	93.07	65.91	45.12	85.98	97.44	68.56	80.32

图 2-4-1-87　2019—2022 年医疗机构 HBV 感染分娩母婴阻断 13 项质量监测项完成情况

2. 2022 年各省（自治区、直辖市）HBV 感染分娩母婴阻断 13 项质量监测项完成情况

2022 年共有 11 个省（自治区、直辖市）HBV 感染分娩母婴阻断 13 项质量监测项完成率高于全国总体，分别是重庆、宁夏、浙江、广西、四川、广东、湖南、内蒙古、福建、山东、河北（图 2-4-1-88）。

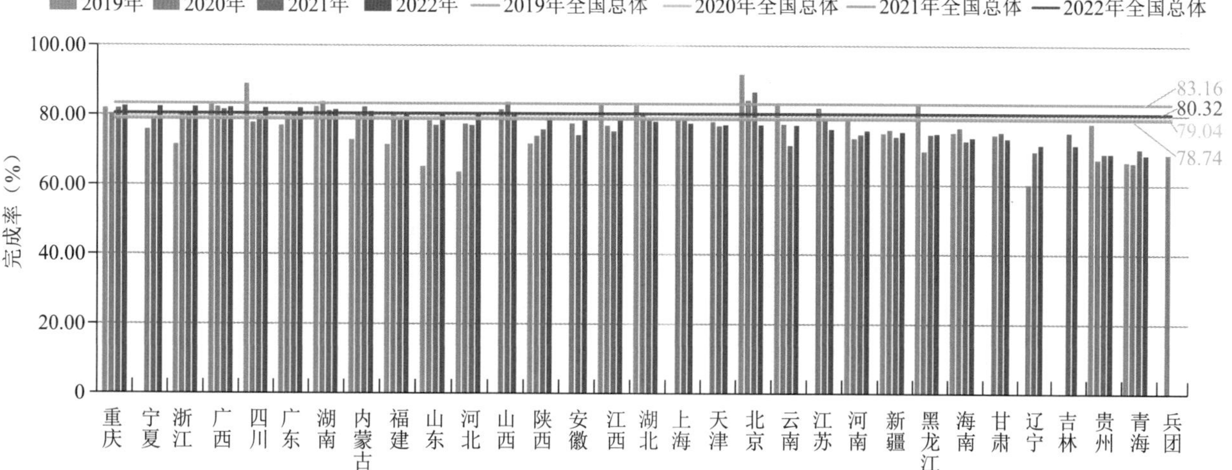

图 2-4-1-88　2019—2022 年各省（自治区、直辖市）HBV 感染分娩母婴阻断 13 项质量监测项完成率

第三部分

医疗安全基本情况分析

本部分主要围绕减少临床诊疗行为导致的相关疾病、关注患者的基本安全及减少对患者的伤害 3 个方面，对医院的医疗安全情况进行分析。

第一章

减少临床诊疗行为导致的相关疾病——住院患者医院获得性指标发生情况

一、医院获得性指标数据分析

住院患者医院获得性情况（inpatient hospital-acquired condition index，IHACI）指患者住院期间新发生的不良情况或疾病，包括医源性指标和非医源性指标。本部分分析的住院患者医院获得性指标仅针对住院患者医院获得性指标中的医源性指标，因其与医疗质量控制和患者安全管理直接相关。

本部分分析数据来源于 HQMS 及 NCIS 中病案首页数据，其中住院 ICU 获得性指标部分数据来源于 NCIS 调查数据。为分析年度变化趋势，选取 2020—2022 年连续上报的医院数据纳入分析，并与 2017 年基线值进行对比（表 3-1-1-1）。

表 3-1-1-1 纳入分析的医院分布情况

类别	级别	2017 年医院数（家）	2022 年医院数（家）	出院人次数				获得性指标发生例数			
				2017 年	2020 年	2021 年	2022 年	2017 年	2020 年	2021 年	2022 年
综合	委属委管	25	25	3 046 683	2 722 626	3 741 465	3 481 304	20 728	18 066	22 160	21 934
	三级公立	1419	1535	67 072 195	65 465 669	78 846 659	79 495 441	509 859	554 274	608 410	577 694
	三级民营	40	123	1 123 968	2 759 047	3 297 016	3 161 646	6427	18 998	21 619	19 281
	二级公立	2481	2827	42 512 665	43 302 716	41 935 297	38 683 910	230 126	275 694	266 793	246 888
	二级民营	235	766	1 940 662	4 286 500	4 699 112	4 529 673	4699	13 047	14 816	15 679
	未定级民营	12	421	52 847	830 092	919 843	871 013	30	3189	3398	3046
专科	委属委管	19	19	632 038	655 125	879 970	779 692	4159	7513	7204	6155
	三级公立	627	690	11 918 777	12 070 685	14 138 593	13 561 468	167 851	220 685	231 890	231 051
	三级民营	17	174	178 678	1 056 299	1 237 739	1 134 996	673	6693	6780	7480
	二级公立	501	750	2 477 240	2 634 849	2 825 533	2 687 282	32 983	49 221	50 464	51 656
	二级民营	69	1172	134 706	2 056 496	2 310 199	2 068 430	283	7891	8230	9803
	未定级民营	6	445	6481	566 088	657 188	602 518	35	1653	1689	1640

各省（自治区、直辖市）纳入本部分分析的二级、三级公立医院数量分布情况如图 3-1-1-1 及图 3-1-1-2 所示。

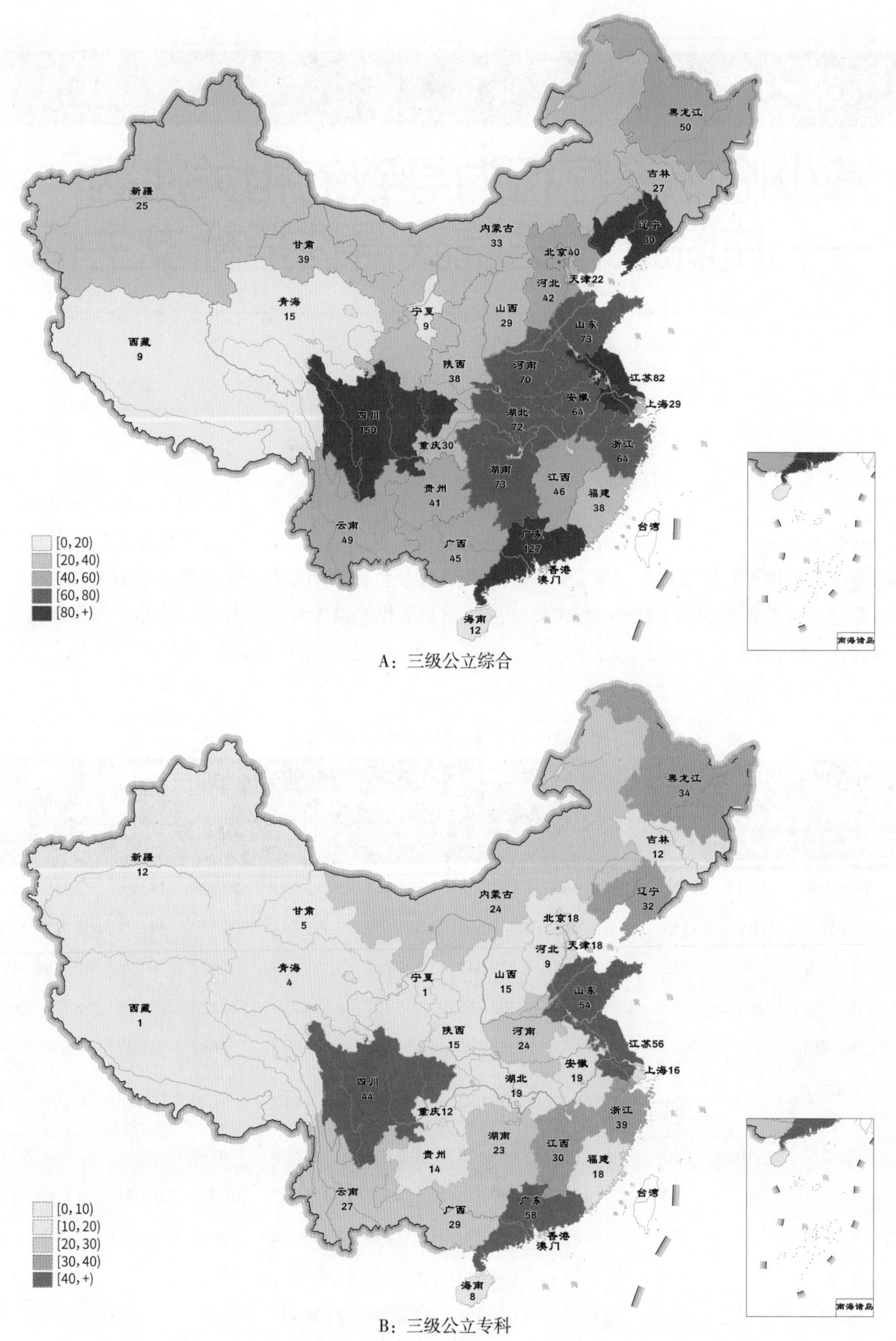

A：三级公立综合

B：三级公立专科

注：地图中数据不包含我国港、澳、台地区。

图 3-1-1-1　2022 年纳入分析的各省（自治区、直辖市）三级公立综合 / 专科医院数（家）

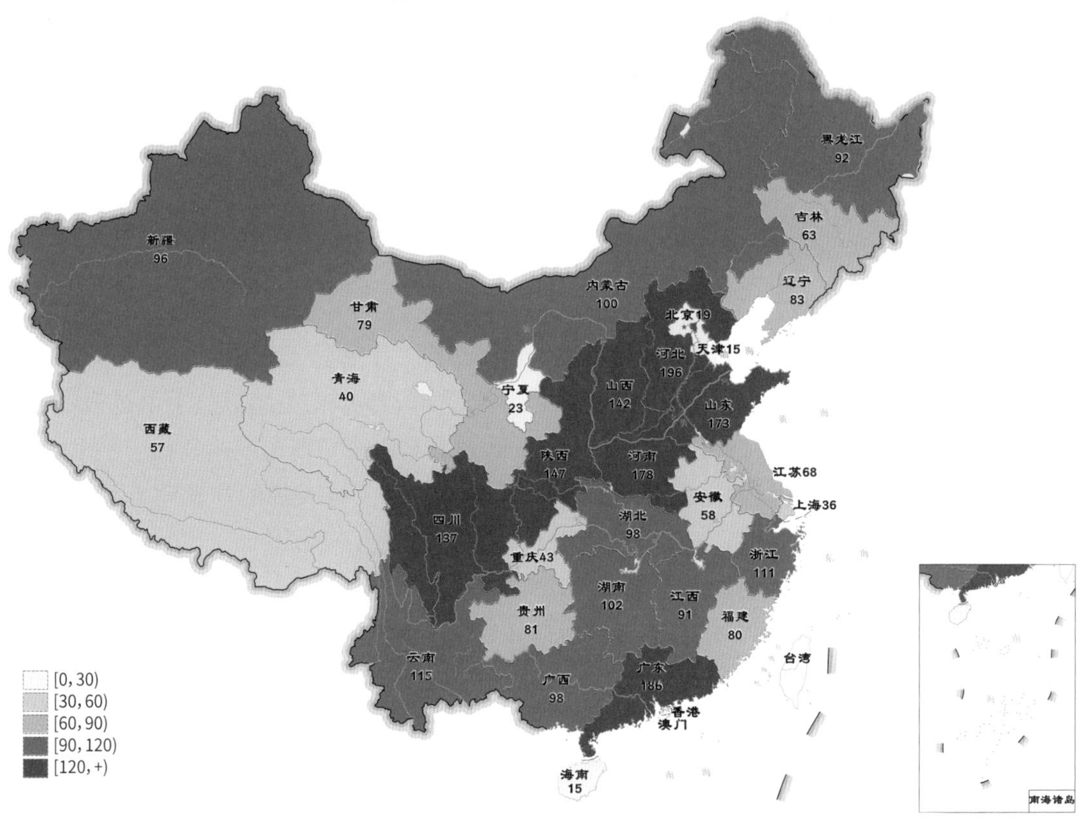

A：二级公立综合

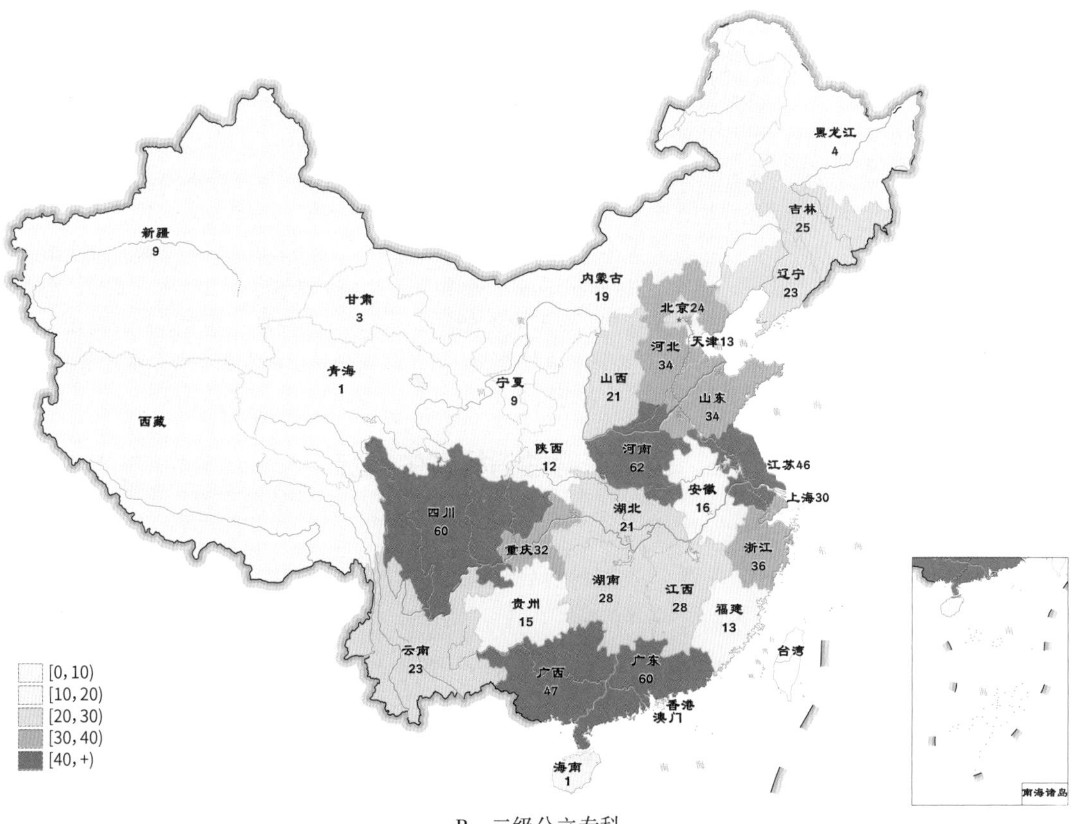

B：二级公立专科

注：地图中数据不包含我国港、澳、台地区。

图 3-1-1-2　2022 年纳入分析的各省（自治区、直辖市）二级公立综合 / 专科医院数（家）

二、医院获得性指标调查范围及其采用的指标

从2020—2022年全国连续上报的2522家三级医院、5515家二级医院和866家未定级民营医院出院患者的病案首页信息中提取相应样本，将符合住院患者医源性指标的病例作为分子，按照分类分别以出院患者总人次、手术患者总人次、阴道分娩总人次、剖宫产分娩总人次、新生儿患者总人次作为分母，从而获得我国现阶段医院获得性指标发生率的数据结果。

4类医院获得性指标具体如下。

（一）手术患者手术后获得性指标的发生率

包括：手术后肺栓塞、手术后深静脉血栓、手术后脓毒症、手术后出血或血肿、手术伤口裂开、手术后猝死、手术后呼吸衰竭、手术后生理/代谢紊乱、与手术/操作相关感染、手术过程中异物遗留、手术患者麻醉并发症、手术患者肺部感染与肺功能不全、手术意外穿刺伤或撕裂伤、手术后急性肾衰竭、介入操作与手术患者其他并发症、各系统/器官术后并发症、植入物的并发症（不包括脓毒症）、移植的并发症、再植和截肢的并发症。

（二）住院产妇分娩获得性指标的发生率

包括：新生儿产伤、阴道分娩产妇分娩或产褥期并发症、剖宫产分娩产妇分娩或产褥期并发症。

（三）住院患者其他获得性指标的发生率

包括：2期及以上院内压力性损伤、输注反应、输血反应、医源性气胸、住院患者医院内跌倒/坠床所致髋部骨折、血液透析所致并发症。

（四）住院ICU患者获得性指标的发生率

包括：住院ICU患者呼吸机相关性肺炎、住院ICU患者血管导管相关性感染、住院ICU患者导尿管相关性尿路感染的发生率。

注：1. 住院患者2期及以上院内压力性损伤、输注反应、输血反应、医源性气胸、住院患者医院内跌倒/坠床所致髋部骨折、血液透析所致并发症的医院获得性指标发生率的分母是出院人次；阴道分娩产妇分娩或产褥期并发症的医院获得性指标发生率的分母是阴道分娩人次；剖宫产分娩产妇分娩或产褥期并发症的医院获得性指标发生率的分母是剖宫产分娩人次；新生儿产伤的医院获得性指标发生率的分母是新生儿例数；手术患者手术后肺栓塞、手术患者手术后深静脉血栓、手术患者手术后脓毒症、手术患者手术后出血或血肿、手术患者手术伤口裂开、手术患者手术后猝死、手术患者手术后呼吸衰竭、手术患者手术后生理/代谢紊乱、与手术/操作后相关感染、手术过程中异物遗留、手术患者麻醉并发症、手术患者手术后肺部感染与肺功能不全、手术意外穿刺伤或撕裂伤、手术后急性肾衰竭、介入操作与手术后患者其他并发症、各系统/器官术后并发症、植入物的并发症（不包括脓毒症）、移植的并发症、再植和截肢并发症的医院获得性指标发生率的分母是手术人次。

2. 临床用药所致的有害效应（不良事件）暂未纳入分析。

三、医院获得性指标发生情况

（一）住院患者医院获得性指标发生率

2022年总体出院患者中按出院患者总人次计算，医院获得性指标发生率均较2021年有所下降。相较于2017年，三级公立综合医院下降了0.33个千分点，而三级公立专科、三级民营综合和三级民营专科医院分别上升了2.96个千分点、0.38个千分点和2.82个千分点；二级公立综合、二级公立专科、二级民营综合和二级民营专科医院较2017年分别上升了0.97个千分点、5.91个千分点、1.04个千分点和2.64个千分点；未定级民营综合医院较2017年上升了2.93个千分点，而未定级民营专科医院较2017年下降了2.68个千分点（图3-1-1-3、表3-1-1-2）。

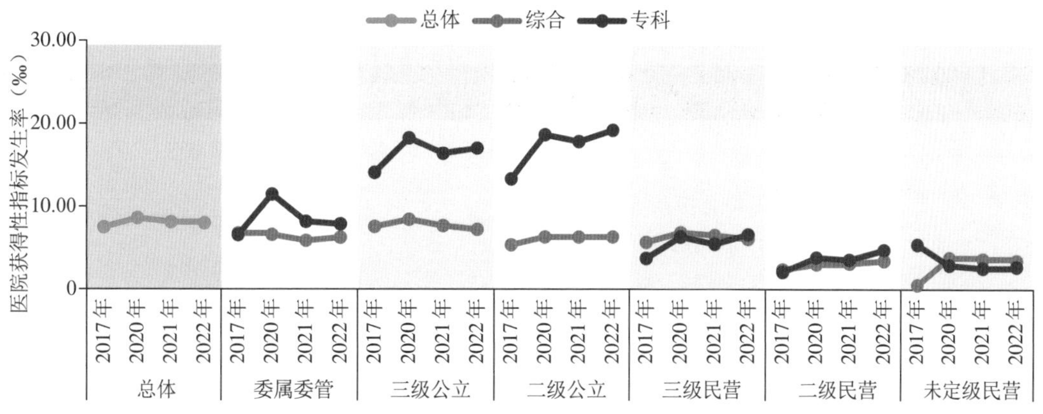

图 3-1-1-3 2017 年及 2020—2022 年住院患者医院获得性指标发生率

表 3-1-1-2 2017 年及 2020—2022 年住院患者医院获得性指标发生率

分类	等级	类型	指标	2017 年	2020 年	2021 年	2022 年	变化 *
全国		总体	出院人次	127 418 219	135 028 441	150 867 179	146 796 377	
			出院患者中符合医院获得性指标 ICD-10 编码的例数	952 966	1 151 345	1 214 089	1 164 218	
			住院患者医院获得性指标的发生率（‰）	7.48	8.53	8.05	7.93	▲ 0.45
公立	总体		出院人次	123 980 877	123 473 919	137 746 082	134 428 101	
			出院患者中符合医院获得性指标 ICD-10 编码的例数	940 819	1 099 874	1 157 557	1 107 289	
			住院患者医院获得性指标的发生率（‰）	7.59	8.91	8.40	8.24	▲ 0.65
	三级	总体	出院人次	78 990 972	77 536 354	92 985 252	93 056 909	
			出院患者中符合医院获得性指标 ICD-10 编码的例数	677 710	774 959	840 300	808 745	
			住院患者医院获得性指标的发生率（‰）	8.58	9.99	9.04	8.69	▲ 0.11
		委属委管 综合	出院人次	3 046 683	2 722 626	3 741 465	3 481 304	
			出院患者中符合医院获得性指标 ICD-10 编码的例数	20 728	18 066	22 160	21 934	
			住院患者医院获得性指标的发生率（‰）	6.80	6.64	5.92	6.30	▼ 0.50
		委属委管 专科	出院人次	632 038	655 125	879 970	779 692	
			出院患者中符合医院获得性指标 ICD-10 编码的例数	4159	7513	7204	6155	
			住院患者医院获得性指标的发生率（‰）	6.58	11.47	8.19	7.89	▲ 1.31

续表

分类	等级	类型	指标	2017 年	2020 年	2021 年	2022 年	变化 *
公立	三级	综合	出院人次	67 072 195	65 465 669	78 846 659	79 495 441	
			出院患者中符合医院获得性指标 ICD-10 编码的例数	509 859	554 274	608 410	577 694	
			住院患者医院获得性指标的发生率（‰）	7.60	8.47	7.72	7.27	▼ 0.33
		专科	出院人次	11 918 777	12 070 685	14 138 593	13 561 468	
			出院患者中符合医院获得性指标 ICD-10 编码的例数	167 851	220 685	231 890	231 051	
			住院患者医院获得性指标的发生率（‰）	14.08	18.28	16.40	17.04	▲ 2.96
	二级	总体	出院人次	44 989 905	45 937 565	44 760 830	41 371 192	
			出院患者中符合医院获得性指标 ICD-10 编码的例数	263 109	324 915	317 257	298 544	
			住院患者医院获得性指标的发生率（‰）	5.85	7.07	7.09	7.22	▲ 1.37
		综合	出院人次	42 512 665	43 302 716	41 935 297	38 683 910	
			出院患者中符合医院获得性指标 ICD-10 编码的例数	230 126	275 694	266 793	246 888	
			住院患者医院获得性指标的发生率（‰）	5.41	6.37	6.36	6.38	▲ 0.97
		专科	出院人次	2 477 240	2 634 849	2 825 533	2 687 282	
			出院患者中符合医院获得性指标 ICD-10 编码的例数	32 983	49 221	50 464	51 656	
			住院患者医院获得性指标的发生率（‰）	13.31	18.68	17.86	19.22	▲ 5.91
民营		总体	出院人次	3 437 342	11 554 522	13 121 097	12 368 276	
			出院患者中符合医院获得性指标 ICD-10 编码的例数	12 147	51 471	56 532	56 929	
			住院患者医院获得性指标的发生率（‰）	3.53	4.45	4.31	4.60	▲ 1.07
	三级	总体	出院人次	1 302 646	3 815 346	4 534 755	4 296 642	
			出院患者中符合医院获得性指标 ICD-10 编码的例数	7100	25 691	28 399	26 761	
			住院患者医院获得性指标的发生率（‰）	5.45	6.73	6.26	6.23	▲ 0.78

续表

分类	等级	类型	指标	2017 年	2020 年	2021 年	2022 年	变化 *
民营	三级	综合	出院人次	1 123 968	2 759 047	3 297 016	3 161 646	
			出院患者中符合医院获得性指标 ICD-10 编码的例数	6427	18 998	21 619	19 281	
			住院患者医院获得性指标的发生率（‰）	5.72	6.89	6.56	6.10	▲ 0.38
		专科	出院人次	178 678	1 056 299	1 237 739	1 134 996	
			出院患者中符合医院获得性指标 ICD-10 编码的例数	673	6693	6780	7480	
			住院患者医院获得性指标的发生率（‰）	3.77	6.34	5.48	6.59	▲ 2.82
	二级	总体	出院人次	2 075 368	6 342 996	7 009 311	6 598 103	
			出院患者中符合医院获得性指标 ICD-10 编码的例数	4982	20 938	23 046	25 482	
			住院患者医院获得性指标的发生率（‰）	2.40	3.30	3.29	3.86	▲ 1.46
		综合	出院人次	1 940 662	4 286 500	4 699 112	4 529 673	
			出院患者中符合医院获得性指标 ICD-10 编码的例数	4699	13 047	14 816	15 679	
			住院患者医院获得性指标的发生率（‰）	2.42	3.04	3.15	3.46	▲ 1.04
		专科	出院人次	134 706	2 056 496	2 310 199	2 068 430	
			出院患者中符合医院获得性指标 ICD-10 编码的例数	283	7891	8230	9803	
			住院患者医院获得性指标的发生率（‰）	2.10	3.84	3.56	4.74	▲ 2.64
	未定级	总体	出院人次	59 328	1 396 180	1 577 031	1 473 531	
			出院患者中符合医院获得性指标 ICD-10 编码的例数	65	4842	5087	4686	
			住院患者医院获得性指标的发生率（‰）	1.10	3.47	3.23	3.18	▲ 2.08
		综合	出院人次	52 847	830 092	919 843	871 013	
			出院患者中符合医院获得性指标 ICD-10 编码的例数	30	3189	3398	3046	
			住院患者医院获得性指标的发生率（‰）	0.57	3.84	3.69	3.50	▲ 2.93
		专科	出院人次	6481	566 088	657 188	602 518	
			出院患者中符合医院获得性指标 ICD-10 编码的例数	35	1653	1689	1640	
			住院患者医院获得性指标的发生率（‰）	5.40	2.92	2.57	2.72	▼ 2.68

变化 *：2022 年较 2017 年基线值的差值。

各省（自治区、直辖市）2017 年及 2020—2022 年医院获得性指标发生情况见图 3-1-1-4 ～图 3-1-1-7，按 2022 年医院获得性指标发生率降序排列。

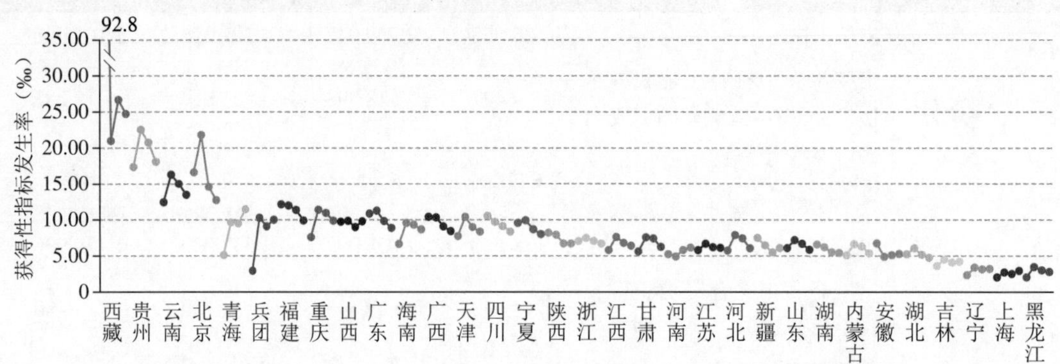

图 3-1-1-4　2017 年及 2020—2022 年各省（自治区、直辖市）三级公立综合医院获得性指标发生率

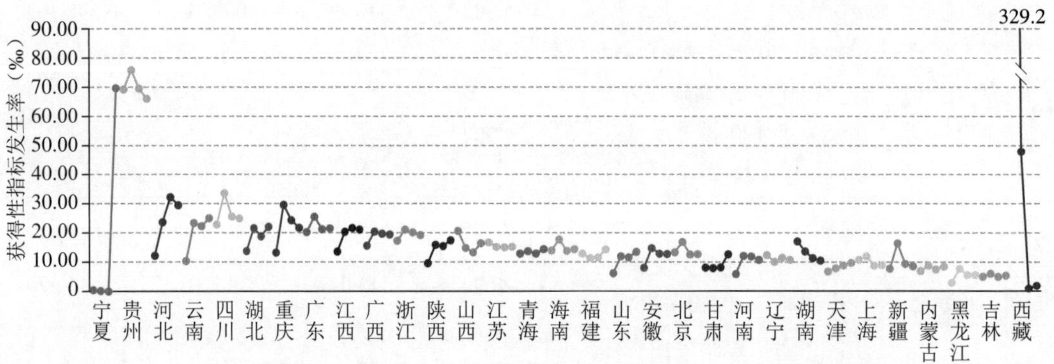

图 3-1-1-5　2017 年及 2020—2022 年各省（自治区、直辖市）三级公立专科医院获得性指标发生率

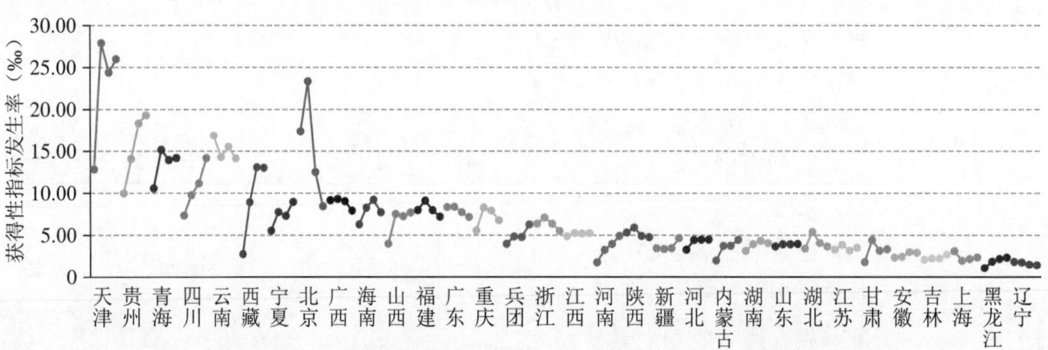

图 3-1-1-6　2017 年及 2020—2022 年各省（自治区、直辖市）二级公立综合医院获得性指标发生率

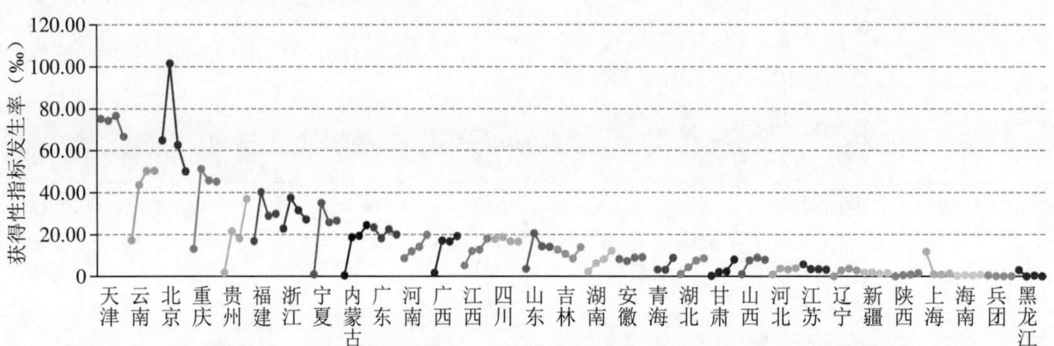

图 3-1-1-7　2017 年及 2020—2022 年各省（自治区、直辖市）二级公立专科医院获得性指标发生率

（二）手术患者手术后获得性指标发生率（按手术患者总人次计算的发生率，住院分娩患者除外）

2022年总体出院患者中按手术患者总人次计算（住院分娩患者除外），手术患者手术后获得性指标的发生率较2017年下降了0.62个千分点。三级公立综合医院和三级民营专科医院较2017年分别下降了1.80个千分点和17.72个千分点，三级公立专科和三级民营综合医院较2017年上升了1.40个千分点和2.41个千分点；二级公立综合、二级公立专科和二级民营专科医院分别较2017年上升了1.93个千分点、0.17个千分点、0.20个千分点，而二级民营综合医院较2017年下降了1.87个千分点；未定级民营综合医院较2017年上升了1.09千分点，未定级民营专科医院较2017年下降了1.38个千分点（图3-1-1-8、表3-1-1-3）。

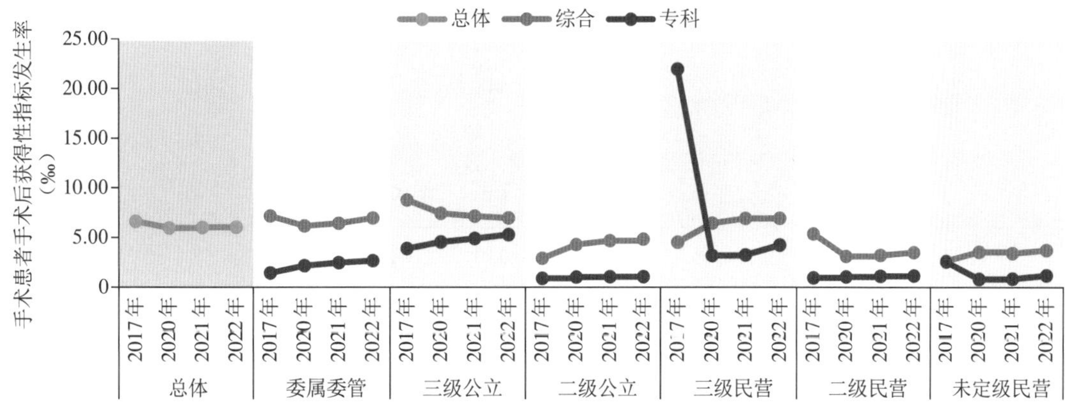

图3-1-1-8　2017年及2020—2022年手术患者手术后获得性指标发生率

表3-1-1-3　2017年及2020—2022年手术患者手术后获得性指标发生率

分类	等级	类型	指标	2017年	2020年	2021年	2022年	变化*
全国		总体	手术人次	28 461 542	37 217 648	43 864 228	43 426 888	
			手术患者中符合医院获得性指标ICD-10编码的例数	188 196	219 488	261 319	260 088	
			手术患者手术后获得性指标的发生率（‰）	6.61	5.90	5.96	5.99	▼0.62
公立		总体	手术人次	28 332 939	34 120 139	40 134 923	39 879 923	
			手术患者中符合医院获得性指标ICD-10编码的例数	187 467	209 580	248 569	246 844	
			手术患者手术后获得性指标的发生率（‰）	6.62	6.14	6.19	6.19	▼0.43
	三级	总体	手术人次	21 042 124	24 712 681	30 443 171	30 715 487	
			手术患者中符合医院获得性指标ICD-10编码的例数	167 228	171 556	206 128	205 419	
			手术患者手术后获得性指标的发生率（‰）	7.95	6.94	6.77	6.69	▼1.26

续表

分类	等级		类型	指标	2017 年	2020 年	2021 年	2022 年	变化 *
公立	三级	委属委管	综合	手术人次	1 128 255	1 119 340	1 539 939	1 443 696	
				手术患者中符合医院获得性指标 ICD-10 编码的例数	8036	6848	9830	9978	
				手术患者手术后获得性指标的发生率（‰）	7.12	6.12	6.38	6.91	▼ 0.21
			专科	手术人次	318 506	315 334	414 761	363 289	
				手术患者中符合医院获得性指标 ICD-10 编码的例数	448	675	1012	958	
				手术患者手术后获得性指标的发生率（‰）	1.41	2.14	2.44	2.64	▲ 1.23
			综合	手术人次	17 679 940	20 868 861	25 960 571	26 374 426	
				手术患者中符合医院获得性指标 ICD-10 编码的例数	154 255	154 171	184 286	182 570	
				手术患者手术后获得性指标的发生率（‰）	8.72	7.39	7.10	6.92	▼ 1.80
			专科	手术人次	3 362 184	3 843 820	4 482 600	4 341 061	
				手术患者中符合医院获得性指标 ICD-10 编码的例数	12 973	17 385	21 842	22 849	
				手术患者手术后获得性指标的发生率（‰）	3.86	4.52	4.87	5.26	▲ 1.40
	二级		总体	手术人次	7 290 815	9 407 458	9 691 752	9 164 436	
				手术患者中符合医院获得性指标 ICD-10 编码的例数	20 239	38 024	42 441	41 425	
				手术患者手术后获得性指标的发生率（‰）	2.78	4.04	4.38	4.52	▲ 1.74
			综合	手术人次	6 971 044	8 798 041	9 004 941	8 507 606	
				手术患者中符合医院获得性指标 ICD-10 编码的例数	19 961	37 415	41 735	40 745	
				手术患者手术后获得性指标的发生率（‰）	2.86	4.25	4.63	4.79	▲ 1.93
			专科	手术人次	319 771	609 417	686 811	656 830	
				手术患者中符合医院获得性指标 ICD-10 编码的例数	278	609	706	680	
				手术患者手术后获得性指标的发生率（‰）	0.87	1.00	1.03	1.04	▲ 0.17

续表

分类	等级	类型	指标	2017 年	2020 年	2021 年	2022 年	变化 *
民营	总体		手术人次	128 603	3 097 509	3 729 305	3 546 965	
			手术患者中符合医院获得性指标 ICD-10 编码的例数	729	9908	12 750	13 244	
			手术患者手术后获得性指标的发生率（‰）	5.67	3.20	3.42	3.73	▼ 1.94
	三级	总体	手术人次	46 893	1 151 791	1 434 371	1 343 612	
			手术患者中符合医院获得性指标 ICD-10 编码的例数	319	5915	7832	7946	
			手术患者手术后获得性指标的发生率（‰）	6.80	5.14	5.46	5.91	▼ 0.89
		综合	手术人次	40 646	704 534	881 595	855 158	
			手术患者中符合医院获得性指标 ICD-10 编码的例数	182	4501	6055	5888	
			手术患者手术后获得性指标的发生率（‰）	4.48	6.39	6.87	6.89	▲ 2.41
		专科	手术人次	6247	447 257	552 776	488 454	
			手术患者中符合医院获得性指标 ICD-10 编码的例数	137	1414	1777	2058	
			手术患者手术后获得性指标的发生率（‰）	21.93	3.16	3.21	4.21	▼ 17.72
	二级	总体	手术人次	79 766	1 557 113	1 845 651	1 801 008	
			手术患者中符合医院获得性指标 ICD-10 编码的例数	405	3298	4122	4419	
			手术患者手术后获得性指标的发生率（‰）	5.08	2.12	2.23	2.45	▼ 2.63
		综合	手术人次	75 423	839 924	1 016 049	1 030 014	
			手术患者中符合医院获得性指标 ICD-10 编码的例数	401	2570	3221	3555	
			手术患者手术后获得性指标的发生率（‰）	5.32	3.06	3.17	3.45	▼ 1.87
		专科	手术人次	4343	717 189	829 602	770 994	
			手术患者中符合医院获得性指标 ICD-10 编码的例数	4	728	901	864	
			手术患者手术后获得性指标的发生率（‰）	0.92	1.02	1.09	1.12	▲ 0.20

续表

分类	等级	类型	指标	2017 年	2020 年	2021 年	2022 年	变化 *
民营	未定级	总体	手术人次	1944	388 605	449 283	402 345	
			手术患者中符合医院获得性指标 ICD-10 编码的例数	5	695	796	879	
			手术患者手术后获得性指标的发生率（‰）	2.57	1.79	1.77	2.18	▼ 0.39
		综合	手术人次	1157	142 971	168 060	164 342	
			手术患者中符合医院获得性指标 ICD-10 编码的例数	3	500	566	604	
			手术患者手术后获得性指标的发生率（‰）	2.59	3.50	3.37	3.68	▲ 1.09
		专科	手术人次	787	245 634	281 223	238 003	
			手术患者中符合医院获得性指标 ICD-10 编码的例数	2	195	230	275	
			手术患者手术后获得性指标的发生率（‰）	2.54	0.79	0.82	1.16	▼ 1.38

变化 *：2022 年较 2017 年基线值的差值。

（三）分娩产妇分娩或产褥期并发症发生率

1. 阴道分娩产妇分娩或产褥期并发症发生率（按阴道分娩总人次计算的发生率）

2022 年总体出院患者中按阴道分娩总人次计算，阴道分娩产妇分娩或产褥期并发症发生率呈逐年上升趋势，其中，三级公立综合、三级公立专科、三级民营综合和三级民营专科医院分别较 2017 年上升了 76.05 个千分点、81.27 个千分点、51.82 个千分点、114.59 个千分点；二级公立综合、二级公立专科、二级民营综合和二级民营专科医院分别较 2017 年上升了 76.90 个千分点、81.07 个千分点，74.19 个千分点、102.99 个千分点；未定级民营综合医院较 2017 年下降了 21.04 个千分点，未定级民营专科医院较 2017 年上升了 63.55 个千分点（图 3-1-1-9、表 3-1-1-4）。

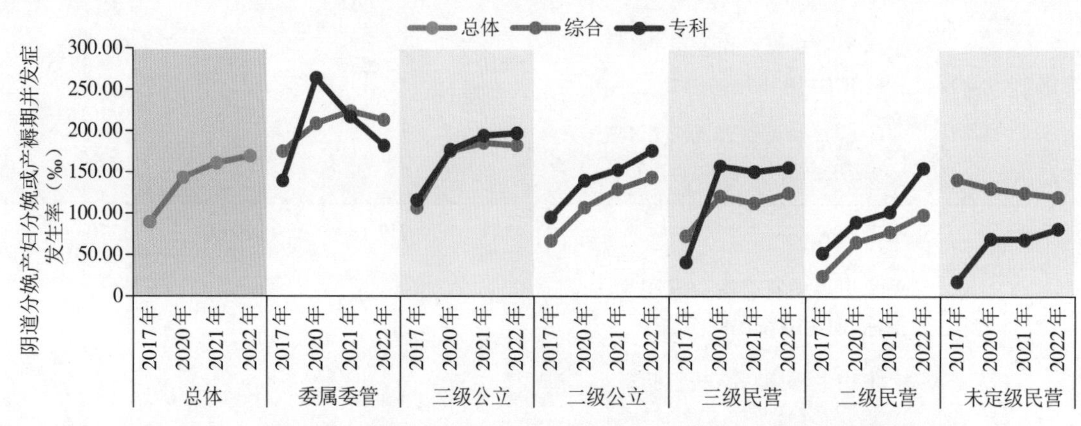

图 3-1-1-9　2017 年及 2020—2022 年阴道分娩产妇分娩或产褥期并发症发生率

表 3-1-1-4　2017 年及 2020—2022 年阴道分娩产妇分娩或产褥期并发症发生率

分类	等级	类型	指标	2017 年	2020 年	2021 年	2022 年	变化 *
全国		总体	阴道分娩人次	5 516 659	4 406 202	4 053 763	3 645 199	
			阴道分娩产妇分娩或产褥期并发症发生例数	493 798	629 203	650 883	616 178	
			阴道分娩产妇分娩或产褥期并发症发生率（‰）	89.51	142.80	160.56	169.04	▲ 79.53
公立		总体	阴道分娩人次	5 422 240	4 144 250	3 786 024	3 418 220	
			阴道分娩产妇分娩或产褥期并发症发生例数	488 599	603 508	623 721	588 355	
			阴道分娩产妇分娩或产褥期并发症发生率（‰）	90.11	145.63	164.74	172.12	▲ 82.01
	三级	总体	阴道分娩人次	2 888 507	2 228 000	2 219 206	2 108 264	
			阴道分娩产妇分娩或产褥期并发症发生例数	313 882	390 704	416 222	393 692	
			阴道分娩产妇分娩或产褥期并发症发生率（‰）	108.67	175.36	187.55	186.74	▲ 78.07
		委属委管 综合	阴道分娩人次	38 217	29 821	31 867	31 308	
			阴道分娩产妇分娩或产褥期并发症发生例数	6670	6205	7097	6644	
			阴道分娩产妇分娩或产褥期并发症发生率（‰）	174.53	208.07	222.71	212.21	▲ 37.68
		委属委管 专科	阴道分娩人次	12 518	12 453	12 157	13 829	
			阴道分娩产妇分娩或产褥期并发症发生例数	1739	3277	2633	2510	
			阴道分娩产妇分娩或产褥期并发症发生率（‰）	138.92	263.15	216.58	181.50	▲ 42.58
		综合	阴道分娩人次	1 998 713	1 456 862	1 489 911	1 400 657	
			阴道分娩产妇分娩或产褥期并发症发生例数	211 254	254 480	275 001	254 570	
			阴道分娩产妇分娩或产褥期并发症发生率（‰）	105.70	174.68	184.58	181.75	▲ 76.05
		专科	阴道分娩人次	889 794	771 138	729 295	707 607	
			阴道分娩产妇分娩或产褥期并发症发生例数	102 628	136 224	141 221	139 122	
			阴道分娩产妇分娩或产褥期并发症发生率（‰）	115.34	176.65	193.64	196.61	▲ 81.27
	二级	总体	阴道分娩人次	2 533 733	1 916 250	1 566 818	1 309 956	
			阴道分娩产妇分娩或产褥期并发症发生例数	174 717	212 804	207 499	194 663	
			阴道分娩产妇分娩或产褥期并发症发生率（‰）	68.96	111.05	132.43	148.60	▲ 79.64

续表

分类	等级	类型	指标	2017 年	2020 年	2021 年	2022 年	变化 *
公立	二级	综合	阴道分娩人次	2 280 061	1 647 264	1 311 865	1 085 877	
			阴道分娩产妇分娩或产褥期并发症发生例数	150 688	175 348	168 686	155 272	
			阴道分娩产妇分娩或产褥期并发症发生率（‰）	66.09	106.45	128.58	142.99	▲ 76.90
		专科	阴道分娩人次	253 672	268 986	254 953	224 079	
			阴道分娩产妇分娩或产褥期并发症发生例数	24 029	37 456	38 813	39 391	
			阴道分娩产妇分娩或产褥期并发症发生率（‰）	94.72	139.25	152.24	175.79	▲ 81.07
民营	总体		阴道分娩人次	94 419	261 952	267 739	226 979	
			阴道分娩产妇分娩或产褥期并发症发生例数	5199	25 695	27 162	27 823	
			阴道分娩产妇分娩或产褥期并发症发生率（‰）	55.06	98.09	101.45	122.58	▲ 67.52
	三级	总体	阴道分娩人次	62 746	107 513	116 015	95 381	
			阴道分娩产妇分娩或产褥期并发症发生例数	4320	13 729	137 27	12 465	
			阴道分娩产妇分娩或产褥期并发症发生率（‰）	68.85	127.70	118.32	130.69	▲ 61.84
		综合	阴道分娩人次	56 491	85 514	96 157	74 473	
			阴道分娩产妇分娩或产褥期并发症发生例数	4066	10 275	10 750	9220	
			阴道分娩产妇分娩或产褥期并发症发生率（‰）	71.98	120.16	111.80	123.80	▲ 51.82
		专科	阴道分娩人次	6255	21 999	19 858	20 908	
			阴道分娩产妇分娩或产褥期并发症发生例数	254	3454	2977	3245	
			阴道分娩产妇分娩或产褥期并发症发生率（‰）	40.61	157.01	149.91	155.20	▲ 114.59
	二级	总体	阴道分娩人次	31 217	131 305	128 888	111 754	
			阴道分娩产妇分娩或产褥期并发症发生例数	864	9590	11 100	13 293	
			阴道分娩产妇分娩或产褥期并发症发生率（‰）	27.68	73.04	86.12	118.95	▲ 91.27
		综合	阴道分娩人次	26 638	86 116	81 700	70 060	
			阴道分娩产妇分娩或产褥期并发症发生例数	628	5564	6307	6850	
			阴道分娩产妇分娩或产褥期并发症发生率（‰）	23.58	64.61	77.20	97.77	▲ 74.19

续表

分类	等级	类型	指标	2017年	2020年	2021年	2022年	变化*
民营	二级	专科	阴道分娩人次	4579	45 189	47 188	41 694	
			阴道分娩产妇分娩或产褥期并发症发生例数	236	4026	4793	6443	
			阴道分娩产妇分娩或产褥期并发症发生率（‰）	51.54	89.09	101.57	154.53	▲102.99
	未定级	总体	阴道分娩人次	456	23 134	22 836	19 844	
			阴道分娩产妇分娩或产褥期并发症发生例数	15	2376	2335	2065	
			阴道分娩产妇分娩或产褥期并发症发生率（‰）	32.89	102.71	102.25	104.06	▲71.17
		综合	阴道分娩人次	57	12 793	13 844	11 927	
			阴道分娩产妇分娩或产褥期并发症发生例数	8	1662	1723	1423	
			阴道分娩产妇分娩或产褥期并发症发生率（‰）	140.35	129.91	124.46	119.31	▼21.04
		专科	阴道分娩人次	399	10 341	8992	7917	
			阴道分娩产妇分娩或产褥期并发症发生例数	7	714	612	642	
			阴道分娩产妇分娩或产褥期并发症发生率（‰）	17.54	69.05	68.06	81.09	▲63.55

注：* 变化指 2022 年较 2017 年基线值的差值。

2. 剖宫产分娩产妇分娩或产褥期并发症的发生率（按剖宫产分娩总人次计算的发生率）

2022 年总体出院患者中按剖宫产分娩总人次计算，剖宫产分娩产妇分娩或产褥期并发症的发生率逐年上升，其中，三级公立综合、三级公立专科、三级民营综合和三级民营专科医院分别较 2017 年上升了 27.16 个千分点、33.05 个千分点、36.22 个千分点、41.20 个千分点；二级公立综合、二级公立专科、二级民营综合和二级民营专科医院分别较 2017 年上升了 21.98 个千分点、8.52 个千分点、13.46 个千分点、21.65 个千分点；未定级民营综合医院较 2017 年下降 13.15 个千分点，未定级民营专科医院较 2017 年上升了 50.81 个千分点（图 3-1-1-10、表 3-1-1-5）。

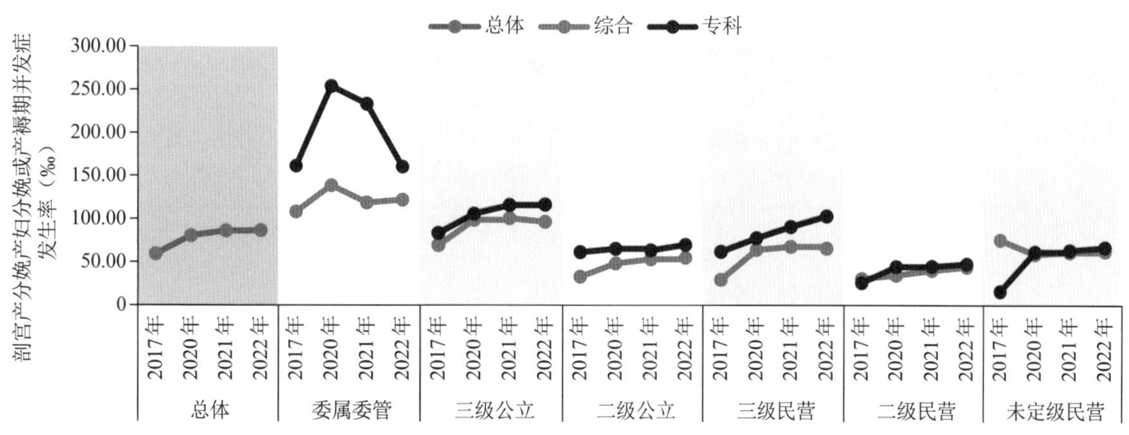

图 3-1-1-10　2017 年及 2020—2022 年剖宫产分娩产妇分娩或产褥期并发症发生率

表 3-1-1-5　2017 年及 2020—2022 年剖宫产分娩产妇分娩或产褥期并发症发生率

分类	等级	类型	指标	2017 年	2020 年	2021 年	2022 年	变化 *
全国		总体	剖宫产分娩人次	32 13 839	3 257 199	3 124 013	2 971 585	
全国		总体	剖宫产分娩产妇分娩或产褥期并发症发生例数	193 225	264 392	271 196	259 051	
全国		总体	剖宫产分娩产妇分娩或产褥期并发症发生率（‰）	60.12	81.17	86.81	87.18	▲ 27.06
公立		总体	剖宫产分娩人次	3 206 960	3 067 233	2 928 306	2 790 953	
公立		总体	剖宫产分娩产妇分娩或产褥期并发症发生例数	193 007	254 327	259 976	248 202	
公立		总体	剖宫产分娩产妇分娩或产褥期并发症发生率（‰）	60.18	82.92	88.78	88.93	▲ 28.75
公立	三级	总体	剖宫产分娩人次	2 051 001	1 913 873	1 917 181	1 887 424	
公立	三级	总体	剖宫产分娩产妇分娩或产褥期并发症发生例数	151 927	194 786	203 455	195 237	
公立	三级	总体	剖宫产分娩产妇分娩或产褥期并发症发生率（‰）	74.07	101.78	106.12	103.44	▲ 29.37
公立	三级	委属委管 综合	剖宫产分娩人次	44 123	33 126	39 321	39 440	
公立	三级	委属委管 综合	剖宫产分娩产妇分娩或产褥期并发症发生例数	4812	4622	4704	4846	
公立	三级	委属委管 综合	剖宫产分娩产妇分娩或产褥期并发症发生率（‰）	109.06	139.53	119.63	122.87	▲ 13.81
公立	三级	委属委管 专科	剖宫产分娩人次	11 925	13 656	14 866	15 824	
公立	三级	委属委管 专科	剖宫产分娩产妇分娩或产褥期并发症发生例数	1933	3477	3480	2551	
公立	三级	委属委管 专科	剖宫产分娩产妇分娩或产褥期并发症发生率（‰）	162.10	254.61	234.09	161.21	▼ 0.89
公立	三级	综合	剖宫产分娩人次	1 505 664	1 336 282	1 349 213	1 325 286	
公立	三级	综合	剖宫产分娩产妇分娩或产褥期并发症发生例数	105 962	133 206	137 148	129 275	
公立	三级	综合	剖宫产分娩产妇分娩或产褥期并发症发生率（‰）	70.38	99.68	101.65	97.54	▲ 27.16
公立	三级	专科	剖宫产分娩人次	545 337	577 591	567 968	562 138	
公立	三级	专科	剖宫产分娩产妇分娩或产褥期并发症发生例数	45 965	61 580	66 307	65 962	
公立	三级	专科	剖宫产分娩产妇分娩或产褥期并发症发生率（‰）	84.29	106.62	116.74	117.34	▲ 33.05

续表

分类	等级	类型	指标	2017 年	2020 年	2021 年	2022 年	变化 *
公立	二级	总体	剖宫产分娩人次	1 155 959	1 153 360	1 011 125	903 529	
			剖宫产分娩产妇分娩或产褥期并发症发生例数	41 080	59 541	56 521	52 965	
			剖宫产分娩产妇分娩或产褥期并发症发生率（‰）	35.54	51.62	55.90	58.62	▲ 23.08
		综合	剖宫产分娩人次	1 099 520	1 010 583	855 241	752 003	
			剖宫产分娩产妇分娩或产褥期并发症发生例数	37 559	50 077	46 455	42 220	
			剖宫产分娩产妇分娩或产褥期并发症发生率（‰）	34.16	49.55	54.32	56.14	▲ 21.98
		专科	剖宫产分娩人次	56 439	142 777	155 884	151 526	
			剖宫产分娩产妇分娩或产褥期并发症发生例数	3521	9464	10 066	10 745	
			剖宫产分娩产妇分娩或产褥期并发症发生率（‰）	62.39	66.29	64.57	70.91	▲ 8.52
民营	总体		剖宫产分娩人次	6879	189 966	195 707	180 632	
			剖宫产分娩产妇分娩或产褥期并发症发生例数	218	10 065	11 220	10 849	
			剖宫产分娩产妇分娩或产褥期并发症发生率（‰）	31.69	52.98	57.33	60.06	▲ 28.37
	三级	总体	剖宫产分娩人次	2952	76 157	79 818	73 707	
			剖宫产分娩产妇分娩或产褥期并发症发生例数	95	5263	5961	5641	
			剖宫产分娩产妇分娩或产褥期并发症发生率（‰）	32.18	69.11	74.68	76.53	▲ 44.35
		综合	剖宫产分娩人次	2825	55 060	60 054	54 837	
			剖宫产分娩产妇分娩或产褥期并发症发生例数	87	3601	4145	3675	
			剖宫产分娩产妇分娩或产褥期并发症发生率（‰）	30.80	65.40	69.02	67.02	▲ 36.22
		专科	剖宫产分娩人次	127	21 097	19 764	18 870	
			剖宫产分娩产妇分娩或产褥期并发症发生例数	8	1662	1816	1966	
			剖宫产分娩产妇分娩或产褥期并发症发生率（‰）	62.99	78.78	91.88	104.19	▲ 41.20

续表

分类	等级	类型	指标	2017 年	2020 年	2021 年	2022 年	变化 *
民营	二级	总体	剖宫产分娩人次	3741	100 714	104 549	96 143	
			剖宫产分娩产妇分娩或产褥期并发症发生例数	119	3996	4537	4500	
			剖宫产分娩产妇分娩或产褥期并发症发生率（‰）	31.81	39.68	43.40	46.81	▲ 15.00
		综合	剖宫产分娩人次	3521	62 816	63 300	60 269	
			剖宫产分娩产妇分娩或产褥期并发症发生例数	113	2264	2635	2745	
			剖宫产分娩产妇分娩或产褥期并发症发生率（‰）	32.09	36.04	41.63	45.55	▲ 13.46
		专科	剖宫产分娩人次	220	37 898	41 249	35 874	
			剖宫产分娩产妇分娩或产褥期并发症发生例数	6	1732	1902	1755	
			剖宫产分娩产妇分娩或产褥期并发症发生率（‰）	27.27	45.70	46.11	48.92	▲ 21.65
	未定级	总体	剖宫产分娩人次	186	13 095	11 340	10 782	
			剖宫产分娩产妇分娩或产褥期并发症发生例数	4	806	722	708	
			剖宫产分娩产妇分娩或产褥期并发症发生率（‰）	21.51	61.55	63.67	65.66	▲ 44.15
		综合	剖宫产分娩人次	13	6905	6103	6116	
			剖宫产分娩产妇分娩或产褥期并发症发生例数	1	417	383	390	
			剖宫产分娩产妇分娩或产褥期并发症发生率（‰）	76.92	60.39	62.76	63.77	▼ 13.15
		专科	剖宫产分娩人次	173	6190	5237	4666	
			剖宫产分娩产妇分娩或产褥期并发症发生例数	3	389	339	318	
			剖宫产分娩产妇分娩或产褥期并发症发生率（‰）	17.34	62.84	64.73	68.15	▲ 50.81

变化 *：2022 年较 2017 年基线值的差值。

3. 新生儿产伤的发生率（按分娩结局的新生儿总人次计算的发生率）

2022 年总体出院患者中按分娩结局中新生儿总人次计算，新生儿产伤的发生率呈上升趋势，其中，三级公立综合、三级公立专科、三级民营综合和三级民营专科医院分别较 2017 年上升了 11.98 个千分点、10.89 个千分点、24.28 个千分点、70.51 个千分点；二级公立综合、二级公立专科、二级民营综合和二级民营专科医院分别较 2017 年上升了 13.59 个千分点、28.45 个千分点、20.61 个千分点、12.58 个千分点；未定级民营综合、未定级民营专科医院分别较 2017 年上升了 39.53 个千分点、32.70 个千分点（图 3-1-1-11、表 3-1-1-6）。

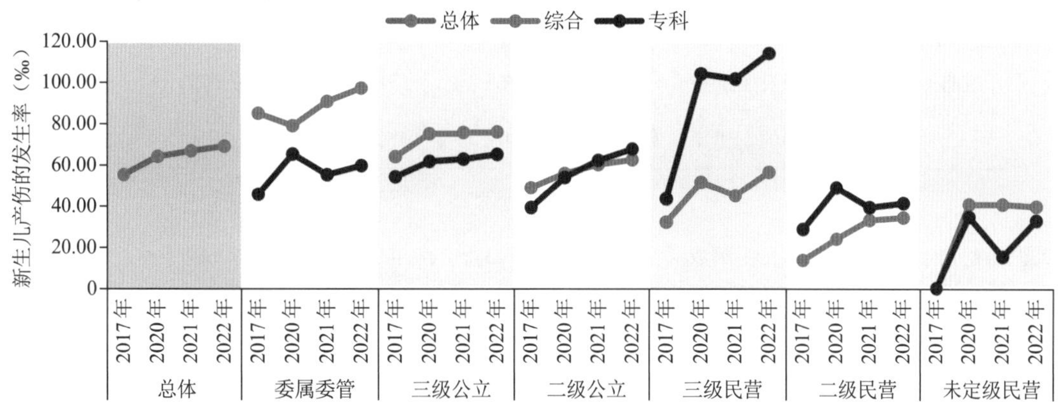

图 3-1-1-11 2017 年及 2020—2022 年新生儿产伤发生率

表 3-1-1-6 2017 年及 2020—2022 年新生儿产伤发生率

分类	等级	类型	指标	2017 年	2020 年	2021 年	2022 年	变化 *
全国		总体	新生儿人次	3 184 912	2 666 034	2 550 233	2 308 013	
			新生儿产伤发生例数	175 081	169 979	169 494	158 602	
			新生儿产伤的发生率（‰）	54.97	63.76	66.46	68.72	▲ 13.75
公立		总体	新生儿人次	3 121 257	2 557 832	2 438 365	2 220 615	
			新生儿产伤发生例数	173 558	164 991	164 400	153 890	
			新生儿产伤的发生率（‰）	55.61	64.50	67.42	69.30	▲ 13.69
	三级	总体	新生儿人次	1 999 815	1 621 775	1 656 865	1 554 391	
			新生儿产伤发生例数	120 695	113 160	117 215	111 691	
			新生儿产伤的发生率（‰）	60.35	69.78	70.75	71.86	▲ 11.51
		委属委管 综合	新生儿人次	29 913	22 932	26 964	25 834	
			新生儿产伤发生例数	2537	1807	2442	2505	
			新生儿产伤的发生率（‰）	84.81	78.80	90.57	96.97	▲ 12.16
		委属委管 专科	新生儿人次	11 938	12 848	13 007	11 351	
			新生儿产伤发生例数	543	836	716	675	
			新生儿产伤的发生率（‰）	45.49	65.07	55.05	59.47	▲ 13.98
		综合	新生儿人次	1 286 092	995 802	1 041 265	986 810	
			新生儿产伤发生例数	82 116	74 639	78 660	74 832	
			新生儿产伤的发生率（‰）	63.85	74.95	75.54	75.83	▲ 11.98
		专科	新生儿人次	713 723	625 973	615 600	567 581	
			新生儿产伤发生例数	38 579	38 521	38 555	36 859	
			新生儿产伤的发生率（‰）	54.05	61.54	62.63	64.94	▲ 10.89

续表

分类	等级	类型	指标	2017 年	2020 年	2021 年	2022 年	变化 *
			新生儿人次	1 121 442	936 057	781 500	666 224	
		总体	新生儿产伤发生例数	52 863	51 831	47 185	42 199	
			新生儿产伤的发生率（‰）	47.14	55.37	60.38	63.34	▲ 16.20
			新生儿人次	939 082	773 615	632 324	532 500	
公立	二级	综合	新生儿产伤发生例数	45 743	43 102	37 936	33 174	
			新生儿产伤的发生率（‰）	48.71	55.72	59.99	62.30	▲ 13.59
			新生儿人次	182 360	162 442	149 176	133 724	
		专科	新生儿产伤发生例数	7120	8729	9249	9025	
			新生儿产伤的发生率（‰）	39.04	53.74	62.00	67.49	▲ 28.45
			新生儿人次	63 655	108 202	111 868	87 398	
	总体		新生儿产伤发生例数	1523	4988	5094	4712	
			新生儿产伤的发生率（‰）	23.93	46.10	45.54	53.91	▲ 29.98
			新生儿人次	32 087	54 420	63 393	46 682	
		总体	新生儿产伤发生例数	1048	3337	3407	3229	
			新生儿产伤的发生率（‰）	32.66	61.32	53.74	69.17	▲ 36.51
			新生儿人次	30 263	44 150	53 448	36 236	
	三级	综合	新生儿产伤发生例数	969	2271	2399	2040	
			新生儿产伤的发生率（‰）	32.02	51.44	44.88	56.30	▲ 24.28
			新生儿人次	1824	10 270	9945	10 446	
民营		专科	新生儿产伤发生例数	79	1066	1008	1189	
			新生儿产伤的发生率（‰）	43.31	103.80	101.36	113.82	▲ 70.51
			新生儿人次	31 535	46 281	42 358	35 254	
		总体	新生儿产伤发生例数	475	1359	1472	1275	
			新生儿产伤的发生率（‰）	15.06	29.36	34.75	36.17	▲ 21.11
			新生儿人次	28 381	36 001	30 118	25 161	
	二级	综合	新生儿产伤发生例数	385	858	993	860	
			新生儿产伤的发生率（‰）	13.57	23.83	32.97	34.18	▲ 20.61
			新生儿人次	3154	10 280	12 240	10 093	
		专科	新生儿产伤发生例数	90	501	479	415	
			新生儿产伤的发生率（‰）	28.54	48.74	39.13	41.12	▲ 12.58

续表

分类	等级	类型	指标	2017 年	2020 年	2021 年	2022 年	变化 *
民营	未定级	总体	新生儿人次	33	7501	6117	5462	
			新生儿产伤发生例数	0	292	215	208	
			新生儿产伤的发生率（‰）	0	38.93	35.15	38.08	▲ 38.08
		综合	新生儿人次	2	5500	4805	4300	
			新生儿产伤发生例数	0	223	195	170	
			新生儿产伤的发生率（‰）	0	40.55	40.58	39.53	▲ 39.53
		专科	新生儿人次	31	2001	1312	1162	
			新生儿产伤发生例数	0	69	20	38	
			新生儿产伤的发生率（‰）	0	34.48	15.24	32.70	▲ 32.70

变化 *：2022 年较 2017 年基线值的差值。

4. 阴道分娩 / 剖宫产分娩产妇分娩或产褥期并发症细项分析

本部分采用二级和三级公立综合医院数据作为分析样本进行计算。

2022 年三级公立综合医院 1 400 657 例阴道分娩住院患者中，有 254 570 例发生了阴道分娩产妇分娩或产褥期并发症，占阴道分娩总例数的 181.75‰，各并发症细项排名前 5 位的为其他的即刻产后出血（4.18%）、部分胎盘和胎膜滞留不伴有出血（3.95%）、仅产科高位阴道裂伤（3.33%）、宫颈的产科裂伤（3.33%）、胎盘滞留不伴有出血（1.97%）（表 3-1-1-7）。

2022 年二级公立综合医院 1 085 877 例阴道分娩住院患者中，有 155 272 例发生了阴道分娩产妇分娩或产褥期并发症，占阴道分娩总例数的 142.99‰，各并发症细项排名前 5 位的为仅产科高位阴道裂伤（3.63%）、其他的即刻产后出血（3.12%）、宫颈的产科裂伤（2.84%）、部分胎盘和胎膜滞留不伴有出血（2.21%）、分娩时未特指的会阴裂伤（1.28%）（表 3-1-1-8）。

表 3-1-1-7 2017 年与 2022 年三级公立综合医院阴道分娩产妇分娩或产褥期并发症细项分析

2017 年阴道分娩（1 998 713 例）			三级公立综合医院	2022 年阴道分娩（1 400 657 例）		
211 254 例阴道分娩产妇分娩或产褥期并发症，占阴道分娩总例数的比例：105.7‰			阴道分娩产妇分娩或产褥期并发症细项及对应 ICD 编码（前 20 位）	254 570 例阴道分娩产妇分娩或产褥期并发症，占阴道分娩总例数的比例：181.75‰		
排名	例数	占比（%）		占比（%）	例数	排名
第 1 名	59 734	2.99	其他的即刻产后出血（O72.1）	4.18	58 597	第 1 名
第 2 名	48 132	2.41	部分胎盘和胎膜滞留不伴有出血（O73.1）	3.95	55 363	第 2 名
第 5 名	20 528	1.03	仅产科高位阴道裂伤（O71.4）	3.33	46 659	第 3 名
第 3 名	30 656	1.53	宫颈的产科裂伤（O71.3）	3.33	46 617	第 4 名
第 4 名	21 245	1.06	胎盘滞留不伴有出血（O73.0）	1.97	27 603	第 5 名
第 7 名	10 667	0.53	产程和分娩的其他特指并发症（O75.8）	1.41	19 744	第 6 名
第 6 名	17 878	0.89	第三产程出血（O72.0）	0.66	9175	第 7 名
第 10 名	2585	0.13	盆腔的产科血肿（O71.7）	0.65	9120	第 8 名
第 9 名	6987	0.35	分娩时未特指的会阴裂伤（O70.9）	0.52	7298	第 9 名
第 8 名	8214	0.41	延迟性和继发性产后出血（O72.2）	0.34	4779	第 10 名
第 11 名	2044	0.10	产褥期的其他并发症，不可归类在他处者（O90.8）	0.31	4287	第 11 名

续表

2017年阴道分娩（1 998 713例）			三级公立综合医院	2022年阴道分娩（1 400 657例）		
211 254例阴道分娩产妇分娩或产褥期并发症，占阴道分娩总例数的比例：105.7‰。			阴道分娩产妇分娩或产褥期并发症细项及对应ICD编码（前20位）	254 570例阴道分娩产妇分娩或产褥期并发症，占阴道分娩总例数的比例：181.75‰。		
排名	例数	占比（%）		占比（%）	例数	排名
第14名	849	0.04	产程期间发热，不可归类在他处者（O75.2）	0.24	3387	第12名
第33名	68	0.00	其他特指的产科创伤（O71.8）	0.11	1526	第13名
第12名	1060	0.05	分娩后不明原因的发热（O86.4）	0.10	1400	第14名
第27名	255	0.01	产程期间其他的感染（O75.3）	0.09	1210	第15名
第32名	100	0.01	产褥期痔（O87.2）	0.08	1131	第16名
第15名	701	0.04	分娩时Ⅲ度会阴裂伤（O70.2）	0.06	811	第17名
第13名	861	0.04	会阴产科的伤口破裂（O90.1）	0.04	589	第18名
第16名	602	0.03	伤及骨盆关节和韧带的产科损害（O71.6）	0.04	561	第19名
第28名	247	0.01	分娩后泌尿道感染（O86.2）	0.03	362	第20名

注：按2022年三级公立综合医院阴道分娩产妇分娩或产褥期并发症细项发生总例数占比降序排列。

表3-1-1-8　2017年与2022年二级公立综合医院阴道分娩产妇分娩或产褥期并发症细项分析

2017年阴道分娩（2 280 061例）			二级公立综合医院	2022年阴道分娩（1 085 877例）		
150 645例阴道分娩产妇分娩或产褥期并发症，占阴道分娩总例数的比例：66.07‰。			阴道分娩产妇分娩或产褥期并发症细项及对应ICD编码（前20位）	155 272例阴道分娩产妇分娩或产褥期并发症，占阴道分娩总例数的比例：142.99‰。		
排名	例数	占比（%）		占比（%）	例数	排名
第3名	22 971	1.01	仅产科高位阴道裂伤（O71.4）	3.63	39 428	第1名
第1名	41 279	1.81	其他的即刻产后出血（O72.1）	3.12	33 827	第2名
第2名	29 062	1.27	宫颈的产科裂伤（O71.3）	2.84	30 848	第3名
第4名	17 996	0.79	部分胎盘和胎膜滞留不伴有出血（O73.1）	2.21	23 952	第4名
第7名	10 827	0.47	分娩时未特指的会阴裂伤（O70.9）	1.28	13 920	第5名
第5名	11 389	0.50	胎盘滞留不伴有出血（O73.0）	1.23	13 364	第6名
第10名	4794	0.21	产程和分娩的其他特指并发症（O75.8）	0.72	7811	第7名
第9名	6245	0.27	盆腔的产科血肿（O71.7）	0.67	7257	第8名
第6名	11 260	0.49	第三产程出血（O72.0）	0.61	6610	第9名
第8名	7303	0.32	延迟性和继发性产后出血（O72.2）	0.28	3069	第10名
第12名	931	0.04	产褥期的其他并发症，不可归类在他处者（O90.8）	0.11	1240	第11名
第14名	659	0.03	分娩后不明原因的发热（O86.4）	0.07	752	第12名
第13名	712	0.03	分娩时Ⅲ度会阴裂伤（O70.2）	0.05	569	第13名
第11名	1103	0.05	会阴产科的伤口破裂（O90.1）	0.05	516	第14名
第21名	276	0.01	产程和分娩未特指的并发症（O75.9）	0.04	468	第15名
第19名	345	0.02	产程期间其他的感染（O75.3）	0.03	359	第16名
第17名	416	0.02	伤及骨盆关节和韧带的产科损害（O71.6）	0.03	321	第17名
第32名	50	0.00	产褥期痔（O87.2）	0.03	302	第18名
第31名	53	0.00	产程期间发热，不可归类在他处者（O75.2）	0.03	299	第19名
第18名	362	0.02	产科手术伤口的感染（O86.0）	0.02	247	第20名

注：按2022年二级公立综合医院阴道分娩产妇分娩或产褥期并发症细项发生总例数占比降序排列。

2022 年三级公立综合医院 1 325 286 例剖宫产分娩出院患者中，有 129 275 例发生了剖宫产分娩产妇分娩或产褥期并发症，占剖宫产分娩总例数的 97.54‰，各并发症细项排名前 5 位的为胎盘滞留不伴有出血（3.24%）、其他的即刻产后出血（2.25%）、第三产程出血（1.42%）、产程中子宫破裂（1.15%）、产程开始前子宫破裂（0.58%）（表 3-1-1-9）。

2022 年二级公立综合医院 752 003 例剖宫产分娩出院患者中，有 42 220 例发生了剖宫产分娩产妇分娩或产褥期并发症，占剖宫产分娩总例数的 56.14‰，各并发症细项排名前 5 位的为其他的即刻产后出血（1.82%）、胎盘滞留不伴有出血（1.20%）、第三产程出血（0.71%）、产程中子宫破裂（0.61%）、产程开始前子宫破裂（0.40%）（表 3-1-1-10）。

表 3-1-1-9　2017 年与 2022 年三级公立综合医院剖宫产分娩产妇分娩或产褥期并发症细项分析

2017 年剖宫产（1 505 664 例）			三级公立综合医院	2022 年剖宫产（1 325 286 例）		
105 962 例剖宫产分娩产妇分娩或产褥期并发症，占剖宫产总例数的比例：70.38‰			剖宫产分娩产妇分娩或产褥期并发症细项及对应 ICD 编码（前 20 位）	129 275 例剖宫产分娩产妇分娩或产褥期并发症，占剖宫产总例数的比例：97.54‰		
排名	例数	占比（%）		占比（%）	例数	排名
第 3 名	18 964	1.26	胎盘滞留不伴有出血（O73.0）	3.24	42 932	第 1 名
第 1 名	34 741	2.31	其他的即刻产后出血（O72.1）	2.25	29 760	第 2 名
第 2 名	27 215	1.81	第三产程出血（O72.0）	1.42	18 861	第 3 名
第 4 名	9522	0.63	产程中子宫破裂（O71.1）	1.15	15 255	第 4 名
第 10 名	1369	0.09	产程开始前子宫破裂（O71.0）	0.58	7744	第 5 名
第 5 名	5860	0.39	产程和分娩的其他特指并发症（O75.8）	0.34	4570	第 6 名
第 8 名	1852	0.12	分娩后不明原因的发热（O86.4）	0.26	3456	第 7 名
第 16 名	539	0.04	产程期间发热，不可归类在他处者（O75.2）	0.25	3331	第 8 名
第 12 名	752	0.05	剖宫产术的伤口破裂（O90.0）	0.23	3020	第 9 名
第 14 名	711	0.05	产程期间其他的感染（O75.3）	0.22	2854	第 10 名
第 6 名	5324	0.35	部分胎盘和胎膜滞留不伴有出血（O73.1）	0.13	1667	第 11 名
第 13 名	751	0.05	其他特指的产褥感染（O86.8）	0.09	1177	第 12 名
第 11 名	948	0.06	产褥期的其他并发症，不可归类在他处者（O90.8）	0.08	1103	第 13 名
第 35 名	29	0.00	其他特指的产科创伤（O71.8）	0.07	966	第 14 名
第 7 名	2148	0.14	延迟性和继发性产后出血（O72.2）	0.06	830	第 15 名
第 15 名	655	0.04	产程和分娩期间或以后休克（O75.1）	0.05	716	第 16 名
第 17 名	524	0.03	产科手术伤口的感染（O86.0）	0.05	608	第 17 名
第 22 名	233	0.02	分娩后泌尿道感染（O86.2）	0.04	595	第 18 名
第 26 名	133	0.01	产科血凝块栓塞（O88.2）	0.03	420	第 19 名
第 9 名	1524	0.10	产程和分娩未特指的并发症（O75.9）	0.02	317	第 20 名

注：按 2022 年三级公立综合医院剖宫产分娩产妇分娩或产褥期并发症细项发生总例数占比降序排列。

表 3-1-1-10　2017 年与 2022 年二级公立综合医院剖宫产分娩产妇分娩或产褥期并发症细项分析

2017 年剖宫产（1 099 520 例）			二级公立综合医院	2022 年剖宫产（752 003 例）		
37 536 例剖宫产分娩产妇分娩或产褥期并发症，占剖宫产总例数的比例：34.14%。			剖宫产分娩产妇分娩或产褥期并发症细项及对应 ICD 编码（前 20 位）	42 220 例剖宫产分娩产妇分娩或产褥期并发症，占剖宫产总例数的比例：56.14%。		
排名	例数	占比（%）		占比（%）	例数	排名
第 1 名	14 366	1.31	其他的即刻产后出血（O72.1）	1.82	13 654	第 1 名
第 3 名	4782	0.43	胎盘滞留不伴有出血（O73.0）	1.20	9052	第 2 名
第 2 名	7330	0.67	第三产程出血（O72.0）	0.71	5359	第 3 名
第 4 名	3653	0.33	产程中子宫破裂（O71.1）	0.61	4604	第 4 名
第 8 名	884	0.08	产程开始前子宫破裂（O71.0）	0.40	3043	第 5 名
第 12 名	497	0.05	剖宫产术的伤口破裂（O90.0）	0.20	1523	第 6 名
第 7 名	1158	0.11	产程和分娩的其他特指并发症（O75.8）	0.16	1240	第 7 名
第 9 名	858	0.08	分娩后不明原因的发热（O86.4）	0.15	1138	第 8 名
第 6 名	1206	0.11	部分胎盘和胎膜滞留不伴有出血（O73.1）	0.13	1008	第 9 名
第 13 名	464	0.04	产程期间其他的感染（O75.3）	0.11	807	第 10 名
第 10 名	618	0.06	产褥期的其他并发症，不可归类在他处者（O90.8）	0.08	592	第 11 名
第 5 名	1577	0.14	延迟性和继发性产后出血（O72.2）	0.08	566	第 12 名
第 20 名	145	0.01	产程期间发热，不可归类在他处者（O75.2）	0.07	508	第 13 名
第 17 名	182	0.02	其他特指的产褥感染（O86.8）	0.06	428	第 14 名
第 14 名	333	0.03	产科手术伤口的感染（O86.0）	0.06	420	第 15 名
第 11 名	561	0.05	产程和分娩未特指的并发症（O75.9）	0.04	317	第 16 名
第 18 名	157	0.01	分娩后泌尿道感染（O86.2）	0.04	307	第 17 名
第 19 名	154	0.01	产程和分娩期间或以后休克（O75.1）	0.03	198	第 18 名
第 15 名	257	0.02	羊水栓塞（O88.1）	0.02	151	第 19 名
第 37 名	10	0.00	分娩后其他泌尿生殖道感染（O86.3）	0.01	111	第 20 名

注：按 2022 年二级公立综合医院剖宫产分娩产妇分娩或产褥期并发症细项发生总例数占比降序排列。

（四）住院 ICU 患者获得性指标发生率

1. 住院 ICU 患者呼吸机相关性肺炎发生率

全国二级、三级医院住院 ICU 患者呼吸机相关性肺炎发生率总体呈明显下降趋势。2022 年三级综合和专科医院较 2017 年分别下降了 5.00 例 / 千机械通气日和 1.79 例 / 千机械通气日，二级综合和专科医院较 2017 年分别下降了 7.88 例 / 千机械通气日和 4.33 例 / 千机械通气日（图 3-1-1-12、表 3-1-1-11）。

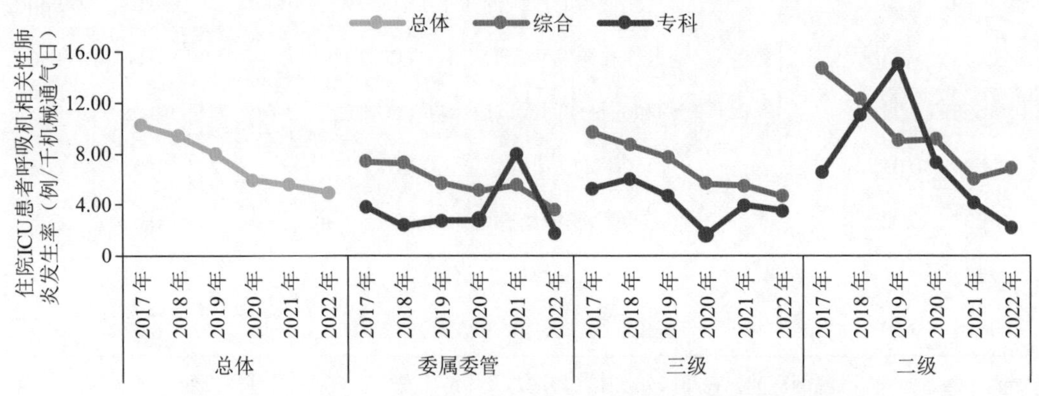

图 3-1-1-12　2017—2022 年住院 ICU 患者呼吸机相关性肺炎发生率

表 3-1-1-11　2017—2022 年住院 ICU 患者呼吸机相关性肺炎发生率

等级	类型	指标	2017 年	2018 年	2019 年	2020 年	2021 年	2022 年	变化 *
全国	总体	住院 ICU 患者有创机械通气总天数	3 204 322	4 576 622	4 736 114	7 266 030	5 982 850	7 351 545	
		住院 ICU 患者呼吸机相关性肺炎发生例数	32 769	42 678	37 479	43 089	33 128	36 010	
		住院 ICU 患者呼吸机相关性肺炎发生率（例 / 千机械通气日）	10.23	9.33	7.91	5.93	5.54	4.90	▼ 5.33
委属委管	综合	住院 ICU 患者有创机械通气总天数	120 553	120 489	144 275	134 325	100 200	256 541	
		住院 ICU 患者呼吸机相关性肺炎发生例数	886	878	822	686	553	911	
		住院 ICU 患者呼吸机相关性肺炎发生率（例 / 千机械通气日）	7.35	7.29	5.70	5.11	5.52	3.55	▼ 3.80
	专科	住院 ICU 患者有创机械通气总天数	24 640	3792	14 333	14 391	2253	28 642	
		住院 ICU 患者呼吸机相关性肺炎发生例数	94	9	39	40	18	51	
		住院 ICU 患者呼吸机相关性肺炎发生率（例 / 千机械通气日）	3.81	2.37	2.72	2.78	7.99	1.78	▼ 2.03
三级	总体	住院 ICU 患者有创机械通气总天数	2 623 354	3 475 023	3 592 720	5 762 454	4 382 471	5 648 119	
		住院 ICU 患者呼吸机相关性肺炎发生例数	24 443	29 558	26 934	29 401	23 549	25 852	
		住院 ICU 患者呼吸机相关性肺炎发生率（例 / 千机械通气日）	9.32	8.51	7.50	5.10	5.37	4.58	▼ 4.74
	综合	住院 ICU 患者有创机械通气总天数	2 412 110	3 240 888	3 338 419	4 990 145	4 073 315	5 216 021	
		住院 ICU 患者呼吸机相关性肺炎发生例数	23 330	28 154	25 757	28 139	22 322	24 348	
		住院 ICU 患者呼吸机相关性肺炎发生率（例 / 千机械通气日）	9.67	8.69	7.72	5.64	5.48	4.67	▼ 5.00
	专科	住院 ICU 患者有创机械通气总天数	211 244	234 135	254 301	772 309	309 156	432 098	
		住院 ICU 患者呼吸机相关性肺炎发生例数	1113	1404	1177	1262	1227	1504	
		住院 ICU 患者呼吸机相关性肺炎发生率（例 / 千机械通气日）	5.27	6.00	4.63	1.63	3.97	3.48	▼ 1.79
二级	总体	住院 ICU 患者有创机械通气总天数	472 279	928 990	960 781	1 503 576	1 600 379	1 689 502	
		住院 ICU 患者呼吸机相关性肺炎发生例数	6915	11 394	8697	13 688	9579	11 434	
		住院 ICU 患者呼吸机相关性肺炎发生率（例 / 千机械通气日）	14.64	12.26	9.05	9.10	5.99	6.77	▼ 7.87

续表

等级	类型	指标	2017 年	2018 年	2019 年	2020 年	2021 年	2022 年	变化 *
二级	综合	住院 ICU 患者有创机械通气总天数	468 910	917 691	951 888	1 497 010	1 595 306	1 669 979	
		住院 ICU 患者呼吸机相关性肺炎发生例数	6893	11 270	8563	13 640	9558	11 391	
		住院 ICU 患者呼吸机相关性肺炎发生率（例 / 千机械通气日）	14.70	12.28	9.00	9.11	5.99	6.82	▼ 7.88
	专科	住院 ICU 患者有创机械通气总天数	3369	11 299	8893	6566	5073	19 523	
		住院 ICU 患者呼吸机相关性肺炎发生例数	22	124	134	48	21	43	
		住院 ICU 患者呼吸机相关性肺炎发生率（例 / 千机械通气日）	6.53	10.97	15.07	7.31	4.14	2.20	▼ 4.33

变化 *：2022 年较 2017 年基线值的差值。

2. 住院 ICU 患者血管导管相关性感染发生率

全国二级、三级医院住院 ICU 患者血管导管相关性感染发生率总体呈明显下降趋势。2022 年三级综合、三级专科和二级综合医院较 2017 年分别下降了 1.14 例 / 千导管日、0.39 例 / 千导管日和 0.83 例 / 千导管日，二级专科医院较 2017 年上升了 0.90 例 / 千导管日（图 3-1-1-13、表 3-1-1-12）。

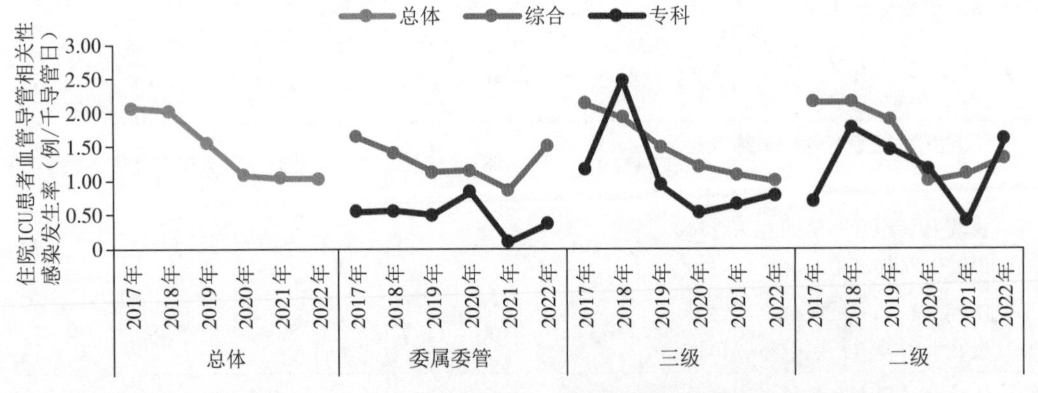

图 3-1-1-13　2017—2022 年住院 ICU 患者血管导管相关性感染发生率

表 3-1-1-12　2017—2022 年住院 ICU 患者血管导管相关性感染发生率

等级	类型	指标	2017 年	2018 年	2019 年	2020 年	2021 年	2022 年	变化 *
全国	总体	住院 ICU 患者血管内导管留置总天数	3 725 520	5 241 861	5 821 202	9 574 726	7 499 178	9 179 842	
		住院 ICU 患者血管导管相关性感染发生例数	7687	10 578	8966	10 221	7772	9370	
		住院 ICU 患者血管导管相关性感染发生率（例 / 千导管日）	2.06	2.02	1.54	1.07	1.04	1.02	▼ 1.04

续表

等级	类型	指标	2017 年	2018 年	2019 年	2020 年	2021 年	2022 年	变化*
委属委管	综合	住院 ICU 患者血管内导管留置总天数	154 908	185 555	192 095	140 358	123 899	438 683	
		住院 ICU 患者血管导管相关性感染发生例数	254	262	216	161	106	661	
		住院 ICU 患者血管导管相关性感染发生率（例 / 千导管日）	1.64	1.41	1.12	1.15	0.86	1.51	▼ 0.13
	专科	住院 ICU 患者血管内导管留置总天数	54 961	12 636	28 586	42 571	10 595	47 221	
		住院 ICU 患者血管导管相关性感染发生例数	30	7	14	35	1	17	
		住院 ICU 患者血管导管相关性感染发生率（例 / 千导管日）	0.55	0.55	0.49	0.82	0.09	0.36	▼ 0.19
三级	总体	住院 ICU 患者血管内导管留置总天数	3 052 021	3 902 718	4 386 537	6 627 009	5 611 590	7 192 839	
		住院 ICU 患者血管导管相关性感染发生例数	6179	7760	6235	7311	5716	6994	
		住院 ICU 患者血管导管相关性感染发生率（例 / 千导管日）	2.02	1.99	1.42	1.10	1.02	0.97	▼ 1.05
	综合	住院 ICU 患者血管内导管留置总天数	2 715 909	3 474 888	3 872 514	5 635 613	4 837 844	6 478 961	
		住院 ICU 患者血管导管相关性感染发生例数	5787	6704	5757	6790	5222	6440	
		住院 ICU 患者血管导管相关性感染发生率（例 / 千导管日）	2.13	1.93	1.49	1.20	1.08	0.99	▼ 1.14
	专科	住院 ICU 患者血管内导管留置总天数	336 112	427 830	514 023	991 396	773 746	713 878	
		住院 ICU 患者血管导管相关性感染发生例数	392	1056	478	521	494	554	
		住院 ICU 患者血管导管相关性感染发生率（例 / 千导管日）	1.17	2.47	0.93	0.53	0.64	0.78	▼ 0.39
二级	总体	住院 ICU 患者血管内导管留置总天数	556 777	1 077 347	1 171 921	2 947 717	1 887 588	1 939 324	
		住院 ICU 患者血管导管相关性感染发生例数	1192	2315	2202	2910	2056	2584	
		住院 ICU 患者血管导管相关性感染发生率（例 / 千导管日）	2.14	2.15	1.88	0.99	1.09	1.33	▼ 0.81

续表

等级	类型	指标	2017 年	2018 年	2019 年	2020 年	2021 年	2022 年	变化 *
二级	综合	住院 ICU 患者血管内导管留置总天数	551 048	1 059 934	1 151 898	2 934 006	1 877 596	1 916 816	
		住院 ICU 患者血管导管相关性感染发生例数	1188	2284	2173	2894	2052	2548	
		住院 ICU 患者血管导管相关性感染发生率（例 / 千导管日）	2.16	2.15	1.89	0.99	1.09	1.33	▼ 0.83
	专科	住院 ICU 患者血管内导管留置总天数	5729	17 413	20 023	13 711	9992	22 508	
		住院 ICU 患者血管导管相关性感染发生例数	4	31	29	16	4	36	
		住院 ICU 患者血管导管相关性感染发生率（例 / 千导管日）	0.70	1.78	1.45	1.17	0.40	1.60	▲ 0.90

变化 *：2022 年较 2017 年基线值的差值。

3. 住院 ICU 患者导尿管相关性尿路感染发生率

全国二级、三级医院住院ICU患者导尿管相关性尿路感染发生率总体呈下降趋势。2022年三级综合、三级专科和二级综合医院较 2017 年分别下降了 0.99 例 / 千导尿管日、0.69 例 / 千导尿管日和 1.62 例 / 千导尿管日，二级专科医院较 2017 年上升了 0.62 例 / 千导尿管日（图 3–1–1–14、表 3–1–1–13）。

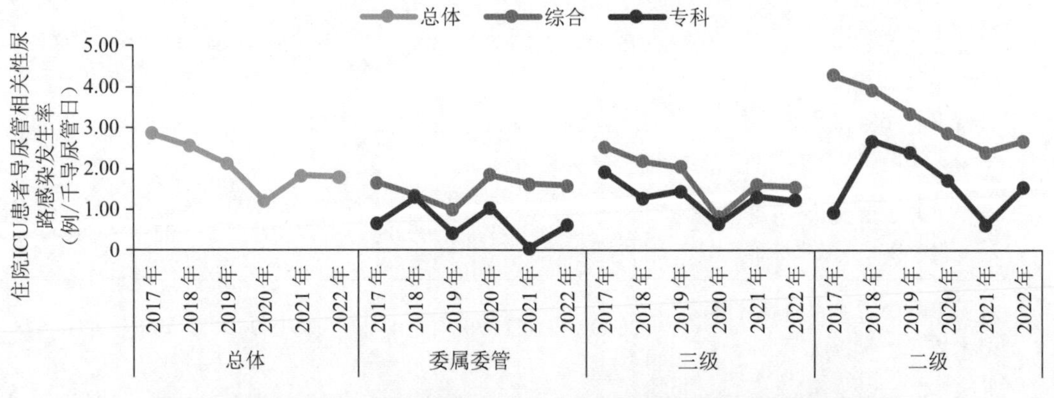

图 3-1-1-14　2017—2022 年住院 ICU 患者导尿管相关性尿路感染发生率

表 3–1–1–13　2017—2022 年住院 ICU 患者导尿管相关性尿路感染发生率

等级	类型	指标	2017 年	2018 年	2019 年	2020 年	2021 年	2022 年	变化 *
全国	总体	住院 ICU 患者导尿管留置总天数	5 505 105	7 904 149	9 600 390	21 515 289	10 311 755	12 488 569	
		住院 ICU 患者导尿管相关性尿路感染发生例数	15 792	20 192	20 227	25 539	18 821	22 273	
		住院 ICU 患者导尿管相关性尿路感染发生率（例 / 千导尿管日）	2.87	2.55	2.11	1.19	1.83	1.78	▼ 1.09

续表

等级	类型	指标	2017 年	2018 年	2019 年	2020 年	2021 年	2022 年	变化 *
委属委管	综合	住院 ICU 患者导尿管留置总天数	203 473	229 208	246 609	184 980	157 314	418 156	
		住院 ICU 患者导尿管相关性尿路感染发生例数	335	308	246	342	254	661	
		住院 ICU 患者导尿管相关性尿路感染发生率（例 / 千导尿管日）	1.65	1.34	1.00	1.85	1.61	1.58	▼ 0.07
	专科	住院 ICU 患者导尿管留置总天数	25 460	5414	19 027	20 988	15 856	34 381	
		住院 ICU 患者导尿管相关性尿路感染发生例数	17	7	8	22	1	21	
		住院 ICU 患者导尿管相关性尿路感染发生率（例 / 千导尿管日）	0.67	1.29	0.42	1.05	0.06	0.61	▼ 0.06
三级	总体	住院 ICU 患者导尿管留置总天数	4 333 083	5 488 618	6 140 522	17 555 448	7 234 197	9 311 168	
		住院 ICU 患者导尿管相关性尿路感染发生例数	10 863	11 716	12 325	14 238	11 455	14 230	
		住院 ICU 患者导尿管相关性尿路感染发生率（例 / 千导尿管日）	2.51	2.13	2.01	0.81	1.58	1.53	▼ 0.98
	综合	住院 ICU 患者导尿管留置总天数	4 112 781	5 197 785	5 783 913	16 663 947	6 851 425	8 751 251	
		住院 ICU 患者导尿管相关性尿路感染发生例数	10 438	11 346	11 809	13 664	10 953	13 538	
		住院 ICU 患者导尿管相关性尿路感染发生率（例 / 千导尿管日）	2.54	2.18	2.04	0.82	1.60	1.55	▼ 0.99
	专科	住院 ICU 患者导尿管留置总天数	220 302	290 833	356 609	891 501	382 772	559 917	
		住院 ICU 患者导尿管相关性尿路感染发生例数	425	370	516	574	502	692	
		住院 ICU 患者导尿管相关性尿路感染发生率（例 / 千导尿管日）	1.93	1.27	1.45	0.64	1.31	1.24	▼ 0.69

续表

等级	类型	指标	2017 年	2018 年	2019 年	2020 年	2021 年	2022 年	变化 *
二级	总体	住院 ICU 患者导尿管留置总天数	991 982	1 914 638	2 081 588	3 959 841	3 077 558	3 157 516	
		住院 ICU 患者导尿管相关性尿路感染发生例数	4248	7517	6966	11 301	7366	8411	
		住院 ICU 患者导尿管相关性尿路感染发生率（例 / 千导尿管日）	4.28	3.93	3.35	2.85	2.39	2.66	▼ 1.62
	综合	住院 ICU 患者导尿管留置总天数	990 910	1 897 849	2 061 497	3 948 149	3 069 725	3 138 199	
		住院 ICU 患者导尿管相关性尿路感染发生例数	4247	7472	6918	11 281	7361	8381	
		住院 ICU 患者导尿管相关性尿路感染发生率（例 / 千导尿管日）	4.29	3.94	3.36	2.86	2.40	2.67	▼ 1.62
	专科	住院 ICU 患者导尿管留置总天数	1072	16 789	20 091	11 692	7833	19 317	
		住院 ICU 患者导尿管相关性尿路感染发生例数	1	45	48	20	5	30	
		住院 ICU 患者导尿管相关性尿路感染发生率（例 / 千导尿管日）	0.93	2.68	2.39	1.71	0.64	1.55	▲ 0.62

变化 *：2022 年较 2017 年基线值的差值。

四、是否发生医院获得性指标与死亡率、平均住院日、平均住院人次费用的关联性

（一）三级公立综合医院

1. 医院获得性指标与死亡率

2022 年三级公立综合医院发生医院获得性指标的患者住院总死亡率为 2.40%，未发生医院获得性指标的患者住院总死亡率为 0.59%，发生医院获得性指标的住院总死亡率是未发生患者的 4.07 倍。两组死亡率比值的年度比较结果发现，三级公立综合医院有无发生医院获得性指标的患者住院总死亡率差异波动性增大（图 3-1-1-15）。

2. 医院获得性指标与平均住院日

2022 年三级公立综合医院发生医院获得性指标的患者平均住院日为 12.04 天，未发生医院获得性指标的患者平均住院日为 7.64 天，发生医院获得性指标的患者平均住院日是未发生患者的 1.58 倍（图 3-1-1-16）。

3. 医院获得性指标与每住院人次费用

2022 年三级公立综合医院发生医院获得性指标的患者每住院人次费用为 3.77 万元，未发生医院获得性指标的患者每住院人次费用为 1.39 万元，发生医院获得性指标的患者每住院人次费用是未发生患

者的 2.71 倍，差异的年度变化相对平稳（图 3-1-1-17）。

（二）二级公立综合医院

1. 医院获得性指标与死亡率

2022 年二级公立综合医院发生医院获得性指标的患者住院总死亡率为 1.09%，未发生医院获得性指标的患者住院总死亡率为 0.55%，发生医院获得性指标患者的住院总死亡率是未发生患者的 1.98 倍，两组死亡率比值的年度比较结果发现，二级公立综合医院有无发生医院获得性指标的住院总死亡率差异波动性增大（图 3-1-1-15）。

2. 医院获得性指标与平均住院日

2022 年二级公立综合医院发生医院获得性指标的患者平均住院日为 8.47 天，未发生医院获得性指标的患者平均住院日为 7.75 天，发生医院获得性指标的患者平均住院日是未发生患者的 1.09 倍（图 3-1-1-16）。

3. 医院获得性指标与每住院人次费用

2022 年二级公立综合医院发生医院获得性指标的患者每住院人次费用为 1.26 万元，未发生医院获得性指标的患者每住院人次费用为 0.67 万元，发生医院获得性指标的患者每住院人次费用是未发生患者的 1.87 倍，差异的年度变化逐年增大（图 3-1-1-17）。

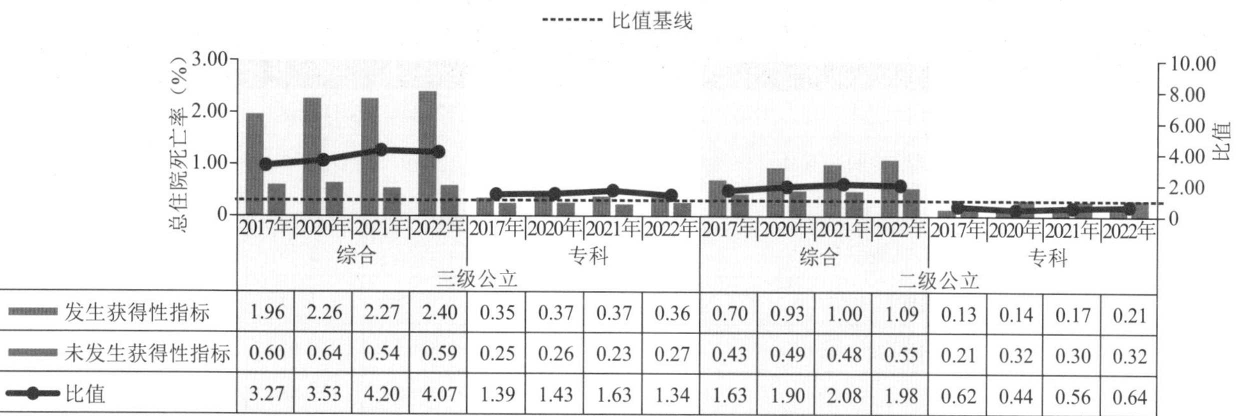

	三级公立 综合 2017年	2020年	2021年	2022年	三级公立 专科 2017年	2020年	2021年	2022年	二级公立 综合 2017年	2020年	2021年	2022年	二级公立 专科 2017年	2020年	2021年	2022年
发生获得性指标	1.96	2.26	2.27	2.40	0.35	0.37	0.37	0.36	0.70	0.93	1.00	1.09	0.13	0.14	0.17	0.21
未发生获得性指标	0.60	0.64	0.54	0.59	0.25	0.26	0.23	0.27	0.43	0.49	0.48	0.55	0.21	0.32	0.30	0.32
比值	3.27	3.53	4.20	4.07	1.39	1.43	1.63	1.34	1.63	1.90	2.08	1.98	0.62	0.44	0.56	0.64

注：比值为发生医院获得性疾病患者的住院总死亡率与未发生医院获得性疾病患者的住院总死亡率的比值。比值大于 1 说明发生医院获得性疾病患者的住院总死亡率高于未发生医院获得性疾病患者，比值小于 1 则低于。两组死亡率比值与基线 1 的距离越远，说明两组死亡率的差异越大。本节同。

图 3-1-1-15 发生医院获得性疾病患者与未发生医院获得性疾病患者的住院总死亡率比较

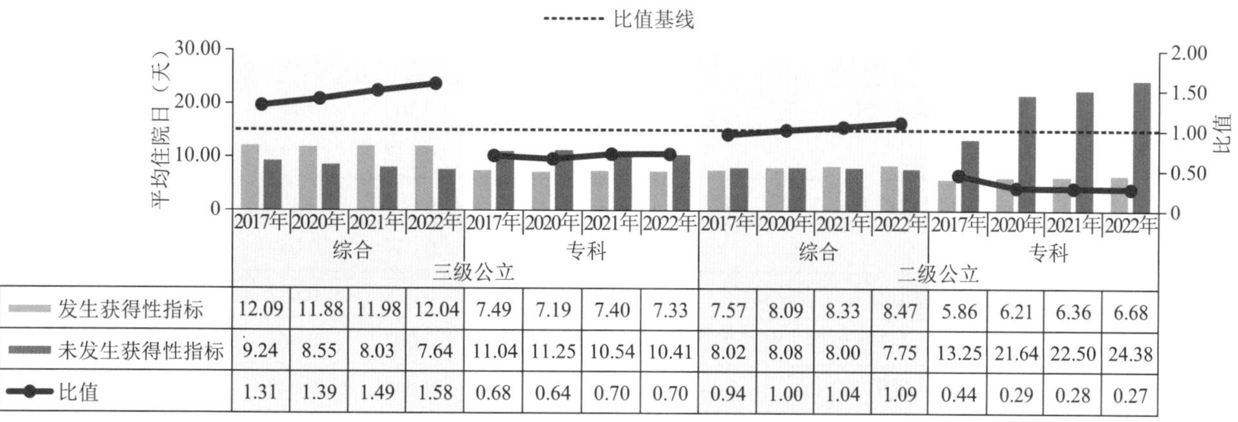

	三级公立 综合 2017年	2020年	2021年	2022年	三级公立 专科 2017年	2020年	2021年	2022年	二级公立 综合 2017年	2020年	2021年	2022年	二级公立 专科 2017年	2020年	2021年	2022年
发生获得性指标	12.09	11.88	11.98	12.04	7.49	7.19	7.40	7.33	7.57	8.09	8.33	8.47	5.86	6.21	6.36	6.68
未发生获得性指标	9.24	8.55	8.03	7.64	11.04	11.25	10.54	10.41	8.02	8.08	8.00	7.75	13.25	21.64	22.50	24.38
比值	1.31	1.39	1.49	1.58	0.68	0.64	0.70	0.70	0.94	1.00	1.04	1.09	0.44	0.29	0.28	0.27

图 3-1-1-16 发生医院获得性疾病患者与未发生医院获得性疾病患者的平均住院日比较

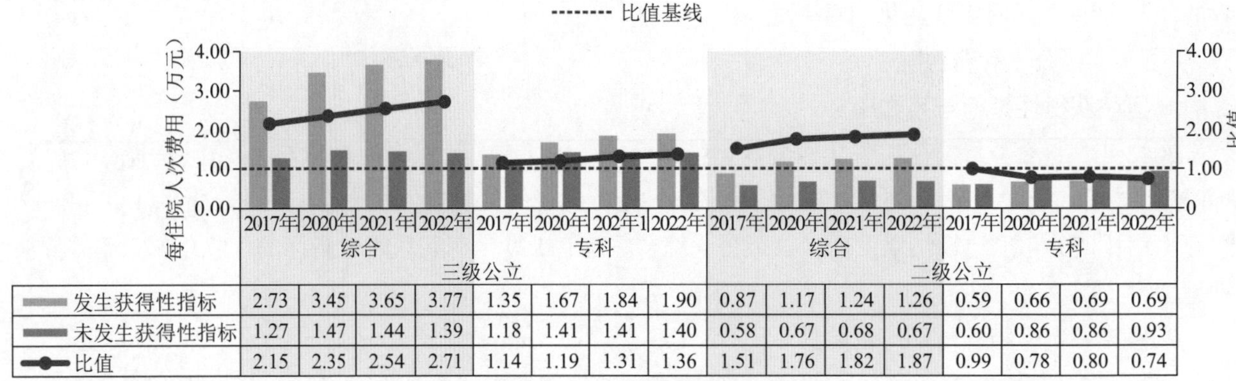

	三级公立								二级公立							
	综合				专科				综合				专科			
	2017年	2020年	2021年	2022年	2017年	2020年	2021年	2022年	2017年	2020年	2021年	2022年	2017年	2020年	2021年	2022年
发生获得性指标	2.73	3.45	3.65	3.77	1.35	1.67	1.84	1.90	0.87	1.17	1.24	1.26	0.59	0.66	0.69	0.69
未发生获得性指标	1.27	1.47	1.44	1.39	1.18	1.41	1.41	1.40	0.58	0.67	0.68	0.67	0.60	0.86	0.86	0.93
比值	2.15	2.35	2.54	2.71	1.14	1.19	1.31	1.36	1.51	1.76	1.82	1.87	0.99	0.78	0.80	0.74

图 3-1-1-17　发生医院获得性疾病患者与未发生医院获得性疾病患者的每住院人次费用比较

五、各类医院获得性指标发生率

从各类医院获得性指标占出院人次的比例看，住院产妇相关医院获得性指标发生率显著高于其他指标，居各类型医院前 3 位。各类医院获得性指标发生率详见表 3-1-1-14 ～表 3-1-1-23。

表 3-1-1-14　三级公立综合医院医院获得性指标发生率

排序	医院获得性指标发生率	三级公立综合				
		2017 年	2020 年	2021 年	2022 年	趋势
1	阴道分娩产妇分娩或产褥期并发症发生率（‰）	105.70	174.68	184.58	181.75	
2	剖宫产分娩产妇分娩或产褥期并发症发生率（‰）	70.38	99.68	101.65	97.54	
3	新生儿产伤发生率（‰）	63.85	74.95	75.54	75.83	
4	手术患者肺部感染与肺机能不全发生率（‰）	3.73	2.82	2.58	2.32	
5	各系统 / 器官术后并发症发生率（‰）	2.82	1.55	1.47	1.42	
6	手术患者手术后呼吸衰竭发生率（‰）	0.70	0.88	0.85	0.86	
7	与手术 / 操作相关感染发生率（‰）	0.68	0.84	0.88	0.85	
8	介入操作与手术后患者其他并发症发生率（‰）	0.28	0.48	0.49	0.52	
9	手术患者手术后脓毒症发生率（‰）	0.33	0.46	0.45	0.48	
10	手术患者手术后深静脉血栓发生率（‰）	0.32	0.43	0.43	0.44	
11	手术患者手术后出血或血肿发生率（‰）	0.17	0.31	0.35	0.40	
12	手术后急性肾衰竭发生率（‰）	0.22	0.33	0.33	0.34	
13	植入物的并发症（不包括脓毒症）发生率（‰）	0.26	0.21	0.20	0.19	
14	手术患者手术后肺栓塞发生率（‰）	0.14	0.16	0.16	0.16	
15	医源性气胸发生率（‰）	0.122	0.132	0.138	0.143	
16	手术患者手术后生理 / 代谢紊乱发生率（‰）	0.062	0.091	0.100	0.099	
17	移植的并发症发生率（‰）	0.03	0.044	0.049	0.061	
18	手术意外穿刺伤或撕裂伤发生率（‰）	0.036	0.038	0.047	0.053	
19	住院患者医院内跌倒 / 坠床所致髋部骨折发生率（‰）	0.432	0.092	0.061	0.046	
20	手术患者手术伤口裂开发生率（‰）	0.052	0.045	0.042	0.039	
21	2 期及以上院内压力性损伤发生率（‰）	0.111	0.050	0.039	0.037	
22	手术患者手术后猝死发生率（‰）	0.027	0.034	0.033	0.036	

续表

排序	医院获得性指标发生率	三级公立综合				
		2017 年	2020 年	2021 年	2022 年	趋势
23	输血反应发生率（‰）	0.016	0.021	0.026	0.031	
24	输注反应发生率（‰）	0.014	0.016	0.016	0.020	
25	血液透析所致并发症发生率（‰）	0.0058	0.0097	0.0113	0.0116	
26	再植和截肢的并发症发生率（‰）	0.0077	0.0094	0.0113	0.008	
27	手术过程中异物遗留发生率（‰）	0.0027	0.0033	0.0034	0.0033	
28	手术患者麻醉并发症发生率（‰）	0.0016	0.0013	0.0014	0.0014	

注：按 2022 年三级公立综合医院住院患者医院获得性指标发生率降序排列。

表 3-1-1-15 三级公立专科医院医院获得性指标发生率

排序	医院获得性指标发生率	三级公立专科				
		2017 年	2020 年	2021 年	2022 年	趋势
1	阴道分娩产妇分娩或产褥期并发症发生率（‰）	115.34	176.65	193.64	196.61	
2	剖宫产分娩产妇分娩或产褥期并发症发生率（‰）	84.29	106.62	116.74	117.34	
3	新生儿产伤发生率（‰）	54.05	61.54	62.63	64.94	
4	手术患者肺部感染与肺机能不全发生率（‰）	1.93	1.84	2.06	2.39	
5	各系统 / 器官术后并发症发生率（‰）	0.76	0.71	0.83	0.90	
6	与手术 / 操作相关感染发生率（‰）	0.32	0.56	0.63	0.63	
7	手术患者手术后呼吸衰竭发生率（‰）	0.26	0.38	0.40	0.42	
8	介入操作与手术后患者其他并发症发生率（‰）	0.16	0.31	0.39	0.41	
9	手术患者手术后脓毒症发生率（‰）	0.19	0.27	0.32	0.32	
10	手术患者手术后出血或血肿发生率（‰）	0.11	0.18	0.24	0.30	
11	手术患者手术后深静脉血栓发生率（‰）	0.16	0.21	0.22	0.21	
12	医源性气胸发生率（‰）	0.11	0.14	0.14	0.17	
13	手术后急性肾衰竭发生率（‰）	0.08	0.15	0.16	0.16	
14	输血反应发生率（‰）	0.07	0.07	0.09	0.12	
15	植入物的并发症（不包括脓毒症）发生率（‰）	0.119	0.112	0.104	0.117	
16	手术患者手术后肺栓塞发生率（‰）	0.045	0.091	0.099	0.106	
17	移植的并发症发生率（‰）	0.033	0.057	0.071	0.091	
18	住院患者医院内跌倒 / 坠床所致髋部骨折发生率（‰）	0.190	0.048	0.042	0.051	
19	手术患者手术后生理 / 代谢紊乱发生率（‰）	0.011	0.279	0.126	0.038	
20	手术患者手术伤口裂开发生率（‰）	0.042	0.034	0.030	0.036	
21	2 期及以上院内压力性损伤发生率（‰）	0.047	0.031	0.023	0.031	
22	手术意外穿刺伤或撕裂伤发生率（‰）	0.016	0.023	0.033	0.026	
23	再植和截肢的并发症发生率（‰）	0.002	0.027	0.025	0.011	

续表

排序	医院获得性指标发生率	三级公立专科				
		2017 年	2020 年	2021 年	2022 年	趋势
24	输注反应发生率（‰）	0.004	0.008	0.006	0.009	
25	手术患者手术后猝死发生率（‰）	0.0101	0.0073	0.0083	0.0083	
26	手术过程中异物遗留发生率（‰）	0.0036	0.0018	0.002	0.0025	
27	血液透析所致并发症发生率（‰）	0.0008	0.0018	0.0019	0.0024	
28	手术患者麻醉并发症发生率（‰）	0.0003	0.0010	0.0011	0.0012	

* 注：按 2022 年三级公立专科医院住院患者医院获得性指标发生率降序排列。

表 3-1-1-16　二级公立综合医院医院获得性指标发生率

排序	医院获得性指标发生率	二级公立综合				
		2017 年	2020 年	2021 年	2022 年	趋势
1	阴道分娩产妇分娩或产褥期并发症发生率（‰）	66.09	106.45	128.58	142.99	
2	新生儿产伤发生率（‰）	48.71	55.72	59.99	62.30	
3	剖宫产分娩产妇分娩或产褥期并发症发生率（‰）	34.16	49.55	54.32	56.14	
4	手术患者肺部感染与肺机能不全发生率（‰）	0.93	1.42	1.39	1.38	
5	各系统 / 器官术后并发症发生率（‰）	0.79	1.04	1.10	1.00	
6	与手术 / 操作相关感染发生率（‰）	0.54	0.69	0.81	0.86	
7	手术患者手术后呼吸衰竭发生率（‰）	0.20	0.39	0.44	0.50	
8	介入操作与手术后患者其他并发症发生率（‰）	0.17	0.30	0.37	0.43	
9	手术患者手术后深静脉血栓发生率（‰）	0.08	0.22	0.24	0.29	
10	手术患者手术后出血或血肿发生率（‰）	0.07	0.13	0.18	0.22	
11	植入物的并发症（不包括脓毒症）发生率（‰）	0.09	0.16	0.17	0.17	
12	手术患者手术后脓毒症发生率（‰）	0.06	0.13	0.16	0.17	
13	住院患者医院内跌倒 / 坠床所致髋部骨折发生率（‰）	0.39	0.22	0.16	0.14	
14	手术后急性肾衰竭发生率（‰）	0.04	0.09	0.11	0.13	
15	手术患者手术后肺栓塞发生率（‰）	0.042	0.074	0.088	0.091	
16	医源性气胸发生率（‰）	0.051	0.060	0.057	0.063	
17	2 期及以上院内压力性损伤发生率（‰）	0.061	0.059	0.059	0.056	
18	手术患者手术后猝死发生率（‰）	0.014	0.029	0.037	0.039	
19	手术患者手术伤口裂开发生率（‰）	0.041	0.028	0.034	0.037	
20	手术意外穿刺伤或撕裂伤发生率（‰）	0.016	0.019	0.028	0.029	
21	手术患者手术后生理 / 代谢紊乱发生率（‰）	0.005	0.012	0.017	0.024	
22	输注反应发生率（‰）	0.009	0.010	0.010	0.012	
23	输血反应发生率（‰）	0.004	0.009	0.009	0.010	

续表

排序	医院获得性指标发生率	二级公立综合				
		2017 年	2020 年	2021 年	2022 年	趋势
24	再植和截肢的并发症发生率（‰）	0.004	0.005	0.006	0.009	
25	移植的并发症发生率（‰）	0.0034	0.0083	0.0052	0.0059	
26	血液透析所致并发症发生率（‰）	0.0016	0.0035	0.0047	0.0058	
27	手术患者麻醉并发症发生率（‰）	0.0011	0.0013	0.0016	0.0022	
28	手术过程中异物遗留发生率（‰）	0.0013	0.0020	0.0034	0.0011	

注：按 2022 年二级公立综合医院住院患者医院获得性指标发生率降序排列。

表 3-1-1-17　二级公立专科医院医院获得性指标发生率

排序	医院获得性指标发生率	二级公立专科				
		2017 年	2020 年	2021 年	2022 年	趋势
1	阴道分娩产妇分娩或产褥期并发症发生率（‰）	94.72	139.25	152.24	175.79	
2	剖宫产分娩产妇分娩或产褥期并发症发生率（‰）	62.39	66.29	64.57	70.91	
3	新生儿产伤发生率（‰）	39.04	53.74	62.00	67.49	
4	手术患者肺部感染与肺机能不全发生率（‰）	0.12	0.35	0.29	0.28	
5	各系统 / 器官术后并发症发生率（‰）	0.34	0.18	0.25	0.23	
6	住院患者医院内跌倒 / 坠床所致髋部骨折发生率（‰）	0.05	0.21	0.20	0.20	
7	与手术 / 操作相关感染发生率（‰）	0.11	0.17	0.25	0.17	
8	植入物的并发症（不包括脓毒症）发生率（‰）	0.07	0.06	0.07	0.10	
9	2 期及以上院内压力性损伤发生率（‰）	0.06	0.09	0.09	0.09	
10	介入操作与手术后患者其他并发症发生率（‰）	0.13	0.09	0.07	0.07	
11	移植的并发症发生率（‰）	0	0	0.010	0.065	
12	手术患者手术后呼吸衰竭发生率（‰）	0.025	0.046	0.045	0.056	
13	手术患者手术后出血或血肿发生率（‰）	0.009	0.036	0.031	0.037	
14	医源性气胸发生率（‰）	0.012	0.029	0.031	0.035	
15	手术患者手术后深静脉血栓发生率（‰）	0.009	0.030	0.017	0.035	
16	手术患者手术后脓毒症发生率（‰）	0.009	0.018	0.020	0.035	
17	输血反应发生率（‰）	0.002	0.005	0.009	0.015	
18	手术后急性肾衰竭发生率（‰）	0	0.005	0.009	0.014	
19	手术患者手术后肺栓塞发生率（‰）	0.013	0.013	0.022	0.014	
20	手术患者手术后生理 / 代谢紊乱发生率（‰）	0.038	0.015	0.020	0.012	
21	手术意外穿刺伤或撕裂伤发生率（‰）	0.003	0.025	0.015	0.009	
22	输注反应发生率（‰）	0.002	0.003	0.005	0.006	
23	手术患者手术伤口裂开发生率（‰）	0.003	0.008	0.012	0.005	
24	手术患者手术后猝死发生率（‰）	0.006	0.002	0.003	0.002	
25	再植和截肢的并发症发生率（‰）	0	0.0033	0.0029	0.0015	

续表

排序	医院获得性指标发生率	二级公立专科				
		2017 年	2020 年	2021 年	2022 年	趋势
26	手术患者麻醉并发症发生率（‰）	0	0	0	0.0015	
27	血液透析所致并发症发生率（‰）	0	0	0.0004	0.0015	
28	手术过程中异物遗留发生率（‰）	0.0031	0.0016	0.0015	0	

注：按 2022 年二级公立专科医院住院患者医院获得性指标发生率降序排列。

表 3-1-1-18　三级民营综合医院医院获得性指标发生率

排序	医院获得性指标发生率	三级民营综合				
		2017 年	2020 年	2021 年	2022 年	趋势
1	阴道分娩产妇分娩或产褥期并发症发生率（‰）	71.98	120.16	111.80	123.80	
2	剖宫产分娩产妇分娩或产褥期并发症发生率（‰）	30.80	65.40	69.02	67.02	
3	新生儿产伤发生率（‰）	32.02	51.44	44.88	56.30	
4	手术患者肺部感染与肺机能不全发生率（‰）	1.23	2.14	2.21	2.20	
5	各系统 / 器官术后并发症发生率（‰）	1.01	1.39	1.63	1.66	
6	手术患者手术后呼吸衰竭发生率（‰）	0.37	0.77	0.82	0.86	
7	与手术 / 操作相关感染发生率（‰）	0.79	0.74	0.73	0.71	
8	手术患者手术后深静脉血栓发生率（‰）	0.57	0.50	0.60	0.52	
9	介入操作与手术后患者其他并发症发生率（‰）	0.22	0.48	0.53	0.47	
10	手术患者手术后脓毒症发生率（‰）	0.34	0.38	0.42	0.46	
11	手术后急性肾衰竭发生率（‰）	0.10	0.27	0.33	0.37	
12	手术患者手术后出血或血肿发生率（‰）	0.15	0.29	0.27	0.31	
13	植入物的并发症（不包括脓毒症）发生率（‰）	0.17	0.20	0.25	0.20	
14	手术患者手术后肺栓塞发生率（‰）	0.07	0.16	0.17	0.19	
15	医源性气胸发生率（‰）	0.087	0.096	0.115	0.121	
16	移植的并发症发生率（‰）	0	0.055	0.056	0.076	
17	手术患者手术后生理 / 代谢紊乱发生率（‰）	0	0.075	0.098	0.074	
18	住院患者医院内跌倒 / 坠床所致髋部骨折发生率（‰）	0.659	0.126	0.110	0.054	
19	2 期及以上院内压力性损伤发生率（‰）	0.095	0.057	0.055	0.053	
20	手术意外穿刺伤或撕裂伤发生率（‰）	0.049	0.016	0.039	0.036	
21	手术患者手术伤口裂开发生率（‰）	0	0.034	0.039	0.034	
22	输血反应发生率（‰）	0.001	0.017	0.019	0.024	
23	手术患者手术后猝死发生率（‰）	0.025	0.038	0.042	0.023	
24	输注反应发生率（‰）	0.033	0.016	0.019	0.023	
25	血液透析所致并发症发生率（‰）	0.0044	0.0076	0.0115	0.0202	
26	再植和截肢的并发症发生率（‰）	0	0.0199	0.0136	0.0117	
27	手术过程中异物遗留发生率（‰）	0	0.0014	0.0045	0.0035	
28	手术患者麻醉并发症发生率（‰）	0	0.0014	0	0	

注：按 2022 年三级民营综合医院住院患者医院获得性指标发生率降序排列。

表 3-1-1-19　三级民营专科医院医院获得性指标发生率

排序	医院获得性指标发生率	三级民营专科				
		2017 年	2020 年	2021 年	2022 年	趋势
1	阴道分娩产妇分娩或产褥期并发症发生率（‰）	40.61	157.01	149.91	155.20	
2	新生儿产伤发生率（‰）	43.31	103.80	101.36	113.82	
3	剖宫产分娩产妇分娩或产褥期并发症发生率（‰）	62.99	78.78	91.88	104.19	
4	手术患者肺部感染与肺机能不全发生率（‰）	5.28	1.02	1.17	1.55	
5	各系统 / 器官术后并发症发生率（‰）	7.52	0.62	0.61	0.79	
6	介入操作与手术后患者其他并发症发生率（‰）	0.64	0.52	0.50	0.49	
7	与手术 / 操作相关感染发生率（‰）	1.28	0.39	0.37	0.45	
8	植入物的并发症（不包括脓毒症）发生率（‰）	5.76	0.22	0.16	0.31	
9	手术患者手术后呼吸衰竭发生率（‰）	0.64	0.24	0.22	0.30	
10	手术患者手术后出血或血肿发生率（‰）	0	0.13	0.18	0.27	
11	手术患者手术后深静脉血栓发生率（‰）	1.28	0.19	0.15	0.25	
12	手术患者手术后脓毒症发生率（‰）	0.16	0.10	0.13	0.16	
13	手术后急性肾衰竭发生率（‰）	0.16	0.08	0.10	0.12	
14	医源性气胸发生率（‰）	0.06	0.08	0.10	0.12	
15	2 期及以上院内压力性损伤发生率（‰）	0.112	0.077	0.076	0.094	
16	手术患者手术后生理 / 代谢紊乱发生率（‰）	0	0.018	0.018	0.072	
17	手术患者手术后肺栓塞发生率（‰）	0.320	0.047	0.047	0.055	
18	住院患者医院内跌倒 / 坠床所致髋部骨折发生率（‰）	0.123	0.052	0.041	0.054	
19	移植的并发症发生率（‰）	0	0.011	0.018	0.025	
20	手术患者手术后猝死发生率（‰）	0	0.009	0.022	0.018	
21	输血反应发生率（‰）	0	0.016	0.025	0.018	
22	手术意外穿刺伤或撕裂伤发生率（‰）	0	0.016	0.014	0.014	
23	手术患者手术伤口裂开发生率（‰）	0	0.022	0.022	0.014	
24	输注反应发生率（‰）	0.006	0.006	0.014	0.012	
25	血液透析所致并发症发生率（‰）	0.3750	0.0095	0.0032	0.0070	
26	手术过程中异物遗留发生率（‰）	0	0	0	0.002	
27	再植和截肢的并发症发生率（‰）	0	0.0089	0.0452	0	
28	手术患者麻醉并发症发生率（‰）	0	0.0022	0.0054	0	

注：按 2022 年三级民营专科医院住院患者医院获得性指标发生率降序排列。

表 3-1-1-20 二级民营综合医院医院获得性指标发生率

排序	医院获得性指标发生率	二级民营综合				
		2017 年	2020 年	2021 年	2022 年	趋势
1	阴道分娩产妇分娩或产褥期并发症发生率（‰）	23.58	64.61	77.20	97.77	
2	剖宫产分娩产妇分娩或产褥期并发症发生率（‰）	32.09	36.04	41.63	45.55	
3	新生儿产伤发生率（‰）	13.57	23.83	32.97	34.18	
4	手术患者肺部感染与肺机能不全发生率（‰）	1.17	1.03	0.96	0.92	
5	各系统 / 器官术后并发症发生率（‰）	2.76	0.76	0.84	0.86	
6	与手术 / 操作相关感染发生率（‰）	0.41	0.41	0.47	0.49	
7	住院患者医院内跌倒 / 坠床所致髋部骨折发生率（‰）	1.64	0.47	0.41	0.38	
8	手术患者手术后呼吸衰竭发生率（‰）	0.12	0.28	0.26	0.33	
9	介入操作与手术后患者其他并发症发生率（‰）	0.21	0.23	0.25	0.32	
10	手术患者手术后深静脉血栓发生率（‰）	0.07	0.11	0.13	0.21	
11	植入物的并发症（不包括脓毒症）发生率（‰）	0.45	0.18	0.20	0.18	
12	2 期及以上院内压力性损伤发生率（‰）	0.12	0.13	0.14	0.16	
13	手术患者手术后出血或血肿发生率（‰）	0.17	0.11	0.12	0.16	
14	手术患者手术后脓毒症发生率（‰）	0.05	0.10	0.09	0.12	
15	手术患者手术后肺栓塞发生率（‰）	0.013	0.046	0.056	0.079	
16	医源性气胸发生率（‰）	0.076	0.052	0.054	0.067	
17	手术后急性肾衰竭发生率（‰）	0.013	0.048	0.055	0.059	
18	手术患者手术后猝死发生率（‰）	0	0.030	0.022	0.029	
19	手术意外穿刺伤或撕裂伤发生率（‰）	0.106	0.026	0.031	0.025	
20	手术患者手术伤口裂开发生率（‰）	0.013	0.008	0.017	0.017	
21	输注反应发生率（‰）	0.009	0.009	0.011	0.013	
22	血液透析所致并发症发生率（‰）	0.003	0.002	0.007	0.012	
23	手术患者手术后生理 / 代谢紊乱发生率（‰）	0	0.013	0.005	0.010	
24	再植和截肢的并发症发生率（‰）	0	0.007	0.009	0.009	
25	输血反应发生率（‰）	0.0005	0.0033	0.0060	0.0077	
26	移植的并发症发生率（‰）	0.0265	0.0071	0.0020	0.0039	
27	手术患者麻醉并发症发生率（‰）	0	0.0012	0.0020	0.0019	
28	手术过程中异物遗留发生率（‰）	0.0265	0.0036	0.0010	0.0010	

注：按 2022 年二级民营综合医院住院患者医院获得性指标发生率降序排列。

表 3-1-1-21 二级民营专科医院医院获得性指标发生率

排序	医院获得性指标发生率	二级民营专科				
		2017 年	2020 年	2021 年	2022 年	趋势
1	阴道分娩产妇分娩或产褥期并发症发生率（‰）	51.54	89.09	101.57	154.53	
2	剖宫产分娩产妇分娩或产褥期并发症发生率（‰）	27.27	45.70	46.11	48.92	
3	新生儿产伤发生率（‰）	28.54	48.74	39.13	41.12	
4	各系统 / 器官术后并发症发生率（‰）	0	0.40	0.49	0.30	
5	手术患者肺部感染与肺机能不全发生率（‰）	0.46	0.17	0.16	0.23	
6	住院患者医院内跌倒 / 坠床所致髋部骨折发生率（‰）	0.04	0.60	0.17	0.22	
7	2 期及以上院内压力性损伤发生率（‰）	0	0.124	0.103	0.138	
8	与手术 / 操作相关感染发生率（‰）	0	0.102	0.104	0.135	
9	植入物的并发症（不包括脓毒症）发生率（‰）	0.461	0.113	0.069	0.135	
10	介入操作与手术后患者其他并发症发生率（‰）	0	0.064	0.080	0.110	
11	手术患者手术后深静脉血栓发生率（‰）	0	0.060	0.093	0.086	
12	手术患者手术后出血或血肿发生率（‰）	0	0.013	0.022	0.058	
13	手术患者手术后呼吸衰竭发生率（‰）	0	0.043	0.052	0.049	
14	医源性气胸发生率（‰）	0	0.035	0.035	0.030	
15	再植和截肢的并发症发生率（‰）	0	0.010	0.010	0.023	
16	手术后急性肾衰竭发生率（‰）	0	0.010	0.006	0.022	
17	手术患者手术后脓毒症发生率（‰）	0	0.008	0.024	0.021	
18	手术患者手术后肺栓塞发生率（‰）	0	0.017	0.019	0.018	
19	输注反应发生率（‰）	0	0.007	0.005	0.008	
20	移植的并发症发生率（‰）	0	0.003	0.004	0.006	
21	手术患者手术伤口裂开发生率（‰）	0	0	0.007	0.005	
22	输血反应发生率（‰）	0	0.001	0.001	0.003	
23	手术患者手术后猝死发生率（‰）	0	0.007	0.006	0.003	
24	血液透析所致并发症发生率（‰）	0	0.003	0.004	0.002	
25	手术患者手术后生理 / 代谢紊乱发生率（‰）	0	0.0042	0	0.0013	
26	手术意外穿刺伤或撕裂伤发生率（‰）	0	0.0558	0.0121	0.0013	
27	手术过程中异物遗留发生率（‰）	0	0.0014	0.0024	0	
28	手术患者麻醉并发症发生率（‰）	0	0.0014	0	0	

注：按 2022 年二级民营专科医院住院患者医院获得性指标发生率降序排列。

表 3-1-1-22　未定级民营综合医院医院获得性指标发生率

排序	医院获得性指标发生率	未定级民营综合				
		2017 年	2020 年	2021 年	2022 年	趋势
1	阴道分娩产妇分娩或产褥期并发症发生率（‰）	140.35	129.91	124.46	119.31	
2	剖宫产分娩产妇分娩或产褥期并发症发生率（‰）	76.92	60.39	62.76	63.77	
3	新生儿产伤发生率（‰）	0	40.55	40.58	39.53	
4	手术患者肺部感染与肺机能不全发生率（‰）	0	1.20	0.90	1.02	
5	各系统 / 器官术后并发症发生率（‰）	0	0.73	0.67	0.64	
6	与手术 / 操作相关感染发生率（‰）	0.11	0.47	0.52	0.38	
7	手术患者手术后呼吸衰竭发生率（‰）	0	0.22	0.51	0.57	
8	住院患者医院内跌倒 / 坠床所致髋部骨折发生率（‰）	0	0.24	0.15	0.14	
9	2 期及以上院内压力性损伤发生率（‰）	0.17	0.27	0.26	0.31	
10	手术患者手术后出血或血肿发生率（‰）	0	0.14	0.12	0.19	
11	手术患者手术后深静脉血栓发生率（‰）	0	0.154	0.232	0.262	
12	介入操作与手术后患者其他并发症发生率（‰）	0	0.140	0.125	0.195	
13	手术患者手术后脓毒症发生率（‰）	0	0.252	0.184	0.195	
14	手术患者手术后生理 / 代谢紊乱发生率（‰）	0	0.217	0.184	0.170	
15	手术后急性肾衰竭发生率（‰）	0	0.224	0.131	0.140	
16	植入物的并发症（不包括脓毒症）发生率（‰）	0	0.245	0.155	0.140	
17	手术患者手术后肺栓塞发生率（‰）	0.864	0.049	0.077	0.085	
18	医源性气胸发生率（‰）	0	0.048	0.057	0.054	
19	手术患者手术伤口裂开发生率（‰）	0	0.021	0.024	0.037	
20	手术意外穿刺伤或撕裂伤发生率（‰）	0	0.014	0.006	0.030	
21	移植的并发症发生率（‰）	0	0.077	0.060	0.024	
22	血液透析所致并发症发生率（‰）	0	0.012	0.005	0.020	
23	手术患者手术后猝死发生率（‰）	0	0.035	0.024	0.018	
24	输注反应发生率（‰）	0	0.002	0.008	0.007	
25	输血反应发生率（‰）	0	0.006	0.0043	0.0057	
26	再植和截肢的并发症发生率（‰）	0	0.014	0.006	0	
27	手术过程中异物遗留发生率（‰）	0	0	0	0	
28	手术患者麻醉并发症发生率（‰）	0	0	0.006	0	

注：按 2022 年未定级民营综合医院住院患者医院获得性指标发生率降序排列。

表 3-1-1-23　未定级民营专科医院医院获得性指标发生率

排序	医院获得性指标发生率	未定级民营专科				
		2017 年	2020 年	2021 年	2022 年	趋势
1	阴道分娩产妇分娩或产褥期并发症发生率（‰）	17.54	69.05	68.06	81.09	
2	剖宫产分娩产妇分娩或产褥期并发症发生率（‰）	17.34	62.84	64.73	68.15	
3	新生儿产伤发生率（‰）	0	34.48	15.24	32.70	
4	住院患者医院内跌倒 / 坠床所致髋部骨折发生率（‰）	2.47	0.39	0.45	0.35	
5	2 期及以上院内压力性损伤发生率（‰）	0.15	0.24	0.34	0.33	
6	各系统 / 器官术后并发症发生率（‰）	0	0.26	0.21	0.26	
7	手术患者肺部感染与肺机能不全发生率（‰）	0	0.179	0.22	0.252	
8	移植的并发症发生率（‰）	0	0.004	0	0.151	
9	介入操作与手术后患者其他并发症发生率（‰）	0	0.090	0.089	0.147	
10	手术患者手术后呼吸衰竭发生率（‰）	0	0.057	0.064	0.139	
11	与手术 / 操作相关感染发生率（‰）	2.541	0.081	0.139	0.126	
12	植入物的并发症（不包括脓毒症）发生率（‰）	0	0.098	0.082	0.076	
13	手术患者手术后脓毒症发生率（‰）	0	0.028	0.028	0.059	
14	医源性气胸发生率（‰）	0.309	0.030	0.024	0.050	
15	手术患者手术后出血或血肿发生率（‰）	0	0.016	0.011	0.025	
16	手术患者手术后肺栓塞发生率（‰）	0	0	0.011	0.025	
17	手术患者手术后深静脉血栓发生率（‰）	0	0.008	0.011	0.017	
18	手术后急性肾衰竭发生率（‰）	0	0.016	0.014	0.017	
19	手术患者手术后猝死发生率（‰）	0	0	0.004	0.013	
20	手术意外穿刺伤或撕裂伤发生率（‰）	0	0.004	0	0.004	
21	输注反应发生率（‰）	0	0.002	0.003	0.003	
22	输血反应发生率（‰）	0	0.002	0.002	0.002	
23	血液透析所致并发症发生率（‰）	0	0	0.003	0.002	
24	手术患者手术后生理 / 代谢紊乱发生率（‰）	0	0.008	0	0	
25	手术患者手术伤口裂开发生率（‰）	0	0	0	0	
26	再植和截肢的并发症发生率（‰）	0	0	0.0071	0	
27	手术过程中异物遗留发生率（‰）	0	0	0	0	
28	手术患者麻醉并发症发生率（‰）	0	0	0	0	

注：按 2022 年未定级民营专科医院住院患者医院获得性指标发生率降序排列。

六、手术患者手术后医院获得性指标发生情况

（一）三级医院各专业科室手术患者手术后医院获得性指标发生率

按照《医疗机构诊疗科目名录》对三级医院出院科室进行统计，2022 年三级医院发生手术后医院获得性指标主要集中在：神经外科专业、重症医学科、普通外科专业、骨科专业、胸外科专业，这 5 个专业科室发生手术后医院获得性指标的总数占总体手术患者手术后医院获得性指标发生总数的 62.81%（图 3-1-1-18）。

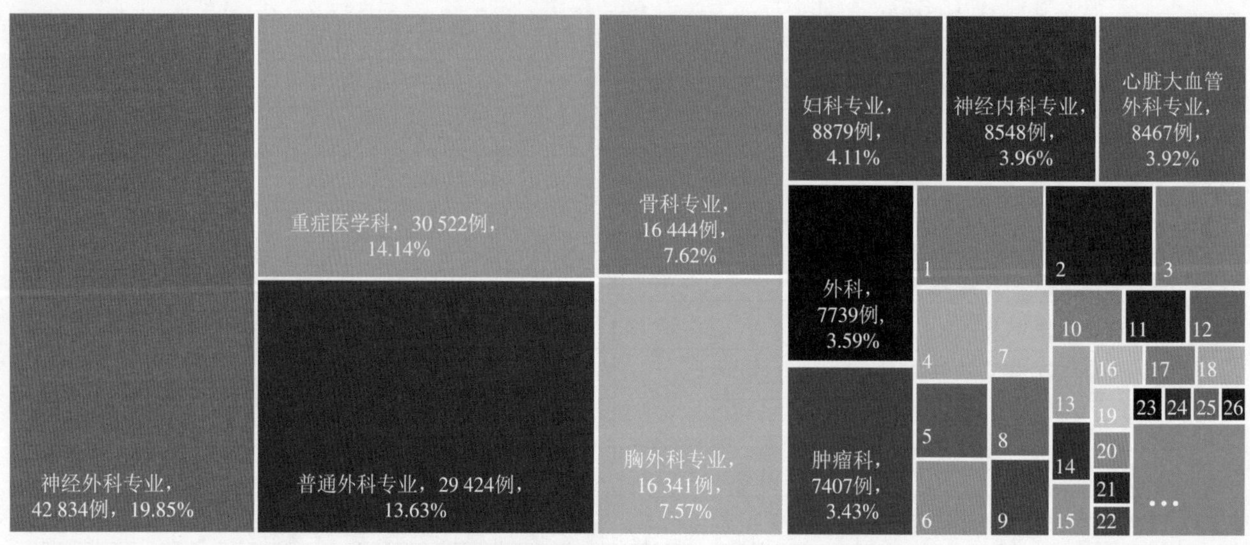

注：1. 泌尿外科专业，4430 例，2.05%；2. 心血管内科专业，3777 例，1.75%；3. 肾病学专业，3214 例，1.49%；4. 急诊医学科，2310 例，1.07%；5. 其他业务科室，1921 例，0.89%；6. 消化内科专业，1902 例，0.88%；7. 血液内科专业，1757 例，0.81%；8. 外科其他，1680 例，0.78%；9. 康复医学科，1616 例，0.75%；10. 呼吸内科专业，1342 例，0.62%；11. 耳鼻咽喉科，1181 例，0.55%；12. 内科，1102 例，0.51%；13. 老年病专业，1043 例，0.48%；14. 介入放射学专业，832 例，0.39%；15. 烧伤科专业，772 例，0.36%；16. 小儿血液病专业，742 例，0.34%；17. 全科医疗科，725 例，0.34%；18. 妇产科，709 例，0.33%；19. 眼科，589 例，0.27%；20. 口腔颌面外科专业，532 例，0.25%；21. 小儿胸心外科专业，465 例，0.22%；22. 儿科，430 例，0.2%；23. 口腔，378 例，0.18%；24. 内科其他，349 例，0.16%；25. 新生儿专业，337 例，0.16%；26. 放射治疗专业，310 例，0.14%；27. 整形外科专业，274 例，0.13%；28. 外科专业，273 例，0.13%；29. 小儿普通外科专业，262 例，0.12%；30. 肛肠科专业，250 例，0.12%；31. 传染科，245 例，0.11%；32. 内分泌专业，235 例，0.11%；33. 小儿神经外科专业，230 例，0.11%；34. 骨伤科专业，230 例，0.11%；35. 小儿外科，203 例，0.09%；36. 肿瘤科专业，176 例，0.08%；37. 医疗美容科，163 例，0.08%；38. 康复医学专业，159 例，0.07%；39. 急诊科专业，135 例，0.06%；40. 小儿心脏病专业，128 例，0.06%；41. 中西医结合科，122 例，0.06%；42. 运动医学科，112 例，0.05%；43. 小儿外科其他，103 例，0.05%；44. 疼痛科，102 例，0.05%；45. 肝炎专业，95 例，0.04%；46. 耳鼻咽喉科其他，92 例，0.04%；47. 中医科，77 例，0.04%；48. 传染科其他，75 例，0.03%；49. 儿科专业，71 例，0.03%；50. 小儿泌尿外科专业，70 例，0.03%；51. 产科专业，64 例，0.03%；52. 皮肤科，58 例，0.03%；53. 耳鼻咽喉科专业，57 例，0.03%；54. 免疫学专业，56 例，0.03%；55. 小儿骨科专业，52 例，0.02%；56. 眼科专业，48 例，0.02%；57. 计划生育专业，35 例，0.02%；58. 中医科其他，31 例，0.01%；59. 妇产科专业，30 例，0.01%；60. 儿科其他，30 例，0.01%；61. 脑电及脑血流图诊断专业，27 例，0.01%；62. 生殖健康与不孕症专业，23 例，0.01%；63. 结核病科，23 例，0.01%；64. 小儿神经病学专业，23 例，0.01%；65. 鼻科专业，21 例，0.01%；66. 内科专业，21 例，0.01%；67. 咽喉科专业，19 例，0.01%；68. 小儿肾病专业，19 例，0.01%；69. 口腔科专业，18 例，0.01%；70. 皮肤病专业，16 例，0.01%；71. 呼吸道传染病专业，13 例，0.01%；72. 口腔内科专业，13 例，0.01%；73. 医学影像科，12 例，0.01%；74. 精神科，11 例，0.01%；75. 老年病科专业，10 例，0%；76. 口腔科其他，9 例，0；77. 肠道传染病专业，9 例，0；78. 民族医学科 _ 其他，8 例，0；79. 耳科专业，8 例，0；80. 小儿传染病专业，8 例，0；81. 病理科，8 例，0；82. 小儿消化专业，7 例，0；83. 儿童保健科其他，7 例，0；84. 临床体液、血液专业，6 例，0；85. 小儿内分泌专业，6 例，0；86. 尘肺专业，6 例，0；87. 妇产科 其他，5 例，0；88. 核医学专业，5 例，0；89. 儿童五官保健专业，4 例，0；90. 医学影像科其他，4 例，0%；91. 地方病科，4 例，0；92. 小儿呼吸专业，4 例，0；93. 临床免疫、血清学专业，3 例，0；94. 变态反应专业，3 例，0；95. 放射病专业，3 例，0；96. 蒙医学，3 例，0；97. 精神病专业，3 例，0；98. 临床心理专业，3 例，0；99. 药物依赖专业，2 例，0；100. 预防保健科，2 例，0；101. 职业病科，2 例，0；

102. 麻醉科，2 例，0；103. 临终关怀科，2 例，0；104. 特种医学与军事医学科，2 例，0；105. 妇女保健科，2 例，0；106. 小儿遗传病专业，2 例，0；107. 精神康复专业，2 例，0；108. 青春期保健专业，2 例，0；109. 小儿免疫专业，2 例，0；110. 口腔预防保健专业，1 例，0；111. 性传播疾病专业，1 例，0；112. 儿童保健科，1 例，0；113. 皮肤科专业，1 例，0；114. 皮肤科 _ 其他，1 例，0；115. 超声诊断专业，1 例，0；116. CT 诊断专业，1 例，0。

图 3-1-1-18　2022 年各专业手术患者手术后医院获得性指标发生例数

进一步比较三级医院手术患者手术后医院获得性指标发生例数最高的前 10 个专业的年度趋势变化，发现神经内科专业、肾病学专业的手术患者手术后医院获得性指标发生率近年来呈下降趋势，其中神经内科专业下降尤为明显，2022 年较 2017 年下降了 120.80 个千分点（图 3–1–1–19）。

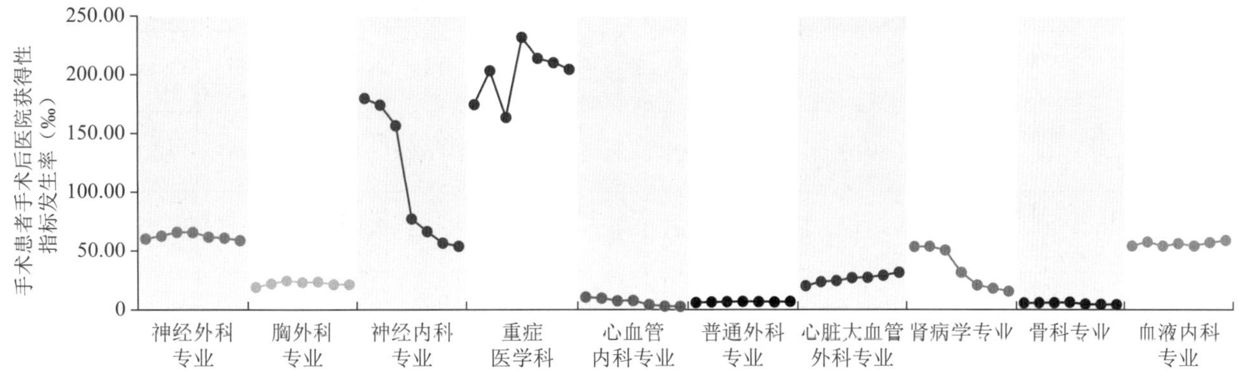

图 3-1-1-19　2016—2022 年三级医院各专业手术患者手术后医院获得性指标发生率

（二）三级公立综合医院各重点手术患者手术后医院获得性指标发生率

对三级公立综合医院各重点手术患者进行统计，2022 年三级公立医院 23 个重点手术患者中，手术后医院获得性指标发生率为 12.03‰，发生率最高的前 5 类手术并发症为手术患者肺部感染与肺机能不全、各系统 / 器官术后并发症、手术患者手术后呼吸衰竭、与手术 / 操作相关感染及手术患者手术后深静脉血栓（表 3–1–1–24）。

进一步分析手术后医院获得性指标发生率最高的前 5 类重点手术患者各手术后医院获得性指标（前 5 位）发生率的年度变化趋势。

胰腺切除手术患者前 5 位手术后医院获得性指标发生率均较 2017 年上升明显，手术后呼吸衰竭发生率 2020—2022 年有下降趋势（图 3–1–1–20）。

冠状动脉旁路移植术患者前 5 位手术后医院获得性指标发生率近年来呈上升趋势（图 3–1–1–21）。

颅、脑手术患者肺部感染与肺机能不全及各系统 / 器官术后并发症 2020—2022 年呈显著下降趋势（图 3–1–1–22）。

心脏瓣膜置换术患者各手术后医院获得性指标发生率较 2017 年上升明显，2020—2022 年逐渐趋于平稳（图 3–1–1–23）。

经皮颅内外动脉介入治疗患者各系统 / 器官术后并发症和肺部感染与肺机能不全发生率 2020—2022 年下降明显（图 3–1–1–24）。

表 3-1-1-24　三级公立综合医院各重点手术患者手术后医院获得性指标发生情况

三级公立综合医院	胰腺切除手术	冠状动脉旁路移植术(CABG)	颅、脑手术	心脏瓣膜置换术	经皮颅内外动脉介入治疗	胃切除术	食管切除手术	直肠切除术	血管外科相关手术	肺切除术	23 个重点手术大类
病例数	47 214	42 875	530 531	51 791	259 314	179 878	169 378	147 162	1 127 879	470 760	11 924 894
手术并发症发生例数	4378	3667	42 204	3768	16 479	10 447	6964	4768	35 181	10 569	147 376
手术并发症发生率（‰）	92.73	85.53	79.55	72.75	63.55	58.08	41.12	32.4	31.19	22.45	12.36
手术患者肺部感染与肺机能不全发生率（‰）	18.05	37.13	31.15	29.58	17.12	20.38	18.13	5.75	7.71	14.82	3.91
各系统 / 器官术后并发症发生率（‰）	21.18	13.62	21.25	12.16	29.41	13.03	9.58	4.85	8.99	1.13	2.49
手术患者手术后呼吸衰竭发生率（‰）	7.05	9.03	9.92	6.72	8.19	5.88	4.62	1.94	3.46	1.33	1.27
与手术 / 操作相关感染发生率（‰）	9.98	2.66	1.51	1.43	0.15	4.23	2.1	8.47	0.88	0.57	0.95
手术患者手术后深静脉血栓发生率（‰）	2.5	0.68	4.43	0.79	2.08	1.53	0.58	1.06	2.75	0.39	0.76
介入操作与手术后患者其他并发症发生率（‰）	4.09	5.11	1.06	3.78	0.2	2.05	1.37	2.93	0.81	2.12	0.67
手术患者手术后脓毒症发生率（‰）	6.99	3.94	3.08	4.5	1.8	3.27	1.85	2.49	1.47	0.34	0.55
手术后急性肾衰竭发生率（‰）	4.36	9.54	3.1	8.8	1.94	1.63	1.12	1	1.51	0.34	0.5
手术患者手术后出血或血肿发生率（‰）	13.68	1.89	1.08	2.74	0.51	3.82	0.81	2.3	0.72	0.61	0.43
植入物的并发症（不包括脓毒症）发生率（‰）	0.55	0.72	1.29	0.97	1.15	0.36	0.08	0.42	1.38	0.03	0.31
手术患者手术后肺栓塞发生率（‰）	1.86	0.33	0.93	0.25	0.66	1.12	0.44	0.69	0.93	0.55	0.26
手术患者手术后猝死发生率（‰）	0.06	0.16	0.13	0.12	0.14	0.09	0.05	0.04	0.09	0.01	0.06
手术意外穿刺伤或撕裂伤发生率（‰）	0.21	0.21	0.06	0.58	0.09	0.18	0.31	0.18	0.16	0.18	0.06
移植的并发症发生率（‰）	0.06	0	0.02	0	0	0.01	0.01	0	0.11	0.01	0.05
手术患者手术后生理 / 代谢紊乱发生率（‰）	1.57	0.23	0.49	0.15	0.09	0.06	0.02	0	0.08	0	0.04
手术患者手术伤口裂开发生率（‰）	0.51	0.28	0.05	0.15	0	0.43	0.05	0.27	0.04	0.01	0.03
再植和截肢的并发症发生率（‰）	0	0	0	0	0	0.01	0	0	0.06	0	0.01
手术过程中异物遗留发生率（‰）	0	0	0	0.02	0	0	0	0	0.03	0	0
手术患者麻醉并发症发生率（‰）	0.02	0	0	0	0	0	0.01	0.01	0	0	0

注：选取手术后医院获得性指标发生率最高的前 10 个重点手术。

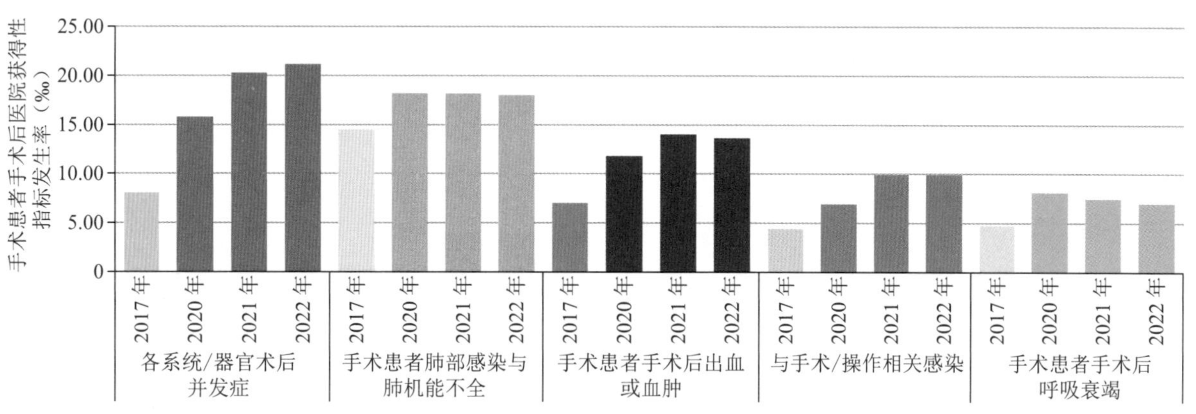

图 3-1-1-20 2017 年及 2020—2022 年三级公立综合医院胰腺切除手术患者手术后医院获得性指标发生率（前 5 位）

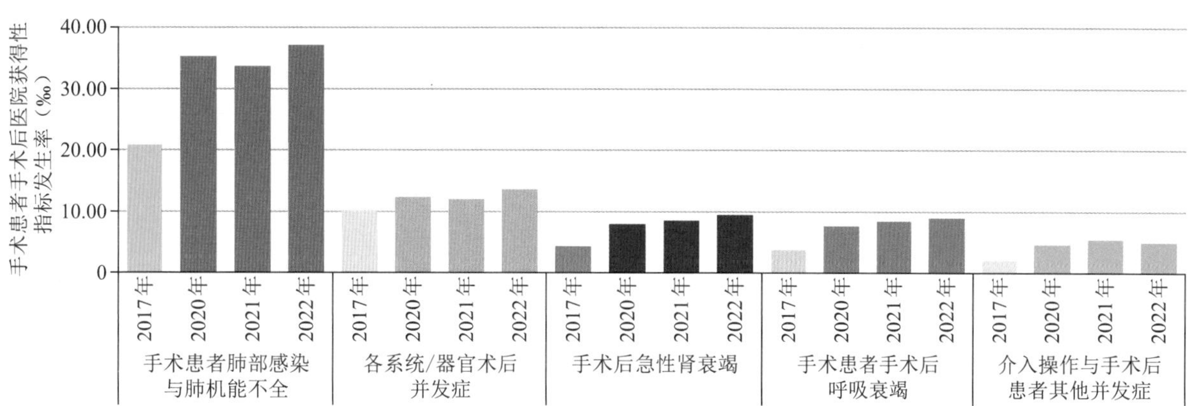

图 3-1-1-21 2017 年及 2020—2022 年三级公立综合医院冠状动脉旁路移植术患者手术后医院获得性指标发生率（前 5 位）

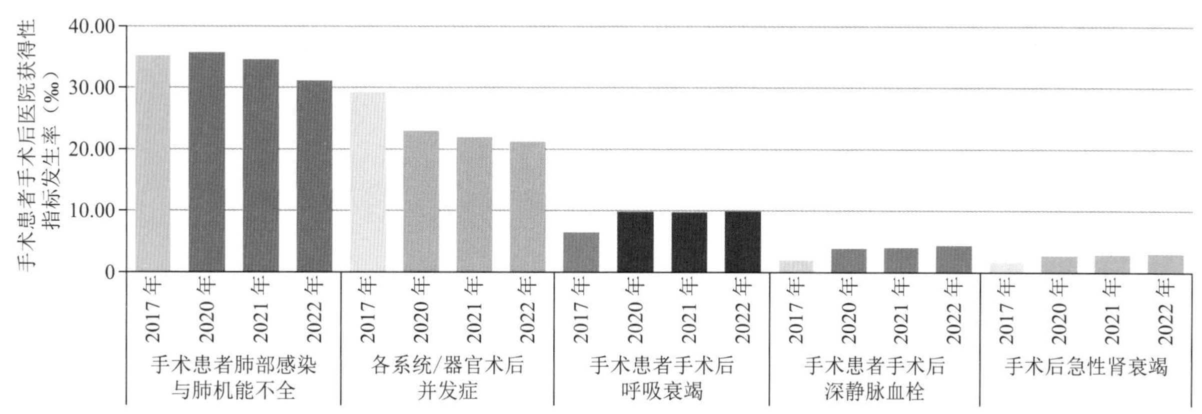

图 3-1-1-22 2017 年及 2020—2022 年三级公立综合医院颅、脑手术患者手术后医院获得性指标发生率（前 5 位）

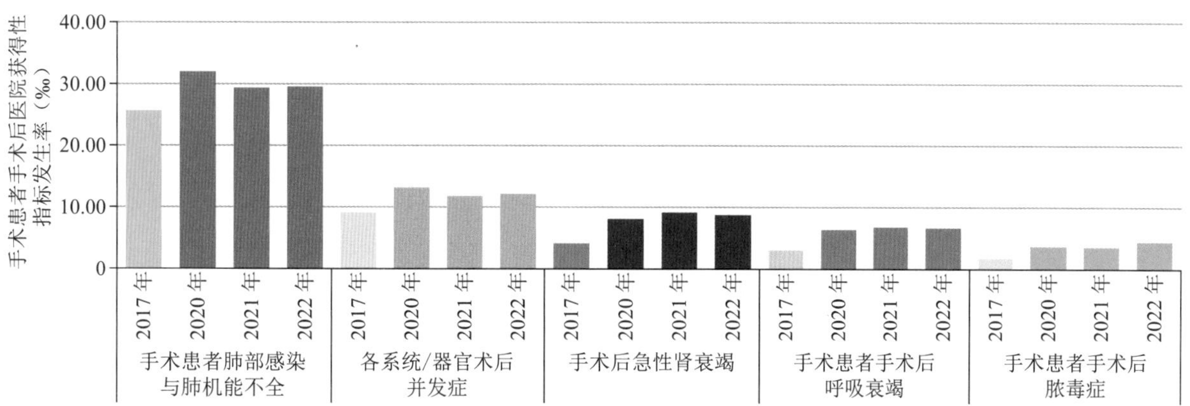

图 3-1-1-23 2017 年及 2020—2022 年三级公立综合医院心脏瓣膜置换术患者手术后医院获得性指标发生率（前 5 位）

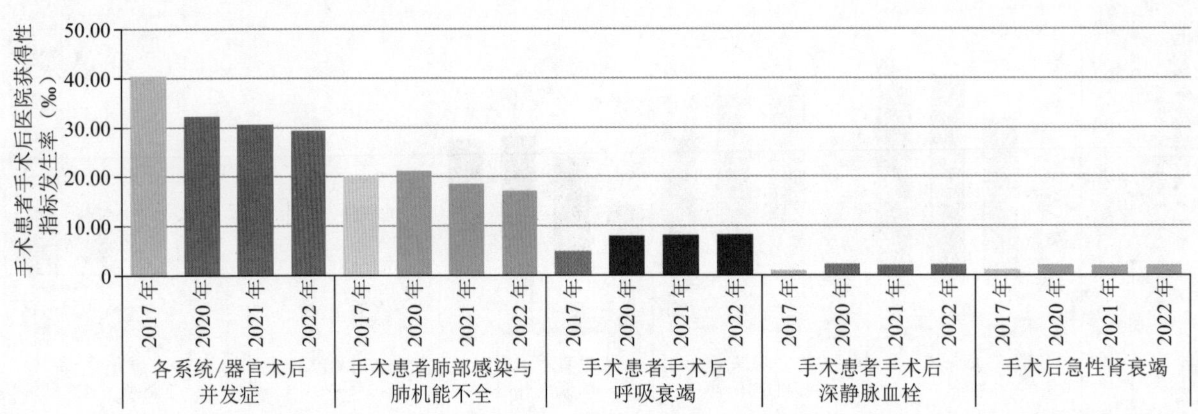

图 3-1-1-24　2017 年及 2020—2022 年三级公立综合医院经皮颅内外动脉介入治疗患者手术后医院获得性指标发生率（前 5 位）

第二章

关注患者的基本安全——ICD低风险病种医疗质量数据分析

ICD低风险病种指由疾病本身导致死亡的可能性较低的疾病，ICD低风险病种的病例死亡，预示临床过程中可能存在医疗相关差错。因此，ICD低风险病种死亡率是反映医疗质量的关键指标之一，通常反映医院对住院患者提供服务的安全和质量水平，可与DRG低风险病组死亡率互为佐证。本章引用2020年版和2022年版《三级医院评审标准》中所列的“115个ICD低风险病种”，从住院病案首页出院诊断栏的主要诊断项中，按115个病种ICD-10类目编码提取相关病种数据进行分析，作为当前我国ICD低风险病种医疗质量监测的基线数据，供各医院参考。

一、数据来源

本部分分析数据来源于HQMS及NCIS系统病案首页数据，为保障数据质量和分析结果的客观科学性，选取2017年及2020—2022年连续上报的医院数据纳入分析，并将2017年全样本作为基线数据进行对比。具体纳入数量见表3-2-0-1。

表3-2-0-1　纳入2017年及2020—2022年115个ICD低风险病种医疗质量数据分析的医院

医院类型	三级医院（家）		二级医院（家）		合计（家）
	公立医院	民营医院	公立医院	民营医院	
综合医院	1689	160	3510	994	6353
专科医院	740	186	943	1110	2979
合计（家）	2429	346	4453	2104	9332

二、数据采集方法

从纳入分析的二级和三级医院病案首页的出院主要诊断栏中，通过ICD低风险病种对应的ICD-10编码三位类目进行提取，115个病种名称及编码如下：

其他器官的结核（A18），疱疹病毒［单纯疱疹］感染（B00），带状疱疹（B02），其他以皮肤和黏膜损害为特征的病毒感染，不可归类在他处者（B08），慢性病毒性肝炎（B18），甲状腺恶性肿瘤（C73），消化系统其他和不明确部位的良性肿瘤（D13），骨和关节软骨性肿瘤（D16），良性脂肪瘤样肿瘤（D17），血管瘤和淋巴瘤，任何部位（D18），乳房良性肿瘤（D24），子宫平滑肌瘤（D25），卵巢良性肿瘤（D27），其他和未特指部位的良性肿瘤（D36），缺铁性贫血（D50），紫癜和其他出血性情况（D69），甲状腺毒症（甲状腺功能亢进症）（E05），甲状腺的其他（E07），胰岛素依赖型糖尿病（E10），非胰岛素依赖型糖尿病（E11），癫痫（G40），短暂性大脑缺血性发作和相关的综合征（G45），眼睑的其他疾患（H02），结膜的其他疾患（H11），老年性白内障（H25），其他白内障（H26），视网膜脱离和断裂（H33），青光眼（H40），前庭功能疾患（H81），其他听觉丧失（H91），特发性（原发性）高血压（I10），心绞痛（I20），阵发性心动过速（I47），动脉粥样硬化（I70），静脉炎和血栓性静脉炎（I80），下肢静脉曲张（I83），痔（I84），其他部位的静脉曲张（I86），静脉的其他疾患（187），急性喉炎和气管炎（J04），多发性和未特指部位的急性上呼吸道感染（J06），急性支气管炎（J20），急性细支气管炎（J21），慢性鼻窦炎（J32），鼻息肉（J33），鼻和鼻窦的其他疾患（J34），扁桃体和腺样体慢性疾病（J35），声带和喉疾病，不可归类在他处（J38），支气管炎，未特指为急性或慢性（J40），哮喘（J45），涎腺疾病（K11），口炎和有关损害（K12），胃—食管反流性疾病（K21），食管的其他疾病（K22），胃溃疡（K25），胃炎和十二指肠炎（K29），胃和十二指肠的其他疾病（K31），急性阑尾炎（K35），腹股沟疝（K40），其他非感染性胃肠炎和结肠炎（K52），肛门及直肠区的裂和瘘（K60），肛门和直肠区脓肿（K61），肠的其他疾病（K63），胆石症（K80），皮肤和皮下组织其他局部感染（L08），其他类风湿性关节炎（M06），其他关节炎（M13），膝关节病（M17），脊椎关节强硬（M47），其他脊椎病（M48），其他椎间盘疾患（M51），其他软组织疾患，不可归类在他处（M79），骨坏死（M87），复发性和持续性血尿（NO2），肾病综合征（NO4），急性肾小管—间质肾炎（N10），梗阻性和反流性尿路病（NI13），肾和输尿管结石（N20），前列腺增生（N40），鞘膜积液和精子囊肿（N43），睾丸炎和附睾炎（N45），子宫内膜异位症（N80），卵巢、输卵管和阔韧带的非炎性疾患（N83），异位妊娠（O00），受孕的其他异常产物（O02），妊娠早期出血（O20），为主要与妊娠有关的其他情况给予的孕产妇医疗（O26），为已知或可疑胎儿异常和损害给予的孕产妇医疗（O35），为其他已知或可疑的胎儿问题给予的孕产妇医疗（O36），胎膜早破（O42），假临产（O47），早产（O60），产程和分娩并发脐带并发症（O69），单胎顺产（O80），经剖宫产术的单胎分娩（O82），可归类在他处的孕产妇的其他疾病并发于妊娠、分娩和产褥期（O99），先天性肺炎（P23），其他和未特指原因所致的新生儿黄疸（P59），新生儿的其他大脑障碍（P91），腭裂（Q35），头晕和眩晕（R42），惊厥，不可归类在他处者（R56），头部浅表损伤（S00），肋骨、胸骨和胸部脊柱骨折（S22），肩和上臂骨折（S42），前臂骨折（S52），在腕和手水平的骨折（S62），小腿（包括踝）骨折（S82），膝关节和韧带脱位、扭伤和劳损（S83），身体未特指部位的损伤（T14），消化道内异物（T18），正常妊娠监督（Z34），其他矫形外科的随诊治疗（Z47），其他手术的随诊医疗（Z48），其他医疗照顾（Z51）。

第一节　115 个 ICD 低风险病种基本情况

一、115 个 ICD 低风险病种的整体分布情况

（一）115 个 ICD 低风险病种总出院人次及各类型医院低风险病种占比情况

全国 115 个 ICD 低风险病种总出院人次数及各类型医院占比情况详见表 3-2-1-1，主要集中在二级、三级公立医院，且三级公立医院总体呈上升趋势。

表 3-2-1-1　2017 年及 2020—2022 年全国二级和三级医院 115 个 ICD 低风险病种出院人次数及各类型医院低风险病种占比

医院类型		2017 年低风险病种出院人次数（出院人次占比 /%）	2020 年低风险病种出院人次数（出院人次占比 /%）	2021 年低风险病种出院人次数（出院人次占比 /%）	2022 年低风险病种出院人次数（出院人次占比 /%）	占比变化趋势
综合医院	三级公立	28 915 639（53.76）	29 282 160（50.79）	35 921 974（54.69）	36 079 422（56.61）	
	三级民营	464 210（0.86）	1 192 627（2.07）	1 468 364（2.24）	1 422 406（2.23）	
	二级公立	17 673 231（32.86）	17 749 106（30.79）	17 431 606（26.54）	15 981 112（25.07）	
	二级民营	740 558（1.38）	1 792 213（3.11）	1 985 249（3.02）	1 917 926（3.01）	
	小计	47 793 638（88.86）	50 016 106（86.76）	56 807 193（86.49）	55 400 866（86.92）	
专科医院	三级公立	4 911 414（9.13）	5 222 571（9.06）	6 222 617（9.47）	5 949 054（9.33）	
	三级民营	50 820（0.09）	521 952（0.91）	617 421（0.94）	549 988（0.86）	
	二级公立	973 827（1.81）	842 953（1.46）	893 614（1.36）	829 854（1.30）	
	二级民营	55 674（0.10）	1 044 478（1.81）	1 136 278（1.73）	1 008 037（1.58）	
	小计	5 991 735（11.14）	7 631 954（13.24）	8 869 930（13.51）	8 336 933（13.08）	
合计		53 785 373（100）	57 648 060（100）	65 677 123（100）	63 737 799（100）	

（二）综合医院 115 个 ICD 低风险病种出院人次数占总出院人次比例情况

对全国 1849 家三级综合医院（含公立 1689 家和民营 160 家）和 4504 家二级综合医院（含公立 3510 家和民营 994 家）115 个 ICD 低风险病种患者的出院人次数占年度总出院人次数比例进行统计。

2017 年及 2020—2022 年该比例总体呈上升趋势。2022 年委属委管综合医院该比例最高，为 47.06%，较 2017 年上升 3.35 个百分点，详见图 3-2-1-1。

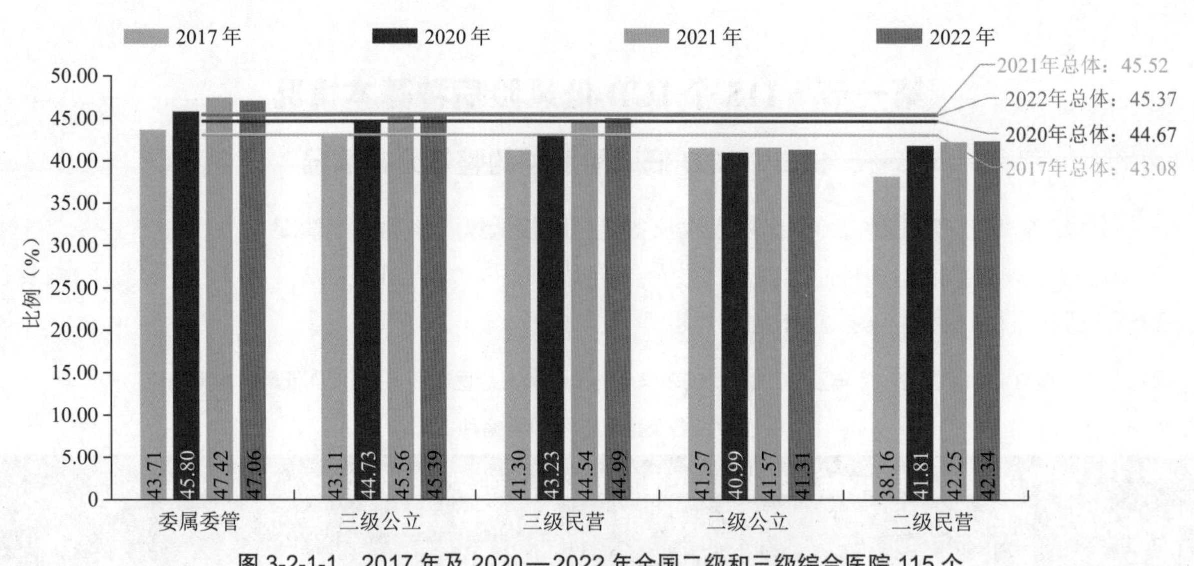

图 3-2-1-1　2017 年及 2020—2022 年全国二级和三级综合医院 115 个 ICD 低风险病种出院总人次数占总出院人次数比例

二、115 个 ICD 低风险病种基本情况

（一）委属委管医院 115 个 ICD 低风险病种基本情况

对 44 家委属委管医院（含综合 25 家和专科 19 家）2017 年及 2020—2022 年的 115 个 ICD 低风险病种的出院人次数、死亡率、平均住院日、每住院人次费用及 31 日非预期再住院率进行统计（表 3-2-1-2）。

2017 年及 2020—2022 年委属委管综合医院的出院人次数呈波动变化趋势，死亡率从 2017 年的 0.10% 持续下降至 2022 年的 0.05%；平均住院日从 2017 年 6.99 天持续下降至 2022 年 5.08 天；每住院人次费用从 2017 年的 16 997.61 元上升至 2020 年的 18 333.33 元，2022 年略有下降（17 076.48 元）。

委属委管专科医院的死亡率较为平稳，平均住院日从 2017 年的 4.37 天下降至 2022 年的 3.39 天；每住院人次费用从 2017 年的 11 712.49 元上升至 2020 年的 16 906.52 元，2022 年略有下降（15 972.49 元）；31 日非预期再住院率呈持续下降趋势，从 2017 年的 1.67% 下降至 2022 年的 1.26%。

表 3-2-1-2　2017 年及 2020—2022 年全国委属委管医院 115 个 ICD 低风险病种整体情况

医院类型	指标	2017 年	2020 年	2021 年	2022 年	变化趋势
综合医院	出院人次数	1 331 596	1 247 055	1 774 341	1 638 213	
	死亡率（%）	0.10	0.07	0.05	0.05	
	平均住院日（天）	6.99	5.87	5.37	5.08	
	每住院人次费用（元）	16 997.61	18 333.33	17 804.93	17 076.48	
	31 日非预期再住院率（%）	1.37	1.16	1.30	1.18	

续表

医院类型	指标	2017 年	2020 年	2021 年	2022 年	变化趋势
专科医院	出院人次数	297 737	321 038	463 289	411 348	
	死亡率（%）	0.01	0.01	0.01	0.01	
	平均住院日（天）	4.37	3.83	3.40	3.39	
	每住院人次费用（元）	11 712.49	16 906.52	15 993.36	15 972.49	
	31 日非预期再住院率（%）	1.67	1.47	1.37	1.26	

（二）综合医院 115 个 ICD 低风险病种基本情况

对 2017 年及 2020—2022 年的 1849 家三级综合医院（含公立 1689 家和民营 160 家）和 4504 家二级综合医院（含公立 3510 家和民营 994 家）的 115 个 ICD 低风险病种出院人次数、死亡率、平均住院日、每住院人次费用及 31 日非预期再住院率进行统计（表 3-2-1-3）。

三级公立综合医院（含委属委管医院）出院人次数从 2017 年的 28 915 639 升至 2022 年的 36 079 422，总体呈上升趋势；死亡率总体呈下降趋势，从 2017 年的 0.08% 降至 2022 年的 0.06%；平均住院日从 2017 年的 8.04 天持续下降至 2022 年的 6.40 天；31 日非预期再住院率在 1.22% ～ 1.29% 波动变化。

三级民营综合医院死亡率总体呈下降趋势，从 2017 年的 0.58% 降至 2022 年的 0.12%；平均住院日呈下降趋势，从 2017 年的 7.74 天降至 2022 年的 7.17 天；31 日非预期再住院率在 0.60% ～ 1.14% 波动变化。

二级公立综合医院死亡率在 0.07% ～ 0.09% 波动；平均住院日在 7 天左右小幅波动。

二级民营综合医院死亡率总体呈上升趋势，从 2017 年的 0.05% 升至 2022 年的 0.09%；平均住院日在 7.23 ～ 7.61 天波动变化；每住院人次费用从 2017 年的 5475.18 元升至 2022 年的 7048.55 元，总体呈上升趋势；31 日非预期再住院率从 2017 年的 0.55% 升至 2021 年的 1.34% 后保持平稳下降趋势。

表 3-2-1-3　2017 年及 2020—2021 年全国二级和三级综合医院 115 个 ICD 低风险病种整体情况

医院类型	指标	2017 年	2020 年	2021 年	2022 年	变化趋势
三级公立综合医院	出院人次数	28 915 639	29 282 160	35 921 974	36 079 422	
	死亡率（%）	0.08	0.07	0.07	0.06	
	平均住院日（天）	8.04	7.24	6.79	6.40	
	每住院人次费用（元）	10 601.28	11 974.82	11 741.76	11 193.91	
	31 日非预期再住院率（%）	1.29	1.26	1.28	1.22	

续表

医院类型	指标	2017 年	2020 年	2021 年	2022 年	变化趋势
三级民营综合医院	出院人次数	464 210	1 192 627	1 468 364	1 422 406	
	死亡率（%）	0.58	0.11	0.11	0.12	
	平均住院日（天）	7.74	7.65	7.47	7.17	
	每住院人次费用（元）	8702.24	10 762.53	10 970.34	10 936.47	
	31 日非预期再住院率（%）	0.60	1.14	1.06	0.96	
二级公立综合医院	出院人次数	17 673 231	17 749 106	17 431 606	15 981 112	
	死亡率（%）	0.07	0.07	0.07	0.09	
	平均住院日（天）	6.93	7.01	6.95	6.73	
	每住院人次费用（元）	5058.58	5974.84	6209.61	6097.37	
	31 日非预期再住院率（%）	0.99	1.28	1.33	1.28	
二级民营综合医院	出院人次数	740 558	1 792 213	1 985 249	1 917 926	
	死亡率（%）	0.05	0.05	0.07	0.09	
	平均住院日（天）	7.31	7.61	7.49	7.23	
	每住院人次费用（元）	5475.18	6727.40	6981.05	7048.55	
	31 日非预期再住院率（%）	0.55	1.34	1.34	1.27	

（三）专科医院 115 个 ICD 低风险病种基本情况

对 2017 年及 2020—2022 年 926 家三级专科医院（含公立 740 家和民营 186 家）和 2053 家二级专科医院（含公立 943 家和民营 1110 家）的 115 个 ICD 低风险病种住院患者的出院人次数、死亡率、平均住院日、每住院人次费用及 31 日非预期再住院率进行统计（表 3-2-1-4）。

三级公立专科医院（含委属委管医院）死亡率相对平稳，在 0.03% ～ 0.04% 波动；平均住院日总体呈下降趋势，从 2017 年的 7.03 天下降至 2022 年的 5.62 天。

三级民营专科医院死亡率总体呈持续上升趋势，从 2017 年的 0.07% 升至 2022 年 0.11%；平均住院日总体呈下降趋势，从 2017 年的 9.66 天降至 2022 年的 6.41 天；31 日非预期再住院率在 0.57% ～ 2.82% 波动变化。

二级公立专科医院死亡率从 2017 年的 0.03% 上升至 2020 年的 0.07%，2022 年降至 0.05%；平均住院日总体呈平缓上升趋势；31 日非预期再住院率从 2017 年的 0.62% 持续上升至 2022 年的 1.44%。

二级民营专科医院 2017 年及 2020—2022 年死亡率在 0.04% ～ 0.23% 波动变化；平均住院日总体呈持续下降趋势，从 2017 年的 6.99 天降至 2022 年的 6.37 天；31 日非预期再住院率 2020—2022 年相对稳定，在 3.12% ～ 3.17% 波动。

表 3-2-1-4 2017 年及 2020—2021 年全国二级和三级专科医院 115 个 ICD 低风险病种整体情况

医院类型	指标	2017 年	2020 年	2021 年	2022 年	变化趋势
三级公立专科医院	出院人次数	4 911 414	5 222 571	6 222 617	5 949 054	
	死亡率（%）	0.04	0.04	0.03	0.04	
	平均住院日（天）	7.03	6.22	5.84	5.62	
	每住院人次费用（元）	9586.88	11 358.75	11 381.48	11 130.85	
	31 日非预期再住院率（%）	1.17	1.20	1.14	1.09	
三级民营专科医院	出院人次数	50 820	521 952	617 421	549 988	
	死亡率（%）	0.07	0.08	0.09	0.11	
	平均住院日（天）	9.66	7.09	6.52	6.41	
	每住院人次费用（元）	17 127.30	12 612.65	12 213.93	12 329.80	
	31 日非预期再住院率（%）	0.57	2.81	2.79	2.82	
二级公立专科医院	出院人次数	973 827	842 953	893 614	829 854	
	死亡率（%）	0.03	0.07	0.05	0.05	
	平均住院日（天）	5.46	6.28	6.27	6.20	
	每住院人次费用（元）	4356.97	5667.53	5685.86	5658.48	
	31 日非预期再住院率（%）	0.62	1.36	1.41	1.44	
二级民营专科医院	出院人次数	55 674	1 044 478	1 136 278	1 008 037	
	死亡率（%）	0.23	0.04	0.11	0.17	
	平均住院日（天）	6.99	6.50	6.41	6.37	
	每住院人次费用（元）	11 742.78	7789.78	8263.86	8405.73	
	31 日非预期再住院率（%）	0.37	3.12	3.17	3.16	

第二节 综合医院115个ICD低风险病种死亡率前20位疾病基本情况

对2017年及2020—2022年综合医院的115个ICD低风险病种死亡率前20位疾病进行分析，由于民营和专科医院的总人次数占比较低（0.09%～9.47%），本节仅分析1689家三级公立综合医院（含委属委管医院）和3510家二级公立综合医院数据。

一、三级公立综合医院115个ICD低风险病种死亡率前20位疾病变化情况

根据全国2017年及2020—2022年上传的1689家三级公立综合医院的115个ICD低风险病种数据，对2022年死亡率前20位疾病的排名和死亡率变化进行分析，结果显示疾病死亡率排名变化较大。其中，其他部位的静脉曲张（I86）、新生儿的其他大脑障碍（P91）、口炎和有关损害（K12）、急性肾小管-间质肾炎（N10）的死亡率排名从2017年第25位、第20位、第40位、第36位分别上升至2022年第1位、第4位、第12位、第14位；食管的其他疾病（K22）死亡率排位从2017年第7位下降到2022年的第16位。虽然死亡率前20位的疾病排名变化较大，但死亡率总体变动不大，除其他部位的静脉曲张（I86）、胃溃疡（K25）、新生儿的其他大脑障碍（P91）、口炎和有关损害（K12）、急性肾小管-间质肾炎（N10）5个病种的死亡率从2017年到2022年分别上升0.23、0.06、0.04、0.03、0.03个百分点外，其余病种的死亡率均小幅下降（图3-2-2-1、表3-2-2-1）。

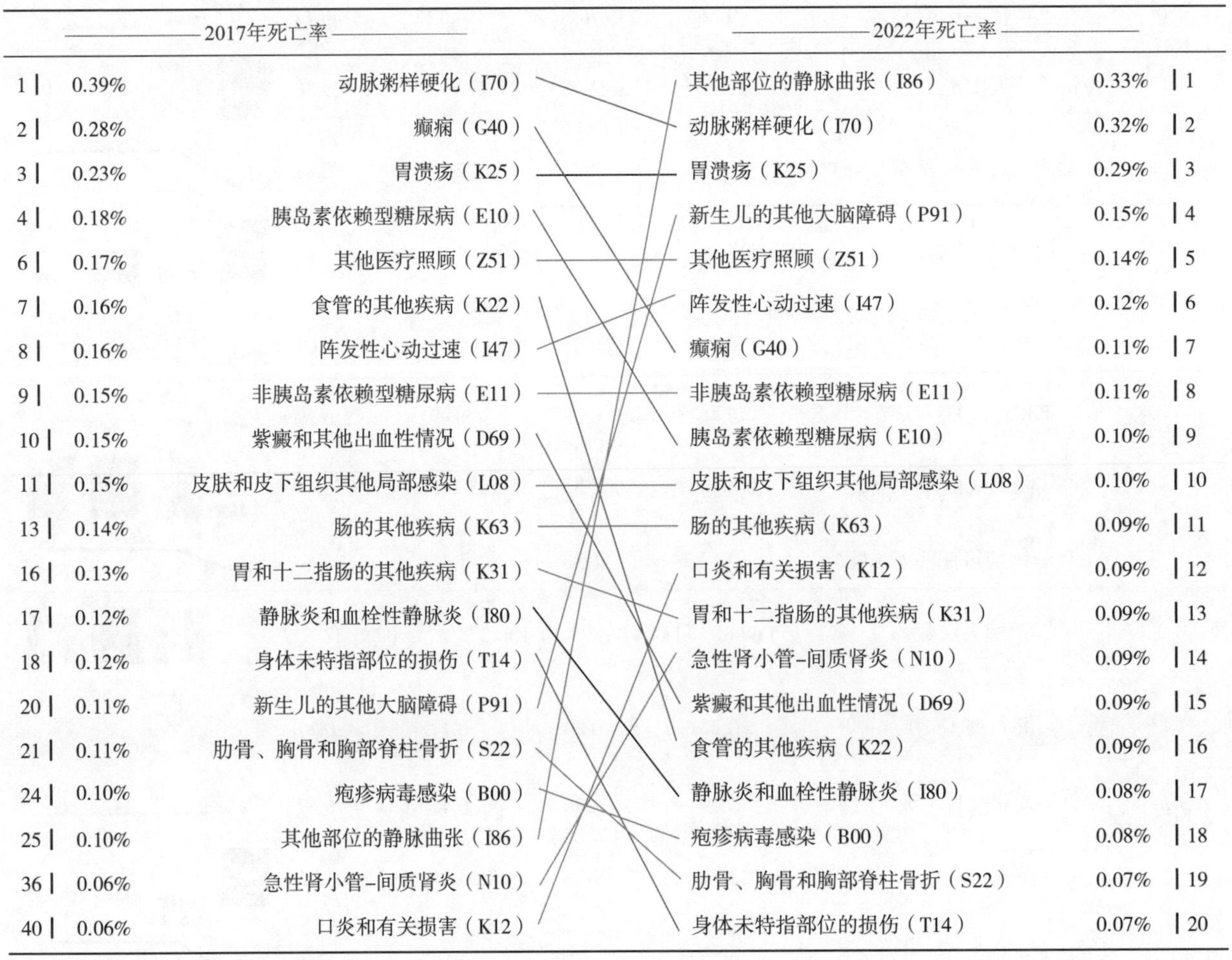

2017年排名	2017年死亡率	2017年疾病	2022年疾病	2022年死亡率	2022年排名
1	0.39%	动脉粥样硬化（I70）	其他部位的静脉曲张（I86）	0.33%	1
2	0.28%	癫痫（G40）	动脉粥样硬化（I70）	0.32%	2
3	0.23%	胃溃疡（K25）	胃溃疡（K25）	0.29%	3
4	0.18%	胰岛素依赖型糖尿病（E10）	新生儿的其他大脑障碍（P91）	0.15%	4
6	0.17%	其他医疗照顾（Z51）	其他医疗照顾（Z51）	0.14%	5
7	0.16%	食管的其他疾病（K22）	阵发性心动过速（I47）	0.12%	6
8	0.16%	阵发性心动过速（I47）	癫痫（G40）	0.11%	7
9	0.15%	非胰岛素依赖型糖尿病（E11）	非胰岛素依赖型糖尿病（E11）	0.11%	8
10	0.15%	紫癜和其他出血性情况（D69）	胰岛素依赖型糖尿病（E10）	0.10%	9
11	0.15%	皮肤和皮下组织其他局部感染（L08）	皮肤和皮下组织其他局部感染（L08）	0.10%	10
13	0.14%	肠的其他疾病（K63）	肠的其他疾病（K63）	0.09%	11
16	0.13%	胃和十二指肠的其他疾病（K31）	口炎和有关损害（K12）	0.09%	12
17	0.12%	静脉炎和血栓性静脉炎（I80）	胃和十二指肠的其他疾病（K31）	0.09%	13
18	0.12%	身体未特指部位的损伤（T14）	急性肾小管-间质肾炎（N10）	0.09%	14
20	0.11%	新生儿的其他大脑障碍（P91）	紫癜和其他出血性情况（D69）	0.09%	15
21	0.11%	肋骨、胸骨和胸部脊柱骨折（S22）	食管的其他疾病（K22）	0.09%	16
24	0.10%	疱疹病毒感染（B00）	静脉炎和血栓性静脉炎（I80）	0.08%	17
25	0.10%	其他部位的静脉曲张（I86）	疱疹病毒感染（B00）	0.08%	18
36	0.06%	急性肾小管-间质肾炎（N10）	肋骨、胸骨和胸部脊柱骨折（S22）	0.07%	19
40	0.06%	口炎和有关损害（K12）	身体未特指部位的损伤（T14）	0.07%	20

注：按2022年死亡率排名顺序，下同。

图3-2-2-1 全国三级公立综合医院115个ICD低风险病种2022年死亡率前20位疾病排名变化

表 3-2-2-1 全国三级公立综合医院 115 个 ICD 低风险病种 2022 年死亡率前 20 位疾病的死亡率变化

2022 年排名	疾病名	死亡率（%）				变化趋势
		2017 年	2020 年	2021 年	2022 年	
1	其他部位的静脉曲张（I86）	0.10	0.47	0.37	0.33	
2	动脉粥样硬化（I70）	0.39	0.43	0.36	0.32	
3	胃溃疡（K25）	0.23	0.33	0.32	0.29	
4	新生儿的其他大脑障碍（P91）	0.11	0.14	0.12	0.15	
5	其他医疗照顾（Z51）	0.17	0.13	0.14	0.14	
6	阵发性心动过速（I47）	0.16	0.17	0.17	0.12	
7	癫痫（G40）	0.28	0.19	0.15	0.11	
8	非胰岛素依赖型糖尿病（E11）	0.15	0.14	0.10	0.11	
9	胰岛素依赖型糖尿病（E10）	0.18	0.14	0.09	0.10	
10	皮肤和皮下组织其他局部感染（L08）	0.15	0.15	0.11	0.10	
11	肠的其他疾病（K63）	0.14	0.13	0.10	0.09	
12	口炎和有关损害（K12）	0.06	0.09	0.07	0.09	
13	胃和十二指肠的其他疾病（K31）	0.13	0.14	0.11	0.09	
14	急性肾小管 – 间质肾炎（N10）	0.06	0.09	0.10	0.09	
15	紫癜和其他出血性情况（D69）	0.15	0.18	0.11	0.09	
16	食管的其他疾病（K22）	0.16	0.14	0.11	0.09	
17	静脉炎和血栓性静脉炎（I80）	0.12	0.10	0.08	0.08	
18	疱疹病毒感染（B00）	0.10	0.10	0.15	0.08	
19	肋骨、胸骨和胸部脊柱骨折（S22）	0.11	0.08	0.08	0.07	
20	身体未特指部位的损伤（T14）	0.12	0.10	0.12	0.07	

二、二级公立综合医院 115 个 ICD 低风险病种死亡率前 20 位疾病变化情况

根据全国 2017 年及 2020—2022 年上传的 3510 家二级公立综合医院的 115 个 ICD 低风险病种数据，对 2022 年死亡率前 20 位疾病的排名和死亡率变化进行分析，结果显示，疾病死亡率排名有不同程度变化，其中，其他部位的静脉曲张（I86）、胃溃疡（K25）、身体未特指部位的损伤（T14）、紫癜和其他出血性情况（D69）、复发性和持续性血尿（N02）的死亡率排名分别从 2017 年第 19 位、第 24 位、第 26 位、第 29 位、第 58 位上升至 2022 年的第 1 位、第 13 位、第 11 位、第 15 位、第 12 位；肾病综合征（N04）的死亡率排名从 2017 年第 12 位下降到 2022 年的 20 位。在死亡率比较中，其他部位的静脉曲张的死亡率由 2017 年的 0.15% 升至 2022 年的 0.76%，上升了 0.61 个百分点，复发性和持续性血尿

（N02）、动脉粥样硬化（I70）、阵发性心动过速（I47）、身体未特指部位的损伤（T14）、胃溃疡（K25）、紫癜和其他出血性情况（D69）6个病种的死亡率从2017年到2022年分别上升了0.11、0.11、0.06、0.04、0.03、0.01个百分点，其余病种的死亡率均小幅下降（图3-2-2-2、表3-2-2-2）。

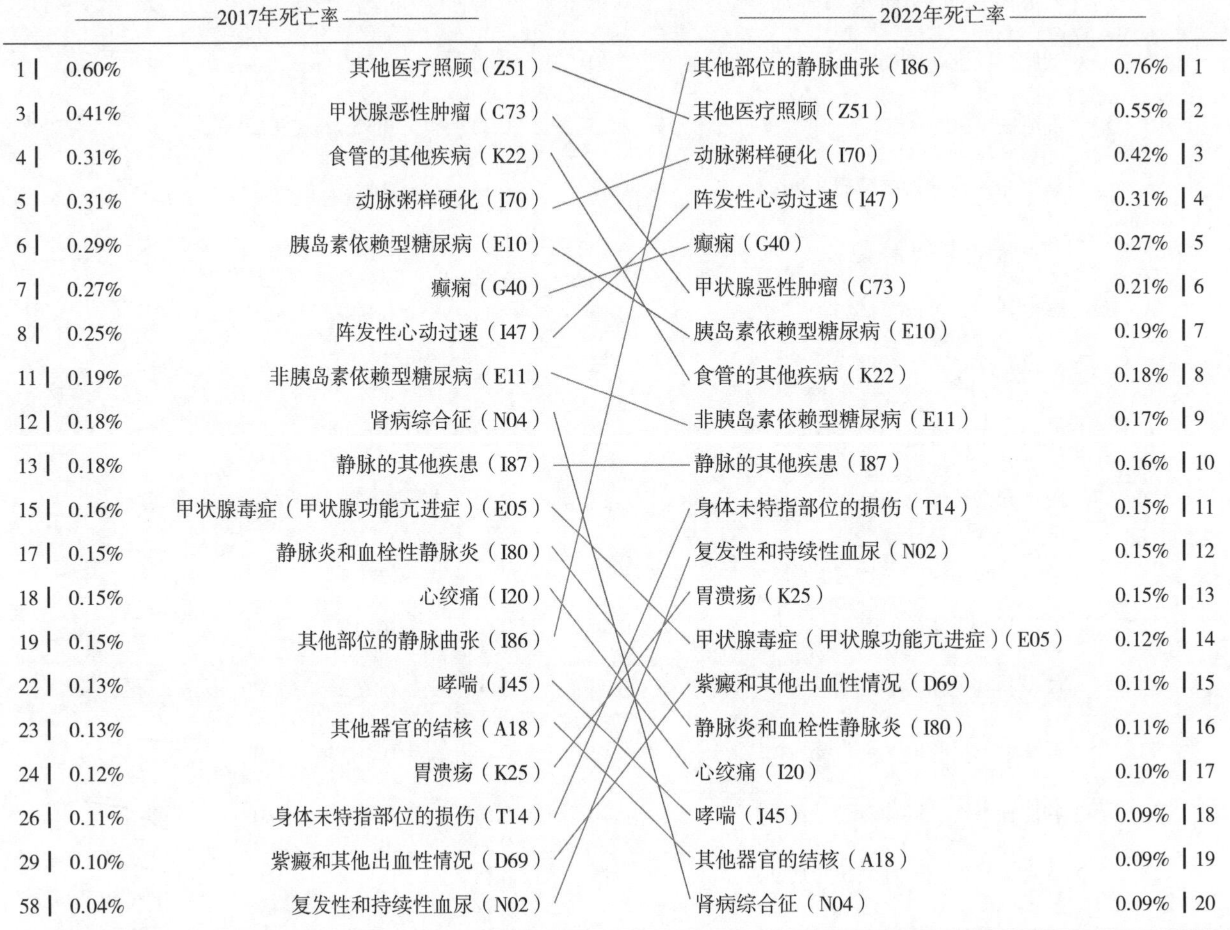

2017年排名	2017年死亡率	2017年病种	2022年病种	2022年死亡率	2022年排名
1	0.60%	其他医疗照顾（Z51）	其他部位的静脉曲张（I86）	0.76%	1
3	0.41%	甲状腺恶性肿瘤（C73）	其他医疗照顾（Z51）	0.55%	2
4	0.31%	食管的其他疾病（K22）	动脉粥样硬化（I70）	0.42%	3
5	0.31%	动脉粥样硬化（I70）	阵发性心动过速（I47）	0.31%	4
6	0.29%	胰岛素依赖型糖尿病（E10）	癫痫（G40）	0.27%	5
7	0.27%	癫痫（G40）	甲状腺恶性肿瘤（C73）	0.21%	6
8	0.25%	阵发性心动过速（I47）	胰岛素依赖型糖尿病（E10）	0.19%	7
11	0.19%	非胰岛素依赖型糖尿病（E11）	食管的其他疾病（K22）	0.18%	8
12	0.18%	肾病综合征（N04）	非胰岛素依赖型糖尿病（E11）	0.17%	9
13	0.18%	静脉的其他疾患（I87）	静脉的其他疾患（I87）	0.16%	10
15	0.16%	甲状腺毒症（甲状腺功能亢进症）（E05）	身体未特指部位的损伤（T14）	0.15%	11
17	0.15%	静脉炎和血栓性静脉炎（I80）	复发性和持续性血尿（N02）	0.15%	12
18	0.15%	心绞痛（I20）	胃溃疡（K25）	0.15%	13
19	0.15%	其他部位的静脉曲张（I86）	甲状腺毒症（甲状腺功能亢进症）（E05）	0.12%	14
22	0.13%	哮喘（J45）	紫癜和其他出血性情况（D69）	0.11%	15
23	0.13%	其他器官的结核（A18）	静脉炎和血栓性静脉炎（I80）	0.11%	16
24	0.12%	胃溃疡（K25）	心绞痛（I20）	0.10%	17
26	0.11%	身体未特指部位的损伤（T14）	哮喘（J45）	0.09%	18
29	0.10%	紫癜和其他出血性情况（D69）	其他器官的结核（A18）	0.09%	19
58	0.04%	复发性和持续性血尿（N02）	肾病综合征（N04）	0.09%	20

图 3-2-2-2 全国二级公立综合医院 115 个 ICD 低风险病种 2022 年死亡率前 20 位疾病排名变化

表 3-2-2-2 全国二级公立综合医院 115 个 ICD 低风险病种 2022 年死亡率前 20 位疾病的死亡率变化

2022 年排名	疾病名	死亡率（%）				变化趋势
		2017 年	2020 年	2021 年	2022 年	
1	其他部位的静脉曲张（I86）	0.15	0.57	0.65	0.76	
2	其他医疗照顾（Z51）	0.60	0.49	0.53	0.55	
3	动脉粥样硬化（I70）	0.31	0.36	0.37	0.42	
4	阵发性心动过速（I47）	0.25	0.24	0.31	0.31	
5	身体未特指部位的损伤（T14）	0.27	0.27	0.22	0.27	
6	癫痫（G40）	0.41	0.35	0.19	0.21	
7	其他关节炎（M13）	0.29	0.16	0.15	0.19	
8	甲状腺恶性肿瘤（C73）	0.31	0.26	0.20	0.18	
9	食管的其他疾病（K22）	0.19	0.15	0.14	0.17	

续表

2022 年排名	疾病名	2017 年	2020 年	2021 年	2022 年	变化趋势
10	胃溃疡（K25）	0.18	0.11	0.13	0.16	
11	胰岛素依赖型糖尿病（E10）	0.11	0.10	0.19	0.15	
12	甲状腺毒症（甲状腺功能亢进症）（E05）	0.04	0.19	0.11	0.15	
13	甲状腺的其他疾患（E07）	0.12	0.12	0.15	0.15	
14	慢性病毒性肝炎（B18）	0.16	0.13	0.14	0.12	
15	其他器官的结核（A18）	0.10	0.14	0.12	0.11	
16	非胰岛素依赖型糖尿病（E11）	0.15	0.10	0.13	0.11	
17	紫癜和其他出血性情况（D69）	0.15	0.11	0.09	0.10	
18	头部浅表损伤（S00）	0.13	0.08	0.06	0.09	
19	静脉炎和血栓性静脉炎（I80）	0.13	0.15	0.13	0.09	
20	皮肤和皮下组织其他局部感染（L08）	0.18	0.15	0.07	0.09	

第三节　各省（自治区、直辖市）115 个 ICD 低风险病种基本情况

一、各省（自治区、直辖市）三级综合医院 115 个 ICD 低风险病种基本情况

对 2017 年及 2020—2022 年各省（自治区、直辖市）三级公立综合医院 115 个 ICD 低风险病种的出院人次数占年度总出院人次比例及死亡率情况进行分析，具体情况见表 3-2-3-1。

表 3-2-3-1　2017 年及 2020—2022 年各省（自治区、直辖市）三级公立综合医院 115 个 ICD 低风险病种基本情况

省（自治区、直辖市）	2017 年				2020 年			
	总出院人次	115 个病种例数	115 个病种占比（%）	115 个病种死亡率（%）	总出院人次	115 个病种例数	115 个病种占比（%）	115 个病种死亡率（%）
北京	1 616 159	710 329	43.95	0.59	1 259 866	575 246	45.66	0.61
辽宁	3 110 184	1 306 928	42.02	0.25	2 710 887	1 224 991	45.19	0.38
吉林	1 328 521	526 539	39.63	0.22	1 048 083	458 749	43.77	0.19
内蒙古	1 233 653	538 184	43.63	0.12	1 069 785	501 875	46.91	0.10
兵团	334 638	157 888	47.18	0.07	279 310	131 653	47.14	0.10
黑龙江	2 075 335	783 990	37.78	0.17	1 269 631	488 573	38.48	0.18
河北	2 488 572	1 139 632	45.79	0.06	2 177 567	1 054 271	48.42	0.08
青海	351 220	164 064	46.71	0.07	396 402	175 317	44.23	0.12
西藏	59 676	24 432	40.94	0.11	93 034	39 708	42.68	0.06
上海	1 753 680	736 838	42.02	0.09	1 777 602	782 699	44.03	0.06
重庆	1 280 322	562 614	43.94	0.05	1 049 792	471 065	44.87	0.05
天津	654 719	266 949	40.77	0.05	523 968	234 879	44.83	0.09
安徽	2 247 646	995 496	44.29	0.05	2 801 215	1 272 955	45.44	0.05
陕西	1 605 152	730 553	45.51	0.04	1 629 040	779 139	47.83	0.04
广西	2 092 634	876 821	41.90	0.06	2 216 445	939 535	42.39	0.05
贵州	1 475 160	609 627	41.33	0.05	1 578 979	662 555	41.96	0.05
云南	1 664 535	692 011	41.57	0.03	2 109 787	851 759	40.37	0.03
湖北	3 861 049	1 725 127	44.68	0.06	3 034 207	1 359 062	44.79	0.06
山西	1 085 408	492 571	45.38	0.03	1 143 355	534 021	46.71	0.04
宁夏	371 705	169 373	45.57	0.04	405 990	189 207	46.60	0.04
福建	1 854 649	852 988	45.99	0.01	1 881 077	887 526	47.18	0.02
河南	3 143 917	1 279 871	40.71	0.05	3 553 903	1 614 623	45.43	0.05
甘肃	845 172	342 161	40.48	0.03	918 805	404 148	43.99	0.03
湖南	3 040 172	1 281 689	42.16	0.05	3 448 045	1 491 989	43.27	0.03
海南	563 649	230 915	40.97	0.03	505 246	214 234	42.40	0.03
四川	5 414 776	2 232 924	41.24	0.05	5 227 768	2 180 527	41.71	0.04
江西	1 523 332	653 037	42.87	0.14	1 796 628	754 884	42.02	0.02
新疆	1 195 708	530 977	44.41	0.03	906 513	405 447	44.73	0.07
山东	4 387 193	2 010 847	45.83	0.03	4 602 804	2 188 979	47.56	0.03
广东	5 864 133	2 534 963	43.23	0.05	5 523 271	2 470 027	44.72	0.03
浙江	4 037 063	1 686 399	41.77	0.02	4 012 158	1 754 423	43.73	0.01
江苏	4 512 463	2 068 902	45.85	0.01	4 514 506	2 188 094	48.47	0.01
全国	67 072 195	28 915 639	43.11	0.08	65 465 669	29 282 160	44.73	0.07

续表

省（自治区、直辖市）	2021年				2022年			
	总出院人次	115个病种例数	115个病种占比（%）	115个病种死亡率（%）	总出院人次	115个病种例数	115个病种占比（%）	115个病种死亡率（%）
北京	1 843 709	860 893	46.69	0.43	1 850 649	867 042	46.85	0.45
辽宁	3 021 418	1 446 570	47.88	0.32	2 963 423	1 418 279	47.86	0.31
吉林	1 290 127	602 651	46.71	0.17	1 073 202	487 843	45.46	0.22
内蒙古	1 194 989	573 908	48.03	0.10	1 115 909	535 276	47.97	0.16
兵团	324 097	158 051	48.77	0.09	279 602	130 371	46.63	0.13
黑龙江	1 739 303	744 789	42.82	0.18	1 860 601	825 931	44.39	0.12
河北	2 354 773	1 148 938	48.79	0.09	2 332 277	1 121 400	48.08	0.10
青海	390 226	179 767	46.07	0.08	355 959	165 261	46.43	0.09
西藏	96 623	40 833	42.26	0.09	81 011	33 816	41.74	0.07
上海	2 237 247	1 006 627	44.99	0.05	1 731 900	769 929	44.46	0.07
重庆	1 395 857	629 706	45.11	0.05	1 526 796	691 063	45.26	0.07
天津	698 315	329 698	47.21	0.09	685 830	322 023	46.95	0.07
安徽	3 442 597	1 606 089	46.65	0.08	3 678 887	1 724 185	46.87	0.07
陕西	1 865 079	911 717	48.88	0.05	1 808 130	890 398	49.24	0.05
广西	2 612 887	1 115 945	42.71	0.05	2 745 631	1 188 399	43.28	0.05
贵州	1 703 209	716 734	42.08	0.05	1 969 086	828 850	42.09	0.04
云南	2 736 579	1 116 399	40.80	0.03	2 740 695	1 108 371	40.44	0.04
湖北	4 257 930	1 952 273	45.85	0.05	4 425 372	1 984 522	44.84	0.04
山西	1 280 880	600 177	46.86	0.03	1 233 810	574 789	46.59	0.03
宁夏	437 729	208 661	47.67	0.04	428 915	208 822	48.69	0.03
福建	2 113 472	1 014 177	47.99	0.03	2 204 779	1 056 422	47.92	0.03
河南	4 802 336	2 198 322	45.78	0.04	4 614 345	2 128 290	46.12	0.03
甘肃	1 241 732	555 227	44.71	0.02	1 140 584	512 795	44.96	0.03
湖南	3 953 891	1 730 726	43.77	0.03	4 074 817	1 769 700	43.43	0.03
海南	567 910	248 008	43.67	0.03	520 488	229 951	44.18	0.03
四川	5 976 356	2 531 215	42.35	0.03	6 195 108	2 605 638	42.06	0.02
江西	2 225 961	948 954	42.63	0.02	2 159 806	906 065	41.95	0.02
新疆	1 145 241	523 404	45.70	0.03	978 798	444 230	45.39	0.02
山东	5 104 878	2 462 879	48.25	0.02	5 381 947	2 590 342	48.13	0.02
广东	6 712 724	3 054 240	45.50	0.03	6 820 969	3 074 116	45.07	0.02
浙江	4 730 587	2 100 488	44.40	0.02	5 053 709	2 225 853	44.04	0.02
江苏	5 347 997	2 603 908	48.69	0.03	5 462 406	2 659 450	48.69	0.01
全国	78 846 659	35 921 974	45.56	0.07	79 495 441	36 079 422	45.39	0.06

注：按2022年死亡率降序排列。

二、各省（自治区、直辖市）二级综合医院 115 个 ICD 低风险病种基本情况

对 2017 年及 2020—2022 年各省（自治区、直辖市）二级公立综合医院 115 个 ICD 低风险病种的出院人次数占年度总出院人次数比例及死亡率情况进行分析，具体情况见表 3-2-3-2。

表 3-2-3-2　2017 年及 2020—2022 年各省（自治区、直辖市）二级公立综合医院 115 个 ICD 低风险病种基本情况

省（自治区、直辖市）	2017 年				2020 年			
	总出院人次	115 个病种例数	115 个病种占比（%）	115 个病种死亡率（%）	总出院人次	115 个病种例数	115 个病种占比（%）	115 个病种死亡率（%）
北京	329 079	134 354	40.83	1.27	212 710	88 426	41.57	1.74
天津	91 827	35 185	38.32	0.18	88 988	33 281	37.40	0.57
吉林	497 073	165 892	33.37	0.21	521 163	173 939	33.38	0.42
辽宁	597 441	208 097	34.83	0.26	639 499	205 079	32.07	0.42
黑龙江	717 836	206 471	28.76	0.23	562 621	149 885	26.64	0.35
内蒙古	672 759	265 257	39.43	0.10	585 732	219 843	37.53	0.18
江西	1 626 985	714 738	43.93	0.03	1 649 839	675 262	40.93	0.07
上海	846 811	339 860	40.13	0.23	454 951	173 308	38.09	0.19
兵团	75 652	33 084	43.73	0.07	73 882	34 201	46.29	0.06
重庆	1 412 442	603 642	42.74	0.04	1 173 662	504 545	42.99	0.05
河北	2 286 989	911 709	39.87	0.07	2 988 393	1 240 822	41.52	0.07
江苏	1 124 897	453 755	40.34	0.11	1 025 834	419 353	40.88	0.13
广东	2 800 224	1 204 292	43.01	0.07	2 755 842	1 076 909	39.08	0.05
安徽	1 526 408	657 808	43.10	0.03	1 605 267	698 286	43.50	0.06
陕西	1 780 333	799 137	44.89	0.03	1 855 937	819 923	44.18	0.05
广西	1 939 807	834 603	43.03	0.03	1 969 722	772 167	39.20	0.04
山东	4 330 917	1 818 203	41.98	0.11	3 868 583	1 599 803	41.35	0.06
湖北	1 950 708	834 881	42.80	0.06	1 596 484	666 868	41.77	0.07
山西	1 024 132	427 103	41.70	0.03	1 132 245	471 093	41.61	0.04
四川	1 176 287	469 145	39.88	0.05	1 493 094	617 485	41.36	0.04
青海	118 636	53 327	44.95	0.02	169 501	75 424	44.50	0.04
河南	4 137 697	1 599 885	38.67	0.03	4 552 006	1 830 813	40.22	0.04
新疆	1 427 186	629 178	44.09	0.06	1 354 696	643 032	47.47	0.03
福建	1 066 678	473 156	44.36	0.01	1 075 682	482 447	44.85	0.02
西藏	9384	3955	42.15	0.03	42 534	21 249	49.96	0.03
湖南	2 271 718	897 343	39.50	0.03	2 381 796	947 264	39.77	0.02
海南	163 415	65 304	39.96	0.03	185 759	67 171	36.16	0.02
浙江	1 271 882	486 855	38.28	0.02	1 529 936	575 434	37.61	0.02
贵州	1 160 060	515 831	44.47	0.02	1 810 184	778 121	42.99	0.01
云南	2 723 505	1 224 495	44.96	0.02	2 494 489	1 061 931	42.57	0.02
甘肃	1 054 621	463 463	43.95	0.02	1 186 973	501 756	42.27	0.01
宁夏	299 276	143 223	47.86	0.01	264 712	123 986	46.84	0.04
全国	42 512 665	17 673 231	41.57	0.07	43 302 716	17 749 106	40.99	0.07

续表

省（自治区、直辖市）	2021年				2022年			
	总出院人次	115个病种例数	115个病种占比（%）	115个病种死亡率（%）	总出院人次	115个病种例数	115个病种占比（%）	115个病种死亡率（%）
北京	222 595	96 752	43.47	1.27	183 313	77 720	42.40	1.26
天津	76 482	33 351	43.61	0.61	59 027	27 678	46.89	0.71
吉林	601 823	214 237	35.60	0.41	554 300	201 612	36.37	0.53
辽宁	655 210	236 408	36.08	0.36	618 824	232 646	37.59	0.42
黑龙江	599 544	175 112	29.21	0.32	624 309	193 202	30.95	0.39
内蒙古	610 494	236 470	38.73	0.21	602 959	239 598	39.74	0.27
江西	1 618 709	658 570	40.68	0.15	1 464 626	578 149	39.47	0.24
上海	507 044	204 225	40.28	0.19	406 927	168 740	41.47	0.21
兵团	89 649	43 326	48.33	0.05	78 751	37 367	47.45	0.16
重庆	1 064 434	467 291	43.90	0.09	876 041	376 584	42.99	0.13
河北	2 965 509	1 257 160	42.39	0.08	2 868 049	1 212 115	42.26	0.10
江苏	782 502	325 142	41.55	0.04	763 876	321 858	42.13	0.08
广东	2 571 176	1 036 682	40.32	0.06	2 471 550	978 509	39.59	0.07
安徽	1 373 829	604 927	44.03	0.05	1 087 937	486 906	44.75	0.07
陕西	1 920 624	871 364	45.37	0.06	1 888 802	863 437	45.71	0.07
广西	1 930 779	753 322	39.02	0.07	1 890 818	713 295	37.72	0.06
山东	4 291 091	1 822 904	42.48	0.05	3 775 522	1 632 622	43.24	0.06
湖北	1 808 769	776 991	42.96	0.07	1 647 098	689 393	41.86	0.06
山西	1 186 649	477 611	40.25	0.04	1 137 372	465 771	40.95	0.05
四川	1 361 679	563 208	41.36	0.04	1 176 754	477 585	40.58	0.05
青海	157 873	71 913	45.55	0.04	139 815	62 534	44.73	0.04
河南	3 959 685	1 607 252	40.59	0.04	3 631 544	1 479 590	40.74	0.04
新疆	1 400 736	674 310	48.14	0.03	1 316 665	632 801	48.06	0.04
福建	1 029 667	467 689	45.42	0.03	1 006 058	439 379	43.67	0.04
西藏	45 589	21 297	46.72	0.06	39 056	18 742	47.99	0.04
湖南	2 254 758	900 637	39.94	0.03	1 865 091	720 056	38.61	0.03
海南	192 502	69 042	35.87	0.02	179 484	65 209	36.33	0.03
浙江	1 662 295	634 025	38.14	0.03	1 698 252	650 236	38.29	0.03
贵州	1 878 452	798 174	42.49	0.02	1 587 829	661 564	41.66	0.03
云南	1 934 311	813 791	42.07	0.02	1 933 120	788 083	40.77	0.03
甘肃	923 927	398 705	43.15	0.01	859 170	369 515	43.01	0.01
宁夏	256 911	119 718	46.60	0.01	250 971	118 616	47.26	0.01
全国	41 935 297	17 431 606	41.57	0.07	38 683 910	15 981 112	41.31	0.09

注：按2022年死亡率降序排列。

第三章

减少患者伤害
——医疗质量(安全)不良事件上报分析

医疗质量（安全）不良事件指在医院内被工作人员主动发现的，或患者在接受诊疗服务过程中出现的、除疾病自然过程之外的各种因素所致的安全隐患、状态或已造成负性后果的事件。收集医院医疗质量（安全）不良事件上报信息，提高医疗质量（安全）不良事件的识别和报告率，强化数据分析和挖掘，进而发现制度、流程、实践过程中存在的问题并提出持续改进建议，是保障患者安全、提升医疗质量安全水平的重要途径。

2021 年以来，国家卫生健康委连续将“提高医疗质量（安全）不良事件报告率”纳入年度国家医疗质量安全改进目标管理，要求各医院强化责任感，调动积极性，凝聚人心，形成合力，推动工作快速有序发展。

为维护患者健康权益，保障患者安全，进一步提升医院患者安全管理水平，2023 年 10 月 9 日国家卫生健康委发布《患者安全专项行动方案（2023—2025 年）》，文件要求，利用 3 年时间，进一步健全患者安全管理体系，完善制度建设，畅通工作机制，及时消除医疗过程中及医院环境中的各类风险，尽可能减少患者在医院期间受到不必要的伤害，保障患者安全。连续 3 年每年至少完成 1 轮全院巡检排查和全院患者安全专项培训。至 2025 年末，患者安全管理水平进一步提升，每百出院人次主动报告不良事件年均大于 2.5 例次。

一、医疗质量（安全）不良事件的操作性定义

医疗质量（安全）不良事件主要包括：①在医院内被其工作人员主动发现的，患者在接受诊疗服务过程中出现的事件 / 错误，可能是需及时处置的，或是无需处置的，或是尚未形成事实的隐患，但都可通过医院进行持续改进活动而减少发生；②医院患者诊疗过程中发生意外的、不希望发生的或有潜在危险的事件和错误；③其他除法律法规规定医院应当署名通报事件之外的事件和错误。

本部分报告中所指的医疗质量（安全）不良事件具体包括医院应当主动署名报告的事件（以下简称“应主动署名报告”）和医院内部不良事件报告系统中收集的事件（以下简称“内部系统收集”）。应主动署名报告的事件包括住院患者失踪、住院患者自杀、产房新生儿被抱错、手术及介入诊疗患者术式和部位选择错误、住院患者坠床与跌倒 5 项。内部系统收集的事件包括诊疗常规、指南、操作规程应用与管理错误等 27 项。

本部分报告中第一节、第二节使用的数据引自 NCIS 医疗质量控制数据收集系统中，综合、专科医院调查表指标八的第六部分“医疗质量（安全）不良事件 / 错误报告”，事件数据由医院填报。

二、患者损害分级

根据不良事件给患者造成损害的轻重程度，可将医疗质量（安全）不良事件划分为 A ～ I 9 级。

A 级：客观环境或条件可能引发不良事件（不良事件隐患）。

B 级：不良事件发生但未累及患者。

C 级：不良事件累及患者但没有造成伤害。

D 级：不良事件累及患者需要进行监测以确保患者不被伤害，或需通过干预阻止伤害发生。

E 级：不良事件造成患者暂时性伤害并需要进行治疗或干预。

F 级：不良事件造成患者暂时性伤害并需要住院或延长住院时间。

G 级：不良事件造成患者永久性伤害。

H 级：不良事件发生并导致患者需要治疗挽救生命。

I 级：不良事件发生导致患者死亡。

第一节　2022 年全国医疗质量（安全）不良事件分析

一、医院分布

5963 家医院填报了医疗质量（安全）不良事件相关信息，其中三级公立医院 2018 家、二级公立医院 3069 家、三级民营医院 165 家、二级民营医院 711 家（表 3-3-1-1）。

表 3-3-1-1　2022 年填报医疗质量（安全）不良事件的医院（家）

类别	专科类别	三级公立	二级公立	三级民营	二级民营	合计
综合	—	1514	2248	121	483	4366
专科	传染病专科	71	31	0	0	102
	儿童专科	33	2	2	3	40
	妇产 / 妇儿专科	202	547	14	57	820
	精神专科	137	230	8	153	528
	心血管 / 心脑血管专科	14	0	10	4	28
	肿瘤专科	47	11	10	11	79
合计		2018	3069	165	711	5963

二、医院应主动署名报告的五类事件上报情况分析

2022 年共上报医院应主动署名报告的五类事件 90 886 例，其中发生住院患者坠床与跌倒隐患或行为 83 479 例（91.85%）；发生住院患者自杀隐患或行为 3547 例（3.90%）；发生住院患者失踪隐患或行为 2309 例（2.54%）；发生手术、介入诊疗患者术式及部位选择错误隐患或行为 1527 例（1.68%）；发生产房新生儿被抱错隐患或行为 24 例（0.03%）。详细情况见表 3-3-1-2 及图 3-3-1-1。

根据不良事件给患者造成损害的轻重程度进行分类，其中Ⅰ类事件（发生错误，造成患者死亡，包括损害程度Ⅰ级）737 例（0.81%）；Ⅱ类事件（发生错误，且造成患者伤害，包括损害程度 E、F、G、H 级）23 712 例（26.09%）；Ⅲ类事件（发生错误，但未造成患者伤害，包括损害程度 B、C、D 级）56 437 例（62.10%）；Ⅳ类事件（错误未发生、错误隐患，包括损害程度 A 级）10 000 例（11.00%）（表 3-3-1-2、图 3-3-1-2）。

表 3-3-1-2　2022 年应主动署名报告的五类事件分布（例）

事件分级	Ⅰ类	Ⅱ类				Ⅲ类			Ⅳ类
损害程度（级）	Ⅰ级	H 级	G 级	F 级	E 级	D 级	C 级	B 级	A 级
住院患者自杀	539	60	16	164	687	729	515	182	655
住院患者坠床与跌倒	126	170	356	6171	15 706	18 305	27 718	6681	8246
住院患者失踪	58	3	1	29	41	160	945	439	633
手术、介入诊疗患者、术式及部位选择错误	14	7	11	40	247	227	336	189	456
产房新生儿被抱错	0	0	0	1	2	3	8	0	10
总计	737	240	384	6405	16 683	19 424	29 522	7491	10 000

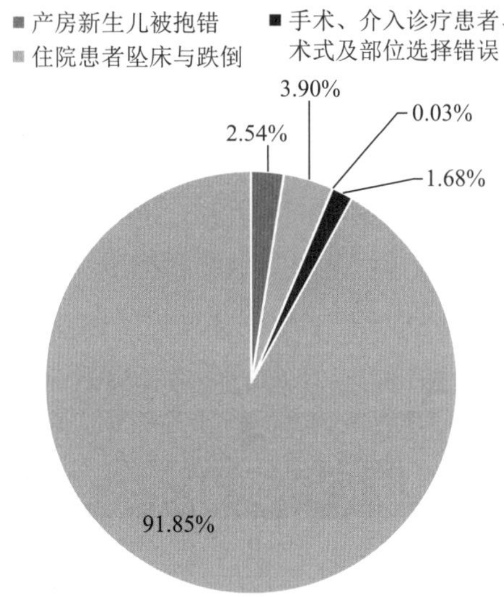

图 3-3-1-1　2022 年应主动署名报告的医疗质量（安全）不良事件类别构成比例

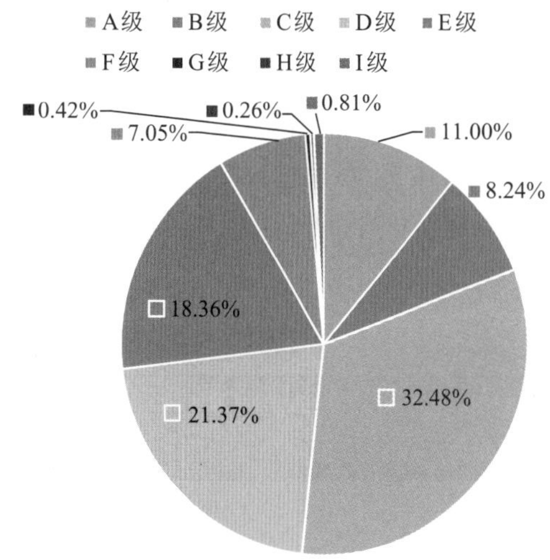

图 3-3-1-2　2022 年应主动署名报告的医疗质量（安全）不良事件级别构成比例

医院应主动署名报告的五类事件中，三级公立医院报告 55 307 例，二级公立医院报告 27 584 例，三级民营医院报告 2972 例，二级民营医院报告 5023 例，公立医院是主动署名报告事件的主力（图 3-3-1-3）。各级各类医院应当主动报告事件构成占比见图 3-3-1-4。

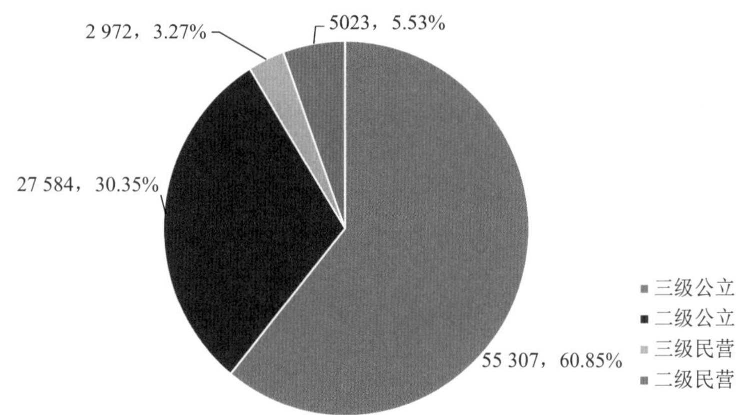

图 3-3-1-3　2022 年全国各级各类医院应主动署名报告事件的数量及占比

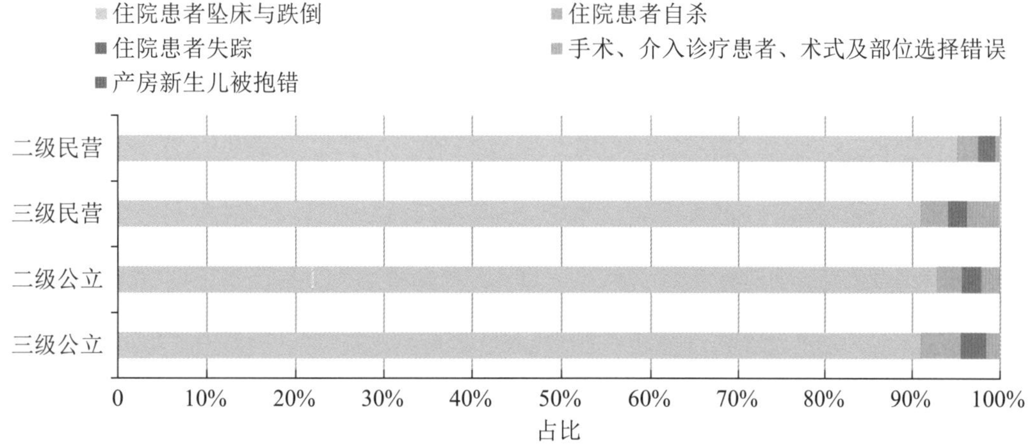

图 3-3-1-4　2022 年全国各级各类医院应当主动报告事件构成占比

三、医院内部系统收集的医疗质量（安全）不良事件分析

抽样医院共上报各自医院内部不良事件（匿名）报告系统中收集的不良事件 / 错误 1 530 664 例，从不良事件项目分类看，排前 5 位的为药物不良反应 569 928 例（37.23%），药品使用与管理错误 138 499 例（9.05%），临床护理与管理类 135 376 例（8.84%），医院感染事件 127 786 例（8.35%），医疗设施、设备使用与管理错误 92 979 例（6.07%），与 2021 年相比，医院感染事件从第 5 位上升到第 4 位，医疗设施、设备使用与管理错误从第 4 位下降到第 5 位（表 3-3-1-3、图 3-3-1-5）。

表 3-3-1-3　2022 年抽样医院内部系统收集的医疗质量（安全）不良事件分布（例）

事件分级	Ⅰ类	Ⅱ类				Ⅲ类			Ⅳ类
损害程度（级）	I 级	H 级	G 级	F 级	E 级	D 级	C 级	B 级	A 级
院内非预期心跳停止	1318	258	150	197	197	99	145	96	470
药物不良反应	1002	1787	2003	19 314	95 908	154 886	174 935	49 096	70 997
住院压疮事件	524	70	36	599	3088	3791	11 158	13 803	24 361
医疗设施、设备使用与管理错误	387	73	71	7342	26 122	19 428	14 911	9991	14 654
手术操作与管理错误	325	310	389	6142	7518	4169	4089	2299	2993
诊疗与处置使用与管理错误	305	138	81	1622	3015	3714	6249	5853	5901
诊疗常规、指南、操作规程应用与管理错误	238	194	47	553	1718	2679	5868	6219	7341
临床护理与管理类	217	119	215	2127	10 991	22 526	40 999	25 536	32 646
输液反应事件	195	43	55	631	5578	6981	11 185	4297	6861
标本采集应用与管理	169	110	118	854	2354	5720	9513	10 913	13 775
医院感染事件	143	107	53	273	2243	6560	26 886	45 855	45 666
病历与其他诊疗记录文件书写与使用错误	122	91	14	125	234	526	3589	14 833	25 451
其他诊疗处置与管理错误	88	41	26	44	350	1891	15 107	9692	12 142
急救处置与管理错误	85	21	17	70	173	333	721	815	1166
药品使用与管理错误	82	100	142	1367	8517	12 658	26 964	39 204	49 465
医院管理其他错误	78	35	58	877	13 987	9546	5657	4047	9268
信息传递 / 应用与管理错误	71	95	10	40	131	676	4885	8851	9492
产科分娩操作与管理错误	69	51	37	355	580	609	648	566	809
麻醉应用与管理错误	38	48	24	222	652	1190	1694	1054	1407
导管插入输注与管理错误	34	30	17	289	2688	6782	13 510	3980	2232
输血应用与管理错误	30	19	24	99	1855	4226	4550	3502	3074
医学影像应用与管理错误	27	53	25	115	388	867	3555	3953	3819
导管介入诊疗操作与管理错误	24	14	13	157	259	277	534	406	593
内窥镜应用与管理错误	24	31	25	293	876	943	1781	657	729
功能检查应用与管理错误	17	24	6	44	166	418	2275	2212	2839
口腔修复操作与管理错误	14	9	14	19	208	329	526	392	524
体内假体装置植入物和移植物使用与管理类	8	10	60	145	262	1502	534	419	436

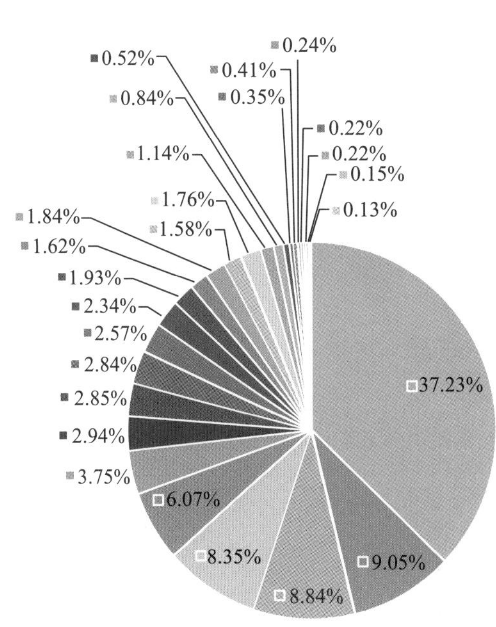

图 3-3-1-5　2022 年抽样医院内部系统收集的医疗质量（安全）不良事件类别构成

根据不良事件给患者造成损害的轻重程度进行分类，包括Ⅰ类事件（发生错误，造成患者死亡，包括损害程度Ⅰ级）5634 例（0.37%）、Ⅱ类事件（发生错误，且造成患者伤害，包括损害程度 E、F、G、H 级）241 584 例（15.78%）、Ⅲ类事件（发生错误，但未造成患者伤害，包括损害程度 B、C、D 级）934 335 例（61.04%）及Ⅳ类事件（错误未发生 / 错误隐患，包括损害程度 A 级）349 111 例（22.81%）（图 3-3-1-6）。

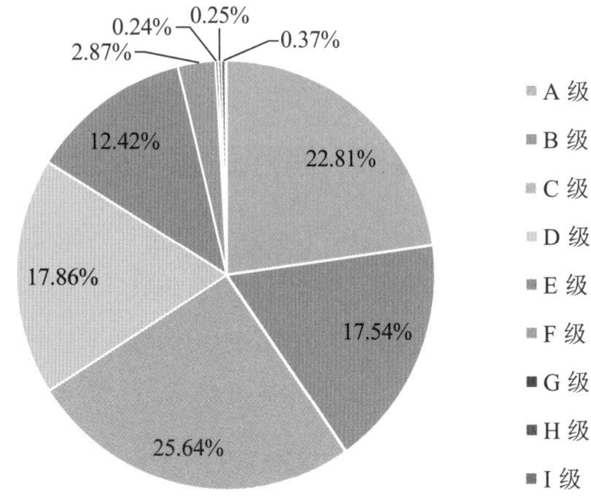

图 3-3-1-6　2022 年抽样医院内部系统收集的医疗质量（安全）不良事件损害级别构成

2022 年在医院内部报告系统收集到的医疗质量（安全）不良事件中，三级公立医院 1 028 449 例（67.19%），二级公立医院 402 583 例（26.30%），三级民营医院 48 050 例（3.14%），二级民营医院 51 582 例（3.37%）（图 3-3-1-7）。从构成比看，公立医院占比明显高于民营医院。在各级各类医院中，“药物不良反应”占比均最高，其次为“药品使用与管理错误”“临床护理与管理类”（图 3-3-1-8）。

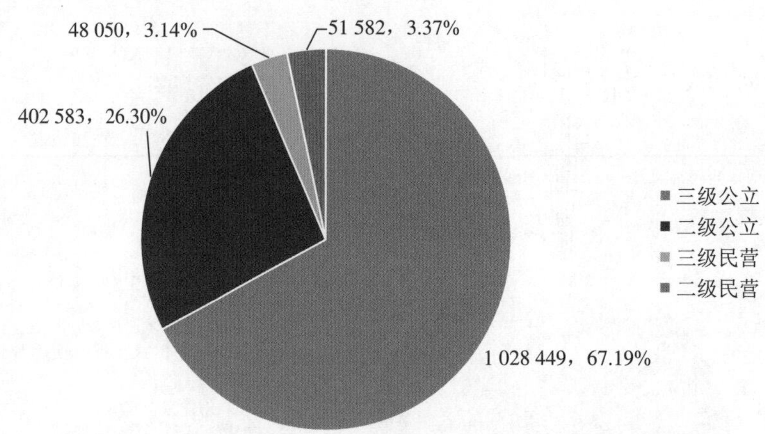

图 3-3-1-7　2022 年全国各级各类医院内部系统收集事件数量及占比

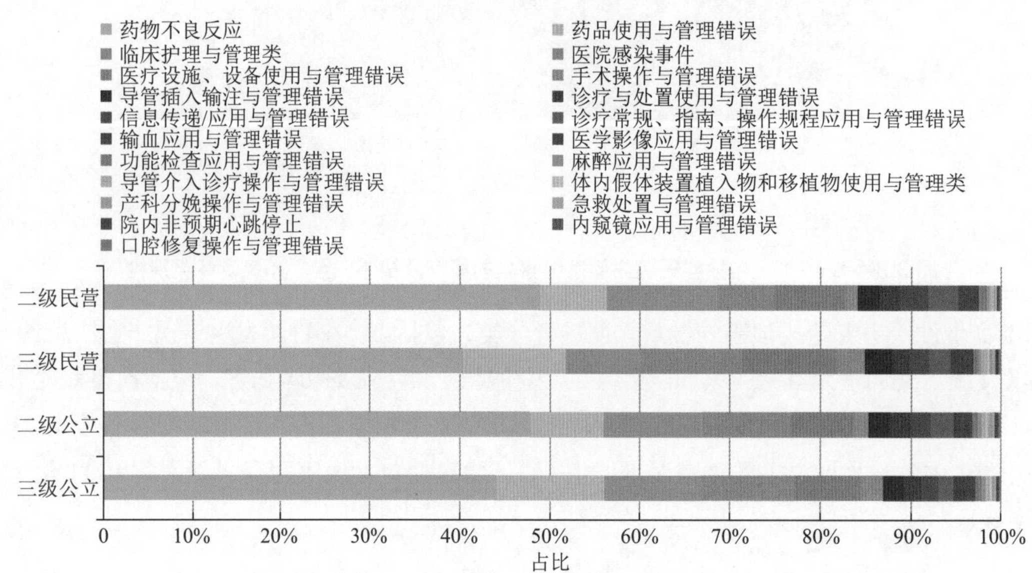

图 3-3-1-8　2022 年全国各级各类医院内部系统收集事件构成占比

四、各省（自治区、直辖市）医疗质量（安全）不良事件情况

2022 年各省（自治区、直辖市）医院上报医疗质量（安全）不良事件的数量差别较大，院均医疗质量（安全）不良事件上报例数最多的 5 个省（自治区、直辖市）为浙江、山东、湖北、安徽和广东，医院对“不良事件”上报工作的重视程度较高，主动识别、上报医疗质量（安全）不良事件的积极性和主动性较高（表 3–3–1–4）。

表 3–3–1–4　2022 年各省（自治区、直辖市）医疗质量（安全）不良事件上报情况

省（自治区、直辖市）	抽样医院数	上报例数	院均医疗质量（安全）不良事件例数	每百名出院人次医院应当主动（署名）报告的事件发生例数	床均医院应当（署名）主动报告的事件发生例数	每百名出院人次医院内部（匿名）不良事件报告系统中收集的不良事件或错误发生例数	床均医院内部（匿名）不良事件报告系统中收集的不良事件或错误发生例数
浙江	289	182 693	632.16	0.18	0.05	2.31	0.82
山东	360	165 197	458.88	0.10	0.02	1.91	0.48
湖北	161	71 597	444.70	0.11	0.02	1.69	0.50
安徽	140	59 183	422.74	0.16	0.03	1.70	0.42

续表

省（自治区、直辖市）	抽样医院数	上报例数	院均医疗质量（安全）不良事件例数	每百名出院人次医院应当主动（署名）报告的事件发生例数	床均医院应当（署名）主动报告的事件发生例数	每百名出院人次医院内部（匿名）不良事件报告系统中收集的不良事件或错误发生例数	床均医院内部（匿名）不良事件报告系统中收集的不良事件或错误发生例数
广东	456	171 586	376.29	0.14	0.03	2.39	0.55
福建	137	49 930	364.45	0.10	0.02	1.99	0.55
新疆	135	45 406	336.34	0.08	0.02	1.64	0.48
江苏	274	86 781	316.72	0.16	0.03	1.37	0.39
兵团	21	5874	279.71	0.17	0.03	1.51	0.38
河南	377	103 841	275.44	0.08	0.02	1.32	0.37
海南	39	10 604	271.90	0.07	0.06	4.97	0.69
山西	197	51 518	261.51	0.08	0.03	2.46	0.50
河北	314	80 554	256.54	0.08	0.02	1.90	0.41
上海	78	19 746	253.15	0.35	0.02	4.41	0.35
江西	249	58 137	233.48	0.13	0.03	1.64	0.46
北京	82	17 512	213.56	0.31	0.01	2.11	0.28
四川	482	96 533	200.28	0.19	0.03	2.14	0.40
陕西	222	43 103	194.16	0.10	0.02	1.18	0.29
甘肃	99	19 111	193.04	0.05	0.02	1.42	0.33
湖南	194	35 328	182.10	0.14	0.02	1.34	0.22
内蒙古	153	27 774	181.53	0.14	0.02	2.10	0.33
广西	267	47 676	178.56	0.17	0.02	1.95	0.36
青海	40	7060	176.50	0.06	0.01	1.38	0.30
重庆	190	32 128	169.09	0.16	0.03	1.16	0.33
黑龙江	54	8655	160.28	0.06	0.01	0.96	0.22
云南	372	56 333	151.43	0.13	0.03	2.07	0.43
贵州	215	27 160	126.33	0.21	0.01	2.47	0.30
辽宁	155	18 392	118.66	0.08	0.01	1.53	0.19
吉林	91	10 026	110.18	1.25	0.01	1.61	0.21
天津	65	7161	110.17	0.69	0.01	1.13	0.22
宁夏	42	4311	102.64	0.11	0.02	1.01	0.26
西藏	13	640	49.23	0.01	0.00	4.57	0.75
全国	5963	1 621 550	271.94	0.16	0.02	1.89	0.42

注：按院均上报事件例数降序排列。

第二节 医疗质量（安全）不良事件变化趋势

一、医疗质量（安全）不良事件上报情况

2022 年每百出院人次医疗质量（安全）不良事件上报数量均值为 2.05 例次，相比 2021 年的 1.98 例次微增 3.5%。三级公立医院的医疗质量（安全）不良事件水平较为稳定；床均医疗质量（安全）不良事件上报数量均值为 0.45 例次，其水平变化规律与每百出院人次医疗质量（安全）不良事件的规律相似（图 3-3-2-1、图 3-3-2-2）。

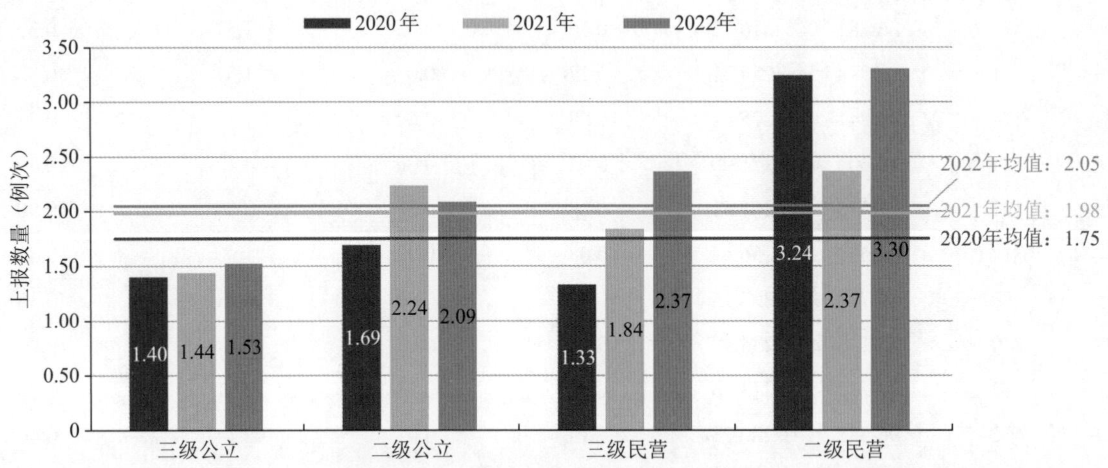

图 3-3-2-1 2020—2022 年全国各级各类医院每百出院人次医疗质量（安全）不良事件上报数量

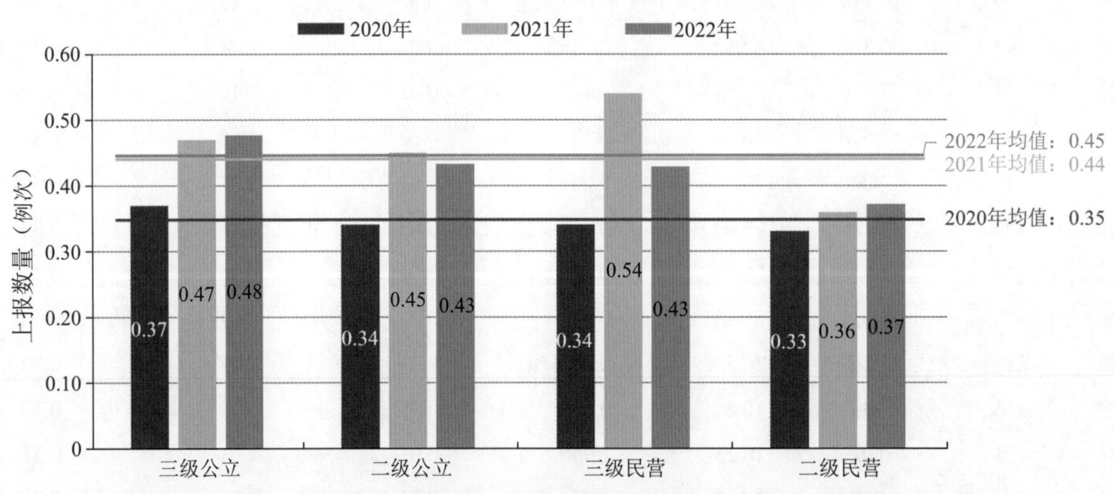

图 3-3-2-2 2020—2022 年全国各级各类医院床均医疗质量（安全）不良事件上报数量

二、每百名出院人次医疗质量（安全）不良事件分布情况

2022 年每百出院人次医疗质量（安全）不良事件中位数为 1.02 例次，各级各类医院的中位数均高于往年数值，其中，三级公立医院中位数为 1.05 例次，二级公立医院中位数为 0.98 例次，三级民营医院中位数为 1.00 例次，二级民营医院中位数为 1.06 例次。

分布形态上，三级公立医院 2022 年偏度为 1.381，峰度为 1.906，较 2021 年（1.407，2.178）的峰偏右、偏低；二级公立医院 2022 年偏度为 1.978，峰度为 4.482，较 2021 年（2.111，5.328）的峰偏左、偏低。其中，由于医院内部不良事件（匿名）报告系统中收集的不良事件 / 错误数量明显多于应主动上报类的数量，其图形形态与总体形态相似度更高（图 3-3-2-3、图 3-3-2-4）。

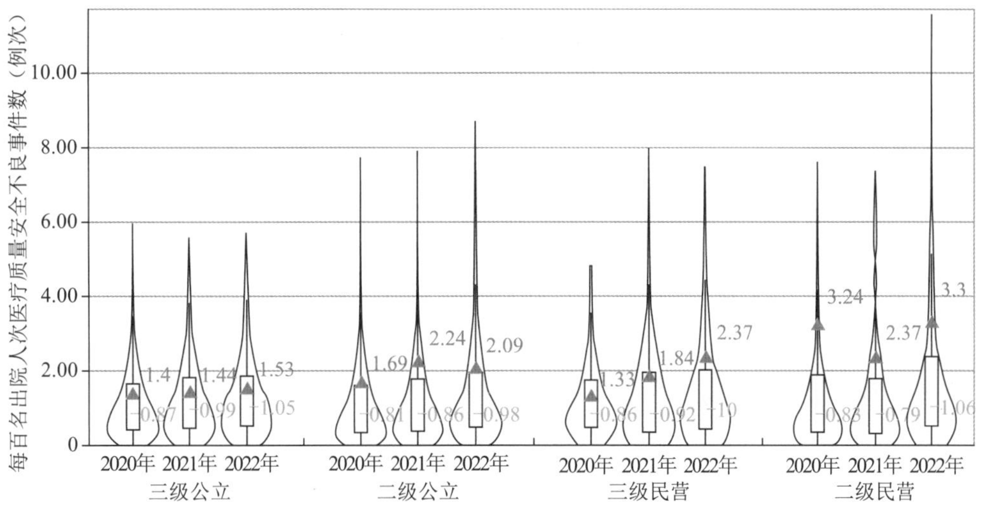

图 3-3-2-3　2020—2022 年各级各类医院每百名出院人次医疗质量（安全）不良事件分布

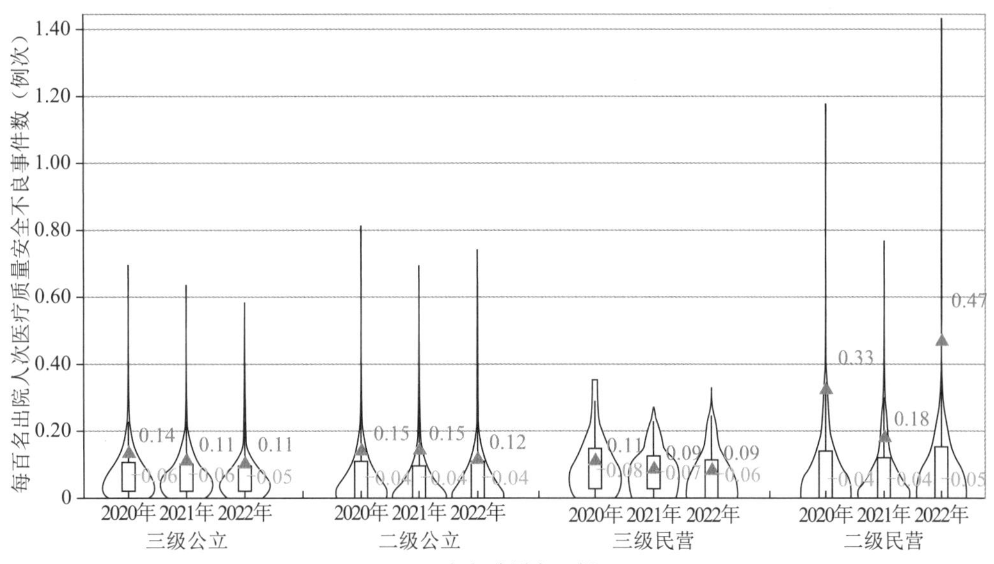

A：应主动署名上报

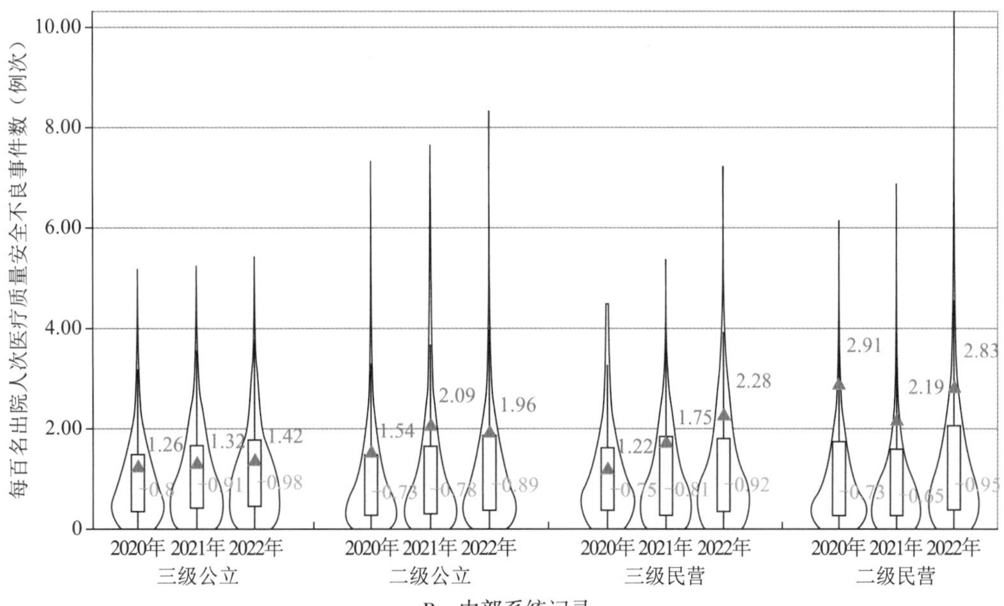

B：内部系统记录

图 3-3-2-4　2020—2022 年每百名出院人次医疗质量（安全）不良事件分布

三、床均医疗质量（安全）不良事件分布情况

2022年床均医疗质量（安全）不良事件上报数量中位数为0.28例次。三级公立、二级公立和二级民营中位数较2021年提高，其中，三级公立医院为0.34例次，二级公立医院为0.26例次，二级民营医院为0.18例次。

分布形态上，三级公立医院2022年偏度为1.220，峰度为1.324，较2021年（1.159，1.108）的峰偏高；二级公立医院2022年偏度为1.575，峰度为2.399，较2021年（1.520，2.278）的峰偏高。其中，由于医院内部不良事件（匿名）报告系统中收集的不良事件/错误数量明显多于应主动上报类的数量，其图形形态与总体形态相似度更高（图3-3-2-5、图3-3-2-6）。

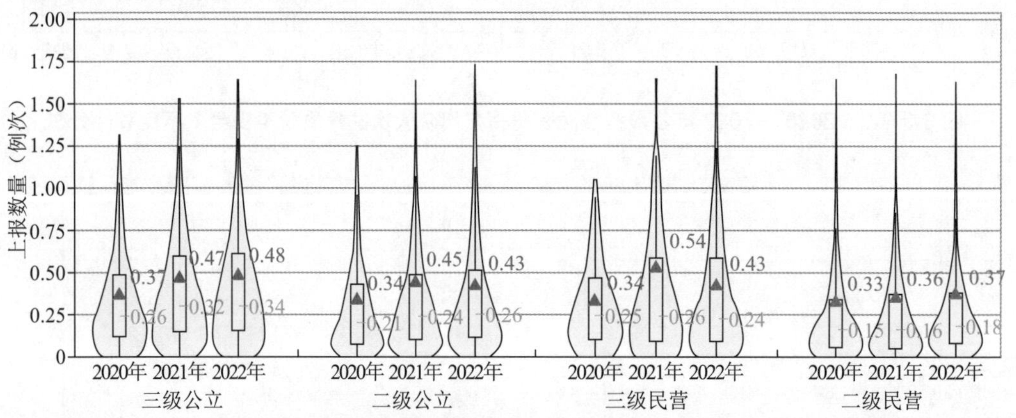

图3-3-2-5 2020—2022年各级各类医院床均医疗质量（安全）不良事件上报数量分布

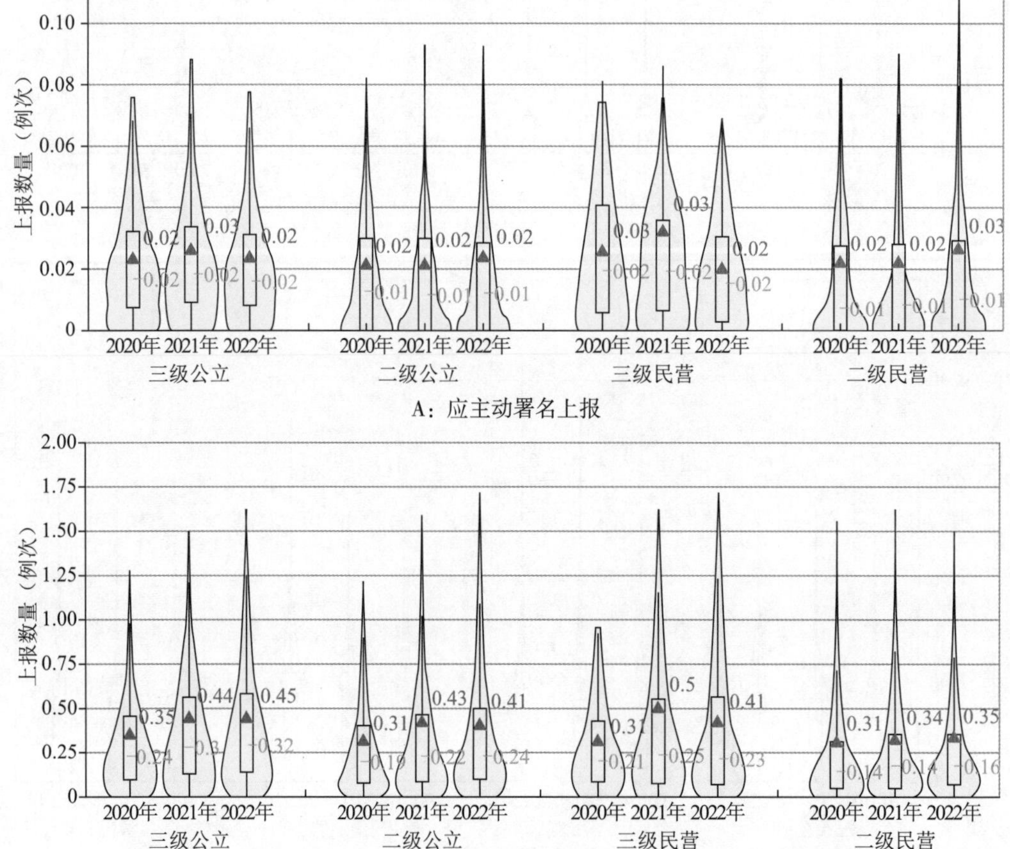

图3-3-2-6 2020—2022年床均医疗质量（安全）不良事件上报数量分布

第三节　医疗质量（安全）不良事件过程质量情况分析

本部分数据来源于 NCIS 医疗质量安全报告与学习平台（以下简称“平台”）中 2022 年度的全国各级各类医院主动上报的“医疗质量（安全）不良事件”（简称“不良事件”）数据，经数据清理，共纳入 30 655 例不良事件信息进行分析。

一、医疗质量（安全）不良事件类别及等级情况

（一）不良事件类别分布

2022 年平台共收集 18 类不良事件：药品使用与管理类、治疗和处置使用与管理类、医技检查使用与管理类、临床护理与管理类、导管使用与管理类、设备器械使用与管理类、输血使用与管理类、麻醉使用与管理类、手术使用与管理类、跌倒坠床事件类、输液反应事件类、住院压疮事件类、体内假体装置植入物和移植物事件、药物不良反应事件、院内患者自杀、住院患者丢失、院内非预期心跳停止及其他安全管理及意外伤害事件类。其中院内患者自杀、住院患者丢失及院内非预期心跳停止等不良事件为 2022 年新增分类。

2022 年纳入分析的 30 655 例不良事件数据中，占比最高的前 5 位不良事件分别为药物不良反应事件（24.54%）、其他安全管理及意外伤害事件类（17.63%）、设备器械使用与管理类（9.01%）、跌倒坠床事件类（8.61%）及临床护理与管理类（8.44%），5 项合计占比达到 68.23%（表 3-3-3-1）。2022 年与 2021 年相比，药物不良反应事件构成比增长最快（1.51%）。

表 3-3-3-1　2018—2022 年平台医疗质量（安全）不良事件发生类别

不良事件类别	2018 年		2019 年		2020 年		2021 年		2022 年		2022 年较 2021 年变化
	例数	占比（%）	例数	占比（%）	例数	占比（%）	例数	占比（%）	例数	占比（%）	
药物不良反应事件	761	12.29	701	10.31	1088	16.32	5018	23.03	7523	24.54	▲1.51
其他安全管理及意外伤害事件类	907	14.64	985	14.49	900	13.50	3958	18.17	5405	17.63	▼-0.54
设备器械使用与管理类	430	6.94	547	8.05	646	9.69	1862	8.55	2763	9.01	▲0.47
跌倒坠床事件类	444	7.17	470	6.91	611	9.17	1853	8.51	2640	8.61	▲0.11
临床护理与管理类	1134	18.31	1177	17.32	1146	17.19	2399	11.01	2586	8.44	▼-2.58
药品使用与管理类	839	13.55	1017	14.96	767	11.51	1909	8.76	2535	8.27	▼-0.49
治疗和处置使用与管理类	377	6.09	673	9.90	292	4.38	916	4.20	1652	5.39	▲1.18
导管使用与管理类	326	5.26	366	5.38	369	5.54	1132	5.20	1645	5.37	▲0.17
医技检查使用与管理类	352	5.68	363	5.34	264	3.96	1012	4.65	1388	4.53	▼-0.12
手术使用与管理类	253	4.08	197	2.90	251	3.77	672	3.08	1067	3.48	▲0.40
输血使用与管理类	142	2.29	135	1.99	149	2.24	415	1.90	596	1.94	▲0.04
住院压疮事件类	119	1.92	108	1.59	118	1.77	370	1.70	504	1.64	▼-0.05
输液反应事件类	78	1.26	26	0.38	33	0.50	143	0.66	184	0.60	▼-0.06
麻醉使用与管理类	27	0.44	24	0.35	23	0.35	91	0.42	116	0.38	▼-0.04

续表

不良事件类别	2018 年		2019 年		2020 年		2021 年		2022 年		2022 年较上年度变化
	例数	占比（%）	例数	占比（%）	例数	占比（%）	例数	占比（%）	例数	占比（%）	
体内假体装置植入物和移植物事件	5	0.08	8	0.12	8	0.12	35	0.16	21	0.07	▼-0.09
院内患者自杀	–	–	–	–	–	–	–	–	15	0.05	–
住院患者丢失	–	–	–	–	–	–	–	–	10	0.03	–
院内非预期心跳停止	–	–	–	–	–	–	–	–	5	0.02	–
总计	6194	100.00	6797	100.00	6665	100.00	21 785	100.00	30 655	100.00	–

（二）不良事件等级情况

不良事件根据事件损害程度共分为 4 级（除无法确定外）（图 3-3-3-1）。2022 年在 30 655 例不良事件数据中，Ⅲ级事件（发生错误，但未造成患者伤害）占比最高（66.38%），Ⅰ级事件（发生错误，造成患者死亡）和Ⅱ级事件（发生错误，且造成患者伤害）占比分别为0.35%和14.09%，Ⅳ级事件［错误未发生（错误隐患）（包括损害程度 A 级）］占比为 18.56%，无法确定不良事件等级的占比为 0.62%。与2021 年不良事件数据相比较，2022 年Ⅲ级事件占比略有上升，Ⅰ级、Ⅱ级和Ⅳ级事件占比有所下降。

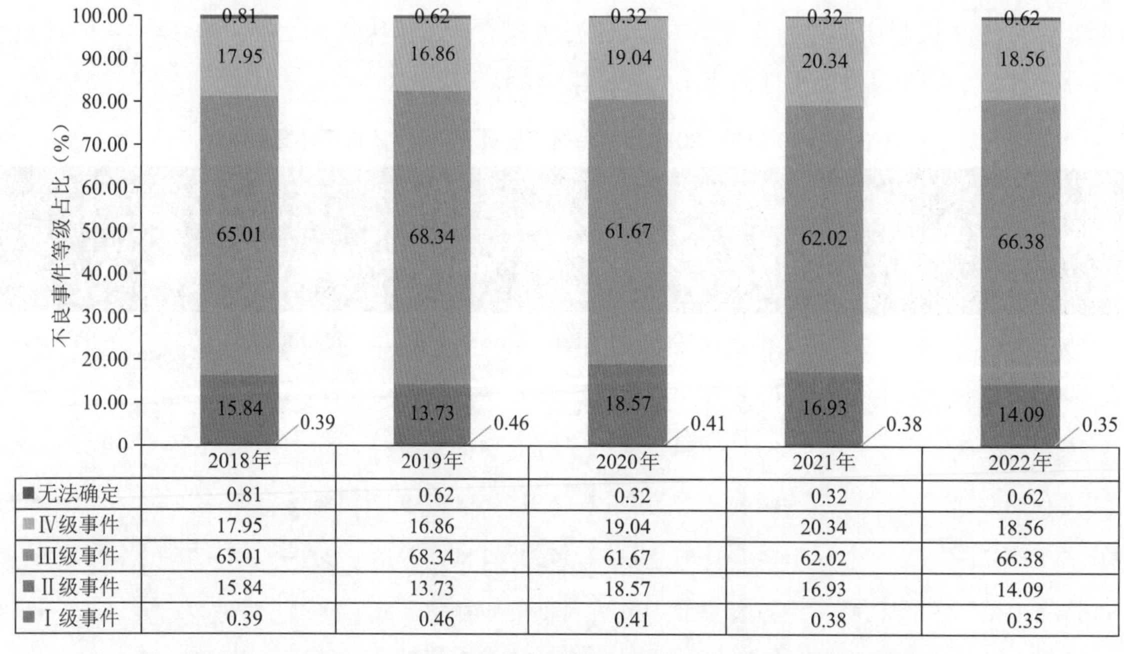

	2018年	2019年	2020年	2021年	2022年
■无法确定	0.81	0.62	0.32	0.32	0.62
■Ⅳ级事件	17.95	16.86	19.04	20.34	18.56
■Ⅲ级事件	65.01	68.34	61.67	62.02	66.38
■Ⅱ级事件	15.84	13.73	18.57	16.93	14.09
■Ⅰ级事件	0.39	0.46	0.41	0.38	0.35

图 3-3-3-1　2018—2022 年平台医疗质量（安全）不良事件等级占比情况

（三）不良事件轻重程度分级

从不良事件给患者造成损害的程度分级情况来看（表 3-3-3-2），2022 年排名前 3 位的为不良事件累及患者但没有造成伤害（C 级，9521 例，31.06%），不良事件累及患者需要进行监测以确保患者不被伤害或需通过干预阻止伤害发生（D 级，6778 例，22.11%），客观环境或条件可能引发不良事件（不良事件隐患）（A 级，5689 例，18.56%）。

其中，2022 年不良事件造成患者伤害并需要治疗或者干预，甚至造成死亡（E ～ I 级）的例数为 4427 例（14.44%），较 2021 年占比有所下降；不良事件未发生或未给患者造成伤害（A ～ D 级）的例数为 26 038 例（84.94%），较 2021 年占比上升。

表 3-3-3-2　2018—2022 年平台医疗质量（安全）不良事件造成损害程度分级

事件等级	轻重程度	2018 年		2019 年		2020 年		2021 年		2022 年		2022 年较 2021 年变化
		例数	占比（%）	例数	占比（%）	例数	占比（%）	例数	占比（%）	例数	占比（%）	
Ⅳ级事件	A 级	1112	17.95	1146	16.86	1269	19.04	4432	20.34	5689	18.56	▼−1.79
Ⅲ级事件	B 级	837	13.51	1097	16.14	1013	15.20	2646	12.15	4050	13.21	▲1.07
	C 级	2348	37.91	2478	36.46	2194	32.92	6748	30.98	9521	31.06	▲0.08
	D 级	842	13.59	1070	15.74	903	13.55	4118	18.90	6778	22.11	▲3.21
Ⅱ级事件	E 级	845	13.64	789	11.61	1015	15.23	2868	13.17	3259	10.63	▼−2.53
	F 级	112	1.81	112	1.65	201	3.02	736	3.38	946	3.09	▼−0.29
	G 级	6	0.10	3	0.04	2	0.03	11	0.05	21	0.07	▲0.02
	H 级	18	0.29	29	0.43	20	0.30	74	0.34	93	0.30	▼−0.04
Ⅰ级事件	Ⅰ级	24	0.39	31	0.46	27	0.41	82	0.38	108	0.35	▼−0.02
无法确定		50	0.81	42	0.62	21	0.32	70	0.32	190	0.62	▲0.30
总计		6194	100.00	6797	100.00	6665	100.00	21 785	100.00	30 655	100.00	–

（四）不良事件发生后处置方式

各级各类医院不良事件发生后的处置方式情况（图 3-3-3-2），2022 年占比最高的是“对症处置”（45.10%），“无需处置”占 30.00%，需要进行“紧急救治”占 2.76%，但仍有 22.14% 无法确定不良事件发生后的处置方式，2022 年“无法确定不良事件发生后的处置方式”的选择构成比与 2021 年（33.65%）相比有所下降。

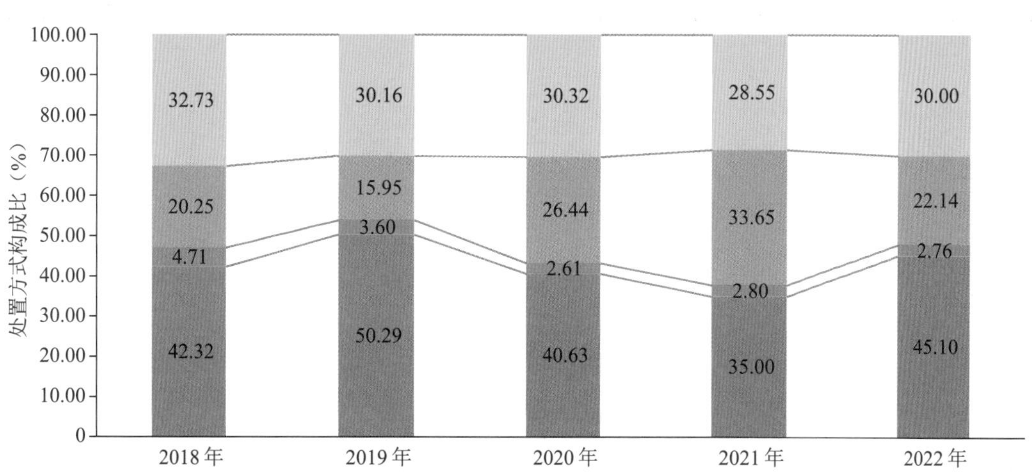

图 3-3-3-2　2018—2022 年平台医疗质量（安全）不良事件发生后的处置方式构成比情况

（五）不良事件涉及人数

对不良事件发生涉及人数情况进行分析发现，2022 年涉及 1 人的占 69.22%，涉及 2 人的占 5.72%，涉及 3 人的占 2.19%；除涉及人数“不明”外，不良事件涉及人数超过 3 人以上的占 1.70%；涉及人数“不明”占 21.71%，较 2021 年（32.70%）有所下降（表 3-3-3-3）。2022 年不良事件等级情况与涉及人数分析如表 3-3-3-4 所示。

表 3-3-3-3　2018—2022 年平台医疗质量（安全）不良事件发生涉及人数

涉及人数	2018 年		2019 年		2020 年		2021 年		2022 年		2022 年较 2021 年变化
	例数	占比（%）	例数	占比（%）	例数	占比（%）	例数	占比（%）	例数	占比（%）	
1 人	4412	71.23	4899	72.08	4192	62.90	12 747	58.51	21 218	69.22	▲10.70
2 人	390	6.30	429	6.31	430	6.45	1134	5.21	1753	5.72	▲0.51
3 人	244	3.94	237	3.49	175	2.63	432	1.98	672	2.19	▲0.21
4 人	77	1.24	62	0.91	63	0.95	173	0.79	256	0.84	▲0.04
5 人	46	0.74	60	0.88	20	0.30	78	0.36	114	0.37	▲0.01
6 人	56	0.90	40	0.59	47	0.71	27	0.12	52	0.17	▲0.05
7 人	7	0.11	12	0.18	2	0.03	14	0.06	16	0.05	▼−0.01
8 人	4	0.06	21	0.31	3	0.05	7	0.03	8	0.03	▼−0.01
9 人	2	0.03	2	0.03	1	0.02	8	0.04	5	0.02	▼−0.02
10 人		0.00	2	0.03		0.00	5	0.02	11	0.04	▲0.01
＞10 人	24	0.39	20	0.29	18	0.27	36	0.17	60	0.20	▲0.03
不明	932	15.05	1013	14.90	1714	25.72	7124	32.70	6490	21.17	▼−11.53
总计	6194	100.00	6797	100.00	6665	100.00	21 785	100.00	30 655	100.00	–

表 3-3-3-4　2022 年平台医疗质量（安全）不良事件等级情况与涉及人数分析

涉及人数	Ⅰ级事件		Ⅱ级事件		Ⅲ级事件		Ⅳ级事件		无法确定		合计	
	例数	占比（%）	例数	占比（%）	例数	占比（%）	例数	占比（%）	例数	占比（%）	例数	占比（%）
1 人	81	0.38	3237	15.26	14 589	68.76	3186	15.02	125	0.59	21 218	69.22
2 人	8	0.46	231	13.18	1300	74.16	203	11.58	11	0.63	1753	5.72
3 人	3	0.45	85	12.65	477	70.98	106	15.77	1	0.15	672	2.19
4 人	4	1.56	37	14.45	170	66.41	44	17.19	1	0.39	256	0.84
5 人	2	1.75	9	7.89	82	71.93	21	18.42	0	0.00	114	0.37
6 人	1	1.92	6	11.54	42	80.77	3	5.77	0	0.00	52	0.17
7 人	1	6.25	1	6.25	12	75.00	2	12.50	0	0.00	16	0.05
8 人	1	12.50	0	0.00	6	75.00	1	12.50	0	0.00	8	0.03
9 人	0	0.00	1	20.00	4	80.00	0	0.00	0	0.00	5	0.02
10 人	0	0.00	3	27.27	8	72.73	0	0.00	0	0.00	11	0.04
＞10 人	1	1.67	3	5.00	23	38.33	31	51.67	2	3.33	60	0.20
不明	6	0.09	701	10.80	3643	56.13	2090	32.20	50	0.77	6490	21.17
总计	108	0.35	4314	14.07	20 356	66.40	5687	18.55	190	0.62	30 655	100.00

（六）不良事件造成的损害

不良事件的发生给患者造成的损害如表 3-3-3-5 所示，2022 年对患者未造成任何损害的占比最高（42.30%），其次为无法确定是否对患者造成损害（38.40%），对患者造成皮肤黏膜功能损害的占比排第 3 位（10.56%），其他功能损害占比较小，共占 8.75%。

2022 年与 2021 年比，功能损害占比增长最多的前 3 位为无任何损害（6.41%）、精神损害（0.70%）、神经系统功能损害（0.15%）。值得关注的是，精神损害、神经系统功能损害近 5 年占比呈波动上升趋势。各医院除了注意识别不良事件带来的功能损害，减少“无法确定”损害的填报外，还应关注不良事件带来的心理、精神及神经系统损害，采取心理疏导等有效治疗措施，降低对患者的损害程度（表 3-3-3-5）。不良事件等级情况与功能损害类别分析如表 3-3-3-6 所示。

表 3-3-3-5 2018—2022 年平台医疗质量（安全）不良事件给患者造成的损害

功能损害类别	2018 年		2019 年		2020 年		2021 年		2022 年		2022 年较 2021 年变化
	例数	占比（%）	例数	占比（%）	例数	占比（%）	例数	占比（%）	例数	占比（%）	
无任何损害	2928	47.27	3146	46.29	2477	37.16	7819	35.89	12 968	42.30	▲6.41
皮肤黏膜功能损害	694	11.20	838	12.33	940	14.10	2461	11.30	3236	10.56	▼-0.74
神经系统功能损害	64	1.03	106	1.56	110	1.65	287	1.32	450	1.47	▲0.15
呼吸系统功能损害	80	1.29	161	2.37	86	1.29	277	1.27	372	1.21	▼-0.06
心血管系统功能损害	57	0.92	98	1.44	136	2.04	250	1.15	368	1.20	▲0.05
下肢功能损害	74	1.19	89	1.31	128	1.92	239	1.10	313	1.02	▼-0.08
精神损害	12	0.19	30	0.44	43	0.65	65	0.30	307	1.00	▲0.70
泌尿系统功能损害	76	1.23	63	0.93	54	0.81	147	0.67	243	0.79	▲0.12
上肢功能损害	45	0.73	41	0.60	50	0.75	121	0.56	186	0.61	▲0.05
意识损害	26	0.42	43	0.63	24	0.36	101	0.46	168	0.55	▲0.08
行走损害	33	0.53	28	0.41	31	0.47	123	0.56	153	0.50	▼-0.07
视觉损害	22	0.36	12	0.18	24	0.36	61	0.28	63	0.21	▼-0.07
痴呆 / 记忆损害	5	0.08	7	0.10	5	0.08	15	0.07	25	0.08	▲0.01
听觉损害	2	0.03	2	0.03	4	0.06	11	0.05	17	0.06	▲0.00
语言损害	4	0.06	3	0.04	5	0.08	11	0.05	16	0.05	▲0.00
无法确定	2072	33.45	2130	31.34	2548	38.23	9797	44.97	11 770	38.40	▼-6.58
总计	6194	100.00	6797	100.00	6665	100.00	21 785	100.00	30 655	100.00	-

表 3-3-3-6 2022 年平台医疗质量（安全）不良事件等级情况与功能损害类别分析

功能损害类别	Ⅰ级事件		Ⅱ级事件		Ⅲ级事件		Ⅳ级事件		无法确定		合计	
	例数	占比（%）	例数	占比（%）	例数	占比（%）	例数	占比（%）	例数	占比（%）	例数	占比（%）
无任何损害	2	0.02	341	2.63	9571	73.80	3020	23.29	34	0.26	12 968	42.30
皮肤黏膜功能损害	0	0.00	1111	34.33	2074	64.09	44	1.36	7	0.22	3236	10.56

续表

功能损害类别	Ⅰ级事件		Ⅱ级事件		Ⅲ级事件		Ⅳ级事件		无法确定		合计	
	例数	占比（%）	例数	占比（%）	例数	占比（%）	例数	占比（%）	例数	占比（%）	例数	占比（%）
神经系统功能损害	5	1.11	154	34.22	264	58.67	26	5.78	1	0.22	450	1.47
呼吸系统功能损害	4	1.08	131	35.22	225	60.48	12	3.23	0	0.00	372	1.21
心血管系统功能损害	16	4.35	160	43.48	166	45.11	20	5.43	6	1.63	368	1.20
下肢功能损害	1	0.32	210	67.09	95	30.35	6	1.92	1	0.32	313	1.02
精神损害	1	0.33	56	18.24	229	74.59	21	6.84	0	0.00	307	1.00
泌尿系统功能损害	1	0.41	92	37.86	140	57.61	9	3.70	1	0.41	243	0.79
上肢功能损害	0	0.00	126	67.74	45	24.19	15	8.06	0	0.00	186	0.61
意识损害	14	8.33	69	41.07	76	45.24	7	4.17	2	1.19	168	0.55
行走损害	1	0.65	89	58.17	54	35.29	8	5.23	1	0.65	153	0.50
视觉损害	0	0.00	31	49.21	25	39.68	7	11.11	0	0.00	63	0.21
痴呆 / 记忆损害	0	0.00	6	24.00	16	64.00	3	12.00	0	0.00	25	0.08
听觉损害	0	0.00	3	17.65	11	64.71	3	17.65	0	0.00	17	0.06
语言损害	0	0.00	6	37.50	8	50.00	2	12.50	0	0.00	16	0.05
无法确定	63	0.54	1729	14.69	7357	62.51	2484	21.10	137	1.16	11 770	38.40
总计	108	0.35	4314	14.07	20 356	66.40	5687	18.55	190	0.62	30 655	100.00

二、医疗质量（安全）不良事件发生情况

（一）不良事件发生时患者所处服务时段

2022 年各类不良事件发生时患者所处服务时段见表 3-3-3-7。

1. 药品不良反应类不良事件

7523 例药品不良反应类不良事件发生时患者所处服务时段数据显示，排名前 3 位的为“住院”（47.37%）、“服务项目不明”（28.31%）及“药品治疗”（14.74%）。

2. 安全管理及意外伤害类不良事件

5405 例其他安全管理及意外伤害事件类不良事件发生时患者所处服务时段数据显示，排名前 3 位的为“住院”（45.75%）、“服务项目不明”（31.08%）及“门诊”（7.81%）。

3. 临床护理与管理类不良事件

2586 例临床护理与管理类不良事件发生时患者所处服务时段数据显示，排名前 3 位的为“住院”（62.30%）、“服务项目不明”（15.16%）及“门诊”（4.29%）。

4. 药品使用与管理类不良事件

2535 例药品使用与管理类不良事件发生时患者所处服务时段数据显示，排名前 3 位的为“住院”（46.79%）、“服务项目不明”（19.53%）及“药品治疗”（17.28%）。

5. 设备器械使用与管理类不良事件

2763 例设备器械使用与管理类不良事件发生时患者所处服务时段数据显示，排名前 3 位的为“服务项目不明”（38.80%）、“住院”（30.26%）及“手术”（6.44%）。

表 3-3-3-7　2022 年平台各类医疗质量（安全）不良事件发生时患者所处服务时段

服务项目类型	药品不良反应类		安全管理及意外伤害事件类		临床护理与管理类		药品使用与管理类		设备器械使用与管理类	
	例数	占比（%）	例数	占比（%）	例数	占比（%）	例数	占比（%）	例数	占比（%）
住院	3564	47.37	2473	45.75	1611	62.30	1186	46.79	836	30.26
服务项目不明	2130	28.31	1680	31.08	392	15.16	495	19.53	1072	38.80
药品治疗	1109	14.74	21	0.39	55	2.13	438	17.28	19	0.69
门诊	361	4.80	422	7.81	111	4.29	258	10.18	177	6.41
输液注射	124	1.65	52	0.96	71	2.75	63	2.49	129	4.67
清扫	70	0.93	11	0.20	1	0.04	0	0.00	1	0.04
医技检查	63	0.84	121	2.24	42	1.62	8	0.32	68	2.46
急诊	41	0.54	101	1.87	29	1.12	0	0.00	37	1.34
分娩	12	0.16	27	0.50	16	0.62	5	0.20	5	0.18
介入诊疗（导管）	12	0.16	12	0.22	8	0.31	4	0.16	15	0.54
其他	10	0.13	151	2.79	24	0.93	10	0.39	93	3.37
镇痛	7	0.09	0	0.00	0	0.00	3	0.12	4	0.14
留观	7	0.09	6	0.11	3	0.12	9	0.36	5	0.18
麻醉	7	0.09	4	0.07	2	0.08	10	0.39	17	0.62
有创操作	3	0.04	24	0.44	8	0.31	1	0.04	22	0.80
康复针灸按摩	1	0.01	38	0.70	28	1.08	2	0.08	22	0.80
口腔治疗	1	0.01	14	0.26	4	0.15	0	0.00	9	0.33
口腔护理	1	0.01	1	0.02	2	0.08	0	0.00	5	0.18
手术	0	0.00	139	2.57	57	2.20	23	0.91	178	6.44
公共服务设施	0	0.00	39	0.72	2	0.08	19	0.75	6	0.22
采集标本	0	0.00	35	0.65	99	3.83	0	0.00	33	1.19
转运	0	0.00	15	0.28	3	0.12	0	0.00	1	0.04
卫生间	0	0.00	8	0.15	4	0.15	0	0.00	0	0.00
输血	0	0.00	7	0.13	6	0.23	0	0.00	7	0.25
计划免疫	0	0.00	3	0.06	8	0.31	1	0.04	2	0.07
洗浴	0	0.00	1	0.02	0	0.00	0	0.00	0	0.00
总计	7523	100.00	5405	100.00	2586	100.00	2535	100.00	2763	100.00

6. 不良事件发生时患者所处服务时段与各不良事件等级分布情况

不良事件等级情况与服务项目分析如表 3-3-3-8 所示。

表 3-3-3-8 2022 年平台医疗质量（安全）不良事件等级情况与服务项目分析

服务项目类型	Ⅰ级事件		Ⅱ级事件		Ⅲ级事件		Ⅳ级事件		无法确定		合计	
	例数	占比（%）	例数	占比（%）	例数	占比（%）	例数	占比（%）	例数	占比（%）	例数	占比（%）
住院	80	0.53	2308	15.21	10 492	69.15	2204	14.53	88	0.58	15 172	49.49
门诊	0	0.00	102	6.08	1179	70.22	389	23.17	9	0.54	1679	5.48
药品治疗	0	0.00	358	21.42	1244	74.45	68	4.07	1	0.06	1671	5.45
手术	6	0.45	412	30.91	713	53.49	197	14.78	5	0.38	1333	4.35
医技检查	7	0.79	70	7.89	593	66.85	214	24.13	3	0.34	887	2.89
输液注射	0	0.00	35	7.01	397	79.56	66	13.23	1	0.20	499	1.63
其他	1	0.26	30	7.94	246	65.08	98	25.93	3	0.79	378	1.23
输血	0	0.00	26	7.54	257	74.49	62	17.97	0	0.00	345	1.13
采集标本	0	0.00	3	0.88	306	89.74	32	9.38	0	0.00	341	1.11
急诊	3	0.91	32	9.67	207	62.54	85	25.68	4	1.21	331	1.08
康复针灸按摩	0	0.00	40	22.10	127	70.17	14	7.73	0	0.00	181	0.59
口腔治疗	0	0.00	11	6.96	129	81.65	18	11.39	0	0.00	158	0.52
介入诊疗（导管）	1	0.72	38	27.34	88	63.31	12	8.63	0	0.00	139	0.45
分娩	0	0.00	24	17.39	90	65.22	24	17.39	0	0.00	138	0.45
无法确定	0	0.00	11	8.66	75	59.06	41	32.28	0	0.00	127	0.41
麻醉	0	0.00	19	17.43	79	72.48	11	10.09	0	0.00	109	0.36
有创操作	1	1.00	18	18.00	68	68.00	10	10.00	3	3.00	100	0.33
卫生间	0	0.00	27	33.75	51	63.75	1	1.25	1	1.25	80	0.26
公共服务设施	0	0.00	10	16.67	21	35.00	29	48.33	0	0.00	60	0.20
留观	0	0.00	3	6.82	33	75.00	8	18.18	0	0.00	44	0.14
转运	0	0.00	3	10.71	19	67.86	6	21.43	0	0.00	28	0.09
镇痛	0	0.00	2	11.11	13	72.22	3	16.67	0	0.00	18	0.06
清扫	0	0.00	0	0.00	13	81.25	3	18.75	0	0.00	16	0.05
计划免疫	0	0.00	1	6.67	10	66.67	4	26.67	0	0.00	15	0.05
口腔护理	0	0.00	1	7.14	8	57.14	5	35.71	0	0.00	14	0.05
洗浴	0	0.00	0	0.00	4	66.67	2	33.33	0	0.00	6	0.02
服务项目不明	9	0.13	730	10.76	3894	57.38	2081	30.67	72	1.06	6786	22.14
总计	108	0.35	4314	14.07	20 356	66.40	5687	18.55	190	0.62	30 655	100.00

（二）不良事件发生时间

平台收集关于不良事件发生时间包括工作日和节假日。2018—2022 年不良事件发生在节假日的数量均逐年增长，除 2020 年为 366 天外，其余年份均为 365 天，其中工作日分别为 250、247、248、247 及 248 天，分别计算工作日及节假日中每天发生不良事件例数，2018 年及 2019 年工作日平均每天发生不良事件例数略高于节假日，2020—2022 年节假日平均每天发生不良事件例数明显高于工作日，在 2021 年特别突出（节假日 79.71 例 / 天，工作日 50.47 例 / 天）。数据提示应特别关注节假日不良事件的发生，加强节假日不良事件的预防与管理（图 3-3-3-3）。

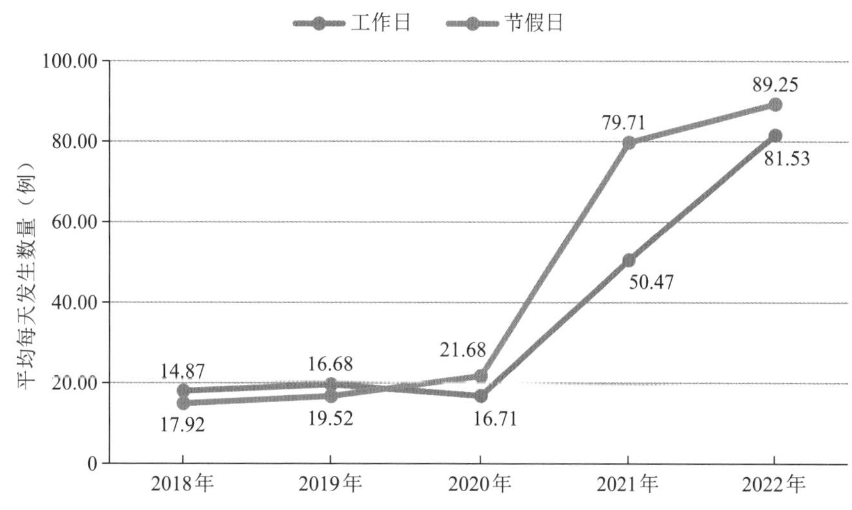

图 3-3-3-3　2018—2022 年平台医疗质量（安全）不良事件发生时间分布

2022 年在不同不良事件等级中，Ⅲ级事件每工作日及每节假日发生不良事件例数均最多（54.33 例 / 工作日，58.87 例 / 节假日），Ⅳ级事件次之（15.00 例 / 工作日，16.84 例 / 节假日）。Ⅱ级、Ⅲ级、Ⅳ级事件的节假日日均例数均高于工作日日均例数。Ⅰ级事件工作日与节假日日均例数基本持平（0.30 例 / 工作日，0.28 例 / 节假日）。

2022 年在Ⅲ级事件中，药物不良反应事件发生在节假日日均例数明显高于工作日（14.06 例 / 工作日，23.85 例 / 节假日），设备器械使用与管理类发生在工作日日均例数明显高于节假日（4.56 例 / 工作日，2.70 例 / 节假日）。

2022 年在Ⅳ级事件中，其他安全管理及意外伤害事件类发生在节假日日均例数明显高于工作日（4.96 例 / 工作日，8.41 例 / 节假日），临床护理与管理类发生在节假日日均例数略高于工作日（1.16 例 / 工作日，1.34 例 / 节假日），设备器械使用与管理类发生在节假日日均例数略低于工作日（3.72 例 / 工作日，2.43 例 / 节假日），药物不良反应事件、药品使用与管理类、跌倒坠床事件类等工作日与节假日日均例数基本持平。

2022 年在Ⅱ级事件中，药物不良反应事件发生在节假日日均例数明显高于工作日（2.26 例 / 工作日，3.53 例 / 节假日），其他安全管理及意外伤害事件类（1.37 例 / 工作日，1.58 例 / 节假日）、设备器械使用与管理类（0.14 例 / 工作日，0.17 例 / 节假日）、跌倒坠床事件类（2.14 例 / 工作日，2.55 例 / 节假日）发生在节假日日均例数略高于工作日，临床护理与管理类（0.76 例 / 工作日，0.72 例 / 节假日）发生在节假日日均例数略低于工作日（表 3-3-3-9）。

表 3-3-3-9　2022 年平台医疗质量（安全）不良事件等级情况与发生时间分析

不良事件名称	Ⅰ级事件（例）		Ⅱ级事件（例）		Ⅲ级事件（例）		Ⅳ级事件（例）		无法确定（例）		不同等级不良事件趋势	
	每工作日	每节假日	每工作日	每节假日	每工作日	每节假日	每工作日	每节假日	每工作日	每节假日	每工作日	每节假日
药物不良反应事件	0.00	0.00	2.26	3.53	14.06	23.85	0.60	0.62	0.18	0.15		
其他安全管理及意外伤害事件类	0.19	0.20	1.37	1.58	7.43	6.11	4.96	8.41	0.12	0.11		
设备器械使用与管理类	0.00	0.00	0.14	0.17	4.56	2.70	3.72	2.43	0.18	0.03		
跌倒坠床事件类	0.01	0.00	2.14	2.55	4.64	4.88	0.22	0.24	0.01	0.01		
临床护理与管理类	0.01	0.00	0.76	0.72	5.31	4.67	1.16	1.34	0.01	0.01		
药品使用与管理类	0.00	0.00	0.87	0.69	4.51	4.66	1.58	1.50	0.03	0.01		
治疗与处置使用与管理类	0.07	0.04	0.87	0.62	2.90	3.00	0.71	0.78	0.01	0.01		
导管使用与管理类	0.00	0.01	0.34	0.43	4.11	3.65	0.19	0.13	0.00	0.00		
医技检查使用与管理类	0.00	0.00	0.10	0.05	3.01	2.16	1.08	0.72	0.02	0.02		
手术使用与管理类	0.01	0.01	1.56	1.46	1.16	0.85	0.35	0.24	0.00	0.02		
输血使用与管理类	0.00	0.00	0.12	0.15	1.17	1.22	0.35	0.26	0.00	0.00		
住院压疮事件类	0.00	0.00	0.53	0.65	0.81	0.61	0.04	0.08	0.02	0.01		
输液反应事件类	0.00	0.00	0.14	0.17	0.35	0.32	0.01	0.02	0.00	0.00		
麻醉使用与管理类	0.00	0.01	0.08	0.07	0.24	0.16	0.02	0.03	0.00	0.00		
体内假体装置植入物和移植物事件	0.00	0.00	0.03	0.03	0.04	0.01	0.00	0.00	0.00	0.00		
院内患者自杀	0.00	0.01	0.00	0.02	0.01	0.00	0.02	0.03	0.00	0.00		
住院患者丢失	0.00	0.00	0.00	0.00	0.02	0.03	0.01	0.00	0.00	0.00		
院内非预期心跳停止	0.01	0.01	0.00	0.00	0.00	0.01	0.00	0.00	0.00	0.00		
总计	0.30	0.28	11.32	12.89	54.33	58.87	15.00	16.84	0.59	0.37		

（三）不良事件发生地点

平台收集的不良事件发生地点主要包括门诊、急诊、普通病房（含病房、走廊、浴室、护理站等病房所涵盖的区域）、高危服务区域（手术室、介入室、分娩室与血液透析室等）、重症诊疗单元（ICU、CCU、RCU、血液透析中心）、日间诊疗单元（手术室、肿瘤化疗室等）、医技科室、公共活动区、其他服务区域及不明服务地点。

2022 年不良事件发生地点，排名前 3 位的为“普通病房”（58.92%）、“不明”（19.94%）及“门诊”（6.60%）。发生地点“不明”的构成比较 2020 年（25.22%）、2021 年（31.75%）略有下降。

较 2021 年比不良事件发生地点构成比上升的有 8 项，其中上升最快的是“普通病房”（8.03%），其次是“门诊”（1.98%）。各发生地点构成比下降的有 2 项，其中下降最快的是“不明”（–11.81%），其次是“公共活动区”（–0.09%），详见表 3-3-3-10。不良事件等级情况与发生地点分析如表 3-3-3-11 所示。

表 3-3-3-10 2018—2022 年平台医疗质量（安全）不良事件发生地点

发生地点	2018 年		2019 年		2020 年		2021 年		2022 年		2022 年较 2021 年变化
	例数	占比（%）	例数	占比（%）	例数	占比（%）	例数	占比（%）	例数	占比（%）	
普通病房	3717	60.01	4242	62.41	3652	54.79	11 088	50.90	18 063	58.92	▲8.03
不明	1011	16.32	963	14.17	1681	25.22	6916	31.75	6112	19.94	▼-11.81
门诊	314	5.07	536	7.89	352	5.28	1006	4.62	2024	6.60	▲1.98
医技科室	378	6.10	257	3.78	224	3.36	728	3.34	1174	3.83	▲0.49
高危服区域	197	3.18	239	3.52	227	3.41	601	2.76	1005	3.28	▲0.52
重症诊疗单元	241	3.89	281	4.13	257	3.86	661	3.03	963	3.14	▲0.11
急诊	105	1.70	86	1.27	74	1.11	228	1.05	459	1.50	▲0.45
其他服务区域	112	1.81	91	1.34	76	1.14	232	1.06	397	1.30	▲0.23
公共活动区	55	0.89	70	1.03	75	1.13	215	0.99	276	0.90	▼-0.09
日间诊疗单元	64	1.03	32	0.47	47	0.71	110	0.50	182	0.59	▲0.09
总计	6194	100.00	6797	100.00	6665	100.00	21 785	100.00	30 655	100.00	-

表 3-3-3-11 2022 年平台医疗质量（安全）不良事件等级情况与发生地点分析

发生地点	Ⅰ级事件		Ⅱ级事件		Ⅲ级事件		Ⅳ级事件		无法确定		合计	
	例数	占比（%）	例数	占比（%）	例数	占比（%）	例数	占比（%）	例数	占比（%）	例数	占比（%）
普通病房	73	0.40	2852	15.79	12 607	69.79	2440	13.51	91	0.50	18 063	58.92
门诊	0	0.00	126	6.23	1443	71.29	449	22.18	6	0.30	2024	6.60
医技科室	3	0.26	91	7.75	740	63.03	334	28.45	6	0.51	1174	3.83
高危服务区域	6	0.60	211	21.00	628	62.49	157	15.62	3	0.30	1005	3.28
重症诊疗单元	5	0.52	135	14.02	685	71.13	135	14.02	3	0.31	963	3.14
急诊	4	0.87	40	8.71	295	64.27	114	24.84	6	1.31	459	1.50
其他服务区域	1	0.25	71	17.88	224	56.42	99	24.94	2	0.50	397	1.30
公共活动区	8	2.90	85	30.80	142	51.45	39	14.13	2	0.72	276	0.90
日间诊疗单元	0	0.00	28	15.38	117	64.29	37	20.33	0	0.00	182	0.59
未知	8	0.13	675	11.04	3475	56.86	1883	30.81	71	1.16	6112	19.94
总计	108	0.35	4314	14.07	20 356	66.40	5687	18.55	190	0.62	30 655	100.00

（四）不良事件发生科室

2022 年不良事件发生所涉及科室中除“未填”（21.09%）外，排序前 5 位的为内科（22.10%）、外科（15.60%）、妇产科（5.74%）、其他科室（5.01%）及肿瘤科（3.99%），占不良事件总例数的 52.44%。

较 2021 年比，不良事件发生所涉及科室构成比上升的有 21 项，其中上升最快的是“其他科室”（2.29%），其次是“外科”（1.41%）。各诊疗疾病状态构成比下降的有 12 项，其中下降最快的是“未填”（-8.55%），其次是“康复医学科”（-0.35%）（表 3-3-3-12）。

表 3-3-3-12　2018—2022 年平台医疗质量（安全）不良事件发生所涉及科室占比情况

涉及科室名称	2018 年		2019 年		2020 年		2021 年		2022 年		2022 年较 2021 年变化
	例数	占比（%）	例数	占比（%）	例数	占比（%）	例数	占比（%）	例数	占比（%）	
01 预防保健科	7	0.11	1	0.01	0	0.00	0	0.00	0	0.00	0.00
02 全科医疗科	32	0.52	41	0.60	63	0.95	207	0.95	379	1.24	▲0.29
03 内科	1328	21.44	1606	23.63	1515	22.73	4613	21.18	6775	22.10	▲0.93
04 外科	1104	17.82	1195	17.58	1092	16.38	3092	14.19	4783	15.60	▲1.41
05 妇产科	506	8.17	421	6.19	416	6.24	990	4.54	1759	5.74	▲1.19
07 儿科	370	5.97	425	6.25	321	4.82	875	4.02	1210	3.95	▼-0.07
08 小儿外科	41	0.66	10	0.15	12	0.18	25	0.11	26	0.08	▼-0.03
10 眼科	102	1.65	74	1.09	76	1.14	212	0.97	277	0.90	▼-0.07
11 耳鼻咽喉科	94	1.52	70	1.03	58	0.87	217	1.00	463	1.51	▲0.51
12 口腔科	38	0.61	77	1.13	78	1.17	101	0.46	263	0.86	▲0.39
13 皮肤科	35	0.57	31	0.46	37	0.56	111	0.51	144	0.47	▼-0.04
14 医疗美容科	4	0.06	2	0.03	5	0.08	10	0.05	18	0.06	▲0.01
15 精神科	137	2.21	439	6.46	75	1.13	375	1.72	738	2.41	▲0.69
16 传染科	114	1.84	149	2.19	75	1.13	242	1.11	261	0.85	▼-0.26
17 结核病科	3	0.05	2	0.03	7	0.11	32	0.15	69	0.23	▲0.08
18 地方病科	1	0.02		0.00		0.00	1	0.00	0	0.00	▼0.00
19 肿瘤科	210	3.39	205	3.02	201	3.02	769	3.53	1222	3.99	▲0.46
20 急诊医学科	105	1.70	113	1.66	101	1.52	295	1.35	500	1.63	▲0.28
21 康复医学科	125	2.02	134	1.97	124	1.86	582	2.67	713	2.33	▼-0.35
22 运动医学科	1	0.02	13	0.19	7	0.11	16	0.07	0	0.00	▼-0.07
23 职业病科	0	0.00	1	0.01	1	0.02	3	0.01	9	0.03	▲0.02
24 临终关怀科	0	0.00	0	0.00	0	0.00	0	0.00	2	0.01	▲0.01
25 特种医学与军事医学科	1	0.02	1	0.01	0	0.00	0	0.00	0	0.00	0.00
26 麻醉科	55	0.89	62	0.91	56	0.84	208	0.95	356	1.16	▲0.21
27 疼痛科	29	0.47	25	0.37	20	0.30	58	0.27	83	0.27	▲0.00
28 重症医学科	206	3.33	233	3.43	187	2.81	644	2.96	869	2.83	▼-0.12
30 医学检验科	61	0.98	80	1.18	47	0.71	140	0.64	248	0.81	▲0.17
31 病理科	16	0.26	15	0.22	7	0.11	58	0.27	72	0.23	▼-0.03
32 医学影像科	356	5.75	251	3.69	150	2.25	448	2.06	675	2.20	▲0.15
50 中医科	62	1.00	73	1.07	67	1.01	248	1.14	442	1.44	▲0.30
51 民族医学科	0	0.00	1	0.01	0	0.00	0	0.00	0	0.00	0.00
52 中西医结合科	0	0.00	1	0.01	4	0.06	42	0.19	17	0.06	▼-0.14
71 护理部（手术室）	18	0.29	5	0.07	14	0.21	0	0.00	0	0.00	0.00
72 感染科	20	0.32	25	0.37	26	0.39	83	0.38	159	0.52	▲0.14
72 药剂科	20	0.32	11	0.16	6	0.09	0	0.00	0	0.00	0.00
83 财务科	3	0.05	4	0.06	0	0.00	0	0.00	0	0.00	0.00

续表

涉及科室名称	2018 年		2019 年		2020 年		2021 年		2022 年		2022 年较 2021 年变化
	例数	占比（%）	例数	占比（%）	例数	占比（%）	例数	占比（%）	例数	占比（%）	
84 设备科	21	0.34	13	0.19	3	0.05	0	0.00	0	0.00	0.00
85 信息科	3	0.05	5	0.07	1	0.02	0	0.00	0	0.00	0.00
88 总务科	7	0.11	0	0.00	1	0.02	0	0.00	0	0.00	0.00
81 办公室（管理科室）	23	0.37	56	0.82	12	0.18	37	0.17	122	0.40	▲0.23
99 其他科室	12	0.19	1	0.01	60	0.90	593	2.72	1535	5.01	▲2.29
未填	924	14.92	926	13.62	1740	26.11	6458	29.64	6466	21.09	▼−8.55
总计	6194	100.00	6797	100.00	6665	100.00	21 785	100.00	30 655	100.00	–

针对不良事件发生所涉及科室较集中的“内科”“外科”进行详细分析，在“内科”中，主要集中在“内科”“神经内科”“心血管内科”“呼吸内科”“消化内科”，2018—2022 年呈波动性递增趋势（表 3-3-3-13）。在“外科”中，主要集中在“骨科”“普通外科”“外科”“神经外科”“泌尿外科”，2018—2022 年呈波动性递增趋势（表 3-3-3-14）。

表 3-3-3-13　2018—2022 年平台医疗质量（安全）不良事件发生在内科科室的分布情况

内科相关具体科室名称	2018 年		2019 年		2020 年		2021 年		2022 年		2022 年较 2021 年变化
	例数	占比（%）	例数	占比（%）	例数	占比（%）	例数	占比（%）	例数	占比（%）	
内科	355	26.73	568	35.37	485	32.01	1398	30.31	1877	27.70	▼−2.60
神经内科	241	18.15	283	17.62	314	20.73	878	19.03	1276	18.83	▼−0.20
心血管内科	235	17.70	276	17.19	261	17.23	814	17.65	1331	19.65	▲2.00
呼吸内科	194	14.61	254	15.82	218	14.39	833	18.06	1236	18.24	▲0.19
消化内科	173	13.03	201	12.52	225	14.85	690	14.96	1055	15.57	▲0.61
其他内科科室	130	9.79	24	1.49	12	0.79	0	0.00	0	0.00	0.00
内科科室合计	1328	100.00	1606	100.00	1515	100.00	4613	100.00	6775	100.00	–

表 3-3-3-14　2018—2022 年平台医疗质量（安全）不良事件发生在外科科室的分布情况

外科相关具体科室名称	2018 年		2019 年		2020 年		2021 年		2022 年		2022 年较 2021 年变化
	例数	占比（%）	例数	占比（%）	例数	占比（%）	例数	占比（%）	例数	占比（%）	
骨科	292	26.45	371	31.05	263	24.08	809	26.16	1443	30.17	▲4.01
普通外科	222	20.11	274	22.93	262	23.99	725	23.45	1192	24.92	▲1.47
外科	214	19.38	185	15.48	204	18.68	716	23.16	874	18.27	▼−4.88
神经外科	144	13.04	183	15.31	213	19.51	388	12.55	600	12.54	▼0.00
泌尿外科	142	12.86	147	12.30	121	11.08	411	13.29	602	12.59	▼−0.71
其他外科科室	90	8.15	35	2.93	29	2.66	43	1.39	72	1.51	▲0.11
外科科室合计	1104	100.00	1195	100.00	1092	100.00	3092	100.00	4783	100.00	–

2022年不良事件发生涉及科室，在不同等级不良事件的各构成比中，Ⅰ级事件在全科医疗科（4例，1.06%）的构成比较高。Ⅱ级事件在中西医结合科（5例，29.41%）、康复医学科（159例，22.30%）及医疗美容科（4例，22.22%）的构成比较高。Ⅲ级事件在疼痛科（66例，79.52%）的构成比较高。Ⅳ级事件在办公室（管理科室）（65例，53.28%）的构成比较高（表3-3-3-15）。

表 3-3-3-15 2022年平台医疗质量（安全）不良事件等级情况与涉及科室分析

涉及科室	Ⅰ级事件		Ⅱ级事件		Ⅲ级事件		Ⅳ级事件		无法确定		合计	
	例数	占比（%）	例数	占比（%）	例数	占比（%）	例数	占比（%）	例数	占比（%）	例数	占比（%）
03 内科	39	0.58	1120	16.53	4743	70.01	838	12.37	35	0.52	6775	22.10
04 外科	23	0.48	869	18.17	3156	65.98	707	14.78	28	0.59	4783	15.60
05 妇产科	2	0.11	214	12.17	1271	72.26	263	14.95	9	0.51	1759	5.74
19 肿瘤科	5	0.41	194	15.88	753	61.62	237	19.39	33	2.70	1222	3.99
07 儿科	0	0.00	111	9.17	927	76.61	171	14.13	1	0.08	1210	3.95
28 重症医学科	4	0.46	121	13.92	624	71.81	119	13.69	1	0.12	869	2.83
15 精神科	4	0.54	141	19.11	554	75.07	38	5.15	1	0.14	738	2.41
21 康复医学科	2	0.28	159	22.30	468	65.64	82	11.50	2	0.28	713	2.33
32 医学影像科	4	0.59	65	9.63	413	61.19	187	27.70	6	0.89	675	2.20
20 急诊医学科	3	0.60	49	9.80	358	71.60	88	17.60	2	0.40	500	1.63
11 耳鼻咽喉科	1	0.22	61	13.17	279	60.26	115	24.84	7	1.51	463	1.51
50 中医科	1	0.23	92	20.81	285	64.48	64	14.48	0	0.00	442	1.44
02 全科医疗科	4	1.06	51	13.46	265	69.92	55	14.51	4	1.06	379	1.24
26 麻醉科	1	0.28	44	12.36	240	67.42	69	19.38	2	0.56	356	1.16
10 眼科	0	0.00	45	16.25	167	60.29	60	21.66	5	1.81	277	0.90
12 口腔科	0	0.00	18	6.84	197	74.90	46	17.49	2	0.76	263	0.86
16 传染科	0	0.00	33	12.64	189	72.41	38	14.56	1	0.38	261	0.85
30 医学检验科	0	0.00	3	1.21	166	66.94	79	31.85	0	0.00	248	0.81
72 感染科	1	0.63	17	10.69	112	70.44	27	16.98	2	1.26	159	0.52
13 皮肤科	0	0.00	23	15.97	98	68.06	21	14.58	2	1.39	144	0.47
81 办公室（管理科室）	0	0.00	2	1.64	55	45.08	65	53.28	0	0.00	122	0.40
27 疼痛科	0	0.00	8	9.64	66	79.52	9	10.84	0	0.00	83	0.27
31 病理科	0	0.00	0	0.00	38	52.78	34	47.22	0	0.00	72	0.23
17 结核病科	0	0.00	7	10.14	52	75.36	10	14.49	0	0.00	69	0.23
08 小儿外科	0	0.00	4	15.38	14	53.85	8	30.77	0	0.00	26	0.08
14 医疗美容科	0	0.00	4	22.22	14	77.78	0	0.00	0	0.00	18	0.06
52 中西医结合科	0	0.00	5	29.41	12	70.59	0	0.00	0	0.00	17	0.06
23 职业病科	0	0.00	0	0.00	7	77.78	2	22.22	0	0.00	9	0.03
24 临终关怀科	0	0.00	0	0.00	1	50.00	1	50.00	0	0.00	2	0.01
99 其他科室	1	0.07	114	7.43	974	63.45	439	28.60	7	0.46	1535	5.01
未填	13	0.20	740	11.44	3858	59.67	1815	28.07	40	0.62	6466	21.09
总计	108	0.35	4314	14.07	20 356	66.40	5687	18.55	190	0.62	30 655	100.00

（五）不良事件发生时患者所处的诊疗疾病状态

2022 年不良事件发生时患者所处的诊疗疾病状态中除“不明”疾病状态（32.91%）外，排序前 5 位的为呼吸系统疾病（9.87%）、消化系统疾病（8.12%）、神经系统疾病（7.52%）、肌肉骨骼系统和结缔组织疾病（6.64%）及肿瘤（6.36%），约占不良事件总例数的 38.51%。

与 2021 年相比，不良事件发生时患者所处诊疗疾病状态构成比上升的有 15 项，其中上升最快的是“消化系统疾病”（2.46%），其次是“呼吸系统疾病”（1.06%）。各诊疗疾病状态构成比下降的有 6 项，其中下降最快的是“不明”诊断状态（-8.36%），其次是“血液、造血器官及免疫疾病”“影响健康状态和与保健机构接触因素”（-0.13%）（表 3-3-3-16）。不良事件等级情况与疾病诊断状态分析如表 3-3-3-17 所示。

表 3-3-3-16　2018—2022 年平台医疗质量（安全）不良事件发生时患者所处的诊疗疾病状态

疾病诊断状态	2018 年		2019 年		2020 年		2021 年		2022 年		2022 年较 2021 年变化
	例数	占比（%）	例数	占比（%）	例数	占比（%）	例数	占比（%）	例数	占比（%）	
不明	1905	30.76	1639	24.11	2286	34.30	8991	41.27	10 090	32.91	▼-8.36
呼吸系统疾病	670	10.82	899	13.23	585	8.78	1921	8.82	3027	9.87	▲1.06
消化系统疾病	311	5.02	393	5.78	375	5.63	1234	5.66	2490	8.12	▲2.46
神经系统疾病	509	8.22	486	7.15	583	8.75	1623	7.45	2306	7.52	▲0.07
肌肉骨骼系统和结缔组织疾病	363	5.86	496	7.30	445	6.68	1276	5.86	2036	6.64	▲0.78
肿瘤	422	6.81	455	6.69	438	6.57	1197	5.49	1950	6.36	▲0.87
循环系统疾病	322	5.20	416	6.12	365	5.48	1119	5.14	1868	6.09	▲0.96
泌尿生殖系统疾病	343	5.54	383	5.63	385	5.78	999	4.59	1516	4.95	▲0.36
妊娠、分娩和产褥期	309	4.99	256	3.77	235	3.53	610	2.80	931	3.04	▲0.24
精神和行为障碍	201	3.25	537	7.90	97	1.46	441	2.02	895	2.92	▲0.90
内分泌、营养和代谢疾病	146	2.36	177	2.60	230	3.45	532	2.44	847	2.76	▲0.32
血液、造血器官及免疫疾病	132	2.13	148	2.18	152	2.28	439	2.02	579	1.89	▼-0.13
皮肤和皮下组织疾病	88	1.42	89	1.31	130	1.95	317	1.46	444	1.45	▼-0.01
损伤、中毒和外因的某些其他后果	128	2.07	84	1.24	80	1.20	257	1.18	428	1.40	▲0.22
传染病和寄生虫病	111	1.79	140	2.06	99	1.49	280	1.29	358	1.17	▼-0.12
眼和附属器疾病	101	1.63	86	1.27	84	1.26	224	1.03	324	1.06	▲0.03
症状、体征和临床与实验室异常所见	37	0.60	37	0.54	16	0.24	113	0.52	264	0.86	▲0.34
耳和乳突疾病	47	0.76	36	0.53	40	0.60	89	0.41	165	0.54	▲0.13
影响健康状态和与保健机构接触因素	38	0.61	22	0.32	31	0.47	87	0.40	83	0.27	▼-0.13
起源于围生期的某些情况	6	0.10	9	0.13	3	0.05	25	0.11	43	0.14	▲0.03
先天性畸形、变形和染色体异常	5	0.08	9	0.13	6	0.09	11	0.05	11	0.04	▼-0.01
总计	6194	100.00	6797	100.00	6665	100.00	21 785	100.00	30 655	100.00	-

表 3-3-3-17 2022 年平台医疗质量（安全）不良事件等级情况与疾病诊断状态分析

疾病诊断状态	Ⅰ级事件		Ⅱ级事件		Ⅲ级事件		Ⅳ级事件		无法确定		合计	
	例数	占比（%）	例数	占比（%）	例数	占比（%）	例数	占比（%）	例数	占比（%）	例数	占比（%）
呼吸系统疾病	11	0.36	431	14.24	2252	74.40	324	10.70	9	0.30	3027	9.87
消化系统疾病	14	0.56	424	17.03	1748	70.20	295	11.85	9	0.36	2490	8.12
神经系统疾病	13	0.56	410	17.78	1624	70.42	254	11.01	5	0.22	2306	7.52
肌肉骨骼系统和结缔组织疾病	12	0.59	407	19.99	1345	66.06	266	13.06	6	0.29	2036	6.64
肿瘤	16	0.82	295	15.13	1251	64.15	352	18.05	36	1.85	1950	6.36
循环系统疾病	11	0.59	345	18.47	1266	67.77	237	12.69	9	0.48	1868	6.09
泌尿生殖系统疾病	2	0.13	230	15.17	1094	72.16	187	12.34	3	0.20	1516	4.95
妊娠、分娩和产褥期	1	0.11	102	10.96	647	69.50	180	19.33	1	0.11	931	3.04
精神和行为障碍	4	0.45	158	17.65	667	74.53	65	7.26	1	0.11	895	2.92
内分泌、营养和代谢疾病	0	0.00	113	13.34	627	74.03	103	12.16	4	0.47	847	2.76
血液、造血器官及免疫疾病	5	0.86	98	16.93	399	68.91	75	12.95	2	0.35	579	1.89
皮肤和皮下组织疾病	2	0.45	83	18.69	306	68.92	48	10.81	5	1.13	444	1.45
损伤、中毒和外因的某些其他后果	2	0.47	89	20.79	256	59.81	78	18.22	3	0.70	428	1.40
传染病和寄生虫病	1	0.28	27	7.54	287	80.17	41	11.45	2	0.56	358	1.17
眼和附属器疾病	0	0.00	55	16.98	202	62.35	63	19.44	4	1.23	324	1.06
症状、体征和临床与实验室异常所见	2	0.76	31	11.74	190	71.97	40	15.15	1	0.38	264	0.86
耳和乳突疾病	0	0.00	23	13.94	104	63.03	34	20.61	4	2.42	165	0.54
影响健康状态和与保健机构接触因素	0	0.00	3	3.61	60	72.29	20	24.10	0	0.00	83	0.27
起源于围生期的某些情况	0	0.00	5	11.63	32	74.42	6	13.95	0	0.00	43	0.14
先天性畸形、变形和染色体异常	0	0.00	1	9.09	4	36.36	6	54.55	0	0.00	11	0.04
不明	12	0.12	984	9.75	5995	59.42	3013	29.86	86	0.85	10 090	32.91
总计	108	0.35	4314	14.07	20 356	66.40	5687	18.55	190	0.62	30 655	100.00

三、医疗质量（安全）不良事件发生当事人的情况

（一）当事人岗位情况

2022 年平台上报关于不良事件发生时当事人岗位，排序最多的为护士（44.30%），其次为医师（41.96%）及药剂人员（5.25%），在其他人员中，包括其他人员、检验人员、护士长、影像人员等共计 13 类，共占比 8.50%。

较 2021 年不良事件发生当事人岗位构成比上升的有 3 项，其中上升最快的是“医师”（3.63%），其次是“药剂人员”（1.04%）。各岗位构成比下降的有 1 项，其中下降最快的是“护士”（-4.98%）（表 3-3-3-18）。

表 3-3-3-18　2018-2022 年平台医疗质量（安全）不良事件当事人岗位

当事人岗位	2018 年		2019 年		2020 年		2021 年		2022 年		2022 年较 2021 年变化
	例数	占比（%）	例数	占比（%）	例数	占比（%）	例数	占比（%）	例数	占比（%）	
护士	3321	53.62	3373	49.62	3374	50.62	10 735	49.28	13 579	44.30	▼-4.98
医师	2114	34.13	2568	37.78	2290	34.36	8350	38.33	12 862	41.96	▲3.63
药剂人员	188	3.04	246	3.62	435	6.53	917	4.21	1608	5.25	▲1.04
其他	571	9.22	610	8.97	566	8.49	1783	8.18	2606	8.50	▲0.32
其他人员	188	3.04	166	2.44	120	1.80	387	1.78	533	1.74	▼-0.04
检验人员	88	1.42	100	1.47	111	1.67	223	1.02	431	1.41	▲0.38
护士长	19	0.31	16	0.24	52	0.78	267	1.23	388	1.27	▲0.04
影像人员	47	0.76	56	0.82	65	0.98	198	0.91	317	1.03	▲0.13
其他卫技人员	50	0.81	53	0.78	85	1.28	209	0.96	193	0.63	▼-0.33
见习、实习人员	51	0.82	41	0.60	42	0.63	140	0.64	165	0.54	▼-0.10
科主任	24	0.39	28	0.41	24	0.36	100	0.46	151	0.49	▲0.03
管理人员	22	0.36	82	1.21	15	0.23	69	0.32	145	0.47	▲0.16
护工	38	0.61	31	0.46	22	0.33	95	0.44	126	0.41	▼-0.03
康复人员	17	0.27	19	0.28	14	0.21	65	0.30	110	0.36	▲0.06
口腔人员	16	0.26	13	0.19	6	0.09	9	0.04	29	0.09	▲0.05
中层管理人员	10	0.16	5	0.07	10	0.15	16	0.07	16	0.05	▼-0.02
院级管理人员	1	0.02		0.00		0.00	5	0.02	2	0.01	▼-0.02
总计	6194	100.00	6797	100.00	6665	100.00	21 785	100.00	30 655	100.00	-

（二）当事人职称和工作年限分布情况

在所有上报的不良事件中当事人职称和工作年限情况详见表 3-3-3-19，在 2022 年上报的 30 655 例不良事件中，当事人工作年限为 0 ～ 5 年的初级职称工作人员最多，占报告总例数的 30.98%，其次是工作年限为 6 ～ 10 年的中级职称工作人员，占比为 17.16%。

初级职称的工作人员发生不良事件的比例接近一半，占 49.29%；其次是中级职称（34.93%）；副高职称排第 3 位，占 8.51%，无职称占比为 5.52%。

工作 10 年及以下的人员发生不良事件的例数最多，占 72.61%；工作年限 11 ～ 15 年的，为 15.45%；工作 16 年以上的人员发生不良事件的例数占 11.94%。

表 3-3-3-19　2022 年平台医疗质量（安全）不良当事人职称和工作年限分布

工作年限	无职称		初级职称		中级职称		副高职称		正高职称		合计	
	例数	占比（%）	例数	占比（%）	例数	占比（%）	例数	占比（%）	例数	占比（%）	例数	占比（%）
0 ～ 5 年	1394	4.55	9496	30.98	1034	3.37	70	0.23	13	0.04	12 007	39.17
6 ～ 10 年	189	0.62	4518	14.74	5259	17.16	242	0.79	44	0.14	10 252	33.44
11 ～ 15 年	64	0.21	863	2.82	3096	10.10	630	2.06	84	0.27	4737	15.45
16 ～ 20 年	15	0.05	140	0.46	850	2.77	903	2.95	101	0.33	2009	6.55
21 ～ 25 年	11	0.04	43	0.14	290	0.95	412	1.34	127	0.41	883	2.88
≥ 26 年	20	0.07	50	0.16	179	0.58	352	1.15	166	0.54	767	2.50
总计	1693	5.52	15 110	49.29	10 708	34.93	2609	8.51	535	1.75	30 655	100.00

（三）不良事件发生时当事人相关情况与各不良事件等级分布情况

在 2022 年平台上报的 30 655 例不良事件数据中，Ⅲ级事件（发生错误，但未造成患者伤害）占比最高 66.40%，Ⅰ级事件（发生错误，造成患者死亡）、Ⅱ级事件（发生错误，且造成患者伤害）、Ⅳ级事件［错误未发生（错误隐患）］及无法确定不良事件等级占比分别为 0.35%、14.07%、18.55% 及 0.62%。针对 2022 年不良事件发生时当事人岗位、职称、工作年限等方面与各不良事件等级进行分析。为了校正不同当事人情况人数分布的不均，故而选择进行不良事件等级构成比与当事人情况的纵向对比。

1. 岗位情况与不良事件等级

对不良事件等级构成比的岗位情况进行纵向对比，Ⅰ级事件为医师构成比最多（0.59%），Ⅱ级事件为药剂人员构成比最多（24.56%），Ⅲ级事件为医师构成比最多（67.34%），Ⅳ级事件为其他人员的构成比最多（包括其他人员、检验人员、影像人员、其他卫技人员等）（32.35%）（表 3-3-3-20）。

2. 职称情况与不良事件等级

对不良事件等级构成比的职称情况进行纵向对比，Ⅰ级、Ⅱ级事件为正高职称构成比最多（分别为 1.68%、24.67%），Ⅲ级事件为中级职称构成比最多（67.62%），Ⅳ级事件为无职称构成比最多（25.34%）（表 3-3-3-20）。

3. 工作年限与不良事件等级

对不良事件等级构成比的工作年限情况进行纵向对比，Ⅰ级、Ⅱ级事件均为 21 ～ 25 年的构成比最多（分别为 0.79%、17.21%），Ⅲ级事件为 11 ～ 15 年的构成比最多（68.67%），Ⅳ级事件为 21 ～ 25 年的构成比最多（19.71%）（表 3-3-3-20）。

表 3-3-3-20 2022 年平台医疗质量（安全）不良事件发生时当事人相关情况与各不良事件等级占比

当事人相关情况	Ⅰ级事件		Ⅱ级事件		Ⅲ级事件		Ⅳ级事件		无法确定		合计	
	例数	占比（%）	例数	占比（%）	例数	占比（%）	例数	占比（%）	例数	占比（%）	例数	占比（%）
岗位情况												
护士	27	0.20	1792	13.20	9129	67.23	2569	18.92	62	0.46	13 579	44.30
医师	76	0.59	1937	15.06	8661	67.34	2133	16.58	55	0.43	12 862	41.96
药剂人员	0	0.00	395	24.56	1034	64.30	142	8.83	37	2.30	1608	5.25
其他	5	0.19	190	7.29	1532	58.79	843	32.35	36	1.38	2606	8.50
合计	108	0.35	4314	14.07	20 356	66.40	5687	18.55	190	0.62	30 655	100.00
职称情况												
初级职称	42	0.28	2044	13.53	10 110	66.91	2866	18.97	48	0.32	15 110	49.29
中级职称	32	0.30	1463	13.66	7241	67.62	1881	17.57	91	0.85	10 708	34.93
副高职称	16	0.61	463	17.75	1709	65.50	395	15.14	26	1.00	2609	8.51
无职称	9	0.53	212	12.52	1023	60.43	429	25.34	20	1.18	1693	5.52
正高职称	9	1.68	132	24.67	273	51.03	116	21.68	5	0.93	535	1.75
合计	108	0.35	4314	14.07	20 356	66.40	5687	18.55	190	0.62	30 655	100.00

续表

当事人相关情况	Ⅰ级事件		Ⅱ级事件		Ⅲ级事件		Ⅳ级事件		无法确定		合计	
	例数	占比（%）	例数	占比（%）	例数	占比（%）	例数	占比（%）	例数	占比（%）	例数	占比（%）
工作年限												
0～5年	38	0.32	1594	13.28	8000	66.63	2322	19.34	53	0.44	12 007	39.17
6～10年	36	0.35	1476	14.40	6713	65.48	1973	19.25	54	0.53	10 252	33.44
11～15年	15	0.32	658	13.89	3253	68.67	755	15.94	56	1.18	4737	15.45
16～20年	10	0.50	331	16.48	1346	67.00	313	15.58	9	0.45	2009	6.55
21～25年	7	0.79	152	17.21	545	61.72	174	19.71	5	0.57	883	2.88
26年+	2	0.26	103	13.43	499	65.06	150	19.56	13	1.69	767	2.50
合计	108	0.35	4314	14.07	20 356	66.40	5687	18.55	190	0.62	30 655	100.00

四、医疗质量（安全）不良事件预防方法及措施

平台设置了不良事件上报人员关于预防此类事件再次发生的方法与措施选项，包含5类内容、23条选项供填报人选择。分析显示，2022年选择“加强培训教育”的最多，占比为56.99%；其次为选择“加强相互间的沟通”，为20.21%；选择“其他可能因素”的占19.21%；而选择“改变医院行政管理系统运行模式”“更新规章制度流程”的占比较少，分别为1.47%和2.12%（图3-3-3-4）。

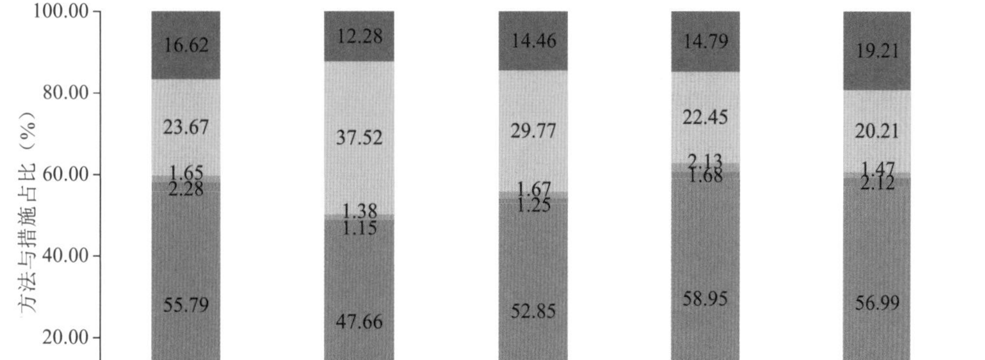

图 3-3-3-4　2018—2022年预防此类事件与错误再次发生的方法与措施

对预防不良事件再次发生的具体措施进行分析，在选择“加强培训教育”的人员中，选择最多的为“加强卫生技术人员技能培训教育”，需要围绕相关法律法规、医疗质量安全核心制度、年度国家医疗质量安全改进目标、质量管理工具等内容，设置患者安全培训课程。按年度制定医院患者安全管理培训计划，实施以提升患者安全为核心的全员教育培训，加强对非医务人员和第三方服务人员的培训，特别是加强对直接服务于患者的后勤人员和护理员等的培训。通过院报、学习会、专栏/刊、信息平台等多种方式提升信息获取和知识传播的持续性，并在每年世界患者安全日前后组织开展患者安全集中宣传活动，不断提升全员安全意识与管理水平。

在“更新规章制度流程”中，选择最多的为“制定与更新规章制度”，应不断优化患者安全管理机制，健全常态化管理体系。进一步健全患者安全管理相关组织架构，明确部门及其岗位职责，建立工作制度、完善工作流程并严格落实。完善制度流程，包括患者服务相关制度（如临床管理、患者权利、病历管理、药事管理、感染控制等）、医院管理相关制度（如行政管理、人力资源管理、财务管理、科教管理、后勤保障、安全管理等）。

在“改变医院行政管理系统运行模式”中，选择最多的为“改进公共服务设施的配置”；在“加强相互间的沟通”中，选择“改变与患者和亲属的沟通模式”的居多（表 3-3-3-21）。

表 3-3-3-21　2022 年平台预防此类事件与错误再次发生的方法与措施

方法与措施		例数	占比（%）
加强培训教育	加强卫生技术人员技能培训教育	5972	19.47
	加强现行制度流程、指南规范的再培训教育	2755	8.98
	加强患者与亲属健康培训教育	2094	6.83
	加强卫生技术人员维护患者合法权益的培训教育	158	0.52
	其他	185	0.60
更新规章制度流程	制定与更新规章制度	128	0.42
	加强更新后的制度流程、指南规范的培训教育	77	0.25
	制定与更新患者服务流程	64	0.21
	制定与更新临床医嘱的警示系统	63	0.21
	制定与更新患者安全目标	60	0.20
	制定与更新临床诊疗指南	12	0.04
	其他	10	0.03
改变医院行政管理系统运行模式	改进公共服务设施的配置	141	0.46
	建立管理制度与规范执行力监管与通报	85	0.28
	医院行政管理流程	24	0.08
	改善人力资源配置与应急调配	12	0.04
	医院行政管理制度	7	0.02
	其他	19	0.06
加强相互间的沟通	改变与患者和亲属的沟通模式	2705	8.82
	加强卫生技术人员相互间的沟通	784	2.56
	改变行政管理系统的沟通模式	28	0.09
	其他	438	1.43
其他可能因素		14 844	48.41
合计		30 665	100.00

将患者安全工作纳入院周会、质量安全月刊，督促指导各部门、各科室精准开展患者安全改进工作。探索建立长效数据动态监测平台，合理应用质量管理工具（如 PDSA、RCA、FMEA 等），开展回顾

性分析、横断面监测、前瞻性预警，及时识别风险，及早干预，减少不良事件发生。同时，加强医院投诉管理，建立患者诉求快速响应机制，强化投诉信息闭环管理，实现“一个诉求解决一类问题”。

五、重点不良事件的分析

（一）不良事件等级为“Ⅰ级事件”的分析

2022 年不良事件等级中“Ⅰ级事件”上报数量为 108 例，占比 0.35%，较 2021 年比例有所下降（0.03%）。Ⅰ级事件（发生错误，造成患者死亡）是不良事件中对患者损害最严重的等级，故对“Ⅰ级事件”进行进一步分析。

1. Ⅰ级事件当事人岗位和工作年限

在 108 例上报的Ⅰ级事件中，当事人工作年限主要集中在 10 年以内，共计 74 例（68.52%），当事人岗位主要集中在医师（76 例，70.37%）和护士（28 例，25.93%）。其中，工作年限 6 ～ 10 年的医师Ⅰ级事件最多（28 例，25.93%），工作 0 ～ 5 年的医师次之（19 例，17.59%）（图 3-3-3-5）。

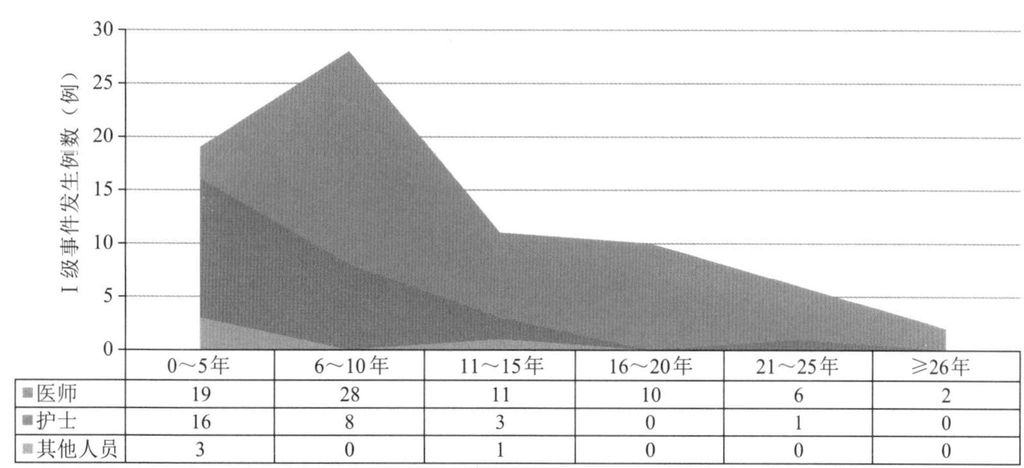

	0～5年	6～10年	11～15年	16～20年	21～25年	≥26年
■医师	19	28	11	10	6	2
■护士	16	8	3	0	1	0
■其他人员	3	0	1	0	0	0

图 3-3-3-5　2022 年平台Ⅰ级事件当事人岗位和工作年限分布

2. Ⅰ级事件当事人岗位和职称

在 108 例上报的Ⅰ级事件中，当事人职称主要集中在初级职称和中级职称（共计 74 例，68.52%）。其中，中级职称的医师Ⅰ级事件最多（27 例，25.00%），初级职称的医师次之（22 例，20.37%）（图 3-3-3-6）。应加强医务人员规范管理，明晰各个岗位职责，压实科主任、护士长、医疗团队负责人、

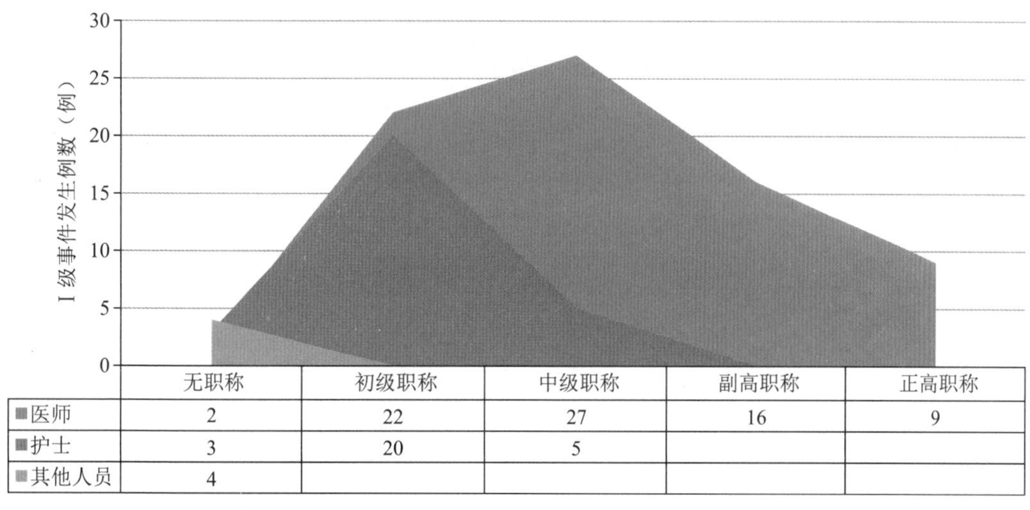

	无职称	初级职称	中级职称	副高职称	正高职称
■医师	2	22	27	16	9
■护士	3	20	5		
■其他人员	4				

图 3-3-3-6　2022 年平台Ⅰ级事件当事人岗位和职称分布

值班人员等关键岗位人员的医疗安全责任。同时，强化医务人员临床能力评估，严格按照有关要求对医务人员进行医疗技术、临床带教等授权管理，强化对进修人员、规培人员、实习人员及第三方外聘人员的管理，规范开展临床带教工作，做好风险把控。

3. Ⅰ级事件涉及的不良事件类别与原因描述

2022 年纳入分析的 108 例Ⅰ级事件数据中涉及 9 类不良事件，其中，占比最高的前 5 位分别为其他安全管理及意外伤害事件类（65.74%）、治疗与处置使用与管理类（21.30%）、手术使用与管理类（2.78%）、院内非预期心跳停止（2.78%）（图 3-3-3-7）。

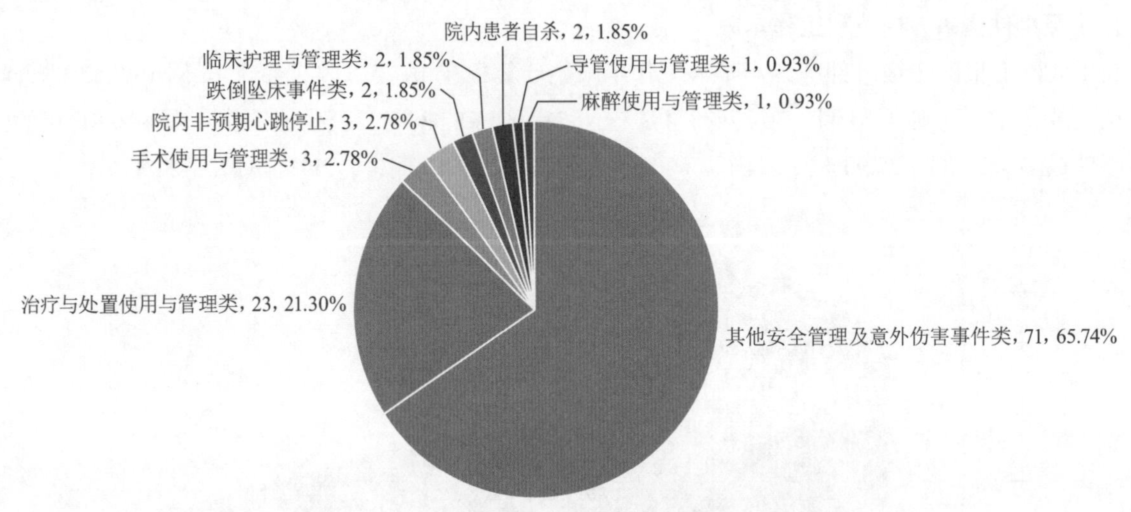

图 3-3-3-7 2022 年平台Ⅰ级事件中不良事件类别分布

（二）重点关注的“四个事件”分析

重点关注的“四个事件”包括住院患者失踪、患者自杀、产房新生儿被抱错，以及手术、介入患者部位选择错误。表 3-3-3-22 为 2018—2022 年四个事件上报例数及占当年总上报例数的比例，住院患者失踪事件占比在 2019 年最高（27 例，占比 0.40%），2022 年占比（0.18%）较 2021 年（0.15%）有所上升；患者自杀事件占比在 2022 年达到最高（129 例，占比 0.42%），2022 年占比（0.42%）较 2021 年（0.34%）有所上升；产房新生儿被抱错事件发生率较低；手术、介入患者部位选择错误事件占比在 2022 年最高（91 例，0.30%），2022 年占比（0.30%）较 2021 年（0.08%）有所上升。

表 3-3-3-22 2018—2022 年四个事件发生例数与占比情况

四个事件	2018 年		2019 年		2020 年		2021 年		2022 年		2022 年较 2021 年变化
	例数	占比（%）	例数	占比（%）	例数	占比（%）	例数	占比（%）	例数	占比（%）	
1- 住院患者失踪	15	0.24	27	0.40	5	0.08	32	0.15	55	0.18	▲0.03
2- 患者自杀	19	0.31	17	0.25	26	0.39	74	0.34	129	0.42	▲0.08
3- 产房新生儿被抱错	–	–	1	0.01	–	–	1	0.00	1	0.00	▼0.00
4- 手术、介入患者部位选择错误	18	0.29	14	0.21	4	0.06	17	0.08	91	0.30	▲0.22
总计	52	0.84	59	0.87	35	0.53	124	0.57	276	0.90	▲0.33

（三）不良事件类型为“药物不良反应事件”的分析

2022 年各不良事件中“药物不良反应事件”上报数量最多（7523 例，24.54%），较 2021 年比例有所增长（1.51%）。故对“药物不良反应事件”进行进一步分析。

1. 药物不良反应事件中事件等级情况

2022 年在 7523 例药物不良反应事件数据中，Ⅲ级事件（发生错误，但未造成患者伤害）占比最高，为 83.33%；Ⅰ级事件（发生错误，造成患者死亡）为 0，Ⅱ级事件（发生错误，且造成患者伤害）占比 12.91%，Ⅳ级事件［错误未发生（错误隐患）］占比为 2.94%，无法确定的占比为 0.82%。与 2018 年 761 例药物不良反应事件数据相比较，2022 年Ⅱ级、Ⅲ级及无法确定事件占比略有上升，Ⅳ级事件占比有所下降（图 3-3-3-8）。

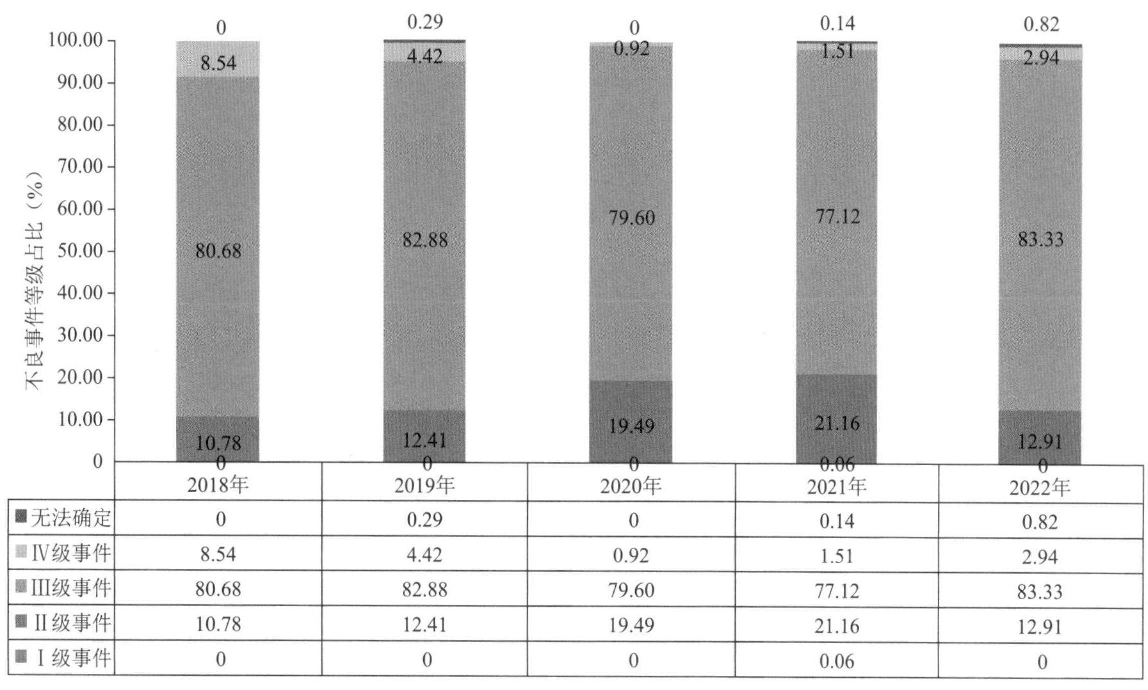

	2018年	2019年	2020年	2021年	2022年
■无法确定	0	0.29	0	0.14	0.82
■Ⅳ级事件	8.54	4.42	0.92	1.51	2.94
■Ⅲ级事件	80.68	82.88	79.60	77.12	83.33
■Ⅱ级事件	10.78	12.41	19.49	21.16	12.91
■Ⅰ级事件	0	0	0	0.06	0

图 3-3-3-8 2018—2022 年平台药物不良事件等级构成比情况

从药物不良反应事件给患者造成损害的程度分级情况来看，2018—2022 年上报数量呈波动上升趋势，2022 年较 2018 年构成比增长的有 6 项，其中，增长最多的是 D 级（需通过干预阻止伤害发生）（15.90% 增长至 35.98%），F 级（不良事件造成患者暂时性伤害并需要住院或延长住院时间）次之（0.92% 增长至 3.00%）。2022 年较 2018 年构成比下降的有 3 项，其中，下降最多的是 C 级（不良事件累及患者但没有造成伤害）（60.58% 下降至 41.70%），A 级［客观环境或条件可能引发不良事件（不良事件隐患）］次之（8.54% 下降至 2.94%）。

2022 年上报数量最高的前 3 位不良事件轻重程度分级为 C 级（不良事件累及患者但没有造成伤害）（3137 例，41.70%）、D 级（不良事件累及患者需要进行监测以确保患者不被伤害，或需通过干预阻止伤害发生）（2707 例，35.98%），以及 E 级（不良事件造成患者暂时性伤害并需要进行治疗或干预）（730 例，9.70%）（表 3-3-3-23）。

表 3-3-3-23　2018—2022 年平台药物不良反应事件轻重程度分级

事件等级	轻重程度	2018 年		2019 年		2020 年		2021 年		2022 年		趋势	2022 年较 2021 年变化
		例数	占比	例数	占比	例数	占比	例数	占比	例数	占比		
Ⅳ级事件	A 级	65	8.54%	31	4.42%	10	0.92%	76	1.51%	221	2.94%		▲1.42
Ⅲ级事件	B 级	32	4.20%	22	3.14%	131	12.04%	249	4.96%	425	5.65%		▲0.69
	C 级	461	60.58%	494	70.47%	615	56.53%	2425	48.33%	3137	41.70%		▼-6.63
	D 级	121	15.90%	65	9.27%	120	11.03%	1196	23.83%	2707	35.98%		▲12.15
Ⅱ级事件	E 级	75	9.86%	84	11.98%	159	14.61%	854	17.02%	730	9.70%		▼-7.32
	F 级	7	0.92%	3	0.43%	53	4.87%	204	4.07%	226	3.00%		▼-1.06
	G 级	-	-	-	-	-	-	-	-	3	0.04%		▲0.04
	H 级	-	-	-	-	-	-	4	0.08%	12	0.16%		▲0.08
Ⅰ级事件	I 级	-	-	-	-	-	-	3	0.06%	-	-		▼-0.06
无法确定		-	-	2	0.29%	-	-	7	0.14%	62	0.82%		▲0.68
总计		761	100.00%	701	100.00%	1088	100.00%	5018	100.00%	7523	100.00%		-

2. 药物不良反应事件中患者年龄和性别

2018—2022 年男性和女性上报数量均呈逐年上升趋势，2022 年女性患者发生药物不良反应事件最多（3014 例，占 40.06%），其构成比较 2018 年增长 0.64 个百分点，较 2021 年增长 7.98 个百分点。2022 年男性患者发生药物不良反应事件其次（2731 例，占 36.30%），其构成比较 2018 年增长 3.32 个百分点，较 2021 年增长 7.49 个百分点。

2018—2022 年未知性别数量先下降后上升，2022 年未知性别 1778 例，占 23.63%，其构成比较 2018 年、2021 年均有所减少（分别减少 3.96 个百分点，15.47 个百分点）（表 3-3-3-24）。

表 3-3-3-24　2018—2022 年平台药物不良事件中患者性别分布

性别	2018 年		2019 年		2020 年		2021 年		2022 年		趋势	2022 年较 2021 年变化
	例数	占比	例数	占比	例数	占比	例数	占比	例数	占比		
女	300	39.42%	333	47.50%	406	37.32%	1610	32.08%	3014	40.06%		▲7.98
男	251	32.98%	324	46.22%	373	34.28%	1446	28.82%	2731	36.30%		▲7.49
未知	210	27.60%	44	6.28%	309	28.40%	1962	39.10%	1778	23.63%		▼-15.47
总计	761	100.00%	701	100.00%	1088	100.00%	5018	100.00%	7523	100.00%		-

2018—2022 年周岁以下至 65 岁以上患者上报数量呈逐年上升趋势，2022 年成年（19～64 岁）患者发生药物不良反应事件最多（3016 例，占 40.09%），其构成比较 2018 年减少 11.03 个百分点，较 2021 年增长 8.01 个百分点。2022 年老年（65 岁以上）患者发生药物不良反应事件其次（2194 例，占 29.16%），其构成比较 2018 年增长 14.84 个百分点，较 2021 年增长 7.34 个百分点。

2018—2022 年新生儿数量先上升后下降，未知年龄患者先下降后上升，2022 年未知年龄患者 1802

例，占23.95%，其构成比较2018年、2021年均有所减少（分别减少3.90个百分点、15.58个百分点）。2022年新生儿发生药物不良事件10例，占0.13%，其构成比较2018年增长0.13个百分点，较2021年减少0.31个百分点（表3-3-3-25）。

表3-3-3-25　2018—2022年平台药物不良反应事件患者年龄分布

年龄段	2018年		2019年		2020年		2021年		2022年		趋势	2022年较2021年变化
	例数	占比	例数	占比	例数	占比	例数	占比	例数	占比		
新生儿	–	–	–	–	2	0.18%	22	0.44%	10	0.13%		▼-0.31
周岁以下	5	0.66%	6	0.86%	5	0.46%	25	0.50%	38	0.51%		▲0.01
儿童（1～6岁）	30	3.94%	98	13.98%	37	3.40%	183	3.65%	269	3.58%		▼-0.07
学龄期（7～12岁）	11	1.45%	21	3.00%	8	0.74%	50	1.00%	98	1.30%		▲0.31
青少年（13～18岁）	5	0.66%	17	2.43%	21	1.93%	49	0.98%	96	1.28%		▲0.30
成年（19～64岁）	389	51.12%	372	53.07%	445	40.90%	1610	32.08%	3016	40.09%		▲8.01
老年（65岁以上）	109	14.32%	142	20.26%	262	24.08%	1095	21.82%	2194	29.16%		▲7.34
未知	212	27.86%	45	6.42%	308	28.31%	1984	39.54%	1802	23.95%		▼-15.58
总计	761	100.00%	701	100.00%	1088	100.00%	5018	100.00%	7523	100.00%		–

3. 药物不良反应事件药品类别情况

2022年药物不良反应事件的药品类型中除未知类型外，化学药品发生不良反应事件最多（679例，占9.03%），其构成比较2018年减少13.18个百分点，较2021年减少1.62个百分点。中药或中成药发生不良反应事件次之（41例，占0.54%），其构成比较2018年减少0.24个百分点，较2021年减少0.11个百分点。2018—2022年未知药品类型的数量逐年增加，应提高填报完整性（表3-3-3-26）。

表3-3-3-26　2018—2022年平台药物不良反应事件药品类型

药品类型	2018年		2019年		2020年		2021年		2022年		趋势	2022年较2021年变化
	例数	占比	例数	占比	例数	占比	例数	占比	例数	占比		
化学药品	169	22.21%	58	8.27%	92	8.46%	534	10.64%	679	9.03%		▼-1.62
中药或中成药	6	0.79%	7	1.00%	5	0.46%	33	0.66%	41	0.54%		▼-0.11
生物制品	–	–	–	–	1	0.09%	6	0.12%	7	0.09%		▼-0.03
其他	–	–	–	–	1	0.09%	–	–	–	–		▲0.00
未知	586	77.00%	636	90.73%	989	90.90%	4445	88.58%	6796	90.34%		▲1.76
总计	761	100.00%	701	100.00%	1088	100.00%	5018	100.00%	7523	100.00%		–

2022年化学药品中，抗感染药数量最多（210例，占30.93%），其构成比较2018年增长5.48个百分点，较2021年增长3.77个百分点。抗肿瘤药物次之（83例，占12.22%），其构成比较2018年增长7.49个百分点，较2021年增长5.30个百分点（表3-3-3-27）。

表 3-3-3-27 2018—2022 年平台化学药品类不良反应事件的详细分类

化学类药品分类	2018 年		2019 年		2020 年		2021 年		2022 年		趋势	2022 年较 2021 年变化
	例数	占比	例数	占比	例数	占比	例数	占比	例数	占比		
抗感染药	43	25.44%	22	37.93%	30	32.61%	145	27.15%	210	30.93%		▲3.77
抗肿瘤药	8	4.73%	7	12.07%	6	6.52%	37	6.93%	83	12.22%		▲5.30
电解质 / 酸碱平衡和营养药	15	8.88%	3	5.17%	12	13.04%	99	18.54%	67	9.87%		▼-8.67
呼吸系统用药	5	2.96%	3	5.17%	5	5.43%	21	3.93%	46	6.77%		▲2.84
血液系统用药	1	0.59%	–	–	10	10.87%	38	7.12%	36	5.30%		▼-1.81
神经系统用药	6	3.55%	2	3.45%	2	2.17%	24	4.49%	36	5.30%		▲0.81
内分泌系统用药	4	2.37%	1	1.72%	–	–	37	6.93%	34	5.01%		▼-1.92
精神药物	4	2.37%	–	–	2	2.17%	21	3.93%	33	4.86%		▲0.93
解热、镇痛、抗炎与抗风湿药及抗痛风药	3	1.78%	1	1.72%	6	6.52%	19	3.56%	30	4.42%		▲0.86
妇产科用药	–	–	–	–	3	3.26%	16	3.00%	27	3.98%		▲0.98
消化系统用药	6	3.55%	1	1.72%	5	5.43%	21	3.93%	20	2.95%		▼-0.99
心血管系统用药	13	7.69%	8	13.79%	3	3.26%	25	4.68%	19	2.80%		▼-1.88
医学影像对比剂用药	55	32.54%	5	8.62%	4	4.35%	22	4.12%	16	2.36%		▼-1.76
麻醉药与麻醉辅助用药	–	–	–	–	2	2.17%	2	0.37%	12	1.77%		▲1.39
皮肤科用药	–	–	–	–	–	–	–	–	4	0.59%		▲0.59
解毒剂	–	–	–	–	–	–	1	0.19%	3	0.44%		▲0.25
免疫调节药	2	1.18%	4	6.90%	–	–	1	0.19%	1	0.15%		▼-0.04
泌尿系统用药	2	1.18%	1	1.72%	1	1.09%	2	0.37%	1	0.15%		▼-0.23
皮肤病用药	1	0.59%	–	–	–	–	–	–	1	0.15%		▲0.15
眼科用药	–	–	–	–	–	–	3	0.56%	–	–		▼-0.56
放射性药物	–	–	–	–	1	1.09%	–	–	–	–		0.00
其他	1	0.59%	–	–	–	–	–	–	–	–		0.00
合计	169	100.00%	58	100.00%	92	100.00%	534	100.00%	679	100.00%		–

第四部分

基于 DRG 的医疗服务绩效评价

本部分报告采用“基于DRG的医疗服务绩效评价”工具，对2021年与2022年全国住院医疗服务整体情况和14个临床专科进行绩效评价。数据来源于HQMS和NCIS采集的2021年与2022年2.8亿住院病案首页。本报告基于DRG的住院绩效评价体系，采用“CN-DRG 2018”分组方案对数据进行分组并计算相关指标①，围绕住院服务“能力”“效率”“医疗安全”3个维度进行评价，具体评价指标见表4-1-1-1。

表4-1-1-1 基于DRG进行医疗服务绩效评价指标

维度	指标	评价内容	指标性质
能力	DRG组数	治疗病例所覆盖疾病类型的范围	高优指标，指标值越高，治疗疾病类型越广，能力越强
	病例组合指数（CMI）	治疗病例的平均技术难度水平	高优指标，指标值越高，治疗病例的平均技术水平越高
效率	费用消耗指数	治疗同类疾病所花费的费用	低优指标，指数值越低，说明治疗同类疾病的费用效率越高
	时间消耗指数	治疗同类疾病所花费的时间	低优指标，指数值越低，说明治疗同类疾病的时间效率越高
安全	低风险组死亡率	疾病本身导致死亡概率极低的病例死亡率	低优指标，指标值越低，医疗安全水平越好
	中低风险组死亡率	疾病本身导致死亡概率较低的病例死亡率	低优指标，指标值越低，医疗安全水平越好
	高风险组死亡率	疾病本身导致死亡概率较高的病例死亡率	低优指标，指标值越低，急危重症治疗能力越好

一、全国二级、三级医院医疗服务DRG绩效评价结果

1. 医疗服务能力

2021年与2022年全国二级、三级医院医疗服务广度下降，DRG组数的中位数由330降低至311。其中，三级公立医院DRG组数的中位数由595降低至594，三级民营医院由207上升到211，二级公立医院由378降低至376，二级民营医院由72降低至66（图4-1-1-1）。

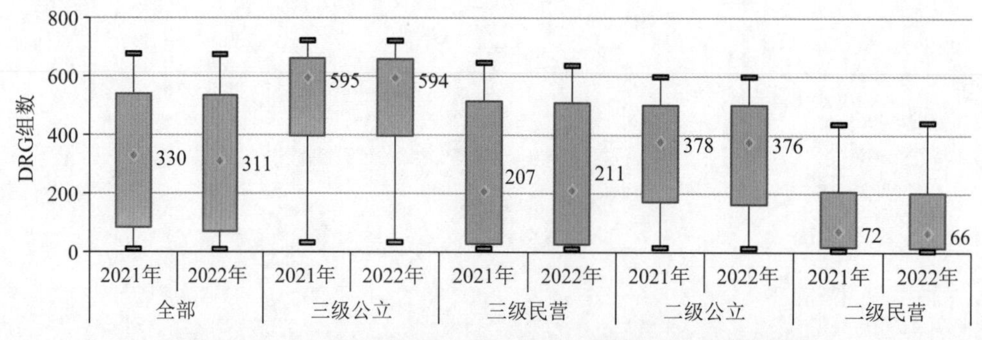

图4-1-1-1 2021年与2022年二级、三级医院DRG组数变化

2021年与2022年全国二级、三级医院医疗服务难度保持稳定，CMI的中位数两年均为0.84。其中，三级公立医院CMI的中位数由1.01降低至1.00，三级民营医院由0.87上升到0.88，二级公立医院两年均为0.80，二级民营医院两年均为0.77（图4-1-1-2）。

① 国家卫生健康委员会医政医管局，北京市卫生计生委信息中心，编著. CN-DRGs分组方案（2018版）[M]. 北京：北京大学医学出版社，2019.

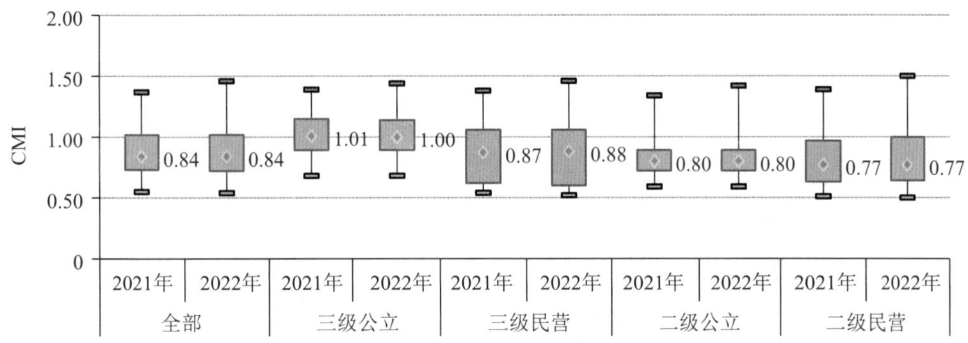

图 4-1-1-2　2021 年与 2022 年二级、三级医院 CMI 变化

2. 医疗服务效率

2021 年与 2022 年全国二级、三级医院住院费用效率保持稳定，费用消耗指数的中位数两年均为 0.82。其中，三级公立医院费用消耗指数的中位数两年均为 1.01，三级民营医院由 1.17 上升到 1.21，二级公立医院两年均为 0.72，二级民营医院由 0.78 上升到 0.79（图 4–1–1–3）。

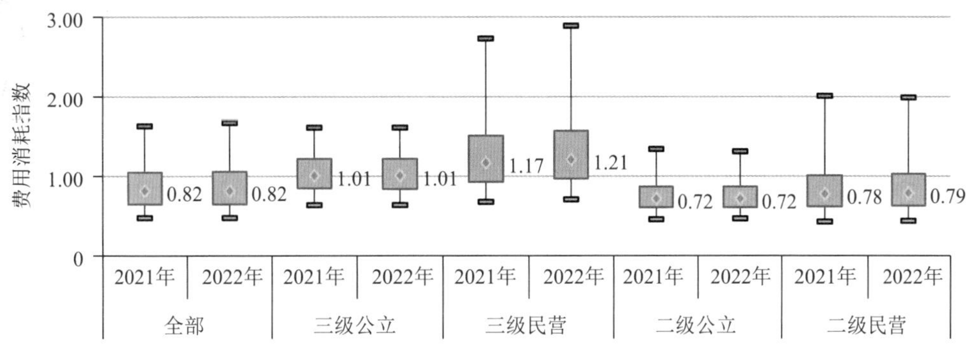

图 4-1-1-3　2021 年与 2022 年二级、三级医院费用消耗效率变化

2021 年与 2022 年，全国二级、三级医院住院时间效率下降，时间消耗指数的中位数由 1.04 上升到 1.05。其中，三级公立医院时间消耗指数的中位数由 1.04 降低至 1.03，三级民营医院由 1.04 上升到 1.05，二级公立医院由 1.02 上升到 1.03，二级民营医院由 1.08 上升到 1.09（图 4–1–1–4）。

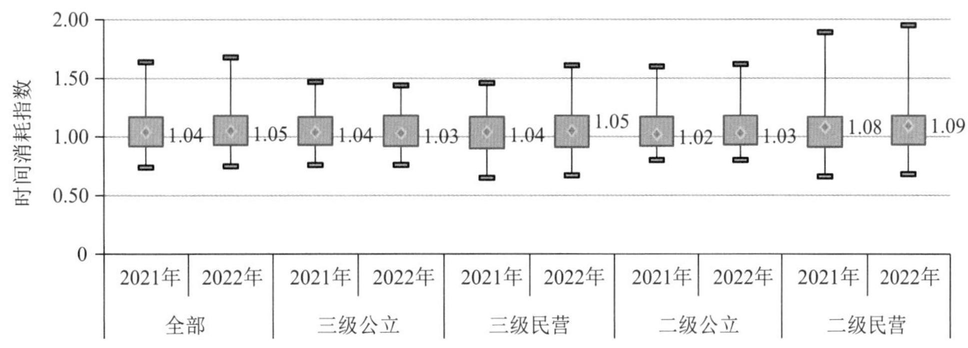

图 4-1-1-4　2021 年与 2022 年二级、三级医院时间消耗效率变化

3. 医疗安全

2021 年与 2022 年全国二级、三级医院医疗安全水平提升，低风险组死亡率由 0.006% 降低至 0.005%。其中，三级公立医院低风险组死亡率由 0.005% 降低至 0.003%，三级民营医院两年均为 0.003%，二级公立医院由 0.008% 上升到 0.009%，二级民营医院由 0.006% 降低至 0.005%（图 4–1–1–5）。

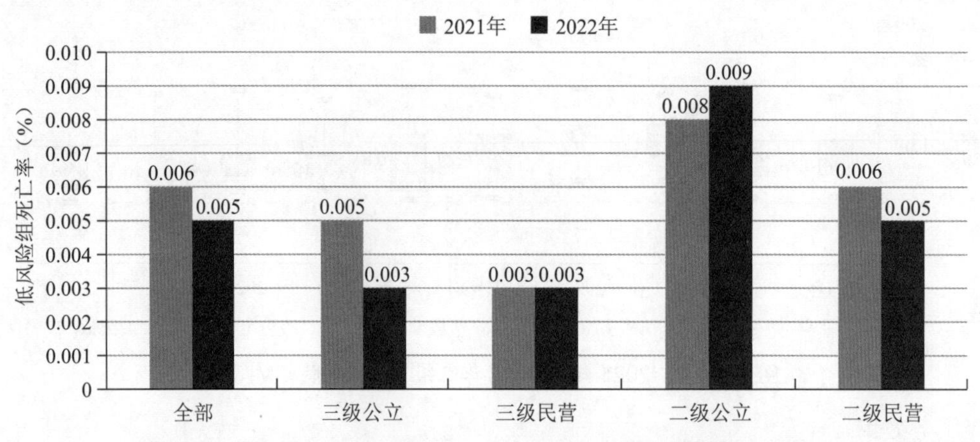

图 4-1-1-5　2021 年与 2022 年二级、三级医院低风险组死亡率变化

二、各临床专科 DRG 绩效差异评价

（一）心血管内科 DRG 绩效评价

本报告共纳入 2021 年与 2022 年数据质量合格的 2405 万专科病例为样本，对心血管内科专科进行分析。

1. 医疗服务能力

2021 年与 2022 年心血管内科医疗服务广度下降，DRG 组数的中位数由 36 降低至 35；其中，三级公立医院 DRG 组数的中位数由 59 降低至 58，三级民营医院由 45 降低至 44，二级公立医院两年均为 36，二级民营医院两年均为 13；2022 年医疗服务广度较大的医院 DRG 组数（上四分位）为 54（图 4–1–1–6）。

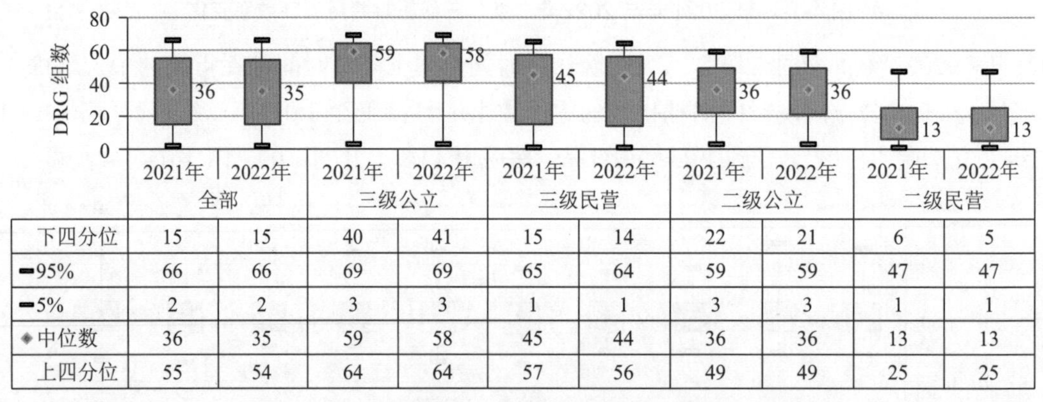

	全部		三级公立		三级民营		二级公立		二级民营	
	2021年	2022年	2021年	2022年	2021年	2022年	2021年	2022年	2021年	2022年
下四分位	15	15	40	41	15	14	22	21	6	5
95%	66	66	69	69	65	64	59	59	47	47
5%	2	2	3	3	1	1	3	3	1	1
中位数	36	35	59	58	45	44	36	36	13	13
上四分位	55	54	64	64	57	56	49	49	25	25

图 4-1-1-6　心血管内科医疗服务广度

2021 年与 2022 年心血管内科医疗服务难度保持不变，CMI 的中位数两年均为 0.76；其中，三级公立医院 CMI 的中位数由 1.00 上升到 1.01，三级民营医院由 0.88 降低至 0.87，二级公立医院由 0.73 上升到 0.74，二级民营医院两年均为 0.67；2022 年医疗服务难度较大的医院 CMI（上四分位）为 0.96（图 4–1–1–7）。

2. 医疗服务效率

2021 年与 2022 年心血管内科费用效率下降，费用消耗指数的中位数由 0.82 上升到 0.83；其中，三级公立医院费用消耗指数的中位数两年均为 1.01，三级民营医院由 1.12 降低至 1.09，二级公立医院由 0.74 上升到 0.75，二级民营医院由 0.78 上升到 0.79；2022 年费用效率较高的医院费用消耗指数（下四分位）为 0.66（图 4–1–1–8）。

	2021年	2022年	2021年	2022年	2021年	2022年	2021年	2022年	2021年	2022年
	全部		三级公立		三级民营		二级公立		二级民营	
下四分位	0.68	0.67	0.83	0.85	0.73	0.71	0.68	0.67	0.60	0.61
95%	1.29	1.27	1.50	1.45	1.37	1.31	1.04	1.06	0.92	0.96
5%	0.51	0.52	0.65	0.64	0.53	0.55	0.54	0.55	0.48	0.48
中位数	0.76	0.76	1.00	1.01	0.88	0.87	0.73	0.74	0.67	0.67
上四分位	0.94	0.96	1.18	1.17	1.05	1.04	0.84	0.85	0.74	0.74

图 4-1-1-7 心血管内科医疗服务难度

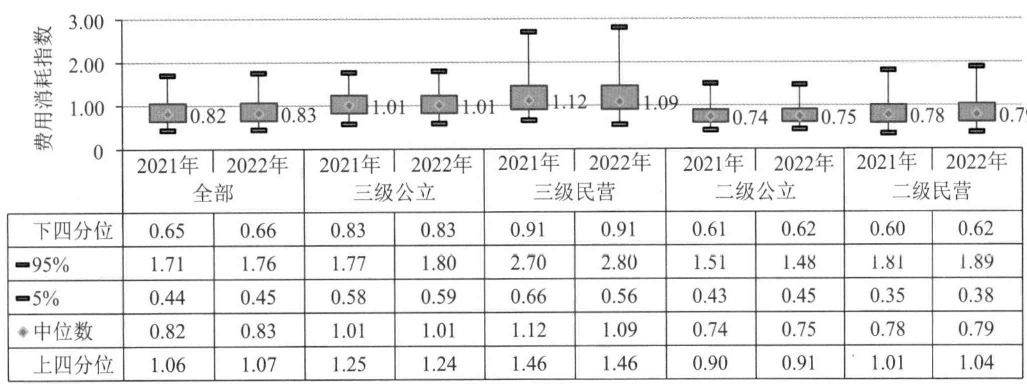

	2021年	2022年	2021年	2022年	2021年	2022年	2021年	2022年	2021年	2022年
	全部		三级公立		三级民营		二级公立		二级民营	
下四分位	0.65	0.66	0.83	0.83	0.91	0.91	0.61	0.62	0.60	0.62
95%	1.71	1.76	1.77	1.80	2.70	2.80	1.51	1.48	1.81	1.89
5%	0.44	0.45	0.58	0.59	0.66	0.56	0.43	0.45	0.35	0.38
中位数	0.82	0.83	1.01	1.01	1.12	1.09	0.74	0.75	0.78	0.79
上四分位	1.06	1.07	1.25	1.24	1.46	1.46	0.90	0.91	1.01	1.04

图 4-1-1-8 心血管内科费用效率

2021 年与 2022 年心血管内科时间效率下降，时间消耗指数的中位数由 1.01 上升到 1.03；其中，三级公立医院时间消耗指数的中位数两年均为 1.01，三级民营医院由 1.02 上升到 1.04，二级公立医院由 0.99 上升到 1.01，二级民营医院由 1.09 上升到 1.12；2022 年时间效率较高的医院时间消耗指数（下四分位）为 0.89（图 4-1-1-9）。

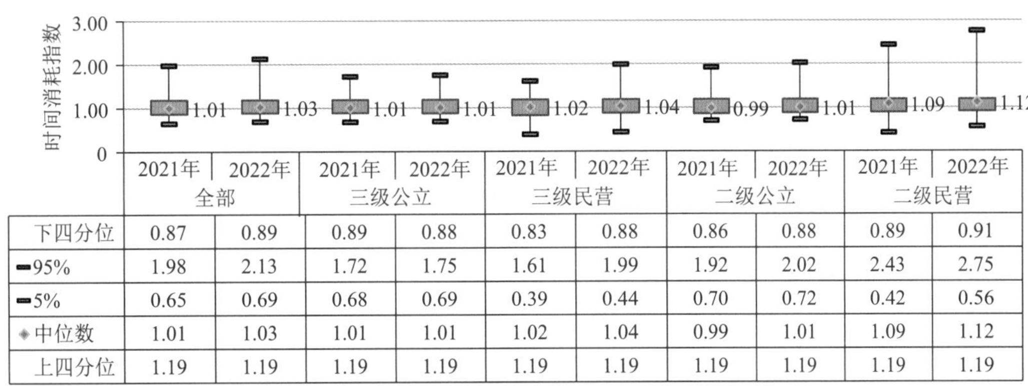

	2021年	2022年	2021年	2022年	2021年	2022年	2021年	2022年	2021年	2022年
	全部		三级公立		三级民营		二级公立		二级民营	
下四分位	0.87	0.89	0.89	0.88	0.83	0.88	0.86	0.88	0.89	0.91
95%	1.98	2.13	1.72	1.75	1.61	1.99	1.92	2.02	2.43	2.75
5%	0.65	0.69	0.68	0.69	0.39	0.44	0.70	0.72	0.42	0.56
中位数	1.01	1.03	1.01	1.01	1.02	1.04	0.99	1.01	1.09	1.12
上四分位	1.19	1.19	1.19	1.19	1.19	1.19	1.19	1.19	1.19	1.19

图 4-1-1-9 心血管内科时间效率

3. 医疗安全

2021 年与 2022 年心血管内科医疗安全水平提升，中低风险组死亡率由 0.044% 降低至 0.041%；其中，三级公立医院中低风险组死亡率由 0.034% 降低至 0.031%，三级民营医院由 0.042% 降低至 0.037%，二级公立医院由 0.053% 上升至 0.054%，二级民营医院由 0.127% 降低至 0.084%（图 4-1-1-10）。

2021 年与 2022 年心血管内科急危重病例救治能力下降，高风险组死亡率由 12.85% 上升到 14.39%；其中，三级公立医院高风险组死亡率由 12.87% 上升到 15.05%，三级民营医院由 15.19% 上升到 18.46%，二级公立医院由 12.39% 上升到 12.97%，二级民营医院由 15.85% 降低至 15.64%（图 4-1-1-11）。

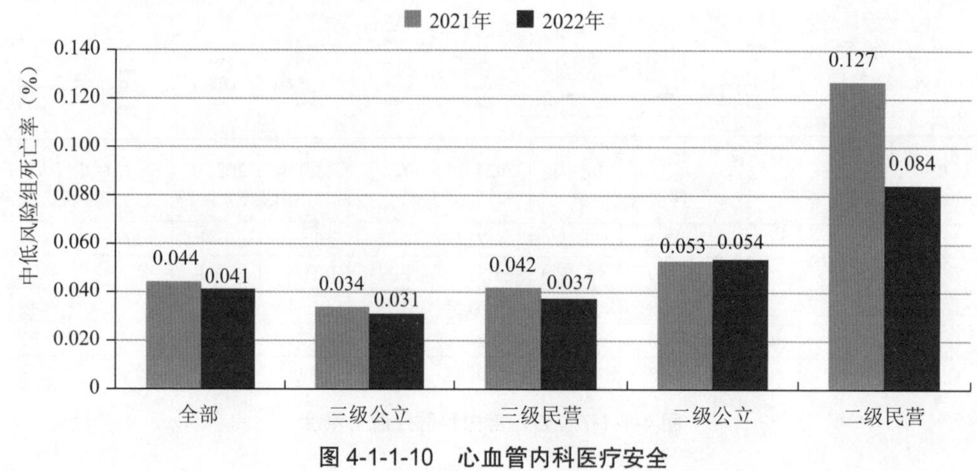

图 4-1-1-10 心血管内科医疗安全

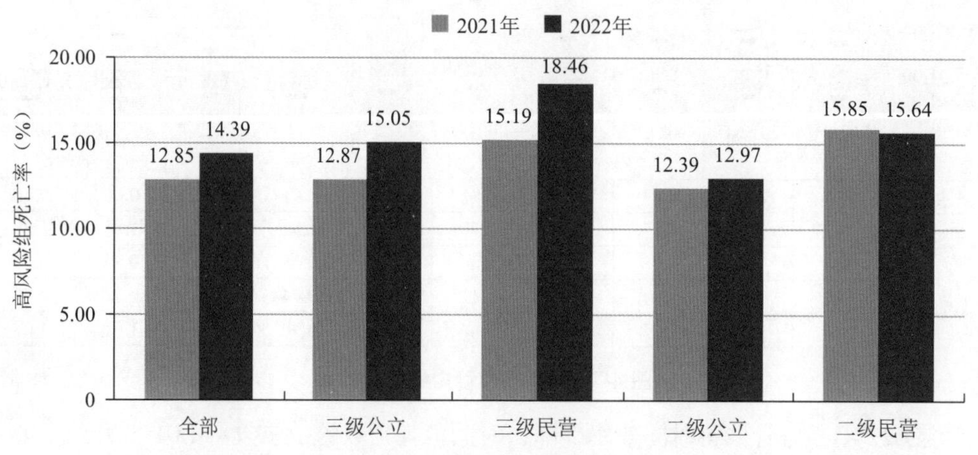

图 4-1-1-11 心血管内科急危重病例救治能力

（二）呼吸内科 DRG 绩效评价

本报告共纳入 2021 年与 2022 年数据质量合格的 2013 万专科病例为样本，对呼吸内科专科进行分析。

1. 医疗服务能力

2021 年与 2022 年呼吸内科医疗服务广度保持不变，DRG 组数的中位数两年均为 29；其中，三级公立医院 DRG 组数的中位数由 37 上升到 38，三级民营医院由 29 上升到 30，二级公立医院由 28 上升到 29，二级民营医院两年均为 13；2022 年医疗服务广度较大的医院 DRG 组数（上四分位）为 37（图 4-1-1-12）。

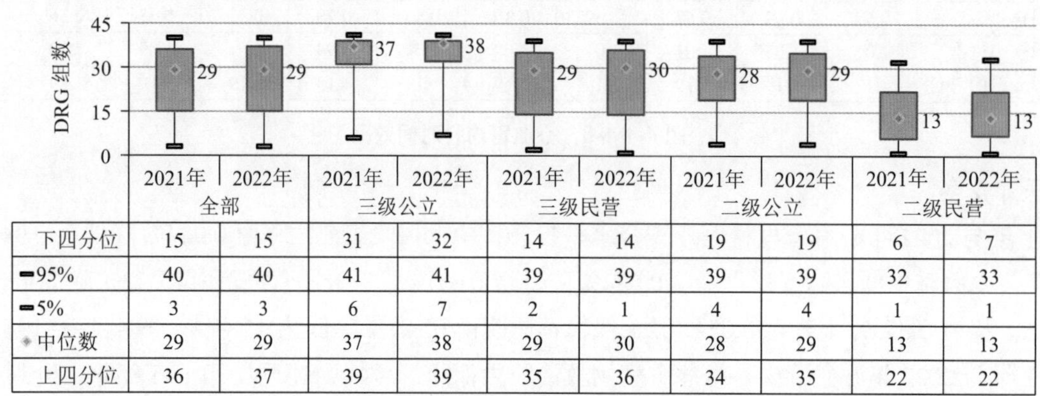

	全部 2021年	全部 2022年	三级公立 2021年	三级公立 2022年	三级民营 2021年	三级民营 2022年	二级公立 2021年	二级公立 2022年	二级民营 2021年	二级民营 2022年
下四分位	15	15	31	32	14	14	19	19	6	7
95%	40	40	41	41	39	39	39	39	32	33
5%	3	3	6	7	2	1	4	4	1	1
中位数	29	29	37	38	29	30	28	29	13	13
上四分位	36	37	39	39	35	36	34	35	22	22

图 4-1-1-12 呼吸内科医疗服务广度

2021 年与 2022 年呼吸内科医疗服务难度下降，CMI 的中位数由 0.91 降低至 0.90；其中，三级公立医院 CMI 的中位数由 1.07 上升至 1.09，三级民营医院由 1.01 降低至 1.00，二级公立医院由 0.88 降低至 0.86，二级民营医院由 0.82 降低至 0.81；2022 年医疗服务难度较大的医院 CMI（上四分位）为 1.06（图 4-1-1-13）。

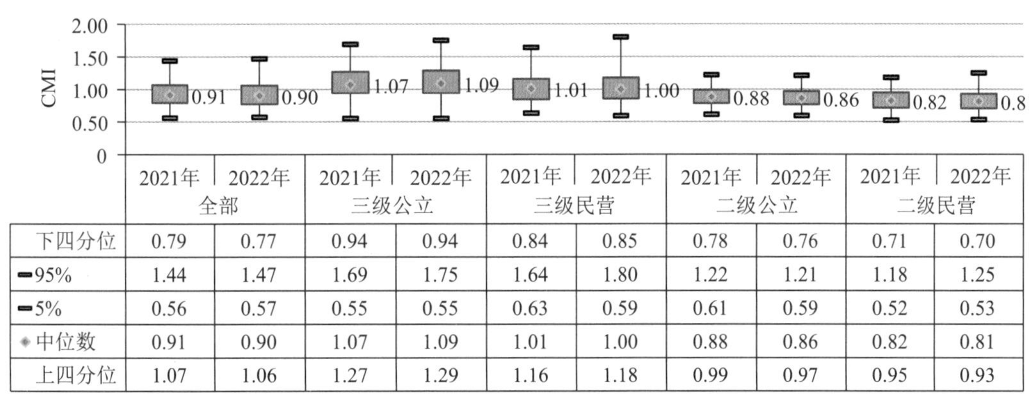

	2021年	2022年	2021年	2022年	2021年	2022年	2021年	2022年	2021年	2022年
	全部		三级公立		三级民营		二级公立		二级民营	
下四分位	0.79	0.77	0.94	0.94	0.84	0.85	0.78	0.76	0.71	0.70
95%	1.44	1.47	1.69	1.75	1.64	1.80	1.22	1.21	1.18	1.25
5%	0.56	0.57	0.55	0.55	0.63	0.59	0.61	0.59	0.52	0.53
中位数	0.91	0.90	1.07	1.09	1.01	1.00	0.88	0.86	0.82	0.81
上四分位	1.07	1.06	1.27	1.29	1.16	1.18	0.99	0.97	0.95	0.93

图 4-1-1-13 呼吸内科医疗服务难度

2. 医疗服务效率

2021 年与 2022 年呼吸内科费用效率下降，费用消耗指数的中位数由 0.81 上升到 0.82；其中，三级公立医院费用消耗指数的中位数两年均为 1.03，三级民营医院两年均为 1.10，二级公立医院由 0.72 上升到 0.73，二级民营医院由 0.73 上升到 0.75；2022 年费用效率较高的医院费用消耗指数（下四分位）为 0.64（图 4-1-1-14）。

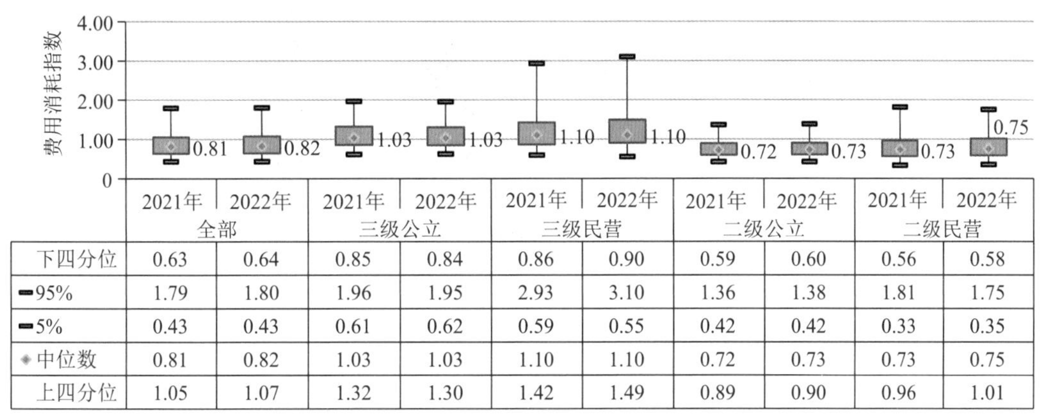

	2021年	2022年	2021年	2022年	2021年	2022年	2021年	2022年	2021年	2022年
	全部		三级公立		三级民营		二级公立		二级民营	
下四分位	0.63	0.64	0.85	0.84	0.86	0.90	0.59	0.60	0.56	0.58
95%	1.79	1.80	1.96	1.95	2.93	3.10	1.36	1.38	1.81	1.75
5%	0.43	0.43	0.61	0.62	0.59	0.55	0.42	0.42	0.33	0.35
中位数	0.81	0.82	1.03	1.03	1.10	1.10	0.72	0.73	0.73	0.75
上四分位	1.05	1.07	1.32	1.30	1.42	1.49	0.89	0.90	0.96	1.01

图 4-1-1-14 呼吸内科费用效率

2021 年与 2022 年呼吸内科时间效率下降，时间消耗指数的中位数由 0.99 上升到 1.00；其中，三级公立医院时间消耗指数的中位数两年均为 1.00，三级民营医院由 1.01 上升到 1.02，二级公立医院由 0.97 上升到 0.98，二级民营医院由 1.03 上升到 1.04；2022 年时间效率较高的医院时间消耗指数（下四分位）为 0.89（图 4-1-1-15）。

	全部 2021年	全部 2022年	三级公立 2021年	三级公立 2022年	三级民营 2021年	三级民营 2022年	二级公立 2021年	二级公立 2022年	二级民营 2021年	二级民营 2022年
下四分位	0.88	0.89	0.90	0.90	0.89	0.89	0.87	0.88	0.88	0.88
95%	1.82	1.96	1.75	1.75	1.72	1.78	1.77	1.91	2.04	2.24
5%	0.72	0.73	0.76	0.77	0.63	0.53	0.73	0.74	0.60	0.64
中位数	0.99	1.00	1.00	1.00	1.01	1.02	0.97	0.98	1.03	1.04
上四分位	1.13	1.14	1.13	1.14	1.13	1.14	1.13	1.14	1.13	1.14

图 4-1-1-15 呼吸内科时间效率

3. 医疗安全

2021 年与 2022 年，呼吸内科医疗安全水平保持不变，中低风险组死亡率两年均为 0.074%；其中，三级公立医院中低风险组死亡率由 0.054% 降低至 0.047%，三级民营医院由 0.072% 上升到 0.123%，二级公立医院由 0.084% 上升到 0.087%，二级民营医院由 0.135% 上升到 0.149%（图 4-1-1-16）。

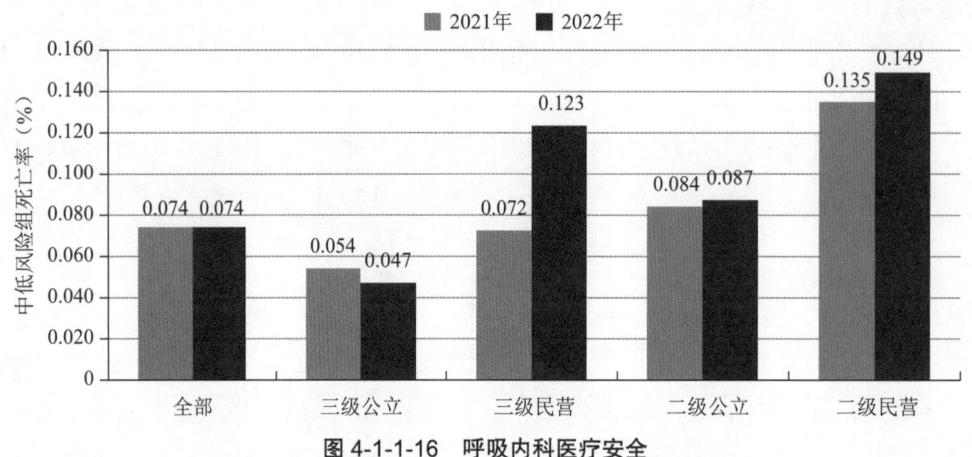

图 4-1-1-16 呼吸内科医疗安全

2021 年与 2022 年，呼吸内科急危重病例救治能力下降，高风险组死亡率由 7.06% 上升到 7.99%；其中，三级公立医院高风险组死亡率由 7.29% 上升到 8.29%，三级民营医院由 10.90% 上升到 12.41%，二级公立医院由 5.95% 上升到 6.58%，二级民营医院由 9.62% 上升到 10.61%（图 4-1-1-17）。

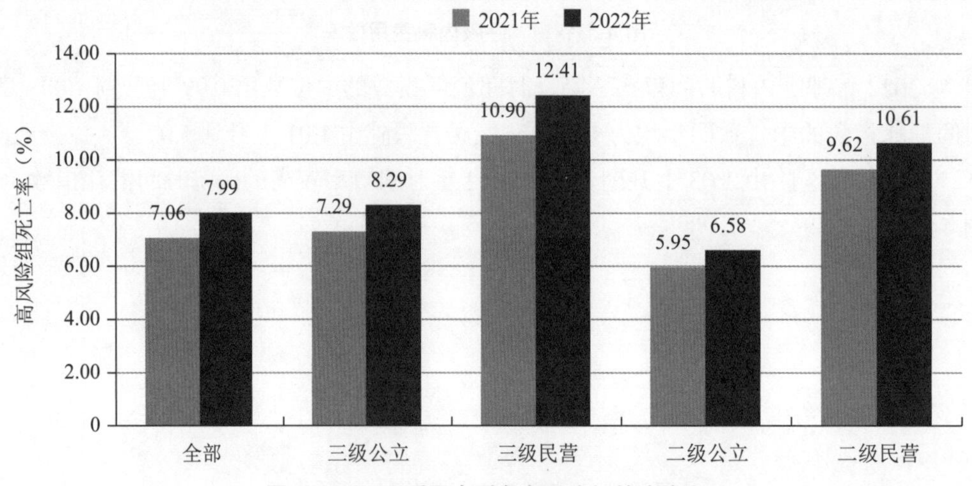

图 4-1-1-17 呼吸内科急危重病例救治能力

（三）普通外科 DRG 绩效评价

本报告共纳入 2021 年与 2022 年数据质量合格的 2136 万专科病例为样本，对普通外科专科进行分析。

1. 医疗服务能力

2021 年与 2022 年普通外科医疗服务广度下降，DRG 组数的中位数由 36 降低至 35；其中，三级公立医院 DRG 组数的中位数两年均为 53，三级民营医院由 39 降低至 36，二级公立医院两年均为 34，二级民营医院由 12 上升到 13；2022 年医疗服务广度较大的医院 DRG 组数（上四分位）为 49（图 4-1-1-18）。

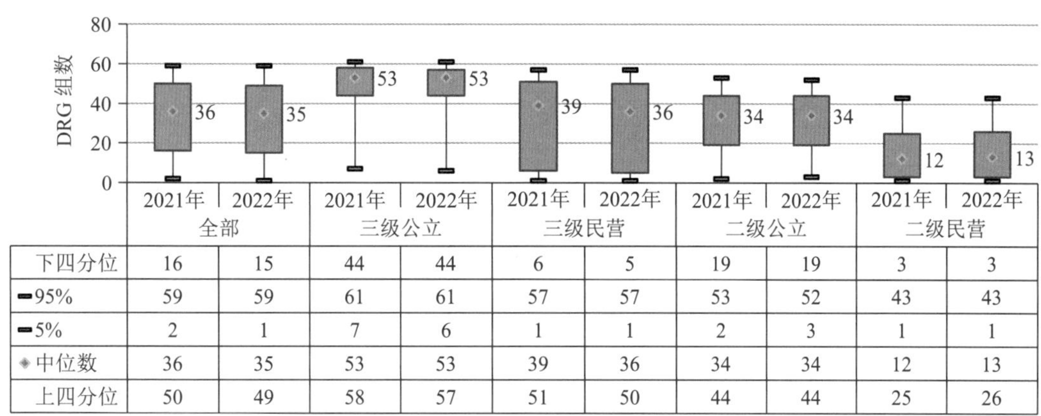

	全部 2021年	全部 2022年	三级公立 2021年	三级公立 2022年	三级民营 2021年	三级民营 2022年	二级公立 2021年	二级公立 2022年	二级民营 2021年	二级民营 2022年
下四分位	16	15	44	44	6	5	19	19	3	3
95%	59	59	61	61	57	57	53	52	43	43
5%	2	1	7	6	1	1	2	3	1	1
中位数	36	35	53	53	39	36	34	34	12	13
上四分位	50	49	58	57	51	50	44	44	25	26

图 4-1-1-18 普通外科医疗服务广度

2021 年与 2022 年普通外科医疗服务难度下降，CMI 的中位数由 1.05 降低至 1.03；其中，三级公立医院 CMI 的中位数由 1.26 降低至 1.22，三级民营医院由 1.15 降低至 1.14，二级公立医院由 1.00 降低至 0.98，二级民营医院由 0.90 降低至 0.89；2022 年医疗服务难度较大的医院 CMI（上四分位）为 1.19（图 4-1-1-19）。

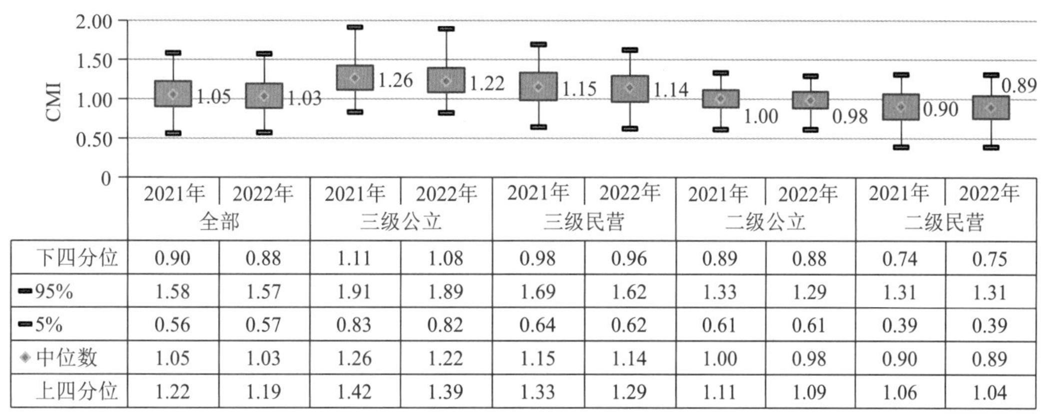

	全部 2021年	全部 2022年	三级公立 2021年	三级公立 2022年	三级民营 2021年	三级民营 2022年	二级公立 2021年	二级公立 2022年	二级民营 2021年	二级民营 2022年
下四分位	0.90	0.88	1.11	1.08	0.98	0.96	0.89	0.88	0.74	0.75
95%	1.58	1.57	1.91	1.89	1.69	1.62	1.33	1.29	1.31	1.31
5%	0.56	0.57	0.83	0.82	0.64	0.62	0.61	0.61	0.39	0.39
中位数	1.05	1.03	1.26	1.22	1.15	1.14	1.00	0.98	0.90	0.89
上四分位	1.22	1.19	1.42	1.39	1.33	1.29	1.11	1.09	1.06	1.04

图 4-1-1-19 普通外科医疗服务难度

2. 医疗服务效率

2021 年与 2022 年普通外科费用效率下降，费用消耗指数的中位数由 0.77 上升到 0.78；其中，三级公立医院费用消耗指数的中位数由 0.97 降低至 0.96，三级民营医院由 1.02 降低至 1.00，二级公立医院两年均为 0.70，二级民营医院由 0.68 上升到 0.69；2022 年费用效率较高的医院费用消耗指数（下四分位）为 0.62（图 4-1-1-20）。

2021 年与 2022 年普通外科时间效率下降，时间消耗指数的中位数由 1.07 上升到 1.08；其中，三级公立医院时间消耗指数的中位数由 1.07 降低至 1.05，三级民营医院由 1.05 降低至 1.01，二级公立医院由 1.07 上升到 1.09，二级民营医院由 1.07 上升到 1.10；2022 年时间效率较高的医院时间消耗指数（下四分位）为 0.92（图 4-1-1-21）。

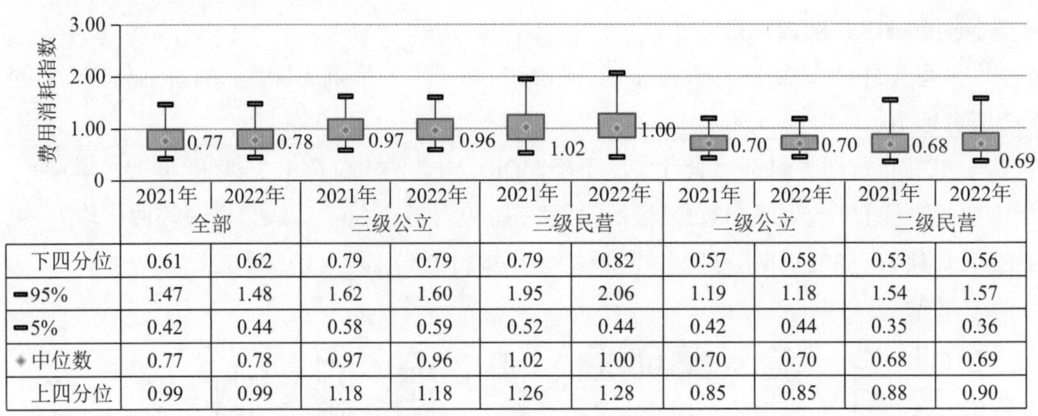

	全部 2021年	全部 2022年	三级公立 2021年	三级公立 2022年	三级民营 2021年	三级民营 2022年	二级公立 2021年	二级公立 2022年	二级民营 2021年	二级民营 2022年
下四分位	0.61	0.62	0.79	0.79	0.79	0.82	0.57	0.58	0.53	0.56
95%	1.47	1.48	1.62	1.60	1.95	2.06	1.19	1.18	1.54	1.57
5%	0.42	0.44	0.58	0.59	0.52	0.44	0.42	0.44	0.35	0.36
中位数	0.77	0.78	0.97	0.96	1.02	1.00	0.70	0.70	0.68	0.69
上四分位	0.99	0.99	1.18	1.18	1.26	1.28	0.85	0.85	0.88	0.90

图 4-1-1-20 普通外科费用效率

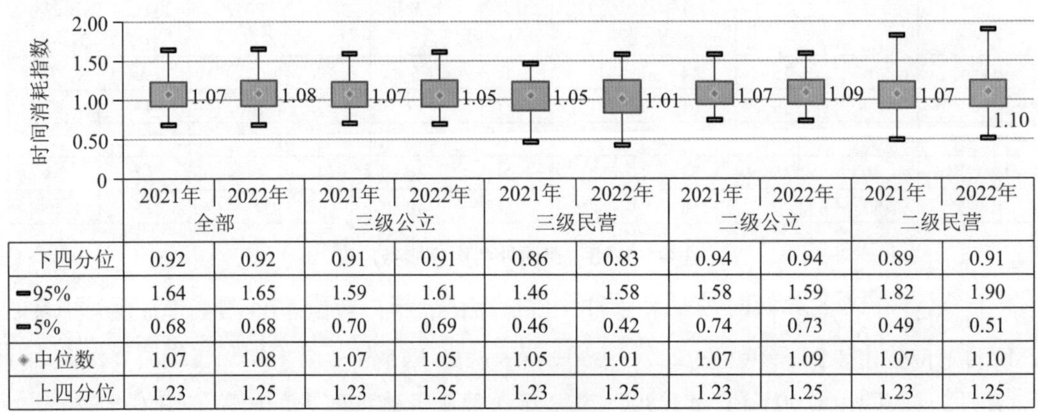

	全部 2021年	全部 2022年	三级公立 2021年	三级公立 2022年	三级民营 2021年	三级民营 2022年	二级公立 2021年	二级公立 2022年	二级民营 2021年	二级民营 2022年
下四分位	0.92	0.92	0.91	0.91	0.86	0.83	0.94	0.94	0.89	0.91
95%	1.64	1.65	1.59	1.61	1.46	1.58	1.58	1.59	1.82	1.90
5%	0.68	0.68	0.70	0.69	0.46	0.42	0.74	0.73	0.49	0.51
中位数	1.07	1.08	1.07	1.05	1.05	1.01	1.07	1.09	1.07	1.10
上四分位	1.23	1.25	1.23	1.25	1.23	1.25	1.23	1.25	1.23	1.25

图 4-1-1-21 普通外科时间效率

3. 医疗安全

2021 年与 2022 年普通外科医疗安全水平提升，中低风险组死亡率由 0.065% 降低至 0.055%；其中，三级公立医院中低风险组死亡率由 0.068% 降低至 0.059%，三级民营医院由 0.087% 降低至 0.060%，二级公立医院由 0.058% 降低至 0.044%，二级民营医院两年均为 0.031%（图 4–1–1–22）。

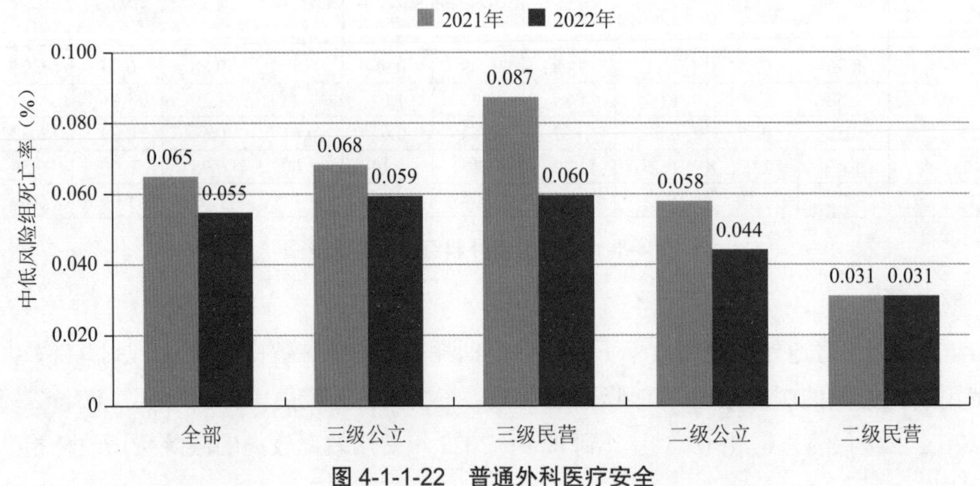

图 4-1-1-22 普通外科医疗安全

2021 年与 2022 年普通外科急危重病例救治能力提升，高风险组死亡率由 4.54% 降低至 3.38%；其中，三级公立医院高风险组死亡率由 4.31% 降低至 3.48%，三级民营医院由 7.71% 降低至 4.84%，二级公立医院由 5.19% 降低至 2.96%，二级民营医院由 8.27% 降低至 2.80%（图 4–1–1–23）。

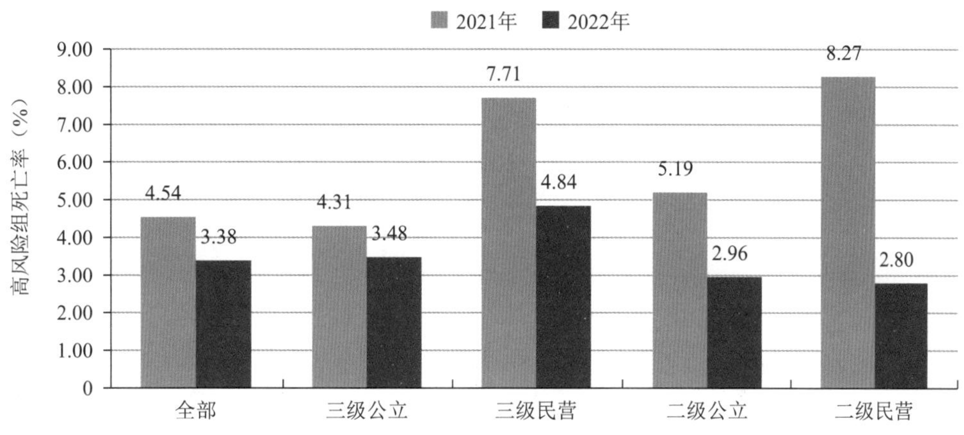

图 4-1-1-23 普通外科急危重病例救治能力

（四）胸外科 DRG 绩效评价

本报告共纳入 2021 年与 2022 年数据质量合格的 506 万专科病例为样本，对胸外科专科进行分析。

1. 医疗服务能力

2021 年与 2022 年胸外科医疗服务广度保持不变，DRG 组数的中位数两年均为 10；其中，三级公立医院 DRG 组数的中位数两年均为 17，三级民营医院由 13 降低至 12，二级公立医院两年均为 9，二级民营医院两年均为 4；2022 年医疗服务广度较大的医院 DRG 组数（上四分位）为 16（图 4-1-1-24）。

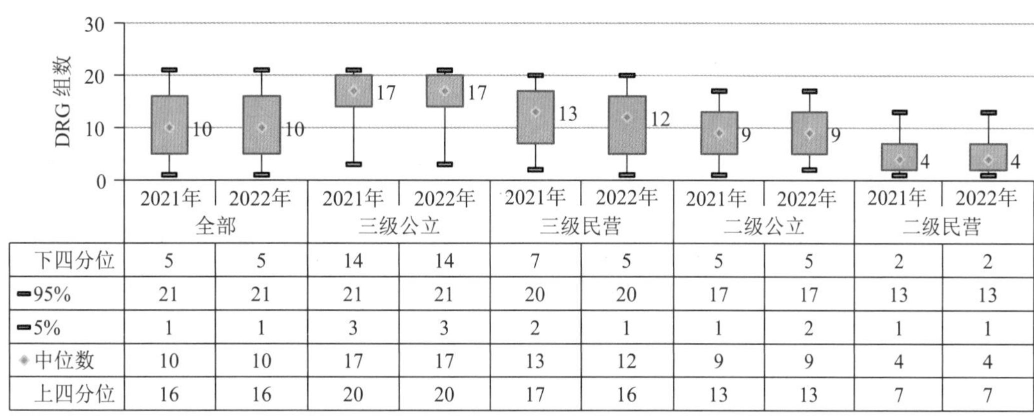

	全部 2021年	全部 2022年	三级公立 2021年	三级公立 2022年	三级民营 2021年	三级民营 2022年	二级公立 2021年	二级公立 2022年	二级民营 2021年	二级民营 2022年
下四分位	5	5	14	14	7	5	5	5	2	2
95%	21	21	21	21	20	20	17	17	13	13
5%	1	1	3	3	2	1	1	2	1	1
中位数	10	10	17	17	13	12	9	9	4	4
上四分位	16	16	20	20	17	16	13	13	7	7

图 4-1-1-24 胸外科医疗服务广度

2021 年与 2022 年胸外科医疗服务难度下降，CMI 的中位数由 1.20 降低至 1.18；其中，三级公立医院 CMI 的中位数由 1.77 降低至 1.70，三级民营医院由 1.42 上升到 1.43，二级公立医院两年均为 1.01，二级民营医院两年均为 0.78；2022 年医疗服务难度较大的医院 CMI（上四分位）为 1.59（图 4-1-1-25）。

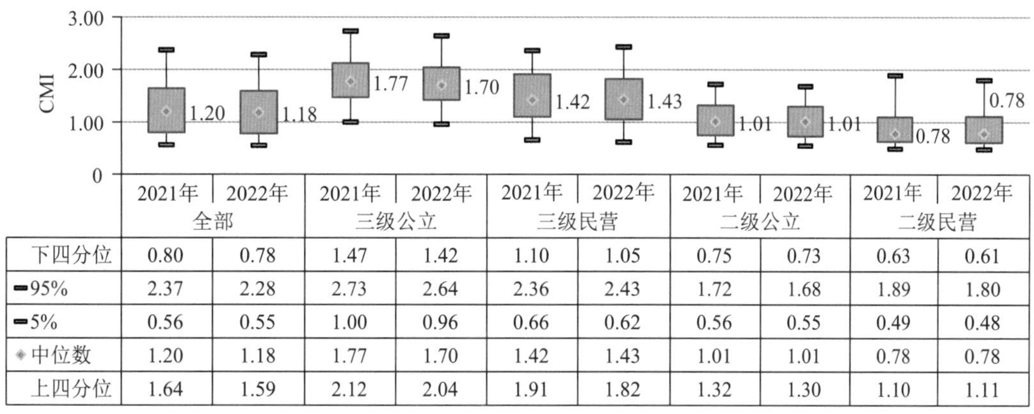

	全部 2021年	全部 2022年	三级公立 2021年	三级公立 2022年	三级民营 2021年	三级民营 2022年	二级公立 2021年	二级公立 2022年	二级民营 2021年	二级民营 2022年
下四分位	0.80	0.78	1.47	1.42	1.10	1.05	0.75	0.73	0.63	0.61
95%	2.37	2.28	2.73	2.64	2.36	2.43	1.72	1.68	1.89	1.80
5%	0.56	0.55	1.00	0.96	0.66	0.62	0.56	0.55	0.49	0.48
中位数	1.20	1.18	1.77	1.70	1.42	1.43	1.01	1.01	0.78	0.78
上四分位	1.64	1.59	2.12	2.04	1.91	1.82	1.32	1.30	1.10	1.11

图 4-1-1-25 胸外科医疗服务难度

2. 医疗服务效率

2021 年与 2022 年胸外科费用效率下降，费用消耗指数的中位数由 0.81 上升到 0.82；其中，三级公立医院费用消耗指数的中位数由 0.96 上升到 0.97，三级民营医院由 1.08 上升到 1.12，二级公立医院两年均为 0.73，二级民营医院由 0.73 上升到 0.76；2022 年费用效率较高的医院费用消耗指数（下四分位）为 0.63（图 4–1–1–26）。

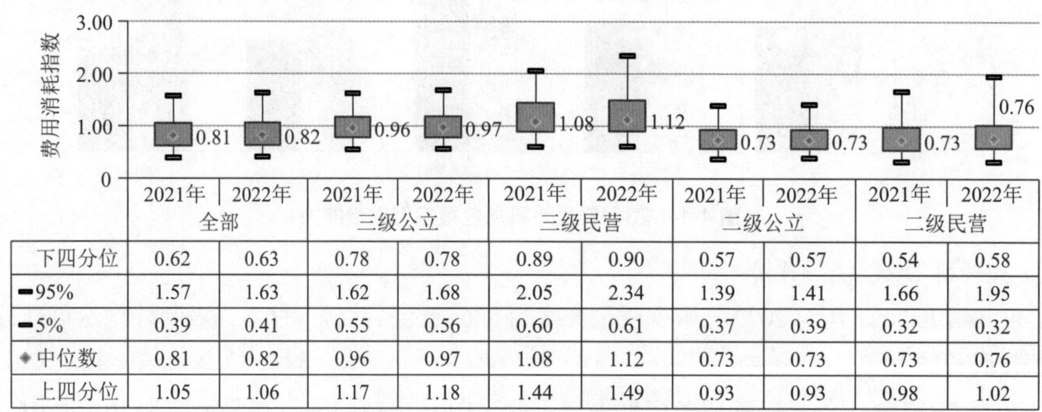

	全部 2021年	全部 2022年	三级公立 2021年	三级公立 2022年	三级民营 2021年	三级民营 2022年	二级公立 2021年	二级公立 2022年	二级民营 2021年	二级民营 2022年
下四分位	0.62	0.63	0.78	0.78	0.89	0.90	0.57	0.57	0.54	0.58
95%	1.57	1.63	1.62	1.68	2.05	2.34	1.39	1.41	1.66	1.95
5%	0.39	0.41	0.55	0.56	0.60	0.61	0.37	0.39	0.32	0.32
中位数	0.81	0.82	0.96	0.97	1.08	1.12	0.73	0.73	0.73	0.76
上四分位	1.05	1.06	1.17	1.18	1.44	1.49	0.93	0.93	0.98	1.02

图 4-1-1-26　胸外科费用效率

2021 年与 2022 年胸外科时间效率不变，时间消耗指数的中位数两年均为 1.02；其中，三级公立医院时间消耗指数的中位数由 1.04 上升到 1.05，三级民营医院由 1.13 上升到 1.14，二级公立医院两年均为 1.00，二级民营医院由 1.00 上升到 1.01；2022 年时间效率较高的医院时间消耗指数（下四分位）为 0.88（图 4–1–1–27）。

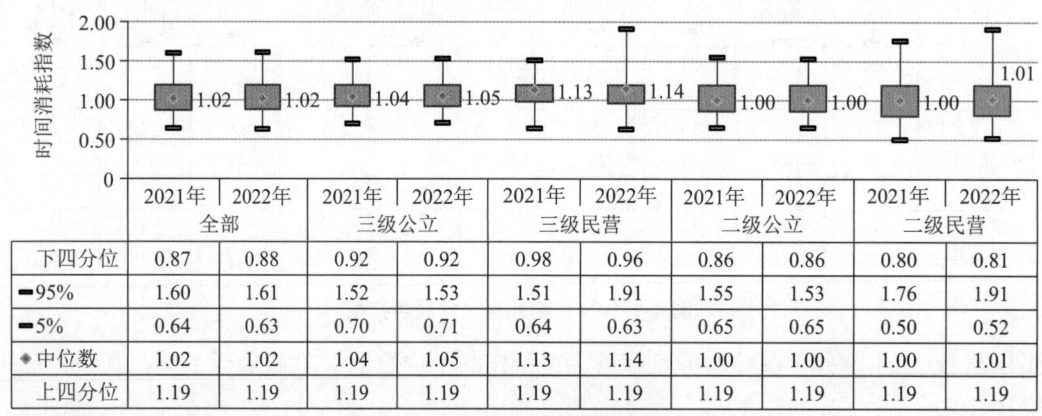

	全部 2021年	全部 2022年	三级公立 2021年	三级公立 2022年	三级民营 2021年	三级民营 2022年	二级公立 2021年	二级公立 2022年	二级民营 2021年	二级民营 2022年
下四分位	0.87	0.88	0.92	0.92	0.98	0.96	0.86	0.86	0.80	0.81
95%	1.60	1.61	1.52	1.53	1.51	1.91	1.55	1.53	1.76	1.91
5%	0.64	0.63	0.70	0.71	0.64	0.63	0.65	0.65	0.50	0.52
中位数	1.02	1.02	1.04	1.05	1.13	1.14	1.00	1.00	1.00	1.01
上四分位	1.19	1.19	1.19	1.19	1.19	1.19	1.19	1.19	1.19	1.19

图 4-1-1-27　胸外科时间效率

3. 医疗安全

2021 年与 2022 年胸外科医疗安全水平提升，中低风险组死亡率由 0.072% 降低至 0.039%；其中，三级公立医院中低风险组死亡率由 0.066% 降低至 0.035%，三级民营医院由 0.161% 降低至 0.054%，二级公立医院由 0.089% 降低至 0.051%，二级民营医院由 0.083% 降低至 0.026%（图 4–1–1–28）。

2021 年与 2022 年胸外科急危重病例救治能力下降，高风险组死亡率由 3.76% 上升到 3.83%；其中，三级公立医院高风险组死亡率由 3.95% 上升到 4.32%，三级民营医院由 4.70% 降低至 3.95%，二级公立医院由 3.25% 降低至 3.03%，二级民营医院由 3.91% 降低至 2.56%（图 4–1–1–29）。

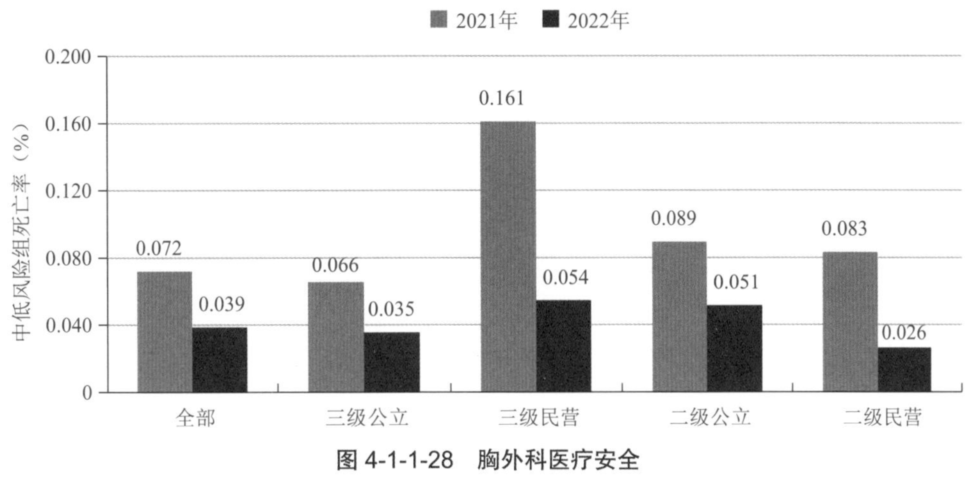

图 4-1-1-28　胸外科医疗安全

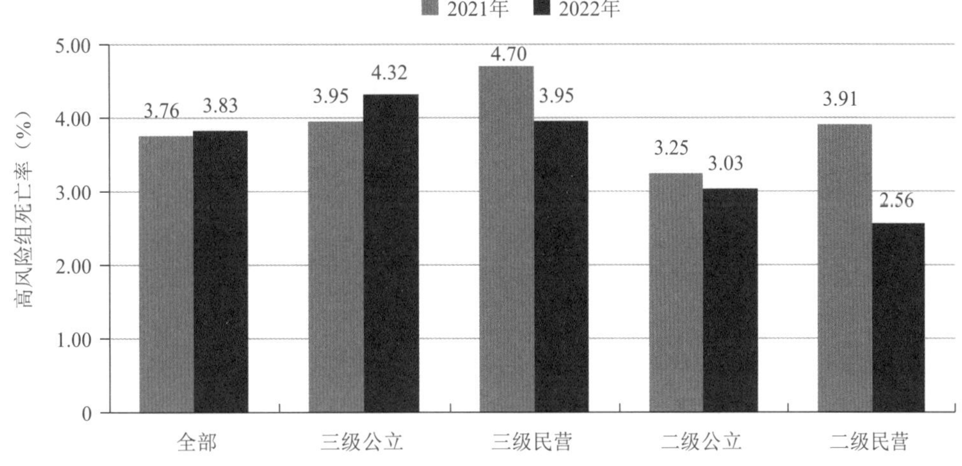

图 4-1-1-29　胸外科急危重病例救治能力

（五）心脏大血管外科 DRG 绩效评价

本报告共纳入 2021 年与 2022 年数据质量合格的 246 万专科病例为样本，对心脏大血管外科专科进行分析。

1. 医疗服务能力

2021 年与 2022 年心脏大血管外科医疗服务广度保持不变，DRG 组数的中位数两年均为 8；其中，三级公立医院 DRG 组数的中位数由 17 上升到 18，三级民营医院两年均为 13，二级公立医院两年均为 6，二级民营医院两年均为 3；2022 年医疗服务广度较大的医院 DRG 组数（上四分位）为 15（图 4-1-1-30）。

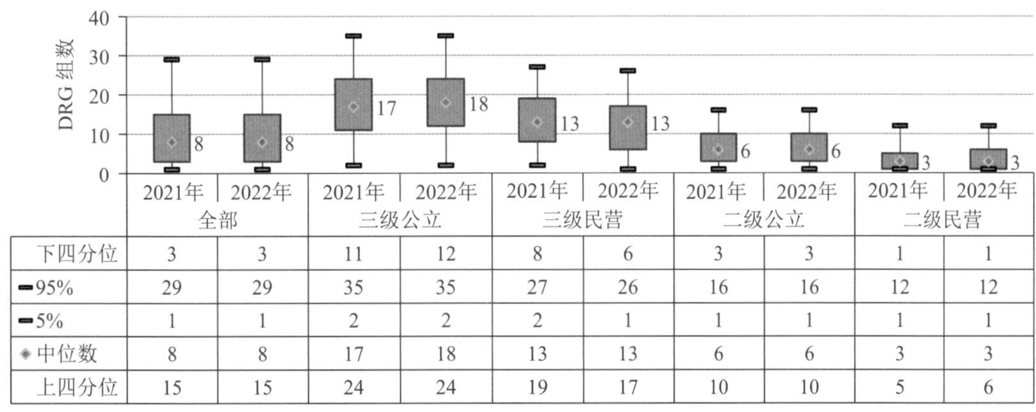

	全部 2021年	全部 2022年	三级公立 2021年	三级公立 2022年	三级民营 2021年	三级民营 2022年	二级公立 2021年	二级公立 2022年	二级民营 2021年	二级民营 2022年
下四分位	3	3	11	12	8	6	3	3	1	1
95%	29	29	35	35	27	26	16	16	12	12
5%	1	1	2	2	2	1	1	1	1	1
中位数	8	8	17	18	13	13	6	6	3	3
上四分位	15	15	24	24	19	17	10	10	5	6

图 4-1-1-30　心脏大血管外科医疗服务广度

2021年与2022年心脏大血管外科医疗服务难度保持不变，CMI的中位数两年均为2.04；其中，三级公立医院CMI的中位数由2.83降低至2.82，三级民营医院由2.59上升到2.64，二级公立医院由1.84上升到1.86，二级民营医院由1.45上升到1.50；2022年医疗服务难度较大的医院CMI(上四分位)为2.76(图4-1-1-31)。

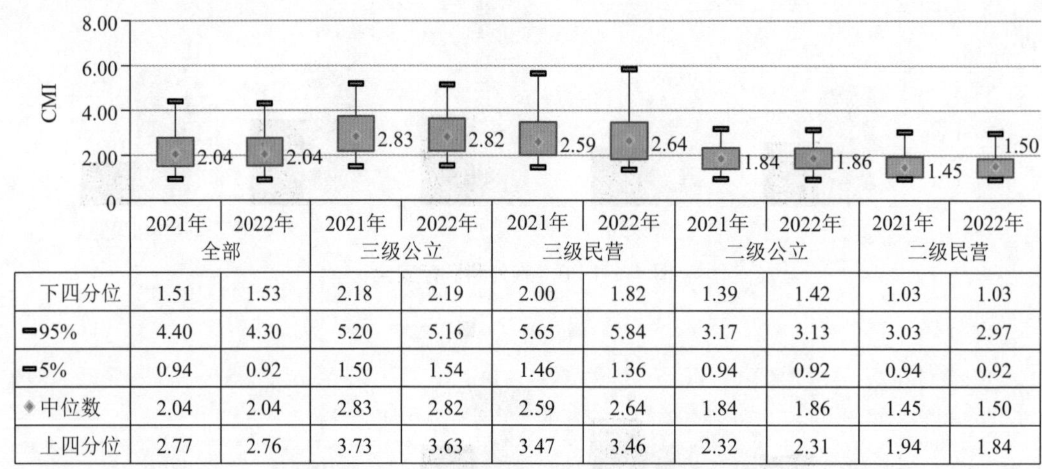

	全部 2021年	全部 2022年	三级公立 2021年	三级公立 2022年	三级民营 2021年	三级民营 2022年	二级公立 2021年	二级公立 2022年	二级民营 2021年	二级民营 2022年
下四分位	1.51	1.53	2.18	2.19	2.00	1.82	1.39	1.42	1.03	1.03
95%	4.40	4.30	5.20	5.16	5.65	5.84	3.17	3.13	3.03	2.97
5%	0.94	0.92	1.50	1.54	1.46	1.36	0.94	0.92	0.94	0.92
中位数	2.04	2.04	2.83	2.82	2.59	2.64	1.84	1.86	1.45	1.50
上四分位	2.77	2.76	3.73	3.63	3.47	3.46	2.32	2.31	1.94	1.84

图4-1-1-31 心脏大血管外科医疗服务难度

2. 医疗服务效率

2021年与2022年心脏大血管外科费用效率保持不变，费用消耗指数的中位数两年均为0.68；其中，三级公立医院费用消耗指数的中位数由0.90降低至0.89，三级民营医院由0.90降低至0.89，二级公立医院两年均为0.59，二级民营医院由0.56上升到0.58；2022年费用效率较高的医院费用消耗指数（下四分位）为0.51（图4-1-1-32）。

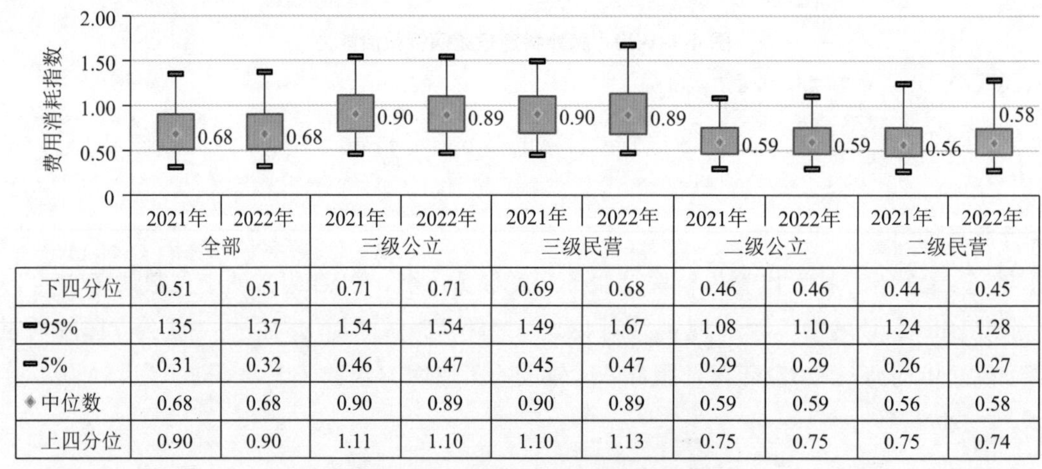

	全部 2021年	全部 2022年	三级公立 2021年	三级公立 2022年	三级民营 2021年	三级民营 2022年	二级公立 2021年	二级公立 2022年	二级民营 2021年	二级民营 2022年
下四分位	0.51	0.51	0.71	0.71	0.69	0.68	0.46	0.46	0.44	0.45
95%	1.35	1.37	1.54	1.54	1.49	1.67	1.08	1.10	1.24	1.28
5%	0.31	0.32	0.46	0.47	0.45	0.47	0.29	0.29	0.26	0.27
中位数	0.68	0.68	0.90	0.89	0.90	0.89	0.59	0.59	0.56	0.58
上四分位	0.90	0.90	1.11	1.10	1.10	1.13	0.75	0.75	0.75	0.74

图4-1-1-32 心脏大血管外科费用效率

2021年与2022年心脏大血管外科时间效率下降，时间消耗指数的中位数由1.07上升到1.08；其中，三级公立医院时间消耗指数的中位数由1.06降低至1.05，三级民营医院由1.06上升到1.07，二级公立医院两年均为1.07，二级民营医院由1.13上升到1.16；2022年时间效率较高的医院时间消耗指数（下四分位）为0.91（图4-1-1-33）。

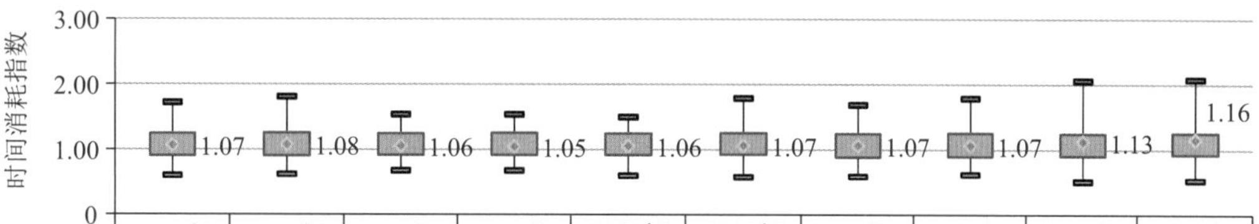

	2021年 全部	2022年 全部	2021年 三级公立	2022年 三级公立	2021年 三级民营	2022年 三级民营	2021年 二级公立	2022年 二级公立	2021年 二级民营	2022年 二级民营
下四分位	0.91	0.91	0.92	0.92	0.92	0.93	0.89	0.90	0.91	0.93
95%	1.72	1.81	1.54	1.54	1.50	1.79	1.69	1.79	2.06	2.08
5%	0.60	0.62	0.68	0.68	0.60	0.58	0.59	0.62	0.51	0.53
中位数	1.07	1.08	1.06	1.05	1.06	1.07	1.07	1.07	1.13	1.16
上四分位	1.25	1.26	1.25	1.26	1.25	1.26	1.25	1.26	1.25	1.26

图 4-1-1-33　心脏大血管外科时间效率

3. 医疗安全

2021 年与 2022 年心脏大血管外科医疗安全水平下降，中低风险组死亡率由 0.093% 上升到 0.116%；其中，三级公立医院中低风险组死亡率由 0.093% 上升到 0.121%，三级民营医院由 0.066% 上升到 0.068%，二级公立医院由 0.108% 上升到 0.128%，二级民营医院由 0.053% 上升到 0.057%（图 4-1-1-34）。

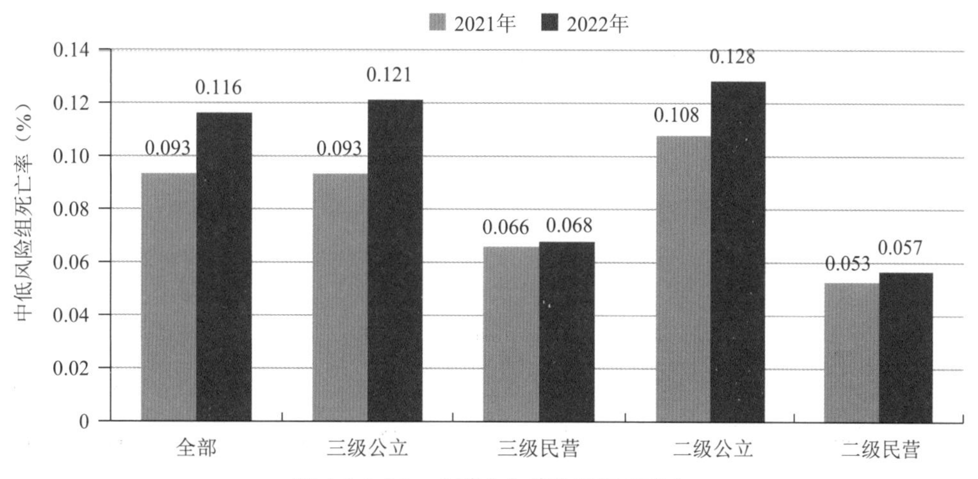

图 4-1-1-34　心脏大血管外科医疗安全

2021 年与 2022 年心脏大血管外科急危重病例救治能力下降，高风险组死亡率由 7.38% 上升到 7.55%；其中，三级公立医院高风险组死亡率由 8.39% 上升到 8.51%，三级民营医院由 6.75% 上升到 7.76%，二级公立医院由 4.41% 上升到 4.67%，二级民营医院由 4.37% 降低至 3.48%（图 4-1-1-35）。

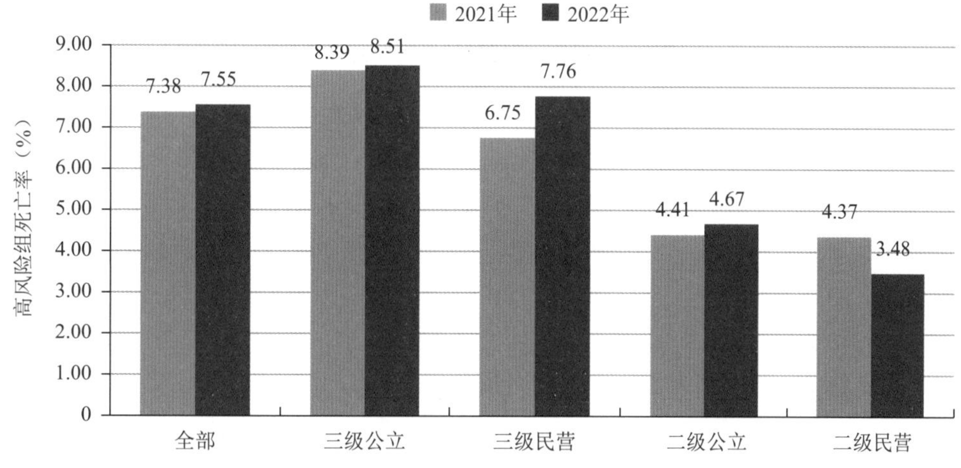

图 4-1-1-35　心脏大血管外科急危重病例救治能力

（六）神经外科 DRG 绩效评价

本报告共纳入 2021 年与 2022 年数据质量合格的 623 万专科病例为样本，对神经外科专科进行分析。

1. 医疗服务能力

2021 年与 2022 年神经外科医疗服务广度保持不变，DRG 组数的中位数两年均为 14；其中，三级公立医院 DRG 组数的中位数两年均为 24，三级民营医院由 18 上升到 19，二级公立医院两年均为 13，二级民营医院两年均为 4；2022 年医疗服务广度较大的医院 DRG 组数（上四分位）为 23（图 4-1-1-36）。

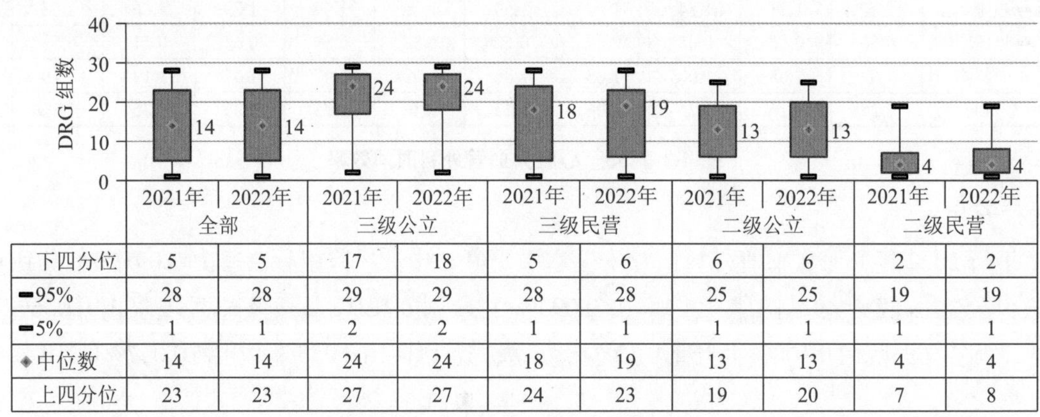

	全部 2021年	全部 2022年	三级公立 2021年	三级公立 2022年	三级民营 2021年	三级民营 2022年	二级公立 2021年	二级公立 2022年	二级民营 2021年	二级民营 2022年
下四分位	5	5	17	18	5	6	6	6	2	2
95%	28	28	29	29	28	28	25	25	19	19
5%	1	1	2	2	1	1	1	1	1	1
中位数	14	14	24	24	18	19	13	13	4	4
上四分位	23	23	27	27	24	23	19	20	7	8

图 4-1-1-36　神经外科医疗服务广度

2021 年与 2022 年神经外科医疗服务难度提升，CMI 的中位数由 1.68 上升到 1.72；其中，三级公立医院 CMI 的中位数由 2.60 降低至 2.57，三级民营医院由 2.06 降低至 2.02，二级公立医院由 1.51 上升到 1.56，二级民营医院由 1.16 上升到 1.22；2022 年医疗服务难度较大的医院 CMI（上四分位）为 2.44（图 4-1-1-37）。

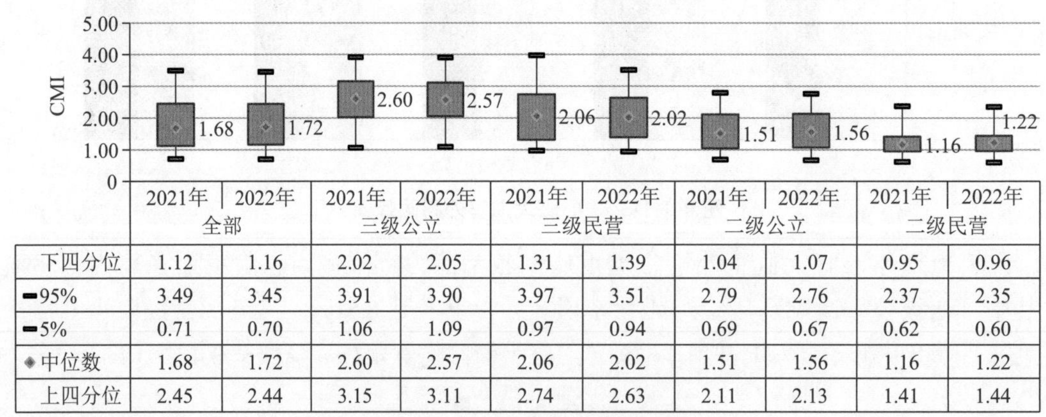

	全部 2021年	全部 2022年	三级公立 2021年	三级公立 2022年	三级民营 2021年	三级民营 2022年	二级公立 2021年	二级公立 2022年	二级民营 2021年	二级民营 2022年
下四分位	1.12	1.16	2.02	2.05	1.31	1.39	1.04	1.07	0.95	0.96
95%	3.49	3.45	3.91	3.90	3.97	3.51	2.79	2.76	2.37	2.35
5%	0.71	0.70	1.06	1.09	0.97	0.94	0.69	0.67	0.62	0.60
中位数	1.68	1.72	2.60	2.57	2.06	2.02	1.51	1.56	1.16	1.22
上四分位	2.45	2.44	3.15	3.11	2.74	2.63	2.11	2.13	1.41	1.44

图 4-1-1-37　神经外科医疗服务难度

2. 医疗服务效率

2021 年与 2022 年神经外科费用效率保持不变，费用消耗指数的中位数两年均为 0.74；其中，三级公立医院费用消耗指数的中位数两年均为 0.96，三级民营医院由 1.00 上升到 1.04，二级公立医院两年均为 0.65，二级民营医院由 0.59 上升到 0.60；2022 年费用效率较高的医院费用消耗指数（下四分位）为 0.54（图 4-1-1-38）。

2021 年与 2022 年神经外科时间效率下降，时间消耗指数的中位数由 0.97 上升到 0.98；其中，三级公立医院时间消耗指数的中位数两年均为 1.02，三级民营医院由 1.01 上升到 1.03，二级公立医院由 0.93 上升到 0.94，二级民营医院由 0.94 上升到 0.97；2022 年时间效率较高的医院时间消耗指数（下四分位）为 0.82（图 4-1-1-39）。

	全部 2021年	全部 2022年	三级公立 2021年	三级公立 2022年	三级民营 2021年	三级民营 2022年	二级公立 2021年	二级公立 2022年	二级民营 2021年	二级民营 2022年
下四分位	0.53	0.54	0.76	0.77	0.70	0.79	0.49	0.50	0.40	0.41
95%	1.57	1.55	1.66	1.64	2.21	2.96	1.28	1.28	1.68	1.70
5%	0.28	0.29	0.47	0.50	0.22	0.36	0.30	0.29	0.18	0.19
中位数	0.74	0.74	0.96	0.96	1.00	1.04	0.65	0.65	0.59	0.60
上四分位	0.99	1.00	1.20	1.19	1.35	1.36	0.83	0.83	0.89	0.89

图 4-1-1-38 神经外科费用效率

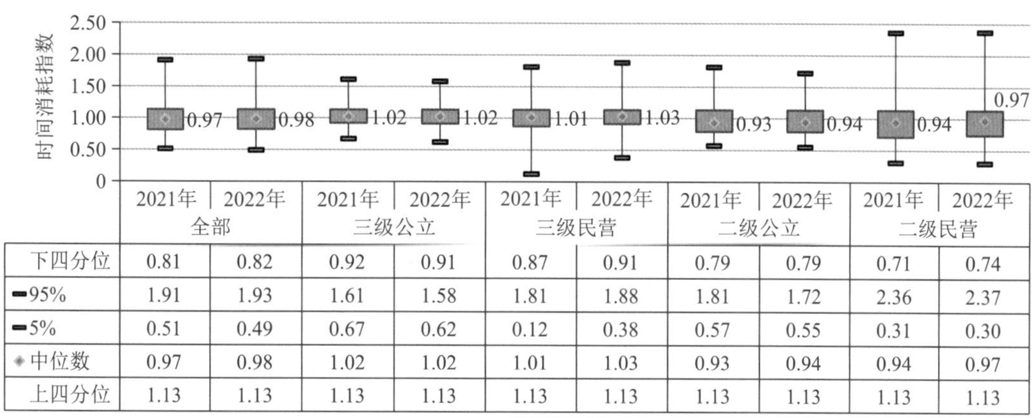

	全部 2021年	全部 2022年	三级公立 2021年	三级公立 2022年	三级民营 2021年	三级民营 2022年	二级公立 2021年	二级公立 2022年	二级民营 2021年	二级民营 2022年
下四分位	0.81	0.82	0.92	0.91	0.87	0.91	0.79	0.79	0.71	0.74
95%	1.91	1.93	1.61	1.58	1.81	1.88	1.81	1.72	2.36	2.37
5%	0.51	0.49	0.67	0.62	0.12	0.38	0.57	0.55	0.31	0.30
中位数	0.97	0.98	1.02	1.02	1.01	1.03	0.93	0.94	0.94	0.97
上四分位	1.13	1.13	1.13	1.13	1.13	1.13	1.13	1.13	1.13	1.13

图 4-1-1-39 神经外科时间效率

3. 医疗安全

2021 年与 2022 年神经外科医疗安全水平提升，中低风险组死亡率由 0.112% 降低至 0.093%；其中，三级公立医院中低风险组死亡率由 0.108% 降低至 0.088%，三级民营医院由 0.223% 降低至 0.196%，二级公立医院由 0.111% 降低至 0.098%，二级民营医院由 0.112% 降低至 0.082%（图 4-1-1-40）。

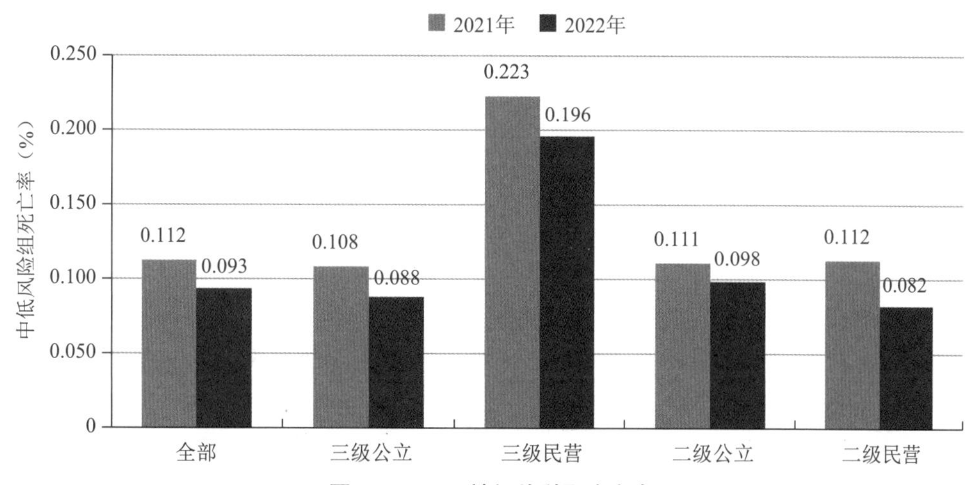

图 4-1-1-40 神经外科医疗安全

2021 年与 2022 年神经外科急危重病例救治能力提升，高风险组死亡率由 9.52% 降低至 9.51%；其中，三级公立医院高风险组死亡率由 9.98% 上升到 9.99%，三级民营医院由 11.66% 降低至 11.01%，二级公立医院由 8.31% 降低至 8.27%，二级民营医院由 8.59% 上升到 8.71%（图 4-1-1-41）。

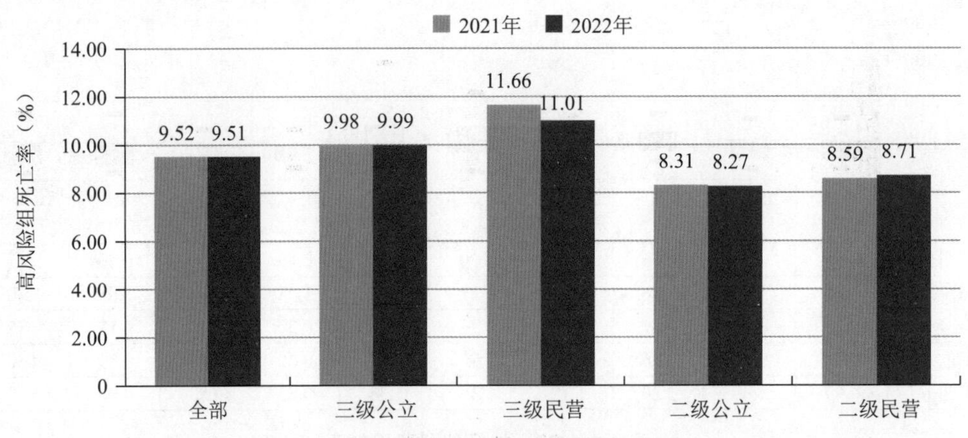

图 4-1-1-41　神经外科急危重病例救治能力

（七）泌尿外科 DRG 绩效评价

本报告共纳入 2021 年与 2022 年数据质量合格的 912 万专科病例为样本，对泌尿外科专科进行分析。

1. 医疗服务能力

2021 年与 2022 年泌尿外科医疗服务广度保持不变，DRG 组数的中位数两年均为 24；其中，三级公立医院 DRG 组数的中位数由 33 降低至 32，三级民营医院由 26 降低至 24，二级公立医院两年均为 23，二级民营医院由 8 上升到 9；2022 年医疗服务广度较大的医院 DRG 组数（上四分位）为 31（图 4–1–1–42）。

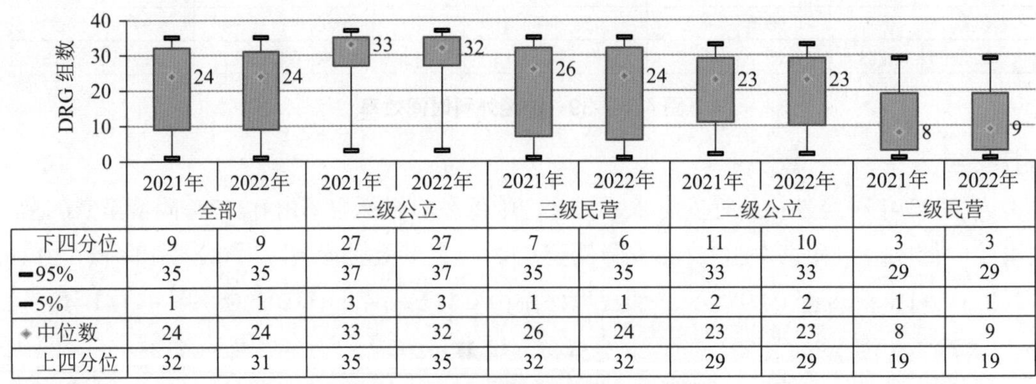

	全部 2021年	全部 2022年	三级公立 2021年	三级公立 2022年	三级民营 2021年	三级民营 2022年	二级公立 2021年	二级公立 2022年	二级民营 2021年	二级民营 2022年
下四分位	9	9	27	27	7	6	11	10	3	3
95%	35	35	37	37	35	35	33	33	29	29
5%	1	1	3	3	1	1	2	2	1	1
中位数	24	24	33	32	26	24	23	23	8	9
上四分位	32	31	35	35	32	32	29	29	19	19

图 4-1-1-42　泌尿外科医疗服务广度

2021 年与 2022 年泌尿外科医疗服务难度下降，CMI 的中位数由 0.87 降低至 0.85；其中，三级公立医院 CMI 的中位数由 1.04 降低至 1.01，三级民营医院由 0.97 降低至 0.93，二级公立医院由 0.81 降低至 0.80，二级民营医院由 0.72 上升到 0.73；2022 年医疗服务难度较大的医院 CMI（上四分位）为 1.05（图 4–1–1–43）。

	全部 2021年	全部 2022年	三级公立 2021年	三级公立 2022年	三级民营 2021年	三级民营 2022年	二级公立 2021年	二级公立 2022年	二级民营 2021年	二级民营 2022年
下四分位	0.67	0.66	0.86	0.84	0.77	0.79	0.64	0.63	0.52	0.52
95%	1.45	1.43	1.64	1.60	1.60	1.57	1.22	1.20	1.59	1.55
5%	0.41	0.39	0.54	0.53	0.47	0.46	0.42	0.39	0.37	0.35
中位数	0.87	0.85	1.04	1.01	0.97	0.93	0.81	0.80	0.72	0.73
上四分位	1.06	1.05	1.24	1.21	1.12	1.08	0.97	0.95	0.96	0.94

图 4-1-1-43　泌尿外科医疗服务难度

2. 医疗服务效率

2021 年与 2022 年泌尿外科费用效率下降，费用消耗指数的中位数由 0.81 上升到 0.82；其中，三级公立医院费用消耗指数的中位数两年均为 1.00，三级民营医院由 1.10 降低至 1.09，二级公立医院由 0.72 上升到 0.73，二级民营医院由 0.75 上升到 0.79；2022 年费用效率较高的医院费用消耗指数（下四分位）为 0.65（图 4-1-1-44）。

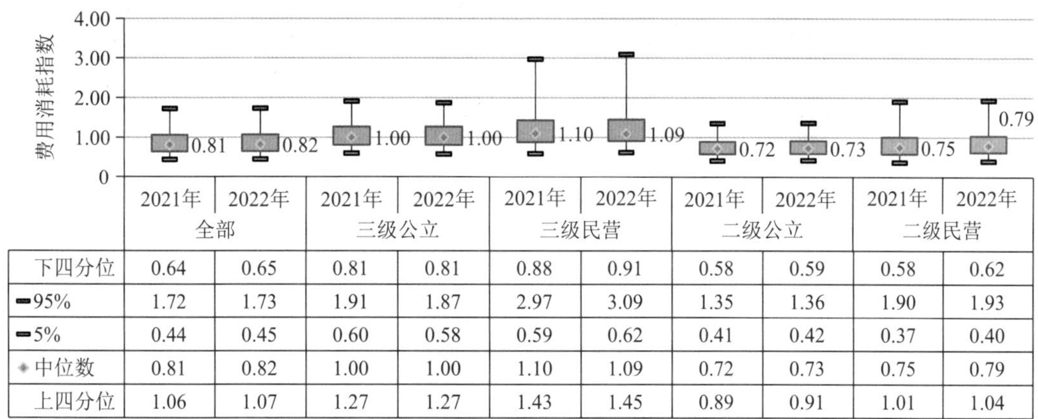

	全部 2021年	全部 2022年	三级公立 2021年	三级公立 2022年	三级民营 2021年	三级民营 2022年	二级公立 2021年	二级公立 2022年	二级民营 2021年	二级民营 2022年
下四分位	0.64	0.65	0.81	0.81	0.88	0.91	0.58	0.59	0.58	0.62
95%	1.72	1.73	1.91	1.87	2.97	3.09	1.35	1.36	1.90	1.93
5%	0.44	0.45	0.60	0.58	0.59	0.62	0.41	0.42	0.37	0.40
中位数	0.81	0.82	1.00	1.00	1.10	1.09	0.72	0.73	0.75	0.79
上四分位	1.06	1.07	1.27	1.27	1.43	1.45	0.89	0.91	1.01	1.04

图 4-1-1-44　泌尿外科费用效率

2021 年与 2022 年泌尿外科时间效率下降，时间消耗指数的中位数由 1.06 上升到 1.08；其中，三级公立医院时间消耗指数的中位数由 1.08 降低至 1.07，三级民营医院两年均为 1.06，二级公立医院由 1.05 上升到 1.08，二级民营医院由 1.08 上升到 1.13；2022 年时间效率较高的医院时间消耗指数（下四分位）为 0.90（图 4-1-1-45）。

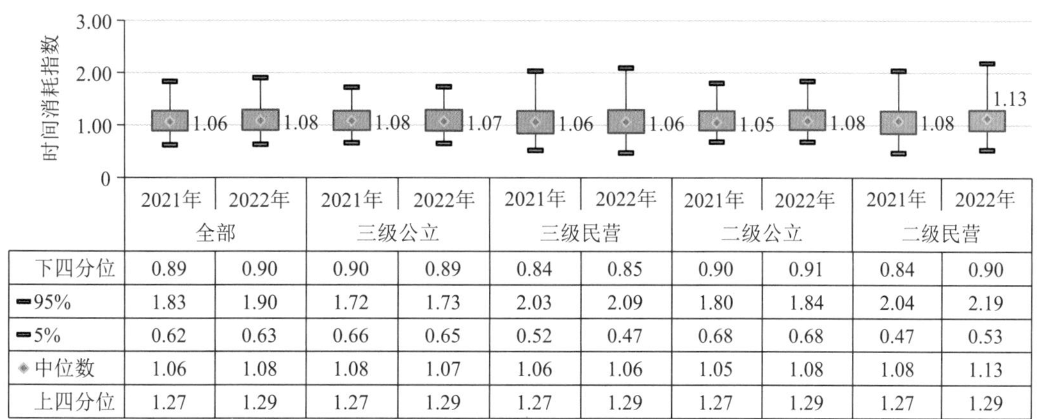

	全部 2021年	全部 2022年	三级公立 2021年	三级公立 2022年	三级民营 2021年	三级民营 2022年	二级公立 2021年	二级公立 2022年	二级民营 2021年	二级民营 2022年
下四分位	0.89	0.90	0.90	0.89	0.84	0.85	0.90	0.91	0.84	0.90
95%	1.83	1.90	1.72	1.73	2.03	2.09	1.80	1.84	2.04	2.19
5%	0.62	0.63	0.66	0.65	0.52	0.47	0.68	0.68	0.47	0.53
中位数	1.06	1.08	1.08	1.07	1.06	1.06	1.05	1.08	1.08	1.13
上四分位	1.27	1.29	1.27	1.29	1.27	1.29	1.27	1.29	1.27	1.29

图 4-1-1-45　泌尿外科时间效率

3. 医疗安全

2021 年与 2022 年泌尿外科医疗安全水平提升，中低风险组死亡率由 0.042% 降低至 0.036%；其中，三级公立医院中低风险组死亡率由 0.046% 降低至 0.037%，三级民营医院由 0.069% 降低至 0.045%，二级公立医院由 0.037% 降低至 0.033%，二级民营医院由 0.024% 上升到 0.032%（图 4-1-1-46）。

2021 年与 2022 年泌尿外科急危重病例救治能力提升，高风险组死亡率由 4.23% 降低至 4.22%；其中，三级公立医院高风险组死亡率由 4.41% 降低至 4.34%，三级民营医院由 5.88% 上升到 6.56%，二级公立医院由 3.64% 降低至 3.62%，二级民营医院由 4.64% 上升到 4.94%（图 4-1-1-47）。

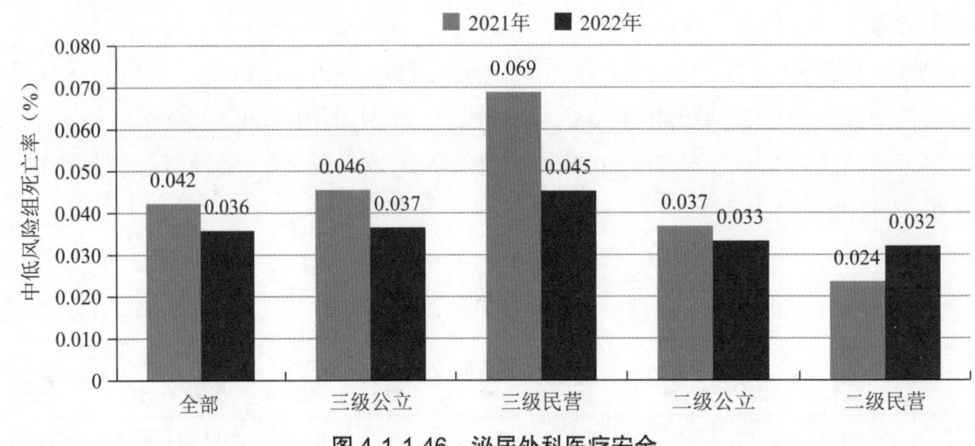

图 4-1-1-46　泌尿外科医疗安全

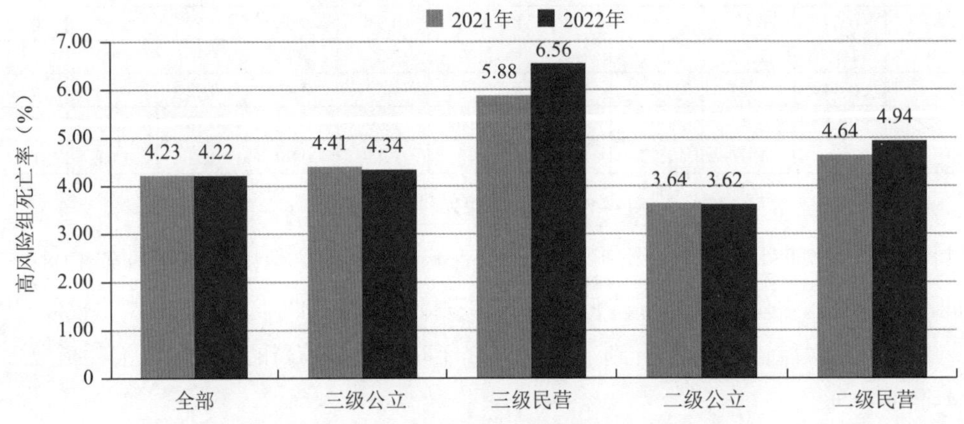

图 4-1-1-47　泌尿外科急危重病例救治能力

（八）骨科 DRG 绩效评价

本报告共纳入 2021 年与 2022 年数据质量合格的 2272 万专科病例为样本，对骨科专科进行分析。

1. 医疗服务能力

2021 年与 2022 年骨科医疗服务广度保持不变，DRG 组数的中位数两年均为 48；其中，三级公立医院 DRG 组数的中位数两年均为 60，三级民营医院由 50 降低至 49，二级公立医院两年均为 48，二级民营医院由 25 上升到 27；2022 年医疗服务广度较大的医院 DRG 组数（上四分位）为 58（图 4-1-1-48）。

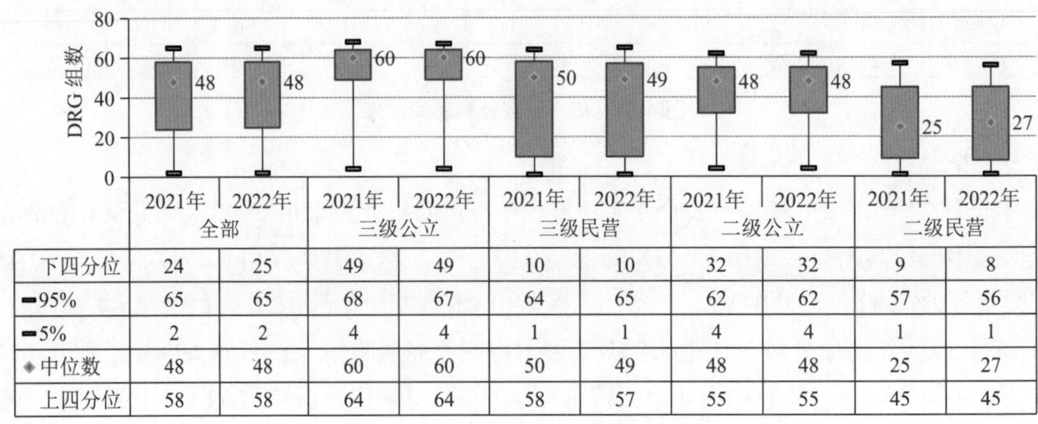

	全部		三级公立		三级民营		二级公立		二级民营	
	2021年	2022年	2021年	2022年	2021年	2022年	2021年	2022年	2021年	2022年
下四分位	24	25	49	49	10	10	32	32	9	8
95%	65	65	68	67	64	65	62	62	57	56
5%	2	2	4	4	1	1	4	4	1	1
中位数	48	48	60	60	50	49	48	48	25	27
上四分位	58	58	64	64	58	57	55	55	45	45

图 4-1-1-48　骨科医疗服务广度

2021 年与 2022 年骨科医疗服务难度下降，CMI 的中位数由 1.08 降低至 1.05；其中，三级公立医院 CMI 的中位数由 1.34 降低至 1.29，三级民营医院由 1.09 上升到 1.10，二级公立医院由 1.04 降低至 1.00，二级民营医院由 0.75 上升到 0.77；2022 年医疗服务难度较大的医院 CMI（上四分位）为 1.31（图 4-1-1-49）。

	全部		三级公立		三级民营		二级公立		二级民营	
	2021年	2022年	2021年	2022年	2021年	2022年	2021年	2022年	2021年	2022年
下四分位	0.77	0.76	1.08	1.06	0.78	0.78	0.80	0.78	0.59	0.58
95%	1.72	1.63	1.89	1.81	1.67	1.63	1.59	1.49	1.46	1.42
5%	0.53	0.53	0.65	0.62	0.53	0.50	0.55	0.54	0.50	0.49
中位数	1.08	1.05	1.34	1.29	1.09	1.10	1.04	1.00	0.75	0.77
上四分位	1.35	1.31	1.57	1.49	1.39	1.33	1.27	1.23	1.07	1.08

图 4-1-1-49　骨科医疗服务难度

2. 医疗服务效率

2021 年与 2022 年骨科费用效率保持不变，费用消耗指数的中位数两年均为 0.83；其中，三级公立医院费用消耗指数的中位数两年均为 1.00，三级民营医院由 1.02 上升到 1.09，二级公立医院两年均为 0.74，二级民营医院由 0.79 上升到 0.82；2022 年费用效率较高的医院费用消耗指数（下四分位）为 0.66（图 4-1-1-50）。

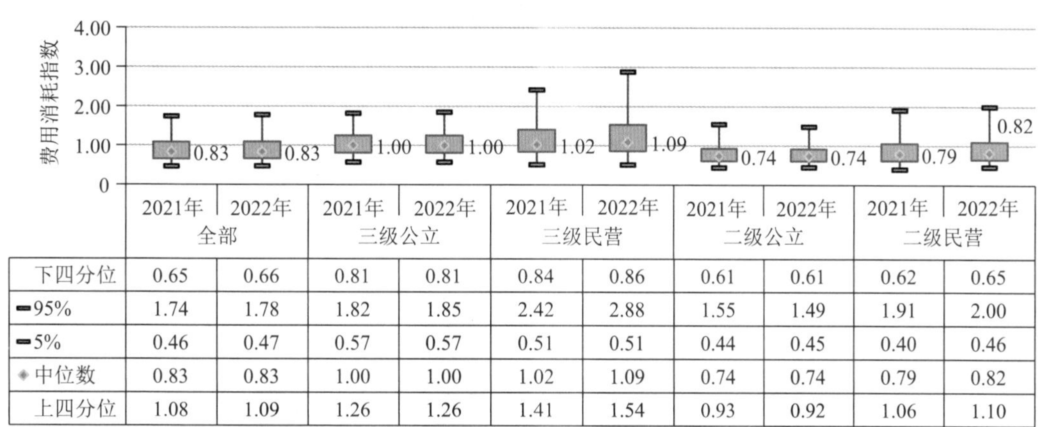

	全部		三级公立		三级民营		二级公立		二级民营	
	2021年	2022年	2021年	2022年	2021年	2022年	2021年	2022年	2021年	2022年
下四分位	0.65	0.66	0.81	0.81	0.84	0.86	0.61	0.61	0.62	0.65
95%	1.74	1.78	1.82	1.85	2.42	2.88	1.55	1.49	1.91	2.00
5%	0.46	0.47	0.57	0.57	0.51	0.51	0.44	0.45	0.40	0.46
中位数	0.83	0.83	1.00	1.00	1.02	1.09	0.74	0.74	0.79	0.82
上四分位	1.08	1.09	1.26	1.26	1.41	1.54	0.93	0.92	1.06	1.10

图 4-1-1-50　骨科费用效率

2021 年与 2022 年骨科时间效率保持不变，时间消耗指数的中位数两年均为 1.05；其中，三级公立医院时间消耗指数的中位数两年均为 1.02，三级民营医院由 1.03 上升到 1.04，二级公立医院由 1.04 上升到 1.05，二级民营医院由 1.09 上升到 1.11；2022 年时间效率较高的医院时间消耗指数（下四分位）为 0.90（图 4-1-1-51）。

	全部		三级公立		三级民营		二级公立		二级民营	
	2021年	2022年	2021年	2022年	2021年	2022年	2021年	2022年	2021年	2022年
下四分位	0.89	0.90	0.87	0.86	0.85	0.87	0.90	0.90	0.91	0.94
95%	1.80	1.83	1.62	1.61	1.49	1.72	1.77	1.75	2.17	2.18
5%	0.65	0.67	0.60	0.60	0.36	0.38	0.73	0.74	0.59	0.68
中位数	1.05	1.05	1.02	1.02	1.03	1.04	1.04	1.05	1.09	1.11
上四分位	1.21	1.21	1.21	1.21	1.21	1.21	1.21	1.21	1.21	1.21

图 4-1-1-51　骨科时间效率

3. 医疗安全

2021 年与 2022 年骨科医疗安全水平保持不变，中低风险组死亡率两年均为 0.034%；其中，三级公立医院中低风险组死亡率由 0.034% 降低至 0.030%，三级民营医院由 0.028% 降低至 0.022%，二级公立医院由 0.042% 上升到 0.048%，二级民营医院由 0.014% 上升到 0.016%（图 4-1-1-52）。

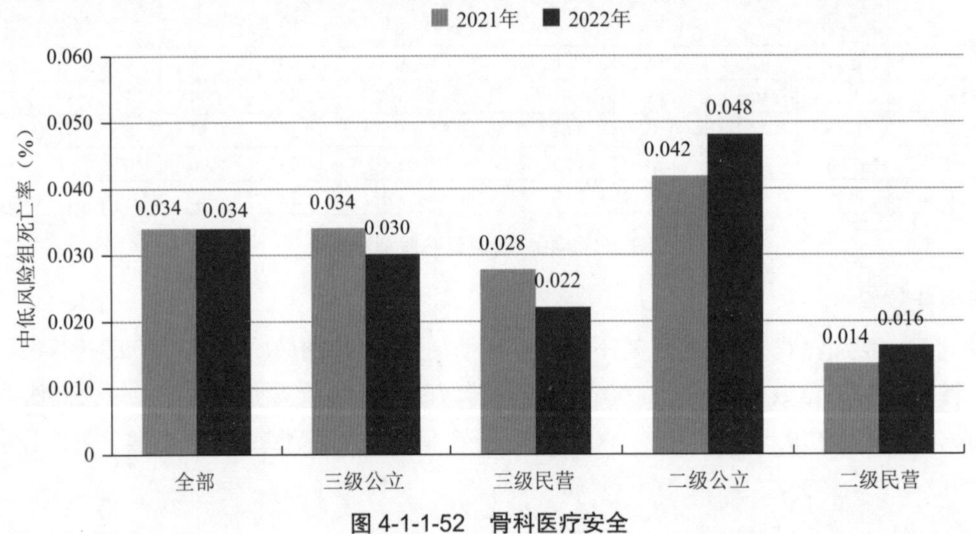

图 4-1-1-52 骨科医疗安全

2021 年与 2022 年骨科急危重病例救治能力下降，高风险组死亡率由 5.66% 上升到 5.72%；其中，三级公立医院高风险组死亡率由 6.06% 降低至 5.86%，三级民营医院由 7.16% 降低至 6.99%，二级公立医院由 4.83% 上升到 5.66%，二级民营医院由 3.44% 上升到 3.56%（图 4-1-1-53）。

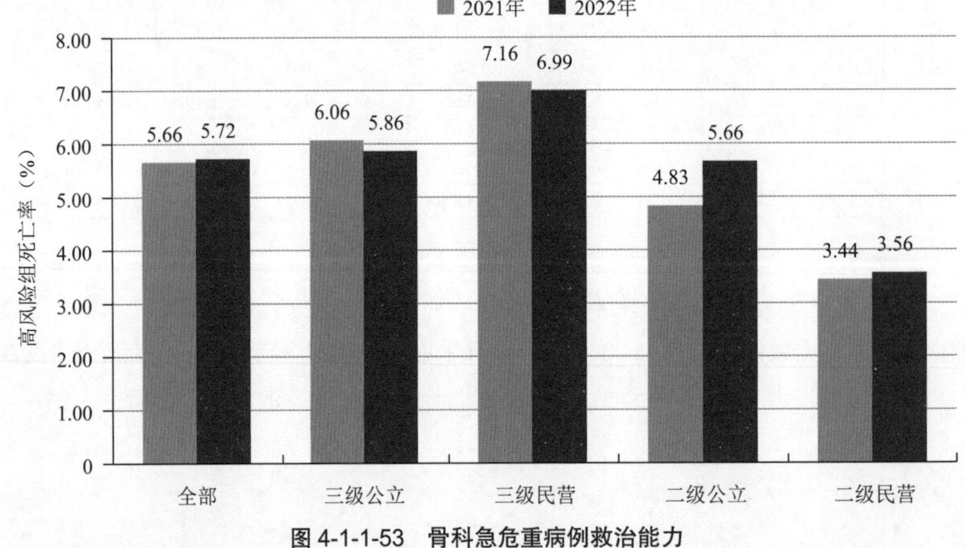

图 4-1-1-53 骨科急危重病例救治能力

（九）眼科 DRG 绩效评价

本报告共纳入 2021 年与 2022 年数据质量合格的 1054 万专科病例为样本，对眼科专科进行分析。

1. 医疗服务能力

2021 年与 2022 年眼科医疗服务广度保持不变，DRG 组数的中位数两年均为 11；其中，三级公立医院 DRG 组数的中位数两年均为 17，三级民营医院两年均为 13，二级公立医院两年均为 10，二级民营医院由 5 降低至 4；2022 年医疗服务广度较大的医院 DRG 组数（上四分位）为 16（图 4-1-1-54）。

	全部 2021年	全部 2022年	三级公立 2021年	三级公立 2022年	三级民营 2021年	三级民营 2022年	二级公立 2021年	二级公立 2022年	二级民营 2021年	二级民营 2022年
下四分位	4	4	11	11	5	5	4	4	2	2
95%	19	19	20	20	19	19	18	18	17	17
5%	1	1	2	2	1	1	1	1	1	1
中位数	11	11	17	17	13	13	10	10	5	4
上四分位	17	16	19	18	17	17	15	15	10	10

图 4-1-1-54 眼科医疗服务广度

2021 年与 2022 年眼科医疗服务难度下降，CMI 的中位数由 0.54 降低至 0.53；其中，三级公立医院 CMI 的中位数由 0.57 降低至 0.55，三级民营医院由 0.56 降低至 0.54，二级公立医院由 0.53 降低至 0.51，二级民营医院由 0.53 降低至 0.52；2022 年医疗服务难度较大的医院 CMI（上四分位）为 0.57（图 4-1-1-55）。

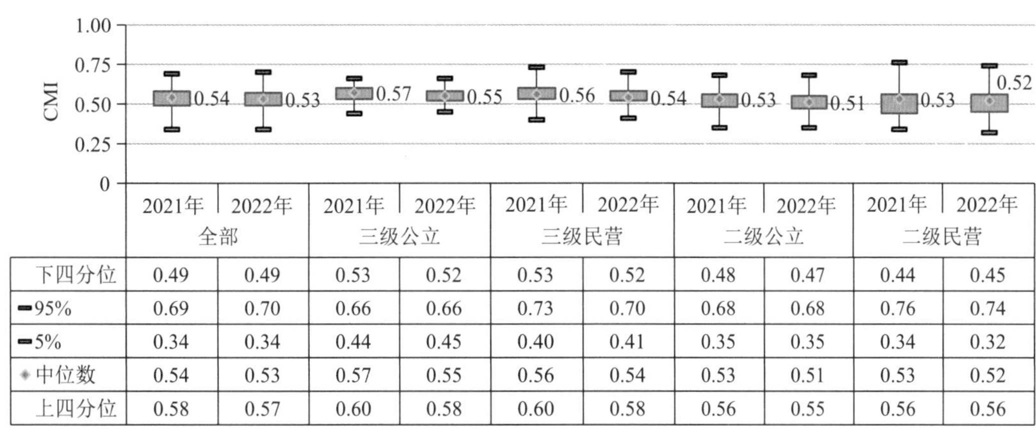

	全部 2021年	全部 2022年	三级公立 2021年	三级公立 2022年	三级民营 2021年	三级民营 2022年	二级公立 2021年	二级公立 2022年	二级民营 2021年	二级民营 2022年
下四分位	0.49	0.49	0.53	0.52	0.53	0.52	0.48	0.47	0.44	0.45
95%	0.69	0.70	0.66	0.66	0.73	0.70	0.68	0.68	0.76	0.74
5%	0.34	0.34	0.44	0.45	0.40	0.41	0.35	0.35	0.34	0.32
中位数	0.54	0.53	0.57	0.55	0.56	0.54	0.53	0.51	0.53	0.52
上四分位	0.58	0.57	0.60	0.58	0.60	0.58	0.56	0.55	0.56	0.56

图 4-1-1-55 眼科医疗服务难度

2. 医疗服务效率

2021 年与 2022 年眼科费用效率提升，费用消耗指数的中位数由 0.82 降低至 0.81；其中，三级公立医院费用消耗指数的中位数由 0.97 降低至 0.95，三级民营医院由 1.12 降低至 1.10，二级公立医院两年均为 0.72，二级民营医院由 0.80 降低至 0.79；2022 年费用效率较高的医院费用消耗指数（下四分位）为 0.65（图 4-1-1-56）。

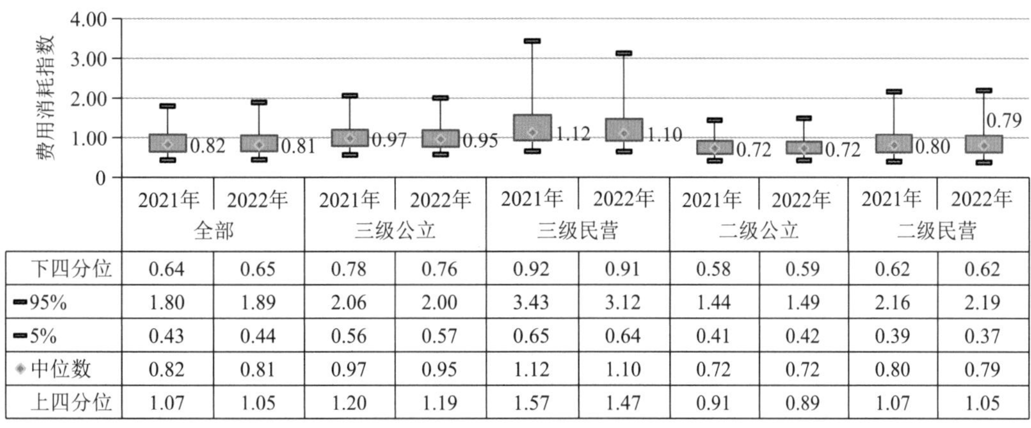

	全部 2021年	全部 2022年	三级公立 2021年	三级公立 2022年	三级民营 2021年	三级民营 2022年	二级公立 2021年	二级公立 2022年	二级民营 2021年	二级民营 2022年
下四分位	0.64	0.65	0.78	0.76	0.92	0.91	0.58	0.59	0.62	0.62
95%	1.80	1.89	2.06	2.00	3.43	3.12	1.44	1.49	2.16	2.19
5%	0.43	0.44	0.56	0.57	0.65	0.64	0.41	0.42	0.39	0.37
中位数	0.82	0.81	0.97	0.95	1.12	1.10	0.72	0.72	0.80	0.79
上四分位	1.07	1.05	1.20	1.19	1.57	1.47	0.91	0.89	1.07	1.05

图 4-1-1-56 眼科费用效率

2021 年与 2022 年眼科时间效率保持不变，时间消耗指数的中位数两年均为 1.12；其中，三级公立医院时间消耗指数的中位数由 1.12 降低至 1.08，三级民营医院由 1.09 降低至 1.08，二级公立医院由 1.14 上升到 1.16，二级民营医院由 1.05 上升到 1.07；2022 年时间效率较高的医院时间消耗指数（下四分位）为 0.85（图 4-1-1-57）。

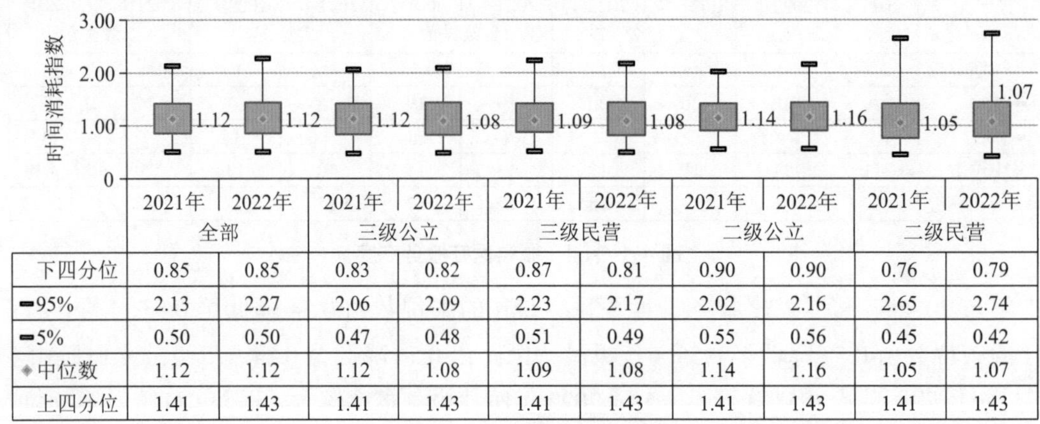

	全部		三级公立		三级民营		二级公立		二级民营	
	2021年	2022年	2021年	2022年	2021年	2022年	2021年	2022年	2021年	2022年
下四分位	0.85	0.85	0.83	0.82	0.87	0.81	0.90	0.90	0.76	0.79
95%	2.13	2.27	2.06	2.09	2.23	2.17	2.02	2.16	2.65	2.74
5%	0.50	0.50	0.47	0.48	0.51	0.49	0.55	0.56	0.45	0.42
中位数	1.12	1.12	1.12	1.08	1.09	1.08	1.14	1.16	1.05	1.07
上四分位	1.41	1.43	1.41	1.43	1.41	1.43	1.41	1.43	1.41	1.43

图 4-1-1-57　眼科时间效率

3. 医疗安全

2021 年与 2022 年眼科医疗安全水平下降，中低风险组死亡率由 0.079% 上升到 0.094%；其中，三级公立医院中低风险组死亡率由 0.002% 上升到 0.007%，三级民营医院两年均为 0，二级公立医院由 0.186% 降低至 0.125%，二级民营医院由 0.268% 上升到 0.865%（图 4-1-1-58）。

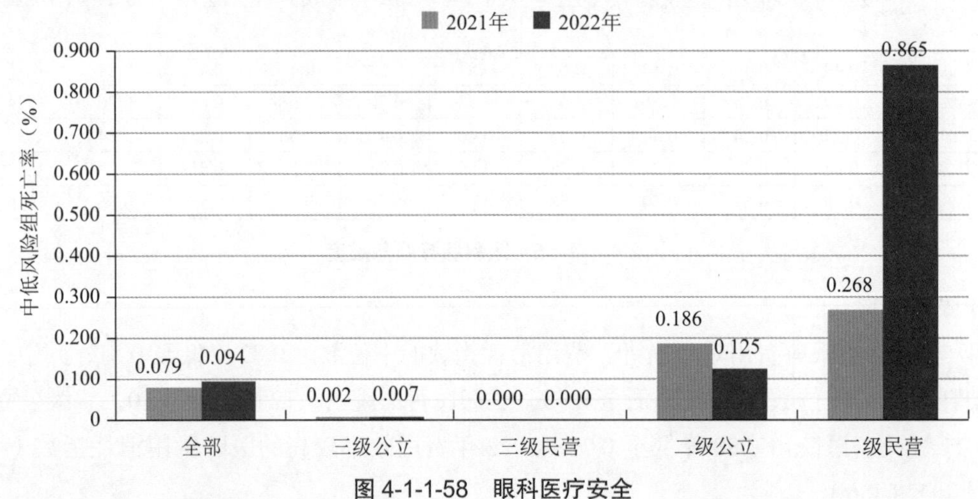

图 4-1-1-58　眼科医疗安全

（十）耳鼻喉科 DRG 绩效评价

本报告共纳入 2021 年与 2022 年数据质量合格的 919 万专科病例为样本，对耳鼻喉科专科进行分析。

1. 医疗服务能力

2021 年与 2022 年耳鼻喉科医疗服务广度下降，DRG 组数的中位数由 18 降低至 17；其中，三级公立医院 DRG 组数的中位数两年均为 24，三级民营医院两年均为 17，二级公立医院两年均为 17，二级民营医院由 8 降低至 7；2022 年医疗服务广度较大的医院 DRG 组数（上四分位）为 23（图 4-1-1-59）。

2021 年与 2022 年耳鼻喉科医疗服务难度下降，CMI 的中位数由 0.57 降低至 0.55；其中，三级公立医院 CMI 的中位数由 0.67 降低至 0.65，三级民营医院两年均为 0.61，二级公立医院由 0.53 降低至 0.51，二级民营医院由 0.54 降低至 0.52；2022 年医疗服务难度较大的医院 CMI（上四分位）为 0.64（图 4-1-1-60）。

	全部 2021年	全部 2022年	三级公立 2021年	三级公立 2022年	三级民营 2021年	三级民营 2022年	二级公立 2021年	二级公立 2022年	二级民营 2021年	二级民营 2022年
下四分位	9	8	20	20	7	5	10	10	3	3
95%	26	26	27	27	26	26	25	25	22	22
5%	2	1	4	4	1	1	2	2	1	1
中位数	18	17	24	24	17	17	17	17	8	7
上四分位	23	23	26	26	24	24	22	22	14	13

图 4-1-1-59　耳鼻喉科医疗服务广度

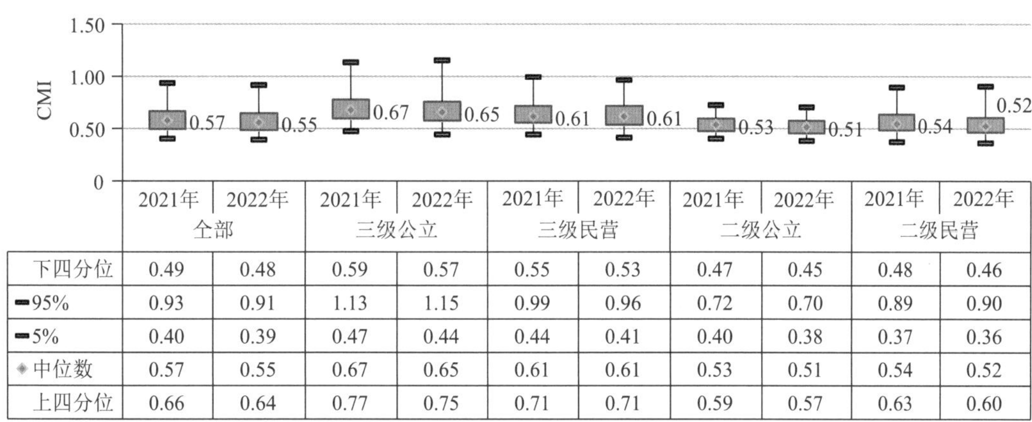

	全部 2021年	全部 2022年	三级公立 2021年	三级公立 2022年	三级民营 2021年	三级民营 2022年	二级公立 2021年	二级公立 2022年	二级民营 2021年	二级民营 2022年
下四分位	0.49	0.48	0.59	0.57	0.55	0.53	0.47	0.45	0.48	0.46
95%	0.93	0.91	1.13	1.15	0.99	0.96	0.72	0.70	0.89	0.90
5%	0.40	0.39	0.47	0.44	0.44	0.41	0.40	0.38	0.37	0.36
中位数	0.57	0.55	0.67	0.65	0.61	0.61	0.53	0.51	0.54	0.52
上四分位	0.66	0.64	0.77	0.75	0.71	0.71	0.59	0.57	0.63	0.60

图 4-1-1-60　耳鼻喉科医疗服务难度

2. 医疗服务效率

2021 年与 2022 年耳鼻喉科费用效率下降，费用消耗指数的中位数由 0.80 上升到 0.82；其中，三级公立医院费用消耗指数的中位数两年均为 0.99，三级民营医院由 1.12 上升到 1.13，二级公立医院两年均为 0.72，二级民营医院由 0.76 上升到 0.78；2022 年费用效率较高的医院费用消耗指数（下四分位）为 0.64（图 4-1-1-61）。

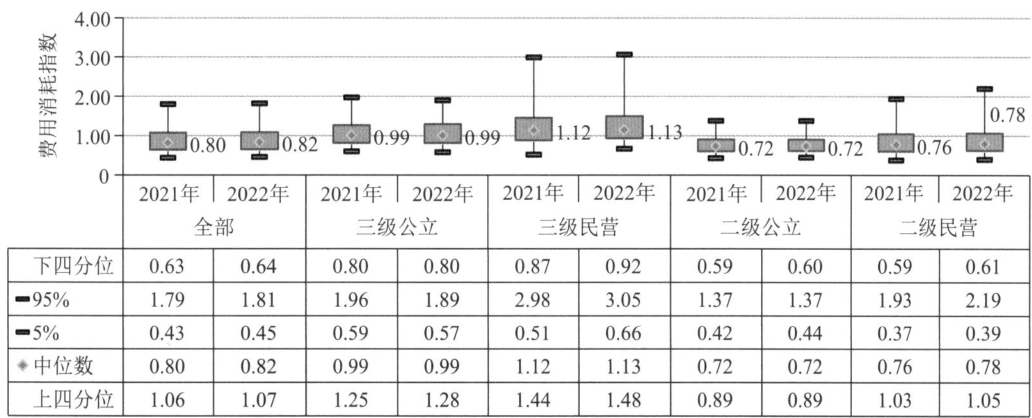

	全部 2021年	全部 2022年	三级公立 2021年	三级公立 2022年	三级民营 2021年	三级民营 2022年	二级公立 2021年	二级公立 2022年	二级民营 2021年	二级民营 2022年
下四分位	0.63	0.64	0.80	0.80	0.87	0.92	0.59	0.60	0.59	0.61
95%	1.79	1.81	1.96	1.89	2.98	3.05	1.37	1.37	1.93	2.19
5%	0.43	0.45	0.59	0.57	0.51	0.66	0.42	0.44	0.37	0.39
中位数	0.80	0.82	0.99	0.99	1.12	1.13	0.72	0.72	0.76	0.78
上四分位	1.06	1.07	1.25	1.28	1.44	1.48	0.89	0.89	1.03	1.05

图 4-1-1-61　耳鼻喉科费用效率

2021 年与 2022 年耳鼻喉科时间效率保持不变，时间消耗指数的中位数两年均为 1.02；其中，三级公立医院时间消耗指数的中位数由 1.03 降低到 1.02，三级民营医院由 1.03 上升到 1.04，二级公立医院由 1.00 上升到 1.01，二级民营医院由 1.06 上升到 1.07；2022 年时间效率较高的医院时间消耗指数（下四分位）为 0.88（图 4-1-1-62）。

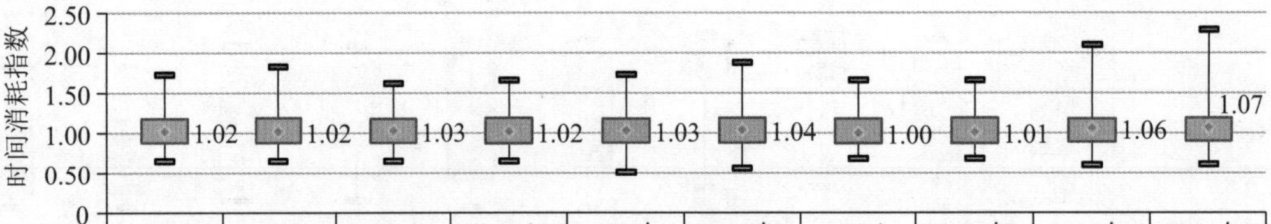

	全部 2021年	全部 2022年	三级公立 2021年	三级公立 2022年	三级民营 2021年	三级民营 2022年	二级公立 2021年	二级公立 2022年	二级民营 2021年	二级民营 2022年
下四分位	0.88	0.88	0.88	0.87	0.88	0.88	0.87	0.87	0.89	0.90
95%	1.73	1.83	1.62	1.66	1.73	1.88	1.66	1.66	2.10	2.29
5%	0.65	0.65	0.65	0.65	0.51	0.56	0.68	0.68	0.60	0.61
中位数	1.02	1.02	1.03	1.02	1.03	1.04	1.00	1.01	1.06	1.07
上四分位	1.18	1.19	1.18	1.19	1.18	1.19	1.18	1.19	1.18	1.19

图 4-1-1-62 耳鼻喉科时间效率

3. 医疗安全

2021 年与 2022 年耳鼻喉科医疗安全水平提升，中低风险组死亡率由 0.059% 降低至 0.050%；其中，三级公立医院中低风险组死亡率两年均为 0.032%，三级民营医院由 0.027% 上升到 0.053%，二级公立医院由 0.074% 降低至 0.062%，二级民营医院由 0.207% 降低至 0.128%（图 4-1-1-63）。

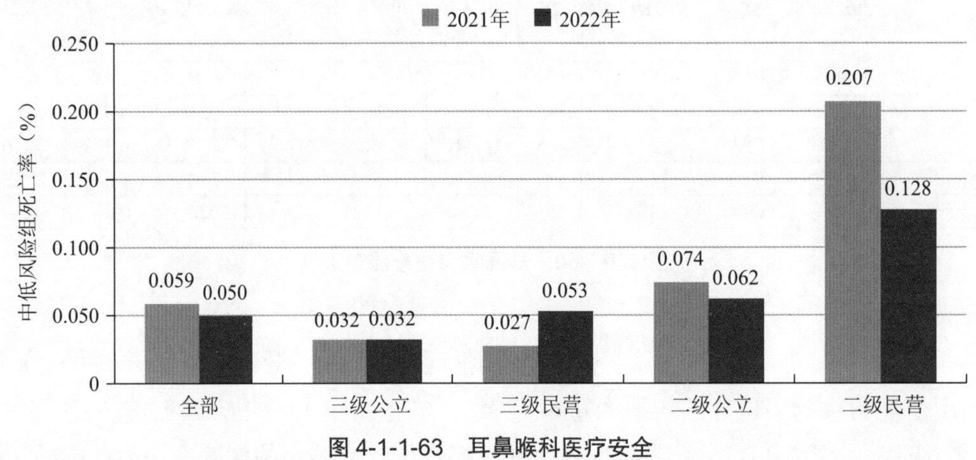

图 4-1-1-63 耳鼻喉科医疗安全

2021 年与 2022 年耳鼻喉科急危重病例救治能力下降，高风险组死亡率由 5.57% 上升到 6.40%；其中，三级公立医院高风险组死亡率由 4.75% 上升到 5.47%，三级民营医院由 8.76% 上升到 12.34%，二级公立医院由 8.12% 上升到 9.52%，二级民营医院由 6.92% 上升到 7.69%（图 4-1-1-64）。

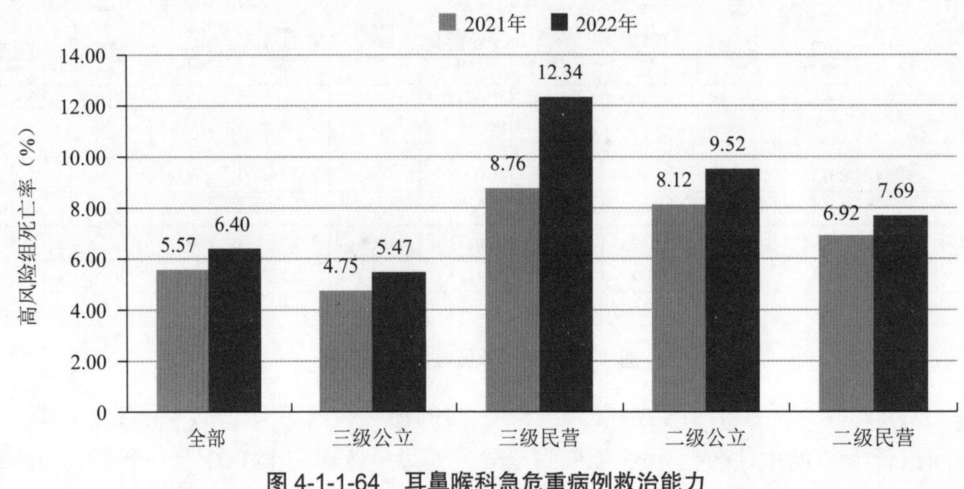

图 4-1-1-64 耳鼻喉科急危重病例救治能力

（十一）妇科 DRG 绩效评价

本报告共纳入 2021 年与 2022 年数据质量合格的 1342 万专科病例为样本，对妇科专科进行分析。

1. 医疗服务能力

2021 年与 2022 年妇科医疗服务广度保持不变，DRG 组数的中位数两年均为 21；其中，三级公立医院 DRG 组数的中位数两年均为 25，三级民营医院两年均为 21，二级公立医院两年均为 20，二级民营医院由 11 上升到 12；2022 年医疗服务广度较大的医院 DRG 组数（上四分位）为 24（图 4-1-1-65）。

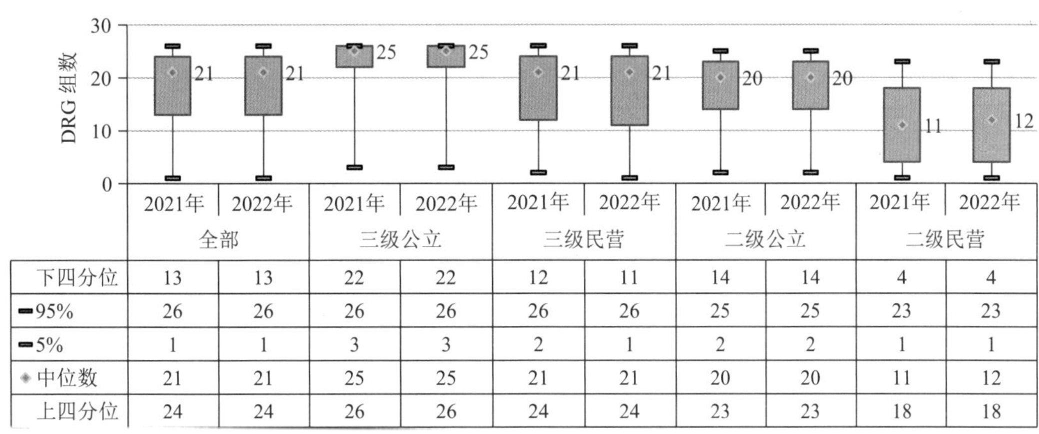

	全部		三级公立		三级民营		二级公立		二级民营	
	2021年	2022年	2021年	2022年	2021年	2022年	2021年	2022年	2021年	2022年
下四分位	13	13	22	22	12	11	14	14	4	4
95%	26	26	26	26	26	26	25	25	23	23
5%	1	1	3	3	2	1	2	2	1	1
中位数	21	21	25	25	21	21	20	20	11	12
上四分位	24	24	26	26	24	24	23	23	18	18

图 4-1-1-65　妇科医疗服务广度

2021 年与 2022 年妇科医疗服务难度下降，CMI 的中位数由 0.65 降低至 0.63；其中，三级公立医院 CMI 的中位数由 0.76 降低至 0.74，三级民营医院由 0.69 降低至 0.66，二级公立医院由 0.59 降低至 0.57，二级民营医院由 0.63 降低至 0.62；2022 年医疗服务难度较大的医院 CMI（上四分位）为 0.77（图 4-1-1-66）。

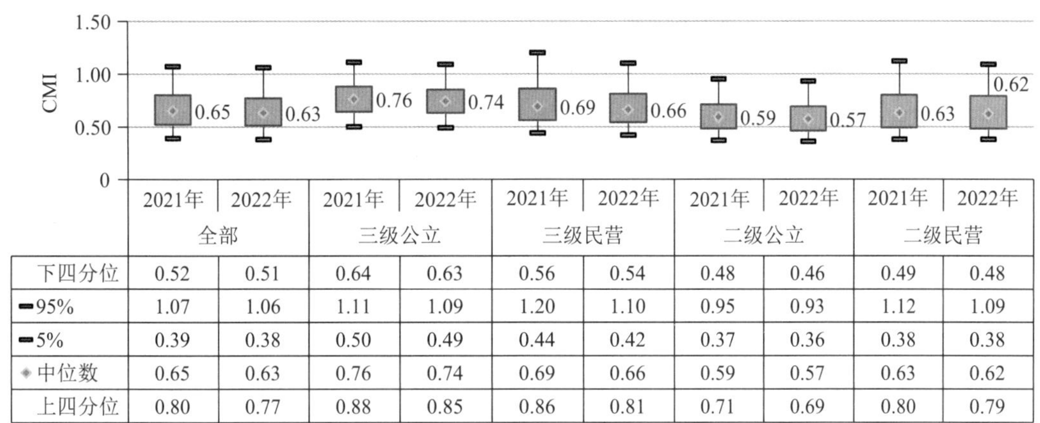

	全部		三级公立		三级民营		二级公立		二级民营	
	2021年	2022年	2021年	2022年	2021年	2022年	2021年	2022年	2021年	2022年
下四分位	0.52	0.51	0.64	0.63	0.56	0.54	0.48	0.46	0.49	0.48
95%	1.07	1.06	1.11	1.09	1.20	1.10	0.95	0.93	1.12	1.09
5%	0.39	0.38	0.50	0.49	0.44	0.42	0.37	0.36	0.38	0.38
中位数	0.65	0.63	0.76	0.74	0.69	0.66	0.59	0.57	0.63	0.62
上四分位	0.80	0.77	0.88	0.85	0.86	0.81	0.71	0.69	0.80	0.79

图 4-1-1-66　妇科医疗服务难度

2. 医疗服务效率

2021 年与 2022 年妇科费用效率保持不变，费用消耗指数的中位数两年均为 0.84；其中，三级公立医院费用消耗指数的中位数两年均为 1.00，三级民营医院由 1.12 上升到 1.17，二级公立医院两年均为 0.73，二级民营医院由 0.84 上升到 0.85；2022 年费用效率较高的医院费用消耗指数（下四分位）为 0.67（图 4-1-1-67）。

	全部		三级公立		三级民营		二级公立		二级民营	
	2021年	2022年	2021年	2022年	2021年	2022年	2021年	2022年	2021年	2022年
下四分位	0.66	0.67	0.83	0.82	0.94	0.94	0.60	0.60	0.65	0.68
95%	1.68	1.66	1.82	1.79	2.71	2.55	1.26	1.25	2.35	2.17
5%	0.47	0.48	0.61	0.62	0.67	0.68	0.44	0.45	0.42	0.41
中位数	0.84	0.84	1.00	1.00	1.12	1.17	0.73	0.73	0.84	0.85
上四分位	1.06	1.07	1.21	1.21	1.43	1.47	0.90	0.89	1.11	1.10

图 4-1-1-67 妇科费用效率

2021 年与 2022 年妇科时间效率下降，时间消耗指数的中位数由 1.07 上升到 1.08；其中，三级公立医院时间消耗指数的中位数两年均为 1.07，三级民营医院由 1.08 上升到 1.10，二级公立医院由 1.06 上升到 1.07，二级民营医院由 1.12 上升到 1.14；2022 年时间效率较高的医院时间消耗指数（下四分位）为 0.90（图 4–1–1–68）。

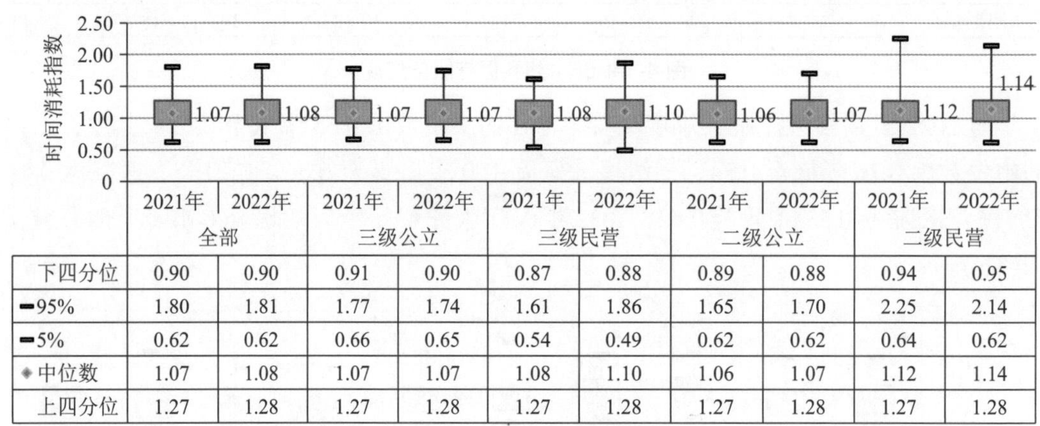

	全部		三级公立		三级民营		二级公立		二级民营	
	2021年	2022年	2021年	2022年	2021年	2022年	2021年	2022年	2021年	2022年
下四分位	0.90	0.90	0.91	0.90	0.87	0.88	0.89	0.88	0.94	0.95
95%	1.80	1.81	1.77	1.74	1.61	1.86	1.65	1.70	2.25	2.14
5%	0.62	0.62	0.66	0.65	0.54	0.49	0.62	0.62	0.64	0.62
中位数	1.07	1.08	1.07	1.07	1.08	1.10	1.06	1.07	1.12	1.14
上四分位	1.27	1.28	1.27	1.28	1.27	1.28	1.27	1.28	1.27	1.28

图 4-1-1-68 妇科时间效率

3. 医疗安全

2021 年与 2022 年妇科医疗安全水平下降，中低风险组死亡率由 0.033% 上升到 0.034%；其中，三级公立医院中低风险组死亡率两年均为 0.032%，三级民营医院由 0.028% 上升到 0.081%，二级公立医院由 0.037% 降低至 0.035%，二级民营医院由 0.043% 降低至 0.035%（图 4–1–1–69）。

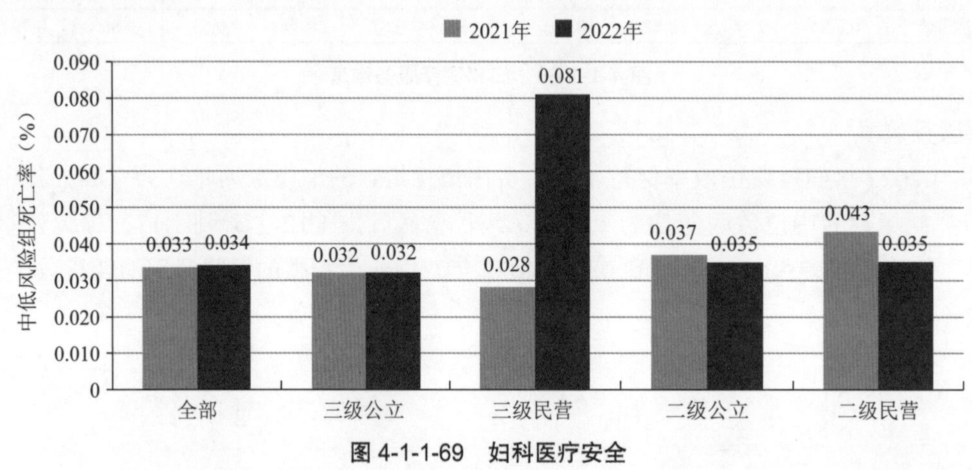

图 4-1-1-69 妇科医疗安全

（十二）神经内科 DRG 绩效评价

本报告共纳入 2021 年与 2022 年数据质量合格的 2878 万专科病例为样本，对神经内科专科进行分析。

1. 医疗服务能力

2021 年与 2022 年神经内科医疗服务广度下降，DRG 组数的中位数由 21 降低至 20；其中，三级公立医院 DRG 组数的中位数两年均为 31，三级民营医院由 22 降低至 20，二级公立医院两年均为 21，二级民营医院由 10 降低至 9；2022 年医疗服务广度较大的医院 DRG 组数（上四分位）为 30（图 4-1-1-70）。

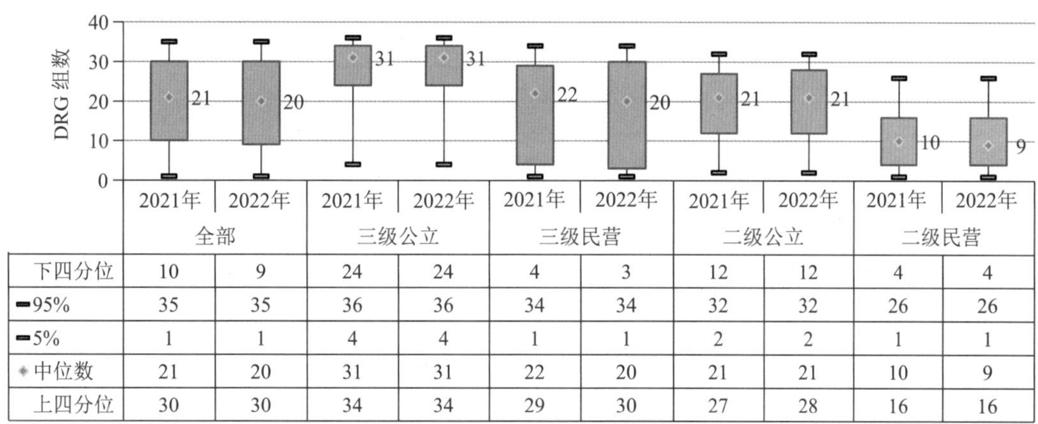

	全部 2021年	全部 2022年	三级公立 2021年	三级公立 2022年	三级民营 2021年	三级民营 2022年	二级公立 2021年	二级公立 2022年	二级民营 2021年	二级民营 2022年
下四分位	10	9	24	24	4	3	12	12	4	4
95%	35	35	36	36	34	34	32	32	26	26
5%	1	1	4	4	1	1	2	2	1	1
中位数	21	20	31	31	22	20	21	21	10	9
上四分位	30	30	34	34	29	30	27	28	16	16

图 4-1-1-70 神经内科医疗服务广度

2021 年与 2022 年神经内科医疗服务难度下降，CMI 的中位数由 0.90 降低至 0.89；其中，三级公立医院 CMI 的中位数由 1.01 上升至 1.02，三级民营医院由 0.91 降低至 0.90，二级公立医院由 0.87 降低至 0.86，二级民营医院由 0.84 降低至 0.83；2022 年医疗服务难度较大的医院 CMI（上四分位）为 1.02（图 4-1-1-71）。

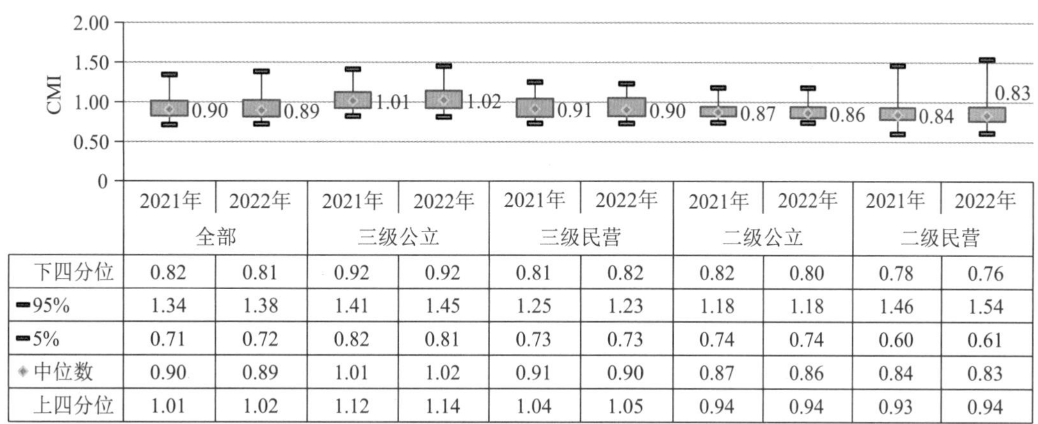

	全部 2021年	全部 2022年	三级公立 2021年	三级公立 2022年	三级民营 2021年	三级民营 2022年	二级公立 2021年	二级公立 2022年	二级民营 2021年	二级民营 2022年
下四分位	0.82	0.81	0.92	0.92	0.81	0.82	0.82	0.80	0.78	0.76
95%	1.34	1.38	1.41	1.45	1.25	1.23	1.18	1.18	1.46	1.54
5%	0.71	0.72	0.82	0.81	0.73	0.73	0.74	0.74	0.60	0.61
中位数	0.90	0.89	1.01	1.02	0.91	0.90	0.87	0.86	0.84	0.83
上四分位	1.01	1.02	1.12	1.14	1.04	1.05	0.94	0.94	0.93	0.94

图 4-1-1-71 神经内科医疗服务难度

2. 医疗服务效率

2021 年与 2022 年神经内科费用效率下降，费用消耗指数的中位数由 0.76 上升到 0.77；其中，三级公立医院费用消耗指数的中位数由 1.04 降低到 1.03，三级民营医院由 1.00 上升到 1.02，二级公立医院由 0.67 上升到 0.69，二级民营医院由 0.66 上升到 0.68；2022 年费用效率较高的医院费用消耗指数（下四分位）为 0.58（图 4-1-1-72）。

2021 年与 2022 年，神经内科时间效率下降，时间消耗指数的中位数由 0.99 上升到 1.00；其中，三级公立医院时间消耗指数的中位数由 1.01 降低至 1.00，三级民营医院由 1.00 降低至 0.99，二级公立医院由 0.95 上升到 0.97，二级民营医院由 1.05 上升到 1.08；2022 年时间效率较高的医院时间消耗指数（下四分位）为 0.86（图 4-1-1-73）。

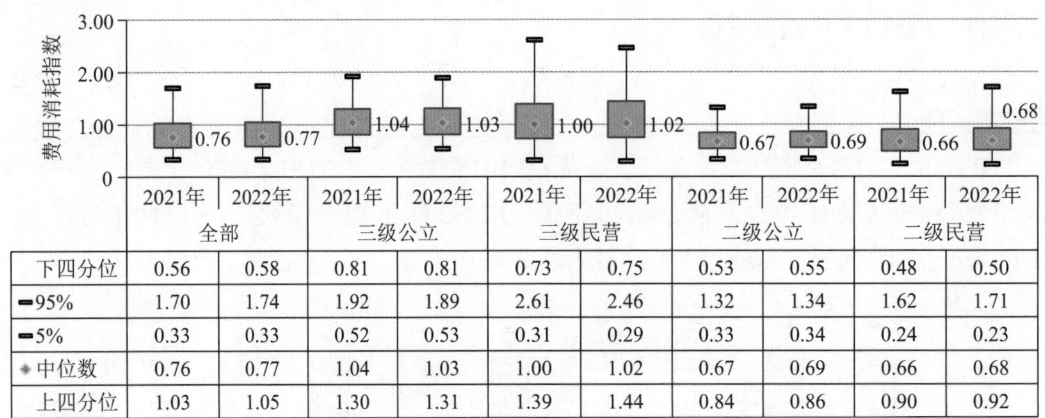

	全部		三级公立		三级民营		二级公立		二级民营	
	2021年	2022年	2021年	2022年	2021年	2022年	2021年	2022年	2021年	2022年
下四分位	0.56	0.58	0.81	0.81	0.73	0.75	0.53	0.55	0.48	0.50
95%	1.70	1.74	1.92	1.89	2.61	2.46	1.32	1.34	1.62	1.71
5%	0.33	0.33	0.52	0.53	0.31	0.29	0.33	0.34	0.24	0.23
中位数	0.76	0.77	1.04	1.03	1.00	1.02	0.67	0.69	0.66	0.68
上四分位	1.03	1.05	1.30	1.31	1.39	1.44	0.84	0.86	0.90	0.92

图 4-1-1-72　神经内科费用效率

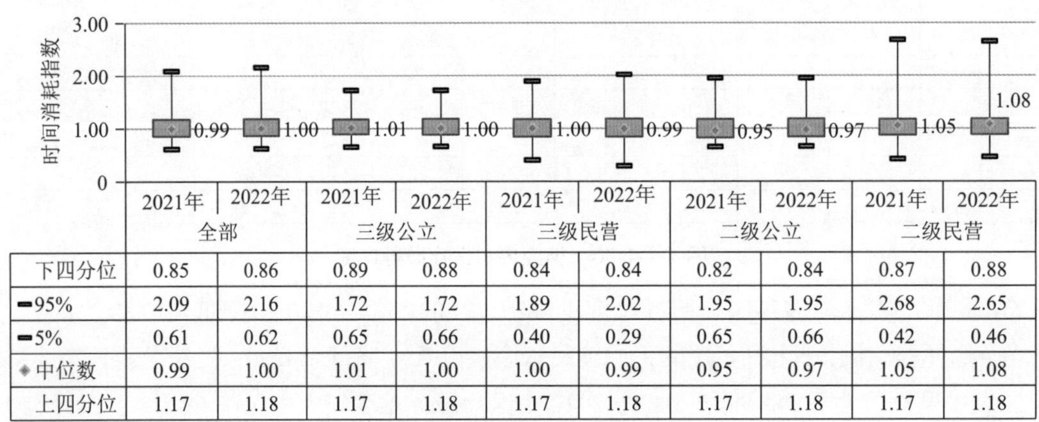

	全部		三级公立		三级民营		二级公立		二级民营	
	2021年	2022年	2021年	2022年	2021年	2022年	2021年	2022年	2021年	2022年
下四分位	0.85	0.86	0.89	0.88	0.84	0.84	0.82	0.84	0.87	0.88
95%	2.09	2.16	1.72	1.72	1.89	2.02	1.95	1.95	2.68	2.65
5%	0.61	0.62	0.65	0.66	0.40	0.29	0.65	0.66	0.42	0.46
中位数	0.99	1.00	1.01	1.00	1.00	0.99	0.95	0.97	1.05	1.08
上四分位	1.17	1.18	1.17	1.18	1.17	1.18	1.17	1.18	1.17	1.18

图 4-1-1-73　神经内科时间效率

3. 医疗安全

2021 年与 2022 年神经内科医疗安全水平提升，中低风险组死亡率由 0.095% 降低至 0.092%；其中，三级公立医院中低风险组死亡率由 0.071% 降低至 0.067%，三级民营医院由 0.117% 上升至 0.121%，二级公立医院由 0.121% 上升至 0.125%，二级民营医院由 0.172% 降低至 0.140%（图 4–1–1–74）。

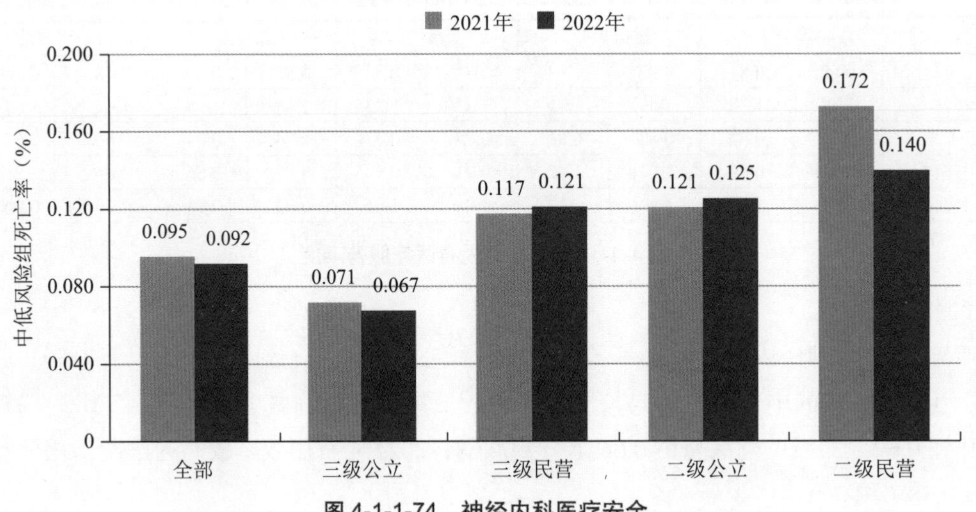

图 4-1-1-74　神经内科医疗安全

2021 年与 2022 年神经内科急危重病例救治能力下降，高风险组死亡率由 10.82% 上升到 10.89%；其中，三级公立医院高风险组死亡率由 11.77% 降低至 11.75%，三级民营医院由 11.93% 降低至 11.56%，二级公立医院由 9.03% 上升到 9.23%，二级民营医院由 9.13% 降低至 9.07%（图 4–1–1–75）。

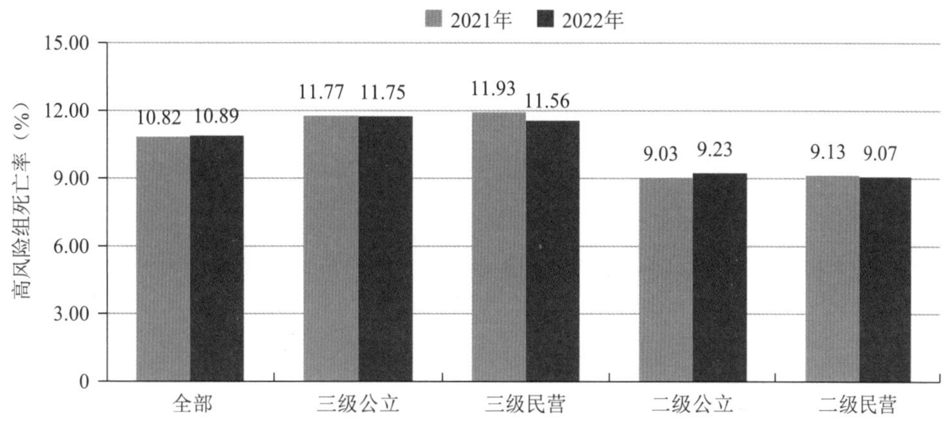

图 4-1-1-75　神经内科急危重病例救治能力

（十三）新生儿科 DRG 绩效评价

本报告共纳入 2021 年与 2022 年数据质量合格的 268 万专科病例为样本，对新生儿科专科进行分析。

1. 医疗服务能力

2021 年与 2022 年新生儿科医疗服务广度保持稳定，DRG 组数的中位数两年均为 8；其中，三级公立医院 DRG 组数的中位数两年均为 10，三级民营医院两年均为 7，二级公立医院两年均为 7，二级民营医院两年均为 4；2022 年医疗服务广度较大的医院 DRG 组数（上四分位）为 11（图 4-1-1-76）。

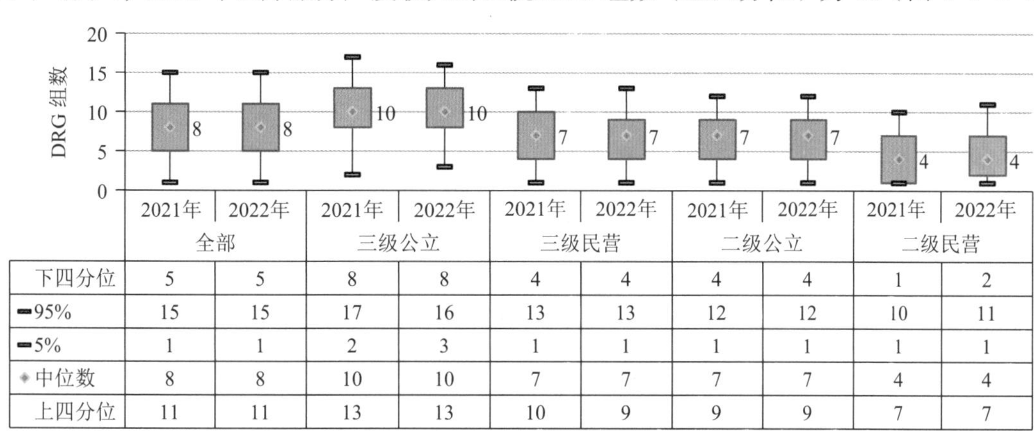

	全部		三级公立		三级民营		二级公立		二级民营	
	2021年	2022年	2021年	2022年	2021年	2022年	2021年	2022年	2021年	2022年
下四分位	5	5	8	8	4	4	4	4	1	2
95%	15	15	17	16	13	13	12	12	10	11
5%	1	1	2	3	1	1	1	1	1	1
中位数	8	8	10	10	7	7	7	7	4	4
上四分位	11	11	13	13	10	9	9	9	7	7

图 4-1-1-76　新生儿科医疗服务广度

2021 年与 2022 年新生儿科医疗服务难度提升，CMI 的中位数由 1.04 上升到 1.05；其中，三级公立医院 CMI 的中位数由 1.11 上升到 1.12，三级民营医院由 1.04 降低至 1.03，二级公立医院两年均为 0.99，二级民营医院由 0.97 上升到 0.98；2022 年医疗服务难度较大的医院 CMI（上四分位）为 1.19（图 4-1-1-77）。

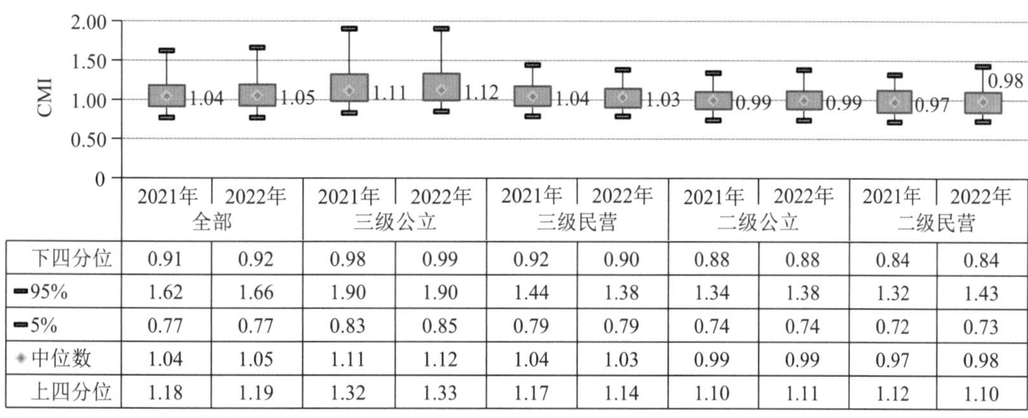

	全部		三级公立		三级民营		二级公立		二级民营	
	2021年	2022年	2021年	2022年	2021年	2022年	2021年	2022年	2021年	2022年
下四分位	0.91	0.92	0.98	0.99	0.92	0.90	0.88	0.88	0.84	0.84
95%	1.62	1.66	1.90	1.90	1.44	1.38	1.34	1.38	1.32	1.43
5%	0.77	0.77	0.83	0.85	0.79	0.79	0.74	0.74	0.72	0.73
中位数	1.04	1.05	1.11	1.12	1.04	1.03	0.99	0.99	0.97	0.98
上四分位	1.18	1.19	1.32	1.33	1.17	1.14	1.10	1.11	1.12	1.10

图 4-1-1-77　新生儿科医疗服务难度

2. 医疗服务效率

2021 年与 2022 年新生儿科费用效率下降，费用消耗指数的中位数由 0.77 上升到 0.78；其中，三级公立医院费用消耗指数的中位数由 0.97 上升到 0.98，三级民营医院由 0.90 上升到 0.91，二级公立医院由 0.65 降低至 0.64，二级民营医院由 0.57 上升到 0.62；2022 年费用效率较高的医院费用消耗指数（下四分位）为 0.55（图 4–1–1–78）。

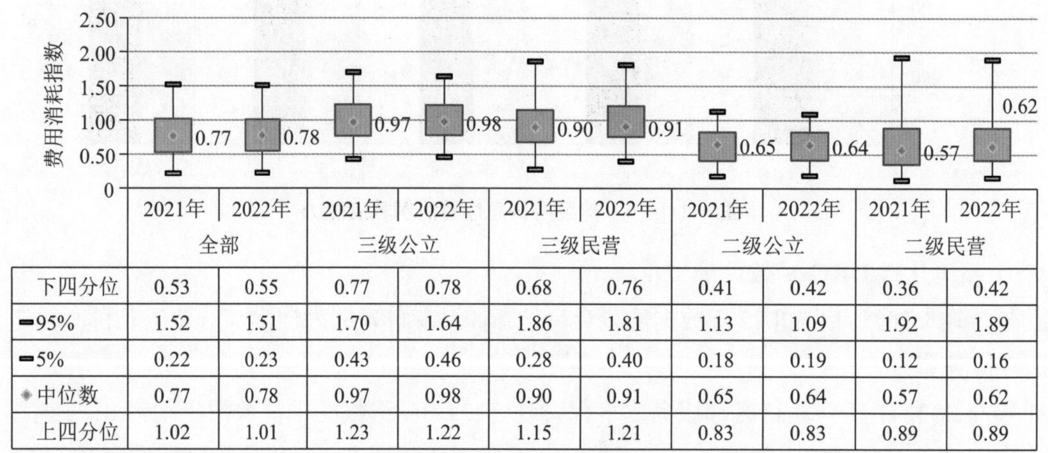

	全部		三级公立		三级民营		二级公立		二级民营	
	2021年	2022年	2021年	2022年	2021年	2022年	2021年	2022年	2021年	2022年
下四分位	0.53	0.55	0.77	0.78	0.68	0.76	0.41	0.42	0.36	0.42
95%	1.52	1.51	1.70	1.64	1.86	1.81	1.13	1.09	1.92	1.89
5%	0.22	0.23	0.43	0.46	0.28	0.40	0.18	0.19	0.12	0.16
中位数	0.77	0.78	0.97	0.98	0.90	0.91	0.65	0.64	0.57	0.62
上四分位	1.02	1.01	1.23	1.22	1.15	1.21	0.83	0.83	0.89	0.89

图 4-1-1-78 新生儿科费用效率

2021 年与 2022 年新生儿科时间效率保持不变，时间消耗指数的中位数两年均为 0.93；其中，三级公立医院时间消耗指数的中位数两年均为 0.98，三级民营医院由 0.92 降低至 0.91，二级公立医院由 0.89 上升到 0.90，二级民营医院由 0.84 上升到 0.88；2022 年时间效率较高的医院时间消耗指数（下四分位）为 0.80（图 4–1–1–79）。

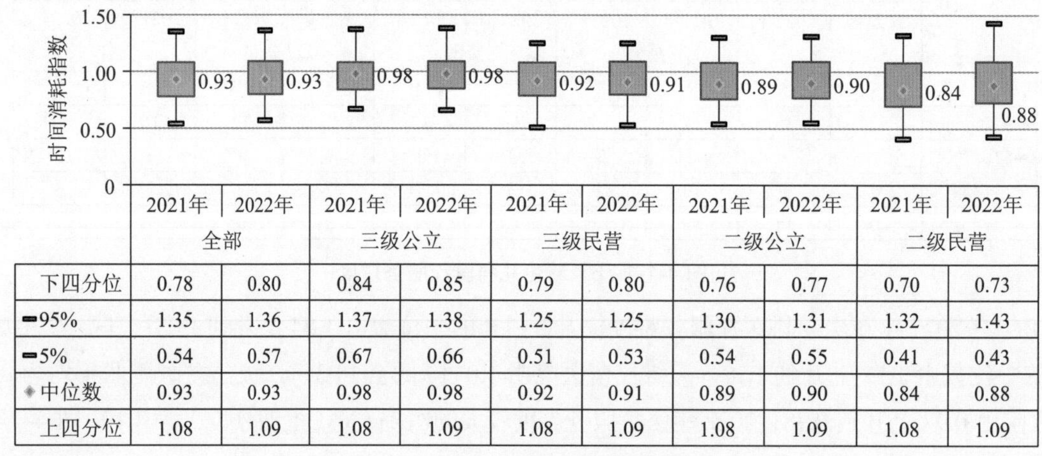

	全部		三级公立		三级民营		二级公立		二级民营	
	2021年	2022年	2021年	2022年	2021年	2022年	2021年	2022年	2021年	2022年
下四分位	0.78	0.80	0.84	0.85	0.79	0.80	0.76	0.77	0.70	0.73
95%	1.35	1.36	1.37	1.38	1.25	1.25	1.30	1.31	1.32	1.43
5%	0.54	0.57	0.67	0.66	0.51	0.53	0.54	0.55	0.41	0.43
中位数	0.93	0.93	0.98	0.98	0.92	0.91	0.89	0.90	0.84	0.88
上四分位	1.08	1.09	1.08	1.09	1.08	1.09	1.08	1.09	1.08	1.09

图 4-1-1-79 新生儿科时间效率

3. 医疗安全

2021 年与 2022 年新生儿科医疗安全水平提升，中低风险组死亡率由 0.075% 降低至 0.051%；其中，三级公立医院中低风险组死亡率由 0.094% 降低至 0.062%，三级民营医院由 0.039% 降低至 0，二级公立医院由 0.018% 上升到 0.024%，二级民营医院两年均为 0（图 4–1–1–80）。

2021 年与 2022 年新生儿科急危重病例救治能力下降，高风险组死亡率由 6.10% 上升到 6.14%；其中，三级公立医院高风险组死亡率由 8.98% 上升到 9.84%，三级民营医院由 4.96% 降低至 3.30%，二级公立医院由 2.89% 降低至 2.03%，二级民营医院由 2.25% 降低至 0.98%（图 4–1–1–81）。

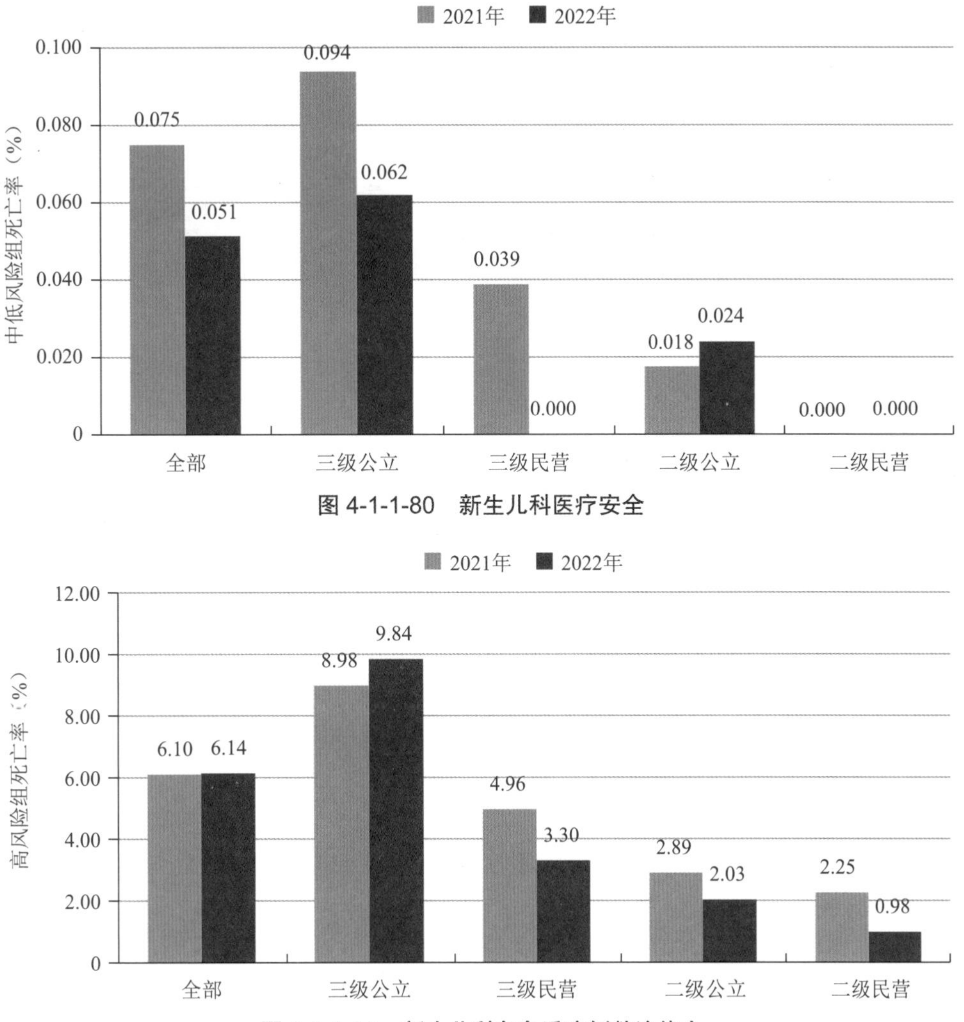

图 4-1-1-80 新生儿科医疗安全

图 4-1-1-81 新生儿科急危重病例救治能力

（十四）消化内科 DRG 绩效评价

本报告共纳入 2021 年与 2022 年数据质量合格的 1955 万专科病例为样本，对消化内科专科进行分析。

1. 医疗服务能力

2021 年与 2022 年消化内科医疗服务广度保持不变，DRG 组数的中位数两年均为 33；其中，三级公立医院 DRG 组数的中位数两年均为 39，三级民营医院由 34 降低至 33，二级公立医院两年均为 33，二级民营医院两年均为 16；2022 年医疗服务广度较大的医院 DRG 组数（上四分位）为 38（图 4-1-1-82）。

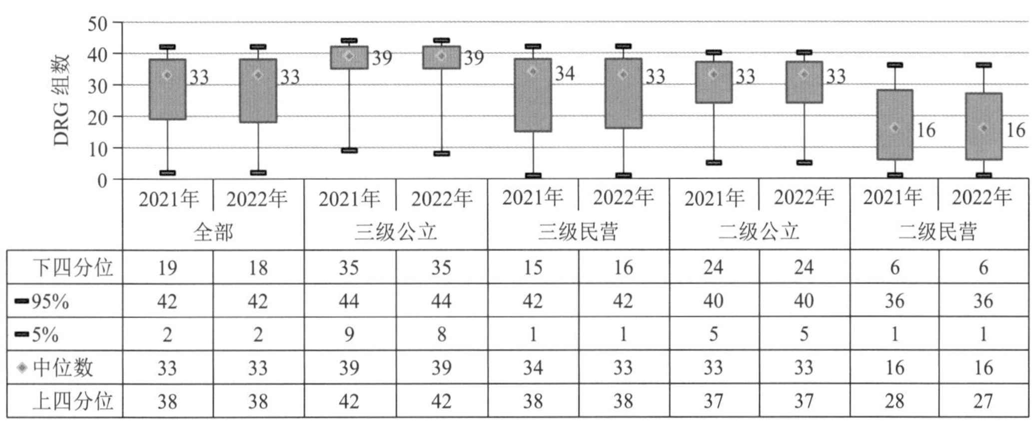

	全部		三级公立		三级民营		二级公立		二级民营	
	2021年	2022年	2021年	2022年	2021年	2022年	2021年	2022年	2021年	2022年
下四分位	19	18	35	35	15	16	24	24	6	6
95%	42	42	44	44	42	42	40	40	36	36
5%	2	2	9	8	1	1	5	5	1	1
中位数	33	33	39	39	34	33	33	33	16	16
上四分位	38	38	42	42	38	38	37	37	28	27

图 4-1-1-82 消化内科医疗服务广度

2021 年与 2022 年消化内科医疗服务难度保持不变，CMI 的中位数两年均为 0.64；其中，三级公立医院 CMI 的中位数由 0.69 降低至 0.68，三级民营医院由 0.66 降低至 0.65，二级公立医院两年均为 0.63，二级民营医院两年均为 0.59；2022 年医疗服务难度较大的医院 CMI（上四分位）为 0.70（图 4-1-1-83）。

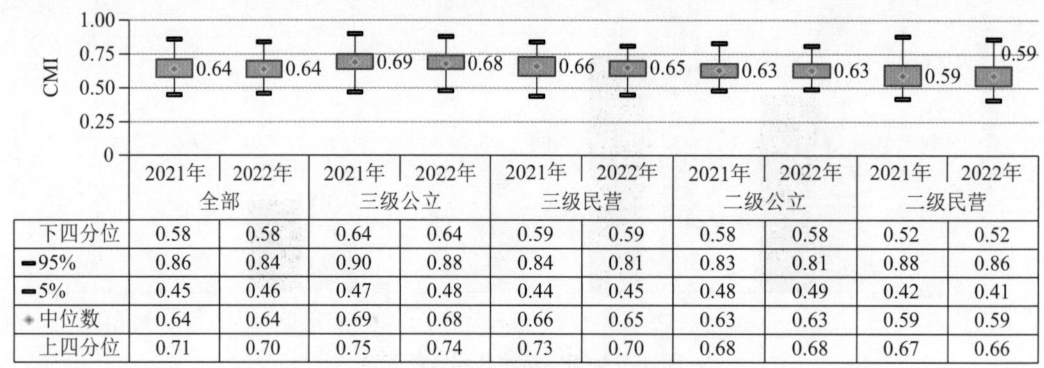

	全部		三级公立		三级民营		二级公立		二级民营	
	2021年	2022年	2021年	2022年	2021年	2022年	2021年	2022年	2021年	2022年
下四分位	0.58	0.58	0.64	0.64	0.59	0.59	0.58	0.58	0.52	0.52
95%	0.86	0.84	0.90	0.88	0.84	0.81	0.83	0.81	0.88	0.86
5%	0.45	0.46	0.47	0.48	0.44	0.45	0.48	0.49	0.42	0.41
中位数	0.64	0.64	0.69	0.68	0.66	0.65	0.63	0.63	0.59	0.59
上四分位	0.71	0.70	0.75	0.74	0.73	0.70	0.68	0.68	0.67	0.66

图 4-1-1-83 消化内科医疗服务难度

2. 医疗服务效率

2021 年与 2022 年消化内科费用效率保持不变，费用消耗指数的中位数两年均为 0.77；其中，三级公立医院费用消耗指数的中位数由 1.01 降低至 1.00，三级民营医院由 1.02 上升至 1.05，二级公立医院由 0.69 降低至 0.67，二级民营医院由 0.71 上升到 0.73；2022 年费用效率较高的医院费用消耗指数（下四分位）为 0.60（图 4-1-1-84）。

	全部		三级公立		三级民营		二级公立		二级民营	
	2021年	2022年	2021年	2022年	2021年	2022年	2021年	2022年	2021年	2022年
下四分位	0.60	0.60	0.80	0.79	0.81	0.85	0.55	0.55	0.55	0.56
95%	1.70	1.71	1.90	1.87	2.88	2.61	1.32	1.25	1.73	1.69
5%	0.40	0.41	0.55	0.54	0.59	0.56	0.38	0.39	0.32	0.34
中位数	0.77	0.77	1.01	1.00	1.02	1.05	0.69	0.67	0.71	0.73
上四分位	1.02	1.02	1.29	1.26	1.36	1.43	0.85	0.84	0.93	0.96

图 4-1-1-84 消化内科费用效率

2021 年与 2022 年消化内科时间效率降低，时间消耗指数的中位数由 1.01 上升到 1.02；其中，三级公立医院时间消耗指数的中位数两年均为 1.01，三级民营医院两年均为 0.99，二级公立医院由 0.99 上升到 1.00，二级民营医院由 1.09 上升到 1.12；2022 年时间效率较高的医院时间消耗指数（下四分位）为 0.89（图 4-1-1-85）。

	全部		三级公立		三级民营		二级公立		二级民营	
	2021年	2022年	2021年	2022年	2021年	2022年	2021年	2022年	2021年	2022年
下四分位	0.88	0.89	0.91	0.90	0.82	0.82	0.87	0.88	0.88	0.89
95%	1.84	1.87	1.60	1.56	1.59	1.67	1.71	1.71	2.14	2.30
5%	0.68	0.68	0.74	0.76	0.40	0.48	0.71	0.71	0.45	0.50
中位数	1.01	1.02	1.01	1.01	0.99	0.99	0.99	1.00	1.09	1.12
上四分位	1.17	1.17	1.17	1.17	1.17	1.17	1.17	1.17	1.17	1.17

图 4-1-1-85 消化内科时间效率

3. 医疗安全

2021 年与 2022 年消化内科医疗安全水平提升，中低风险组死亡率由 0.061% 降低至 0.058%；其中，三级公立医院中低风险组死亡率由 0.060% 降低至 0.053%，三级民营医院由 0.071% 上升到 0.079%，二级公立医院由 0.062% 上升到 0.064%，二级民营医院由 0.061% 降低至 0.051%（图 4-1-1-86）。

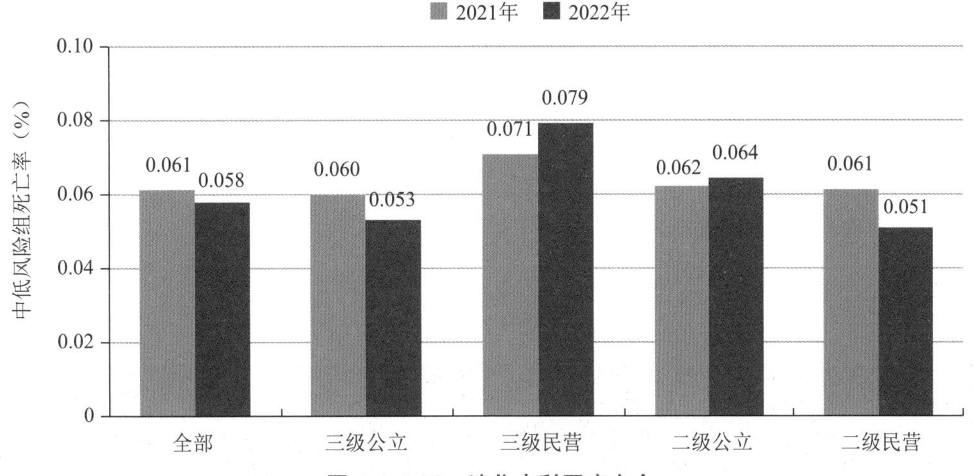

图 4-1-1-86　消化内科医疗安全

2021 年与 2022 年消化内科急危重病例救治能力下降，高风险组死亡率由 5.04% 上升到 5.21%；其中，三级公立医院高风险组死亡率由 5.08% 上升到 5.16%，三级民营医院由 8.21% 上升到 10.34%，二级公立医院由 4.64% 上升到 4.84%，二级民营医院由 5.35% 上升到 5.61%（图 4-1-1-87）。

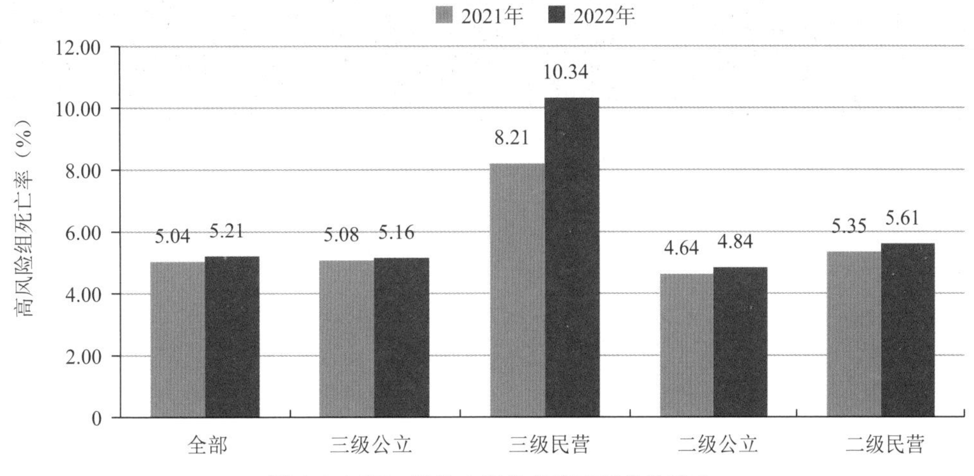

图 4-1-1-87　消化内科急危重病例救治能力

第五部分

医疗质量专题

第一章 围手术期预防感染

围手术期是指从患者决定接受手术治疗开始，到手术治疗基本康复，包含手术前、手术中及手术后的一段时间，具体是指从确定手术治疗时到与这次手术有关的治疗基本结束。围手术期感染包括手术部位感染（surgical site infection，SSI）、全身感染及手术部位以外的其他部位感染。其中，手术部位感染包括手术切口、手术涉及的深部器官及腔隙感染，是中低收入国家中最常见的院内感染类型，其发生率约为 11.8%（1.2%～23.6%）；而在高收入国家，手术部位感染发生率为 1.2%～5.2%。围手术期感染会给患者带来严重健康威胁，并增加医疗费用和住院时间。正确实施有效的围手术期感染预防措施是降低感染风险、提高手术安全的关键途径。

本章分析数据来源于 NCIS 国家单病种质量管理与控制平台。选取病例为 2020—2022 年全国各类医院上报的 13 个Ⅰ类切口手术病种、7 个Ⅱ类切口手术病种，共 532.03 万例数据（表 5-1-0-1～表 5-1-0-4）。

表 5-1-0-1　2020—2022 年Ⅰ、Ⅱ类切口手术纳入分析的样本量情况（人次）

切口类别	病种	2020 年	2021 年	2022 年	切口类别	病种	2020 年	2021 年	2022 年
Ⅰ	13 个病种合计	480 208	545 982	563 167	Ⅱ	7 个病种合计	1083 896	1333 197	1313 813
Ⅰ	甲状腺癌	79 933	127 522	132 006	Ⅱ	剖宫产	883 722	1025 926	1003 072
Ⅰ	髋关节置换术	82 336	103 288	105 953	Ⅱ	子宫肌瘤	104 865	141 310	135 473
Ⅰ	膝关节置换术	50 679	70 036	77 275	Ⅱ	肺癌	56 152	92 059	99 221
Ⅰ	乳腺癌	68 037	72 041	70 784	Ⅱ	胃癌	26 232	30 382	28 621
Ⅰ	甲状腺结节	37 521	59 744	65 358	Ⅱ	结肠癌	5381	20 431	25 279
Ⅰ	房间隔缺损手术	22 076	30 780	34 427	Ⅱ	宫颈癌	6746	20 462	19 391
Ⅰ	二尖瓣置换术	27 142	20 689	17 578	Ⅱ	舌鳞状细胞癌	798	2627	2756
Ⅰ	主动脉瓣置换术	50 456	17 894	17 106					
Ⅰ	主动脉腔内修复	11 998	16 065	16 455					
Ⅰ	室间隔缺损	36 422	12 937	10 200					
Ⅰ	脑膜瘤	8441	9230	9723					
Ⅰ	胶质瘤	5091	5303	5909					
Ⅰ	发育性髋关节发育不良	76	453	393					

表 5-1-0-2 2020—2022 年各Ⅰ、Ⅱ类切口手术预防性抗菌药物使用率，一、二代头孢菌素使用率，术前 0.5～1 小时抗菌药物给药率（%）

切口类别	手术名称	机构类别	抗菌药物使用率				一、二代头孢菌素使用率				术前 0.5～1 小时抗菌药物给药率			
			2020 年数值	2021 年数值	2022 年数值	趋势	2020 年数值	2021 年数值	2022 年数值	趋势	2020 年数值	2021 年数值	2022 年数值	趋势
Ⅰ	13 个病种合计	三级公立	44.08	44.96	43.80		82.03	81.07	81.12		12.63	13.40	12.12	
		二级公立	25.34	62.88	59.59		78.02	79.98	82.16		14.43	14.93	14.26	
Ⅰ	甲状腺癌	三级公立	5.21	4.66	4.80		61.55	62.05	64.30		3.77	3.92	3.08	
		二级公立	14.16	10.05	8.68		57.64	58.76	49.84		9.09	7.47	8.41	
Ⅰ	髋关节置换术	三级公立	91.08	90.75	89.45		84.80	84.93	84.55		14.14	15.55	14.48	
		二级公立	93.04	94.60	90.58		77.13	79.29	81.57		14.99	14.92	14.67	
Ⅰ	膝关节置换术	三级公立	89.25	87.98	84.22		89.80	88.24	89.90		14.07	16.25	14.79	
		二级公立	94.30	94.14	90.96		86.70	86.71	88.75		14.69	16.89	14.89	
Ⅰ	乳腺癌	三级公立	8.81	9.50	10.40		76.77	77.73	76.65		11.53	9.79	9.91	
		二级公立	23.78	22.35	21.65		88.72	77.37	72.73		12.53	9.72	8.38	
Ⅰ	甲状腺结节	三级公立	4.62	3.87	3.26		50.24	38.91	44.37		5.14	4.32	3.14	
		二级公立	14.20	9.23	7.32		49.44	56.58	49.20		7.97	6.88	7.45	
Ⅰ	房间隔缺损手术	三级公立	58.99	55.97	53.39		92.13	91.21	90.57		12.70	11.98	9.54	
		二级公立	1.30	41.79	37.97		65.00	66.07	86.67		5.00	16.07	20.00	
Ⅰ	二尖瓣置换术	三级公立	69.79	86.24	84.40		81.50	79.36	78.14		11.88	11.69	10.70	
		二级公立	0.15	100.00	92.31		46.15	58.82	83.33		23.08	5.88	16.67	
Ⅰ	主动脉瓣置换术	三级公立	69.79	86.24	84.40		74.82	73.45	73.71		8.50	7.92	7.61	
		二级公立	0.15	100.00	92.31		41.67	46.15	44.44		20.83	23.08	11.11	
Ⅰ	主动脉腔内修复	三级公立	52.53	54.47	58.98		3.62	3.95	4.28		7.46	7.68	5.32	
		二级公立	18.52	30.99	34.34		0.00	9.09	0.00		0.00	13.64	0.00	
Ⅰ	室间隔缺损手术	三级公立	35.36	78.63	78.78		93.14	92.34	90.69		13.72	12.33	10.70	
		二级公立	0.05	75.00	69.23		50.00	33.33	88.89		16.67	25.00	44.44	

续表

切口类别	手术名称	机构类别	抗菌药物使用率				一、二代头孢菌素使用率				术前 0.5～1 小时抗菌药物给药率			
			2020 年数值	2021 年数值	2022 年数值	趋势	2020 年数值	2021 年数值	2022 年数值	趋势	2020 年数值	2021 年数值	2022 年数值	趋势
Ⅰ	脑膜瘤	三级公立	81.42	77.74	79.21		84.50	83.54	82.86		11.19	11.17	8.19	
		二级公立	84.38	85.71	82.58		76.54	77.50	75.23		14.20	17.50	11.01	
Ⅰ	胶质瘤	三级公立	80.34	77.27	78.88		83.81	81.92	77.46		11.17	10.13	7.63	
		二级公立	75.90	79.17	92.86		79.37	78.95	86.54		14.29	17.54	7.69	
Ⅰ	发育性髋关节发育不良	三级公立	63.01	71.59	72.54		95.65	96.83	93.57		39.13	15.87	15.36	
		二级公立	0.00	40.00				50.00				25.00		
Ⅱ	7 个病种合计	三级公立	86.01	89.63	89.40		83.50	84.64	86.05		9.97	11.74	11.02	
		二级公立	93.01	92.89	93.01		82.84	86.85	87.02		9.22	11.34	12.52	
Ⅱ	剖宫产	三级公立	86.57	91.50	91.54		85.34	88.31	89.57		9.51	12.00	11.62	
		二级公立	93.14	93.09	93.30		83.70	87.84	87.92		8.80	11.12	12.30	
Ⅱ	子宫肌瘤	三级公立	87.12	86.06	82.69		79.53	79.73	83.24		11.84	12.37	11.82	
		二级公立	93.25	92.17	91.59		74.38	78.26	80.29		15.39	14.69	16.20	
Ⅱ	肺癌	三级公立	82.72	84.73	85.90		75.10	70.75	72.42		13.15	11.30	8.04	
		二级公立	91.53	89.62	93.27		48.77	68.64	69.15		9.79	10.88	9.72	
Ⅱ	胃癌	三级公立	75.52	76.29	78.59		76.44	75.54	77.38		9.55	8.52	6.98	
		二级公立	73.63	75.69	71.90		62.68	67.58	71.31		13.39	13.27	10.63	
Ⅱ	结肠癌	三级公立	79.00	83.25	82.42		52.96	56.98	56.96		6.04	7.35	6.28	
		二级公立	82.68	80.05	79.00		42.23	42.14	48.77		4.39	7.49	7.67	
Ⅱ	宫颈癌	三级公立	92.10	91.44	90.90		83.18	76.84	79.09		6.51	8.80	8.58	
		二级公立	98.37	97.10	86.74		70.25	68.60	73.76		17.36	12.28	11.84	
Ⅱ	舌鳞状细胞癌	三级公立	85.75	87.45	85.92		60.39	54.86	54.99		4.60	6.44	7.19	
		二级公立		88.89	90.00			31.25	44.44			0.00	0.00	

注：此表仅展示三级公立、二级公立数据列表，三级民营、二级民营数据见后文图表。下同。

表 5-1-0-3　2020—2022 年各Ⅰ、Ⅱ类切口手术术后 24/48 小时内停药率、手术时间超 3 小时或出血量大于 1500 mL 的抗菌药物追加率（%）

切口类别	手术名称	机构类别	Ⅰ类切口手术 24 小时内抗菌药物停药率 / Ⅱ类切口手术 48 小时内抗菌药物停药率				手术时间超 3 小时抗菌药物追加率				出血量大于 1500 mL 抗菌药物追加率			
			2020 年数值	2021 年数值	2022 年数值	趋势	2020 年数值	2021 年数值	2022 年数值	趋势	2020 年数值	2021 年数值	2022 年数值	趋势
Ⅰ	13 个病种合计	三级公立	31.44	31.38	31.32		55.04	50.14	47.19		68.91	54.97	47.52	
		二级公立	21.81	21.46	25.99		39.80	37.57	41.53		46.88	34.94	31.94	
Ⅰ	甲状腺癌	三级公立	51.97	56.47	53.22		41.30	38.39	41.52					
		二级公立	35.59	37.37	47.66		13.70	16.67	40.68					
Ⅰ	髋关节置换术	三级公立	30.61	29.59	30.44		32.75	35.22	30.52					
		二级公立	19.35	18.74	22.52		39.36	33.12	40.53					
Ⅰ	膝关节置换术	三级公立	41.57	41.99	41.73		46.99	40.64	40.55					
		二级公立	22.00	23.23	29.47		57.19	47.69	46.84					
Ⅰ	乳腺癌	三级公立	57.45	61.09	60.20		46.20	35.61	32.80					
		二级公立	40.15	29.82	37.28		25.48	34.98	38.25					
Ⅰ	甲状腺结节	三级公立	40.79	37.68	40.13		19.75	19.38	24.44					
		二级公立	33.62	46.76	49.20		12.50	9.09	7.81					
Ⅰ	房间隔缺损手术	三级公立	28.19	28.13	23.85		61.38	52.18	47.28					
		二级公立	55.00	26.79	31.11		100.00	75.00	57.14					
Ⅰ	二尖瓣置换术	三级公立	17.59	17.18	14.84		66.30	62.21	59.10		81.46	70.22	73.12	
		二级公立	15.38	29.41	8.33		30.00	47.06	66.67			100.00		
Ⅰ	主动脉瓣置换术	三级公立	12.01	12.51	12.14		51.33	51.10	52.44		81.48	74.56	79.09	
		二级公立	8.33	15.38	66.67		68.75	80.00	100.00			100.00	100.00	
Ⅰ	主动脉腔内修复	三级公立	10.17	12.14	11.26		35.67	29.88	28.01					
		二级公立	40.00	27.27	8.82		0.00	20.00	50.00					
Ⅰ	室间隔缺损手术	三级公立	15.09	21.01	15.06		63.61	43.71	44.66					
		二级公立	50.00	41.67	77.78		0.00	0.00	50.00					

续表

切口类别	手术名称	机构类别	Ⅰ类切口手术24小时内抗菌药物停药率 / Ⅱ类切口手术48小时内抗菌药物停药率				手术时间超3小时抗菌药物追加率				出血量大于1500 mL抗菌药物追加率			
			2020年数值	2021年数值	2022年数值	趋势	2020年数值	2021年数值	2022年数值	趋势	2020年数值	2021年数值	2022年数值	趋势
Ⅰ	脑膜瘤	三级公立	40.79	36.75	35.90		55.27	45.70	38.43		64.00	66.30	56.15	
		二级公立	25.31	36.67	33.03		32.99	47.89	47.30		100.00	50.00	0.00	
Ⅰ	胶质瘤	三级公立	43.30	36.76	37.30		57.32	48.87	47.39		51.43	58.82	30.21	
		二级公立	23.81	26.32	34.62		51.06	69.05	55.00					
Ⅰ	发育性髋关节发育不良	三级公立	76.09	48.25	45.00		75.00	56.31	52.08					
		二级公立		0.00				0.00						
Ⅱ	7个病种合计	三级公立	69.19	70.14	71.32		42.34	47.33	44.78		29.27	25.01	24.21	
		二级公立	67.68	70.37	72.37		41.87	46.05	52.46		38.14	37.44	39.32	
Ⅱ	剖宫产	三级公立	76.00	78.33	78.91		17.96	27.69	34.01		29.19	23.20	23.00	
		二级公立	69.66	72.69	74.73		34.26	29.55	31.84		36.67	35.65	37.77	
Ⅱ	子宫肌瘤	三级公立	55.62	56.95	60.87		38.33	43.79	50.83					
		二级公立	46.66	48.62	52.57		41.94	46.45	53.61					
Ⅱ	肺癌	三级公立	41.41	46.49	49.68		41.34	41.80	40.33					
		二级公立	12.70	25.70	32.48		26.95	60.90	59.29					
Ⅱ	胃癌	三级公立	28.50	33.04	32.93		45.39	46.51	36.61		13.35	15.53	14.08	
		二级公立	12.19	14.18	17.47		48.15	46.80	58.20		58.33	40.00	83.33	
Ⅱ	结肠癌	三级公立	19.73	30.03	31.42		47.39	50.39	39.02		58.44	23.41	25.33	
		二级公立	8.45	12.19	15.03		41.67	43.48	50.00		75.00	75.00	50.00	
Ⅱ	宫颈癌	三级公立	30.79	34.36	39.42		47.28	57.99	66.53		60.53	57.61	65.91	
		二级公立	41.32	23.86	25.79		66.67	69.28	67.19			87.50	100.00	
Ⅱ	舌鳞状细胞癌	三级公立	10.53	15.77	23.62		70.03	65.17	70.57					
		二级公立		31.25	11.11			100.00	25.00					

表 5-1-0-4 2020—2022 年各Ⅰ、Ⅱ类切口手术抗菌涂层缝线使用率、仅清洁或剪刀去除毛发人数占比、手术切口甲级愈合率（%）

切口类别	手术名称	机构类别	抗菌涂层缝线使用率				仅清洁或剪刀去除毛发人数占比				手术切口甲级愈合率			
			2020 年数值	2021 年数值	2022 年数值	趋势	2020 年数值	2021 年数值	2022 年数值	趋势	2020 年数值	2021 年数值	2022 年数值	趋势
I	13 个病种合计	三级公立	49.04	47.01	47.23		48.72	47.57	51.10		97.05	95.92	95.51	
		二级公立	70.54	26.19	29.88		81.62	54.02	54.59		99.30	97.92	95.18	
I	甲状腺癌	三级公立	49.10	50.46	47.54		54.02	53.48	60.62		97.86	97.91	97.49	
		二级公立	24.77	32.54	33.11		53.45	61.84	62.00		99.40	99.22	98.86	
I	髋关节置换术	三级公立	52.69	54.10	53.12		55.47	57.11	59.83		96.27	94.76	94.44	
		二级公立	26.27	25.44	26.32		54.95	54.49	58.44		97.79	97.56	96.38	
I	膝关节置换术	三级公立	60.16	61.46	59.66		58.25	57.72	59.40		96.19	93.32	93.80	
		二级公立	27.81	26.68	27.66		64.35	57.49	61.10		98.51	97.78	96.58	
I	乳腺癌	三级公立	38.69	34.80	38.94		21.91	24.64	27.47		98.24	97.83	97.77	
		二级公立	18.97	22.53	23.99		29.67	37.32	37.34		96.92	96.68	95.85	
I	甲状腺结节	三级公立	38.82	38.89	40.54		55.59	56.35	60.05		98.12	95.41	95.27	
		二级公立	22.06	26.75	33.08		53.67	55.90	54.40		99.24	98.82	98.81	
I	房间隔缺损手术	三级公立	34.85	38.15	39.91		48.96	47.28	42.00		91.73	91.53	88.64	
		二级公立	96.61	3.73	6.75		99.09	45.52	44.30		100.00	99.25	98.73	
I	二尖瓣置换术	三级公立	64.51	58.23	63.05		53.53	42.64	45.84		97.68	96.99	98.11	
		二级公立	99.85	52.94	7.69		99.85	41.18	30.77		99.99	88.24	100.00	
I	主动脉瓣置换术	三级公立	68.60	54.63	62.98		68.04	50.35	49.05		97.50	96.53	96.61	
		二级公立	99.93	38.46	99.28		99.94	53.85	0.21		100.00	84.62	31.79	
I	主动脉腔内修复	三级公立	0.00	0.00	0.00		0.00	0.00	0.00		91.91	92.55	91.71	
		二级公立	0.00	0.00	0.00		0.00	0.00	0.00		100.00	98.59	94.95	
I	室间隔缺损手术	三级公立	77.05	52.28	58.58		81.80	58.68	59.37		98.60	98.28	96.88	
		二级公立	99.94	12.50	0.00		99.97	81.25	69.23		100.00	100.00	92.31	

续表

切口类别	手术名称	机构类别	抗菌涂层缝线使用率				仅清洁或剪刀去除毛发人数占比				手术切口甲级愈合率			
			2020年数值	2021年数值	2022年数值	趋势	2020年数值	2021年数值	2022年数值	趋势	2020年数值	2021年数值	2022年数值	趋势
Ⅰ	脑膜瘤	三级公立	36.36	42.63	42.08		20.27	17.56	27.85		99.38	98.51	98.03	
		二级公立	18.75	12.86	9.09		18.75	17.14	18.18		98.44	98.57	98.48	
Ⅰ	胶质瘤	三级公立	37.47	39.16	41.47		15.28	19.58	29.78		99.09	98.61	98.16	
		二级公立	33.73	11.11	3.57		31.33	31.94	12.50		97.59	100.00	100.00	
Ⅰ	发育性髋关节发育不良	三级公立	72.60	61.59	50.52		65.75	70.91	59.84		100.00	97.50	93.52	
		二级公立	0.00	60.00			0.00	80.00			100.00	100.00		
Ⅱ	7个病种合计	三级公立	57.76	60.07	63.68		16.15	17.94	18.62		97.25	97.53	97.72	
		二级公立	39.99	45.79	48.65		11.92	13.09	14.71		98.78	98.75	98.31	
Ⅱ	剖宫产	三级公立	60.88	65.65	68.53		12.95	13.51	13.74		96.99	97.63	97.88	
		二级公立	40.32	46.15	48.96		11.30	12.33	13.90		98.80	98.81	98.36	
Ⅱ	子宫肌瘤	三级公立	55.04	55.70	60.86		18.03	22.58	24.53		98.85	97.93	98.22	
		二级公立	38.48	46.12	50.19		17.87	17.77	18.88		98.78	98.54	98.23	
Ⅱ	肺癌	三级公立	37.08	30.80	36.44		39.53	40.38	38.90		98.41	97.33	97.34	
		二级公立	15.09	15.74	17.37		21.79	44.58	43.22		99.44	98.52	96.36	
Ⅱ	胃癌	三级公立	42.25	44.46	53.76		30.60	34.33	42.81		97.84	96.97	97.09	
		二级公立	22.83	23.62	31.32		34.40	40.95	42.02		97.06	96.63	97.71	
Ⅱ	结肠癌	三级公立	42.37	47.23	53.69		30.71	23.24	27.06		95.15	95.89	95.29	
		二级公立	36.31	26.88	30.69		37.71	33.73	34.25		91.62	91.18	93.62	
Ⅱ	宫颈癌	三级公立	55.04	55.36	63.83		17.98	18.18	18.85		90.26	95.04	94.93	
		二级公立	39.84	41.23	56.18		21.95	19.76	23.54		97.56	96.93	95.71	
Ⅱ	舌鳞状细胞癌	三级公立	40.08	33.26	37.72		37.40	30.50	37.46		95.67	94.91	93.60	
		二级公立		33.33	10.00			33.33	50.00			100.00	100.00	

第一节　Ⅰ、Ⅱ类切口手术围手术期预防感染相关指标分析

一、Ⅰ类切口手术

分析使用病例为2020—2022年全国各类医院上报的13个Ⅰ类切口手术病种全量数据，共158.94万例。

（一）预防性抗菌药物使用率

2020—2022年Ⅰ类切口手术患者抗菌药物使用率总体呈波动趋势，2022年为45.40%，较2021年降低1.23个百分点。2022年二级民营医院最高（87.88%），三级公立医院最低（43.80%）（图5-1-1-1）。

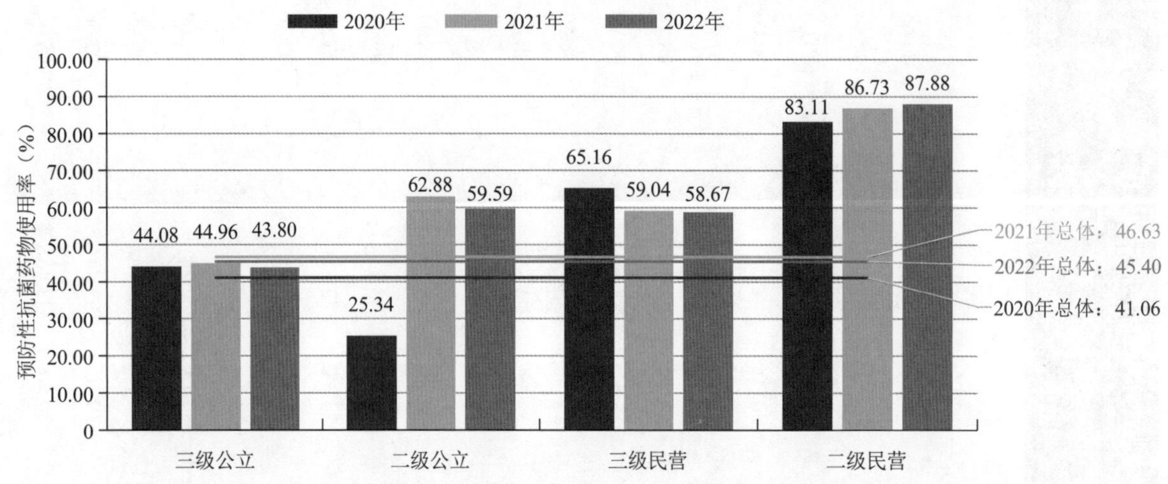

图5-1-1-1　2020—2022年全国各类医院Ⅰ类切口手术患者预防性抗菌药物使用率

（二）未预防性使用抗菌药物比例

2020—2022年Ⅰ类切口手术患者未预防性使用抗菌药物比例总体呈波动趋势，2022年为54.60%，较2021年提高1.23个百分点。2022年二级民营医院最低（12.12%），三级公立医院最高（56.20%）（图5-1-1-2）。

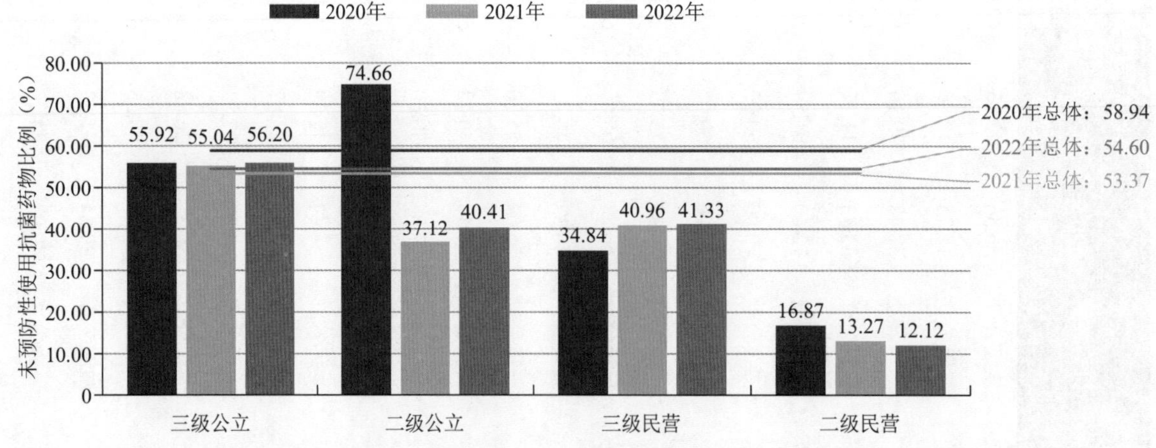

图5-1-1-2　2020—2022年全国各类医院Ⅰ类切口手术患者未预防性使用抗菌药物比例

（三）一、二代头孢菌素使用率

2022年Ⅰ类切口手术患者手术前使用抗菌药物为一、二代头孢菌素的患者比例较2021年略有升高，由80.99%提高至81.22%。2022年一、二代头孢菌素使用率三级民营医院最高（82.83%），二级民营医院最低（77.38%）（图5-1-1-3）。

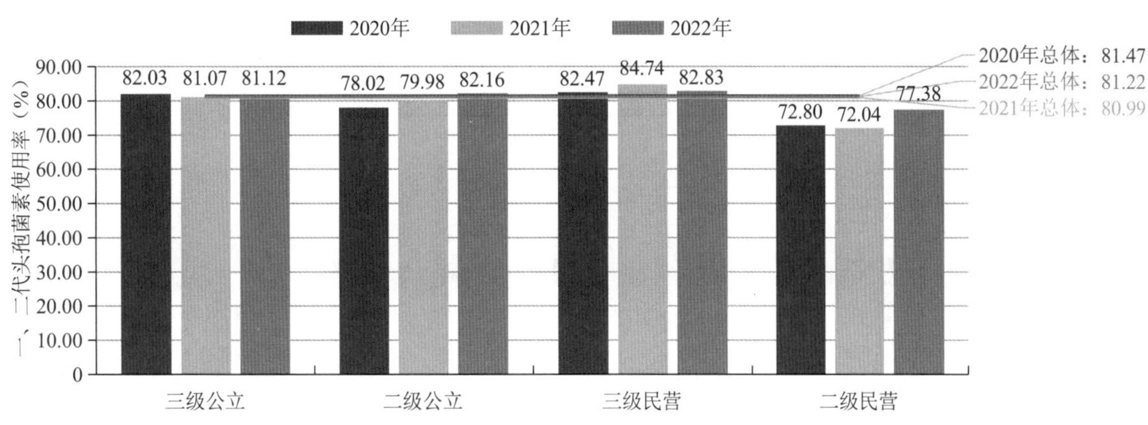

图 5-1-1-3　2020—2022 年全国各类医院Ⅰ类切口手术患者一、二代头孢菌素使用率

（四）术前抗菌药物给药时间

2020—2022 年Ⅰ类切口手术患者抗菌药物术前 0.5～1 小时给药率总体呈波动趋势，分别为 13.13%、13.67%、12.36%。其中各类医院 2022 年抗菌药物术前 0.5～1 小时给药率与 2021 年相比均有所降低（图 5-1-1-4、图 5-1-1-5）。

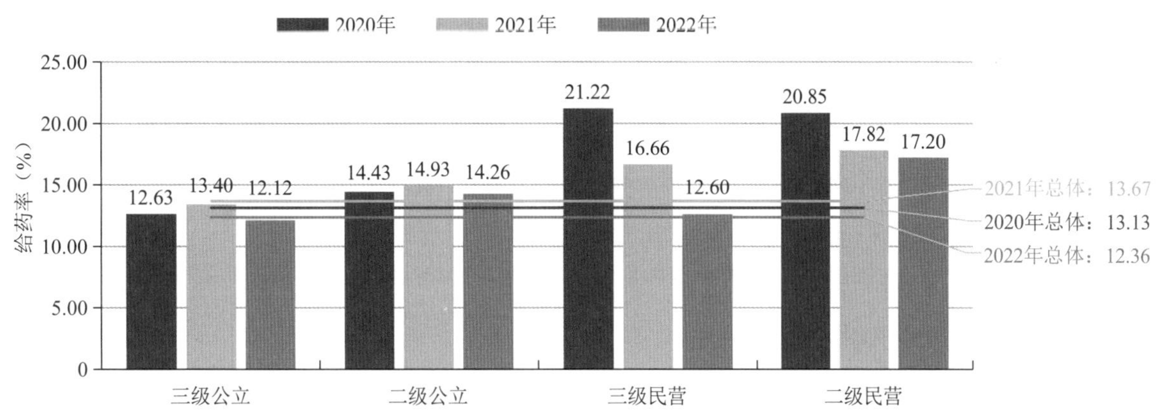

图 5-1-1-4　2020—2022 年全国各类医院Ⅰ类切口手术患者抗菌药物术前 0.5～1 小时给药率

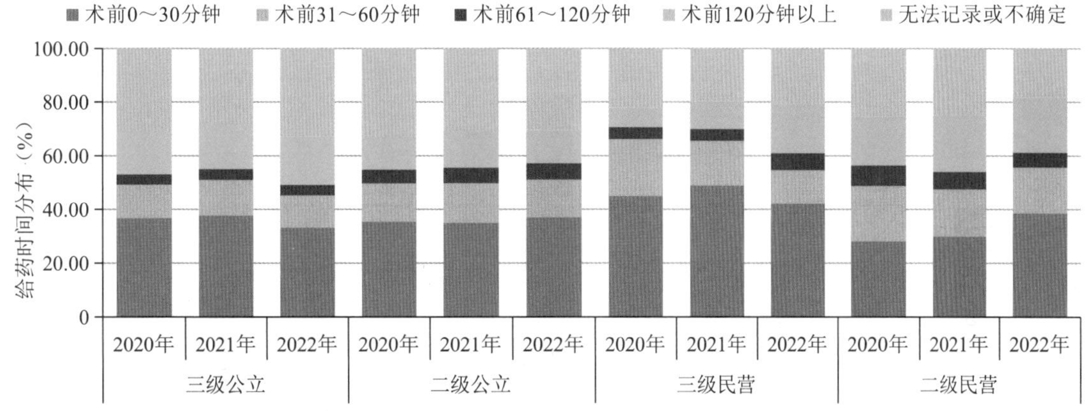

图 5-1-1-5　2020—2022 年全国各类医院Ⅰ类切口手术患者术前给药时间分布

（五）抗菌药物预防用药时间

2020—2022 年Ⅰ类切口手术患者 24 小时内抗菌药物停药率总体呈逐年上升趋势，由 29.99% 提高至 30.50%，其中三级公立医院各年度均高于其他类别医院。2022 年Ⅰ类切口手术患者 24 小时内抗菌药物停药率最高的为三级公立医院（31.32%），最低的为二级民营医院（9.93%）（图 5-1-1-6、图 5-1-1-7）。

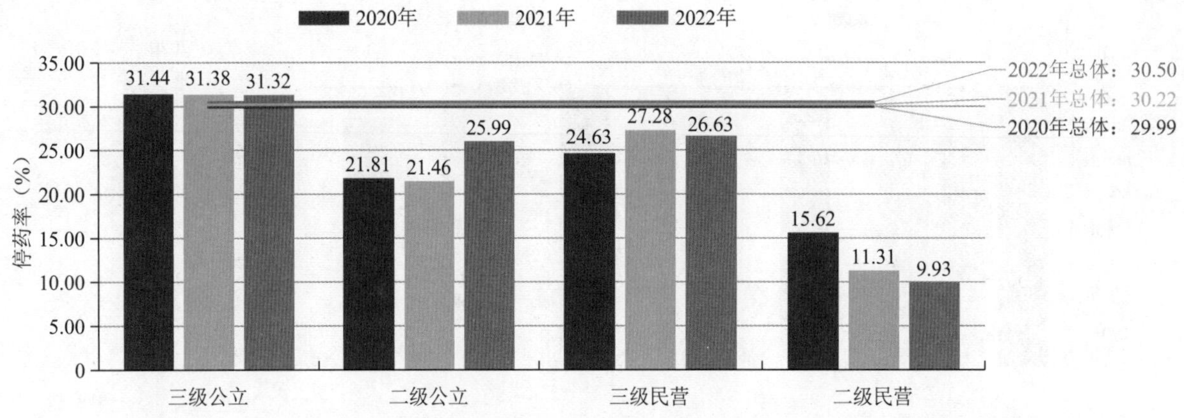

图 5-1-1-6　2020—2022 年全国各类医院Ⅰ类切口手术患者 24 小时内抗菌药物停药率

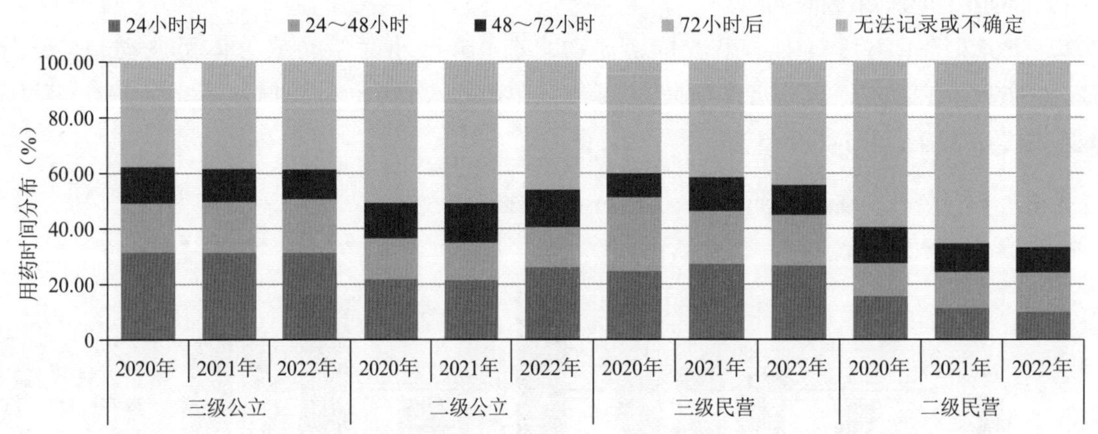

图 5-1-1-7　2020—2022 年全国各类医院Ⅰ类切口手术患者抗菌药物用药时间分布

（六）手术时间超 3 小时抗菌药物追加率

2020—2022 年Ⅰ类切口手术患者手术时间超 3 小时抗菌药物追加率总体呈逐年下降的趋势，由 55.48% 降低至 47.71%。2022 年手术时间超 3 小时抗菌药物追加率最高的为三级民营医院（61.14%），最低的为二级民营医院（34.40%）（图 5-1-1-8）。

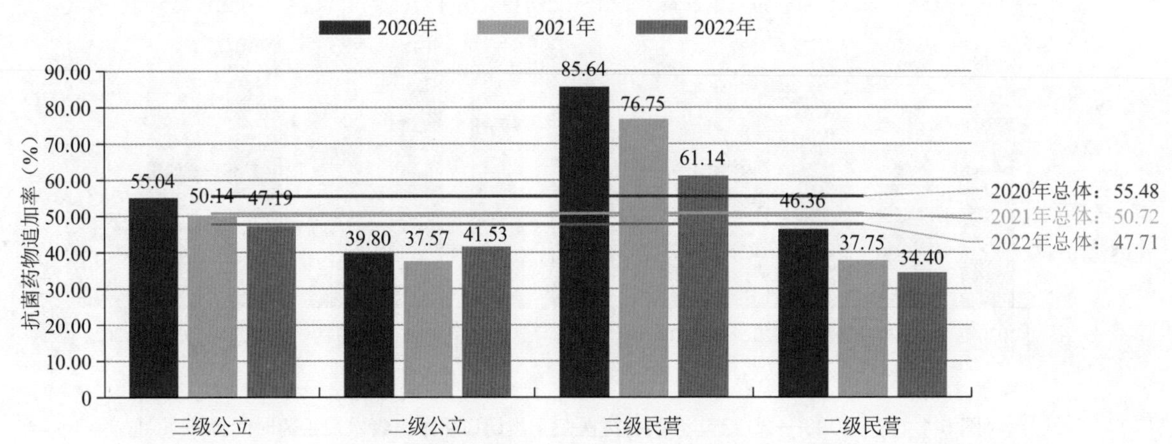

图 5-1-1-8　2020—2022 年全国各类医院Ⅰ类切口手术患者手术时间超 3 小时抗菌药物追加率

（七）出血量大于 1500 mL 抗菌药物追加率

2020—2022 年Ⅰ类切口手术患者出血量大于 1500 mL 抗菌药物追加率总体呈逐年下降趋势，由 67.78% 降低至 46.92%，二级民营医院各年度均低于其他类别医院（图 5-1-1-9）。

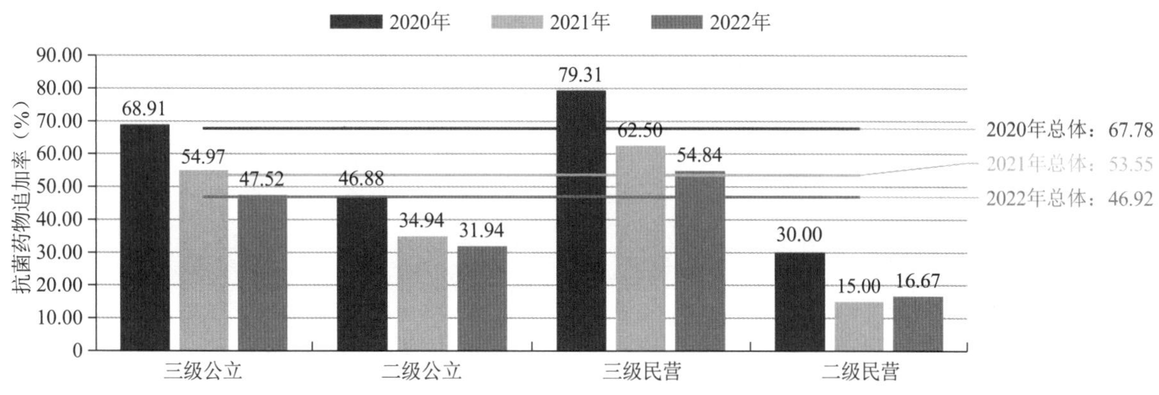

图 5-1-1-9　2020—2022 年全国各类医院Ⅰ类切口手术患者出血量大于 1500 mL 抗菌药物追加率

（八）抗菌涂层缝线使用率

2022 年Ⅰ类切口手术患者抗菌涂层缝线总体使用率为 45.90%，较 2021 年提高 0.26 个百分点。2022 年使用率最高的为三级公立医院（47.23%），最低的为二级民营医院（26.24%）（图 5-1-1-10）。

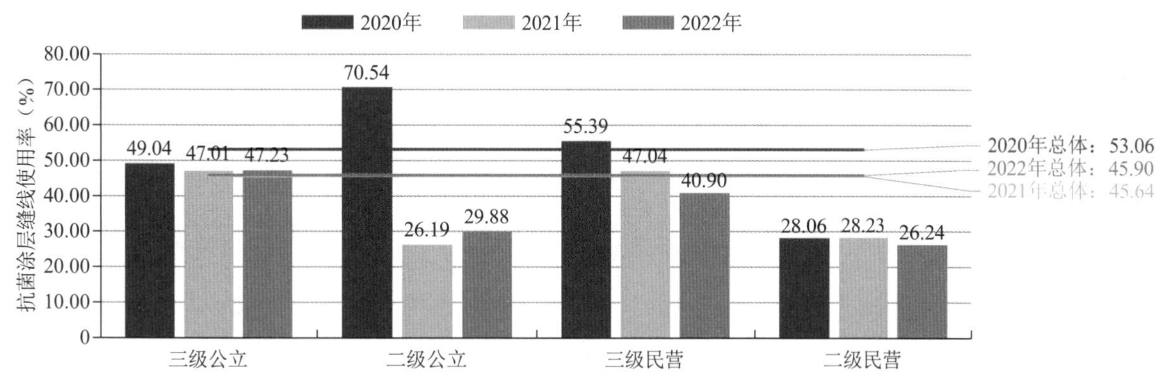

图 5-1-1-10　2020—2022 年全国各类医院Ⅰ类切口手术患者抗菌涂层缝线使用率

（九）仅清洁或剪刀去除毛发人数占比

2020—2022 年Ⅰ类切口手术患者仅清洁或剪刀去除毛发人数占比总体呈波动趋势，分别为 54.94%、48.11%、51.37%。2022 年各类别医院仅清洁或剪刀去除毛发人数占比趋于一致，均在平均水平左右（图 5-1-1-11）。

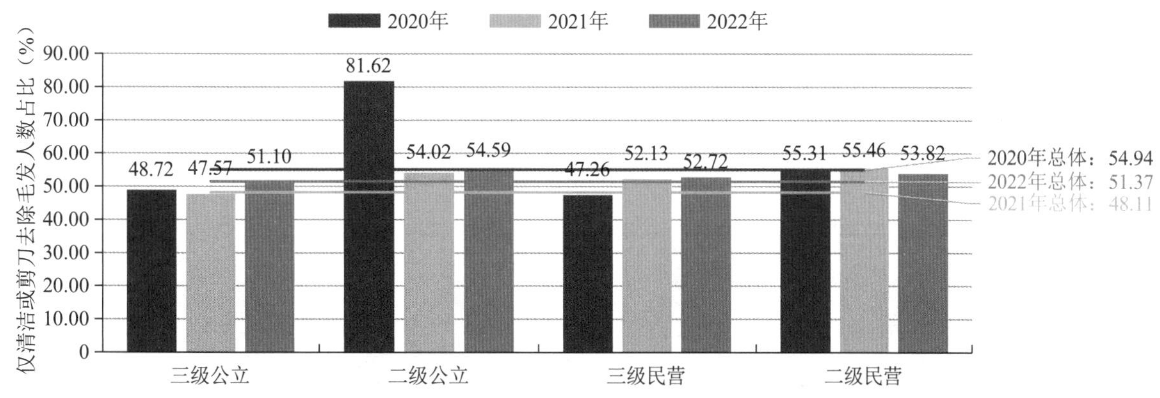

图 5-1-1-11　2020—2022 年全国各类医院Ⅰ类切口手术患者仅清洁或剪刀去除毛发人数占比

（十）手术切口甲级愈合率

2022 年Ⅰ类切口手术患者手术切口甲级愈合率总体较 2021 年略有下降，由 96.08% 降低至 95.56%，下降 0.52 个百分点（图 5-1-1-12）。

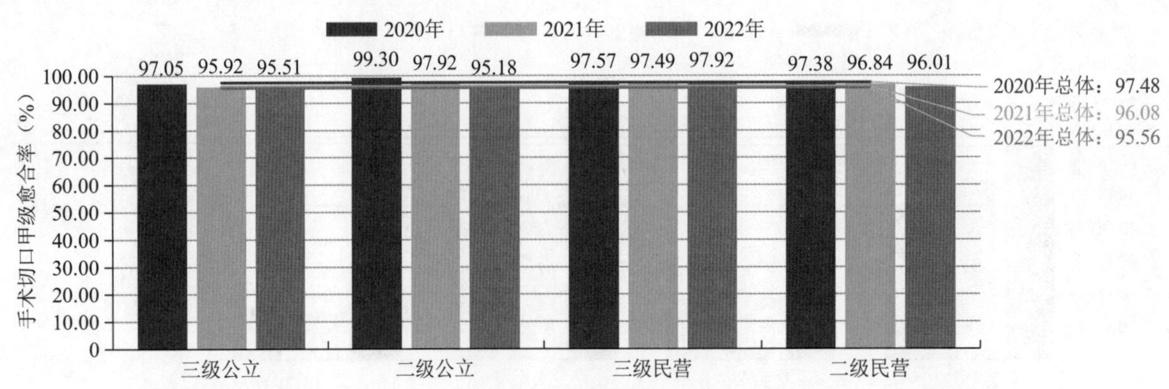

图 5-1-1-12　2020—2022 年全国各类医院Ⅰ类切口手术患者手术切口甲级愈合率

二、Ⅱ类切口手术

分析使用病例为2020—2022年全国各类医院上报的7个Ⅱ类切口手术病种全量数据，共373.09万例。

（一）预防性抗菌药物使用率

2020—2022年Ⅱ类切口手术患者抗菌药物使用率总体呈波动趋势，2022年为90.23%，较2021年降低0.22个百分点。2022年二级公立医院最高（93.01%），三级公立医院最低（89.40%）（图5-1-1-13）。

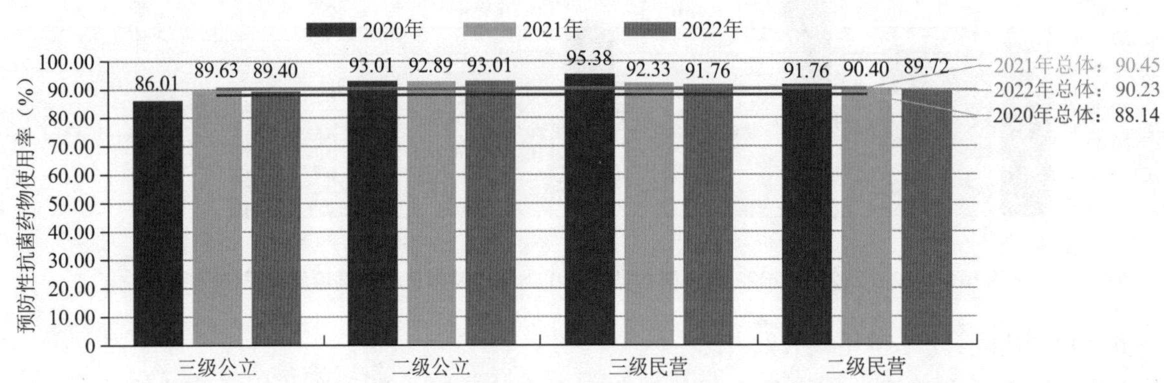

图 5-1-1-13　2020—2022 年全国各类医院Ⅱ类切口手术患者预防性抗菌药物使用率

（二）一、二代头孢菌素使用率

2020—2022年Ⅱ类切口手术患者手术前使用抗菌药物为一、二代头孢菌素的患者比例呈逐年上升的趋势，由83.25%提高至86.32%。2022年一、二代头孢菌素使用率二级民营医院最高（88.90%），三级公立医院最低（86.05%）（图5-1-1-14）。

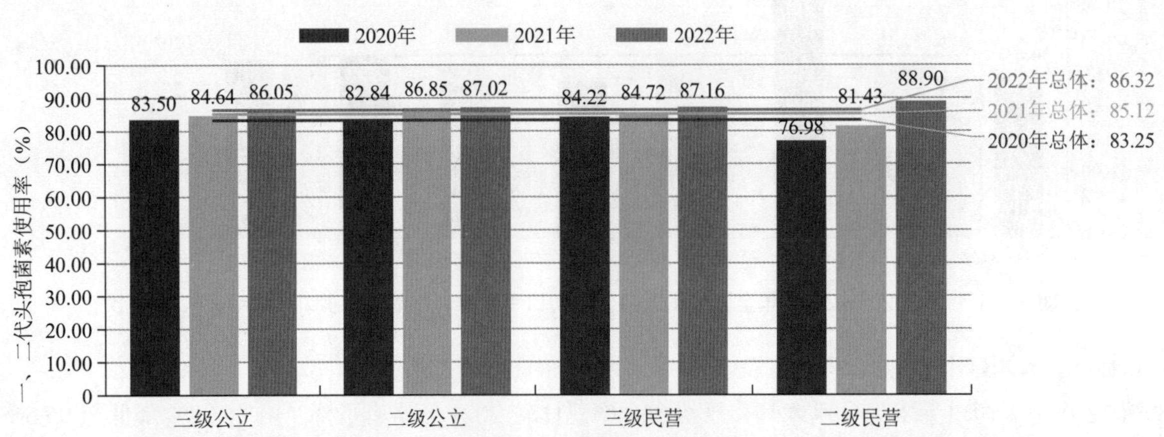

图 5-1-1-14　2020—2022 年全国各类医院Ⅱ类切口手术患者一、二代头孢菌素使用率

（三）术前抗菌药物给药时间

2020—2022年Ⅱ类切口手术患者抗菌药物术前0.5～1小时给药率总体呈波动趋势，分别为9.86%、11.63%、11.38%。其中三级公立医院2022年抗菌药物术前0.5～1小时给药率与2021年相比略有降低，由11.74%降低至11.02%，下降0.72个百分点（图5-1-1-15、图5-1-1-16）。

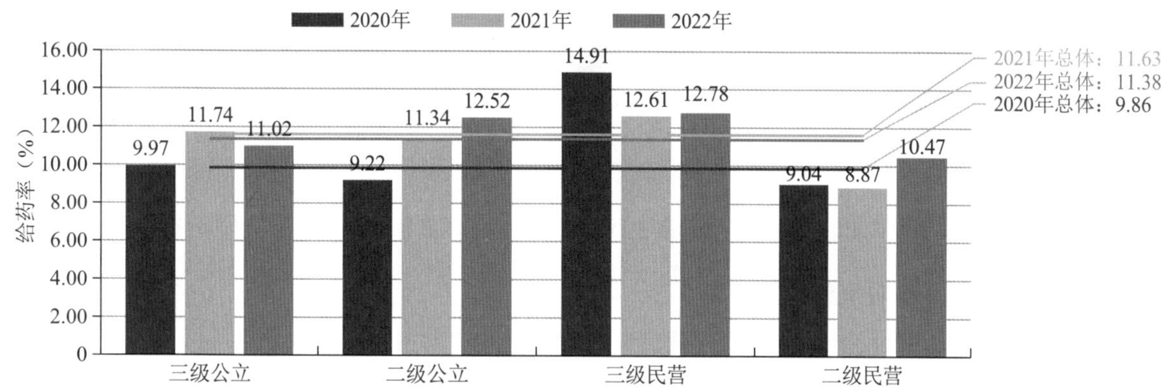

图5-1-1-15　2020—2022年全国各类医院Ⅱ类切口手术患者抗菌药物术前0.5～1小时给药率

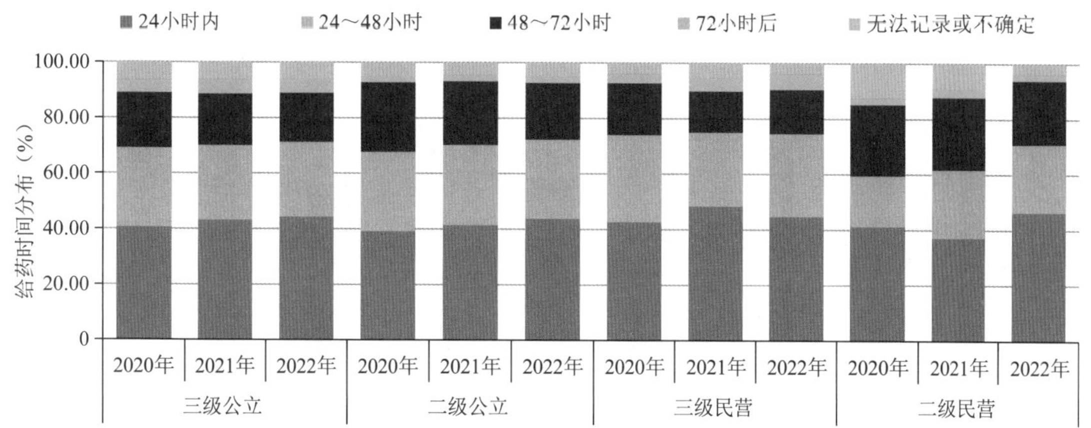

图5-1-1-16　2020—2022年全国各类医院Ⅱ类切口手术患者术前给药时间分布

（四）抗菌药物预防用药时间

2020—2022年Ⅱ类切口手术患者48小时内抗菌药物停药率总体呈逐年上升趋势，由68.76%提高至71.63%。2022年Ⅱ类切口手术患者48小时内抗菌药物停药率最高的为三级民营医院（74.63%），最低的为二级民营医院（70.83%）（图5-1-1-17、图5-1-1-18）。

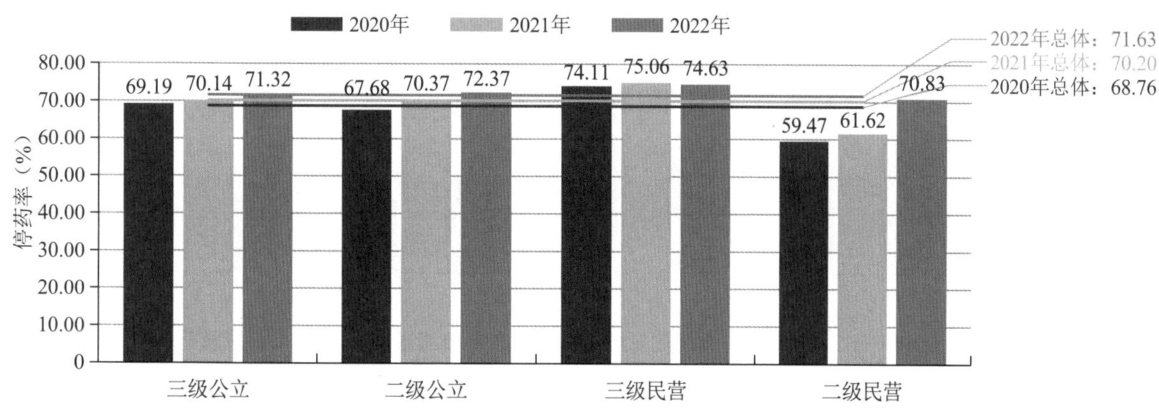

图5-1-1-17　2020—2022年全国各类医院Ⅱ类切口手术患者48小时内抗菌药物停药率

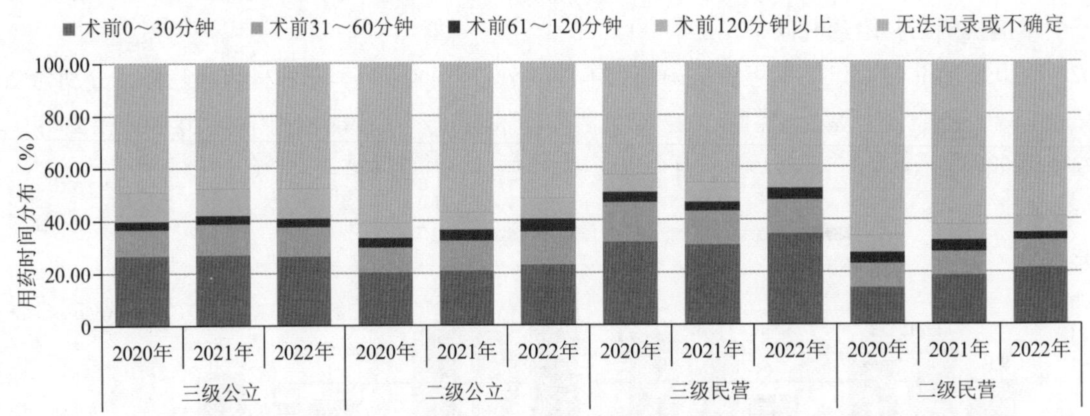

图 5-1-1-18　2020—2022 年全国各类医院Ⅱ类切口手术患者抗菌药物用药时间分布

（五）手术时间超 3 小时抗菌药物追加率

2020—2022 年Ⅱ类切口手术患者手术时间超 3 小时抗菌药物追加率总体呈波动趋势，分别为 42.11%、47.11% 和 45.34%。其中二级公立、三级民营及二级民营医院均呈逐年上升的趋势，三级公立医院 2022 年较 2021 年下降 2.55 个百分点（图 5-1-1-19）。

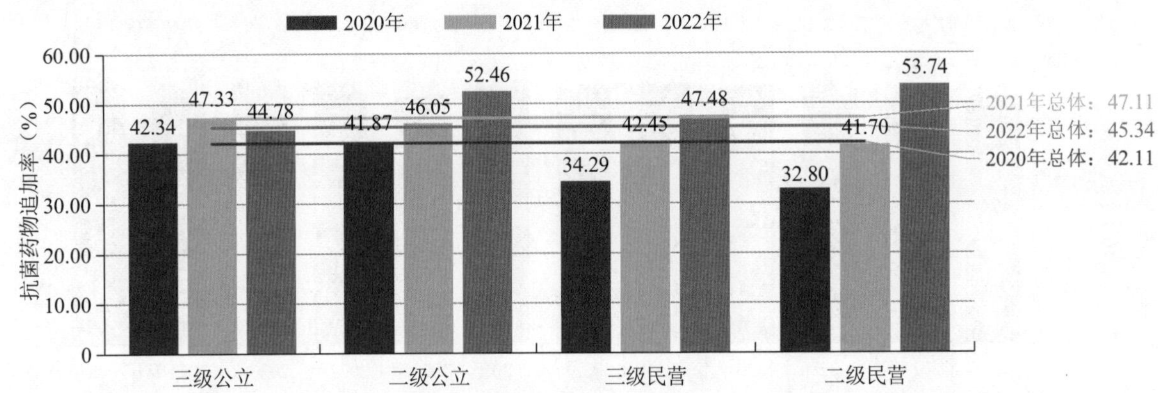

图 5-1-1-19　2020—2022 年全国各类医院Ⅱ类切口手术患者手术时间超 3 小时抗菌药物追加率

（六）出血量大于 1500 mL 抗菌药物追加率

2020—2022 年Ⅱ类切口手术患者出血量大于 1500 mL 抗菌药物追加率总体呈逐年下降的趋势，由 30.44% 降低至 25.70%，其中三级公立医院由 29.27% 降低至 24.21%，降低 5.06 个百分点（图 5-1-1-20）。

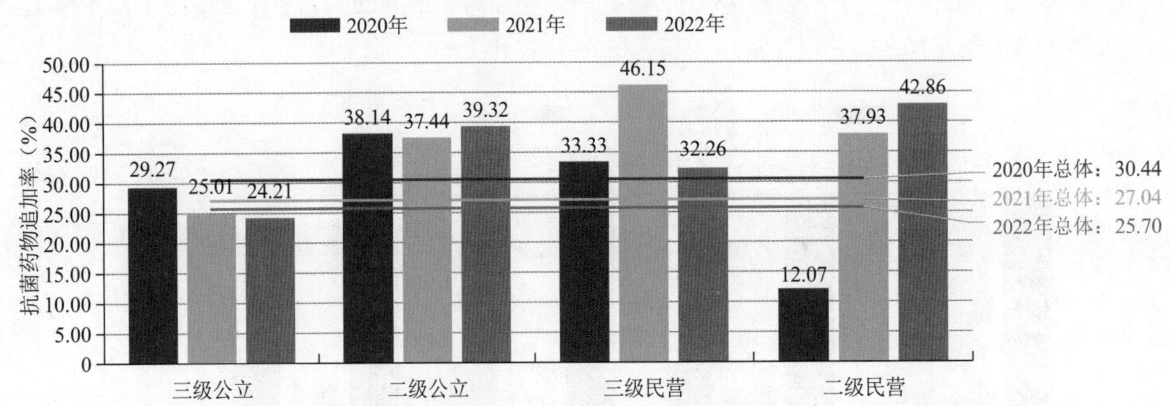

图 5-1-1-20　2020—2022 年全国各类医院Ⅱ类切口手术患者出血量大于 1500 mL 抗菌药物追加率

（七）抗菌涂层缝线使用率

2022 年Ⅱ类切口手术患者抗菌涂层缝线总体使用率为 60.64%，较 2021 年提高 3.80 个百分点。

2022 年使用率最高的为三级民营医院（70.12%），最低的为二级公立医院（48.65%）（图 5-1-1-21）。

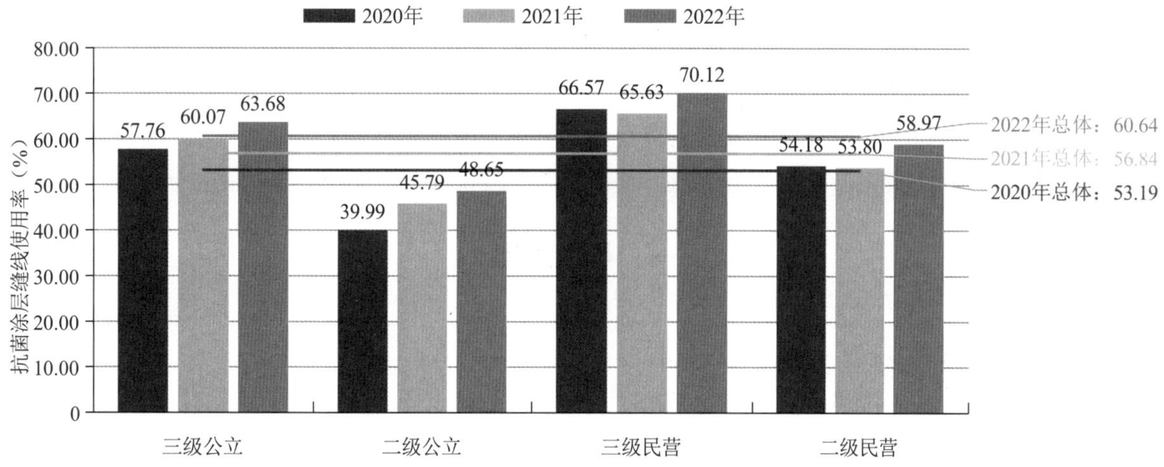

图 5-1-1-21　2020—2022 年全国各类医院Ⅱ类切口手术患者抗菌涂层缝线使用率

（八）仅清洁或剪刀去除毛发人数占比

2020—2022 年Ⅱ类切口手术患者仅清洁或剪刀去除毛发人数占比总体呈上升趋势，由 15.10% 提高至 17.66%，其中三级公立医院由 16.15% 提高至 18.62%（图 5-1-1-22）。

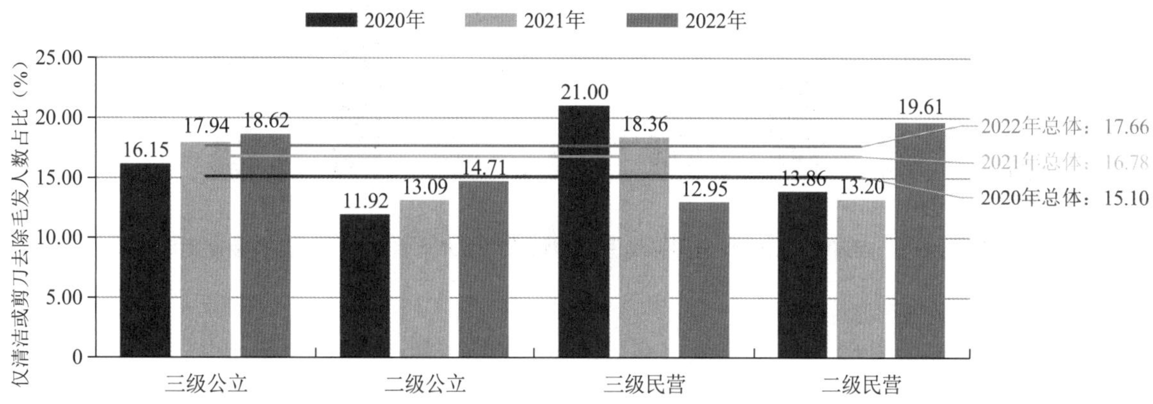

图 5-1-1-22　2020—2022 年全国各类医院Ⅱ类切口手术患者仅清洁或剪刀去除毛发人数占比

（九）手术切口甲级愈合率

2020—2022 年Ⅱ类切口手术患者手术切口甲级愈合率总体呈上升趋势，由 97.67% 提高至 97.82%，其中三级公立医院由 97.25% 提高至 97.72%（图 5-1-1-23）。

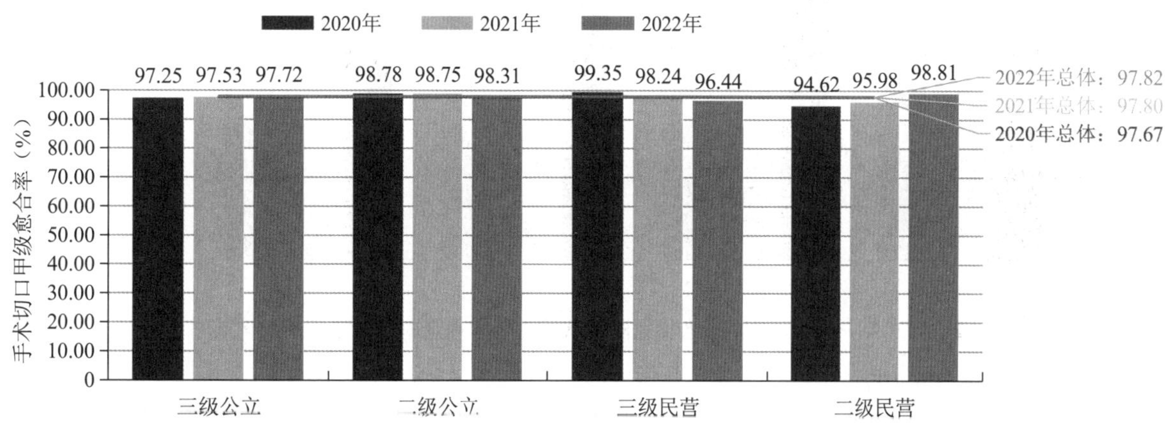

图 5-1-1-23　2020—2022 年全国各类医院Ⅱ类切口手术患者手术切口甲级愈合率

第二节　前3位Ⅰ类切口手术围手术期预防感染相关指标分析

分析使用病例为2020—2022年全国各类医院上报的数量前3位的Ⅰ类切口手术病种。

Ⅰ类切口手术病种：①甲状腺癌。主要诊断ICD-10编码以C73开头，且伴主要手术操作ICD-9-CM-3编码06.2-06.5的手术出院患者。②髋关节置换术。主要手术ICD-9-CM-3编码00.7、81.51-81.53的手术出院患者。③膝关节置换术。主要手术ICD-9-CM-3编码00.80-00.84、81.54、81.55的手术出院患者。

一、甲状腺癌

1. 全国情况

（1）预防性抗菌药物使用率

2020—2022年甲状腺癌手术患者抗菌药物使用率总体呈波动趋势，2022年为4.95%，较2021年上升0.13个百分点。2022年二级民营医院最高（34.09%），三级公立医院最低（4.80%）（图5-1-2-1）。

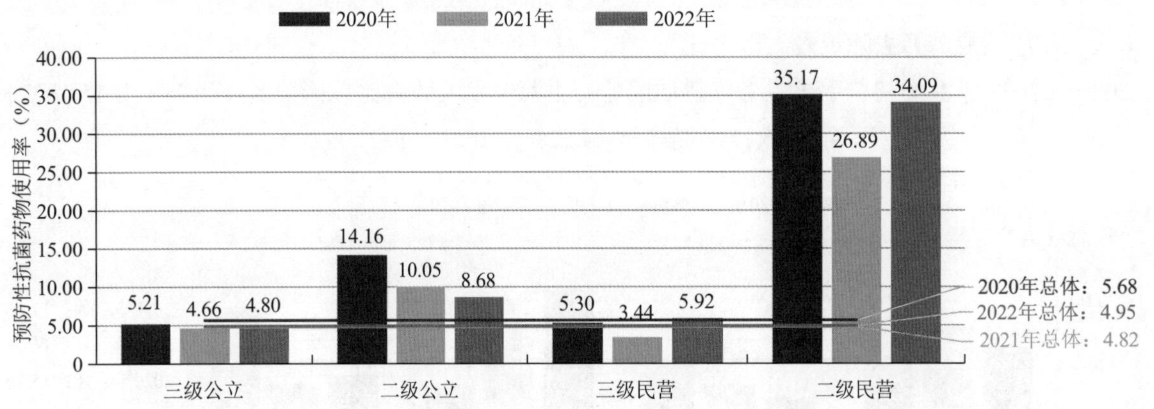

图5-1-2-1　2020—2022年全国各类医院甲状腺癌手术患者预防性抗菌药物使用率

（2）未预防性使用抗菌药物比例

2020—2022年甲状腺癌手术患者未预防性使用抗菌药物比例总体呈波动趋势，2022年为95.05%，较2021年下降0.13个百分点。2022年二级民营医院最低（65.91%），三级公立医院最高（95.02%）（图5-1-2-2）。

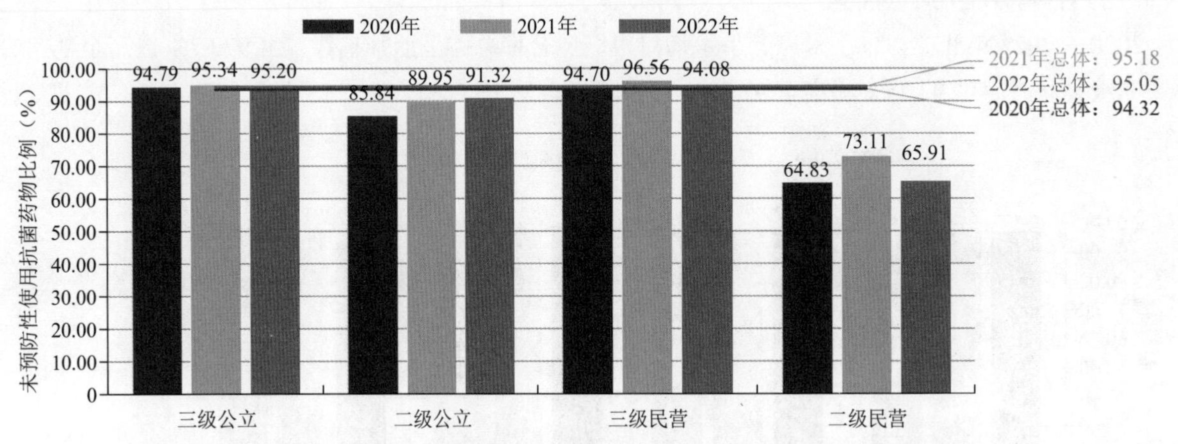

图5-1-2-2　2020—2022年全国各类医院甲状腺癌手术患者未预防性使用抗菌药物比例

（3）一、二代头孢菌素使用率

2020—2022年甲状腺癌患者手术前使用抗菌药物为一、二代头孢菌素的患者比例由60.88%上升至

63.52%。2022 年一、二代头孢菌素使用率二级民营医院最高（93.33%），二级公立医院最低（49.84%）（图 5-1-2-3）。

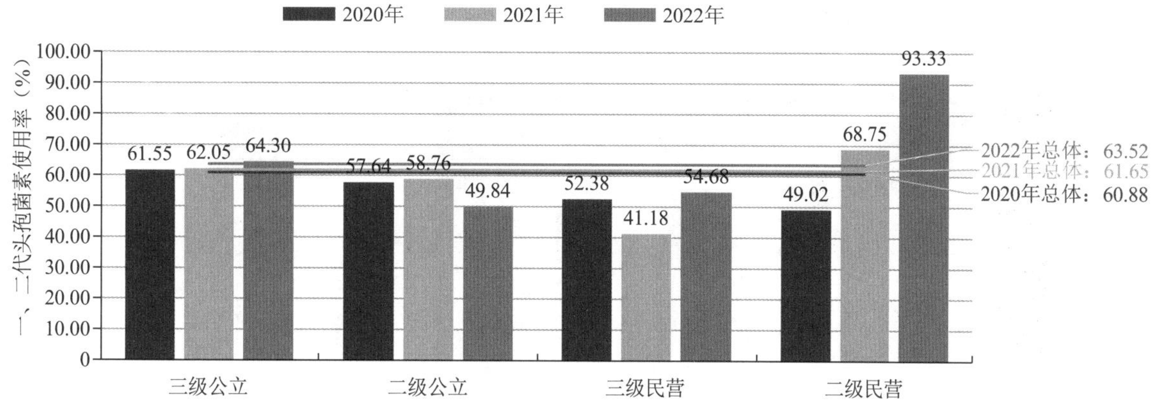

图 5-1-2-3　2020—2022 年全国各类医院甲状腺癌手术患者一、二代头孢菌素使用率

（4）术前抗菌药物给药时间

2020—2022 年甲状腺癌手术患者抗菌药物术前 0.5～1 小时给药率总体呈下降趋势，从 4.41% 下降至 3.53%。三级公立医院 2022 年抗菌药物术前 0.5～1 小时给药率与 2021 年相比略有降低，由 3.92% 降低至 3.08%，下降 0.84 个百分点（图 5-1-2-4、图 5-1-2-5）。

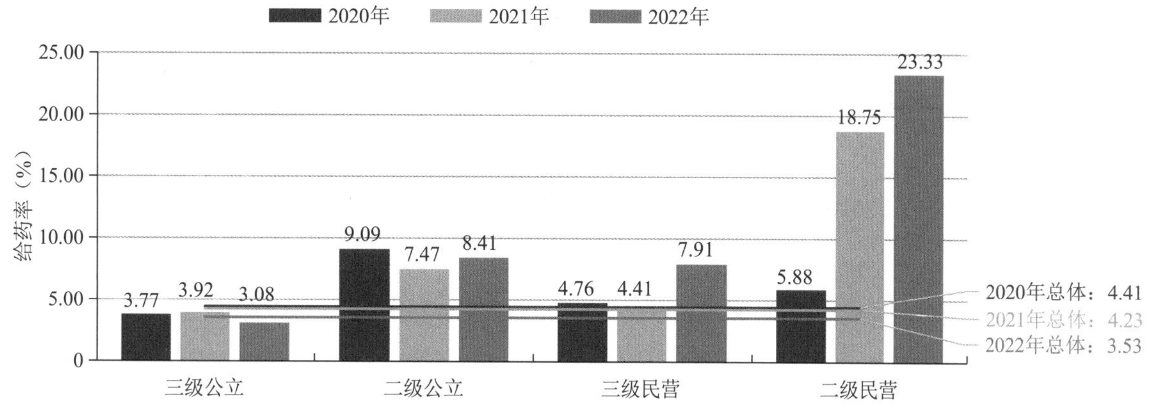

图 5-1-2-4　2020—2022 年全国各类医院甲状腺癌手术患者抗菌药物术前 0.5～1 小时给药率

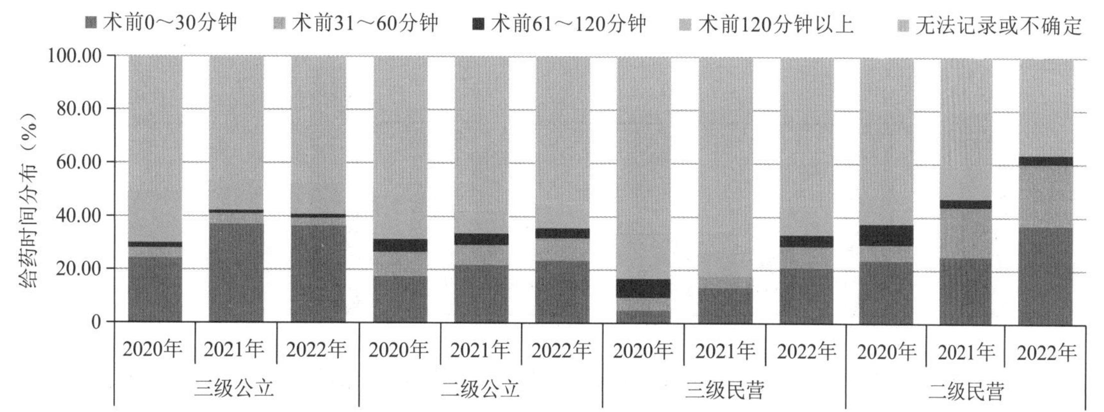

图 5-1-2-5　2020—2022 年全国各类医院甲状腺癌手术患者术前给药时间分布

（5）抗菌药物预防用药时间

2020—2022 年甲状腺癌手术患者 24 小时内抗菌药物停药率总体呈波动趋势，分别为 49.59%、

55.06% 和 52.88%。其中二级公立、三级民营及二级民营医院均呈逐步上升趋势，三级公立医院在 2022 年略有降低，由 2021 年的 56.47% 降低至 53.22%，下降 3.25 个百分点（图 5-1-2-6、图 5-1-2-7）。

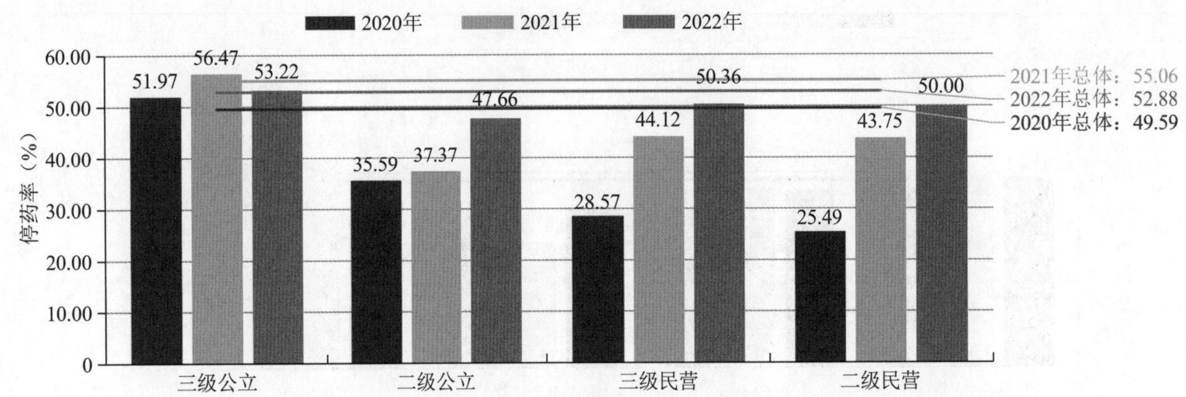

图 5-1-2-6　2020—2022 年全国各类医院甲状腺癌手术患者 24 小时内抗菌药物停药率

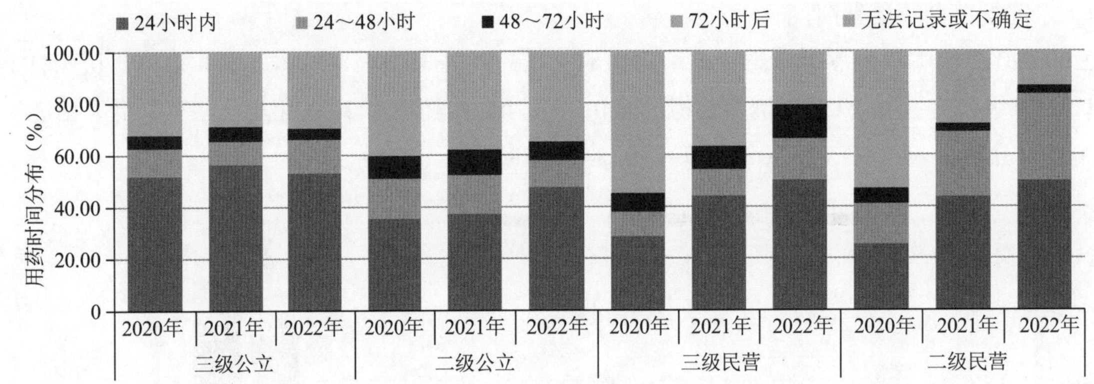

图 5-1-2-7　2020—2022 年全国各类医院甲状腺癌手术患者抗菌药物用药时间分布

（6）手术时间超 3 小时抗菌药物追加率

2020—2022 年甲状腺癌手术患者手术时间超 3 小时抗菌药物追加率总体呈波动趋势，分别为 38.70%、37.39% 和 41.28%。其中二级公立、三级民营及二级民营医院均呈逐步上升趋势，三级公立医院呈波动趋势，2022 年略有上升，由 2021 年的 38.39% 上升至 41.52%（图 5-1-2-8）。

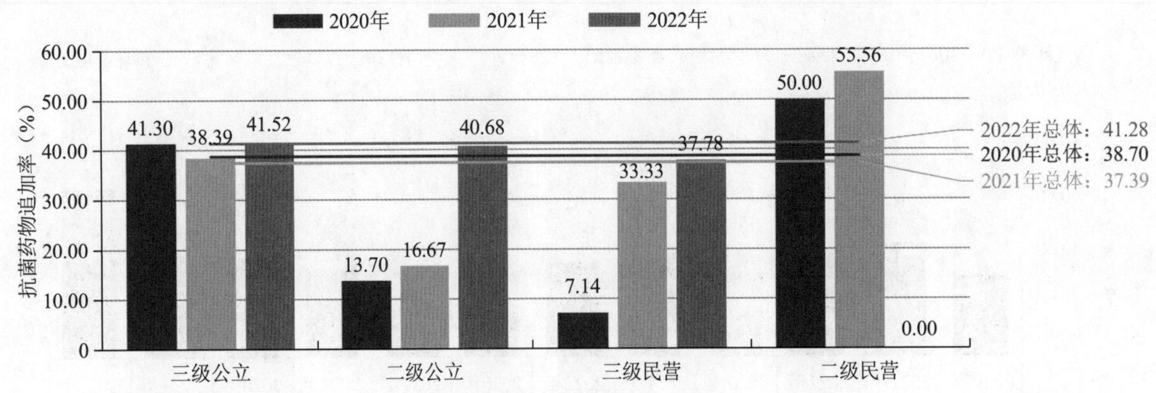

图 5-1-2-8　2020—2022 年全国各类医院甲状腺癌手术患者手术时间超 3 小时抗菌药物追加率

（7）抗菌涂层缝线使用率

2022 年甲状腺癌手术患者抗菌涂层缝线总体使用率为 47.05%，较 2021 年降低 2.70 个百分点。2022 年使用率最高的为二级民营医院（64.77%），最低的为二级公立医院（33.11%）（图 5-1-2-9）。

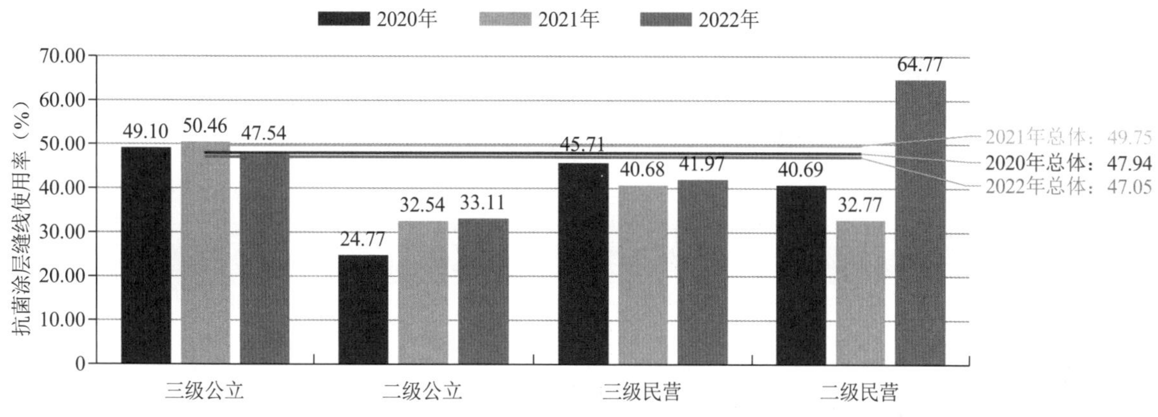

图 5-1-2-9 2020—2022 年全国各类医院甲状腺癌手术患者抗菌涂层缝线使用率

（8）仅清洁或剪刀去除毛发人数占比

2020—2021 年甲状腺癌手术患者仅清洁或剪刀去除毛发人数占比基本持平，2022 年显著提升，3 年分别为 53.99%、53.76% 和 60.65%（图 5-1-2-10）。

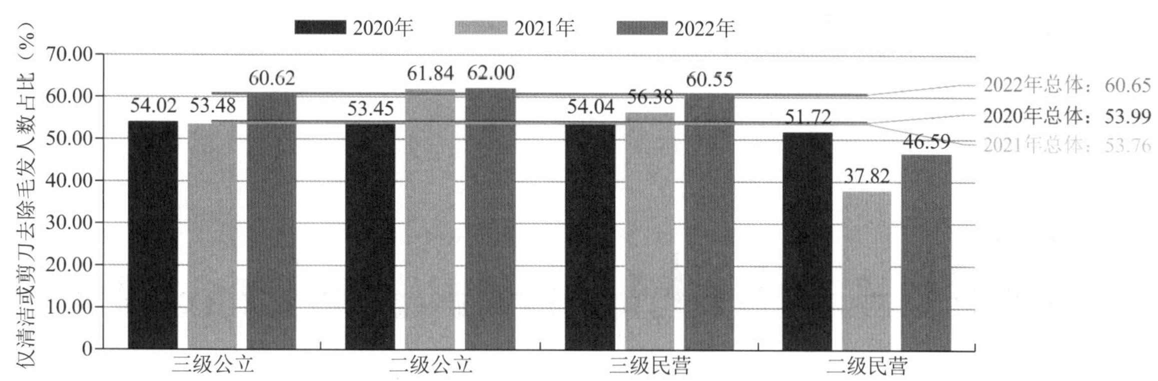

图 5-1-2-10 2020—2022 年全国各类医院甲状腺癌手术患者仅清洁或剪刀去除毛发人数占比

（9）手术切口甲级愈合率

2022 年甲状腺癌手术患者手术切口甲级愈合率总体较 2021 年略有下降，由 97.97% 降低至 97.56%，下降 0.41 个百分点（图 5-1-2-11）。

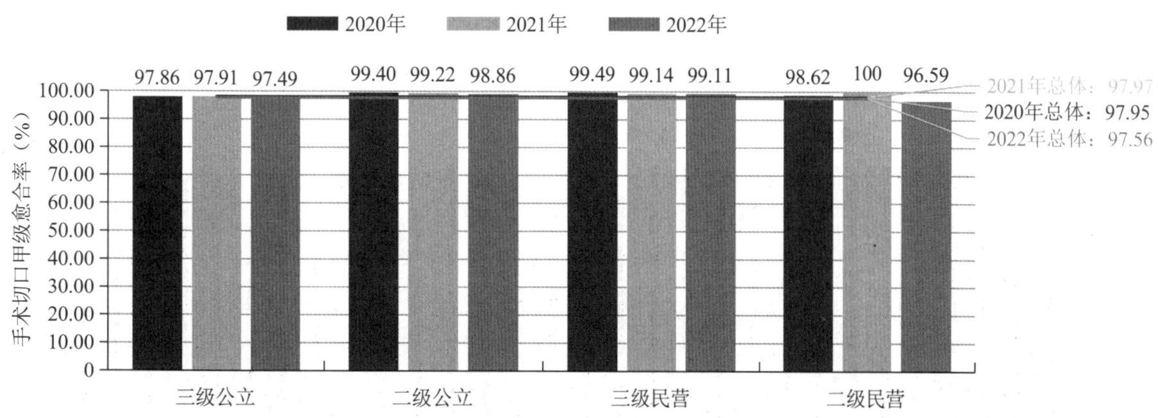

图 5-1-2-11 2020—2022 年全国各类医院甲状腺癌手术患者手术切口甲级愈合率

2. 各省（自治区、直辖市）情况

（1）预防性抗菌药物使用率

对各省（自治区、直辖市）的甲状腺癌患者预防性抗菌药物使用率进行分析，2022 年三级公立医院

共有 10 省均值高于全国总体水平，最高值为贵州的 24.21%，最低值为青海的 0；二级公立医院有 14 省均值高于全国总体水平，最高值为湖南的 47.50%，最低值为北京、江苏的 0（图 5-1-2-12、图 5-1-2-13）。

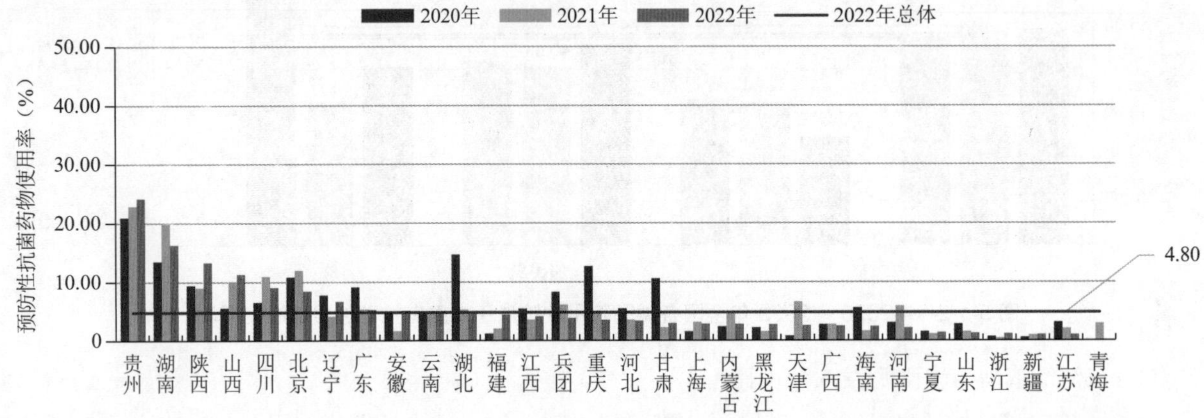

图 5-1-2-12　2020—2022 年各省（自治区、直辖市）三级公立医院甲状腺癌患者预防性抗菌药物使用率

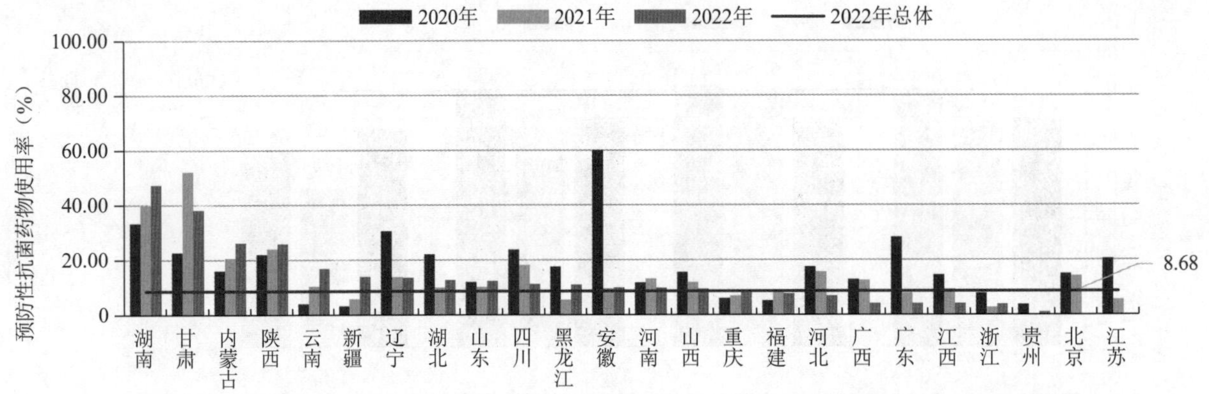

图 5-1-2-13　2020—2022 年各省（自治区、直辖市）二级公立医院甲状腺癌患者预防性抗菌药物使用率

（2）未预防性使用抗菌药物比例

对各省（自治区、直辖市）的甲状腺癌患者未预防性使用抗菌药物的比例进行分析，2022 年三级公立医院有 20 省均值高于全国总体水平，最高值为青海的 100%，最低值为贵州的 75.79%；二级公立医院有 10 省均值高于全国总体水平，最高值为北京、江苏的 100%，最低值为湖南的 52.50%（图 5-1-2-14、图 5-1-2-15）。

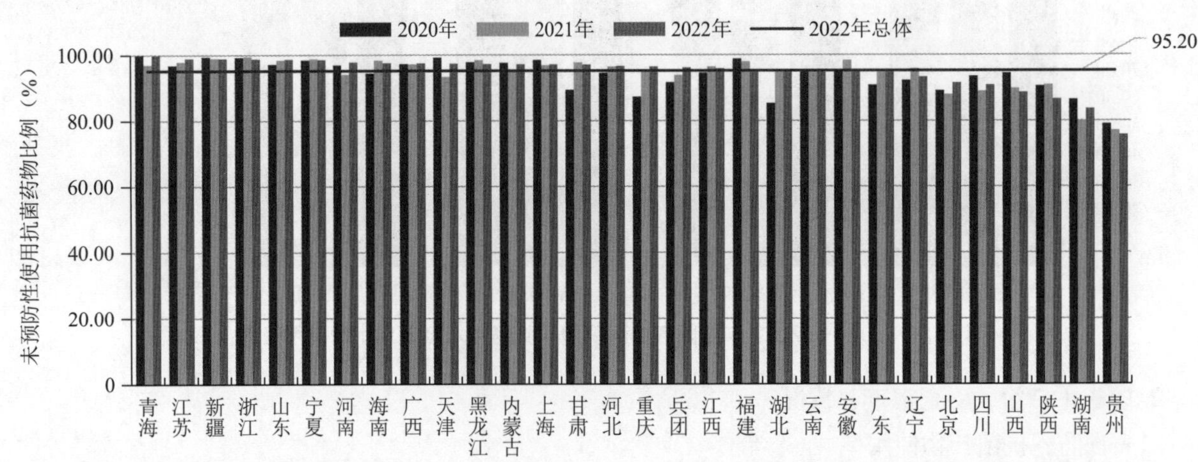

图 5-1-2-14　2020—2022 年各省（自治区、直辖市）三级公立医院甲状腺癌患者未预防性使用抗菌药物比例

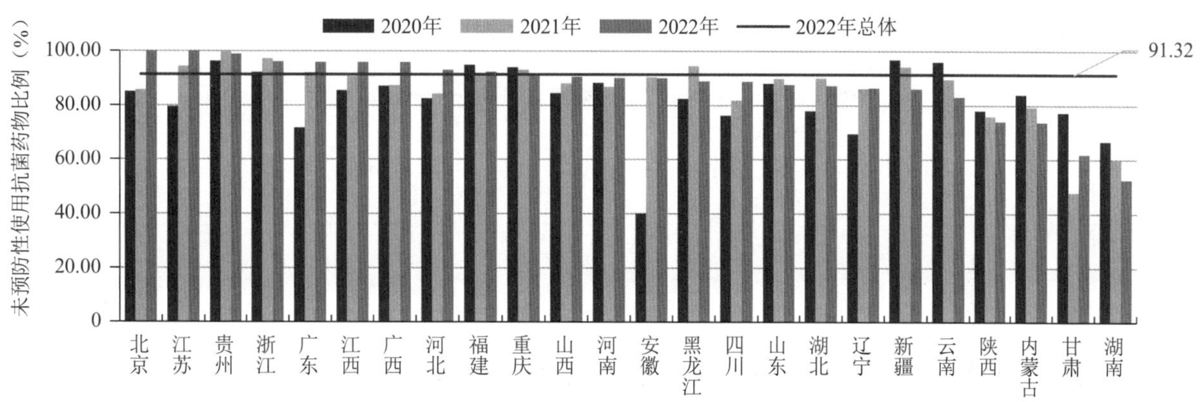

图 5-1-2-15　2020—2022 年各省（自治区、直辖市）二级公立医院甲状腺癌患者未预防性使用抗菌药物比例

（3）一、二代头孢菌素使用率

对各省（自治区、直辖市）的甲状腺癌患者一、二代头孢菌素使用率进行分析，2022 年三级公立医院有 10 省均值高于全国总体水平，最高值为兵团的 100%，最低值为天津的 12.50%；二级公立医院有 11 省均值高于全国总体水平，最高值为贵州和湖南的 100%，最低值为江西的 12.50%（图 5–1–2–16、图 5–1–2–17）。

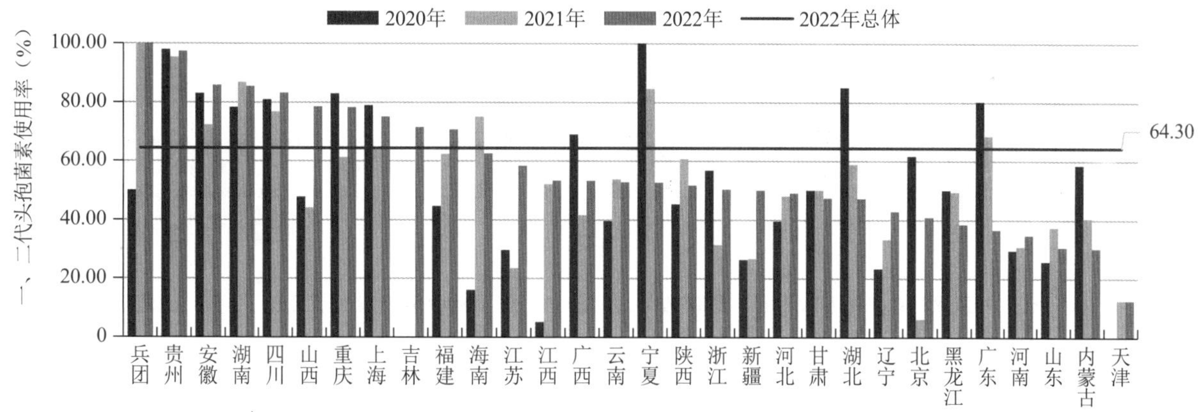

图 5-1-2-16　2020—2022 年各省（自治区、直辖市）三级公立医院甲状腺癌患者一、二代头孢菌素使用率

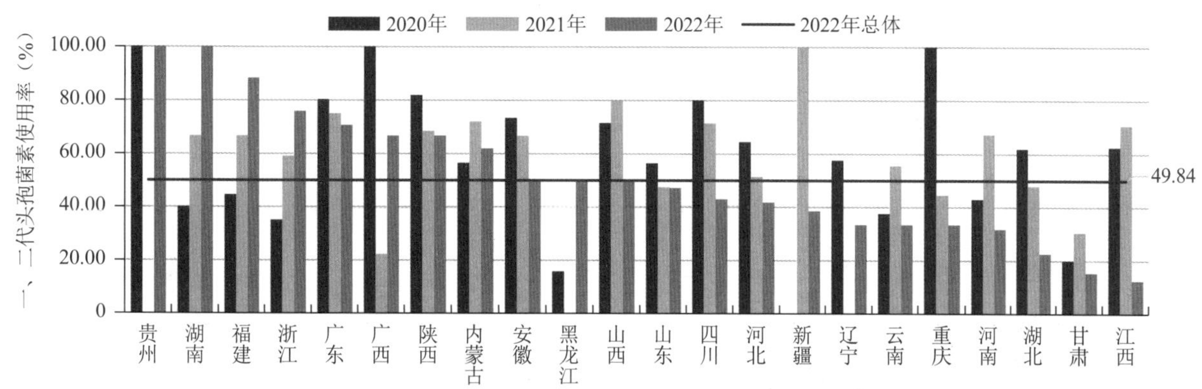

图 5-1-2-17　2020—2022 年各省（自治区、直辖市）二级公立医院甲状腺癌患者一、二代头孢菌素使用率

（4）术前 0.5～1 小时抗菌药物给药率

对各省（自治区、直辖市）的甲状腺癌患者术前 0.5～1 小时抗菌药物给药率进行分析，2022 年三级公立医院有 13 省均值高于全国总体水平，最高值为北京的 21.74%，最低值为福建、黑龙江、辽宁、山西、上海、天津、重庆的 0；二级公立医院有 7 省均值高于全国总体水平，最高值为湖南的 31.58%，最低值为安徽、甘肃、河北、黑龙江、辽宁、山东、四川、重庆的 0（图 5-1-2-18、图 5-1-2-19）。

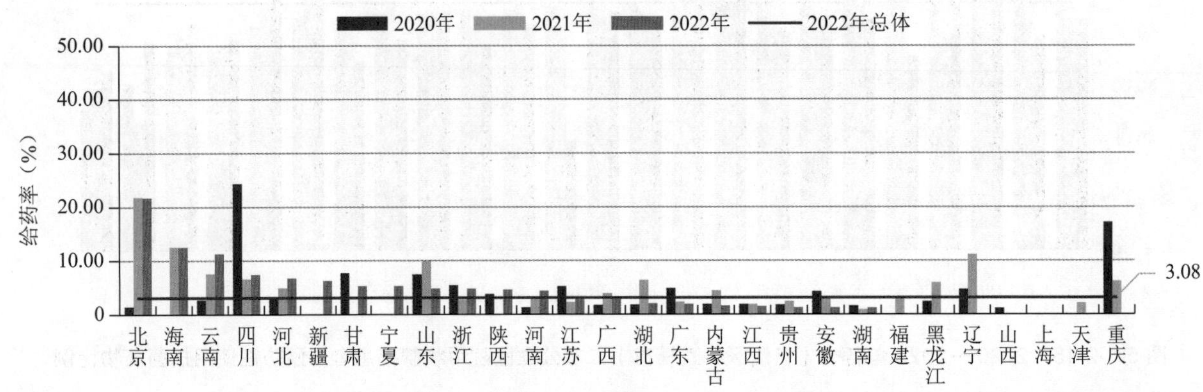

图 5-1-2-18　2020—2022 年各省（自治区、直辖市）三级公立医院甲状腺癌患者术前 0.5～1 小时抗菌药物给药率

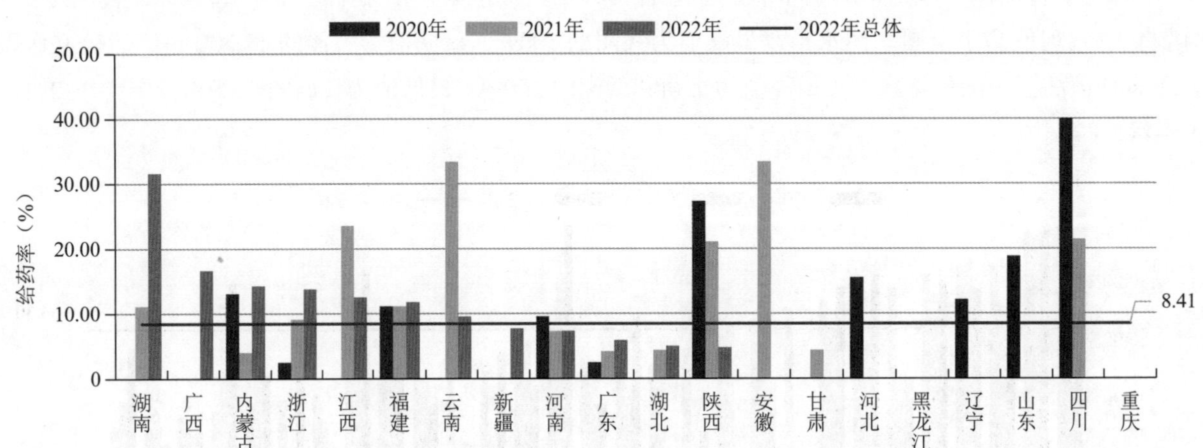

图 5-1-2-19　2020—2022 年各省（自治区、直辖市）二级公立医院甲状腺癌患者术前 0.5～1 小时抗菌药物给药率

（5）抗菌药物术后 24 小时内停药率

对各省（自治区、直辖市）的甲状腺癌患者抗菌药物术后 24 小时内停药率进行分析，2022 年三级公立医院有 8 省均值高于全国总体水平，最高值为贵州的 97.33%，最低值为河南的 18.84%；二级公立医院有 7 省均值高于全国总体水平，最高值为福建的 100%，最低值为新疆的 15.38%（图 5-1-2-20、图 5-1-2-21）。

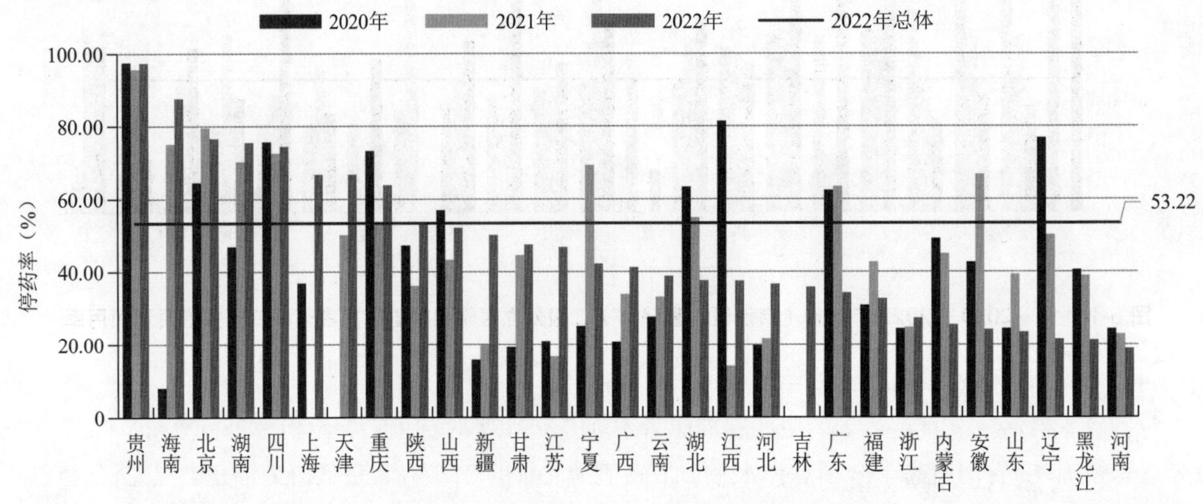

图 5-1-2-20　2020—2022 年各省（自治区、直辖市）三级公立医院甲状腺癌患者抗菌药物术后 24 小时内停药率

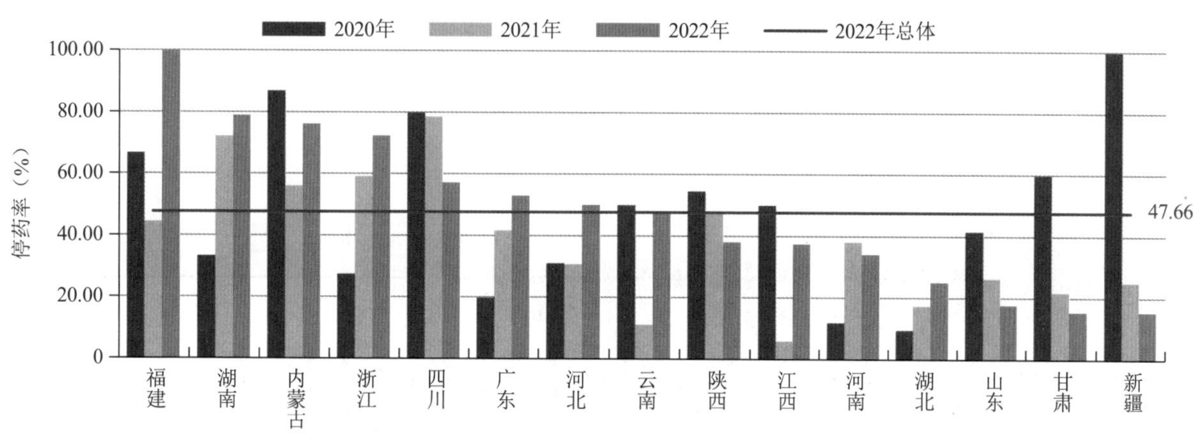

图 5-1-2-21　2020—2022 年各省（自治区、直辖市）二级公立医院甲状腺癌患者抗菌药物术后 24 小时内停药率

（6）抗菌涂层缝线使用率

对各省（自治区、直辖市）的甲状腺癌患者抗菌涂层缝线使用率进行分析，2022 年三级公立医院有 15 省均值高于全国总体水平，最高值为山西的 95.58%，最低值为北京的 2.36%；二级公立医院有 10 省均值高于全国总体水平，最高值为安徽的 95.00%，最低值为湖南和辽宁的 0（图 5-1-2-22、图 5-1-2-23）。

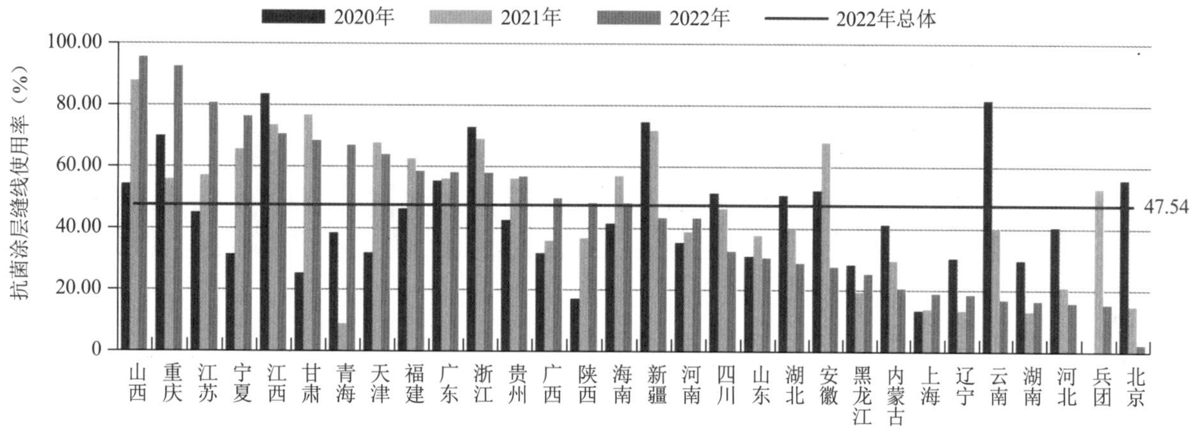

图 5-1-2-22　2020—2022 年各省（自治区、直辖市）三级公立医院甲状腺癌患者抗菌涂层缝线使用率

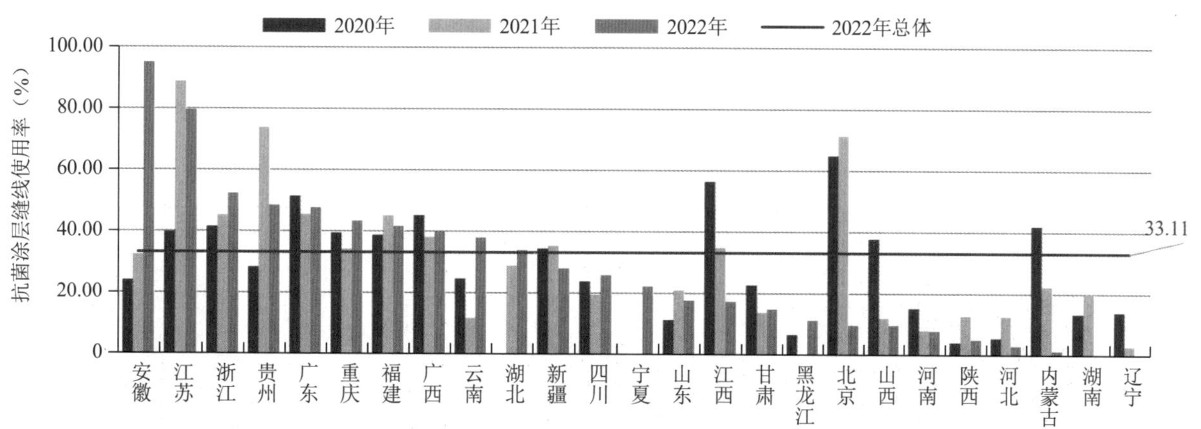

图 5-1-2-23　2020—2022 年各省（自治区、直辖市）二级公立医院甲状腺癌患者抗菌涂层缝线使用率

（7）仅清洁或剪刀去除毛发人数占比

对各省（自治区、直辖市）的甲状腺癌患者仅清洁或剪刀去除毛发人数占比进行分析，2022 年三级公立医院有 14 省均值高于全国总体水平，最高值为安徽的 91.81%，最低值为北京的 12.32%；二级公立

医院有 13 省均值高于全国总体水平，最高值为宁夏的 96.30%，最低值为辽宁的 18.18%（图 5-1-2-24、图 5-1-2-25）。

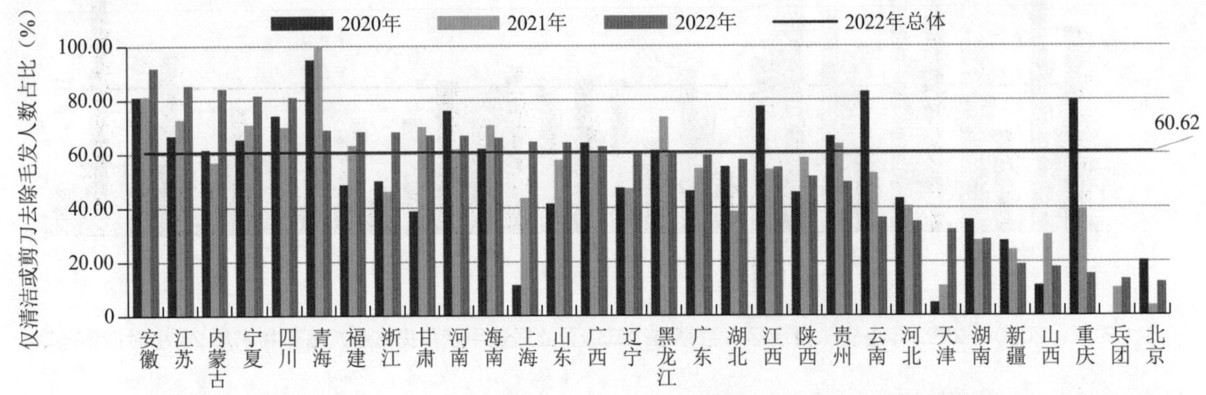

图 5-1-2-24　2020—2022 年各省（自治区、直辖市）三级公立医院甲状腺癌患者仅清洁或剪刀去除毛发人数占比

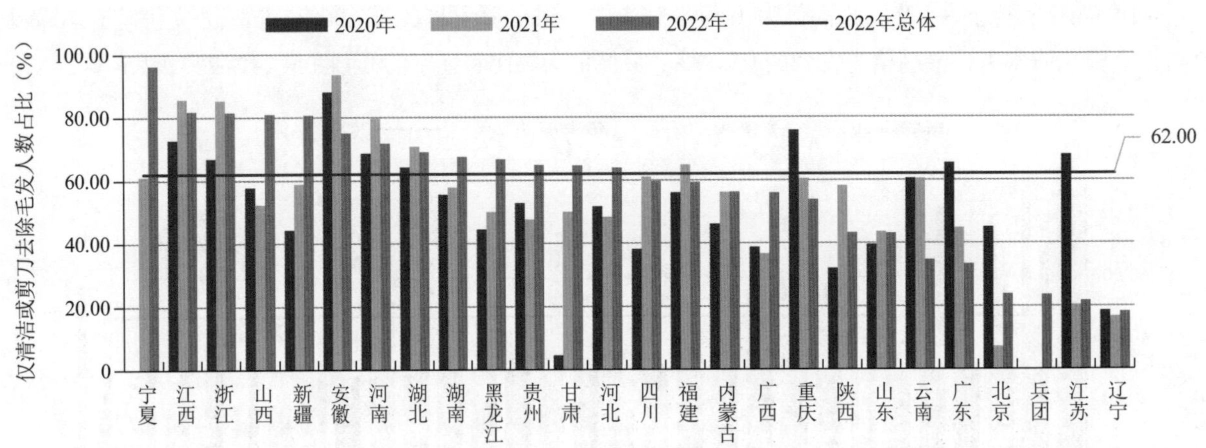

图 5-1-2-25　2020—2022 年各省（自治区、直辖市）二级公立医院甲状腺癌患者仅清洁或剪刀去除毛发人数占比

（8）手术切口甲级愈合率

对各省（自治区、直辖市）的甲状腺癌患者手术切口甲级愈合率进行分析，2022 年三级公立医院有 24 省均值高于全国总体水平，最高值为青海的 100%，最低值为河北的 77.08%；二级公立医院有 18 省均值高于全国总体水平，最高值为安徽、北京、福建、甘肃、黑龙江、湖南、江苏、辽宁、内蒙古、宁夏、山西、四川的 100%，最低值为重庆的 92.31%（图 5-1-2-26、图 5-1-2-27）。

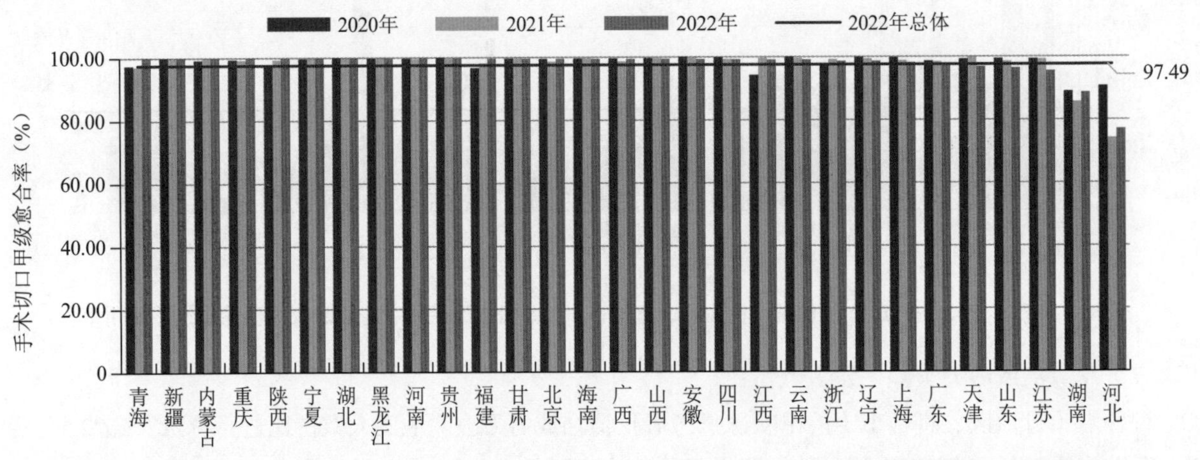

图 5-1-2-26　2020—2022 年各省（自治区、直辖市）三级公立医院甲状腺癌患者手术切口甲级愈合率

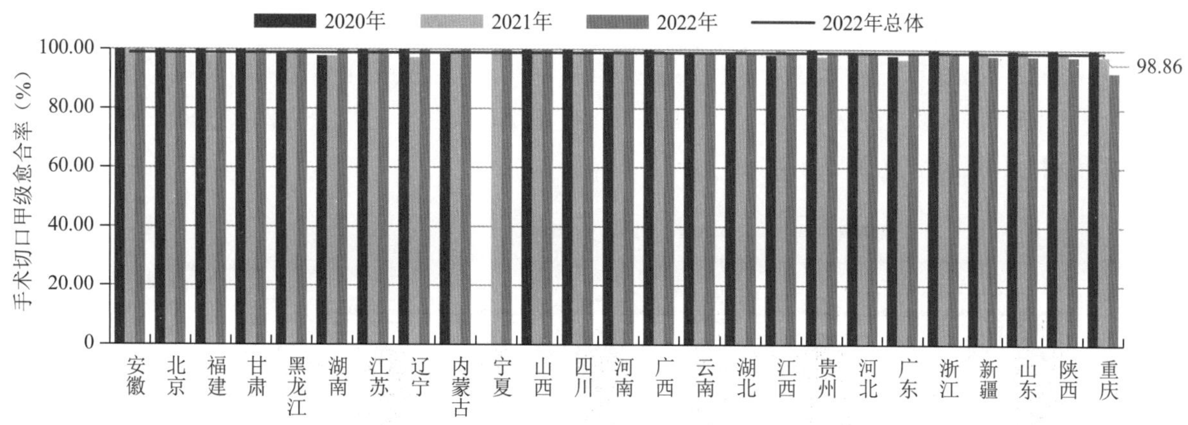

图 5-1-2-27　2020—2022 年各省（自治区、直辖市）二级公立医院甲状腺癌患者手术切口甲级愈合率

二、髋关节置换术

1. 全国情况

（1）预防性抗菌药物使用率

2020—2022 年髋关节置换术患者抗菌药物使用率总体呈逐年下降趋势，分别为 91.49%、91.44% 和 89.67%。2022 年二级民营医院最高（96.31%），三级民营医院最低（87.32%）（图 5-1-2-28）。

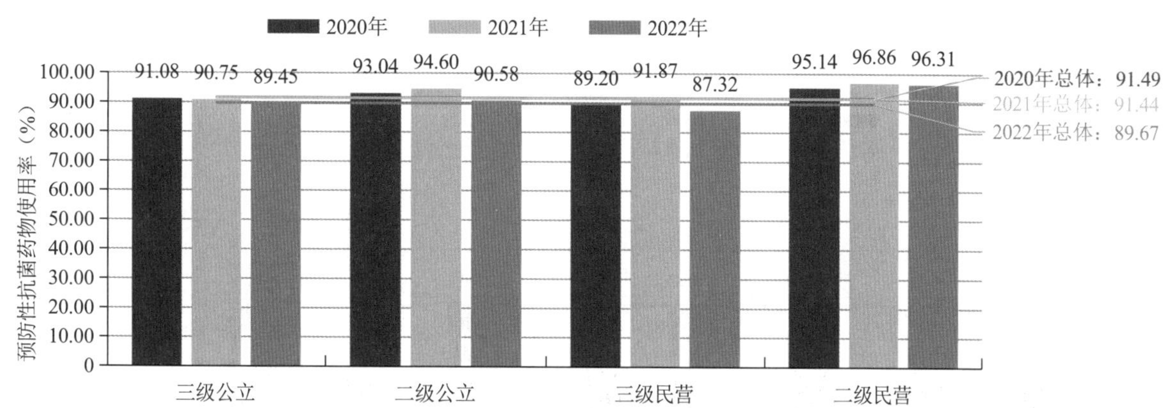

图 5-1-2-28　2020—2022 年全国各类医院髋关节置换术手术患者预防性抗菌药物使用率

（2）未预防性使用抗菌药物比例

2020—2022 年髋关节置换术患者未预防性使用抗菌药物比例总体呈逐年上升趋势，分别为 8.51%、8.56% 和 10.33%。2022 年二级民营医院最低（3.69%），三级民营医院最高（12.68%）（图 5-1-2-29）。

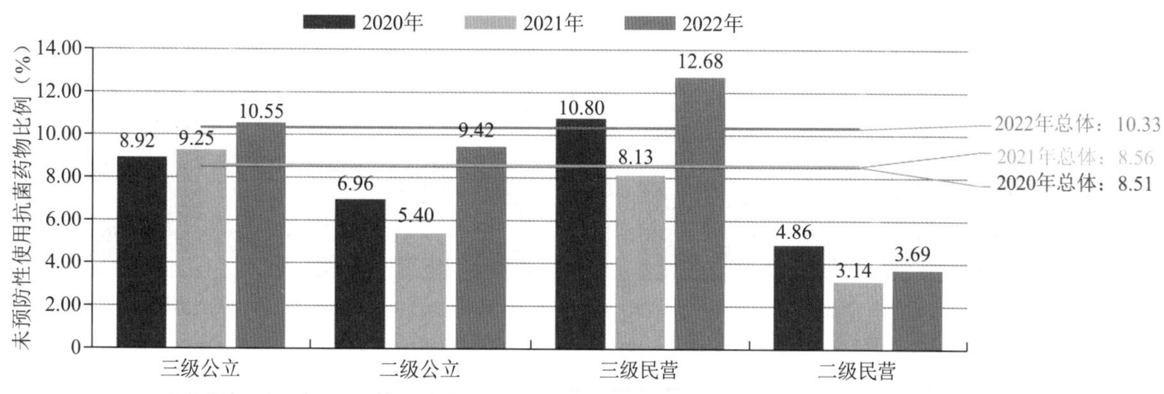

图 5-1-2-29　2020—2022 年全国各类医院髋关节置换术患者未预防性使用抗菌药物比例

（3）一、二代头孢菌素使用率

2020—2022 年髋关节置换术手术前使用抗菌药物为一、二代头孢菌素的患者比例总体略有提高，由 82.97% 上升至 83.93%。2022 年一、二代头孢菌素使用率最高的为三级公立医院（84.55%），最低的为二级民营医院（76.27%）（图 5-1-2-30）。

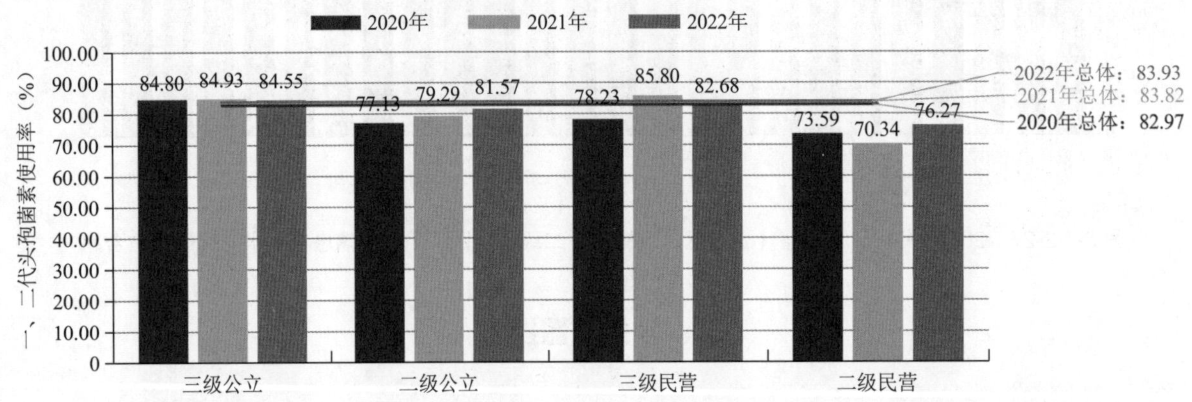

图 5-1-2-30　2020—2022 年全国各类医院髋关节置换术手术患者一、二代头孢菌素使用率

（4）术前抗菌药物给药时间

2020—2022 年髋关节置换术患者抗菌药物术前 0.5～1 小时给药率总体呈波动趋势，分别为 14.69%、15.54% 和 14.61%。其中三级公立医院抗菌药物术前 0.5～1 小时给药率下降幅度较大，由 2021 年的 15.55% 降低至 2022 年的 14.48%，下降 1.07 个百分点（图 5-1-2-31、图 5-1-2-32）。

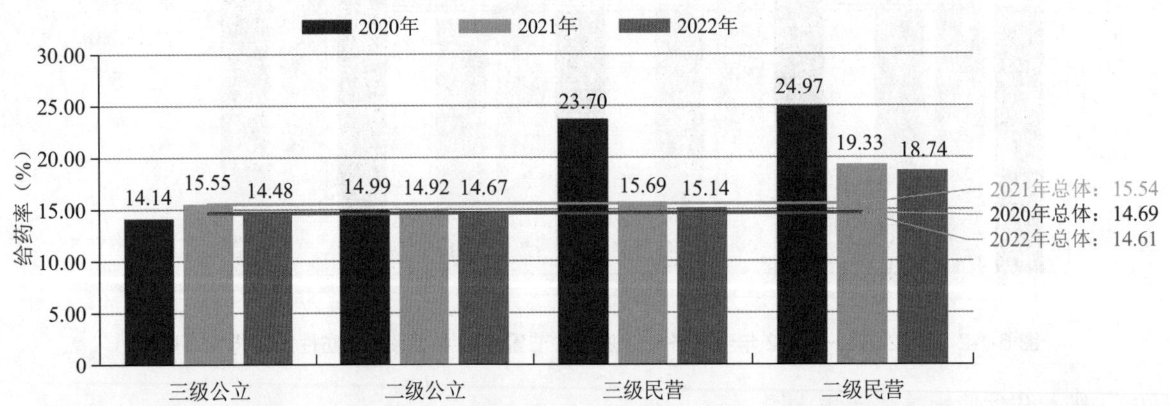

图 5-1-2-31　2020—2022 年全国各类医院髋关节置换术手术患者抗菌药物术前 0.5～1 小时给药率

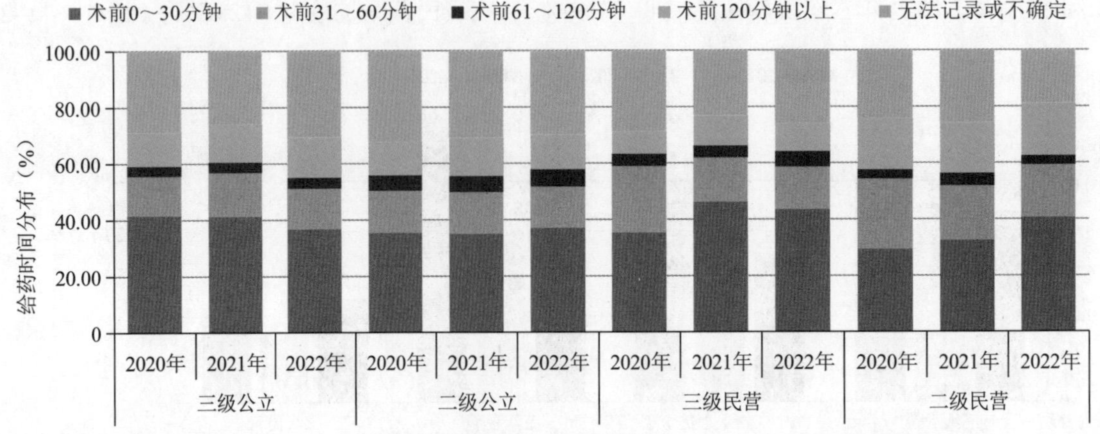

图 5-1-2-32　2020—2022 年全国各类医院髋关节置换术手术患者术前给药时间分布

（5）抗菌药物预防用药时间

2020—2022 年髋关节置换术患者 24 小时内抗菌药物停药率总体呈波动趋势，分别为 27.99%、27.42% 和 28.51%，其中三级及二级公立医院呈波动性上升趋势，三级及二级民营医院呈波动性下降趋势。2022 年三级公立医院 24 小时内抗菌药物停药率最高（30.44%）、二级民营医院最低（9.03%）（图 5-1-2-33、图 5-1-2-34）。

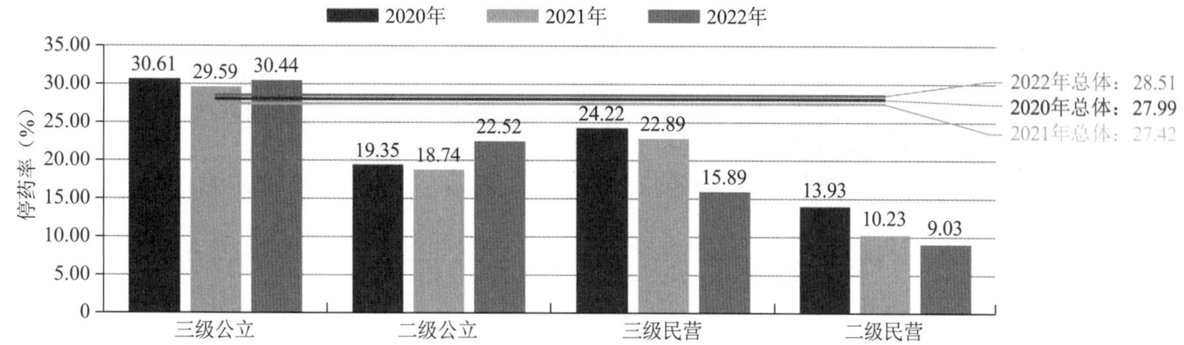

图 5-1-2-33　2020—2022 年全国各类医院髋关节置换术手术患者 24 小时内抗菌药物停药率

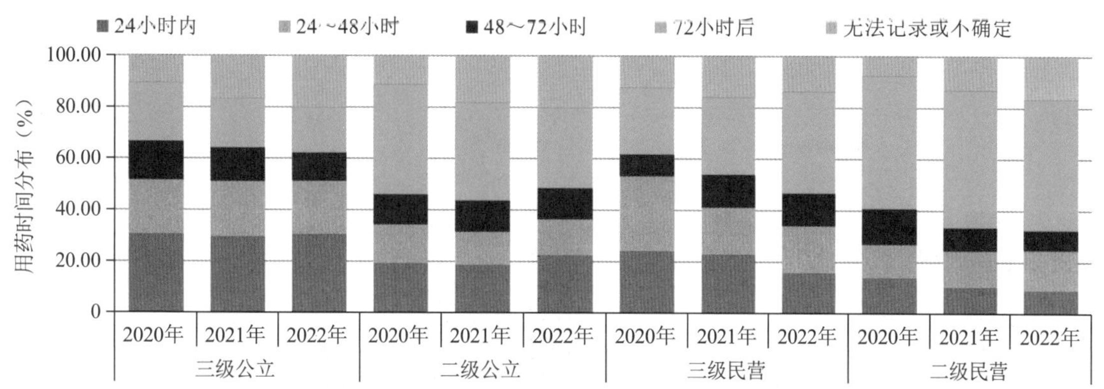

图 5-1-2-34　2020—2022 年全国各类医院髋关节置换术手术患者抗菌药物用药时间分布

（6）手术时间超 3 小时抗菌药物追加率

2020—2022 年髋关节置换术患者手术时间超 3 小时抗菌药物追加率总体呈波动趋势，分别为 34.47%、35.39% 和 31.80%。2022 年二级公立医院最高（40.53%），三级公立医院最低（30.52%）（图 5-1-2-35）。

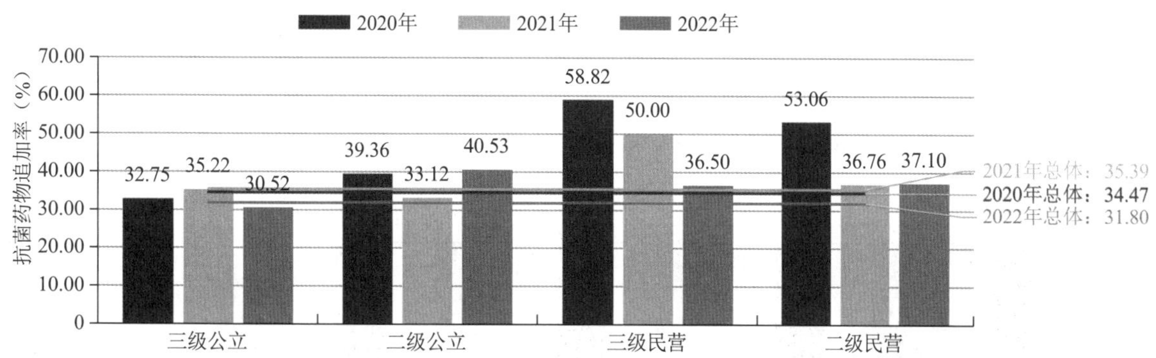

图 5-1-2-35　2020—2022 年全国各类医院髋关节置换术手术患者手术时间超 3 小时抗菌药物追加率

（7）出血量大于 1500 mL 抗菌药物追加率

2020—2022 年髋关节置换术患者出血量大于 1500 mL 抗菌药物追加率总体呈波动趋势，分别为 39.61%、40.22%、36.53%。2020—2022 年三级民营与二级公立医院的出血量大于 1500 mL 抗菌药物追加率均呈逐年下降趋势；二级民营医院呈逐年上升趋势，但 2022 年出血量大于 1500 mL 抗菌药物追加率仍为所有类别中最低（图 5-1-2-36）。

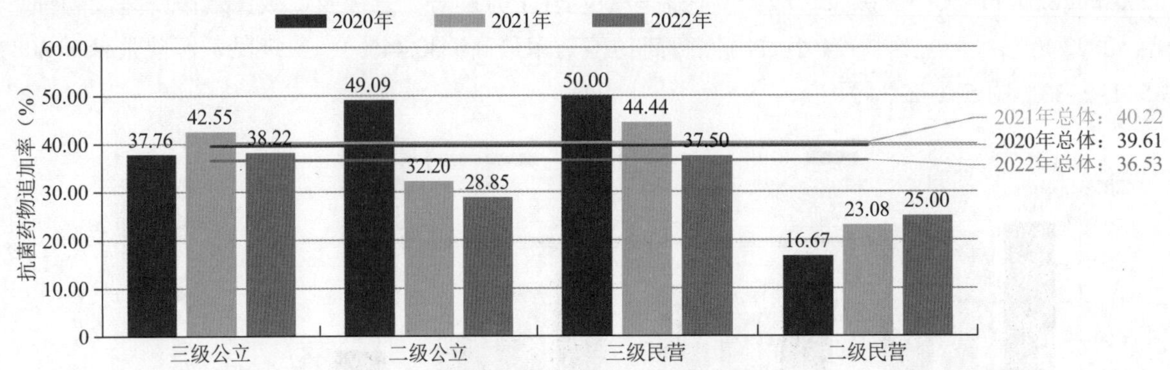

图 5-1-2-36　2020—2022 年全国各类医院髋关节置换术手术患者出血量大于 1500 mL 抗菌药物追加率

（8）抗菌涂层缝线使用率

2022 年髋关节置换术患者抗菌涂层缝线总体使用率为 48.57%，较 2021 年降低 0.68 个百分点，其中三级公立医院抗菌涂层缝线使用率显著高于三级民营、二级公立与二级民营医院。2020—2022 年三级民营医院的抗菌涂层缝线使用率呈下降趋势。2022 年使用率最高的为三级公立医院（53.12%），最低的为二级公立医院（26.32%）（图 5-1-2-37）。

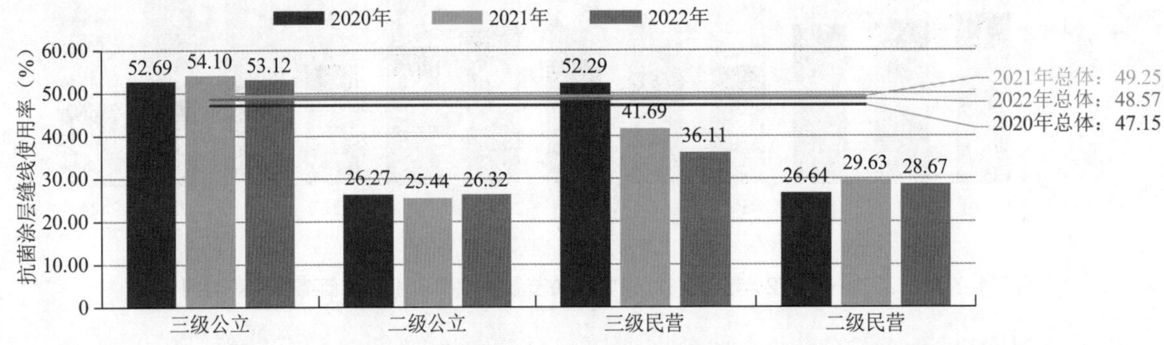

图 5-1-2-37　2020—2022 年全国各类医院髋关节置换术手术患者抗菌涂层缝线使用率

（9）仅清洁或剪刀去除毛发人数占比

2020—2022 年髋关节置换术患者仅清洁或剪刀去除毛发人数占比总体呈逐年上升趋势，由 55.45% 提高至 59.51%，其中三级公立医院的各年占比分别为 55.47%、57.11%、59.83%。二级民营医院与整体趋势相悖，3 年间呈逐步下降的趋势（图 5-1-2-38）。

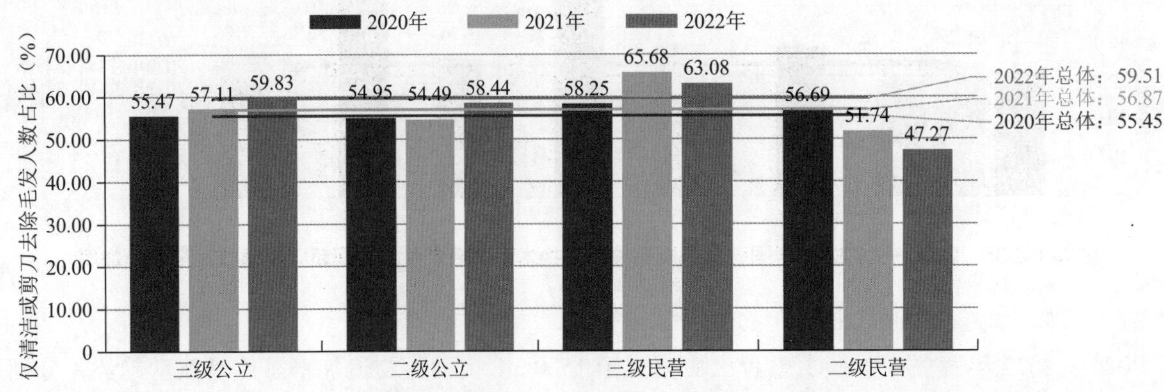

图 5-1-2-38　2020—2022 年全国各类医院髋关节置换术手术患者仅清洁或剪刀去除毛发人数占比

（10）手术切口甲级愈合率

2020—2022 年髋关节置换术患者手术切口甲级愈合率总体呈下降趋势，由 96.61% 降低至 94.81%，下降 1.80 个百分点（图 5-1-2-39）。

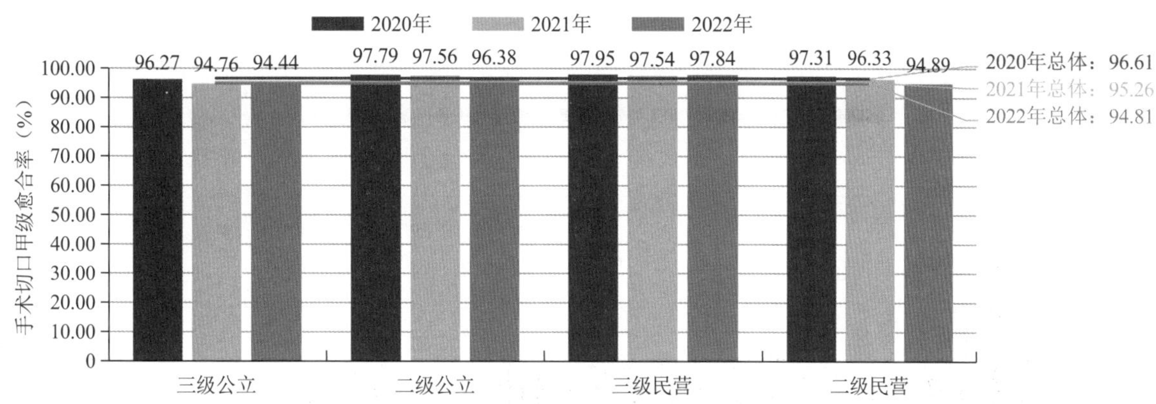

图 5-1-2-39　2020—2022 年全国各类医院髋关节置换术手术患者手术切口甲级愈合率

2. 各省（自治区、直辖市）情况

（1）预防性抗菌药物使用率

对各省（自治区、直辖市）的髋关节置换术患者预防性抗菌药物使用率进行分析，2022 年三级公立医院有 20 省均值高于全国总体水平，最高值为吉林和青海的 100%，最低值为上海的 62.40%；二级公立医院有 21 省均值高于全国总体水平，最高值为北京、吉林、天津、安徽的 100%，最低值为辽宁的 76.71%（图 5-1-2-40、图 5-1-2-41）。

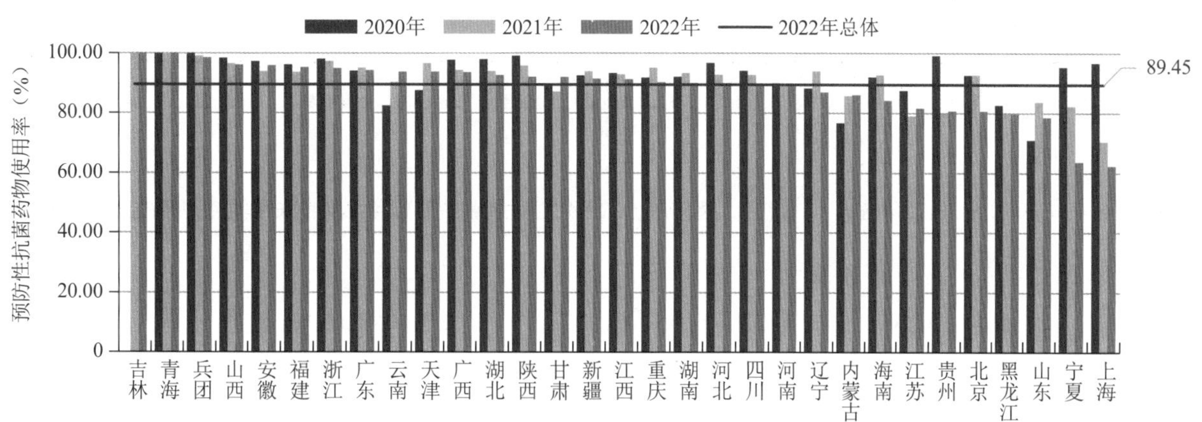

图 5-1-2-40　2020—2022 年各省（自治区、直辖市）三级公立医院髋关节置换术患者预防性抗菌药物使用率

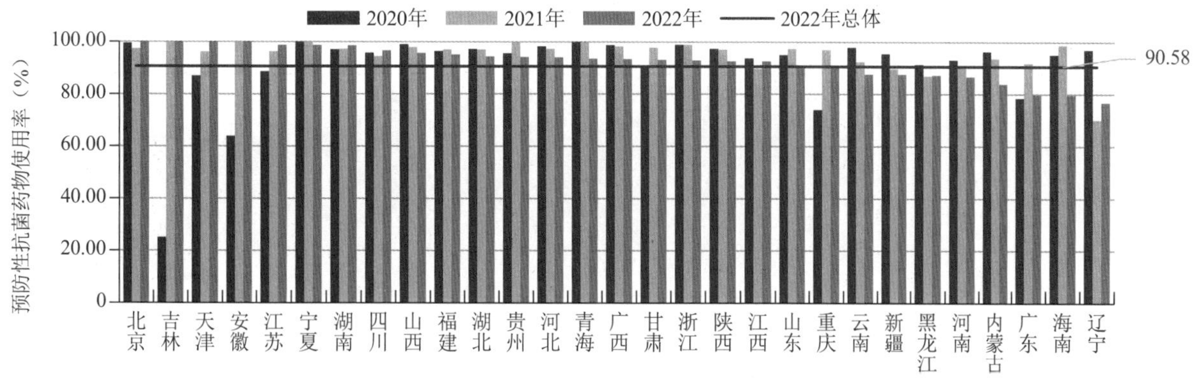

图 5-1-2-41　2020—2022 年各省（自治区、直辖市）二级公立医院髋关节置换术患者预防性抗菌药物使用率

（2）未预防性使用抗菌药物比例

对各省（自治区、直辖市）的髋关节置换术患者未预防性使用抗菌药物的比例进行分析，2022 年三级公立医院有 11 省均值高于全国总体水平，最高值为上海的 37.60%，最低值为吉林和青海的 0；二级公立医院有 8 省均值高于全国总体水平，最高值为辽宁的 23.29%，最低值为北京、吉林、天津、安徽的 0（图 5-1-2-42、图 5-1-2-43）。

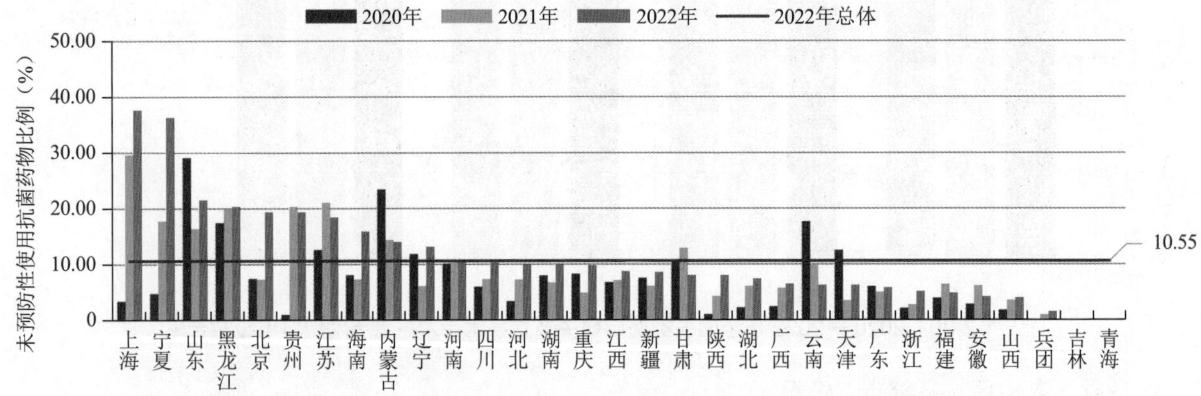

图 5-1-2-42　2020—2022 年各省（自治区、直辖市）三级公立医院髋关节置换术患者未预防性使用抗菌药物比例

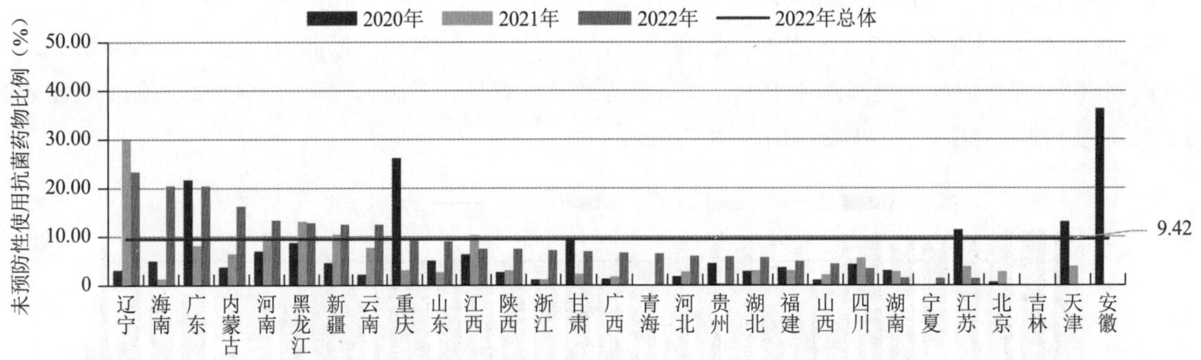

图 5-1-2-43　2020—2022 年各省（自治区、直辖市）二级公立医院髋关节置换术患者未预防性使用抗菌药物比例

（3）一、二代头孢菌素使用率

对各省（自治区、直辖市）的髋关节置换术患者一、二代头孢菌素使用率进行分析，2022 年三级公立医院有 19 省均值高于全国总体水平，最高值为天津的 95.56%，最低值为陕西的 50.52%；二级公立医院有 18 省均值高于全国总体水平，最高值为安徽的 100%，最低值为辽宁的 31.41%（图 5-1-2-44、图 5-1-2-45）。

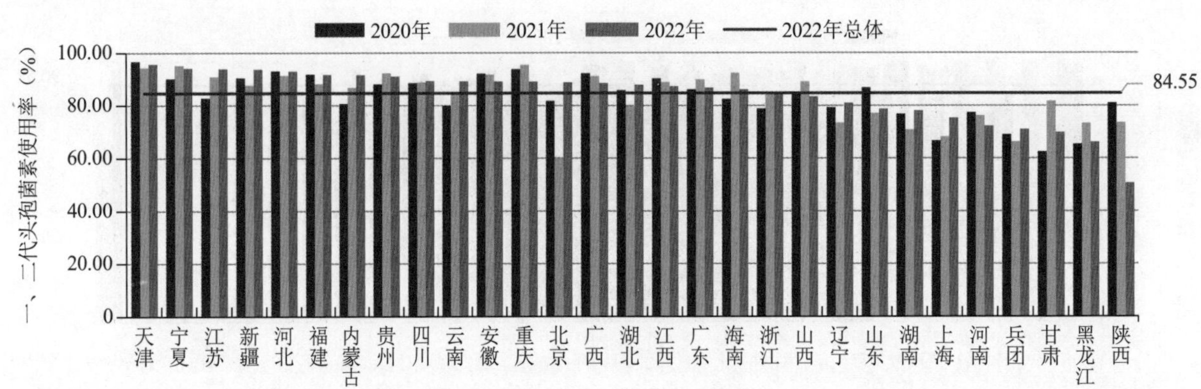

图 5-1-2-44　2020—2022 年各省（自治区、直辖市）三级公立医院髋关节置换术患者一、二代头孢菌素使用率

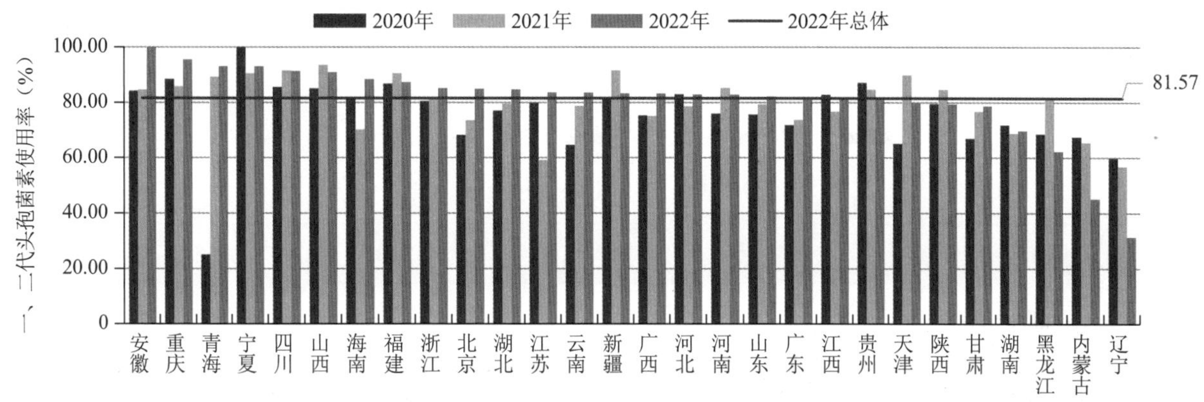

图 5-1-2-45 2020—2022 年各省（自治区、直辖市）二级公立医院髋关节置换术患者一、二代头孢菌素使用率

（4）术前 0.5～1 小时抗菌药物给药率

对各省（自治区、直辖市）的髋关节置换术患者术前 0.5～1 小时抗菌药物给药率进行分析，2022 年三级公立医院有 13 省均值高于全国总体水平，最高值为青海的 37.93%，最低值为吉林的 3.33%；二级公立医院有 19 省均值高于全国总体水平，最高值为宁夏的 37.50%，最低值为吉林和新疆的 0（图 5-1-2-46、图 5-1-2-47）。

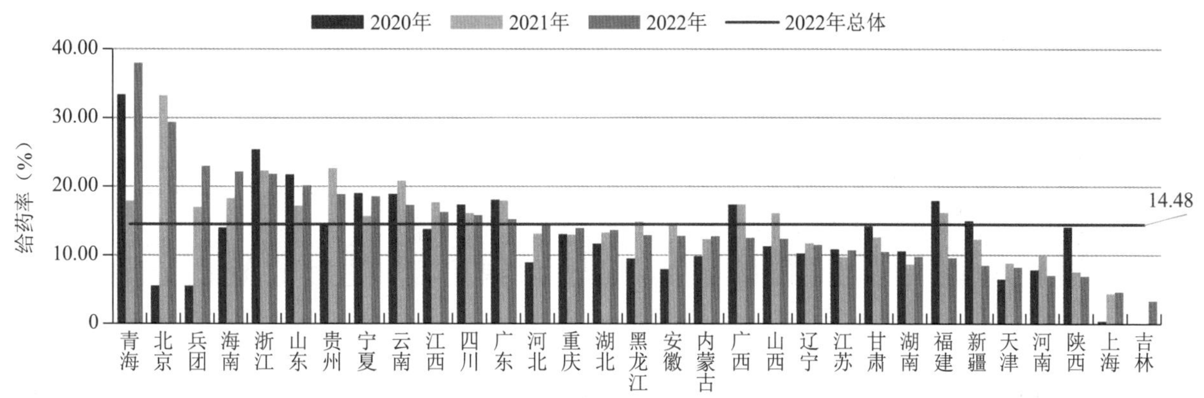

图 5-1-2-46 2020—2022 年各省（自治区、直辖市）三级公立医院髋关节置换术患者术前 0.5～1 小时抗菌药物给药率

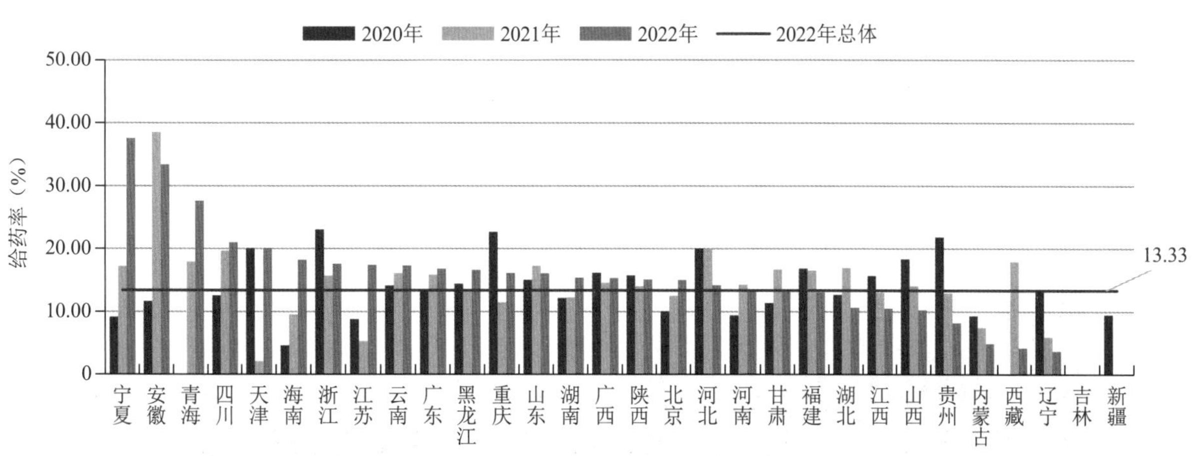

图 5-1-2-47 2020—2022 年各省（自治区、直辖市）二级公立医院髋关节置换术患者术前 0.5～1 小时抗菌药物给药率

（5）抗菌药物术后 24 小时内停药率

对各省（自治区、直辖市）的髋关节置换术患者抗菌药物术后 24 小时内停药率进行分析，2022 年三级公立医院有 13 省均值高于全国总体水平，最高值为宁夏的 55.86%，最低值为北京的 7.26%；二级公立医院有 10 省均值高于全国总体水平，最高值为福建的 61.03%，最低值为辽宁的 0.52%（图 5-1-2-48、图 5-1-2-49）。

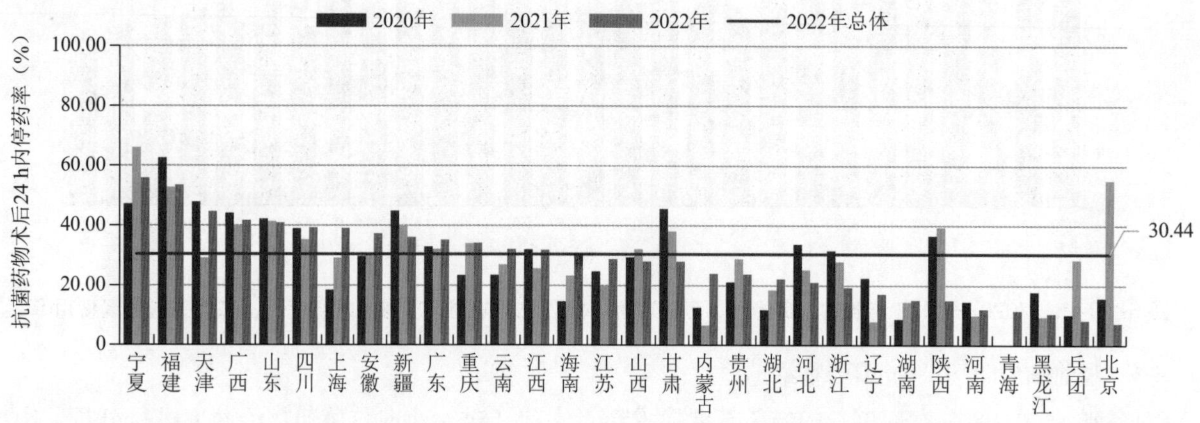

图 5-1-2-48　2020—2022 年各省（自治区、直辖市）三级公立医院髋关节置换术患者抗菌药物术后 24 小时内停药率

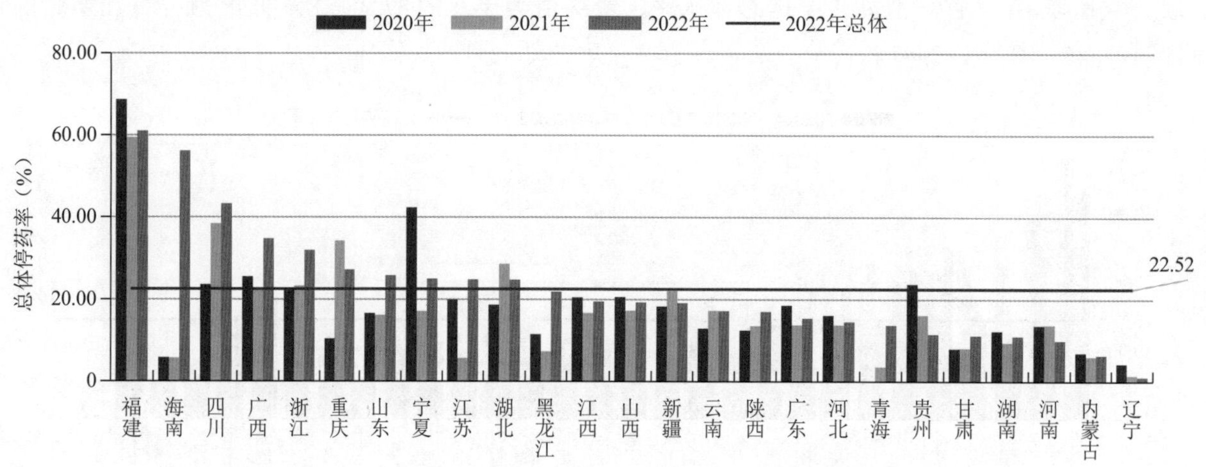

图 5-1-2-49　2020—2022 年各省（自治区、直辖市）二级公立医院髋关节置换术患者抗菌药物术后 24 小时内停药率

（6）抗菌涂层缝线使用率

对各省（自治区、直辖市）的髋关节置换术患者抗菌涂层缝线使用率进行分析，2022 年三级公立医院有 14 省均值高于全国总体水平，最高值为青海的 93.10%，最低值为吉林的 0；二级公立医院有 12 省均值高于全国总体水平，最高值为安徽的 100%，最低值为吉林、辽宁、天津、兵团的 0（图 5-1-2-50、图 5-1-2-51）。

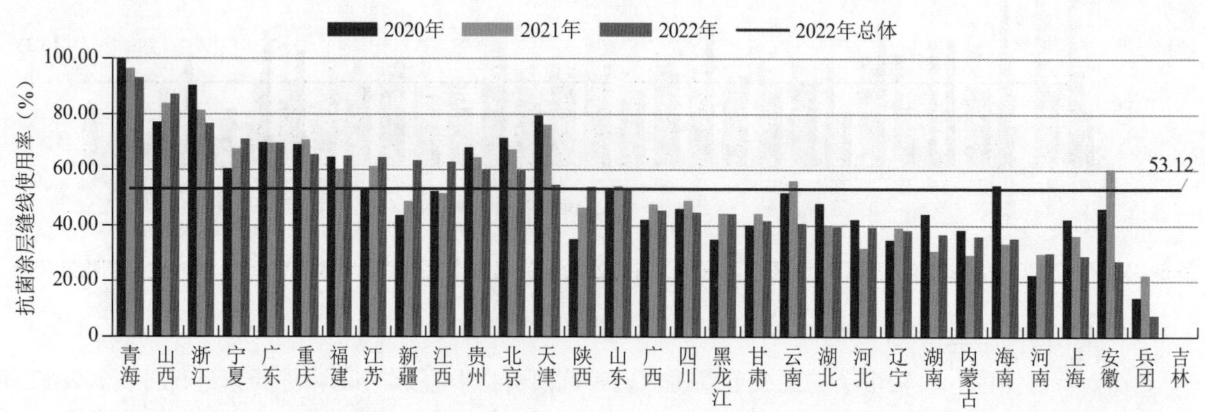

图 5-1-2-50　2020—2022 年各省（自治区、直辖市）三级公立医院髋关节置换术患者抗菌涂层缝线使用率

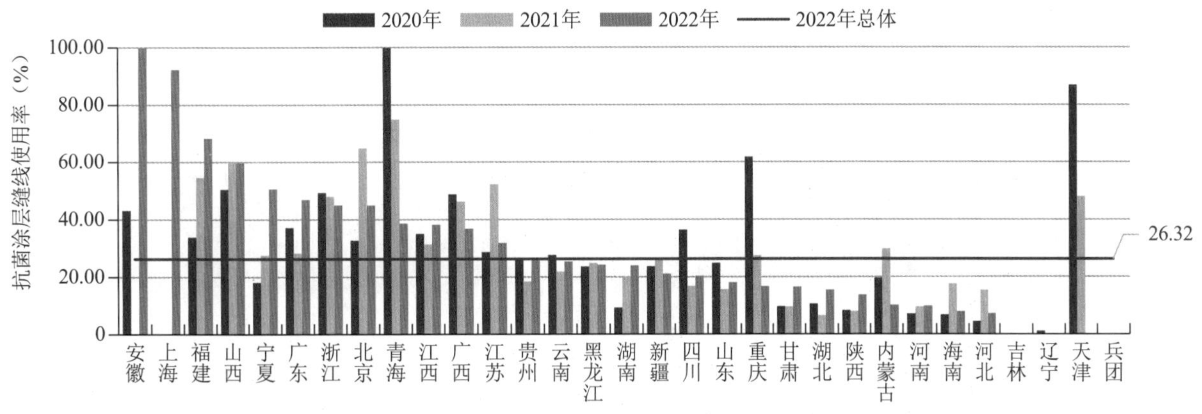

图 5-1-2-51　2020—2022 年各省（自治区、直辖市）二级公立医院髋关节置换术患者抗菌涂层缝线使用率

（7）仅清洁或剪刀去除毛发人数占比

对各省（自治区、直辖市）的髋关节置换术患者仅清洁或剪刀去除毛发人数占比进行分析，2022 年三级公立医院有 13 省均值高于全国总体水平，最高值为吉林的 98.89%，最低值为兵团的 8.17%；二级公立医院有 17 省均值高于全国总体水平，最高值为江苏的 90.94%，最低值为兵团的 0（图 5-1-2-52、图 5-1-2-53）。

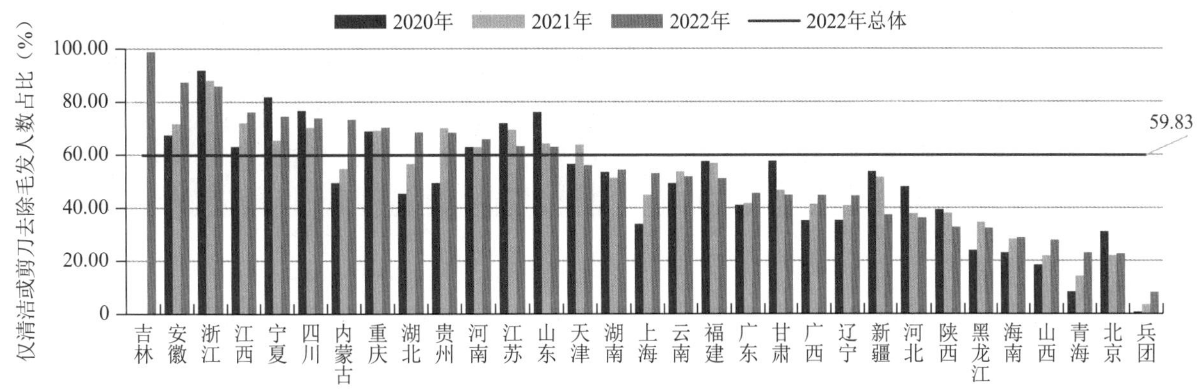

图 5-1-2-52　2020—2022 年各省（自治区、直辖市）三级公立医院髋关节置换术患者仅清洁或剪刀去除毛发人数占比

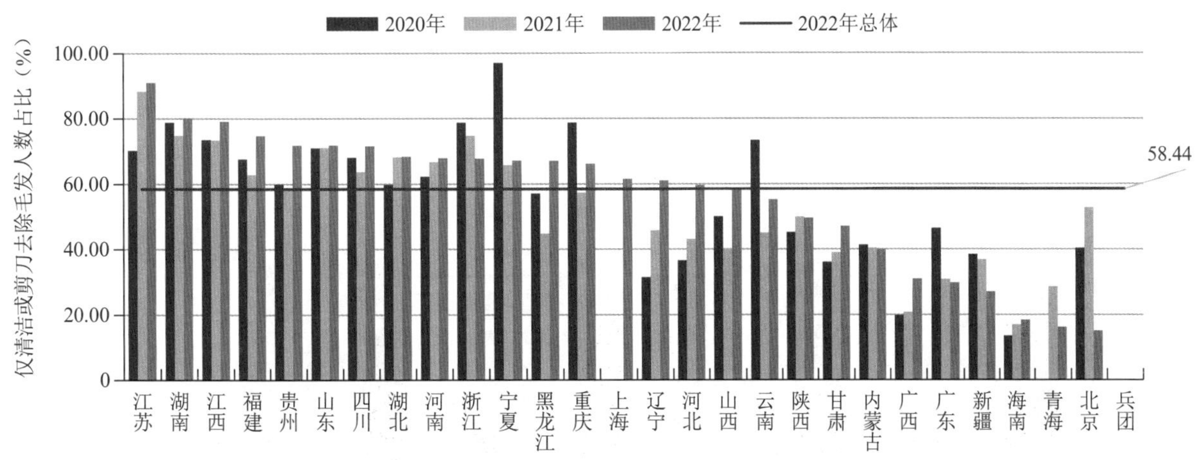

图 5-1-2-53　2020—2022 年各省（自治区、直辖市）二级公立医院髋关节置换术患者仅清洁或剪刀去除毛发人数占比

（8）手术切口甲级愈合率

对各省（自治区、直辖市）的髋关节置换术患者手术切口甲级愈合率进行分析，2022 年三级公立医院有 25 省均值高于全国总体水平，最高值为江苏和山东的 100%，最低值为西藏的 37.50%；二级公

立医院有 19 省均值高于全国总体水平，最高值为甘肃、吉林、青海、兵团的 100%，最低值为山东的 83.27%（图 5-1-2-54、图 5-1-2-55）。

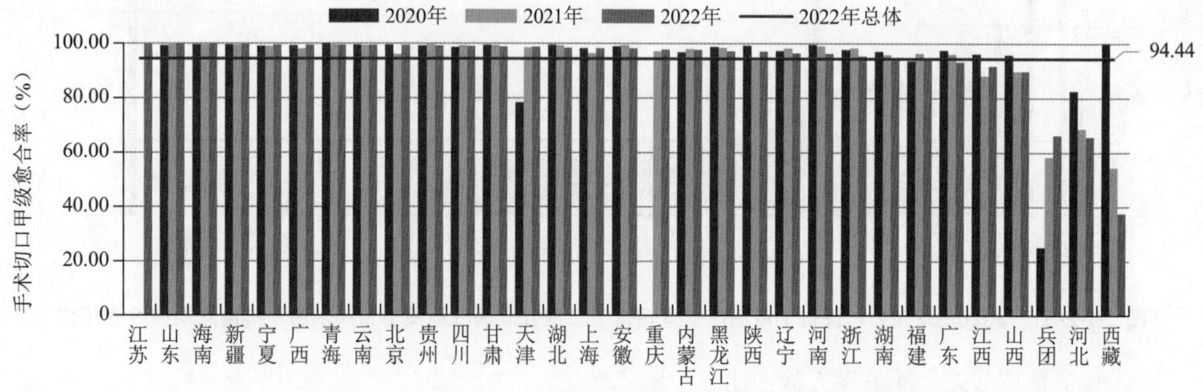

图 5-1-2-54　2020—2022 年各省（自治区、直辖市）三级公立医院髋关节置换术患者手术切口甲级愈合率

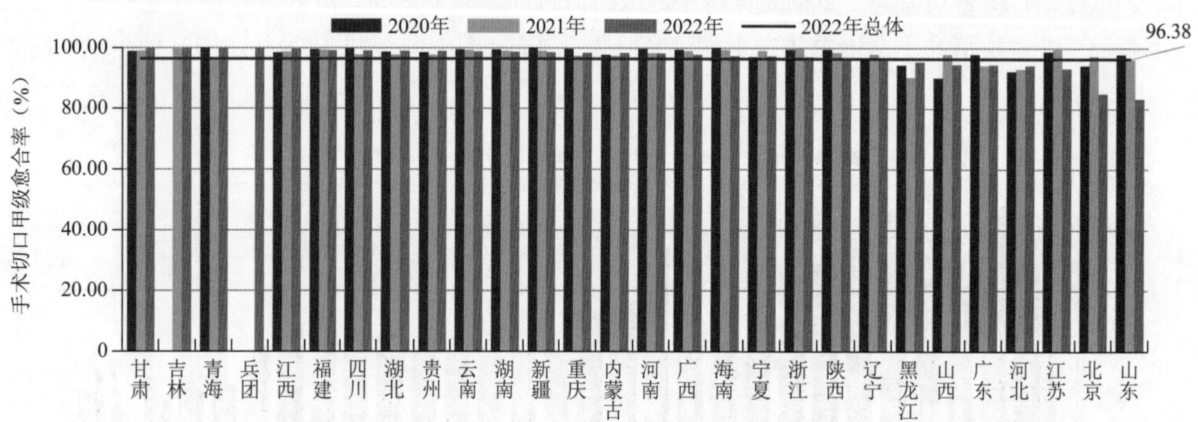

图 5-1-2-55　2020—2022 年各省（自治区、直辖市）二级公立医院髋关节置换术患者手术切口甲级愈合率

三、膝关节置换术

1. 全国情况

（1）预防性抗菌药物使用率

2020—2022 年膝关节置换术患者抗菌药物使用总体值呈下降趋势，由 90.03% 降低至 84.88%。2022 年二级民营医院最高（94.56%），三级公立医院最低（84.22%）（图 5-1-2-56）。

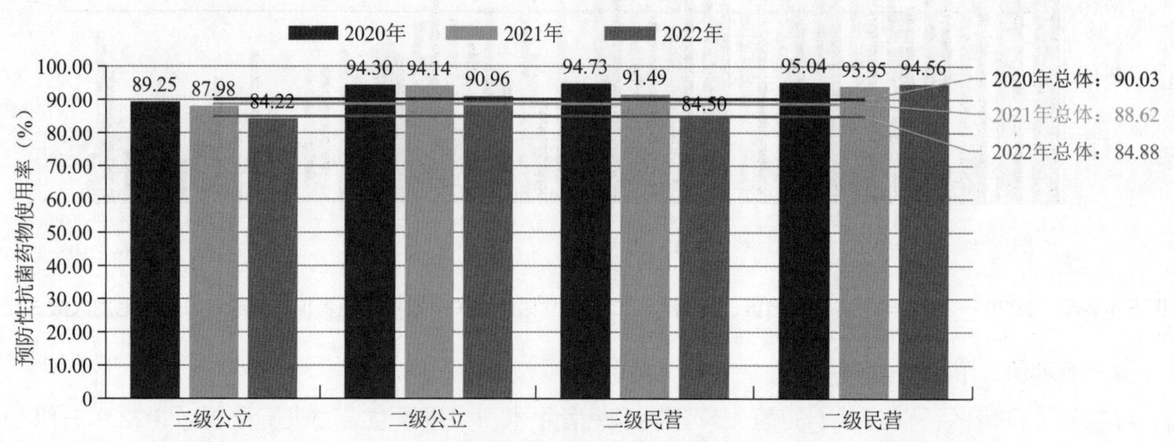

图 5-1-2-56　2020—2022 年各类医院膝关节置换术手术患者预防性抗菌药物使用率

（2）未预防性使用抗菌药物比例

2020—2022 年膝关节置换术患者未预防性使用抗菌药物比例总体呈上升趋势，由 9.97% 提高至 15.12%。2022 年二级民营医院最低（5.44%），三级公立医院最高（15.78%）（图 5-1-2-57）。

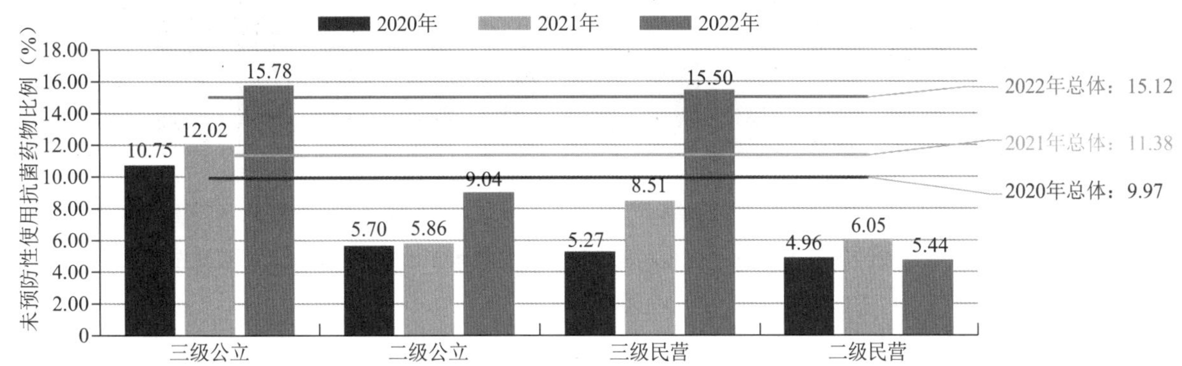

图 5-1-2-57 2020—2022 年全国各类医院膝关节置换术患者未预防性使用抗菌药物比例

（3）一、二代头孢菌素使用率

2020—2022 年膝关节置换术手术前使用抗菌药物为一、二代头孢菌素的患者比例整体较为平稳，分别为 89.17%、88.06%、89.64%。2022 年一、二代头孢菌素使用率最高的为三级公立医院（89.90%），最低的为二级民营医院（79.38%）（图 5-1-2-58）。

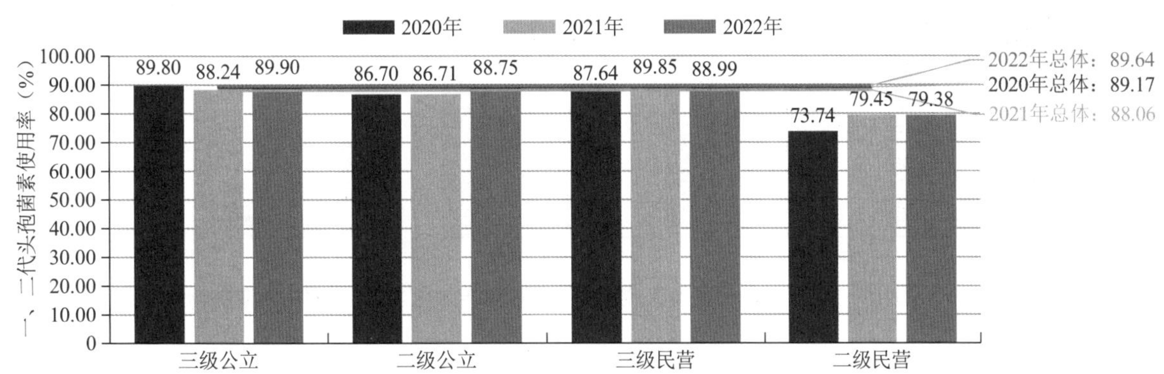

图 5-1-2-58 2020—2022 年全国各类医院膝关节置换术手术患者一、二代头孢菌素使用率

（4）术前抗菌药物给药时间

2020—2022 年膝关节置换术患者抗菌药物术前 0.5～1 小时给药率总体呈波动趋势，分别为 14.53%、16.41% 和 14.73%。各类医院 2022 年抗菌药物术前 0.5～1 小时给药率与 2021 年相比均有所下降（图 5-1-2-59、图 5-1-2-60）。

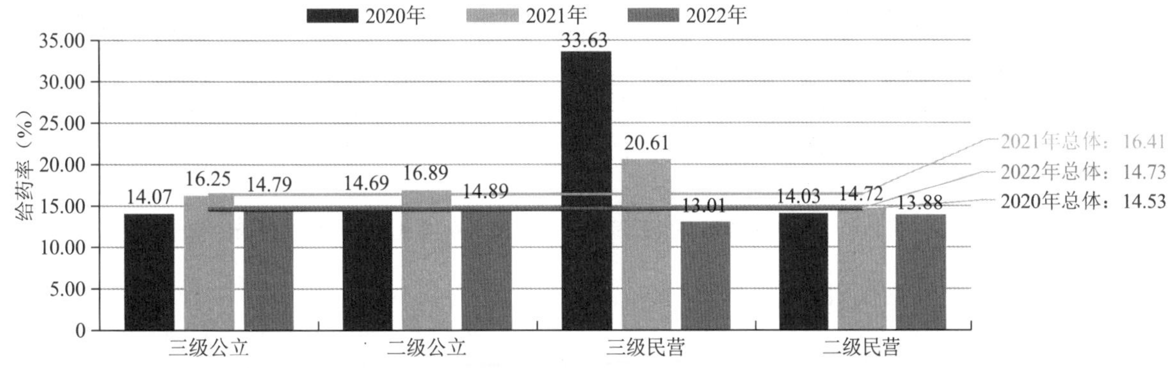

图 5-1-2-59 2020—2022 年全国各类医院膝关节置换术手术患者抗菌药物术前 0.5～1 小时给药率

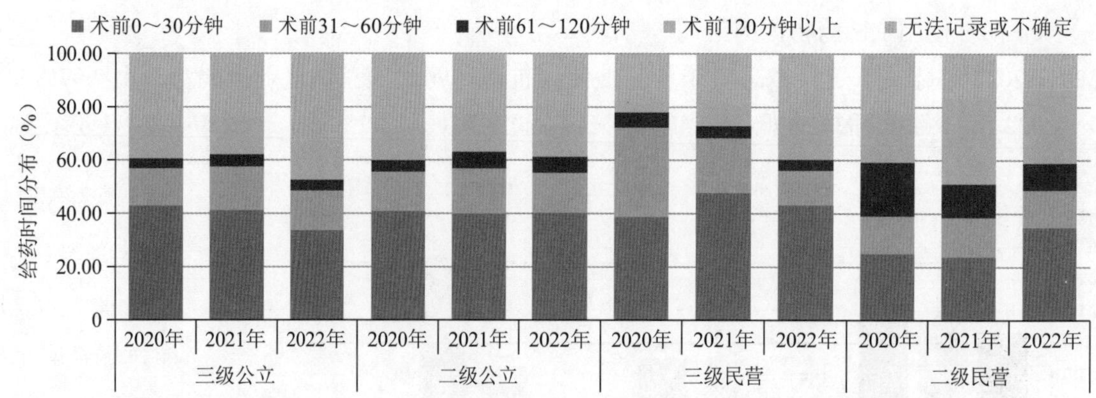

图 5-1-2-60 2020—2022 年全国各类医院膝关节置换术手术患者术前给药时间分布

（5）抗菌药物预防用药时间

2020—2022 年膝关节置换术患者 24 小时内抗菌药物停药率总体呈波动趋势，分别为 38.41%、39.73% 和 39.72%。2020—2022 年三级公立医院各年度均显著高于其他各级类型医院，除二级民营医院呈逐年下降趋势外，其他各级医院呈平稳或增长趋势（图 5-1-2-61、图 5-1-2-62）。

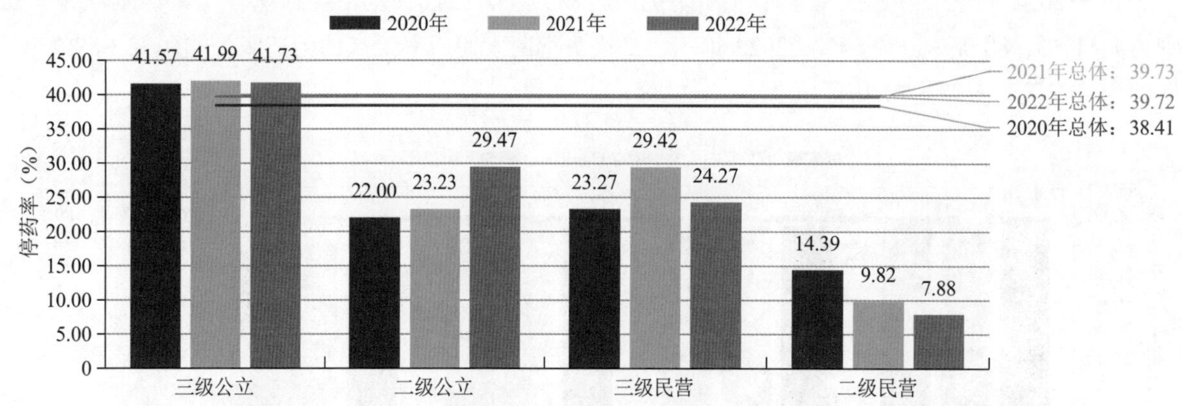

图 5-1-2-61 2020—2022 年全国各类医院膝关节置换术手术患者 24 小时内抗菌药物停药率

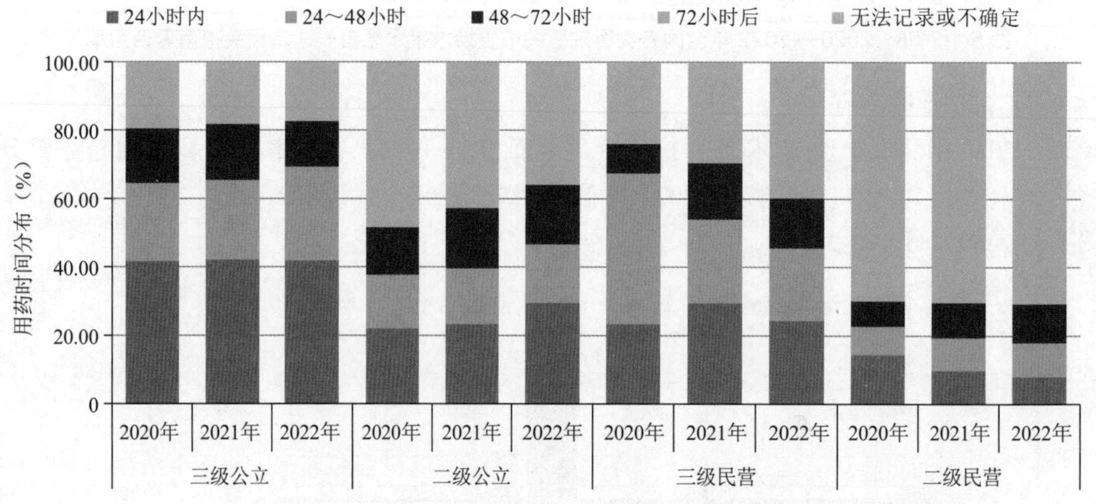

图 5-1-2-62 2020—2022 年全国各类医院膝关节置换术手术患者抗菌药物用药时间分布

（6）手术时间超 3 小时抗菌药物追加率

2020—2022 年膝关节置换术患者手术时间超 3 小时抗菌药物追加率总体呈下降趋势，由 48.42% 降低至 41.41%。2022 年三级民营医院最高（48.87%），二级民营医院最低（33.33%）（图 5-1-2-63）。

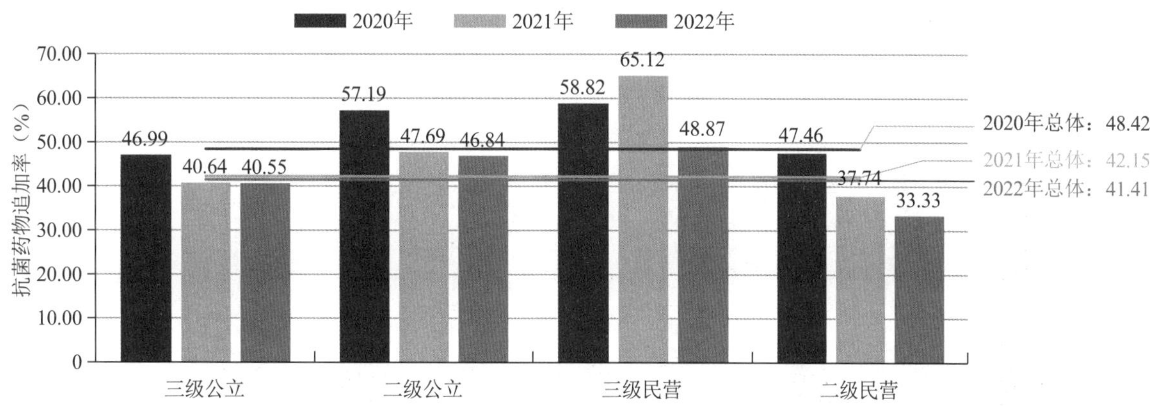

图 5-1-2-63　2020—2022 年全国各类医院膝关节置换术手术患者手术时间超 3 小时抗菌药物追加率

（7）抗菌涂层缝线使用率

2022 年膝关节置换术患者抗菌涂层缝线总体使用率为 55.90%，较 2021 年降低 2.36 个百分点。三级公立医院抗菌涂层缝线使用率基本稳定，2022 年为 59.66%，高于其他类别医院（图 5–1–2–64）。

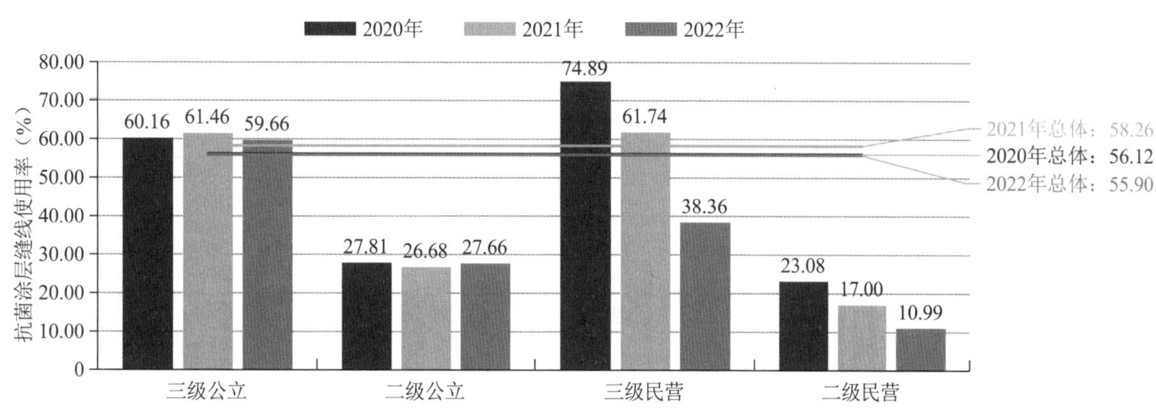

图 5-1-2-64　2020—2022 年全国各类医院膝关节置换术手术患者抗菌涂层缝线使用率

（8）仅清洁或剪刀去除毛发人数占比

2020—2022 年膝关节置换术患者仅清洁或剪刀去除毛发人数占比总体呈波动趋势，分别为 59.32%、58.24%、60.40%。2022 年仅清洁或剪刀去除毛发人数占比三级民营医院最高（82.27%），三级公立医院最低（59.40%）（图 5–1–2–65）。

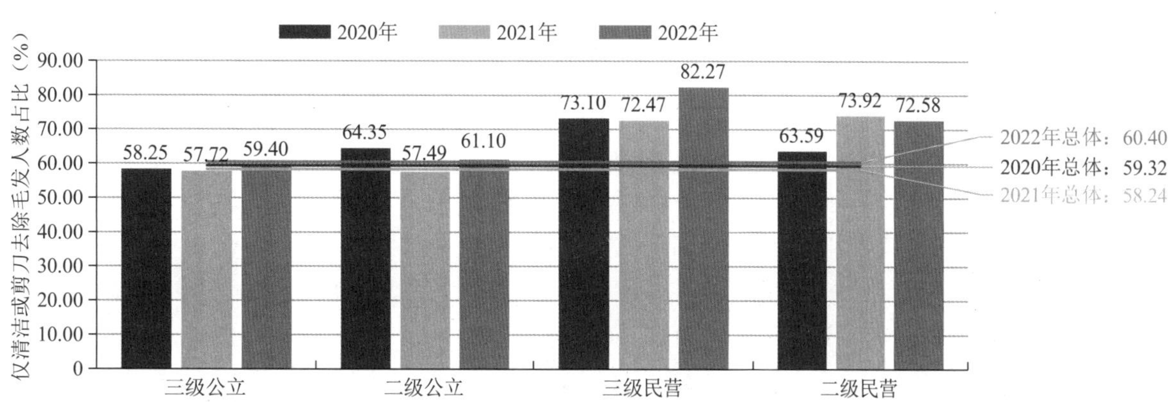

图 5-1-2-65　2020—2022 年全国各类医院膝关节置换术手术患者仅清洁或剪刀去除毛发人数占比

（9）手术切口甲级愈合率

2022 年膝关节置换术患者手术切口甲级愈合率总体较 2021 年略有增长，由 93.71% 提高至 94.20%，提高 0.49 个百分点（图 5-1-2-66）。

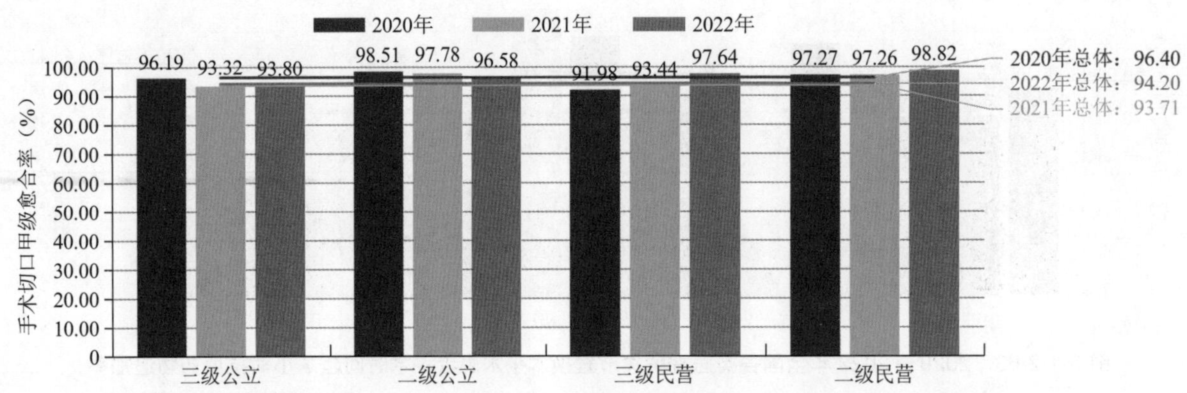

图 5-1-2-66　2020—2022 年全国各类医院膝关节置换术手术患者手术切口甲级愈合率

2. 各省（自治区、直辖市）情况

（1）预防性抗菌药物使用率

对各省（自治区、直辖市）的膝关节置换术患者预防性抗菌药物使用率进行分析，2022 年三级公立医院有 22 省均值高于全国总体水平，最高值为兵团的 98.10%，最低值为上海的 49.58%；二级公立医院有 19 省均值高于全国总体水平，最高值为安徽、北京、山西、天津、兵团的 100%，最低值为黑龙江的 66.67%（图 5-1-2-67、图 5-1-2-68）。

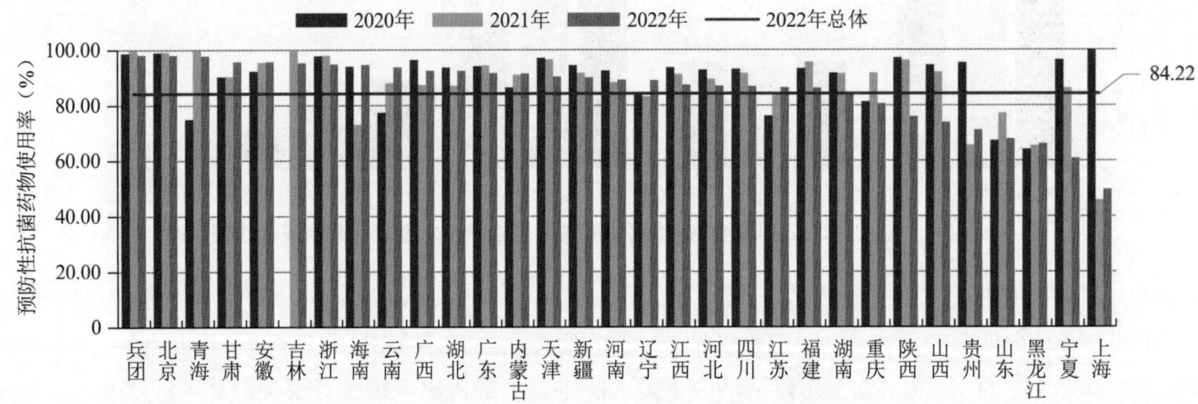

图 5-1-2-67　2020—2022 年各省（自治区、直辖市）三级公立医院膝关节置换术患者预防性抗菌药物使用率

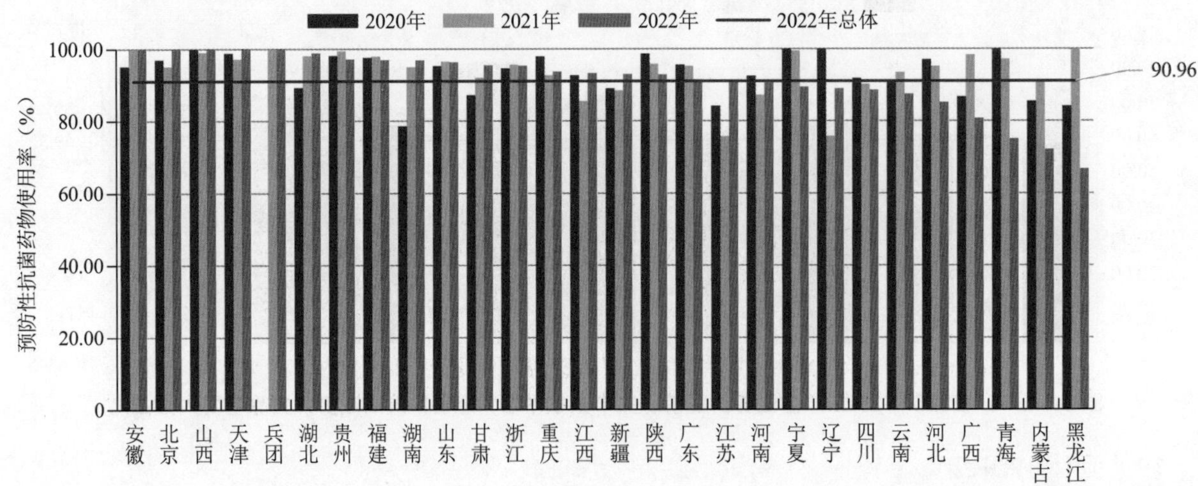

图 5-1-2-68　2020—2022 年各省（自治区、直辖市）二级公立医院膝关节置换术患者预防性抗菌药物使用率

（2）未预防性使用抗菌药物比例

对各省（自治区、直辖市）的膝关节置换术患者未预防性使用抗菌药物的比例进行分析，2022 年三级公立医院有 9 省均值高于全国总体水平，最高值为上海的 50.42%，最低值为兵团的 1.90%；二级公立医院有 11 省均值高于全国总体水平，最高值为黑龙江的 33.33%，最低值为安徽、北京、山西、天津、兵团的 0（图 5-1-2-69、图 5-1-2-70）。

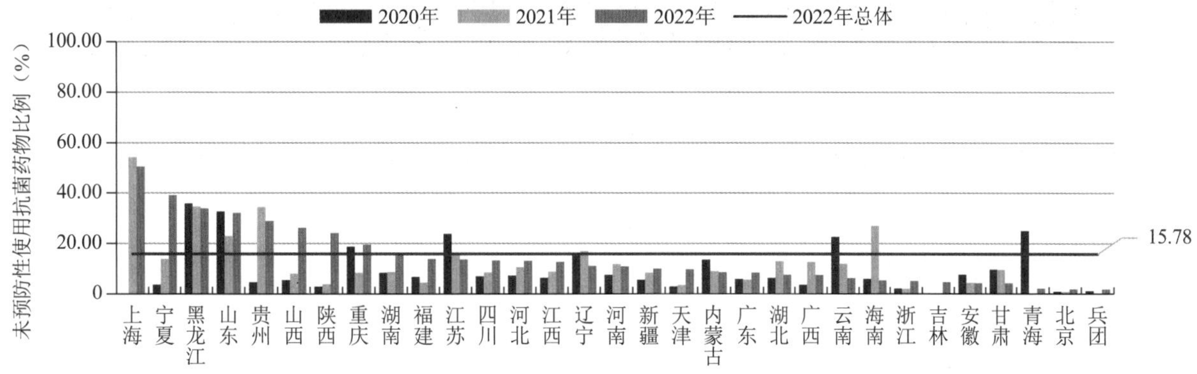

图 5-1-2-69 2020—2022 年各省（自治区、直辖市）三级公立医院膝关节置换术患者未预防性使用抗菌药物比例

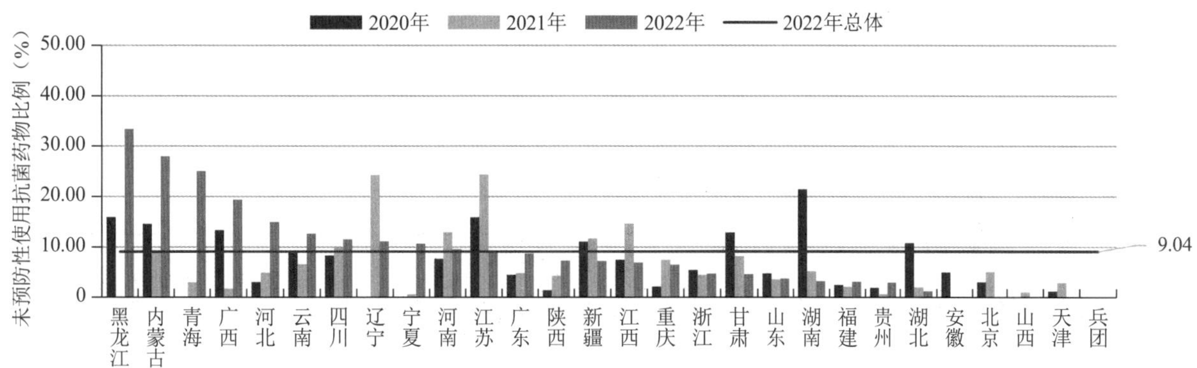

图 5-1-2-70 2020—2022 年各省（自治区、直辖市）二级公立医院膝关节置换术患者未预防性使用抗菌药物比例

（3）一、二代头孢菌素使用率

对各省（自治区、直辖市）的膝关节置换术患者一、二代头孢菌素使用率进行分析，2022 年三级公立医院有 20 省均值高于全国总体水平，最高值为青海的 100%，最低值为甘肃的 62.00%；二级公立医院有 19 省均值高于全国总体水平，最高值为安徽、北京、海南、青海的 100%，最低值为黑龙江和辽宁的 50.00%（图 5-1-2-71、图 5-1-2-72）。

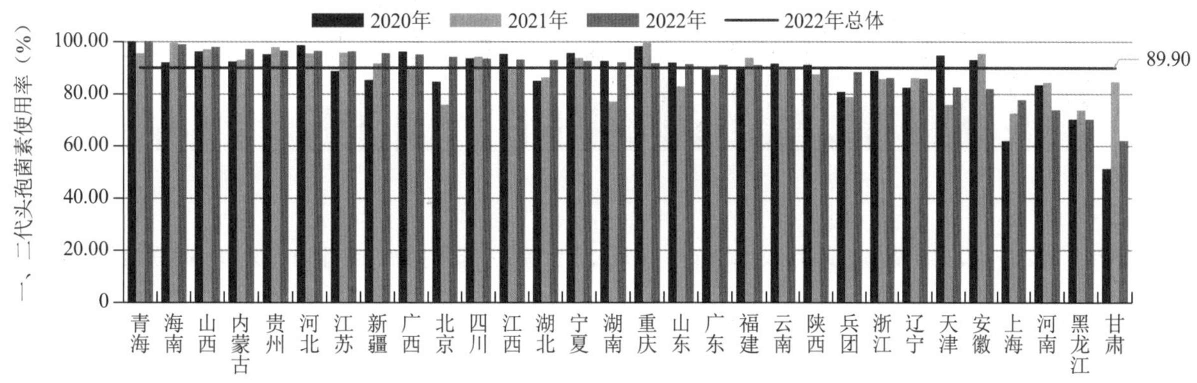

图 5-1-2-71 2020—2022 年各省（自治区、直辖市）三级公立医院膝关节置换术患者一、二代头孢菌素使用率

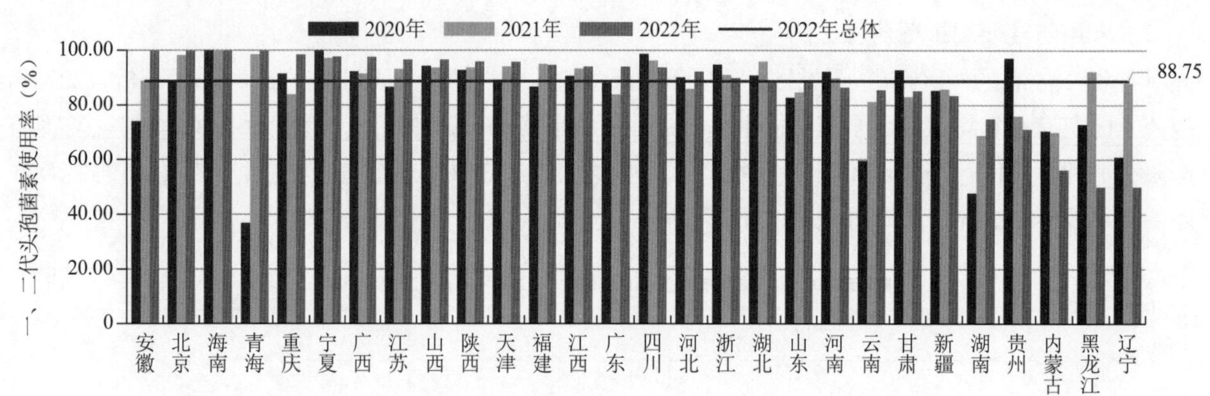

图 5-1-2-72　2020—2022 年各省（自治区、直辖市）二级公立医院膝关节置换术患者一、二代头孢菌素使用率

（4）术前 0.5～1 小时抗菌药物给药率

对各省（自治区、直辖市）的膝关节置换术患者术前 0.5～1 小时抗菌药物给药率进行分析，2022 年三级公立医院有 11 省均值高于全国总体水平，最高值为北京的 37.73%，最低值为上海的 0.57%；二级公立医院有 13 省均值高于全国总体水平，最高值为宁夏的 35.23%，最低值为安徽、海南、黑龙江、辽宁、天津、兵团的 0（图 5-1-2-73、图 5-1-2-74）。

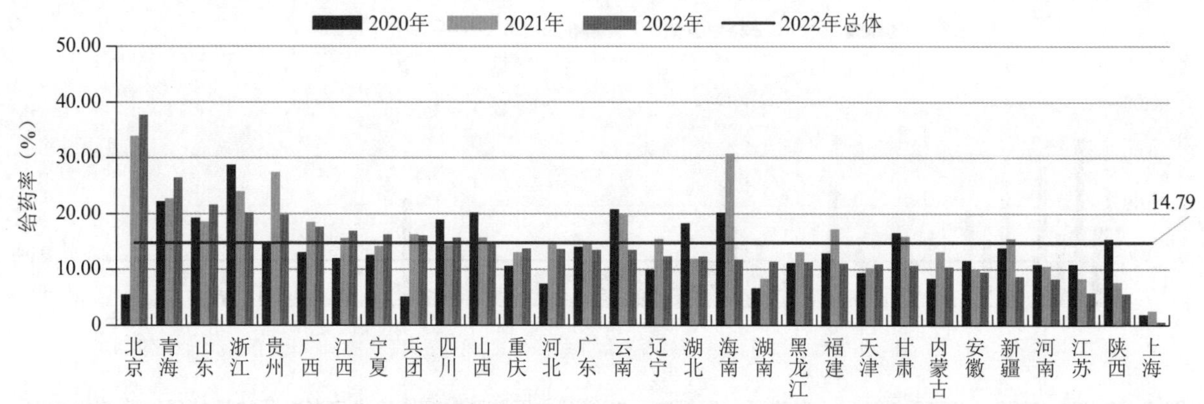

图 5-1-2-73　2020—2022 年各省（自治区、直辖市）三级公立医院膝关节置换术患者术前 0.5～1 小时抗菌药物给药率

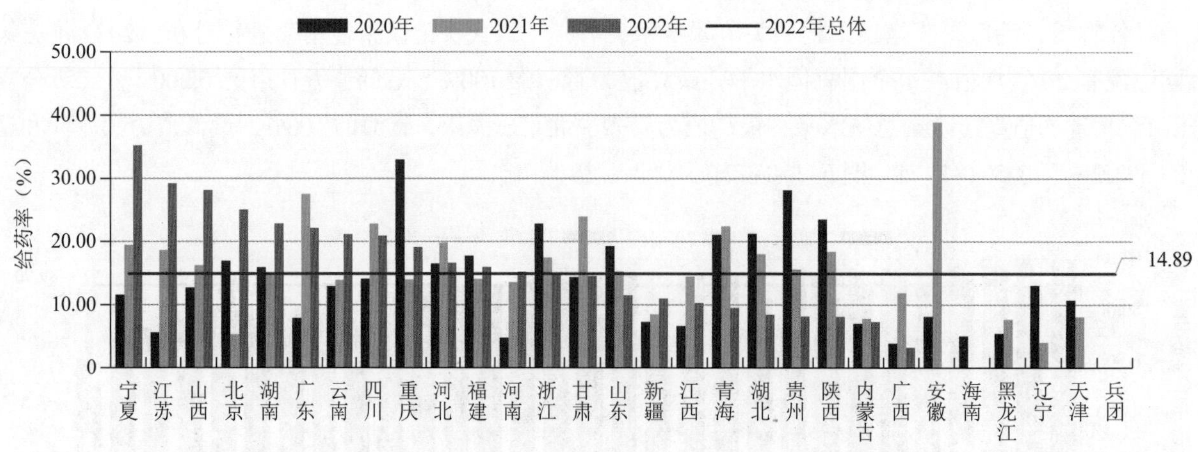

图 5-1-2-74　2020—2022 年各省（自治区、直辖市）二级公立医院膝关节置换术患者术前 0.5～1 小时抗菌药物给药率

（5）抗菌药物术后 24 小时内停药率

对各省（自治区、直辖市）的膝关节置换术患者抗菌药物术后 24 小时内停药率进行分析，2022 年三级公立医院有 15 省均值高于全国总体水平，最高值为宁夏的 83.44%，最低值为北京的 4.25%；二级

公立医院有 13 省均值高于全国总体水平，最高值为福建的 88.30%，最低值为湖南的 5.43%（图 5-1-2-75、图 5-1-2-76）。

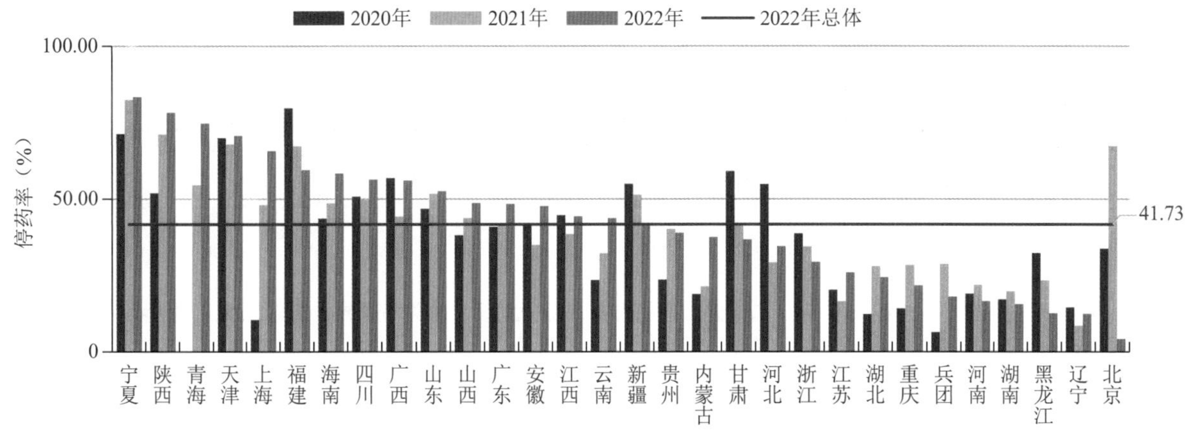

图 5-1-2-75　2020—2022 年各省（自治区、直辖市）三级公立医院膝关节置换术患者抗菌药物术后 24 小时内停药率

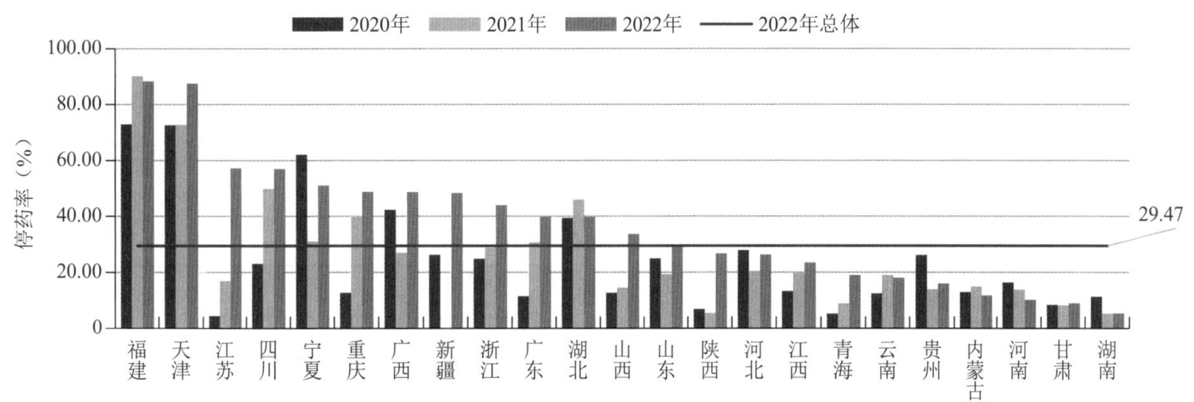

图 5-1-2-76　2020—2022 年各省（自治区、直辖市）二级公立医院膝关节置换术患者抗菌药物术后 24 小时内停药率

（6）抗菌涂层缝线使用率

对各省（自治区、直辖市）的膝关节置换术患者抗菌涂层缝线使用率进行分析，2022 年三级公立医院有 12 省均值高于全国总体水平，最高值为青海的 99.68%，最低值为兵团的 6.33%；二级公立医院有 12 省均值高于全国总体水平，最高值为广西的 73.55%，最低值为海南、辽宁、天津、兵团的 0（图 5-1-2-77、图 5-1-2-78）。

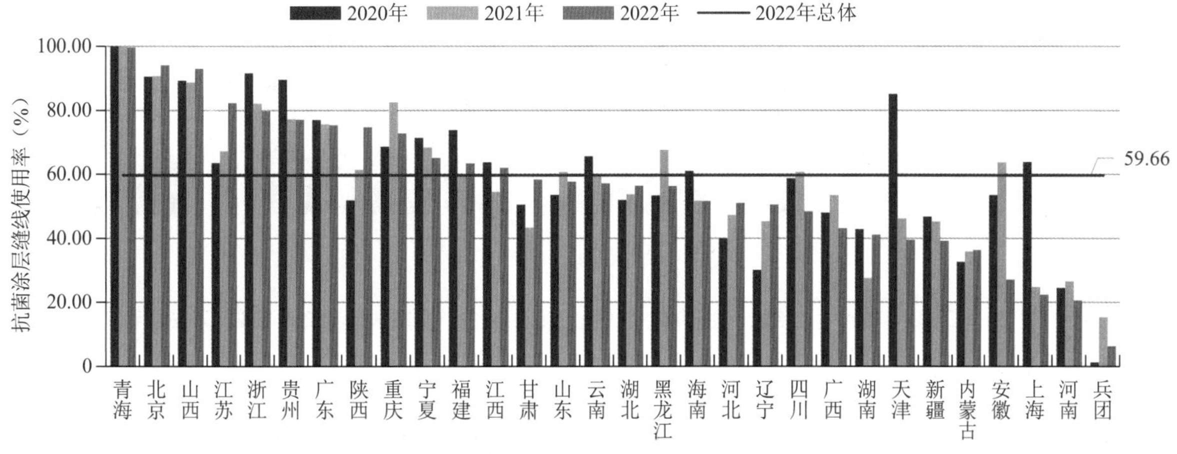

图 5-1-2-77　2020—2022 年各省（自治区、直辖市）三级公立医院膝关节置换术患者抗菌涂层缝线使用率

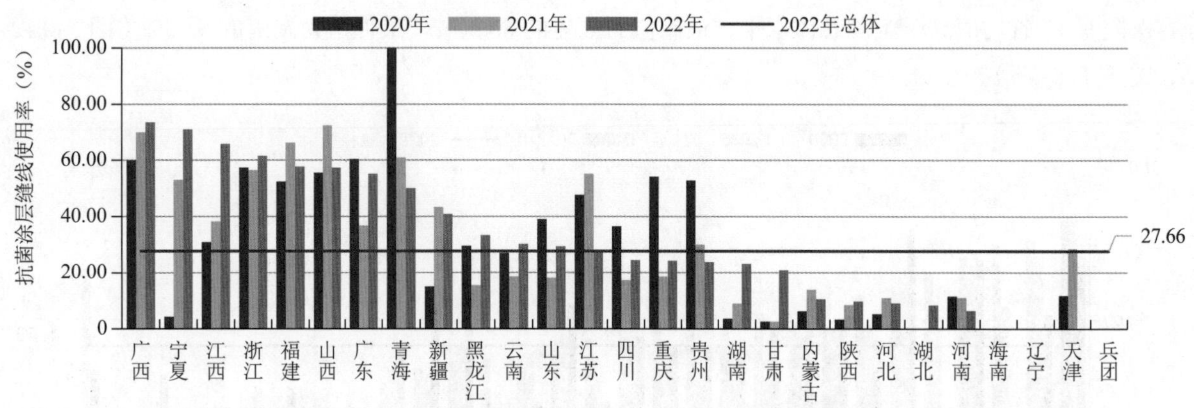

图 5-1-2-78 2020—2022 年各省（自治区、直辖市）二级公立医院膝关节置换术患者抗菌涂层缝线使用率

（7）仅清洁或剪刀去除毛发人数占比

对各省（自治区、直辖市）的膝关节置换术患者仅清洁或剪刀去除毛发人数占比进行分析，2022 年三级公立医院有 16 省均值高于全国总体水平，最高值为吉林的 100%，最低值为兵团的 3.16%；二级公立医院有 16 省均值高于全国总体水平，最高值为福建的 93.81%，最低值为兵团的 0（图 5-1-2-79、图 5-1-2-80）。

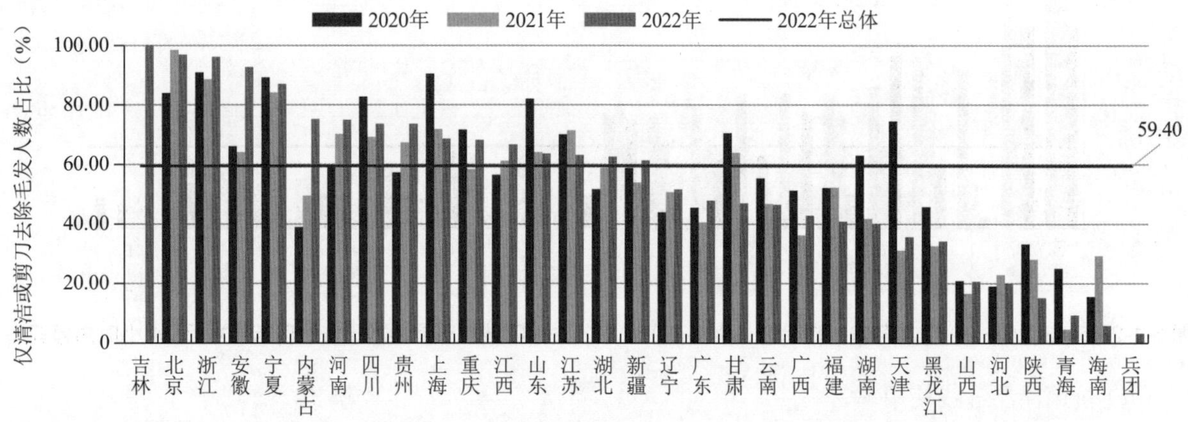

图 5-1-2-79 2020—2022 年各省（自治区、直辖市）三级公立医院膝关节置换术患者仅清洁或剪刀去除毛发人数占比

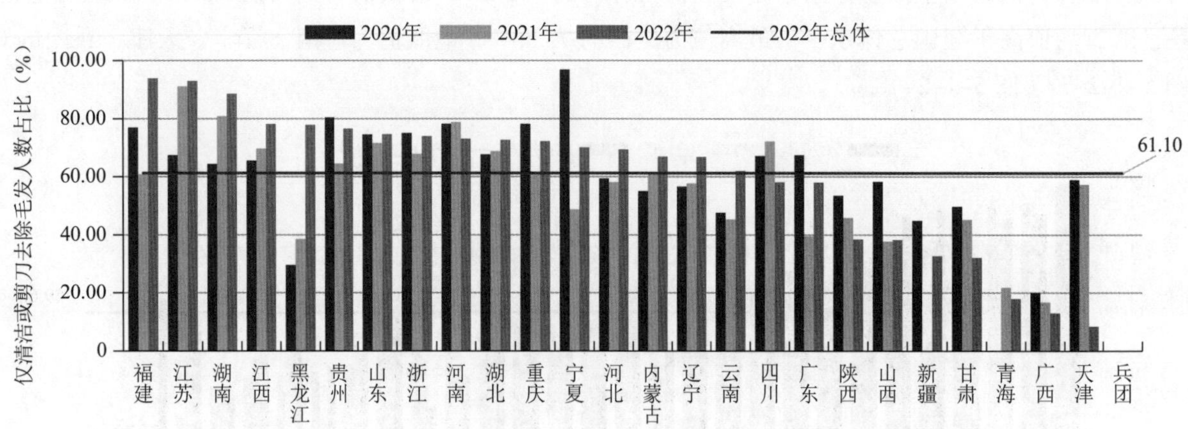

图 5-1-2-80 2020—2022 年各省（自治区、直辖市）二级公立医院膝关节置换术患者仅清洁或剪刀去除毛发人数占比

（8）手术切口甲级愈合率

对各省（自治区、直辖市）的膝关节置换术患者手术切口甲级愈合率进行分析，2022 年三级公立医院有 25 省均值高于全国总体水平，最高值为北京、海南、吉林、青海的 100%，最低值为兵团的

45.19%；二级公立医院有 19 省均值高于全国总体水平，最高值为甘肃、江西、青海、天津、兵团的 100%，最低值为海南的 77.78%（图 5-1-2-81、图 5-1-2-82）。

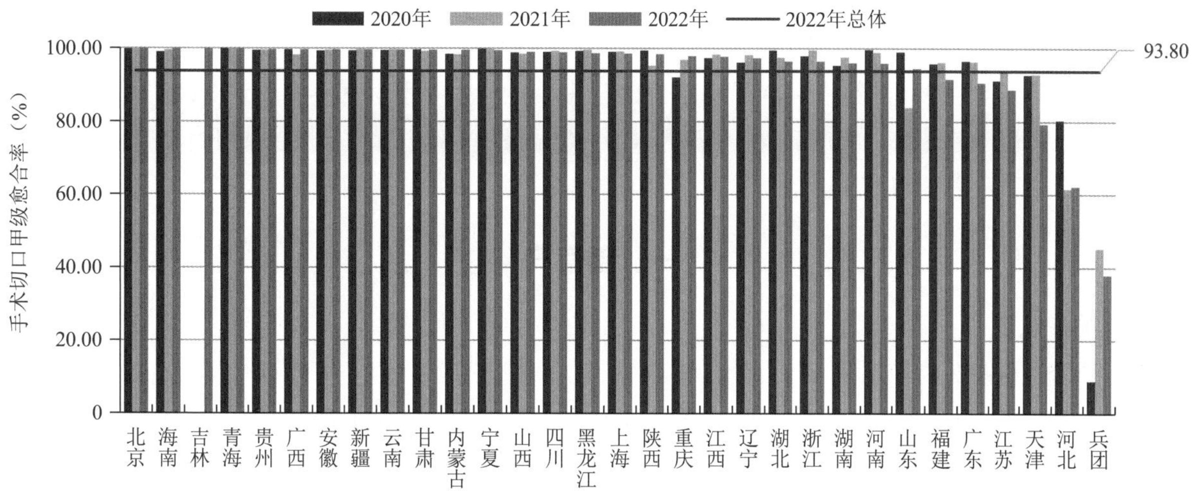

图 5-1-2-81　2020—2022 年各省（自治区、直辖市）三级公立医院膝关节置换术患者手术切口甲级愈合率

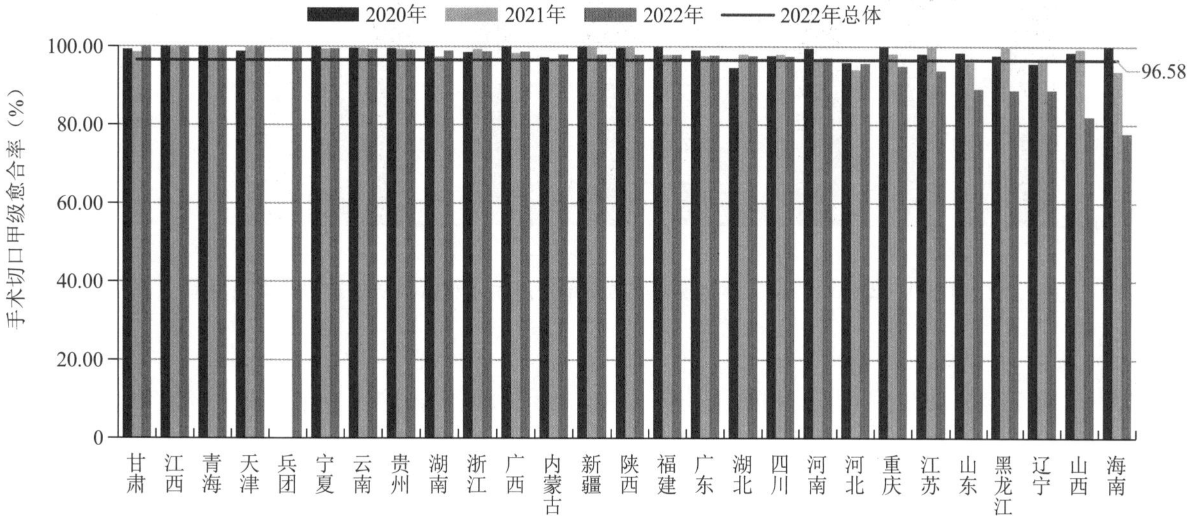

图 5-1-2-82　2020—2022 年各省（自治区、直辖市）二级公立医院膝关节置换术患者手术切口甲级愈合率

第三节 前3位Ⅱ类切口手术围手术期预防感染相关指标分析

分析使用病例为2020—2022年全国各类医院上报的数量前3位的Ⅱ类切口手术病种。

Ⅱ类切口手术：①剖宫产。主要手术ICD-9-CM-3编码74.0、74.1、74.2、74.4、74.99的手术出院患者。②子宫肌瘤。主要诊断ICD-10编码以D25开头，且伴主要手术ICD-9-CM-3编码68.29、68.3-68.5、68.9的手术出院患者。③肺癌。主要诊断ICD-10编码以C34开头，且伴主要手术ICD-9-CM-3编码32.2-32.6、32.9的手术出院患者。

一、剖宫产

1. 全国情况

（1）预防性抗菌药物使用率

2020—2022年剖宫产患者抗菌药物使用率总体呈上升趋势，由88.86%上升至91.99%。2022年预防性抗菌药物使用率二级公立医院最高（93.30%），二级民营医院最低（89.68%）（图5-1-3-1）。

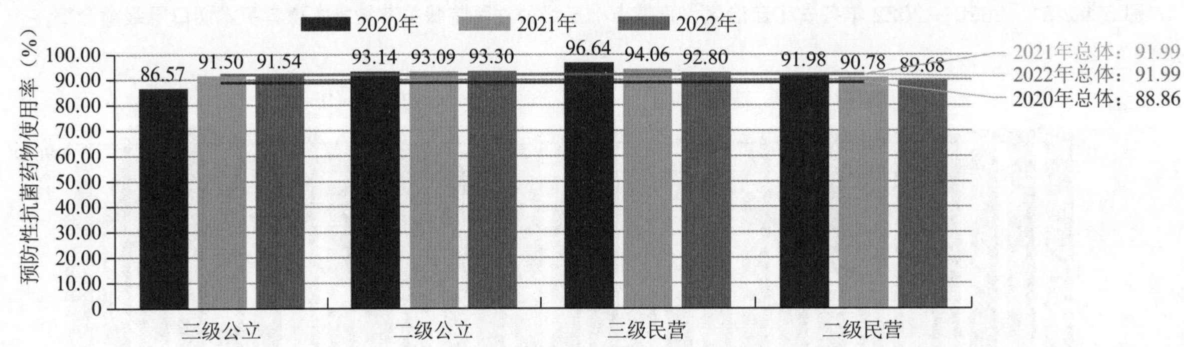

图5-1-3-1 2020—2022年全国各类医院剖宫产手术患者预防性抗菌药物使用率

（2）一、二代头孢菌素使用率

2020—2022年剖宫产手术前使用抗菌药物为一、二代头孢菌素的患者比例呈上升趋势，由84.75%上升至89.20%。2022年一、二代头孢菌素使用率最高的为三级民营医院（91.02%），最低的为二级公立医院（87.92%）（图5-1-3-2）。

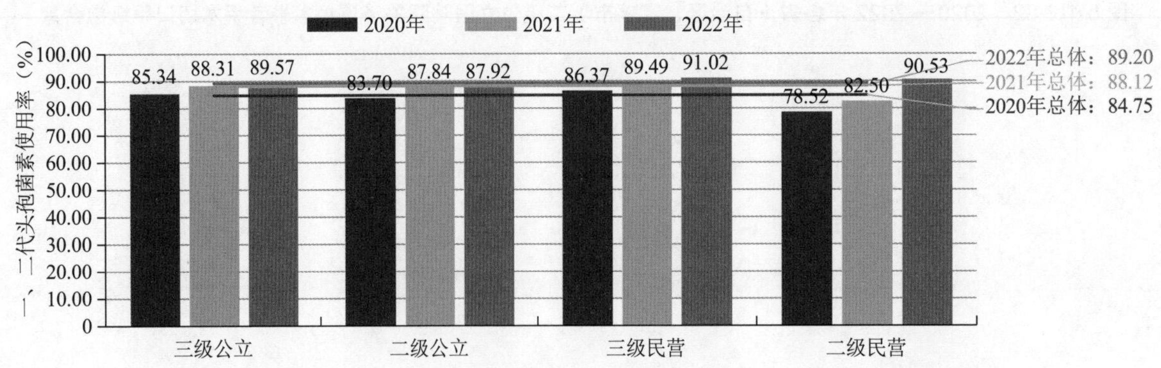

图5-1-3-2 2020—2022年全国各类医院剖宫产手术患者一、二代头孢菌素使用率

（3）术前抗菌药物给药时间

2020—2022年剖宫产患者抗菌药物术前0.5～1小时给药率总体呈上升趋势，由9.41%上升至11.80%。其中，三级公立医院2022年较2021年略有降低，由12.00%降低至11.62%，下降0.38个百分点，2021年、2022年其他类型医院均有所提高（图5-1-3-3、图5-1-3-4）。

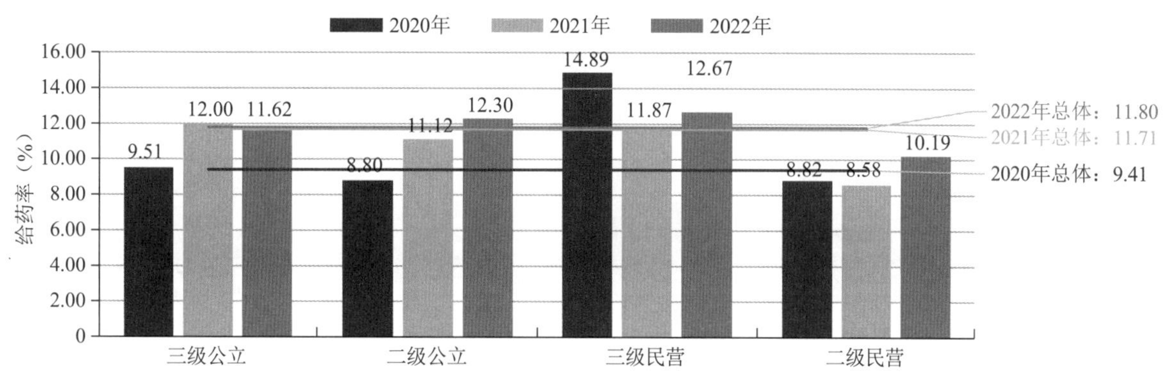

图 5-1-3-3　2020—2022 年全国各类医院剖宫产手术患者抗菌药物术前 0.5～1 小时给药率

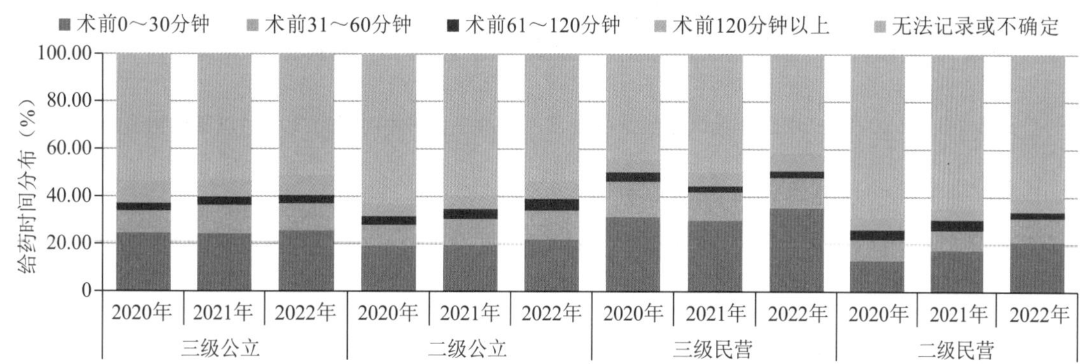

图 5-1-3-4　2020—2022 年全国各类医院剖宫产手术患者术前给药时间分布

（4）抗菌药物预防用药时间

2020—2022 年剖宫产手术患者 48 小时内抗菌药物停药率总体呈上升趋势，由 73.85% 提高至 77.90%，二级民营及公立医院增长幅度较大，分别提高了 11.92、5.07 个百分点（图 5-1-3-5、图 5-1-3-6）。

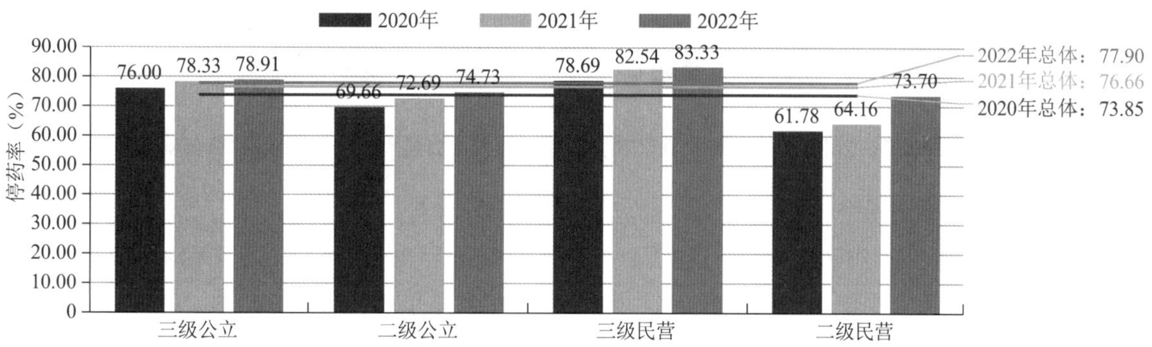

图 5-1-3-5　2020—2022 年全国各类医院剖宫产手术患者 48 小时内抗菌药物停药率

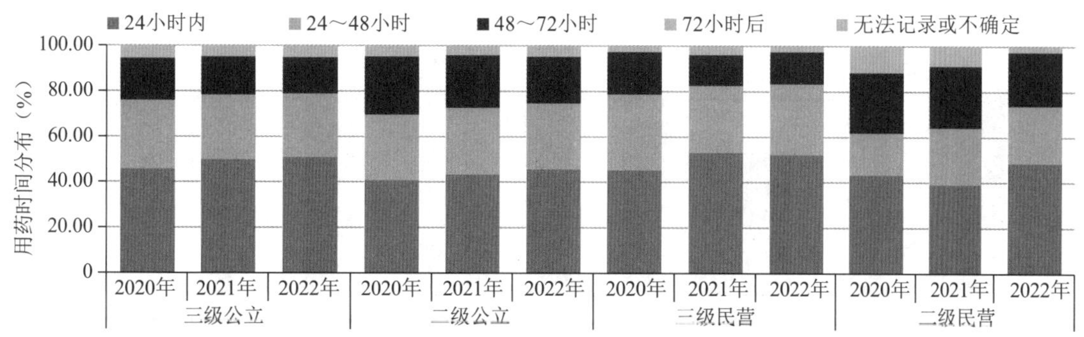

图 5-1-3-6　2020—2022 年全国各类医院剖宫产手术患者抗菌药物用药时间分布

（5）手术时间超 3 小时抗菌药物追加率

2020—2022 年剖宫产手术患者手术时间超 3 小时抗菌药物追加率总体呈上升趋势，由 20.94% 提升至 33.93%。2022 年手术时间超 3 小时抗菌药物追加率最高的为三级民营医院（40.00%），最低的为二级公立医院（31.84%）（图 5-1-3-7）。

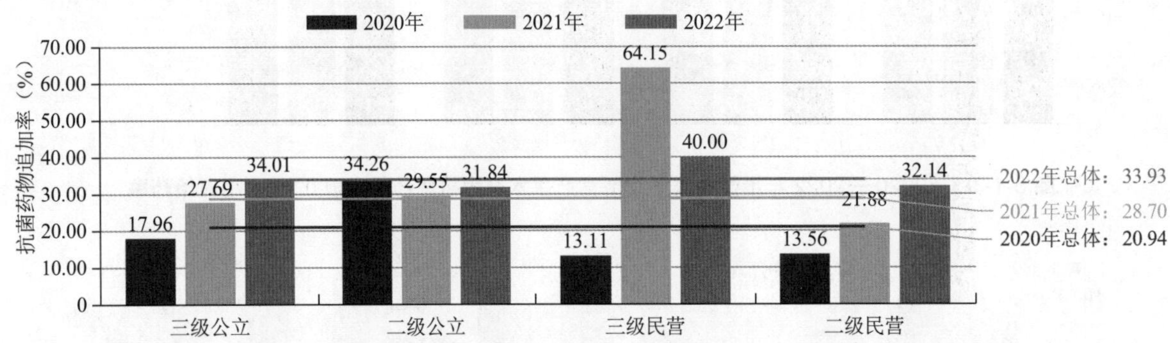

图 5-1-3-7　2020—2022 年全国各类医院剖宫产手术患者手术时间超 3 小时抗菌药物追加率

（6）出血量大于 1500 mL 抗菌药物追加率

2020—2022 年剖宫产手术患者出血量大于 1500 mL 抗菌药物追加率总体呈下降趋势，由 30.35% 降低至 24.63%。其中三级公立 2022 年较 2020 年下降 6.19 个百分点，二级公立和二级民营医院 2022 年较 2021 年上升（图 5-1-3-8）。

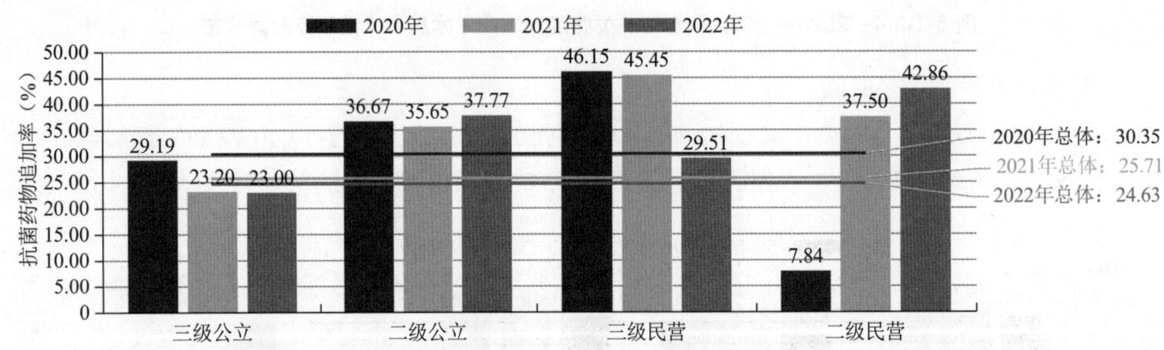

图 5-1-3-8　2020—2022 年全国各类医院剖宫产手术患者出血量大于 1500 mL 抗菌药物追加率

（7）抗菌涂层缝线使用率

2020—2022 年剖宫产患者抗菌涂层缝线总体使用率呈逐年上升趋势，由 54.82% 提高至 63.67%。各等级类别医院的抗菌涂层缝线使用率自 2020 年到 2022 年整体呈现缓慢上升趋势，其中公立医院的上升程度较民营医院更大，三级医院使用率均高于二级医院（图 5-1-3-9）。

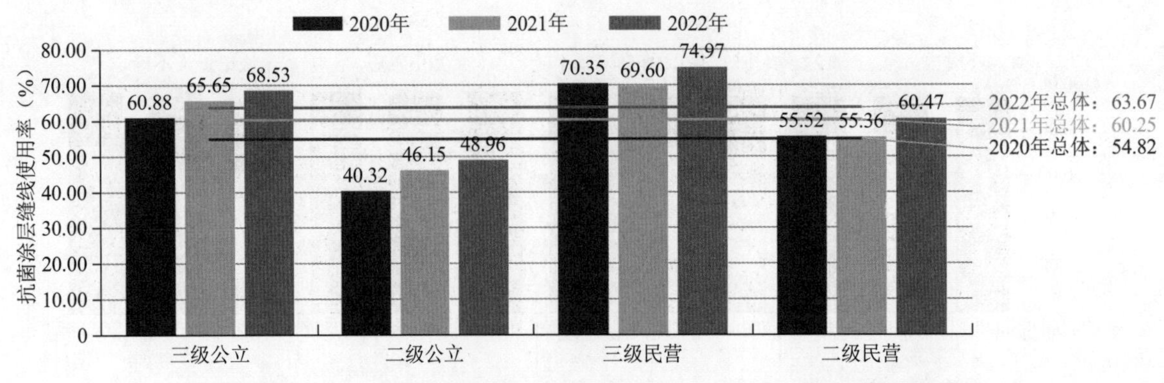

图 5-1-3-9　2020—2022 年全国各类医院剖宫产手术患者抗菌涂层缝线使用率

（8）仅清洁或剪刀去除毛发人数占比

2020—2022 年剖宫产手术患者仅清洁或剪刀去除毛发人数占比总体呈逐年上升趋势，分别为 12.60%、13.21%、13.75%。2022 年仅清洁或剪刀去除毛发人数占比二级民营医院最高（19.20%），三级民营医院最低（9.85%）（图 5-1-3-10）。

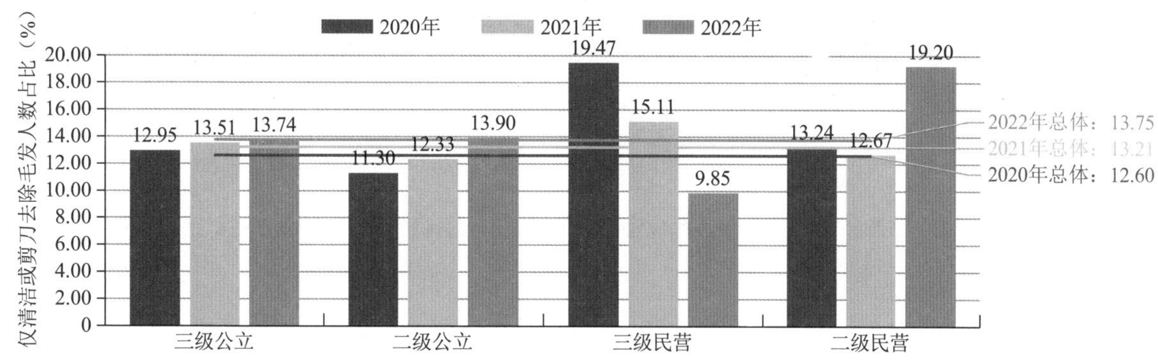

图 5-1-3-10　2020—2022 年全国各类医院剖宫产手术患者仅清洁或剪刀去除毛发人数占比

（9）手术切口甲级愈合率

2020—2022 年剖宫产手术患者手术切口甲级愈合率总体呈上升趋势，由 97.56% 提高至 98.03%，提高 0.47 个百分点（图 5-1-3-11）。

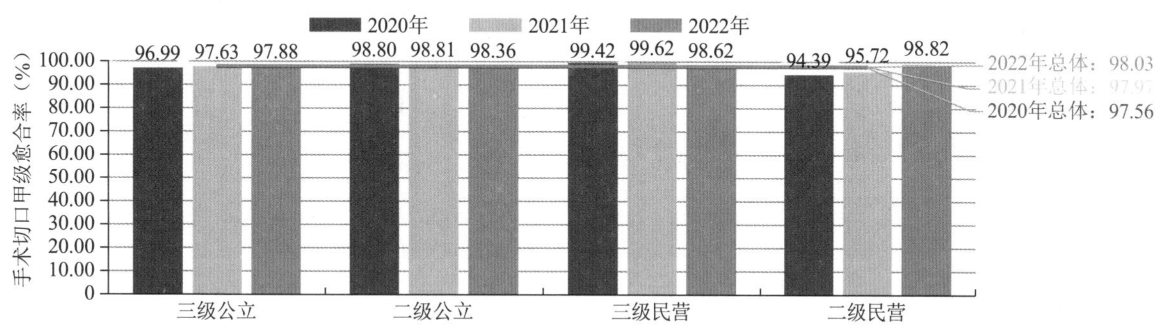

图 5-1-3-11　2020—2022 年全国各类医院剖宫产手术患者手术切口甲级愈合率

2. 各省（自治区、直辖市）情况

（1）预防性抗菌药物使用率

对各省（自治区、直辖市）的剖宫产患者预防性抗菌药物使用率进行分析，2022 年三级公立医院有 16 省均值高于全国总体水平，最高值为重庆的 97.68%，最低值为上海的 73.62%；二级公立医院有 20 省均值高于全国总体水平，最高值为吉林、西藏的 100%，最低值为黑龙江的 63.32%（图 5-1-3-12、图 5-1-3-13）。

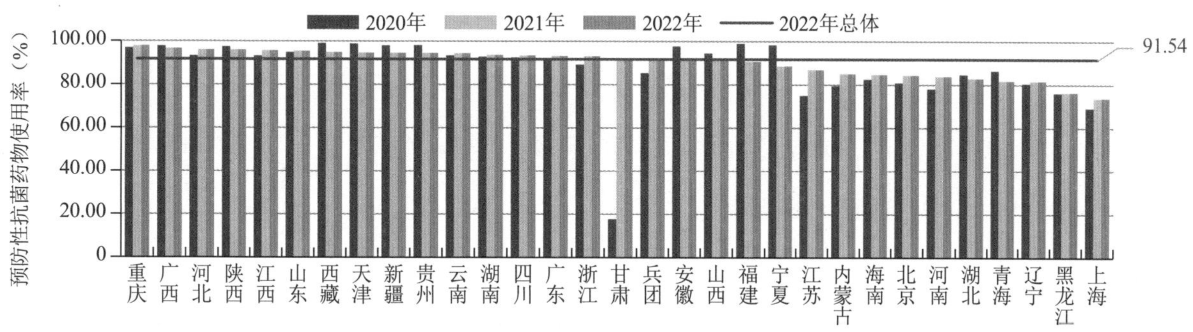

图 5-1-3-12　2020—2022 年各省（自治区、直辖市）三级公立医院剖宫产患者预防性抗菌药物使用率

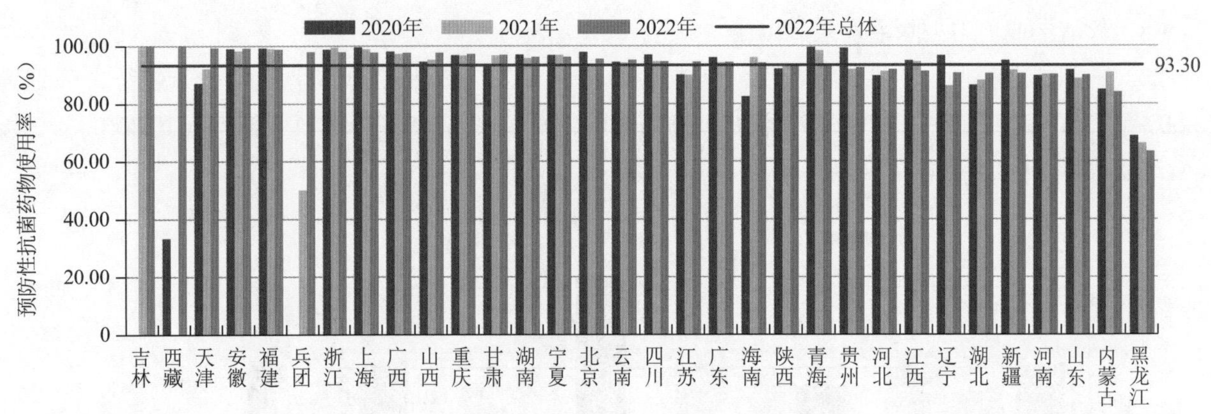

图 5-1-3-13　2020—2022 年各省（自治区、直辖市）二级公立医院剖宫产患者预防性抗菌药物使用率

（2）一、二代头孢菌素使用率

对各省（自治区、直辖市）的剖宫产患者一、二代头孢菌素使用率进行分析，2022 年三级公立医院有 18 省均值高于全国总体水平，最高值为重庆的 96.40%，最低值为辽宁的 67.69%；二级公立医院有 16 省均值高于全国总体水平，最高值为安徽的 99.58%，最低值为兵团的 4.35%（图 5–1–3–14、图 5–1–3–15）。

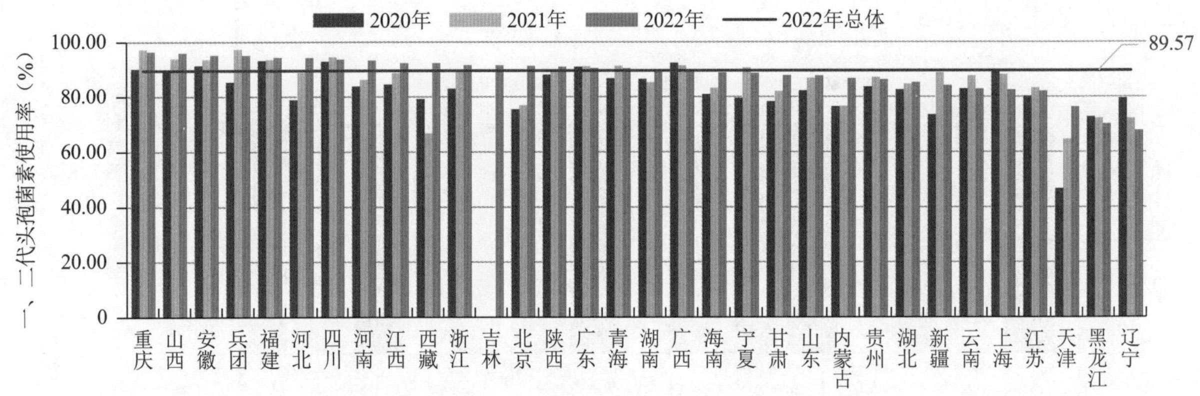

图 5-1-3-14　2020—2022 年各省（自治区、直辖市）三级公立医院剖宫产患者一、二代头孢菌素使用率

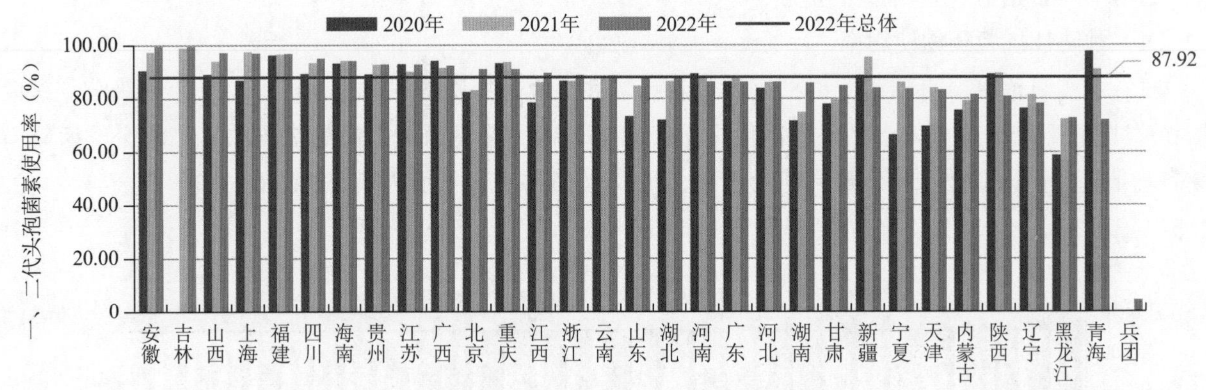

图 5-1-3-15　2020—2022 年各省（自治区、直辖市）二级公立医院剖宫产患者一、二代头孢菌素使用率

（3）术前 0.5～1 小时抗菌药物给药率

对各省（自治区、直辖市）的剖宫产患者术前 0.5～1 小时抗菌药物给药率进行分析，2022 年三级公立医院有 8 省均值高于全国总体水平，最高值为四川的 26.27%，最低值为吉林的 1.83%；二级公立医院有 13 省均值高于全国总体水平，最高值为山西的 27.51%，最低值为上海的 0.55%（图 5–1–3–16、图 5–1–3–17）。

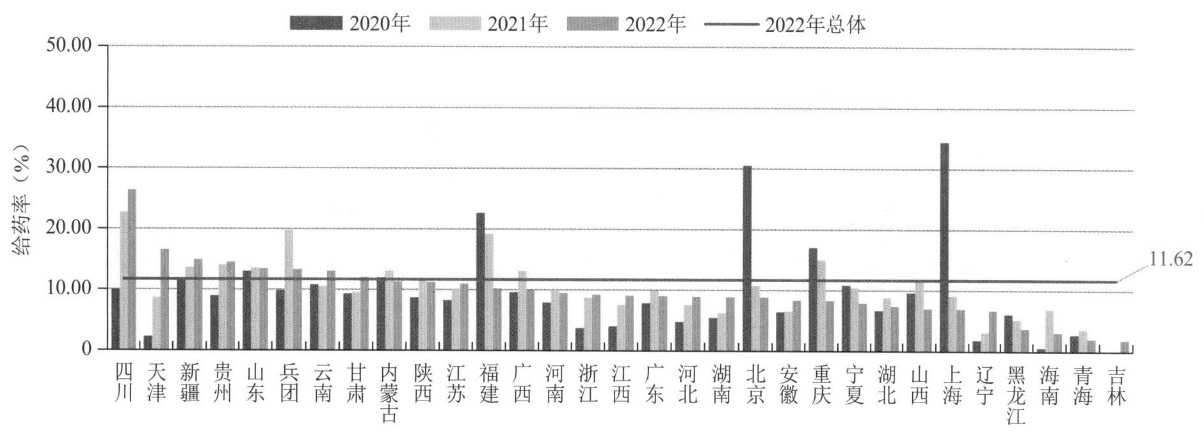

图 5-1-3-16 2020—2022 年各省（自治区、直辖市）三级公立医院剖宫产患者术前 0.5～1 小时抗菌药物给药率

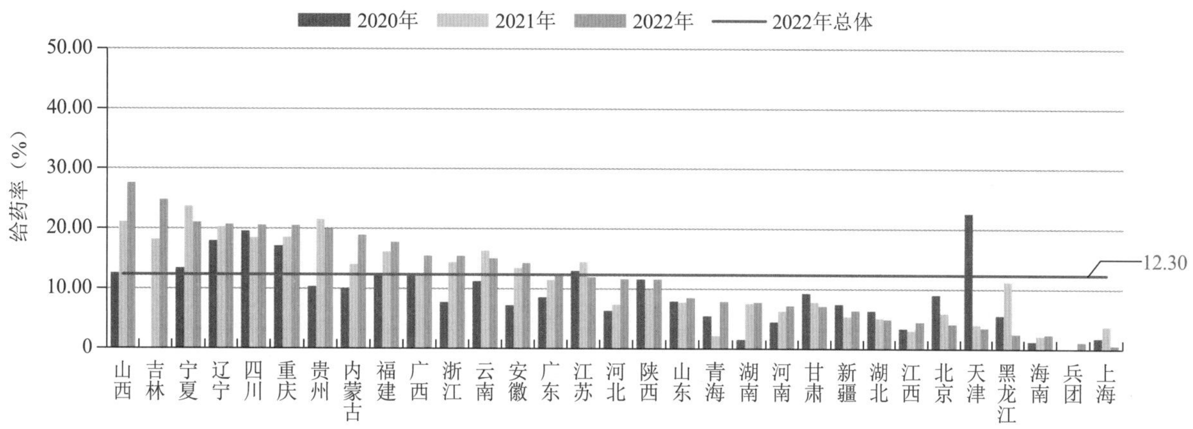

图 5-1-3-17 2020—2022 年各省（自治区、直辖市）二级公立医院剖宫产患者术前 0.5～1 小时抗菌药物给药率

（4）抗菌药物术后 48 小时内停药率

对各省（自治区、直辖市）的剖宫产患者抗菌药物术后 48 小时内停药率进行分析，2022 年三级公立医院有 15 省均值高于全国总体水平，最高值为福建的 89.55%，最低值为吉林的 9.76%；二级公立医院有 16 省均值高于全国总体水平，最高值为安徽的 98.32%，最低值为吉林的 3.23%（图 5-1-3-18、图 5-1-3-19）。

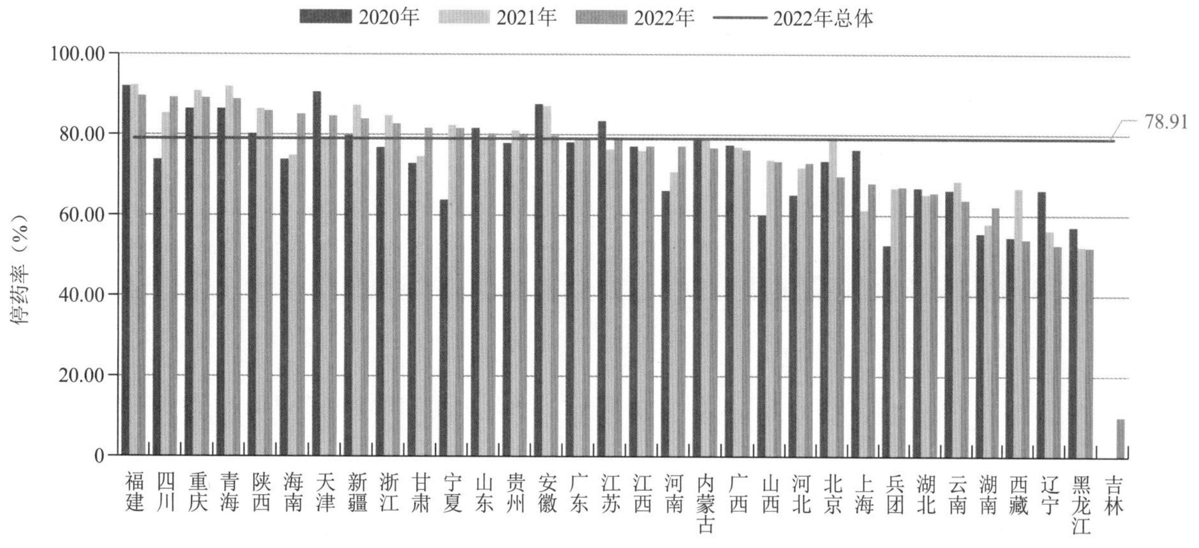

图 5-1-3-18 2020—2022 年各省（自治区、直辖市）三级公立医院剖宫产患者抗菌药物术后 48 小时内停药率

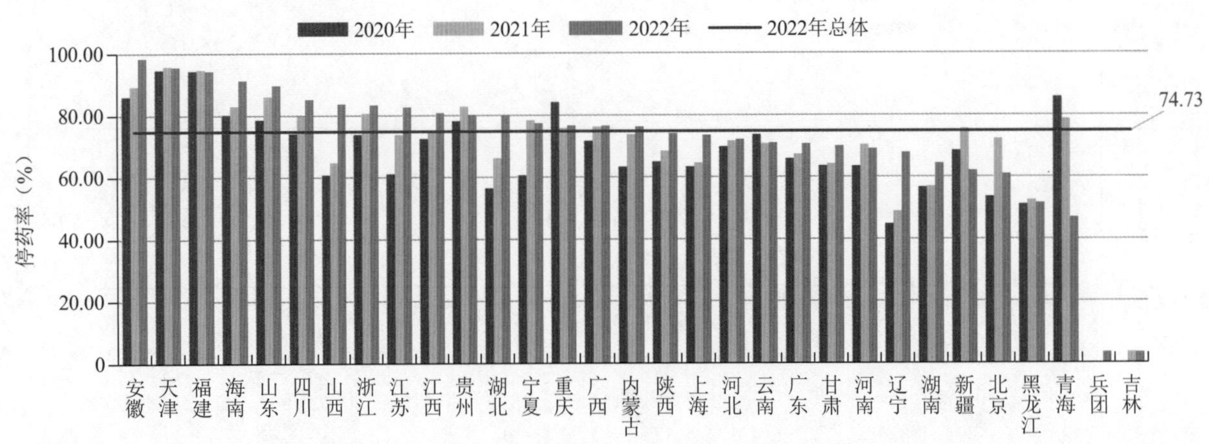

图 5-1-3-19　2020—2022 年各省（自治区、直辖市）二级公立医院剖宫产患者抗菌药物术后 48 小时内停药率

（5）抗菌涂层缝线使用率

对各省（自治区、直辖市）的剖宫产患者抗菌涂层缝线使用率进行分析，2022 年三级公立医院有 16 省均值高于全国总体水平，最高值为吉林的 100%，最低值为兵团的 22.74%；二级公立医院有 14 省均值高于全国总体水平，最高值为兵团的 99.74%，最低值为吉林的 0（图 5–1–3–20、图 5–1–3–21）。

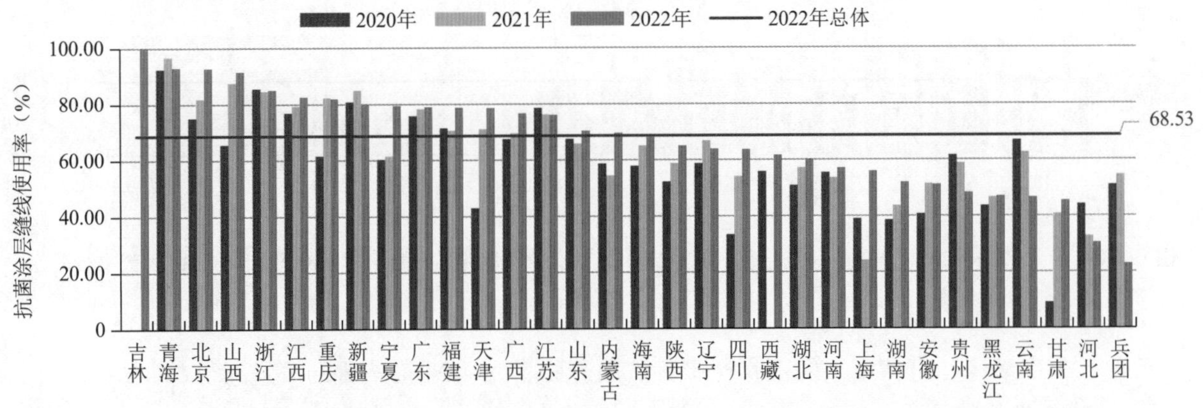

图 5-1-3-20　2020—2022 年各省（自治区、直辖市）三级公立医院剖宫产患者抗菌涂层缝线使用率

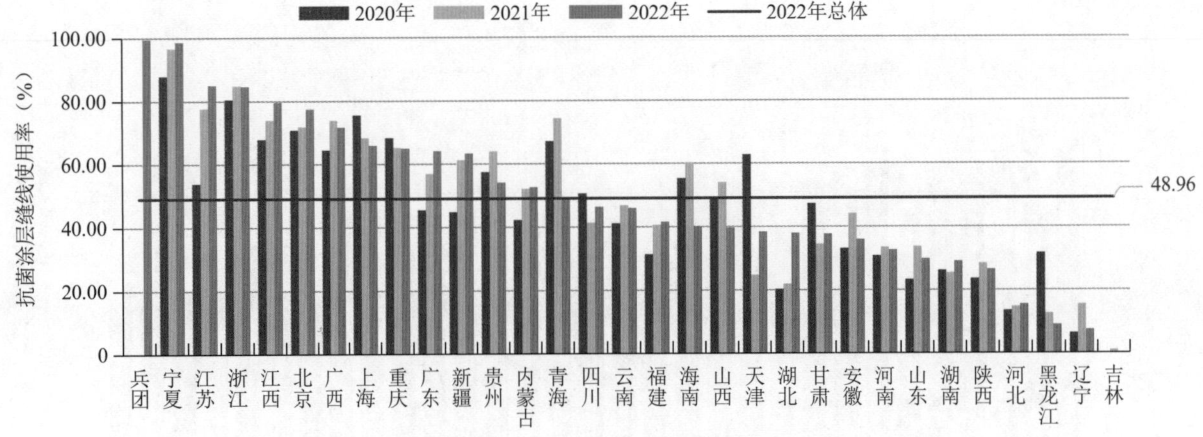

图 5-1-3-21　2020—2022 年各省（自治区、直辖市）二级公立医院剖宫产患者抗菌涂层缝线使用率

（6）仅清洁或剪刀去除毛发人数占比

对各省（自治区、直辖市）的剖宫产患者仅清洁或剪刀去除毛发人数占比进行分析，2022 年三级公立医院有 12 省均值高于全国总体水平，最高值为宁夏的 42.96%，最低值为吉林的 0；二级公立医院有 12

省均值高于全国总体水平，最高值为湖北的 25.99%，最低值为吉林的 0（图 5-1-3-22、图 5-1-3-23）。

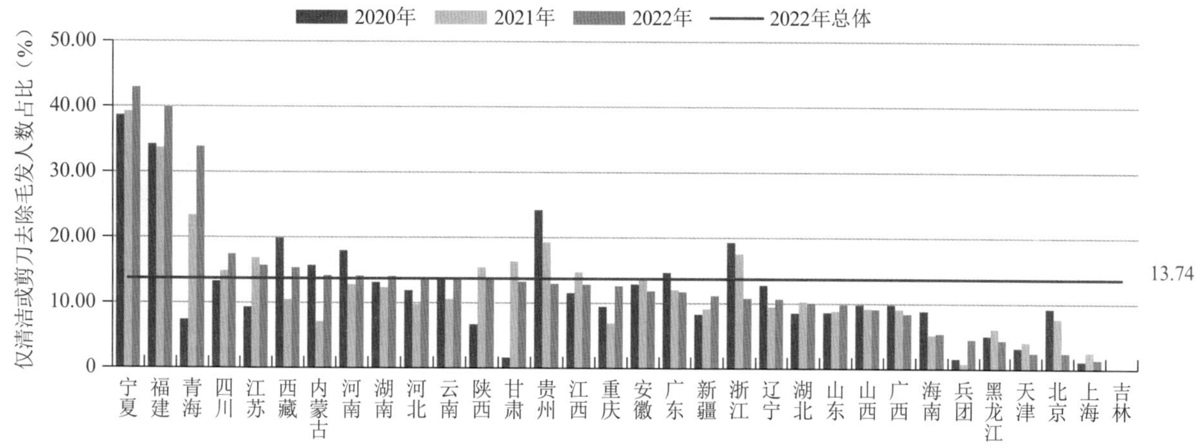

图 5-1-3-22 2020—2022 年各省（自治区、直辖市）三级公立医院剖宫产患者仅清洁或剪刀去除毛发人数占比

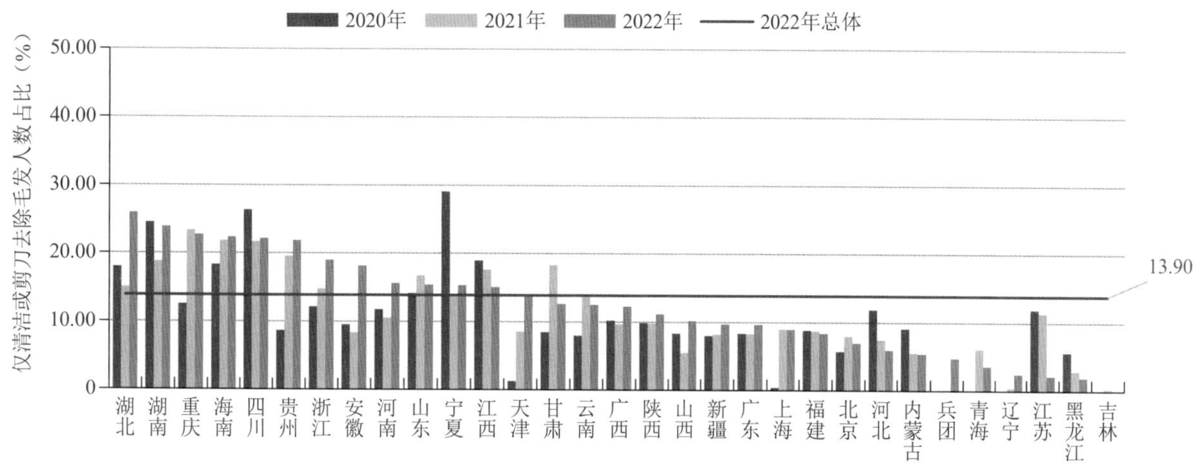

图 5-1-3-23 2020—2022 年各省（自治区、直辖市）二级公立医院剖宫产患者仅清洁或剪刀去除毛发人数占比

（7）手术切口甲级愈合率

对各省（自治区、直辖市）的剖宫产患者手术切口甲级愈合率进行分析，2022 年三级公立医院有 23 省均值高于全国总体水平，最高值为吉林、西藏的 100%，最低值为兵团的 79.53%；二级公立医院有 26 省均值高于全国总体水平，最高值为吉林、辽宁、兵团的 100%，最低值为天津的 74.17%（图 5-1-3-24、图 5-1-3-25）。

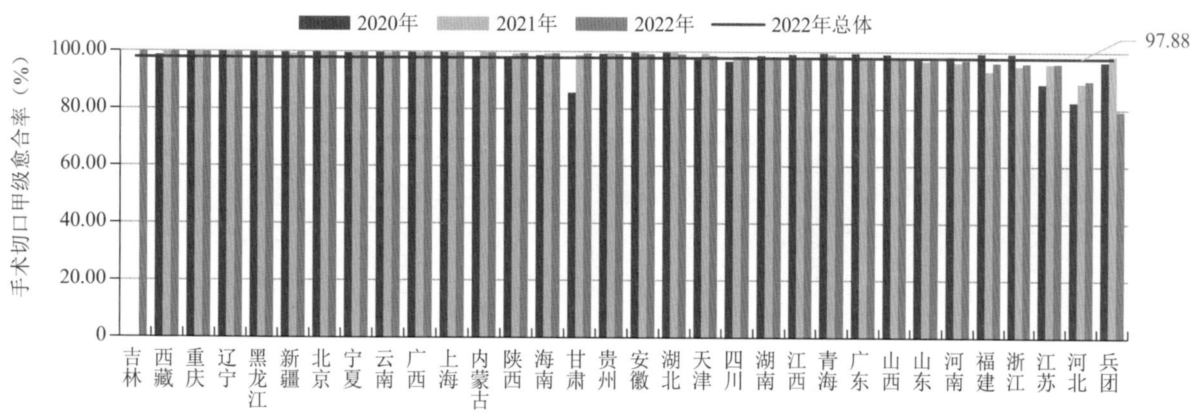

图 5-1-3-24 2020—2022 年各省（自治区、直辖市）三级公立医院剖宫产患者手术切口甲级愈合率

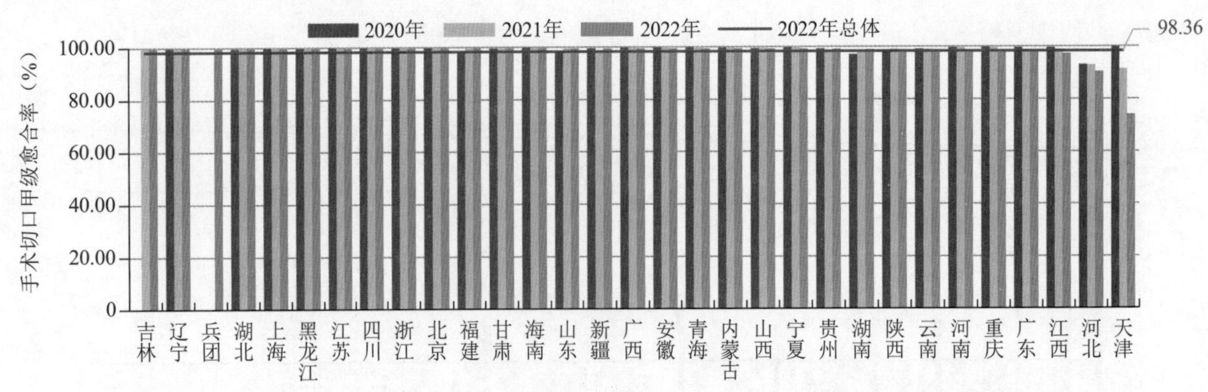

图 5-1-3-25　2020—2022 年各省（自治区、直辖市）二级公立医院剖宫产患者手术切口甲级愈合率

二、子宫肌瘤手术

1. 全国情况

（1）预防性抗菌药物使用率

2020—2022 年子宫肌瘤手术患者抗菌药物使用率总体呈下降趋势，由 88.21% 降低至 84.09%，其中，公立医院保持稳步下降，民营医院呈现波动下降。2022 年二级公立医院最高（91.59%），三级公立医院最低（82.69%）（图 5–1–3–26）。

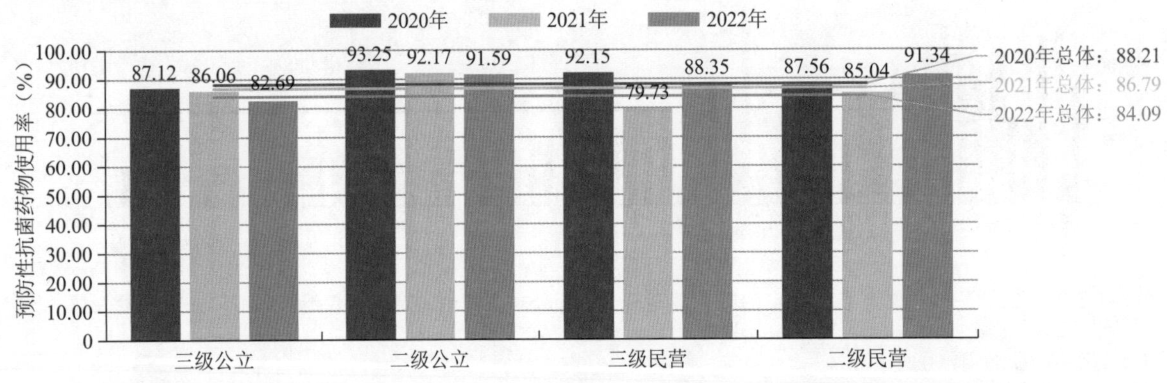

图 5-1-3-26　2020—2022 年全国各类医院子宫肌瘤手术患者预防性抗菌药物使用率

（2）一、二代头孢菌素使用率

2020—2022 年子宫肌瘤手术前使用抗菌药物为一、二代头孢菌素的患者比例呈上升趋势，由 78.59% 上升至 82.55%。2022 年一、二代头孢菌素使用率最高的为三级公立医院（83.24%），最低的为三级民营医院（74.85%）（图 5–1–3–27）。

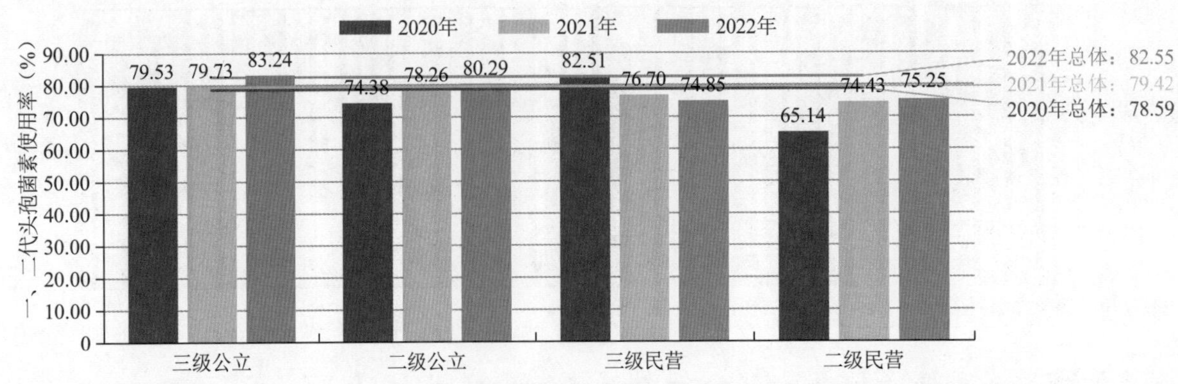

图 5-1-3-27　2020—2022 年全国各类医院子宫肌瘤手术患者一、二代头孢菌素使用率

（3）术前抗菌药物给药时间

2020—2022年子宫肌瘤手术患者抗菌药物术前0.5～1小时给药率总体呈波动趋势，分别为12.58%、12.78%、12.59%，其中三级公立医院2022年抗菌药物术前0.5～1小时给药率与2021年相比略有下降，降低0.55个百分点（图5-1-3-28、图5-1-3-29）。

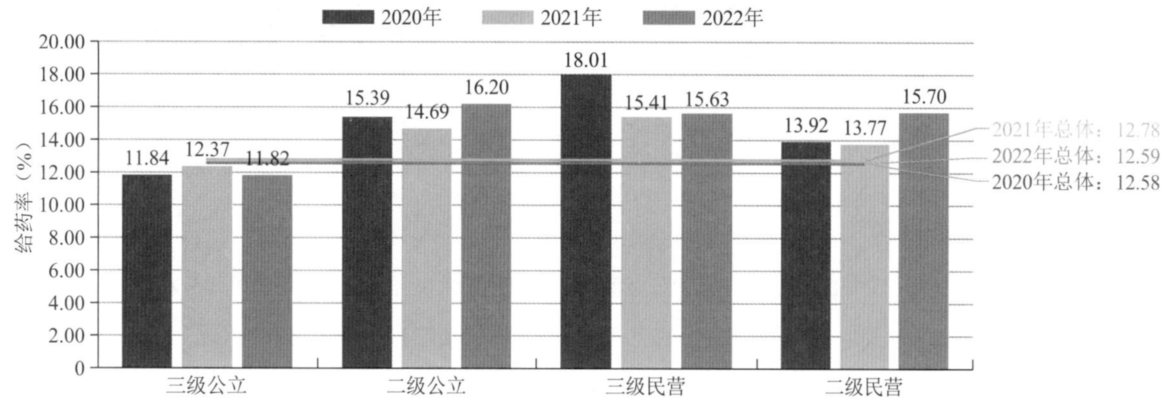

图5-1-3-28 2020—2022年全国各类医院子宫肌瘤手术患者抗菌药物术前0.5～1小时给药率

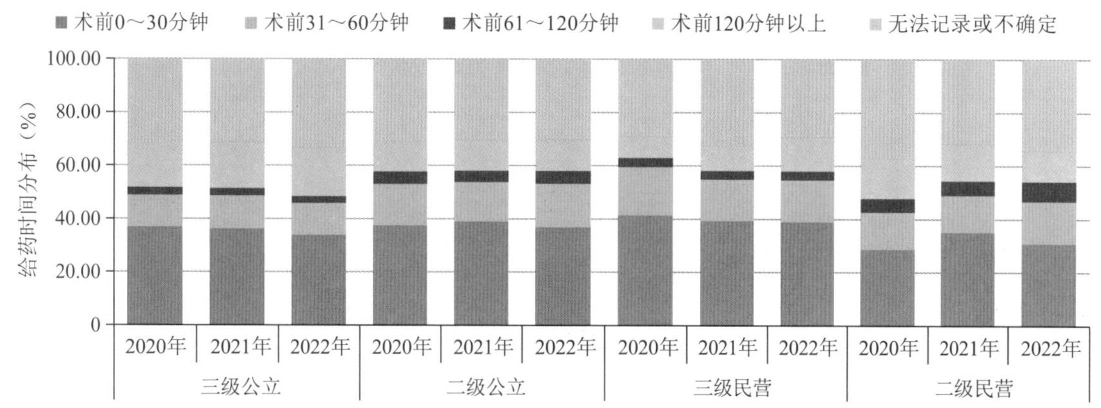

图5-1-3-29 2020—2022年全国各类医院子宫肌瘤手术患者术前给药时间分布

（4）抗菌药物预防用药时间

2020—2022年子宫肌瘤手术患者48小时内抗菌药物停药率总体呈上升趋势，由53.96%提高至58.98%，提高了5.02个百分点，三级公立医院显著高于其他类型医院，保持缓慢上升趋势，分别为55.62%、56.95%和60.87%（图5-1-3-30、图5-1-3-31）。

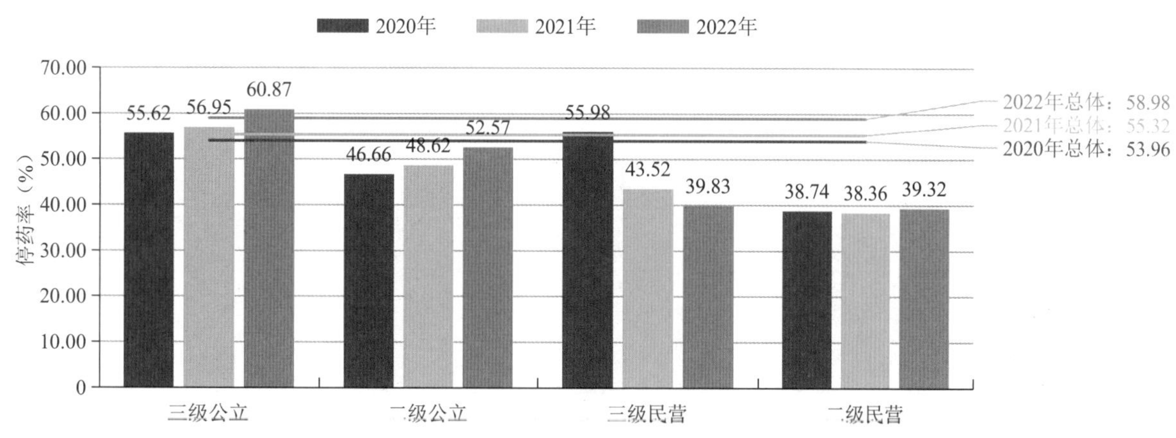

图5-1-3-30 2020—2022年全国各类医院子宫肌瘤手术患者48小时内抗菌药物停药率

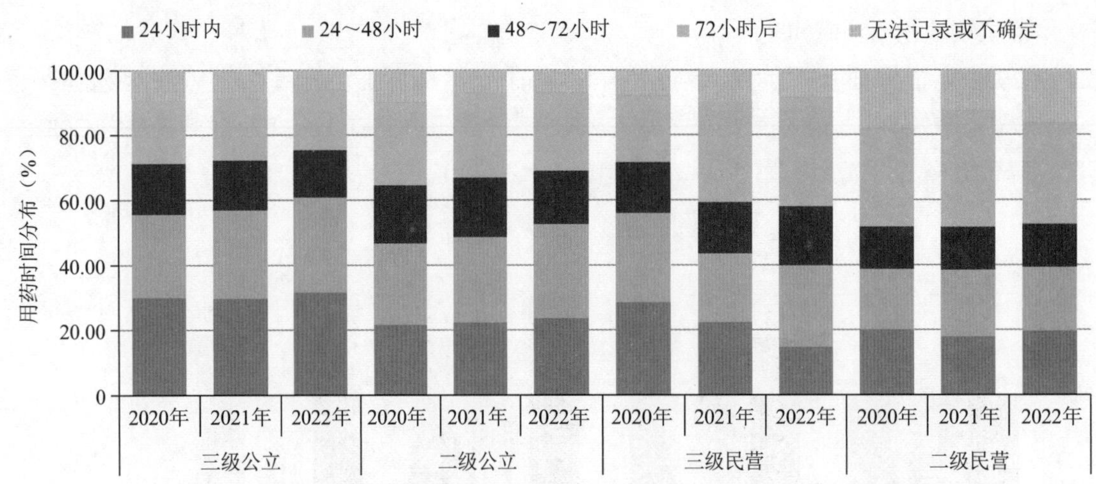

图 5-1-3-31 2020—2022 年全国各类医院子宫肌瘤手术患者抗菌药物用药时间分布

（5）手术时间超 3 小时抗菌药物追加率

2020—2022 年子宫肌瘤手术患者手术时间超 3 小时抗菌药物追加率总体呈上升趋势，由 38.84% 提升至 50.98%。2022 年手术时间超 3 小时抗菌药物追加率最高的为二级民营医院（59.15%），最低的为三级民营医院（38.16%）（图 5-1-3-32）。

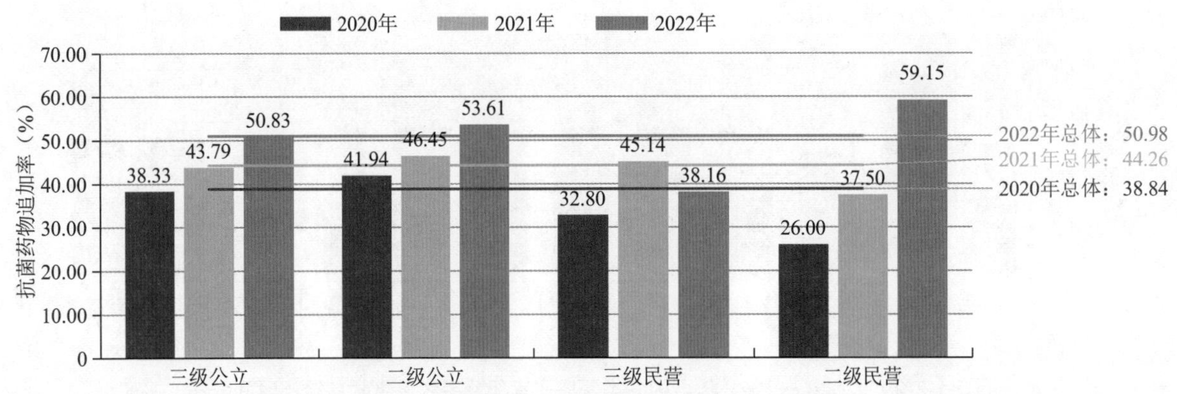

图 5-1-3-32 2020—2022 年全国各类医院子宫肌瘤手术患者手术时间超 3 小时抗菌药物追加率

（6）抗菌涂层缝线使用率

2020—2022 年子宫肌瘤手术患者抗菌涂层缝线总体使用率呈逐年上升趋势，由 52.29% 提高至 59.10%。2020—2022 年三级及二级公立医院的抗菌涂层缝线使用率均呈现缓慢上升趋势。2022 年三级公立医院抗菌涂层缝线使用率为 60.86%，高于其他类别医院（图 5-1-3-33）。

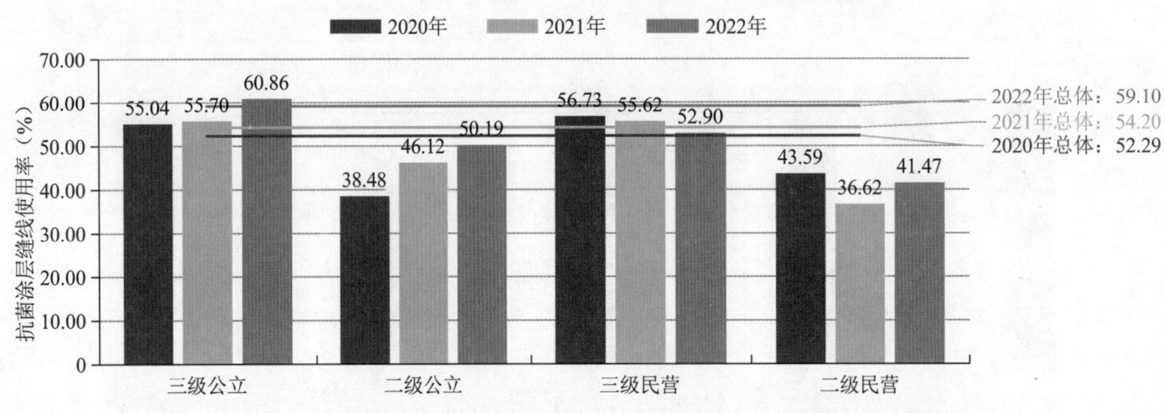

图 5-1-3-33 2020—2022 年全国各类医院子宫肌瘤手术患者抗菌涂层缝线使用率

（7）仅清洁或剪刀去除毛发人数占比

2020—2022年子宫肌瘤手术患者仅清洁或剪刀去除毛发人数占比总体呈逐年上升趋势，由2020年的18.15%提高至2022年的23.59%，其中二级及三级公立医院呈上升趋势，二级民营医院2021年占比出现较大幅度下降，2022年回升至2020年相近水平（图5-1-3-34）。

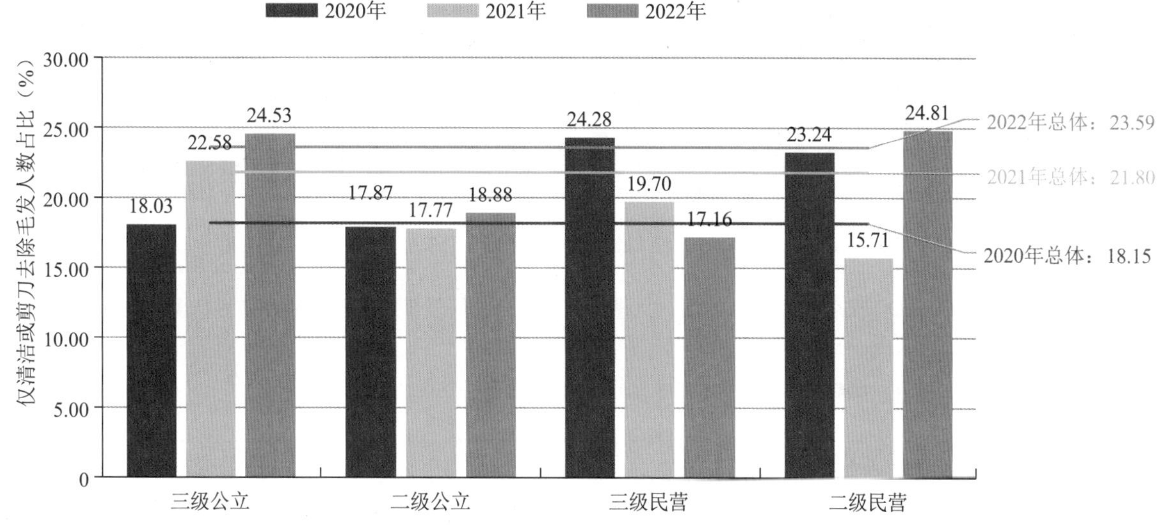

图5-1-3-34　2020—2022年全国各类医院子宫肌瘤手术患者仅清洁或剪刀去除毛发人数占比

（8）手术切口甲级愈合率

2022年子宫肌瘤患者手术切口甲级愈合率总体较2021年略有增长，由98.04%提高至98.24%，提高0.20个百分点（图5-1-3-35）。

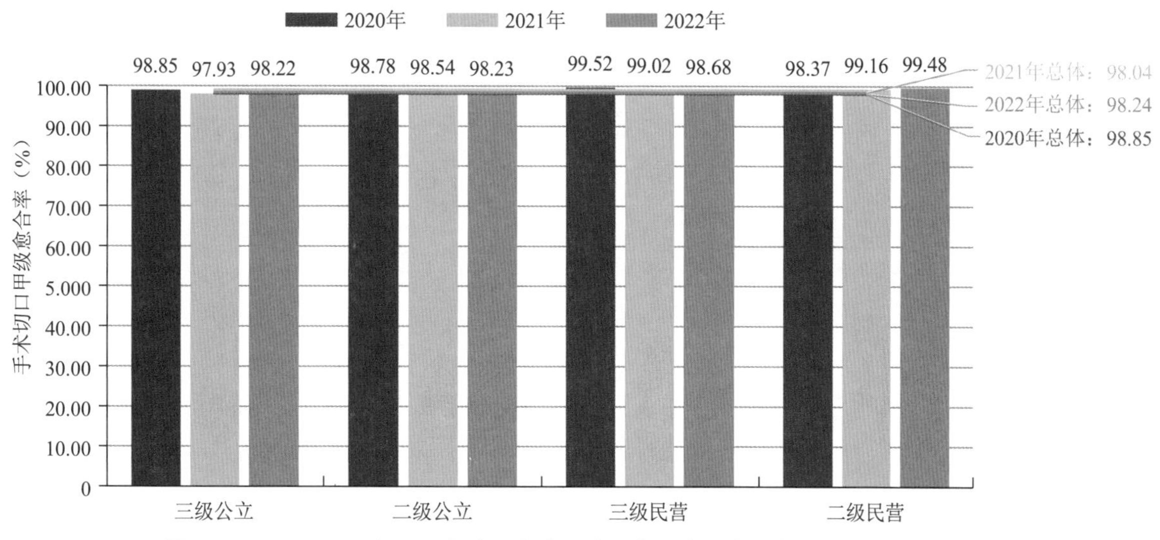

图5-1-3-35　2020—2022年全国各类医院子宫肌瘤手术患者手术切口甲级愈合率

2. 各省（自治区、直辖市）情况

（1）预防性抗菌药物使用率

对各省（自治区、直辖市）的子宫肌瘤患者预防性抗菌药物使用率进行分析，2022年三级公立有17省均值高于全国总体水平，最高值为吉林的100%，最低值为宁夏的40.10%；二级公立医院有21省均值高于全国总体水平，最高值为北京、海南、吉林、宁夏、天津的100%，最低值为黑龙江的82.27%（图5-1-3-36、图5-1-3-37）。

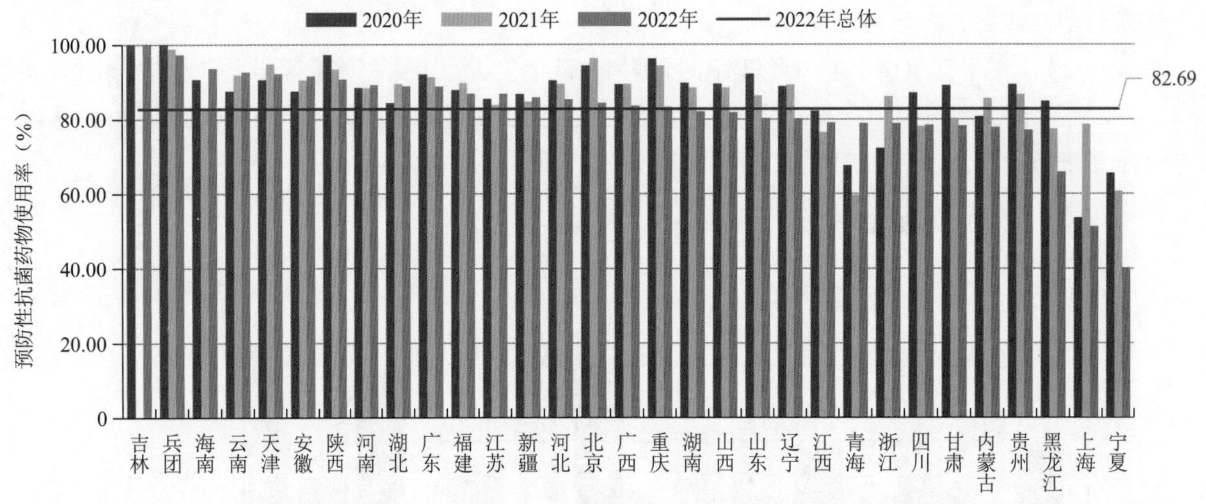

图 5-1-3-36 2020—2022 年各省（自治区、直辖市）三级公立医院子宫肌瘤患者预防性抗菌药物使用率

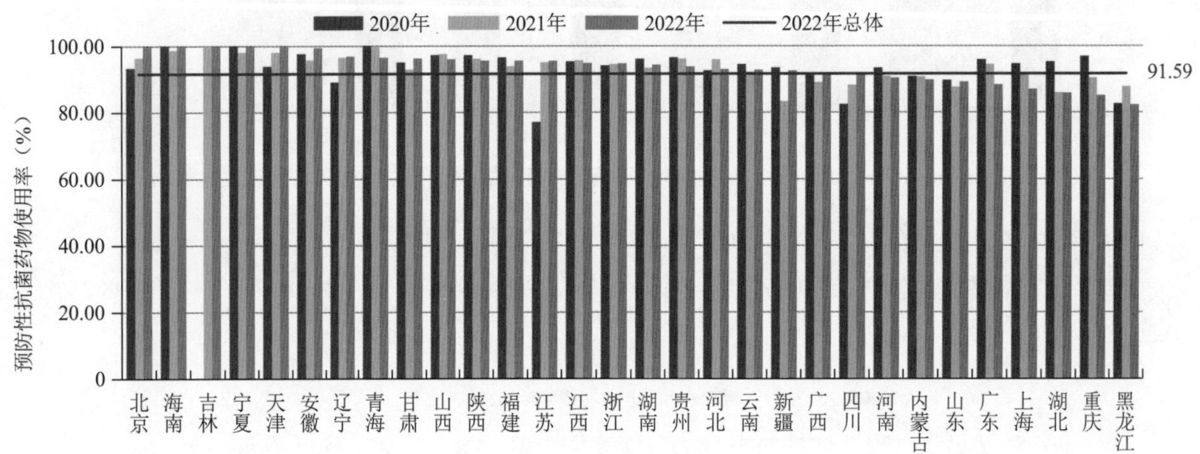

图 5-1-3-37 2020—2022 年各省（自治区、直辖市）二级公立医院子宫肌瘤患者预防性抗菌药物使用率

（2）一、二代头孢菌素使用率

对各省（自治区、直辖市）的子宫肌瘤患者一、二代头孢菌素使用率进行分析，2022 年三级公立医院有 16 省均值高于全国总体水平，最高值为安徽的 92.58%，最低值为黑龙江的 55.55%；二级公立医院有 16 省均值高于全国总体水平，最高值为新疆的 94.59%，最低值为黑龙江的 45.69%（图 5-1-3-38、图 5-1-3-39）。

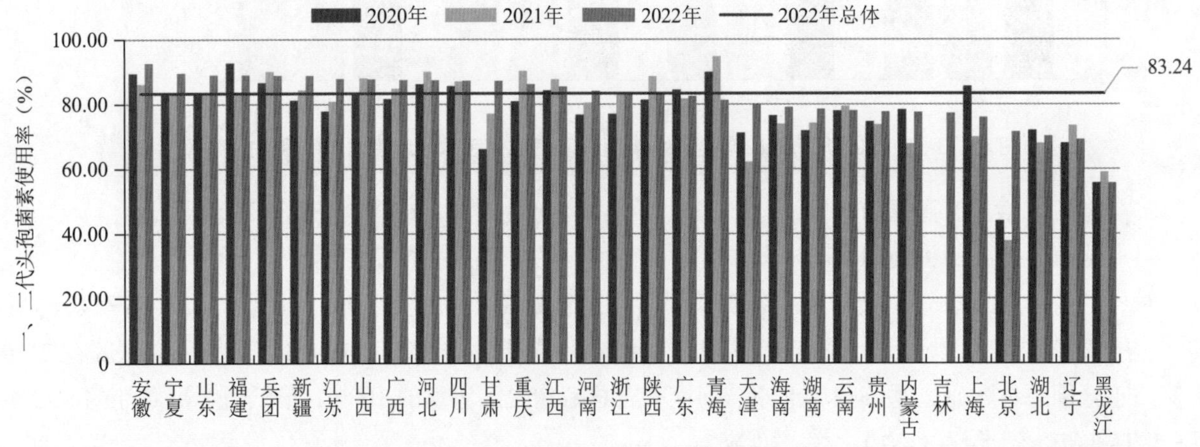

图 5-1-3-38 2020—2022 年各省（自治区、直辖市）三级公立医院子宫肌瘤患者一、二代头孢菌素使用率

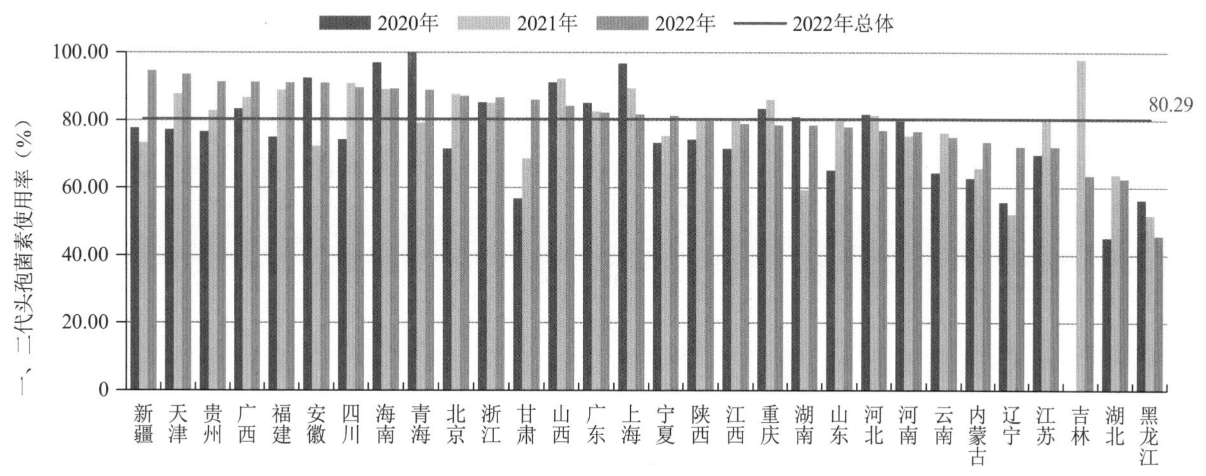

图 5-1-3-39　2020—2022 年各省（自治区、直辖市）二级公立医院子宫肌瘤患者一、二代头孢菌素使用率

（3）术前 0.5～1 小时抗菌药物给药率

对各省（自治区、直辖市）的子宫肌瘤患者术前 0.5～1 小时抗菌药物给药率进行分析，2022 年三级公立医院有 15 省均值高于全国总体水平，最高值为天津的 34.91%，最低值为上海的 2.17%；二级公立医院有 14 省均值高于全国总体水平，最高值为江苏的 36.36%，最低值为吉林的 0（图 5-1-3-40、图 5-1-3-41）。

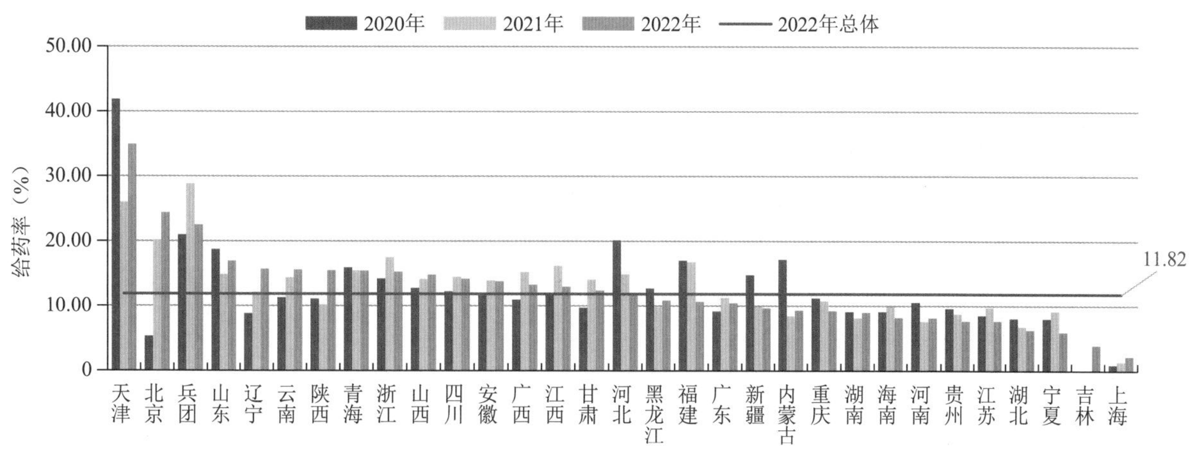

图 5-1-3-40　2020—2022 年各省（自治区、直辖市）三级公立医院子宫肌瘤患者术前 0.5～1 小时抗菌药物给药率

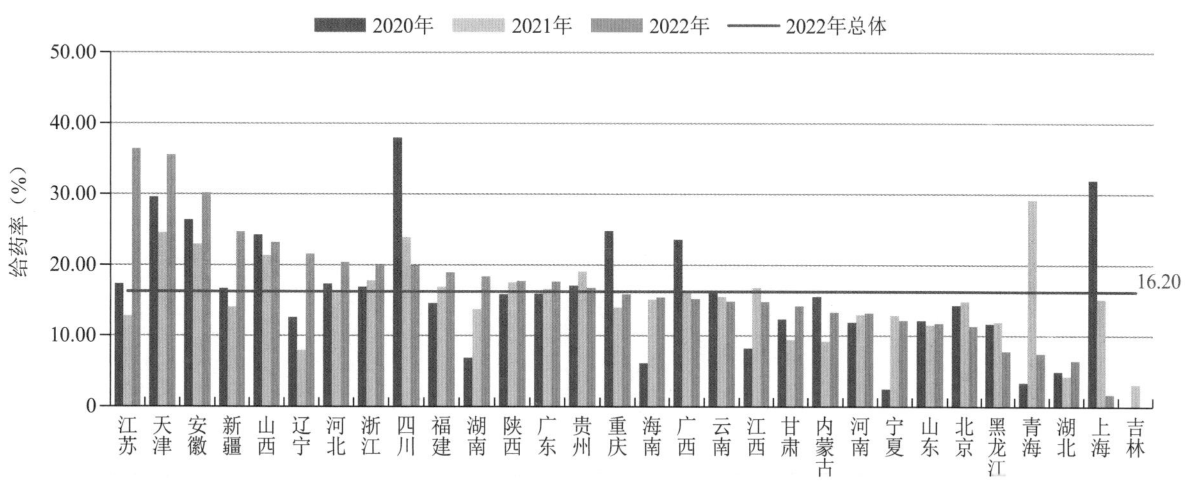

图 5-1-3-41　2020—2022 年各省（自治区、直辖市）二级公立医院子宫肌瘤患者术前 0.5～1 小时抗菌药物给药率

（4）抗菌药物术后 48 小时内停药率

对各省（自治区、直辖市）的子宫肌瘤患者抗菌药物术后 48 小时内停药率进行分析，2022 年三级公立医院有 15 省均值高于全国总体水平，最高值为天津的 77.70%，最低值为吉林的 9.15%；二级公立医院有 15 省均值高于全国总体水平，最高值为安徽的 100%，最低值为吉林的 4.76%（图 5-1-3-42、图 5-1-3-43）。

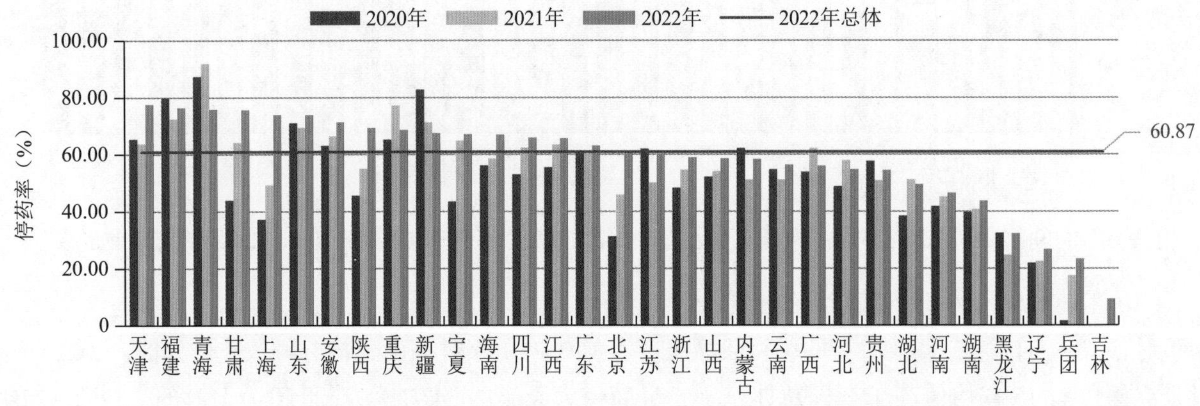

图 5-1-3-42　2020—2022 年各省（自治区、直辖市）三级公立医院子宫肌瘤患者抗菌药物术后 48 小时内停药率

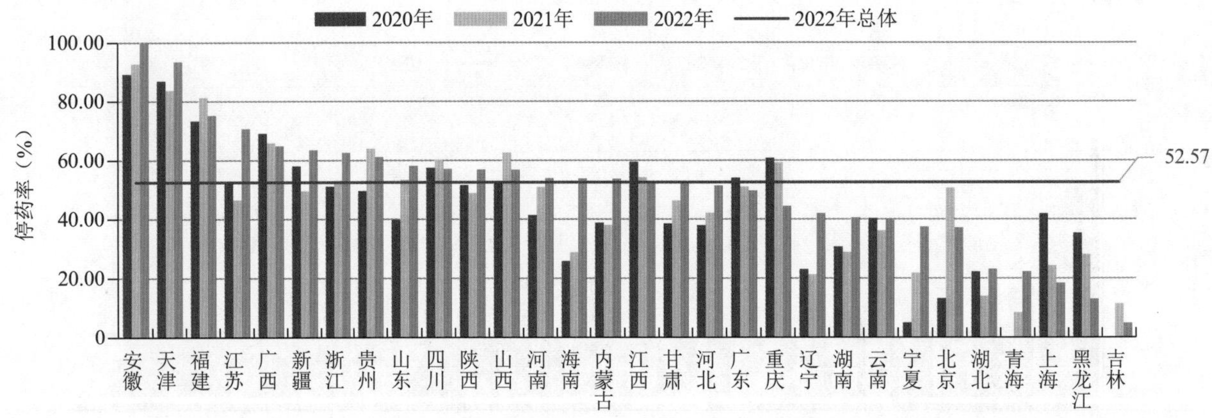

图 5-1-3-43　2020—2022 年各省（自治区、直辖市）二级公立医院子宫肌瘤患者抗菌药物术后 48 小时内停药率

（5）抗菌涂层缝线使用率

对各省（自治区、直辖市）的子宫肌瘤患者抗菌涂层缝线使用率进行分析，2022 年三级公立医院有 16 省均值高于全国总体水平，最高值为吉林的 100%，最低值为兵团的 4.55%；二级公立医院有 15 省均值高于全国总体水平，最高值为宁夏的 89.72%，最低值为吉林的 0（图 5-1-3-44、图 5-1-3-45）。

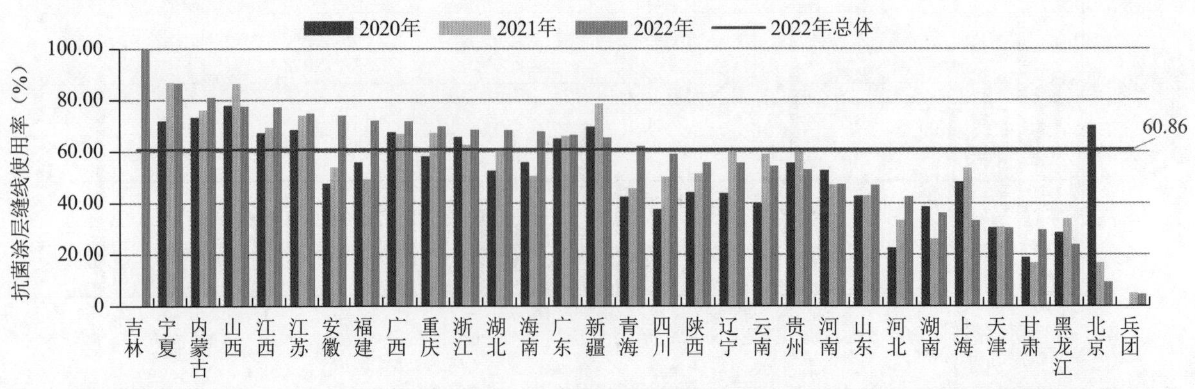

图 5-1-3-44　2020—2022 年各省（自治区、直辖市）三级公立医院子宫肌瘤患者抗菌涂层缝线使用率

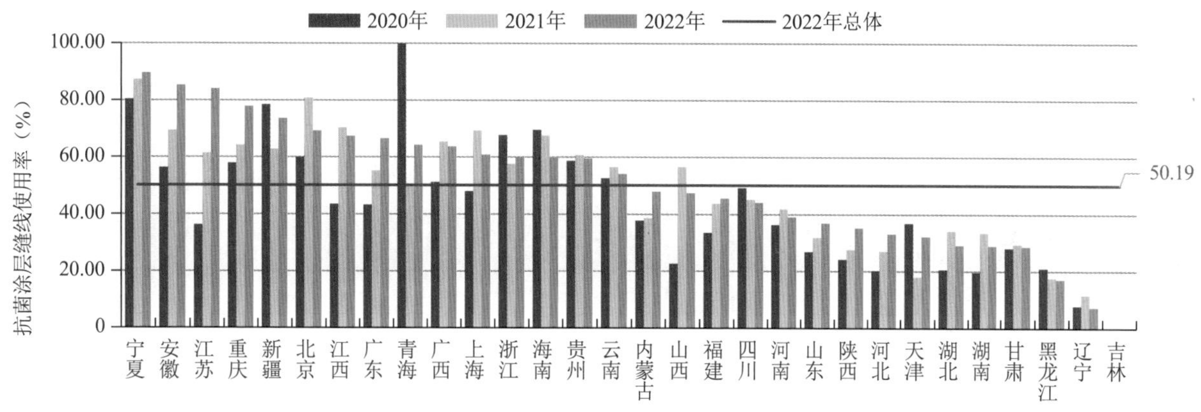

图 5-1-3-45 2020—2022 年各省（自治区、直辖市）二级公立医院子宫肌瘤患者抗菌涂层缝线使用率

（6）仅清洁或剪刀去除毛发人数占比

对各省（自治区、直辖市）的子宫肌瘤患者仅清洁或剪刀去除毛发人数占比进行分析，2022 年三级公立医院有 12 省均值高于全国总体水平，最高值为北京的 83.27%，最低值为吉林的 0；二级公立医院有 9 省均值高于全国总体水平，最高值为北京的 43.55%，最低值为吉林的 0（图 5-1-3-46、图 5-1-3-47）。

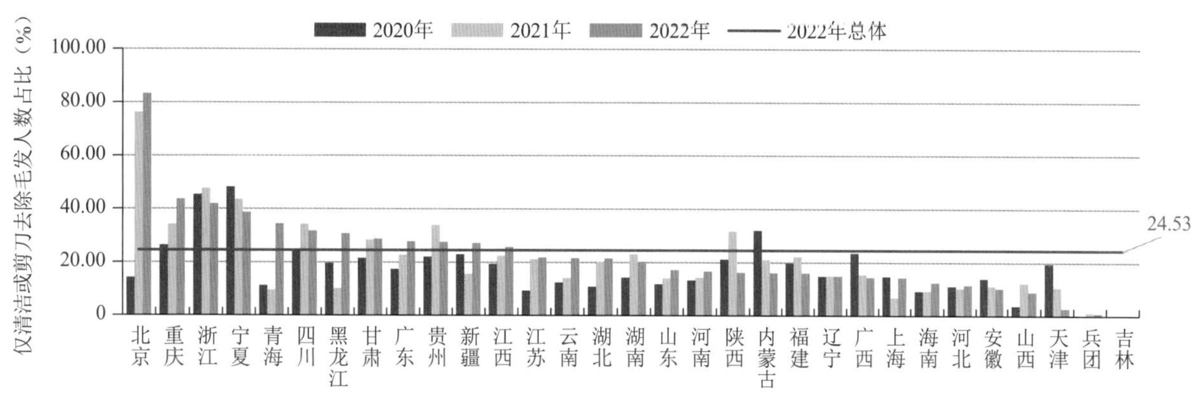

图 5-1-3-46 2020—2022 年各省（自治区、直辖市）三级公立医院子宫肌瘤患者仅清洁或剪刀去除毛发人数占比

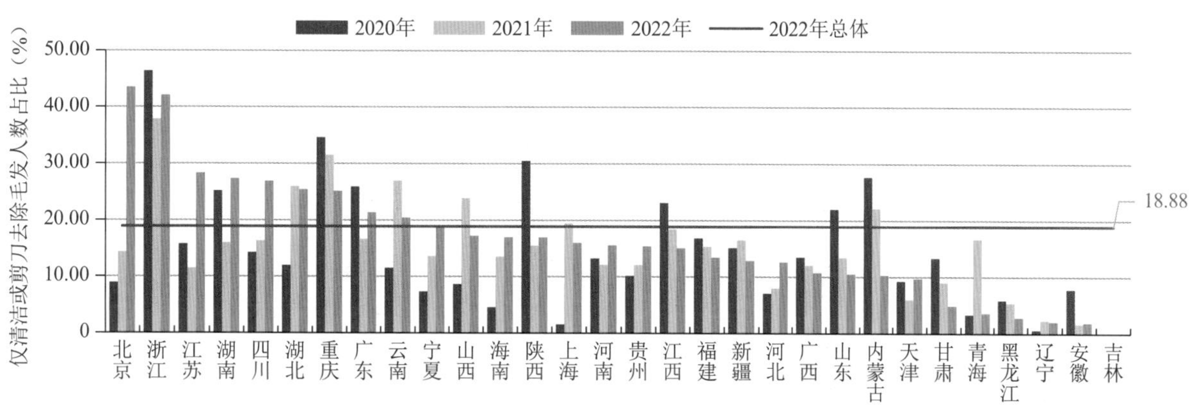

图 5-1-3-47 2020—2022 年各省（自治区、直辖市）二级公立医院子宫肌瘤患者仅清洁或剪刀去除毛发人数占比

（7）手术切口甲级愈合率

对各省（自治区、直辖市）的子宫肌瘤患者手术切口甲级愈合率进行分析，2022 年三级公立医院有 24 省均值高于全国总体水平，最高值为吉林的 100%，最低值为兵团的 67.27%；二级公立医院有 21 省均值高于全国总体水平，最高值为安徽、北京、宁夏、青海、山西、天津、新疆的 100%，最低值为河北的 94.27%（图 5-1-3-48、图 5-1-3-49）。

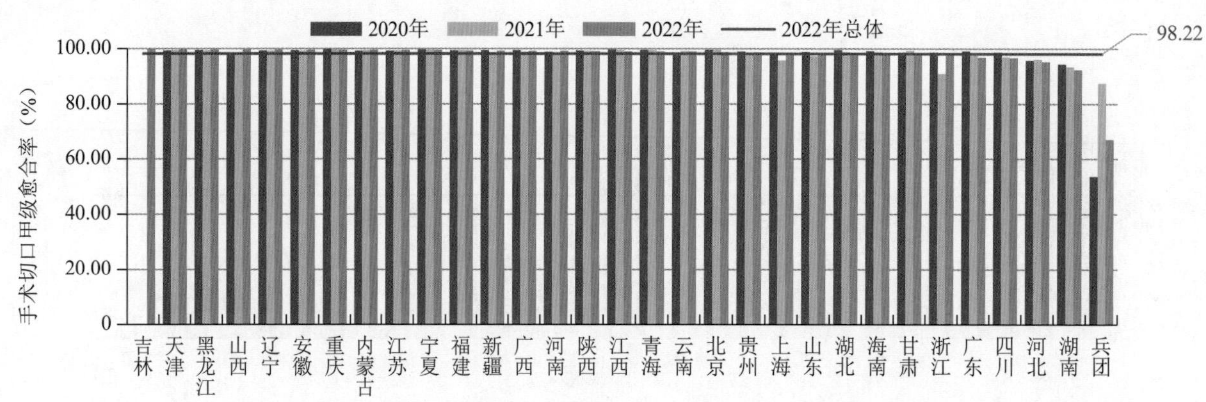

图 5-1-3-48　2020—2022 年各省（自治区、直辖市）三级公立医院子宫肌瘤患者手术切口甲级愈合率

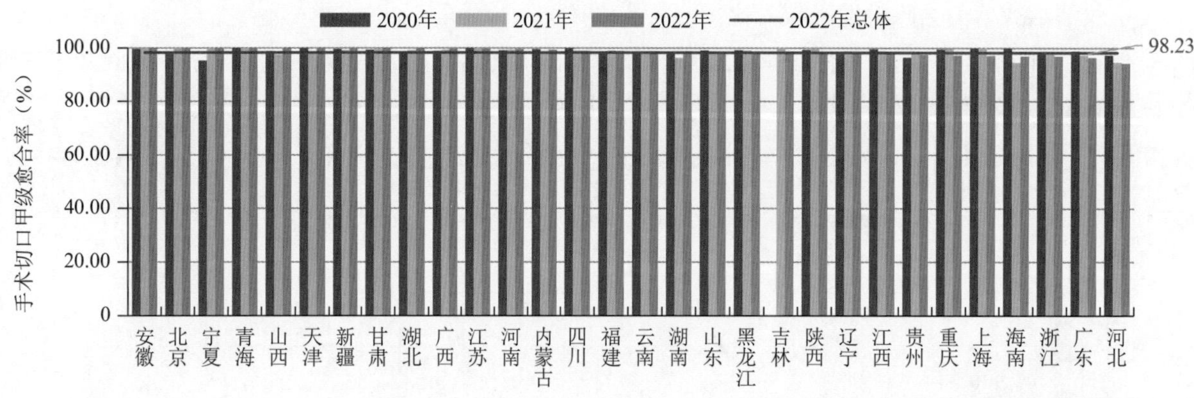

图 5-1-3-49　2020—2022 年各省（自治区、直辖市）二级公立医院子宫肌瘤患者手术切口甲级愈合率

三、肺癌

1. 全国情况

（1）预防性抗菌药物使用率

2020—2022 年肺癌手术患者抗菌药物使用率总体呈上升趋势，由 82.88% 提高至 86.21%。其中 2022 年二级民营医院最高（98.53%），三级公立医院最低（85.90%）（图 5-1-3-50）。

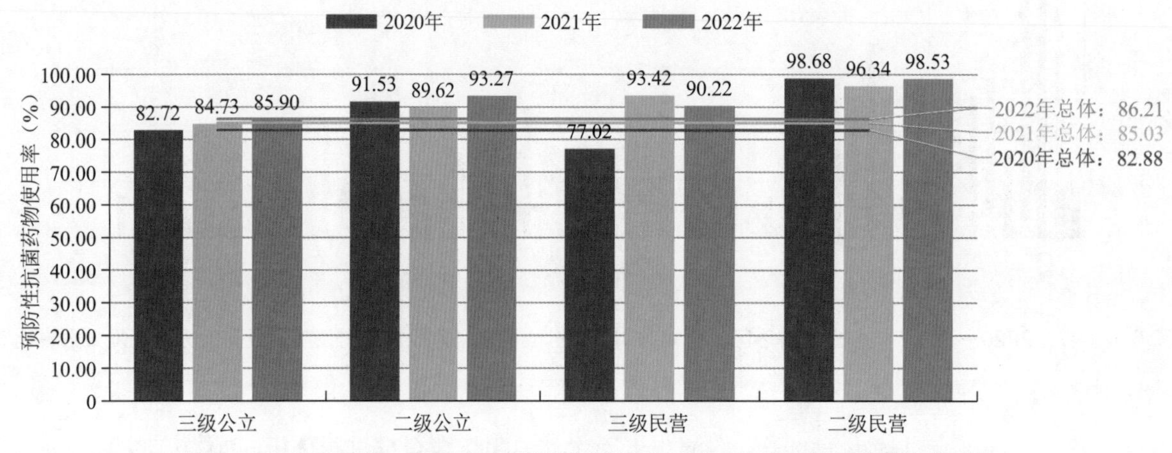

图 5-1-3-50　2020—2022 年全国各类医院肺癌手术患者预防性抗菌药物使用率

（2）一、二代头孢菌素使用率

2020—2022 年肺癌手术前使用抗菌药物为一、二代头孢菌素的患者比例呈波动趋势，分别为

74.02%、70.24%、72.49%。2022 年一、二代头孢菌素使用率最高的为三级民营医院（78.46%），最低的为二级民营医院（17.91%）（图 5–1–3–51）。

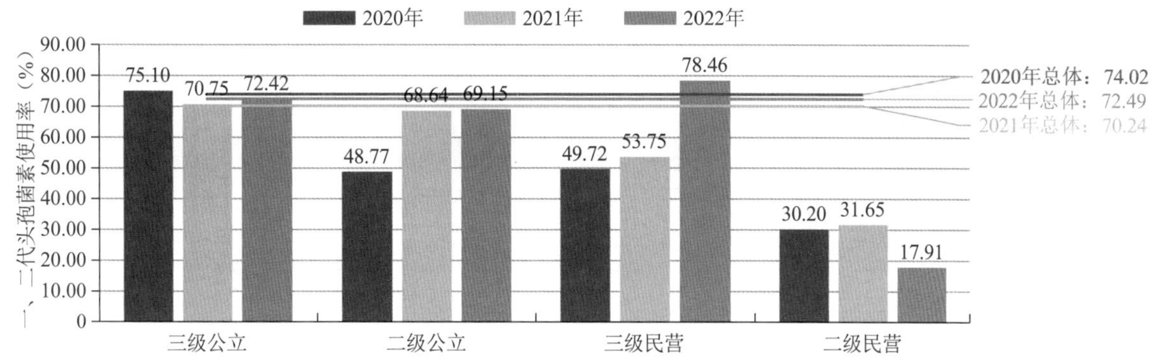

图 5-1-3-51　2020—2022 年全国各类医院肺癌手术患者一、二代头孢菌素使用率

（3）术前抗菌药物给药时间

2020—2022 年肺癌手术患者抗菌药物术前 0.5～1 小时给药率总体呈下降趋势，从 13.01% 降低至 8.27%，二级民营医院给药时间无法记录或不确定较多。二级民营及三级公立医院 2022 年抗菌药物术前 0.5～1 小时给药率与 2021 年相比下降幅度较大（图 5–1–3–52、图 5–1–3–53）。

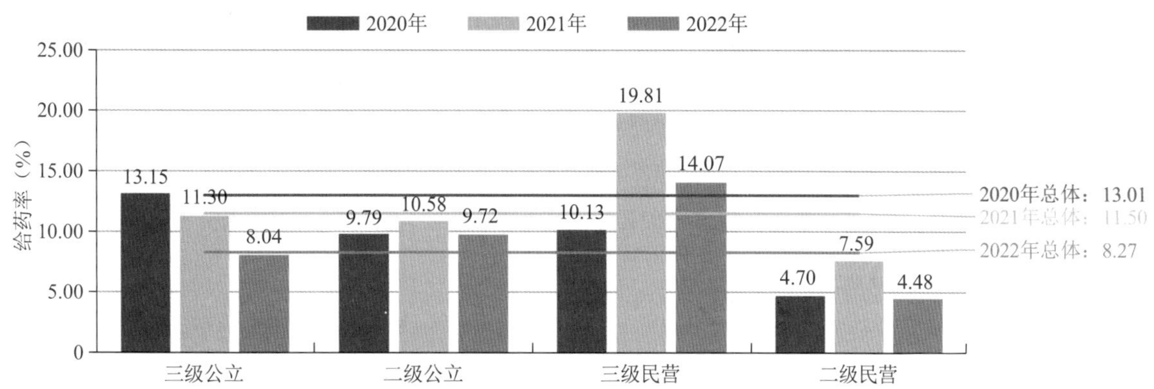

图 5-1-3-52　2020—2022 年全国各类医院肺癌手术患者抗菌药物术前 0.5～1 小时给药率

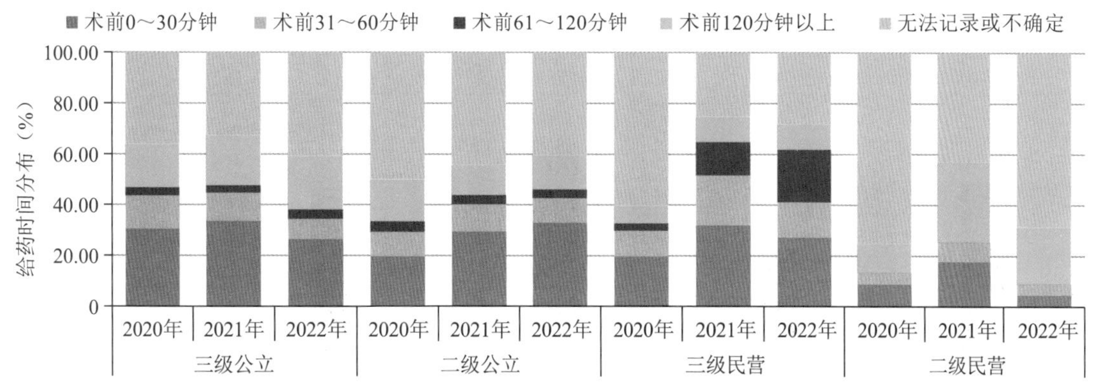

图 5-1-3-53　2020—2022 年全国各类医院肺癌手术患者术前给药时间分布

（4）抗菌药物预防用药时间

2020—2022 年子宫肌瘤手术患者 48 小时内抗菌药物停药率总体呈上升趋势，由 40.40% 提高至 49.54%。其中二级民营医院 48 小时内抗菌药物停药率在各年度均低于其他类别医院，2022 年 48 小时内抗菌药物停药率仅为 8.96%（图 5–1–3–54、图 5–1–3–55）。

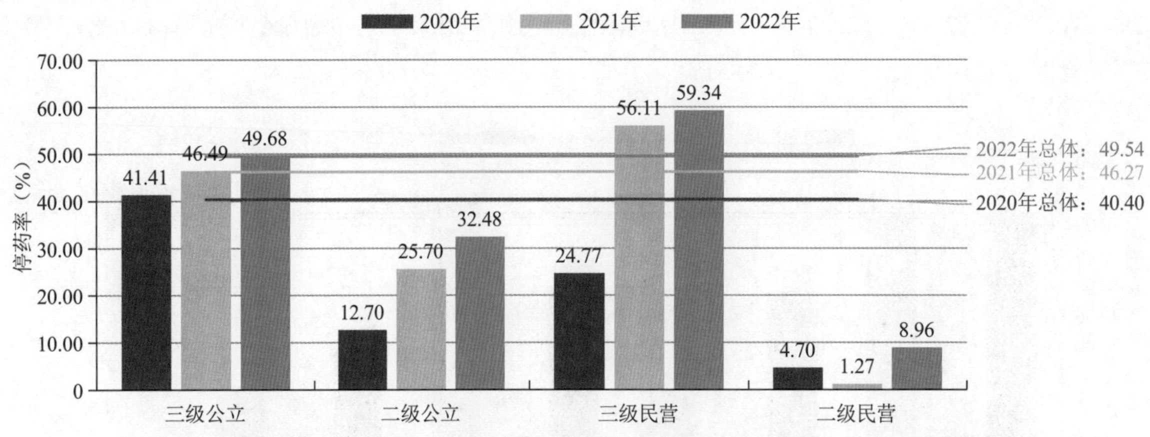

图 5-1-3-54　2020—2022 年全国各类医院肺癌手术患者 48 小时内抗菌药物停药率

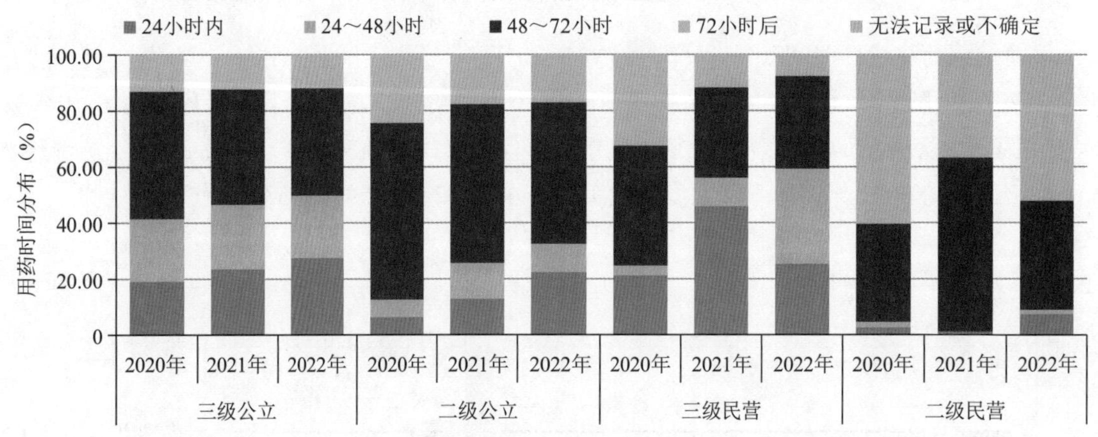

图 5-1-3-55　2020—2022 年全国各类医院肺癌手术患者抗菌药物用药时间分布

（5）手术时间超 3 小时抗菌药物追加率

2020—2022 年肺癌手术患者手术时间超 3 小时抗菌药物追加率总体呈波动趋势，其中三级医院较为平稳，维持在 40% 左右。二级医院手术时间超 3 小时抗菌药物追加率变化程度较大，其中二级公立医院呈波动上升趋势，而二级民营医院呈波动下降趋势（图 5–1–3–56）。

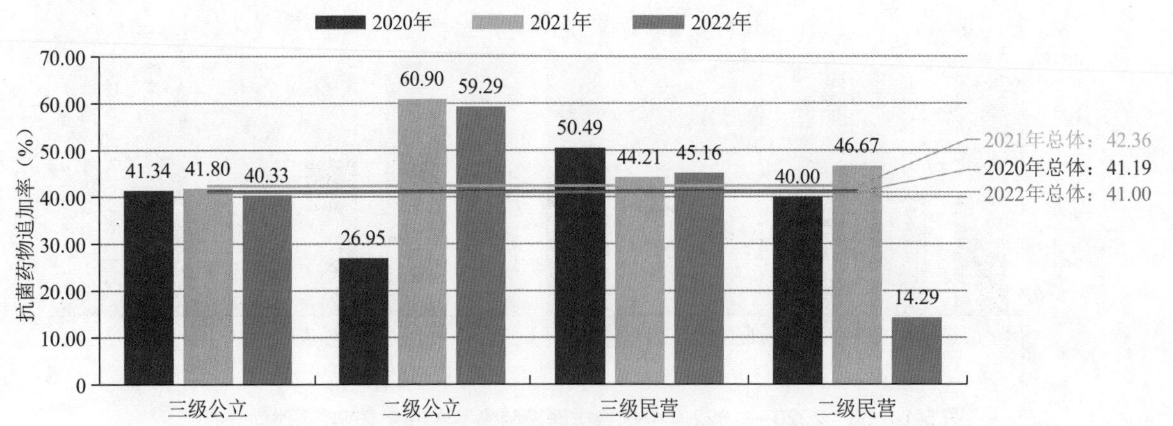

图 5-1-3-56　2020—2022 年全国各类医院肺癌手术患者手术时间超 3 小时抗菌药物追加率

（6）抗菌涂层缝线使用率

2020—2022 年肺癌手术患者抗菌涂层缝线总体使用率呈波动趋势，分别为 36.25%、30.73%、36.51%。其中三级民营医院抗菌涂层缝线使用率上升幅度最大，2022 年达 53.50%（图 5–1–3–57）。

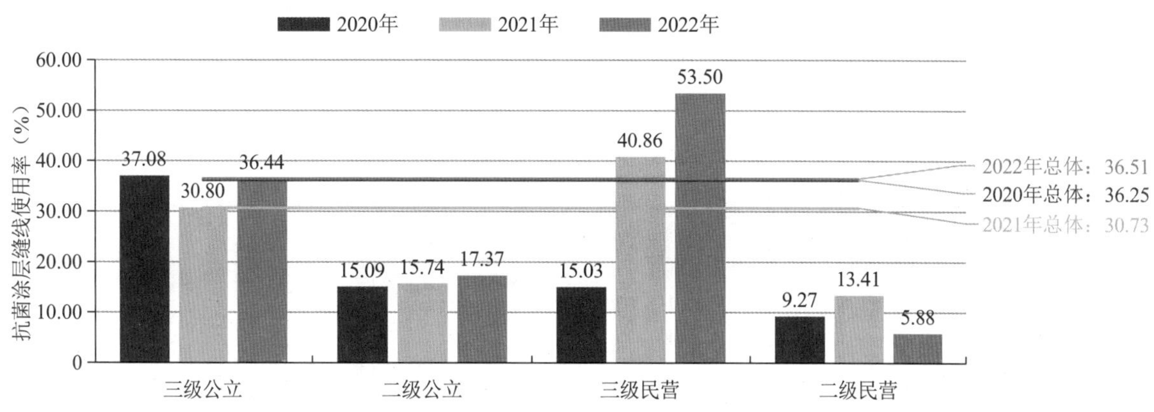

图 5-1-3-57　2020—2022 年全国各类医院肺癌手术患者抗菌涂层缝线使用率

（7）仅清洁或剪刀去除毛发人数占比

2020—2022 年肺癌手术患者仅清洁或剪刀去除毛发人数占比总体呈波动趋势，分别为 39.05%、40.53%、38.62%，其中三级公立医院人数占比分别为 39.53%、40.38% 和 38.90%（图 5-1-3-58）。

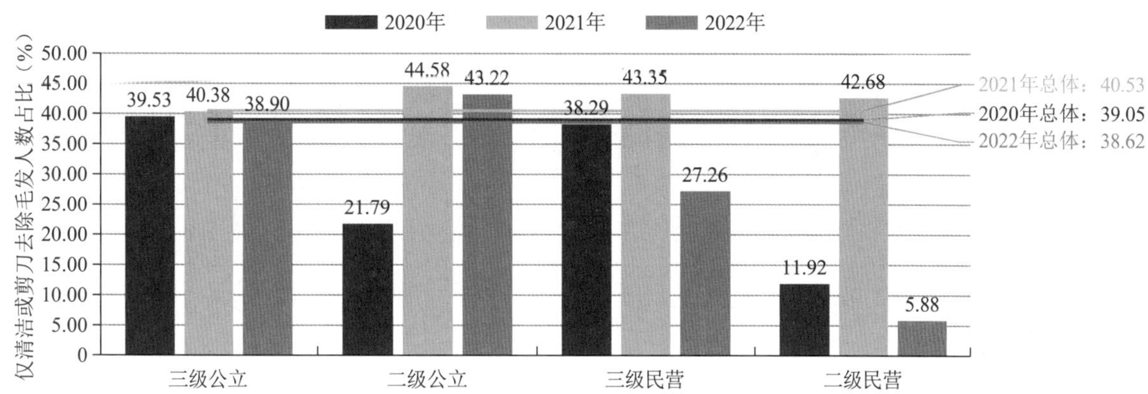

图 5-1-3-58　2020—2022 年全国各类医院肺癌手术患者仅清洁或剪刀去除毛发人数占比

（8）手术切口甲级愈合率

2020—2022 年肺癌手术患者手术切口甲级愈合率总体呈下降趋势，由 98.43% 下降至 96.68%，降低 1.75 个百分点（图 5-1-3-59）。

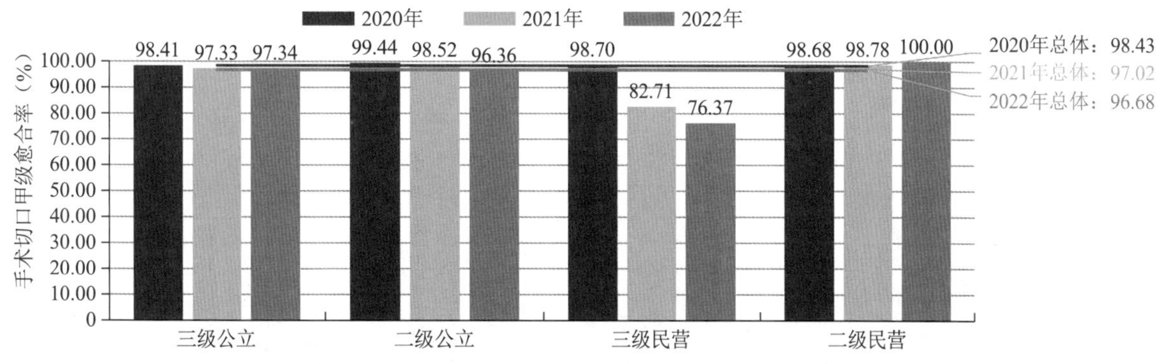

图 5-1-3-59　2020—2022 年全国各类医院肺癌手术患者手术切口甲级愈合率

2. 各省（自治区、直辖市）情况

（1）预防性抗菌药物使用率

对各省（自治区、直辖市）的肺癌患者预防性抗菌药物使用率进行分析，2022 年三级公立医院有 18 省均值高于全国总体水平，最高值为兵团的 100%，最低值为宁夏的 26.84%；二级公立医院有 13 省均值高于全国总体水平，最高值为安徽、甘肃、黑龙江、内蒙古、山西、新疆的 100%，最低值为山东的 80.92%（图 5-1-3-60、图 5-1-3-61）。

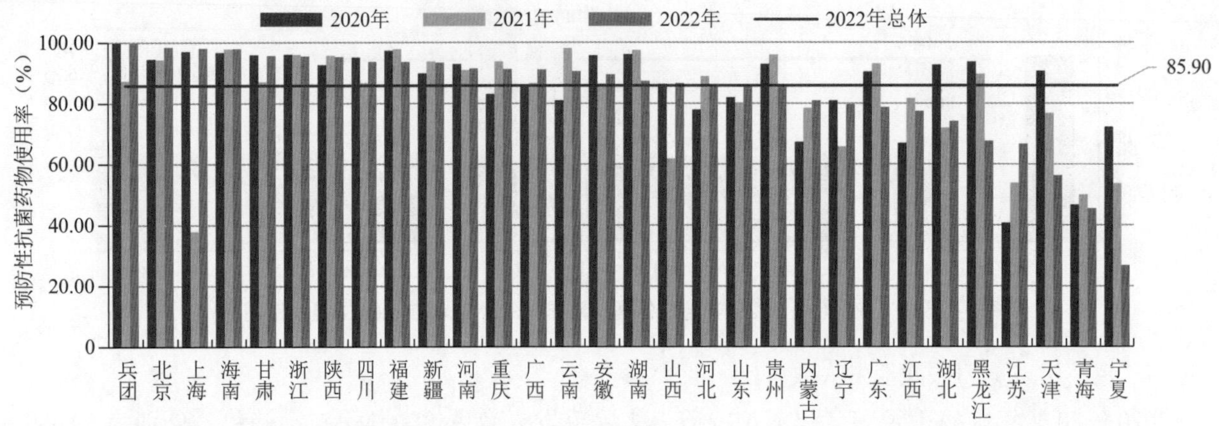

图 5-1-3-60　2020—2022 年各省（自治区、直辖市）三级公立医院肺癌患者预防性抗菌药物使用率

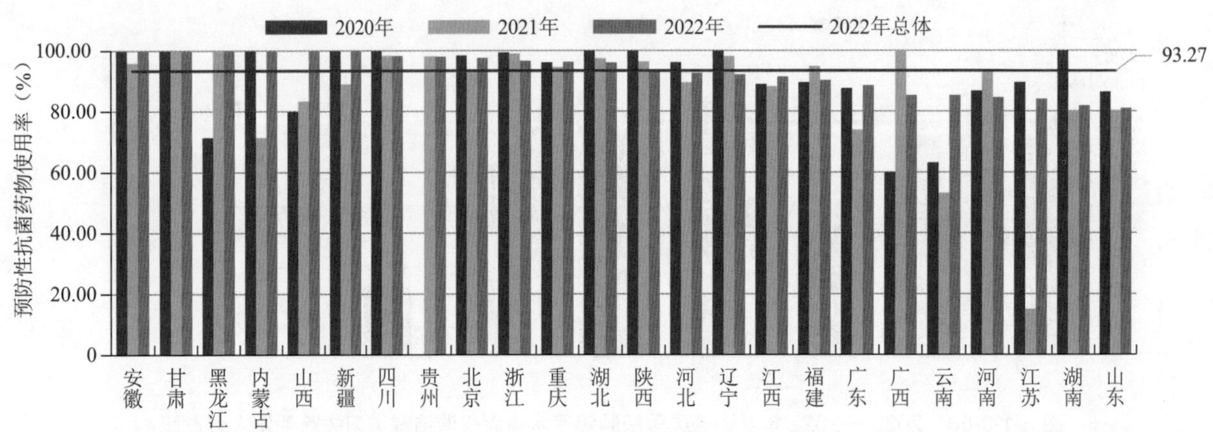

图 5-1-3-61　2020—2022 年各省（自治区、直辖市）二级公立医院肺癌患者预防性抗菌药物使用率

（2）一、二代头孢菌素使用率

对各省（自治区、直辖市）的肺癌患者一、二代头孢菌素使用率进行分析，2022 年三级医院公立有 15 省均值高于全国总体水平，最高值为兵团的 100%，最低值为山西的 7.14%；二级公立医院有 8 省均值高于全国总体水平，最高值为安徽的 100%，最低值为江西的 26.98%（图 5-1-3-62、图 5-1-3-63）。

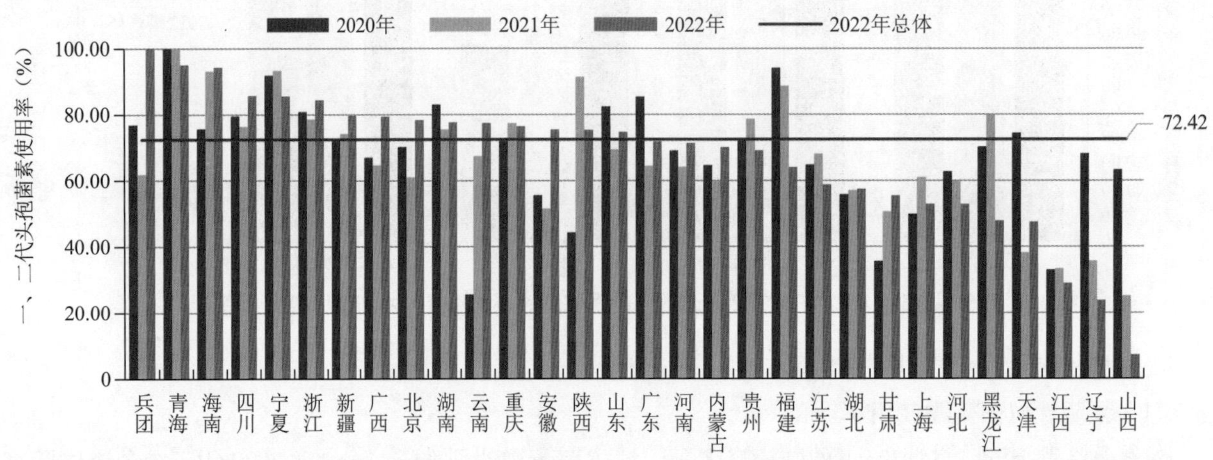

图 5-1-3-62　2020—2022 年各省（自治区、直辖市）三级公立医院肺癌患者一、二代头孢菌素使用率

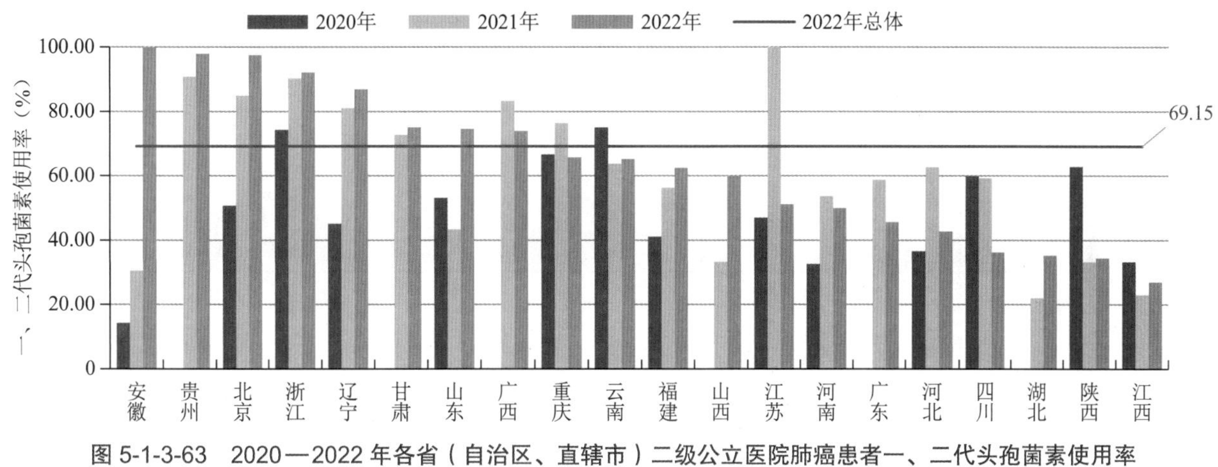

图 5-1-3-63　2020—2022 年各省（自治区、直辖市）二级公立医院肺癌患者一、二代头孢菌素使用率

（3）术前 0.5～1 小时抗菌药物给药率

对各省（自治区、直辖市）的肺癌患者术前 0.5～1 小时抗菌药物给药率进行分析，2022 年三级公立医院有 8 省均值高于全国总体水平，最高值为北京的 26.09%，最低值为上海的 0.92%；二级公立医院有 8 省均值高于全国总体水平，最高值为安徽的 42.86%，最低值为广东的 2.17%（图 5-1-3-64、图 5-1-3-65）。

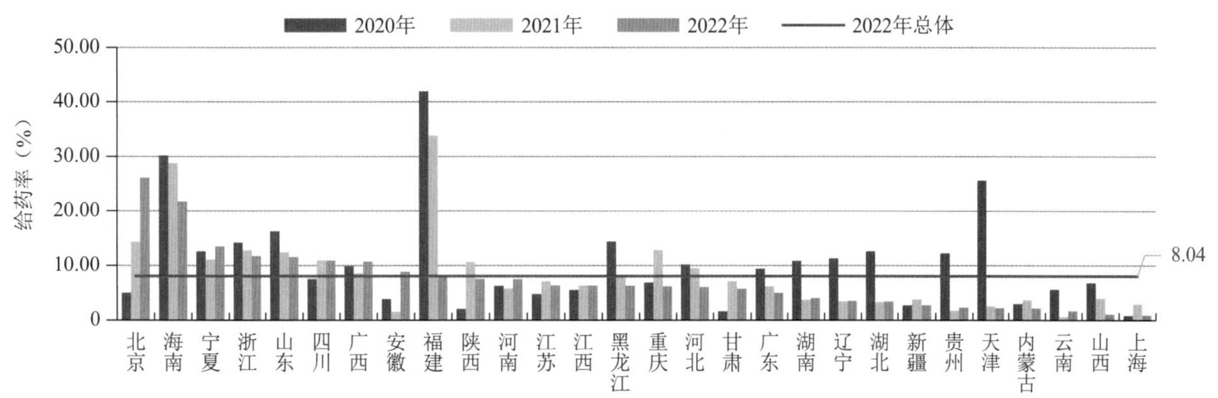

图 5-1-3-64　2020—2022 年各省（自治区、直辖市）三级公立医院肺癌患者术前 0.5～1 小时抗菌药物给药率

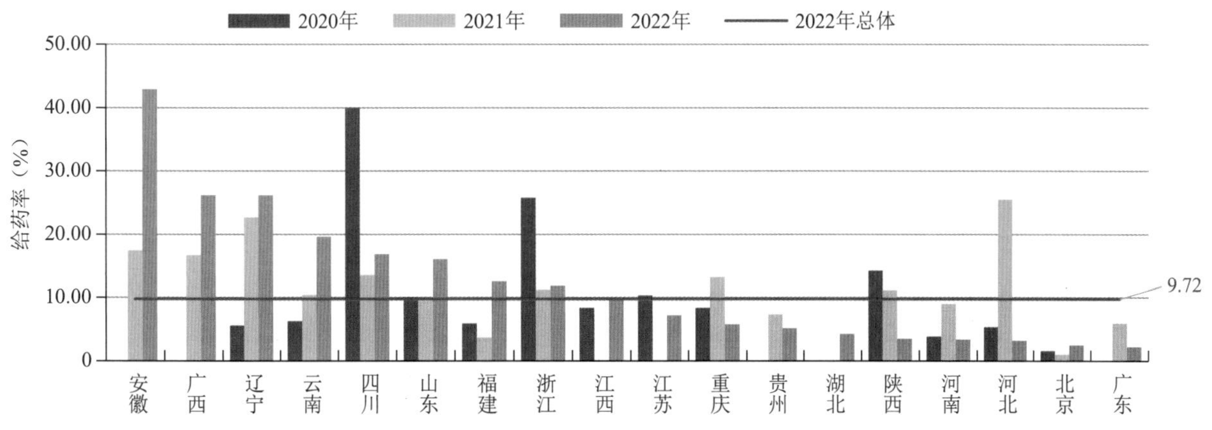

图 5-1-3-65　2020—2022 年各省（自治区、直辖市）二级公立医院肺癌患者术前 0.5～1 小时抗菌药物给药率

（4）抗菌药物术后 48 小时内停药率

对各省（自治区、直辖市）的肺癌患者抗菌药物术后 48 小时内停药率进行分析，2022 年三级公立医院有 7 省均值高于全国总体水平，最高值为福建的 83.18%，最低值为辽宁的 7.89%；二级公立医院有 4 省

均值高于全国总体水平，最高值为广西的78.26%，最低值为辽宁及山西的0（图5-1-3-66、图5-1-3-67）。

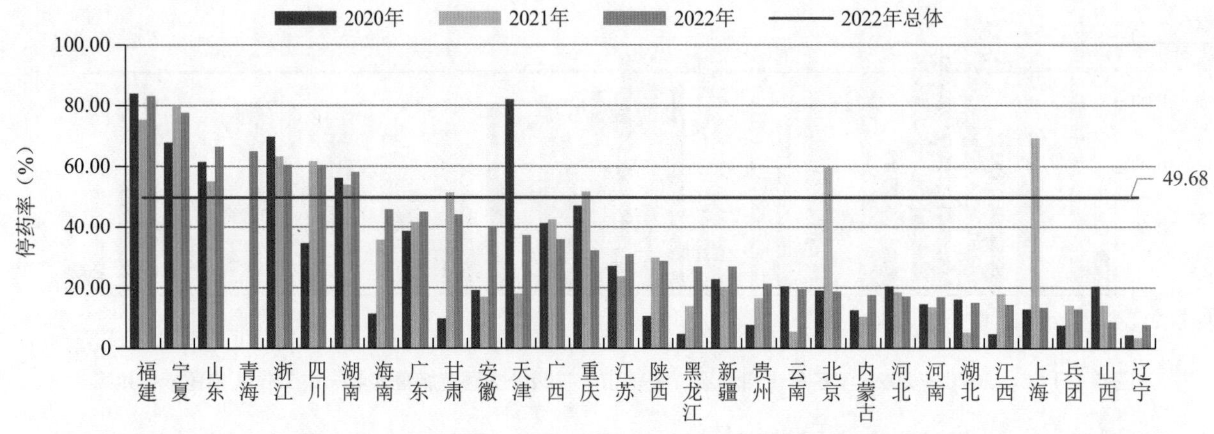

图5-1-3-66　2020—2022年各省（自治区、直辖市）三级公立医院肺癌患者抗菌药物术后48小时内停药率

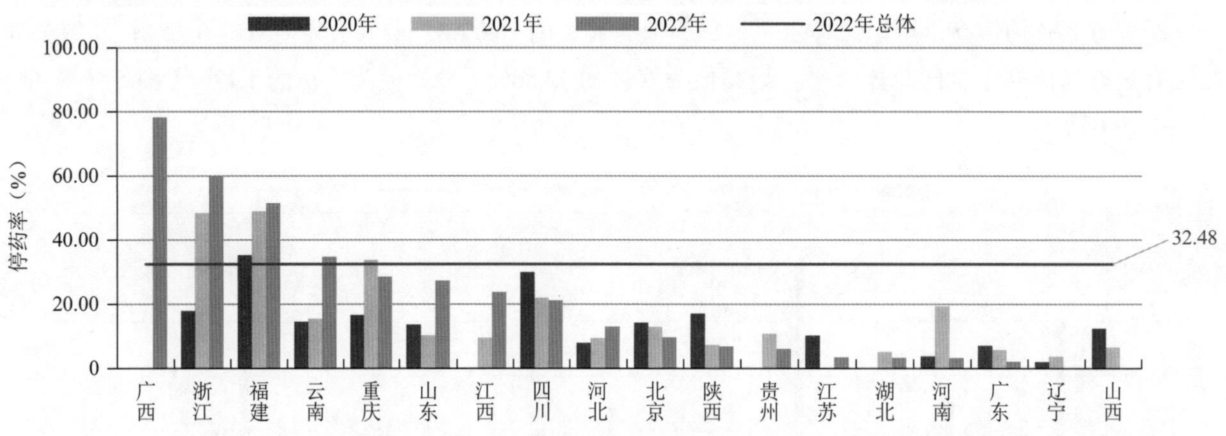

图5-1-3-67　2020—2022年各省（自治区、直辖市）二级公立医院肺癌患者抗菌药物术后48小时内停药率

（5）抗菌涂层缝线使用率

对各省（自治区、直辖市）的肺癌患者抗菌涂层缝线使用率进行分析，2022年三级公立医院有10省均值高于全国总体水平，最高值为海南的91.98%，最低值为青海、新疆的0；二级公立医院有7省均值高于全国总体水平，最高值为甘肃的100%，最低值为安徽、河南、湖南、辽宁、山西、陕西的0（图5-1-3-68、图5-1-3-69）。

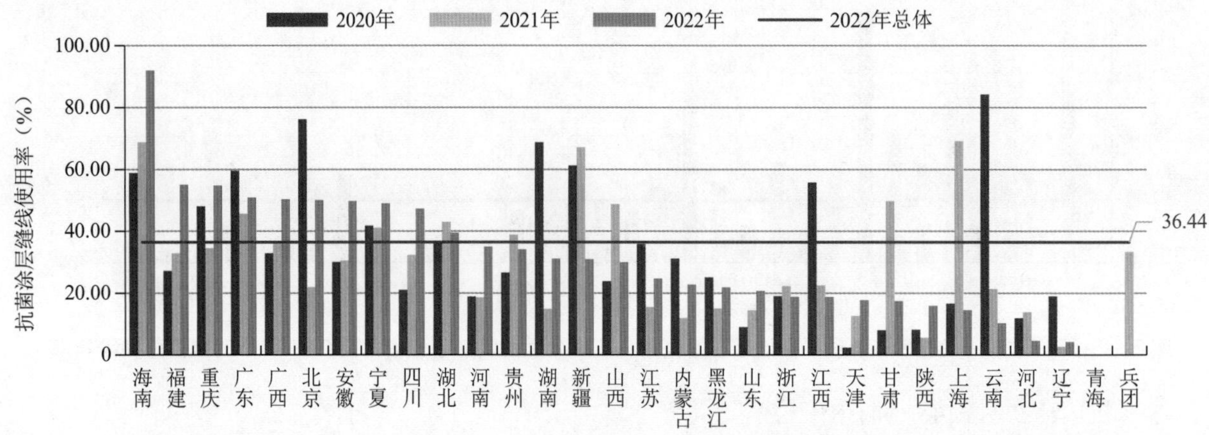

图5-1-3-68　2020—2022年各省（自治区、直辖市）三级公立医院肺癌患者抗菌涂层缝线使用率

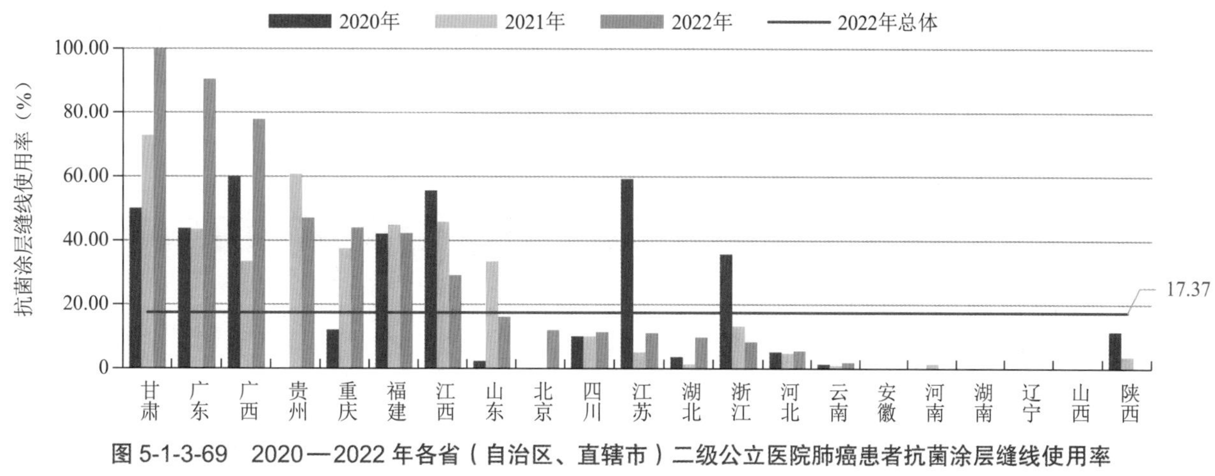

图 5-1-3-69　2020—2022 年各省（自治区、直辖市）二级公立医院肺癌患者抗菌涂层缝线使用率

（6）仅清洁或剪刀去除毛发人数占比

对各省（自治区、直辖市）的肺癌患者仅清洁或剪刀去除毛发人数占比进行分析，2022 年三级公立医院有 10 省均值高于全国总体水平，最高值为海南的 91.98%，最低值为青海、兵团的 0；二级公立医院有 6 省均值高于全国总体水平，最高值为江西的 75.36%，最低值为广东的 1.92%（图 5-1-3-70、图 5-1-3-71）。

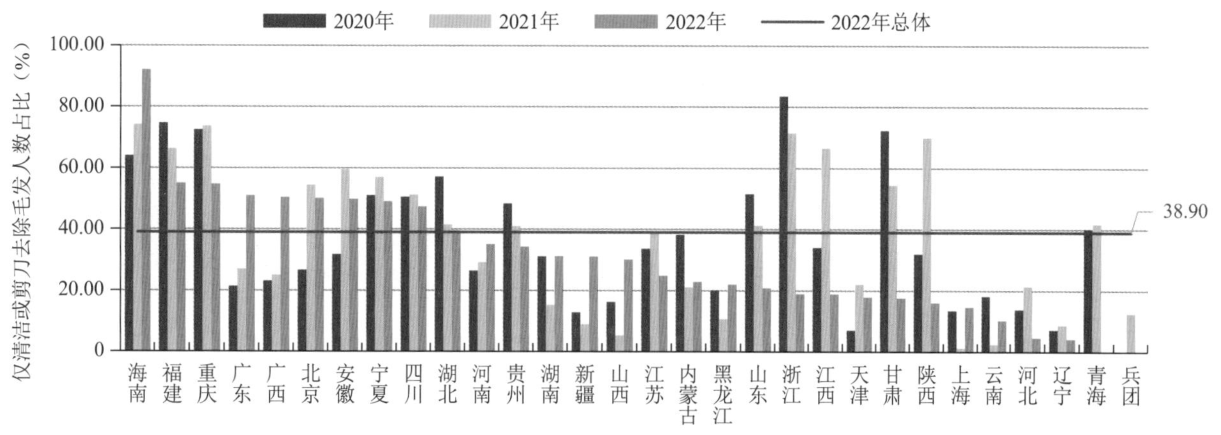

图 5-1-3-70　2020—2022 年各省（自治区、直辖市）三级公立医院肺癌患者仅清洁或剪刀去除毛发人数占比

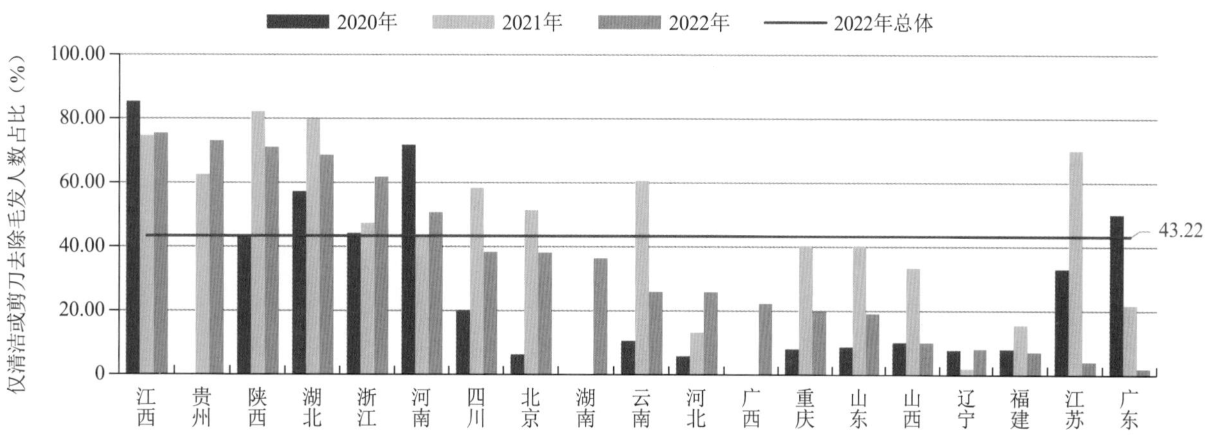

图 5-1-3-71　2020—2022 年各省（自治区、直辖市）二级公立医院肺癌患者仅清洁或剪刀去除毛发人数占比

（7）手术切口甲级愈合率

对各省（自治区、直辖市）的肺癌患者手术切口甲级愈合率进行分析，2022 年三级公立医院有 21

省均值高于全国总体水平，最高值为北京、上海、辽宁、山西的100%，最低值为湖南的81.31%；二级公立医院有15省均值高于全国总体水平，最高值为北京、福建、广西、湖北、湖南、江西、山东、山西、四川、云南的100%，最低值为江苏的48%（图5-1-3-72、图5-1-3-73）。

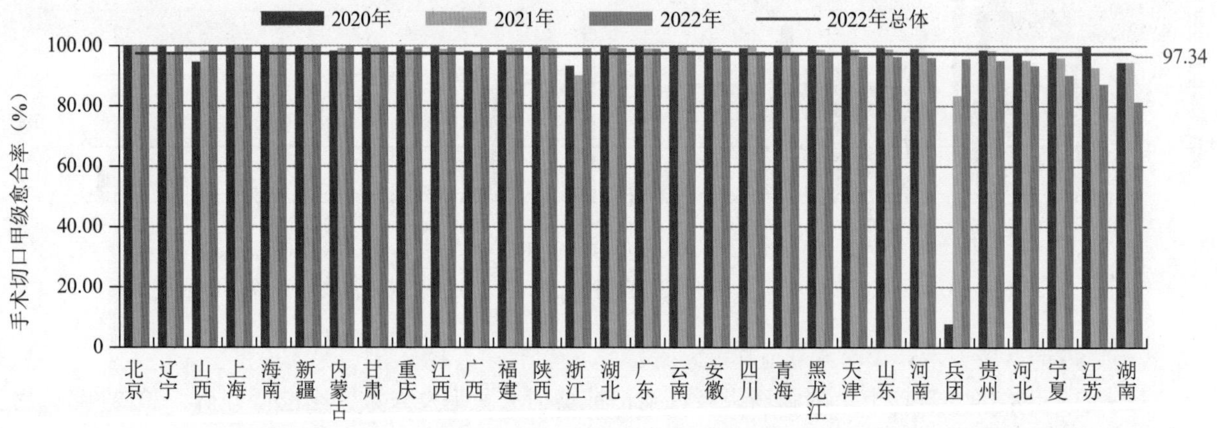

图5-1-3-72　2020—2022年各省（自治区、直辖市）三级公立医院肺癌患者手术切口甲级愈合率

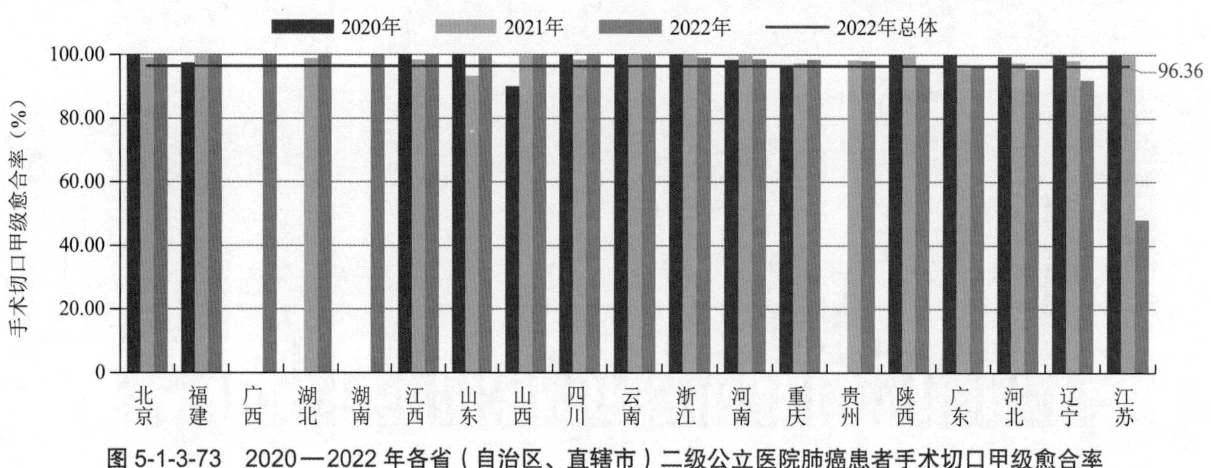

图5-1-3-73　2020—2022年各省（自治区、直辖市）二级公立医院肺癌患者手术切口甲级愈合率

第二章

静脉血栓栓塞症预防

本部分数据来源于 NCIS 医疗质量控制数据收集系统。2022 年有 1537 家医院填报的静脉血栓栓塞症（venous thromboembolism，VTE）预防相关指标为有效数据，并将其纳入本部分分析。其中，综合医院中三级公立 706 家、二级公立 493 家、三级民营 35 家、二级民营 59 家，专科医院 244 家。

1. 各类别医院 VTE 预防措施实施情况

2022 年 VTE 预防措施实施率［接受药物和（或）机械预防］均值为 19.98%，较 2021 年增长 1.50 个百分点。其中，二级民营最高，为 24.21%；三级民营最低，为 14.60%（图 5-2-1-1）。

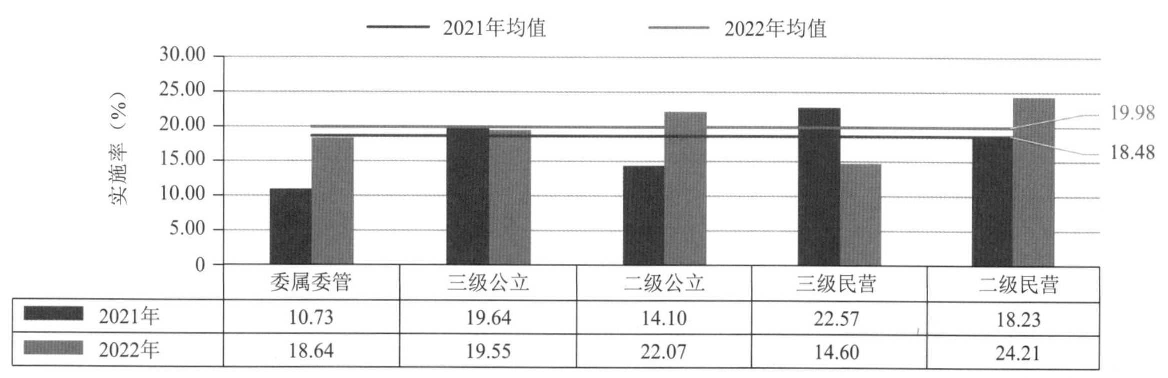

	委属委管	三级公立	二级公立	三级民营	二级民营
2021年	10.73	19.64	14.10	22.57	18.23
2022年	18.64	19.55	22.07	14.60	24.21

图 5-2-1-1　2022 年全国各级各类医院 VTE 预防措施实施率

2. 各省（自治区、直辖市）VTE 预防措施实施情况

对各省（自治区、直辖市）的 VTE 预防措施实施率进行分析，2022 年有 13 省均值高于全国总体水平，其中 VTE 预防措施实施率最高的 3 个为青海（40.55%）、山东（27.13%）、江苏（27.10%），最低的 3 个为黑龙江（7.23%）、吉林（8.21%）、云南（10.16%）（图 5-2-1-2）。

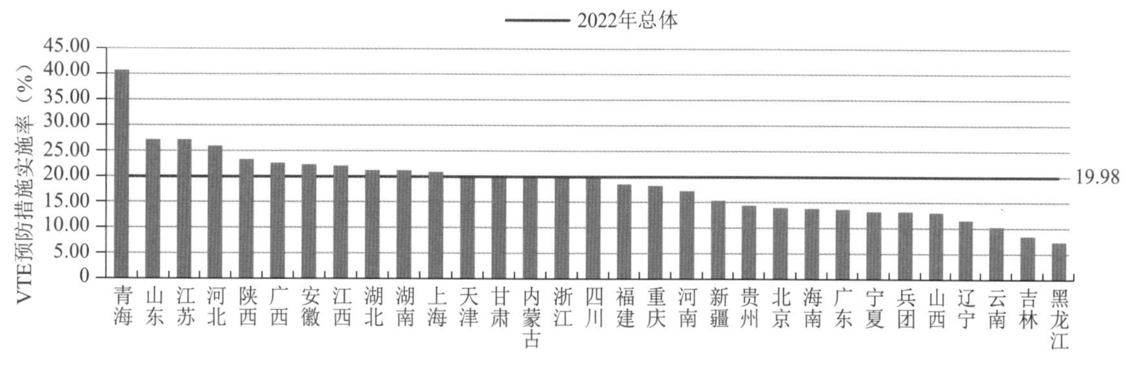

图 5-2-1-2　2022 年各省（自治区、直辖市）VTE 预防措施实施率

第三章

微创手术质量安全

微创手术是通过先进的设备、理念、技术，在最小创伤条件下达到与传统手术一样，甚至优于传统手术的治疗目的而开展的手术，如利用腹腔镜、胸腔镜、纵隔镜、神经内镜、关节镜等现代医疗器械及相关设备经非自然腔道入路进行的手术。微创手术降低了传统手术对人体的伤害，具有创伤小、疼痛轻、恢复快的优越性，极大地减少了疾病给患者带来的不便和痛苦。微创手术更注重患者心理、社会、生理（疼痛）、精神、生活质量的改善与康复，减轻患者的痛苦。

微创手术占比在国家卫生健康委员会二级和三级公立医院绩效考核和公立医院高质量发展评价的评估指标体系中均有要求，在《关于印发全面提升县级医院综合能力工作方案的通知》（国卫医发〔2014〕48号）中，推荐县级医院住院患者微创手术比例≥ 20%。《关于印发全面提升县级医院综合能力工作方案（2018—2020年）的通知》（国卫医发〔2018〕37号）要求，县级医院需提升微创等技术能力。

本部分数据来源于HQMS医院质量监测系统，选择2020—2022年连续上报的8903家医院的数据纳入分析，并将2017年全样本医院数据作为基线进行对比，纳入样本情况详见表5-3-1-1。

表5-3-1-1　2017年及2020—2022年纳入分析医院类型及数量情况

医院类型	年份	三级医院		二级医院		未定级医院	合计（家）
		公立（家）	民营（家）	公立（家）	民营（家）	民营（家）	
综合	2017	1419	40	2481	235	12	4187
	2020	1388	122	2987	766	422	5685
	2021	1483	122	2894	764	421	5684
	2022	1535	123	2827	766	421	5672
专科	2017	627	17	501	69	6	1220
	2020	668	174	758	1175	443	3218
	2021	667	174	758	1175	445	3219
	2022	690	174	750	1172	445	3231
合计	2017	2046	57	2982	304	18	5407
	2020	2056	296	3745	1941	865	8903
	2021	2150	296	3652	1939	866	8903
	2022	2225	297	3577	1938	866	8903

因专科医院收治病种差异，故仅选择开展微创手术占比较高的胸科、妇产、肿瘤、儿童、骨科、心血管病、传染病专科医院和妇幼保健院进行分析。

此外，鉴于民营医院、专科医院数量较少，且专科特色较为明显，本部分各省（自治区、直辖市）相关情况仅对二级和三级公立综合医院进行分析。

一、微创手术开展情况

（一）开展微创手术的医院占比情况

1. 全国情况

2020—2022 年全国开展微创手术的医院占比呈逐年上升趋势，从 2020 年的 68.57% 增长至 2022 年的 71.29%，略低于 2017 年的 73.48%。其中，综合医院从 2020 年的 81.82% 增长至 2022 年的 87.98%，专科医院从 2020 年的 41.32% 增长至 2022 年的 44.84%。委属委管综合医院已全部开展微创手术（图 5-3-1-1）。

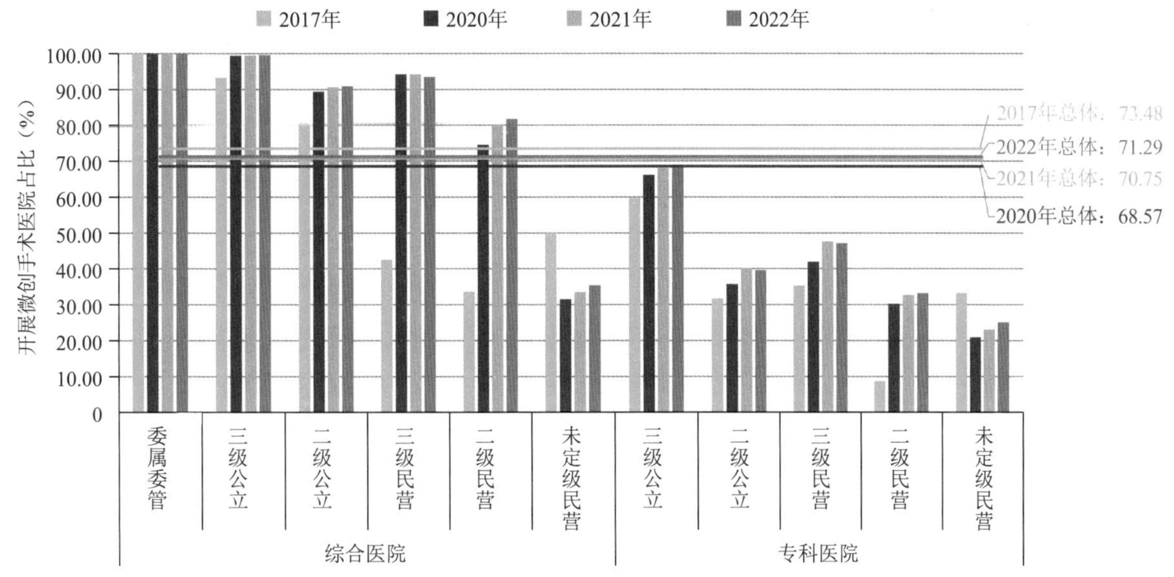

图 5-3-1-1　2017 年及 2020—2022 年全国各类型医院开展微创手术的医院占比

2. 专科医院情况

2017 年及 2020—2022 年胸科、妇产、肿瘤、传染病专科医院及妇幼保健院开展微创手术的医院占比总体呈逐年上升趋势，其中，儿童、骨科及心血管专科医院 2020—2022 年呈上升趋势（图 5-3-1-2）。

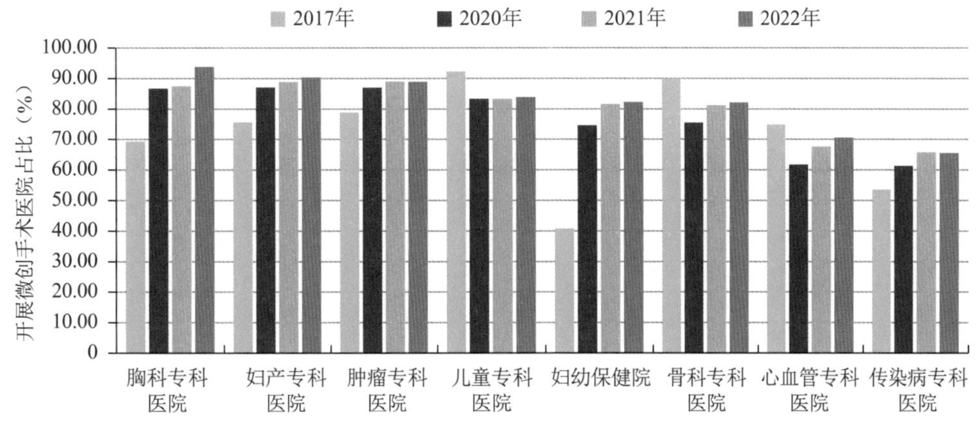

图 5-3-1-2　2017 年及 2020—2022 年纳入分析的专科医院开展微创手术的医院占比

3. 各省（自治区、直辖市）情况

（1）三级公立综合医院

分析 2017 年及 2020—2022 年各省（自治区、直辖市）三级公立综合医院开展微创手术的医院占比，2022 年全国总体为 99.61%，29 个省（自治区、直辖市）三级公立综合医院开展微创手术的医院占比已达到 100%（图 5-3-1-3）。

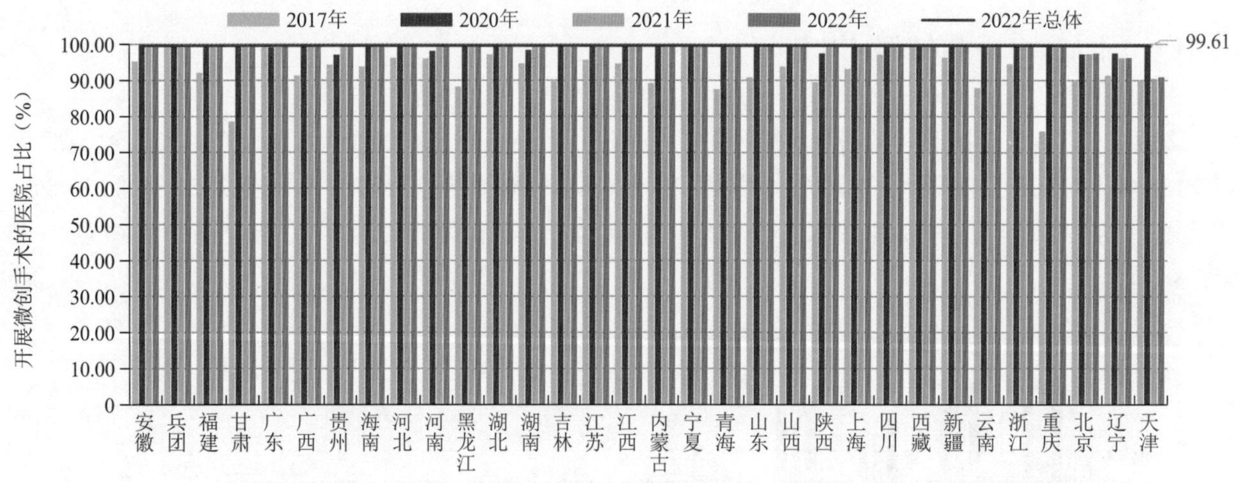

图 5-3-1-3　2017 年及 2020—2022 年各省（自治区、直辖市）三级公立综合医院开展微创手术的医院占比

（2）二级公立综合医院

分析 2017 年及 2020—2022 年各省（自治区、直辖市）二级公立综合医院开展微创手术的医院占比，2022 年全国总体为 90.94%，兵团、浙江、重庆位居全国前 3 位，分别为 100.00%、98.20%、97.67%；西藏、黑龙江、辽宁二级公立综合医院开展微创手术的医院占比相对较低，分别为 54.39%、67.39%、71.08%（图 5-3-1-4）。

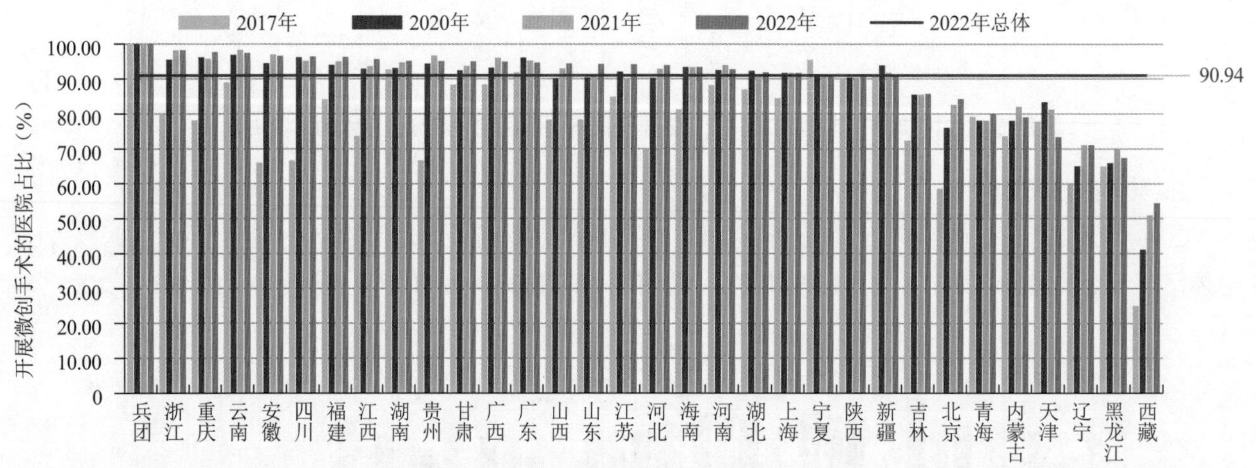

图 5-3-1-4　2017 年及 2020—2022 年各省（自治区、直辖市）二级公立综合医院开展微创手术的医院占比

（二）院均微创手术人次数

1. 全国情况

2017 年及 2020—2022 年全国各类型医院院均微创手术人次数均呈增长趋势，院均微创手术人次数从 906.23 增至 1275.89。其中，委属委管及三级公立综合医院院均微创手术人次数明显高于其他类型医院（图 5-3-1-5）。

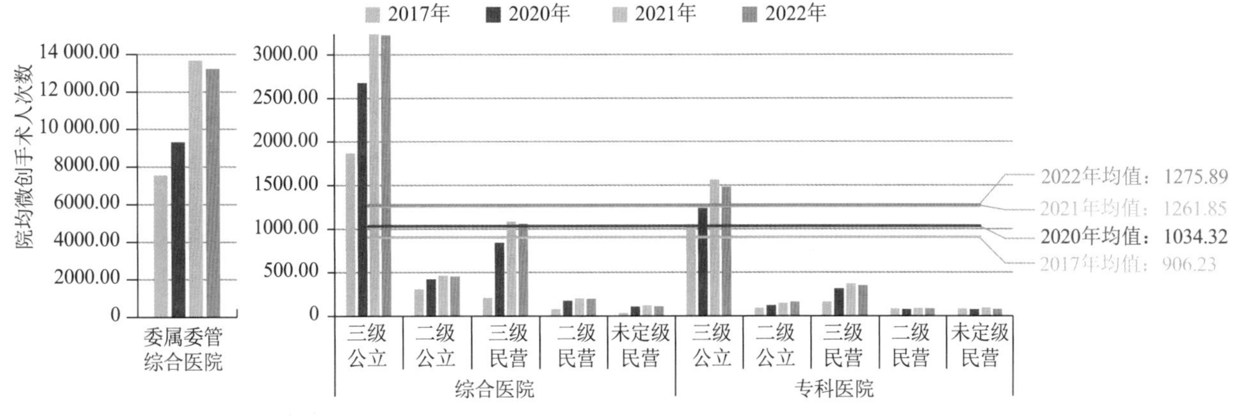

图 5-3-1-5　2017 年及 2020—2022 年全国各类型医院院均微创手术人次数

2. 专科医院情况

2017 年及 2020—2022 年纳入分析的全国各类型专科医院院均微创手术人次数详见图 5-3-1-6，其中，儿童、肿瘤和胸科专科医院院均微创手术人次数相对较高。

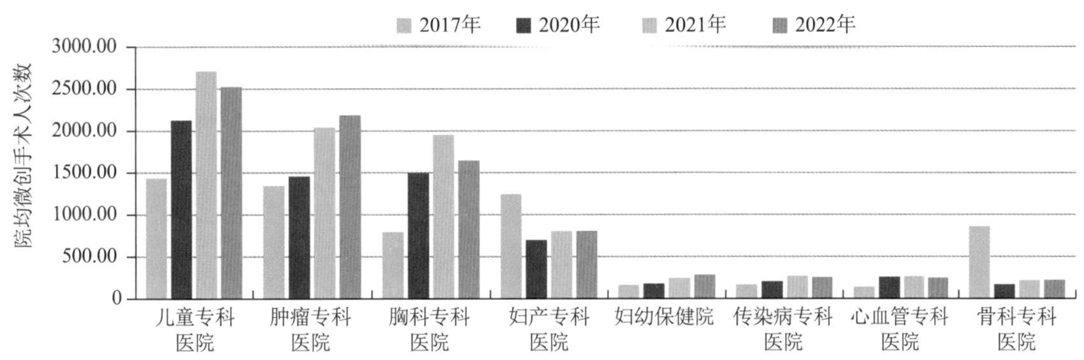

图 5-3-1-6　2017 年及 2020—2022 年纳入分析的专科医院院均微创手术人次数

3. 各省（自治区、直辖市）情况

（1）三级公立综合医院

分析 2017 年及 2020—2022 年各省（自治区、直辖市）三级公立综合医院院均微创手术人次数，2022 年全国均值为 3225.32，浙江、上海、江苏位居全国前 3 位，分别为 6914.13、5822.83 及 4666.99 人次；西藏、兵团、青海院均微创手术人次数相对较低，分别为 600.89、1020.17 及 1298.88 人次（图 5-3-1-7）。

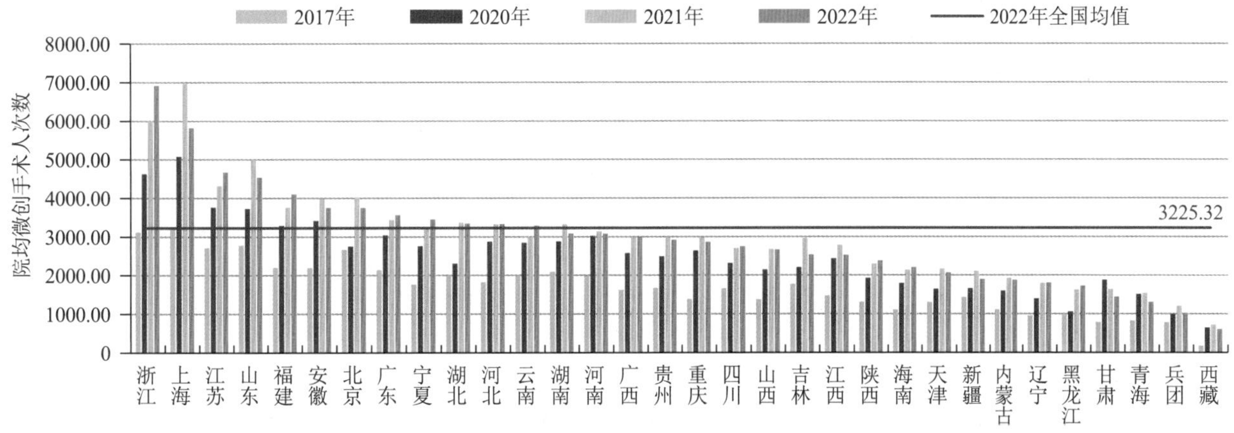

图 5-3-1-7　2017 年及 2020—2022 年全国各省（自治区、直辖市）三级公立综合医院院均微创手术人次数

（2）二级公立综合医院

分析2017年及2020—2022年各省（自治区、直辖市）二级公立综合医院院均微创手术人次数，2022年均值为455.75，安徽、贵州、重庆位居全国前3位，分别为796.25、780.04及765.86人次；西藏、天津、青海院均微创手术人次数相对较低，分别为36.90、124.82及138.66人次（图5-3-1-8）。

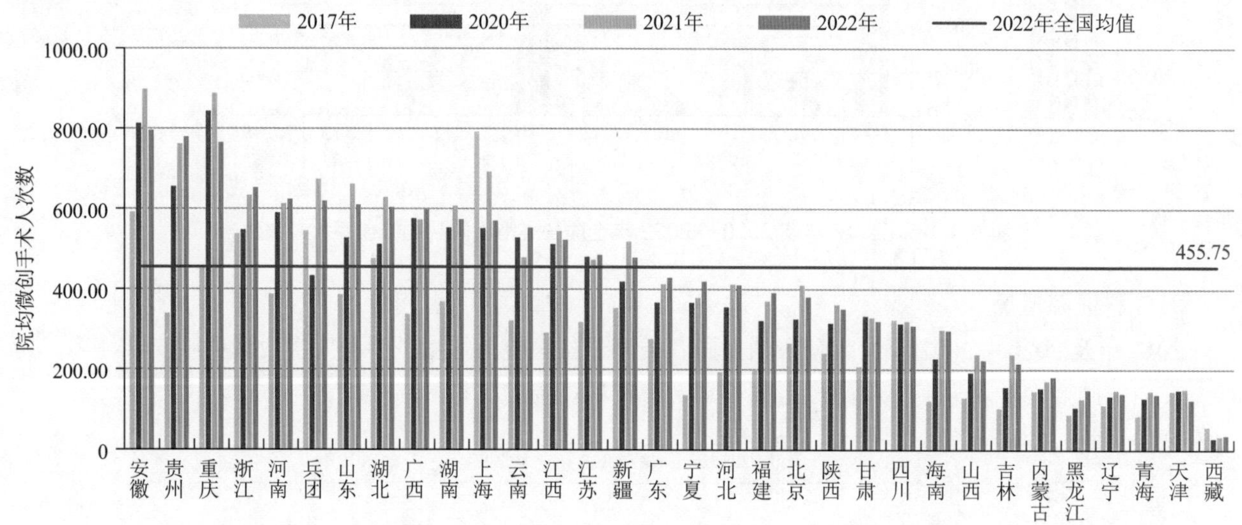

图5-3-1-8 2017年及2020—2022年全国各省（自治区、直辖市）二级公立综合医院院均微创手术人次数

（三）出院患者微创手术占比

1. 全国情况

2017年及2020—2022年全国各类型医院出院患者微创手术占比总体呈逐年上升趋势。其中，委属委管综合医院出院患者微创手术占比最高，2022年达到22.94%，其次为三级公立综合和专科医院，分别为18.70%和16.28%（图5-3-1-9）。

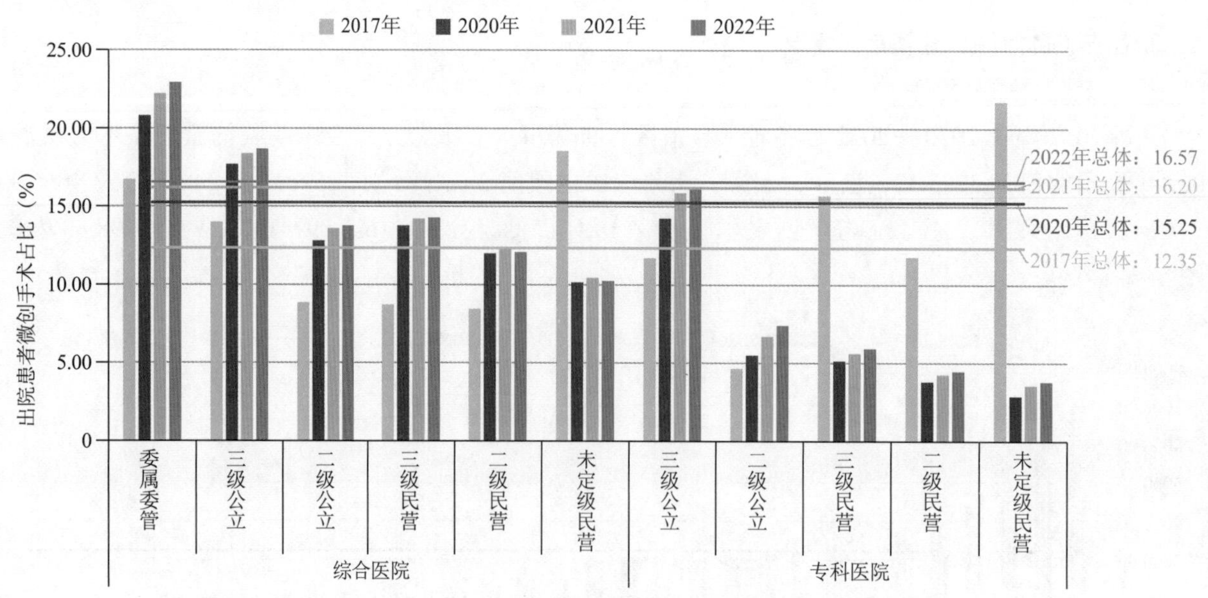

图5-3-1-9 2017年及2020—2022年全国各类型医院出院患者微创手术占比

2. 专科医院情况

2020—2022年除妇产及心血管专科医院外，其余专科医院总体均呈上升趋势。2022年胸科专科医院出院患者微创手术占比较高，为37.46%（图5-3-1-10）。

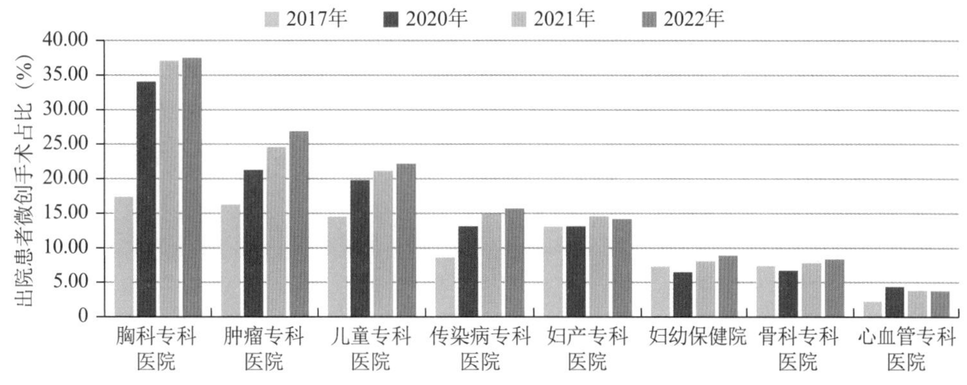

图 5-3-1-10 2017 年及 2020—2022 年纳入分析的专科医院出院患者微创手术占比

3. 各省（自治区、直辖市）情况

（1）三级公立综合医院

分析 2017 年及 2020—2022 年各省（自治区、直辖市）三级公立综合医院出院患者微创手术占比，2022 年全国总体为 18.70%，上海、浙江、四川位居全国前 3 位，分别为 21.85%，21.45%、20.92%；陕西、兵团、广西出院患者微创手术占比相对较低，分别为 14.32%、15.47%、15.58%（图 5-3-1-11）。

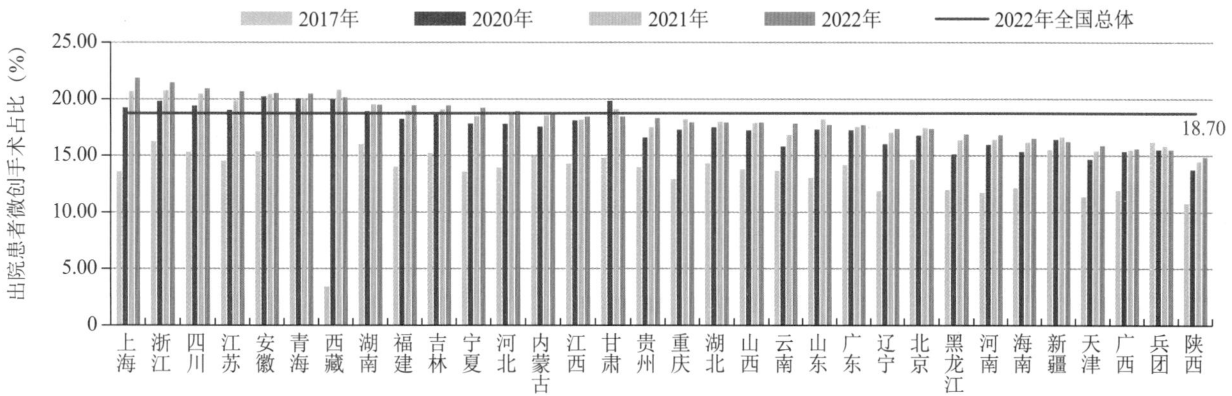

图 5-3-1-11 2017 年及 2020—2022 年各省（自治区、直辖市）三级公立综合医院出院患者微创手术占比

（2）二级公立综合医院

分析 2017 年及 2020—2022 年各省（自治区、直辖市）二级公立综合医院出院患者微创手术占比，2022 年全国总体为 13.77%，青海、新疆、安徽位居全国前 3 位，分别为 20.27%、17.60%、17.59%；辽宁、天津、海南出院患者微创手术占比相对较低，分别为 8.75%、9.04%、10.79%（图 5-3-1-12）。

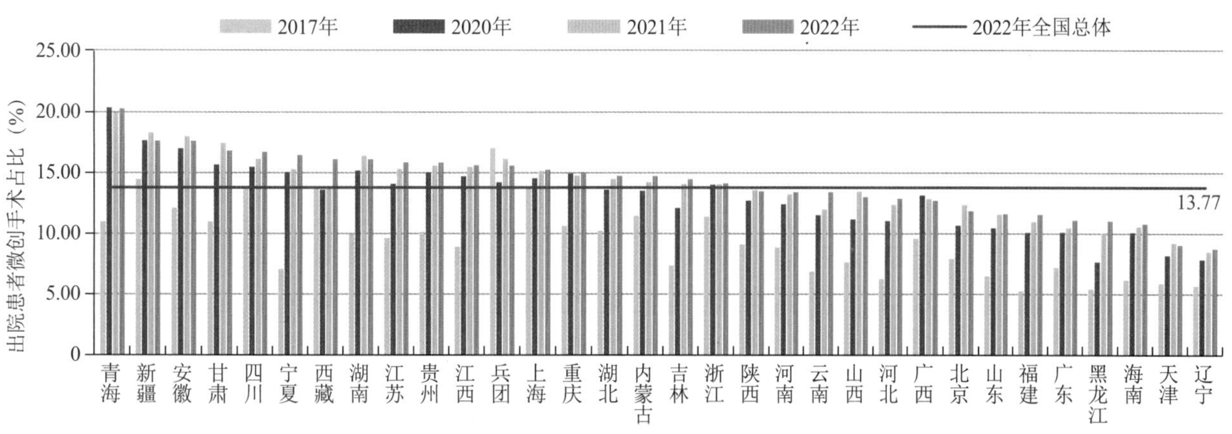

图 5-3-1-12 2017 年及 2020—2022 年各省（自治区、直辖市）二级公立综合医院出院患者微创手术占比

（四）微创手术中日间手术占比

1. 全国情况

2017 年及 2020—2022 年全国各类型医院微创手术中日间手术占比总体呈逐年上升趋势，由 2017 年的 0.70% 上升为 2022 年的 2.17%。2022 年三级公立专科医院微创手术中日间手术占比较高，为 5.16%。（图 5-3-1-13）。

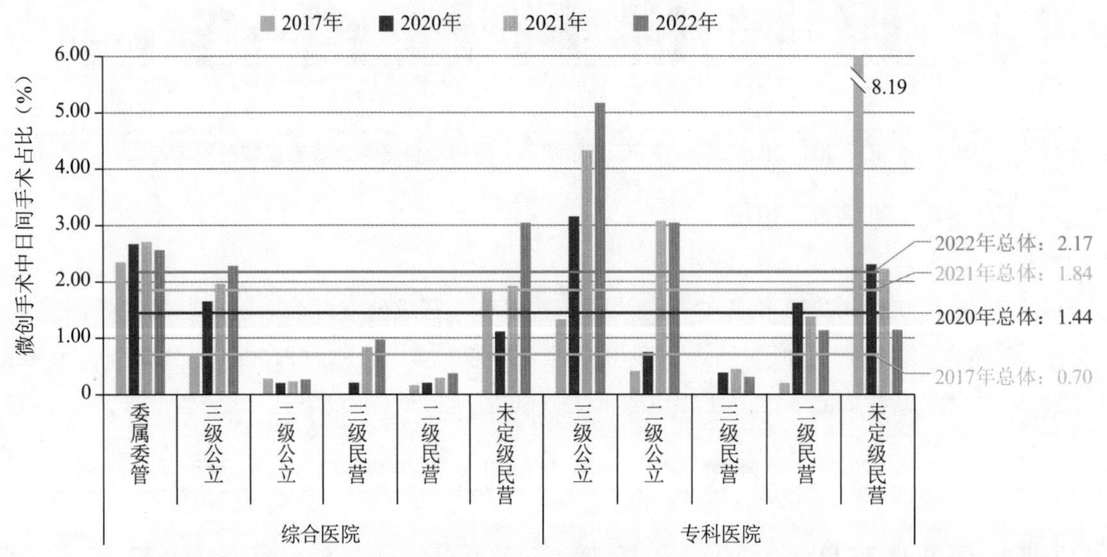

图 5-3-1-13　2017 年及 2020—2022 年全国各类型医院微创手术中日间手术占比

2. 专科医院情况

2017 年及 2020—2022 年儿童专科医院微创手术中日间手术占比相对较高（图 5-3-1-14）。

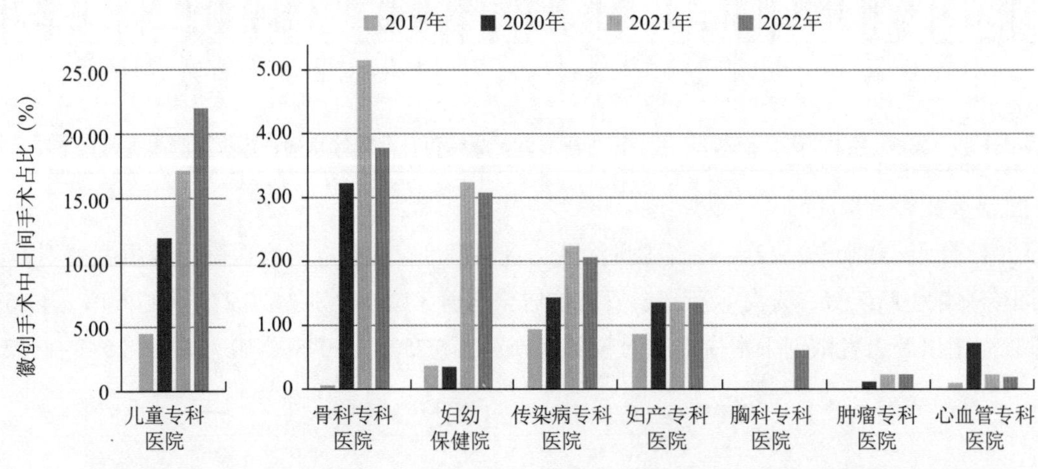

图 5-3-1-14　2017 年及 2020—2022 年纳入分析的专科医院微创手术中日间手术占比

3. 各省（自治区、直辖市）情况

（1）三级公立综合医院

分析 2017 年及 2020—2022 年各省（自治区、直辖市）三级公立综合医院微创手术中日间手术占比，2022 年全国总体为 2.28%，浙江、贵州、宁夏位居全国前 3 位，分别为 8.24%、3.19%、3.16%；西藏、甘肃、湖北微创手术中日间手术占比相对较低，分别为 0.15%、0.45%、0.54%（图 5-3-1-15）。

（2）二级公立综合医院

分析 2017 年及 2020—2022 年各省（自治区、直辖市）二级公立综合医院微创手术中日间手术占比，2022 年全国总体为 0.26%，西藏、兵团、上海位居全国前 3 位，分别为 1.22%、0.77%、0.65%；宁夏、云南、湖南微创手术中日间手术占比相对较低，分别为 0.03%、0.05%、0.06%（图 5-3-1-16）。

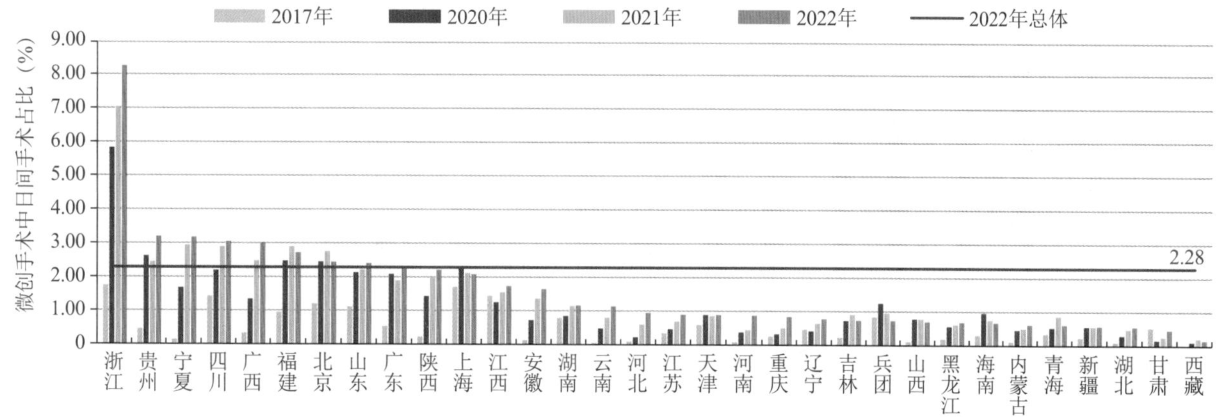

图 5-3-1-15　2017 年及 2020—2022 年各省（自治区、直辖市）三级公立综合医院微创手术中日间手术占比

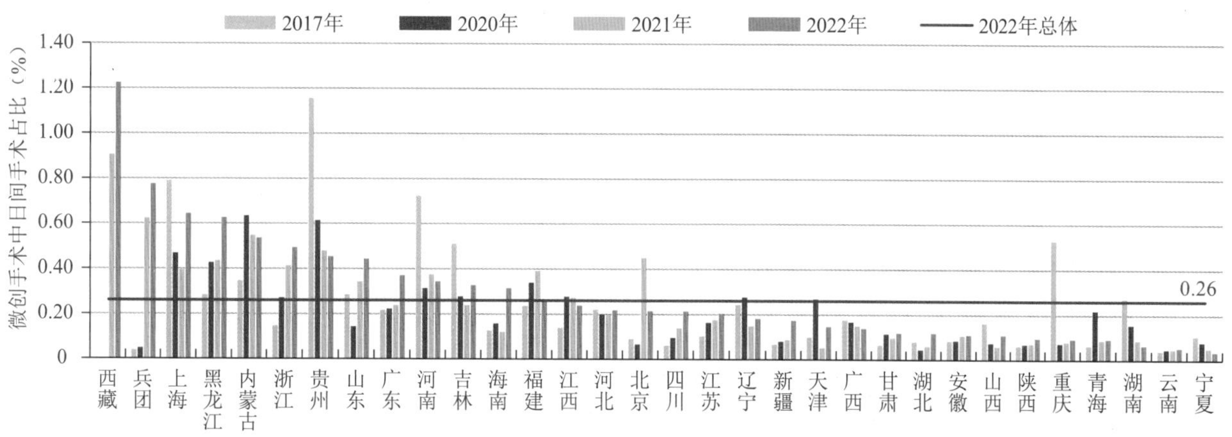

图 5-3-1-16　2017 年及 2020—2022 年各省（自治区、直辖市）二级公立综合医院微创手术中日间手术占比

（五）微创手术中四级手术占比

1. 全国情况

2017 年及 2020—2022 年全国各类型医院微创手术中四级手术占比总体呈逐年上升趋势，由 2017 年的 24.74% 上升为 2022 年的 33.58%。2022 年委属委管综合医院微创手术中四级手术占比较高，为 55.10%（图 5-3-1-17）。

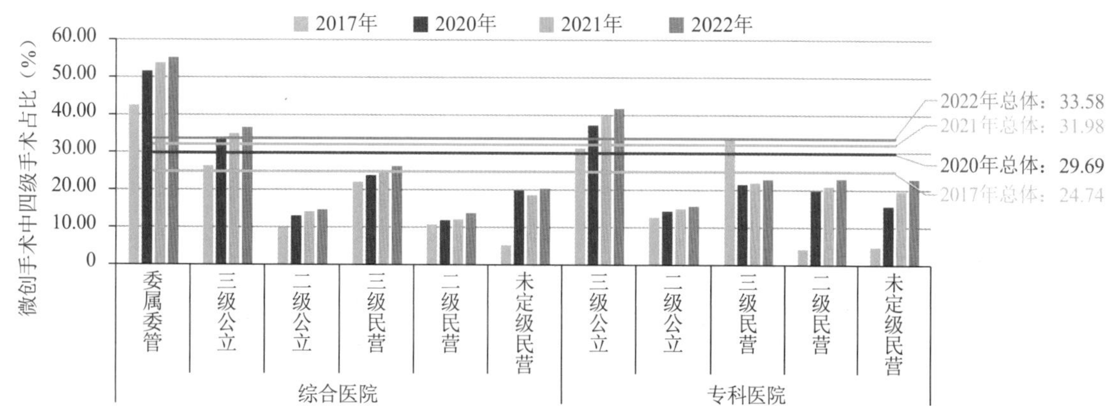

图 5-3-1-17　2017 年及 2020—2022 年全国各类型医院微创手术中四级手术占比

2. 专科医院情况

2017 年及 2020—2022 年胸科专科医院微创手术中四级手术占比相对较高（图 5-3-1-18）。

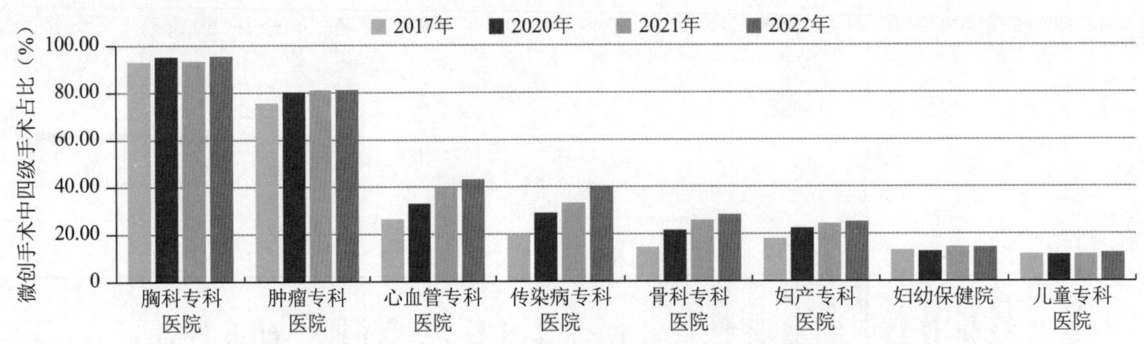

图 5-3-1-18　2017 年及 2020—2022 年纳入分析的专科医院微创手术中四级手术占比

3. 各省（自治区、直辖市）情况

（1）三级公立综合医院

分析 2017 年及 2020—2022 年各省（自治区、直辖市）三级公立综合医院微创手术中四级手术占比，2022 年全国总体为 36.56%，北京、浙江、山东位居全国前 3 位，分别为 46.93%、44.68%、44.16%；西藏、青海、新疆占比相对较低，分别为 9.74%、17.51%、23.93%（图 5-3-1-19）。

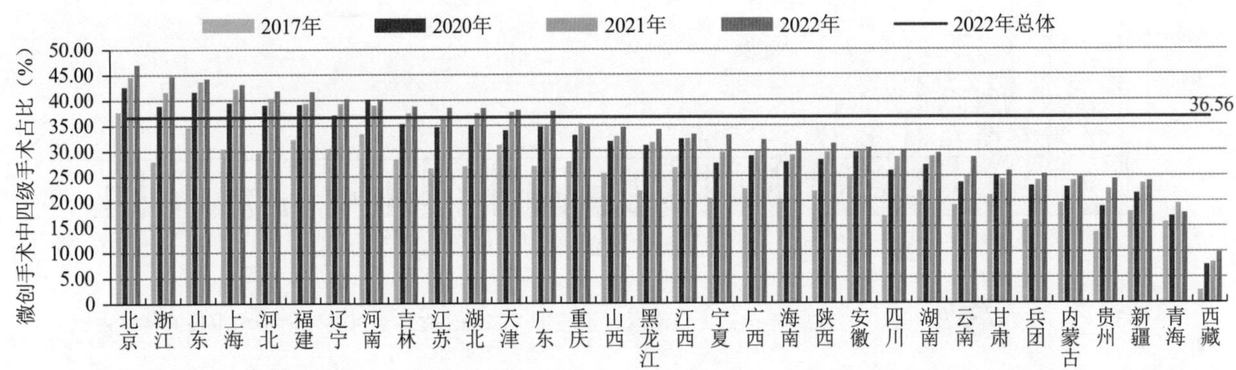

图 5-3-1-19　2017 年及 2020—2022 年各省（自治区、直辖市）三级公立综合医院微创手术中四级手术占比

（2）二级公立综合医院

分析 2017 年及 2020—2022 年各省（自治区、直辖市）二级公立综合医院微创手术中四级手术占比，2022 年全国总体为 14.87%，北京、山东、浙江位居全国前 3 位，分别为 43.15%、23.26%、22.57%；西藏、青海、新疆占比相对较低，分别为 2.23%、3.49%、4.56%（图 5-3-1-20）。

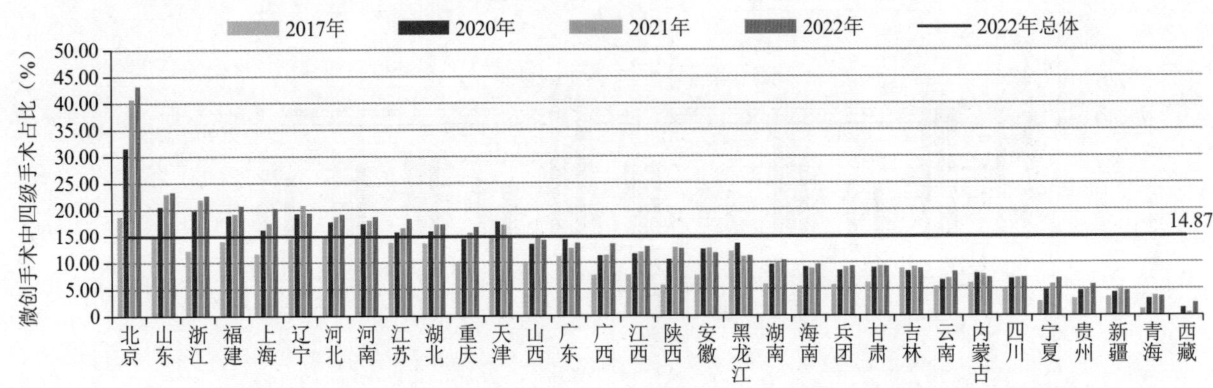

图 5-3-1-20　2017 年及 2020—2022 年各省（自治区、直辖市）二级公立综合医院微创手术中四级手术占比

（六）微创手术谱

1. 全国情况

2017 年及 2020—2022 年全国各类型医院微创手术编码亚目种类数从 456 个增至 478 个。2022 年综合医院中，三级公立医院（476 个）最高，其次为委属委管医院（455 个）；专科医院中，三级公立医院（464 个）最高，其次为三级民营医院（366 个）（图 5-3-1-21）。

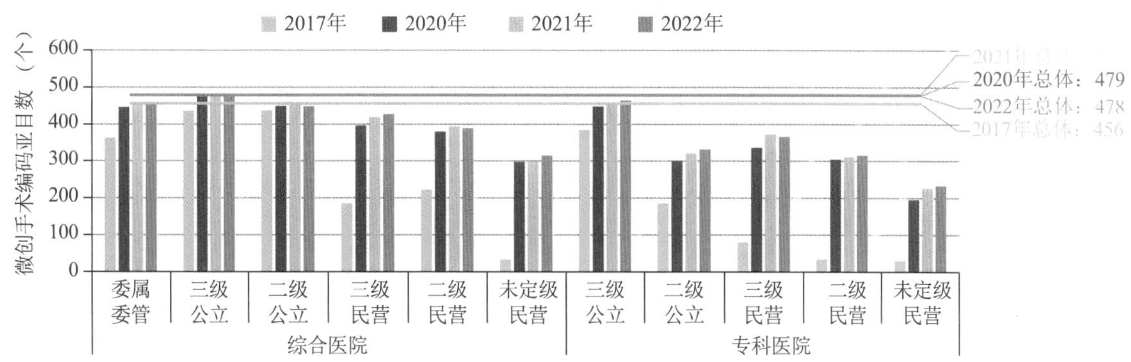

图 5-3-1-21　2017 年及 2020—2022 年全国各类型医院微创手术编码亚目种类数

2. 微创手术谱

（1）三级综合医院微创手术谱

2017 年与 2022 年全国三级综合医院开展的微创手术谱前 2 位术种未发生变化，仍然是“腹腔镜下胆囊切除术（51.2300）”“腹腔镜下阑尾切除术（47.0100）”。微创手术谱前 20 位排名上升较大的术种为“腹腔镜腹腔淋巴结清扫术（40.5911）”，从第 185 位上升至第 20 位，以及“胸腔镜下胸膜粘连松解术（33.3903）”，从第 110 位上升至第 14 位。微创手术谱前 20 位排名下降幅度最大的术种为“腹腔镜检查（54.2100）”，从第 8 位下降至第 13 位（图 5-3-1-22）。

2020 年与 2022 年全国三级综合医院开展的微创手术谱前 4 位术种未发生变化，仍然是“腹腔镜下胆囊切除术（51.2300）”“腹腔镜下阑尾切除术（47.0100）”“腹腔镜下肠粘连松解术（54.5101）”“腹腔镜下盆腔粘连松解术（54.5100X009）”。微创手术谱前 20 位排名上升较大的术种为“胸腔镜下肺叶部分切除术（32.3001）”，从第 40 位上升至第 18 位，以及“腹腔镜腹腔淋巴结清扫术（40.5911）”，从第 31 位上升至第 20 位。微创手术谱前 20 位排名下降幅度最大的术种为“腹腔镜检查（54.2100）”从第 7 位下降至第 13 位（图 5-3-1-23）。

（2）二级综合医院微创手术谱

2017 年与 2022 年全国二级综合医院开展的微创手术谱第 1 位术种发生了变化。2022 年微创手术谱第 1 位术种为“腹腔镜下阑尾切除术（47.0100）”。微创手术谱前 20 位排名上升较大的术种为“腹腔镜下经腹膜前腹股沟疝补片修补术（TAPP）（17.1300X001）”，从第 91 位上升至第 13 位，以及“经皮肾镜输尿管支架置入术（59.8X04）”，从第 53 位上升至第 15 位。微创手术谱前 20 位排名下降幅度最大的术种为“经皮肾镜激光碎石术（55.0404）”，从第 15 位下降至第 20 位（图 5-3-1-24）。

2020 年与 2022 年全国二级综合医院开展的微创手术谱前 5 位术种未发生变化，依次为“腹腔镜下阑尾切除术（47.0100）”“腹腔镜下胆囊切除术（51.2300）”“腹腔镜下肠粘连松解术（54.5101）”“腹腔镜下盆腔粘连松解术（54.5100X009）”“腹腔镜卵巢病损切除术（65.2501）”。微创手术谱前 20 位排名上升较大的术种为“腹腔镜下经腹膜前腹股沟疝补片修补术（TAPP）（17.1300X001）”，从第 34 位上升至第 13 位，以及“关节镜膝关节滑膜切除术（80.7601）”，从第 23 位上升至第 19 位。微创手术谱前 20 位排名下降幅度最大的术种为“经皮肾镜激光碎石术（55.0404）”，从第 15 位下降至第 20 位（图 5-3-1-25）。

2017年排名	2017年占比	2017年	2022年	2022年占比	2022年排名
1	14.95%	腹腔镜下胆囊切除术（51.2300）	腹腔镜下胆囊切除术（51.2300）	10.37%	1
2	7.61%	腹腔镜下阑尾切除术（47.0100）	腹腔镜下阑尾切除术（47.0100）	6.09%	2
3	5.66%	腹腔镜下盆腔粘连松解术（54.5100X009）	腹腔镜下肠粘连松解术（54.5101）	5.83%	3
4	4.09%	腹腔镜卵巢病损切除术（65.2501）	腹腔镜下盆腔粘连松解术（54.5100X009）	4.4%	4
5	3.98%	腹腔镜经腹全子宫切除术（68.4100）	腹腔镜经腹全子宫切除术（68.4100）	2.87%	5
6	3.54%	腹腔镜下肠粘连松解术（54.5101）	腹腔镜卵巢病损切除术（65.2501）	2.77%	6
7	2.67%	腹腔镜子宫病损切除术（68.2912）	腹腔镜双侧卵巢和输卵管切除术（65.6300）	1.96%	7
8	2.59%	腹腔镜检查（54.2100）	腹腔镜下腹腔粘连松解术（54.5100X005）	1.89%	8
9	2.26%	腹腔镜双侧输卵管切除术（66.5102）	腹腔镜双侧输卵管切除术（66.5102）	1.85%	9
11	1.95%	腹腔镜双侧卵巢和输卵管切除术（65.6300）	胸腔镜下肺叶切除术（32.4100）	1.83%	10
12	1.46%	胸腔镜下肺叶切除术（32.4100）	腹腔镜子宫病损切除术（68.2912）	1.73%	11
13	1.05%	膝关节镜下半月板成形术（81.4700X005）	胸腔镜下肺楔形切除术（32.2001）	1.58%	12
18	0.87%	关节镜膝关节滑膜切除术（80.7601）	腹腔镜检查（54.2100）	1.51%	13
19	0.82%	胸腔镜下肺楔形切除术（32.2001）	胸腔镜下胸膜粘连松解术（33.3903）	1.49%	14
22	0.74%	腹腔镜下单侧腹股沟斜疝无张力修补术（17.1200X001）	关节镜膝关节滑膜切除术（80.7601）	1.48%	15
27	0.67%	腹腔镜下腹腔粘连松解术（54.5100X005）	胸腔镜纵隔淋巴结清扫术（40.5914）	1.45%	16
54	0.33%	胸腔镜下肺叶部分切除术（32.3001）	膝关节镜下半月板成形术（81.4700X005）	1.24%	17
93	0.16%	胸腔镜纵隔淋巴结清扫术（40.5914）	胸腔镜下肺叶部分切除术（32.3001）	1.02%	18
110	0.12%	胸腔镜下胸膜粘连松解术（33.3903）	腹腔镜下单侧腹股沟斜疝无张力修补术（17.1200X001）	0.99%	19
185	0.05%	腹腔镜腹腔淋巴结清扫术（40.5911）	腹腔镜腹腔淋巴结清扫术（40.5911）	0.92%	20

图 5-3-1-22　2017 年与 2022 年全国三级综合医院开展的微创手术谱排名前 20 位变化

2017年排名	2017年占比	2017年术式	2022年术式	2022年占比	2022年排名
1	11.37%	腹腔镜下胆囊切除术（51.2300）	腹腔镜下胆囊切除术（51.2300）	10.37%	1
2	6.7%	腹腔镜下阑尾切除术（47.0100）	腹腔镜下阑尾切除术（47.0100）	6.09%	2
3	5.99%	腹腔镜下肠粘连松解术（54.5101）	腹腔镜下肠粘连松解术（54.5101）	5.83%	3
4	5.05%	腹腔镜下盆腔粘连松解术（54.5100X009）	腹腔镜下盆腔粘连松解术（54.5100X009）	4.4%	4
5	3.08%	腹腔镜卵巢病损切除术（65.2501）	腹腔镜经腹全子宫切除术（68.4100）	2.87%	5
6	3.03%	腹腔镜经腹全子宫切除术（68.4100）	腹腔镜卵巢病损切除术（65.2501）	2.77%	6
7	2.33%	腹腔镜检查（54.2100）	腹腔镜双侧卵巢和输卵管切除术（65.6300）	1.96%	7
8	2.07%	胸腔镜下肺叶切除术（32.4100）	腹腔镜下腹腔粘连松解术（54.5100X005）	1.89%	8
9	2.05%	腹腔镜双侧输卵管切除术（66.5102）	腹腔镜双侧输卵管切除术（66.5102）	1.85%	9
10	1.93%	腹腔镜双侧卵巢和输卵管切除术（65.6300）	胸腔镜下肺叶切除术（32.4100）	1.83%	10
11	1.85%	腹腔镜子宫病损切除术（68.2912）	腹腔镜子宫病损切除术（68.2912）	1.73%	11
12	1.35%	胸腔镜下肺楔形切除术（32.2001）	胸腔镜下肺楔形切除术（32.2001）	1.58%	12
13	1.3%	胸腔镜下胸膜粘连松解术（33.3903）	腹腔镜检查（54.2100）	1.51%	13
14	1.26%	腹腔镜下腹腔粘连松解术（54.5100X005）	胸腔镜下胸膜粘连松解术（33.3903）	1.49%	14
16	1.2%	关节镜膝关节滑膜切除术（80.7601）	关节镜膝关节滑膜切除术（80.7601）	1.48%	15
17	1.17%	胸腔镜纵隔淋巴结清扫术（40.5914）	胸腔镜纵隔淋巴结清扫术（40.5914）	1.45%	16
18	0.95%	膝关节镜下半月板成形术（81.4700X005）	膝关节镜下半月板成形术（81.4700X005）	1.24%	17
19	0.9%	腹腔镜下单侧腹股沟斜疝无张力修补术（17.1200X001）	胸腔镜下肺叶部分切除术（32.3001）	1.02%	18
31	0.62%	腹腔镜腹腔淋巴结清扫术（40.5911）	腹腔镜下单侧腹股沟斜疝无张力修补术（17.1200X001）	0.99%	19
40	0.49%	胸腔镜下肺叶部分切除术（32.3001）	腹腔镜腹腔淋巴结清扫术（40.5911）	0.92%	20

图 5-3-1-23　2020 年与 2022 年全国三级综合医院开展的微创手术谱排名前 20 位变化

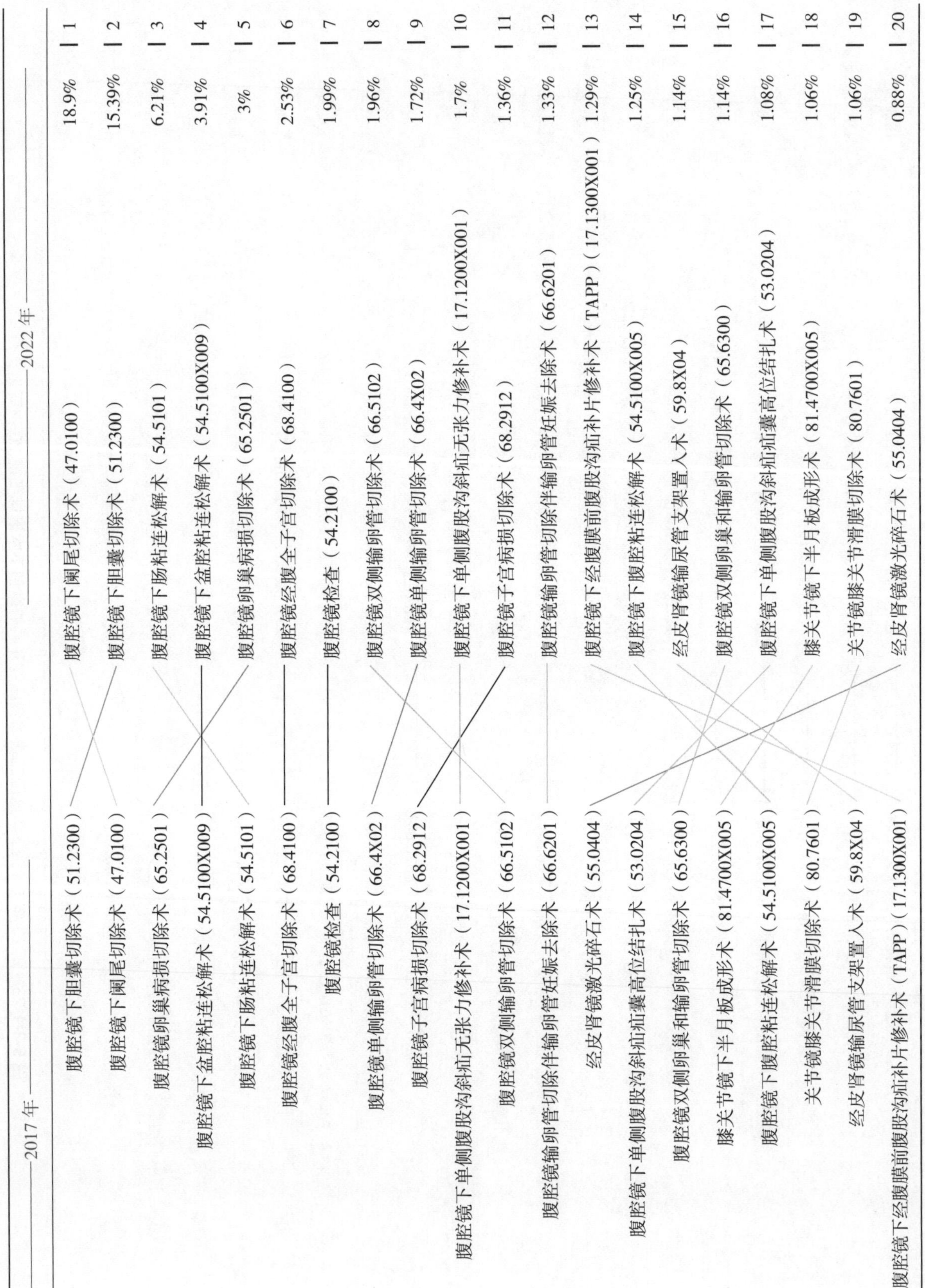

2017年排名	2017年占比	2017年	2022年	2022年占比	2022年排名
1	24.69%	腹腔镜下胆囊切除术（51.2300）	腹腔镜下阑尾切除术（47.0100）	18.9%	1
2	18.94%	腹腔镜下阑尾切除术（47.0100）	腹腔镜下胆囊切除术（51.2300）	15.39%	2
3	3.07%	腹腔镜卵巢病损切除术（65.2501）	腹腔镜下肠粘连松解术（54.5101）	6.21%	3
4	2.85%	腹腔镜下盆腔粘连松解术（54.5100X009）	腹腔镜下盆腔粘连松解术（54.5100X009）	3.91%	4
5	2.69%	腹腔镜下肠粘连松解术（54.5101）	腹腔镜卵巢病损切除术（65.2501）	3%	5
6	2.66%	腹腔镜经腹全子宫切除术（68.4100）	腹腔镜经腹全子宫切除术（68.4100）	2.53%	6
7	2.66%	腹腔镜检查（54.2100）	腹腔镜检查（54.2100）	1.99%	7
8	2.56%	腹腔镜单侧输卵管切除术（66.4X02）	腹腔镜双侧输卵管切除术（66.5102）	1.96%	8
11	1.42%	腹腔镜子宫病损切除术（68.2912）	腹腔镜单侧输卵管切除术（66.4X02）	1.72%	9
12	1.27%	腹腔镜下单侧腹股沟斜疝无张力修补术（17.1200X001）	腹腔镜下单侧腹股沟斜疝无张力修补术（17.1200X001）	1.7%	10
13	1.24%	腹腔镜双侧输卵管切除术（66.5102）	腹腔镜子宫病损切除术（68.2912）	1.36%	11
14	1.06%	腹腔镜输卵管切除伴输卵管妊娠去除术（66.6201）	腹腔镜输卵管切除伴输卵管妊娠去除术（66.6201）	1.33%	12
15	0.95%	经皮肾镜激光碎石术（55.0404）	腹腔镜下经腹膜前腹股沟疝补片修补术（TAPP）（17.1300X001）	1.29%	13
21	0.73%	腹腔镜下单侧腹股沟斜疝疝囊高位结扎术（53.0204）	腹腔镜下腹腔粘连松解术（54.5100X005）	1.25%	14
27	0.55%	腹腔镜双侧卵巢和输卵管切除术（65.6300）	经皮肾镜输尿管支架置入术（59.8X04）	1.14%	15
33	0.47%	膝关节镜下半月板成形术（81.4700X005）	腹腔镜双侧卵巢和输卵管切除术（65.6300）	1.14%	16
38	0.3%	腹腔镜下腹腔粘连松解术（54.5100X005）	腹腔镜下单侧腹股沟斜疝疝囊高位结扎术（53.0204）	1.08%	17
39	0.29%	关节镜膝关节滑膜切除术（80.7601）	膝关节镜下半月板成形术（81.4700X005）	1.06%	18
53	0.19%	经皮肾镜输尿管支架置入术（59.8X04）	关节镜膝关节滑膜切除术（80.7601）	1.06%	19
91	0.09%	腹腔镜下经腹膜前腹股沟疝补片修补术（TAPP）（17.1300X001）	经皮肾镜激光碎石术（55.0404）	0.88%	20

图 5-3-1-24　2017 年与 2022 年全国二级综合医院开展的微创手术谱排名前 20 位变化

2017年排名	2017年占比	2017年	2022年	2022年占比	2022年排名
1	19.94%	腹腔镜下阑尾切除术（47.0100）	腹腔镜下阑尾切除术（47.0100）	18.9%	1
2	17.84%	腹腔镜下胆囊切除术（51.2300）	腹腔镜下胆囊切除术（51.2300）	15.39%	2
3	5.87%	腹腔镜下肠粘连松解术（54.5101）	腹腔镜下肠粘连松解术（54.5101）	6.21%	3
4	3.68%	腹腔镜下盆腔粘连松解术（54.5100X009）	腹腔镜下盆腔粘连松解术（54.5100X009）	3.91%	4
5	2.84%	腹腔镜卵巢病损切除术（65.2501）	腹腔镜卵巢病损切除术（65.2501）	3%	5
6	2.73%	腹腔镜检查（54.2100）	腹腔镜经腹全子宫切除术（68.4100）	2.53%	6
7	2.57%	腹腔镜经腹全子宫切除术（68.4100）	腹腔镜检查（54.2100）	1.99%	7
8	2.18%	腹腔镜单侧输卵管切除术（66.4X02）	腹腔镜双侧输卵管切除术（66.5102）	1.96%	8
9	1.79%	腹腔镜双侧输卵管切除术（66.5102）	腹腔镜单侧输卵管切除术（66.4X02）	1.72%	9
10	1.41%	腹腔镜下单侧腹股沟斜疝无张力修补术（17.1200X001）	腹腔镜下单侧腹股沟斜疝无张力修补术（17.1200X001）	1.7%	10
11	1.23%	腹腔镜子宫病损切除术（68.2912）	腹腔镜子宫病损切除术（68.2912）	1.36%	11
12	1.1%	腹腔镜输卵管切除伴输卵管妊娠去除术（66.6201）	腹腔镜输卵管切除伴输卵管妊娠去除术（66.6201）	1.33%	12
14	0.98%	经皮肾镜输尿管支架置入术（59.8X04）	腹腔镜下经腹膜前腹股沟疝补片修补术（TAPP）（17.1300X001）	1.29%	13
15	0.94%	经皮肾镜激光碎石术（55.0404）	腹腔镜下腹腔粘连松解术（54.5100X005）	1.25%	14
16	0.94%	腹腔镜下单侧腹股沟斜疝疝囊高位结扎术（53.0204）	经皮肾镜输尿管支架置入术（59.8X04）	1.14%	15
17	0.91%	腹腔镜下腹腔粘连松解术（54.5100X005）	腹腔镜双侧卵巢和输卵管切除术（65.6300）	1.14%	16
18	0.82%	腹腔镜双侧卵巢和输卵管切除术（65.6300）	腹腔镜下单侧腹股沟斜疝疝囊高位结扎术（53.0204）	1.08%	17
19	0.74%	膝关节镜下半月板成形术（81.4700X005）	膝关节镜下半月板成形术（81.4700X005）	1.06%	18
23	0.65%	关节镜膝关节滑膜切除术（80.7601）	关节镜膝关节滑膜切除术（80.7601）	1.06%	19
34	0.4%	腹腔镜下经腹膜前腹股沟疝补片修补术（TAPP）（17.1300X001）	经皮肾镜激光碎石术（55.0404）	0.88%	20

图 5-3-1-25　2020 年与 2022 年全国二级综合医院开展的微创手术谱排名前 20 位变化

二、微创手术质量安全情况分析

（一）微创手术患者住院死亡率

1. 全国情况

2017 年及 2020—2022 年全国各类型医院微创手术患者住院死亡率总体呈上升趋势，从 2017 年的 0.07% 上升为 2022 年的 0.09%。2022 年三级民营综合医院最高，为 0.14%；其次为三级公立综合医院 0.11%（图 5-3-1-26）。

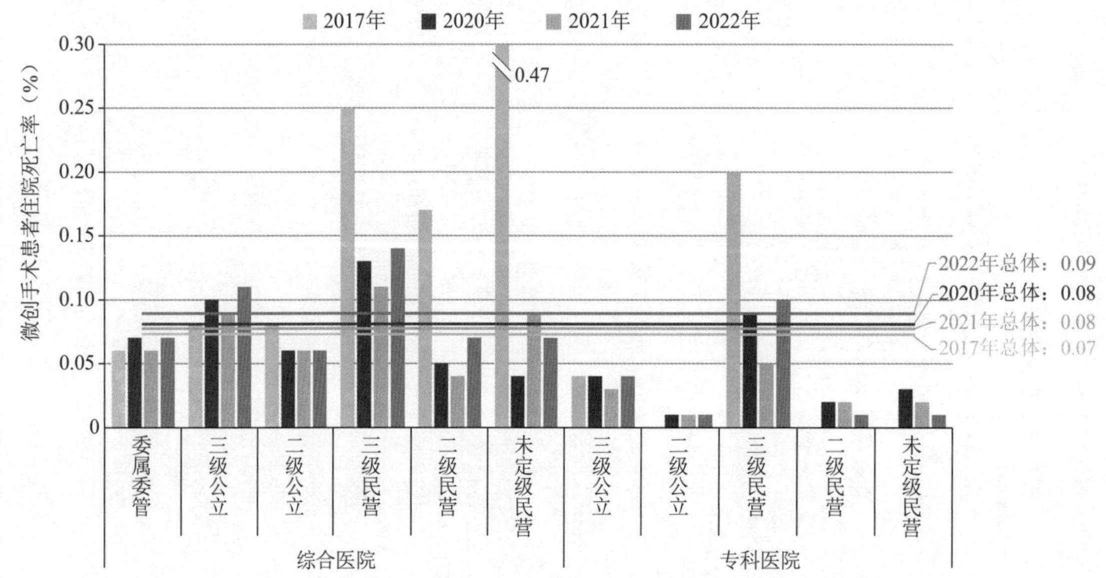

图 5-3-1-26　2017 年及 2020—2022 年全国各类型医院微创手术患者住院死亡率

2. 专科医院情况

2017 年及 2020—2022 年纳入分析的专科医院微创手术患者住院死亡率情况详见图 5-3-1-27。2022 年传染病医院微创手术患者住院死亡率相对较高，为 0.11%；妇幼保健院最低，为 0。

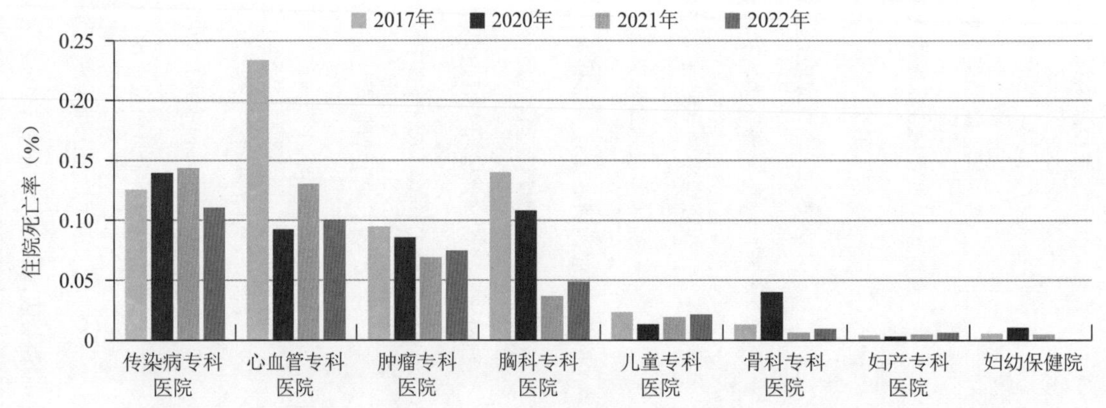

图 5-3-1-27　2017 年及 2020—2022 年纳入分析的专科医院微创手术患者住院死亡率

3. 各省（自治区、直辖市）情况

（1）三级公立综合医院

分析 2017 年及 2020—2022 年各省（自治区、直辖市）三级公立综合医院微创手术患者住院死亡率，2022 年全国总体为 0.11%，兵团、上海、吉林位居全国前 3 位，分别为 0.20%、0.19%、0.19%；湖南、浙江、江苏微创手术患者住院死亡率相对较低，均为 0.04%（图 5-3-1-28）。

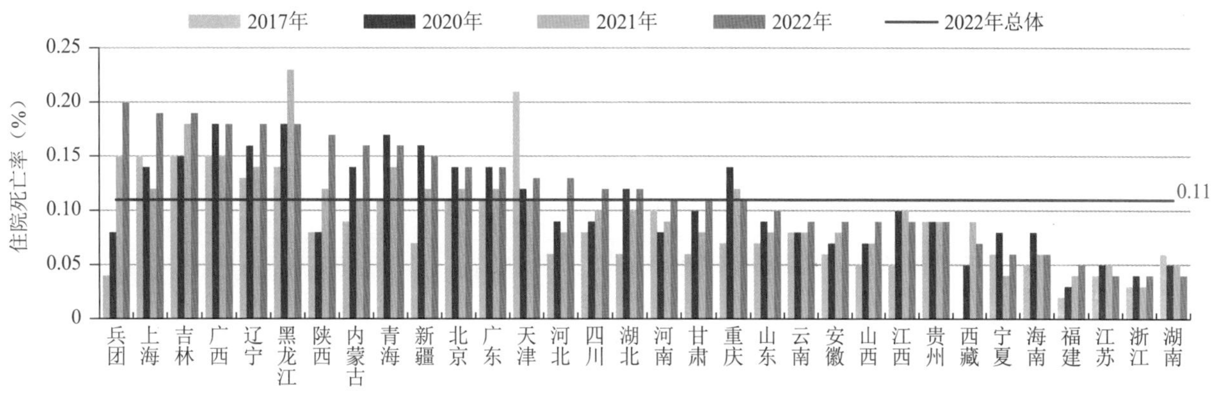

图 5-3-1-28　2017 年及 2020—2022 年各省（自治区、直辖市）三级公立综合医院微创手术患者住院死亡率

（2）二级公立综合医院

分析 2017 年及 2020—2022 年各省（自治区、直辖市）二级公立综合医院微创手术患者住院死亡率，2022 年全国总体为 0.06%，上海、兵团、广西位居全国前 3 位，分别为 0.20%、0.19%、0.13%；青海、天津、湖南微创手术患者住院死亡率相对较低，青海、天津均为 0，湖南为 0.04%（图 5-3-1-29）。

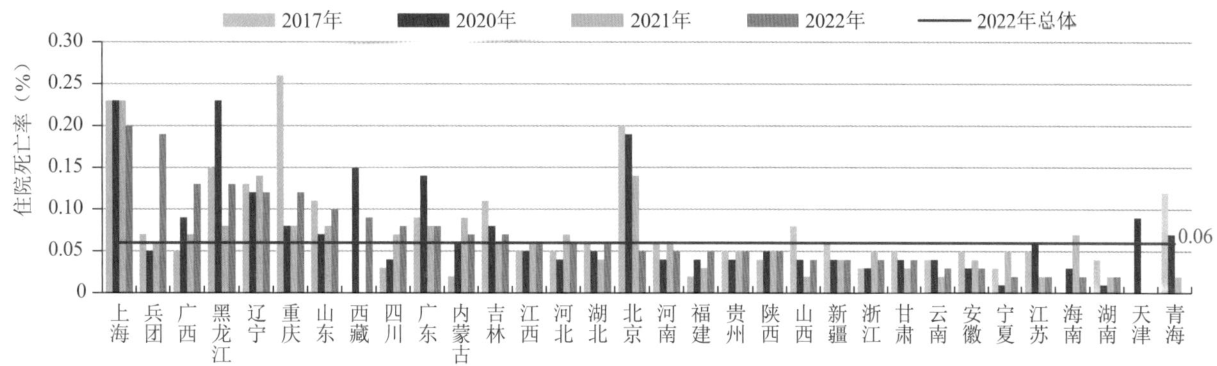

图 5-3-1-29　2017 年及 2020—2022 年各省（自治区、直辖市）二级公立综合医院微创手术患者住院死亡率

（二）0～31 天微创手术非预期再住院率

1. 全国情况

2017 年及 2020—2022 年全国各类型医院 0～31 天微创手术非预期再住院率总体呈下降趋势，从 2017 年的 0.40% 下降为 2022 年的 0.27%。2022 年三级民营专科医院最高，为 0.87%；二级公立专科医院最低，为 0.14%（图 5-3-1-30）。

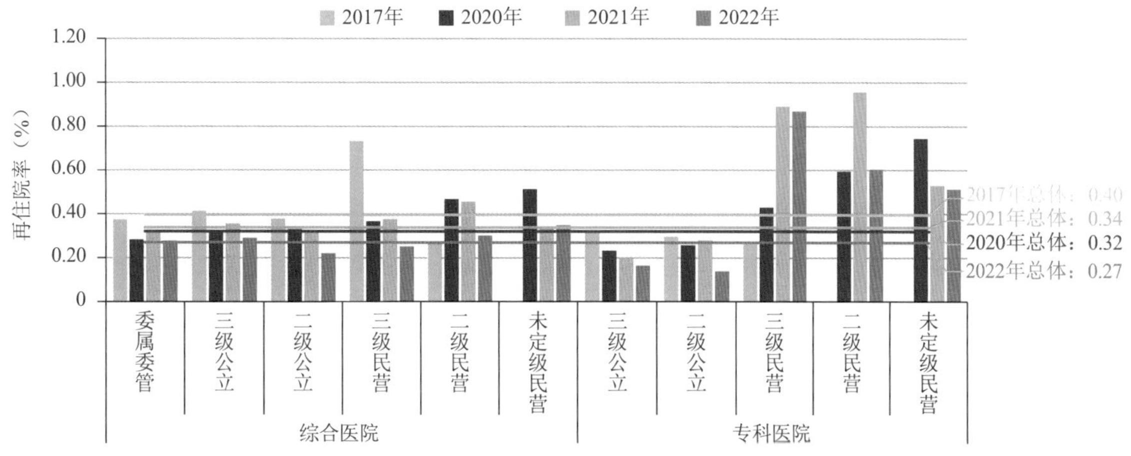

图 5-3-1-30　2017 年及 2020—2022 年全国各类型医院微创手术患者 0～31 天非预期再住院率

2. 专科医院情况

2017年及2020—2022年，纳入分析的专科医院0～31天微创手术非预期再住院率情况详见图5-3-1-31。2022年传染病专科医院微创手术患者0～31天非预期再住院率相对较高，为0.78%；妇幼保健院相对较低，为0.06%。

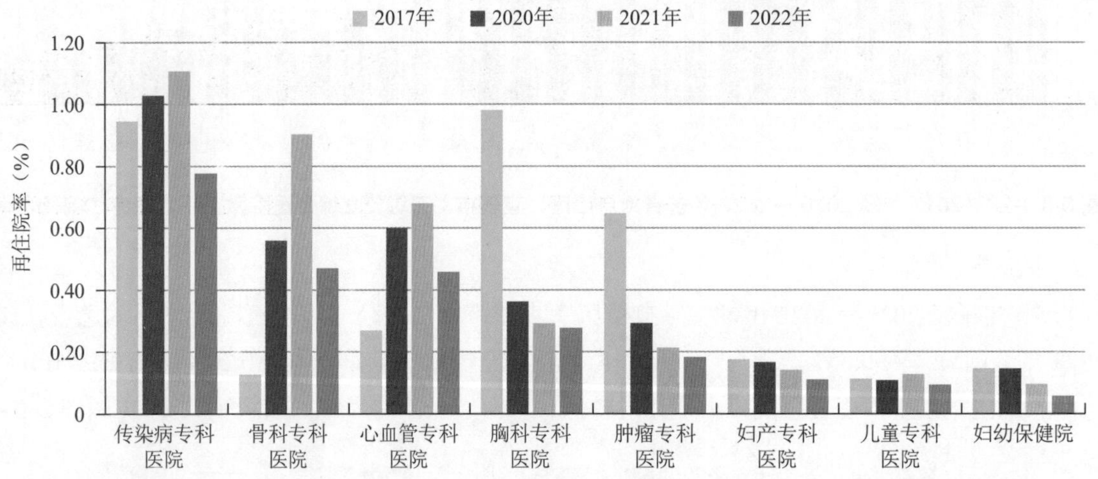

图5-3-1-31　2017年及2020—2022年纳入分析的专科医院0～31天微创手术非预期再住院率

3. 各省（自治区、直辖市）情况

（1）三级公立综合医院

分析2017年及2020—2022年各省（自治区、直辖市）三级公立综合医院微创手术患者0～31天非预期再住院率，2022年全国总体为0.29%，广西、云南、河南位居全国前3位，分别为0.56%、0.55%、0.46%；内蒙古、西藏、宁夏再住院率相对较低，分别为0.09%、0.09%、0.10%（图5-3-1-32）。

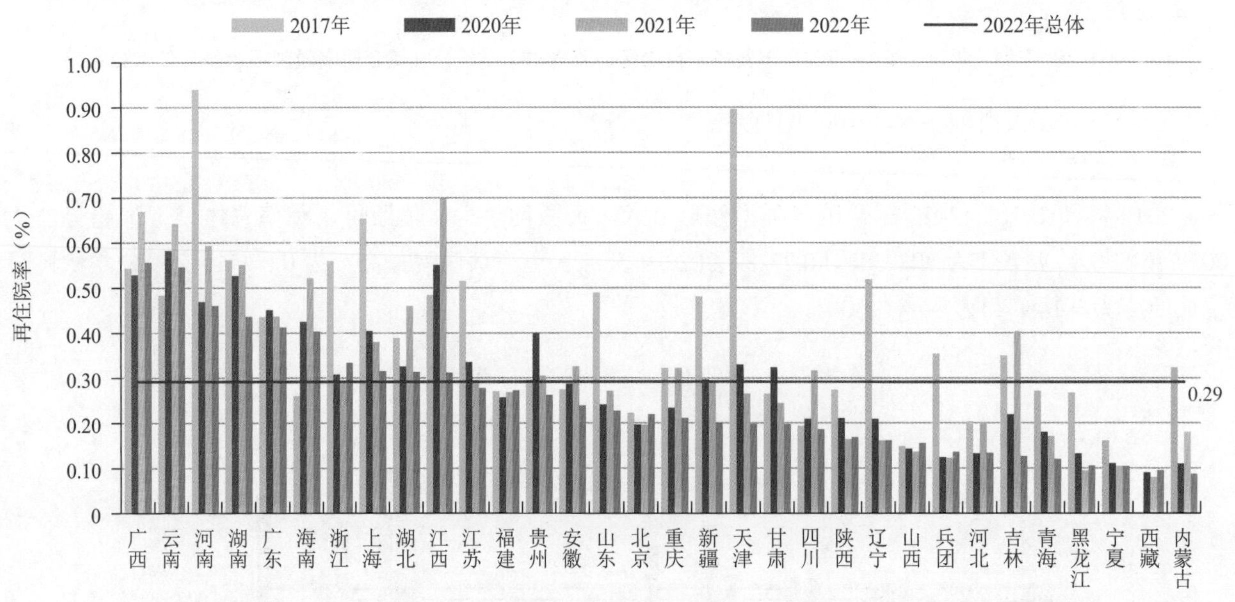

图5-3-1-32　2017年及2020—2022年各省（自治区、直辖市）三级公立综合医院0～31天微创手术非预期再住院率

（2）二级公立综合医院

分析2017年及2020—2022年各省（自治区、直辖市）二级公立综合医院微创手术患者0～31天非预期再住院率，2022年总体为0.22%，广西、湖南、海南位居全国前3位，分别为0.42%、0.41%、0.40%；宁夏、青海、黑龙江再住院率相对较低，分别为0.02%、0.02%、0.04%（图5-3-1-33）。

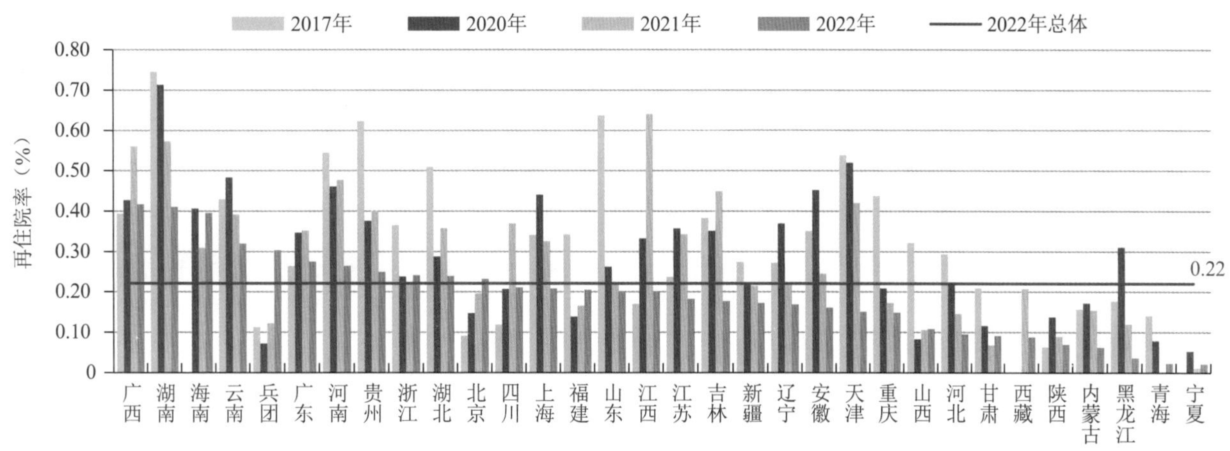

图 5-3-1-33　2017 年及 2020—2022 年各省（自治区、直辖市）二级公立综合医院 0～31 天微创手术非预期再住院率

（三）微创手术患者非医嘱离院率

1. 全国情况

2017 年及 2020—2022 年全国各类型医院微创手术患者非医嘱离院率总体呈下降趋势，从 2017 年的 1.51% 下降到 2022 年的 1.38%。2022 年三级民营专科医院最高，为 4.97%；委属委管最低，为 0.29%（图 5-3-1-34）。

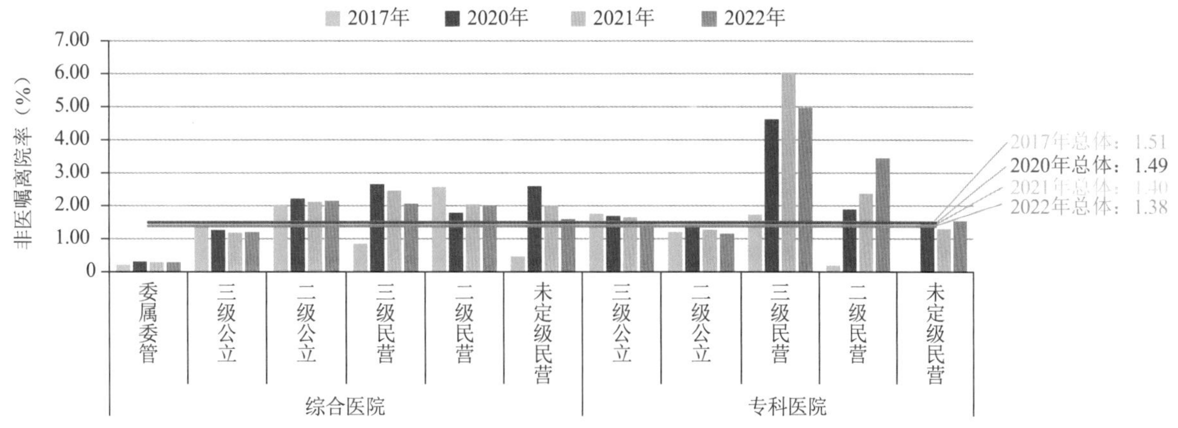

图 5-3-1-34　2017 年及 2020—2022 年全国各类型医院微创手术患者非医嘱离院率

2. 专科医院情况

2017 年及 2020—2022 年纳入分析的专科医院微创手术患者非医嘱离院率情况详见图 5-3-1-35。2022 年骨科专科医院微创手术患者非医嘱离院率相对较高，为 8.74%；肿瘤专科医院相对较低，为 0.32%。

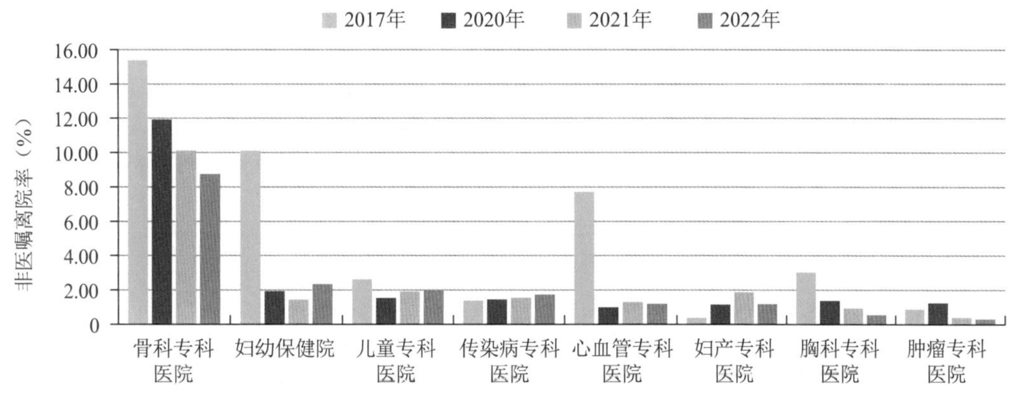

图 5-3-1-35　2017 年及 2020—2022 年纳入分析的专科医院微创手术患者非医嘱离院率

3. 各省（自治区、直辖市）情况

（1）三级公立综合医院

分析 2017 年及 2020—2022 年各省（自治区、直辖市）三级公立综合医院微创手术患者非医嘱离院率，2022 年全国总体为 1.21%，天津、内蒙古、河北位居全国前 3 位，分别为 7.62%、5.02%、3.78%；上海、浙江、江苏微创手术患者非医嘱离院率相对较低，分别为 0.08%、0.19%、0.22%（图 5-3-1-36）。

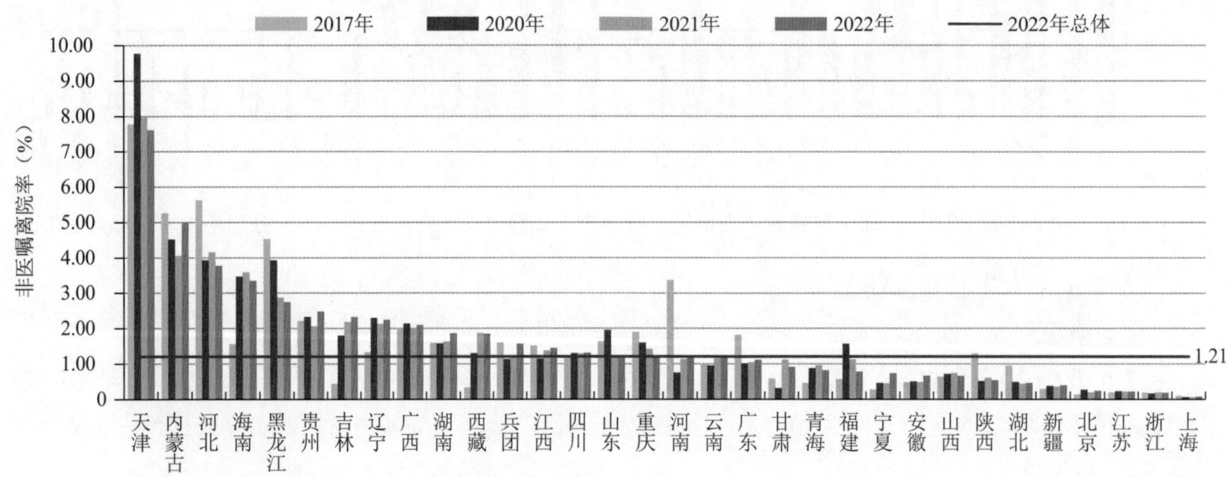

图 5-3-1-36　2017 年及 2020—2022 年各省（自治区、直辖市）三级公立综合医院微创手术患者非医嘱离院率

（2）二级公立综合医院

分析 2017 年及 2020—2022 年各省（自治区、直辖市）二级公立综合医院微创手术患者非医嘱离院率，2022 年总体为 2.15%，河北、内蒙古、吉林位居全国前 3 位，分别为 8.61%、7.52%、6.44%；上海、西藏、甘肃微创手术患者非医嘱离院率相对较低，分别为 0.15%、0.17%、0.27%（图 5-3-1-37）。

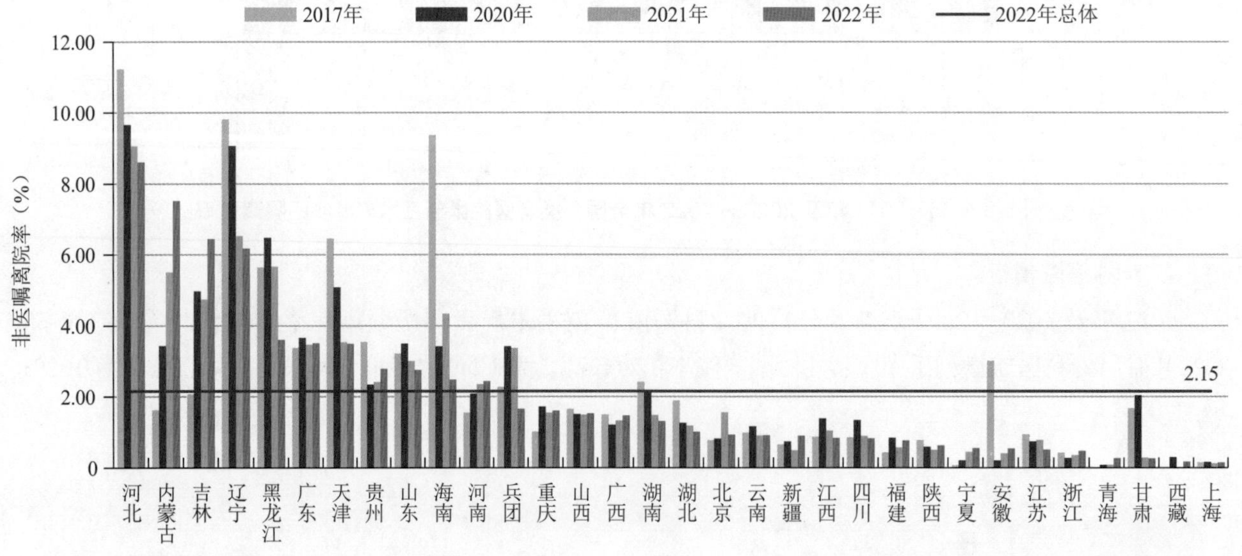

图 5-3-1-37　2017 年及 2020—2022 年各省（自治区、直辖市）二级公立综合医院微创手术患者非医嘱离院率

（四）微创手术相关获得性指标发生率

1. 全国情况

2017 年及 2020—2022 年全国各类型医院微创手术相关获得性指标发生率总体呈上升趋势，从 2017 年的 0.56% 上升为 2022 年的 0.88%。2022 年三级民营专科医院最高，为 1.26%；二级公立和民营专科医院最低，均为 0.29%（图 5-3-1-38）。

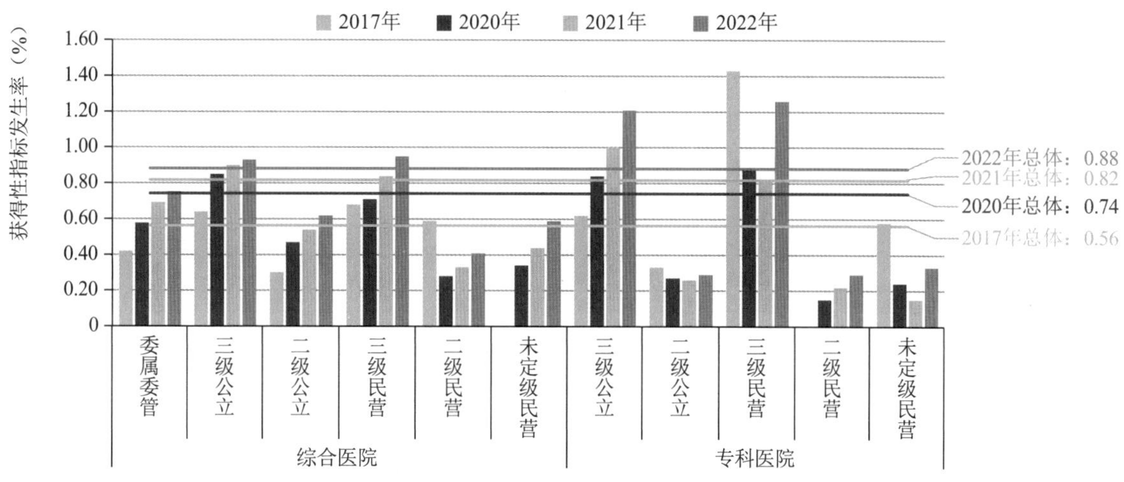

图 5-3-1-38　2017 年及 2020—2022 年全国各类型医院微创手术相关获得性指标发生率

2. 专科医院情况

2017 年及 2020—2022 年纳入分析的专科医院微创手术相关获得性指标发生率情况详见图 5-3-1-39。2022 年肿瘤专科医院微创手术相关获得性指标发生率较高，为 3.28%；骨科专科医院最低，为 0.21%。

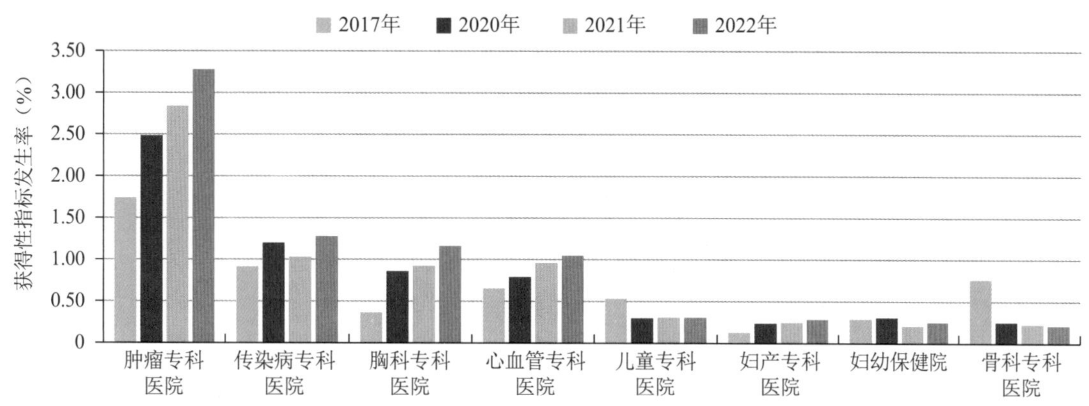

图 5-3-1-39　2017 年及 2020—2022 年纳入分析的专科医院微创手术相关获得性指标发生率

3. 各省（自治区、直辖市）情况

（1）三级公立综合医院

分析 2017 年及 2020—2022 年各省（自治区、直辖市）三级公立综合医院微创手术相关获得性指标发生率，2022 年全国总体为 0.93%，福建、海南、山西位居全国前 3 位，分别为 2.9%、1.72%、1.63%；上海、内蒙古、安徽微创手术相关获得性指标发生率相对较低，分别为 0.31%、0.31%、0.56%（图 5-3-1-40）。

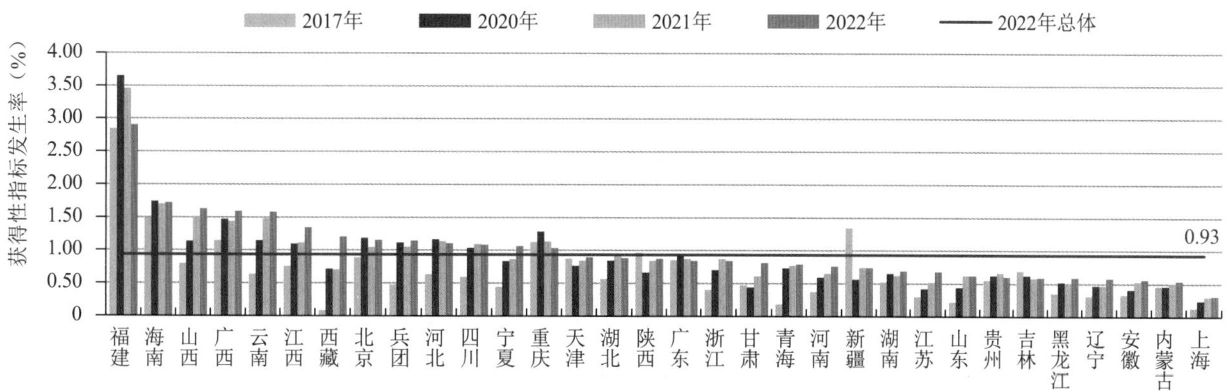

图 5-3-1-40　2017 年及 2020—2022 年各省（自治区、直辖市）三级公立综合医院微创手术相关获得性指标发生率

（2）二级公立综合医院

分析2017年及2020—2022年各省（自治区、直辖市）二级公立综合医院微创手术相关获得性指标发生率，2022年总体为0.62%，福建、北京、广西位居全国前3位，分别为1.80%、1.77%、1.01%；甘肃、新疆、黑龙江微创手术相关获得性指标发生率相对较低，分别为0.20%、0.25%、0.27%（图5-3-1-41）。

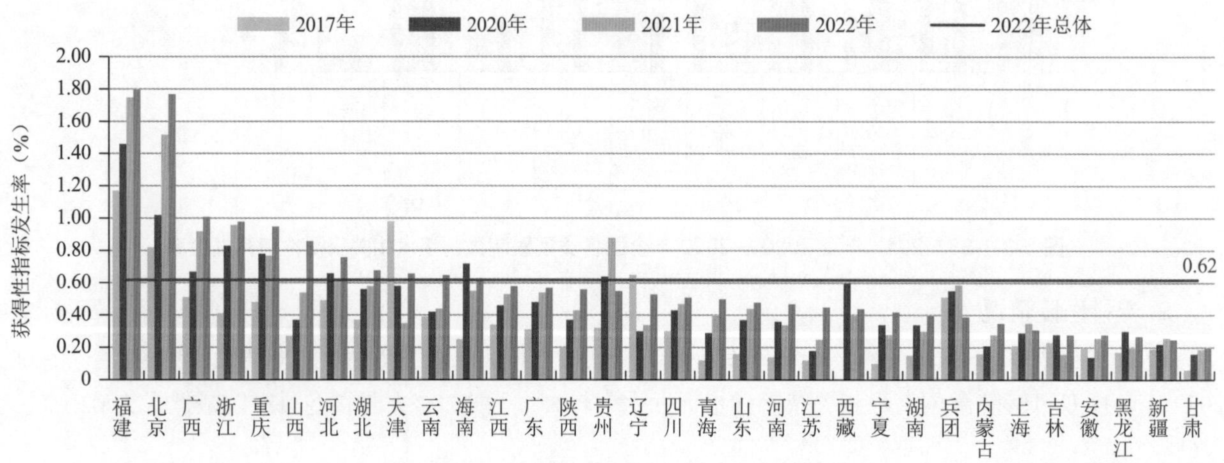

图5-3-1-41　2017年及2020—2022年各省（自治区、直辖市）二级公立综合医院微创手术相关获得性指标发生率

三、微创手术运行管理类指标

（一）微创手术效率指标

1. 平均住院日

（1）全国情况

2017年及2020—2022年全国各类型医院微创手术患者平均住院日呈下降趋势，从2017年的9.99天下降为2022年的8.93天。2022年三级民营综合医院最高，为9.23天；二级公立专科医院最低，为6.70天（图5-3-1-42）。

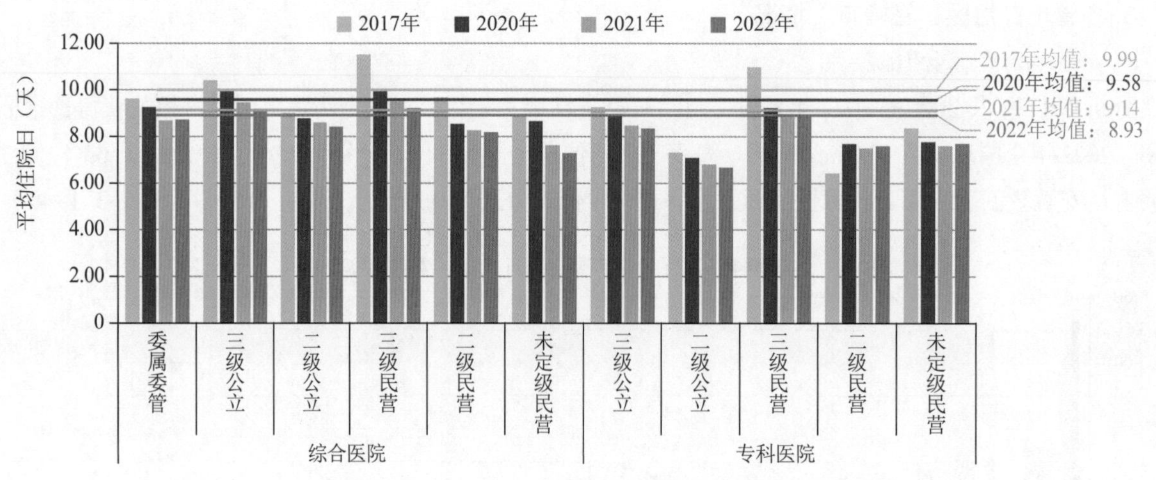

图5-3-1-42　2017年及2020—2022年全国各类型医院微创手术患者平均住院日

（2）专科医院情况

2017年及2020—2022年纳入分析的专科医院微创手术患者平均住院日情况详见图5-3-1-43。2022年传染病专科医院微创手术患者平均住院日较高，为13.29天；儿童专科医院最低，为5.56天。

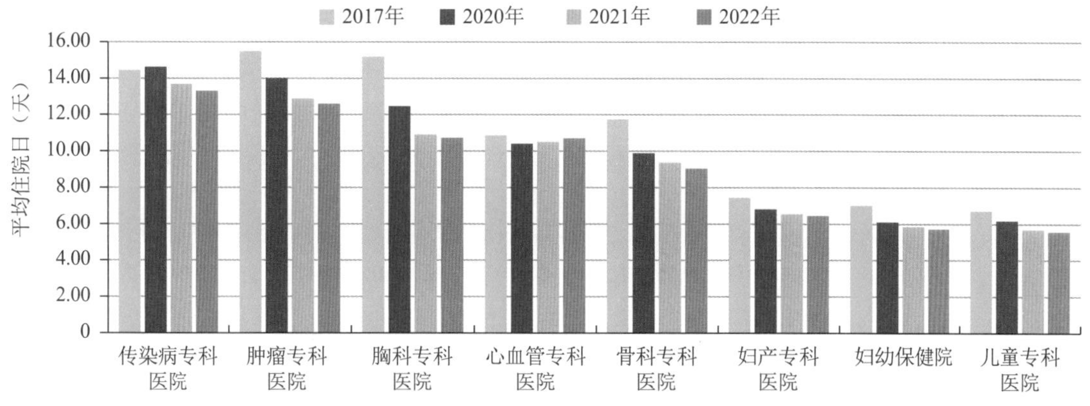

图 5-3-1-43 2017 年及 2020—2022 年纳入分析的专科医院微创手术患者平均住院日

（3）各省（自治区、直辖市）情况

1）三级公立综合医院

分析 2017 年及 2020—2022 年各省（自治区、直辖市）三级公立综合医院微创手术患者平均住院日，2022 年全国均值为 9.19 天，湖北、河南、河北位居全国前 3 位，分别为 11.16、10.94 及 10.91 天；浙江、宁夏、上海微创手术患者平均住院日相对较低，分别为 7.55、7.90 及 7.93 天（图 5 3 1 44）。

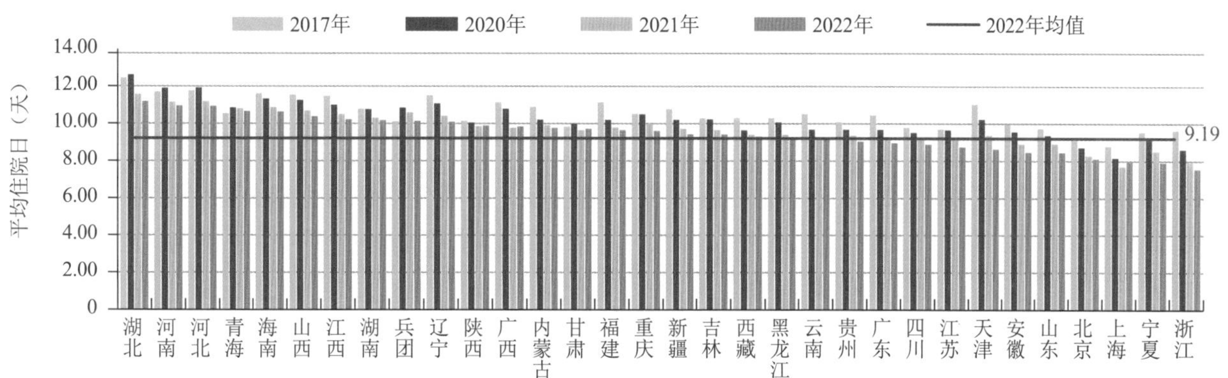

图 5-3-1-44 2017 年及 2020—2022 年各省（自治区、直辖市）三级公立综合医院微创手术患者平均住院日

2）二级公立综合医院

分析 2017 年及 2020—2022 年各省（自治区、直辖市）二级公立综合医院微创手术患者平均住院日，2022 年全国均值为 8.43 天，湖北、北京、山西位居全国前 3 位，分别为 10.45、9.52 及 9.18 天；内蒙古、吉林、黑龙江微创手术患者平均住院日相对较低，分别为 6.38、6.85 及 6.93 天（图 5–3–1–45）。

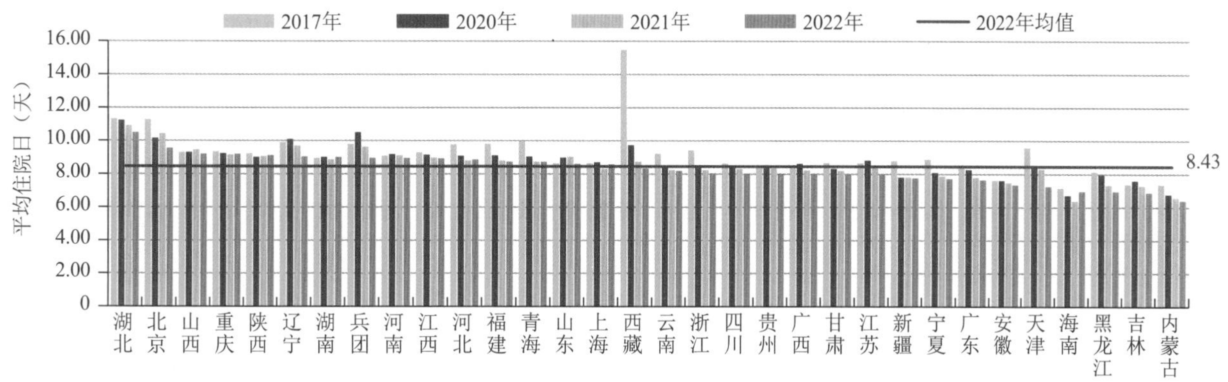

图 5-3-1-45 2017 年及 2020—2022 年各省（自治区、直辖市）二级公立综合医院微创手术患者平均住院日

2. 平均术前等候时间

（1）全国情况

2017 年及 2020—2022 年全国各类型医院微创手术患者平均术前等候时间呈下降趋势，从 2017 年的 3.60 天下降为 2022 年的 3.06 天。2022 年委属委管综合医院最高，为 3.35 天；未定级民营专科医院最低，为 1.55 天（图 5-3-1-46）。

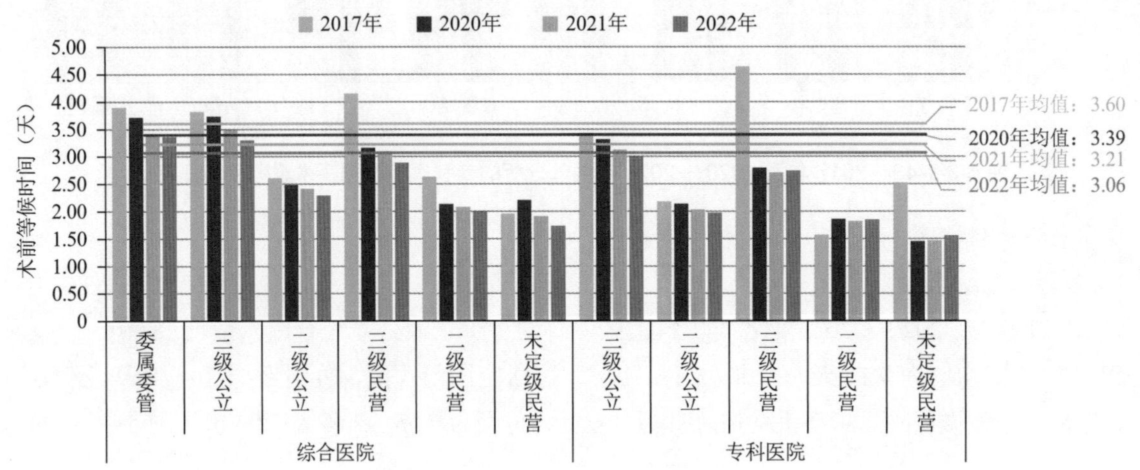

图 5-3-1-46　2017 年及 2020—2022 年全国各类型医院微创手术患者平均术前等候时间

（2）各省（自治区、直辖市）情况

1）三级公立综合医院

分析 2017 年及 2020—2022 年各省（自治区、直辖市）三级公立综合医院微创手术患者平均术前等候时间，2022 年全国均值为 3.29 天，青海、海南、新疆位居全国前 3 位，分别为 4.55、4.35 及 4.20 天；天津、浙江、上海微创手术患者平均术前等候时间相对较低，分别为 2.18、2.46 及 2.73 天（图 5-3-1-47）。

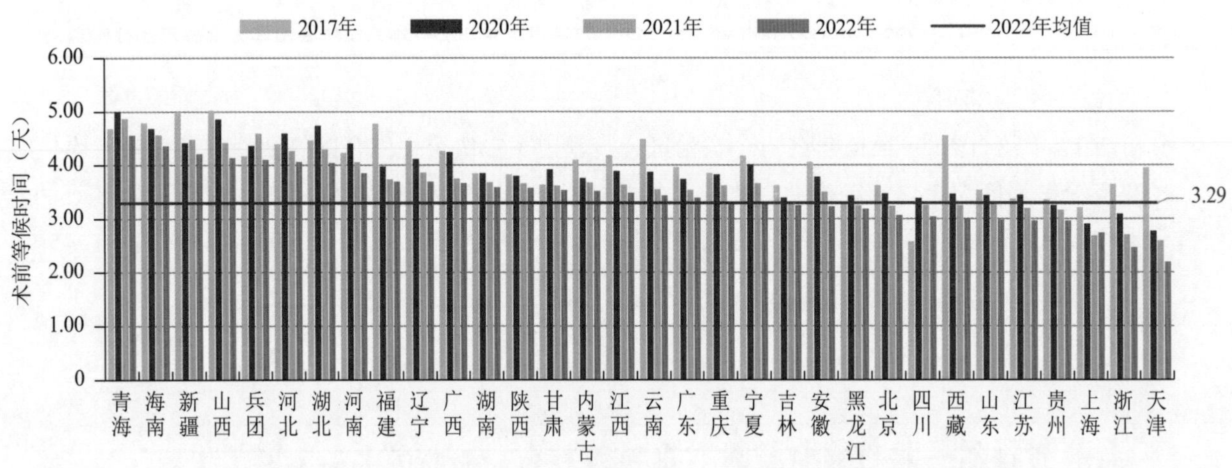

图 5-3-1-47　2017 年及 2020—2022 年各省（自治区、直辖市）三级公立综合医院微创手术患者平均术前等候时间

2）二级公立综合医院

分析 2017 年及 2020—2022 年各省（自治区、直辖市）二级公立综合医院微创手术患者平均术前等候时间，2022 年全国均值为 2.29 天，湖北、北京、兵团位居全国前 3 位，分别为 3.22、3.06 及 3.02 天；海南、黑龙江、吉林微创手术患者平均术前等候时间相对较低，分别为 1.18、1.34 及 1.37 天（图 5-3-1-48）。

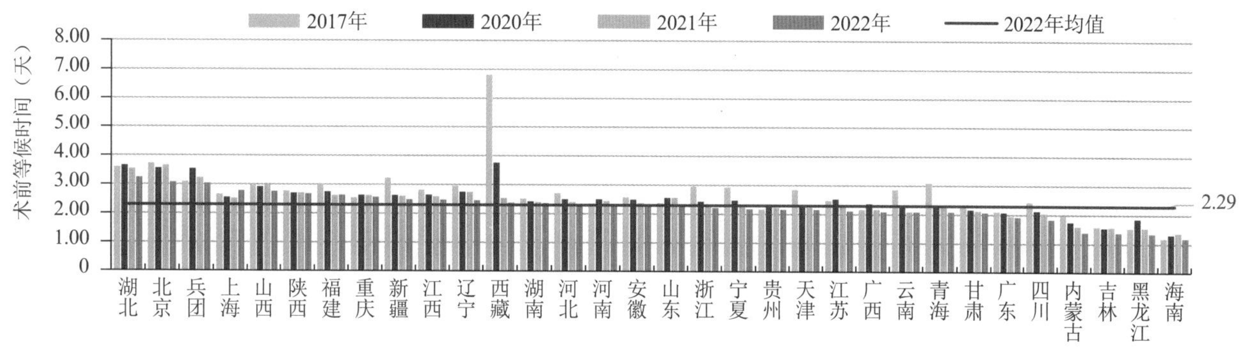

图 5-3-1-48 2017 年及 2020—2022 年各省（自治区、直辖市）二级公立综合医院微创手术患者平均术前等候时间

3. 平均术后住院天数

（1）全国情况

2017 年及 2020—2022 年全国各类型医院微创手术患者平均术后住院天数呈下降趋势，从 2017 年的 6.43 天下降为 2022 年的 5.82 天。2022 年三级民营综合医院最高，为 6.32 天；二级公立专科医院最低，为 4.73 天（图 5-3-1-49）。

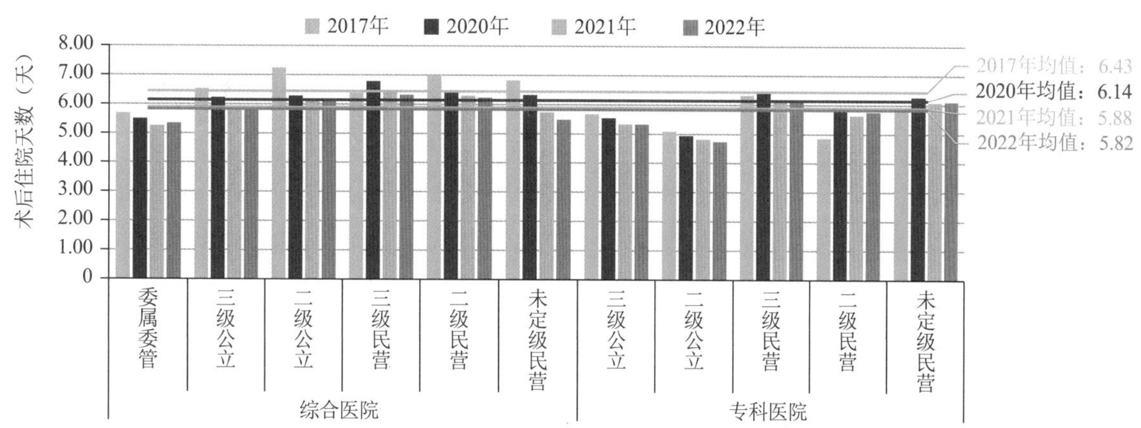

图 5-3-1-49 2017 年及 2020—2022 年全国各类型医院微创手术患者平均术后住院天数

（2）各省（自治区、直辖市）情况

1）三级公立综合医院

分析 2017 年及 2020—2022 年各省（自治区、直辖市）三级公立综合医院微创手术患者平均术后住院天数，2022 年全国均值为 5.85 天，湖北、河南、河北位居全国前 3 位，分别为 7.08、7.06 及 6.81 天；宁夏、北京、浙江微创手术患者平均术后住院天数相对较低，分别为 4.57、4.99 及 5.06 天（图 5-3-1-50）。

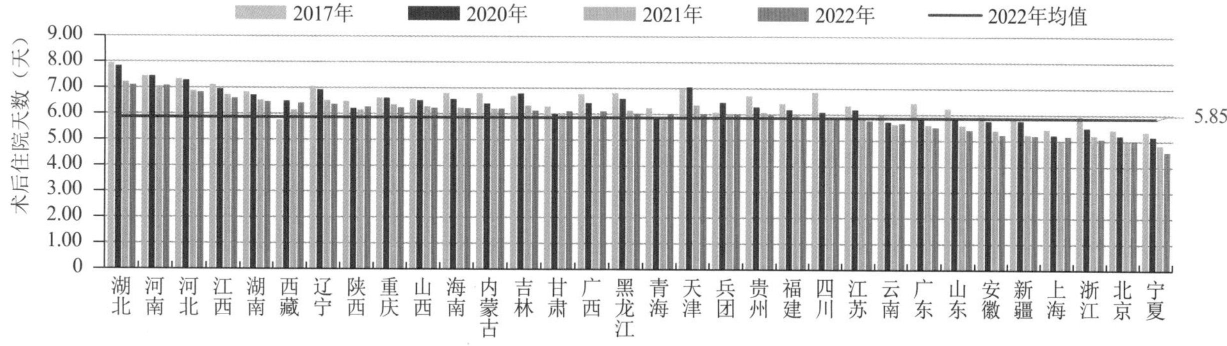

图 5-3-1-50 2017 年及 2020—2022 年各省（自治区、直辖市）三级公立综合医院微创手术患者平均术后住院天数

2）二级公立综合医院

分析 2017 年及 2020—2022 年各省（自治区、直辖市）二级公立综合医院微创手术患者平均术后住院天数，2022 年全国均值为 6.12 天，湖北、青海、河南位居全国前 3 位，分别为 7.13、6.69 及 6.61 天；安徽、天津、内蒙古微创手术患者平均术后住院天数相对较低，分别为 5.03、5.07 及 5.09 天（图 5-3-1-51）。

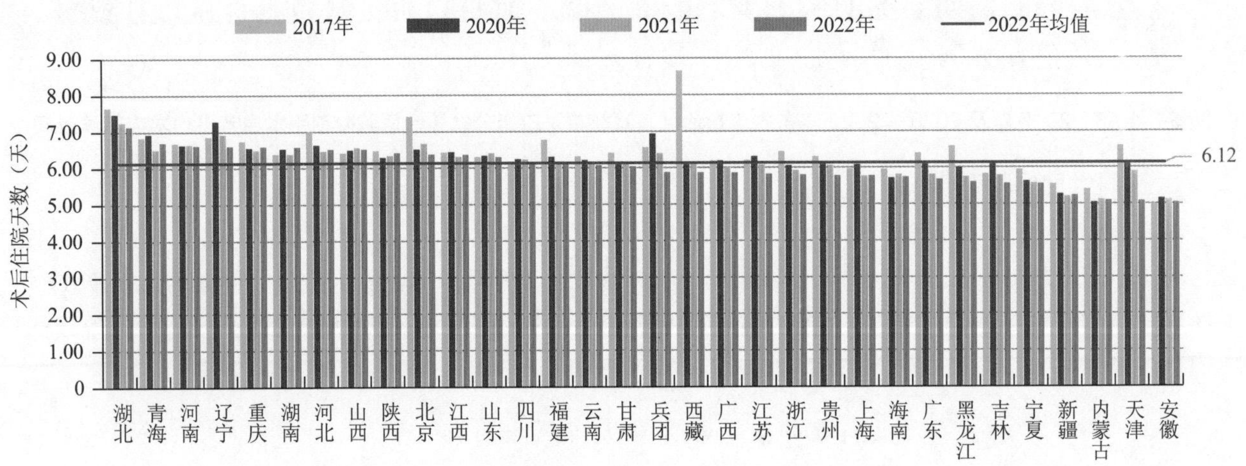

图 5-3-1-51　2017 年及 2020—2022 年各省（自治区、直辖市）二级公立综合医院微创手术患者平均术后住院天数

（二）微创手术费用情况

1. 每住院人次费用

（1）全国情况

2017 年及 2020—2022 年全国各类型医院微创手术患者每住院人次费用呈上升趋势，从 2017 年的 23 020.70 元上升为 2022 年的 27 162.14 元。2022 年委属委管综合医院最高，为 46 394.54 元；二级公立专科医院最低，为 11 221.01 元（图 5-3-1-52）。

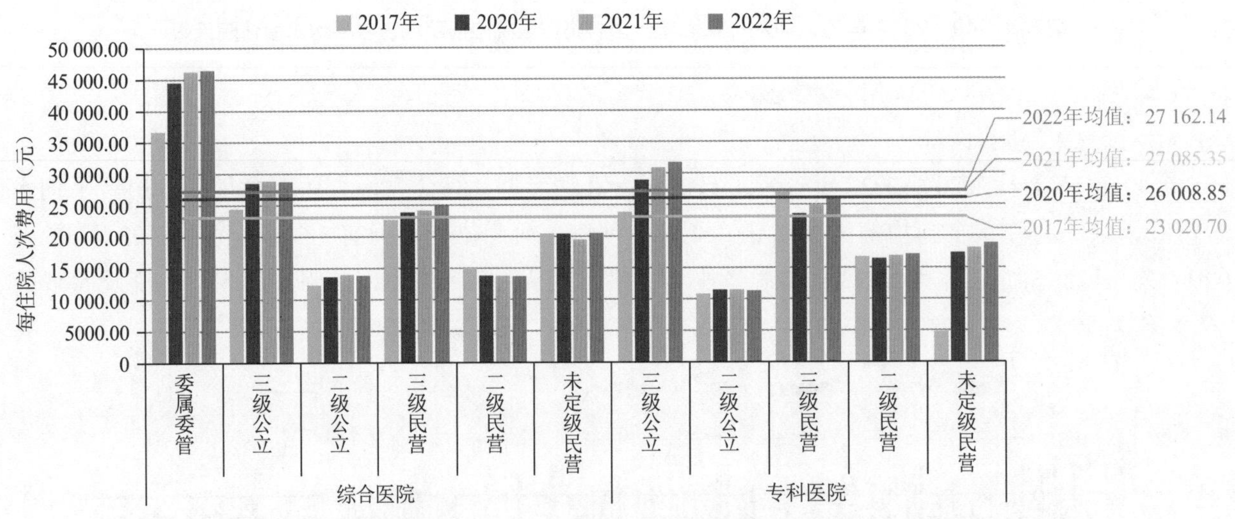

图 5-3-1-52　2017 年及 2020—2022 年全国各类型医院微创手术患者每住院人次费用

（2）专科医院情况

2017 年及 2020—2022 年纳入分析的专科医院微创手术患者每住院人次费用详见图 5-3-1-53。2022 年胸科专科医院微创手术患者每住院人次费用相对较高，为 65 687.05 元；妇幼保健院最低，为 11 645.93 元。

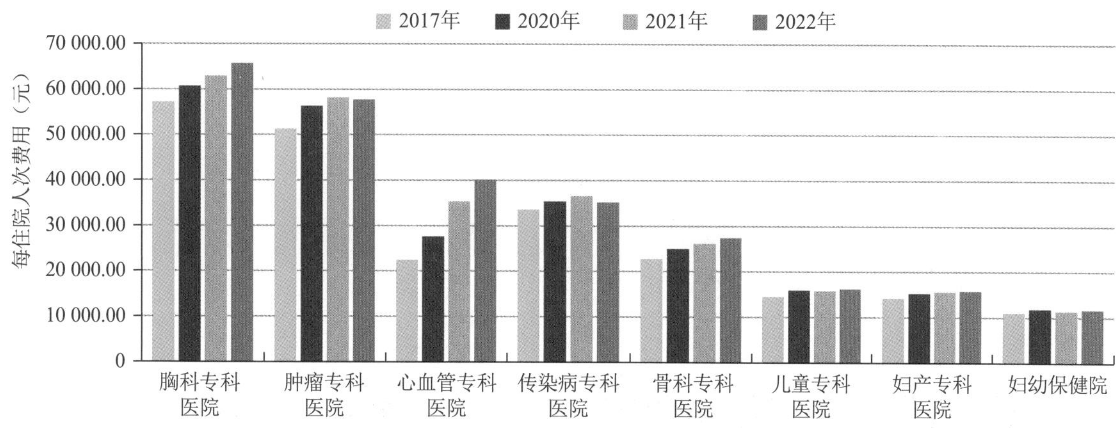

图 5-3-1-53　2017 年及 2020—2022 年纳入分析的专科医院微创手术患者每住院人次费用

（3）各省（自治区、直辖市）情况

1）三级公立综合医院

分析 2017 年及 2020—2022 年各省（自治区、直辖市）三级公立综合医院微创手术患者每住院人次费用，2022 年均值为 28 654.36 元，上海、天津、北京位居全国前 3 位，分别为 45 081.73、40 540.11 及 40 360.11 元；西藏、兵团、安徽微创手术患者每住院人次费用相对较低，分别为 16 780、17 213.51 及 18 239.97 元（图 5-3-1-54）。

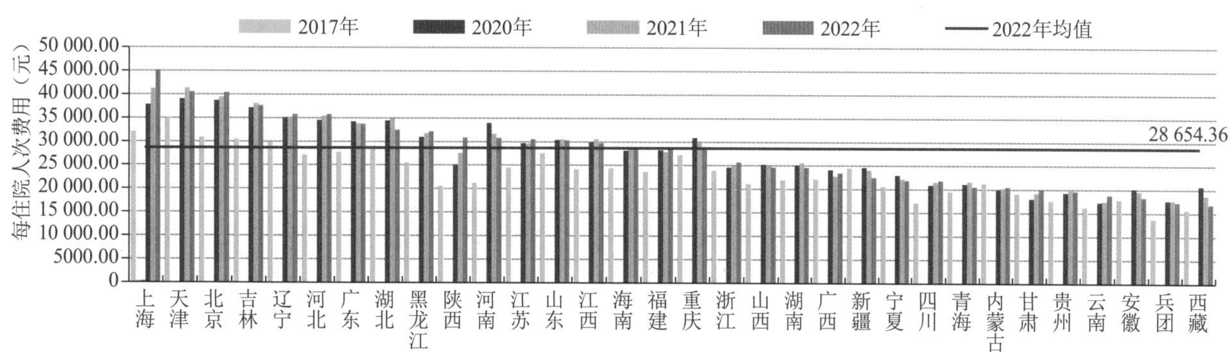

图 5-3-1-54　2017 年及 2020—2022 年各省（自治区、直辖市）三级公立综合医院微创手术患者每住院人次费用

2）二级公立综合医院

分析 2017 年及 2020—2022 年各省（自治区、直辖市）二级公立综合医院微创手术患者每住院人次费用，2022 年为 13 789.97 元，北京、上海、天津位居全国前 3 位，分别 35 922.89、33 635.02 及 24 714.13 元；贵州、甘肃、云南每住院人次费用相对较低，分别为 8267.22、8873.14 及 8995.84 元（图 5-3-1-55）。

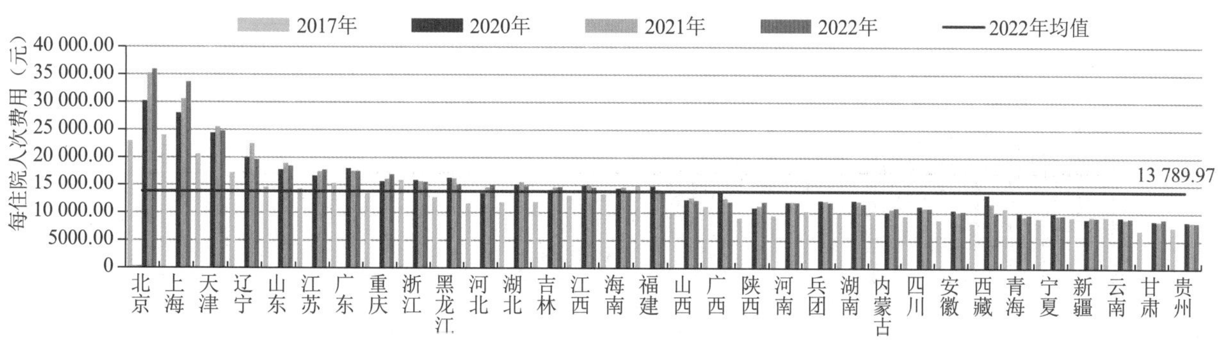

图 5-3-1-55　2017 年及 2020—2022 年各省（自治区、直辖市）二级公立综合医院微创手术患者每住院人次费用

2. 药费占比

（1）全国情况

2017 年及 2020—2022 年全国各类型医院微创手术患者药费占比总体呈下降趋势，从 2017 年的 21.89% 下降至 2022 年的 15.98%。2022 年二级民营综合医院最高，为 19.92%；二级公立专科医院最低，为 13.46%（图 5-3-1-56）。

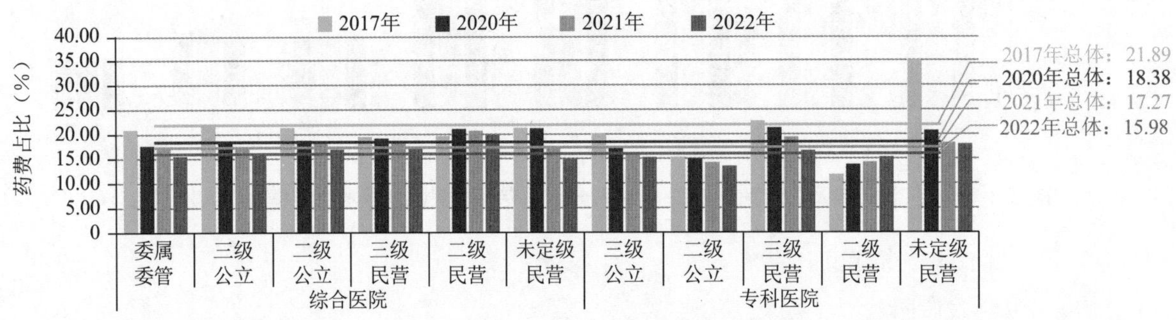

图 5-3-1-56　2017 年及 2020—2022 年全国各类型医院微创手术患者药费占比

（2）专科医院情况

2017 年及 2020—2022 年纳入分析的专科医院微创手术患者药费占比详见图 5-3-1-57。2022 年传染病专科医院微创手术患者药费占比相对较高，为 20.13%；妇幼保健院最低，为 10.03%。

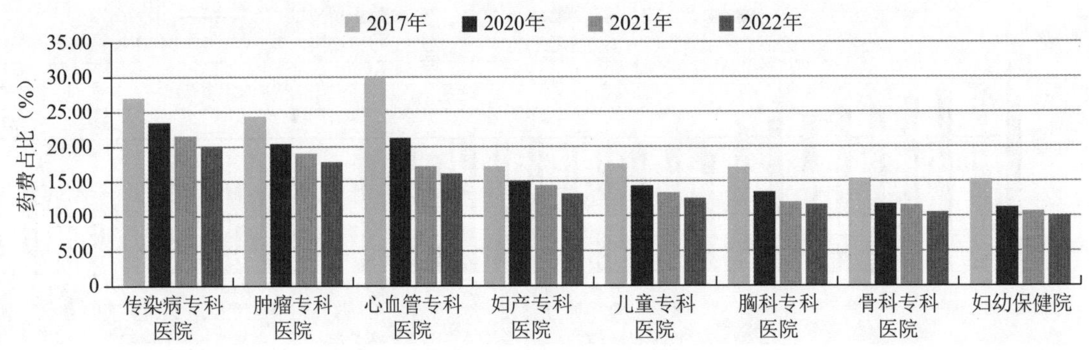

图 5-3-1-57　2017 年及 2020—2022 年纳入分析的专科医院微创手术患者药费占比

（3）各省（自治区、直辖市）情况

1）三级公立综合医院

分析 2017 年及 2020—2022 年各省（自治区、直辖市）三级公立综合医院微创手术患者药费占比，2022 年总体为 16.00%，河南、青海、陕西位居全国前 3 位，分别为 21.02%、20.56%、20.17%；北京、兵团、新疆药费占比相对较低，分别为 10.37%、10.64%、11.53%（图 5-3-1-58）。

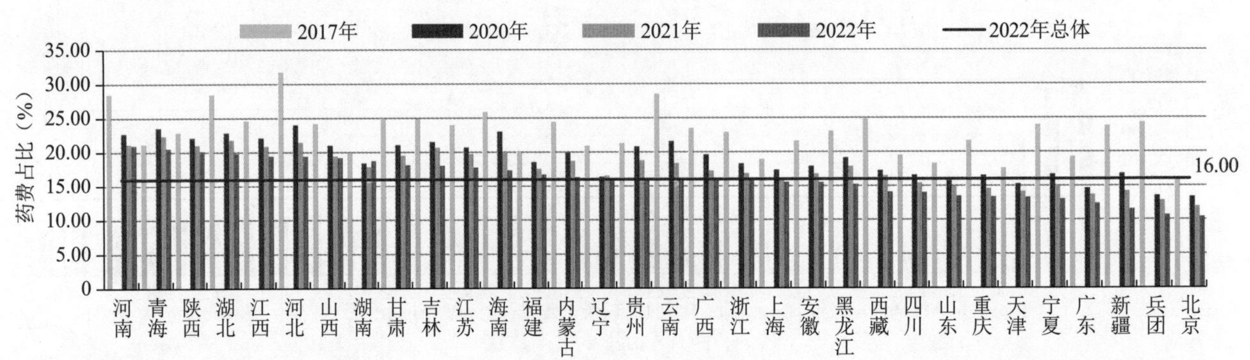

图 5-3-1-58　2017 年及 2020—2022 年各省（自治区、直辖市）三级公立综合医院微创手术患者药费占比

2）二级公立综合医院

分析 2017 年及 2020—2022 年各省（自治区、直辖市）二级公立综合医院微创手术患者药费占比，2022 年总体为 16.89%，陕西、江苏、天津位居全国前 3 位，分别为 22.61%、20.71%、20.36%；新疆、兵团、北京药费占比相对较低，分别为 11.35%、11.78%、13.43%（图 5-3-1-59）。

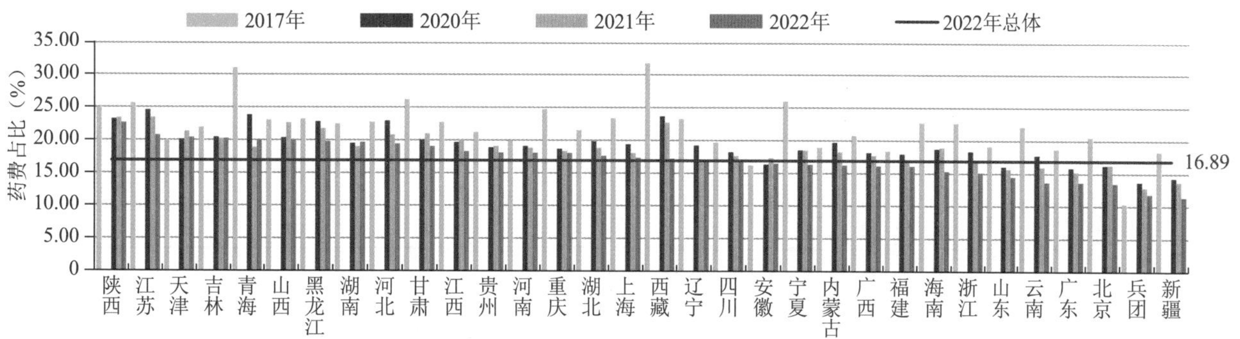

图 5-3-1-59　2017 年及 2020—2022 年全国各省（自治区、直辖市）二级公立综合医院微创手术患者药费占比

3. 耗材费用占比

（1）全国情况

2017 年及 2020—2022 年全国各类型医院微创手术患者耗材费用占比呈上升趋势，从 2017 年的 28.72% 上升为 2022 年的 31.93%。2022 年委属委管综合医院最高，为 37.81%；二级公立专科医院最低，为 16.99%（图 5-3-1-60）。

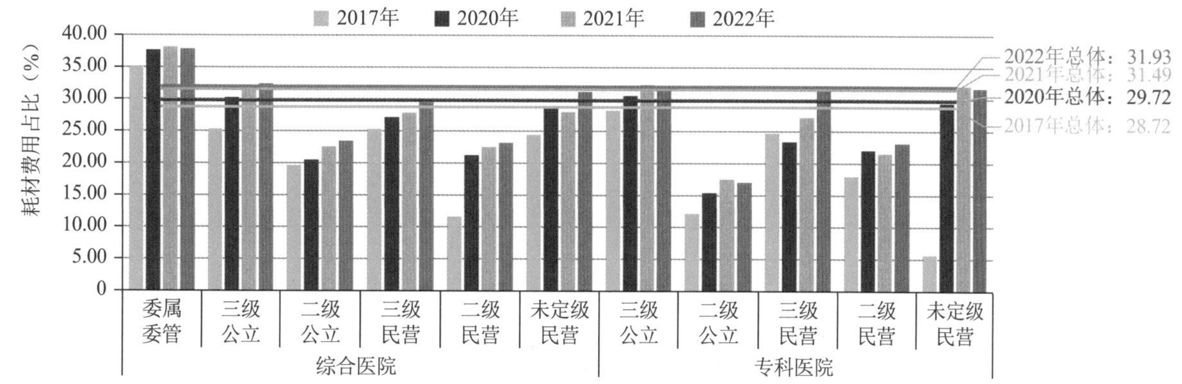

图 5-3-1-60　2017 年及 2020—2022 年全国各类型医院微创手术患者耗材费用占比

（2）专科医院情况

2017 年及 2020—2022 年纳入分析专科医院微创手术患者耗材费用占比详见图 5-3-1-61。2022 年骨科专科医院微创手术患者耗材费用占比相对较高，为 43.29%；妇幼保健院最低，为 11.45%。

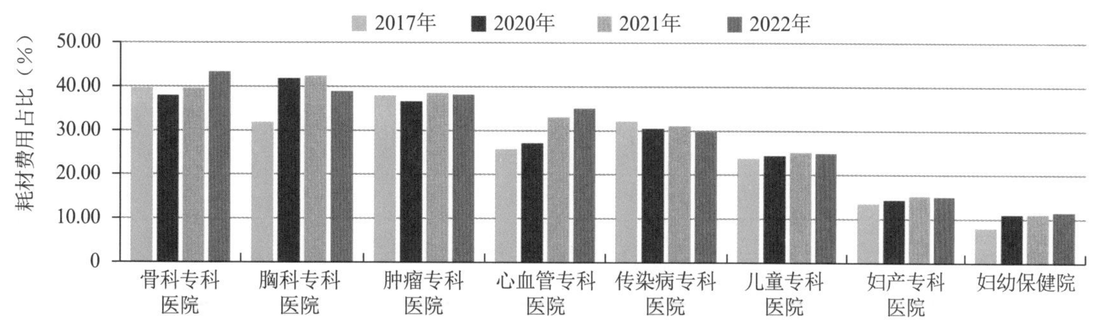

图 5-3-1-61　2017 年及 2020—2022 年全国纳入分析的专科医院微创手术患者耗材费用占比

（3）各省（自治区、直辖市）情况

1）三级公立综合医院

分析 2017 年及 2020—2022 年各省（自治区、直辖市）三级公立综合医院微创手术患者耗材费用占比，2022 年总体为 32.35%，北京、天津、黑龙江位居全国前 3 位，分别为 51.05%、41.57%、41.01%；贵州、西藏、甘肃耗材费用占比相对较低，分别为 14.87%、16.85%、21.94%（图 5-3-1-62）。

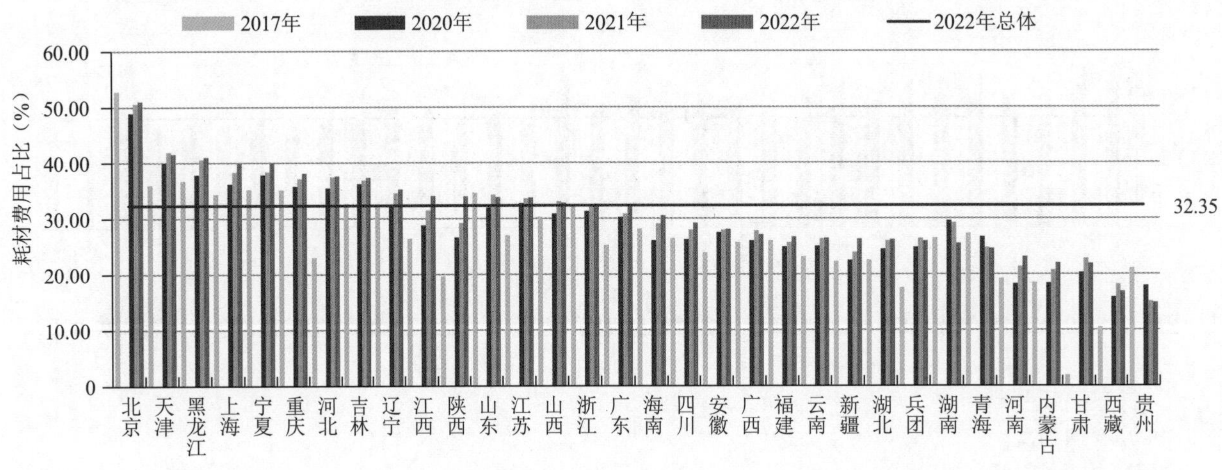

图 5-3-1-62　2017 年及 2020—2022 年全国各省（自治区、直辖市）三级公立综合医院微创手术患者耗材费用占比

2）二级公立综合医院

分析 2017 年及 2020—2022 年各省（自治区、直辖市）二级公立综合医院微创手术患者耗材费用占比，2022 年总体为 23.41%，北京、上海、天津位居全国前 3 位，分别为 48.12%、39.83%、37.83%；甘肃、湖南、湖北耗材费用占比相对较低，分别为 11.07%、15.18%、16.16%（图 5-3-1-63）。

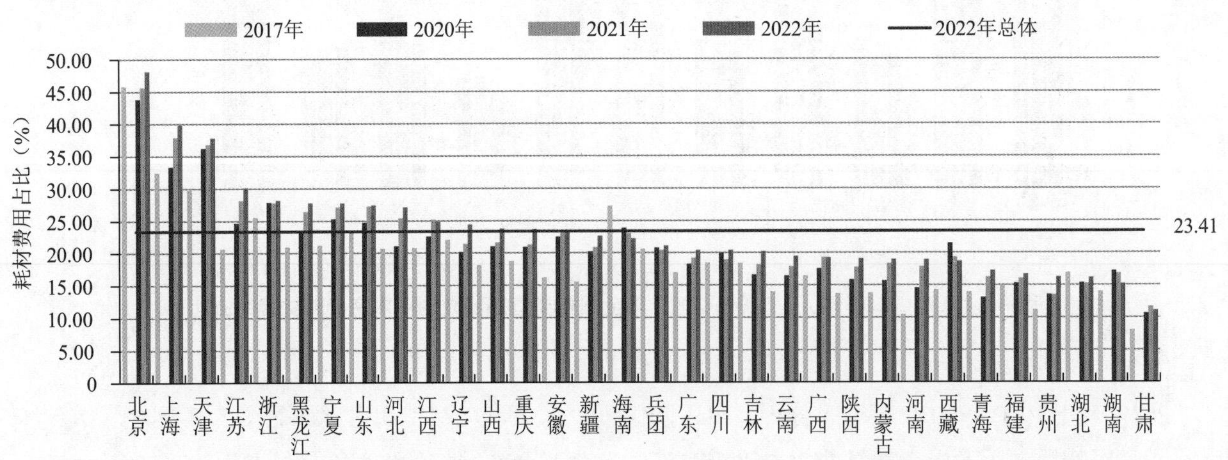

图 5-3-1-63　2017 年及 2020—2022 年全国各省（自治区、直辖市）二级公立综合医院微创手术患者耗材费用占比

附录

全国各省（自治区、直辖市）及填报医院填报情况

自2015年起，国家卫生健康委员会每年组织开展《国家医疗服务与质量安全报告》数据调查（全国医疗质量数据抽样调查），并在此基础上形成了年度《国家医疗服务与质量安全报告》（简称《报告》），为全面评估我国医疗服务与质量管理现况、促进医疗质量提升等方面提供了较为客观、科学的数据参考，一直受到行业内外的广泛关注。在数据调查中，参与数据网络上报的医疗机构均表现出极大的热情和工作积极性，填报的数据充分展现了本机构的医疗服务状况及医疗质量水平，共同为科学评价行业医疗质量水平提供了充足的数据基础。但在整理各级医疗机构上报的数据过程中，我们发现，医疗机构填报工作执行的完整度、有效性、工作效率、数据正确性等均有所差异，部分数据指标的填报情况直接反映出医疗机构医疗质量管理能力和水平，进而折射出医疗机构对医疗质量管理的重视程度。因此，从2018年开始，《报告》以调查数据结果为依据，遴选客观指标对各医疗机构在本项工作中所展现的医疗质量上报数据水平进行星级医院评分，以加强医疗质量精细化管理的政策导向作用，鼓励先进，促进各级各类医疗机构更加重视医疗质量数据化管理及信息上报工作；同时督促各级卫生健康行政部门及医疗机构进一步加强医疗质量指标化管理，提高质量管理信息化水平。

2023年全国医疗质量抽样调查延续2022年逻辑校验、区间设置、异常值提醒、数据提交限制等设置，以数据上报情况、病案首页上传情况、整体“/”率、工作配合度、运营类指标数据质量、重点病种和重点手术与恶性肿瘤指标数据质量、不良事件指标数据质量、过程质量指标数据质量及专业指标数据质量为主要评分依据。

星级医院评分依据上报数据质量情况，按照附表1所列的各项评价指标进行减分。全部医疗机构统一标准，统一设定各医疗机构填报工作质量均应当具备9（★）级水平，然后根据各医疗机构填报数据实际情况进行减分（★代表1分，☆代表0.5分），9★为最高分，0为最低分，用0表示。

附表1　星级医院评分指标及分值情况

序号	考核项目	具体标准	扣星数（★=1星；☆=0.5星）	考核对象	
				当年有出院人次的医疗机构	当年无出院人次的医疗机构
1	数据上报情况	未在NCIS系统填报出院人次且未上传病案首页数据	扣★	√	
2	病案首页上传情况	未上传病案首页数据	扣★	√	

续表

序号	考核项目	具体标准	扣星数（★=1星；☆=0.5星）	考核对象	
				当年有出院人次的医疗机构	当年无出院人次的医疗机构
3	整体“/”率（p，指标无法统计或医疗项目未开展）	20%＜p≤50%	扣☆	√	
		p＞50%	扣★		
4	工作配合度	数据核查/清洗阶段不配合编写组人员电话沟通；医院登记信息中无数据填报人或联系电话，或联系电话错误	扣★	√	√
5	运行类指标数据质量（x，指本考核填报项内数据不符合逻辑规则、空值的项目数占本考核项总数的比例）	25%＜x≤50%	扣☆	√	√
		x＞50%或指标全为“0”	扣★		
6	重点病种和重点手术与恶性肿瘤指标数据质量（x，指本考核填报项内数据“/”、空值的项目数占本考核项总数的比例）	25%＜x≤50%	扣☆	√	
		x＞50%或指标全为“0”	扣★		
7	不良事件指标数据质量（x，指本考核填报项内数据“/”、空值的项目数占本考核项总数的比例）	25%＜x≤50%	扣☆	√	√
		x＞50%或指标全为“0”	扣★		
8	过程质量指标数据质量（x，指本考核填报项内数据“/”、空值的项目数占本考核项总数的比例）	25%＜x≤50%	扣☆	√	
		x＞50%或指标全为“0”	扣★		
9	专业指标数据质量（x，指本考核填报项内数据不符合逻辑规则、空值的项目数占本考核项总数的比例）	25%＜x≤50%	扣☆	√	√
		x＞50%或指标全为“0”	扣★		

注：对当年无出院人次的医疗机构（根据NCIS填报中的“医院需要说明的情况”来判断），仅评价“工作配合度”“运行类指标”“不良事件指标”“专业指标”的数据质量情况。对于已上传病案首页的医疗机构，不考核序号为1、2、3、6的项目。

对2023年各省（自治区、直辖市）及新疆生产建设兵团数据质量星级评分（满分9分）进行从大到小排序，详见附表2。

附表2 各省（自治区、直辖市）及新疆生产建设兵团数据质量星级评分平均得分

省（自治区、直辖市）	医疗机构数（家）	完整度（%）	整体“/”率（%）	星级总评分	省（自治区、直辖市）	医疗机构数（家）	完整度（%）	整体“/”率（%）	星级总评分
兵团	21	100	19.70	8.10	福建	290	80.17	24.20	6.41
浙江	353	94.40	22.64	7.52	宁夏	98	86.42	29.36	6.35
河南	645	100.00	34.10	6.89	湖北	299	75.91	20.39	6.31
江苏	497	83.75	22.20	6.87	天津	186	100.00	40.40	6.26

续表

省（自治区、直辖市）	医疗机构数（家）	完整度（%）	整体“/”率（%）	星级总评分	省（自治区、直辖市）	医疗机构数（家）	完整度（%）	整体“/”率（%）	星级总评分
重庆	310	95.57	33.44	6.86	陕西	403	82.62	27.26	6.25
山西	370	99.64	33.25	6.82	河北	640	85.89	27.66	6.22
江西	389	95.43	30.88	6.80	云南	647	93.71	37.03	6.21
上海	175	89.34	28.55	6.76	黑龙江	272	95.25	37.31	6.14
内蒙古	292	99.47	36.97	6.65	西藏	64	81.60	32.18	6.13
北京	172	86.06	24.79	6.63	海南	80	74.76	23.68	6.06
山东	678	84.42	25.98	6.59	湖南	428	82.37	30.23	6.04
四川	799	80.50	23.66	6.57	甘肃	202	80.04	26.32	6.01
广东	831	82.16	24.93	6.55	贵州	459	84.76	33.06	5.98
广西	469	92.89	33.65	6.49	安徽	356	73.58	23.69	5.89
新疆	227	82.27	26.08	6.46	吉林	365	92.88	37.57	5.82
辽宁	457	95.71	37.19	6.42	青海	83	75.95	26.60	5.62

2023 年共有 43 家国家卫生健康委委属委管医院进行数据上报，星级评分情况见附表 3。

附表 3　委属委管医院星级评分情况

医院名称	完整度（%）	整体“/”率（%）	星级总评分	医院名称	完整度（%）	整体“/”率（%）	星级总评分
山东大学齐鲁医院	100	12.333	★★★★★★★★★	四川大学华西第四医院	100	19.73	★★★★★★★★
中山大学附属第三医院	100	12.587	★★★★★★★★★	西安交通大学第一附属医院	100	20.49	★★★★★★★★
吉林大学中日联谊医院	100	12.911	★★★★★★★★★	中国医学科学院整形外科医院	100	23.619	★★★★★★★★
四川大学华西第二医院	100	13.561	★★★★★★★★★	吉林大学口腔医院	100	33.123	★★★★★★★★
山东大学第二医院	100	13.991	★★★★★★★★★	北京大学口腔医院	100	35.846	★★★★★★★★
复旦大学附属华山医院	100	16.246	★★★★★★★★★	四川大学华西口腔医院	100	40.222	★★★★★★★★
华中科技大学同济医学院附属梨园医院	100	16.302	★★★★★★★★★	吉林大学第二医院	87.49	7.488	★★★★★★★☆
中山大学肿瘤防治中心	100	17.777	★★★★★★★★★	吉林大学第一医院	100	12.475	★★★★★★★☆

续表

医院名称	完整度（%）	整体“/”率（%）	星级总评分	医院名称	完整度（%）	整体“/”率（%）	星级总评分
复旦大学附属肿瘤医院	100	18.235	★★★★★★★★★	中南大学湘雅二医院	100	14.181	★★★★★★★☆
复旦大学附属妇产科医院	100	21.513	★★★★★★★★★	复旦大学附属中山医院	100	20.213	★★★★★★★☆
华中科技大学同济医学院附属同济医院	100	10.521	★★★★★★★★☆	中国医学科学院阜外医院	100	25.658	★★★★★★★☆
四川大学华西医院	100	11.624	★★★★★★★★☆	中国医学科学院皮肤病医院	20.88	0.605	★★★★★★★
北京大学人民医院	100	12.539	★★★★★★★★☆	华中科技大学同济医学院附属协和医院	100	12.93	★★★★★★★
中山大学孙逸仙纪念医院	100	14.512	★★★★★★★★☆	中山大学中山眼科中心	100	23.961	★★★★★★★
中山大学附属第一医院	100	15.109	★★★★★★★★☆	北京医院	100	26.667	★★★★★★★
北京大学第三医院	100	15.954	★★★★★★★★☆	西安交通大学第二附属医院	100	29.812	★★★★★★★
北京大学第一医院	100	16.064	★★★★★★★★☆	西安交通大学口腔医院	100	40.881	★★★★★★★
复旦大学附属儿科医院	100	20.74	★★★★★★★★☆	中国医学科学院血液病医院	100	41.183	★★★★★★★
中南大学湘雅医院	100	26.011	★★★★★★★★☆	复旦大学附属眼耳鼻喉科医院	100	50.806	★★★★★★★
中国医学科学院肿瘤医院	100	29.201	★★★★★★★★☆	中国医学科学院北京协和医学院	100	24.528	★★★★★★☆
中山大学附属口腔医院	100	11.343	★★★★★★★★	中日友好医院	62.7	4.522	★★★★★★
中南大学湘雅三医院	100	12.109	★★★★★★★★				

各省（自治区、直辖市）及新疆生产建设兵团医疗机构星级评分情况如下，由于篇幅限制，仅保留填报数据工作评分前10的医疗机构作为数据填报红榜（附表4～附表35），数据填报质量较差的医疗机构（2023年度抽取医院评分低于4.5分的三级医疗机构）作为数据填报白榜（附表36）供参考。其他医疗机构数据填报质量星级评分情况详见国家医疗质量管理与控制信息网（www.ncis.cn）。

附表 4　新疆生产建设兵团星级评分情况

医院名称	完整度（%）	整体“/”率（%）	星级总评分	医院名称	完整度（%）	整体“/”率（%）	星级总评分
石河子大学第一附属医院	100	4.866	★★★★★★★★★	新疆生产建设兵团第七师医院	100	16.123	★★★★★★★★★
石河子绿洲医院	100	6.689	★★★★★★★★★	新疆生产建设兵团第六师医院	100	16.702	★★★★★★★★★
新疆生产建设兵团第五师医院	100	13.507	★★★★★★★★★	新疆生产建设兵团第九师医院	100	18.58	★★★★★★★★★
新疆生产建设兵团第一师医院	100	14.632	★★★★★★★★★	新疆生产建设兵团第十三师红星医院	100	11.448	★★★★★★★★☆
新疆生产建设兵团第四师医院	100	15.613	★★★★★★★★★	新疆生产建设兵团第十师北屯医院	100	15.572	★★★★★★★★☆

附表 5　浙江省星级评分情况

医院名称	完整度（%）	整体“/”率（%）	星级总评分	医院名称	完整度（%）	整体“/”率（%）	星级总评分
余姚市妇幼保健院	100	0.284	★★★★★★★★★	衢州市第三医院	100	7.662	★★★★★★★★★
宁波大学医学院附属医院	100	4.808	★★★★★★★★★	丽水市第二人民医院	100	8.811	★★★★★★★★★
绍兴市第七人民医院	100	4.963	★★★★★★★★★	玉环市人民医院	100	9.289	★★★★★★★★★
慈溪市妇幼保健院	100	6.451	★★★★★★★★★	宁波大学附属人民医院	100	9.996	★★★★★★★★★
绍兴市中心医院	100	6.467	★★★★★★★★★	仙居县第五人民医院	100	10.384	★★★★★★★★★

附表 6　河南省星级评分情况

医院名称	完整度（%）	整体“/”率（%）	星级总评分	医院名称	完整度（%）	整体“/”率（%）	星级总评分
河南省人民医院	100	5.751	★★★★★★★★★	洛阳市第三人民医院	100	8.996	★★★★★★★★★
襄城县人民医院	100	6.442	★★★★★★★★★	汝阳县人民医院	100	9.195	★★★★★★★★★
兰考县中心医院	100	8.307	★★★★★★★★★	息县人民医院	100	9.636	★★★★★★★★★
沁阳市人民医院	100	8.788	★★★★★★★★★	郑州大学第五附属医院	100	9.721	★★★★★★★★★
洛阳市偃师人民医院	100	8.854	★★★★★★★★★	开封市儿童医院	100	10.192	★★★★★★★★★

附表 7 江苏省星级评分情况

医院名称	完整度（%）	整体"/"率（%）	星级总评分	医院名称	完整度（%）	整体"/"率（%）	星级总评分
仪征市第二人民医院	100	0.097	★★★★★★★★★	南京市江宁区第二人民医院	100	6.016	★★★★★★★★★
南京江北新区精神卫生中心	97.79	2.211	★★★★★★★★★	苏州市广济医院	100	6.379	★★★★★★★★★
南通市精神卫生中心（南通市第四人民医院）	100	4.444	★★★★★★★★★	常州市武进人民医院	100	7.392	★★★★★★★★★
南京脑科医院	100	5.294	★★★★★★★★★	常州市第三人民医院	100	7.732	★★★★★★★★★
徐州市中心医院	100	5.485	★★★★★★★★★	扬州市妇幼保健院	100	8.579	★★★★★★★★★

附表 8 重庆市星级评分情况

医院名称	完整度（%）	整体"/"率（%）	星级总评分	医院名称	完整度（%）	整体"/"率（%）	星级总评分
重庆市巴南区人民医院	100	6.078	★★★★★★★★★	重庆医科大学附属第三医院（捷尔医院）	100	10.473	★★★★★★★★★
重庆医科大学附属大学城医院	100	6.948	★★★★★★★★★	重庆市开州区人民医院	100	10.572	★★★★★★★★★
重庆市黔江中心医院	100	7.079	★★★★★★★★★	重庆市忠县人民医院	100	11.066	★★★★★★★★★
重庆医科大学附属第一医院	100	9.739	★★★★★★★★★	重庆市綦江区人民医院	100	11.217	★★★★★★★★★
重庆市奉节县人民医院	100	9.746	★★★★★★★★★	重庆市梁平区人民医院	100	11.441	★★★★★★★★★

附表 9 山西省星级评分情况

医院名称	完整度（%）	整体"/"率（%）	星级总评分	医院名称	完整度（%）	整体"/"率（%）	星级总评分
太原其美妇产医院	100	0.076	★★★★★★★★★	阳泉市南庄煤炭集团有限责任公司医院	100	10.345	★★★★★★★★★
太原安定医院	100	2.807	★★★★★★★★★	山西省运城市中心医院	100	10.796	★★★★★★★★★
泽州县人民医院	100	7.118	★★★★★★★★★	山西晋城无烟煤矿业集团有限责任公司总医院	100	11.388	★★★★★★★★★
忻州市社会福利精神康宁医院	100	9.579	★★★★★★★★★	长治市人民医院	100	11.427	★★★★★★★★★
文水县人民医院	100	10.332	★★★★★★★★★	吕梁市人民医院	100	12.601	★★★★★★★★★

附表 10　江西省星级评分情况

医院名称	完整度（%）	整体"/"率（%）	星级总评分	医院名称	完整度（%）	整体"/"率（%）	星级总评分
南昌大学第二附属医院	100	10.365	★★★★★★★★★	景德镇市第二人民医院	100	15.196	★★★★★★★★★
江西省人民医院	100	11.615	★★★★★★★★★	永修县人民医院	100	16.393	★★★★★★★★★
萍乡矿业集团有限责任公司总医院	100	13.281	★★★★★★★★★	樟树市人民医院	100	16.421	★★★★★★★★★
萍乡市第三人民医院	100	14.367	★★★★★★★★★	景德镇市第一人民医院	100	17.005	★★★★★★★★★
南丰县人民医院	100	14.408	★★★★★★★★★	景德镇市第三人民医院	100	17.306	★★★★★★★★★

附表 11　上海市星级评分情况

医院名称	完整度（%）	整体"/"率（%）	星级总评分	医院名称	完整度（%）	整体"/"率（%）	星级总评分
上海嘉会国际医院	100	6.379	★★★★★★★★★	上海市东方医院	100	12.242	★★★★★★★★★
上海市浦东医院	100	9.443	★★★★★★★★★	上海市第十人民医院	100	12.462	★★★★★★★★★
海军军医大学第一附属医院	100	11.653	★★★★★★★★★	复旦大学附属金山医院	100	13.078	★★★★★★★★★
复旦大学附属中山医院青浦分院	100	12.118	★★★★★★★★★	上海市金山区亭林医院	100	13.36	★★★★★★★★★
上海市第一妇婴保健院	100	12.223	★★★★★★★★★	上海交通大学医学院附属瑞金医院	100	13.402	★★★★★★★★★

附表 12　内蒙古自治区星级评分情况

医院名称	完整度（%）	整体"/"率（%）	星级总评分	医院名称	完整度（%）	整体"/"率（%）	星级总评分
赤峰市精神病防治院	100	2.605	★★★★★★★★★	包头医学院第二附属医院	100	13.1	★★★★★★★★★
通辽市第二人民医院	100	7.876	★★★★★★★★★	包头市第四医院	100	13.198	★★★★★★★★★
兴安盟人民医院	100	10.462	★★★★★★★★★	乌兰察布市中心医院	100	13.576	★★★★★★★★★
内蒙古科技大学包头医学院第一附属医院	100	12.004	★★★★★★★★★	内蒙古林业总医院	100	14.436	★★★★★★★★★
赤峰市宁城县中心医院	100	12.334	★★★★★★★★★	锡林郭勒盟中心医院	100	14.479	★★★★★★★★★

附表 13　北京市星级评分情况

医院名称	完整度（%）	整体“/”率（%）	星级总评分	医院名称	完整度（%）	整体“/”率（%）	星级总评分
北京怀柔医院	100	14.009	★★★★★★★★★	北京京都儿童医院	100	17.644	★★★★★★★★★
首都医科大学附属北京同仁医院	100	16.13	★★★★★★★★★	首都医科大学附属北京儿童医院	100	19.564	★★★★★★★★★
航空总医院	100	16.795	★★★★★★★★★	北京市通州区妇幼保健院	100	21.564	★★★★★★★★★
首都医科大学附属北京佑安医院	100	16.938	★★★★★★★★★	北京华信医院（清华大学第一附属医院）	100	11.91	★★★★★★★★☆
北京大学肿瘤医院	100	17.256	★★★★★★★★★	北京大学人民医院	100	12.539	★★★★★★★★☆

附表 14　山东省星级评分情况

医院名称	完整度（%）	整体“/”率（%）	星级总评分	医院名称	完整度（%）	整体“/”率（%）	星级总评分
泰安市第一人民医院	100	2.588	★★★★★★★★★	山东省千佛山医院	100	7.379	★★★★★★★★★
五莲县精神病院	100	3.519	★★★★★★★★★	青岛大学附属医院	100	7.573	★★★★★★★★★
青岛市城阳区人民医院	100	4.13	★★★★★★★★★	寿光综合医院	100	8.778	★★★★★★★★★
淄博市中心医院	100	5.613	★★★★★★★★★	庆云县人民医院	100	9.067	★★★★★★★★★
沂南县人民医院	99.52	6.926	★★★★★★★★★	东阿县人民医院	100	9.594	★★★★★★★★★

附表 15　四川省星级评分情况

医院名称	完整度（%）	整体“/”率（%）	星级总评分	医院名称	完整度（%）	整体“/”率（%）	星级总评分
自贡市精神卫生中心（自贡市第五人民医院）（自贡市老年病医院）	100	4.916	★★★★★★★★★	遂宁市中心医院	100	8.267	★★★★★★★★★
自贡市第四人民医院（自贡市急救中心）	100	5.361	★★★★★★★★★	南江县人民医院	100	8.63	★★★★★★★★★
成都市第二人民医院	100	6.852	★★★★★★★★★	乐山市人民医院	100	8.993	★★★★★★★★★
简阳市人民医院	100	7.162	★★★★★★★★★	巴中市恩阳区人民医院	100	10.584	★★★★★★★★★
广元市精神卫生中心	100	7.317	★★★★★★★★★	成都市第三人民医院	100	10.958	★★★★★★★★★

附表 16 广东省星级评分情况

医院名称	完整度（%）	整体“/”率（%）	星级总评分	医院名称	完整度（%）	整体“/”率（%）	星级总评分
广州医科大学附属脑科医院	100	1.407	★★★★★★★★★	东莞市厚街医院	100	8.88	★★★★★★★★★
梅州市人民医院	100	5.425	★★★★★★★★★	中山市小榄人民医院	100	8.958	★★★★★★★★★
茂名市第三人民医院	100	6.173	★★★★★★★★★	珠海市人民医院	100	9.162	★★★★★★★★★
江门市人民医院	100	6.198	★★★★★★★★★	广东省人民医院南海医院	100	9.222	★★★★★★★★★
广州医科大学附属肿瘤医院	100	7.838	★★★★★★★★★	兴宁市妇幼保健院	100	9.336	★★★★★★★★★

附表 17 广西壮族自治区星级评分情况

医院名称	完整度（%）	整体“/”率（%）	星级总评分	医院名称	完整度（%）	整体“/”率（%）	星级总评分
桂平市人民医院	100	3.888	★★★★★★★★★	广西医科大学第一附属医院	100	9.717	★★★★★★★★★
桂林市人民医院	100	5.329	★★★★★★★★★	灵山县人民医院	100	12.207	★★★★★★★★★
广西壮族自治区脑科医院	100	6.096	★★★★★★★★★	百色市人民医院	100	12.588	★★★★★★★★★
南宁市社会福利医院	100	7.908	★★★★★★★★★	广西壮族自治区妇幼保健院	100	12.814	★★★★★★★★★
平果康华 医院	100	8.725	★★★★★★★★★	广西柳钢医疗有限公司医院	100	12.89	★★★★★★★★★

附表 18 新疆维吾尔自治区星级评分情况

医院名称	完整度（%）	整体“/”率（%）	星级总评分	医院名称	完整度（%）	整体“/”率（%）	星级总评分
乌鲁木齐市第四人民医院	100	5.062	★★★★★★★★★	新疆医科大学第二附属医院	100	11.654	★★★★★★★★★
哈密市中心医院	100	6.885	★★★★★★★★★	阿克苏地区第一人民医院	100	14.488	★★★★★★★★★
和田地区人民医院	100	8.335	★★★★★★★★★	博尔塔拉蒙古自治州人民医院	100	14.937	★★★★★★★★★
新疆维吾尔自治区人民医院	100	10.611	★★★★★★★★★	新疆医科大学第一附属医院昌吉分院（昌吉市第二人民医院）	100	16.119	★★★★★★★★★
新疆医科大学第五附属医院	100	10.978	★★★★★★★★★	新疆维吾尔自治区职业病医院	100	16.766	★★★★★★★★★

附表 19　辽宁省星级评分情况

医院名称	完整度（%）	整体“/”率（%）	星级总评分	医院名称	完整度（%）	整体“/”率（%）	星级总评分
丹东市中心医院	100	13.082	★★★★★★★★★	沈阳医学院附属中心医院	100	15.987	★★★★★★★★★
辽宁省健康产业集团抚矿总医院	100	13.594	★★★★★★★★★	铁岭市中心医院	100	16.163	★★★★★★★★★
沈阳市沈北新区中心医院	100	14.359	★★★★★★★★★	大连市普兰店区中心医院	100	16.719	★★★★★★★★★
阜新市第二人民医院（阜新市妇产医院）	100	14.527	★★★★★★★★★	辽宁省健康产业集团阜新矿总医院	100	17.906	★★★★★★★★★
大连市第三人民医院	100	15.762	★★★★★★★★★	辽宁电力中心医院	100	20.94	★★★★★★★★★

附表 20　福建省星级评分情况

医院名称	完整度（%）	整体“/”率（%）	星级总评分	医院名称	完整度（%）	整体“/”率（%）	星级总评分
福建省立金山医院	100	6.24	★★★★★★★★★	宁德市闽东医院	100	9.943	★★★★★★★★★
厦门市妇幼保健院	100	6.78	★★★★★★★★★	漳州市医院	100	10.575	★★★★★★★★★
福建医科大学附属协和医院	100	8.446	★★★★★★★★★	福州市第二医院	100	11.126	★★★★★★★★★
三明市沙县区总医院	100	8.557	★★★★★★★★★	厦门医学院附属第二医院	100	11.644	★★★★★★★★★
惠安县医院	100	8.934	★★★★★★★★★	福建省泉州市第一医院	100	11.858	★★★★★★★★★

附表 21　宁夏回族自治区星级评分情况

医院名称	完整度（%）	整体“/”率（%）	星级总评分	医院名称	完整度（%）	整体“/”率（%）	星级总评分
石嘴山市第二人民医院	100	5.884	★★★★★★★★★	宁夏回族自治区第五人民医院	100	6.392	★★★★★★★★☆
固原市原州区人民医院	100	16.243	★★★★★★★★★	盐池县人民医院	100	17.103	★★★★★★★★☆
银川市第一人民医院	100	16.316	★★★★★★★★★	贺兰县人民医院	100	21.779	★★★★★★★★☆
吴忠市人民医院	100	18.454	★★★★★★★★★	永宁县人民医院	100	22.834	★★★★★★★★☆
同心县人民医院	100	23.234	★★★★★★★★★	西吉县人民医院	100	24.901	★★★★★★★★☆

附表 22 湖北省星级评分情况

医院名称	完整度（%）	整体“/”率（%）	星级总评分	医院名称	完整度（%）	整体“/”率（%）	星级总评分
武汉馨润康精神病康复医院	100	1.253	★★★★★★★★★	汉川市精神病医院	100	8.9	★★★★★★★★★
应城市人民医院	100	2.492	★★★★★★★★★	大冶市人民医院	100	9.195	★★★★★★★★★
天门市第一人民医院	100	4.06	★★★★★★★★★	武汉市第四医院	100	9.662	★★★★★★★★★
十堰市人民医院	100	7.368	★★★★★★★★★	广水市第一人民医院	100	9.854	★★★★★★★★★
武汉亚心总医院	100	7.527	★★★★★★★★★	湖北民族大学附属民大医院	100	10.103	★★★★★★★★★

附表 23 天津市星级评分情况

医院名称	完整度（%）	整体“/”率（%）	星级总评分	医院名称	完整度（%）	整体“/”率（%）	星级总评分
天津市宁河区医院	100	12.18	★★★★★★★★★	天津市宝坻区妇产医院	100	24.898	★★★★★★★★★
天津市北辰医院	100	16.742	★★★★★★★★★	天津市红桥医院	100	25.343	★★★★★★★★★
天津市肿瘤医院（天津医科大学肿瘤医院）	100	16.871	★★★★★★★★★	天津南河安定医院	100	0.035	★★★★★★★★☆
泰达国际心血管病医院	100	17.959	★★★★★★★★★	天津市静海区医院	100	8.982	★★★★★★★★☆
天津市中心妇产科医院	100	19.565	★★★★★★★★★	天津市滨海新区海滨人民医院	100	10.06	★★★★★★★★☆

附表 24 陕西省星级评分情况

医院名称	完整度（%）	整体“/”率（%）	星级总评分	医院名称	完整度（%）	整体“/”率（%）	星级总评分
兵器工业五二一医院	100	5.557	★★★★★★★★★	咸阳市中心医院	100	10.807	★★★★★★★★★
西安医学院第二附属医院	100	7.789	★★★★★★★★★	西安市第三医院	100	11.111	★★★★★★★★★
西安医学院第一附属医院	100	9.881	★★★★★★★★★	西安市人民医院（西安市第四医院）	100	12.192	★★★★★★★★★
西安市红会医院	100	10.2	★★★★★★★★★	西安国际医学中心医院	100	12.406	★★★★★★★★★
榆林市星元医院	100	10.518	★★★★★★★★★	渭南市中心医院	100	13.12	★★★★★★★★★

附表 25 河北省星级评分情况

医院名称	完整度（%）	整体“/”率（%）	星级总评分	医院名称	完整度（%）	整体“/”率（%）	星级总评分
玉田县医院	100	3.334	★★★★★★★★★	华北医疗健康集团邢台总医院	100	10.33	★★★★★★★★★
邢台医学高等专科学校第一附属医院	100	4.573	★★★★★★★★★	井陉县医院	100	10.782	★★★★★★★★★
河北省人民医院	100	6.19	★★★★★★★★★	迁西县人民医院	100	11.117	★★★★★★★★★
唐山市人民医院	100	6.484	★★★★★★★★★	河北医科大学第三医院	100	11.577	★★★★★★★★★
南皮县人民医院	100	7.995	★★★★★★★★★	故城县医院	100	11.887	★★★★★★★★★

附表 26 云南省星级评分情况

医院名称	完整度（%）	整体“/”率（%）	星级总评分	医院名称	完整度（%）	整体“/”率（%）	星级总评分
澜沧县第一人民医院	100	3.537	★★★★★★★★★	昌宁县人民医院	100	12.166	★★★★★★★★★
云南省临沧市云县人民医院	100	4.259	★★★★★★★★★	大理白族自治州人民医院	100	12.667	★★★★★★★★★
富源县人民医院	100	9.426	★★★★★★★★★	禄丰县人民医院	100	13.443	★★★★★★★★★
昆明市延安医院	100	10.405	★★★★★★★★★	凤庆县人民医院	100	13.449	★★★★★★★★★
楚雄彝族自治州人民医院	100	11.324	★★★★★★★★★	大理大学第一附属医院	100	13.585	★★★★★★★★★

附表 27 黑龙江省星级评分情况

医院名称	完整度（%）	整体“/”率（%）	星级总评分	医院名称	完整度（%）	整体“/”率（%）	星级总评分
齐齐哈尔医学院附属第一医院	100	6.553	★★★★★★★★★	密山市人民医院	100	18.606	★★★★★★★★★
黑龙江省森工总医院（黑龙江省红十字医院）	100	6.775	★★★★★★★★★	双鸭山市人民医院	100	20.543	★★★★★★★★★
齐齐哈尔市精神卫生中心	100	6.935	★★★★★★★★★	牡丹江市康安医院	100	20.842	★★★★★★★★★
大庆市人民医院	100	8.453	★★★★★★★★★	黑龙江省农垦总局总医院	100	8.324	★★★★★★★★☆
七台河市人民医院	100	13.545	★★★★★★★★★	哈尔滨二四二医院	100	9.2	★★★★★★★★☆

附表 28　西藏自治区星级评分情况

医院名称	完整度（%）	整体“/”率（%）	星级总评分	医院名称	完整度（%）	整体“/”率（%）	星级总评分
洛扎县卫生服务中心	100	19.246	★★★★★★★★☆	西藏萨嘎县卫生服务中心	100	38.651	★★★★★★★★
嘉黎县人民医院	100	20.5	★★★★★★★★☆	西藏浪卡子县卫生服务中心	100	42.948	★★★★★★★★
西藏阿里地区人民医院	100	20.579	★★★★★★★★☆	西藏贡嘎县人民医院	100	45.341	★★★★★★★★
琼结县人民医院	100	22.551	★★★★★★★★☆	西藏那曲市尼玛县人民医院	88.99	10.573	★★★★★★★☆
西藏山南扎囊县卫生服务中心	100	26.334	★★★★★★★★☆	措勤县人民医院	100	20.867	★★★★★★★☆

附表 29　海南省星级评分情况

医院名称	完整度（%）	整体“/”率（%）	星级总评分	医院名称	完整度（%）	整体“/”率（%）	星级总评分
海南医学院第一附属医院	100	9.502	★★★★★★★★★	海南医学院第二附属医院	100	15.419	★★★★★★★★☆
海口市妇幼保健院	100	13.305	★★★★★★★★★	海南省妇女儿童医学中心	100	16.498	★★★★★★★★☆
海南省万宁市人民医院	100	15.202	★★★★★★★★★	海口市人民医院	100	16.581	★★★★★★★★☆
定安县人民医院	100	27.097	★★★★★★★★★	琼海市人民医院	100	17.79	★★★★★★★★☆
三亚中心医院	100	13.685	★★★★★★★★☆	三亚市人民医院	100	17.972	★★★★★★★★☆

附表 30　湖南省星级评分情况

医院名称	完整度（%）	整体“/”率（%）	星级总评分	医院名称	完整度（%）	整体“/”率（%）	星级总评分
江永县人民医院	100	6.988	★★★★★★★★★	汉寿县人民医院	100	13.817	★★★★★★★★★
长沙市第四医院	100	10.566	★★★★★★★★★	湘潭市第一人民医院	100	14.376	★★★★★★★★★
桃江县精神病医院	100	11.275	★★★★★★★★★	衡阳市第一人民医院	100	14.78	★★★★★★★★★
溆浦县人民医院	100	11.593	★★★★★★★★★	武冈市人民医院	100	15.06	★★★★★★★★★
岳阳市人民医院	100	12.859	★★★★★★★★★	郴州市第四人民医院	100	15.423	★★★★★★★★★

附表 31 甘肃省星级评分情况

医院名称	完整度（%）	整体"/"率（%）	星级总评分	医院名称	完整度（%）	整体"/"率（%）	星级总评分
武威市人民医院	100	10.518	★★★★★★★★★	庆阳市第二人民医院	100	20.249	★★★★★★★★★
张掖市第二人民医院	100	13.072	★★★★★★★★★	高台县人民医院	100	22.793	★★★★★★★★★
甘肃省妇幼保健院	100	15.558	★★★★★★★★★	甘肃省肿瘤医院	100	23.645	★★★★★★★★★
白银市第一人民医院	100	18.353	★★★★★★★★★	环县人民医院	100	24.557	★★★★★★★★★
榆中县第一人民医院	100	20.184	★★★★★★★★★	白银市妇幼保健院	100	31.476	★★★★★★★★★

附表 32 贵州省星级评分情况

医院名称	完整度（%）	整体"/"率（%）	星级总评分	医院名称	完整度（%）	整体"/"率（%）	星级总评分
普定县精神病医院	100	0.317	★★★★★★★★★	贵州医科大学附属医院	100	8.394	★★★★★★★★★
道真馨安好精神病医院	100	1.209	★★★★★★★★★	兴义市人民医院	100	9.656	★★★★★★★★★
六盘水康静精神病专科医院	100	3.481	★★★★★★★★★	纳雍县人民医院	100	12.094	★★★★★★★★★
册亨县人民医院	100	5.447	★★★★★★★★★	贵州省正安县人民医院	100	12.797	★★★★★★★★★
思南县人民医院	100	7.971	★★★★★★★★★	丹寨县人民医院	100	13.711	★★★★★★★★★

附表 33 安徽省星级评分情况

医院名称	完整度（%）	整体"/"率（%）	星级总评分	医院名称	完整度（%）	整体"/"率（%）	星级总评分
安徽医科大学附属巢湖医院	100	2.201	★★★★★★★★★	明光市人民医院	100	11.843	★★★★★★★★★
安徽省第二人民医院	100	6.77	★★★★★★★★★	皖南医学院第二附属医院	100	11.895	★★★★★★★★★
安徽省庐江县人民医院	100	10.411	★★★★★★★★★	蚌埠市第二人民医院	100	11.929	★★★★★★★★★
安徽省立医院	100	11.443	★★★★★★★★★	六安市人民医院	100	13.211	★★★★★★★★★
太和县人民医院	100	11.728	★★★★★★★★★	宣城市人民医院	100	13.306	★★★★★★★★★

附表 34 吉林省星级评分情况

医院名称	完整度（%）	整体“/”率（%）	星级总评分	医院名称	完整度（%）	整体“/”率（%）	星级总评分
吉林大学中日联谊医院	100	12.911	★★★★★★★★★	长岭康源精神专科医院	100	5.446	★★★★★★★★☆
吉林省一汽总医院	100	14.85	★★★★★★★★★	通化市中心医院	100	19.873	★★★★★★★★☆
四平市中心人民医院	100	19.966	★★★★★★★★★	敦化市医院	100	21.37	★★★★★★★★☆
白山市中心医院	100	21.737	★★★★★★★★★	吉林省前卫医院	100	21.784	★★★★★★★★☆
敦化康源脑科医院	100	3.708	★★★★★★★★☆	长春市康宁医院	100	23.542	★★★★★★★★☆

附表 35 青海省星级评分情况

医院名称	完整度（%）	整体“/”率（%）	星级总评分	医院名称	完整度（%）	整体“/”率（%）	星级总评分
互助土族自治县人民医院	100	8.414	★★★★★★★★★	西宁市第三人民医院	100	13.781	★★★★★★★★☆
青海红十字医院	100	16.183	★★★★★★★★★	青海省海东市第一人民医院	100	22.467	★★★★★★★★☆
大通回族土族自治县人民医院	100	17.402	★★★★★★★★★	循化县人民医院	100	24.743	★★★★★★★★☆
青海省妇女儿童医院	100	27.624	★★★★★★★★★	大通回族土族自治县第二人民医院	100	29.743	★★★★★★★★☆
西宁市第一人民医院	100	4.761	★★★★★★★★☆	青海省第五人民医院	100	14.414	★★★★★★★★

附表 36 医疗机构星级评分白榜（星级评分≤ 4.5 分）

医院名称	省（自治区、直辖市）	医院级别	医院类型	完整度（%）	整体“/”率（%）	星级总评分
广东省第二人民医院	广东	三级	综合	0.67	0	★★★★☆
天水市第四人民医院	甘肃	三级	综合	0.67	0	★★★★☆
谷城县人民医院	湖北	三级	综合	0.67	0	★★★★☆
北大医疗淄博医院	山东	三级	综合	0.67	0	★★★★☆
安庆市第一人民医院	安徽	三级	综合	11.84	0	★★★★☆
酒钢医院	甘肃	三级	综合	0.67	0	★★★★☆
北京市大兴区人民医院	北京	三级	综合	0.67	0	★★★★☆
复旦大学附属华山医院北院	上海	三级	综合	0.73	0	★★★★☆

续表

医院名称	省（自治区、直辖市）	医院级别	医院类型	完整度（%）	整体“/”率（%）	星级总评分
台州恩泽医疗中心（集团）路桥医院	浙江	三级	综合	0.67	0	★★★★☆
鲁西南医院	山东	三级	综合	0.67	0	★★★★☆
石棉县人民医院（石棉县红十字人民医院）	四川	三级	综合	0.67	0	★★★★☆
汉源县人民医院	四川	三级	综合	0.67	0	★★★★☆
汕尾市第二人民医院	广东	三级	综合	0.67	0	★★★★☆
恩施华龙总医院	湖北	三级	综合	0.67	0	★★★★☆
四川现代医院	四川	三级	综合	0.67	0	★★★★☆
上海天佑医院	上海	三级	综合	0.67	0	★★★★☆
佳木斯大学宏大医院	黑龙江	三级	综合	0.67	0	★★★★☆
广西医大开元埌东医院	广西	三级	综合	0.67	0	★★★★☆
玉树藏族自治州人民医院	青海	三级	综合	0.67	0	★★★★☆
博鳌国际医院	海南	三级	综合	0.73	0	★★★★☆
宜宾市矿山急救医院	四川	三级	综合	0.67	0	★★★★☆
丹江口市第一医院	湖北	三级	综合	0.67	0	★★★★☆
南方医院太和分院	广东	三级	综合	0.83	0	★★★★☆
张家港澳洋医院	江苏	三级	综合	0.67	0	★★★★☆
粤北人民医院	广东	三级	综合	0.67	0	★★★★☆
亳州宝璋医院	安徽	三级	综合	0.67	0	★★★★☆
长沙经开医院	湖南	三级	综合	0.67	0	★★★★☆
博鳌超级医院	海南	三级	综合	0.67	0	★★★★☆
合肥市第二人民医院	安徽	三级	综合	0.67	0	★★★★☆
武汉太康医院	湖北	三级	综合	0.67	0	★★★★☆
宁乡市人民医院	湖南	三级	综合	2.41	0	★★★★☆
襄阳市襄州区人民医院	湖北	三级	综合	0.67	0	★★★★☆
荆州市胸科医院	湖北	三级	传染病专科	0.87	0	★★★★☆
哈尔滨市儿童医院	黑龙江	三级	儿童专科	0.84	0	★★★★☆

续表

医院名称	省（自治区、直辖市）	医院级别	医院类型	完整度（%）	整体“/”率（%）	星级总评分
咸阳市妇幼保健院	陕西	三级	妇幼保健院	0.81	0	★★★★☆
广元市妇幼保健院	四川	三级	妇幼保健院	0.81	0	★★★★☆
金堂县妇幼保健院	四川	三级	妇幼保健院	0.81	0	★★★★☆
绵阳市妇幼保健院	四川	三级	妇幼保健院	0.81	0	★★★★☆
首都医科大学附属北京安定医院	北京	三级	精神专科	1.8	0	★★★★☆
雅安市第四人民医院	四川	三级	精神专科	1.8	0	★★★★☆
海南省安宁医院	海南	三级	精神专科	1.8	0	★★★★☆
福建省闽清精神病防治院	福建	三级	精神专科	1.8	0	★★★★☆
眉山市东坡区精神病医院	四川	三级	精神专科	1.8	0	★★★★☆
南充市身心医院	四川	三级	精神专科	1.8	0	★★★★☆
成都心血管病医院	四川	三级	心血管 / 心脑血管专科	0.85	0	★★★★☆
广州泰和肿瘤医院	广东	三级	肿瘤专科	1.38	0	★★★★☆
中国干细胞集团海南博鳌附属干细胞医院	海南	三级	其他专科	1.88	0	★★★★☆
成都军大整形外科医院	四川	三级	整形美容专科	1.77	0	★★★★☆
广东韩妃整形外科医院	广东	三级	整形美容专科	1.77	0	★★★★☆
吉林市润德耳鼻喉医院	吉林	三级	其他专科	1.72	0	★★★★☆
华润武钢总医院	湖北	三级	综合	12.14	0.058	★★★★☆
海西州人民医院	青海	三级	综合	5.03	0.252	★★★★☆
浏阳市人民医院	湖南	三级	综合	16.27	0.311	★★★★☆
上海市公共卫生临床中心	上海	三级	传染病专科	36.7	0.584	★★★★☆
西安医学高等专科学校附属医院	陕西	三级	综合	18.66	1.839	★★★★☆
淄博世博高新医院	山东	三级	综合	30.69	3.833	★★★★☆
浏阳市妇幼保健计划生育服务中心	湖南	三级	妇幼保健院	55.71	6.286	★★★★☆
常德市妇幼保健院	湖南	三级	妇幼保健院	74.65	10.862	★★★★☆
文山壮族苗族自治州中医医院	云南	三级	综合	67.25	14.355	★★★★☆
天津空港经济区瑞成口腔门诊部	天津	三级	口腔专科	100	20.582	★★★★☆

续表

医院名称	省（自治区、直辖市）	医院级别	医院类型	完整度（%）	整体“/”率（%）	星级总评分
黑龙江美嘉妇产医院	黑龙江	三级	妇产专科	100	21.14	★★★★☆
忻州市中医医院	山西	三级	综合	100	21.362	★★★★☆
大连市中西医结合医院	辽宁	三级	综合	100	24.007	★★★★☆
长春通源医院	吉林	三级	综合	100	24.029	★★★★☆
上海市中西医结合医院	上海	三级	综合	100	24.938	★★★★☆
安钢职工总医院	河南	三级	综合	100	26.552	★★★★☆
四川大学华西厦门医院	福建	三级	综合	100	26.811	★★★★☆
钦州市中医医院	广西	三级	综合	100	29.743	★★★★☆
阜阳市中医医院	安徽	三级	综合	100	30.74	★★★★☆
开封市中医院	河南	三级	综合	100	30.848	★★★★☆
蚌埠市中医医院	安徽	三级	综合	100	31.399	★★★★☆
镇雄县中医医院	云南	三级	综合	100	32.14	★★★★☆
武威市中医医院	甘肃	三级	综合	100	32.167	★★★★☆
严德虎口腔诊所	四川	三级	口腔专科	46.93	32.857	★★★★☆
宜阳县中医院	河南	三级	综合	100	34.062	★★★★☆
天长市中医院	安徽	三级	综合	100	34.386	★★★★☆
景德镇市中医医院	江西	三级	综合	100	34.534	★★★★☆
宣威市中医医院	云南	三级	综合	100	34.932	★★★★☆
上海市宝山区中西医结合医院	上海	三级	综合	100	36.607	★★★★☆
鹰潭市中医院	江西	三级	综合	100	37.027	★★★★☆
四川省乐至县中医医院	四川	三级	综合	100	37.471	★★★★☆
三门峡市中医院	河南	三级	综合	100	39.731	★★★★☆
沈阳普德中医医院有限公司	辽宁	三级	综合	100	46.195	★★★★☆
内蒙古自治区中医医院	内蒙古	三级	综合	100	46.338	★★★★☆
首都医科大学宣武医院	北京	三级	综合	100	49.464	★★★★☆
广西美澳妇产医院	广西	三级	妇产专科	100	51.734	★★★★☆
大连市金州区中医医院	辽宁	三级	综合	100	53.34	★★★★☆

续表

医院名称	省（自治区、直辖市）	医院级别	医院类型	完整度（%）	整体“/”率（%）	星级总评分
郴州市第一人民医院	湖南	三级	综合	71.9	58.76	★★★★☆
苏州市中医医院	江苏	三级	综合	20.98	0	★★★★
武汉爱尔眼科汉阳医院	湖北	三级	眼科专科	1.78	0	★★★★
西安雁塔华厦眼科医院	陕西	三级	眼科专科	1.78	0	★★★★
珠海爱尔眼科医院	广东	三级	眼科专科	1.78	0	★★★★
宿松县中医院	安徽	三级	综合	75.53	14.562	★★★★
福建中医药大学附属第二人民医院	福建	三级	综合	78.93	16.72	★★★★
云梦县中医医院	湖北	三级	综合	100	23.111	★★★★
洛阳市中医院	河南	三级	综合	100	23.649	★★★★
伊春林业管理局中心医院	黑龙江	三级	综合	100	25.051	★★★★
赣州市南康区中医院	江西	三级	综合	100	26.109	★★★★
濮阳市中医医院	河南	三级	综合	100	27.263	★★★★
渑池县中医院	河南	三级	综合	100	27.343	★★★★
瓦房店第四医院有限公司	辽宁	三级	精神专科	100	27.628	★★★★
宁南县中医医院	四川	三级	综合	100	28.642	★★★★
海南藏族自治州人民医院	青海	三级	综合	100	29.491	★★★★
泸县中医医院	四川	三级	综合	100	29.584	★★★★
浏阳市中医医院	湖南	三级	综合	100	30.455	★★★★
四川省武胜县中医医院	四川	三级	综合	82.46	30.579	★★★★
北京市宣武中医医院	北京	三级	综合	100	32.339	★★★★
定西市中医院	甘肃	三级	综合	100	34.465	★★★★
江门市五邑中医院	广东	三级	综合	100	34.48	★★★★
万年县中医院	江西	三级	综合	100	35.605	★★★★
项城市中医院	河南	三级	综合	100	37.064	★★★★
大庆市中西医结合医院	黑龙江	三级	综合	100	38.352	★★★★
汕头市中医医院	广东	三级	综合	99.26	39.994	★★★★
兴安盟蒙医院	内蒙古	三级	综合	100	40.217	★★★★

续表

医院名称	省（自治区、直辖市）	医院级别	医院类型	完整度（%）	整体“/”率（%）	星级总评分
普洱市妇幼保健院	云南	三级	妇幼保健院	100	42.78	★★★★
卢氏县中医院	河南	三级	综合	100	42.816	★★★★
来宾市中医医院	广西	三级	综合	100	44.63	★★★★
兰州市第三人民医院	甘肃	三级	精神专科	100	45.236	★★★★
巴林右旗蒙医医院	内蒙古	三级	综合	100	46.257	★★★★
七台河市中医医院	黑龙江	三级	综合	100	46.308	★★★★
孝感市中医医院	湖北	三级	综合	100	47.713	★★★★
马边彝族自治县妇幼保健计划生育服务中心	四川	三级	妇儿专科	100	49.081	★★★★
楚雄彝族自治州中医医院	云南	三级	综合	100	49.162	★★★★
松原市中西医结合医院	吉林	三级	综合	100	49.438	★★★★
浙江骨伤医院	浙江	三级	综合	100	49.569	★★★★
长治市中医研究所附属医院	山西	三级	综合	100	49.958	★★★★
毕节市妇幼保健院	贵州	三级	妇幼保健院	100	51.557	★★★★
普宁市妇幼保健计划生育服务中心	广东	三级	妇幼保健院	100	53.79	★★★★
盘锦市康宁医院	辽宁	三级	精神专科	100	56.051	★★★★
济南南郊医院	山东	三级	综合	100	59.486	★★★★
海南藏族自治州藏医院	青海	三级	综合	100	60.351	★★★★
辽宁中医盘锦康复医院	辽宁	三级	康复专科	100	69.431	★★★★
天津滨海新区塘沽河滨口腔门诊部	天津	三级	口腔专科	100	80.458	★★★★
天津河北春雨齿科门诊部	天津	三级	口腔专科	100	82.773	★★★★
丹东春利口腔门诊部	辽宁	三级	口腔专科	100	83.405	★★★★
留聚口腔诊所	河南	三级	口腔专科	100	84.451	★★★★
晓峰口腔诊所	新疆	三级	口腔专科	100	85	★★★★
海盐县口腔医院	浙江	三级	口腔专科	100	85.265	★★★★
朝阳市康达口腔门诊部有限责任公司	辽宁	三级	口腔专科	100	85.877	★★★★
武陟大白鲸口腔门诊部	河南	三级	口腔专科	100	89.695	★★★★

续表

医院名称	省（自治区、直辖市）	医院级别	医院类型	完整度（%）	整体“/”率（%）	星级总评分
上海交通大学医学院附属上海儿童医学中心	上海	三级	儿童专科	18.96	0.268	★★★☆
重庆市垫江县中医院	重庆	三级	综合	68.97	9.902	★★★☆
天津市东丽医院	天津	三级	综合	100	33.522	★★★☆
煤炭总医院	北京	三级	综合	100	34.019	★★★☆
怀远县中医院	安徽	三级	综合	100	39.249	★★★☆
辽宁中医药大学附属第二医院	辽宁	三级	综合	100	42.646	★★★☆
祁阳市中医医院	湖南	三级	综合	100	50.152	★★★☆
思南县民族中医院	贵州	三级	综合	100	52.163	★★★☆
武汉市江夏区中医医院	湖北	三级	综合	100	52.397	★★★☆
博鳌一龄生命品质改善中心	海南	三级	综合	100	52.806	★★★☆
博鳌一龄生命养护中心	海南	三级	综合	100	53.036	★★★☆
遵义市中医院	贵州	三级	综合	100	53.18	★★★☆
呼伦贝尔市中蒙医院	内蒙古	三级	综合	100	54.364	★★★☆
吉林国金医院	吉林	三级	综合	100	54.433	★★★☆
西藏自治区藏医院	西藏	三级	综合	100	55.479	★★★☆
云南省普洱市中医医院	云南	三级	综合	100	59.01	★★★☆
国裕医院	广东	三级	综合	100	61.152	★★★☆
永州湘南肿瘤医院	湖南	三级	肿瘤专科	100	61.859	★★★☆
延边中医医院延吉市中医医院	吉林	三级	综合	100	62.785	★★★☆
玉溪市中医医院	云南	三级	综合	100	68.012	★★★☆
河源市中医院	广东	三级	综合	9.62	0.17	★★★
肇庆市中医院	广东	三级	综合	17.93	0.446	★★★
临澧县中医医院	湖南	三级	综合	6.77	0.466	★★★
嘉禾县中医医院	湖南	三级	综合	13.9	1.95	★★★
莒县中医医院	山东	三级	综合	51.56	4.118	★★★
灵山县中医医院	广西	三级	综合	42.57	5.666	★★★

续表

医院名称	省（自治区、直辖市）	医院级别	医院类型	完整度（%）	整体“/”率（%）	星级总评分
长春国文医院	吉林	三级	综合	55.71	9.942	★★★
上饶市广信区中医院	江西	三级	综合	100	51.752	★★★
三亚哈尔滨医科大学鸿森医院	海南	三级	综合	100	52.169	★★★
郏县中医院	河南	三级	综合	100	57.376	★★★
鄂尔多斯市中医医院	内蒙古	三级	综合	100	86.814	★★★
榆林市中医医院	陕西	三级	综合	100	88.17	★★★
鞍山市双山医院	辽宁	三级	综合	21.42	0	★★☆
十堰市中西医结合医院	湖北	三级	综合	7.45	0	★★☆
北京市回民医院	北京	三级	综合	32.34	0	★★☆
贵港市中西医结合骨科医院	广西	三级	综合	3.73	0	★★☆
绥阳县中医医院	贵州	三级	综合	40.76	5.413	★★☆
新疆维吾尔自治区维吾尔医医院	新疆	三级	综合	35.84	17.476	★★☆
河北中西医结合儿童医院	河北	三级	综合	8.69	0	★★
温岭市中医院	浙江	三级	综合	8.87	0	★★
广东省第二中医院	广东	三级	综合	8.74	0	★★
本溪市中医院	辽宁	三级	综合	8.81	0	★★
中国人民解放军联勤保障部队第九00医院	福建	三级	综合	3.5	0	★★
中山市中医院	广东	三级	综合	8.92	0	★★
淄博市中西医结合医院	山东	三级	综合	8.86	0.04	★★
广东省中西医结合医院（佛山市南海区中医院）	广东	三级	综合	8.92	0.042	★★
广州医科大学附属中医医院	广东	三级	综合	8.62	0.06	★★
陕西中医药大学附属医院	陕西	三级	综合	8.98	0.06	★★
广州中医药大学第一附属医院	广东	三级	综合	8.74	0.06	★★
长宁县中医医院	四川	三级	综合	8.75	0.091	★★
中山陈星海中西医结合医院	广东	三级	综合	8.92	0.121	★★
南方医科大学中西医结合医院	广东	三级	综合	8.86	0.121	★★

续表

医院名称	省（自治区、直辖市）	医院级别	医院类型	完整度（%）	整体“/”率（%）	星级总评分
梅州市中医医院	广东	三级	综合	8.92	0.181	★★
韶关市中医院	广东	三级	综合	8.86	0.181	★★
广东祈福医院	广东	三级	综合	5.51	0.331	★★
泗县中医院	安徽	三级	综合	8.81	0.363	★★
富顺县中医医院	四川	三级	综合	8.7	0.424	★★
皖北煤电集团总医院	安徽	三级	综合	8.74	0.665	★★
巴中市中医院（巴中市巴州区人民医院）	四川	三级	综合	8.69	0.665	★★
石门县中医医院	湖南	三级	综合	8.56	0.75	★★
酒泉市中医医院	甘肃	三级	综合	13.21	1.178	★★
海南省中医院	海南	三级	综合	5.57	1.816	★★
襄阳市中西医结合医院（襄阳市东风人民医院）	湖北	三级	综合	8.81	1.877	★★
邵阳市中西医结合医院	湖南	三级	综合	44.62	6.727	★★
大庆市中医医院	黑龙江	三级	综合	58.28	16.301	★★
平凉市妇幼保健院	甘肃	三级	妇幼保健院	60.92	17.838	★★
慈铭博鳌国际医院	海南	三级	综合	100	59.404	★★
甘肃中医药大学附属医院	甘肃	三级	综合	100	65.249	★★
长沙珂信肿瘤医院	湖南	三级	肿瘤专科	100	77.431	★★
山西省中西医结合医院	山西	三级	综合	100	91.066	★★
汉川市中医医院	湖北	三级	综合	0.67	0	★☆
秦皇岛市中医医院	河北	三级	综合	0.67	0	★☆
青海省海西州人民医院	青海	三级	综合	0.67	0	★☆
四川省射洪县人民医院	四川	三级	综合	0.67	0	★☆
马鞍山市中医院	安徽	三级	综合	0.67	0	★☆
北京朝阳中西医结合急诊抢救中心	北京	三级	综合	0.67	0	★☆
江油市中医医院	四川	三级	综合	0.67	0	★☆
深圳市宝安区中医院	广东	三级	综合	0.67	0	★☆
云南博亚医院	云南	三级	综合	0.67	0	★☆

续表

医院名称	省（自治区、直辖市）	医院级别	医院类型	完整度（%）	整体“/”率（%）	星级总评分
广东省人民医院珠海医院（珠海市金湾中心医院）	广东	三级	综合	0.67	0	★☆
石家庄市中医院	河北	三级	综合	0.67	0	★☆
桂林市中医医院	广西	三级	综合	2.7	0	★☆
衡水市中医医院	河北	三级	综合	0.67	0	★☆
彭州市中医医院	四川	三级	综合	0.67	0	★☆
山东青岛中西医结合医院	山东	三级	综合	0.67	0	★☆
蒙城县中医院	安徽	三级	综合	0.67	0	★☆
青岛市黄岛区中医医院	山东	三级	综合	0.67	0	★☆
深圳市中医院	广东	三级	综合	0.67	0	★☆
云浮市中医院	广东	三级	综合	0.67	0	★☆
阿勒泰地区哈萨克医医院	新疆	三级	综合	0.67	0	★☆
德宏州中医医院	云南	三级	综合	0.67	0	★☆
德江县民族中医院	贵州	三级	综合	0.67	0	★☆
通江县中医医院	四川	三级	综合	0.67	0	★☆
常州市中医医院	江苏	三级	综合	5.33	0	★☆
乌鲁木齐国际医院	新疆	三级	综合	0.67	0	★☆
四川省成都市都江堰市中医医院	四川	三级	综合	0.67	0	★☆
杭州市萧山区中医院	浙江	三级	综合	0.67	0	★☆
邯郸市中医院	河北	三级	综合	0.67	0	★☆
中山大学附属第三医院肇庆医院	广东	三级	综合	0.67	0	★☆
成都第一骨科医院（青羊区医疗中心医院）	四川	三级	综合	0.67	0	★☆
广州中医药大学深圳医院（福田）	广东	三级	综合	0.67	0	★☆
广西国际壮医医院	广西	三级	综合	0.8	0	★☆
自贡市中医医院	四川	三级	综合	0.67	0	★☆
台州骨伤医院	浙江	三级	综合	0.67	0	★☆
乐山市市中区中医医院	四川	三级	综合	0.8	0	★☆

续表

医院名称	省（自治区、直辖市）	医院级别	医院类型	完整度（%）	整体“/”率（%）	星级总评分
湖北省中西医结合医院 湖北省职业病医院 湖北中医药大学附属新华医院	湖北	三级	综合	0.67	0	★☆
广西中医药大学附属瑞康医院	广西	三级	综合	0.67	0	★☆
宁波市杭州湾医院	浙江	三级	综合	4.83	0	★☆
宜宾市中西医结合医院	四川	三级	综合	0.67	0	★☆
谷城县中医医院	湖北	三级	综合	0.67	0	★☆
桂林市中西医结合医院	广西	三级	综合	0.67	0	★☆
齐齐哈尔建华医院	黑龙江	三级	综合	0.67	0	★☆
崇州市中医医院	四川	三级	综合	2.55	0	★☆
夹江县中医医院	四川	三级	综合	0.67	0	★☆
北京中西医结合医院	北京	三级	综合	0.67	0	★☆
平昌县中医医院	四川	三级	综合	1.64	0	★☆
泰安市中医医院	山东	三级	综合	0.67	0	★☆
昌吉回族自治州中医医院	新疆	三级	综合	0.67	0	★☆
中国人民解放军陆军特色医学中心	重庆	三级	综合	0.67	0	★☆
南充市中医医院	四川	三级	综合	0.67	0	★☆
辽宁中医药大学附属医院	辽宁	三级	综合	0.67	0	★☆
新昌县中医院	浙江	三级	综合	0.67	0	★☆
新疆军区总医院	新疆	三级	综合	2.67	0	★☆
安康市中医医院	陕西	三级	综合	3.93	0	★☆
日喀则市藏医院	西藏	三级	综合	0.8	0	★☆
宝鸡市中医医院	陕西	三级	综合	1.32	0	★☆
平湖市中医院	浙江	三级	综合	0.67	0	★☆
湖南医药学院总医院	湖南	三级	综合	17.49	0	★☆
宁夏回族自治区中医医院暨中医研究院	宁夏	三级	综合	3.75	0	★☆
北京市肛肠医院（北京市二龙路医院）	北京	三级	综合	1.07	0	★☆
澧县中医医院	湖南	三级	综合	0.67	0	★☆

续表

医院名称	省（自治区、直辖市）	医院级别	医院类型	完整度（%）	整体“/”率（%）	星级总评分
长春市中医院	吉林	三级	综合	0.67	0	★☆
贵州茅台医院	贵州	三级	综合	0.73	0	★☆
湘西土家族苗族自治州民族中医院	湖南	三级	综合	0.67	0	★☆
黔西南布依族苗族自治州中医医院	贵州	三级	综合	2.02	0	★☆
宿迁市中医院	江苏	三级	综合	0.67	0	★☆
眉山市中医医院	四川	三级	综合	0.67	0	★☆
咸宁市妇幼保健院	湖北	三级	妇幼保健院	0.81	0	★☆
岳阳市妇幼保健院	湖南	三级	妇幼保健院	0.81	0	★☆
石家庄市妇幼保健院	河北	三级	妇幼保健院	0.81	0	★☆
安庆市第六人民医院	安徽	三级	精神专科	1.8	0	★☆
潍坊市肿瘤医院	山东	三级	肿瘤专科	0.82	0	★☆
贵州中医药大学第一附属医院	贵州	三级	综合	2.67	0.258	★☆
长沙市中医医院（长沙市第八医院）	湖南	三级	综合	2.67	0.258	★☆
随州市妇幼保健院	湖北	三级	妇幼保健院	6.61	0.508	★☆
邵阳市中医医院	湖南	三级	综合	3.05	0.514	★☆
益阳市第一中医医院	湖南	三级	综合	2.67	0.515	★☆
东莞市大岭山医院	广东	三级	综合	13.63	0.611	★☆
射洪市中医院	四川	三级	综合	7.26	0.617	★☆
娄底市妇幼保健院	湖南	三级	妇幼保健院	2.81	0.937	★☆
安庆市中医医院	安徽	三级	综合	7.31	3.493	★☆
江苏省中医院	江苏	三级	综合	18.59	4.184	★☆